HANDBUCH DER MEDIZINISCHEN RADIOLOGIE

ENCYCLOPEDIA OF MEDICAL RADIOLOGY

HERAUSGEGEBEN VON · EDITED BY

L. DIETHELM O. OLSSON F. STRNAD

MAINZ LUND FRANKFURT/M.

H. VIETEN A. ZUPPINGER

DÜSSELDORF BERN

BAND / VOLUME XI

TEIL / PART 2

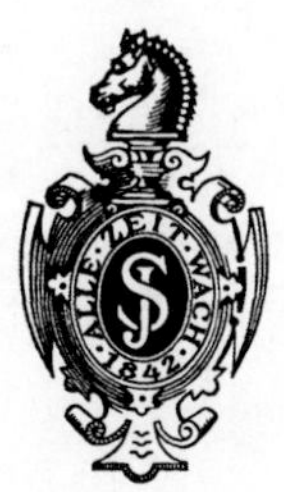

SPRINGER-VERLAG BERLIN · HEIDELBERG · NEW YORK · 1968

RÖNTGENDIAGNOSTIK DES DIGESTIONSTRAKTES UND DES ABDOMEN

TEIL 2

ROENTGEN DIAGNOSIS OF THE DIGESTIVE TRACT AND ABDOMEN

PART 2

VON · BY

N. P. G. EDLING · O. EKLÖF · W. FRIK · J. FRIMANN-DAHL
W. GONNERMANN · H. HJORTH · W. KNOTHE† · K. LINDBLOM† · R. PRÉVÔT
U. RUDHE · B. SWART · A. TOVI · S. WELIN · H. G. WOLF

REDIGIERT VON · EDITED BY

F. STRNAD
FRANKFURT/M.

MIT 713 ABBILDUNGEN
WITH 713 FIGURES

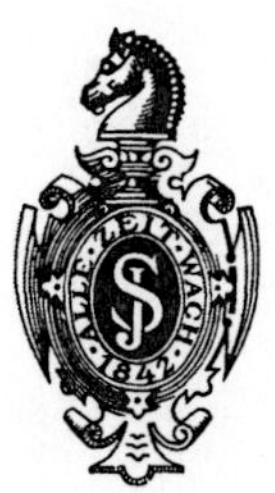

SPRINGER-VERLAG BERLIN · HEIDELBERG · NEW YORK · 1968

ISBN-13: 978-3-642-95053-7 e-ISBN-13: 978-3-642-95052-0
DOI: 10.1007/978-3-642-95052-0

Softcover reprint of the hardcover 1st edition 1968

Library of Congress Catalog Card Number 62-22437

Titel-Nr. 5853

Vorwort

Blickt man auf die Entwicklung der Röntgendiagnostik des Digestionstraktes und des Abdomens zurück, empfindet man unweigerlich, wie mit der laufenden Verbesserung der Stromerzeuger, der Diagnostikröhren, der Untersuchungsgeräte, gemeinsam mit der Verbesserung der Kontrastmittel und des Aufnahmemateriales, eine stetige Steigerung des diagnostischen Aussagewertes der einzelnen Untersuchungsverfahren einhergeht. War in den Anfängen der Röntgendiagnostik des Digestionstraktes und des Abdomens knapp nach der Jahrhundertwende etwa bis zum Ersten Weltkrieg die Durchleuchtung die Domäne dieser Diagnostik, hat sich im Laufe der Jahre die Aufnahmetechnik in einem Maße entwickelt, daß es dem Röntgendiagnostiker heute möglich wird — um nur ein Beispiel heranzuziehen —, auch die diffizilsten Schleimhautveränderungen im Bereich des Magen-Darmkanales röntgenographisch zu fixieren und zu differenzieren. Wer daraus geschlossen hatte, daß damit die Röntgendiagnostik ein gewisses Endstadium bezüglich der technischen Fortentwicklung erreicht hatte, ging fehl. Denn gerade in der Gegenwart befindet sich auch die Röntgendiagnostik im Bereich des Digestionstraktes in einem Stadium eines revolutionierenden Umbruches. Die Bildverstärker-Fernsehtechnik findet auch in diesem Bereich immer mehr Anwendung, und das Angebot an Bildinformation und damit an diagnostischen Details ist so gewaltig geworden, daß man fast wieder mit der reinen Durchleuchtung auskommen könnte. Mit der wesentlich besseren und schnelleren Analyse der morphologischen Veränderungen haben wir auch die Möglichkeit des Studiums von Funktionsabläufen an einzelnen Abschnitten des Magen-Darmkanals erreicht, ebenfalls ein besonderer Gewinn dieses großen Angebotes an diagnostischen Details. Die graphische Fixierung der morphologischen Veränderungen und dieser funktionellen Vorgänge, deren tastende Anfangsversuche etwa knapp 3 Jahre nach der Entdeckung der Röntgenstrahlen liegen, sind heute als gelöstes Problem zu betrachten.

Neben der Möglichkeit, mittels Filmaufnahmen bei Verwendung des Bildverstärkers vorzugehen, steht die elektronische Bildbandspeicherung. Schwierige Entscheidungen können somit im kollegialen Gespräch durch mehrere Betrachter getroffen werden. Kinofilm und elektronische Bandspeicher wurden ferner zu wertvollen Helfern des Unterrichtes und der Fortbildung in der Röntgendiagnostik.

Es ist verständlich, daß im Laufe der Jahre ein heute unübersehbares Schrifttum entstanden ist. Zahlreiche, mitunter ausgezeichnete Lehrbücher sind in fast allen Kultursprachen der Welt erschienen, und eine große Zahl von Zeitschriften in allen Ländern orientieren den Röntgenologen über die neuesten Erkenntnisse in der Röntgendiagnostik.

Der Digestionstrakt und das Abdomen werden in Band XI des Handbuches abgehandelt. Die Fülle des Stoffes machte es notwendig, zwei Teilbände zu schaffen. Der erste Teil leitet entsprechend der anatomischen Gliederung des Digestionstraktes und des funktionellen Ablaufes des Verdauungsvorganges mit der Besprechung des Oesophagus und der Pars cardiaca des Magens ein. Magen und Bulbus duodeni bilden einen weiteren funktionell zusammengehörenden Abschnitt. Es hat sich als notwendig erwiesen, auch die Entwicklungsgeschichte des Magens, die Anatomie desselben, vor allem aber Lageanomalien und sonstige Entwicklungsstörungen vorher zu besprechen. Vor die Abhandlung der mit organischen Veränderungen einhergehenden Erkrankungen von Magen und Bulbus duodeni wird bewußt eine ausführliche Diskussion über die Physiologie und über funktionell pathologische Störungen mit Hinweisen auf die Funktionsdiagnostik des Magens gesetzt. Der erste Teil des Bandes schließt mit der Besprechung der Fremdkörper im Magen ab und mit einer eingehenden Diskussion über den operierten Magen und die Möglichkeit der röntgenologischen Diagnostik postoperativer Zustände.

Der zweite Teil des Bandes XI wird mit den Dünndarmerkrankungen eingeleitet. Die Herausgeber begrüßen es außerordentlich, daß sich beste Kenner der Dünndarmpathologie zur Mitarbeit entschlossen haben. In einem besonderen Kapitel werden wiederum die Lage- und Formanomalien des Dünndarmes besprochen, und es folgt dann als besonderer Abschnitt die Diskussion über die Duodenalschlinge und ihre Beziehung zu den im rechten Oberbauch gelegenen Organen, da bekanntlich auf Grund der engnachbarschaftlichen Beziehungen zu diesen an der Duodenalschlinge Veränderungen auftreten können, welche Rückschlüsse auf ursächliche Prozesse an diesen Organen im rechten Oberbauch ziehen lassen.

Als ein weiteres Kapitel folgt die Ileocöcalregion, ein besonders wichtiger Abschnitt des Digestionstraktes, nicht zuletzt der Sitz des Wurmfortsatzes. Auch hier wird wiederum die Pathologie dieses Gebietes mit entwicklungsgeschichtlichen Vorbemerkungen eingeleitet.

Der nach der Abfassung des Manuskriptes leider verstorbene schwedische Autor LINDBLOM hatte sich die Aufgabe gestellt, die Dickdarmerkrankungen und die Rectumveränderungen zu bearbeiten. Die Überprüfung der Fahnenkorrektur und der Vorlagen wurde darum von seinen schwedischen Mitarbeitern übernommen. Das akute Abdomen ist ebenfalls von einer bekannten Autorität bearbeitet, die gerade auf diesem Gebiete internationalen Ruf genießt. Bewußt wurde an das Ende dieses Bandes die Röntgendiagnostik des Magen-Darm-Traktes bei Neugeborenen und Säuglingen gesetzt, da gerade in diesem Lebensalter differentialdiagnostisch vielseitige, mitunter akute lebensbedrohliche Ereignisse eintreten können, deren frühzeitige Diagnose besonders wichtig ist.

F. STRNAD, Frankfurt a. M.

Preface

If one looks back at the development of X-ray diagnosis of the digestive tract and of the abdomen, one can not avoid noticing that a constant increase in the diagnostic contribution of individual examination procedures goes hand in hand with the continual improvement of power sources, examination devices, contrast media and negative material. In the early stages of X-ray diagnosis of the digestive tract and the abdomen, shortly after the turn of the century until about World War I, transillumination was the domain of this type of diagnosis. Since then X-ray picture technique has developed to a great extent. Thus it is possible today for an X-ray diagnostician — to cite an example — to locate and differentiate even the most difficult changes in mucous membrane in the region of the stomach and the intestinal canal using X-ray pictures. Anyone who assumes from this that the technical development of X-ray diagnosis has reached a certain end-stage is in error. For particularly at the present time, X-ray diagnosis in the region of the digestive tract as well is in a stage of a revolutionary breakthrough. The technique of image amplification and television is being used more and more in this area, and the supply of picture information and thus of diagnostic detail has become so great that one could almost get along again only with pure transillumination. With better and quicker analysis of morphological changes there is also the possibility of studying function processes of individual segments of the stomach and intestinal canal. This is likewise a particular product of this vast supply of diagnostic detail. With this one has glimpses of the normal and pathological functions of individual organs or of segments of organs to an extent which the radiologist could hardly have dreamed possible years ago. The graphic determination of morphological changes and of these functional processes had its first tangible attempts about three short years after the discovery of X-rays; today this may be regarded as a problem which has been solved. Along with the possibility of using X-ray pictures together with the image amplifier, images may also be stored electronically on tape recordings. Difficult decisions can be reached by several observers in consultation in this manner. In addition, motion picture film and electronic tape recordings became valuable aids for instruction and further training in X-ray diagnosis.

It is understandable that in the course of years a vast amount has been written on the subject. Numerous, sometimes excellent textbooks have been published in almost all civilized languages, and a great number of periodicals in all lands orient the radiologist concerning the most recent findings in X-ray diagnosis.

The digestive tract and the abdomen are discussed in Volume XI of the handbook. The quantity of material made it necessary to divide this into two parts. According to the anatomical arrangement of the digestive tract and the functional procedure of digestion, the first part begins with discussion of the esophagus and the pars cardiaca of the stomach. The stomach and bulbus duodeni are also functionally related and form the second section. It also became necessary to discuss beforehand the development of the stomach, its anatomy, and above all positional anomalies and other developmental disturbances. An extensive discussion of the physiology and functionally pathological disturbances with references to the functional diagnosis of the stomach was intentionally placed before the discussion of diseases of the stomach and bulbus duodeni which are coupled with organic changes. The first part of the volume closes with a discussion of foreign bodies in the stomach and with a detailed discussion of the surgically treated stomach and the possibility of X-ray diagnosis of postoperative conditions.

The second part of Volume XI begins with the diseases of the small intestine. The editors are most grateful that the best specialists in pathology of the small intestine have agreed to collaborate with us. Again the positional and shape anomalies of the small intestine are discussed in a special chapter. The discussion of the duodenal loop and its relation to the organs of the right side of the upper abdomen form the next special section, since it is known that changes can occur because of the close relationships of the latter to the duodenal loop. These relationships allow one to draw conclusions about causative processes in these organs in the right side of the upper abdomen.

The ileocoecal region forms another chapter, for it is a particularly important part of the digestive tract and is the location of the appendix. Here again the pathology of this area is introduced with remarks concerning the development of the organs.

The Swedish author, LINDBLOM, unfortunately died after he had written the manuscript where he discussed the subject of diseases of the large intestine and changes in the rectum. The correction of the galley proofs and the checking of the reproductions therefore were taken over by his Swedish co-workers. The acute abdomen is likewise discussed by a well-known authority in this field who is internationally famous. X-ray diagnosis of the stomach and intestinal tract in newborn and infants was intentionally placed at the end of this volume, since particularly at this age events occur which from the differential diagnostic viewpoint are quite various and which are sometimes acute and can endanger life. Their early diagnosis is especially important.

F. STRNAD, Frankfurt a. M

Inhaltsverzeichnis

A. Dünndarm

Inhaltsübersicht zu Band XI/1

Mitarbeiter von Band XI/2 — Contributors to Volume XI/2

Dozent Dr. NILS P. G. EDLING, Röntgendiagnostika institutionen, Karolinska sjukhuset, Stockholm 60 (Schweden)

Dozent Dr. OLE EKLÖF, Barnkliniken, Karolinska sjukhuset, Stockholm 60 (Schweden)

Professor Dr. WOLFGANG FRIK, Vorstand der Abteilung Radiologie der Medizinischen Fakultät an der Rheinisch-Westfälischen Technischen Hochschule, 5100 Aachen, Goethestraße 27/29

Professor Dr. J. FRIMANN-DAHL, Oslo Kommune, Ullevål Sykehus, røntgenad., Oslo (Norwegen)

Dr. HERMAN HJORTH, Röntgendiagnostika institutionen, Karolinska sjukhuset, Stockholm 60 (Schweden)

Professor Dr. WERNER KNOTHE †, Röntgeninstitut, Krankenhaus Bethanien, 2000 Hamburg 20

Professor Dr. KNUT LINDBLOM †

Professor Dr. ROBERT PRÉVÔT, Direktor der Radiologischen Universitätsklinik, 2000 Hamburg 20, Martinistraße 52

Dozent Dr. ULF RUDHE, Barnkliniken, Karolinska sjukhuset, Stockholm 60 (Schweden)

Professor Dr. BERNHARD SWART, Chefarzt des Strahleninstitutes und der Radiologischen Klinik, Krankenanstalten Neuß, Lukaskrankenhaus, 4040 Neuß, Preußenstraße 84

Dr. ALBERT TOVI, Röntgendiagnostika institutionen, Karolinska sjukhuset, Stockholm 60 (Schweden)

Professor Dr. SÖLVE WELIN, Röntgendiagnostische Abteilung, Malmö Allmänna Sjukhus, Malmö (Schweden)

Professor Dr. HERMANN G. WOLF, Mautner-Markhofsches Kinderspital der Stadt Wien, 1030 Wien 3, Baumgasse 75 (Österreich)

A. Dünndarm

I. Erkrankungen des Dünndarms

Von

R. Prévôt

Mit 129 Abbildungen

1. Einleitung

Der Dünndarm ist vom physiologischen Standpunkt aus gesehen der wichtigste Teil des gesamten Magen-Darmkanals. Der Mensch kann — wie GOLDEN sagt — ohne Magen und ohne Dickdarm leben, der Verlust größerer Dünndarmabschnitte jedoch ist mit dem Leben unvereinbar. Es lag daher nahe, sich klinisch und röntgenologisch in zunehmendem Maße mit diesem Abschnitt des Verdauungskanals auseinanderzusetzen. Allerdings wurden, obwohl der Startschuß hierfür bereits 1930 von H. H. BERG und PANSDORF gegeben worden war, wirklich wesentliche Erkenntnisse röntgenologisch erst in den letzten 20 Jahren erzielt. Zunächst waren es vor allem physiologische und pathophysiologische Studien über die verschiedenen Bewegungsformen des Dünndarms, die an die Namen GUTZEIT und KUHLMANN (1933), WELTZ (1937), PANSDORF (1938), PANNHORST (1938) und NAUMANN (1948) geknüpft sind.

Erst sehr viel später entwickelte sich eine differenziertere morphologisch anatomische Diagnostik, deren Vertreter vor allem PENDERGRASS (1939), PRÉVÔT (1940), GOLDEN (1945), KUHLMANN (1951), NUVOLI (1953), PORCHER, BUFFARD, SAUVEGRAIN (1954) sowie CHÉRIGIÉ, HILLEMAND, PROUX und BOURDON (1957) waren. Als Indikation zur speziellen Untersuchung des Dünndarms benennt GOLDEN vor allem folgende Situationen:

1. Durchfallsneigung,
2. intestinale Blutungen,
3. Schmerzen, speziell in der Nabelgegend und im rechten Unterbauch.

2. Normale Anatomie

Der Dünndarm reicht vom Pylorus bis zur rechten Fossa iliaca. Er wird vom Colon ascendens, transversum und descendens eingerahmt und vom Omentum maius, das schürzenartig vom Quercolon herabhängt, bedeckt. Der bei weitem größte Teil des Dünndarms ist durch die Peritonealfalte — das Mesenterium — an der hinteren Bauchwand fixiert. Man unterscheidet das *Duodenum*, das etwa 30 cm lang ist, vom *Jejunum* und *Ileum*. Drei Fünftel des eigentlichen Dünndarms werden zum Jejunum, zwei Fünftel zum Ileum gerechnet. Eine scharfe Grenze zwischen Jejunum und Ileum besteht nicht. Der dem Mesenterium zugewandte Rand wird als *Gekröserand* oder *Mesenterialansatz*, der dem Mesenterium abgewandte als *freier Rand* bezeichnet (RAUBER-KOPSCH, CORNING).

Über die *Länge* des Dünndarms lassen sich keine exakten Angaben machen. An der Leiche wurden in Situ $5^1/_2$ bis $9^1/_2$ Meter gemessen. Nach Abtrennen des Darmes vom Mesenterium kann seine Länge mehr als das Doppelte betragen.

Am Lebenden hängt die Länge des Dünndarms weitgehend von dessen *Tonus* ab. VAN DER REIS und SCHEMBRA (1926) machten die überraschende Beobachtung, daß zum Durchwandern des Verdauungskanals vom Munde bis zum After eine Sondenlänge von 2,20 bis 2,70 m ausreichte (Abb. 1).

Der Dünndarm besteht aus mehreren Wandschichten: der *Tunica serosa*, dem Peritonealuberzug, der *Tunica muscularis*, die eine Längs- und eine Ringmuskelschicht aufweist, der *Tunica submucosa*, in der neben der Muscularis mucosae die größeren Gefäße und Nerven liegen und schließlich die *Tunica mucosa*, die eigentliche Schleimhaut.

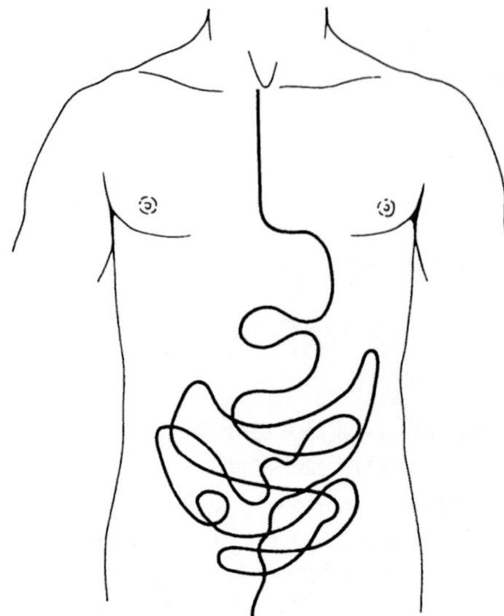

Abb. 1. Lage des Permeationsschlauches im Magen-Darmkanal nach van der Reis und Schembra (1926)

Im Bulbus und im oberen Duodenalknie finden wir, submukös gelegen, die sog. *Brunnerschen Drüsen*. In die Pars descendens duodeni münden die Ausführungsgänge der *Leber* und der *Bauchspeicheldrüse*. Kleinste tubuläre Drüsengebilde, die sog. *Lieberkühnschen Drüsen*, verteilen sich über den gesamten Dünn- und Dickdarm. Sie sondern den Darmsaft, den succus entericus, ab. Von cranial nach caudal an Dichte zunehmend, finden sich *solitäre Lymphknötchen*, sog. *Lymphfollikel*. Sie haben etwa Hirsekorngröße. Vorwiegend im unteren Ileum und in der Gegend der Ileocöcalklappe breiten sich die *Peyerschen Plaques* aus. Es handelt sich um längliche beetartige Platten solitärer Lymphknötchen von 2 bis 10 cm Länge und 1 bis 3 cm Breite. Sie liegen immer gegenüber dem Mesenterialansatz.

Die Nerven des Dünndarms, die hauptsächlich aus dem Plexus mesentericus superior stammen, führen Äste des Sympathicus und des Vagus. Sie gelangen mit den Zweigen

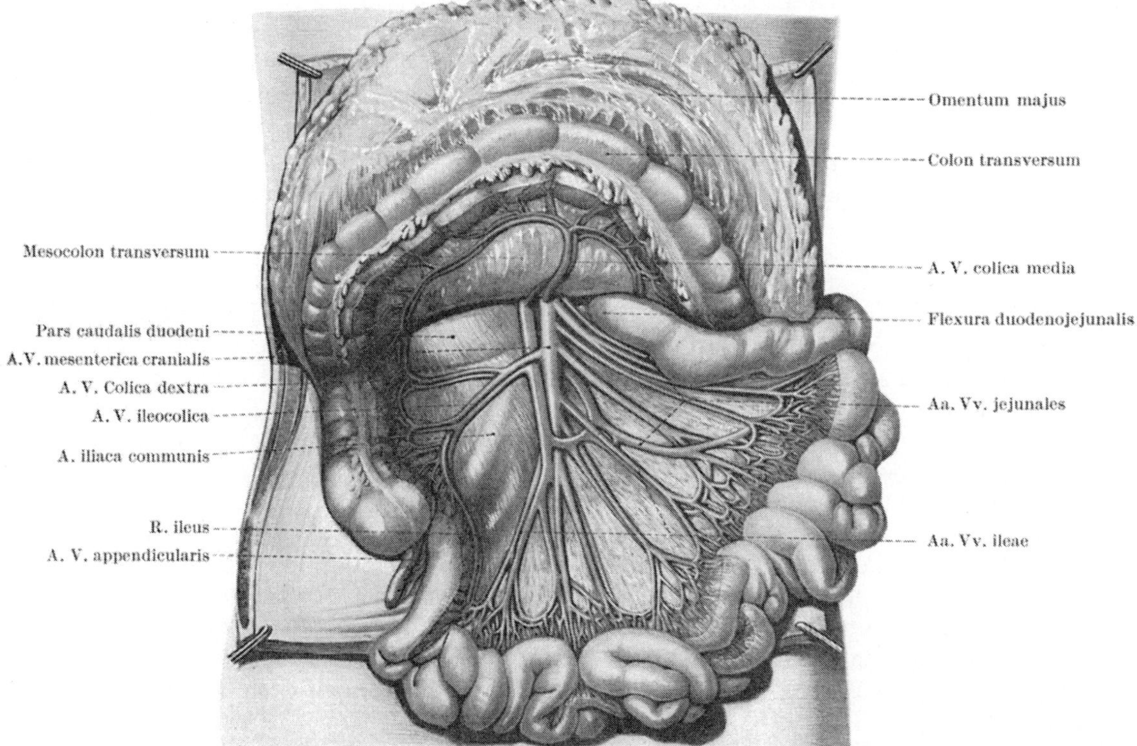

Abb. 2. Die Verzweigung der A. und V. mesenterica cranialis. Das Omentum majus ist mit dem Colon transversum nach oben geschlagen und das Dünndarmkonvolut nach links ausgebreitet. (Lehrbuch der topographischen Anatomie von Anton Hafferl, Springer-Verlag 1953)

der *Arteria mesenterica superior* (Abb. 2) zur Darmwand, breiten sich dort zunächst in Form eines subserösen Geflechtes aus, dann durchdringen sie die Längsmuskelfasern

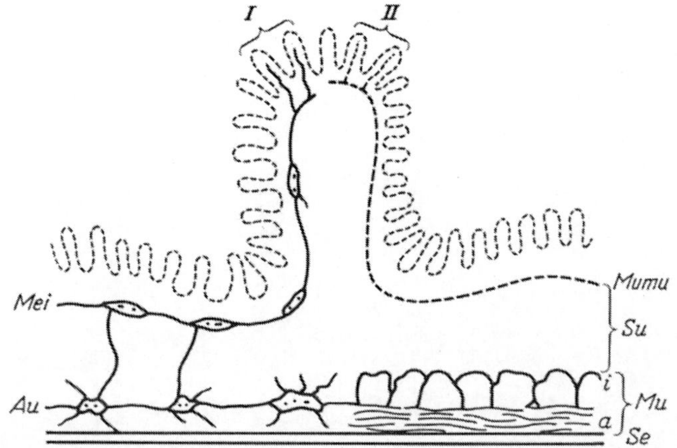

Abb. 3. Schematische Zeichnung des Querschnittes einer Schleimhautfalte mit Eintragung des intramuralen Nervensystems (nach KUHLMANN). *Se* Serosa; *Mu* Muscularis propria, bestehend aus *a* Stratum longitudinale; *i* Stratum circulare; *Su* Submucosa; *Mumu* Muscularis mucosae sendet Ausläufer in die Zotten. Die Zotten mit ihrem Deckepithel sind punktiert dargestellt. *Au* Auerbachscher Plexus. Er steht in Verbindung mit *Mei* Meißnerschem Plexus, der Nervenelemente bis in die Zotten sendet

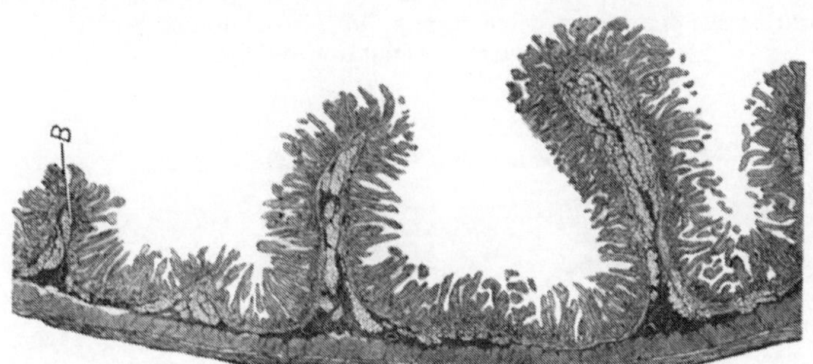

Abb. 4. Längsschnitt durch das Duodenum eines erwachsenen Menschen, Lupenvergrößerung. *B* Brunnersche Drüsen in der Submucosa. Drei Plicae circulares Kerkringi (BARGMANN, Histologie und mikroskopische Anatomie des Menschen. Stuttgart: Georg Thieme 1956)

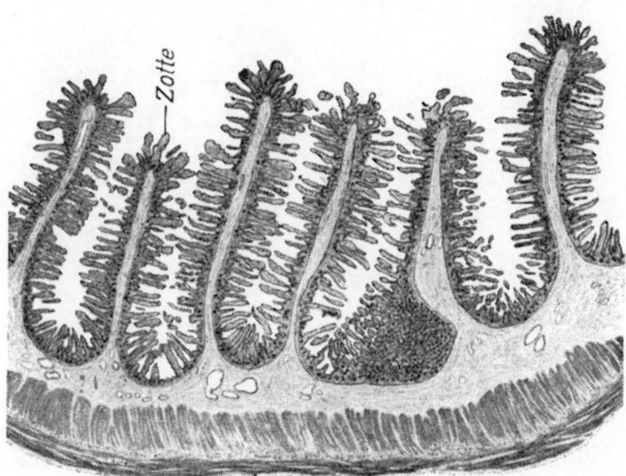

Abb. 5. Längsschnitt durch die Wandung des Jejunums eines Erwachsenen mit sechs Plicae circulares Kerkringi. Lupenvergrößerung (BARGMANN, Histologie und mikroskopische Anatomie des Menschen. Stuttgart: Georg Thieme 1956)

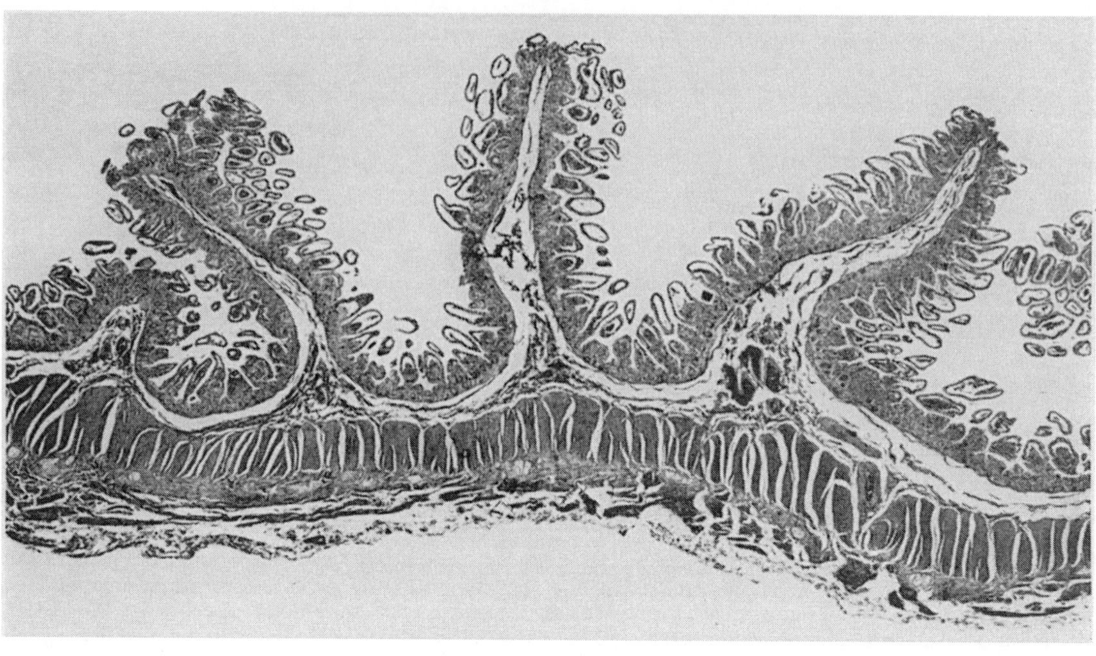

Abb. 6. Längsschnitt durch das mittlere Ileum (Lupenvergrößerung). Drei Querfalten, die in ihrer Größenordnung und Form weitgehend den Falten des Jejunum ähneln (Sammlung Prof. C. KRAUSPE, Pathologisches Institut der Universität Hamburg)

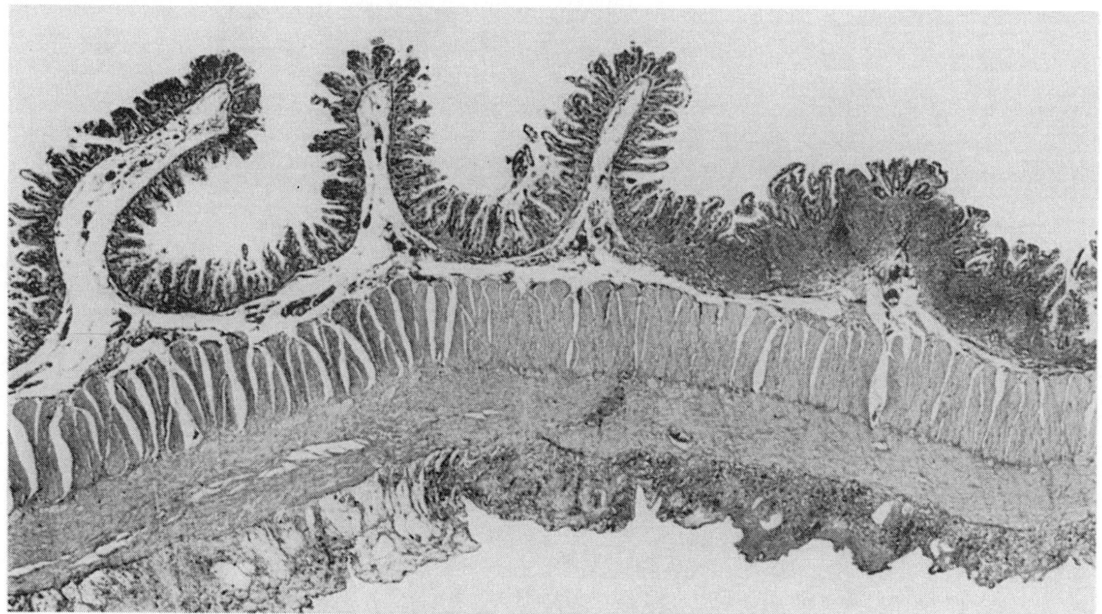

Abb. 7. Längsschnitt durch das mittlere bis untere Ileum (Lupenvergrößerung). Die Falten werden etwas niedriger, der Zottenbelag ist nicht mehr ganz so reichlich. Rechts im Bild ein Peyerscher Haufen. (Sammlung Prof. C. KRAUSPE, Pathologisches Institut der Universität Hamburg)

und bilden zwischen den beiden Schichten der Muscularis propria den *Auerbachschen* und im submukösen Gewebe den *Meissnerschen Nervenplexus* (Abb. 3) (RAUBER-KOPSCH, KUHLMANN).

Die Schleimhaut des Dünndarms bildet zahlreiche Falten. Die Querfalten des Jejunums — die sog. *Plicae circulares Kerkringi* — sind im allgemeinen höher und stehen

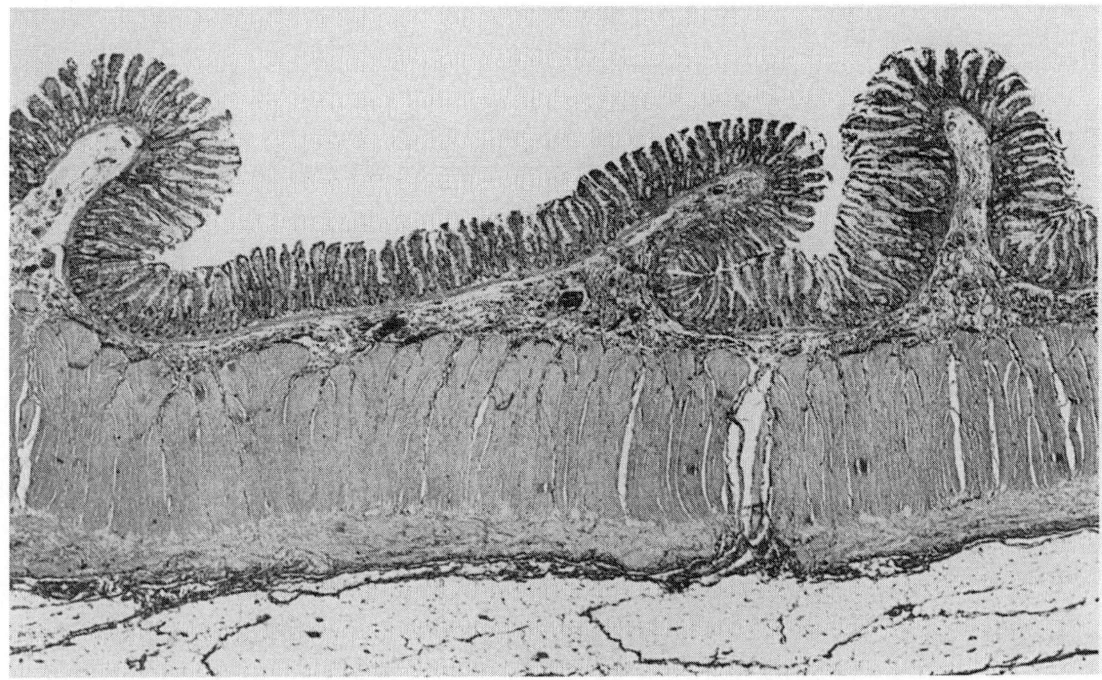

Abb. 8. Längsschnitt durch das untere Ileum (Lupenvergrößerung). Die Falten sind deutlich niedriger, der Zottenbelag weniger stark ausgeprägt. Im Bereich der mittleren Falte glaubt man geradezu die Autoplastik der Schleimhaut zu erkennen. (Sammlung Prof. C. KRAUSPE, Pathologisches Institut der Universität Hamburg)

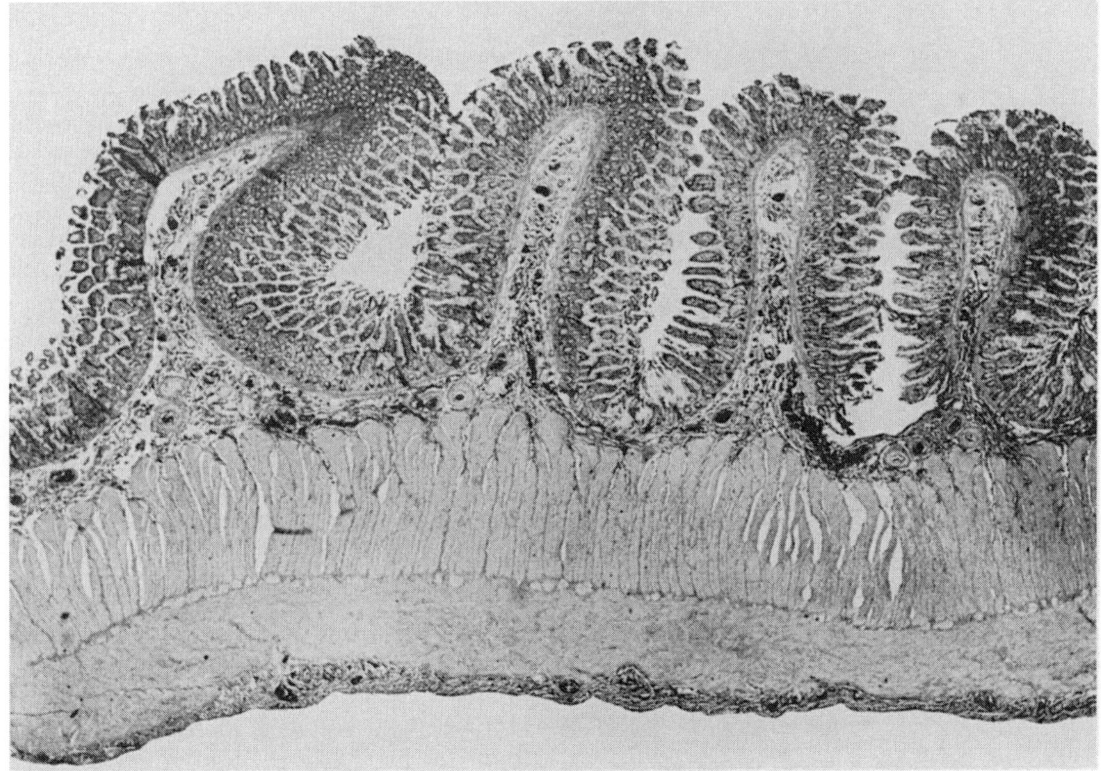

Abb. 9. Auffallend hohe und dicht stehende „Packfalten" im unteren Ileum mit ausgesprochen starker Zottenbildung, Lupenvergrößerung. (Sammlung Prof. C. KRAUSPE, Pathologisches Institut der Universität Hamburg)

dichter als die des Ileum. Man findet in älteren Anatomiebüchern gelegentlich die Ansicht vertreten, daß die Faltenzeichnung im unteren Ileum allmählich ganz verschwinden würde. Das ist am Lebenden nicht der Fall (Abb. 4—9).

Der Unterschied zwischen der Anatomie auf dem *Sektionstisch* und der Anatomie am *Lebenden* scheint uns eine Bestätigung für die Annahme zu sein, daß es sich auch bei den Falten des Dünndarms nicht um anatomisch präformierte, sondern um *funktionelle Gebilde*

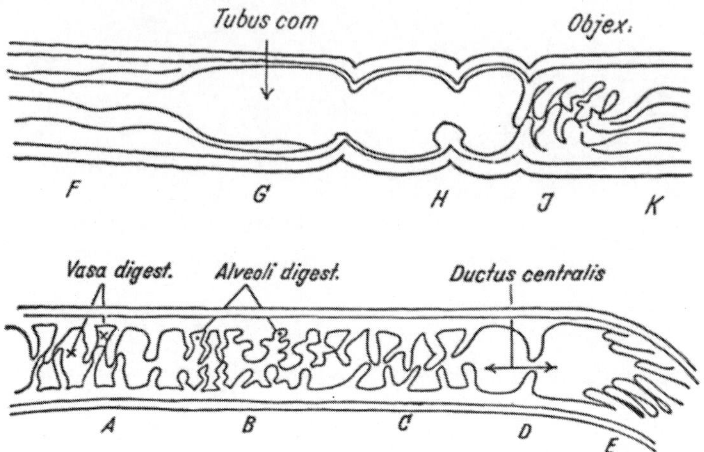

Abb. 10. Schema der autoplastischen Schleimhautformationen des Dünndarms nach Forssell (1913)

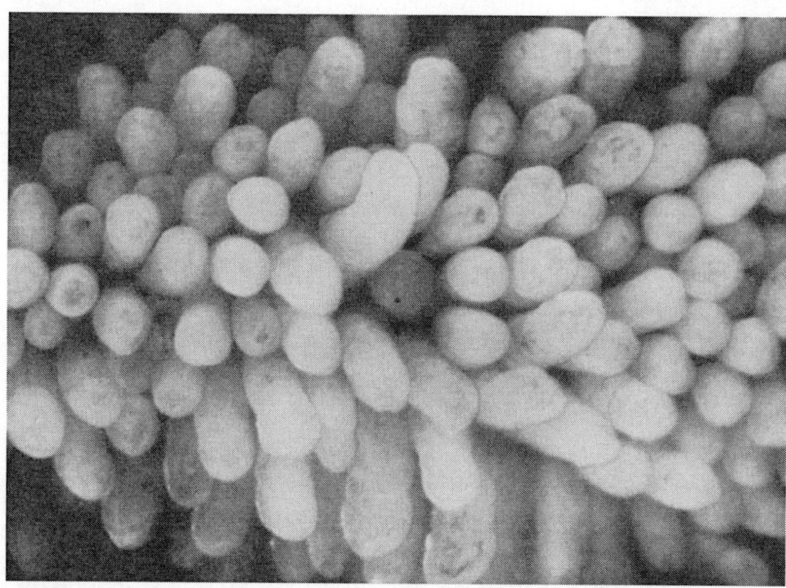

Abb. 11. Schleimhautzotten aus dem oberen Jejunum, Lupenvergrößerung einer Schleimhautbiopsie. Man sieht deutlich den zentralen Chylusraum. (Zur Verfügung gestellt von Prof. Uehlinger)

handelt. Das trifft auch für die angeblich konstanten Kerkringschen Falten zu, nachdem es Grettve gelungen war, durch Infiltration der Submucosa mit physiologischer Kochsalzlösung jegliche Faltenbildung zum Verschwinden zu bringen.

Forssell, der als erster diese *autoplastischen Vorgänge* am lebenden Organismus studiert und in so eindrucksvoller Weise beschrieben hat, schildert hierbei regelrechte Saug- und Druck-, Sieb- und Sperrvorrichtungen, die in engstem Zusammenhang mit den chemischen Vorgängen der Verdauung zu stehen scheinen. Das Reliefbild ändert sich mit dem Füllungszustand des Darmes und der Beschaffenheit des Inhaltes. Es besteht ein ständiger Wechsel zwischen röhrenförmig glatten Partien und Sperren durch Vermehrung von Zahl und Kaliber der Falten, die das Lumen des Darmes auch ohne sichtbare Veränderung der Außenwand verschließen können. Über die Reichhaltigkeit dieser autoplastischen Schleimhautvorgänge gibt uns Abb. 10 Aufschluß.

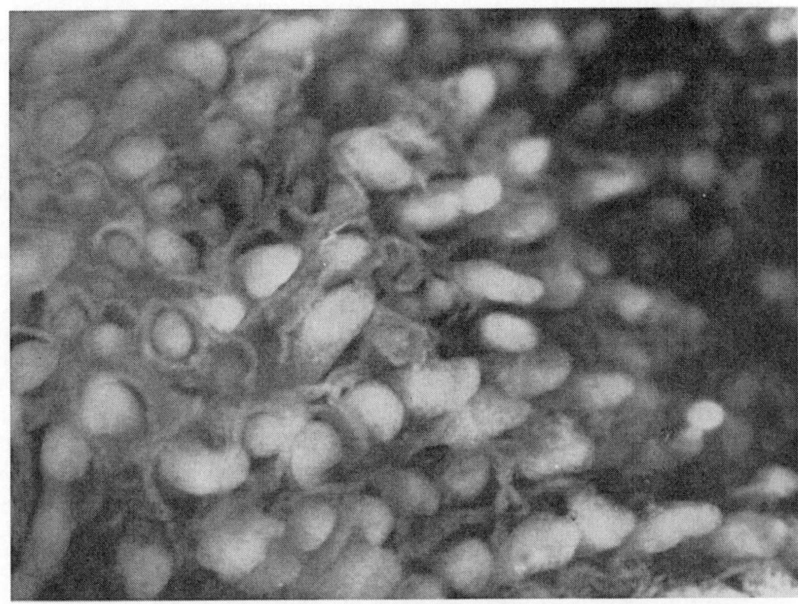

Abb. 12. Schleimhautzotten des unteren Ileum, Lupenvergrößerung einer Schleimhautbiopsie. (Zur Verfügung gestellt von Prof. UEHLINGER)

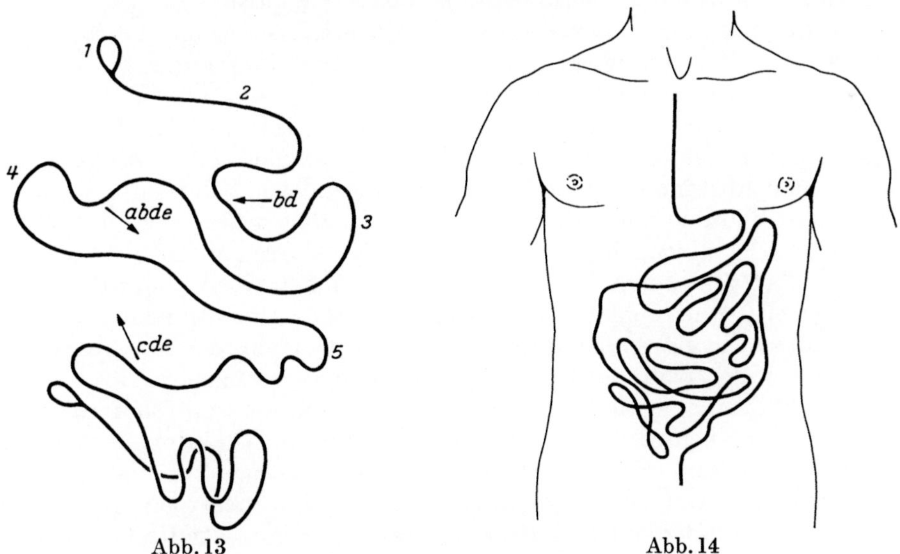

Abb. 13. Schema des Verlaufes der Dünndarmschlingen. Die Pfeile deuten die Richtungen an, in welchen sich weitere Schlingen ausbilden (nach MALL, 1897)

Abb. 14. Schema des Dünndarmverlaufes auf Grund eigener Beobachtungen an Röntgenbildern

Höhe und Verlauf der Schleimhautfalten richten sich nach der digestiven Aufgabe. Sie hängen im wesentlichen von der Funktion der *Muscularis mucosae* ab, die ihre Impulse vom *Meissnerschen Plexus* erhält. Zu- und abströmende Flüssigkeitsmengen der Submucosa unterstützen diesen Vorgang.

An der Oberfläche der Schleimhautfalten befinden sich zahlreiche Zotten. Sie haben etwa die gleiche Aufgabe wie die Wurzeln eines Baumes. Jede Zotte besitzt einen zentralen Chylusraum, auch Zottensinus genannt. Zwischen den Chylusgefäßen und dem Epithel breiten sich die Blutgefäße aus (Abb. 11 und 12).

Die Lage der Dünndarmschlingen im Bauchraum ist einem ständigen Wechsel unterworfen. Allerdings liegen sie nie ganz regellos, sondern zeigen bis zu einem gewissen Grade eine mehr oder weniger typische Anordnung. Die *links* liegenden Horizontal- und Vertikalschlingen sowie ein Teil der Schlingen in der Nabelgegend gehören zum *Jejunum*, während rechts von der Wirbelsäule in der *Unterbauch*gegend und im kleinen Becken die *Ileum*schlingen liegen.

MALL hat bereits 1897 ein Schema angegeben, das sich weitgehend mit der Lage des „Permeationsschlauches" von VAN DER REIS und SCHEMBRA deckt. Auch unsere eigenen, auf zahlreichen Röntgenaufnahmen basierenden Vorstellungen sind mit diesem identisch (Abb. 13 und 14).

3. Untersuchungstechnik

Je nach der klinischen Fragestellung werden verschiedene Untersuchungsmethoden angewandt.

Für die *Funktionsprüfung* und für die Beurteilung der *Passagezeit* ist die *einmalige* perorale Gabe einer größeren Menge von Bariumsulfat (bei Erwachsenen etwa 250 bis 300 cm³, bei Kindern etwa 100—150 cm³) die Methode der Wahl. Gemeint ist die Standardaufschwemmung des Bariumsulfats, wie sie für die gewöhnliche Magenuntersuchung angewandt wird (300 g Barium sulfuricum purissimum auf 400 g Wasser).

Zur Darstellung *anatomischer Veränderungen* hat sich bei Erwachsenen und bei Kindern die sog. „fraktionierte Dünndarmfüllung" von PANSDORF (1930/31) bestens bewährt. Hierbei bekommt der Patient in rechter Seitenlage alle 10—15 min einen Schluck einer wäßrigen Bariumaufschwemmung (insgesamt 200 cm³) zu trinken.

WELTZ hat die Methode insofern etwas modifiziert, als er den Magen zunächst erst einmal mit 200 cm³ Kontrastmittel auffüllt und dann in rechter Seitenlage weitere 200 cm³ (alle 5 min einen Schluck) nachtrinken läßt.

Nach etwa 20 min sind zumeist die oberen zwei Drittel des Dünndarms gefüllt, und es kann, je nach der Schnelligkeit des Passagetempos, die weitere Füllung in viertel- bis halbstündlichen Abständen kontrolliert werden. Dabei hat der Untersucher die Möglichkeit, unsichere Befunde auf ihre Konstanz hin zu überprüfen und einen Einblick zu nehmen in lokale oder allgemeine Veränderungen des Passagetempos.

PENDERGRASS (1939) warnt vor den handelsüblichen Kontrastmitteln, denen Geschmackskorrigentien und Schleimstoffe beigefügt sind. Er empfiehlt zur Vermeidung *allergischer* Reaktionen reines Bariumsulfat mit destilliertem Wasser, während GOLDEN (1945) aus Gründen der Isotonie Barium mit physiologischer Kochsalzlösung verwendet.

THURNHER und GARBSCH (1955) empfehlen die Anwendung von *kolloiden* Kontrastmitteln in der Dünndarmdiagnostik, um den störenden Einfluß funktioneller Veränderungen weitgehend auszuschalten. Es soll dabei nicht zur Ausflockung des Kontrastmittels kommen, wie man es häufig bei entzündlichen oder bei sprueartigen Dünndarmerkrankungen sieht. Die Netzfähigkeit und Homogenität des Kontrastmittels soll bei der Verwendung von Unibaryt C in kolloiden Lösungen erhöht werden.

1950 berichtete ZIMMER auf dem 6. internationalen Radiologenkongreß erstmals über ein neues Kontrastmittel *Barium-Wander*, das den Dünndarm wesentlich schneller durcheilt (1—2 Std), ohne das Reliefbild zu beeinflussen. Das Präparat wird auf seinem Wege durch den Dünndarm so wenig eingedickt, daß selbst in den untersten Ileumschlingen noch eine deutliche Faltenzeichnung zu erkennen ist (Abb. 15). Vor der Einführung von Barium-Wander war eine Reliefdarstellung der unteren Ileumschlingen nur auf rectalem Wege mit Hilfe des Kontrasteinlaufes möglich, sofern es über die Ileocöcalklappe zu einem Reflux kam (Abb. 16).

WEINTRAUB (1949) versuchte auf Grund experimenteller Studien den physiologischen *Kältereiz* zur Beschleunigung der Dünndarmpassage auszunützen, indem er mit oder unmittelbar nach der Verabreichung des Kontrastmittels *Eiswasser* zu trinken gab. Er konnte damit eine so erhebliche Passagebeschleunigung erzielen, daß das Kontrastmittel innerhalb von 15 min die Ileocöcalklappe erreichte.

Erhebliche Passagebeschleunigungen, allerdings nicht ganz ohne Beeinträchtigung des Reliefbildes — man bekommt dabei eine deutliche Sekretvermehrung — kann man übrigens auch mit *Sorbosan*, einem Sorbit, erzeugen (CAROLI, 1954). Wir sahen Passagezeiten von 30—45 min von der Flexura duodeno-jejunalis bis zur Ileocöcalklappe.

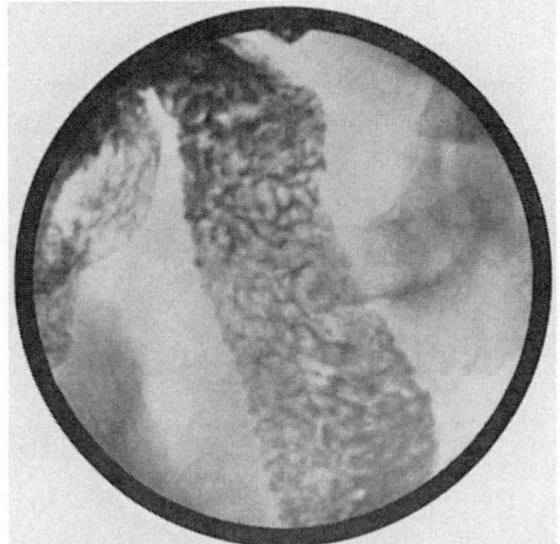

Abb. 15. Normale Schleimhautzeichnung im untersten Ileum. Gezielte Aufnahme des terminalen Ileum nach oraler Gabe von Barium Wander

Beim Verdacht auf Dünndarmstenosen, Penetrationen oder Fistelbildungen ist der Gebrauch von *Enterografin* zu empfehlen, weil das Übertreten von Bariumsulfat in die freie Peritonealhöhle selbst bei Anwendung von Antibiotika und Sulfonamiden immer noch als lebensbedrohlich gelten muß.

Während die meisten Autoren das Kontrastmittel per os geben, empfiehlt SCHATZKI (1943) in Analogie zu DAVID (1913) und PESQUERA (1929) die Applikation durch eine *Duodenalsonde*. Er verwendet ein Kontrastmittel, das aus sechs Volumenteilen Barium und 20 Volumenteilen Wasser besteht, und läßt die Flüssigkeit (250—500 cm^3) aus einem Irrigator in den Dünndarm einlaufen. Die Untersuchung dauert insgesamt nur etwa 20 min. Sie soll den Vorteil haben, daß

1. der gesamte Dünndarm auf einmal zu übersehen ist,
2. der Dünndarm auch in der Durchleuchtung genau studiert werden kann,
3. die Reliefbeurteilung des Ileum erleichtert wird, weil sich das Kontrastmittel nicht eindickt,
4. man auch gleichzeitig das Coecum und das Colon ascendens hinsichtlich der Reliefverhältnisse einwandfrei übersehen kann,
5. die Untersuchung nicht viel Zeit kostet.

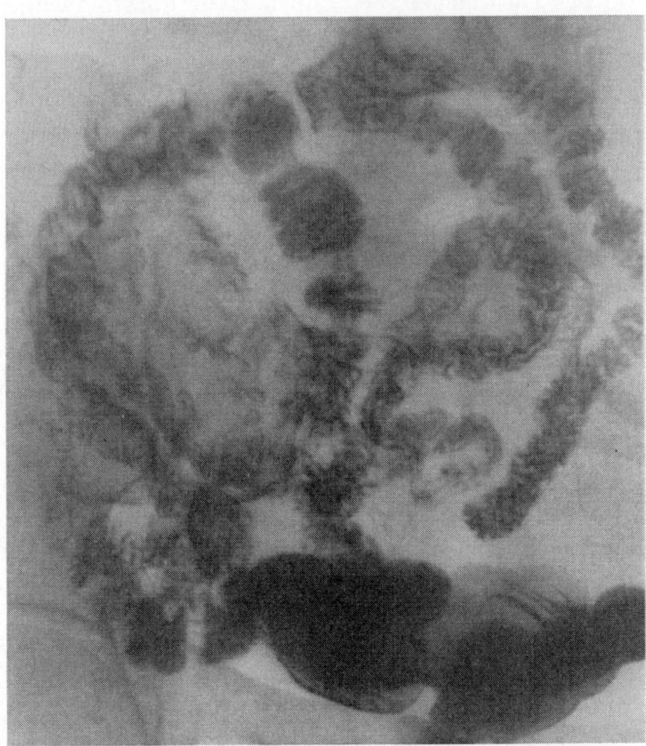

Abb. 16. Unterer Dünndarm (Ileum). Füllung durch Reflux über einen Kontrasteinlauf des Dickdarms. Man sieht eine ausgesprochen feinfiedrige Faltenzeichnung, die weitgehend an ein Jejunumrelief erinnert

GHELÈW und MENGIS (1938) bzw. GERSHON, COHEN und SHAY (1939) versuchen, durch zusätzliches *Nachblasen von Luft* einen *Doppelkontrast* zu erzeugen und damit die Methode weiter zu verbessern. Auch TESCHENDORF gibt eine *Sondenmethode* an, mit der es möglich ist, ganz umschriebene Dünndarmabschnitte näher zu untersuchen. Er verwendet einen *Doppelschlauch* von unterschiedlicher Länge. Die längere Sonde endet blind in einem Gummiballon, der mit Luft, Wasser oder einem Kontrastmittel aufgebläht werden kann. Er verschließt das Darmlumen. Durch die kürzere Sonde wird Kontrastmittel in den oral des Gummiballons liegenden Dünndarmabschnitt injiziert.

Die Methode soll sich besonders bei Reizzuständen bewährt haben, die mit einer überstürzten Dünndarmpassage einhergehen. Unter gleichzeitiger Änderung des Druckes und der Menge der injizierten Flüssigkeit können Elastizitätsstörungen in Ruhe studiert werden.

Eine ähnliche Konstruktion — also ebenfalls eine *Doppelsonde* mit Gummiballon an der Spitze — stellt die sog. *Miller-Abbot-Sonde* dar, die in den Vereinigten Staaten vor allem bei Ileussituationen eine umfangreichere Anwendung gefunden hat. Sie dient sowohl diagnostischen als auch vor allem therapeutischen Zwecken. Golden hat in seiner Dünndarm-Monographie das Anwendungsgebiet dieser Sonde ausführlich gewürdigt.

4. Röntgen-Anatomie

Die Röntgen-Diagnostik des Dünndarms hat mit dem großen diagnostischen Aufschwung, den der Ausbau der Reliefmethode an den *übrigen* Abschnitten des Magen-Darmkanals mit sich gebracht hat, *nicht* Schritt halten können. Bis zum Ende der 30er Jahre gab es trotz einiger sehr ermutigender Ansätze in Form von kasuistischen Einzelmitteilungen keine auch nur annähernd zusammenhängende Schilderung *pathologisch-anatomischer Befunde am Dünndarm.*

Alle Bemühungen um eine anatomische Diagnostik wurden mit der größten Skepsis betrachtet. Ja selbst Weltz, der sich als einer der ersten für den Dünndarm interessiert hatte, hielt es geradezu *grundsätzlich* für unmöglich, die *Schleimhauttechnik* des Magens und des Dickdarms auch auf den Dünndarm zu übertragen. Man sah das ganze Problem nur von der *funktionellen* Seite an.

In der Tat stellt das Reliefbild des Dünndarms auch noch weitaus mehr als das des Magens und des Dickdarms ein *Summationsbild* dar, das die *Schleimhautformationen* unter dem Einfluß des *Tonus*, der *Sekretion* und der *Motilität* zeigt. Man muß also mit noch weit größeren Schwierigkeiten rechnen, wenn es einem gelingen soll, aus dem oft lebhaften Spiel der *Funktion* die für die Beurteilung des jeweiligen Krankheitsbildes *typische Reliefbildung* herauszuarbeiten. Aber das sind technische Belange, die sich in den meisten Fällen überwinden lassen. Sie haben nichts mit prinzipiellen Möglichkeiten zu tun, auch am Dünndarm eine *exakte morphologische Diagnostik* zu betreiben.

Bei allen Untersuchungen des Dünndarms sind *zweierlei* Dinge besonders zu berücksichtigen, erstens der *Gesamteindruck des Füllungsbildes* und zweitens die *Reliefveränderungen.* Das Bild des fraktioniert gefüllten normalen Dünndarms ist in der Verteilung des Kontrastmittels mehr oder weniger *gleichmäßig harmonisch* in einem fast lückenlosen Band zu verfolgen (Abb. 17). Die Füllung der einzelnen Schlingen, die Weite des Lumens, die durch die Falten bedingte Fiederung zeigen nirgends eine schroffe Unterbrechung oder Unregelmäßigkeit. Die Lage der oberen *Jejunumschlingen* ist locker, man sieht wenig Überschneidungen, und es bedarf meist keiner besonders tiefen Palpation zur Beurteilung ihres Verlaufs. Die mittleren und unteren Dünndarmschlingen, also die dem *Ileum* angehörigen Teile, liegen immer mehr oder weniger eng zusammen, überschneiden sich in ihren Windungen und sind im kleinen Becken oft auf so engem Raum zusammengeklumpt, daß es schon einer gewissen Geschicklichkeit bedarf, den Verlauf und die Beweglichkeit einzelner Abschnitte sicher zu beurteilen.

Verlauf und Abstand der einzelnen Schlingen sind außerdem abhängig von der freien Beweglichkeit innerhalb des Bauchraumes, vom Zustand des Mesenteriums (Abb. 18) (Fettgehalt, vergrößerte Lymphknoten) und schließlich von dem Vorhandensein pathologischen Inhaltes in der freien Peritonealhöhle.

Während der Durchleuchtung wird in weitgehendem Maße von der *manuellen Palpation* Gebrauch gemacht. Die ganzen Dünndarmschlingen, von der Flexura-duodeno-jejunalis angefangen, müssen Zentimeter für Zentimeter mit der palpierenden Hand abgesucht und von störenden Überlagerungen durch andere Schlingen befreit werden. Nur so ist es möglich, sich einen einwandfreien Überblick über alle Einzelheiten des Dünndarms zu verschaffen.

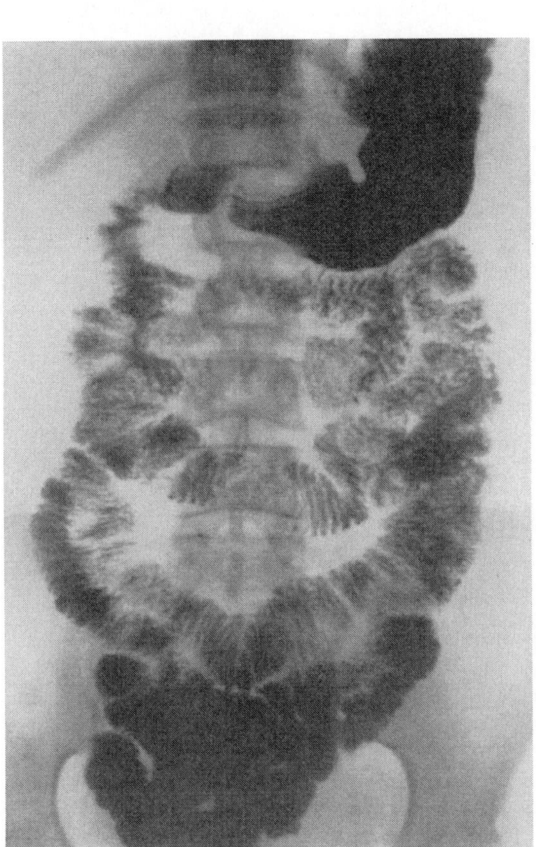

Abb. 17

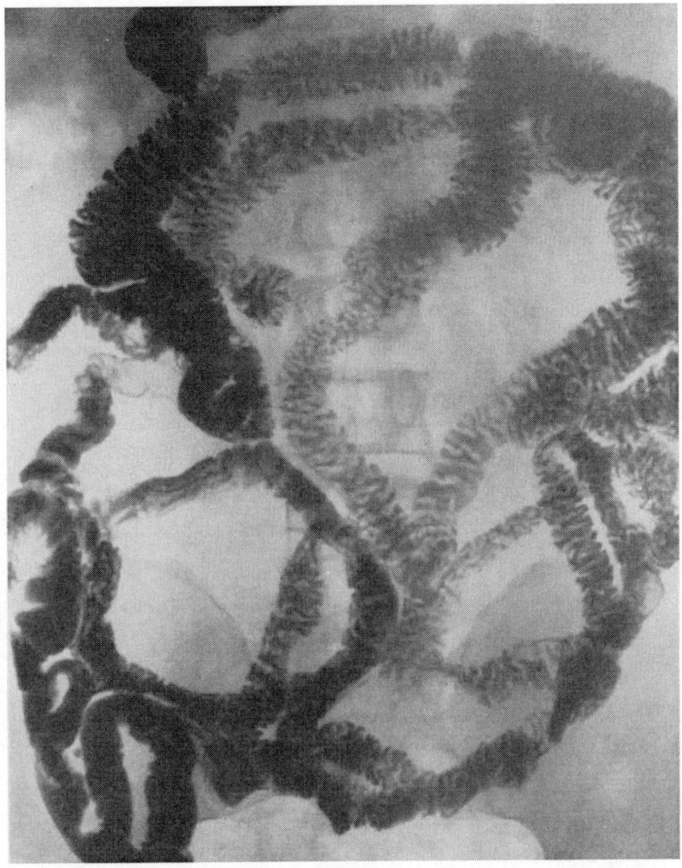

Abb. 18

Abb. 17. Normaler Dünndarm in der fraktionierten Füllung nach PANSDORF. Die Jejunumschlingen zeigen einen sehr übersichtlichen Verlauf, während die Ileumschlingen stark zusammengedrängt im kleinen Becken liegen und keine Schleimhautzeichnung aufweisen

Abb. 18. Lipomatose des Mesenteriums. Auffallend große „Leeren" zwischen den einzelnen Dünndarmschlingen bei Fettleibigkeit

Erhobene Befunde können auf verschiedene Art und Weise bildmäßig festgehalten werden. Neben Übersichtsaufnahmen im Großformat in flacher Bauchlage unter Kompression auf dem Blendentisch haben sich zur Darstellung von Einzelheiten gezielte Übersichtsaufnahmen mittlerer Formate bzw. gezielte Blendenaufnahmen unter dosierter Kompression bestens bewährt.

5. Normale Physiologie

Bewegungsvorgänge sind am Dünndarm sehr eingehend studiert worden, teils am resezierten Darmstück (MAGNUS, TRENDELENBURG u.a.), teils mit Hilfe der Bauchfenster-Methode am lebenden Kaninchen (KATSCH und BORCHERS), aber auch am lebenden Menschen mit der Ballonsonde (GANTER; WEITZ und VOLLERS) sowie endlich röntgenologisch mit der Kymographie (PANNHORST) (Abb. 19) bzw. der Kymo-Kinematographie (STUMPF; WEBER; WEITZ).

Alle diese Beobachtungen führten zu dem Ergebnis, daß sich Kontraktionen der Darmwand *mit* deutlichen Vorwärtsbewegungen des Inhaltes von solchen *ohne* Transporteffekt unterscheiden lassen. Es werden also demnach sowohl sog. *Förderbewegungen* als auch *Mischbewegungen* unterschieden, wobei die Mischbewegungen ihrerseits wieder in Pendelbewegungen, *kleine und große Spiralbewegungen* sowie *rhythmische Segmentationen* zerfallen. Auch bei den Förderbewegungen der eigentlichen Peristaltik werden verschiedene Typen beschrieben wie z.B. die von KAESTLE und BRÜGEL beschriebenen „Auswalzbewegungen" und die sog. „Rollbewegungen", die einer pathologisch gesteigerten Peristaltik entsprechen.

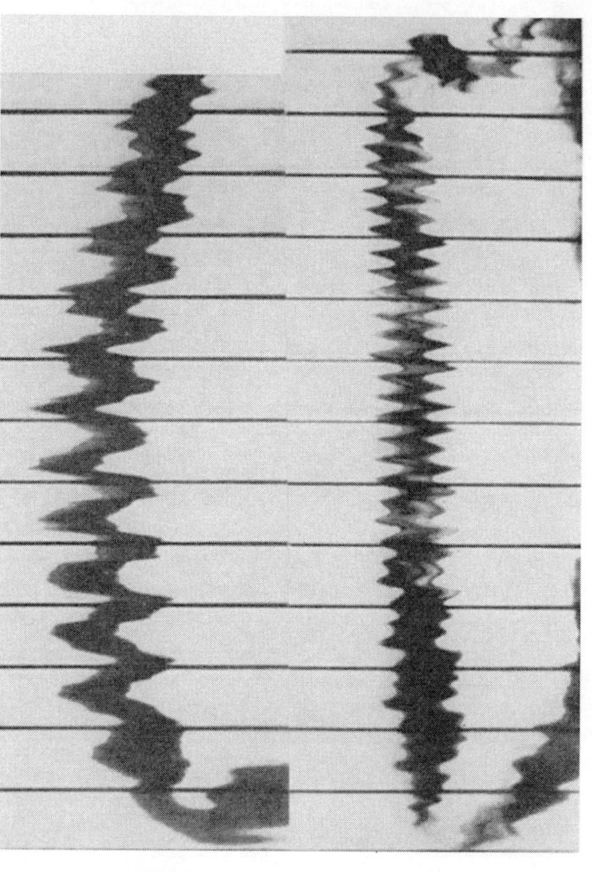

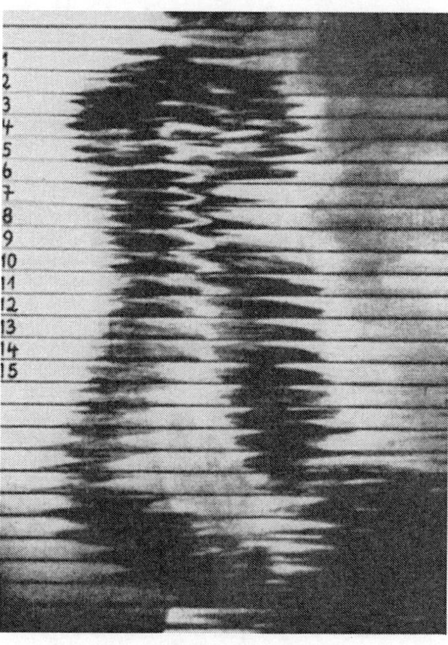

Abb. 19a Abb. 19b Abb. 20

Abb. 19a und b. Röntgenkymogramm von einem Dünndarmabschnitt eines Hundes. Deutliche Phasenverschiebung der Amplituden der Spiralbewegung im Bild a (nach PANNHORST)

Abb. 20. Spiralbewegungen am Jejunum mit Fördereffekt. Kymographie mit einer Rasterlaufzeit von 10 sec (NAUMANN)

PANSDORF kommt aufgrund eingehender experimenteller Untersuchungen zu der Überzeugung, daß die *eine* Bewegungsform in die *andere* übergehen kann und daß somit der Beweis einer Funktionseinheit der verschiedenen Bewegungsvorgänge erbracht sei.

NAUMANN hat, fußend auf den Untersuchungen von PANNHORST, in einer Monographie „Funktionelle Dünndarmdiagnostik im Röntgenbild" die einzelnen Bewegungsformen folgendermaßen definiert:

1. *Pendelbewegungen.* Sie entsprechen Kontraktionen umschriebener Bezirke der Längsmuskulatur, finden sich nur am Jejunum und sind hier eng gekoppelt mit

2. den *Segmentationen*, die durch Zusammenziehung begrenzter Ringmuskeleinheiten entstehen. Durch das Ineinandergreifen beider resultiert in situ als übergeordnete Bewegungsform

3. die *Spiralbewegung.* Sie ist die im Bereich des Jejunum dominierende Form der kleinen Dünndarmbewegungen, da die zu ihrer Entstehung notwendigen Komponenten

der Längs- und Ringmuskelkontraktionen an diesem Darmabschnitt voll zur Entwicklung kommen (Abb. 20). Am Ileum dagegen, wo die Pendelbewegungen völlig erlöschen und die Segmentationen in Form langsam distalwärts wandernder Ringmuskelkontraktionen das motorische Geschehen beherrschen, laufen Spiralbewegungen nur noch ganz oberflächlich ab und haben demgemäß auch nur einen geringen mischenden Effekt. Am Jejunum kommt dagegen den Spiralbewegungen neben ihrer mischenden Funktion als wesentliches Moment noch ein bestimmter Fördereffekt zu, der sich jeweils zwar nur auf *kurze* Strecken auswirkt, für den *Gesamttransport* aber von großer Bedeutung ist. Er stellt eine wirksame Unterstützung

4. der *Peristaltik* dar, deren Fördereffekt ein erheblicher ist, bei der relativen Seltenheit ihres Vorkommens aber allein nicht genügt, die Transportaufgaben des Dünndarms zu erfüllen.

5. *Tonusschwankungen.* Hierbei handelt es sich um nicht wandernde, sich über längere Abschnitte erstreckende Kontraktionsvorgänge mit analwärts gerichteter Verschiebung des Darminhaltes.

Pendelbewegung, Segmentation und Spiralbewegung werden unter dem Begriff der *kleinen Dünndarmbewegung* zusammengefaßt, da mit der früher üblichen Bezeichnung „Mischbewegung" nur ein Teil ihrer wirklichen Leistung charakterisiert ist. Sie werden von der Peristaltik und den Tonusschwankungen, die als große Dünndarmbewegung bezeichnet werden, unterstützt.

6. Verhalten des Dünndarms unter der Einwirkung von Pharmaka

Trotz umfangreicher experimenteller Studien über die Einwirkung verschiedener Pharmaka auf den Dünndarm (KATSCH u. BORCHERS, 1913; HUKUHARA, 1930) spielt bei uns in Deutschland im Gegensatz zu französischen Autoren, insbesondere der Schule PORCHER, die „Pharmako-Radiologie" eine nur ganz unbedeutende Rolle. NAUMANN hat neben der Wirkung von Abführmitteln (Folia sennae, Istizin, Ricinusöl, Paraffinum liquidum, Na_2SO_4-Lösungen) den Einfluß von Atropin und Prostigmin auf den menschlichen Dünndarm noch einmal überprüft. Er faßt die bisher vorliegenden Erkenntnisse etwa folgendermaßen zusammen:

a) *Atropin.* Seine pharmakologische Grundwirkung ist eine parasympathisch erregende mit peripherem Angriffspunkt. Diese Wirkung findet sich aber nur bei *kleinen* Dosen, während *große Dosen* von Atropin regelmäßig eine Lähmung des Parasympathicus hervorrufen. Die Wirkung ist abhängig vom Cholin-Gehalt der Darmwand (LE HEUX). $^1/_2$ Std nach subcutaner Verabfolgung von 1 mg Atropin besteht eine starke Tonusminderung mit Einschränkung der Bewegungen. Größere Förderungsbewegungen sind auch bei längerer Schirmbeobachtung nicht zu erkennen. Die Sekretion ist vermindert, das Relief trocken, die Falten quergestellt. Peristaltische Wellen kommen nur ganz vereinzelt und in großen Zeitabschnitten zur Beobachtung. Es kommt zu einer Störung im Zusammenspiel von Ring- und Längsmuskulatur. Das Resultat ist eine erhebliche Passageverlangsamung.

b) *Prostigmin.* KATSCH und PANSDORF fanden unter dem Einfluß von *Pilocarpin* und *Prostigmin* eine Tonuszunahme am menschlichen Darm und eine pathologische Motilität mit starker Inkoordination der Bewegungserscheinungen. 40 min nach subcutaner Injektion von $^1/_2$ mg Prostigmin tritt eine erhebliche Tonuszunahme und eine enorme Steigerung der motorischen Leistung ein. Im oberen Dünndarm werden neben verstärkten Pendelbewegungen vorwiegend peristaltische Wellen mit großem Fördereffekt beobachtet, während am Ileum die rhythmische Segmentation eine scharfe Ausprägung erfährt. Es besteht durchaus der Eindruck einer regelmäßig und geordnet ablaufenden Motorik. Die Frequenz der Muskelkontraktionen ist erhöht. Im Gegensatz zum Pilocarpin zeigt der unter Prostigmin stehende Dünndarm trotz erheblicher Tonuszunahme eine in geordneten Bahnen ablaufende Hypermotilität.

7. Wirkung von Schwermetallen

Schwere Metalle können eine Wirkung auf den Magen-Darmkanal haben. Die Intensität der Reaktionen hängt von der Affinität des betreffenden Metalles zum Eiweiß des Organismus ab. Alles Eiweiß, das von Metallverbindungen erreicht wird, wird in Form eines Metall-Albuminates gefällt. Derartige Metall-Albuminate sind salzartige Verbindungen, in denen das Eiweiß als Säure fungiert. Ist die Eiweißfällung *oberflächlich*, so spricht man von einer adstringierenden Wirkung, ist sie *tiefgreifend*, so spricht man von einer Ätzwirkung (Poulsen, 1920).

Die meisten Metalle fällen das Eiweiß in Form eines unlöslichen festen Belages, so daß die Wirkung auf die Organoberfläche beschränkt bleibt (z.B. Blei). Andere Albuminate dagegen haben nur eine lockere Beschaffenheit oder sind in Kochsalz (Gewebsflüssigkeit) löslich. Sie haben dann auch eine Wirkung auf die *tieferen* Schichten (z.B. Quecksilber). Zwischen diesen beiden stehen die übrigen Metalle in etwa folgender Reihenfolge: Eisen, Aluminium, Zink, Kupfer, Silber.

Oft ist die Bedeutung der *Säuren* für die lokale Wirkung größer als die des Metalles. Es wirken diejenigen Metallsalze am stärksten, die am leichtesten zu Ionen dissoziieren, also Chloride und Nitrate bzw. Sulfate. Wesentlich *schwächer* wirken die dissoziierbaren Salze *organischer* Säuren.

Alle schweren Metalle sind im Grunde genommen giftig, sie werden jedoch meist nur in geringen Mengen resorbiert. Unter einer *akuten Metallvergiftung* versteht man meist eine Gastroenteritis, mit Erbrechen und Durchfall. Die Schleimhaut ist injiziert und weist Ulcerationen auf.

Bei den *chronischen Metallvergiftungen* (z.B. Blei) werden über längere Zeit meist *kleinste* Mengen *langsam* resorbiert und *noch* langsamer wieder ausgeschieden, so daß es zu einer kumulierenden Wirkung kommt.

Antimon steht pharmakologisch zwischen den schweren Metallen und dem Arsen. Die wichtigste Antimonverbindung ist der Brechweinstein. Er hat neben einem emetischen Effekt eine Wirkung auf den Darm, der sich als Diarrhoe äußert.

Quecksilber in Form des *Sublimates* gehört zu den schwersten Ätzgiften besonders des Magens. Es führt unter heftigsten Leibschmerzen und Tenesmen zu blutigen membranösen Durchfällen. *Kalomel*, das dagegen auch in größeren Dosen nur wenig resorbiert wird, hat eine vorwiegend laxierende Wirkung.

Eisen hat meist nur lokal adstringierende oder ätzende Eigenschaften (Eisenchlorid). Es kann jedoch in größeren Mengen unter schweren gastroenteritischen und Kollapserscheinungen auch zum Tode führen.

Aluminium, *Zink*, *Kupfer* und *Silber* wirken meist nur adstringierend oder ätzend.

Wismut wurde früher in Form des Bismutum subnitricum allgemein als Kontrastmittel gebraucht. Es sind sowohl Metall- als auch Nitrit-Vergiftungen beschrieben.

Chrom kann als Chromsäure eine sehr tiefgreifende Ätzwirkung auf den Magen-Darmkanal ausüben. Blutiges Erbrechen und blutige Durchfälle sind die Folge.

Blei wird nur langsam resorbiert, es wirkt meist oberflächlich adstringierend. Nur sehr selten werden akute Erscheinungen mit tödlichen Gastroenteritiden nach großen peroralen Dosen von Bleiacetat beobachtet. Am bekanntesten sind die anfallsweise auftretenden *Bleikoliken* bei Malern, Lackierern, Typographen, Schriftgießern, Steingut- und Fayancearbeitern (bleihaltige Glasuren). Pansdorf berichtet über Röntgenbefunde in Form ausgesprochener Tonuserhöhungen mit spastischen Kontraktionszuständen.

Röntgenbefunde am Magen-Darmkanal bei Vergiftungen mit *anderen* Metallen liegen meines Wissens nicht vor.

8. Passagezeiten

Normalerweise beträgt die Passagezeit einer reinen Bariumaufschwemmung — also z.B. *Barium sulfuricum purissimum (Merck)* — von der Flexura duodeno-jejunalis bis zur Ileocöcalklappe im Durchschnitt 2—4 Std. Passagegeschwindigkeiten *unter 1 Std* sprechen für eine *Hypermotilität*, Passagezeiten *über 4 Std* für eine *Motilitätsbeeinträchtigung*. Dabei muß man berücksichtigen, daß allein auch schon die *Kontrastmittelmenge* für das Passagetempo ausschlaggebend sein kann. Zu *geringe* Bariummengen (unter 200 cm^3) bedingen infolge ihres zu schwachen Dehnungsreizes eine *träge* Passage. Sie kann durch Verabfolgung einer *größeren* Kontrastmittelmenge angeregt werden.

Dem Kontrastmittel „*Barium-Wander*" sind Agentien zugesetzt, die die normale Passagezeit auf etwa die Hälfte reduzieren, ohne die Reliefgestaltung wesentlich zu beeinflussen. Es wird vorwiegend für die anatomische Dünndarmdiagnostik verwandt, weniger zum Nachweis funktioneller Störungen, bei denen die Passagezeiten eine ausschlaggebende Rolle spielen.

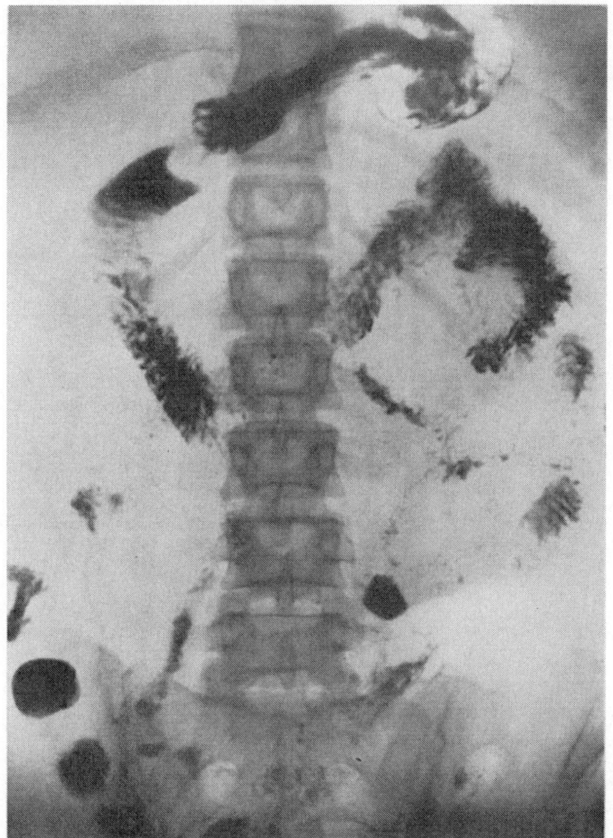

Abb. 21. Dünndarmfüllung 6 Std nach fraktionierter Füllung bei Hyperemesis gravidarum. Erhebliche Verzögerung der Magenentleerung und der Dünndarmpassage

Selbstverständlich ist der „Dünndarmeinlauf" über eine Duodenalsonde oder gar die Verabreichung von eisgekühlten Flüssigkeiten im Anschluß an die Kontrastfüllung ebensowenig zur Überprüfung von Passagegeschwindigkeiten geeignet wie die Gabe eines Frühstückes, unter dessen Einfluß es fast regelmäßig zu einer erheblichen Passagebeschleunigung (Einwirkung des Gallensaftes) im unteren Dünndarm kommt (ZOLLNER, 1937/38; FRANZEN, 1962).

Zahlreiche Umstände können unabhängig von der Menge bzw. der Beschaffenheit des Kontrastmittels das *Passagetempo* und somit die Passagezeit im positiven wie auch im negativen Sinne beeinflussen.

Untersuchungen über die *Transportzeit bei gesunden Kindern* zeigten, daß schon normalerweise große Variationen bestehen. Nach LÖNNERBLAD beträgt die Transportzeit bei einjährigen Kindern $1^1/_2$—6 Std, bei 9- bis 10jährigen $^1/_2$—8 Std. Als mittlere Werte gelten bei normaler Magenfunktion 1—5 Std, bei Neugeborenen etwa 3—6 Std. Es läßt sich also nicht ohne weiteres aus einer verlängerten oder verkürzten Passagezeit auf eine *Dysfunktion* schließen.

Auch das Alter des Patienten soll nach KULLING (1953) einen Einfluß auf die Passagegeschwindigkeit haben. So fand er bei älteren Menschen zwischen 60 und 85 Jahren *Passageverlangsamungen* ohne Beeinträchtigung des Reliefbildes zwischen 7 und 9, ja maximal bis zu 11 Std, bei erheblicher Herabsetzung des Tonus, Erweiterung des Darm-Lumens und träger Peristaltik.

Bekannt sind ferner Veränderungen der Passagezeiten beim *Morbus Basedow* (verkürzt) und dem *Myxödem* (verlangsamt), bei der *Addisonschen Krankheit* (verkürzt) und der *Hämatoporphyrinurie* (verlangsamt) sowie unter dem Einfluß gewisser Medikamente. LÜDIN (1930) beobachtete Passageverlangsamungen bei *Ohnmachtsneigung* (was auch wir bestätigen können) sowie vor und nach der *Menstruation*. Wir selbst sahen hochgradige Passageverzögerungen bei der *Hyperemesis gravidarum* (Abb. 21), geringere bei *psychischer Depression* und nach wochenlanger *Bettruhe* (WULACH, 1911). WEIGEN, PENDERGRASS,

Ravdin und Machella (1952) berichten über Veränderungen der Passagezeiten bei Fermentstörungen. Sie fanden eine Verlangsamung der Magenentleerung und der Dünndarmpassage bei *Hyperglykämie* und eine Beschleunigung bei der *Hypoglykämie*.

Ähnliche Beobachtungen wurden von Schönbauer (1955) auch bei *Vitamin-B-Mangel* gemacht. Es fand sich eine erhebliche Vermehrung von Gas und Flüssigkeit im Dünndarm; spastische Kontraktionen, unter Bildung funktioneller Stenosen, wechselten mit atonischen Zuständen. Die Passagezeit war erheblich *verlangsamt*, nach 2 Std lag das Kontrastmittel immer noch im unteren Duodenalknie, Magen und Dünndarm waren erst nach 24 Std leer.

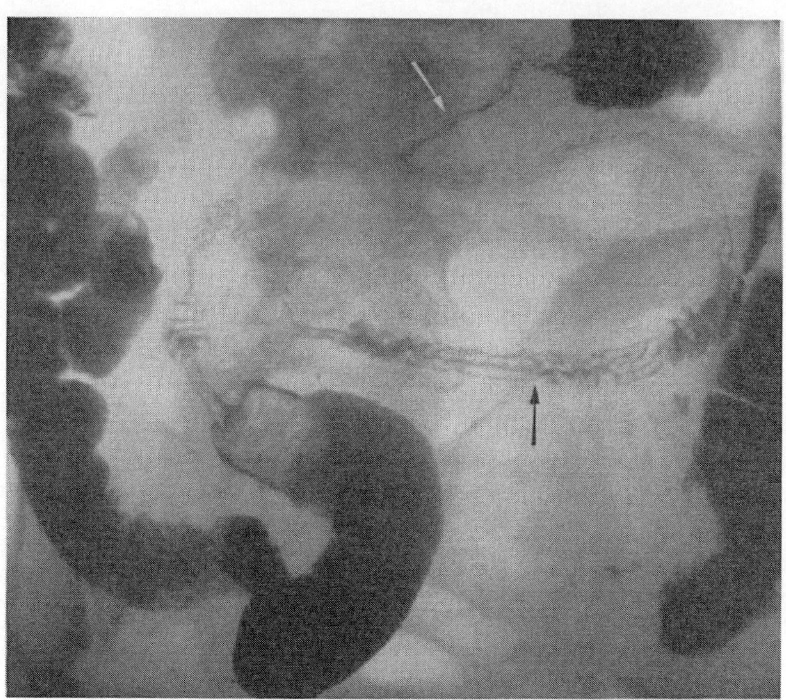

Abb. 22. Dünndarm bei Hypocalciämie. Hochgradige Kontraktionsneigung der unteren Ileumschlingen (→ →)

Weniger hochgradige, aber doch noch deutliche Passageverlangsamungen, verbunden mit kolikartigen Leibschmerzen sahen wir gelegentlich bei Kranken mit *Hypocalciämie* (Abb. 22). Die unteren Ileumschlingen zeigten massive *lang anhaltende Kontraktionen* in einer Ausdehnung von 30—40 cm Länge.

Bei der *Hypercalciämie* kann es dagegen infolge Hemmung der neuromuskulären Erregbarkeit zu einer ausgesprochenen Magen-Darm-*Atonie* kommen mit Entleerungsverzögerungen, Übelkeit und Erbrechen, Meteorismus und hartnäckiger Obstipation (Ottenjann, 1963). Eine derartige Hypercalciämie muß nicht zwangsläufig auf einem Hyperparathyreoidismus beruhen.

9. Die röntgenologische Digestionsprüfung

1951 hat Leb erstmalig eine Methode angegeben, mit der es möglich ist, die fermentative Aufschließung von Fett und Eiweißstoffen während des Verdauungsvorganges röntgenologisch zu überprüfen. Er nannte diese Methode Röntgen-Digestionsprüfung.

Ausgehend von der Tatsache, daß zahlreiche Kranke, die wegen eines Ulcus magenreseziert waren, trotz hinreichender Nahrungszufuhr und des Fehlens röntgenologisch nachweisbarer entzündlicher Veränderungen über eine Unverträglichkeit von Fett und Milch klagten, versuchte er neben der Überprüfung des Entleerungsvorganges und der Passagegeschwindigkeit auch einen *direkten* Einblick in die fermentativen Vorgänge zu gewinnen.

Als Indikatoren wurden kleine kugelige oder ovale wasserfreie Bariumkerne von etwa 5 mm Durchmesser verwandt, denen ein Stärkezusatz beigefügt worden war, so daß sie beim Zutritt von Feuchtigkeit leicht zerfielen. Sie waren umgeben von einer 0,5—1,5 mm dicken „Schutzhülle", die aus Fett bzw. Eiweiß bestand.

Die Schutzhülle mußte wasserunlöslich sein, unempfindlich gegen Körpertemperatur und widerstandsfähig gegen mechanische Einflüsse im Magen-Darmkanal. Die Aufschließung der Schutzhülle sollte den spezifischen Fermenten des Magens und des Dünndarms vorbehalten bleiben. Für die *Fettdigestion* wurden Schutzhüllen aus Rinderfett verwandt, deren Schmelzpunkt bei 42—49°C liegt. Sie bleiben im sauren Medium über mehrere Tage völlig unverändert, im alkalischen gallehaltigen Duodenalsaft dagegen werden sie innerhalb von Stunden aufgelöst. Es wurden jeweils drei derartige Pillen verabfolgt. Sie mußten unzerkaut geschluckt werden.

Zur Prüfung der *Eiweiß-Digestion* wurden Bariumkerne mit Hüllen aus Actomyosin, einem Faser-Eiweißkörper aus Kaninchenmuskulatur verwandt. Durch ein geeignetes Tauch- und Trockenverfahren war es MUNTEAN (1953) gelungen, einen etwa 0,7—0,8 mm dicken Überzug aus dieser Masse herzustellen. Dünne Schichten dieser Substanz wurden bereits im Magen durch die Salzsäure-Pepsinwirkung angedaut.

Man konnte also durch Verändern der Schichtdicke Einblick nehmen in die Eiweißdigestionsfähigkeit sowohl des Magens als auch besonders des Dünndarms.

10. Der gastroileale Reflex

Bei der Prüfung reflektorischer Entleerungsvorgänge im unteren Dünndarm nach Gabe von Eiweiß, Fett und Kohlenhydraten (sog. gastroilealer Reflex PORGES) gelang es ZOLLNER erstmalig 1938 durch Verabfolgung eines Butterfrühstückes, die Kontrastfüllung im unteren Ileum anzuregen und einen beschleunigten Übertritt in das aufsteigende Kolon zu erzielen. Diese Feststellung war keineswegs überraschend. Sie bestätigte lediglich die bereits empirisch gefundene Tatsache, daß bei einer ins Stocken geratenen Dünndarmpassage das Essen eines Butterbrötchens oft Wunder wirkt.

1961 konnte FRANZEN diese Feststellung noch einmal bestätigen, indem er nachwies, daß der die Peristaltik anregende Einfluß auf den unteren Dünndarm durch die Ausschüttung von *Gallensaft* zustande kommt.

11. Extraenterale raumfordernde Prozesse (Pelotten)

Alle im Bauchraum liegenden, raumfordernden Prozesse, wie Tumoren von Milz und Nieren, Tumoren des Beckens oder der Harnblase, des Uterus und seiner Adnexe sowie tumorartige Vergrößerungen der mesenterialen Lymphknoten können zu Verlagerungen und Verdrängungen der Dünndarmschlingen führen. Bei Säuglingen und Kleinkindern kann unter Umständen eine normale, uringefüllte Harnblase die Ileumschlingen cranialwärts verlagern und aus dem kleinen Becken herausdrängen.

Generalisierte Tumoren im Bauchraum verursachen Eindellungen oder Aussparungen an bzw. zwischen den Darmschlingen. Derartige „Pelotteneffekte" lassen sich je nach ihrer Lage mehr oder weniger leicht auf bestimmte Organe bzw. Organsysteme beziehen. Diffuse Leber- und Milzvergrößerungen drängen nicht nur die Kolonflexuren, sondern auch die oberen Dünndarmschlingen nach abwärts. Nierentumoren verlagern die mittleren Dünndarmschlingen, Vergrößerungen des Pankreaskörpers führen zu einer Depression der Flexura Duodeno-Jejunalis, einer Aufbiegung des Duodenalverlaufes sowie Pelotteneffekten am Magen oder Duodenum. Diffuse oder lokalisierte Vergrößerungen der Mesenteriallymphknoten geringeren Ausmaßes, wie wir sie bei Systemerkrankungen (Leukämie, Lymphogranulomatose) bzw. Sarkommetastasen oder auch bei der Tuberkulose, der Crohnschen regionalen Enteritis bzw. bei unspezifischen banalen Infekten zu sehen bekommen, entziehen sich bei oberflächlicher Betrachtung zunächst dem röntgenologischen Nachweis. Es fällt lediglich eine Verlangsamung der Kontrastmittelpassage auf. Bei genauerem Studium jedoch, insbesondere unter Zuhilfenahme der Palpation, zeigt sich, daß die einzelnen Windungen der Dünndarmschlingen aufgebogen sind und daß dort, wo mehrere Dünndarmschlingen aneinander grenzen, diese sich nicht gegeneinander in

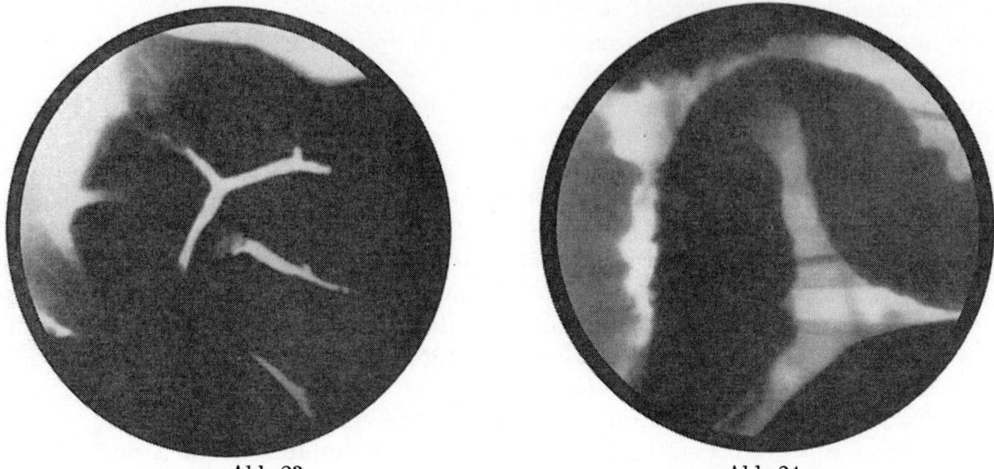

Abb. 23 Abb. 24

Abb. 23. Indirekte Darstellung der Darmwand mittels Kontrastfüllung der Dünndarmschlingen. Es stellen sich die Darmwände als T- bzw. Y-förmige Aufhellungen dar

Abb. 24. Dünndarmschlingen bei Ascites. Die normalerweise eng aneinanderliegenden Schlingen sind durch den Ascites auseinandergedrängt und zeigen bogig begrenzte Zwischenräume

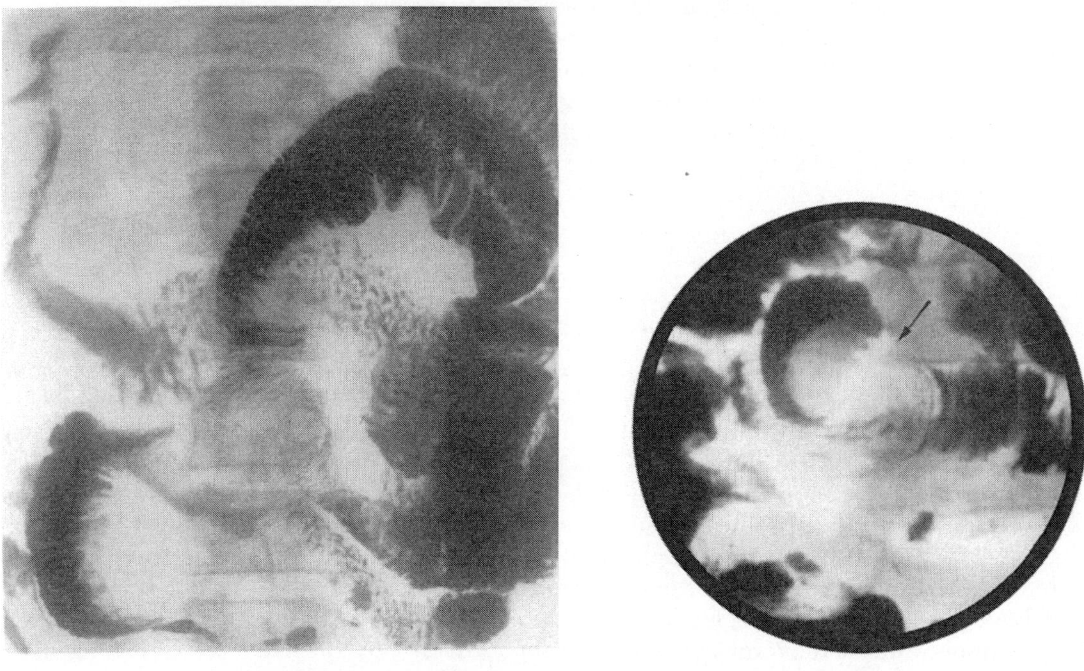

Abb. 25 Abb. 26

Abb. 25. Dünndarm bei lymphatischer Leukämie. Die einzelnen Schlingen sind durch die tumorartig vergrößerten Lymphknotenpakete weit auseinandergedrängt und z. T. plattgedrückt

Abb. 26. Pelotteneffekt durch einen vergrößerten Lymphknoten

Form der bekannten Y-Figuren (Abb. 23), die den Wand-Duplikaturen der Schlingen entsprechen, abplatten, sondern daß dort ähnlich wie beim Ascites (Abb. 24), bogig begrenzte oder knollig konturierte Aufhellungen entstehen, sog. „Leeren", wie sie Heeren (1937) nannte (Abb. 25).

Bei sorgfältiger Untersuchung lassen sich speziell in der Ileocöcalgegend umschriebene Lymphknotenvergrößerungen spezifischer oder auch unspezifischer Genese in Form derartiger Pelotteneffekte (Abb. 26) nachweisen, auch dann wenn sie palpatorisch oder durch sonstige klinische Untersuchungsmethoden nicht erfaßt werden können. Da *nicht* vergrößerte Lymphknoten auch bei der sorgsamsten Untersuchungstechnik niemals Pelotteneffekte hervorrufen, sind derartige Befunde stets als pathologisch zu werten.

Lymphknoten*verkalkungen* treten erfahrungsgemäß gewöhnlich erst $1^1/_2$ Jahre nach einer Infektion auf. Meist handelt es sich um Folgezustände spezifischer Infekte, vor allem um Tuberkulosen, nur ausnahmsweise werden sie nach unspezifischen Entzündungen wie z.B. nach einer Appendicitis (Kadrnka u. Bardet, 1934) beobachtet (11%).

Differentialdiagnostisch ist an Luftblasen im Dünndarm zu denken, bzw. an physiologische Pelottierungen durch Skybala des Dickdarms.

Strichförmige Pelotten werden besonders bei Kindern gelegentlich durch die großen Beckengefäße (Arteria iliaca) bzw. eine normale Appendix verursacht.

12. Dünndarm-Divertikel

Dünndarmdivertikel werden in etwa 0,2% aller Sektionen gefunden. Sie können einzeln auftreten, meist jedoch sind sie multipel. Sie liegen im Gegensatz zum *Meckelschen Divertikel* stets an der konkaven Seite des Dünndarms, also am Mesenterialansatz. Handelt es sich um Prolapse der Mucosa und der Submucosa durch Muskellücken an den Durchtrittsstellen der Mesenterialvenen, so spricht man von *falschen* Divertikeln. Besitzen sie eine Muscularis externa, so nennt man sie erworbene, *echte* Divertikel. Als Entstehungsursache werden venöse Stauungen, Erhöhungen des intraabdominellen Druckes und Fettschwund im Alter angegeben.

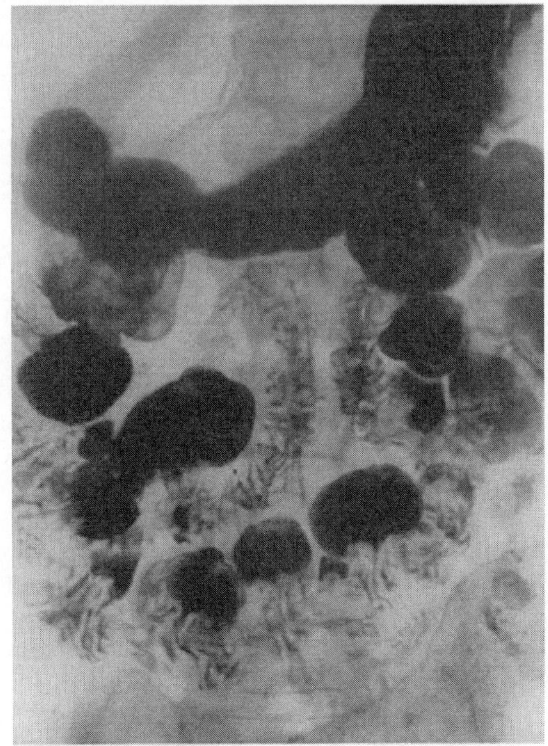

Abb. 27. Multiple Duodenal- und Dünndarm-Divertikel

Da derartige Divertikel gewöhnlich nur Erbsen- bis Walnußgröße erreichen und überdies mit ihren mehr oder weniger breiten, nach unten gelegenen Hälsen in offener Kommunikation mit dem übrigen Dünndarm stehen, retinieren sie nur selten, sondern entleeren sich gleichzeitig mit dem entsprechenden Darmabschnitt.

Sie werden im Jejunum häufiger beobachtet als im Ileum und sind oft mit Duodenaldivertikeln vergesellschaftet.

Als Komplikationen werden Entzündungen, Abscedierungen, Ulcerationen und Perforationen beschrieben. Aber auch Resorptionsstörungen kommen vor.

Die röntgenologische Darstellung multipler Dünndarmdivertikel gelingt am besten mit der fraktionierten Füllung, weil man dabei einen weitgehenden Überblick über größere Dünndarmabschnitte gewinnt. Charakteristisch ist ihre kugelige bis eiförmige oder gelappte, aber dabei glatt konturierte Form und das Einstrahlen von Schleimhautfalten in den Divertikelhals (Abb. 27). Albrecht (1931), Pansdorf (1931), Henning u. Baumann (1953), Cherigie (1957), Nuvoli (1953) und viele andere haben über derartige Befunde berichtet. Kleine isolierte Divertikel im Ileum sind praktisch bedeutungslos.

a) Meckelsches Divertikel

Meckelsche Divertikel sind Überbleibsel des aus der Embryonalzeit stammenden *Ductus omphalo-mesentericus*. Sie gelten als die häufigsten angeborenen Anomalien des Magen-Darmkanals. CHRISTIE (1931) konnte unter 5768 Sektionen in 1,1 % Meckelsche Divertikel nachweisen. LADD (1942) notierte sie bei Neugeborenen in etwa 4 %. Beim männlichen Geschlecht soll es etwa dreimal so häufig beobachtet werden wie beim weiblichen. Es handelt sich um sog. *wahre* Divertikel, die blindsackähnlich — beim Erwachsenen etwa 1 m, beim Neugeborenen 0,3—0,5 m oral der Ileocöcalklappe — an der dem Mesenterialansatz

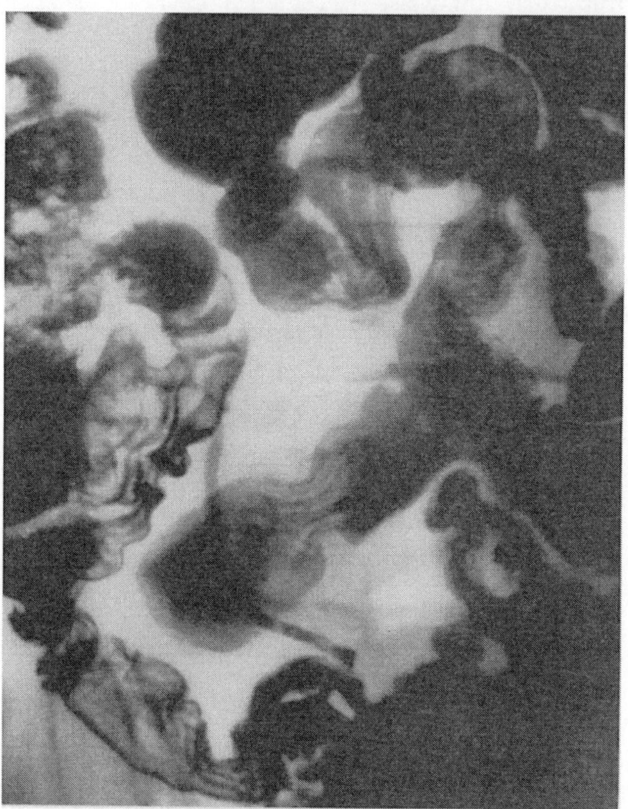

Abb. 28. Meckelsches Divertikel. Typische Lage in der Appendixgegend

gegenüberliegenden Seite liegen. Das Ende des Divertikels kann gespalten oder gelappt sein. Normalerweise schließt sich nach der Geburt der Ductus und obliteriert. Bleibt er jedoch in seinem proximalen Teil offen, so entsteht das Meckelsche Divertikel. Von der Spitze des Divertikels können sich Strangbildungen bis zum Nabel fortsetzen.

Meist enthält das Meckelsche Divertikel Ileumschleimhaut. Es kann jedoch auch mit Magenschleimhautinseln oder anderem Gewebe (Colon, Pankreas) ausgekleidet sein. Die Länge des Divertikels kann zwischen 3 und 30 cm schwanken.

In den meisten Fällen sind Meckelsche Divertikel klinisch bedeutungslos. Sie werden gelegentlich als Nebenbefund vom Chirurgen bei Appendektomien gefunden. Doch können sie auch Komplikationen hervorrufen. Entzündungen, Ulcerationen mit Blutungen oder Perforationen, Invaginationen, Prolapse, Fistelbildungen oder gar Obstruktionen werden im Schrifttum erwähnt. MILLER und WALLACE fanden bei einer Literaturzusammenstellung von 201 komplizierten Meckelschen Divertikeln 93mal Ulcerationen mit Blutungen oder Perforationen, 63mal Invaginationen, 26mal Obstruktionen und 10mal akute Entzündungen. Auch gut- und bösartige Tumoren sind in Meckelschen Divertikeln beschrieben worden.

Auf die Bedeutung von gröberen Blutungen aus Tumoren oder Geschwüren in Meckelschen Divertikeln haben WULFF (1932) und HARKINS (1933) hingewiesen. Die Blutungen, die wie Ulcusblutungen des Magens bzw. des Duodenums oft periodisch in den Frühjahrs- und Herbstmonaten auftreten, können mit uncharakteristischen Leibschmerzen und Blähungsbeschwerden einhergehen oder aber auch klinisch völlig stumm sein.

Es kommt dabei nicht zu Teerstühlen, sondern zu profusen Blutungen von klarroter Farbe.

Bei der Suche nach Meckelschen Divertikeln wird man alle röntgenologischen Möglichkeiten ausnützen, d.h. man wird einerseits versuchen, die Gegend des Divertikels auf dem Wege eines ausgiebigen ileocöcalen Refluxes mit dem Kontrasteinlauf zu erreichen, andererseits mit der fraktionierten Dünndarmfüllung in der Passage (Abb. 28).

13. Pneumatosis intestini

Als Pneumatosis cystoides intestini bzw. Emphysema intestini oder Pneumatosis cystoides intestinorum bezeichnet man eine seltene chronische Darmaffektion, bei der sich meist unter der Serosa in großer Menge, oft in traubigen Konglomeraten, gasgefüllte Bläschen und z.T. gestielte, bohnen- bis hühnereigroße Blasen finden (KAUFMANN (1931).

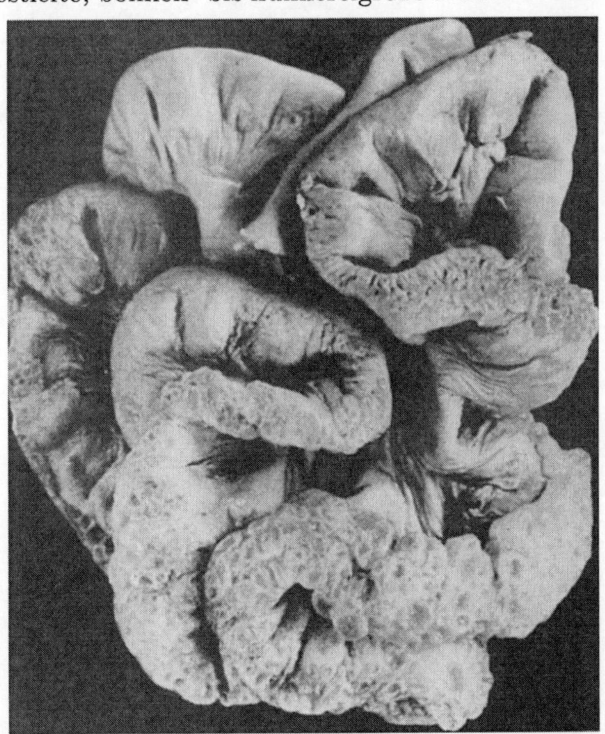

Abb. 29. Makroskopisches Präparat einer Pneumatosis cystoides intestinalis (aus dem pathologisch-anatomischen Museum der Universität Innsbruck, vgl. RUCKENSTEINER und KUX)

Die Submucosa kann polsterartig bzw. schwammig verdickt sein. Die Cysten sollen bei Magen-Darmleiden durch Gasbildung in den Lymphgefäßen, besonders der Submucosa und Serosa, entstehen. Über die Ursache dieser Erkrankung sind die Ansichten noch sehr geteilt.

1. Eine Gruppe von Autoren denkt an gasbildende, nicht pathogene Mikroben.
2. Andere glauben an eine Schleimhautschädigung, bei der Darmgase bei erhöhtem intraabdominellen Druck mechanisch in die Darmwand gepreßt werden.
3. Schließlich wird vermutet, daß sich die Gase aus der Darmlymphe selbst bilden.

ELLIOTT und ELLIOTT (1963) entwickeln eine ganz andere Theorie. Sie sind der Ansicht, daß

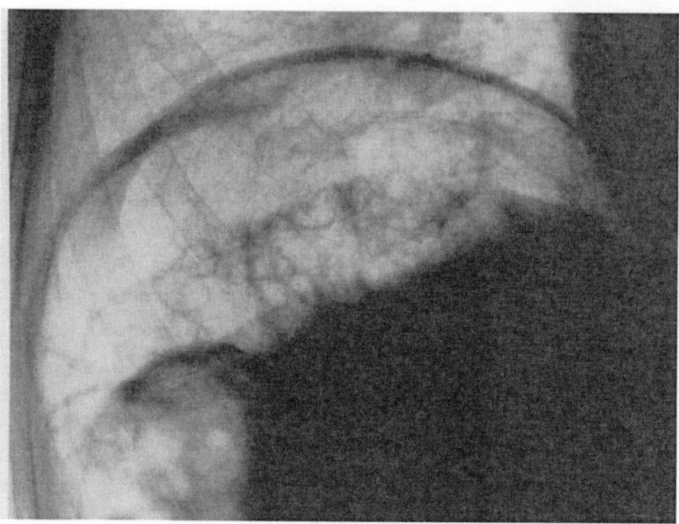

Abb. 30. Röntgenaufnahme einer Pneumatosis cystoides intestinalis des Dünndarms. Zahlreiche Ringfiguren im rechten Oberbauch offenbar zwischen Leber und Zwerchfell interponiert. Klinisch: 72jähriger Mann, der seit über 10 Jahren über Magenbeschwerden klagt. Vor 9 Jahren wurde erstmals röntgenologisch ein pylorusnahes Ulcus ventriculi nachgewiesen. Jetzt zunehmender Meteorismus mit Erbrechen und Teerstuhl. Bei der Operation fand sich eine Magenausgangsstenose mit großem callösen Geschwür und eine ungewöhnlich stark ausgeprägte Pneumatosis cystoides am Übergang vom Jejunum zum Ileum (Beobachtung von Dr. MAY-Hamburg-Harburg)

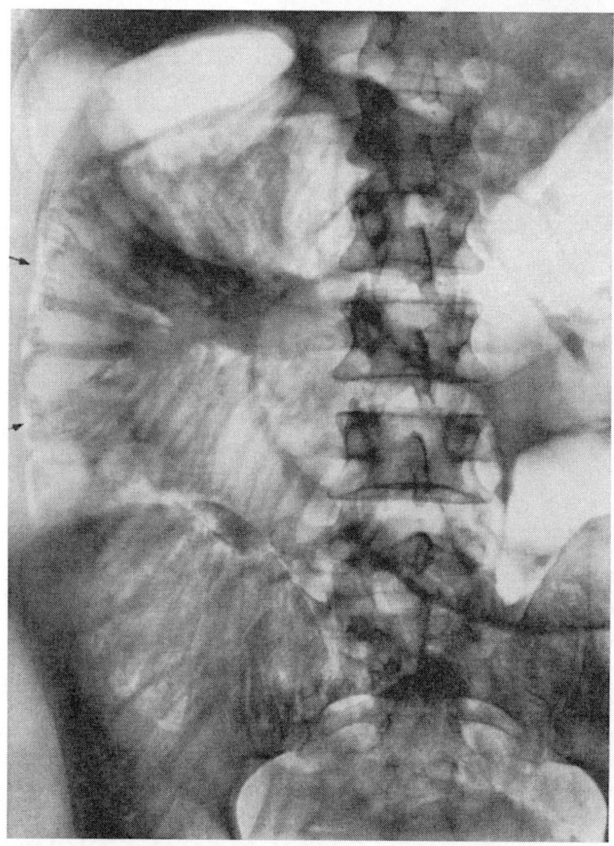

Abb. 31. Pneumatosis cystoides intestinalis (Beobachtung der radiologischen Arbeitsgemeinschaft am St. Josephs Hospital Texas. Liebenswürdigerweise zur Verfügung gestellt von Prof. ROSS-GOLDEN). Man sieht rechts an der seitlichen Bauchwand an den Randkonturen der geblähten Dünndarmschlingen einen Aufhellungssaum, der den cystischen Veränderungen entspricht. Klinisch: 44jähriger Mann, der seit mehreren Jahren an Duodenalgeschwüren leidet. Er hatte bereits zweimal schwerere Blutungen. Mai 1957 Vagotomie und G.E. 4 Tage später starker Meteorismus, aber kein typischer Ileus. Bei der Röntgenuntersuchung ergab sich der oben geschilderte Befund. Es wurde daher noch einmal laparotomiert und ein Volvulus beseitigt. An der Oberfläche der Serosa fanden sich zahlreiche kleine Bläschen

es sich *nicht* um eine primäre *intestinale*, sondern primär *pulmonale* Störung handelt. Der Cysten-Inhalt bestand nämlich praktisch aus atmosphärischer Luft. Diese Luft stammt ihrer Meinung nach aus dem Brustraum, und zwar aus Emphysemblasen der Lunge. Sie würde über den Weg eines Pneumomediastinums entlang den großen Gefäßen durch den Pumpenmechanismus des Thorax in den Bauchraum gepreßt.

Die häufigste Lokalisation ist der untere Dünndarm. Da es sich um eine an sich gutartige Erkrankung handelt, wird die Diagnose in der Mehrzahl der Fälle erst bei Komplikationen gestellt, als solche kommt das Spontanpneumoperitoneum in Frage.

Die Röntgendiagnose ist meist schwer. Zuweilen kann man an den betroffenen Darmschlingen kleinste randständige Aufhellungen vermuten. Auf gezielten Aufnahmen in Kombination mit einer geringfügigen Kontrastfüllung sind sie gelegentlich deutlicher zu erkennen. Als charakteristisch werden benannt:

1. multiple Luftbläschen entlang dem Verlauf der Darmschlingen,
2. Wechsel der Aufhellungen je nach der Stellung bzw. Lage des Patienten,
3. Kombination mit Spontan-Peritoneum,
4. Krepitieren bei der Palpation.

Zahlreiche Autoren haben über derartige Beobachtungen berichtet und ihren Ausführungen zum Teil sehr instruktive Röntgenbilder beigefügt. Es sei in diesem Zusammenhang nur an die Arbeiten von VALLAS u. PINASELLE (1901), URBAN (1910), PODKAMINSKY (1927), RUCKENSTEINER und KUX (1933), BAUMANN u. SCHNEKER (1939) sowie von KASPAR (1942), LERNER u. GAZIN (1946), ANDERSON u. GEEVER (1952), OLSON (1954), MACKAY (1955), ROSS-GOLDEN (1955) u.a. erinnert (Abb. 29—31).

14. Fremdkörper

Große, sperrige Fremdkörper werden im Dünndarm meist nicht beobachtet, weil sie weder den Pylorus noch die Flexura-duodeno-jejunalis passieren können. Merkwürdigerweise verletzten selbst spitze Gegenstände die Darmwand relativ selten. Offenbar spielt hier der sog. *Nadelreflex* (EXNER) eine Rolle, wonach sich die Darmwand retrahiert, sobald ein spitzer Gegenstand sie zu lädieren droht. In der Ileocöcalklappe oder aber vor Darmstenosen kann ein Fremdkörper einige Zeit aufgehalten werden.

Meist sind es unverdauliche Speisereste, Obstkerne, verschluckte Zahnprothesen oder Konglomerate aus Haaren oder sonstigen organischen bzw. anorganischen Substanzen, Steine oder dergleichen.

LÜDIN berichtete über einen solchen Fall bei tuberkulösen Narbenstenosen. Allerdings wird nicht näher angegeben, aus welchen organischen Substanzen sich diese Konkremente zusammensetzten.

Wir sahen Retentionen von Obstkernen im Blindsack der zuführenden Schlinge einer Seit-zu-Seit-Anastomose im mittleren Dünndarm.

Auch an Gallensteine muß gedacht werden, die nach entzündlicher Verlötung der Gallenblase mit dem Duodenum unter langdauernden heftigsten Koliken durch die nekrotische Wand perforieren, sich im Dünndarm (meist dicht vor der Ileocöcalklappe) verklemmen und zum Ileus führen können, wie CRANE (1931), ROSENTHAL (1934), SÄFWENBERG (1936), GOLDSCHMIDT u. LUWISCH (1937), SPITZENBERGER (1938), PETRÉN (1938), BAENSCH (1952) u.a. beschrieben haben. Die Diagnose ist nicht immer leicht. Nur selten läßt sich auf Leeraufnahmen das Konkrement selbst nachweisen. In anderen Fällen kann es bei einer Insuffizienz der Heisterschen Klappen bzw. der Vaterschen Papille zu einer Luft- bzw. Gasfüllung der Gallengänge kommen.

Handelt es sich um schattengebende Fremdkörper oder um solche, an denen sich Metallteile befinden, so lassen sie sich meist auf gewöhnlichen Übersichtsaufnahmen erkennen. Ist dies nicht der Fall, so muß der Fremdkörper unter Anwendung von Kontrastmittel mit der Reliefmethode aufgesucht werden (Abb. 32).

Bleibt ein Gegenstand mehrere Tage an der gleichen Stelle liegen, so muß man annehmen, daß er sich in der Wand verhakt hat oder gar perforiert ist. Daher sollten wenigstens spitze metallische Fremdkörper häufiger röntgenologisch kontrolliert werden. Bei freien Perforationen kann es zur Peritonitis, bei retroperitonealen z.B. an der Flexura-duodeno-jejunalis eventuell zur Läsion des M. psoas mit Absceßbildung kommen (Abb. 33).

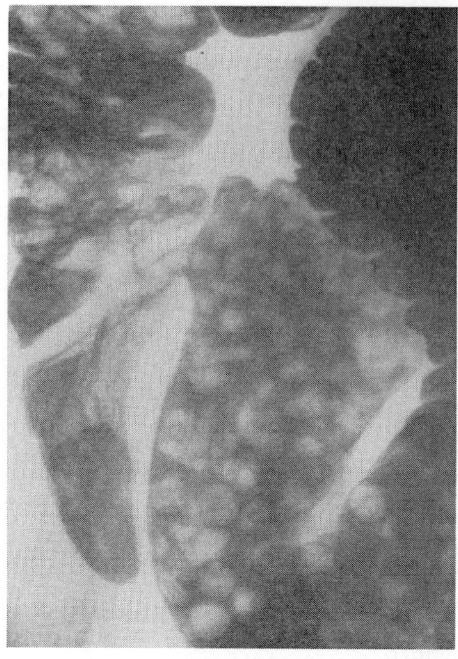

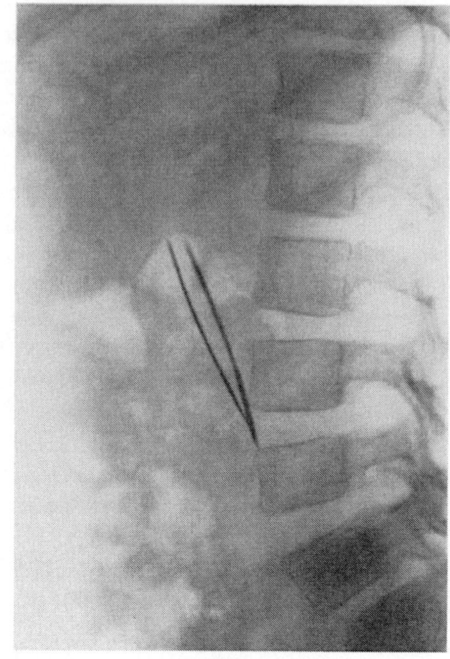

Abb. 32 Abb. 33

Abb. 32. Hochgradige Retention von Speiseresten im unteren Ileum bei narbigen Veränderungen in der Ileocöcalgegend nach Darmtuberkulose. Patient hatte am Abend vor der Untersuchung Erbsen gegessen

Abb. 33. Verschluckte Haarklemme. Dreijähriges Kind mit den Symptomen einer einseitigen Coxitis. Metallischer Schatten in der Gegend der Flexura duodeno-jejunalis vor der Lendenwirbelsäule in der Psoasgegend. Bei der Kontrastdarstellung des Dünndarms erwies es sich, daß der Fremdkörper außerhalb des Darmlumens lag. Er hatte sich — wie die Operation ergab — durch die Darmwand hindurch gespießt und einen Psoasabsceß verursacht

a) Parasiten

Wenn man im allgemeinen Fremdkörpern im Dünndarm keine sehr große Bedeutung zuzumessen braucht, so sei in diesem Zusammenhang doch wenigstens an die Parasiten erinnert.

Während kleinere Parasiten, z. B. Oxyuren, sich aus begreiflichen Gründen der röntgenologischen Diagnostik entziehen, gelingt es doch fast regelmäßig, sofern sie eine gewisse Größe erreicht haben, die Anwesenheit von Ascariden oder Plattwürmern im Dünndarm festzustellen.

Als erstem gelang der Nachweis von Askariden dem Innsbrucker Röntgenologen Fritz (1922), ihm folgten Mitteilungen von Reither (1923), Laurell (1925), Giovetti (1925), Boine (1926) u. a. Pansdorf empfahl 1927 zu diesem Zweck die fraktionierte Dünndarmfüllung. Er versuchte eine klare Symptomatologie der Ascaridenkrankheit aufzustellen. Die Beschwerden werden als krampfartige, unabhängig von den Mahlzeiten auftretende Schmerzen von kolikartigem Charakter geschildert. Sie halten oft stundenlang an, werden in die Gegend des Nabels lokalisiert, verschlimmern sich beim Pressen (Stuhlgang) und strahlen zuweilen nach unten aus. Oft ist der Leib aufgetrieben, die Kranken sind obstipiert, okkulte Blutungen werden häufiger beobachtet.

Wir fanden sehr ähnliche Symptome wie Kopfschmerzen, Schwindel, Reizbarkeit, Heißhunger, wechselnd mit Appetitlosigkeit, und Erbrechen, Durchfälle, wechselnd mit Obstipation. Bei Kindern wird gelegentlich eine Neigung zur Spasmophilie und zum Meningismus gefunden. Eine Eosinophilie braucht nicht immer vorhanden zu sein.

Die Röntgendiagnose ist in den meisten Fällen leicht und schneller zu stellen als die mikroskopische. Forssell (1926) und Pendergrass (1930) betonen den Wert der Röntgenuntersuchung vor allem für die Fälle, bei denen es sich um *Ascaridenmännchen* handelt, die keine Eier legen.

Zur Anwendung kommen zwei verschiedene Untersuchungsmethoden, einmal die fraktionierte Dünndarmfüllung, bei der die Würmer als Reliefaussparungen (Abb. 34) dargestellt werden, das andere Mal die von ARCHER und PETERSEN (1930) beschriebene, bei der man den mit Kontrastmittel gefüllten Magen-Darmkanal der Würmer nach Entleerung des Dünndarms nachzuweisen sucht (Abb. 35). Da aber nicht alle Ascariden den Kontrastbrei fressen, und auch dann nur, wenn sie sehr lange gehungert haben, hat sich die direkte Darstellung der Würmer in der fraktionierten Dünndarmfüllung als zuverlässiger erwiesen. Wir wenden beide Methoden an. Nach vorherigem Ausschluß anderweitiger Erkrankungen wird der Dünndarm fraktioniert gefüllt und etwa $^1/_2$ bis $^3/_4$ Std

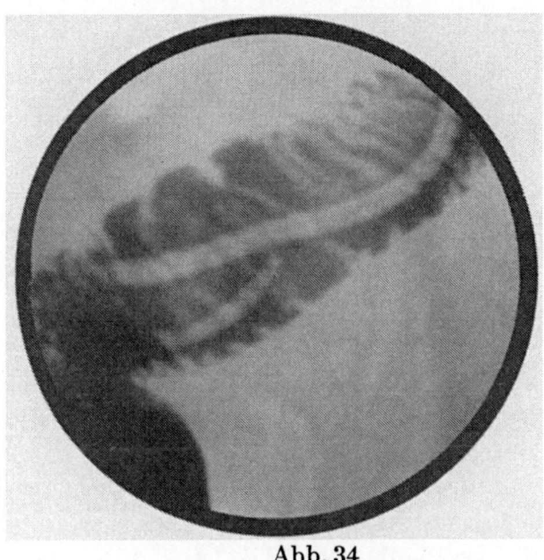

Abb. 34

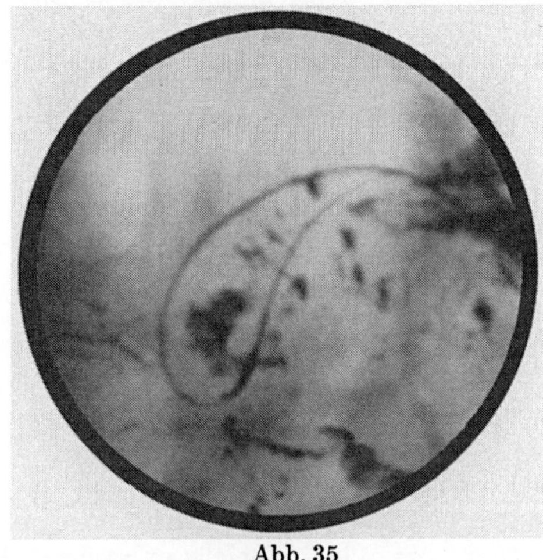

Abb. 35

Abb. 34. Askaris, Darstellung mit der Reliefmethode

Abb. 35. Askaris, Darstellung des Magen-Darmkanals nach fast völliger Entleerung des Dünndarms

später in flacher Rückenlage untersucht. Die einzelnen Dünndarmschlingen werden manuell auseinandergedrängt und ihr Reliefbild unter Kompression studiert. Dabei finden sich entsprechend der Größe der Ascariden 3—5 mm breite, etwa 5—30 cm lange bandförmige Aussparungen, die man unter Umständen als derbe Gebilde fühlen kann. Zuweilen lassen sich unter besonders kräftiger Palpation Eigenbewegungen der Würmer erkennen. Ascaridenweibchen sind im ausgewachsenen Zustand dicker und länger als gleichaltrige Männchen. Meist werden die Ascariden im Jejunum und im Ileum gefunden, sie sind jedoch infolge ihrer Eigenbeweglichkeit gelegentlich auch im Magen oder Duodenum anzutreffen.

Lassen sich die Ascariden bei einem stark hypermotilen Dünndarm nicht überzeugend im Reliefbild zur Darstellung bringen, so wird man versuchen, nach der Entleerung des Dünndarms wenigstens diejenigen Ascariden zu erfassen, die den Kontrastbrei gefressen haben. Bei guter Adaption, oder aber bequemer noch auf Übersichtsaufnahmen, sieht man dann den etwa 1—3 mm breiten, 5—10 cm langen, mehr oder weniger geschlängelten strichförmigen Magen-Darmkanal der Parasiten.

Bei starkem Wurmbefall können die Darmschlingen mit Ascariden geradezu vollgestopft sein. Besonders bei Kleinkindern ist der Obturations-Ileus durch Ascariden nicht selten. Es kann dabei durch Druck zur Wandnekrose und zum Einwandern einzelner Würmer in die freie Bauchhöhle kommen. Ascariden können unter Umständen auch in die Gallenwege oder die Appendix eindringen und dort heftige Koliken auslösen.

NUVOLI (1953) bildet in seiner Monographie über den Dünndarm auffallend weite, kontrastgefüllte Magen-Darmkanäle von Ascariden ab. Er ist der Ansicht, daß es sich hier um tote Exemplare handelt. Nach unseren Erfahrungen scheint jedoch ein weiter Magen-

Darmkanal kein zuverlässiges Zeichen für den Tod eines Ascaris zu sein. Wir sahen Würmer mit ungewöhnlich weiten kontrastgefüllten Därmen und ausgesprochenen Eigenbewegungen (Abb. 36). Außerdem ist kaum anzunehmen, daß ein sterbender Wurm noch so viel Kontrastmittel zu sich nimmt wie in den dargestellten Fällen.

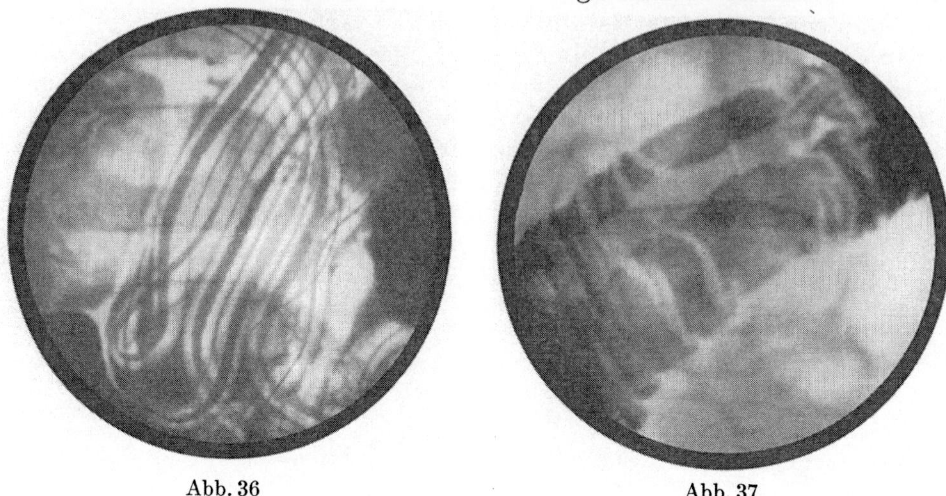

Abb. 36 Abb. 37

Abb. 36. Askariden im mittleren Dünndarm eines 5jährigen Kindes. Auffallend weiter Darmkanal (LASSRICH)

Abb. 37. Taenia saginata. Gezielte Aufnahme des oberen Jejunum. Bandförmige Aufhellung mit Stufenbildung an der Gliedergrenze

Dem Nachweis von Plattwürmein im menschlichen Magen-Darmkanal kommt im allgemeinen keine wesentliche Bedeutung zu, da die Parasiten in ausgewachsenem Zustand Proglottiden abstoßen, die sich im Stuhl des befallenen Patienten leicht auffinden lassen. Allerdings dürfte eine exaktere Lokalisation unter bestimmten Umständen von Nutzen sein, nämlich einmal, wenn es darauf ankommt eine gezielte Wurmtherapie mittels einer Sonde durchzuführen, das andere Mal mehr aus theoretischen Erwägungen, wenn Aussagen gemacht werden sollen über die Bedeutung der Lokalisation von Parasiten für das Auftreten von Anämien speziell beim Bothriocephalus latus.

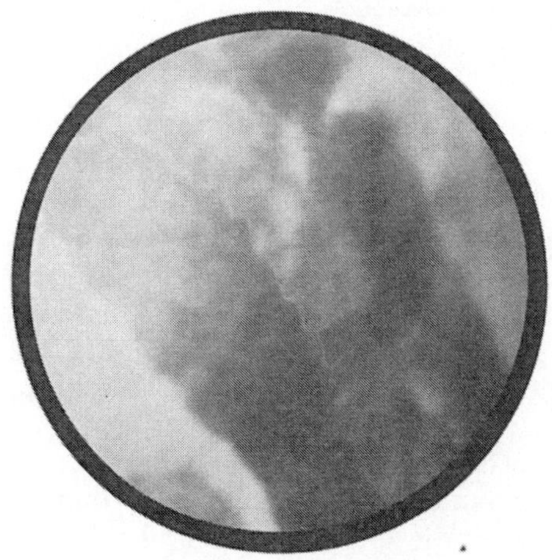

Abb. 38. Fischbandwurm im unteren Ileum. Die einzelnen Glieder sind im Gegensatz zur Taenia saginata kurz und plump

Schon im Jahre 1924 berichtet VIETTI über die röntgenologische Symptomatologie der Tänie, die er gegen die des Ascaris abgrenzt. 1928 schreibt JACOTTI über die röntgenologische Darstellung von Bandwürmern, ihm folgten Mitteilungen von COLA (1935), VESPIGNANI (1938), PRÉVÔT (1932, 1940), COLOSIMO (1940) u.a. BAUMANN (1953) glaubt, in Anlehnung an den von ARCHER und PETERSEN (1930) beschriebenen Ascarisdarm, auch bei der Tänie einen Magen-Darmkanal dargestellt zu haben. Eine solche Beobachtung ist von anderen Autoren nie bestätigt worden. Sie wäre auch ganz unwahrscheinlich, da die Tänien über einen zentral gelegenen, eigentlichen Magen-Darmkanal gar nicht verfügen.

Alle Untersucher bedienen sich der Reliefmethode unter dosierter Kompression und betonen, daß es bei einiger Erfahrung im Umgang mit dem Dünndarm in einem gewissen Prozentsatz möglich ist, Tänien in ausgewachsenem Zustand nachzuweisen. Die Treffsicherheit wechselt entsprechend der Geschicklichkeit und der Geduld des Untersuchers.

Die Mehrzahl der Autoren lokalisiert diese Würmer in das Ileum, weil sie tatsächlich oft bis in diese Region herabreichen und dort auch entsprechend der Größe ihrer Glieder am leichtesten nachzuweisen sind (Abb. 37).

Wir (PRÉVÔT, HORNBOSTEL u. DÖRKEN, 1952) haben Untersuchungen durchgeführt, bei denen es uns darauf ankam, möglichst kopfnahe Glieder der Würmer nachzuweisen. Weitaus die meisten Exemplare von Tänia saginata (60 Fälle) lagen im oberen Dünndarm, die ersten erkennbaren Glieder etwa 40—50 cm distal der Flexura duodeno-jejunalis. Diese Bandwürmer hängen keineswegs passiv oder gar bewegungslos im Darmlumen herum, sondern formieren sich oft in mehreren Schleifen nebeneinander. Man darf wohl mit Recht annehmen, daß diese Schleifenbildungen Ausdruck einer gegen die Peristaltik gerichteten Eigenbewegung sind.

Beim Bothriocephalus latus hatten wir den Eindruck, daß bei den mit *Anämie* einhergehenden Krankheitsfällen die Würmer *höher* im Dünndarm lokalisiert werden konnten als bei den nicht anämischen Patienten (Abb. 38).

15. Ernährungsstörungen

Ernährungsstörungen, auch als Resorptionsstörungen, disorders of nutrition bzw. Malabsorptionssyndrom bekannt, werden in allen Altersstufen beobachtet. Sie sind beim Säugling ebenso anzutreffen wie beim alten Menschen.

ADLERSBERG (1954) unterscheidet ebenso wie GOLDEN (1945), der sich unter den Radiologen wohl am intensivsten mit diesem Thema beschäftigt hat, zwischen einem *primären* und einem *sekundären Malabsorptionssyndrom*.

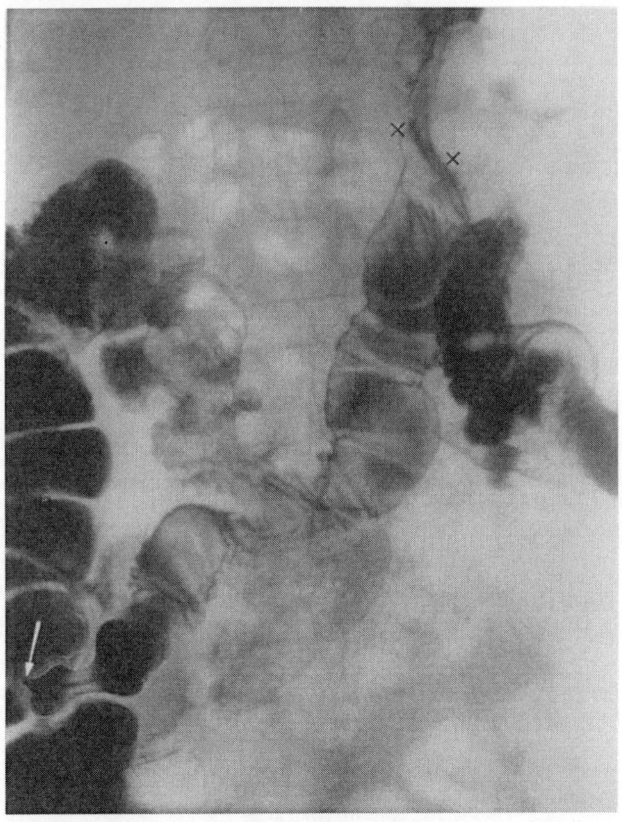

Abb. 39. Zustand nach Magenresektion, bei der nicht die oberen *Jejunum*schlingen, sondern die untersten *Ileum*schlingen zur Anastomose verwandt wurden. Klinisch: 47jähriger Patient, der nach einer Magenresektion unter dem Bilde einer schweren Ernährungsstörung in die Klinik eingewiesen wurde. (× × Gastro-Entero-Anastomose, → Ileocöcalklappe)

a) Sekundäre Ernährungsstörungen

Sekundäre Ernährungsstörungen können sehr unterschiedliche Ursachen haben. Eine sehr gute Übersicht über die verschiedenen Möglichkeiten vermittelt die beigefügte Tabelle von VOLWILER (1951), die einer Arbeit von REINWEIN (1961) über die „Klinik des Malabsorptionssyndroms" entnommen ist.

Als Beispiel für eine derartige *sekundäre* Ernährungsstörung sei unter den zahlreichen Möglichkeiten nur ein Fall angeführt, bei dem die Verkleinerung der Resorptionsfläche des Dünndarms sich durch die irrtümliche Anastomisierung eines resezierten Magens mit dem *unteren Ileum* statt mit dem *oberen Jejunum* erklären ließ (Abb. 39).

b) Primäre Ernährungsstörungen

Primäre Ernährungsstörungen, wie z.B. die Cöliakie, die idiopathische Sprue und tropische Sprue, bei denen die Ursache der Erkrankung in einer primär biochemischen Dysfunktion zu bestehen scheint, sind relativ selten.

Einteilung der Malabsorptions-Syndrome nach VOLWILER

A. Sekundäre Malabsorptions-Syndrome

I. Unzureichende Durchmischung der Nahrung mit der Galle und den Fermenten, Lipasen, Trypsin und Diastase
   1. Totale Magenresektion
   2. Teilresektion des Magens

II. Unvollständige Fettspaltung durch Lipasemangel
   1. Kongenitale, cystische Pankreasfibrose
   2. Akute und chronische Pankreatitis
   3. Tumor des Pankreas oder der Ampulla Vateri
   4. Pankreasfistel
   5. Eiweißmangel bei Hungerdystrophie und Kachexie

III. Unzureichende Fettemulsion durch Mangel an Galle
   1. Verschlußikterus
   2. Schwerer Leberschaden

IV. Veränderte Resorption im Dünndarm
   a) Verkleinerung und Veränderung der normalen Resorptionsfläche
      1. Darmresektion
      2. Anastomosen
      3. Enterostomien
      4. Fisteln
      5. Strikturen
      6. Divertikel
      7. Blindsäcke
   b) Veränderung der Resorptionsfläche infolge von Schleimhauterkrankungen
      1. Entzündlich (tuberkulös, Ileitis terminalis)
      2. Infiltrierendes Neoplasma
      3. Amyloidose
      4. Sklerodermie
      5. Toxisch (Arsen, Thallium, Sulfonamide, Antibiotika)
   c) Behinderung des mesenterialen Lymphabflusses
      1. Tabes meseraica
      2. Morbus Hodgkin
      3. Lymphosarkomatose
      4. Carcinome
      5. Whipple-Syndrom und Whipple-Erkrankung
   d) Gestörte Dünndarmdurchblutung

B. Primäres Malabsorptions-Syndrom

1. Cöliakie
2. Idiopathische Sprue
3. Trophische Sprue

α) Cöliakie

Unter Cöliakie versteht man eine schwere sprueähnliche Verdauungsstörung im Kindesalter, die auch unter dem Namen *Gee-Herter-Heubnersche* Krankheit bekannt ist.

Pathologisch-anatomisch sind Atrophien der Muscularis mucosae und propria sowie vacuolige Degenerationen im *Auerbachschen* und im *Meissnerschen* Plexus beschrieben worden.

Klinisch findet sich im Anfangsstadium ein Wechsel von Diarrhoe und Verstopfung, später stellen sich entzündliche Veränderungen und Aphthen in der Mundgegend sowie Anämien mit starker Abmagerung ein. Der Nachweis von Fettstühlen führt auf die richtige Diagnose.

Bei Störungen des Phosphor-Calciumstoffwechsels kann es zur Osteoporose und Tetanie kommen.

Die Erkrankung kann sich bereits im 1.—3. Lebensjahr entwickeln. Die Kinder sind dystrophisch, sie erbrechen, haben Durchfall und produzieren massige, schaumige, übelriechende Stühle mit Fettbeimengungen.

Eine wesentliche Klärung hat das Krankheitsbild durch die Untersuchungen von DICKE, WEIJERS, VAN DE KAMER (1953), ANDERSON, ASTLEY et al. (1952) erfahren. Sie konnten nämlich feststellen, daß das *Gluten des Weizenmehls* und anderer Getreidearten als schädlicher Faktor, möglicherweise im Sinne eines Antigens, eine Rolle spielt und daß gute therapeutische Erfolge beim Weglassen, Rezidive bei erneuter Verabfolgung glutenhaltiger Nahrung erzielt werden.

Die Röntgensymptome sind uncharakteristisch. Sie ähneln weitgehend den schweren Formen einer Enteritis. Es bestehen Störungen des Tonus, der Motilität und der Sekretion. Bei leichteren Fällen können Passagebeschleunigungen und Tonuserhöhungen bestehen, bei schwereren sind Tonus und Passagetempo meist erheblich herabgesetzt. Es sind Dünndarmpassagezeiten von 24 Std und mehr beobachtet worden (GLAUNER, 1948).

β) Sprue

Unter dem Begriff Sprue bzw. Aphthae tropicae, Diarrhoea alba oder Psilosis verstand man ursprünglich eine eigentümliche, chronische Darmerkrankung, die besonders in Südostasien bei den dort eingewanderten Europäern, aber auch gelegentlich den dort geborenen Weißen (Kreolen) und Mischlingen vorkam (FISCHER und v. HECKER, 1922). Man nannte sie daher die *tropische* Sprue, im Gegensatz zur sog. *einheimischen* Sprue, die auch vereinzelt in nicht tropischen Gebieten vorkommt.

Ätiologisch hat man an bakterielle (grampositive Stäbchen) Infektionen bzw. an einen massiven Befall von Blastomyceten und Oidien gedacht.

Aber auch eine einseitige Ernährung, insbesondere mit Konserven, bzw. eine Avitaminose, ähnlich der Pellagra und der Beriberi-Krankheit, wurde angeschuldigt.

Die pathologisch-anatomischen Veränderungen sind recht uncharakteristisch, doch scheinen die ihrem Wesen nach ähnlichen Symptome an der Zunge, dem Oesophagus und der Darmschleimhaut mit ihrer Epithel-Atrophie und oberflächlichen Geschwürsbildung für einen chronisch-entzündlichen Prozeß zu sprechen (FISCHER; v. HECKER). In fortgeschrittenen Fällen findet sich eine ausgesprochene Atrophie aller Wandschichten mit stärkerer Pigmentablagerung in der Längsmuskulatur.

Klinisch ist das Krankheitsbild durch eine periodisch auftretende Durchfallsneigung, besonders in den Morgenstunden, mit Fettstühlen, hyperchromer Anämie vom Typ der Perniciosa, Osteoporose sowie Haut- und Nägelveränderungen charakterisiert, die einer Pellagra nicht unähnlich sind. Der Leib ist meist stark gebläht.

Im Vordergrund der Erscheinungen stehen neben den Symptomen einer Avitaminose (gemischter B_2-Komplex und C-Vitamin) Störungen der Fettresorption, die sich jedoch von pankreatogenen Fettstühlen leicht dadurch unterscheiden lassen, daß die Pankreasfermente, insbesondere das Steapsin, in genügender Menge im Duodenalsaft nachweisbar sind.

Auch zwischen Sprue und Pellagra scheint es nach Henning fließende Übergänge zu geben.

Röntgenologisch macht der Befund am Dünndarm den Eindruck einer Entzündung.

Zu Beginn besteht eine Tonuserhöhung mit Hypermotilität. Das Darmlumen ist eng, oft auf die Hälfte oder gar ein Viertel reduziert. Man sieht dies am deutlichsten im mittleren Drittel des Dünndarms. Die Passagegeschwindigkeit ist beschleunigt. Meist erfolgt der Übertritt des Kontrastmittels in das Coecum schon vor Ablauf von $^1/_2$ Std. Die durcheilten Dünndarmschlingen zeigen kaum noch einen Wandbeschlag (Schneeflockenrelief bzw. Scattering-Effekt).

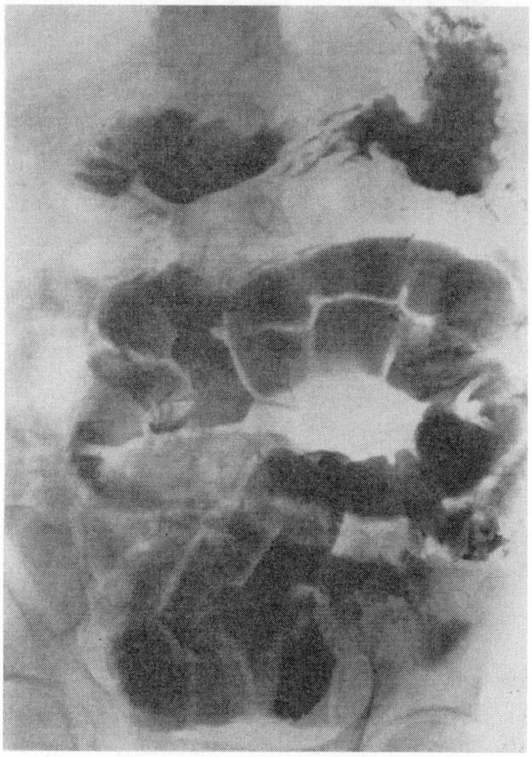

Abb. 40. Sprueartiges Krankheitsbild. Hochgradige Dilatation der oberen Dünndarmschlingen mit erheblicher Passageverlangsamung. Die Dünndarmschlingen machen einen fast colonähnlichen Eindruck. Klinisch bestand Verdacht auf Darmamyloid

In fortgeschrittenen Fällen ist die Passagezeit infolge einer Hypomotilität und Atonie verlangsamt. Das Kontrastmittel erreicht die Ileocöcalklappe meist erst nach 6 und mehr Stunden. Das Darmlumen kann normal, aber auch um das Doppelte erweitert sein. Weite Darmschlingen sollen für fortgeschrittene Stadien der nicht tropischen Sprue und der Cöliakie geradezu charakteristisch sein (Abb. 40). Spastische Kontraktionen unterschiedlicher Ausdehnung können an umschriebener Stelle das Lumen einengen. Es entsteht auf diese Weise eine ausgesprochen „klecksige Füllung".

Fast regelmäßig ist der Gasgehalt im Dünndarm vermehrt. Man denkt vor allem an eine gestörte Gasresorption. Zuweilen findet man auch Flüssigkeitsspiegel in den erweiterten gasgefüllten Schlingen.

Die Schleimhautfalten selbst sind im Jejunum spärlich, in fortgeschrittenen Fällen mehr oder weniger verschwunden, so daß die Konturen fast glatt werden. Oder die Falten sind verbreitert, unregelmäßig hoch und in unregelmäßigen Abständen angeordnet. Diese Verbreiterung der Reliefzeichnung entspricht nicht einer Verdickung der Mucosa, sondern einem Ödem der Submucosa, denn bei der Autopsie fand sich fast stets eine ausgesprochen atrophische Schleimhaut.

Bei vielen Fällen läßt sich der therapeutische Erfolg an Hand des Röntgenbildes nachweisen.

Selbst in stärker fortgeschrittenen Stadien können die Hypotonie und Segmentation verschwinden und die Schleimhautfalten wieder zum Vorschein kommen.

In den Stadien der unregelmäßigen Irritation wird die Faltenzeichnung wieder regelmäßiger. Die Segmentation geht zunächst im oberen, später erst im mittleren Jejunumdrittel zurück. Auch die ursprünglich herabgesetzte Motilität wird wieder normal.

γ) Pellagra

Auch bei der Pellagra, von der wir heute wissen, daß es sich um eine ausgesprochene Avitaminose, und zwar des B_2-Komplexes (Nicotinsäureamid), handelt, kommen neben den bekannten Hautveränderungen, Anämien und zentralnervösen Störungen, Magen-Darmerscheinungen vor, die an entzündliche Prozesse erinnern.

Nach BABES (1914/15) haben 80% aller Pellagra-Kranken eine Anacidität. Häufig bestehen ruhrartige Durchfälle, die zu erheblichen Gewichtsverlusten führen.

Röntgenologisch liegen bisher nur Mitteilungen über Schleimhautveränderungen am Magen vor [TYNDEL und TAMLER (1938) sowie BÜCKER 1939]. Vom Dünndarm wird nur ein vermehrter Gasgehalt der Schlingen erwähnt. Nach neueren amerikanischen Arbeiten werden die Unterscheidungen zwischen Sprue, Cöliakie und Pellagra immer verwaschener, man spricht von fließenden Übergängen und schlägt vor, diese primären Ernährungs- bzw. Resorptionsstörungen unter der Bezeichnung „Steatorrhoe" zusammenzufassen.

δ) *Exsudative Enteropathie*

In dieses Kapitel gehören auch die sog. „Exsudativen Enteropathien", die auch unter der Bezeichnung „idiopathische" oder „essentielle Hypoproteinämie" bekannt sind.

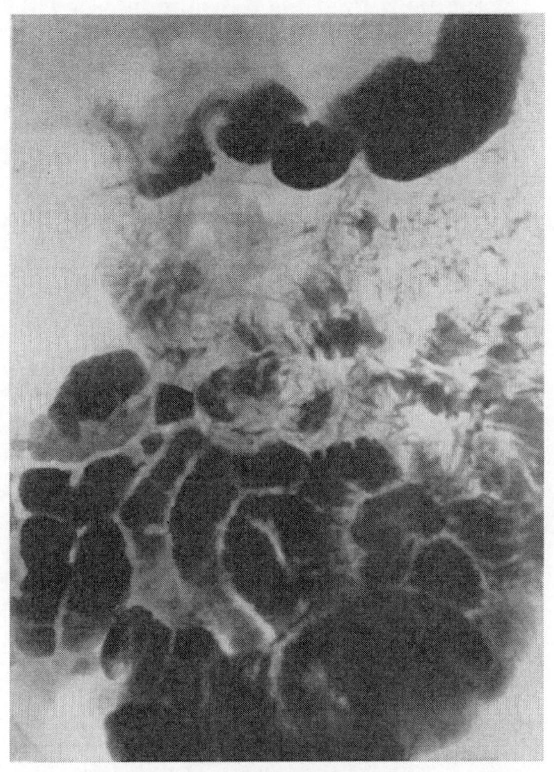

Abb. 41. Bild einer Gastro-Enteritis bei exsudativer Enteropathie

Klinisch stehen Beinödeme, Ascites, Pleuraergüsse und eine ausgesprochene Hypoproteinämie im Vordergrund der Erscheinungen. Nachdem man längere Zeit keine ausreichende Erklärung für dieses Krankheitsbild gefunden hatte, gelang es erstmalig ALBRIGHT und seinen Mitarbeitern 1949 nachzuweisen, daß intravenös zugeführtes *Humanalbumin* bei bestimmten Patienten mit Eiweißmangel beschleunigt abgebaut wird. CITRIN (1957) fand bei einem Patienten mit schwerer plastischer (hypertrophischer) Gastritis eine erhebliche Ausscheidung von intravenös zugeführtem, mit ^{131}J *markiertem Albumin* in den Magen. Ähnliche Beobachtungen wurden auch bei Patienten mit Magencarcinomen, Sprue, regionaler Enteritis und ulceröser Colitis gemacht. Die Methode der intravenösen Applikation von radioaktiv markiertem Albumin hat allerdings den Nachteil, daß sie nur vermittels der Magenausheberung erfaßt werden kann, da selbst größere in den Darm ausgeschiedene Mengen radioaktiv markierten Albumins während der Dünndarmpassage zu Aminosäuren abgebaut und rückresorbiert werden.

Erst die von GORDON 1959 abgewandelte Methode brachte verwertbare Ergebnisse. Er benutzte ^{131}J *markiertes, radioaktives Polyvinyl-pyrrolidon (Periston)*, das von den Darmfermenten nicht abgebaut wird und daher im ausgeschiedenen Stuhl quantitativ nachgewiesen werden kann.

Unter elf Fällen von exsudativer Enteropathie konnten wir im Laufe eines Jahres in Zusammenarbeit mit MARTINI drei auf den Magen lokalisieren. Es fanden sich hochgradige Schleimhautveränderungen im Sinne einer diffusen Polypose vom Typ MÉNÉTRIER, während die übrigen nicht alle exakt auf bestimmte Abschnitte des Magen-Darmkanals lokalisiert werden konnten (Abb. 41 und 42). Allerdings fanden sich ähnlich wie im dänischen (SCHWARTZ und JARNUM, 1961; JARNUM und PETERSEN, 1959) und amerikanischen Schrifttum (WALDMANN u. Mitarb., 1961) auch Fälle von sog. *lymphangiektatischer Enteropathie*. Die Lymphräume in den Darmzotten waren erweitert, die Darmwand verdickt, die Lymphgefäße an der Serosa waren prall gefüllt. Einige der Kranken hatten einen chylösen Ascites.

Bei einem unserer Fälle, der früher einen Typhus und eine nekrotisierende Enteritis überstanden hatte, fanden sich ausgedehnte, klein- bis mittelfleckige Kalkeinlagerungen in der Pankreasgegend und im Mesenterium.

Hyperproteinämie bei normalem Salzgehalt kann einen Ileus hervorrufen. Jones und Eaton bestimmten den Ödemspiegel bei einem Plasma-Protein von etwa 5,5 Gm-%. Sie wiesen auf die schweren gastro-intestinalen Störungen hin, die das präoperative Hungern und ein Übermaß von Kochsalzinfusionen nach der Operation ausüben können. Es gelang ihnen, durch Senkung des Protein-Blutspiegels Ödeme zu erzeugen. Light wies 1942 auf die Bedeutung des submukösen Ödems für die Entstehung des Ileus hin. Ähnliche Befunde beschrieb Pendergrass (1936) bei Diabetes insipidus, der ja auch mit einer Störung des Wasserhaushaltes einhergeht.

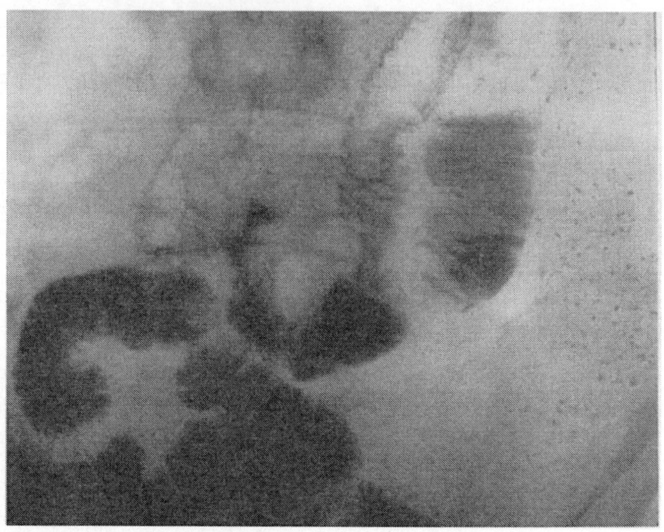

Abb. 42. Bild einer hypersekretorischen Enteritis mit Spiegelbildung im Dünndarm und „Schneeflockenrelief" bei exsudativer Enteropathie

Auf den Zusammenhang von Lebererkrankungen und Dünndarmstörungen haben Gutzeit und Kuhlmann erstmalig 1934 hingewiesen. Sie fanden bei Fehlen von Galle eine Hypomotilität und Segmentation im Dünndarm. Golden sah Funktionsstörungen und Faltenwulstung im Dünndarm bei einem Fall von subakuter, gelber Leberatrophie. Bei der Autopsie fand sich ein Darmwandödem. Er verweist auf die Bedeutung des Vitamin-B-Komplexes.

16. Wirkung von Abführmitteln auf den Dünndarm

Chronischer Gebrauch von Abführmitteln kann sowohl am Dick- wie am Dünndarm röntgenologisch faßbare Veränderungen hervorrufen. Heilbrun (1942) berichtet über einen Fall, der wegen fehlender Haustration und unregelmäßig röhrenförmigen Konturen wie eine schwere chronische Colitis imponierte. Auch im unteren Ileum fehlten die Falten. Die Konturen waren fein gezähnt. Der Patient hatte jahrelang Abführmittel genommen. Golden glaubt, daß es sich um ein Wandödem handeln könnte. Er selbst sah einen ähnlichen Fall, bei dem allerdings nur das Colon ascendens beteiligt war.

17. Allergie

Allergische Reaktionen kommen am Dünndarm wahrscheinlich wesentlich häufiger vor, als man landläufig annimmt. Nur wird in der Mehrzahl der Fälle die Diagnose deswegen nicht rechtzeitig gestellt, weil entsprechende Reaktionen an anderen Organen wie z. B. der Haut (Ekzem, Urticaria) oder der Bronchialschleimhaut (Asthma bronchiale) fehlen. Auch die klinische Symptomatologie kann sehr uncharakteristisch sein. Nicht immer bestehen markantere Leibschmerzen, Durchfälle, Übelkeit oder Erbrechen bzw. Koliken mit explosiven Durchfällen. Wenn überhaupt, so treten die Reaktionen meist relativ schnell nach Einnahme des Allergens auf. Es kommen aber auch Dauerreaktionen bei fortgesetzter Applikation vor oder gar Spätreaktionen bis zu 24 (COOKE) bzw. 72 Std (CHABOT).

Am Dünndarm äußern sich allergische Reaktionen nach GOLDEN vor allem in folgenden Symptomen:

1. in Form eines lokalisierten oder ausgedehnten Ödems, das einer Urticaria entsprechen würde;
2. in Spasmen der glatten Muskulatur, entsprechend dem Asthma bronchiale;
3. in entzündlichen Reaktionen wie beim Ekzem.

Nachdem es WALZER, GRAY, STRAUSS und LIVINGSTON 1938 zunächst gelungen war, am Rhesus-Affen nach vorheriger lokaler passiver Sensibilisierung allergische Reaktionen im Ileum nachzuweisen, konnten sie 1940 ähnliche Beobachtungen auch bei einem Patienten mit einer Ileostomie machen.

Die Reaktionen traten etwa 5 min nach Verabfolgung des Allergens ein und erreichten ihren Höhepunkt nach 15—20 min. Die sensibilisierte Schleimhaut wurde blaß und ödematös, die Falten verschwanden, bald setzte eine ausgesprochene Kongestion ein.

KAIJSER (1937) operierte zwei Kranke in einer Ileussituation. Er fand eine hochgradig ödematöse Schwellung der Submucosa in einem ganz umschrieben begrenzten Darmgebiet mit erheblicher Einengung des Lumens und deutete diesen Zustand als eine starke, lokale, allergisch bedingte Reaktion im Sinne eines *Quincke-Ödems*.

Schon 1933 hatte GUTMANN den Verdacht geäußert, daß ein Teil der Kranken, die ohne einen greifbaren anatomischen Befund wegen einer Ileussituation operiert worden waren, Allergiker sein könnten. Es handelt sich hier, wie auch wir bestätigen können, offenbar um lokalisierte allergische Wandödeme des Dünndarms. Dabei scheint sich das Ödem nicht allein auf die Submucosa zu beschränken, sondern auf den Mesenterialansatz überzugreifen (Abb. 43—45). Meist sind die anatomischen Veränderungen nur flüchtig, doch kann es bei recidivierenden Attacken gelegentlich zu einer Induration des mesenterialen Fettgewebes im Sinne einer Lipomatose bzw. Liposklerose kommen. Röntgenologisch findet man im akuten Anfall eine umschriebene Einengung des Darmlumens mit einer mehr oder weniger deutlichen prästenotischen Dilatation und Pelotteneffekten, die offenbar einer reaktiven Vergrößerung der Lymphknoten entsprechen.

FRIES, ZISMOR und MOGIL (1940, 1943) sowie HAMPTON (1941) und COOKE (1955) untersuchten allergische Kinder und fanden dabei röntgenologisch Hypertonien des Dünndarms, Segmentationen und Schleimhautveränderungen. FABER (1946) sah eine durch ein allergisches Ödem bedingte Duodenalstenose. WING und SMITH (1942) beschrieben Faltenödeme, Spasmen, wechselnd mit Hypotonie und Segmentierung. KUHLMANN (1943) berichtete über sehr markante, allergische Dünndarmstörungen bei einer Patientin, die jahrelang unter den verschiedensten Diagnosen erfolglos behandelt worden war.

GOLDEN (1945) machte ähnliche Beobachtungen. Er sah bei einem Kranken, der an einer ausgedehnten Urticaria litt, schwere Veränderungen im unteren Dünndarm, die an eine regionale Enteritis im Sinne CROHNS erinnerten. Bei einer späteren Kontrolluntersuchung war die Reliefzeichnung wieder völlig normal.

In einem ähnlichen Fall wurde ein Stück Dünndarm operativ entfernt. Das histologische Präparat zeigte eine erhebliche Hyperämie der Schleimhaut und ein zellreiches Ödem der Submucosa und des Mesenteriums. Die Infiltrationen bestanden aus Leukocyten und eosinophilen Zellen sowie einem fibrinösen Exsudat.

Er stellte fest, daß die Dünndarmuntersuchung eines intestinalen Allergikers, wenn sie *ohne Allergen* durchgeführt wird, meist am Magen nichts Ungewöhnliches zeigt, daß jedoch oft eine ungewöhnlich schnelle Dünndarmpassage besteht, mit Hypertonie der

Schlingen im mittleren und unteren Dünndarm oder zum mindesten eine Hypertonie mit etwas langsamer Passagezeit. Der obere Dünndarm ist meist unauffällig. Bei der Untersuchung *mit einem Allergen* fand er durchschnittlich eine langsame Magenentleerung und einen unauffälligen Dünndarm, oder eine langsame Dünndarmpassage mit stärkerer Segmentation, die an eine Sprue erinnerte. Nur ganz selten wurden außergewöhnlich schnelle Passagezeiten notiert.

Sicher kann man aus einer beliebigen Röntgenuntersuchung nicht auf eine Allergie schließen. Doch soll man bei einer Hypertonie in der unteren Dünndarmhälfte, besonders wenn die Passagezeit beschleunigt ist, immer an die Möglichkeit einer Allergie denken

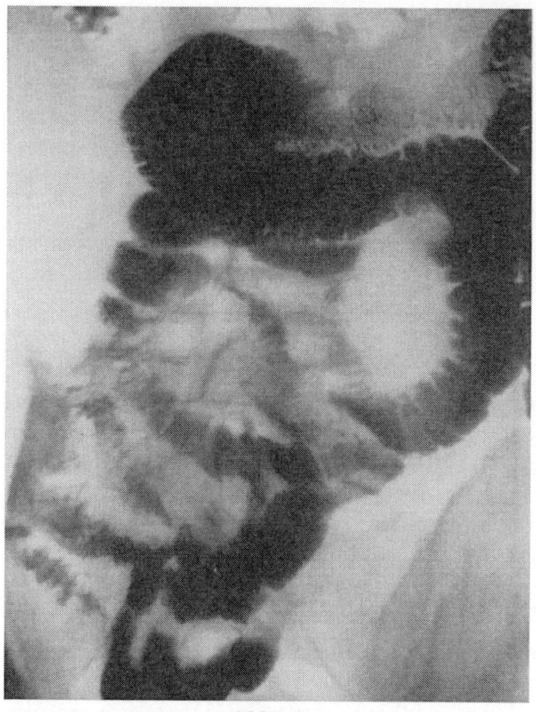

Abb. 43

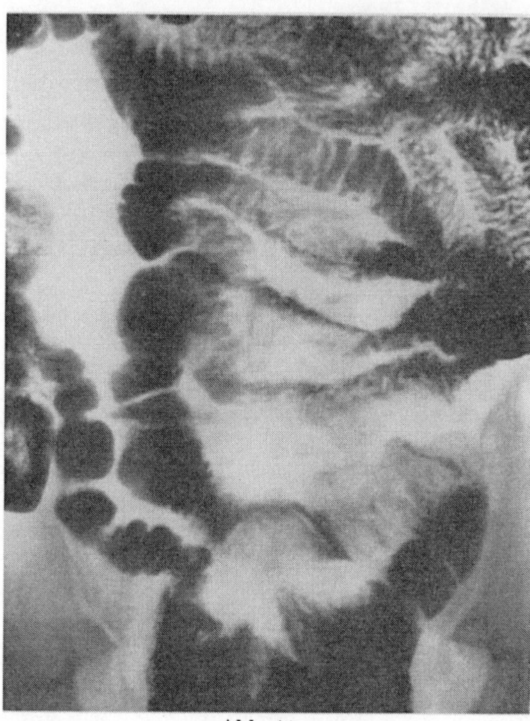

Abb. 44

Abb. 43. Dünndarmallergie im ileusähnlichen Anfall. Distanzierung der mittleren Dünndarmschlingen mit relativen Engen, wahrscheinlich infolge Darmwandödem und Ödem des Mesenteriums, prästenotische Dilatation (Dr. TERJUNG)

Abb. 44. Dünndarmallergie. Erhebliches Ödem des Mesenterium und der betroffenen Dünndarmschlingen. Das Lumen ist stellenweise eingeengt, die Distanz der einzelnen Schlingen vergrößert. Pelotteneffekte durch vergrößerte Lymphknoten. Klinisch ileusähnliches Bild. Es handelt sich um den gleichen Patienten wie in Abb. 43

(GOLDEN). BUFFARD (1956) hat sich auf Grund der Tatsache, daß ein Drittel der Allergiker unter den verschiedensten Fehldiagnosen operiert worden ist, noch einmal sehr eingehend mit der Materie befaßt. Er fand vor allem

1. eine stärkere Segmentation der Schlingen;
2. einen Wechsel von erweiterten und spastisch kontrahierten Abschnitten;
3. Hyper- und Hypoperistaltik mit Dissoziation der Passage;
4. die Spitze des Kontrastmittels schreitet zwar oft ungewöhnlich schnell bis zur Ileocöcalklappe fort, trotzdem bleibt die Gesamtpassage im Dünndarm eher langsam und die Magenentleerung verzögert;
5. Anomalien des Faltenbildes sind fast die Regel, bald sind sie enorm aufgetrieben (6—8 mm breit) und quergestellt, bald völlig verschwunden;

6. oft besteht eine ganz erhebliche Verdünnung des Kontrastmittels durch Hypersekretion;

7. gelegentlich werden auch im Duodenum und im Jejunum Störungen der Funktion und des Reliefbildes beobachtet.

Erstaunlich ist übrigens die Tatsache, daß allergische Reaktionen bei ein und demselben Patienten zu verschiedenen Zeiten *sehr unterschiedlich* ausfallen können. Sie scheinen nach BUFFARD nicht nur von der jeweils psychischen Grundstimmung, sondern nach GOLDEN auch von der absoluten *Menge* des zugeführten *Allergens* abhängig zu sein.

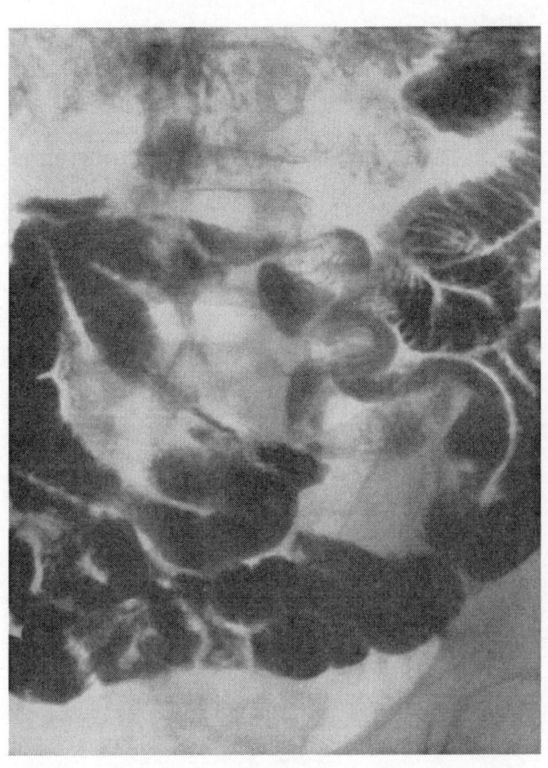

Abb. 45

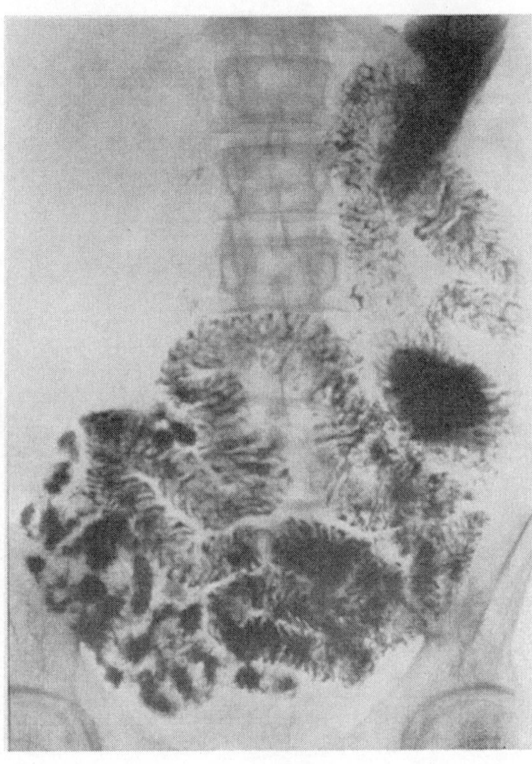

Abb. 46

Abb. 45. Dünndarmallergie unter dem Bilde eines Ileus. Hochgradiges Ödem des Mesenteriums und einiger Dünndarmschlingen bei excessiver Überempfindlichkeit gegen Alttuberkulin (1:100 Millionen) (Dr. FREYE)

Abb. 46. Normaler Dünndarm nach Magenresektion bei einem Patienten mit Milchallergie. Untersuchung mit dem üblichen Kontrastmittel zeigt keinen ungewöhnlichen Befund

So berichtet GOLDEN über einen Kollegen, dessen Überempfindlichkeit gegen Hühnereiweiß erst nach dem Genuß von *zwei* Eiern klinisch und röntgenologisch in Erscheinung trat.

Röntgenologische Untersuchungen von Allergikern sollten am besten zweizeitig durchgeführt werden. Einmal nach Verabfolgung einer größeren Menge (400 cm³) eines allergenfreien Bariumpräparates, das andere Mal wenige Tage später in der Kontrolle nach Irritation des Darmes mit dem entsprechenden Allergen. Die erste Aufnahme wird am besten etwa 20 min nach Gabe des Kontrastmittels gemacht, alle übrigen in Abständen von etwa 10 bis 15 min.

Als eine besonders häufige Form der Allergie gilt die sog. *Milchallergie* oder „Milk-Reaktion". Schon MORO (1919) hat auf die Möglichkeit hingewiesen, daß Kuhmilch bei jungen Säuglingen als Allergen wirken könnte. Seine Vermutung konnte später durch den Nachweis von Antikörpern bestätigt werden.

TILING hat 1949 umfangreichere Röntgenuntersuchungen bei Kleinkindern durchgeführt und dabei auch die Frage erörtert, ob die Funktionsstörungen im Dünndarm und die Ausflockung des Kontrastmittels nicht schon normalerweise durch die Einwirkung der Magen- und Dünndarminkrete zustande käme. Er konnte durch Vergleichsuntersuchungen nachweisen, daß dies nicht der Fall ist. MARTINI und MÖCKEL (1956) haben die Bedeutung der Milchallergie beim ,,Dumping Syndrom" untersucht. Sie kamen im Gegensatz zu HELLEMANS (1955) zu der Überzeugung, daß wenigstens bei einem Teil dieser Fälle Eiweißüberempfindlichkeiten eine Rolle spielen (Abb. 46 und 47).

In einer größeren Anzahl von Fällen (40) haben wir in einer weiteren Kontrolluntersuchung die Wirkung bestimmter Medikamente auf das Allergen zu beobachten versucht. Wir gaben Kontrastmittel mit einem bestimmten Allergen und fügten dann *Kohle*, *Tannin*, *Antihistaminica*, *Xylocain viscös* oder *Calcium carbonicum* hinzu.

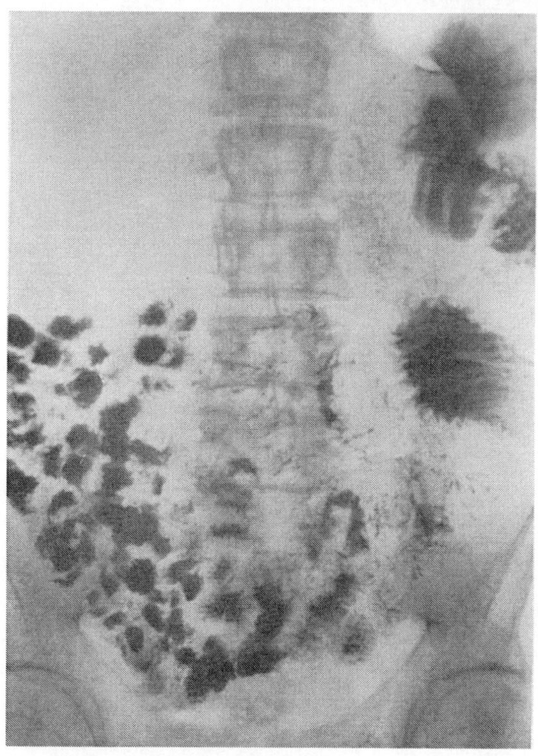

Abb. 47

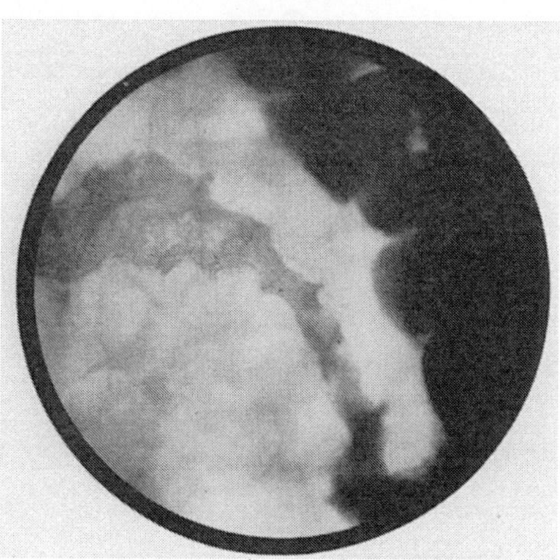

Abb. 48

Abb. 47. Bei der Kontrolle des Dünndarms nach Verabfolgung gesüßter Milch zeigt sich eine ausgesprochen klecksige ungleichmäßige Füllung, was bei operierten Patienten ohne allergische Komponente nicht der Fall ist

Abb. 48. SCHÖNLEIN-HENOCH mit Stenose im unteren Ileum. Klinisch: 12jähriger Junge, der schon mehrfach unter dem Bilde einer Invagination in verschiedenen Krankenhäusern lag. Überempfindlichkeit gegen rohes Obst und verschiedene Medikamente. Die Veränderungen bildeten sich wieder völlig zurück

Die Wirkung der verabfolgten Medikamente war recht unterschiedlich. Mit Antihistaminica, Kohle und Tannin konnte ein eindeutiger Effekt *nicht* erzielt werden. Durch Zusatz von *Xylocain* viscös wurde die allergische Reaktion erheblich *herabgesetzt*. Sehr *eindrucksvoll* waren die Ergebnisse mit pulverisiertem *Calciumcarbonat* (ein Eßlöffel voll). Die Passagezeit wurde deutlich herabgesetzt, Tonus und Schleimhautzeichnung zeigten nur noch geringe von der Norm abweichende Veränderungen. Die Hypersekretion war völlig verschwunden. Die Kranken gaben kaum noch Beschwerden an. Bei gesunden Kontrollpersonen wurden weder durch die verabfolgten Allergene noch durch Zugabe der erwähnten therapeutischen Substanzen Veränderungen am Dünndarm hervorgerufen.

Zu den allergischen Erkrankungen, die zu Magen-Darmstörungen führen, gehört auch die Schönlein-Henochsche Pupura — eine allergische Capillartoxikose, die auch zu den sog. ,,Collagenosen" zählt.

Die Begründung der allergischen Genese stützt sich vor allem auf die klinischen Erscheinungen wie das Auftreten urticarieller Exantheme, flüchtiger Ödeme im Gesicht und am Handrücken (Quincke), rheumatoiden Zuständen und periartikulären Schwellungen. Als Allergene kommen sowohl bestimmte *Nahrungsstoffe* als auch *Medikamente* in Frage. Bei diesen abdominellen Formen der Purpura werden schwere Magen-Darmerscheinungen beobachtet, die sich in Erbrechen, kolikartigen Leibschmerzen und oft massiven Magen-Darmblutungen äußern. Das Krankheitsbild kann in Schüben verlaufen.

1942 konnten BERG und ich erstmals über einen Fall berichten, bei dem sich röntgenologische Veränderungen am Magen zeigten. Bei der Kontrastuntersuchung des Magen-Darmkanals fand sich eine massive Faltenwulstung in der gesamten Pars descendens des Magens. Die Veränderungen bildeten sich innerhalb von 4 Wochen restlos zurück.

1957 beschrieben HANDEL und SCHWARTZ Dünndarmveränderungen beim Schönlein-Henoch, die sehr weitgehend an eine *regionale Enteritis* erinnerten.

BERNARD, MATHÉ, ISRAEL und CHASSIGNEUX (1961) konnten unter 50 Fällen von Schönlein-Henoch neunmal röntgenologisch deutliche Magen-Darmveränderungen nachweisen.

Der Typ der anatomischen Befunde scheint dafür zu sprechen, daß es sich nicht um eine Capillarschädigung handelt, sondern daß — wie SCHULTEN (1953) und FRANK (1944) annehmen — *primär* stets *Ödeme* bzw. Entzündungen vorliegen, in die es sekundär hineinblutet. Auch die von uns erhobenen Befunde scheinen diese Annahme zu bestätigen. Wir fanden hochgradige Schwellungszustände sowohl am Magen wie auch am Dünn- und Dickdarm (Abb. 48).

18. Collagenosen

Seitdem KLEMPERER, POLLACK und BAEHR 1941 die Aufmerksamkeit der Kliniker erstmals auf eine Gruppe von Krankheiten gelenkt haben, die heute unter dem Namen „Collagenosen" bekannt sind, ist die Diskussion über dieses Thema noch nicht zum Abschluß gekommen. Pathologisch-anatomisch handelt es sich um eine Erkrankung des *Mesenchyms*, also im wesentlichen des Bindegewebes, deren Ursache noch keineswegs geklärt ist.

Unter den Symptomen werden fibrinoide Nekrosen und Gefäßveränderungen als besonders charakteristisch bezeichnet, ferner eine Vermehrung des Gammaglobulins, Serosa- und Gelenkbeteiligungen sowie Lymphknotenreaktionen. Die Veränderungen spielen sich an den Nieren, dem Blut, der Haut, aber auch an anderen Organen ab.

Ätiologisch werden allergische Momente, vorzeitiges Altern der Kolloide, Stoffwechselanomalien oder ähnliches vermutet.

Bisher wurden zu dieser Krankheitsgruppe die *endokrinen Arthropathien* wie z.B. die Polyarthritis rheumatica und ankylosierende Spondylarthritis gerechnet, ferner die *Sklerodermie*, die *Glomerulonephritis* bzw. die maligne Nephrosklerose, das *Boecksche Sarkoid* und die *Purpura Schönlein-Henoch*, über die wir bereits oben berichteten.

Heute schließt man auch den *Lupus erythematodes*, die *Dermatomyositis* und die *Periarteriitis nodosa* in diesen Formenkreis ein. Nur bei einem Teil dieser Erkrankungen ist der Magen-Darmkanal mitbeteiligt. Die Veränderungen sind *uncharakteristisch* und vieldeutig. Bisher liegen nur bei der Sklerodermie, der Purpura Schönlein-Henoch, dem Lupus erythematodes, der Dermatomyositis und der Periarteriitis entsprechende klinische bzw. pathologisch anatomische Beobachtungen vor.

SCHMIDT und HELM wiesen 1916 bzw. 1918 erstmals bei der *Sklerodermie* auf funktionelle Störungen an der *Speiseröhre* hin. Sie beschrieben die sog. „sklerodermische Atonie". RAKE, FESSLER und POHL berichteten 1931 bzw. 1932 über anatomische Stenosen in der Kardiagegend auf dem Boden entzündlich narbiger Vorgänge. Heute liegen im Schrifttum bereits mehr als 50 Arbeiten über insgesamt 150 Beobachtungen vor, die praktisch alle die gleiche Symptomatologie schildern und die es gestatten, das Krankheitsbild (in 60% aller Fälle) bereits zu einem Zeitpunkt zu erkennen, in dem noch keine Hautveränderungen nachweisbar sind.

1944 berichteten Hale und Schatzki über Röntgenbefunde am oberen Dünndarm. Es handelte sich um Patienten, die unter dem Bilde eines intermittierenden Ileus erkrankten. Röntgenologisch fand sich eine erhebliche *Erweiterung des unteren Duodenalknies sowie des oberen Dünndarms*, in einem anderen Falle auch des Ileums *und des Colons*. Die Passage war auffallend verzögert, stellenweise fehlte jegliche Peristaltik.

Ähnliche Beobachtungen am Dünndarm machte Leszler 1955. Die Dünndarmschlingen waren ungewöhnlich weit, die Peristaltik träge, die Passagezeit verlängert (12 Std). Bei der Autopsie (Prof. Doerr) fand sich neben einer Wandverdickung der Speiseröhre und einer atrophischen Gastritis eine hämorrhagische Enteritis und eine diffuse Fibrose des Peritoneums mit zahlreichen *Verwachsungen im ganzen Bauchraum*.

In schweren Fällen kann eine ischämische *Gangrän* zum *paralytischen Ileus* führen. Goetz (1945) fand bei Autopsien neben Zonen schwerer Muskeldegeneration mit Ödem der Nachbarschaft Veränderungen am Plexus, charakterisiert durch eine massive Fibrose und das *Fehlen von Ganglienzellen*.

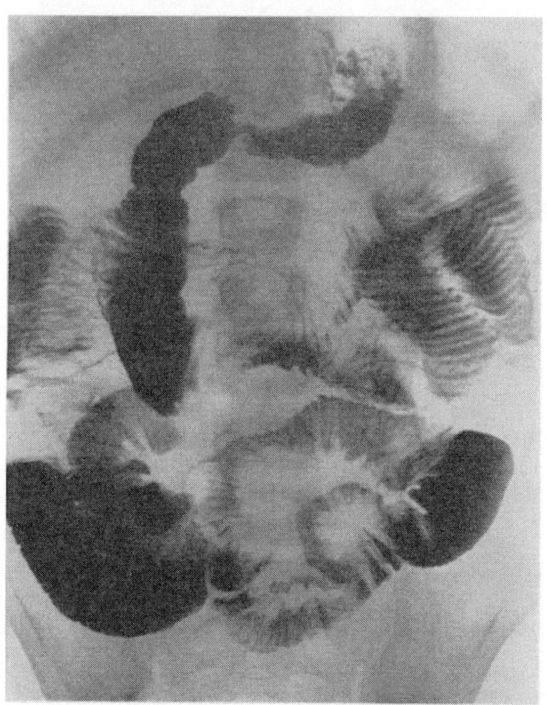

Abb. 49. Schwere Veränderungen am Dünndarm bei Dermato-Skleromyositis (Kollagenerkrankung). Hochgradige Atonie des oberen und des absteigenden Duodenums, Querstellung der Falten im oberen Jejunum, Kompression der pars horizontalis und Distanzierung der Schlingen durch Infiltration des Mesenteriums (Lassrich). 12jähriges Mädchen, das seit Jahren über Leibschmerzen und Durchfälle klagt. Das Kind war hochgradig abgemagert, hatte Pleuraergüsse und Ascites. Die Lymphknoten axillär, inguinal und am Kieferwinkel waren vergrößert. Es bestanden eine hohe Eosinophilie (bis zu 30%), Vermehrung der Gammaglobuline und des Thymolwertes. Herdförmige Hautveränderungen, histologisch schwere Veränderungen des kollagenen Bindegewebes im Sinne einer Sklerodermie bzw. einer Dermatomyositis (Prof. Kimmig)

Auch beim *Lupus erythematodes* können im Verlauf von Gefäßschäden schmerzhafte Bauchattacken mit peritonitischen Reizzuständen auftreten. Es wird daher vor der Anwendung von Cortison gewarnt. In anderen Fällen sollen Lymphknotenvergrößerungen, die an eine Lymphosarkomatose denken lassen, das klinische Bild beherrschen.

Bei der *Periarteriitis nodosa* ist der Magen-Darmkanal ebenfalls in etwa 42% mitbeteiligt. Entzündungen und Perforationen werden sowohl am Dünndarm wie am Dickdarm gefunden.

In den letzten Jahren wurden ähnliche Veränderungen auch bei der *Dermatomyositis* beschrieben. Infolge der Intimaverdickung der Gefäße kommt es zu Ernährungsstörungen der Gewebe.

Kinder und junge Mädchen sollen am häufigsten betroffen sein. Im akuten Stadium werden Gesichtsödeme und fleckige Rötungen beobachtet. Die gesamte Muskulatur ist schmerzhaft und kraftlos. Rheumatische Fieberschübe, Gelenkerkrankungen und Herzkomplikationen können das Krankheitsbild vervollständigen. 1949 haben Wainger und Lever bei der Autopsie derartiger Fälle Ulcerationen an der Speiseröhre, dem Jejunum, Ileum und dem Rectum gefunden. Die Darmwände waren ödematös verdickt. Bei einem der Fälle waren röntgenologisch schon zu Lebzeiten schwere Veränderungen am Dünndarm aufgefallen.

Wir konnten, zusammen mit der Universitäts-Haut- (Prof. KIMMIG) und -Kinderklinik (Prof. SCHÄFER), einen einschlägigen Fall über längere Zeit beobachten (Abb. 49—51).

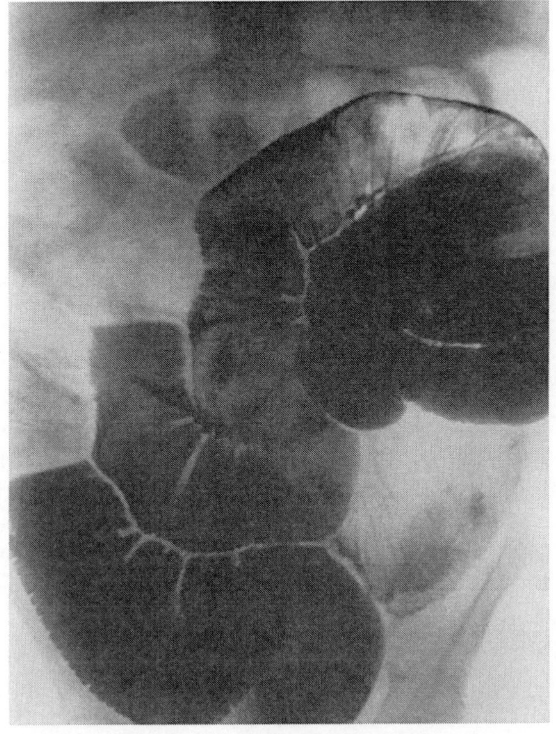

Abb. 50

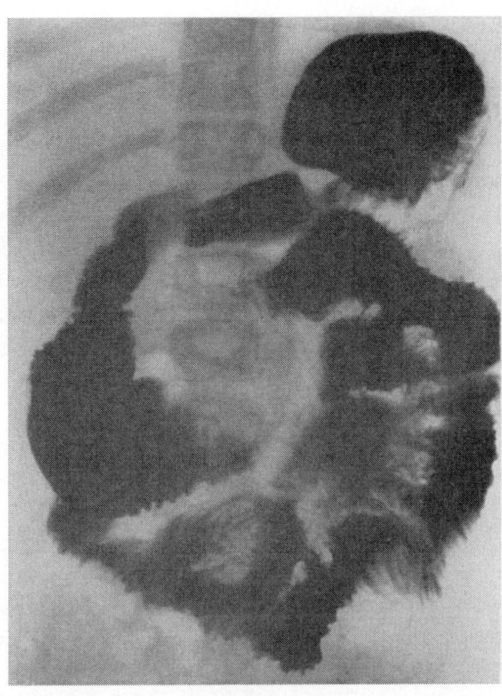

Abb. 51

Abb. 50. Gleicher Fall wie Abb. 49. Erhebliche Erweiterung der Ileumschlingen, z.T. mit Spiegelbildung, Dünndarmpassage verlangsamt (Aufnahme 5 Std p.c.)

Abb. 51. Gleicher Fall wie Abb. 49, 3 Jahre später. Zunahme der Duodenalatonie. Wandinfiltration im oberen Jejunum. Passageverlangsamung

19. Amyloid bzw. Paramyloid

Der Begriff „Amyloid" stammt von VIRCHOW (1854/57). Es ist damit eine Störung des Blut- und Gewebseiweißumsatzes gemeint, die mit der Einlagerung eines festen, spezifisch färbbaren Kohlenhydrat-Eiweißkomplexes einhergeht.

Ätiologisch denkt man nach LETTERER an immunpathologische Vorgänge, ernährungsbedingte Ursachen, Fermentdefekte, hormonale Störungen und schließlich Chromosomenanomalien. Es werden typische *sekundäre* Amyloidosen von *primären* Amyloidosen unterschieden, die man auch als Paramyloidosen bezeichnet.

Typische oder *sekundäre Amyloidosen* treten meist als Folge konsumierender Krankheiten auf, wie z.B. im Verlauf einer Lues, eines Hodgkin, einer Leukämie, einer Enteritis regionalis bzw. nach chronischen Eiterungen im Sinne von Bronchiektasen, Tuberkulosen, Pleuraempyemen, einer Osteomyelitis oder einer Colitis ulcerosa. Die Veränderungen lokalisieren sich auf ganz bestimmte Organe, nämlich Leber, Milz, Nieren und Nebennieren.

Das *primäre* oder *Paramyloid*, das bereits erstmals 1856 von WILKS erwähnt wird, kommt *ohne* derartige Krankheiten vor und bevorzugt andere Lokalisationen. Es befällt vorwiegend die Interstitien und das Gefäßbindegewebe des Herzens sowie der quergestreiften Muskulatur, der Zunge, des Rumpfes und der Extremitäten, ferner das Knochenmark, die Haut, den Magen-Darmkanal, die Lunge, das Gehirn und den Verlauf der peripheren Nerven. Leber, Milz und Nieren bleiben meist frei. Die Ursache dieser Erkrankung ist unbekannt.

Ohne histochemische Verfahren ist es allerdings schwierig, eine exakte Differenzierung zwischen dem Amyloid und dem Paramyloid zu treffen. Denn es gibt Fälle, bei denen zwar eine für das sekundäre Amyloid typische Lokalisation vorliegt, eine Grundkrankheit jedoch nicht nachgewiesen werden kann.

Auf das häufige Zusammentreffen von Paramyloidosen mit plasmocytären Reaktionen am Knochenmark haben Askanazy (1904) und Atkinson (1937) wohl als erste hingewiesen. Letzterer berichtet über 81 Patienten der Mayo-Klinik (53 Männer und 28 Frauen), von denen 91 % atypische Plasmazellen im Knochenmark und eine Proteinurie hatten. Nur 16 Patienten hatten eine Senkungserhöhung über 100 mm, bei 35 Patienten war sie niedriger als 50 mm in der ersten Stunde. 26 % der Kranken wurden wegen einer Makroglossie zunächst unter dem Verdacht einer Akromegalie eingeliefert. Magen-Darm-Symptome gröberen Ausmaßes bestanden nur bei zwei Patienten. Seine Befunde wurden von Randall (1933), Dahlin (1940), Kyle und Bayrd (1961) bestätigt.

Es muß jedoch betont werden, daß nicht jedes Plasmocytom zum Paramyloid führt und auch nicht jedes Paramyloid ein Plasmocytom zur Voraussetzung hat.

Klinisch können sowohl das Amyloid wie das Paramyloid schwere und z. T. lebensbedrohliche Störungen hervorrufen, die im wesentlichen durch den Eiweißmangel bedingt sind. Es werden beim Amyloid schwere Eiweißverluste aus der Niere und beim Paramyloid sprueartige Durchfälle beobachtet. Im Blut findet sich eine Hypocalciämie, eine Hypoproteinämie und Thrombocytopenie. Der Eiweißmangel kann sowohl auf eine Resorptionsstörung des Darmes als auch, wie H. Prévôt, Heisig und Papageorgiou haben nachweisen können, auf einer Exsudation beruhen.

Als typische Einlagerungsstellen des Paramyloid werden nach Letterer die Gitterfasergerüste der terminalen Arterien und Venen angesehen, ferner das subepitheliale Bindegewebe der Schleimhaut des Magen-Darmkanals, besonders der Zotten, die Submucosa und häufiger auch die Muscularis und das angrenzende Mesenterium. Das Ileum ist häufiger beteiligt als das Jejunum. Die Lymphfollikel und die Peyerschen Haufen bleiben in der Regel frei.

Makroskopisch bewahrt, nach Bockus, die Faltenzeichnung zu Beginn der Erkrankung noch ihre normale Struktur. In fortgeschrittenen Stadien geht sie jedoch infolge zunehmender Destruktion der Drüsen allmählich verloren. In schweren Fällen mit massiverer Wandinfiltration, bei denen bereits größere Anteile der Schleimhaut durch das Amyloid ersetzt sind, ist die Darmwand blaß, glasig und verdickt und die Faltenzeichnung praktisch nicht mehr nachzuweisen.

Da der Befall an den verschiedenen Abschnitten des Magen-Darmkanals sehr wechselnd und unterschiedlich sein kann, ergibt sich pathologisch anatomisch ein durchaus ungleichmäßiges wechselvolles Bild.

Diesen anatomischen Befunden entspricht auch die Röntgensymptomatologie. Es finden sich zunächst nur geringfügige, später dagegen mehr oder weniger ausgesprochene Reliefveränderungen. Die fein gefiederte Struktur der Dünndarmzeichnung geht verloren. Es tritt eine Auflockerung und eine betonte Querstellung und Verbreiterung der Falten in Erscheinung, die an einen entzündlichen Prozeß denken läßt. Bei knötchenförmigem Befall kann der Reliefcharakter eine ausgesprochen granuläre Form annehmen.

Gelegentlich sind die Amyloideinlagerungen in der Schleimhaut derart massiv, daß die veränderten Falten wie plumpe Wülste oder Kissen in das Lumen hineinragen. Die Veränderungen sind am Mesenterialansatz meist eindrucksvoller als an der gegenüberliegenden Seite.

Golden, der 1954 wohl als einer der ersten entsprechende Röntgenbefunde am Dünndarm beschrieb — es handelte sich um zwei eigene Fälle sowie einen weiteren, der von Powers und Newell beobachtet worden war — hebt neben einer Faltenverbreiterung mit Einengung des Lumens vor allem den Meteorismus als führendes Symptom hervor.

Bei stärkeren Wandinfiltrationen vergrößert sich die Distanz der einzelnen Schlingen voneinander. Oft besteht eine ausgesprochene Atonie mit Verlängerung der Passagezeit. RANDALL (1953) beschreibt einen Fall von Paramyloidose des Dünndarms, mit Ileussymptomen, bei dem die Schlingen des Dünndarms weiter waren als die des Dickdarms. PEARSON, RICE und DICKENS notieren Passageverzögerungen im Dünndarm von 24 und 48 Std.

Wir verfügen über zwei Fälle, die autoptisch verifiziert bzw. bestätigt werden konnten.

Fall 1

54jähriger Mann. 1943 Wolhynisches Fieber, 1944 Ruhr, seit Anfang 1964 Verdickung der Zunge, Sprech- und Schluckbeschwerden. Selbst Flüssigkeiten können nur schwer

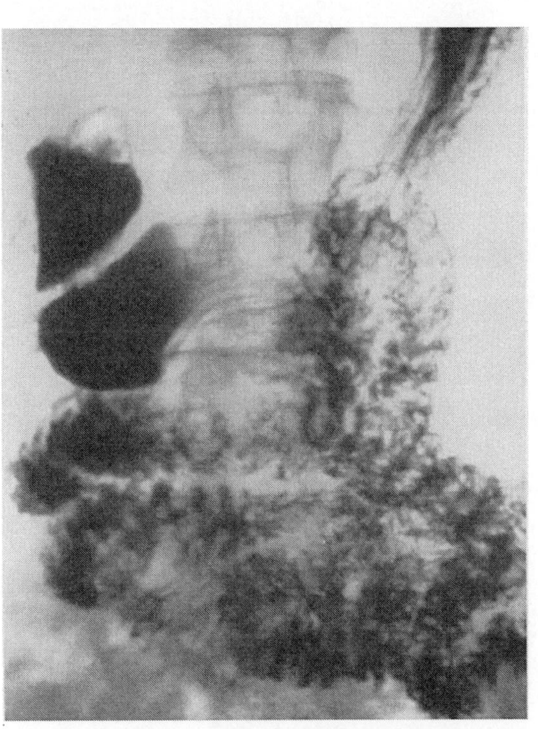

Abb. 52

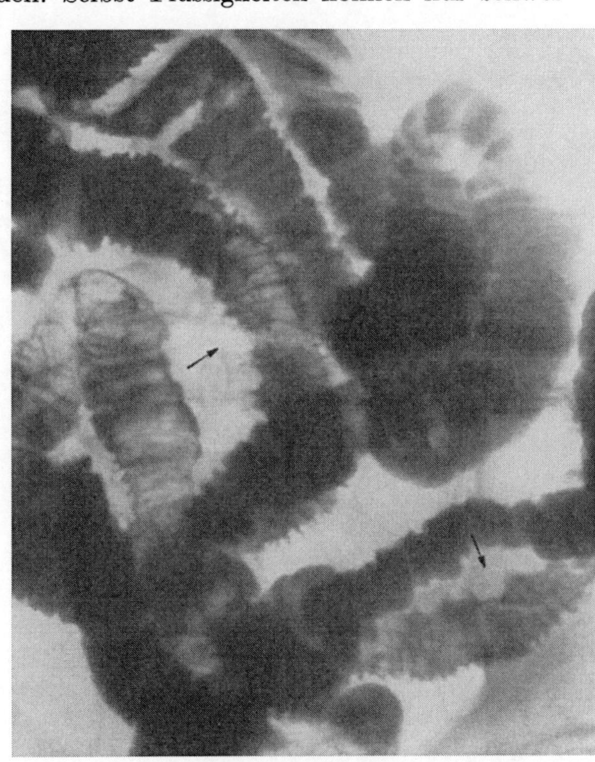

Abb. 53

Abb. 52. Paramyloid des Jejunum. Falten verbreitert, Relief körnig aufgelockert, Konturen steif, stellenweise wie angenagt

Abb. 53. Paramyloid des Ileums. Weitstellung der Schlingen, Konturen starr, Querstellung und Verdickung der Falten. Kissenartige Erhebungen durch Zusammenfließen mehrerer Falten besonders am Mesenterialansatz

geschluckt werden. Bei der Sternalpunktion sehr plasmazellreiches Knochenmark. Eine Probeexcision aus der Zunge ergibt eine Amyloidose. Bei der Benholdschen Kongorot-Probe 76% Schwund.

Röntgenologisch. Atonie der Speiseröhre. Magen und Duodenum bis auf eine Faltenwulstung im Bulbus unauffällig. Passage im Dünndarm ausgesprochen verlangsamt. Peristaltik oberflächlich. Falten im Jejunum verbreitert, Reliefzeichnung körnig. Konturen steif, stark gezähnt, stellenweise wie angenagt (Abb. 52). Patient stirbt unter dem Zeichen einer zunehmenden Herzinsuffizienz.

Histologisch (Prof. KRAUSPE): Ausgedehntes Amyloid des Herzens, der Leber, der Zunge und der Dünndarmschleimhaut.

Fall 2

H. B., 72 Jahre alt. 1914 Schußbruchverletzung am Unterkiefer. 1935, 1955, 1963 Fistelbildung. Seit 1962 Oberbauchbeschwerden meist unmittelbar nach dem Essen. Im November 1962 traten Ödeme an den Unterschenkeln auf. Klinisch fand sich ein systolisches Geräusch über dem Herzen. Blutdruck 110/70, Leber deutlich vergrößert. Milz unauffällig. Es bestand eine Anämie von 9,0 g-% Hgb, 2,3 Mill. Erythro, Leuko 4900. BSG 30/62 mm. Sämtliche Proteine gleichmäßig vermindert, im Sternalpunktat plasmacelluläre Proliferation.

Bei der Röntgenuntersuchung findet sich eine deutliche Herzvergrößerung nach rechts und links. Die Pulsation ist oberflächlich, es bestehen kleine Winkelergüsse. Magen und Galle unauffällig. Beim Kontrasteinlauf weitgehender Reflux in das Ileum. Ileum-

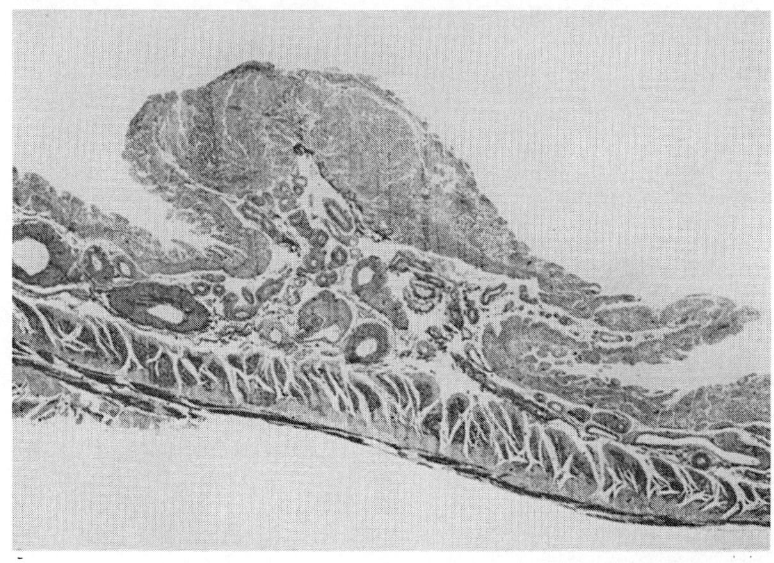

Abb. 54. Lupenvergrößerung einer deformierten Dünndarmfalte, ca. 20mal. Massive Paramyloideinlagerungen in der Mucosa. (Aus H. PRÉVÔT jr., N. HEISIG u. A. PAPAGEORGIOU)

schlingen relativ weit, Konturen starr. Die Falten stehen quer, sie sind unregelmäßig verdickt. An einzelnen Stellen sind mehrere Falten zu kissenartigen Erhebungen zusammengeflossen (Abb. 53), die Distanz der einzelnen Schlingen ist vermehrt.

Knochenherd im linken Sitzbein.

Unter Bluttransfusionen und Gabe von Humanalbumin schwemmen die Ödeme nur vorübergehend aus. Die Pleuraergüsse und der Hydrops nehmen wieder zu. Patient kommt innerhalb der nächsten Wochen ad exitum. Bei der Sektion erweisen sich die Strukturveränderungen im linken Sitzbein als Plasmocytomherde. Amyloideinlagerungen in der Zunge, dem Magen und vor allem dem Dünndarm (Abb. 54). Die Einlagerungen sind derart hochgradig, daß Drüsen und Schleimhautstruktur nur noch andeutungsweise zu erkennen sind (Prof. KRAUSPE). 1952 hat der Neurologe CORINO DE ANDRADE eine im Norden Portugals offenbar familiär vorkommende Erkrankung als Paramyloid entlarvt, die bis dahin unter der Bezeichnung „Krankheit der kleinen Füße" bekannt war. Es scheint sich um eine Erkrankung des jugendlichen Alters zu handeln, die neben gastrointestinalen Erscheinungen durch neurologische Symptome charakterisiert ist. Besonders eindrucksvoll sind Sensibilitäts- und Motilitätsstörungen vom polyneuritischen Typ (sie betreffen vor allem die Extremitäten), ferner Störungen der Potenz sowie trophische Störungen der Haut und des Skeletes, speziell an den Füßen.

ROCHA PINTO hat 1959 an Hand systematischer Röntgenuntersuchungen erstmalig auf entsprechende Relief- und Funktionsstörungen am Dünndarm hingewiesen.

20. Entzündungen

Banale Entzündungen des Dünndarms sind nur selten Gegenstand röntgenologischer Untersuchungen. Deswegen findet man in der internationalen Literatur auch nur sehr spärliche Angaben über dieses Kapitel. Die ersten röntgenanatomischen Befunde stammen aus dem deutschsprachlichen Schrifttum. 1930 beschrieb H. H. Berg in der 1. Auflage seiner Monographie „Röntgenuntersuchungen am Innenrelief des Verdauungskanals" „grobe Faltenwulstungen an einer Jejunumschlinge" und „breite entstellende Wulstbildungen" an der abführenden Schlinge einer Gastroenterostomie.

Golden (1936) zitiert einen Fall von Lebensmittelvergiftung, der ihm wegen einer rapiden Dünndarmpassage und einer hypertonischen Segmentation der Schlingen auffiel. Im übrigen unterscheidet er nur tuberkulöse von nicht tuberkulösen Entzündungen und meint mit den nicht tuberkulösen die *Crohnsche sklerosierende Enteritis* und die *nicht sklerosierende Goldensche Form*. Von einer banalen Enteritis ist nirgends die Rede.

Nuvoli (1933) zeigt zwar bei der Besprechung des postoperativen Ulcus sowie bei den akuten Enteritiden erheblich verbreiterte Dünndarmfalten, spricht jedoch nur von einer „Dystonie" der Schleimhaut, ohne die Wulstung zu erwähnen.

Feldman (1957), Brohée (1937), Porcher, Buffard und Sauvegrain (1954) sind die einzigen Autoren außerhalb der Bergschen Schule, die neben den üblichen funktionellen Symptomen als Ausdruck eines entzündlichen Dünndarmprozesses *Veränderungen des Faltenreliefs* erwähnen.

Wie bereits oben angedeutet, finden wir die markantesten Veränderungen bei der postoperativen Gastro-Jejunitis bzw. beim postoperativen Ulcus jejuni, und zwar sowohl nach Gastroenterostomien wie nach Magenresektionen.

Pathologisch-anatomisch sind diese Befunde ausführlich von Konjetzny (1932) in seiner Abhandlung „Mißerfolge nach Magenoperationen, Gastritis, Duodenitis, Jejunits" beschrieben worden. Hiernach können „die entzündlichen Veränderungen in verschiedenen Graden auftreten". Manchmal ist nur ein geringes Ödem der Schleimhaut und der Submucosa mit mehr oder weniger reichlicher Anhäufung von fibrinös-leukocytärem Exsudat vorhanden. In anderen Fällen zeigt die Jejunumschlinge schon bei der Betastung und makroskopischen Betrachtung eine plastische Beschaffenheit mit hochgradiger ödematöser Schwellung der ganzen Darmwand bei gerötetem mattglänzenden Serosaüberzug. Die Lymphknoten des Mesenteriums sind mehr oder weniger deutlich geschwollen. Die Kerkringschen Falten sind ödematös, oft so hochgradig, daß sie keine eigentlichen Falten mehr darstellen, sondern ineinanderfließende grobe Wülste. Schindler (1937), Gutzeit, Vidal-Colomer (1951) u. a. haben derartige Befunde gastroskopisch bestätigt. Die Schleimhaut zeigt eine auffallend fleckige oder diffuse Rötung. Sie ist oft mit kleienförmigen oder mehr flächenhaften pseudomembranösen Auflagerungen bedeckt. Immer handelt es sich um eine Mischung von akuten und chronischen entzündlichen Veränderungen.

Histologisch sind die oberen Schichten der Schleimhaut besonders dicht mit Leukocyten durchsetzt, es finden sich zahlreiche oberflächliche Leistenspitzenerosionen mit fibrinös-leukocytärem Exsudat. Die Submucosa ist von fibrinös-leukocytärem Exsudat oder von Granulationsgewebe durchsetzt mit reichlich eosinophilen und Plasmazellen. Das gleiche trifft für die Muscularis propria und die Subserosa zu.

a) Morphologische Befunde

Das Röntgenbild entspricht durchaus den anatomischen Erhebungen. Auch hier ist die Symptomatologie abhängig von der Intensität und dem Grade der Entzündung. Die sonst so feine Fiederung der oberen Jejunumschleimhaut ist verschwunden. Man sieht statt dessen plumpe, flache Querwülste mit relativ schmalen Faltentälern (Abb. 55). Stellenweise sind die Faltentäler völlig verschwunden. Mehrere Falten fließen, wie man an den randständig getroffenen Konturen ablesen kann, infolge des submucösen Ödems zu kissenartigen Wülsten zusammen, die in das Innere des Lumens hineinragen (Abb. 56).

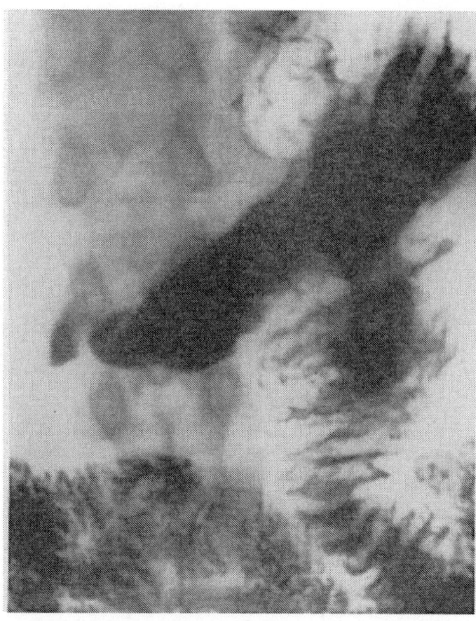

Abb. 55. Gastro-jejunitis. Ausgesprochene Querstellung und Wulstung der Schleimhautfalten an der abführenden Schlinge einer retrocolischen G.E.

Mit zunehmender ödematöser Wandinfiltration nimmt der betroffene Darmabschnitt immer mehr die Gestalt eines starren, faltenlosen Rohres an (Abb. 57). Die Muscularis mucosae wird durch das zellreiche Exsudat blockiert, sie ist nicht mehr in der Lage, ein eigentliches Faltenrelief zustande zu bringen. Damit ist der Zustand eingetreten, den Grettve (1936) experimentell durch Infiltration der Submucosa mit physiologischer Kochsalzlösung hervorrufen konnte, nämlich eine Lähmung der Autoplastik der Schleimhaut, die sich durch ein Verstreichen bzw. das Verschwinden der Kerkringschen Falten dokumentiert. Diese Veränderungen sind derart eindrucksvoll, daß sie auch dem weniger Erfahrenen auffallen, und in der Tat werden derartige Bilder auch schon als typisch für entzündliche Dünndarmprozesse anerkannt. Es besteht aber kein Zweifel, daß wir ähnliche Reliefveränderungen im Dünndarm auch bei Patienten zu sehen bekommen,

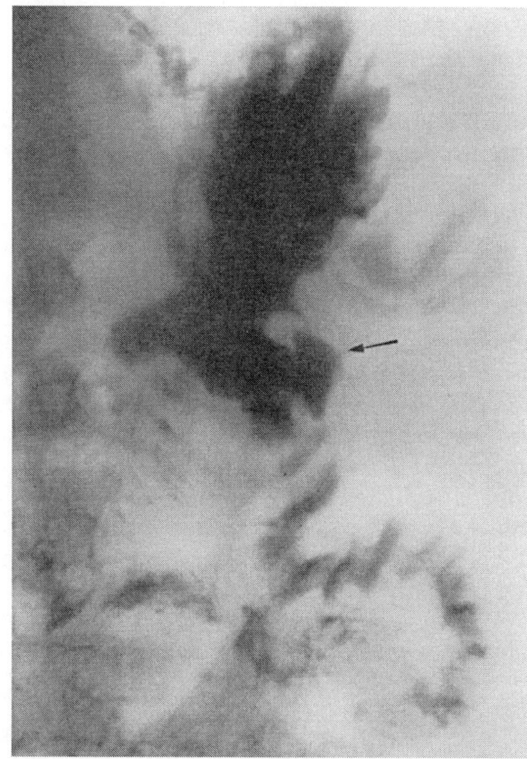

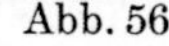

Abb. 56

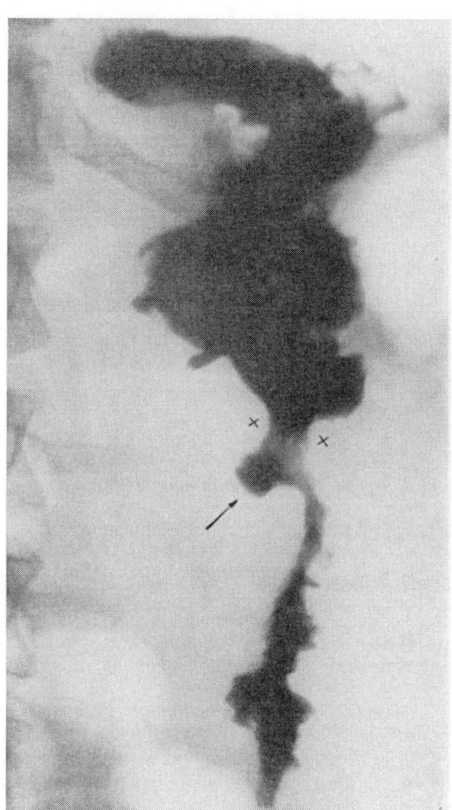

Abb. 57

Abb. 56. Gastro-jejunitis nach Magenresektion vom Typ des Billroth II. Querstellung und Faltenwulstung an der abführenden Jejunumschlinge (←). Ulcus jejuni

Abb. 57. Schwerste Form einer Jejunitis nach Magenresektion vom Typ des Billroth II. Hochgradige zirkuläre ödematöse Wulstung der Schleimhaut und der Submucosa (→). Ulcus an der Anastomose (× ×)

die keine operativen Eingriffe durchgemacht haben. Wir finden alle Übergänge von den schweren ödematösen Schwellungszuständen mit Querwulstung und Steifheit der Falten bis zur eben sichtbaren Auflockerung des Schleimhautbildes (Abb. 58 und 59).

Demnach zeigen die banalen entzündlichen Dünndarmerkrankungen im Reliefbild etwa folgende charakteristische Veränderungen (Abb. 60):

1. Stadium: Die feine Fiederung der einzelnen Falten wird undeutlich, ihre Begrenzung verwaschen. Die Füllung ist weniger kontinuierlich, das Lumen der Schlingen wird enger.

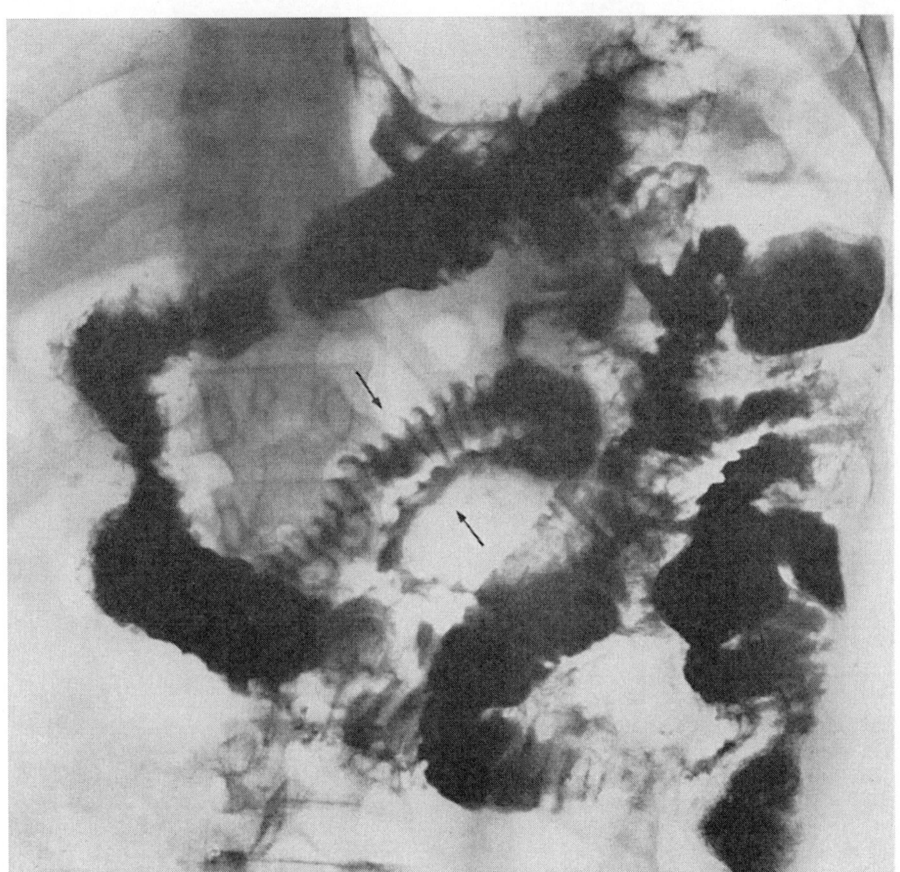

Abb. 58. Schwere Gastroenteritis. Mächtige Faltenwulstung im oberen Jejunum (→ ←) bei Ulcus der pars. desc. duodeni

2. Stadium: Die Schlängelung der einzelnen Falten verschwindet. Es herrschen gestreckte, quergestellte, breite Falten vor. Der Tonus des Dünndarms wird unregelmäßig, die Sekretion nimmt zu, die Füllung wird klecksig.

3. Stadium: Die Falten werden plump, breit und starr, die Faltentäler schwellen zu, doch ist der Faltencharakter, soweit er nicht durch Schleimuntermischung völlig verdeckt wird, meist noch zu erkennen.

4. Stadium (fast ausschließlich am operierten Magen): Hochgradige ödematöse Schwellung der Schleimhaut, besonders der Submucosa. Eine eigentliche Faltenzeichnung ist infolge Zuschwellens der Faltentäler kaum mehr zu erkennen. Nur an den Randkonturen ist der Faltencharakter an der grobwulstigen Kerbung noch zu ahnen. Es besteht eine auffallend starke Kontraktionsneigung (Abb. 57).

Diese beschriebenen Veränderungen finden sich vorwiegend im Bereich des oberen und mittleren Dünndarms, also im Jejunum, sie werden im Ileum bei der peroralen

Füllung nur selten beobachtet. Es ist jedoch anzunehmen, daß exaktere Studien des unteren Ileums mit der retrograden Füllung (Reflux mittels des Kontrasteinlaufs) auch in diesem Gebiet noch entzündliche Reliefveränderungen aufdecken. So sahen wir z.B. bei der ulcerösen Colitis im untersten Dünndarm gelegentlich sehr eindrucksvolle Relief- und Konturveränderungen, die denen des Dickdarms sehr ähnlich waren.

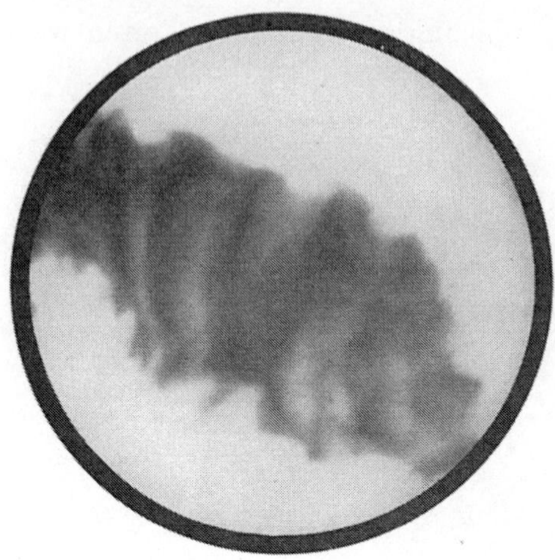

Abb. 59. Schleimhautwulstung im Jejunum bei Ulcus duodeni

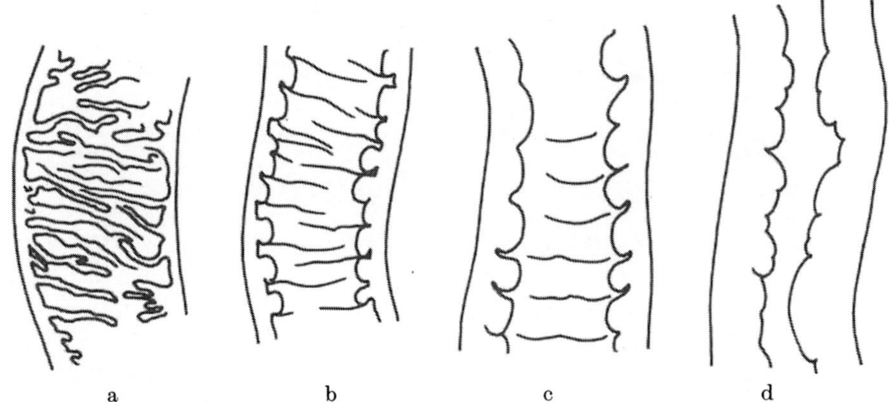

Abb. 60a—d. Schema des Reliefbildes bei entzündlichen Veränderungen im Dünndarm. a Normales Relief, b vergröbertes quergestelltes Relief, c quergewulstetes steifes Relief, d hochgradig kissenartig verschwollenes Relief

b) Funktionelle Störungen

Störungen der *Motilität*, des *Tonus* und der *Sekretion* können die Beurteilung des eigentlichen Reliefbildes erheblich erschweren. Trotzdem können sie uns diagnostisch wertvolle Hinweise geben. Um ihre Erforschung haben sich vor allem GUTZEIT und KUHLMANN (1933) sowie unabhängig voneinander WELTZ (1948) und NAUMANN (1948) große Verdienste erworben. Natürlich sind derartige Funktionsstörungen für banale entzündliche Dünndarmerkrankungen nicht pathognomonisch. Man findet sie auch bei spezifischen Entzündungen wie Tuberkulose, Typhus, Paratyphus und der Ruhr sowie nach Verabreichung von Medikamenten wie z.B. Ricinus, Mannit sowie hypotonischen Na_2SO_4-Lösungen, wie NAUMANN überzeugend nachweisen konnte.

Als charakteristisch gelten (NAUMANN):

1. Passagestörungen im Sinne der Beschleunigung.
2. Motilitätsstörungen, kenntlich an dem zerrissenen Füllungsbild und der sog. Schneeflockenzeichnung. Beide sind Ausdruck eines unkoordinierten Bewegungsablaufes.

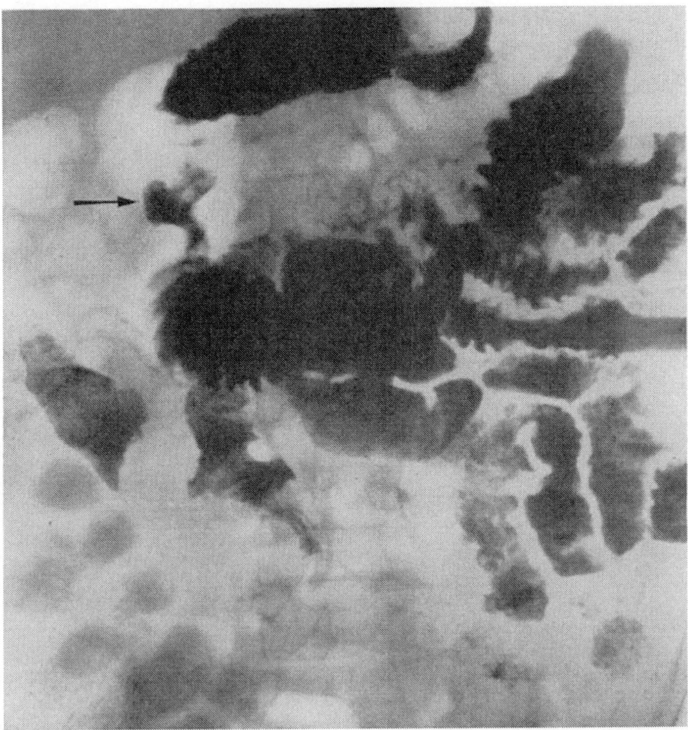

Abb. 61. Schwere Gastro-jejunitis bei Ulcus im absteigenden Duodenum (→). Unzusammenhängende klecksige Dünndarmfüllung, vermehrte Flüssigkeits- und Schleimsekretion, Tonusanomalien

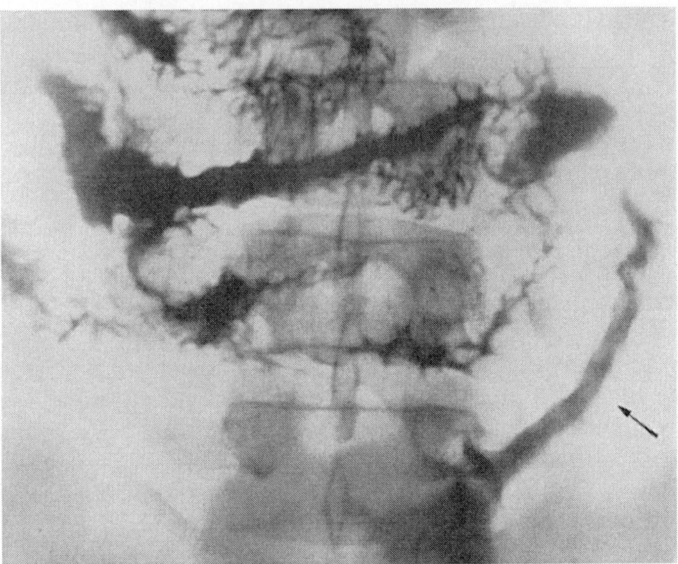

Abb. 62. Jejunitis mit Wandödem (→) und vermehrter Kontraktionsneigung. Das Bild erinnert weitgehend an eine regionale Enteritis

3. Tonusstörungen mit ungleichmäßiger Weite des Darmlumens (Abb. 61).

4. Sekretionsstörungen mit vermehrter Flüssigkeits- und Schleimabsonderung, die zu einem verwaschenen Faltenbild und zu einem längeren Verweilen des Kontrastmittels in den Digestionskammern des Darmes führen. Letzteres bedingt zusammen mit der auf Motilitätsstörungen beruhenden ungenügenden „Auskehrung" des Darmes die *Schneeflockenzeichnung*.

5. Abnorme Gasbildung, hier wenig ausgesprochen und nur im Dickdarm.

6. Neigung zu spastischen Darmkontraktionen, die auf der Aufnahme nicht erfaßt, aber in der Durchleuchtung erkannt werden können (Abb. 62).

Nicht immer treten Passagebeschleunigungen des Dünndarms auch klinisch in Form von Durchfällen in Erscheinung. Porges spricht hier von einer „Enteritis ohne Colitis", H. H. Berg von einem „inneren Durchfall", der unter Umstände wie auch Gutzeit und Kuhlmann bestätigen, nach außen hin sogar als Obstipation imponieren kann.

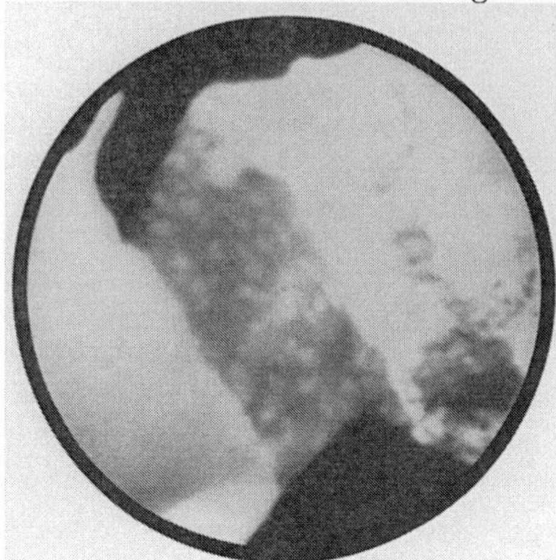

Abb. 63. Retention von Speiseresten im unteren Ileum bei Enteritis

Gelegentlich werden bei schwereren Formen der Enteritis auch Gasblähungen mit kleinen Flüssigkeitsspiegeln beobachtet, wie Gutzeit und Kuhlmann sie zum ersten Mal beschrieben haben, und wie Lampé (1924) sie bei der Gährungsdyspepsie beobachtete. Die Spiegelbildungen sind meist sehr klein und haben keine Ähnlichkeit mit den markanten Befunden, denen wir bei Ileussituationen begegnen.

Auch Retentionen von Speiseresten, die sich als etwa reiskorngroße Aufhellungen markieren, kommen vor (Abb. 63).

21. Spezielle entzündliche Prozesse

a) Darmbrand (Enteritis necroticans)

Die Enteritis necroticans ist eine pathologisch-anatomisch und klinisch wohl charakterisierte Infektionskrankheit, die bereits nach dem ersten Weltkrieg von Lubarsch (1921) beschrieben wurde und die erstmalig im Frühsommer 1946 sowie im Sommer 1947 *endemisch* in den küstennahen Gebieten Norddeutschlands auftrat.

Genau wie damals glaubte man in dem mangelhaften Ernährungszustand der Bevölkerung (Eiweißmangel, Vitaminmangel, Hyperacidität des Magensaftes oder dergleichen) die Ursache dieser Erkrankung erblicken zu müssen.

So schrieb Siegmund (1948), daß sich die Mehrzahl der Erkrankten oder Verstorbenen in einem schlechten bis dürftigen Ernährungszustand befunden hätte. Allerdings wurde das Krankheitsbild auch gelegentlich bei gut ernährten Menschen aus ländlichen Bezirken beobachtet. Dormanns (1948) sah in dem gehäuften Auftreten der Krankheit geradezu ein alarmierendes Symptom für den schlechten Gesundheitszustand der Bevölkerung. *Pathologisch-anatomisch* handelt es sich um eine schwere Entzündung. Bevorzugt sind die oberen und mittleren Dünndarmabschnitte. Gelegentlich sind auch das Ileum und das Colon beteiligt. Selbst im Oesophagus und im Magen wurden Blutungen und umschriebene ödematöse Schwellungen beobachtet, doch kam es dort nie zu Nekrosen.

Im Dünndarm sind die Veränderungen ausgesprochen segmentär angeordnet. Zwischen den veränderten Darmabschnitten liegen völlig unveränderte, teils hyperämische Bezirke.

Im Frühstadium ähnelt die Erkrankung einer frischen Verätzung. Es finden sich oberflächliche Verschorfungen, die auf den Kuppen der Schleimhautfalten beginnen und von dort aus auf die tieferen Schichten übergreifen. Oft werden größere zusammenhängende Schleimhautbezirke befallen, zuweilen nur unregelmäßige Inseln. Dabei besteht ein hämorrhagisches Ödem aller Wandschichten mit fibrinösen Ausschwitzungen auf der Serosa.

Die Falten sind mächtig verschwollen, ihre Oberfläche ist matt, granuliert bzw. mit Fibrin und Schorfen bedeckt (Abb. 64). Stellenweise erkennt man flächenhafte Schleimhautnekrosen, die in Fetzen in das Innere des Lumens hineinhängen. Nach Abstoßen der Nekrosen entstehen oberflächliche oder tiefere Geschwüre, die zu Blutungen oder Perforationen neigen. Meist jedoch heilen die Defekte ab, sie werden durch eine minderwertige zottenarme Schleimhaut bedeckt. Bei tiefergreifenden Geschwüren bleiben Narben mit ausgesprochener Schrumpfungsneigung zurück (SIEGMUND).

Die Frage der Ätiologie ist noch umstritten. Die segmentäre Ausbreitung ließ — in Analogie zum Herpes zoster — an eine Virusinfektion denken, allerdings wurden auch grampositive, dem Gasbrandbacillus ähnliche Anaerobier gefunden.

Klinisch wird eine vorwiegend paralytische von einer mehr enteritischen Form unterschieden (NAGEL, 1948; BECKERMANN und LAAS, 1947; DAMMERMANN, 1947; JECKELN, 1947; RUPPERT; FRIK 1947; JOCHIMS, 1947; MEYER-BURGDORF, 1947 und EDELHOFF, 1947).

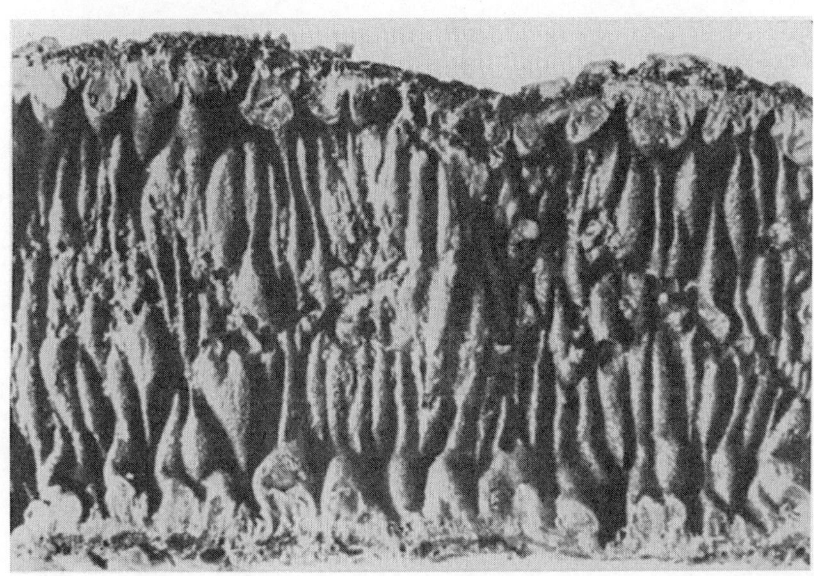

Abb. 64. Darmbrand. Resektionspräparat vom oberen Jejunum (Pathologisches Institut der städtischen Krankenanstalten Lübeck, Prosektor Dr. med. habil. E. JECKELN). Etwa 10. Krankheitstag, mittelschwere Veränderungen. Breite geschwollene Falten mit oberflächlichen Nekrosen und Fibrinauflagerungen. Man sieht das Wandödem an der Schnittfläche (nach FRIK, 1947)

Meist ist der Beginn der Erkrankung hoch akut mit schweren Allgemeinerscheinungen, Kreislaufkollaps, heftigen Leibschmerzen und blutigen Diarrhoen. Die Milz ist nicht vergrößert, gelegentlich wird ein Druckschmerz im linken Oberbauch angegeben. Im Blutbild fällt eine ausgesprochene lang anhaltende Linksverschiebung auf mit toxischer Granulierung der Leukocyten und Indicanurie (NAGEL). Die Blutsenkung ist stark erhöht.

Die Mortalität betrug bei den vollentwickelten schweren Fällen nach ERNST (zit. bei NAGEL), JECKELN, RUPPERT (1947) und FRIK etwa 50%.

Röntgenologisch ist das Krankheitsbild vor allem von MEYER-BURGDORF und FRIK studiert worden. Auf Übersichtsaufnahmen ohne Kontrastmittel findet man bei den paralytischen Formen eine starke Gasblähung im oberen Dünndarm mit Aufstellung der Schlingen in Form „romanischer Bögen“ und Spiegelbildungen.

Bei der Kontrastuntersuchung, die nicht vor dem 8. bzw. 12. Krankheitstag durchgeführt werden sollte, werden zunächst Störungen der Motilität beobachtet. Es fällt auf, daß umschrieben gut abgegrenzte Abschnitte des Jejunum in einer Ausdehnung von 10 bis 60 cm Länge keinerlei Förder- oder Mischbewegungen zeigen. Sie sind meist weiter als die übrigen Darmschlingen, lassen sich nicht verstreichen, sind dauernd mit Kontrastmittel gefüllt und enthalten oft retinierte Speisereste. Nur bei starkem Wandödem ist das Lumen eingeengt. Die Bewegungsvorgänge brechen an der Grenze zwischen den gesunden und den befallenen Schlingen schroff ab und setzen dahinter wieder regelrecht ein. Bei der Durchleuchtung im horizontalen Strahlengang treten multiple, oft etagenförmig angeordnete Flüssigkeitsspiegel auf.

Das Schleimhautrelief ist in den erkrankten Abschnitten erheblich verändert. Die Falten sind quergestellt, breit und starr, die Faltentäler schmal. Oft konfluieren mehrere Falten zu einem kissenartig verschwollenen Bezirk. Die Konturen sind angenagt, zuweilen sieht man eine wabige Struktur (Abb. 65). Fistelbildungen werden nicht beobachtet.

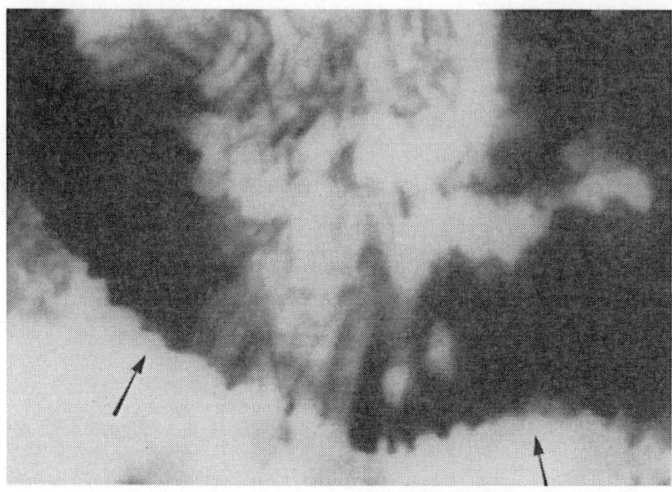

Abb. 65. Darmbrand (nach Frik, 1947). Völlig atonische obere Jejunumschlinge ohne jegliche Andeutung von Peristaltik. Falten mächtig verschwollen und quergestellt. Man erkennt die Faltenbreite am besten an den randständig getroffenen Konturen (→). Innerhalb des Darmlumens Retention von Speiseresten

b) Das primäre Dünndarmgeschwür

Sog. primäre Dünndarmgeschwüre sind selten. Sie kommen solitär und multipel vor. Ihre bevorzugte Lage ist das obere Jejunum und besonders das untere Ileum.

Die Ätiologie der Geschwüre ist offenbar nicht einheitlich. Neben lokal nekrotisierenden bzw. entzündungserregenden Faktoren werden Veränderungen an den Mesenterialgefäßen verantwortlich gemacht. Im Schrifttum liegen bisher etwa 500 Beobachtungen vor.

Größe und Form der Geschwüre ist unterschiedlich. Meist liegen sie an der dem Mesenterialansatz gegenüberliegenden Darmwand. Sie können einen Durchmesser von 3—45 mm haben, linear, rundlich, oval, ring- oder sternförmig konturiert sein und ausgestanzte terrassenförmige oder unterminierte Ränder aufweisen. Die regionalen Lymphknoten sind nur selten beteiligt.

Neben oberflächlichsten Schleimhautdefekten werden auch tiefergreifende Geschwürsbildungen oder gar Perforationen beobachtet. Das männliche Geschlecht soll häufiger befallen sein als das weibliche (3:1).

Dem Krankheitsverlauf nach können akute von chronischen Geschwüren unterschieden werden. Meist beginnt die Erkrankung mit einem Subileus. Akute Geschwüre und narbige Ausheilungszustände kommen nebeneinander vor.

In den letzten Jahren wurde eine gewisse Häufung von Dünndarmgeschwüren beobachtet (Lindholmer, 1964; Wellmann, 1966).

Da sich eine überzeugende Ursache dafür nicht ermitteln ließ, dachte man unter anderem auch an einen Arzneimittelschaden. Vor allem wurden Thiazidderivate in Kombination mit Kaliumchlorid verantwortlich gemacht, man sprach geradezu von sog. „Kaliumgeschwüren“.

Da jedoch seit Jahren Millionen von Menschen derartige Medikamente ohne jegliche Nebenwirkungen einnehmen und auch nur etwa die Hälfte der Patienten eine in dieser Richtung verdächtige Vorgeschichte aufwies, schien eine Verallgemeinerung dieser Vorstellung wenig einleuchtend.

1961 bzw. 1963 waren GAZES und unabhängig von ihm TEICHER eigentümliche Veränderungen an den Mesenterialgefäßen im Sinne von obliterierenden Sklerosen oder Phlebitiden aufgefallen. Sie wurden 1966 von ALEXANDER und SCHWARTZ sowie vor allem von KRAUSPE in einer gemeinsam mit STELZNER herausgegebenen zusammenfassenden klinischen und histologischen Arbeit bestätigt.

Daß hierbei auch noch andere Faktoren im Sinne einer Gefäßschädigung Kollagenosen, Allergie, Lebercirrhosen oder einer nekrotisierenden Entzündung, Tuberkulose, regionale Enteritis, Zollinger-Ellison eine begünstigende Rolle spielen können, leuchtet ein.

Röntgenologisch sind die Befunde, entsprechend der unterschiedlichen Genese sehr variabel. Einige Geschwüre imponieren — ähnlich wie das postoperative Ulcus jejuni — als Nische, andere mehr als umschriebene Einengung des Lumens etwa im Sinne eines ringförmigen tuberkulösen Geschwürs bzw. einer Narbenstenose mit mehr oder weniger deutlicher prästenotischer Dilatation.

EBELING (1933) und vor allem NUVOLI (1953) (Abb. 66) veröffentlichten ausgezeichnete Röntgenbilder. GOLDEN und wir (KRAUSPE u. STELZNER) fanden ringförmige Stenosen, die trotz ihres tuberkuloseverdächtigen Aussehens histologisch eine exakte Diagnose nicht zuließen.

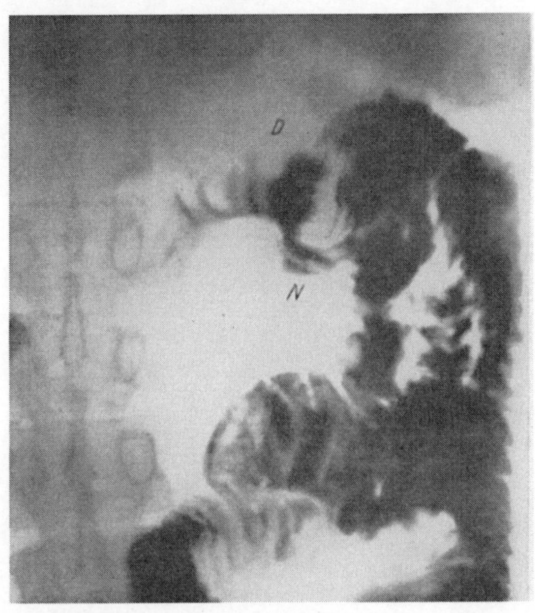

Abb. 66. Primäres Jejunalgeschwür, dicht hinter der Flexura duodeno-jejunalis. *N* Nische; *D* Flexura duodenojejunalis (NUVOLI)

c) Enteritis regionalis (CROHN)

1932 beschrieben CROHN, GINZBERG und OPPENHEIMER erstmalig zusammenfassend pathologisch-anatomisch und klinisch eine entzündliche Dünndarmerkrankung, die sie als „regionale bzw. terminale Ileitis" bezeichneten.

Allerdings hatte LAEWEN bereits 1914 eine gleichartige Beobachtung gemacht, nur nannte er sie „idiopathic ileocoecaltumor on the basis of appendicitis" (Verhandlungen der Deutschen Gesellschaft für Chirurgie).

Da sich die Veränderungen jedoch, wie zunächst angenommen, keineswegs allein auf den Dünndarm beschränken, sondern gelegentlich auch das Duodenum und den Dickdarm befallen (unser erster eigener Fall aus dem Jahre 1932 betraf das Sigma, er wurde von KONJETZNY als „Phlegmone auf der Grundlage einer einfachen Enteritis erosiva bzw. Colitis" bezeichnet), schlugen HARRIES, BELL und BRUNN 1933 vor, den Ausdruck „chronisch vernarbende Enteritis" (chronic cicatricing enteritis) zu gebrauchen, der ebenso prägnant sein dürfte wie die heute wohl allgemein übliche Bezeichnung „regionale Enteritis" bzw. „Crohnsche Krankheit". Die Ätiologie dieser Erkrankung ist bis heute unbekannt. Es handelt sich offenbar um eine Durchblutungsstörung der terminalen Strombahn (KRAUSPE) mit Ulceration der Schleimhaut, einer serösen Durchtränkung der Submucosa und der Subserosa sowie entsprechenden Reaktionen an den regionalen Lymphknoten. Später kommt es zu einer zunehmenden Fibrosierung der Darmwand und des Mesenterialansatzes und zur Entwicklung von Granulationspolypen der Schleimhaut.

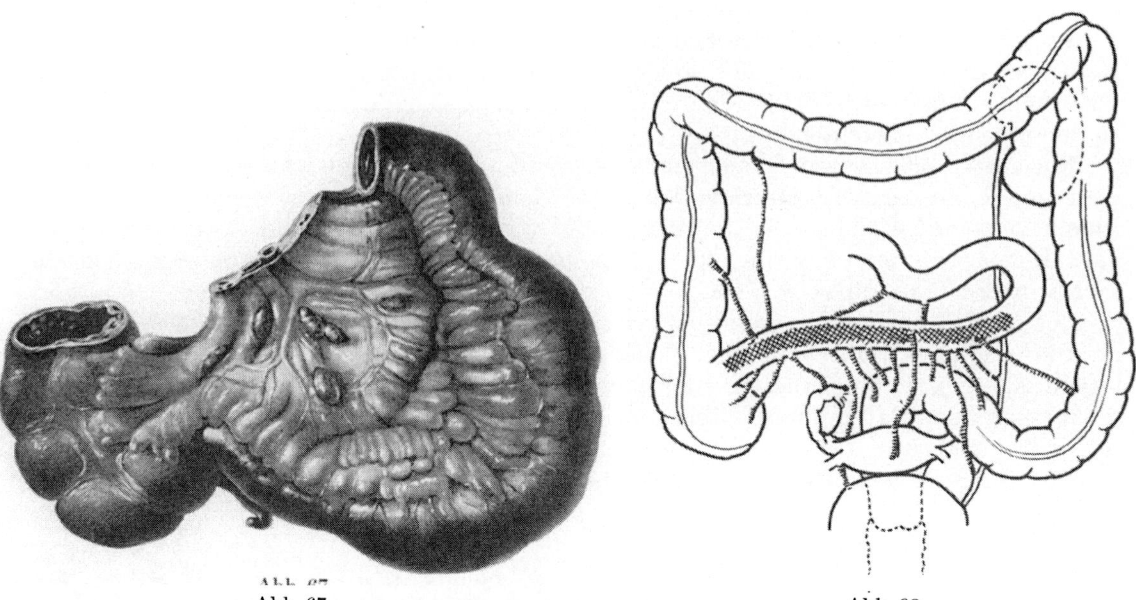

Abb. 67 Abb. 68

Abb. 67. Anatomisches Präparat, das die typischen Veränderungen bei der regionalen Enteritis zeigt. Stenose der letzten Ileumschlinge, prästenotische Dilatation, mächtige entzündliche Lipomatose des Mesenteriums, vergrößerte regionale Lymphknoten (Crohn)

Abb. 68. Schematische Zeichnung der verschiedenen Möglichkeiten der Fistelbildung bei regionaler Enteritis (Crohn, 1932)

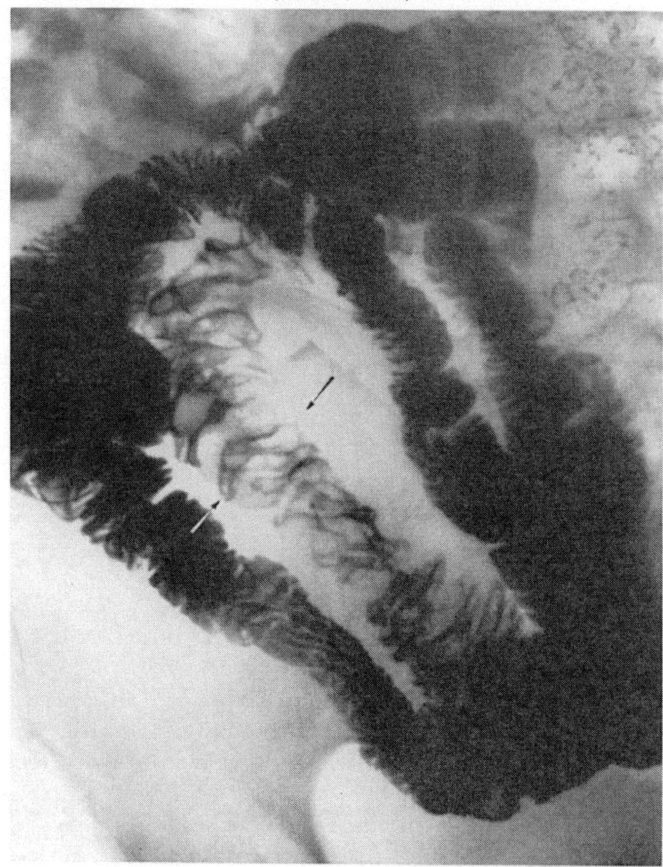

Abb. 69. Regionale Enteritis im unteren Ileum. Man sieht lediglich einen etwa 20 cm langen Dünndarmabschnitt mit veränderter Schleimhaut im Sinne einer Querwulstung (→)

Die Ausdehnung des Prozesses ist unterschiedlich, sie kann 10—30 cm, aber auch wesentlich mehr betragen. Die Veränderungen können isoliert unilokulär nur *ein* umschriebenes Darmstück betreffen, es können aber auch *mehrere* Segmente befallen sein, wobei dann kranke und anscheinend gesunde Bezirke miteinander abwechseln.

Oberhalb der stenosierten Partien können die Darmschlingen dilatiert sein.

Die regionalen Mesenteriallymphknoten sind regelmäßig erheblich vergrößert, das mesenteriale Fettgewebe ist meist sulzig-ödematös infiltriert und tumorartig verdickt (Abb. 67).

In fortgeschrittenen Stadien kann es zur Fistelbildung kommen (nach VAN PATTER etwa 35%) mit Penetration in den Mesenterialansatz bzw. zu gedeckten Perforationen und Abscedierungen. Am häufigsten werden Dünndarm-Dünndarmfisteln (23%) beobachtet oder Fisteln zwischen Dünn- und Dickdarm (Coecum 24%, Sigma 19,5%), aber auch Fistelbildungen zu den Harnwegen (9%) und dem weiblichen Genitale (FORBES und DUNCAN, 1937) sind beschrieben worden (Abb. 68). Äußere Fisteln werden in etwa 15% der Fälle notiert (VAN PATTER (1954).

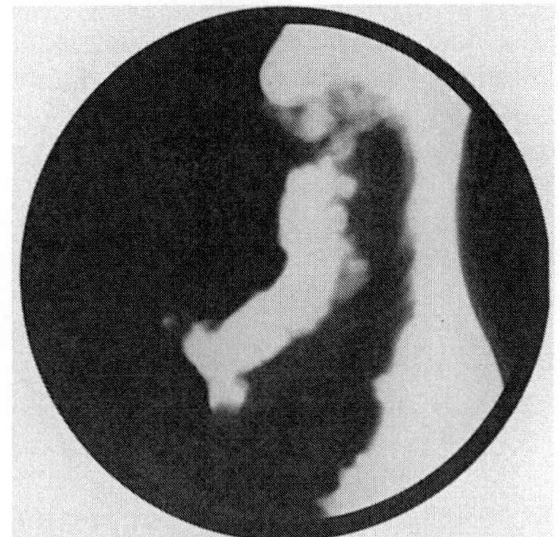

Abb. 70. Regionale Enteritis. Grobpolypöse Schleimhautwulstung im terminalen Ileum mit Wandstarre. Klinisch: 16jähriger Junge, der unter der Diagnose Appendicitis eingeliefert wurde. Bei der Operation fand sich das Bild einer regionalen Enteritis mit plastischer Wandverdickung und Vergrößerung der mesenterialen Lymphknoten. (Operativ bestätigt Prof. KONJETZNY)

Über die *klinischen Symptome* haben vor allem CROHN (1932), COOKE und BROOKE 1954 sowie GROEN und POMPEN (1935) berichtet. Ausführliche Literaturangaben siehe auch unter HENNING, DEMLING (Ergebnisse der inneren Medizin und Kinderheilkunde).

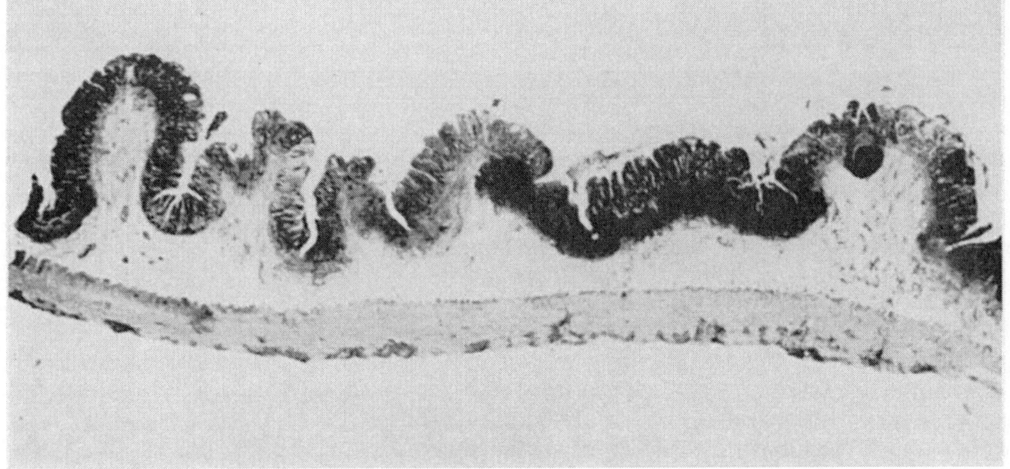

Abb. 71. Enteritis regionalis (Lupenvergrößerung) eines Falles, der durchaus dem Röntgenbefund entspricht. Hochgradig ödematöse Verdickung der Submucosa ohne wesentliche entzündliche Veränderungen, Abflachung und Verbreiterung der Kerkringschen Falten, Verstreichen der Zotten und Auftreten kleiner Ulcera vor allem in den Faltentälern. Plattenförmige, lymphatische Hyperplasie der Peyerschen Plaques (nach AMMANN und COTTIER, 1960)

Danach stehen im Vordergrund der Erscheinungen Gewichtsabnahme (bis zu 25 kg), Durchfälle gelegentlich mit Blutbeimengungen, Störungen der Fettresorption, Temperatursteigerungen, Anämien sowie eine mehr oder weniger deutlich fühlbare tumorartige Resistenz.

Am häufigsten tritt die Erkrankung zwischen dem 20. und 30. Lebensjahr auf (90% Crohn, 1932), doch werden auch höhere Altersgruppen bis zu 70 Jahren (van Patter, 1954) und Kinder (Schiff, 1945) befallen.

Das Röntgenbild der regionalen Enteritis ist sehr vielseitig und daher sicherlich in den meisten Fällen nicht pathognomonisch. Hinsichtlich der Lokalisation und Ausdehnung kann uns jedoch keine Methode so ausgezeichnete Informationen geben wie die Röntgenologie.

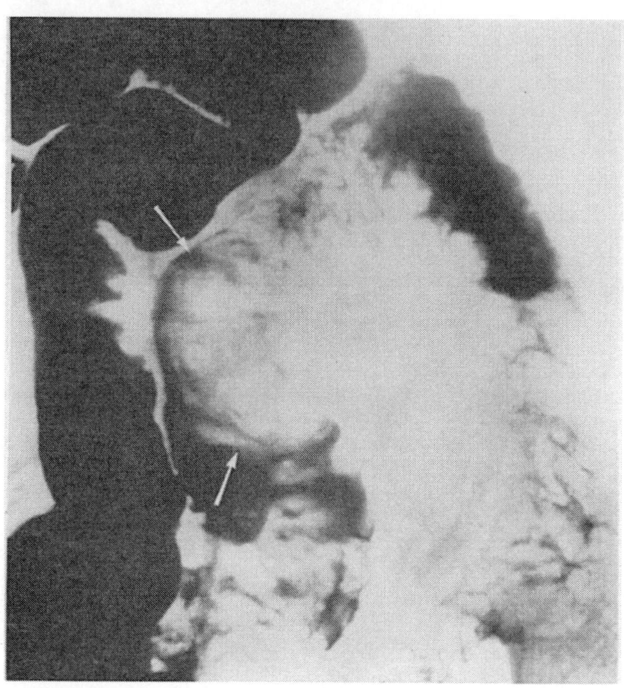

Abb. 72

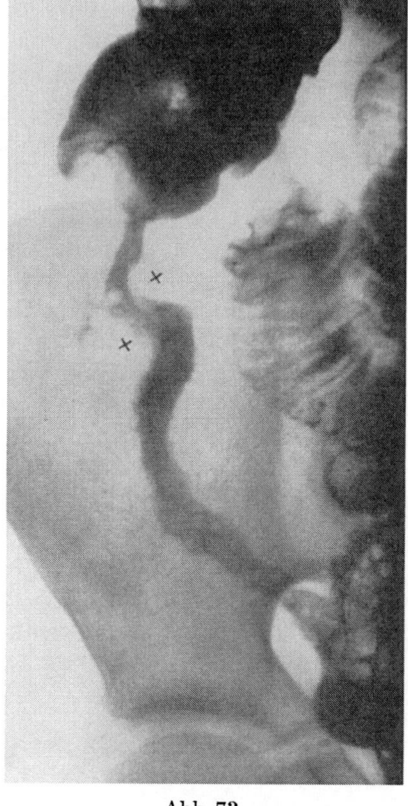

Abb. 73

Abb. 72. Regionale Enteritis mittleres Ileum. Rechts oben an der medialen Begrenzung der Dünndarmschlingen breitbasig aufsitzende polypöse Schleimhautveränderungen, die vergrößerten Peyerschen Haufen zu entsprechen scheinen. Deutliche Impression (←) durch einen vergrößerten Lymphknoten (autoptisch bestätigt)

Abb. 73. Regionale Enteritis. Die unterste Ileumschlinge ist in einer Ausdehnung von etwa 15 cm unter Schwund der normalen Schleimhaut zu einem starren Rohr umgewandelt, zeigt ein unregelmäßiges Kaliber mit multiplen Wanddefekten. Die Veränderungen greifen auf die Klappengegend (× ×), das Coecum und das untere Colon ascendens über (Lassrich, 1955)

Beginnende Formen gleichen weitgehend einer unspezifischen banalen Enteritis bzw. einer Colitis, weil sie oft ausschließlich mit einer Verbreiterung bzw. polypösen Wulstung der Schleimhautzeichnung einhergehen (Abb. 69). Im unteren Ileum, in dem der lymphatische Apparat normalerweise stärker entwickelt ist, können Hyperplasien der Peyerschen Haufen und der Follikel das Bild beherrschen und eine „nichtsklerosierende Ileitis" im Sinne Goldens bzw. eine beginnende Tuberkulose vortäuschen (Abb. 70 und 71).

Dabei spielen Vergrößerungen der regionalen Lymphknoten, die sich als Pelotteneffekte am Dünndarm markieren, eine charakteristische Rolle (Abb. 72).

Später kommt es zur Ulceration der Schleimhaut und infolge der ödematösen derben Infiltration aller Wandschichten zu einer Einengung des Lumens (Abb. 73). In fortgeschrittenen Stadien kann das Röntgenbild an eine infiltrierende Geschwulst erinnern. Infolge der zunehmenden entzündlichen Lipomatose des Mesenteriums sind die betroffenen Dünndarmabschnitte am Mesenterialansatz stärker konkav und distanzieren sich mehr und mehr von den umliegenden Schlingen (Abb. 74).

Die veränderten Dünndarmabschnitte setzen sich von der gesunden Umgebung meist ziemlich scharf ab. Innerhalb der stenosierten Partien sind Schleimhautfalten nicht zu erkennen. Die Innenfläche ist röhrenförmig glatt oder gezähnelt bzw. polypoid (Abb. 75 und 76). Gelegentlich sieht man ein torquiertes vergröbertes Reliefbild, das sog. „String sign" oder „twistet cord appearance" (CROHN, 1932, WEBER, 1938) (Abb. 77).

Bei stärkeren Stenosen kann es zu erheblichen, prästenotischen Dilatationen und gelegentlich sogar zum Ileus kommen. Ulcera am Mesenterialansatz sind von CARLISLE und JUDD (1952) sowie von BODART (1959) beschrieben worden.

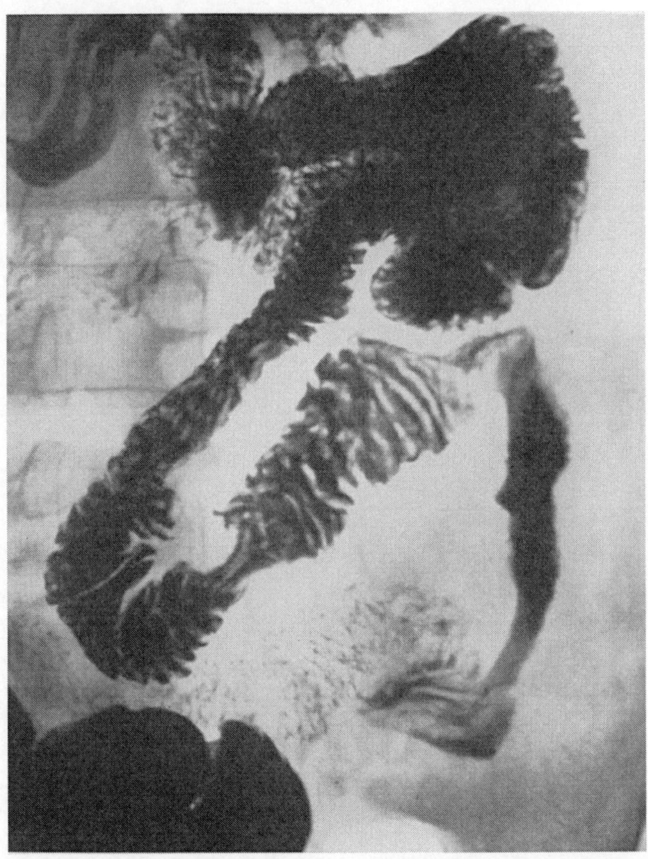

Abb. 74. Regionale Enteritis. Relative Enge im oberen Jejunum mit unregelmäßig arrodierten Konturen. Klinisch: 50jähriger Mann mit intermittierenden Ileusattacken und kardiovasculären Komplikationen (operativ bestätigt)

Die Diagnose ist keineswegs einfach (Abb. 78). Auch histologisch sind Verwechslungen mit Darmtuberkulosen häufig. So erwähnen GOLDEN (1939) und BROHÉE (1939) völlig unabhängig voneinander je einen Fall von regionaler Enteritis des Ileum, bei dem die Diagnose lange Zeit auf Tuberkulose gelautet hatte. Gerade diese Verwechslungsmöglichkeit mit *nicht verkäsenden* Tuberkulosen wird von BOCKUS, TUMEN und KORNBLUM (1940), aber auch von schwedischer Seite insbesondere von STRÖMBECK (1932) sowie SVEN A. CHROM (1941) ausdrücklich betont.

Die differentialdiagnostischen Schwierigkeiten haben noch mehr zugenommen, seitdem BROOKE und COOKE 1951 erstmalig von einer sog. „rechtsseitigen ulcerösen Colitis" oder, besser gesagt, einer „Ileo-Colitis" gesprochen haben, einer Erkrankung, die auch von MARSHAK in der letzten Monographie von CROHN erwähnt ist. Es handelt sich im Gegensatz zu der üblichen, vom Rectum *aufsteigenden* sog. „Prokto-Colitis" um eine von der Ileocöcalgegend *absteigende* Form (Abb. 79). Einige Autoren gebrauchen hierfür auch den

Begriff der sog. ,,back-wash Ileitis", was offenbar besagen soll, daß während der Defäkation ein Teil des Dickdarminhaltes in das Ileum zurückbefördert wird und dort die Entzündung fortsetzt, eine Beobachtung, die auch wir häufiger bei entzündlichen Dickdarmaffektionen gemacht haben.

BROOKE und COOKE lehnen die Bezeichnung ,,backwash Ileitis" ab. Ihrer Meinung nach handelt es sich um ein selbständiges Krankheitsbild und *nicht* um eine vom Kolon auf das Ileum übergreifende, ulceröse Entzündung. *Der Prozeß beginnt im Dünndarm.* Man kann mit einem nicht flockenden Kontrastmittel im unteren Ileum das Ödem der

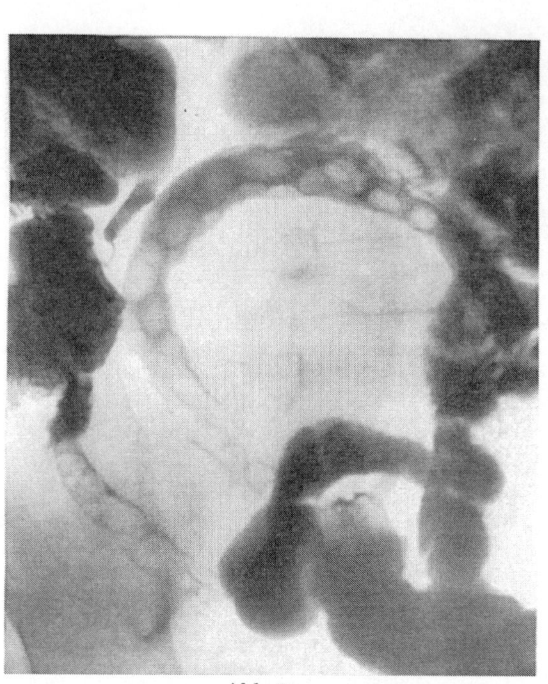

Abb. 75

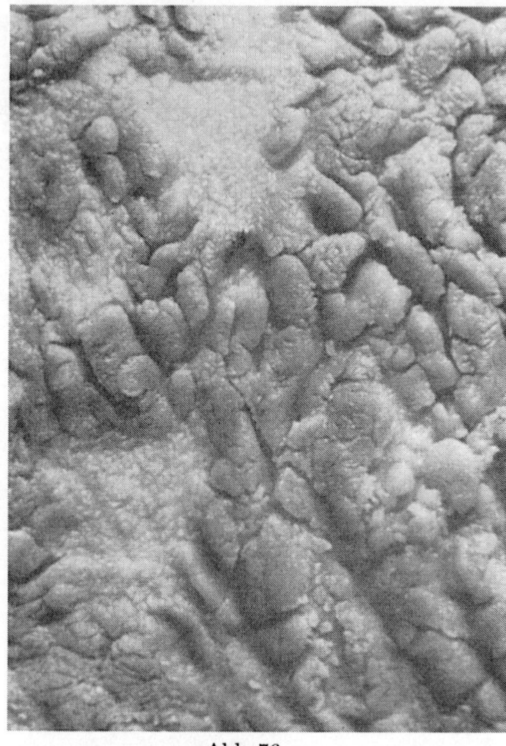

Abb. 76

Abb. 75. Regionale Enteritis im unteren Ileum. Omegaartig verlaufende röhrenförmig deformierte Dünndarmschlinge mit grobpolypöser Reliefzeichnung und starren Konturen. Mächtige Lipomatose des Mesenteriums

Abb. 76. Resektionspäparat einer regionalen Enteritis (Lupenvergrößerung). Unterer Dünndarm mit grobpolypöser Reliefzeichnung (SCHLOTTER, 1960)

Schleimhaut und die oberflächlichen Wanddefekte deutlich als sägeblattartige Zähnelung nachweisen (Abb. 80). Der Prozeß ist auch anatomisch ausschließlich auf die Schleimhaut und die Submucosa beschränkt.

Ein Teil dieser Fälle geht mit Störungen der Fettverdauung und einem steatorrhoeähnlichen Bild einher, wie AVERY-JONES bereits 1952 feststellte. Röntgenologisch ist es unmöglich, die Veränderungen im unteren Dünndarm von einer Crohnschen Erkrankung zu unterscheiden. Allerdings werden trotz negativem Röntgenbefund gelegentlich im Rectum bei der Skopie kleine Ulcera entdeckt, die den Verdacht auf eine ulceröse Colitis nahelegen.

Wir beobachteten in 5 Jahren sechs derartiger Fälle (Abb. 81 und 82), von denen einer einen 10jährigen Jungen betraf.

Auf der Tagung der Deutschen Gesellschaft für Verdauungs- und Stoffwechselkrankheiten im Oktober 1959 hat BODART aus Löwen eine in Belgien häufiger vorkommende Form der regionalen Enteritis geschildert, von der er annimmt, daß sie für die regionale sklerosierende Enteritis geradezu charakteristisch sei (Abb. 83). Es werden innerhalb des Befalls einer Schlinge drei verschiedene Segmente unterschieden:

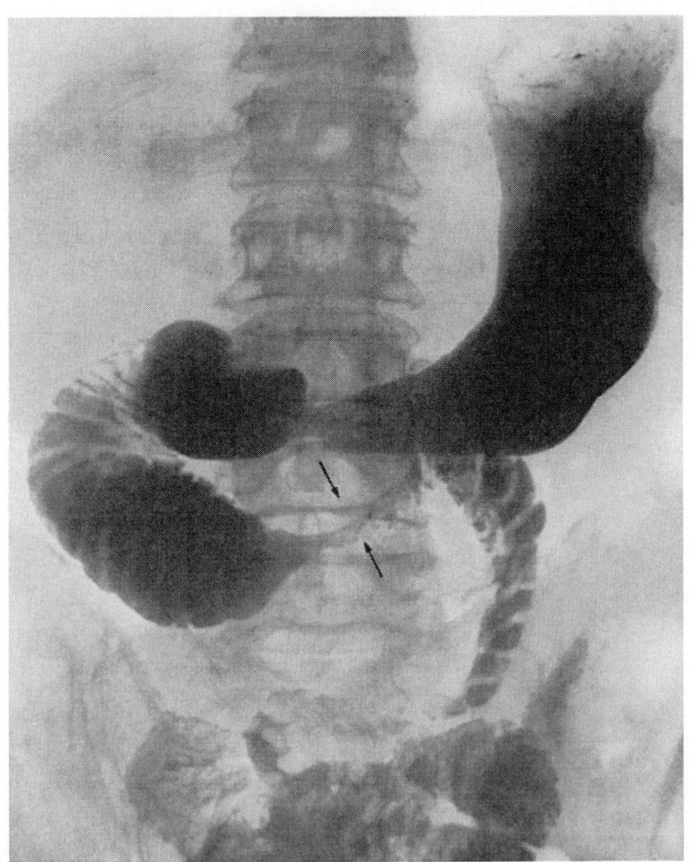

Abb. 77. Regionale Enteritis, operativ bestätigt (KONJETZNY). Relative Enge an der zuführenden Schlinge der Flexura duodeno-jejunalis (→). Schleimhautveränderungen im oberen Jejunum vom Typ des „twisted cord appearance". 72jähriger Mann mit Oberbauchbeschwerden und Brechneigung, deutliche Anämie

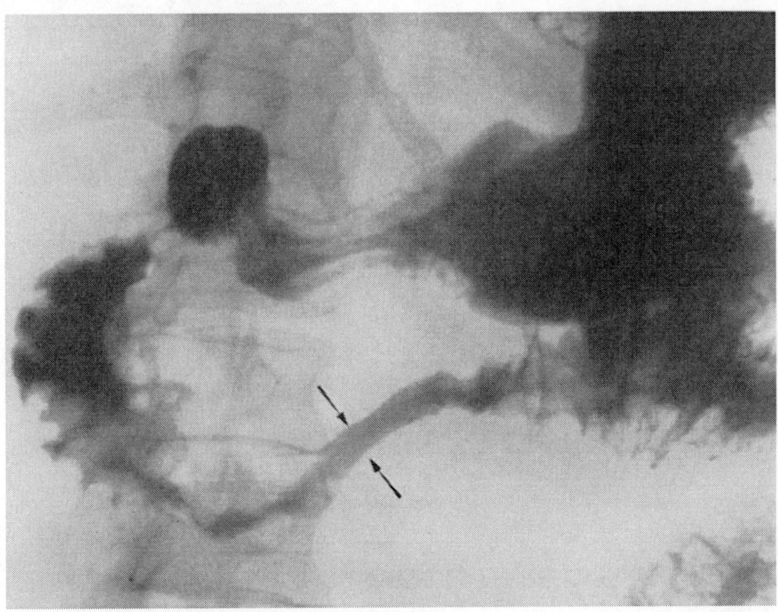

Abb. 78. Pankreaskopfcarcinom unter dem Bilde einer regionalen Enteritis des Duodenums. Röhrenförmige Stenose vom unteren Duodenalknie bis zur Flexura duodeno-jejunalis (→ ←). Klinisch: 60jährige Frau mit Lymphknotenvergrößerungen in der linken Supra- und Infraclaviculargrube sowie einem palpablen Tumor im rechten Mittelbauch. Bei der Sektion fand sich ein primäres Pankreascarcinom mit einer generalisierten lymphogenen und hämatogenen Aussaat sowie einer Stenose im aufsteigenden Colon (Prof. KRAUSPE)

1. ein distales, das im allgemeinen mehr oder weniger stenosiert ist (string sign) und vielfach polypöse Veränderungen im Sinne eines Pflastersteinreliefs (Golden) aufweist;

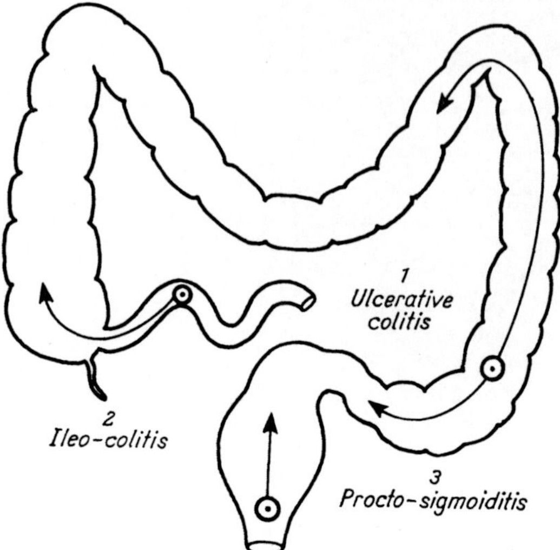

Abb. 79. Schema der aufsteigenden (Procto-sigmoiditis) und der absteigenden Form (Ileo-colitis) der ulcerösen Colitis (nach Brooke)

2. ein intermediäres Segment, das am Mesenterialansatz konkav bzw. imprimiert ist (entzündliche Lipomatose des Mesenteriums bzw. Lymphknotenvergrößerung), dort unter Umständen langgestreckte Geschwüre aufweist und dessen gegenüberliegende Wandkontur guirlandenartig gerafft erscheint (wahrscheinlich Narbenstränge, die zum Mesenterialansatz ziehen);

3. ein proximales Segment, in dem die Falten unregelmäßig gewulstet sind.

Tatsächlich findet sich eine ähnliche Segmenteinteilung auch auf einer Präparatskizze in der letzten Monographie Crohns über die regionale Enteritis aus dem Jahre 1958 (Abb. 67).

Brombart und Massion (1961) schildern eine ähnliche Symptomatologie wie Bodart. Sie versuchen die regionale Enteritis gegen die Tuberkulose abzugrenzen und sind der Ansicht, daß eine aufmerksame Beurteilung der Röntgenbilder in den meisten Fällen auch eine sichere Entscheidung erlaubt. Sie stellen dabei folgende Thesen auf:

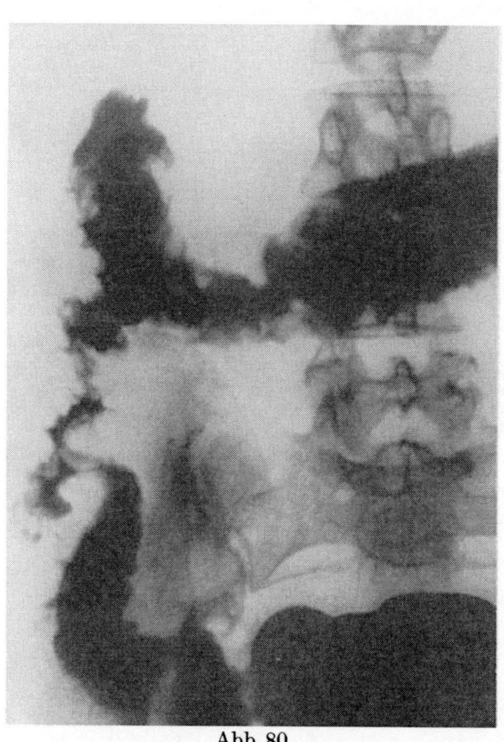

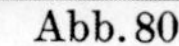

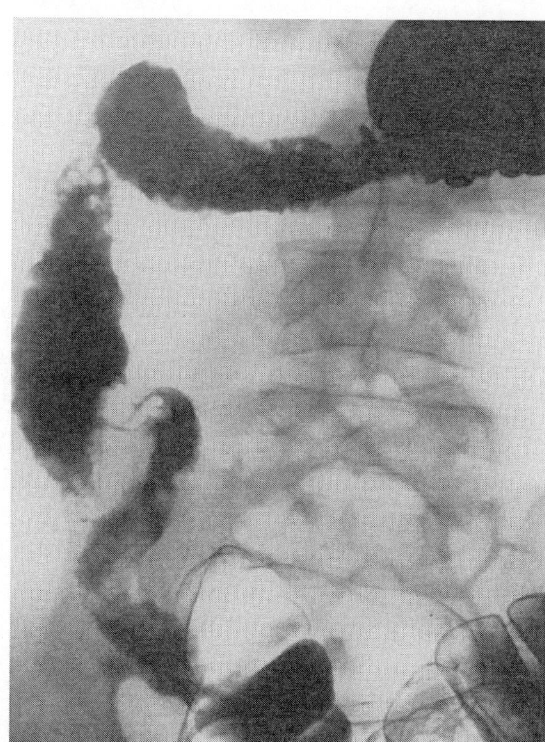

Abb.81

Abb. 80. Ileo-Colitis. Schwere Schleimhautveränderungen im unteren Ileum sowie im proximalen Colon (nach Brooke)

Abb. 81. Grobpolypöse Schleimhautveränderungen im unteren Ileum sowie im aufsteigenden und im proximalen Quercolon. Die Veränderungen wurden zunächst im Sinne einer „Ileo-Colitis" (Brooke und Cooke) aufgefaßt und reseziert. Es kam jedoch bald zum Rezidiv an der Ileotransversostomie

1. Beim Morbus CROHN ist vorwiegend die letzte Ileumschlinge befallen. Die Ausdehnung des Prozesses beträgt meist mehr als 10 cm. Das Coecum ist meist nur funktionell beteiligt. Bei der Tuberkulose dagegen spielen sich die Veränderungen vorwiegend in der Klappengegend ab, greifen also auch auf das Coecum und Ascendens über. Die Stenose im unteren Ileum ist kurz.

2. Beim Morbus CROHN bestätigen sie das Symptom der drei Segmente. Der befallene Abschnitt ist meist hypoton, die Peristaltik läuft nur an der äußeren Kontur ab. Bei der Tuberkulose kommen diese Segmente nicht vor, es gibt nur eine umschriebene kurze

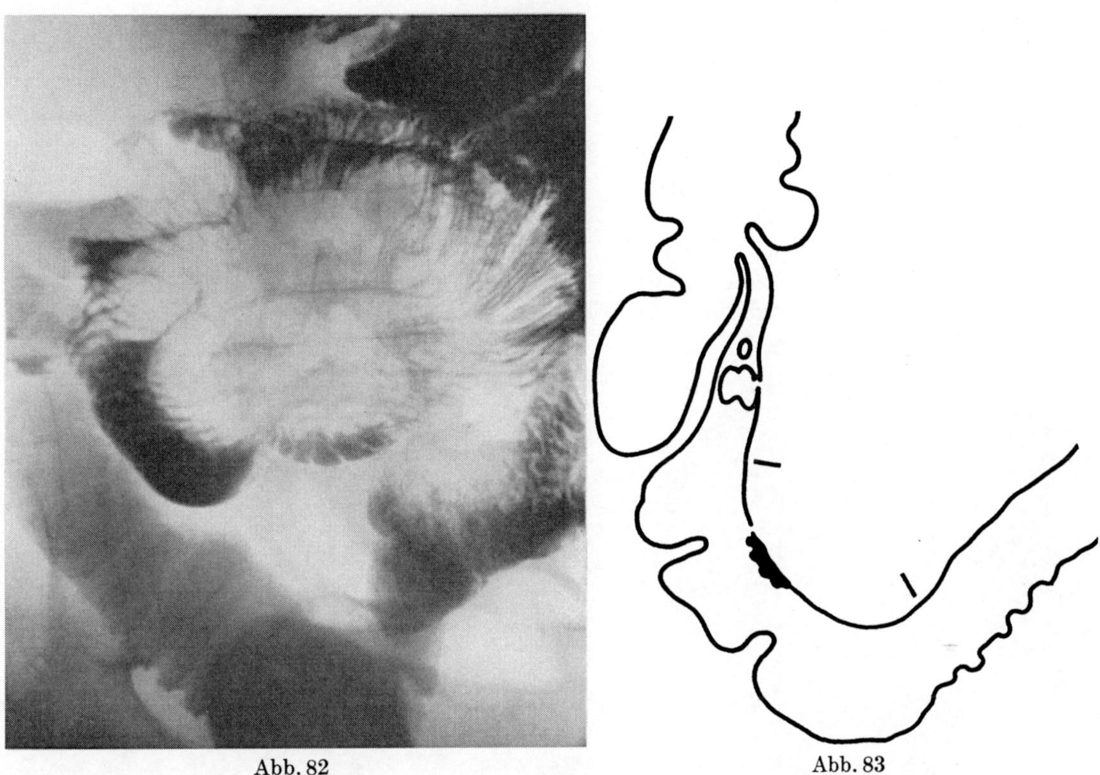

Abb. 82 Abb. 83

Abb. 82. Schwere tumorartige Infiltration des gesamten Mesenterialansatzes mit Kompression der Dünndarmschlingen und prästenotischer Dilatation. Präileus-Situation. Gleicher Fall wie Abb. 75. Wahrscheinlich doch regionale Enteritis (CROHN)

Abb. 83. Schema einer regionalen Enteritis nach BODART, VANTRAPPEN, DE GROOTE und VANDERBROUCKE (1959). Es werden drei Segmente unterschieden: 1. das distale stenosierte Segment in dem sich gelegentlich polypöse Veränderungen nachweisen lassen; 2. das intermediäre prästenotische „festonierte" Segment, das gelegentlich Ulcera am Mesenterialansatz aufweist; 3. das proximale Segment mit unregelmäßig gewulsteten Falten. Die Konkavität des Mesenterialansatzes ist der Ausdruck der entzündlichen Lipomatose und der Lymphknotenvergrößerungen

Stenose, die Konturen sind meist symmetrisch, der Mesenterialansatz bleibt weich und gekerbt, die gegenüberliegende Seite glatt, also nicht „festoniert" oder „languettiert".

3. Invaginationen werden beim Morbus CROHN nie beobachtet, bei der Tuberkulose dagegen häufiger.

4. Eine Tuberkulose heilt auf eine spezifische Therapie, der Morbus CROHN nie.

So eindrucksvoll und überzeugend diese von den belgischen Kollegen aufgestellte differentielle Symptomatologie auch sein mag, sie trifft, wie wir gesehen haben, zum mindesten bei uns in Deutschland nur für einen ganz begrenzten Prozentsatz der Fälle zu. Wir wissen, daß es auch sog. völlig uncharakteristische Formen gibt, Formen, die eine differentielle Diagnostik nicht erlauben.

d) Die nichtsklerosierende Ileitis (Golden)

1945 beschrieb Golden eine neuartige Dünndarmerkrankung, die er bewußt von den *sklerosierenden stenosierenden Formen* der regionalen Enteritis im Sinne von Crohn, Ginzberg und Oppenheimer abgrenzte. Seine Beobachtungen bezogen sich fast ausschließlich auf Mädchen im Alter zwischen 10 und 20 Jahren. Sie klagten über rechtsseitige Unterbauchschmerzen vom Typ einer Appendicitis. Gelegentlich bestanden Durchfälle mit Schleim- oder Blutbeimengungen. Der *Röntgenbefund* war charakterisiert durch Schleimhautveränderungen im unteren Ileum. Es fanden sich rundliche Aufhellungen von Pfefferkorn- bis Linsengröße, die an eine Polypose erinnerten. Golden bezeichnete den Zustand als „The cobblestone Ileum" (Abb. 84). In anderen Fällen waren die Falten verbreitert oder irritiert, oder es bestand eine Wulstung der Ileocöcalklappe. Meist fand sich eine umschriebene Druckschmerzhaftigkeit der untersten Dünndarmschlingen

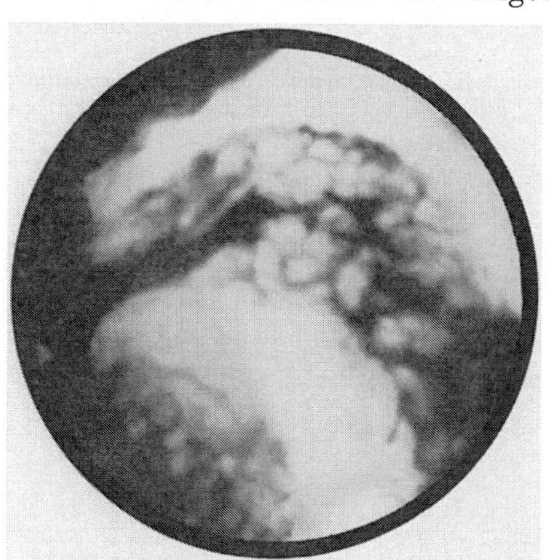

Abb. 84

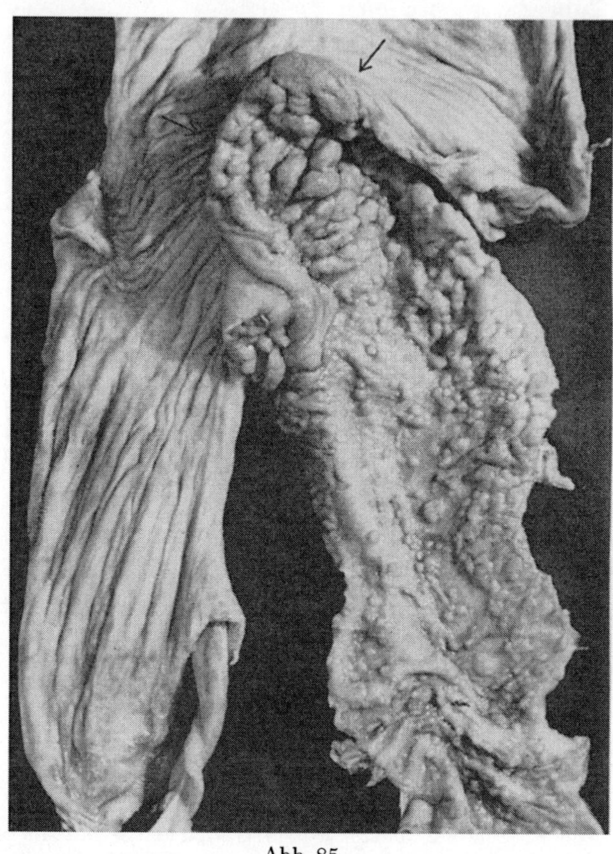

Abb. 85

Abb. 84. Nichtsklerosierende terminale Ileitis (Golden, 1945). Hyperplasie der Lymphfollikel und Peyerschen Haufen mit Wulstung der Klappenlippen bei 12jährigem Mädchen, das nach einer Angina über rechtsseitige Unterbauchschmerzen klagte, die an eine Appendicitis denken ließen

Abb. 85. Anatomisches Präparat der Ileocöcalgegend eines 6jährigen Jungen, der an einem nichtdiphtherischen Krupp starb. Erhebliche Vergrößerung der Lymphfollikel und Peyerschen Haufen, besonders in der Klappengegend (→). Allgemeiner Status lymphaticus (Prof. Krauspe)

während der Palpation. Man fühlte das verdickte Ileum unter den Fingern hin- und herrollen. Die Schleimhautveränderungen ließen sich meist nur unter dosierter Kompression nachweisen. Mehrere Fälle wurden laparotomiert. Bei einigen wurde die Appendix entfernt, obwohl sie makroskopisch einwandfrei war. Die unteren Dünndarmschlingen waren verdickt. Die Veränderungen bildeten sich bei einigen Patientinnen im Laufe der nächsten Wochen zurück, bei anderen blieben sie trotz Nachlassens der Beschwerden bestehen. Innerhalb der nächsten 10 Jahre konnte in keinem Fall die Entwicklung einer sklerosierenden Enteritis (Crohnsche Krankheit) beobachtet werden. Da keine Probeexzision aus dem unteren Ileum gemacht wurde, blieb die Histologie ungeklärt. 1941 waren bereits von Strömbeck und unabhängig von ihm von Marina-Fiol und Rof-Carballo ähnliche Fälle beschrieben worden. Alle drei Autoren führten in Anlehnung an die Arbeiten LAURELLS (1932) die Schleimhautveränderungen auf eine Hyperplasie des lymphatischen Apparates (Peyersche Plaques und Lymphfollikel) zurück. Seitdem ist von mehreren in- und ausländischen Autoren diese Ansicht bestätigt worden (PRÉVÔT, 1950; BÜCKER und FEINDT, 1951; LASSRICH, SCHÄFER, 1951; ARNULF und BUFFARD, 1953) (Abb. 85).

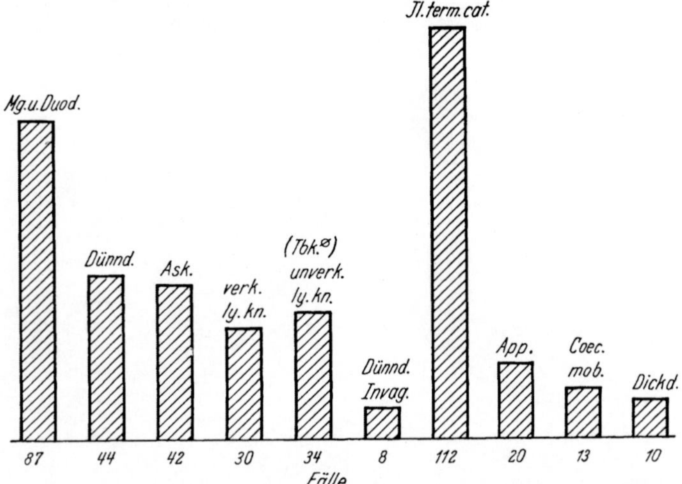

Abb. 86. Aufgliederung der anatomischen Befunde von 620 röntgenologisch untersuchten Kindern mit Nabelkoliken. Es konnten in 65% der Fälle pathologische Veränderungen gefunden werden (nach SCHÄFER, LASSRICH, WALLIS, 1955)

Es handelt sich danach offenbar um einen mehr oder weniger alltäglichen, wahrscheinlich bakteriellen bzw. toxischen Darminfekt, der mit einer erheblichen Hyperplasie des lymphatischen Gewebes, einer sulzigen Durchtränkung der unteren Ileumschlingen und

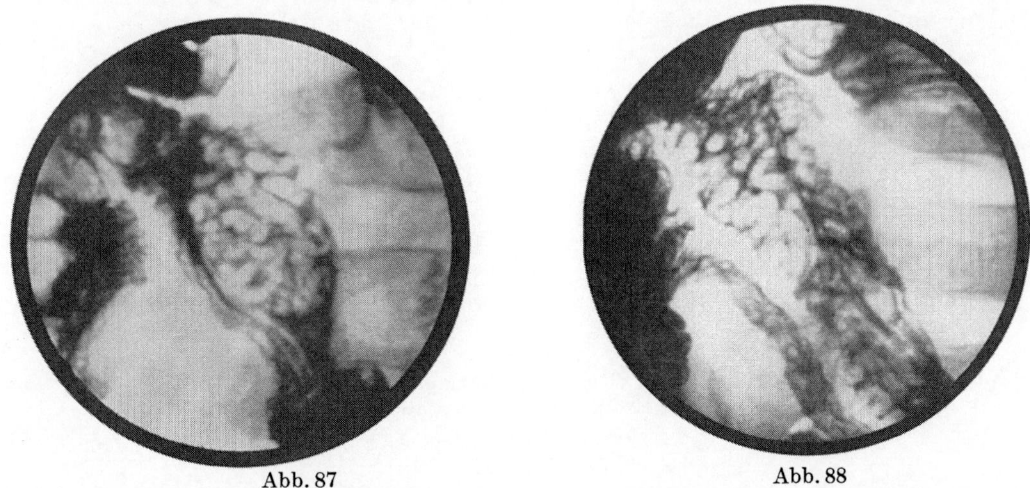

Abb. 87 Abb. 88

Abb. 87. Darmtonsille, 7jähriges Mädchen. Pelotte von Walnußgröße an der terminalen Ileumschlinge durch einen großflächigen Peyerschen Plaque, an dessen Grunde sich zahlreiche einzelne Lymphknötchen befinden und ein Pflastersteinrelief hervorrufen

Abb. 88. Normales terminales Ileum. $3^1/_2$jähriger gesunder Junge. Unregelmäßige polypöse Schleimhautzeichnung im untersten Ileum und in der Appendix als Ausdruck einer kräftigen, altersgemäßen Entwicklung des lymphatischen Gewebes

des zugehörigen Mesenteriums sowie einer deutlichen Lymphknotenvergrößerung im Sinne einer chronischen Lymphadenitis einhergeht. LASSRICH, PRÉVÔT, SCHÄFER u. WALLIS haben 1951/53 auf die Bedeutung dieser Befunde im Rahmen der kindlichen Nabelkoliken aufmerksam gemacht (Abb. 86). Unter 340 Kindern mit „Leibschmerzen ohne Befund" ließen sich 84mal derartige Veränderungen nachweisen. Bevorzugt waren Kinder mit Untergewicht (—3 kg) und Überlänge (+6 cm) im Alter von 5 bis 12 Jahren, Mädchen waren etwas häufiger befallen als Jungen.

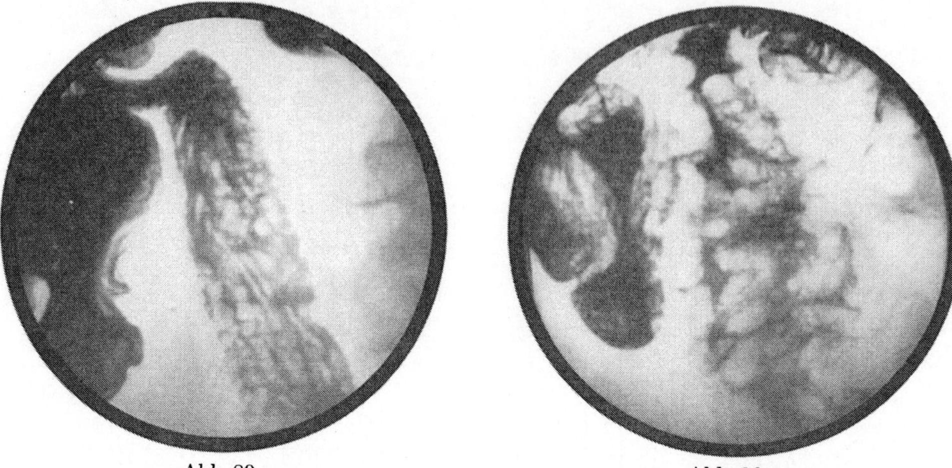

Abb. 89 Abb. 90

Abb. 89. Normales terminales Ileum. 10jähriges gesundes Kind. Außer einigen etwas kräftiger entwickelten Follikeln besteht die Reliefzeichnung der untersten Ileumschlingen vorwiegend aus Längsfalten

Abb. 90. Nichtsklerosierende terminale Ileitis (Golden). Höhepunkt. 10jähriges Mädchen. Hochgradige Vergrößerung der Lymphfollikel im Bereich der terminalen Ileumschlinge

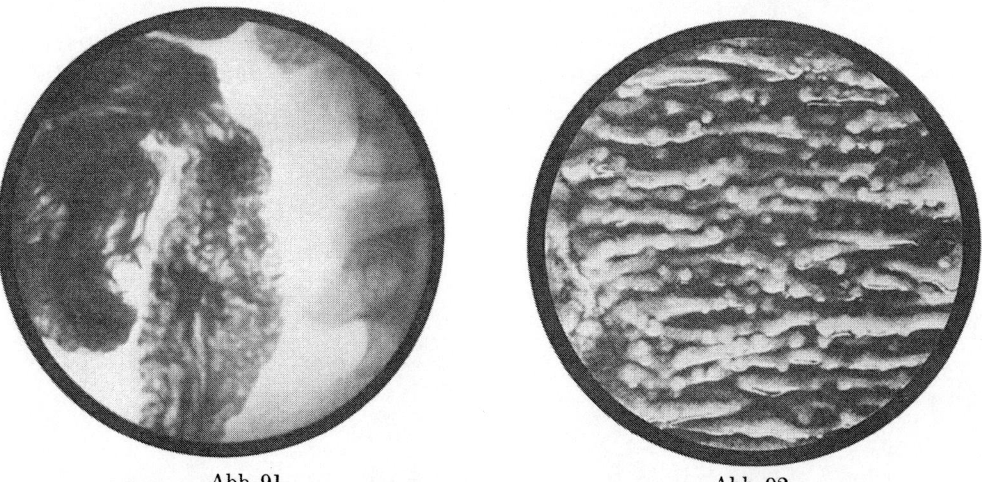

Abb. 91 Abb. 92

Abb. 91. Nichtsklerosierende terminale Ileitis (Golden). Heilung. Dasselbe Kind wie in Abb. 84. Unter Nachlassen der Beschwerden hatte sich 10 Monate später das Relief normalisiert

Abb. 92. Exzessive Hypertrophie der Solitärfollikel im Dünndarm. Nur in einzelnen Follikeln fanden sich epitheloidzellige Tuberkel (Böhm)

Als typische Röntgensymptome werden

1. polypoide Vergrößerungen der Follikel und Peyerschen Plaques der unteren Ileumschlingen und der Appendix,
2. Verdickung und Tastbarkeit
3. verminderte Kontraktionsfähigkeit
4. umschriebener Druckschmerz

} der untersten Ileumschlinge,

5. Schwellung und Schmerzhaftigkeit der Ileocöcalklappe,
6. Vergrößerung der ileocöcalen Lymphknoten

beschrieben. Zuweilen konzentrieren sich die hyperplastischen Plaques und Follikel derart stark auf einen umschriebenen Bezirk, daß sich regelrechte Tonsillen bilden, wie wir es in Abb. 87 sehen. LAURELL hat bereits 1932 in seiner Arbeit über die Ursache der Invaginationen bei Kindern auf derartige Befunde hingewiesen.

Die Größe der Follikel erreicht ihren Höhepunkt während der Zeit der stärksten Beschwerden, sie nimmt in den beschwerdefreien Intervallen deutlich ab.

Lokale Wärmebehandlung, Bettruhe, Sulfonamide und Schonkost führten nur in einem Drittel der Fälle zur Beschwerdefreiheit. In einem weiteren Drittel kam es nach verschieden langen Intervallen erneut zu Schmerzattacken und zu einem Anschwellen der Follikel, wohingegen das letzte Drittel durch die Behandlung praktisch unbeeinflußt blieb. WOLF (1949) berichtet über Erfolge mit ACTH.

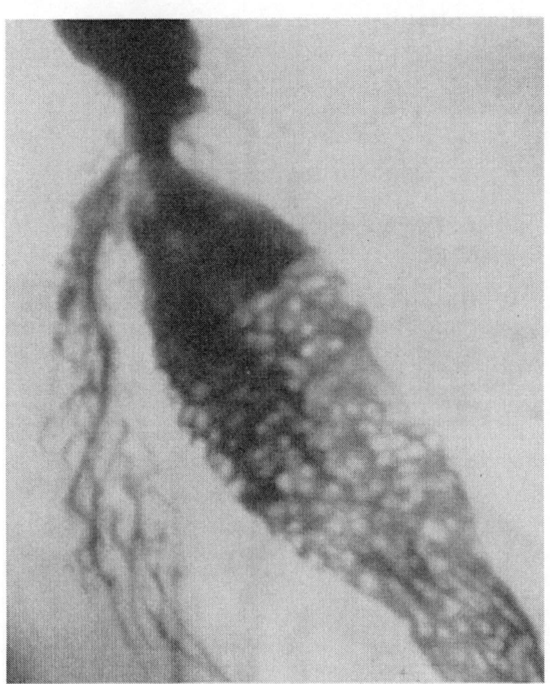

Abb. 93. Ileitis follicularis. Ausgesprochen granuliertes Relief der untersten Ileumschlinge bei Hypertrophie der Lymphfollikel. Die Konturveränderungen sprechen für einen organischen Wandprozeß. Abnorme Kontraktionsneigung des Coecums und des Ascendens. Klinisch: 65jährige Frau, die seit 10 Jahren über heftige Durchfallsattacken klagt. Seit 9 Jahren besteht eine histaminrefraktäre Achylie. Im Stuhl fanden sich Oxyuren. Auf Acidol-Pepsin, Pankreon und Sulfonamide gingen die Beschwerden zurück. Bei der Röntgen*kontrolle* fand sich ein völlig normales Reliefbild

1955 haben CHÉRIGIÉ, TAVERNIER, DUPAS und REYNAL auf das gehäufte Vorkommen derartiger Befunde bei *Masern* und *Röteln* aufmerksam gemacht (70%). Während STRÖMBECK und PRÉVÔT die von GOLDEN gewählte Nomenklatur „*nichtsklerosierende Ileitis*" beibehielten, wurde von anderen Autoren das Krankheitsbild als „Enteritis follicularis" (MARINA-FIOL), als „Pseudopolyposis lymphatica" (SCHMIEDEN-WESTHUES, BÜCKER und FEINDT), „Iléite lymphoide terminale" (ARNULF und BUFFARD) und schließlich „Ileitis catarrhalis" (SCHÄFER, LASSRICH) bezeichnet. Nachdem SIEGMUND bereits 1929 vom pathologisch-anatomischen Standpunkt darauf hingewiesen hatte, daß eine Vergrößerung des lymphatischen Apparates des unteren Dünndarms keineswegs immer eine Erkrankung im Sinne einer „Enteritis nodularis bzw. follicularis" zu sein braucht, hat WELLS (1948) diese Tatsache auch röntgenologisch bestätigen können. Sie stellte als erste an 14 gesunden Kindern unter 13 Jahren fest, daß polypoide Reliefveränderungen im unteren Dünndarm im Kindesalter zum Normalbefund gehören, daß sie bei gutgenährten stärker entwickelt sind als bei schwächlichen, und belegte ihre Behauptung mit ausgezeichneten Röntgenbildern und histologischen Präparaten. 1953 studierte LASSRICH an 130 gesunden Kindern im Alter zwischen 2 und 14 Jahren die Entwicklung der Follikel in den verschiedenen Altersstufen. Er konnte dabei nachweisen, daß der Grad der Hyperplasie des lymphatischen Apparates altersgebunden ist, daß er seinen Höhepunkt im Kleinkindes- und frühen Schulalter erreicht, um mit Einsetzen der Pubertät sich wieder zurückzubilden (Abb. 88—91). Die Veränderungen kommen am deutlichsten an der medialen oberen Kontur der letzten Ileumschlinge unmittelbar vor der Ileocöcalklappe zur Darstellung, in einer Gegend also, in der auch der Typhus und die Tuberkulose ihre ersten Röntgensymptome zeigen (Alarmknötchen, MARINA-FIOL). Da bei den gesunden Kindern die Entwicklung des lymphatischen Apparates meist wesentlich geringer ist als bei den kranken, darf man diesen Zustand wohl mit einem gewissen Recht im Sinne von BÜCKER, FEINDT (1951) und SEITZ (1951) als einen lokalen „Status lymphaticus" auffassen, der jedoch keineswegs zwangsläufig mit einem allgemeinen Lymphatismus kombiniert zu sein braucht.

Böhm und Jakob haben unabhängig voneinander über diffuse *Follikelhyperplasien* bei Darmtuberkulose berichtet. Während Böhm diese Befunde als eine Art allergischer Reaktionen auf die tuberkulöse Infektion auffaßt, scheint Jakob einen solchen Zusammenhang nicht anzunehmen. In der Tat treten, wie wir mehrfach beobachten konnten, derartige Hyperplasien (Abb. 92 und 93) im Verlauf rezidivierender unspezifischer Enteritiden gelegentlich auf, und zwar nicht nur bei jüngeren, sondern auch bei älteren Patienten. Differentialdiagnostisch muß in erster Linie an die sklerosierende Ileitis, an die Darmtuberkulose bzw. retinierte Speisereste gedacht werden.

22. Spezifische Entzündungen

a) Die Darmtuberkulose

Die Darmtuberkulose galt früher geradezu als die Domäne der morphologischen Dünndarm-Diagnostik.

Die ersten Versuche, tuberkulöse Veränderungen am Magen-Darmkanal nachzuweisen, gehen bereits auf das Jahr 1911 zurück. In seinen grundlegenden Arbeiten berichtete Stierlin damals über eine Anzahl von Symptomen, die zwar für die Tuberkulose nicht pathognomonisch sind, die aber trotzdem auch heute noch ihre Bedeutung behalten haben.

Man bediente sich zu dieser Zeit auch für die Untersuchung des Dickdarms noch fast ausschließlich der peroralen Passage. Da jedoch bei dieser Methode infolge der starken Eindickung des Kontrastmittels eine exakte Schleimhautdiagnostik des unteren Dünndarms und des Dickdarms nicht möglich ist, finden wir in den ersten Berichten vorwiegend Schilderungen über das *funktionelle* Verhalten des Darmes.

Erst mit der Einführung des Kontrasteinlaufes durch Haenisch (1913) verbesserten sich die diagnostischen Möglichkeiten.

Die von Stierlin aufgestellte Symptomatologie wurde später von Kienböck, Schwarz, Case, Haenisch u.a. bestätigt und ergänzt, sie galt bis zur systematischen Einführung der *Relief*diagnostik als das sicherste Fundament zur Erkennung der Darmtuberkulose.

1925 berichtete A. W. Fischer in Anlehnung an Laurell zum ersten Mal über systematische Dickdarmstudien mit der kombinierten Kontrastdarstellung (Luft-Bariumfüllung). Ein großer Teil der untersuchten Fälle konnte operativ bestätigt werden.

Hammer hat 1927 die bis dahin in Deutschland vorwiegend auf die funktionelle Diagnostik eingestellten Studien bewußt und systematisch auf den Nachweis *anatomischer* Veränderungen ausgerichtet. 1928 schrieb Fleischner seine ausgezeichnete Monographie über die Darmtuberkulose, wobei er ebenfalls vorwiegend anatomische Gesichtspunkte in den Vordergrund stellte. Zur gleichen Zeit (1930) erschien in den USA die Monographie von Brown und Sampson.

Obwohl Fleischner bereits ausgezeichnete Bilder von *Dünndarm*tuberkulose bringt, war es doch Pansdorf vorbehalten, zum ersten Mal bewußt (1937) zwei tuberkulöse Geschwüre des Dünndarms etwa 50 cm vor der Ileocöcalklappe zu demonstrieren. Eine der besten zusammenfassenden Darstellungen über die Darmtuberkulose schrieb im gleichen Jahr Rother.

Ihnen folgten systematische Dünndarmstudien von Prévôt (1940) sowie Golden (1945), die bereits zu einer gewissen Abrundung der Symptomatologie der Dünndarmtuberkulose führten, bis es endlich Marina-Fiol (1949) gelang, den Solitärtuberkel in Form des „Alarm-Knötchens" darzustellen. 1950 brachte Böhm durch seine unvergleichlichen anatomischen Präparate eine Bestätigung der bisherigen Röntgensymptomatologie.

Die nun folgenden Arbeiten von BÖHM (1949/50), KUHLMANN (1951), NUVOLI (1953), PORCHER, BUFFARD und SAUVEGRAIN (1954), DE BUSSCHER (1955), RIGAL (1955) u.a. lassen bereits erkennen, daß mit der Einführung der Tuberkulostatica die Darmtuberkulose, deren röntgenologische Symptomatologie erst vor kurzem zum Abschluß gekommen war, eine aussterbende Krankheit zu sein scheint, deren Abhandlung vielleicht in Jahren nur noch historisches Interesse beanspruchen darf.

Pathologisch-anatomisch unterscheidet man zwischen einer sog. *primären* Darmtuberkulose (Fütterungstuberkulose) und einer *sekundären* Darmtuberkulose.

Bei der *primären* Darmtuberkulose erfolgt die Infektion durch Verschlucken tuberkulose-infizierten Materials (zumeist Perlsuchtbacillen, z.B. in der Milch) vorzugsweise im unteren Ileum. Es kommt zur Ausbildung eines Primärkomplexes, d.h. zu einer Schädigung der Darmwand, ausgehend von den Lymphfollikeln und Peyerschen Haufen, und einer starken Reaktion an den regionalen Lymphknoten des Mesenteriums. Da der Primärherd meist keine Neigung zur Verkäsung zeigt, heilt er in der Mehrzahl der Fälle mit einer kaum sichtbaren Narbe ab, während die Lymphknoten teils käsig, teils fibröshyalin umgewandelt werden, meist unter Einlagerung von Kalksalzen. Nur in seltenen Fällen werden regelrechte Ulcera der Darmwand beobachtet, die den Geschwüren einer sekundären Darmtuberkulose weitgehend ähneln.

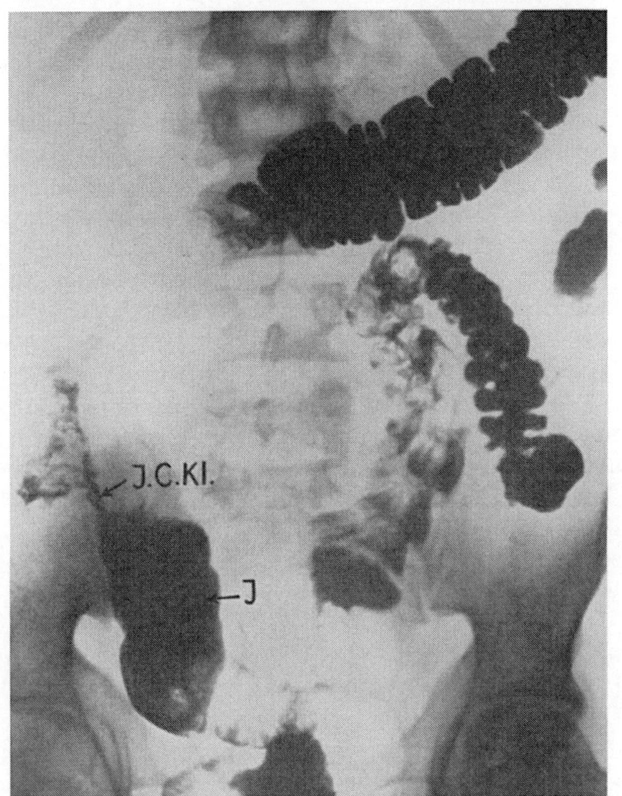

Abb. 94. „Stierlin-Symptom“, Kontrastdarstellung des Magen-Darmkanals in der Passage. 7 Std nach peroraler Verabfolgung von Bariumsulfat. Während die zuführende Ileumschlinge, das Quercolon und ein Teil des Sigmoids mehr oder weniger prall gefüllt sind, bleiben die von der Tuberkulose befallenen Darmabschnitte — das aufsteigende Colon und die rechte Flexur — wie ausgelöscht. *J* Prästenotisch erweiterte letzte Ileumschlinge; *J.C.Kl.* Ileocöcalklappe

Bei der *sekundären*, wesentlich häufigeren Form der Darmtuberkulose erfolgt die Infektion des Darmes bei bereits bestehender ulceröser Lungenphthise durch verschlucktes tuberkulöses Sputum oder metastatisch auf dem Blutwege. Ähnlich wie der Typhus beginnt die Darmtuberkulose mit Vorliebe im Bereich des lymphatischen Apparates, also an den Follikeln und Peyerschen Haufen des unteren Ileums und der Ileocöcalklappe. Sie können, wie BÖHM an frischen Resektionspräparaten zeigen konnte, die Größe eines halben Walnußkerns erreichen. Diese massiv geschwollenen Peyerschen Haufen zeigen zunächst an der Oberfläche Blutungen und kleine Substanzverluste, später wird die Schleimhaut nekrotisch, und es entwickelt sich unter Abstoßung des zerstörten lymphatischen Gewebes das tuberkulöse Geschwür.

Durch Konfluenz mit benachbarten Geschwüren können größere zirkuläre oder gürtelförmige Ulcerationen entstehen. Schließlich können größere Darmabschnitte in eine riesige Geschwürsfläche umgewandelt werden.

In der Ileocöcalgegend kommt es häufiger zu stenosierenden, hyperplastischen, narbigen Formen, die makroskopisch an Carcinome erinnern. Abheilende Geschwüre bilden unregelmäßige Narben, die je nach Ausdehnung des Prozesses zu Asymmetrien oder zu mehr oder weniger starken zirkulären Stenosen führen.

Stierlin konnte als erster die tuberkulösen Veränderungen an ihrer Prädilektionsstelle, der Ileocöcalgegend, nachweisen. Er beschreibt tuberkulöse Geschwüre in Form eines konstanten Schattenflecks, abnorme Füllungsbilder im Dickdarm bei ulcerösen Prozessen und Passageverzögerungen im Dünndarm bei Strikturen. Als eines der wichtigsten Symptome jedoch bezeichnete er das Fehlen der Kontrastmittelfüllung im Bereich der ulcerös veränderten Darmabschnitte, insbesondere des Coecums und Ascendens, das sog. „Stierlin-Symptom".

Es „bleibt der tuberkulös erkrankte Colonabschnitt (von einer Diagnostik der Dünndarmtuberkulose war damals noch nicht die Rede) gleichsam wie ausgelöscht" (Abb. 94).

Das Symptom des Kontrastausfalls ist nicht für Tuberkulose beweisend. Es findet sich auch bei anderen mit Schleimhautveränderungen einhergehenden Darmerkrankungen, wie z.B. beim Carcinom oder der ulcerösen Colitis sowie der Crohnschen Enteritis. Stierlin (1911) und Faulhaber (1916) haben dies bereits selbst festgestellt. Andererseits kann das Stierlin-Symptom auch bei schweren ulcerösen Tuberkulosen des Darms völlig fehlen, wie Faulhaber (1916), Goldhammer (1916), Révész (1918), Lange (1923/24) und besonders Fleischner (1928) betonen.

1939 hat sich Weltz anhand kino-kymographischer Untersuchungen sehr eingehend mit den funktionellen Störungen des entzündlich veränderten Dünndarms und somit auch mit der Tuberkulose beschäftigt. Er ist der Überzeugung, daß es auch im Dünndarm etwas Ähnliches wie ein *Stierlin-Symptom* gibt. Da jedoch zwischen den spezifischen und unspezifischen Enteritiden hinsichtlich ihres funktionellen Verhaltens keine differentialdiagnostischen Unterschiede bestehen, lassen sich die Symptome lediglich als Hinweis verwerten.

Ein dem Stierlinschen Symptom sehr ähnliches Phänomen beschreiben Marina-Fiol und Rof Carballo (1941) unter der Bezeichnung „Sprungsymptom". Es handelt sich hierbei, wie die Autoren sagen, um ein „Stierlin-Incompleto" der präsphinkterialen Gegend des Ileum.

Assmann (1913) beschreibt langanhaltende funktionelle Stenosen, wie sie bei Fremdkörpern, Gallensteinen oder Ascariden gefunden werden. Strehl (1899) berichtet über einen Fall, bei dem sich während der Operation (v. Eiselsberg) auf einer Strecke von 2 Metern Dünndarm 15 Stenosen vorfanden, die offenbar rein funktioneller Natur waren, denn bei der Autopsie fanden sich an den Stellen lediglich Ulcerationen, aber keine anatomischen Engen.

Daß durch derartige Kontraktionszustände die Passage im Dünndarm verlangsamt sein kann, ist verständlich. Barsony (1923) sah Passageverzögerungen von 5 bis 7 Std. Buffard (1952) und Böhm (1947) wiederum beschrieben beschleunigte Passagen im oberen Dünndarm bei verlangsamter Ileumfüllung und normaler Kolonpassage. Allerdings entspricht dies keineswegs der Regel. Es werden bei der Darmtuberkulose sowohl Verlangsamungen wie Beschleunigungen der Passage beobachtet.

Angaben über die Häufigkeit der primären Darmtuberkulose haben nur eine regionale Bedeutung. Die Zahlen schwanken zwischen 1% (Lange) und 3% (Rother). Sie hängen weitgehend von den Lebensgewohnheiten der betreffenden Bevölkerung ab. In Gegenden, in denen man die Milch prinzipiell kocht, ist sie weitaus seltener als dort, wo man gewohnt ist, rohe Milch zu trinken. Nach Rother sind etwa 50% der Fütterungstuberkulosen durch den Typus bovinus bedingt.

Über den Verlauf der enterogenen Primärinfektion liegen erst seit der Tragödie von Lübeck im Jahre 1934 umfangreiche Beobachtungen vor. Primäre Darmgeschwüre konnten bei keinem der Fälle nachgewiesen werden.

Lymphknotenverkalkungen waren frühestens $1^1/_2$—$1^3/_4$ Jahre nach der Infektion nachweisbar. $2^1/_2$ Jahre nach der Infektion waren die Lymphknoten in der weitaus größten Zahl der Fälle bereits verkalkt. 3 Jahre nach der Infektion hatte der Verkalkungsprozeß praktisch seinen Abschluß gefunden.

Da abgesehen von einer relativ lebhaften Reaktion an den regionären Lymphknoten (SIEGMUND 1929) das tuberkulöse Primärgeschwür gegenüber dem postprimären Geschwür keinerlei Besonderheiten aufweist, dürfte auch das Röntgenbild der primären Darmtuberkulose weitgehend den Bildern ähneln, die wir von der sekundären Darmtuberkulose her zu sehen gewohnt sind.

Merkwürdigerweise liegen jedoch weder im in- noch im ausländischen Schrifttum überzeugende Darstellungen von primären Darmtuberkulosen vor.

Auch unsere eigenen, zusammen mit LASSRICH veröffentlichten Fälle gehen über eine Vermutungsdiagnose nicht hinaus.

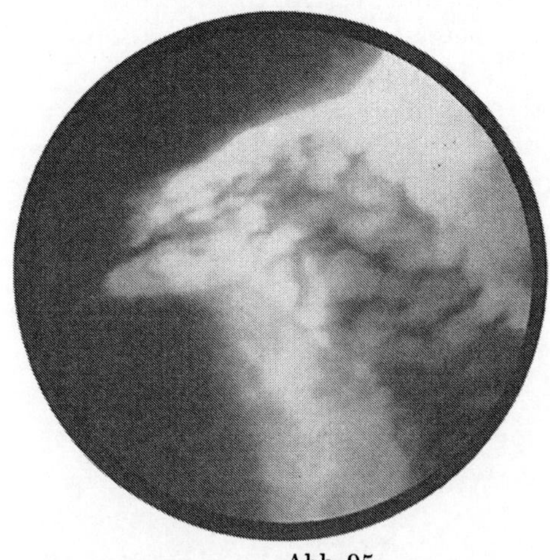

Abb. 95

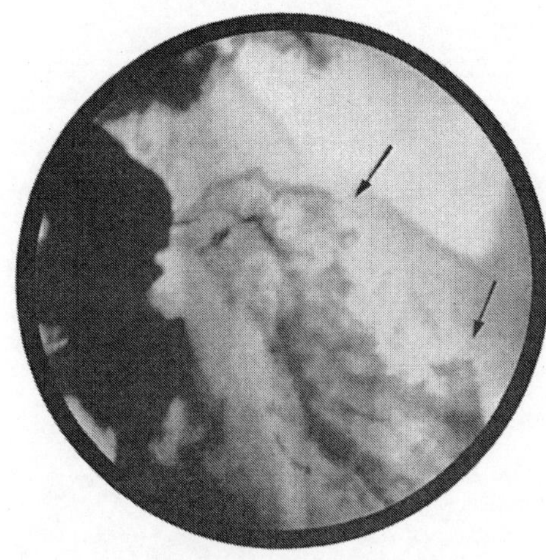

Abb. 96

Abb. 95. Beginnende Ileocöcaltuberkulose bei 21jährigem Patienten mit rechtsseitigem Oberlappenprozeß ohne Darmerscheinungen. Falten im unteren Ileum ausgesprochen quergestellt und verbreitert. Dicht vor der etwas plumpen Ileocöcalklappe an der medialen oberen Begrenzung sind die Peyerschen Plaques deutlich vergrößert. Das Schleimhautbild erinnert weitgehend an die „nichtsklerosierende Ileitis“

Abb. 96. Kontrolle desselben Patienten 8 Tage später zeigt ein erhebliches Fortschreiten der Reliefveränderungen im unteren Ileum. Die Faltenzeichnung ist zum großen Teil verschwunden, sie hat einer unregelmäßigen Wulstung Platz gemacht. An der medialen Ileumkontur ist ein flacher Füllungsdefekt aufgetreten, der einem vergrößerten, tuberkulös infiltrierten Peyerschen Haufen entspricht

Wahrscheinlich handelt es sich bei allen bisher vorliegenden Mitteilungen über Röntgenbefunde „primärer“ Darmtuberkulose nicht um einen frischen Primärkomplex (SIEGMUND; GHON), sondern um eine sog. *primäre Organtuberkulose* im Sinne von E. KAUFMANN (1931) und LUBARSCH (1927). Ich denke hierbei vor allem an die von ASZTALOS (1940), WEBER (1936), BOCKUS, TUMEN und KORNBLUM (1940) sowie die von uns beschriebenen Befunde, bei denen es sich um umschriebene oder ausgedehntere stenosierende Prozesse im Dünndarm handelt, vom Typ der sekundären Darmtuberkulose bzw. der regionalen Enteritis im Sinne von CROHN, GINZBERG und OPPENHEIMER (1933).

Bisher wurden Verkalkungen der abdominalen Lymphknoten fast ausnahmslos als Ausdruck einer überstandenen Darmtuberkulose gewertet. Allerdings lagen bereits 1920 von LEJEUNE sowie 1932 von STRÖMBECK Mitteilungen vor, die von *nicht*tuberkulösen Verkalkungen im rechten Mittelbauch berichten.

KADRNKA und BARDET haben (1934) diese Fragestellung erneut überprüft und kamen zu der Feststellung, daß auch bei chronischen Formen der Appendicitis Verkalkungen der regionalen Lymphknoten beobachtet werden. Unter 180 Fällen von chronischer Appendicitis notierten sie 21mal (11%) Verkalkungen in den regionalen Lymphknoten, neun der operierten Fälle wurden histologisch untersucht und als einwandfrei *nicht*tuberkulös bestätigt.

Da es sich jedoch im Einzelfalle röntgenologisch nie mit Sicherheit entscheiden läßt, ob eine Lymphknotenverkalkung spezifischer oder unspezifischer Natur ist, wird man mit Recht geneigt bleiben, die Mehrzahl der verkalkten Lymphknoten als tuberkulös anzusprechen.

Das tuberkulöse Dünndarmgeschwür entwickelt sich meist kontinuierlich aus den infizierten, sich zusehends vergrößernden Peyerschen Haufen (Abb. 95 und 96). Diese Infiltrate stellen sich, je nachdem sie in der Aufsicht oder im Profil getroffen werden, als zentrale Aufhellung im Darmlumen (MARINA-FIOL, 1943; BÖHM, 1947; BUFFARD, 1952; RIGAL, 1955) oder als plateauförmige Konturdefekte dar (PRÉVÔT; MARINA-FIOL). Anfangs zeigen sie entsprechend den Böhmschen Bildern noch eine deutlich gefältete Oberfläche (Abb. 97), später jedoch verschwindet diese Zeichnung unter dem steifer werdenden Ödem bzw. der zunehmenden Infiltration der Peyerschen Haufen, so daß die Oberfläche bzw. die Kontur mehr oder weniger beetartig glatt erscheint. Beschränkt sich die Infiltration nur auf *eine* Wand, so entstehen asymmetrische Einengungen des Lumens (Abb. 98), hat der Prozeß die Darmwand zirkulär ergriffen, so kommt es zu einer konzentrischen Einengung (Abb. 99).

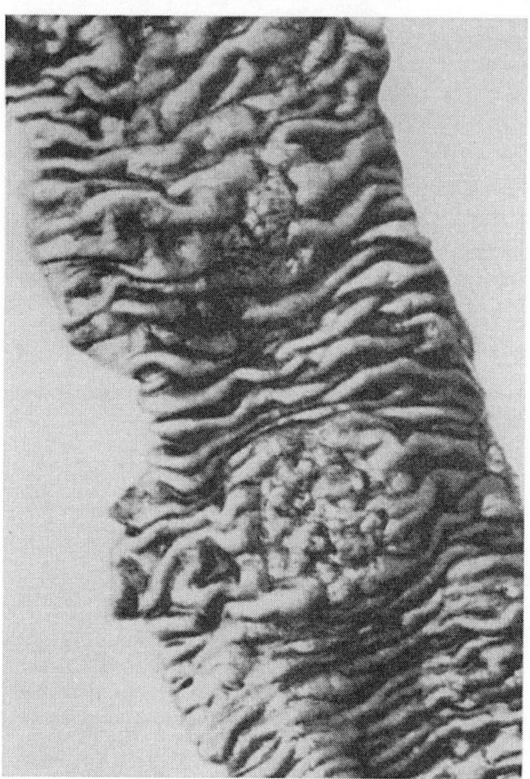

Abb. 97

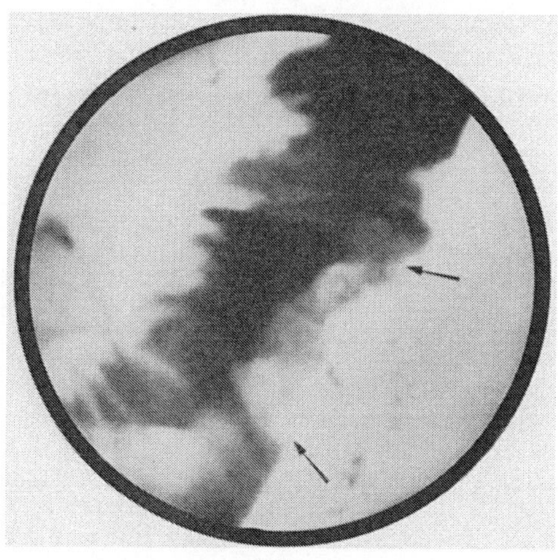

Abb. 98

Abb. 97. Geschwüriger Zerfall der mächtig geschwollenen Peyerschen Haufen. Schleimhautschwellung auch an den prozeßferneren Darmpartien. Der Unterschied zwischen den normalen Schleimhautfalten an der unteren und den geschwollenen an der oberen Bildfläche ist deutlich (BÖHM, 1949)

Abb. 98. Plateauartiger scharfrandiger Füllungsdefekt an der lateralen unteren Begrenzung einer Ileumschlinge, hervorgerufen durch eine steife Infiltration eines tuberkulös veränderten Peyerschen Haufens. Bisher noch keine Ulceration. Klinisch: 18jähriges Mädchen. Seit einem Monat offene Lungentuberkulose bekannt. Kaverne links im Lungenoberfeld. Ab und zu Durchfall

Mit zunehmender Ulceration der Schleimhautoberfläche und Abstoßung der nekrotischen Massen, des käsig umgewandelten Peyerschen Haufens, werden Relief und Konturen des eingeengten Darmabschnittes allmählich unregelmäßiger, sie erscheinen zerklüftet und angenagt (Abb. 97). Da innerhalb des geschwürigen Bezirkes destruktive und reparatorische Vorgänge sich nebeneinander abspielen, kann das Röntgenbild des tuberkulösen Geschwürs außerordentlich unterschiedlich sein. So sehen wir, je nachdem es sich um oberflächlich ulcerierende, mit polypösen Granulationen bedeckte Geschwürsflächen, oder aber mehr um fibröse Formen handelt, höckerig-polypös bzw. granuliert erscheinende bzw. tumorähnliche Reliefbilder auch im Röntgenbild der Dünndarmtuberkulose.

Niemals jedoch gelang uns die Darstellung eines unterminierten Geschwürrandes, nur ganz ausnahmsweise fanden sich Geschwürsnischen, wie sie KUHLMANN (1951) tatsächlich gezeigt hat.

Die Treffsicherheit der Röntgendiagnostik hinsichtlich des Nachweises tuberkulöser Darmveränderungen wird von einzelnen Autoren beachtlich hoch angesetzt. So sprechen ROTHER (1937) und WILLIAMS (1939) von 82 bzw. 73% Übereinstimmung zwischen Röntgenbild und Autopsie. WATANABE (1952) konnte unter 56 pathologischen Röntgenbildern 51mal die Diagnose autoptisch bestätigen.

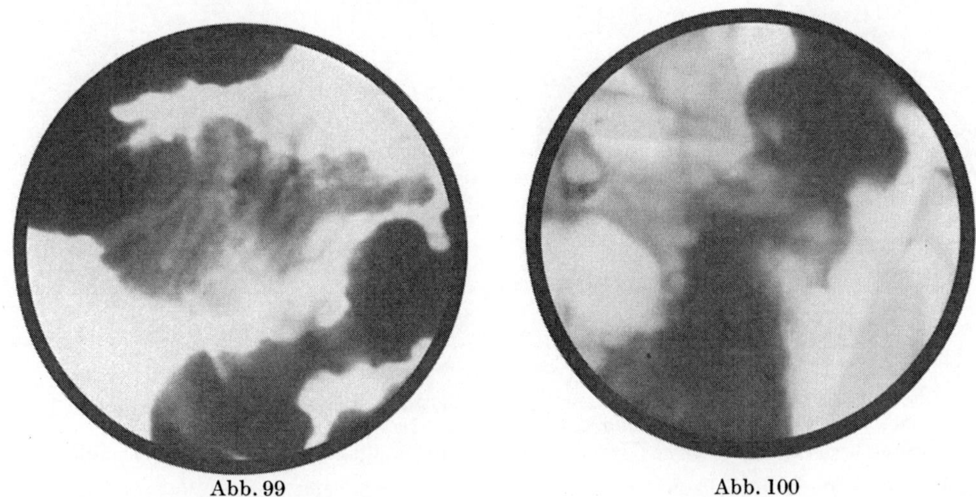

Abb. 99 Abb. 100

Abb. 99. Tuberkulöses Geschwür im mittleren Ileum in Form einer relativen Enge. Die normale Schleimhautzeichnung ist innerhalb der stenosierten Partien verlorengegangen. Die Konturen sind stufenförmig, z.T. unscharf. Klinisch: 43jährige Frau. 1920 appendektomiert. Dabei fanden sich eine Peritonitis und Adnexitis. 1932 und 1937 wegen Ileus operiert. Die Röntgenuntersuchung der Lunge deckte eine doppelseitige kavernöse Tuberkulose auf. 1939 als Pneumonie mit unklaren abdominellen Beschwerden eingeliefert. Es fand sich eine ausgedehnte Darmtuberkulose, die einige Wochen später autoptisch bestätigt werden konnte

Abb. 100. Fortschreitende Ulceration des verkästen lymphatischen Apparates. Die Konturen werden angenagt, unregelmäßig zackig. Im Inneren des Lumens erkennt man flache Füllungsdefekte

Zweifellos stellen diese Zahlen Optimalwerte dar, die nur von besonders versierten Untersuchern erzielt werden. Sie lassen sich wohl kaum verallgemeinern. So konnte z.B. ULRICI (1940) nachweisen, daß unter den zur Autopsie gekommenen Darmtuberkulosen nur die Hälfte klinisch, also röntgenologisch, erkannt worden war. Ähnlich äußert sich KANTOR, der von 67 autoptischen Fällen nur 32mal eine zutreffende Röntgendiagnose bekommen hatte.

Heutzutage dürfte die Röntgendiagnose einer Darmtuberkulose dank der verbesserten therapeutischen Möglichkeiten eine relativ große Seltenheit geworden sein, denn aus allen Kulturländern wird von einem erheblichen Rückgang dieser Komplikation berichtet. So betont NIEBERDING, daß in den Jahren 1947—1951 die prozentuale Häufigkeit der Darmtuberkulose von 72,5 auf 36,3% zurückgegangen sei. Nach WARMOES sind die Prozentzahlen weitgehend von der Schwere der Lungenerkrankung abhängig, sie lagen bei seinem Material in den Jahren 1946/47 zwischen 2 und 25%. BUFFARD und RIGAL (1954/55) berichten von einem Rückgang der Darmtuberkulose durch die Kollapstherapie von 70 auf 30% und seit der Einführung der Antibiotica auf nurmehr 2%.

b) Das typhöse Dünndarmgeschwür

Röntgenologisch kaum von der Tuberkulose zu unterscheiden sind die typhösen Schleimhautveränderungen im unteren Dünndarm. Da auch hierbei der pathologische Prozeß vom lymphatischen Apparat der Peyerschen Haufen und der Lymphfollikel ausgeht, ist von vornherein mit einer ähnlichen Symptomatologie zu rechnen. In der Tat fanden wir im Beginn der Erkrankung ähnlich wie bei der Tuberkulose eine ausgesprochene Vergrößerung der Lymphfollikel und der Peyerschen Plaques, die sich in erbs- bis bohnengroßen, halbkugeligen, breitbasigen Füllungsdefekten bemerkbar machten, während das eigentliche Typhusgeschwür sich in Form einer relativen Enge von 4 bis 5 cm

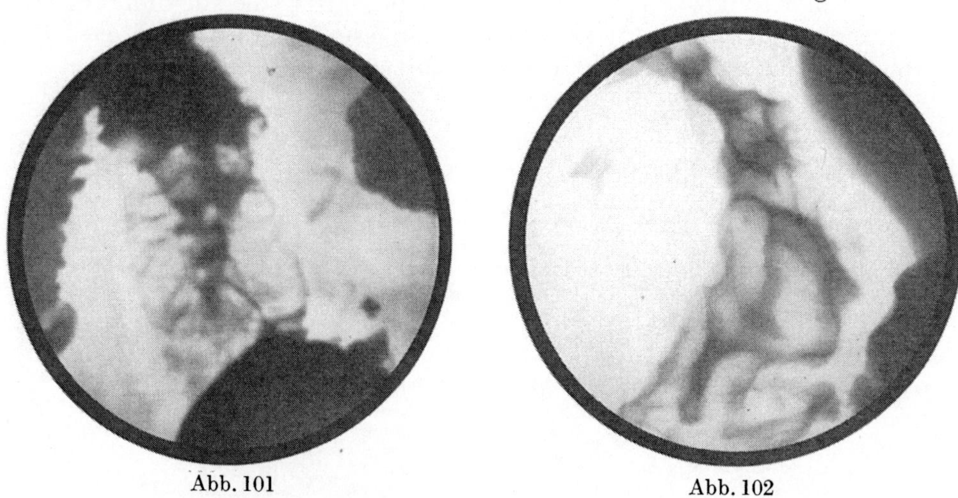

Abb. 101 Abb. 102

Abb. 101. Typhus abdominalis, 9jähriges Kind, 2. Krankheitswoche. Zielaufnahme der terminalen Ileumschlinge. Beetartige Vergrößerung der Peyerschen Haufen im Stadium der markigen Schwellung

Abb. 102. Typhus abdominalis. Zielaufnahme der terminalen Ileumschlinge. Mächtige Wulstung der Peyerschen Haufen bei 21jährigem Mann, 3. Krankheitswoche (Lassrich, 1955)

Länge darstellte (Abb. 101 und 102). Porcher, Buffard, Sauvegrain (1954), Chérigié, Hillemand, Proux u. Bourdon (1957) sowie Lassrich (1955) haben unsere Befunde bestätigt.

Die indirekten Röntgensymptome erinnerten an eine schwere Enteritis mit Tonusanomalien, Hypersekretion und Passageunregelmäßigkeiten.

23. Gutartige Tumoren

Gutartige Tumoren des Dünndarms sind relativ selten. Es werden pathologisch-anatomisch Fibrome, Leiomyome, Fibromyome, Adenomyome, Lipome, Hämangiome, Lymphangiome, Neurofibrome und Adenome unterschieden.

Fibrome des Dünndarms sind meist solitär und klein (Abb. 103).

Leio- und *Fibromyome* treten häufig multipel auf. Sie sind ebenfalls meist nicht sehr groß, und neigen zu regressiven Veränderungen (Zerfall). Es werden innere, sich in das Darmlumen vorwölbende (Abb. 104) von äußeren, die gelegentlich einen größeren Umfang haben, unterschieden.

Adenomyome findet man im Duodenum und Jejunum. Sie sind klein, polypös und werden von manchen Autoren in Beziehung zu versprengten Pankreasinseln (rudimentäres Nebenpankreas), Enterokystomen und der Endometriose gebracht.

Lipome bilden oft lappige Knollen in der Submucosa. Sie können die Schleimhaut vorwölben und sich zu langstieligen pendelnden Polypen auswachsen. Zuweilen erreichen sie Hühnereigröße und führen dann leicht zu Invaginationen. Sie haben nichts zu tun mit der sog. Lipomatose des Mesenterialansatzes bzw. der Appendices epiploicae, die meist als Teilerscheinung einer allgemeinen Adipositas auftritt, oder aber im Verlauf chronisch-entzündlicher Darmerkrankungen beobachtet wird, wie z. B. bei der Enteritis regionalis oder nach Ruhr (DI RIENZO und MOSCA, 1951; VĚŠÍN, 1940; PRÉVÔT und JUNKER, 1940).

Gelegentlich kommt eine streng lokalisierte *Lipomatose* in der Gegend der Ileocöcalklappe vor. Wahrscheinlich handelt es sich hier auch um einen Folgezustand chronischer Entzündungen. Die Klappenlippen sind dann verdickt und der Klappenring gewulstet. BERANBAUM und SUBBARAO (1955), GRAYSON (1958), SALEM und McGEE (1959) haben über derartige Fälle berichtet. Sie glauben, die Lipomatose des Klappenringes von anderen Klappenverdickungen abgrenzen zu können, weil das Fettgewebe eine geringfügigere Absorption gegenüber Röntgenstrahlen hat als die übrigen Weichteile (Absorptionsverhältnis Fett: Weichteile wie 0,9:1,00).

Hämangiome sollen etwa 6—9% der gutartigen Dünndarmgeschwülste ausmachen (HANSEN, 1948; RIVER u. Mitarb., 1956). Meist sind sie klein und flach. MADEL und RIVER berichten über sehr eindrucksvolle Beobachtungen mit guten Röntgenbildern. KAIJSER betont in einer sehr ausführlichen Arbeit über Hämangiome des Magen Darmkanals ihre große Neigung zur

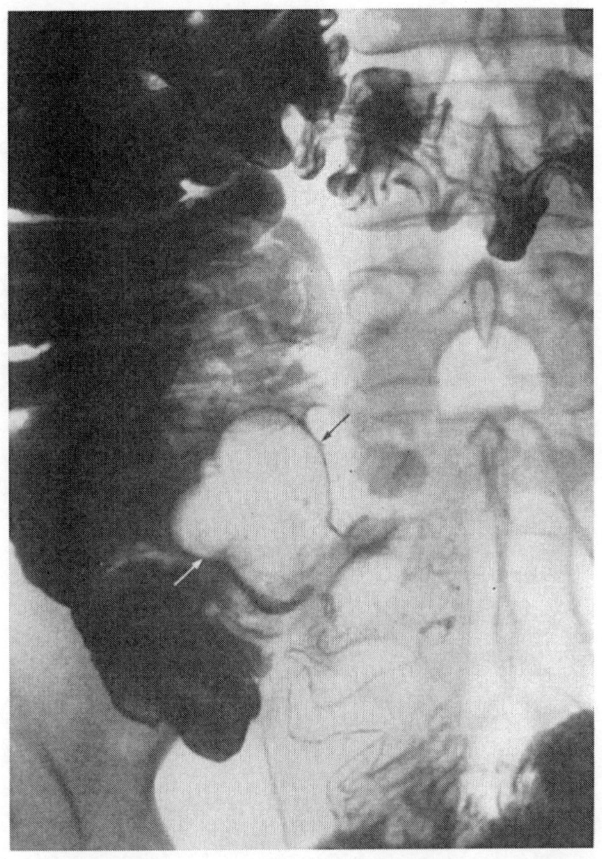

Abb. 103

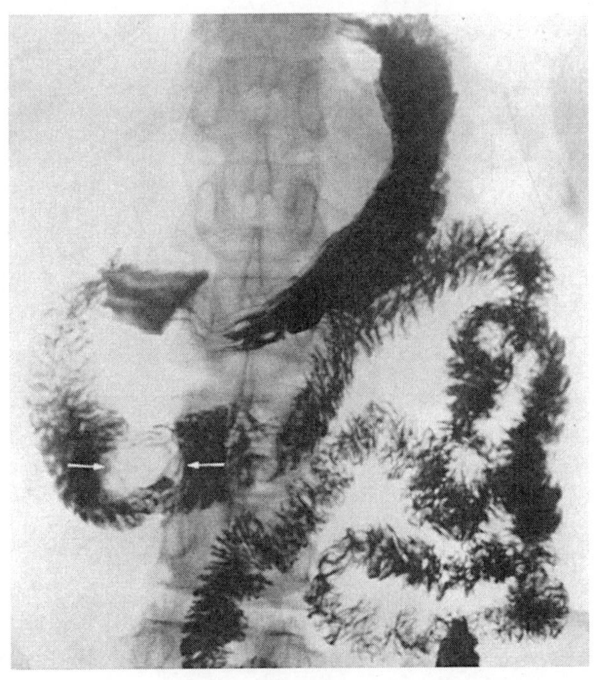

Abb. 104

Abb. 103. Fibrom im untersten Ileum. Unmittelbar vor der Ileocöcalklappe erkennt man einen kastaniengroßen Füllungsdefekt durch einen polypösen Tumor, der soeben im Begriff ist, in das Colon zu invaginieren (→). 50jährige Patientin mit episodisch auftretenden Schmerzen im rechten Oberbauch und fühlbarem Tumor in der Ileocöcalgegend. Bei der Operation (Dr. ZOEPFEL) fand sich eine ileocöcale Invagination, hervorgerufen durch einen polypösen Tumor, der sich histologisch als Fibrom erwies

Abb. 104. Polypöser Tumor im unteren Duodenalknie. Daumennagelgroßer Füllungsdefekt (→), der sich histologisch als Myom erwies. 46jährige Frau, die wegen einer Eisenmangelanämie eingewiesen wurde. Von seiten des Magen-Darmkanals bestanden keinerlei Beschwerden

Phlebolithenbildung. Gehäufte kleinfleckige Kalkeinlagerungen im Bauchraum sollen geradezu charakteristisch für derartige Mißbildungen sein. Pathologisch-anatomisch unterscheidet er Phlebektasien von kavernösen Hämangiomen, gewöhnliche Hämangiome von Angiomatosen. Männer waren häufiger befallen als Frauen (45:18).

Lymphangiome treten meist in Form von Cysten auf.

Neurofibrome werden äußerlich oft mit Myomen verwechselt. Sie können eine Teilerscheinung einer allgemeinen Neurofibromatose sein. Am häufigsten werden Adenome bzw. Fibroadenome beobachtet. Sie können gestielt polypös oder breitbasig beetartig wachsen. Ihre Oberfläche kann glatt gelappt oder papillomatös zottig sein. Sie gehen von der eigentlichen Schleimhaut aus, die Submucosa wird dabei meist nur als Stiel mit in die Höhe gezogen. Sie kann allerdings auch an der Wucherung aktiv beteiligt sein und einen fibrösen zottigen, oft sehr zell- und gefäßreichen Grundstock liefern.

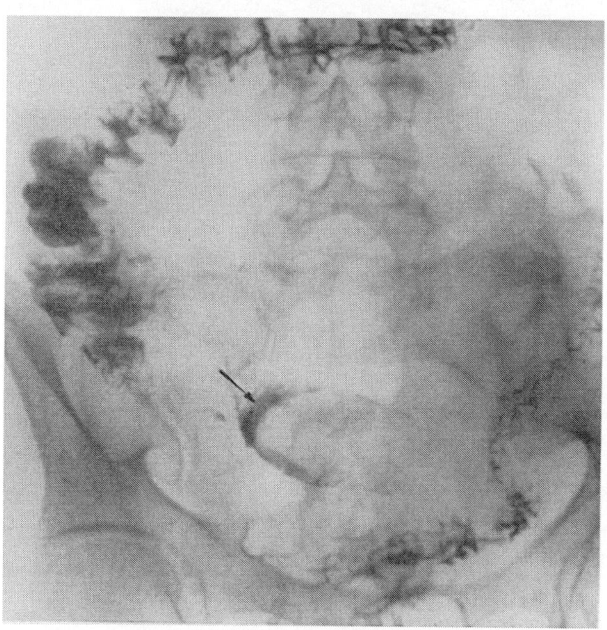

Abb. 105

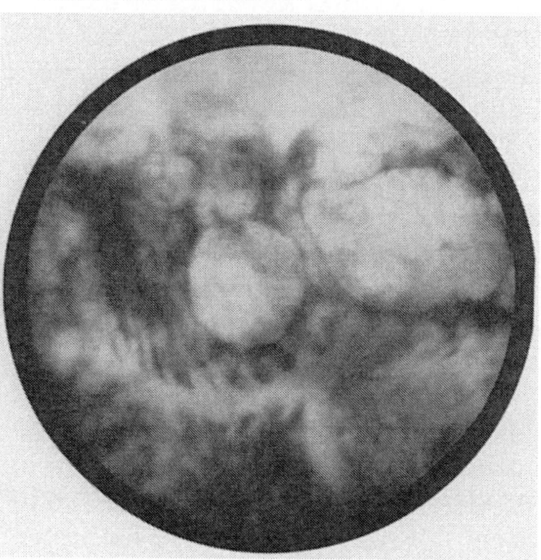

Abb. 106

Abb. 105. Ileo-ileale Invagination. Gut daumenendgliedgroßer Füllungsdefekt im untersten Ileum dicht vor der Ileocöcalklappe, dargestellt mittels eines Kontrasteinlaufes (→). 60jähriger Patient, der im letzten halben Jahr stark abgemagert war und über unbestimmte Schmerzen im ganzen Bauch klagte. Bei der Operation (Prof. KONJETZNY) fand sich eine Invagination, die durch einen mandelgroßen Tumor bedingt war, der sich histologisch als Adenom erwies

Abb. 106. Multiple Polypen unterschiedlicher Größe im mittleren Jejunum bei PEUTZ-JEGHERS. 16jähriger Junge mit perioraler Pigmentation. Keine Bauchbeschwerden. Die Untersuchung wurde von den Eltern veranlaßt, weil die Schwester des Jungen, die die gleiche Anomalie hatte, in einer durch Polypen verursachten Ileus-Situation hatte operiert werden müssen

Als *Polypen* werden im allgemeinen umschriebene Schleimhauthyperplasien bezeichnet, die eine Überschußbildung von Mucosa und Submucosa darstellen, wobei die drüsigen Elemente nicht den bestimmenden (reines Adenom), sondern nur einen proportionalen Anteil haben. Polypen können auch als entzündlich regenerative Schleimhautwucherung, z.B. bei der Tuberkulose, der Dysenterie und der ulcerösen Colitis bzw. der regionalen Enteritis, beobachtet werden.

Vielfach werden diese Bildungen ganz zu Unrecht als „Pseudopolypen" bezeichnet. Der Ausdruck „Polyp" soll nichts anderes als die äußere Form ausdrücken. Es ist darunter keineswegs nur der adematöse Polyp zu verstehen, sondern ein jeder pilzartig sich in das Lumen des Darmes vorwölbender, gut- oder bösartiger Tumor.

Sehr selten werden diffuse generalisierte, also den gesamten Magen-Darmkanal bzw. größere Strecken desselben betreffende oder umschriebene circumscripte Polypen beobachtet. Die Polypen sind dann nur pfefferkorngroß. Man spricht in solchen Fällen von einer Polyposis intestini adenomatosa diffusa bzw. circumscripta.

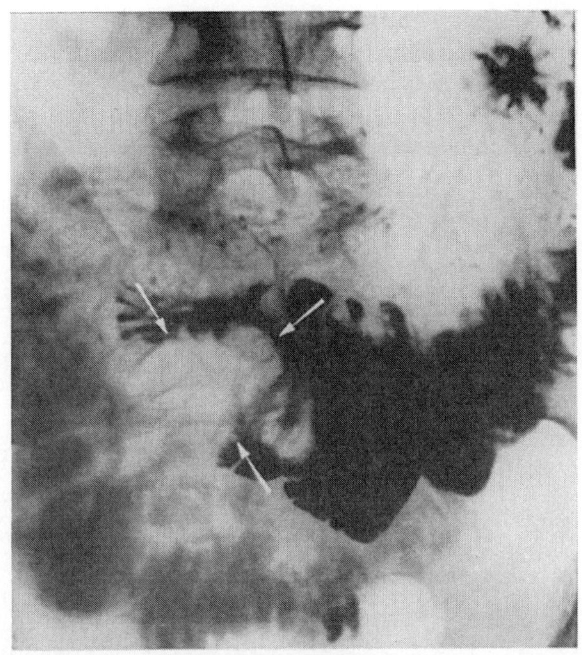

Abb. 107. Neurinom im mittleren Jejunum. Pflaumengroßer scharf begrenzter Füllungsdefekt (→ ←) mit prästenotischer Dilatation oberhalb davon. Klinisch: 49jährige Frau, die seit 15 Jahren wegen einer Anämie in Behandlung steht. Mehrfach Teerstühle (Dr. H. Schmidt), operativ bestätigt (Prof. Ebhardt)

Klinisch machen die gutartigen Tumoren, abgesehen von gelegentlich auftretenden okkulten Blutungen, oft jahrelang keinerlei Symptome. Sie treten eigentlich immer nur dann in Erscheinung, wenn sie zu Komplikationen führen. Als solche kommen Invaginationen (Abb. 105) oder Darmblutungen in Frage, die sich meist ohne vorherige Beschwerden in Form massiver, klarroter Blutentleerungen äußern. Gelegentlich werden Nekrosen von Tumoren nach Stieldrehung beobachtet. Der Polyp reißt dann ab und erscheint im Stuhl, oder er wird unterwegs verdaut.

Keasbey (1955) konnte unter 224 Invaginationen 116mal gutartige Tumoren im Ileum nachweisen. Gelegentlich gehen Dünndarmpolypen mit bräunlichen Verfärbungen der Lippen und der Mundschleimhaut und der Finger einher. Man spricht in derartigen Fällen von einem sog. Peutz-Syndrom (Abb. 106). Unter den in der Literatur (Peutz; Jeghers; Ravitsch) mitgeteilten Fällen, die fast alle wegen eines Invaginationsileus operiert worden waren, wurde die Dünndarmpolypose allerdings nur in einem einzigen Fall präoperativ diagnostiziert, nämlich von Mortensson. Der von Gütig und Herzog (1934) mitgeteilte Fall läßt sich nicht in diesem Sinne auswerten, da weder Haut- noch Schleimhautpigmentationen erwähnt werden.

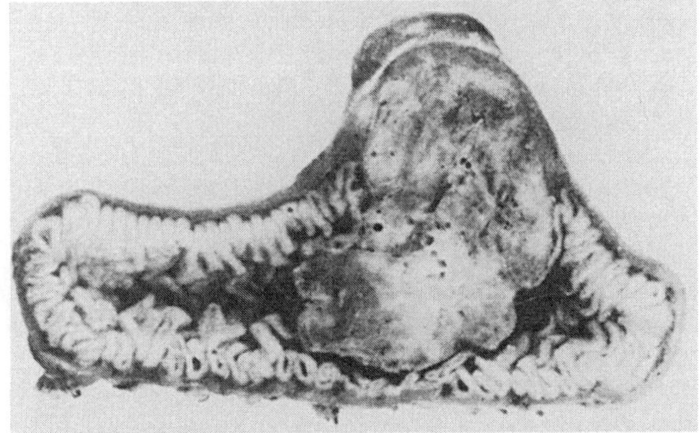

Abb. 108. Resektionspräparat des gleichen Falles ergibt histologisch (Dr. Tessereaux) ein gefäßreiches Neurinom ohne Nekrosen

Maligne Degeneration von Polypen bzw. Krebsentstehung in einem von Polypen befallenen Darmabschnitt ist häufig (50%) (Schmieden-Westhues, 1927).

Im Röntgenbild verursachen alle diese verschiedenen Formen der gutartigen Tumoren je nach ihrer Ausdehnung und Größe umschriebene rundliche Aussparungen von Pfefferkorn- bis Pflaumengröße. Einzelheiten der Oberflächenzeichnung sind schwer zu erkennen, da sich das Reliefbild der umgebenden Schleimhaut mit auf die Oberflächenzeichnung des Tumors projiziert.

Gutartige Tumoren scheinen keine typische Lokalisation im Dünndarm zu bevorzugen. Gröbere Dilatationen im Sinne einer prästenotischen Erweiterung werden im allgemeinen vermißt.

Die röntgenologische Treffsicherheit ist bisher noch sehr gering. Unter 1399 operierten gutartigen Tumoren, über die RIEVER berichtet, waren nur 79 röntgenologisch präoperativ nachgewiesen worden.

Neurinome, die im französischen Schrifttum auch als *Schwannome* bezeichnet werden, weil sie sich aus den Zellen der Schwannschen Scheiden entwickeln, sind erst in den 30er Jahren näher bekannt geworden. Sie wurden früher zum großen Teil für Myome gehalten. 1932 beschrieb KÖNIG ein Neurinom des Dünndarms, das durch eitrigen Zerfall zur Peritonitis geführt hatte und deswegen operiert werden mußte. 10 und 4 Jahre zuvor hatte der Patient eine schwere Darmblutung durchgemacht, die damals nicht geklärt werden konnte.

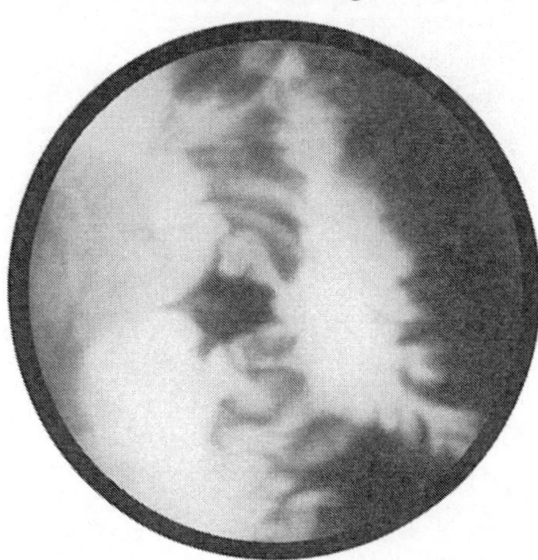

Abb. 109. Kleines schüsselförmiges Dünndarmcarcinom. Bohnengroßer unregelmäßiger Krater mit Randwall in einer oberen Jejunumschlinge. Trotz des geringfügigen Befundes bestanden bereits Leber- und Netzmetastasen

Die Neigung zu Ulcerationen scheint typisch zu sein. v. BRAUNBEHRENS beschrieb 1943 einen Fall mit oberflächlicher „wandernder" Nische, weil das Neurinom offenbar eine relativ weitgehende Beweglichkeit auf der Submucosa hatte. SCHMIDT (1952) berichtet über einen weiteren Fall von Dünndarm-Neurinom mit hochgradiger Anämie (15% Hb). PRÉVÔT teilt eine Beobachtung v. HECKERS über einen zerfallenden Tumor im absteigenden Duodenum mit, der sich als Neurinom erwies. Auch dieser Tumor hatte ähnlich wie einvon H. SCHMIDT (1952) veröffentlichter (Abb. 107 und 108) nicht ulcerierter zu einer schweren „Magenblutung" geführt.

24. Primäre bösartige Geschwülste

a) Carcinome und Sarkome

Unter den bösartigen Geschwülsten des Magen-Darmkanals nehmen die Dünndarmgeschwülste etwa 3—5% ein (OBERNDORFER im Handbuch Henke-Lubarsch 1929). Carcinome werden häufiger gefunden als Sarkome. Bevorzugt sind das obere Jejunum und das untere Ileum.

Nach CARTER liegen etwa 72% der Dünndarmkrebse in den obersten 30 cm des Jejunum. Sie verteilen sich etwa folgendermaßen auf die einzelnen Dünndarmabschnitte: Duodenum 25%, Jejunum 40% und Ileum 35%.

Pathologisch-anatomisch wird zwischen Zylinderzellkrebsen und Rundzellkrebsen unterschieden. Beide Typen haben eine gallertartige Abart. Makroskopisch finden wir die gleichen Formen beschrieben, denen wir auch am Magen begegnen, nämlich 1. die polypösen, 2. die schüsselförmigen mit aufgeworfenem wulstigen Rand, 3. die ringförmigen infiltrierenden mit Übergang in scirrhöse harte Formen und 4. die reinen scirrhösen Formen. Sehr selten sind echte papilläre zottige Krebse.

Die durch die Tumoren im Röntgenbild hervorgerufenen Reliefveränderungen entsprechen den makroskopischen Formen der Neoplasien. So sehen wir polypös wachsende Carcinome als kugelige Füllungsdefekte, schüsselförmige zentral ulcerierte als Krater mit derbem wallartigen Rand (Abb. 109), zirkulär fibröse Neoplasmen als ringförmige Stenosen. All diesen Formen gemeinsam ist das Fehlen der normalen Reliefzeichnung, der meist scharf begrenzte wallartige Rand und der Elastizitätsverlust der Wandung, während eine

Kraterbildung oder ein höhlenförmiger Zerfall nur bei bestimmten Formen vorkommen (Abb. 110—112). Neben Stenosen und Blutungen werden gelegentlich Perforationen in die freie Bauchhöhle oder in Nachbarorgane mit Fistelbildung beobachtet. Tumor-

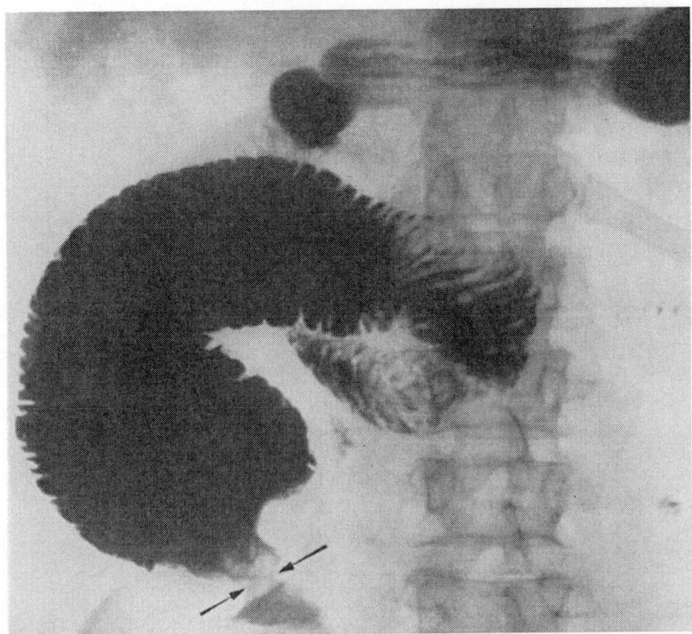

Abb. 110. Carcinom im oberen Jejunum. Stenosierender ringförmiger Tumor (→ ←) mit scharfem Randwall. Die sich vor dem Hindernis aufbäumende dilatierte Dünndarmschlinge hat sich nach rechts überschlagen

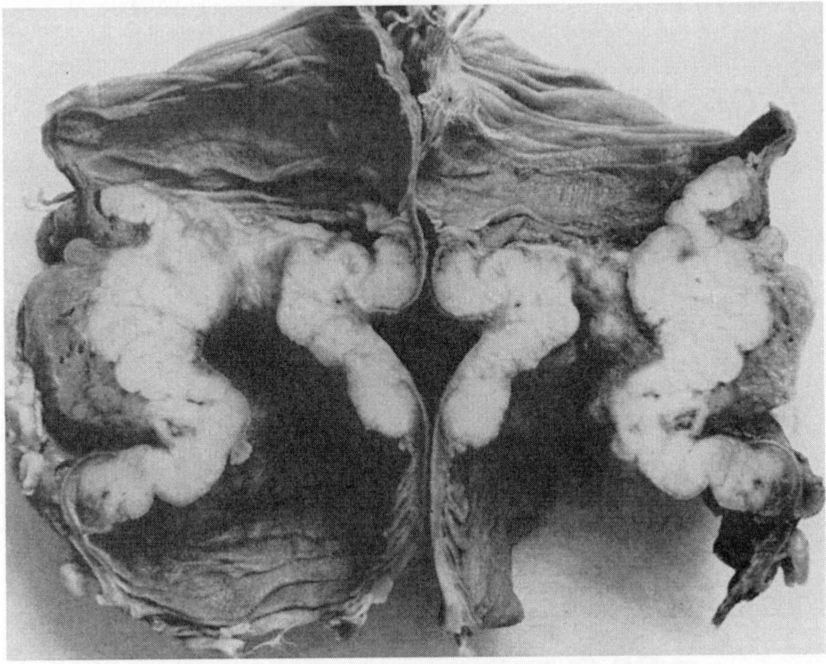

Abb. 111. Operationspräparat des gleichen Falles

metastasen, wie wir sie nach Ovarialcarcinomen, Melanomen, Hypernephromen u.a. zu sehen bekommen, treten teils multipel als münzenförmige oder isoliert als ringförmige, stenosierende Tumoren auf. Auch sie können oberflächlich oder zentral zerfallen, perforieren und zur Fistelbildung führen.

Differentialdiagnostisch lassen sich Tumoren, die von den Nachbarorganen auf den Dünndarm übergreifen, nicht immer von primären Dünndarmtumoren abgrenzen, besonders dann nicht, wenn sie zum Zerfall oder zur Ulceration neigen.

Primäre Sarkome sind selten. Sie können als circumscripte Knollen teils mit glatter Schleimhaut, teils mit ulcerierter Oberfläche die Darmwand durch-

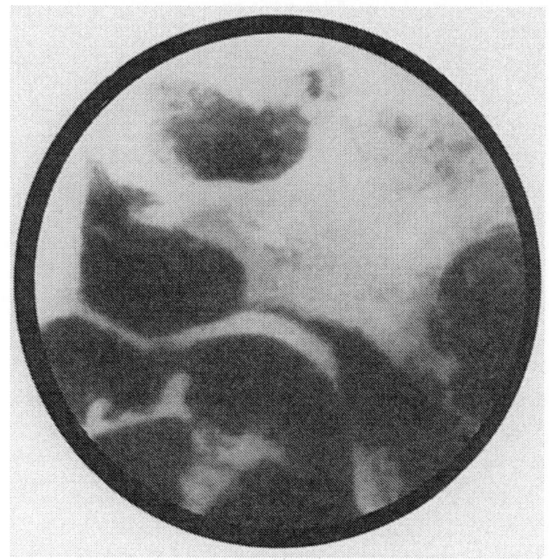

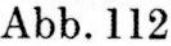

Abb. 112

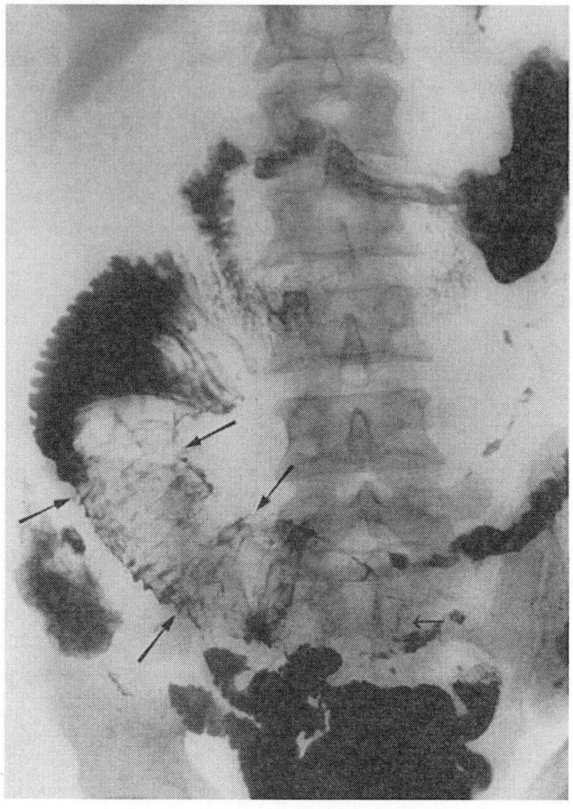

Abb. 113

Abb. 112. Fibröses Dünndarmcarcinom. Stenosierender Prozeß im unteren Dünndarm mit einer Wandverdickung, die weitgehend an eine regionale Enteritis erinnert

Abb. 113. Sarkom im oberen Jejunum. Großer gurkenförmiger Tumor in einer oberen Jejunumschlinge (→). Der dilatierte Dünndarm hat sich an der Flexura duodeno-jejunalis überschlagen. Operativ als Sarkom bestätigt

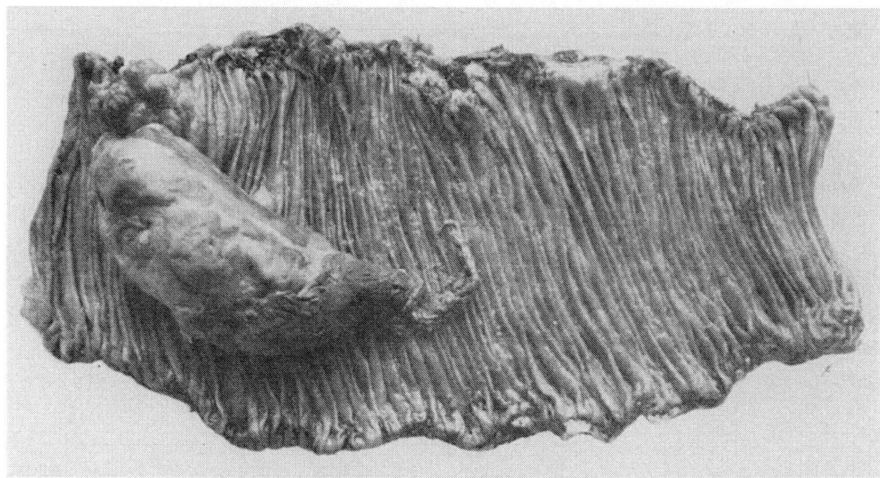

Abb. 114. Anatomisches Präparat zu Abb. 106. Histologisch Leiomyosarkom

setzen. Selten sind sie polypös. Sie werden in allen Altersstufen, auch schon bei Kindern, gefunden. Männer sind häufiger als Frauen betroffen. Meist sind Sarkome nur mikroskopisch — und auch dann nicht immer leicht — von Carcinomen zu unterscheiden (Kaufmann, 1931).

Es werden histologisch *Rundzell-*, *Alveolar-*, *Spindelzell-Sarkome und Lympho-Sarkome* beschrieben. Gelegentlich wird auch über eine maligne sarkomatöse Entartung von Leiomyomen berichtet.

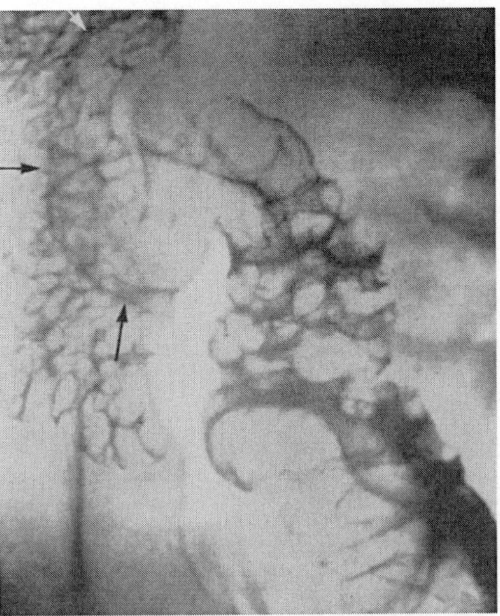

Abb. 115. Lymphosarkomatose des unteren Ileum. Massive Vergrößerung des lymphatischen Apparates der Peyerschen Plaques und der Lymphofollikel. Wulstung der Ileocöcalklappe (→ ←)

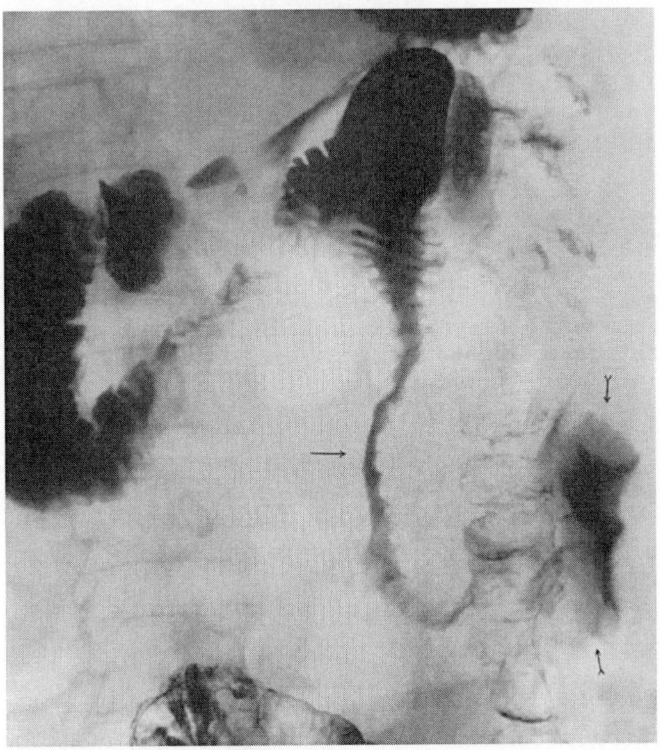

Abb. 116. Lymphosarkom des Dünndarms. Kopfgroßer Tumor im linken Oberbauch mit größerer Zerfallshöhle (→) und Umwachsung der obersten Jejunumschlingen (→)

Lymphosarkome gehen vom adenoiden Gewebe aus, beginnen in den tiefen Schichten der Mucosa oder Submucosa und können große Strecken mit weißen, glasigen Geschwulstmassen infiltrieren, auf den Mesenterialansatz übergreifen oder höckerige Wülste oder breitbasige gestielte Tumoren bilden. Sie machen entweder Stenosen oder führen zur Invagination. Die sog. inneren Formen, die von der Submucosa ausgehen und auf die Muscularis propria übergreifen, führen durch Schädigung der elastischen Elemente oft

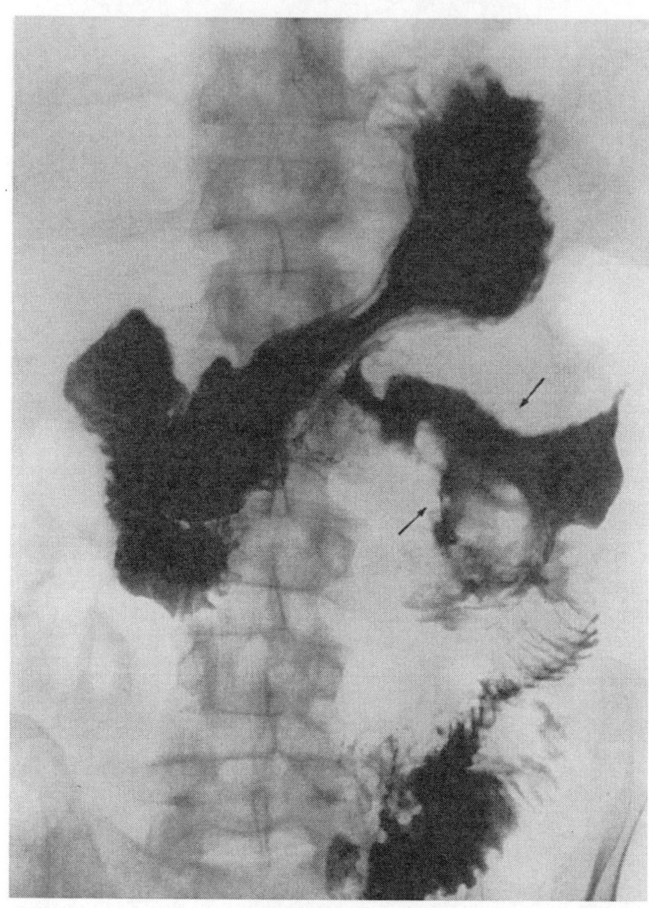

Abb. 117. Große Zerfallshöhle bei Tumor der Flexura duodeno-jejunalis. Faustgroßer Tumor mit zentraler Zerfallshöhle (→), die nach dem Röntgenbefund am ehesten an ein Lymphosarkom denken ließ. 44jähriger Mann mit Schmerzen im linken Oberbauch und stärkerer Gewichtsabnahme. Temperatur um 39°. BSG 54/96, Anämie von 39% Hgb. Bei der Operation (Prof. Konjetzny) erwies sich der Tumor als inoperabel. Histologisch: solides medulläres Carcinom

zu aneurysmatischen Erweiterungen der Darmwand (Madelung, 1892; Kaufmann, 1931; Freud, 1916, und Smokwina 1961). Es kann jedoch auch im Bereich der infiltrierenden Geschwulstmassen — ähnlich wie bei den Schwannomen — zu unregelmäßigen Zerfallshöhlen kommen (Prévôt; Smokwina).

Im *Röntgenbild* lassen sich knollige oder polypöse Sarkome nicht von Carcinomen unterscheiden. Auch infiltrierende, stenosierende Formen erinnern an fibröse Krebse. Nur die Lymphosarkome imponieren durch ihre Zerfallshöhlen oder aneurysmatischen Lumen-Erweiterungen. Diese Tatsache hat zu der irrtümlichen Vorstellung geführt, daß das Dünndarm-Sarkom *prinzipiell* nur durch diese Symptomatologie gekennzeichnet wäre. Es gibt jedoch im Schrifttum eine wenigstens ebenso große Anzahl von Beobachtungen, die diese Vorstellung widerlegen (Lemmel, 1930; Ullman, 1932; Busche, 1934; Rösch und Gerber, 1930; Soper; Rövekamp; Payer und Prévôt) (Abb. 113—117). Besonders wertvoll sind in diesem Zusammenhang die von MARSHAK, WOLF und ELIASOPH (1961) an Hand von 75 eigenen Fällen von Lymphosarkomen gemachten Beobachtungen.

Sie unterscheiden fünf in der Röntgen-Symptomatologie sehr unterschiedliche Typen:

1. multiple, kleine, noduläre Defekte, die eine unregelmäßig grobe Konturierung des Lumens verursachen;

2. eine infiltrative Form, bei der die Einengung des Lumens auf längere Strecken im Vordergrund steht;

3. eine polypöse Form, die zur Invagination neigt;

4. einen endo-exo-enteritischen Typ, bei dem die Krater- und Fistelbildung im Vordergrund steht, und schließlich

5. die Tumorinfiltration im Mesenterium, die sprueähnliche Bilder hervorruft.

Somit dürfte auch nach Ansicht dieser Autoren eine spezifische Diagnose des Lymphosarkoms aus dem Röntgenbild allein nicht möglich sein.

b) Carcinoid

In diesem Zusammenhang müssen auch die sog. Carcinoide genannt werden. Es handelt sich, wie FEYRTER (1934) im Gegensatz zu LUBARSCH (1906) annimmt, primär um *gutartige* Tumoren aus dem Bereich der peripheren, endokrinen Drüsen des Intestinaltraktes. Ihre chromier- und versilberbaren Zellen, die ein 5-Oxy-Tryptamin enthalten, verleihen den Tumoren eine grauweißliche bzw. gelbliche Farbe (gelbe Zellen).

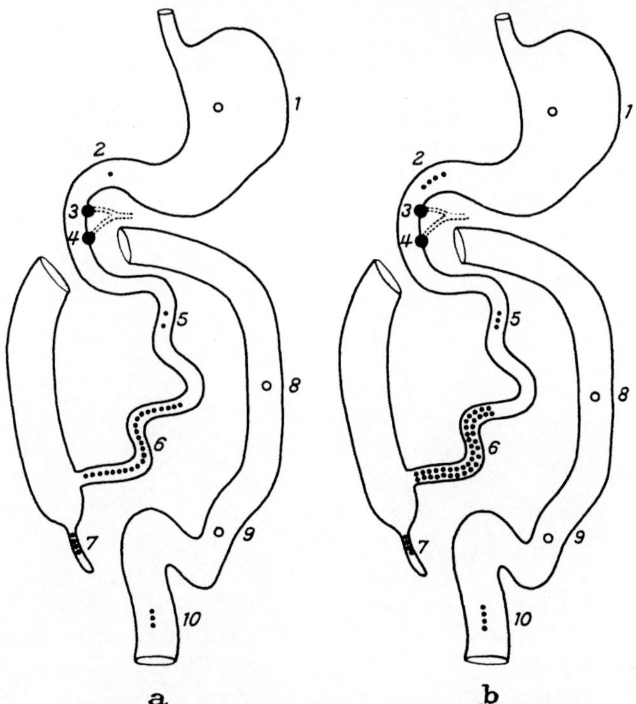

Abb. 118a und b. Verhältnismäßige Häufigkeit des Carcinoides in den einzelnen Strecken des Verdauungsschlauches (nach einer an 2500 Mägen und Därmen vorgenommenen planmäßigen und fortlaufenden Untersuchung [FEYRTER, 1934]). a ● Anzahl der Fälle mit Carcinoid im Bereich der betreffenden Magen-Darmstrecke (unter insgesamt 2500 untersuchten Leichen). ○ Als seltenere Fundstätte von Carcinoiden im Schrifttum bekanntgewordene Strecken des Verdauungsschlauches, die unter den 2500 untersuchten Leichen nicht befallen waren. *1* Magen; *2* Zwölffingerdarm; *3* Papilla Santorini; *4* Papilla Vateri; *5* Leerdarm; *6* Krummdarm; *7* Wurmfortsatz; *8* Colon descendens; *9* Colon sigmoideum; *10* Mastdarm. b ● Anzahl der im Bereich der betreffenden Magen-Darmstrecke vorgefundenen Carcinoide (insgesamt 2500 untersuchte Leichen). Wo das Carcinoid sich häufiger findet, kommt es im Einzelfall auch in der Mehrzahl vor. ○, *1—10* wie unter a

Carcinoide treten solitär und multipel auf. Sie liegen submukös und erreichen meist Hirsekorn- bis Linsengröße. Sie kommen gehäuft in der Ileocöcalgegend vor, und zwar zu 70% im Ileum, zu 12% in der Appendix, zu 8% im Magen, Duodenum, Colon des-

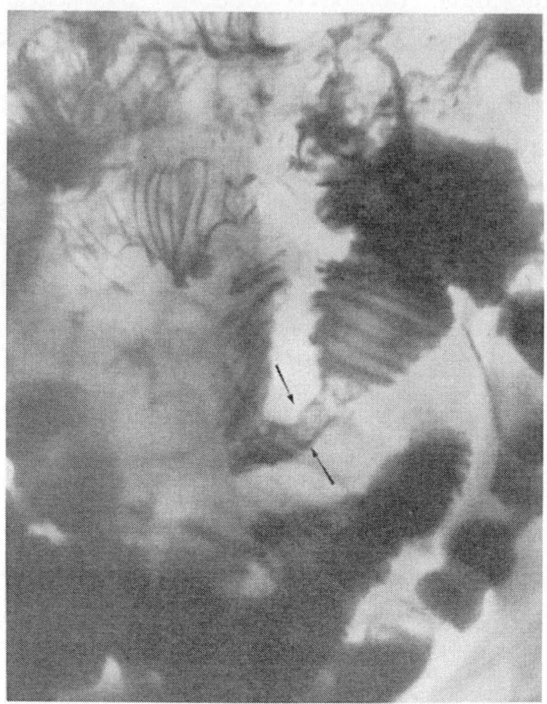

Abb. 119. Carcinoid des Dünndarms. Stenosierender Prozeß (→) im mittleren Dünndarm mit Verlust der Faltenzeichnung und geringer prästenotischer Dilatation. 48jähriger Mann. Seit 7 Jahren kolikartige Beschwerden in der Nabelgegend, anfangs nur alle paar Wochen, in letzter Zeit gehäuft. 30 Pfund Gewichtsabnahme. Subacidität. Bei der Operation (Prof. KONJETZNY) fand sich ein Konvolut erweiterter Dünndarmschlingen mit geschrumpftem Gekröse. Farbe der Darmschlingen grauweiß mit streifigen Serosaverdickungen

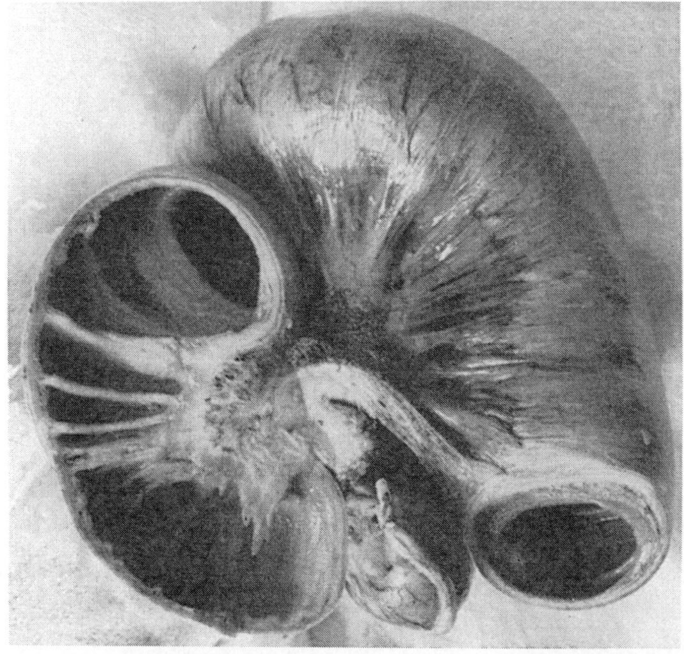

Abb. 120. Operationspräparat zu Abb. 112. Das Resektionspräparat zeigt die stark geschrumpfte Mesenterial. wurzel von derber Beschaffenheit und grauweißer Farbe. Histologisch Carcinoid

cendens, Sigma und Rectum. Selten werden sie außerhalb des Magen-Darmkanals gefunden (Uterus, Bronchialschleimhaut). Im aufsteigenden Colon wurden sie bisher nie beobachtet (FEYRTER, 1934) (Abb. 118).

Klinisch stehen Erscheinungen von seiten des Kreislaufes, der Haut und des Darmes im Vordergrund. Die Kranken klagen über plötzlich auftretende Hitzewallungen. Es kommt zu einer anfallsweise auftretenden, blauroten Verfärbung der Haut, besonders im Bereich der oberen Körperhälfte, die unter der Bezeichnung „Flush" bekannt ist. Gelegentlich bestehen auch Durchfälle oder kolikartige Leibschmerzen. Später treten Erscheinungen von seiten der Leber und Klappenveränderungen besonders des rechten Herzens auf. Der Nachweis von 5-Oxyindolessigsäure mit der Hochspannungselektrophorese soll besonders für die malignen Formen charakteristisch sein (HEILMEYER, 1961).

Röntgenologisch gelingt der Nachweis nur dann, wenn der Tumor eine gewisse Größe (1—2 cm Durchmesser) erreicht hat, bzw. wenn er bereits maligne degeneriert ist (1%).

FROELICH (1939) berichtet über einen kreisrunden Füllungsdefekt von 2 cm Durchmesser im Bulbus duodeni, der sich histologisch als Carcinoid erwies BAENSCH (1957) über eine erbsgroße, pinselförmige Dilatation der Appendixspitze, PATEL BROCARD und COUINAUD (1952) über einen runden Tumor im linken Oberbauch dicht unterhalb des Zwerchfelles mit einem Durchmesser von 10—15 cm, CHÉRIGIÉ, HILLEMAND, PROUX und BOURDON (1957) beobachteten eine prästenotische Dilatation und eine steife Fixation einer umschriebenen Darmschlinge vor einem kleinen Carcinoid.

Wir sahen 1944 ein etwa fünfmarkstückgroßes, malignes, diffus in das Mesenterium infiltrierendes Carcinoid, das kurze Zeit nach der Operation rezidivierte und nach ausgedehnter Metastasierung zum Tode führte (Abb. 119 und 120).

25. Sekundäre metastatische Geschwülste

a) Carcinome

Sekundäre, echte, metastatische Carcinome des Darmes sind relativ *selten*. Sie kommen (retrograd) auf dem Lymphwege, durch Implantation (besonders im Douglasraum) oder auf dem Blutwege zustande. Meist dringen sie lymphogen von der Serosa her in die Darmwand ein und entfalten sich üppiger, sobald sie die lockere Submucosa erreichen; oder sie werden hämatogen in die Submucosa verschleppt, wo sie sich in Form von Plaques münzenförmig mit zentraler Delle oder auch zirkulär ausbreiten. Sie kommen isoliert oder multipel vor allem im Duodenum und Jejunum, seltener im Ileum oder Colon vor. Der Primärtumor liegt meist im Magen oder in der Gallenblase, gelegentlich aber auch in anderen Organen, wie KAUFMANN (1931) an Hand von zwei sehr eindrucksvollen Abbildungen zeigen konnte (Pharynx bzw. Uterus). Seltener werden metastatische Tumoren auch in der näheren Umgebung primärer Darmkrebse beobachtet. Zerfallende metastatische Carcinome lassen sich von primären Darmkrebsen nicht unterscheiden.

Der *Röntgenbefund* entspricht dem anatomischen Substrat. Je nach dem Typus der Veränderung finden wir linsen- bis bohnengroße münzenförmige flache Aufhellungen mit relativ scharfem Rand bzw. zirkuläre Stenosen mit mehr oder weniger deutlichen prästenotischen Dilatationen.

b) Sarkome

Metastatische Sarkome kommen am Magen-Darmkanal häufiger vor als primäre. Meist handelt es sich ursprünglich um *maligne Melanome* der Haut oder der Retina, gelegentlich aber auch um *Rundzell-*, *Spindelzell-* oder *polymorphzellige Sarkome*.

Melanommetastasen bevorzugen geradezu den Magen-Darmkanal. Sie treten meist multipel in Form pigmentierter oder nicht pigmentierter Knötchen oder gröberer Plaques von Mark- bis Fünfmarkstückgröße auf und neigen zu zentralem Zerfall, so daß sie von kleinen schüsselförmigen Carcinomen kaum zu unterscheiden sind.

Andere wieder sitzen subserös am Mesenterialansatz und verursachen bei zunehmendem Wachstum mehr oder weniger deutliche Stenosen. Auch zirkuläre stenosierende Formen

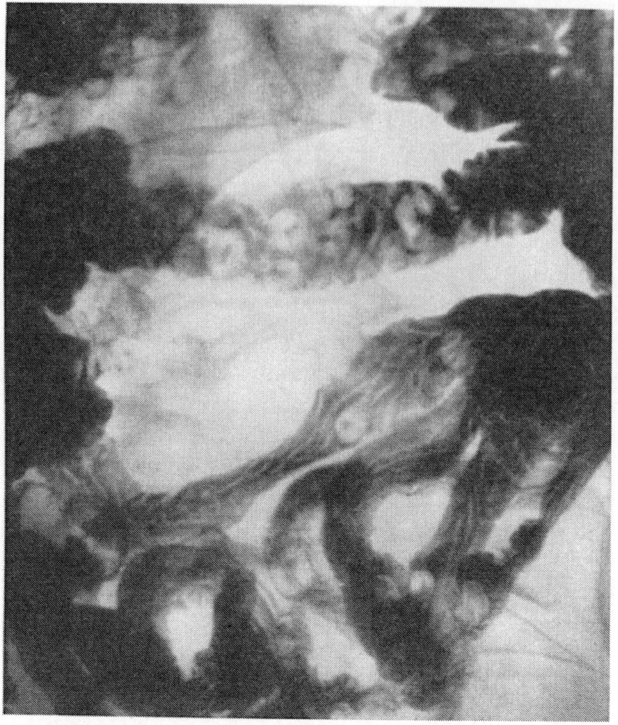

kommen vor. Sie lassen sich gegen primäre Tumoren nicht abgrenzen.

Röntgenologisch finden sich multiple, flachpolypöse bzw. münzenförmige Aufhellungen mit oder ohne zentrale Delle (Abb. 121) oder Ulceration bzw. bogige polycyclische Konkavitäten der dem Mesenterialansatz zugewandten Dünndarmkontur, ähnlich wie bei der Lymphogranulomatose oder dem primären Lymphosarkom. Schließlich werden zirkuläre Stenosen ohne irgendwelche charakteristische Formen oder Konturen beobachtet.

Abb. 121. Multiple Metastasen im Dünndarm in Form linsengroßer Infiltrate mit zentraler Delle. Klinisch: 65jährige Patientin, die 1 Jahr zuvor wegen eines stenosierenden Reticulosarkoms der Gegend der Flexura duodenojejunalis hatte operiert werden müssen

26. Der operierte Dünndarm

Operative Eingriffe am Dünndarm, wie Resektionen oder Anastomosen, verändern das Aussehen und den Verlauf der betroffenen Schlingen in mehr oder weniger typischer Weise. Man unterscheidet Resektionen, bei denen ein erkranktes Segment entfernt und die getrennten Darmstümpfe wieder vereinigt werden, von den Umgehungsoperationen, bei denen es sich lediglich um einen Kurzschluß handelt. Nach Resektionen kann das durchtrennte Darmlumen entweder End-zu-End oder Seit-zu-Seit wieder verschlossen bzw. adaptiert werden. Bei Umgehungsoperationen wird eine *vor* dem Hindernis liegende Schlinge mit einer *hinter* dem Hindernis liegenden anastomosiert. Das kann je nach Lage der Dinge zwischen Dünndarm und Dünndarm geschehen oder zwischen Dünn- und Dickdarm, also etwa im Sinne einer Ileo-Colostomie, wenn z.B. ein entzündlicher oder neoplastischer Prozeß der Ileocöcalgegend umgangen werden soll.

Bei den End-zu-End-Anastomosen entstehen durch die Einstülpung der Darmwand relative Engen, bei den Seit-zu-Seit-Anastomosen Blindsäcke (Abb. 122). Um diese Blindsäcke möglichst klein zu halten, müssen die Darmstümpfe dicht an der Anastomose verschlossen werden. Geschieht dies nicht, so besteht die Gefahr, daß sie sich zu unförmigen Gebilden erweitern, die in prall gefülltem Zustand das Lumen der Anastomose wie eine Pelotte komprimieren. Länger bestehende Retentionen von Fremdkörpern und Speiseresten können unter Umständen entzündliche Wandveränderungen in den Blindsäcken verursachen (Abb. 123 und 124). Im übrigen werden Komplikationen nur selten beobachtet (Abb. 125 und 126).

Im *Röntgenbild* lassen sich stattgehabte Operationen relativ leicht nachweisen. Seit der Einführung des von Peetzschen Nähapparates braucht man sich nur an Hand der liegengebliebenen Silberklips zu orientieren.

End-zu-End-Anastomosen charakterisieren sich durch eine relative Enge mit etwas gewulsteten Rändern (Abb. 127), Seit-zu-Seit-Anastomosen durch ihre Bajonettform mit kleinen Blindsäcken, an deren Ende die Wandeinstülpungen bürzelförmige Aufhellungen hinterlassen (Abb. 128).

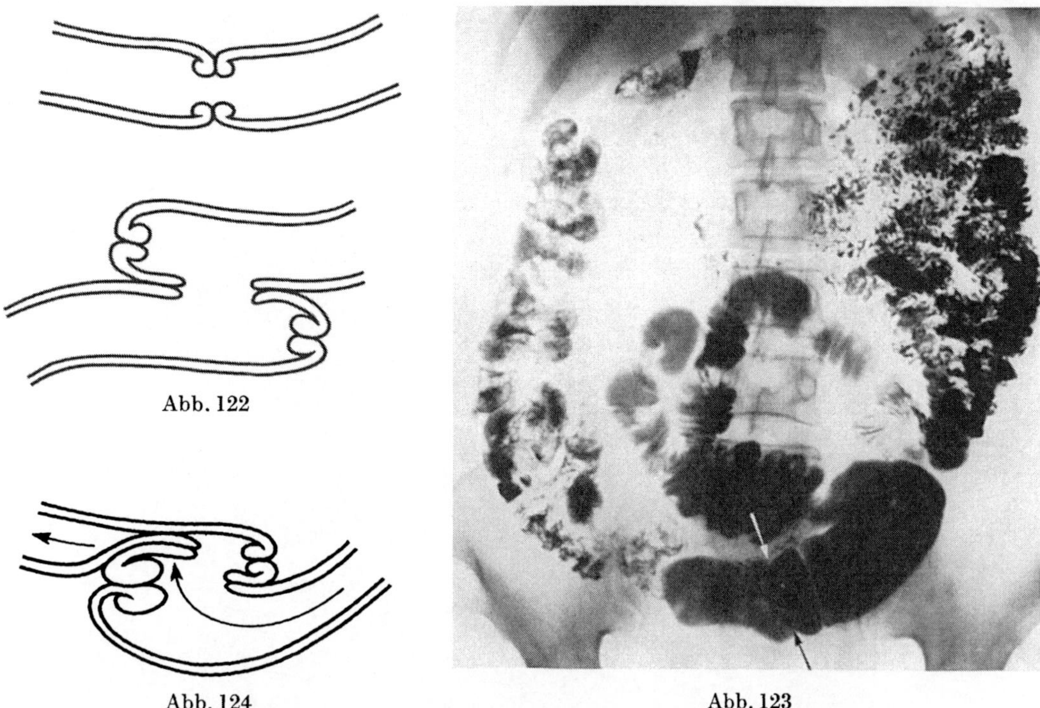

Abb. 122

Abb. 124 Abb. 123

Abb. 122. Schema einer End-zu-End und einer Seit-zu-Seit-Anastomose des Dünndarms

Abb. 123. Dilatation des Blindsackes der zuführenden Schlinge einer Seit-zu-Seit-Anastomose im Ileum nach Dünndarmresektion (→ ←). Klinisch bestand das Bild eines intermittierenden Ileus

Abb. 124. Schema der Entero-Anastomose (Seit-zu-Seit) mit Dilatation des Blindsackes der zuführenden und Kompression der abführenden Schlinge

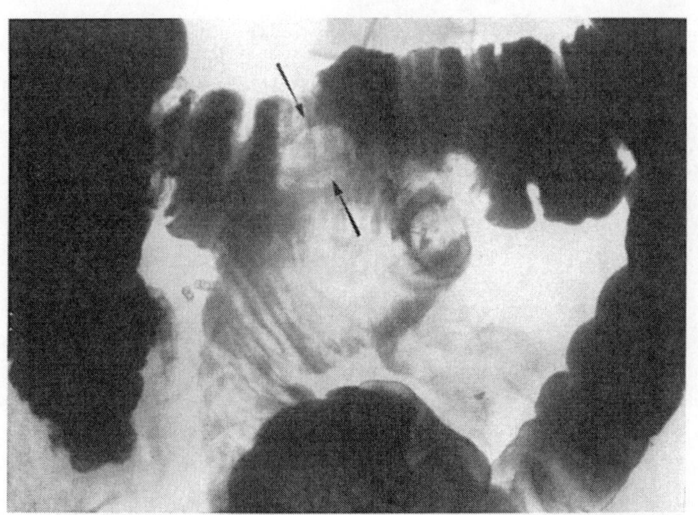

Abb. 125. Zustand nach Ileotransversostomie. Aus dem kleinen Becken zieht die zuführende Ileumschlinge bis zur Mitte des Colon transversum. An ihrem blinden Ende erkennt man die Einstülpung in Form eines Bürzels. Mandelgroße Aufhellung (→) unmittelbar an der Anastomose, die bei mehrfachen Kontrolluntersuchungen immer an der gleichen Stelle lag und die einem Polypen entspricht. Klinisch: 17jähriges Mädchen, das wegen einer regionalen Enteritis (CROHN) operiert werden mußte. Es wurde eine Ileotransversostomie angelegt. Postoperativ bestanden weiterhin Leibschmerzen. Gelegentlich wurde auch im Mittel- bzw. im Unterbauch ein verschieblicher Tumor getastet

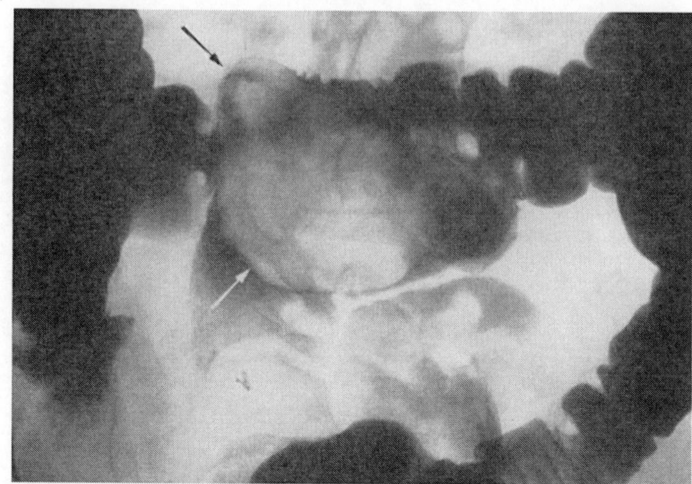

Abb. 126. Ileotransversostomie im Zustand der Invagination. Gleiche Patientin wie Abb. 125 (→ Invaginat)

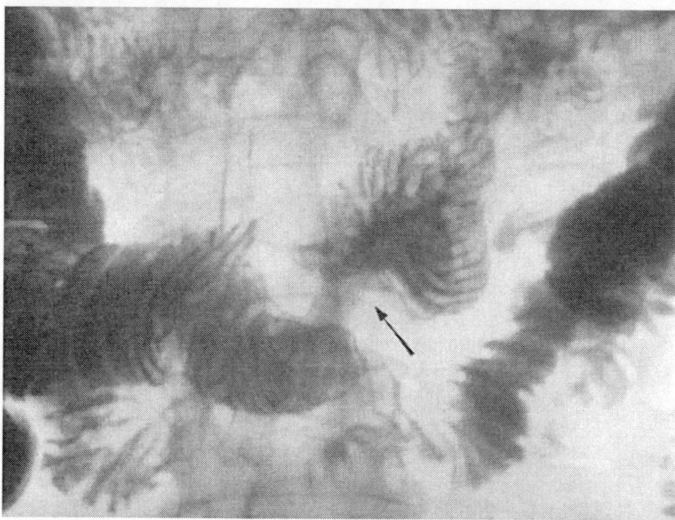

Abb. 127. Zustand nach End-zu-End-Anastomose im mittleren Jejunum (→). Klinisch: 26jährige Patientin, die wegen eines generalisierten Lymphosarkoms mit Endoxan behandelt wurde und dabei eine Dünndarmperforation bekam

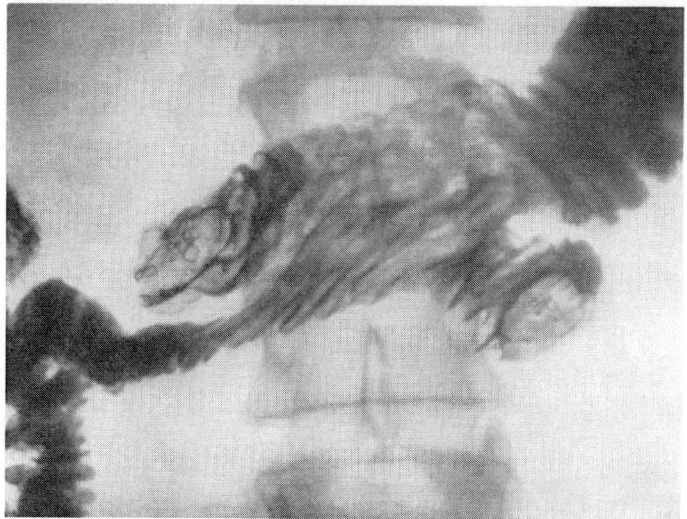

Abb. 128. Ileotransversostomie mit Seit-zu-Seit-Anastomose nach Resektion eines Colon ascendens-Carcinoms. Man sieht deutlich die eingestülpten Schleimhautbürzel an den Blindsäcken des Ileum und des Colon

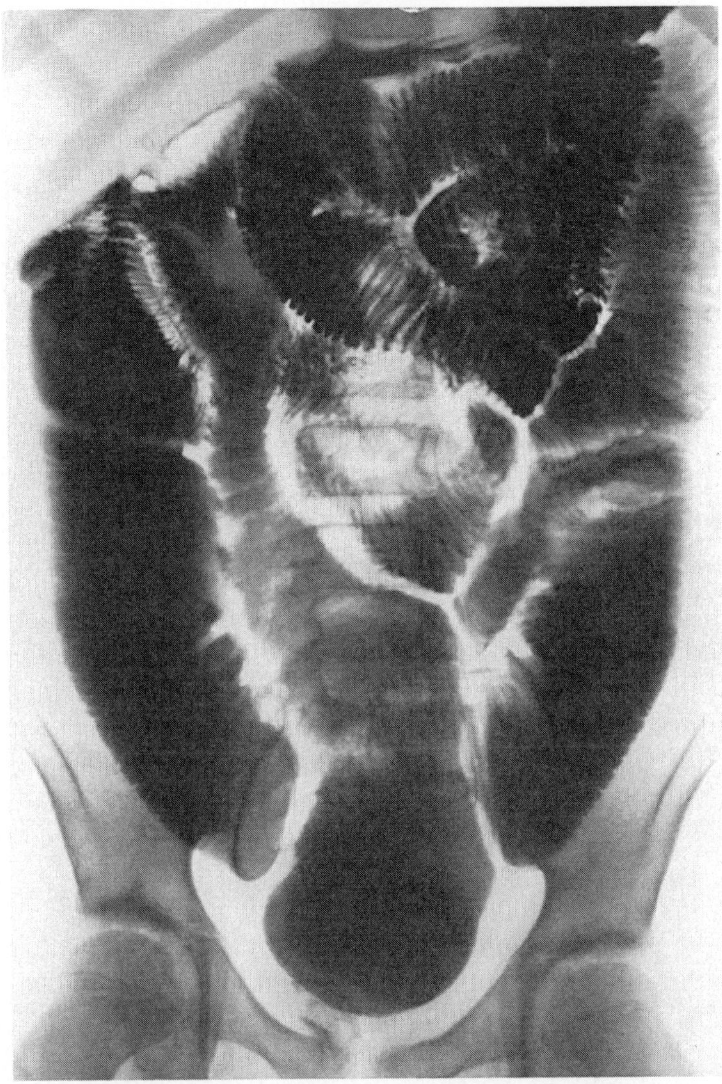

Abb. 129. Dünndarm nach Dickdarmresektion. Klinisch: 12jähriges Kind, bei dem vor einem halben Jahr wegen einer Dickdarmpolyposis eine totale Colonresektion ausgeführt wurde (Prof. STELZNER). Röntgenologisch: Mächtige kompensatorische Dilatation des Dünndarms, dessen Kaliber analwärts bis auf Armstärke zunimmt und der in einer ampullären Erweiterung endet (LASSRICH). An der Breite der zwischen den einzelnen Schlingen liegenden Aufhellungen läßt sich die Hypertrophie der Darmwandung erkennen (operativ bestätigt). Die Kontrastmittelspitze erreicht den Anus schon nach 2 Std. Nach weiterer funktioneller und anatomischer Anpassung betrug die Passagezeit nach einem halben Jahr bereits 4 Std. Das Kontrastmittel ist durch flüssigen Darminhalt etwas verdünnt

Bei Ileostomien nach Colonresektionen werden gelegentlich Passagebeeinträchtigungen am Dünndarm beobachtet. Sie sollen zu den häufigsten Komplikationen dieser Operation gehören und werden mit 25—50% angesetzt (BROOKE). Meist handelt es sich um mechanische Störungen, die entweder an der Operationsstelle selbst liegen oder durch innere Hernien bedingt sind. In anderen Fällen lassen sich anatomische Hindernisse nicht erkennen (Abb. 129). WARREN und McKITTRICK (1951) sprechen von einer sog. „Ileostomie Dysfunktion". Sie denken dabei an kleinere flächenhafte postoperative Verwachsungen, die das freie Spiel der Darmschlingen behindern. Meist kommt es innerhalb weniger Wochen zu einer kompletten Rückbildung der Symptome. In einigen Fällen wurde prophylaktisch Streptokinase intraperitoneal appliziert. Differentialdiagnostisch sollte man auch an Milchallergien denken.

Literatur

Abbott, W. O.: Indications for use of Miller-Abbott tube. New Engl. J. Med. **225**, 641—646 (1941).

—, and C. G. Johnston: Intubation studies of human small intestine. Non-surgical method of treating, localizing and diagnosing nature of obstructive lesions. Surg. Gynec. Obstet. **66**, 691—697 (1938).

—, and T. G. Miller: Intubation studies of human small intestine. J. Amer. med. Ass. **106**, 16—18 (1936).

Adams, H.: Untersuchungen zur gastrointestinalen Milchallergie. Z. Kinderheilk. **70**, 419—440 (1952).

Adlersberg, D., R. H. Marshak, H. Colcher, S. R. Drachman, A. J. Friedman, and Ch. J. Wang: The roentgenologic appearance of the small intestine in sprue. Gastroenterology **26**, 548—581 (1954).

Åkerlund, Å.: Zur direkten Röntgendiagnostik der Dünndarmtumoren. Acta chir. scand. **71**, 1—22 (1932).

— Ulcer niches with stopper-shaped vascular defect. Radiology **33**, 203—207 (1939).

Albot, G. et F. Poilleux: Actualités hépato-gastro-entérologiques de l'Hôtel-Dieu 1955. Intestin grêle. Colon — Rectum. Paris: Masson & Cie. 1956.

— — Actualités hépato-gastro-entérologiques de l'Hôtel-Dieu. 1956. Duodenum et pancréas. Paris: Masson & Cie. 1957.

Albrecht, H. U.: Die Röntgendiagnostik des Verdauungskanals. Leipzig: Georg Thieme 1931.

Albright, F., F. C. Bartter, and A. P. Forbes: Fate of human serum albumin administered intravenously to patients with idiopathic hypoalbuminemia and hypoglobulinemia. Trans. Ass. Amer. Phycns. **62**, 204—213 (1949).

Alexander, F. K.: Duodenal ulcer in children. Radiology **56**, 799—811 (1951).

Alexander, H. C., and G. F. Schwartz: Non spezific Jejunal-Ulcerations. In Search of an Etiology. Gastroenterology **50**, 224—230 (1966).

Allemann, R.: Zur Diagnose und Therapie des chronisch - intermittierenden subtotalen Ileus. Schweiz. med. Wschr. **64**, 331—333 (1934).

Allen, E. H., J. C. Batten, and K. Jefferson: Sarcoidosis of the alimentary tract. Brit. J. Radiol. **29**, 56—61 (1956).

Altavas, J.: Calculi of the small intestine. Brit. J. Radiol. **29**, 684—686 (1956).

Ammann, R., u. R. Cottier: Die primären histologischen Veränderungen der Enteritis regionalis. Bibliotheca Gastroenterologica, Fasc. 2, Dünndarmpathologie, S. 69—79. Basel u. New York: S. Karger 1960.

Anderson, C. M., R. Astley, J. M. French, and J. W. Gerrard: Small intestine pattern in coeliac disease. Brit. J. Radiol. **25**, 526—530 (1952).

Anderson, R. R., and E. F. Geever: Intestinal pneumatosis. Amer. J. dig. Dis. **19**, 385—389 (1952).

Andrade, C. de: Peculiar form of peripheral neurophathy: familiar atypical amyloidosis with special involvement of the peripheral nerves. Brain **75**, 408—427 (1952).

Anton, J. I., H. H. Burger, W. Hoffman et O. Weiner: Pneumatose cystique de l'intestine. J. int. Coll. Surg. **20**, 11—15 (1953).

Archer, V. W., and Ch. H. Peterson: Roentgen diagnosis of ascariasis. J. Amer. med. Ass. **39**, 1819—1821 (1930).

Ardran, G. M., J. M. French, and J. W. McLaren: Further radiological studies of the movements of the jejunum in man, with special reference to steatorrhea. J. Fac. Radiol. (Lond.) **5**, 267—275 (1954).

Arnulf, G., et P. Buffard: L'iléite lymphoïde terminale. Presse méd. **61**, 107—109 (1953).

Arvay, N.: Sur une localisation exceptionelle duodenale de la maladie de Crohn. Actualités hépato-gastro-entérologiques de l'Hôtel-Dieu, p. 28—30. Paris: Masson & Cie. 1956.

— Examen radiologique de l'occlusion aiguë et subaiguë du grêle. Actualités hépato-gastro-entérologiques de l'Hôtel-Dieu, p. 35—48. Paris: Masson & Cie. 1956.

Arvay, N., J. D. Picard et A. Bodiguel: L'examen radiologique d'urgence au cours des hémorrhagies digestives graves. J. Radiol. Electrol. **38**, 393—397 (1957).

Askanazy, M.: Amyloid des Darmes. Bericht über die Verh. d. deutsch. Pathol. Ges. Berlin 1904, 32—34. Zentralbl. f. Allgem. Pathol. u. Pathol. Anatomie, Bd. XV, 531. Jena: Fischer-Verlag 1904.

Assmann, H.: Die klinische Röntgendiagnostik bei inneren Erkrankungen, 5. Aufl. Berlin: F. C. W. Vogel 1934.

— Klinische Röntgendiagnostik der inneren Erkrankungen. Leipzig 1929. 6. Aufl. Berlin-Göttingen-Heidelberg: Springer 1949.

Astley, R.: Radiology of the alimentary tract in infancy. London: Edward Arnold, Ltd. 1956.

—, and J. M. French: The small intestine pattern in healthy children and in coeliac disease. Brit. J. Radiol. **24**, 321—330 (1951).

Asztalos, F.: Isolierte Tuberkulose des Jejunum. Röntgenpraxis **12**, 261—266 (1940).

Atkinson, F. R. B.: Multiple myelomata. Med. Press **195**, 312—327 (1937).

Auguste, Ch., P. Decoulx et M. Verhaeghe: Ulcères multiples de la première anse jéjunale. Arch. Mal. Appar. dig. **41**, 69—74 (1952).

Avery-Jones, F.: Modern trends in gastro-enterology. London: Butterworth & Cie. Ltd. 1958.

—, and J. W. Paulley: Intestinal lipodyxophy (Whipple's disease). Lancet **1949**, No 256, 214—216.

Babaiautz, L., et M. Buguion: Invagination iléo-caeco-colique par lipome iléal en rétention caecale. Radiol. clin. (Basel) **22**, 221—228 (1953).

Babes, A.: Nouvelles recherches sur la pellagre. Bull. Sect. sci. Acad. roum. **3**, 102 (1914/15).

Bachmann, K.-D.: Über die angeborene Duodenalstenose und ihre Umwandlung zur funktionellen Atresie. Z. Kinderheilk. **73**, 287—293 (1953).

Bader, H.: Über die kongenitale Atresie des Duodenum. Ärztl. Wschr. **7**, 437—438 (1952).

Baensch, W. E.: Zur Röntgendiagnostik des Duodenaldivertikels unter spezieller Berücksichtigung seiner Ätiologie. Fortschr. Röntgenstr. **30**, 322—326 (1922/23).

BAENSCH, W. E.: Lehrbuch der Röntgendiagnostik (SCHINZ, BAENSCH, FRIEDL, UEHLINGER). Stuttgart: Georg Thieme 1952.
— Karzinome, Karzinoide, Sarkome und gutartige Tumoren des Dünndarmes. In: Röntgendiagnostik. Ergebnisse 1952—1956, hrsg. von H. R. SCHINZ, R. GLAUNER u. E. UEHLINGER, S. 412—431. Stuttgart: Georg Thieme 1957.
BARBIERI, A.: L'indagine radiologica nell' ascaridiasi. Radiol. med. (Torino) **26**, 475—506 (1939). Ref. Kongr.-Zbl. ges. inn. Med. **103**, 58 (1940).
BARCLAY, A. E.: The digestive tract. Cambridge: Cambridge University Press 1933.
BARGMANN, W.: Histologie und mikroskopische Anatomie des Menschen. Stuttgart: Georg Thieme 1956.
BARRAKLING, K. H.: Die parapylorische Lymphadenitis. Fortschr. Röntgenstr. **79**, 315—318 (1953).
BARSONY, TH.: Ileumspasmus bei einem Coecumprozeß. Arch. Verdau.-kr. **31**, 245—251 (1923).
BASSET, S. H., W. S. ADAMS, R. GOLDMAN, and B. G. FISCHKIN: Non-tropical sprue complicated by generalized Amyloidosis. Med. Clin. N. Amer. **36**, 1173—1185 (1952).
BASU, A. K.: Familial intestinal polyposis with pigmentation of skin and mucous membrane. Lancet **1952 II**, 586.
BAUERFEIND, A.: Rekurrierendes Erbrechen mit Hypochlorämie bei Mesenterium ileocolicum commune. Kinderärztl. Prax. **17**, 1—8 (1949).
BAUMAN, W., u. N. HENNING: Die Krankheiten des Darmes. Handbuch der inneren Medizin. Berlin-Göttingen-Heidelberg: Springer 1953.
BAUMANN-SCHENKER, R.: Über Paramyloidose. Radiol. clin. (Basel) **15**, 68 (1946).
— Über pneumatosis cystoidis ventriculi et jejuni. Acta radiol. (Stockh.) **20**, 365—372 (1939).
BAUMEL, J., et E. FASSIO: Quelques cas de dyskinésies duodénales au cours d'affections pancréatiques. Arch. Mal. Appar. dig. **41**, 363—365 (1952).
BAYER, L.: Das typische Bild der chronischen Dünndarmstenose. Fortschr. Röntgenstr. **48**, 192—198 (1933).
—, u. H. PANSDORF: Der röntgenologische Nachweis von Divertikeln im Bereich des Verdauungskanals und seine klinische Bedeutung. Ergebn. med. Strahlenforsch. **6**, 493—560 (1933).
BECKER, J.: Röntgendiagnostik und Strahlentherapie in der Kinderheilkunde. Berlin: Springer 1931.
BECKER, R. u. A. OPPENHEIMER: Normale und pathologische Funktionen der Verdauungsorgane im Röntgenbild. Leipzig: Georg Thieme 1931.
BECKERMANN, F. u. S. LAAS: Über nekrotisierende Enteritis. Ärztl. Wschr. **1**, 329—334 (1947).
BEHRER, M. R.: Jejunal polyposis with intussusception and melanin spots. J. Pediat. **38**, 641—646 (1951).
BELL, H. G.: Chronic cicatrizing enteritis. Calif. west. Med. **41**, 239—241 (1934).
BERANBAUM, S. L., and K. SUBBARAO: The hypertrophied ileo-cecal-valve. Amer. J. dig. Dis. **22**, 307—314 (1955).
BÉRARD, L., et M. PATEL: Formes chirurgicales de la tuberculose intestinale. Paris: Masson & Cie. 1933.
BERG, H. H.: Ergebnisse des Röntgenstudiums der Magen-Darmschleimhaut. Schweiz. med. Wschr. **60**, 1126—1129 (1930).
— Röntgenuntersuchung am Innenrelief des Verdauungskanals. Leipzig: Georg Thieme 1931.
— Mißerfolge nach Magenoperationen. Chirurg **4**, 318—333 (1932).
— Über Technik und Taktik der Röntgenuntersuchung im Rahmen der klinischen Bauchdiagnostik. Med. Welt **6**, 1641—1643 (1932).
— Wandlungen der klinischen Bauchdiagnostik als Folge fortgeschrittener Röntgenmethodik. Röntgenpraxis **5**, 1—6 (1933).
— Die Gastritiden vom Standpunkt der klinischen Radiologie. I. Int. Kongr. für Gastroenterologie, Brüssel 1935.
— Fortschritte auf dem Gebiete des Verdauungskanals. (Klinische Röntgenuntersuchung des akuten Bauchfalles.) Röntgenpraxis **9**, 217—229 (1937).
— Über einige akute Bauchsyndrome in der inneren Klinik und ihre Röntgendiagnostik. Fortschr. Röntgenstr. **75**, Sonderheft Festschrift H. R. SCHINZ, 1—9 (1951).
— Aspect radiologique d'une poussée de purpura rhumatoide aigue (forme abdominale) avec un gros oedème de la muqueuse gastrique. Acta gastroent. belg. **14**, 522—523 (1951).
— Beschwerden nach Gallenoperationen. Dtsch. med. Wschr. **80**, 525—529 (1955).
BERGENDAL, A.: A contribution to the knowledge of primary duodenal cancer. Acta radiol. (Stockh.) **20**, 417—426 (1939).
BERGLUND, ST.: Roentgendiagnosis of pneumatosis cystoides intestinorum hominis. Acta radiol. (Stockh.) **20**, 401—404 (1939).
BERNARD, A.: Quelques exemples d'occlusions de l'intestin grêle. Acta med. belg. **11**, 482—486 (1948).
— Anomalie radiologique fonctionnelle de la fin du grêle. Acta med. belg. **11**, 487—490 (1948).
BERNARD, J., G. MATHÉ et L. ISRAEL: Etudes cliniques et biologiques sur le syndrome de Schönlein-Henoch. Presse méd. **65**, 759—763 (1957).
BERNING, H.: Der paralytische Ileus. Bibl. gastroent. (Basel) **3**, 44—69 (1961).
— u. TH. O. LINDENSCHMIDT: Der paralytische Ileus in der inneren Medizin und Chirurgie. Ergebn. inn. Med. Kinderheilk., N.F. **16**, 198—244 (1941).
— W. SELBERG u. K. G. THIELE: Die Ileitis regionalis. Stuttgart: Enke 1964.
BEYER, W.: Zur Frage des Gastro-enterostomiekrebses und seiner Vorbedingungen. Langenbecks Arch. klin. Chir. **204**, 445—461 (1943).
BIRKNER, R. u. M. BRANDT: Röntgenologische und pathologische Studie zur Frage der chronischen Darminvagination. Fortschr. Röntgenstr. **71**, 776—793 (1949).
BOCKUS, H.: Gastroenterology, Bd. II. Philadelphia and London: W. B. Saunders Co. 1964.
BOCKUS, H. L.: Present status of chronic regional or cicatrizing enteritis. J. Amer. med. Ass. **127**, 449—456 (1945).
— Gastro-enterology. Philadelphia: W. B. Saunders Co. 1944, 1946.
—, and W. E. LEE: Regional (terminal) ileitis. Ann. Surg. **102**, 412—421 (1935).

Bockus, H. L., H. Tumen, and K. Kornblum: Diffuse primary tuberculous enterocolitis. Ann. intern. Med. **13**, 1461—1482 (1940).

Bodart, P., Ch. Dive, J. de Groote, G. van Trappen et J. Vandenbroucke: Le diagnostic radiologique de l'iléite de Crohn. Arch. Mal. Appar. dig. **48**, 1672—1683 (1959).

— —, and G. van Trappen: Radiologie differences between ileocecal tuberculosis and Crohn's disease. II. Diagnosis of Crohn's disease. Amer. J. dig. Dis., N.S. **6**, 604—621 (1961).

— G. Vantrappen, J. de Groote u. J. Vandenbroucke: Röntgenologische und chirurgische Erfahrungen bei der Enteritis regionalis. Verh. Dtsch. Ges. Verdau.- u. Stoffwechselkr., Suppl. zu Gastroenterologia (Basel) **95**, 281—298 (1961).

Bodian, M.: Congenital duodenal obstruction and mongolism. Brit. med. J. **1952 I**, 77—78.

Böhm, F.: Beitrag zur Frühdiagnose der Tuberkulose des Ileocoecums, insbesondere der Flexura ultima ilei. Tuberk.-Arzt **1**, 15—25 (1947).

— Problem der Darmtuberkulose. Wien: Springer 1949.

— Study of mechanism of healing of tuberculous processes of intestine under chemotherapy. Acta tuberc. scand. **24**, 30—37 (1950).

— Untersuchungen über die Tuberkulose des Dünndarms. Tuberkulose-Bücherei. Stuttgart: Georg Thieme 1950.

— Die röntgenologischen Erscheinungsformen der abgeheilten, ehemals geschwürigen Darmtuberkulose. Fortschr. Röntgenstr. **72**, 675—686 (1950).

Boine, J.: Images radiologiques d'ascaris dans les intestins. J. belge Radiol. **15**, 30—31 (1926).

Bosch, E., u. H. R. Schinz: Zum Röntgenbild der Hernien der Bursa omentalis. Fortschr. Röntgenstr. **61**, 36—40 (1940).

Bourne, W.A.: In: F. Avery-Jones, Collagen diseases and the gastro-intestinal tract. Modern trends in gastro-enterology. London: Butterworth & Co. 1958.

Bouslog, J. S.: The normal stomach and small intestine in the infant. Radiology **39**, 253—260 (1942).

— T. Cunningham, J. P. Hanner, J. B. Walton, and H. D. Waltz: Roentgenologic studies of infant's gastrointestinal tract. J. Pediat. **6**, 234—248 (1935).

Braun, H.: Beitrag zur Kenntnis der Dünndarmphlegmone. Zbl. Chir. **69**, 1984—1990 (1942).

Braun, L.: Die Periarteriitis nodosa als Begleit- und Folgeerscheinung allergischer Krankheiten. Med. Welt Nr 18, 1—19 (1963).

Braunbehrens, H. v.: Das Neurinom des Magens. Fortschr. Röntgenstr. **68**, 291—301 (1943).

Bremer, J. L.: Diverticula and duplications of intestinal tract. Arch. Path. **38**, 132—140 (1944).

— Congenital anomalies of the viscera: their embryological basis. Cambridge, Mass.: Havard University Press 1957.

Brockschmidt, W.: Reiskornartige Füllungsdefekte und bandförmige Aussparungen als Zeichen von Verwachsungen im Dünndarm. Röntgenpraxis **12**, 328—331 (1940).

Brohée, G.: La Radiologie de l'intestin grêle normale et de l'intestin grêle pathologique. Bruxelles: Jean Vromans 1937.

Brohée, G.: Iléite tuberculeuse terminale, syndrome radiologique. J. belge Gastro-ent. **7**, 508—521 (1939).

— Contribution à l'étude radiologique du jéjunoiléon. Radiologie du jéjuno-iléon normal. Acta med. belg. **11**, 437—454 (1948).

— Un cas d'entérite régionale hypertrophiante (maladie de Crohn) à localisations multiples. Acta med. belg. **11**, 471—481 (1948).

— ACTH, cortisone ou salicylate de soude et maladie de Crohn, thérapeutique d'essai. Acta med. belg. fasc. 1, 39—45 (1951).

— et P. Everarts: Radiologie de la tuberculose iléocaecale. Acta gastro-ent. belg. **10**, 143—148 (1947).

— — Maladie de Crohn et tuberculose intestinale. Acta gastro-ent. belg. **13**, 1091—1105 (1950).

Brombart, M. u. J. Massion: Die röntgenologische Differentialdiagnose der Ileitis terminalis und der Ileocoecal-Tuberkulose. Dtsch. Ges. Verdau.- u. Stoffwechselkr. 20. Tagg Kassel 1959. Gastroenterologia (Basel), Suppl. ad vol. **95**, 299—305 (1961).

— — Radiologic differences between ileocecal tuberculosis and Crohn's disease: I. The diagnosis of ileocecal tuberculosis. Amer. J. dig. Dis., N.S. **6**, 589—603 (1961).

— — P. Bodart, C. Dive, and G. van Trappen: Radiologic differences between ileocecal tuberculosis and Crohn's disease. III. Differential diagnosis of ileocecal tuberculosis and Crohn's disease. Amer. J. dig. Dis., N.S. **6**, 622 (1961).

Brooke, B. N.: Ulcerative colitis and its surgical treatment. Edinburgh and London: E. & S. Livingstone ltd. 1954.

—, and W. T. Cooke: Ulcerative colitis: Diagnostic problem and therapeutic warning. Lancet **1951 II**, 462—464.

Brown, L., and H. L. Sampson: Tuberculose intestinale. Philadelphia: Lea & Febiger 1937.

Brown, P. W., J. A. Bargen, and N. M. Weber: Chronic inflammatory lesions of the small intestine (regional enteritis). Proc. Mayo Clin. **9**, 331—332 (1934). — Amer. J. dig. Dis. **1**, 426—431 (1934/35).

Brunner, C.: Tuberculose, Aktinomykose, Syphilis, S. 38—232: Tuberculose des Darmes. Stuttgart: Ferdinand Enke 1907.

Brynjulfsen, B. C.: Jejunitis acuta — Ileitis regionalis acuta. Acta chir. scand. **96**, 361—387 (1948).

Buchtala, V., H. Lang u. Fr. Walter: Röntgenanatomische Beziehungen zwischen Bulbus duodeni und Choledochus. Fortschr. Röntgenstr. **87**, 16—22 (1939).

Buckstein, J.: Primary ulcer of the jejunum. Radiology **33**, 299—304 (1939).

— The digestive tract in roentgenology. Philadelphia: J. B. Lippincott Co. 1948.

Bücker, J.: Röntgenologische Untersuchungen bei Hämatemesis und Meläna. Fortschr. Röntgenstr. **59**, 407—415 (1939).

— Der Pelotteneffekt am Bulbus duodeni, ein Symptom des Pankreaskopfkarzinoms. Fortschr. Röntgenstr. **63**, 303—306 (1941).

— Gastritis, Ulcus und Karzinom. Stuttgart: Georg Thieme 1950.

BÜCKER, J., u. H. R. FEINDT: Pseudopolyposis lymphatica ilei (Pseudoileitis). Fortschr. Röntgenstr. **74**, 59—65 (1951).
BÜRGER, M.: Einführung in die pathologische Physiologie. Leipzig: VEB Georg Thieme 1956.
— Die Kollagenosen im Rahmen der Biomorphose. Med. Klin. **54**, 884—887 (1959).
BUFFARD, P.: Étude radiologique des adénopathies iléo-caecales de l'enfant. Pédiatrie **40**, 877—882 (1951).
— Le diagnostic des tumeurs de l'intestin grêle est-il possible dans la pratique radiologique quotidienne. J. Radiol. Électrol. **33**, 64—66 (1952).
—, u. R. CHEVALIER: Röntgenzeichen der allergischen Magen-Darm-Krankheit. Verh. Dtsch. Ges. Verdau.- u. Stoffwechselkr. 18. Tagg Bad Homburg 1955. Stuttgart: Georg Thieme 1956, S. 199—204.
— u. L. CROZET: Zur Dünndarmallergie. Fortschr. Röntgenstr. **76**, 497—507 (1952).
— — Intestin grêle et carences en facteur B: Un essai de synthèse radiologique sur le syndrome d'insuffisance fonctionelle du grêle". J. Radiol. Électrol. **33**, 363—370 (1952).
— — Sept observations personelles de lésions malignes de l'intestin grêle diagnostiquées par la radiologie. Arch. Mal. Appar. dig. **41**, 460—463 (1952).
— — Contribution à l'étude de l'intestin grêle. Lyon méd. **189**, 161—166, 177—190, 193—197 (1953).
BUSCHE, H. J.: Beiträge zur Diagnostik hochsitzender Dünndarmsarkome. Röntgenpraxis **6**, 141—145 (1934).
BUSSCHER, G. DE: Au sujet de l'examen radiologique du grêle et des signes radiologiques de l'entérite banale. Acta gastro-ent. belg. **9**, 151—161 (1946).
— Étude radiologique du grêle au cours de diverses affections. Acta gastro-ent. belg. **13**, 295—350 (1950).
— Le transit accéléré non provoqué du grêle au cours de l'examen radiologique. Acta gastro-ent. belg. **17**, 673—684 (1954).
BUSSCHER, G. DE: Les maladies de l'intestin grêle. Paris et Bruxelles: Les Éditions Erasme 1955.
CAFFEY, J.: Pediatric X-ray diagnosis. Chicago: Year Book Publ. 1956.
CAMP, R., and M. H. ROBERTS: Multiple calcareous deposits in the intestinal tract of the newborn. Amer. J. Dis. Child. **78**, 393—400 (1949).
CANADA, W. J.: Use of urokon (sodium-3-acetylamino-2,4,6-triiodobenzoate) in roentgen study of the gastrointestinal tract. Radiology **64**, 867—873 (1955).
CANTOR, M. O.: Intestinal intubation. Springfield (Ill.): Ch. C. Thomas 1949.
CAPLAN, M., and D. BADNER: An X-ray demonstration of a Meckel's diverticulum. Rev. Gastroenterol. **19**, 873—880 (1952).
CARLISLE, J. C., and E. S. JUDD: Regional enteritis involving the duodenum. Proc. Mayo Clin. **27**, 569—574 (1952).
CAROLI, J.: Persönliche Mitteilung.
CARTER, R. F.: Carcinoma of jejnum. Report of 3 cases. Ann. Surg. **102**, 1019—1028 (1935).
CASE, J. T.: The alimentary tract. New York: Southworth & Co., Troy 1914.
— Divertikel im Jejunum und Ileum. Acta radiol. (Stockh.) **6**, 230—240 (1926).
CASE, J. T.: Roentgenological aid in diagnosis of ileus. Amer. J. Roentgenol. **19**, 413—425 (1928).
CASTLE, W. B.: Observations on etiologic relationship of achylia gastrica to pernicious anemia. Amer. J. med. Sci. **178**, 748—764 (1929).
CATEL, W.: Normale und pathologische Physiologie der Bewegungsvorgänge im gesamten Verdauungskanal. Leipzig: Georg Thieme 1936.
— Hypertonisch-atonische Dysphagie bei Säuglingen mit habituellem Erbrechen. Klin. Wschr. **16**, 296—299 (1937).
— Zur Pathogenese und Röntgendiagnose der Invagination des Darmes. Med. Klin. **33**, 1024—1026 (1937).
—, u. F. v. GRAEVENITZ: Methode zur graphischen Registrierung pharmakologischer Wirkungen auf den Darm am lebenden Tier. Pflügers Arch. ges. Physiol. **204**, 541—544 (1924).
CHAOUL, H., u. A. ADAM: Zur Röntgendiagnose des Ulcus pepticum jejuni. Med. Welt **5**, 1017—1020 (1931).
— — Die Schleimhaut des Verdauungskanals im Röntgenbild. Berlin 1931.
CHAPIN, L. E., H. H. SCUDAMORE, A. H. BAGGENSTOSS, and J. A. BARGEN: Regional enteritis. Associated visceral changes. Gastroenterology **30**, 404—415 (1956).
CHÉRIGIÉ, E.: Radiologie de l'intestin grêle normal. Arch. Mal. Appar. dig. **38**, 523—539 (1949).
— La radiologie du grêle inflammatoire (signes fonctionnels et organiques des affections inflammatoires). J. Radiol. Électrol. **37**, 133—144 (1956).
— A. DEPORTE, C. TAVERNIER et MME PRADEL-RAYNAL: Le grêle terminal de l'enfant. Étude anatomique, anatomo-pathologique et radiologique. Ann. Radiol. **5—6**, 319—374 (1959).
— P. HILLEMAND, CH. PROUX et R. L. BOURDON: L'Intestin grêle normal et pathologique. Étude clinique et radiologique. Paris: Expansion Scientfique Francaise 1957.
— C. TAVERNIER, J. DUPAS et J. PRADEL: Les iléites aiguës et subaguës. Sem. Hôp. Paris **32**, 355—367 (1956).
— — —, et MME RAYNAL: Les anomalies radiologiques de la region ileo-caecal dans la rougeol. Rev. Prat. (Paris) **5**, 687—691 (1955).
— — — — Les ileites terminales aiguës et subaiguës. Sem. Hôp. Paris **31**, 2417—2427 (1955).
— — — — A propos des iléites aiguës ou subaiguës. J. Radiol. Électrol. **36**, 796—798 (1956).
— R. VERSPYCK, C. TAVERNIER et MME RAYNAL: Considerations cliniques et radiologiques sur la maladie de Crohn. J. Radiol. Électrol. **35**, 804—805 (1954).
CHESS, S. G., G. OLANDER, C. B. PRESTOW, W. BENNER, and D. CHESS: Regional enteritis. Clinical and experimental observations. Surg. Gynec. Obstet. **91**, 343—350 (1950).
CHEVALIER, R.: L'expression radiographique de l'oedème allergique gastro-duodénal (sous contrôle endoskopique). Acta gastro-ent. belg. **16**, 535—539 (1953).
CHRISTIAN, H. A.: Visceral disturbances in patients with cutaneous lesions of the erythema group. J. Amer. med. Ass. **69**, 325—329 (1917).

Christie, A.: Meckel's diverticulum. Amer. J. Dis. Child. **42**, 544—553 (1931).
Christopher, F.: Iliac carcinoide. Case report with obstruction and recovery. Surg. Gynec. Obstet. **58**. 903—905 (1934).
— Rupture of jejunum due to football injury. Amer. J. Surg. **25**, 341—342 (1934).
Chrom., S. A.: Terminal ileitis. Acta radiol. (Stockh.) **22**, 493—500 (1941).
Citrin, Y., K. Sterling, and J. A. Halsted: The mechanism of hypoproteinemia associated with giant hypertrophy of gastric mucosa. New Engl. J. Med. **257**, 906—912 (1957).
Clark, E. D.: Carcinoma of the small intestine. Surg. Gynec. Obstet. **43**, 757—763 (1926).
Clausen, A.: Fall von röntgenologisch wahrnehmbarer Magenamyloidose. Fortschr. Röntgenstr. **51**, 528—532 (1935).
Cocchi, U.: Die Röntgenuntersuchung des Verdauungstraktus sowie der Gallen- und Harnwege mittels Hartstrahltechnik. Acta radiol. (Stockh.), Suppl. **116** (1954).
Coffey, R. J.: Unusual features of acute pancreatic disease. Ann. Surg. **135**, 715—720 (1952).
Cojan, P.: Contribution à la radiologie de l'estomac opéré. J. Radiol. Électrol. **38**, 1062—1068 (1957).
Cola, G.: Reperto radiologico di tenia in un caso di anafilassi alimentase. (Röntgenologische Darstellung eines Bandwurmes in einem Fall von alimentärer Anaphylaxie.) Radiobiol. Radioter. Fis. med. II, N.S. **2**, 174—178 (1935).
Collins, D. C.: Meckel's diverticulum. A study of 50 cases. J. int. Coll. Surg. **13**, 721—728 (1950).
Collins-Williams, C.: Gastrointestinal allergy in infancy. J. Pediat. **45**, 337—346 (1954).
Combe, C., and W. Saunders: A single case of stricture and thickening of the ileum. Med. Transact. Coll. Physiol., London **4** (1813).
Cooke, R. A.: Protein derivatives as factors in allergy. Ann. intern. Med. **16**, 71—80 (1942).
Cooke, W. T., and B. N. Brooke: Non-specific enterocolitis. Quart. J. Med. **24**, 1—22 (1955).
Cooley, R. N.: Primary Amyloidosis with involvement of the stomach. Amer. J. Roentgenol. **70**, 428 (1953).
Couinaud, C.: Les ulcerations intestinales postopératoires. J. Chir. (Masson et Cie. Paris) **69**, 844—862 (1953).
Courmoulis, M., H. Garbsch, A. Neumayr u. B. Thurnher: Dünndarmröntgenbild und Fettresorption, eine vergleichende klinisch-röntgenologische Studie. Wien. Z. inn. Med. **35**, 223—227 (1954).
Crämer, F.: Coecum mobile und chronische Appendicitis. Münch. med. Wschr. **59**, 627—629 (1912).
Crane, A. W.: Gallstone obstruction of the duodenum with sinus between gallbladder and duodenal bulb. Amer. J. Roentgenol. **26**, 92—95 (1931).
Crohn, B. B.: Regional ileitis. New York: Grune & Stratton 1949.
— Symposium on regional ileitis. J. Mt Sinaï Hosp. **22**, 142—228 (1955).
— Life cycle of regional ileitis. Gastroenterology **34**, 300—305 (1958).
— Life history of regional ileitis. Gastroenterologia (Basel) **89**, 352—358 (1958).
Crohn, B. B., L. Ginsburg, and G. D. Oppenheimer: Regional ileitis. J. Amer. med. Ass. **99**, 1323—1329 (1932).
—, and H. D. Janowitz: Reflexions on regional ileitis, 20 years later. J. Amer. med. Ass. **156**, 1221—1225 (1954).
—, and B. D. Rosenak: Combined form of ileitis and colitis. J. Amer. med. Ass. **106**, 1—7 (1936).
—, and H. Yarnis: Regional ileitis. New York and London: Grune & Stratton 1958.
Cruveilhier, L. J. B.: Anatomo-pathologie du corps humain. Paris 1829 u. 1835.
— Des déplacements par invagination. Mécanisme de l'invagination intestinale. Traité d'Anat. Path. Gén. **1**, 513, 521, 535 (1849).
— Traité d'Anat. Path. Gén. Paris 1862.
Dagnini, G. e G. Zampa: Supra alcuni case di linfosarcoma del intestino tenue. Riv. Radiol. Fis. med. **5**, 99—141 (1931).
Dahlin, D. C.: Amyloidosis. Proc. Mayo-Clin. **24**, 637—648 (1949).
Dammermann, H. J.: Das Krankheitsbild der nekrotisierenden Enterocolitis. Ärztl. Wschr. **1/2**, 481—486 (1947).
Dannenberg, M., C. Storch, S. D. Sternberg, and C. Hoffmann: High gastrointestinal obstruction in the newborn infant: a radiological interpretation. J. Pediat. **37**, 380—386 (1950).
David, O.: Zur Röntgendurchleuchtung des Dünndarms. Münch. med. Wschr. **60** II, 1799 (1913).
— Dilatationen des Duodenums im Röntgenbild bei direkter Füllung. Fortschr. Röntgenstr. **22**, 208—213 (1914).
— Röntgenologische Untersuchungen über Form und Verhalten des Dünndarms bei direkter Füllung mit Kontrastmitteln. Mitt. Grenzgeb. Med. Chir. **31**, 209—252 (1919).
Debray, Ch., M. Roux, J. Puyaubert, R. Marie et R. Vilain: Tumeur mélanique de l'iléon à forme anémique. Métastase d'un mélanome malin de la gencive. Presse méd. **1953**, 1358—1360.
De Cesare, E. e G. Ricci: Contributo allo studio della enterite segmentaria. L'ileo-tiflite regionale. Arch. ital. Chir. **78**, 71—88 (1954).
Dedick, A. P., and L. C. Collins: The roentgen diagnosis of bleeding lesions of the small intestine. Amer. J. Roentgenol. **69**, 926—935 (1953).
Delannoy, E.: L'examen radiologique d'urgence dans le diagnostic des hémorrhagies digestives aiguës. Acta chir. belg. **51**, 739—746 (1952).
Deucher, W.: Reliefuntersuchung am Dünndarm. Schweiz. med. Wschr. **81**, 1194—1196 (1951).
— u. H. W. Hotz: Röntgenologische Dünndarmbefunde bei einheimische Sprue. Fortschr. Röntgenstr. **63**, 119—140 (1941).
Deucher, W. G.: Über die Variabilität der Dünndarmschleimhaut. Radiol. clin. (Basel) **43**, 265—272 (1949).
Dicke, W. K., H. A. Weijers, and J. H. van de Kamer: Coeliac disease. Acta paediat. (Upsala) **42**, 34—42 (1953).
Dietel, V. u. R. Schmöger: Beobachtungen bei Magen - Darmpassagen Frühgeborener. Mschr. Kinderheilk. **101**, 433—438 (1953).

DIETHELM, L. u. F. HEUCK: Der Wert des röntgenologischen Ascarisnachweises für die Diagnostik allergischer Darmerkrankungen. Med. Klin. **48**, 559—561 (1953).

DITTRICH, J. K.: Infrapapilläre Duodenalstenose bei einem 11jährigen Knaben. Dtsch. Z. Verdau.- u. Stoffwechselkr. **10**, 139—142 (1950).

— Die röntgenologische Beurteilung der normalen und gestörten Magen-Darm-Tätigkeit im Säuglingsalter. Dtsch. Z. Verdau.- u. Stoffwechselkr. **11**, 215—227 (1951).

— Beiträge zur Pathogenese der akuten Ernährungsstörungen. Z. Kinderheilk. **71**, 307—318 (1952); **72**, 29—41 (1952).

— Die Dünndarmatonie atrophischer Säuglinge. Z. Kinderheilk. **75**, 401—416 (1954).

— Die Bedeutung der Röntgenuntersuchung für die Differentialdiagnose des großen Bauches. Mschr. Kinderheilk. **103**, 144—145 (1955).

— u. R. SCHORR: Klinisches Bild und Verlauf der Ulcuskrankheit im Kindesalter. Ärztl. Wschr. **11**, 835—840 (1957).

— u. L. WEINGÄRTNER: Zur Klinik und Therapie der Abdominaltuberkulosen im Kindesalter (unter besonderer Berücksichtigung der Bedeutung röntgenologischer Untersuchungen). Beitr. Klin. Tuberk. **115**, 1—26 (1955).

DIXON, C. F., and H. M. WEBER: Recurring obstruction from multiple non-neoplastic tumefactions of the jejunum. Proc. Mayo Clin. **11**, 717—720 (1936).

DODD, G. D., J. S. FISHLER, and O. K. PARK: Hyperplasia of Brunner's glands. Report of two cases with review of the literature. Radiology **60**, 814—821 (1953).

DÖRKEN, H.: Über Sklerodermie mit Ösophagus-Beteiligung. Radiol. clin. (Basel) **20**, 129—135 (1951).

DORMANNS, E.: Über den sogenannten Darmbrand. Med. Klin. **43**, 13—22 (1948).

DOUB, H. P.: Malignant tumors of the small intestine. Radiology **49**, 441—450 (1947).

DRAGSTEDT, L. R.: A concept of the etiology of gastric and duodenal ulcer. Caldwell lecture 1955. Amer. J. Roentgenol. **75**, 219—229 (1956).

DUHAMEL, B.: Chirurgie du Nouveau-né et du Nourisson. Paris: Masson & Cie. 1953.

Duodénum et Pancréas. Sous la direction de G. ALBOT et F. POILLEUX. Actualités hépato-gastro-entérologiques de l'Hotel-Dieu 1956. Paris: Masson & Cie. 1957.

EASTMOND, CH.: Gastro-intestinal infection; its roentgen manifestations. Brit. J. Radiol. **31**, 93—98 (1926).

EBELING, W.W.: Primary jejunal ulcer. Ann. Surg. **97**, 857—874 (1933).

EDELHOFF, J.: Über „Darmbrand". Dtsch. med. Wschr. **72**, 228—230 (1947).

EEK, S.: Congenital duodenal obstruction. A clinical, roentgenological, surgical and follow-up study in 29 cases. Amer. J. Roentgenol. **73**, 713—734 (1955).

EHRENPREIS, B.: Roentgen diagnosis of Meckels' diverticulum. Amer. J. Roentgenol. **42**, 280—284 (1939).

ELIAS, M. G., and P. LADIN: Roentgenological diagnosis of a Meckel's diverticulum. Amer. J. dig. Dis. **17**, 48—50 (1950).

ELIOT, E., and J. A. CORSCADEN: Intussusception with special reference to adults. Ann. Surg. **53**, 169—222 (1911).

ELLIOTT, G. B., and K. A. ELLIOTT: The roentgenologic pathology of so called pneumatosis cystoides intestinalis. Amer. J. Roentgenol. **89**, 720—729 (1963).

Encyclopédie médico-chirurgicale. Recueil périodique. Cahier spécialisé 11—12: Radiodiagnostic (tome 4). Publ. sous la dir. de R. COLIEZ. Paris: Édit. Techniques 1960.

ENGEL, ST., u. L. SCHALL: Handbuch der Röntgendiagnostik und -therapie im Kindesalter. Leipzig: Georg Thieme 1933.

ENGELSTAD, R. B.: Luetische Stenosen im Verdauungstrakt. Acta radiol. (Stockh.) **13**, 249—263 (1932).

ERBES, J., and J. S. STEHLIN jr.: Lymphosarcoma of the cecum causing intussusception in a nine year old boy. Amer. J. Dis. Child. 88, 551—555 (1953).

ESPOSITO, J.: Small intestinal abnormalities in anaphylactoid purpura. Radiology **55**, 548—551 (1950.

ETTER, H.: Über die Röntgendiagnostik desterminalen Ileums. Radiol. clin. (Basel) **15**, 62—67 (1946).

EVANS, J. A., H. J. RUBITSKY, and A.W. PERRY: Treatment of diffuse progressive scleroderma. J. Amer. med. Ass. **151**, 891—899 (1953).

EXINGER, F.: Über gemeinsames Vorkommen von Polypose des Magen-Darmtraktes mit Pigmentierungen (Peutzsches Syndrom). Schweiz. med. Wschr. **86**, 51—52 (1956).

EXNER, S.: Zur Mechanik der peristaltischen Bewegungen. Pflügers Arch. ges. Physiol. **34**, 310—330 (1884).

FABER, B.: Aussprache: Verh. Dänische Röntgenges. 1940. Nord. Med. **11**, 2526 (2941). Zit. bei R. KAIJSER, Über nutritive abdominale Allergie. Acta chir. scand. **94**, Suppl. 111, 115 (1946).

FAHRLÄNDER, H. u. F. HUBER: Tierexperimentelle Untersuchungen über allergische Entzündungen im Dünndarm. Gastroenterologia (Basel) **97**, 156—187 (1962).

FANARDSHEW, E.: Weitere Beobachtungen über Askaridiasis im Röntgenbild. Röntgenpraxis **1**, 231—233 (1929).

FANCONI, G. u. A. WALLGREN: Lehrbuch der Pädiatrie, 3. Aufl. Basel: Benno Schwabe & Co. 1954.

FAULHABER, M.: Die Röntgenuntersuchung des Darmes. In: H. RIEDER u. J. ROSENTHAL, Lehrbuch der Röntgenkunde. Leipzig: Johann Ambrosius Barth 1913—1917.

— Zur Diagnose der nicht strikturierenden Tuberkulose oder karzinomatösen Infiltration des Coecum ascendens. Fortschr. Röntgenstr. **24**, 303—308 (1916/17).

FEER-KLEINSCHMIDT: Lehrbuch der Kinderheilkunde, 18. Aufl. Stuttgart: Gustav Fischer 1955.

FELDMAN, M.: Clinical roentgenology of the digestive tract. Baltimore: Williams & Wilkins Co. 1948 u. 1957.

—, and PH. MYERS: The roentgenological diagnosis of the prolapse of the gastric mucosa into the duodenum. Gastroenterology **22**, 80—102 (1952).

Fenster, E.: Ileitis ulcerosa. Bruns' Beitr. klin. Chir. **164**, 462—475 (1936).

Fessler, A. u. R. Pohl: Stenosierender Prozeß des Ösophagus bei Sklerodermie. Derm. Z. **63**, 164—169 (1932).

Fetter, J. S., and W. L. Mills: Roentgenographic findings in Schönlein-Henochs purpura. Radiology **55**, 545—547 (1950).

Feyrter, F.: Carcinoid und Carcinom. Ergebn. allg. Path. path. Anat. **29**, 305—489 (1934).

— Über Neurinome und Neurofibromatose nach Untersuchungen am menschlichen Magendarmschlauch. Wien: Wilhelm Maudrich 1948.

— Über das Karzinoidproblem. Wien. med. Wschr. **1958**, 1099—1103. Nordwestdtsch. Ges. Inn. Med. 52. Tagg, Kongr.-Bericht, S. 26. Lübeck: Hausisches Verl.-Kontor 1959.

— G. Hertting u. O. Hornykiewicz: Über die biologische Wirksamkeit von Extrakten aus Bronchuskarzinoiden. Wien. klin. Wschr. **71**, 317—320 (1959).

Fiebelkorn, H. J.: Ein Hinweis zur Verbesserung der röntgendiagnostischen Ausbeute bei Magen-Darmerkrankungen durch systematische Dünndarmuntersuchungen. Medizinische **1954**, 1248—1249.

Fieber, S. S.: Malrotation of the intestine with regional ileitis. Amer. J. Surg. 88, 510—512 (1954).

Figiel, L. S., and St. J. Figiel: Ileocecal intussusception in the adult. Amer. J. Roentgenol. **78**, 662—678 (1957).

Filip, G.: Zur Pathogenese und Klinik der Kollagenosen. Ärztl. Prax. **11**, 699—718 (1959).

Fine Licht de, E.: Arteriomesenteric obstruction of the duodenum in adult life and adolescence. Acta radiol. (Stockh.) **45**, 441—451 (1956).

Fischer, A. W.: Über die Röntgenuntersuchung des Dickdarmes mit Hilfe einer Kombination von Lufteinblasung und Kontrasteinlauf — kombinierte Methode. Langenbecks Arch. klin. Chir. **134**, 209—269 (1925).

—, u. Lürmann: Über eine tumorbildende ulceröse stenosierende und perforierende Entzündung des unteren Ileum. Langenbecks Arch. klin. Chir. **177**, 638—650 (1933). Diskussion **177**, 224—227 (1933).

Fischer, W. u. H. v. Hecker: Beitrag zur Kenntnis der Sprue. Virchows Arch. path. Anat. **237**, 417—448 (1922).

Fisher, H. C.: Duplications of the intestinal tract in infants. Arch. Surg. **61**, 957—970 (1950).

Fleischner, F.: Wandveränderungen und Stenosen am Dickdarm als Folge extrakolischer Krankheitsherde. Fortschr. Röntgenstr. **45**, 252—271 (1932).

Fleischner, F. G.: Die Darmtuberkulose im Röntgenbild. Erg. med. Strahlenforsch. **3**, 359—423 (1928).

—, and Ch. Bernstein: Roentgenanatomical studies of the normal ileo-cecal valve. Radiology **54**, 43—58 (1950).

—, and P. Mandelstam: Roentgen observations of the ileostomy in patients with idiopathic ulcerative colitis. II. Ileostomy dysfunction. Radiology **70**, 469—480 (1958).

Forbes, R. D., and J. Duncan: Some observations on regional ileitis and allied conditions. West J. Surg. **45**, 362—367 (1937).

Forshall, J., P. P. Rickham, and D. B. Mossman: Functional intestinal obstruction in the newborn. Arch. Dis. Childh. **26**, 294—300 (1951).

Forssell, G.: Studies of the mechanisms of the movement of the mucous membrane of the digestive tract. Amer. J. Roentgenol. **10**, 87—104 (1923).

— The motor mechanism of the digestive mucous membrane. Brit. J. Radiol. **31**, 189—191 (1926).

— Beobachtungen über die Autoplastik des Digestionskanals. Fortschr. Röntgenstr. **37**, 393—394 (1928).

— Normale und pathologische Reflexbilder der Schleimhaut. Ein Überblick über die Autoplastik des Digestionskanals. Verh. Dtsch. Ges. Verdau.- und Stoffwechselkr. 7. Tagg 1927, S. 199—219. Leipzig: Georg Thieme 1928.

— Die Aufgabe der autonomen Schleimhautbewegung bei der Verdauung. Fortschr. Röntgenstr. **57**, 331—353 (1938).

— The role of the autonomous movements of the gastrointestinal mucous membrane in digestion. Amer. J. Roentgenol. **41**, 145—165 (1939).

Foss, H. L., and W. T. Barnes: Segmental ileitis. Ann. Surg. **133**, 651—664 (1951).

Frank, A.: Beitrag zur Röntgenologie und Klinik der Duodeno-jejunitis regionalis. Fortschr. Röntgenstr. **81**, 51—55 (1944).

Franzen, J.: Beziehungen des Gallenflusses zur Ileozökalregion. Fortschr. Röntgenstr. **95**, 769—781 (1961).

— Galle und Verdauungskanal. Eine röntgenologische Funktionsanalyse. Stuttgart: Georg Thieme 1962.

Frazer, A. C., J. M. French, and M. Thompson: Radiographic studies showing induction of segmentation pattern in small intestine in normal human subjects. Brit. J. Radiol. **22**, 123—136 (1949).

French, A. J., and S. A. Vander: Idiopathic chronic ulcerative colitis and regional enterocolitis. Clinicopathologic correlation. Amer. J. Roentgenol. **74**, 977—988 (1955).

Freud, J.: Röntgendiagnose des typischen primären Sarkoms des oberen Dünndarms. Berl. klin. Wschr. **53**, 862—858 (1916).

Freund, S. J.: Carcinoid tumor of the rectum. Amer. J. Surg. **93**, 67—73 (1957).

Friedman, J.: Roentgen studies of the effects on the small intestine from the emotional disturbances. Amer. J. Roentgenol. **72**, 367 379 (1954).

—, and L. G. Riegler: A method of double contrast roentgen examination of the small intestine. Radiology **54**, 365—379 (1950).

Friedman, S. M.: Pattern types in the small intestine. Amer. J. Roentgenol. **57**, 36—41 (1947).

Fries, J. H., and M. Mogil: Roentgen observations on children with gastro-intestinal allergy to food. J. Allergy **14**, 310—321 (1943).

—, and J. Zizmor: Gastrointestinal allergy in children. J. Pediat. **16**, 69—75 (1940).

Frik, W.: Über „Darmbrand". Röntgenuntersuchungen bei Darmbrand. Dtsch. med. Wschr. **72**, 164—166 (1947).

— Röntgenuntersuchungen beim Darmbrand. Röntgenpraxis **17**, 67—79 (1948).

FRIK, W.: Die röntgenologische Differentialdiagnose des echten transpylorischen Magenschleimhautprolapses. Fortschr. Röntgenstr. **80**, 587—591 (1954).
— Der transpylorische Magenschleimhautprolaps. Keine Fehldiagnose, sondern ein röntgenologisches Symptom. Fortschr. Röntgenstr. **83**, 525—530 (1955).
FRIMAN-DAHL, J.: Roentgen-examinations in acute abdominal diseases. Springfield (Ill.): Ch. C. Thomas 1951.
FRIMANN-DAHL, J.: Leerdiagnostik der abdominellen Entzündungen. Langenbecks Arch. klin. Chir. **279**, 698—700 (1954).
— Administration of barium orally in acute obstruction; advantages and risks. Acta radiol. (Stockh.) **42**, 285—295 (1954).
— The acute abdomen. I. The value and limitations of radiology in acute abdominal condition. Brit. J. Radiol. **28**, 581—586 (1955).
— J. LIND, and C. WEGELIUS: Roentgen investigations of the new-natal gaseous content of the intestinal tract. Acta radiol. (Stockh.) **41**, 256—268 (1954).
FRITZ, O.: Ascariden des Magen-Darmkanals im Röntgenbild. Fortschr. Röntgenstr. **29**, 591—593 (1922); **32**, 650—655 (1924).
FROEHLICH, A.: Carcinoide du bulbe duodenal. J. belge Gastro-ent. **7**, 505—506 (1939).
— L'aspect radiologique du grêle dans la stéatorrhée. Acta med. belg. **11**, 462—464 (1948).
GAJEWSKI, H.: Die Grundlagen und Anwendungsmöglichkeiten der Hartstrahltechnik. Röntgen-Bl. **6**, 53—61 (1953).
— Physikalische und aufnahmetechnische Gesichtspunkte bei Röntgenaufnahmen mit hohen Spannungen. Fortschr. Röntgenstr.**80**, 643—649 (1954).
GANTER, G.: Experimentelle Untersuchungen über die Peristaltik des menschlichen Dünndarms. Pflügers Arch. ges. Physiol. **201**, 101—116 (1923).
— Studien am menschlichen Darm: Die Wirkung von Pharmaka auf den menschlichen Dünndarm. Naunyn-Schmiedebergs Arch. exp. Path. Pharmak. **103**, 84—108 (1924).
— Über die Länge des menschlichen Darmes. Z. ges. exp. Med. **48**, H. 3—51, 561—569 (1926).
GAZES, P. C.: Acute Hemorrhage and Necrosis of the intestines associated with Digitalization. Circulation **23**, 358—364 (1961).
GAZIN, M. Y., W. S. BROOKE, H. H. LERNER, and P. B. PRICE: Pneumatosis intestinalis. Roentgen diagnosis and surgical treatment. Amer. J. Dis. Child. **77**, 563—572 (1949).
GEBAUER, A., u. W. BORSIG: Beitrag zur Klinik des Pankreasschwanzkarcinoms. Dtsch. Arch. klin. Med. **187**, 478—490 (1941).
GENTRY, R. W., M. B. DOCKERTY, and O. T. CLAGETT: Collective review: Vascular malformations and vascular tumors of gastrointestinal tract. Int. Abstr. Surg. **88**, 281—323 (1949) in Surg. Gynec. Obstet. (1949).
GERSHON-COHEN, H. J., and H. SHAY: Ileocaecal tuberculosis: Diagnostic by direct double contrast method of roentgenological examination of small intestine and colon enteroclysis. Amer. J. Roentgenol. **42**, 456—458 (1939).
GERSHON-COHEN, J., and V. KREMENS: X-ray studies of the ileocecal valve in ileocecal tuberculosis. Radiology **62**, 251—254 (1954).
GHELOW, B., et O. MENGIS: Mise en évidence de l'intestin grêle par une nouvelle technique radiologique. Presse méd. **46**, 444—445 (1938).
GINZBURG, L., and G. D. OPPENHEIMER: Nonspecific granuloma of intestine. Ann. Surg. **98**, 1046—1062 (1933).
GIOVETTI, V.: Di un altro caso di ascaride nel tenue scoperto radiologicamente. Radiol. med. (Torino) **12**, 669—674 (1925).
GIRAUD, M., P. BRET, A. ANJOU et M. KUENTZ: L'insufflation gazeuse dans l'étude de la région antropylorique et du duodénum. J. Radiol. Électrol. **35**, 310—314 (1954).
GIRDANY, B. R.: Peptic ulcer in childhood. Pediatrics **12**, 56—61 (1953).
GILLESPIE, J. B.: Perforation of duodenum by foreign body: Symptoms suggesting disease of the hip. Amer. J. Dis. Child. **80**, 600—605 (1950).
GLANZMANN, E.: Beiträge zur Kenntnis der Purpura im Kindesalter. Jb. Kinderheilk. **83**, 271—315, 379—419 (1916).
GLAUNER, R.: Röntgenbefunde im Dünndarm bei einheimischer Sprue. Röntgenpraxis **17**, 11—17 (1948).
GOETZ, R. H.: Pathology of progressive systemic sclerosis (generalized scleroderma) with special reference to changes in viscera. Clin. Proc. **4**, 337—392 (1945).
GOIN, L. S.: Some obscure factors in the production of unusual small bowel patterns. Radiology **59**, 177—184 (1952).
GOLDAMMER, F.: Die Röntgendiagnostik der chirurgischen Erkrankungen des Verdauungskanals. Hamburg: Gräfe & Sillem 1916.
GOLDEN, R.: Observations on small intestinal physiology in presence of calcified mesenteric lymphnodes. Amer. J. Roentgenol. **35**, 316—323 (1936).
— Small intestine and diarrhea. Amer. J. Roentgenol. **36**, 892—901 (1936).
— Abnormalitis of the small intestine in nutritional disturbances: Some observations on their physiologic basis. Radiology **36**, 262—286 (1941 a).
— Small intestine in vitamin B deficiency. J. Amer. med. Ass. **117**, 913—917 (1941 b).
— Radiologic examination of the small intestine. Philadelphia-London-Montreal: J. B. Lippincott Co. 1945.
— Some problems in abnormal intestinal physiology. Amer. J. Roentgenol. **56**, 555—568 (1946).
— Some clinical problems in small intestinal physiology. Brit. J. Radiol. **23**, 390—408 (1950).
— Roentgen-ray examination of the digestive tract. Baltimore: William & Wilkins Co. 1952.
— Amyloidosis of small intestine. Amer. J. Roentgenol. **72**, 401—408 (1954).
—, and P. C. SWENSON: Experiences with compression device in examinations of alimentary tract. Radiology **34**, 457—468 (1940).
GOLDEN, T., and A. P. STOUT: Smooth muscle tumors of gastrointestinal tract and retroperitoneal tissues. Surg. Gynec. Obstet. **73**, 784—810 (1941).

Goldschmidt, W., u. D. Luwisch: Ein seltener Fall von Gallensteinileus. Wien. med. Wschr. **1937 II**, 1216—1218.

Gombert, H. J.: Das röntgenologische Bild des Dick- und Dünndarmes bei Hernia duodenojejunalis (Treitzsche Hernie). Dtsch. med. J. **10**, 33—35 (1959).

Gordon, I.: Bowel rythm in healthy infant. Its suggested relationship with chronic constipation. Lancet **1951 I**, 1203—1205.

Gordon, R. S.: Exudative enteropathy. Abnormal permeability of the gastrointestinal tract demonstrable with labelled polyvinylpyrrolidone. Lancet **1959 I**, 325—326.

Gray, I., M. Harten, and M. Walzer: Studies in mucous membrane hypersensitiveness. Allergic reaction in passivily sensitized mucous membranes of ileum and colon in humans. Ann. intern. Med. **13**, 2050—2056 (1940).

Grayson, C. E.: Enlargement of the ileocecal valve. Amer. J. Roentgenol. **78**, 823—836 (1958).

Greenspon, E. A., and W. Lentino: Retrograde enterography. A new method for the roentgenologic study of the small bowel. Amer. J. Roentgenol. **83**, 909—918 (1960).

Grettve, St.: Morphologische und tierexperimentelle Studien über das Schleimhautrelief des Magen-Darmkanals. Acta radiol. (Stockh.), Suppl. Nr 31 (1936).

Grob, M.: Über Lageanomalien des Magen-Darmtraktus infolge Störungen der fetalen Darmdrehung. Basel: Benno Schwabe & Co. 1953.

— Lehrbuch der Kinderchirurgie. Stuttgart: Georg Thieme 1957.

Groedel, F. M., u. H. Lossen: Röntgendiagnostik in der inneren Medizin. München: J. F. Lehmann 1936.

Groen, J., u. A. W. M. Pompen: Ileitis regionalis. In: Geneeskundige Bladen. Harlem: F. Bohn N. V. 1935.

Gross, F.: Urologische Komplikationen bei der Ileitis regionalis. Med. Klin. **54**, 1453—1456 (1959).

Gross, H., G. Salzer u. H. G. Wolf: Zur Diagnose und Therapie angeborener Duodenalstenosen bei Rotationsanomalien des Darmtraktes. Z. Kinderheilk. **79**, 158—164 (1957).

Gross, R. E.: The surgery of infancy and childhood. Philadelphia: W. B. Saunders Co. 1953.

—, and T. C. Chisolm: Annular pancreas producing duodenal obstruction. Ann. Surg. **119**, 759—769 (1944).

— G. W. Holcomb, and S. Farber: Duplications of the alimentary tract. Pediatrics **8**, 449—467 (1951).

Grundler, E.: Schwere Motilitätsstörungen am Magen-Darm-Kanal des Neugeborenen. Z. Kinderheilk. **75**, 655—663 (1955).

Gütig, C., u. A. Herzog: Polypenbildung im ganzen Magen-Darmkanal. Röntgenpraxis **6**, 671—677 (1934).

Gutmann, R. A.: Les syndromes douloureux de la region epigastrique. Paris 1934.

— Allergie et troubles postoperatoires. Arch. Mal. Appar. dig. **41**, 945—946 (1952).

Gutzeit, K.: Motilitätsstörungen des Darmes und ihre Behandlung. Münch. med. Wschr. **82**, 1021—1924 (1935).

— Über die Magen-Darmentzündungen und deren Beziehungen zur Verdauungsinsuffizienz. Med. Klin. **52**, 1821—1826 (1957).

— u. B. Kuhlmann: Zur Röntgendiagnose der Gastroenteritis. Fortschr. Röntgenstr. **47**, 141—152 (1933).

Habbe, J. E.: Diffuse gastro-duodenal-polyposis „en nappe". Amer. J. Roentgenol. **28**, 68—74 (1932).

Hadju, N.: Plain radiography of the abdomen in paediatric practice. Brit. J. Radiol. **28**, 590—604 (1955).

Haenisch, G. F. u. H. Holthusen: Einführung in die Röntgenologie. Stuttgart: Georg Thieme 1953.

Hafter, E.: Praktische Gasteroenterologie. Stuttgart: Georg Thieme 1956.

Hale, C. H., and R. Schatzki: Roentgenological appearance of gastrointestinal tract in scleroderma. Amer. J. Roentgenol. **51**, 407—420 (1944).

Hammer, G.: Untersuchungen über die Funktion der Valvula Bauhini. Dtsch. Arch. klin. Med. **157**, 1—19 (1927).

— Die Röntgendiagnose der Darmtuberkulose. Fortschr. Röntgenstr. **36**, 519—542 (1927).

—, u. G. Müller: Zur Röntgendiagnostik der Pneumatosis cystoides. Röntgenpraxis **17**, 145—149 (1948).

Hampton, S. F.: Henoch's purpura based on food allergy. J. Allergy **12**, 579—591 (1941).

Handbuch der inneren Medizin. Begr. von L. Mohr u. R. Staehelin, 4. Aufl., hrsg. von G. von Bergmann, W. Frey u. H. Schwiegk, Bd. 3. Bearb. von A. Gigon, C. Katsch, M. Lüdin u. H. Pickert, Teil 1. Verdauungsorgane. Berlin-Göttingen-Heidelberg: Springer 1953.

Handel, J., and S. Schwartz: Gastrointestinal manifestation of the Schönlein-Henoch syndrom. Roentgenologic findings. Amer. J. Roentgenol. **78**, 643—652 (1957).

Hansen, P. S.: Hemangioma of small intestine with special reference to intussusception. Review of literature and report of 3 new cases. Amer. J. clin. Path. **18**, 14—42 (1948).

Harkins, H. N.: Intussusception due to invaginated Meckel's diverticulum, report of 2 cases with study of 160 cases collected from literature. Ann. Surg. **98**, 1070—1095 (1933).

Harrington, L. A.: Mesenteric thrombosis. Amer. J. Roentgenol. **58**, 637—640 (1947).

Harris, F. J., G. H. Bell, and H. Brunn: Chronic cicatrizing enteritis; regional ileitis (Crohn). New surgical entity. Surg. Gynec. Obstet. **57**, 637—645 (1933).

Hart, C.: Erhebungen und Betrachtungen über das Geschwür des Zwölffingerdarms. Mitt. Grenzgeb. Med. Chir. **31**, 291—349 (1918/1919).

Hecker, H. v.: Die Sprue. In: Handbuch der inneren Medizin von L. Mohr u. R. Staehelin, Bd. III, S. 487—494. Berlin: Springer 1926.

—, u. R. Prévôt: Zur Röntgendiagnostik der hypertrophischen Gastritis. Fortschr. Röntgenstr. **42**, 486—492 (1930).

HECKER, W. u. H. BERG: Seltene Ileusformen im Neugeborenen- und frühesten Kindesalter. Arch. Kinderheilk. **154**, 162—175 (1956).

HEEREN, J.: Zur röntgenologischen Differentialdiagnose der Dünndarmverlagerungen infolge raumbeengender Prozesse im Abdomen. Fortschr. Röntgenstr. **56**, 615—626 (1937).

— Zur röntgenologischen Differentialdiagnose der malignen und entzündlichen Dünndarmtumoren. Röntgenpraxis **15**, 333—338 (1943).

HEEREN, J. G.: Das Röntgenbild der Amyloidosis des Dickdarmes. Röntgenprax. **13**, 176—178 (1941).

HEILBRUN, N.: Roentgen evidence suggesting enterocolitis associated with prolonged cathartic abuse. Radiology **41**, 486—491 (1943).

HEILMEYER, L.: Das Karzinoid. Medizinische Nr 20, 1067—1072 (1961).

— H. A. KÜHN, R. CLOTTEN u. A. LIPP: Metastasierendes Dünndarmcarcinoid mit Nachweis von Oxyindolessigsäure in Blut und Harn durch Hochspannungselektrophorese. Dtsch. med. Wschr. **81**, 501—503 (1956).

HELLEMENS, N.: Röntgenaspekte des „Dumping Syndroms" nach Magenresektion. Belg. T. Geneesk. **11**, 577—588 (1955).

HELLMER, H.: Zur Röntgendiagnostik der Dünndarmstrikturen. Acta radiol. (Stockh.) **6**, 534—544 (1926).

— Roentgenologic diagnostic and treatment of intussusception in children. Acta radiol. (Stockh.) **24**, 235—258 (1943).

— Über Spontanrepositionen und die Fehlerquellen, ihre Diagnose bei Invaginationen des Kindes. Acta radiol. (Stockh.) **25**, 514—526 (1944).

— Intussusception in children. Acta radiol. (Stockh.), Suppl. 65 (1948).

HELM, F.: Seltene Röntgenbilder des Oesophagus. Med. Klin. **14**, 665—667 (1918).

HEMMETER, J. C.: Neue Methoden zur Diagnose des Magengeschwürs. Arch. Verdau.-Kr. **12**, 357—363 (1906).

HENDERSON, S. G.: The gastrointestinal tract in the healthy newborn infant. Amer. J. Roentgenol. **48**, 302—335 (1942).

HENNING, N.: Lehrbuch der Verdauungskrankheiten. Unter röntgenologischer Mitarbeit von WALTER BAUMANN. Stuttgart: Georg Thieme 1956.

— u. W. BAUMANN: Die Krankheiten des Darmes. In: Handbuch der inneren Medizin von MOHR-STAEHELIN, Bd. III/2, S. 1—232. Berlin-Göttingen-Heidelberg: Springer 1953.

— u. L. DEMLING: Die Ileitis regionalis. Ergebn. inn. Med. Kinderheilk., N. F. **10**, 1—51 (1958).

HENOCH, E.: Über eine eigenthümliche Form von Purpura. Berl. klin. Wschr. **11**, 641—643 (1874).

HESS-THAYSEN, TH. E.: Non-tropical sprue. Kopenhagen: Levin & Nunsgaard 1932.

HEUCK, F. u. CH. DRUBE: Die Sklerodermie des Intestinaltraktes. Internist (Berl.) **1**, 217—221 (1960).

HEY, R.: Über pneumatosis cystoides intestini hominis. Dtsch. Z. Chir. **154**, 250—265 (1920).

HILDEBRAND, H.: Dünndarmaffektionen. Röntgenpraxis **17**, 189—194 (1948).

HILLEMAND, P., et E. CHÉRIGIÉ: La polypose (ou adénomatose) du jéjunum et de l'iléon. Sem. Hôp. Paris **31**, 1388—1393 (1955).

— — Les tumeurs du grêle. Actualités hépato-gastroentérologiques de l'Hôtel Dieu, p. 89—107. Paris: Masson & Cie. 1956.

— — R. BOURDON et C. PROUX: A propos de l'ascaridiose. Ses manifestations cliniques, son diagnostic et son traitement. Sem. Hôp. Paris **31**, 1406—1412 (1955).

— — Mme RAYNAL et J. DUPAS: Données nouvelles sur la tuberculose intestinale. Arch. Mal. Appar. dig. **44**, 1174—1176 (1955).

— — R. VIGUIE, R. BOURDON, E. GILBRIN et ABATZIS: Les lymphosarcomes du grêle. Sem. Hôp. Paris **31**, 23—24 (1955).

— J. PATEL, E. CHÉRIGIÉ, C. NARDI, J. C. MÉNÉGAUX et A. GASPAROV: Sur les cancers de l'angle duodéno-jéjunal. Presse méd. **63**, 445—447 (1955).

— — — R. ROSENSTIEL et PH. MANTEAU: Polypose adénomateuse de jéjunum et de l'iléon associée à une polypose adénomateuse colique droite et à deux gros polypes gastriques. Presse méd. **60**, 911—913 (1952).

— G. SEILLÉ, H. PAYER, G. DECROIX et L. HARTMAN: Le cancer du duodenum. Arch. Mal. Appar. dig. **38**, 9—10, 867—888 (1949).

HILLEMAND, P. E., E. CHÉRIGIÉ, R. VIGNIÉ et J. ANDRÉ: La maladie de Crohn. Sem. Hôp. Paris **31**, 4027—4037 (1955).

HINKEL, C. L.: Roentgenological examination and evaluation of the ileocecal valve. Amer. J. Roentgenol. **68**, 171—182 (1952).

HODES, PH. J., E. P. PENDERGRASS, and N. J. WINSTON: Pancreatic, ductal, and vaterian neoplasmas: their roentgen manifestations. Radiology **62**, 1—15 (1954).

HODGSON, J. R., and R. L. J. KENNEDY: Bleeding lesions of the gastrointestinal tract in infants and children. Radiology **63**, 535—540 (1954).

HOFFMANN, W. J., and C. T. PACK: Cancer of the duodenum (18 cases). Clinical and roentgenographic study. Arch. Surg. **35**, 11—63 (1937).

HOHENNER, K.: Beitrag zur Frühdiagnose des Dünndarmcarcinoms. Röntgenpraxis **6**, 677—679 (1934).

HOPE, J. W., and A. E. O'HARA: Use of air as a contrast medium in the diagnosis of intestinal obstruction of the newborn. Radiology **70**, 349—361 (1958).

HORNBOSTEL, H.: Bandwurmprobleme in neuer Sicht. Stuttgart: Ferdinand Enke 1959.

HORSLEY, J. S., and L. E. KEASBEY: Tumors of the small intestine. Lewis practice of surgery, vol. 6. Hagerstown: W. F. Priory 1955.

HOTZ, H. W., u. K. ROHR: Die einheimische Sprue. Ergebn. inn. Med. Kinderheilk. **54**, 174—268 (1938).

HUKUHARA, T.: Die normale Dünndarmbewegung. (Mit Hilfe der Bauchfenstermethode und Kinematographie.) Pflügers Arch. ges. Physiol. **226**, 518—542 (1930).

— Weitere Studien über die Dünndarmbewegung. Pflügers Arch. ges. Physiol. **235**, 164—175 (1934).

— S. KINOSE u. K. MASUDA: Beiträge zur Physiologie der Bewegung des Duodenums. Pflügers Arch. ges. Physiol. **238**, 124—134 (1937).

HUSEBYE, O. W.: On roentgenological diagnosis of "jejunitis acuta phlegmonosa". Acta radiol. (Stockh.) **29**, 71—81 (1948).
HYAMS, J. A., S. R. WEINBERG, and J. L. ALLEY: Chronic ileitis with concomitant ureteritis. Amer. J. Surg. **61**, 117—120 (1943).
Intestin grêle-Colon-Rectum. Sous la direction de G. ALBOT et F. POILLEUX. Actualités Hépato-gastro-entérologiques de l'Hôtel-Dieu 1955. Paris: Masson & Cie. 1956.
JACKSEN, H., and FR. PARKER: Hodgkin's disease and allied disorders. New York: Oxford University Press 1957.
JACKSON, H.: A sign of intussusception. Brit. J. Radiol. **26**, 323—325 (1953).
JAKOB, A.: Darmtuberkulose bei Lymphatismus der Darmschleimhaut. Fortschr. Röntgenstr. **71**, 912—916 (1949).
JARNUM, S., and V. P. PETERSEN: Protein-losing enteropathy. Lancet **1961 I**, 417—421.
JECKELN, E.: Über „Darmbrand". I. Das pathologisch-anatomische Bild des Darmbrandes. Dtsch. med. Wschr. **72**, 105—108 (1947).
JEGHERS, H., V. A. MCKUSICK, and K. H. KATZ: Generalized intestinal polyposis and melanin spots of oral mucosa, lips and digits; syndrome of diagnostic significance. New Engl. J. Med. **241**, 993—1005, 1031—1036 (1949).
JOCHIMS, J.: Klinische Beobachtungen über den akuten Darmbrand junger Kinder. Dtsch. med. Wschr. **72**, 166—168 (1947).
JOLLEYS, A.: The diagnosis of intestinal obstruction in the newborn. Brit. J. Surg. **40**, 201—210 (1952).
JORUP, S., and S. R. KJELLBERG: Roentgenologic studies of the intestine in normal infants and in colonic hyperperistalsis in neurolabile infants. Acta radiol (Stockh.) **41**, 109—131 (1954).
JUILLARD, E.: L'Invagination Intestinale. Paris 1950.
JUST, E.: Zur Frage der Interpositio colonis. Dtsch. Z. Chir. **220**, 334—354 (1929).
KADRNKA, S.: Wert der Kontrasteinlaufmethode zur Appendixdarstellung. Röntgenpraxis **6**, 73—84 (1934).
— Funktionell bedingte Fernsymptome bei Appendixerkrankungen. Fortschr. Röntgenstr. **56**, 67—75 (1937).
—, and P. BARDET: Calcifications des ganglions de l'angle iléo-coecal. Bull. Soc. Radiol. Méd. France **22**, 308—314 (1934).
KÄHLER, H. J. u. L. HEILMEYER: Klinik und Pathophysiologie des Karzinoids und Karzinoidsyndroms unter besonderer Berücksichtigung der Pharmakologie des 5-Hydroxytryptamins. Ergebn. inn. Med. Kinderheilk., N. F. **16**, 292—559 (1961).
KAESTLE u. BRÜGEL: Die Bewegungsvorgänge des menschlichen Dünn- und Dickdarmes während der Verdauung auf Grund röntgenographischer und röntgenkinematographischer Untersuchungen. Münch. med. Wschr. **59**, 446—448 (1912).
KAHR, H.: Zur Diagnose, zur allgemeinen und experimentellen Pathologie des Carcinoidsyndroms. Acta neuroveg. (Wien) **16**, 324—332 (1957).
KAIJSER, K. R.: Über Hämangiome des Tractus gastrointestinalis. Langenbecks Arch. klin. Chir. **187**, 351—388 (1936).
KAIJSER, R.: Zur Kenntnis der allergischen Affektionen des Verdauungskanals vom Standpunkt des Chirurgen aus. Langenbecks Arch. klin. Chir. **188**, 36—64 (1937).
— Über nutritive abdominale Allergie vom Standpunkt des Chirurgen. Acta chir. scand. **94**, Suppl. 111 (1946).
— u. P. KALLAS: Fortschritte der Allergielehre. Basel: S. Karger 1937.
KAISER, R.: Zur Röntgendiagnose der Gallensteinperforation und des Gallensteinileus. Röntgenpraxis **6**, 12—16 (1934).
KAMER VAN DE, J. H., H. A. WEIJERS, and W. K. DICKE: Coeliac disease. Acta paediat. (Uppsala) **42**, 223—231 (1953).
KANTOR, J. L.: Regional ileitis. Its roentgenologic diagnosis. J. Amer. med. Ass. **106**, 2016—2021 (1934).
— The roentgen diagnosis of idiopathic steatorrhea and allied conditions. Amer. J. Roentgenol. **41**, 758—778 (1939).
— Roentgenology of the digestive tract in the tuberculosis. Amer. Rev. Tuberc. **47**, 484—492 (1943).
—, and A. M. KASICH: Handbook of digestive diseases. St. Louis: C. V. Mosly Co. 1947.
KAPEL, O.: Ulceröse stenosierende Entzündung des unteren Ileum. D. Z. Chir. **243**, 676—686 (1934).
KARELL, U.: Drei weitere Fälle von Mesenterium commune. Röntgenpraxis **2**, 522—527 (1930).
KARLSTRÖM, F.: Ulcus-Krankheiten beim Kinde mit besonderer Berücksichtigung der Häufigkeit. Helv. paediat. Acta **4**, 455—461 (1949).
KASMERSKY, C. T., and W. H. R. HOWARD: The significance of intra-abdominal calcification in the newborn infant. Amer. J. Roentgenol. **68**, 395—398 (1952).
KASPAR, M.: Die Pneumatosis cystoides und ihre Röntgensymptome. Zbl. Chir. **69**, 226—233 (1942).
KASPER, FR.: Ileus und Meckelsches Divertikel. Langenbecks Arch. klin. Chir. **141**, 215—285 (1926).
KATSCH, G.: Beiträge zum Studium der Darmbewegungen: Pharmakologische Einflüsse auf den Darm. Z. exp. Path. Ther. **12**, 253—289 (1913).
— Psychische Beeinflussung der Darmmotilität. Z. exp. Path. Ther. **12**, 290—294 (1913).
— Der menschliche Darm bei pharmakologischer Beeinflussung seiner Innervation. Fortschr. Röntgenstr. **21**, 159—198 (1914).
— Physiologisches und Pathologisches über Darmbewegungen und Darmform. Fortschr. Röntgenstr. **21**, 159—198 (1914).
—, u. E. BORCHERS: Beiträge zum Studium der Darmbewegungen. Das experimentelle Bauchfenster. Z. exp. Path. Ther. **12**, 225—236 (1913).
— — Über physikalische Beeinflussung der Darmbewegungen. Z. exp. Path. Ther. **12**, 237—252 (1913).
KAUFMANN, E.: Lehrbuch der speziellen pathologischen Anatomie für Studierende. Berlin u. Leipzig: W. de Gruyter & Co. 1931.
— u. M. STAEMMLER: Lehrbuch der Speziellen Pathologischen Anatomie. Berlin: W. de Gruyter & Co. 1958.
KAUFMANN, H.: Das Coecum mobile im Kindesalter. Ann. paediat. (Basel) **179**, 136—167 (1952).

KEATS, TH., and H. Q. SAKAI: An evaluation of the sources of error in the roentgenologic diagnosis of neoplasms of the small intestine. Gastroenterlogy **29**, 554—562 (1955).

KEELEY, J. L.: Intussusception associated with aberrant pancreatic tissue. Arch. Surg. **60**, 691—698 (1950).

KERPEL-FRONIUS, E., u. G. KOCSIS: Klinischer Beitrag zum Krankheitsbild der iliakalen Lymphadenitis im Kindesalter. Ann. paediat. (Basel) **168**, 169—175 (1947).

KIENBÖCK, R.: Zur Röntgendiagnose der Colitis ulcerosa. Fortschr. Röntgenstr. **20**, 231—239 (1913).

KIRSH, I. E.: Motility of the small intestine with non-flocculating medium; a review of 173 roentgen examinations. Gastroenterology **31**, 251—259 (1956).

—, and M. A. SPELLBERG: Examination of small intestine with carboxymethylcellulose. Radiology **60**, 701—707 (1953).

KJELLMAN, L.: Primary carcinoma of the third portion of the duodenum. Acta radiol. (Stockh.) **38**, 273—278 (1952).

KLEMPERER, P.: Collagen diseases. A Textbook of medicine. Philadelphia and London: W. B. Saunders Co. 1955.

—, A. D. POLLACK, and G. BAEHR: Pathology of disseminated lupus erythematodes. Arch. Path. **32**, 569—631 (1941).

KLINGE, F.: Das Gewebsbild des fieberhaften Rheumatismus. Zusammenfassende kritische Betrachtung zur Frage der gewerblichen Sonderstellung des rheumatischen Gewebsschadens. Virchows Arch. path. Anat. **286**, 344—388 (1932).

— Neuere Untersuchungen über Rheumatismus. Schweiz. med. Wschr. **63**, 681—685 (1933).

— Der Rheumatismus. Pathologisch-anatomische und experimentell-pathologische Tatsachen und ihre Auswertung für das ärztliche Rheumaproblem. Ergebn. allg. Path. path. Anat. **27**, 1—351 (1933).

— u. N. GRZIMEK: Das Gewebsbild des fieberhaften Rheumatismus; der chronische Gelenkrheumatismus (Infektarthritis, Polyarthritis lenta) und über „rheumatische Stigmata". Virchows Arch. path. Anat. **284**, 646—712 (1932).

KLOIBER, H.: Die Röntgendiagnose des Ileus ohne Kontrastmittel. Langenbecks Arch. klin. Chir. **112**, 513—590 (1919).

— Die Röntgenuntersuchung der Darminvagination. Fortschr. Röntgenstr. **28**, 351—363 (1921/22).

KLOSTERMANN, G. F.: Melaninflecke besonderer Anordnung: Ein diagnostischer Hinweis auf Polyposis. Das Peutzsche Syndrom. Dtsch. med. Wschr. **81**, 631—632 (1956).

KLOSTERMEYER, W.: Symptomarme okkulte Ulcusperforation am Magen-Duodenum mit spontaner Heilung. Langenbecks Arch. klin. Chir. **192**, 436—447 (1938).

KNY, W.: Symptomlose Perforation bei Adenomyom des Magens. Bruns' Beitr. klin. Chir. **177**, 265—272 (1948).

KOCH, F.: Maligne Carcinoide. Chirurg **12**, 270—275 (1940).

KÖNIG, E.: Neurinome des Magendarmkanals. Chirurg **4**, 636—641 (1932).

KÖRVER, H.: Über den Nachweis von Schwellungszuständen der Dünndarmschleimhaut bei der anaphylaktischen Purpura nach SCHÖNLEIN-HENOCH-GLANZMANN im Röntgenbild. Kinderärztl. Prax. **20**, 372—375 (1952).

KÖTTGEN, H. U.: Röntgenuntersuchungen bei Cöliakie. Mschr. Kinderheilk. **84**, 307—318 (1940).

— Pylorusstenose und Nebenniereninsuffizienz. Mschr. Kinderheilk. **101**, 24—27 (1953).

KOMMERELL, B., u. R. ENGEL: Zur Diagnose des Gallensteinileus. Klin. Wschr. **1938**, 1680—1684.

KONJETZNY, G. E.: Mißerfolge nach Magenoperationen. Chirurg **4**, 402—410 (1932).

— Phlegmone des Dünn- und Dickdarms auf der Grundlage einer einfachen Enteritis bzw. Colitis erosiva. Zbl. Chir. **62**, 978—987 (1935).

— Erfahrungen bei der chirurgischen Behandlung des Magen-Duodenumgeschwürs und operativer Mißerfolge bei diesen, besonders des Ulcus postoperativum jejuni. Langenbecks Arch. klin. Chir. **182**, 685—709 (1935).

— Das Krankheitsbild der Gastro-Duodenitis. Med. Klin. **32**, 473—475 (1936).

— Die Geschwürsbildung im Magen, Duodenum, Jejunum. Stuttgart: Ferdinand Enke 1947.

KOOP, C. E., J. G. PERLINGIERO, and W. WEISS: Cicatrizing enterocolitis in a newborn infant. Amer. J. med. Sci. **214**, 27—32 (1947).

KOSENOW, W.: Wichtige Unwegsamkeiten des Verdauungskanals im Säuglingsalter. Med. Klin. **48**, 1425—1428 (1953).

— Baucherkrankungen des Säuglingsalters im Röntgenbild. Mschr. Kinderheilk. **103**, 137—144 (1955).

KOZELL, D. D., O. M. POBANZ, and L. BAKER: Extensive entero-colic resection for diffuse ileitis. Gastroenterology **23**, 578—592 (1953).

KRAUS, E. J.: Zur Pathogenese der diffusen Sklerodermie. Virchows Arch. path. Anat. **253**, 710—734 (1924).

KRAUS, H.: Die umschriebene Darmphlegmone mit besonderer Berücksichtigung der Zökumphlegmone und ihre Beziehungen zu den entzündlichen Tumoren. Klin. Med. (Urban & Schwarzenberg Wien **2**), 558—568 (1947).

KRAUSPE, C.: Les affections granulomateuses et ulcéreuses dites iléocolites. (Pathologische Anatomie.) 7e Congrès international de Gastro-Entérologie, Bruxelles **3**, 269—279 (1964).

— Pathologische Anatomie der Ileitis terminalis. Gastroenterologia (Basel) **95**, 220—257.

—, u. F. STELZNER: Über rätselhafte Dünndarmgeschwüre. Internist (Berl.) **7**, 255—268 (1966).

KREMER, W.: Beitrag zur topischen Diagnose tuberkulöser Dickdarmulcera. Beitr. klin. Tuberk. **58**, 135—142 (1924).

KRÜCKE, W.: Die Paramyloidose. Ergebn. inn. Med. Kinderheilk. **11**, 299—378 (1959).

KRUSE, J.: Röntgenuntersuchungen bei der Jejunitis. Dtsch. med. Wschr. **72**, 617—618 (1947).

KUHLMANN, F.: Dünndarmstörungen im Röntgenbild. Fortschr. Röntgenstr. **54**, 433—469 (1936).

Kuhlmann, F.: Ergebnisse röntgenologischer Dünndarmuntersuchungen. Fortschr. Röntgenstr. (Kongr.-Heft) **56**, 40 (1937).
— Darmbefunde bei der einheimischen Sprue. Fortschr. Röntgenstr. **59**, 416—428 (1939).
— Zur Dünndarmallergie. Med. Klin. **39**, 707—709 (1943).
— Schwellungszustände der Dünndarmschleimhaut. Med. Mschr. **4**, 247—253 (1950).
— Der Dünndarm im Röntgenbild. München u. Berlin: Urban & Schwarzenberg 1951.
— u. R. Isebarth: Das klinische Bild der Lymphadenitis mesenterialis. Med. Klin. **49**, 1605—1608 (1954).
— u. R. Knorr: Die Behandlung der Darmtuberkulose mit TBI/698. In: Chemotherapie der Tuberkulose mit den Thiosemikarbazonen. Stuttgart: Georg Thieme 1950.
— u. B. Rating: Zur klinischen Diagnose der Ileitis terminalis und ihrer Behandlung. Dtsch. Z. Verdau.- u. Stoffwechsel-Kr. **4**, 113—124 (1941).
Kulling, G.: Zur Röntgenuntersuchung des Dünndarms im Greisenalter. Wien. med. Wschr. **103**, 279 (1953).
Kyle, R. A., and E. D. Bayrd: Primary systemic amyloidosis and myeloma. Arch. intern. Med. **107**, 344—353 (1961).
Ladd, W. E.: Progress in the diagnosis and treatment of intussusception. Boston med. surg. J. **168**, 542 (1913).
— Congenital obstructions of the small intestine. J. Amer. med. Ass. **101**, 1453—1458 (1933).
— Meckel's diverticulum. In: F. Christopher, Textbook of surgery, ed. 3, p. 1163. Philadelphia: W. B. Saunders Co. 1942.
—, and R. E. Gross: Intussusception in infancy and childhood. Report of 372 cases. Arch. Surg. **29**, 365—384 (1934).
Läwen, A.: Über Appendicitis fibroplastica. Verh. Dtsch. Ges. Chir. 43. Kongr. 1914, I. Teil, S. 245—246. Dtsch. Z. Chir. **129**, 221—241 (1914).
Lambling, A., S. Bonfils et B. Baratgin: Les hémorragies des ulcères gastro-duodenaux. Étude de 254 observations. Arch. Mal. Appar. dig. **46**, 128—143 (1957).
Lampé, A. E.: Über Gärungsdyspepsie und ihre Behandlung. Münch. med. Wschr. **71**, 255—258 (1924).
Landois, F.: Über Ileitis ulcerosa. Zbl. Chir. **64**, 1690—1692 (1937).
Lange, K.: Über Ileocoecaltuberkulose. Fortschr. Röntgenstr. **31**, 766 (1923/24).
Lannin, B. G.: Congenital obstruction of the small intestine and colon. Arch. Surg. **70**, 808—817 (1955).
Lasser, E. C., and L. G. Riegler: Ileocecal valve syndrome. Gastroenterology **28**, 1—16 (1955).
Lasserre, J.: Les occlusions organiques de l'intestin grêle chez le nourrisson et dans la première enfance. J. Méd. Bordeaux **132**, 745—765 (1955).
Lassrich, M. A.: Röntgendiagnostik unverkalkter abdomineller Lymphknoten beim Kinde. Z. Kinderheilk. **73**, 319—333 (1953).
— Die nichtsklerosierende Ileitis beim Kinde. Z. Kinderheilk. **74**, 50—76 (1953).
Lassrich, M. A.: Röntgenologische Studien an der terminalen Ileumschlinge bei gesunden Kindern. Z. Kinderheilk. **74**, 77—84 (1953).
— Aktuelle gastroenterologische Probleme im Kindesalter. Gastroenterologia (Basel) **90**, 312—324 (1958).
— Zur Entwicklung der motorischen Funktionen des oberen Verdauungstraktes. In: Linneweh, Die physiologische Entwicklung des Kindes. Berlin-Heidelberg-New York: Springer 1959.
— W. Lenz u. K. H. Schäfer: Ulkusleiden im Schulkindesalter. Dtsch. med. Wschr. **80**, 1337—1341 (1955).
— R. Prévôt u. K. H. Schäfer: Pädiatrischer Röntgenatlas. Stuttgart: Georg Thieme 1955.
Lauda, E.: Lehrbuch der inneren Medizin. Wien: Springer 1949.
Laurell, H.: Askaridiasis. Upsala Läk.-Fören. Förh. **29**, H. 5—6 (1923); **32**, 73, 171 (1926/27).
— Some cases of volvulus. Acta radiol. (Stockh.) **3**, 213—214 (1924).
— Weitere Beiträge zur Röntgenologie der abdominellen Mischgeschwülste. Acta radiol. (Stockh.) **4**, 480—498 (1925).
— Freies Gas in der Bauchhöhle. Acta radiol. (Stockh.) **4**, 590—602 (1925).
— Roentgenograms of ascaris in the intestinal canal. Acta radiol. (Stockh.) **4**, 645—646 (1925).
— Über die Lagerung von freier Flüssigkeit, freiem Gas und beweglichen, gasgeblähten Därmen in der Bauchhöhle. Acta radiol. (Stockh.) **8**, 109—119 (1927).
— Über die Röntgenuntersuchung bei Typhus abdominalis und bei einigen seiner abdominellen Komplikationen. Acta radiol. (Stockh.) **10**, 243—253 (1929).
— Röntgenbefunde bei akuten Erkrankungen der Bauchhöhle. Chirurg **2**, 422—434 (1930).
— Warum bekommen Knaben häufiger Darminvagination als Mädchen? Upsala Läk.-Fören. Förh. **38**, 1—10 (1932).
— Zur Frage der Entstehung kardianaher Magendivertikel und Zenkerscher Oesophagus-Divertikel. Zugleich ein Beitrag zum Schluckmechanismus. Acta radiol. (Stockh.) **12**, 455—479 (1932).
— Beitrag zur Röntgendiagnose der Dünndarminvagination nebst einigen Worten über die Ursache von Invaginationen überhaupt. Acta radiol. (Stockh.) **13**, 362—384 (1932).
— Über reine Coloninvaginationen vor allem vom röntgenologischen Gesichtspunkt. Acta radiol. (Stockh.) **14**, 122—147 (1933).
— A contribution to roentgenological differential diagnosis in the presence of free fluid in the abdomen. Acta radiol. (Stockh.) **16**, 424—425 (1935).
Laurent, Y., et M. Brombart: Les diverticules gastriques. Acta gastro-ent. belg. **17**, 262—279 (1954).
— — et R. Zalcman: Les diverticules du jejunum. J. belge Radiol. **37**, 527—537 (1954).
Lawrason, F. D., E. Alpert, F. L. Mohr, and F. G. McMahon: Ulcerative obstructive lesions of small intestine. J. Amer. med. Ass. **191**, 641—644 (1965).

Leb, A.: Die Röntgenuntersuchung des resezierten Magens mit Eiweiß- und Fett-Bariumkernen. Fortschr. Röntgenstr. **75**, 106—115 (1951).

Le Heux, J. W.: Cholin als Hormon der Darmbewegung. Zur Erklärung der wechselnden Wirkung des Atropins auf den Darm. Pflügers Arch. ges. Physiol. **179**, 177—194 (1920).

Leichtenstern, O.: Über Darminvagination. Verlauf und Dauer der Erkrankung in den Fällen ohne Ausstoßung des Intussusceptum. Vjschr. prakt. Heilk. **32**, 1—2 (1874).

Lemak, L. L.: Roentgenological manifestations of gastroduodenal ulceration in the newborn. Amer. J. Roentgenol. **66** 191—199 (1951).

Lembeck, F.: Das enterale und bronchiale Karzinoid. Medizinische Nr 20, 1074—1075 (1961).

Lemmel, G.: Beitrag zur Röntgendiagnose der chronischen Dünndarmstenosen. Röntgenpraxis **2**, 1034—1042 (1930).

Lermann, W. W., L. Martin, F. W. Bancroft, and S. Weintraub: Panel discussion on gastro-intestinal x-ray methods. Rev. Gastroent. **20**, 459—477 (1953).

Lerner, H. H., and A. I. Gazin: Pneumatosis intestinalis, its roentgenologic diagnosis. Amer. J. Roentgenol. **56**, 464—469 (1946).

— S. S. Levinsin, and A. E. Kateman: Meckel's diverticulum. Amer. J. Roentgenol. **69**, 268—271 (1953).

Letterer, E.: Wesen und pathologische Bedeutung der Amyloidkrankheit. Wien. med. Wschr. **112**, 43—46 (1962).

— Studien zur elektronenoptischen immunmorphologischen Struktur des Amyloids. Dtsch. med. Wschr. **85**, 1909—1910 (1960).

— Neue Ergebnisse zur Ätiologie und formalen Pathogenese der Amyloidose. Münch. med. Wschr. **107**, 408—409 (1965).

Leszler, A.: Röntgenologische Beobachtungen bei der akrosklerotischen Form der generalisierten Sklerodermie. Fortschr. Röntgenstr. **83**, 353—365 (1955).

Lewitan, A.: Roentgenologic study of Meckel's diverticulum. Radiology **61**, 796—800 (1953).

Lidl, H.: Über die röntgenologische Prüfung der Fettaufbereitung im Magen-Darmtrakt. Fortschr. Röntgenstr. **79**, 70—79 (1953).

Lindemann, H.: Über leichte Formen des Darmbrandes. Dtsch. med. Wschr. **74**, 670—672 (1949).

Lindholmer, R. E., E. Nyman u. L. Räf: Nonspecific stenosing ulceration of the small bowel Acta chir. scand. **128**, 310—311 (1964).

Lockard, V. M.: Lesions of the upper gastro-intestinal tract in infants and children. Radiology **58**, 696—704 (1952).

Lockhart-Mummery, H. E., and B. C. Morson: Crohn's disease (regional enteritis) of the large intestine and its distinction from ulcerative colitis. Gut **1**, 87—105 (1960).

Lockwood, I. H.: The role of the radiologist in the diagnosis and management of acute obstruction of the small intestine. J. Int. Coll. Surg. **17**, 646—650 (1952).

Lönnerblad, L.: Transit time through the small intestine: A roentgenologic study of normal variability. Acta radiol. (Stockh.), Suppl. **88**, 1—85 (1951).

Lorber, S. H., H. Shay, and H. A. Woloshin: Roentgen study of the intestinal tract in proven cases of sarcoidosis. Gastroenterology **26**, 451—461 (1954).

Lorenz, H.: Ein Beitrag zur Lehre von der Invagination. Dtsch. Z. Chir. **77**, 7—26 (1905).

Lubarsch, O.: Über heterotope Epithelwucherungen und Krebs. Verh. d. Dtsch. Pathol. Ges. 10. Tagg, Stuttgart 1906, S. 208—212.

— Erschöpfungskrankheiten, von Schjerning, Handbuch der ärztlichen Erfahrungen im Weltkrieg 1914—1918, Bd. VIII, S. 66—76. Leipzig 1921.

— Zur Kenntnis ungewöhnlicher Amyloidablagerungen. Virchows Arch. path. Anat. **271**, 867—889 (1929).

Lüdin, H., u. S. Y. Kim: Ein Fall von Bezoar mit nachträglicher Einklemmung im Dünndarm. Fortschr. Röntgenstr. **84**, 372—373 (1956).

Lüdin, M.: Das Röntgenbild des Dünndarmes bei der einheimischen Sprue. Gastroenterologia (Basel) **64**, 191—197 (1939).

— Röntgenbefunde bei Pankreaserkrankungen. Gastroenterologia (Basel) **78**, 93—123 (1952).

MacKay, E. R.: Pneumatosis cystoides intestinalis involving the small bowel and sigmoid colon. J. int. Coll. Surg. **23**, 469—475 (1955).

Maddison, T. G., and I. Hyde: Chronic regional enteritis in childhood. Arch. Dis. Childh. **30**, 469—471 (1955).

Madell, S. H.: A case of hemangioma (angiomatosis) of small intestine and mesentery. A radiographic clue to diagnosis. Radiology **69**, 564—566 (1957).

Magnus, R.: Pharmakologie der Magen- und Darmbewegungen. Ergebn. Physiol. **2**, II. Abtg. 637—672 (1903).

— Versuche am überlebenden Dünndarm von Säugetieren. Pflügers Arch. ges. Physiol. **102**, 123—151 (1904).

— Versuche am überlebenden Dünndarm von Säugetieren. Pflügers Arch. ges. Physiol. **103**, 515—540 (1904); **108**, 1—71 (1905).

Malchartzeck, H. W.: Lymphogranulomatose des Ileums. Röntgenpraxis **12**, 179—180 (1940).

Mall, F. P.: Über die Entwicklung des menschlichen Darmes und seine Lage beim Erwachsenen. Arch. Anat., Suppl.-Bd. Leipzig 1897.

Mallinchrodt, E. v.: Ileum-Enterocystom als Ursache einer Invaginatio ileocoecalis. Kinderärztl. Prax. **20**, 249—251 (1952).

Manson, G., and D. Moines: Anomalies of intestinal rotation and mesenteric fixation. Review of the literature with report of nine cases. J. Pediat. **45**, 214—233 (1954).

Margraf, O.: Zur Kasuistik der Komplikationen des Meckelschen Divertikels im Kindesalter. Kinderärztl. Prax. **21**, 433—438 (1953).

Marina-Fiol, C.: El diagnostico de la tuberculosis intestinal en su comienzo. Revista clin. esp. **11**, 81—89 (1943).

Marina-Fiol, C.: Aspecto radiológico del intestino delgado en la enteritis. Alteraciones de caracter orgánico. Libro de actas del IV. Congr. Españ. de Patol. Digest, p. 360. Sevilla **1944**.
— Aspecto del intestino en la enteritis. Alteraciones orgánicas macroscópicas. Rev. clin. esp. **18**, 313—323 (1945).
— Estudio Radiológico del Intestino Delgado. Madrid: Paz Montalvo 1949.
— Bemerkungen über die Ileitis follicularis. Gastroenterologia (Basel) **98**, 19—29 (1962).
—, y R. Carballo: Enteritis follicularis. III. Congr. españ. de patologia digestiva **1941**.
— — Exploración del ileon terminal. Rev. clin. esp. **3**, 97—105 (1941).
—, und M. Morales-Pleguezuelo: Regionale Enteritis als Syndrom. Dtsch. Ges. Verdau.- u. Stoffwechselkr. 20. Tagg Kassel 1959. Gastroenterologia (Basel), Suppl. ad vol. **95**, 309—319 (1961).
Marshak, R. H., A. I. Friedmann, B. Wolf, and B. B. Crohn: Roentgen findings in ileo-jejunitis. Gastroenterology, **19**, 383—408 (1951).
—, and B. S. Wolf: Chronic ulcerative granulomatous jejunitis and ileojejunitis. Amer. J. Roentgenol. **70**, 93—113 (1953).
— — Roentgen findings in regional enteritis. Amer. J. Roentgenol. **74**, 1000—1014 (1955).
— —, and J. Eliasoph: The roentgen findings in lymphosarcoma of the small intestine. Amer. J. Roentgenol. **86**, 682—692 (1961).
Marshall, S. F.: Regional ileitis. New Engl. J. Med. **222**, 375—382 (1940).
— Regional ileitis. Surgical management and results of operation. Surg. Clin. N. Amer. **23**, 873—880 (1943).
—, and W. L. Mathieson: Surgical treatment of chronic regional enteritis. Lahey Clin. Bull. **9**, 66—71 (1955).
—, and M. P. Fecher: Chronic regional ileitis: Surgical treatment and complications. Amer. Surg. **20**, 337—347 (1954).
Martini, G. A.: Exsudative Gastroenteropathie. Gastroenterologia (Basel) **97**, 340—348 (1962).
— u. W. Dölle: Ménétrier-Syndrom. Polyadenomatosis des Magens mit Eiweißverlust in den Magen-Darm-Kanal. Dtsch. med. Wschr. **86**, 2524—2530 (1961).
— u. G. Moeckel: Die Bedeutung der Dünndarmallergie beim „Dumping-Syndrom". Verh. Dtsch. Ges. Verdau.- u. Stoffwechselkr. 18. Tagg 1955. Stuttgart: Georg Thieme 1956, S. 204—206.
— u. R. Prévôt: Kardiovaskuläre Komplikationen bei regionärer Enteritis. Gastroenterologia (Basel) **86**, 443—450 (1956).
— G. Strohmeyer u. P. Bünger: Exsudative Enteropathie. („Essentielle Hypoproteinämie") mit rezidivierender Gelbsucht und Verkalkungen im Bauchraum. Dtsch. med. Wschr. **85**, 586—593, 597—598 (1960).
Massion, J.: Trois images pathologiques du grêle. Acta med. belg. **11**, 465—470 (1948).
— La maladie de Crohn. Actualités hépato-gastroentérologiques de l'Hôtel Dieu par Guy Albot et F. Pollieux, Intestin grêle — colon-rectum. p. 1—16. Paris: Masson & Cie. 1956.
Matt, J. G., and P. J. Timpone: Peptic ulcer of Meckel's diverticulum. Amer. J. Surg., N.S. **47**, 612—623 (1940).
Maxeiner, S. R.: Ideas of surgical management of regional enteritis. Arch. Surg. **66**, 884—887 (1953).
McAleese, J. J., and W. K. Sieber: Surgical problem — Peptic ulcer of the stomach and duodenum in infancy and childhood. Ann. Surg. **137**, 334—341 (1953).
McIver: Zit. in N. Henning u.W. Baumann, Lehrbuch der Verdauungskrankheiten, S. 474. Stuttgart: Georg Thieme 1949.
McKay, E. R.: Pneumatosis cystoides intestinalis involving small bowel and sigmoid colon. J. int. Coll. Surg. **23**, 469—475 (1955).
Mead, Ch. H.: Mesenteric lymphadenitis simulating acute appendicitis. Arch. Surg. **30**, 492—527 (1935).
Meckel, J. F.: Manual of general descriptive and pathological anatomy. Philadelphia: Carey & Lea 1832.
Melchior, E.: Die Chirurgie des Duodenum. Stuttgart: Ferdinand Enke 1917.
Mellin, P.: Sigma-Blasenfistel und multiple innere Darmfisteln bei Ileitis regionalis. Med. Klin. **54**, 1456—1457 (1959).
Mendelsohn, E. A.: Complications of gastro-intestinal diverticula demonstrated by x-rays. Gastroenterology **20**, 105—118 (1952).
Ménétrier, P.: Des polyadénomes gastriques et leurs rapports avec le cancer de l'estomac. Arch. Physiol. norm. et path. **32**, 236 (1888).
Merke, F.: Weitere Beobachtungen über die Ileitis terminalis. Schweiz. med. Wschr. **77**, 751—755 (1947).
Meyer-Burgdorff, H.: Über „Darmbrand". Beitrag zur Chirurgie des Darmbrandes. Dtsch. med. Wschr. **72**, 186—188 (1947).
Middlemiss, J. H.: Intussusception in childhood. Radiological appearances on plain radiography. Brit. J. Radiol. **28**, 257—263 (1955).
Milani, E.: La radiologia normale del tenue. Arch. Radiol. (Napoli) **2**, 3—49 (1926).
Miller, E. R., and W.W. Herrmann: Argentaffin tumors of the small bowel: A roentgen sign of malignant change. Radiology **39**, 214—220 (1942).
Miller, R. H., and R. H. Wallace: Meckel's diverticulum in acute abdominal emergencies. Ann. Surg. **98**, 713—721 (1933).
Miller, T. G.: Development of double lumined tube for intestinal intubation. J. Amer. med. Ass. **140**, 147—149 (1949).
—, and W. O. Abbott: Intestinal intubations: A practical technique. Amer. J. med. Sci. **187**, 595—599 (1934).
Möckel, G.: Allergische Reaktionen des Dünndarms. Verh. dtsch. Ges. inn. Med. **156**, 746—753 (1954).
Molnar, G., u. B. Szentpétery: Primäres Jejunumkarzinom. Fortschr. Röntgenstr. **98**, 103—105 (1962).
Montani, S., et M. Landry: La pneumatose kystique intestinale est-elle une complication de l'emphysème pulmonaire? Gastroenterologia (Basel) **103**, 234—244 (1965).

MOORE, R. A.: Intestinal pneumatosis. Amer. J. Dis. Child. **38**, 818—823 (1929).

MOORE, T. C., and G. BATTERSBY: Congenital duplication of the small intestine. Report of 11 cases. Surg. Gynec. Obstet. **95**, 557—567 (1952).

—, and G. E. STOCKES: Congenital stenosis and atresia of the small intestine. Surg. Gynec. Obstet. **97**, 719—730 (1953).

MORGENSTERN, L., M. S. FREILICH u. J. F. PANISH: The circumferential small bowel ulcer. J. Amer. med. Ass. **191**, 637—640 (1965).

MORO, E.: Bedeutung der endogenen Infektion des Dünndarms für das Zustandekommen der Dyspepsie. Münch. med. Wschr. **66**, 1134—1135 (1919).

MORSON, B. C., and H. E. LOCKHART-MUMMERY: Crohn's disease of the colon. Gastroenterologia (Basel) **92**, 168—173 (1959).

MORTENSSON, W.: Ein Fall von Peutz-Jeghers Syndrom. Radiologe **1**, 196—197 (1961).

MOULONGUET, P., M. DEBRAY et S. DOBKEVITCH: Carcinoide de l'intestin grêle. J. Chir. (Paris) 161—178 (1942).

MUCCHI, J., e A. PELLEGRINI: Diagnostica Clinica e radiologica delle sindromi abdominali acute. Bologna: Licinco Capelli 1948.

MÜLLER, W.: Über Polyposis intestini mit besonderer Berücksichtigung des Röntgenbefundes. Bruns' Beitr. klin. Chir. **119**, 683—691 (1920).

MUNTEAN, E.: Experimentelle Grundlagen einer röntgenologischen Eiweiß-Digestionsprüfung. Radiol. austriaca **4**, 187—199 (1953).

NAGEL, W.: Zur Klinik der Enteritis necroticans. Dtsch. Arch. klin. Med. **194**, 121—133 (1948).

NAUMANN, W.: Funktionelle Dünndarmdiagnostik im Röntgenbild. Stuttgart: Georg Thieme 1948.

NEUHAUSER, E. B. D., G. B. C. HARRIS, and A. BERRETT: Roentgenographic features of neuroenteric cysts. Amer. J. Roentgenol. **79**, 235—240 (1958).

NICHOLS, J. N.: Differential diagnosis of alimentary tract obstructions in the newborn. Amer. J. Surg. **90**, 262—265 (1955).

NICOLE, R.: Die klinische Bedeutung des Mesenterium commune. Helv. chir. Acta **18**, 364—367 (1951).

NIEBERDING, K.: Mitteilungen über auffallende Abnahme der sekundären Darmtuberkulose. Tuberk.-Arzt **7**, 606—609 (1953).

NITSCH, K.: Bestehen zwischen Nabelkoliken im Kindesalter und Ulcus ventriculi oder duodeni Zusammenhänge? Med. Klin. **43**, 414—418 (1948).

— Motilitätsstörungen des Digestionstraktes bei Säuglingen und Kindern. Z. Kinderheilk. **76**, 609—625 (1955).

NORDENTOFT, J.: Sur l'examen radiologique de la désinvagination conservatrice non chirurgicale de l'invagination aiguë des enfants sous le contrôle des rayons de Roentgen. J. Radiol. Électrol. **14**, 369—379 (1930).

NORDENTOFT, J. M.: Sur l'examen radiologique et la desinvagination conservatrice non-chirurgicale de l'invagination. Acta chir. scand. **64**, 519—526 (1929).

— Conservative treatment, with barium enema, of intussusception in children. Acta radiol. (Stockh.) **20**, 128—136 (1939).

NORDENTOFT, J. M.: Invaginationsbehandling under Røntgenkontrol. Nord. Med. **1**, 282, 483 (1939).

— L'image radiologique de l'invagination aiguë de l'intestine grêle chez l'enfant. Acta radiol. (Stockh.) **24**, 469—477 (1943).

— The value of the barium enema in the diagnosis and treatment of intussusception in children. Acta radiol. (Stockh.) **24**, 484—488 (1943).

— The value of barium enema in the diagnosis and treatment of intussusception in children: Illustrated by about 500 Danish cases. Acta radiol. (Stockh.), Suppl. No 51 (1943) und Kopenhagen: Munksgaard 1943.

— Über den heutigen Stand der Invaginationsbehandlung. Fortschr. Röntgenstr. **94**, 181—198 (1961).

NUÑEZ, C. J., E. DE ATEAGA et J. ESCARGUEL: Ulcéres primaires non specifiques de l'intestin grêle. Ann. Char. (Paris) **17**, 1534—1538 (1963).

NUVOLI, U.: Anatomia radiologica normale e patologica dell' apparato digerente: Intestino tenue. Rom: Societa Editrice „Universo" 1953.

OBERNDORFER, S.: Die Geschwülste des Darmes. In: HENKE-LUBARSCH, Handbuch der speziellen pathologischen Anatomie und Histologie, Bd. 4, Verdauungsschlauch 3. Teil, S. 717—979. Berlin-Heidelberg-New York: Springer 1929.

OCHSNER, S., and R. M. PENICK: Hemangioma of the small intestine. Radiology **68**, 845—848 (1957).

OCKLITZ, H. W.: Über angeborenen Darmverschluß beim Säugling. Z. Kinderheilk. **68**, 1—10 (1950).

OELKERS, H. A.: Wurminfektionen des Menschen. Ergebn. inn. Med. Kinderheilk., N.F. **19**, 334—379 (1963).

OLIVIER, CL.: Radiodiagnostic des occlusions intestinales aiguës. Paris: Masson & Cie. 1956.

— Radiodiagnostic des occlusions postoperatoires précoces des interventions abdominales. Actualités hépato-gastro-entérol. Hôtel-Dieu. Paris: Masson & Cie., 49—54 (1956).

— et N. ARVAY: Le diagnostic radiologique d'iléus par strangulation est-il possible? Presse méd. **61**, 923—927 (1953).

— N. ARVAY et J. FERRARI: Radiodiagnostic des occlusions du grêle par brides et adhérences. Presse méd. **61**, 1355—1357 (1953).

OLSON, J. D.: Pneumatosis cystoides intestinalis. Arch. Surg. **68**, 899—906 (1954).

OLSSON, Y., u. G. PALLIN: Über das Bild der akuten Darminvagination bei Röntgenuntersuchung und über Desinvagination mit Hilfe von Kontrastlavements. Acta chir. scand. **61**, 371—383 (1927).

O'SULLIVAN, W. D., and C. G. CHILD: Ileocoecal intussusception caused by lymphoid hyperplasia. J. Pediat. **38**, 320—324 (1951).

OTTENJANN, R.: Hyperkalziämie und Verdauungsorgane. Gastroenterologia (Basel) **99**, 195—200 (1963).

OTTENJAHN, R.: Isolierte Darmtuberkulosen und chronische regionale Enteritiden (CROHN) im Kindesalter. Mschr. Kinderheilk. **106**, 22—26 (1958).

OTTO, H. u. F. KUHLMANN: Über das Verhalten des Magen-Darmkanals, insbesondere über Darmstörungen bei Bleivergiftung. Klin. Wschr. **18**, 1081—1084 (1939).

Pancrazi, M.: Nouvelle technique radiologique pour l'examen complet du tube digestif. J. Radiol. **34**, 400—401 (1953).

Pannewitz, G. v.: Zur Röntgendiagnostik des Dünndarms. Röntgenpraxis **9**, 11—25 (1937).

Pannhorst, R.: Röntgenkymographische Untersuchungen der Bewegungsformen des Dünndarmes von Tier und Mensch. Z. exper. Med. **102**, 617—696 (1938).

Pansdorf, H.: Über Askaridennachweis im Röntgenbilde zur Klärung unbestimmter abdomineller Beschwerden sowie über ein zweckmäßiges Verfahren der röntgenologischen Dünndarmdarstellung. Fortschr. Röntgenstr. **36**, 1091—1095 (1927a).

— Röntgenologische Beobachtungen über die Fettverdauung im Magen-Darmkanal. Fortschr. Röntgenstr. **36**, 1095—1099 (1927b).

— Experimentelle Studien zur Röntgenologie des Dünndarms. Erg. med. Strahlenforsch. **5**, 21—70 (1931).

— Die fraktionierte Dünndarmfüllung und ihre klinische Bedeutung. Fortschr. Röntgenstr. **56**, 627—634 (1937).

Partenheimer, K.: Zum Krankheitsbild der mesenterialen Lymphadenitis. Dtsch. med. Wschr. **74**, 1373—1375 (1949).

Patel, J.: L'iléite régionale. Presse méd. **46**, 917—920 (1938).

— H. Brocard et C. Couinaud: Sur un cas de carcinoide de l'épiploon gastro-splénique. Presse méd. **60**, 589—590 (1952).

— et P. Porcher: Le diagnostic radiologique de l'infarctus de l'intestin. Mém. Acad. Chir. **68**, 215—220 (1942).

Patter, W. N. van, J. A. Bargen, M. B. Dockerty, W. H. Feldman, C. W. Mayo, and J. M. Waugh: Regional enteritis. Gastroenterology **26**, 347—450 (1954).

Paulley, J. W.: Case of Whipple's disease (intestinal lipodystrophy). Gastroenterology **22**, 128—133 (1952).

Pearson, B., M. M. Rice, and K. L. Dickens: Primary systemic amyloidosis. Report of 2 cases in negroes with special reference to certain histologic criteria of diagnosis. Arch. Path. **32**, 1—10 (1941).

Peiper, A.: Bauchschmerzen im Kindesalter. Dtsch. med. Wschr. **71**, 106—108 (1946).

— Krankheiten der Neugeborenen. Leipzig: VEB Georg Thieme 1958.

—, u. E. Hoffmann: Duodenal- oder Magengeschwür und Nabelkolik. Mschr. Kinderheilk. **75**, 306—317 (1938).

Pelner, L.: Gastrointestinal allergy. Amer. J. dig. Dis. **12**, 17—19 (1945).

Pendergrass, E. P.: Ascaridiasis. Discussion on: V.W. Archer, and Ch. H. Peterson: Roentgen diagnosis of ascaridiasis. J. Amer. med. Ass. **39**, 1819—1821 (1930).

— Roentgen diagnosis of small intestinal lesions. Tex. St. J. Med. **35**, 528—533 (1939).

— Role of roentgenologic examination in diagnosis of intestinal obstruction. New Engl. J. Med. **228**, 637—641 (1941).

Pendergrass, E. P., and B. J. Comroe: Roentgen study of the gastrointestinal tract in chronic idiopathic adult tetany. Amer. J. Roentgenol. **33**, 647—656 (1935).

— I. S. Ravdin, C. G. Johnston, and P. J. Hodes: Studies of small intestine. Effects of foods and various pathologic states on gastric emptying and small intestinal pattern. Radiology **26**, 651—662 (1936).

Pendergrass, R. C.: Hypertrophic pyloric stenosis in the adults with report of a case. Radiology **20**, 221—225 (1933).

Perrin, W. S., and E. C. Lindsay: Intussusception: A monograph based on 400 cases. Brit. J. Surg. **9**, 46—71 (1921).

Pesquera, G. S.: A method for the direct visualization of lesions in the small intestine. Amer. J. Roentgenol. **22**, 254—257 (1929).

Peters, K. O.: Drei weitere Fälle von Darmphlegmone im Ileum. Zbl. Chir. **61**, 1208—1216 (1934).

Peters, H.: Beitrag zur Röntgendiagnose der Darmtuberkulose im Kindesalter. Kinderärztl. Praxis **17**, 196—204 (1949).

Petrén, G.: Noch ein Fall eines durch röntgenologischen Nachweis von Luft in den Gallenwegen diagnostizierten Gallensteinileus. Chirurg **11**, 241—259 (1939a).

— Über Gallensteinileus unter besondere Berücksichtigung seiner Röntgendiagnostik. Chirurg, **11**, 278—291 (1939b).

Petterson, G.: Congenital atresia of the small intestine in child. Acta chir. scand. **102**, 331—337 (1952).

Pettinari, L., E. de Cesare e G. Ricci: Contributo allo studio della enterite segmentaria. L'ileo-tiflite regionale. Arch. ital. Chir. **78**, 71—88 (1954).

Peutz, J. L. A.: Very remarcable case of familial polyposis of mucous membrane of intestinal tract and nasopharynx accompanied by peculiar pigmentation of skin and mucous membrane. Ned. Maanschr. v. Geneesk. **10**, 134—136 (1921).

Podkaminsky, N. A.: Zur Frage nach den Ursachen der Interposition von Organen zwischen Diaphragma und Leber. Fortschr. Röntgenstr. **36**, 327—333 (1927).

Pohl, R.: Zur Frage der Ileitis terminalis. Radiol. austriaca **3**, 195—202 (1950).

Pohlandt, K.: Die Diagnose und Differentialdiagnose der Tumoren des Bulbus duodeni. Fortschr. Röntgenstr. **43**, 337—346 (1931).

Poilleux, F.: Tumeurs du grêle. Actualités hépato-gastro-entérol. Hôtel-Dieu. Paris. 108—117. (1956).

Porcher, P.: Technique de l'examen radiologique du grêle pathologique. Arch. Mal. Appar. dig. **38**, 540—558 (1949).

— Les modificateurs de comportement en radiodiagnostic digestif. France méd. **15**, 13—22 (1952).

— et P. Buffard: Radiologie clinique de l'estomac opéré. Paris: Masson & Cie. 1957.

— Buffard et J. Sauvegrain: Radiologie clinique de l'intestine grêle de l'adulte et de l'enfant. Paris: Masson & Cie. 1954.

Porges, O.: Über Dünndarmkatarrh ohne Dickdarmkatarrh. Z. klin. Med. **109**, 28—34 (1928).

PORGES, O.: Über das klinische Krankheitsbild der Enteritis ohne Colitis. Wien. klin. Wschr. **14**, 442—445 (1931).
— Darmkrankheiten, ihre Diagnose und Therapie. Berlin u. Wien: Urban & Schwarzenberg 1938.
— Further experiences about enteritis without colitis. Description, diagnosis and therapy. Gastroenterologia (Basel) **82**, 129—143, 210—225 (1954).
PORTMAN, U. V., E. F. DUNNE, and J. B. HAZARD: Manifestations of Hodgkin's disease of the gastrointestinal tract. Amer. J. Roentgenol. **72**, 772—787 (1954).
POSSATI, A.: Aspetti iconografici per la diagnosi radiologica differenziale fra carcinoma e linfosarcoma del tenue. Riv. Radiol. e Fis. med. **2** (Suppl. 1) 1930.
POULIQUEN, E., et DE LA MARNIERRE: Indication du lavement bismuthé dans certaines formes d'invaginations intestinales. Bull. Soc. nat. Chir. **53**, 1016—1021 (1927).
POULSEN, E.: Lehrbuch der Pharmakologie. Kristiania: Aschehoug & Co. 1920.
PRÉVÔT, H., N. HEISIG u. A. PAPAGEORGIOU: Enteraler Eiweißverlust bei Paramyloidose. Klin. Wschr. **43**, 440—444 (1965).
PRÉVÔT, R.: Zur Röntgendiagnose des intermittierenden Ileus. Röntgenpraxis **6**, 655—663 (1934).
— Zur Röntgendiagnostik des übernähten perforierten Duodenalgeschwürs. Fortschr. Röntgenstr. **51**, 273—278 (1935).
— Ulcus duodeni im Säuglingsalter und Kindesalter. Kinderärztl. Prax. **6**, 492—494 (1935).
— Meckelsches Divertikel im Röntgenbild. Röntgenpraxis **8**, 397 (1936).
— Symptomlose Perforationen am Magen-Darmkanal. Röntgenpraxis, **10**, 303—307 (1938).
— Ergebnisse röntgenologischer Dünndarmstudien unter besonderer Berücksichtigung der Morphologie. Fortschr. Röntgenstr. **62**, 341—388 (1940).
— Zur Frage der Differentialdiagnostik der Dünndarmtumoren. Röntgenpraxis, **16**, 85—88 (1944).
— Grundriß der Röntgenologie des Magen-Darmkanals. Hamburg: Nölke 1949.
— Röntgendiagnose der entzündlichen Darmerkrankungen. Fortschr. Röntgenstr. **72**, 547—563 (1950).
— Zur Röntgendiagnostik akuter Baucherkrankungen. Verh. dtsch. Ges. inn. Med. **60**, 47—66 (1954).
— Zur Röntgendiagnostik akuter Baucherkrankungen. Langenbecks Arch. klin. Chir. **279**, 679—698 (1954).
— Zur Röntgendiagnostik des Dünndarmes. Dtsch. med. J. **6**, 142—144 (1955).
— Röntgendiagnostik des Ulcus pepticum. Verh. dtsch. Ges. Verdau.- u. Stoffwechselkr. 18. Tagg 1955. Stuttgart: Georg Thieme 1956, S. 38—46.
— Die nichtsklerosierende Ileitis. Röntgendiagnostik, Ergebnisse 1952—1956, herausgeg. von H. R. SCHINZ, R. GLAUNER u. E. UEHLINGER, S. 432—438. Stuttgart: Georg Thieme 1957.
— Zur Röntgenologie der regionalen Enteritis. Dtsch. Ges. Verdau.- u. Stoffwechselkr., 20. Tagg Kassel 1959. Gastroenterologia (Basel) **95**, 268—280 (1961).
PRÉVÔT, R.: Röntgendiagnostik der Darmtuberkulose. In: Handbuch der Tuberkulose, Bd. IV, S. 601—640. Stuttgart: Georg Thieme 1963.
— H. HORNBOSTEL u. H. DÖRKEN: Lokalisationsstudien bei Taenia saginata. Klin. Wschr. **30**, 78—80 (1952).
— u. H. JUNKER: Lipomatose der Ileozökalgegend unter dem Bilde einer Ileozökaltuberkulose. Fortschr. Röntgenstr. **63**, 349—353 (1941).
— u. M. A. LASSRICH: Zur Frage der „Nabelkoliken". Ann. paediat. (Basel) **177**, 231—240 (1951).
— — Röntgendiagnostik des Magen-Darmkanals. Stuttgart: Georg Thieme 1959.
PRIBRAM, O.: Nabelkolik, lymphangitische Form der Appendizitis und Lymphangitis mesenterialis. Münch. med. Wschr. **82**, 942—944 (1935).
RAGINS, A. B., and F. L. SHIVELY jr.: Sarcom of the small intestine. Amer. J. Surg. **47**, 96—104 (1940).
RAIFORD, TH. S.: Tumors of the small intestine. Their diagnosis with special reference to x-ray appearance. Radiology **16**, 253—270 (1931).
RAKE, G.: On pathology and pathogenesis of scleroderma. Bull. Johns Hopk. Hosp. **48**, 212—227 (1931).
RANDALL, O. S.: Multiple myeloma complicated by intestinal obstruction due to amyloid infiltration of small intestine. Amer. J. Cancer **19**, 838—846 (1933).
RAPPAPORT, H., F. H. BURGOGNE, and H. F. SMETANA: The pathology of regional enteritis. Milit. Surg. **109**, 463—502 (1951).
RAUSCH, R., u. H. HARWERTH: Das Syndrom der chronischen unspezifischen Gastro-Enteritis. Ärztl. Forsch. **11**, 204—212 (1957).
RAUSCH, W.: Zum Röntgenbefund bei Ulcus perforans. Fortschr. Röntgenstr. **79**, 309—315 (1953).
RAVITCH, M. M.: Polypoid adenomatosis of entire gastrointestinal tract. Ann. Surg. **128**, 283—298 (1948).
REHBEIN, F., u. W. v. EKESPARRE: Duodenalstenose und Volvulus beim Neugeborenen und Säugling. Medizinische **38**, 1366—1373 (1957).
REICHERT, F. L., and M. E. MATHES: Experimental lymphedema of the intestinal tract and its relation to regional cicatrizing enteritis. Ann. Surg. **104**, 601—614 (1936).
REIS, V. v. D., u. F. W. SCHEMBRA: Über die funktionelle Darmlänge. Z. ges. exp. Med. **52**, 74—83 (1926).
REISER, E.: Multiple Duodenaldivertikel. Med. Klin. **30**, 1462—1463 (1934).
REISER, J.: Dünndarminvagination hervorgerufen, durch Meckelsches Divertikel. Röntgenpraxis **7**, 90—94 (1935).
REITER, J.: Zum röntgenologischen Nachweis von Askariden im Magendarmtrakt. Wien. klin. Wschr. **36**, 592 (1923).
RENDICH, R., and H. ABRAMS: Intestinal obstruction. Evaluation of the roentgen diagnosis. Ann. Surg. **102**, 1040—1049 (1935).
RETAN, G. M.: Non operative treatment of intussusception. Amer. J. Dis. Child. **33**, 765—770 (1927).

Révécz, V.: Positives und negatives Stierlinsymptom bei Ileocökaltuberkulose. Fortschr. Röntgenstr. **26**, 32—37 (1918).

Richardson, E. P.: Jejunal ulcer without previous gastro-enterostomy. Surg. Gynec. Obstet. **35**, 1—10 (1922).

Rieben, G.: Invaginatio coecalis bei regionaler Enteritis (Ileitis terminalis). Schweiz. med. Wschr. **72**, 914—916 (1942).

Riecke, H.: Ein kasuistischer Beitrag zur Polyposis intestini. Arch. Kinderheilk. **146**, 70—72 (1953).

Rieder, H., u. J. Rosenthal: Lehrbuch der Röntgenkunde. Leipzig: Johann Ambrosius Barth 1913—1922.

Riederer, J.: Ein Fall von primärer Lymphogranulomatose des Jejunums mit Dickdarmfistel. Gastroenterologia (Basel) **104**, 302—308 (1965).

Rienzo, S. Di, and L. G. Mosca: Epiplopericolitis, the significance of its roentgenological diagnosis. Amer. J. Roentgenol. **66**, 215—221 (1951).

Rietschel, H.: Zur Pathogenese und Therapie der kindlichen Sprue oder Coeliakie (Gee-Herter-Heubnersche Erkrankung). Schweiz. med. Wschr. **67**, 983—987 (1937); — Dtsch. med. Wschr. **64**, 73—78 (1938).

Rigal, J.: Diagnostic radiologique de la tuberculose iléo-caecale. Thèse méd. Lyon 1954/1955. Lyon: J. Patissier 1955.

Ritvo, M.: Roentgendiagnosis of lesions of the jejunum and ileum. Amer. J. Roentgenol. **23**, 160—169 (1930).

River, L., J. Silverstein, and J. W. Tope: Collective review: Benign neoplasms of small intestine; critical comprehensive review with reports of 20 new cases. Surg. Gynec. Obstet. **102**, 1—38 (1956).

Rocha Pinto, C., M. Ribeiro do Rosario, J. Lobo Antunes et J. Fagulha de Sousa: Aspects radiologiques dans la Paramyloidose de Corino de Andrade. Ann. Radiol. Nr I—II, Sem. Hôp. Paris **1959**, 12—26.

Roberts, S. E., W. J. Martin, and O. H. Beahrs: Regional enteritis involving the duodenum. Proc. Mayo Clin. **29**, 424—427 (1954).

Röpke, W.: Zur Kenntnis der tumorbildenden, ulzerösen stenosierenden Entzündung des unteren Ileum. Zbl. Chir. **61**, 1568—1572 (1934).

Rösch, H., u. J. Gerber: Zur Klinik und pathologischen Anatomie des multiplen primären Dünndarmsarkoms. Dtsch. Arch. klin. Med. **168**, 218—230 (1930).

Rövekamp, Th.: Ein Beitrag zur Dünndarmdiagnostik. Röntgenpraxis **2**, 1029—1034 (1930).

— Ein weiterer Beitrag zur Dünndarmdiagnostik: Die Flexura ultima. Röntgenpraxis **5**, 413—422 (1933).

Rosenthal, E.: Intestinal obstruction caused by impacted gallstone. Lancet **1934 II**, 192—193.

Rosza, S., and R. J. Gross: Intrauterine perforation of Meckel's diverticulum. Amer. J. Roentgenol. **69**, 944—947 (1953).

Rother, J.: Zur Röntgensymptomatologie der Darmtuberkulose. Z. Tuberk. **65**, 24—37 (1932).

— Beiträge zur Problematik der Darmtuberkulose. (Autoptische Kontrolle von 102 röntgenologisch untersuchten Fällen.) Z. Tuberk. **71**, 281—285 (1934).

Rother, J.: Zur Röntgendiagnostik der Darmtuberkulose. Röntgenpraxis **7**, 589—595 (1935).

— Darmtuberkulose, Diagnose und Therapie, mit besonderer Berücksichtigung der Röntgendiagnostik. Ergebn. ges. Tuberk.- u. Lung.-Forsch. **8**, 251—298 (1937).

Rowe, A. H., and A. Rowe: Chronic ulcerative colitis and regional enteritis — their allergie aspects. Ann. Allergy **12**, 387—402 (1954).

— —, and K. Uyeyama: Regional enteritis. Its allergic aspects. Gastroenterology **23**, 554—571 (1953).

Ruckensteiner, E., u. E. Kux: Über die Pneumatosis cystoides intestini und die Möglichkeit ihrer röntgenologischen Diagnose. Fortschr. Röntgenstr. **47**, 661—671 (1933).

Ruppert, C.: Das klinische Bild des Darmbrandes. Dtsch. med. Wschr. **72**, 108—111 (1947).

Sachsse-Klinke, R.: Volvulus bei einem Neugeborenen. Kinderärztl. Prax. **25**, 462—464 (1957).

Säfwenberg, O.: Über die Röntgendiagnose von Gallensteinileus. Acta radiol. (Stockh.) **17**, 408—420 (1936).

Sakuma, S., and S. Koga: Small intestinal mucosal patterns imaged by radiography in direct 4 times magnification. Studies on enlargement radiography. Nippon Acta radiol. **21**, 627—633 (1961).

Salem, M. H., and H. H. McGee: Hypertrophy of ileocecal valve. Arch. Surg. **78**, 928—933 (1959).

Salzer, G.: Das enterale und bronchiale Karzinoid. Chirurgische Aspekte der Karzinoide des Magen-Darm-Traktes und der Lunge. Medizinische Nr 20, 1072—1074 (1961).

Saupe, E.: Über neuere Methoden der röntgenologischen Dünn- und Dickdarmuntersuchung und ihre Ergebnisse. Med. Welt **8**, 941—945, 977—981 (1934).

— u. W. Teschendorf: Die Röntgenbildanalyse, 3. Aufl. Stuttgart: Georg Thieme 1956.

Schade, H.: Die physikalische Chemie in der inneren Medizin. Dresden u. Leipzig: Theodor Steinkopff 1923.

Schäfer, K. H.: Lehrbuch der Kinderheilkunde. Stuttgart: Gustav Fischer 1955.

— Rezidivierende Bauchschmerzen im Kindesalter. Med. Klin. **51**, 285—288 (1956).

— u. M. A. Lassrich: Über die Genese rezidivierender kolikartiger Leibschmerzen beim Kinde („Nabelkoliken"). Dtsch. med. Wschr. **78**, 421—425 (1953).

— — u. H. Wallis: Rezidivierende Leibschmerzen nach Art von Nabelkoliken beim Kinde. Mschr. Kinderheilk. **103**, 127—135 (1955).

Schäfer, R.: Ileus durch Mesenterialzysten. Kinderärztl. Prax. **24**, 337—340 (1956).

Schatzki, R.: Small intestine enema. Amer. J. Roentgenol. **50**, 743—751 (1943).

Schermuly, W.: Passagerer arterio-mesenterialer Darmverschluß als Ursache ungeklärter Bauchschmerzen. Z. Kinderheilk. **78**, 197—209 (1956).

— Möglichkeiten und Grenzen der Beurteilung connataler Darmsitusanomalien. Fortschr. Röntgenstr. **87**, 150—164 (1957).

— Entleerungsvorgänge am Meckelschen Divertikel. Fortschr. Röntgenstr. **87**, 264—265 (1957).

SCHIFF, E.: Die regionale Enteritis. Terminale Ileitis, Crohn's disease. Ann. paediat. (Basel) **165**, 281—311 (1945).

SCHINDLER, R.: Gastroscopy, the endoscopic study of gastric pathology. Chicago: Chicago University Press 1937.

SCHINZ, H. R.: Askariden im Röntgenbild. Dtsch. Z. Chir. **184**, 105—109 (1924).

— W. E. BAENSCH, E. FRIEDEL u. E. UEHLINGER: Lehrbuch der Röntgendiagnostik, Bd. IV: Appendix, S. 3319—3338. Stuttgart: Georg Thieme 1952.

— — — — Lehrbuch der Röntgendiagnostik, Bd. IV: Dünndarm, S. 3255—3318. Stuttgart: Georg Thieme 1952.

SCHLOTTER, H.: Ungewöhnliche Form einer tiefsitzenden Duodenalstenose. Röntgenpraxis **14**, 352—354 (1942).

— Über Röntgenuntersuchungen des Dünndarmes bei infektiösen Darmkatarrhen. Röntgenpraxis **15**, 126—134 (1943).

— Zur Röntgendiagnostik der Enteritis regionalis. Fortschr. Röntgenstr. **92**, 1—19 (1960).

SCHMID, F., u. A. KAISER: Situsanomalien der oberen Darmabschnitte. Fortschr. Röntgenstr. **77**, 37—43 (1952).

— u. G. WEBER: Röntgendiagnostik im Kindesalter. München: J. F. Bergmann 1955.

SCHMIDT, H.: Beitrag zum Neurinom des Magen-Darmkanals. Fortschr. Röntgenstr. **76**, 262—264 (1952).

SCHMIDT, K.: Über nekrotisierende Oesophagitis beim sog. Darmbrand. Med. Klin. **45**, 504—507 (1950).

SCHMIDT, R.: Fall von Sklerodermie mit Dysphagie. Med. Klin. **12**, 460 (1916).

SCHMIEDEN, V., u. H. WESTHUES: Zur Klinik und Pathologie der Dickdarmpolypen und deren klinische und pathologisch-anatomische Beziehungen zum Dickdarmkarzinom. Dtsch. Z. Chir. **202**, 1—124 (1927).

SCHMITZ-DRÄGER, H. G., u. P. THURN: Zur röntgenologischen Diagnose und Differentialdiagnose der regionalen Enteritis. Fortschr. Röntgenstr. **87**, 566—574 (1957).

SCHMUTZLER, E.: Gallensteinileus und Röntgenbild. Zbl. Chir. **1938**, 1195—1198.

SCHNEIDER, G.: Über die Pathogenese der Amyloidose. Habil.-Schr. Tübingen 1962.

SCHÖNBAUER, E.: Schwere Dünndarmveränderungen bei Vitamin-B-Mangelerscheinungen. Wien. klin. Wschr. **67**, 383—384 (1955).

SCHÖNENBERG, H.: Zur Kasuistik der angeborenen Duodenalstenosen. Arch. Kinderheilk. **143**, 41—49 (1951).

SCHRÖDER, J.: Spontanes Pneumoperitoneum im Säuglingsalter. Kinderärztl. Prax. **22**, 116—118 (1954).

SCHUIER, F. X.: Duodenalstenose bei Neugeborenen. Kinderärztl. Prax. **21**, 354—358 (1953).

SCHULTEN, H.: Lehrbuch der klinischen Hämatologie. Stuttgart: Georg Thieme 1953.

SCHWARTZ, M., and ST. JARNUM: Gastrointestinal protein loss in idiopathic (hypercatabolic) hypoproteinaemia. Lancet **1959 I**, 327—330.

SCHWARZ, G.: Die Erkennung der tiefen Dünndarmstenosen mittels des Röntgenverfahrens. Wien. klin. Wschr. **24**, 1386—1390 (1911).

SCHWARZ, G.: Die Röntgenuntersuchung der Verdauungsorgane. In: Lehrbuch der Röntgendiagnostik von SCHITTENHELM, Bd. II. Berlin: Springer 1924.

SEBOLD, S.: Das Erscheinungsbild sekundärer Darmtuberkulosen. Z. Tuberk. **94**, 61 (1950).

SEGERS, M. et M. BROMBART: L'oesophage en cardiologie. Étude radiologique de l'oesophage dans les cardiopathies congénitales et acquises. Acta med. belg., Suppl. No 5 (1952).

SEITZ, R.: Die Pseudopolyposis lymphatica ilei. Dtsch. med. Wschr. **76**, 110—112 (1951).

SHAPIRO, J., and H. G. JACOBSON: Oral 76 per cent sodium and methylglucamine diatrizoates, a new contrast medium for the gastrointestinal tract. Ann. N.Y. Acad. Sci. **78**, 966—986 (1959).

SHAPIRO, J. H., B. RUBINSTEIN, H. G. JACOBSON, and M. H. POPPEL: Enteroliths in small intestine. Amer. J. Roentgenol. **75**, 343—348 (1956).

SHAPIRO, R.: Regional ileitis. A summary of the literature. Amer. J. med. Sci. **198**, 269—292 (1939).

SHEEHY, T. W., W. H. MERONEY, R. S. COX, and J. E. SOLER: Hookworm disease and malabsorption. Gastroenterology **42**, 148—156 (1962).

SHUFFLEBARGER, H. E., P. K. KNOEFEL, J. TELFORD, L. A. DAVIS and E. L. PIRKEY: Some factors influencing the roentgen visualisation of the mucosal pattern of the gastrointestinal tract. Radiology **61**, 801—806 (1953).

SIEGMUND, H.: Spezifische Entzündungen des Darmrohres. In: Handbuch der speziellen pathologischen Anatomie und Histologie, Bd. IV/3, S. 371—416. Berlin-Heidelberg: Springer 1929.

— Einfache Entzündungen des Darmrohres. In: Handbuch der speziellen pathologischen Anatomie und Histologie, Bd. IV/3, S. 261—370. Berlin-Heidelberg: Springer 1929.

— Zur Pathologie und Pathogenese der als Darmbrand bezeichneten Enteritis necroticans. Klin. Wschr. **26**, 33—38 (1948).

SIELAFF, H. J.: Der Röntgenbefund von multiplen Melanommetastasen im Duodenum und Dünndarm. Fortschr. Röntgenstr. **71**, 592—597 (1949).

SIGUIER, F.: Maladies Vedettes. Les Collagénoses, p. 5—220. Paris: Masson & Cie. 1957.

SILVERMAN, F. N., and J. CAFFEY: Congenital obstruction of the alimentary tract in infants and children. Radiology **53**, 781—787 (1949).

SINGLETON, E. B.: X-ray diagnosis of the alimentary tract in infants and children. Chicago: Year Book Publishers, Inc. 1959.

SJÖSTRÖM, P. M.: Über Diagnostik und Desinvagination von Darminvaginationsfällen mit Hilfe von Röntgendurchleuchtung. Acta chir. scand. **74**, 125—171 (1934).

— Über unblutige Desinvagination von Darminvaginationsfällen mit Hilfe von Kontrasteinlauf unter Röntgendurchleuchtung. Chirurg **6**, 706—714 (1934).

SLOAN, R. D.: The mucosal pattern of the mesenteric small intestine. Amer. J. Roentgenol. **77**, 651—669 (1957).

SMITH, H. P., and W. S. BLAKEMORE: Benign polyp of the ampulla of Vater. Radiology **56**, 571—574 (1951).

Smith, R.: Acute abdomen. Radiological help in the diagnosis of abdominal emergencies. Brit. J. Radiol. **28**, 586—589 (1955).

Smokvina, M.: Unsere Einstellung zur Freudschen Symptomatologie der primären Dünndarmsarkome. Fortschr. Röntgenstr. **95**, 431—437 (1961).

Smyth, Ch. J.: The "Collagen disease". Ann. intern. Med. **53**, 149 (1960).

Soper, H. W.: Carcinoma and other lesions of the small intestine. J. Amer. Med. Ass. **92**, 286—291 (1929).

— The x-ray diagnosis of lesions of the small intestestine. Amer. J. Roentgenol. **22**, 107—119 (1929); — Radiology **20**, 76—78 (1933).

Spencer, R.: Intestinal obstruction in the newborn associated with faulty development of the midgut and its mesentery. A. Description of three cases. Surg. Gynec. Obstet. **95**, 568—578 (1952).

Spitzenberger, O.: Zur Röntgendiagnose des Gallensteinileus. Röntgenpraxis **10**, 526—528 (1938).

Starck, D.: Embryologie. Stuttgart: Georg Thieme 1955.

Stelzner, F.: Die Diagnostik und Therapie der angeborenen Atresie und Stenosen des Magen-Darmkanals. Gastroenterologia (Basel) **90**, 325—328 (1958).

— Chirurgische Erfahrungen bei der Enteritis regionalis Crohn, bes. des Colon. Dtsch. med. Wschr. **87**, 286—292 (1962).

Stepp, W.: Krankheiten der Verdauungsorgane. In: H. Assmann, Lehrbuch der Inneren Medizin, S. 666—855. Berlin: Springer 1942.

Stevenson, Cl. A.: The development of gastrointestinal roentgenology. Amer. J. Roentgenol. **75**, 230—237 (1956).

Stiennon, O. A.: The anatomical basis for the epsilon sign of Frostberg. Amer. J. Roentgenol. **75**, 282—290 (1956).

Stierlin, E.: Ein Beitrag zur radiographischen Untersuchung der Colonperistaltik. Z. klin. Med. **70**, 376—392 (1910).

— Die Radiographie in der Diagnostik der Ileocoecaltuberkulose und anderer Krankheiten des Dickdarms. Münch. med. Wschr. **58**, 1231—1235 (1911).

— Über die Obstipation vom Ascendenstyp. Münch. med. Wschr. **58**, 1906—1911 (1911).

— Zur Röntgendiagnostik der Colitis ulcerosa. Z. klin. Med. **75**, 486—493 (1912).

— Klinische Röntgendiagnostik des Verdauungskanals. Wiesbaden: J. F. Bergmann 1916.

— u. H. Chaoul: Klinische Röntgendiagnostik des Verdauungskanals. Berlin: Springer 1938.

Stiess, A.: Zur Röntgendiagnostik des paralytischen Ileus. Röntgenpraxis **14**, 441—446 (1942).

Stoll, G., R. Wagner et J. Delage: Pneumatose kystique intestinale. J. Chir. (Paris) **83**, 235—242 (1962).

Strehl, H.: Ein Fall von fünfzehnfacher, zum Teil spastisch-entzündlicher Darmstenose tuberkulösen Ursprunges. Dtsch. Z. Chir. **50**, 411—418 (1899).

Strnad, F.: Die Diagnose und Differentialdiagnose pathologischer Prozesse am extrabulbären Duodenum. Fortschr. Röntgenstr. **62**, 275—308 (1940).

Strömbeck, J. P.: Mesenteric lymphadenitis; clinical study. Acta chir. scand. **70**, 1—254 (1932).

— Ileitis terminalis. Acta chir. scand. **80**, Suppl. 50, 1—59 (1937).

— Terminal ileitis and its roentgen-picture. Acta radiol. (Stockh.) **22**, 827—833 (1941).

— Beziehungen der chronischen terminalen Ileitis zur Darmtuberkulose. Nord. Med. **13**, 531—532 (1942).

Stumpf, P.: Das röntgenographische Bewegungsbild und seine Anwendung. Leipzig: Georg Thieme 1931.

—, H. H. Weber u. G. A. Weltz: Röntgenkymographische Bewegungslehre innerer Organe. Leipzig: Georg Thieme 1936.

Sussman, J. F., and J. I. Chalck: Hepatodiaphragmatic interposition of the small intestine. Radiology **54**, 726—728 (1950).

Sussman, M. L., and E. Wachtel: Granulomatous jejuno-ileitis. Radiology, **39**, 48—53 (1942).

Talant, E., H. O'Neill, F. Urbach, and A. H. Price: Gastrointestinal food hypersensitivity: Roentgenographic demonstration. Amer. J. dig. Dis. **16**, 140—150 (1949).

Teicher, J., M. Arlen, M. Muehlbauer, and A. C. Allen: The clinical pathological spectrum of primary ulcers of the small intestine. J. Surg. Gynec. Obstet. **116**, 196—202 (1963).

Teitelbaum, M. D., and N. Arenson: Recurrent small intestine intussusceptions in children. Amer. J. Roentgenol. **63**, 80—88 (1950).

Teschendorf, W.: Lehrbuch der röntgenologischen Differentialdiagnostik, Bd. II: Bauchorgane. Stuttgart: Georg Thieme 1954.

Thurnher, B., u. H. Garbsch: Kolloidale Kontrastmittelsuspensionen in der Dünndarmdiagnostik. Wien. Z. inn. Med. **36**, 58—66 (1955).

Tiling, W.: Intestinale Allergie. Z. Kinderheilk. **67**, 261—275 (1949).

Tilmant, L.: Tuberculose intestinale. Point de vue radiologique. Acta gastro-ent. belg. **10**, 193—204 (1947).

Torgerson, J.: Suprahepatic interposition of the colon and volvulus of the cecum. Amer. J. Roentgenol. **66**, 747—751 (1951).

Trendelenburg, P.: Physiologische und pharmakologische Versuche über die Dünndarmperistaltik. Naunyn-Schmiedebergs Arch. exp. Path. Pharmak. **81**, 55—129 (1917).

Tugendreich, J., u. S. Schereschewsky: Das Verhalten des Magens und Darmes vor und nach Ohnmachten. Dtsch. med. Wschr. **53**, 881 (1927).

Tyndel, M., u. N. Tamler: Röntgenuntersuchungen des Magens bei Pellagra. Med. Klin. **2**, 1090—1091 (1938).

Uebelhart, R.: Enteritis regionalis im Säuglingsalter. Schweiz. med. Wschr. **84**, 1336—1339 (1954).

— Enteritis regionalis mit symptomatischer Sprue. Gastroenterologia (Basel) **81**, 1—24 (1954).

Ullmann, A., and B. S. Abeshouse: Lymphosarkoma of small and large intestine. Amer. Surg. **95**, 878—915 (1932).

Ulrici, H.: Pneumothoraxbehandlung. Dtsch. med. Wschr. **66**, 934—938 (1940).

—, y O. Koch: Clínica y patología de las tuberculosis extrapulmonares. Dia. méd. **12**, 218—221 (1940).

URBAN, H.: Über pneumatosis cystoides intestinorum. Wien. med. Wschr. **30**, 1750—1755 (1910).
— Anatomische und röntgenologische Befunde bei der Pneumatosis cystoides intestini. Fortschr. Röntgenstr. **55**, 231—241 (1937).
UTHGENANNT, H.: Über Reticulopathien und das Phänomen der Pseudopolyposis lymphatica ilei. Fortschr. Röntgenstr. **90**, 151—164 (1959).
— u. H. SCHUMANN: Über polypoide Reliefveränderungen im terminalen Ileum. Sclerosierende Ileitis regionalis und Pseudopolyposis lymphatica ilei. Dtsch. Arch. klin. Med. **200**, 786—803 (1953).
VALLAS et PINATELLE: Un cas de kystes gazeux de l'intestin et du péritoine. Lyon méd. **97**, 215 (1901).
VANEK, J.: Zur Pathogenese der regionalen Enteritis. Zbl. allg. Path. path. Anat. **94**, 157—162 (1955).
VELDE, G.: Die Magenschleimhaut bei Achylia gastrica und perniziöser Anämie. Erg. med. Strahlenforsch. **6**, 347—406 (1933).
VESIN, S., F. PROCHAZKA, J. DIVIS u. V. JEDLICKA: Hochgradige, diffuse und knotige Lipomatose des Ileums und des Mesenteriums. Acta radiol. bohemosl. **2**, 151—161 (1939). Ref.: Zentr.Org. ges. Chir. **100**, 642 (1940).
VIDAL-COLOMER: Gastritis. Madrid: Pa Montalvio 1951.
VIETTI, M.: Aspetto radiologico del tenia. (Das radiologische Aussehen des Bandwurms.) Radiol. med. (Torino) **13**, 282—287 (1926).
VIRCHOW, R.: Über den Gang der amyloiden Degenerationen. Virchows Arch. path. Anat. **8**, 364—368 (1854).
— Neue Beobachtungen über die amyloide Degeneration. Virchows Arch. path. Anat. **11**, 188 (1857).
VOEGT, H.: Über das Mesenterium commune. Fortschr. Röntgenstr. **73**, 175—178 (1950).
VOGT, A.: Röntgendiagnose und Klinik der Duodenaldivertikel. Röntgenpraxis **14**, 281—292 (1942).
VOLWILER, W.: In: Liver disease. London: Ciba-Foundation 1951.
WAINGER, C. K., and W. F. LEVER: Dermatomyositis, Report of 3 cases with postmorten observations. Arch. Derm. Syph. (Chic.) **59**, 196—208 (1949).
WALDENSTRÖM, J., and S. R. KJELLBERG: The roentgenologic diagnosis of sideropenic dysphagia (Plummer-Vinson's syndrome). Acta radiol. (Stockh.) **20**, 618—638 (1939).
WALDMANN, T. A., J. L. STEINFELD, T. F. DUTCHER, J. D. DAVIDSON, and R. S. GORDON: The role of the gastrointestinal system in "idiopathic hypoproteinemia". Gastroenterology **41**, 197—207 (1961).
WALENZ, H.: Zur Symptomatologie des sogenannten „Darmbrandes" im Kindesalter. Kinderärztl. Prax. **17**, 151—157 (1949).
WALZER, M., I. GRAY, H. W. STRAUSS, and S. LIVINGSTON: Studies in experimental hypersensitiveness in the rhesus monkey: IV. The allergic reaction in passively locally sensitized abdominal organs. J. Immunol. **34**, 91—95 (1938).
WANG, C. C., and J. D. REEVES: Mesenteric vascular disease. Amer. J. Roentgenol. **83**, 895—908 (1960).
WARMOES, F.: Note sur le „mesenterium ileo-colicum commune". A propos de onze cas personnels. Acta gastro-ent. belg. **14**, 568—571 (1951).
— et M. PENNEWAERT: Notes cliniques et radiologiques sur l'entérite. Acta med. belg. **11**, 455—461 (1948).
—, et W. ROELS: Tuberculose intestinale ou maladie de Crohn? Arch. Mal. Appar. dig. **46**, 787—800 (1957).
WARREN, R., and L. S. MCKITTRICK: Ileostomy for ulcerative colitis. Technique, complications and management. Surg. Gynec. Obstet. **93**, 555—567 (1951).
WARREN, S., and S. B. SOMMERS: Cicatrizing enteritis and regional ileitis as a pathologic entity. Amer. J. Path. **24**, 475—501 (1948).
— — Pathology of regional ileitis and ulcerative colitis. J. Amer. med. Ass. **154**, 189—193 (1954).
WASCH, M. G., and A. MARCK: The radiographic appearance of the gastro-intestinal tract during the first day of life. J. Pediat. **32**, 479—489 (1948).
WATANABE, K.: Roentgenologic observation of process of secondary intestinal tuberculosis. Sci. Rep. Res. Inst. Tbc, Tohoku Univ., Ser. C **4**, 51—64 (1952).
WEBER, H. M.: Diskussion zu C. F. DIXON and H. M. WEBER: Recurring obstruction from multiple nonneoplastic tumefactions of the jejunum. Proc. Mayo Clin. **11**, 717—720 (1936).
— Regional enteritis. Roentgenologic manifestations. Proc. Mayo Clin. **13**, 545—550 (1938).
— Roentgenologic manifestation of nonneoplastic lesions of the small intestine. J. Amer. med. Ass. **113**, 1541—1546 (1939).
—, and B. R. KIRKLIN: Roentgenologic investigation of small intestine. Med. Clin. N. Amer. **22**, 1059—1072 (1938).
WEIGEN, J. F., E. P. PENDERGRASS, I. S. RAVDIN, and T. E. MACHELLA: Roentgen study of effect of total pancreatectomy on stomach and small intestine of dog. Radiology **59**, 92—101 (1952).
WEINTRAUB, S., and R. L. WILLIAMS: A rapid method of roentgenologic examination of small intestine. Amer. J. Roentgenol. **61**, 45—55 (1949).
WEISS, K.: Über einen Fall von paralytischem Ileus des Dünndarmes. Wien. med. Wschr. **75**, 1987 (1925).
— Die Ileitis circumscripta im Röntgenbilde. Fortschr. Röntgenstr. (Kongr.-Heft) **56**, 37—39 (1937).
WEITZ, W., u. W. VOLLERS: Über rhythmische Kontraktionen der glatten Muskulatur an verschiedenen Organen (Magen, Darm, Harnblase). Z. ges. exp. Med. **52**, 723—746 (1926).
— — Beitrag zur Frage der Dünndarmbewegungen beim Menschen. Z. ges. exp. Med. **52**, 747—751 (1926).
— — Über die Beeinflussung der Bewegungen des Darmes und des Magens durch Opium. Z. ges. exp. Med. **54**, 161—168 (1927).
— — Über die Beeinflussung des Dickdarm- und Dünndarmtonus und der Pendelbewegungen des Dünndarms beim Menschen durch Wärme und Kälte. Arch. Verdau.-Kr. **41**, 311—320 (1927).

Wellmann, K. F.: Kaliumhaltige Arzneimittel und stenosierende Dünndarmgeschwüre. Dtsch. Med. Wschr. **91**, 131—132 (1966).

Wells, J.: The mucosal pattern of the terminal ileum in children. Radiology **51**, 305—309 (1948).

Weltz, G. A.: Der kranke Dünndarm im Röntgenbild. Fortschr. Röntgenstr. **55**, 30—40 (1937).

— Motility of gastro-intestinal tract in man as observed in plane-kymograms. Radiology, **33**, 462—464 (1939).

Wernicke, H. H.: Das Meckelsche Divertikel und seine Komplikationen. Kinderärztl. Prax. **23**, 5—12 (1955).

Weyers, H.: Duodenaldivertikel mit Ventilverschluß. Arch. Kinderheilk. **143**, 179—189 (1951).

Whitmore, W. H., and G. M. Peterson: Henoch's purpura. Small intestinal changes. Radiology **46**, 373—376 (1946).

Wichmann, J. V.: Om Tarminvagination. Copenhague 1893.

Wichtl, O.: Über Spasmen bzw. spasmusartige Zustände an der Ileocöcalklappe. Fortschr. Röntgenstr. **66**, 12—23 (1942).

Wilensky, A. O.: General abdominal lymphadenopathy with special reference to nonspecific mesenteric adenitis. Arch. Surg. **42**, 71—125 (1941).

—, and E. Moschcowitz: Nonspecific granuloma of the small intestine. Amer. J. med. Sci. **173**, 374—380 (1927).

Wilks, S.: Cases of Lardaceaous diseases and some allied affections. Guy's Hosp. Rep. (Ser. III) **2**, 103—105 (1856).

Williams, H. B.: Intestinal tuberculosis: Report of 3693 cases studied by x-ray and at autopsy. Med. Bull. Veterans' Adm. (Wash.) **15**, 236—239 (1939).

Wilmanns, R.: Ein Fall von Darmstenose infolge chronisch-entzündlicher Veränderungen der Ileocoecalklappe. Bruns' Beitr. klin. Chir. **46**, 221—232 (1905).

Wilms, H.: Der Ileus. Deutsche Chirurgie, Liefg. 46g. Stuttgart 1906.

Wilson, J. W.: Diagnosis of abdominal cysts in infants and children. Radiology **64**, 178—190 (1955).

Wing, W. M., and C. A. Smith: Spontaneous and inducted sensitivita to foodstuffs: X-ray studies of small intestine in human and guinea pig. J. Allergy **14**, 56—64 (1942).

Winterstein, O.: Über Enterolithen. Dtsch. Z. Chir. **193**, 409—419 (1925).

Wolf, B. S., and R. H. Marshak: Segmental infarction of the small bowel. Radiology **66**, 701—706 (1956).

Wolf, H. G.: Zur Röntgenologie der terminalen Ileumschlinge im Kindesalter. Fortschr. Röntgenstr. **84**, 432—439 (1956).

— Das Krankheitsbild der Enteritis regionalis (Crohn) im Kindesalter. Neue öst. Z. Kinderheilk. **1**, 295—325 (1955/56).

— Differentialdiagnostische Symptomatologie des akuten Abdomens beim Neugeborenen. Arch. Kinderheilk. **156**, 123—136 (1957).

— Klinik und Röntgenologie der Bildungsfehler des Magen-Darmtraktes beim Neugeborenen. Wien. klin. Wschr. **69**, 592—599 (1957).

Wolf, H. G.: Röntgendiagnostik der Verdauungswege beim Neugeborenen unter besonderer Berücksichtigung der Untersuchung ohne perorale Kontrastmittel. Fortschr. Röntgenstr. **86**, 324—334 (1957).

— Beiträge zur Diagnose und Ätiologie des spontanen Pneumoperitoneums beim Neugeborenen. Radiol. clin. (Basel) **27**, 193—197 (1958).

— Klinik und Röntgenologie der regionalen Enteritis. Gastroenterologia (Basel), Suppl. ad vol. **90**, 93—98 (1958).

Wolff, H. H.: Familial intestinal polyposis with pigmentation of lips, oral mucosa, face and digits. Lancet **1952 I**, 446—448.

Wolff, J.: Über Darmbrand bei Kindern. Kinderärztl. Prax. **17**, 89—97 (1947).

Woodruff, J. H., and J. H. Simonton: Radiologic diagnosis in abdominal trauma. Calif. Med. **91**, 197—200 (1959).

Wulach: Die Verweildauer der verschiedenen Nahrungsmittel im Magen. Münch. med. Wschr. **44**, 2319—2322 (1911).

Wulff, H.: Zur Frage des peptischen Geschwürs im Meckelschen Divertikel. Chirurg **4**, 926—930 (1932).

— Peptic ulcers in Meckel's diverticulum. Hygiea (Stockh.) **94**, 449—457 (1932).

Young, B. R.: Roentgen examination of the acute abdomen. The Carman lecture. Radiology **64**, 483—497 (1955).

Zimmer, E. A.: Die Röntgenologie des Dünndarmes. Gastroenterologia (Basel) **70**, 113—170 (1945).

— Klinik und Röntgenologie des Prolapses von Magenschleimhaut in den Pylorus und in den Bulbus duodeni. Schweiz. med. Wschr. **80**, 350—358 (1950).

— Results and consequences of our research in the subject of contrast media employed in the radiological examination of the small intestine. Ref. VI. Internat. Kongr. Radiol. London 1950.

— Radiology of small intestine. I. Studies on contrast media for the X-ray examination of the gastrointestinal tract. Brit. J. Radiol. **24**, 245—251 (1951).

— Ergebnisse und Probleme der Röntgenologie des Dünndarms. Verh. dtsch. Ges. inn. Med. **63**, 451—457 (1957).

Zollner, S.: Physiologische Schwankungen in der Motorik des Dünndarms. Fortschr. Röntgenstr. **56**, 644—649 (1937).

— Dünndarmmotilität und Nahrung, ein Beitrag zur Frage des gastroilealen Reflexes. Fortschr. Röntgenstr. **57**, 356—366 (1938).

Zuelzer, W. W., and J. L. Wilson: Functional intestinal obstruction on congenital neurogenic basis in infancy. Amer. J. Dis. Child. **75**, 40—64 (1948).

Zwerling, H., and W. E. Nelson: The roentgenologic pattern of the small intestine in infants and small children. Amer. J. Dis. Child. **64**, 277—282 (1942).

— — The roentgenologic pattern of the smal intestine in infants and children. Radiology **40**, 277—282 (1943).

II. Anomalien der Lage und der Form des Dünndarms

Von

W. Frik

Mit 18 Abbildungen

1. Angeborene Fehlbildungen

a) Über- und Unterentwicklungen, Fehlentwicklungen

Eine Unterentwicklung des gesamten Dünndarmes bis zum totalen Mangel kommt nur bei schweren allgemeinen Fehlbildungen, insbesondere bei *Acardiis*, vor. Sie ist mit dem Leben nicht vereinbar und wird infolgedessen auch röntgenologisch nicht beobachtet. Eine funktionelle Engstellung und Verkürzung des Dünndarms läßt sich dagegen häufig aboral von kongenitalen Stenosen und Atresien nachweisen (s. Abschnitt b). In diesen Fällen liegt aber keine echte Hypoplasie des Dünndarmes vor, denn nach operativer Beseitigung der Stenose zeigt auch der aborale Abschnitt bald ein normales Füllungsbild.

Der Begriff der Überentwicklung des gesamten Dünndarms ist in der pathologisch-anatomischen Literatur nicht bekannt. *Isolierte Vergrößerungen*, insbesondere Erweiterungen, einzelner Dünndarmabschnitte wurden dagegen gelegentlich beobachtet. Während der sogenannte „Megabulbus", zum mindesten soweit er bei Erwachsenen beobachtet wird, wohl ausnahmslos als rein funktionelles Phänomen angesehen werden kann, sind Erweiterungen etwas größerer Abschnitte des Duodenum sowie auch des Jejunum und Ileum als kongenitale Fehlbildungen beschrieben. Wie weit es sich dabei im einzelnen mehr um eine Über- oder mehr um eine Fehlentwicklung handelt, läßt sich nicht immer entscheiden. Die Annahme einer Fehlentwicklung ist meist wahrscheinlicher. Schaltet man diejenigen Fälle aus, bei denen eine Erweiterung des Dünndarms lediglich als prästenotische Dilatation zu deuten ist, so bleiben unter anderen Berichte von KRAAS (1933), GAMBERINI u. Mitarb. (1942) und W. WEISS (1938) als Hinweis auf echte kongenitale Dünndarmerweiterungen bestehen. Der erstere beschreibt in drei Fällen ein Megaduodenum mit gleichzeitiger Ektasie des Jejunum, einmal auch mit zusätzlicher Erweiterung des Quercolons. WEISS hat familiäres Vorkommen des Megaduodenum (sechs Familienmitglieder, zusätzlich z. T. Rotationsanomalien des Dünndarms) beobachtet. GAMBERINI u. Mitarb. berichten über einen erwachsenen Patienten, bei dem, über den gesamten Dünndarm verteilt, zehn spindel- und sackförmige Erweiterungen von bis zu 18 cm Durchmesser nachweisbar waren. Dabei bestand eine Strukturverwerfung sämtlicher Gewebeschichten mit herdförmigen Heterotopien. Hier hat also, sicher angeboren, eine erhebliche Fehlentwicklung der Darmwand vorgelegen.

Ähnlich muß auch die Beschreibung der *Aganglionosis* (SINGLETON, 1959) am Ileum gedeutet werden. SINGLETON setzt diesen Befund der *Hirschsprungschen Erkrankung* des Colon gleich. Dabei ist die beobachtete Erweiterung der vor dem ganglienfreien Ileumabschnitt liegenden Darmteile wohl als echte, anatomisch bedingte Erweiterung und nicht nur als funktionelle Folge der meist unbedeutenden Einengung des ganglienfreien Abschnittes zu deuten.

Als weitere Form der Fehlentwicklungen sind die *Doppelbildungen* oder Duplikationen zu nennen, die am Dünndarm häufiger als am Magen vorkommen. GROSS u. Mitarb. (1957) haben unter 67 Patienten mit Duplikationen des Magendarmtraktes 38mal derartige Bilder am Dünndarm gesehen, darunter 6 am Duodenum, 5 am Jejunum, 19 am Ileum und 8 an der

Ileocöcalklappe. In drei Fällen reichte die Duplikation schlauchförmig in den Thoraxraum. Während die Mehrzahl der Doppelbildungen an Duodenum, Jejunum und Ileocöcalgegend unter dem Bild intramuraler Cystenbildungen, am Duodenum z. T. mit partiellem Verschluß, verliefen, handelte es sich am Ileum meist um dem eigentlichen Darm parallele, schlauchförmige Duplikationen (s. auch Bierring; Boyd und Rubonow; Dau; Moore und Battersby). Nur 24% der intraabdominellen Darmduplikationen ließen eine Kommunikation mit dem Darmlumen erkennen. Der Schleimhauttyp in der Duplikation entspricht oft nicht dem des benachbarten Duodenalabschnittes. So konnten z. B. Kump u. Mitarb. ektopische Magenschleimhaut in einer Darmduplikation nachweisen. Nach Ansicht von Gross u. Mitarb. gelingt es auch bei kommunizierenden Doppelbildungen nur selten, diese mit Kontrastmittel zu füllen, soweit sie nicht das Bild eines Riesendivertikels bieten. Müller berichtet über eine Ileumverdopplung mit eigenem Mesenterium, die durch Kontrastmittelfüllung nachgewiesen werden konnte. Die wegen der Lokalisation diskutierte Differentialdiagnose gegenüber einem Meckelschen Divertikel wurde durch den spitzwinkligen, nach caudal gerichteten Abgang des Gebildes erleichtert. Schwerer sind in den Thoraxraum führende Doppelbildungen, die meist vom Duodenum oder von der ersten Jejunumschlinge ausgehen, zu erkennen. Gelegentlich reichen neben diesen Duplikationen noch weitere „akzessorische" Jejunumschlingen bis in den Thoraxraum hinauf (Singleton). Bei intramural-cystischen Formen der Doppelbildungen, wie sie außer Gross u. Mitarb. unter anderen auch Hughes-Jones, Kirtley u. Mitarb. sowie Singleton beschrieben haben, stützt sich die Diagnostik lediglich auf den Nachweis eines glatt begrenzten, runden raumbeschränkenden Prozesses. Du Berger beobachtete eine intraparietale enterogene Cyste in der Pars descendens duodeni, die in Verbindung mit den Gallenwegen stand. Singleton weist darauf hin, daß die Duplikation in Form der *enterogenen Cyste* eine nicht seltene Ursache des Darmverschlusses bei Säuglingen und Kleinkindern darstellt. Die enterogenen Cysten liegen meist auf der dem Mesenterium abgewandten Seite und müssen von den Mesenterialcysten differentialdiagnostisch abgegrenzt werden.

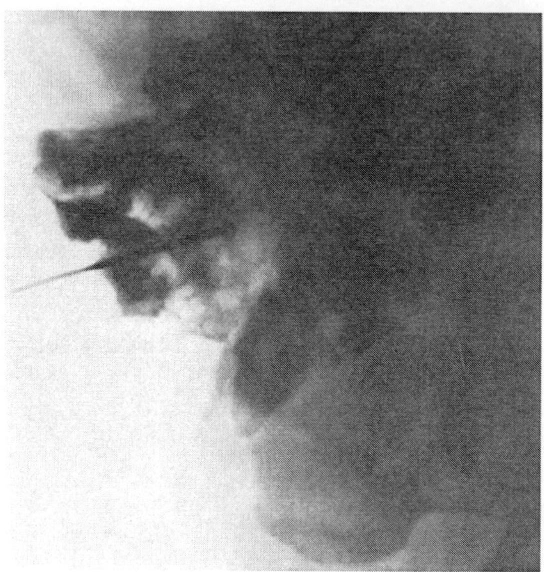

Abb. 1. Dottergangsfistel. Mit wasserlöslichem Kontrastmittel von der Fistel aus gefüllt, Kontrastmittelübertritt in den unteren Dünndarm mit baldigem Übertritt in den Dickdarm nachweisbar. (Kinderpoliklinik der Universität München)

Die verschiedenen Formen der Dünndarmduplikationen sind durch Bremer als Störungen der Rekanalisation des primitiven Darmrohres embryologisch erklärt worden. Neuhauser u. Mitarb. halten es für wahrscheinlicher, daß es sich um Reste des Canalis neurentericus handelt. Ähnliche Anschauungen vertritt Grob, der Entwicklungsstörungen der Chorda für die Entstehung der Duplikationen verantwortlich macht. Die Ansicht von Grob wird durch einen Fallbericht von Gremmel gestützt, der als Ursache eines tiefsitzenden Dünndarmileus 40 cm vor der Ileocöcalklappe eine Cyste neben dem Ileum beobachtet hat, von der ein kleinfingerdicker Strang in die Gegend des zwölften Brustwirbelkörpers zog. Die vier letzten Brustwirbelkörper wiesen dabei gleichzeitig Mißbildungen auf.

Cystenförmige Duplikationen lassen sich oft nicht von Cystenbildungen anderer Ursache unterscheiden, insbesondere nicht von Dottergangscysten (Gremmel; Grewe).

Letztere stellen neben dem andernorts beschriebenen Meckelschen Divertikel die wichtigste Form von Rückbildungsstörungen des Ductus omphaloentericus dar (AITKEN u.a.). *Totale Dottergangsfisteln* mit offener Verbindung vom Nabel zum Dünndarm, wie sie bereits MECKEL beschrieben hat, sind dagegen selten. Nach SÖDERLUND waren bis 1958 nur 180 derartige Fälle in der Weltliteratur beschrieben. Ihre Existenz kann röntgenologisch durch eine Fisteldarstellung vom Nabel aus mit wasserlöslichem Kontrastmittel bewiesen werden (GREMMEL; SINGLETON; WIESER u.a.), wobei der Nachweis des Übertritts von Kontrastmittel in den Darm für die Dottergangsfistel beweisend ist (Abb. 1). Gelingt dieser nicht, so muß differentialdiagnostisch auch an eine Urachusfistel gedacht werden. Ein persistierender Urachus kann auch zur Bildung einer größeren Bauchfelltasche führen, die u.U. das gesamte Ileum enthält (HAAS).

b) Stenosen und Atresien

Kongenitale Verschlüsse oder Einengungen des Dünndarms sind kein häufiges, aber auch kein außergewöhnliches Ereignis. PENBERTHY und BENSON sprechen von einem Fall auf 20000 Neugeborene. In einer Reihe von Statistiken, die sich offenbar auf verschiedenes Krankengut stützen, werden jeweils Fallzahlen zwischen 100 und 200 genannt (BRANDSTÄTTER; GROSS u. Mitarb. u.a., 1957). Neben zahlreichen Einzelmitteilungen gibt es Veröffentlichungen, wie z.B. die von BÉRAUD u. Mitarb., EEK, GLADNIKOFF, LEFEBVRE u. Mitarb., MAC CLURE und WAHBY, MOORE sowie PNYLAERT, in denen über mehr als 10, z.T. bis 50 eigene Beobachtungen berichtet wird. Totale Atresien finden sich häufiger im eigentlichen Dünndarm als im Duodenum (LADD u. GROSS), sie treten häufig (15—25% nach SINGLETON) multipel auf (z.B. DUNCAN u. Mitarb.). Betrachtet man Stenosen und Atresien gemeinsam, so beträgt das Verhältnis des Auftretens derartiger Veränderungen vom Duodenum zum übrigen Dünndarm im Durchschnitt etwa 3:5. Es verschiebt sich zugunsten von Jejunum und Ileum, wenn man im Gegensatz zu der üblichen Einteilung nicht nur am Dünndarm, sondern auch am Duodenum entgegen dem bisher üblichen Sprachgebrauch die primär durch extraduodenale Prozesse entstandenen kongenitalen Verschlüsse ausschließt. SCHEGA hat deshalb vorgeschlagen, den bisher übergeordneten klinischen Namen „Duodenalstenose" durch „Duodenalileus" zu ersetzen, um die echten inneren Stenosen und Atresien begrifflich besser abzugrenzen. Von der Mehrzahl der Autoren, so unter anderen von WEBB und WANGENSTEEN sowie EHRENPREIS und SANDBLOM, wird über eine gleichmäßige Geschlechtsverteilung berichtet, nur EEK hat Duodenalverschlüsse in 75% seiner Fälle bei Knaben beobachtet.

Die klinischen Symptome sind um so schwerer, je weiter oral der Verschluß liegt und je vollständiger er ist. Bei Duodenalverschlüssen ist das Erbrechen das klinische Leitsymptom (EEK), während am übrigen Dünndarm Zeichen eines Subileus oder Ileus mit zunehmender Umfangsvermehrung des Abdomens überwiegen. Hochsitzende und totale Verschlüsse werden meist in den ersten Lebenstagen oder -wochen entdeckt, inkomplette Verschlüsse meist im frühen Kindesalter (bis zum elften Lebensjahr nach EEK). Geringgradige Stenosen werden jedoch manchmal erst im höheren Lebensalter klinisch manifest (GOLDEN, HAYASHIDA, MCGEE u. Mitarb., SCHNITLZER und SPITZER, SCHREUDER u.a.).

Die *inneren Stenosen und Atresien am Duodenum* finden sich nach Ansicht der Mehrzahl der maßgebenden Autoren häufiger infra- als suprapapillär. Nur CRAMER meint, daß der suprapapilläre Sitz überwiege.

Für die Entstehung von inneren Dünndarmstenosen und Atresien werden gewöhnlich unter Berufung auf die Untersuchungen von TANDLER Störungen der Rekanalisation des im zweiten Embryonalmonat durch eine solide Epithelsäule verschlossenen Darmlumens verantwortlich gemacht. PORCHER, BUFFARD und SAUVEGRAIN diskutieren als weitere mögliche Mechanismen eine zeitweise lokale Unterbrechung der epithelialen Zellproliferation sowie eine Diskrepanz zwischen dem Längenwachstum der verschiedenen Schichten der Darmwand.

Die früheste bekannte röntgenologische Beschreibung von Duodenalstenosen stammt von Bosch und Schinz. Eek hat die aus den Entwicklungsstörungen des Darmrohres entstehenden Formen von Stenosen und Atresien des Duodenum schematisch zusammengestellt (Abb. 2). Er unterscheidet, wie z. B. auch Kautz, Lisa und Kraft, die durch vollständige oder durchlöcherte Membranen bedingten Atresien bzw. Stenosen, die kanalartigen Stenosen und die vollständigen Unterbrechungen des Darmrohres mit oder ohne fadenförmige bindegewebige Verbindung. In seinem eigenen Krankengut, ebenso wie in dem noch größeren Material von Ladd und Gross, beträgt der Anteil der inneren Stenosen und Atresien an der Gesamtzahl der kongenitalen Duodenalverschlüsse nur 15—20%. Nach Lefebvre u. Mitarb. sowie Naimann u. Mitarb. ist der prozentuale Anteil der äußeren Stenosen, die häufig weniger starke klinische Erscheinungen machen (Toison

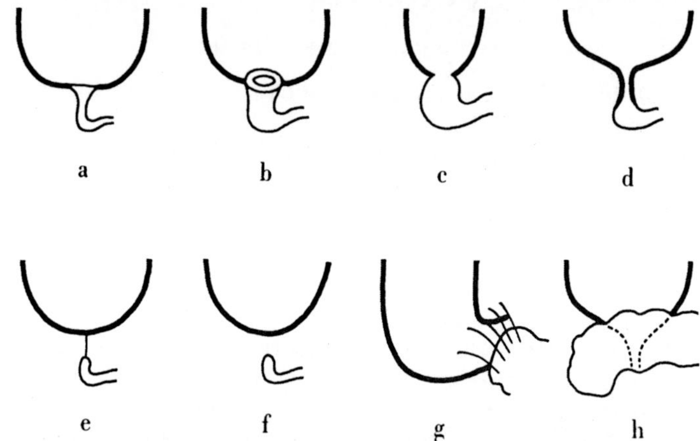

Abb. 2a—h. Verschiedene Typen von Duodenalatresien sowie inneren und äußeren Duodenalstenosen (z. T. nach Eek). a Vollständige Atresie durch Membran. b Stenose durch unvollständige Membran. c Geringfügige Stenose durch Ringfaltenbildung (als Äquivalent oder Rest einer Membranbildung). d Kanalartige Stenose. e Totale Atresie mit strangförmiger Verbindung zum aboralen Duodenalabschnitt. f Totale Atresie mit vollständiger Kontinuitätsunterbrechung des Darmrohres. Die Formen a—f wurden zur Vereinfachung nur für den infrapapillären Typ dargestellt, sie kommen auch suprapapillär vor. g Äußere Duodenalstenose durch Anheftung des unteren Coecumpols an der Pars ascendens duodeni bei Malrotation I. h Äußere Duodenalstenose durch Anheftung des Coecum bzw. Colon ascendens an die Pars descendens duodeni bei anderem Typ von Malrotation I

u. Mitarb.; Lefebvre u. Mitarb.) größer. Diese Unterschiede in der prozentualen Verteilung beruhen nicht nur auf dem Fehler der kleinen Zahl, sondern auch darauf, ob man die durch einen kongenital verursachten Volvulus bedingten Stenosen mitrechnet oder nicht.

Als *extraduodenale Ursachen* von *kongenitalen Duodenalverschlüssen* kommen neben den weiter oben genannten cystischen Duplikationen in erster Linie Störungen der Anheftung des Peritoneum, aberrierende Gefäße und das Pancreas anulare in Frage. Die ersteren machen sich entweder durch kongenitale Adhäsionen (s. z. B. Boucheronde und Coirault; Braid; Claren; Fomin; Lefebvre u. Mitarb.) oder durch die Entstehung eines Volvulus (z. B. Fèvre u. Mitarb.; Gardner u. Mitarb.; Lefebvre u. Mitarb.; Toison u. Mitarb. u. v. a.) bemerkbar. Sie sind Folge der in diesem Abschnitt weiter unten abgehandelten Rotationsanomalien der Nabelschleife. In der Regel sind die hierdurch entstehenden Stenosen infrapapillär, meist sogar in der Pars ascendens duodeni und im Falle eines Volvulus am häufigsten in der Nähe der Flexura duodeno-jejunalis lokalisiert (Abb. 3).

Eine *Duodenalstenose durch atypischen Gefäßverlauf* kann sowohl durch arterielle als auch durch venöse Gefäße bedingt sein (Abb. 4). Ursache der Gefäßanomalien ist oft, aber nicht immer eine Drehungsstörung des Darmes. Grob hat eine ausführliche Übersicht über die durch Fehlrotationen bedingten Veränderungen des Gefäßverlaufs im Duodenalbereich gegeben. Culty und Jacob beschreiben eine Kompression der Pars descendens duodeni durch eine Anomalie im Verlauf der Arteria colica media. Duval hat

30 Fälle von Duodenalstenosen zusammengestellt, die durch Verlaufsanomalien der Arteria mesenterica superior oder der Arteria colica media und dextra bedingt waren. BERNARD u. Mitarb., BLOCK und ZIKRIA, BRÜTT, GHETTI, ROVIRALTA, SCHNITZLER und SPITZER sowie STENGEL berichten über Duodenalverschlüsse durch einen präduodenalen Verlauf der Pfortader oder eines ihrer Äste, insbesondere der Vena mesenterica superior. Auch diese gefäßbedingten Stenosen liegen häufiger infrapapillär, vorwiegend in der Gegend des unteren Duodenalknies.

Auf die Bedeutung eines *Pancreas anulare*, d.h. eines das Duodenum in Papillenhöhe ringförmig umgreifenden, teilweise in der Darmwand selbst liegenden Pankreasanteils, für

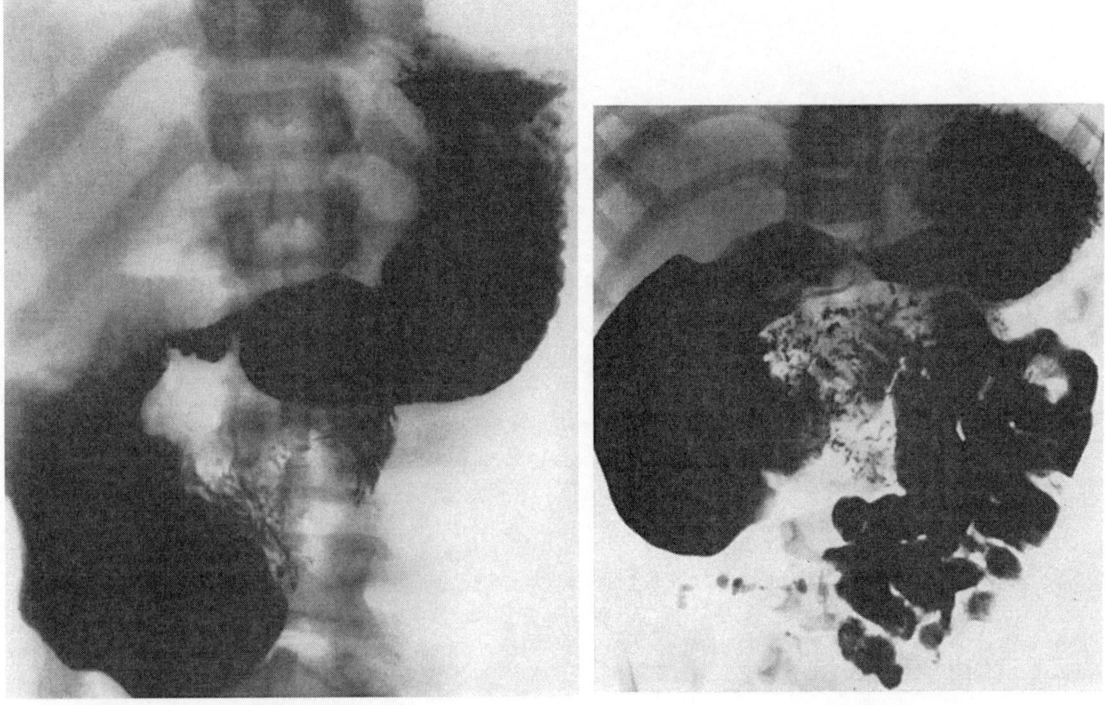

Abb. 3 Abb. 4

Abb. 3. Äußere Duodenalstenose dicht oral von der Flexura duodeno-jejunalis, verursacht durch mangelhafte Fixation der Mesenterialwurzel, kein vollständiger Volvulus. 20jähriger Patient

Abb. 4. Äußere Duodenalstenose im Bereich der Pars ascendens duodeni bei $1^1/_2$jährigem Kind, verursacht durch atypischen Verlauf der A. mesenterica superior. Zusätzlich inkomplette Septumbildung dicht aboral vom unteren Duodenalknie. (Kinderpoliklinik der Universität München, operiert durch Prof. HOLLE, Chirurgische Poliklinik der Universität München)

die Verursachung einer Duodenalstenose haben 1932 FINSTERER und EISLER hingewiesen. McGEE u. Mitarb. konnten 1953 über 60 derartige Fälle aus der anglo-amerikanischen Literatur berichten, LINDER und FRITZSCHE haben 1956 110 Fälle aus der Weltliteratur zusammengestellt. Im allgemeinen führt das Pancreas anulare zu einer, manchmal nicht ganz regelmäßigen, zirkulären Einengung der Pars descendens duodeni in Papillenhöhe (Abb. 5). Die durchschnittliche Länge der Einengung beträgt ca. 3 cm, die Abgrenzung gegenüber dem prä- und poststenotischen Abschnitt ist gewöhnlich scharfrandig. Unter neueren Berichten über Einzelbeobachtungen von Pancreas anulare (CALLEGARINI; EEK; HOPE und GIBBONS; KRAMER; SINGLETON u. v. a.) verdient der Bericht von ELLEGAST und MARTIN Beachtung, die eine ungewöhnlich lange und nicht scharf gegenüber dem normal weiten Duodenalanteil abgegrenzte Stenose durch ein Pancreas anulare gesehen haben.

Das Ziel der *Röntgenuntersuchung* beim Nachweis *kongenitaler Duodenalverschlüsse* ist in erster Linie der Nachweis der Existenz und der Lokalisation einer Stenose bzw.

Atresie, während sichere Aussagen über deren Ursache nur selten möglich sind. Oft wird man sich mit der Unterscheidung zwischen inneren und äußeren Stenosen zufriedengeben müssen. Auch diese gelingt bei vollständigen Verschlüssen vielfach nicht.

Die schonendste Form der Röntgenuntersuchung von *Säuglingen* beim Vorliegen des Verdachtes auf einen Duodenalverschluß ist die *Übersichtsaufnahme* zum Nachweis der Gasverteilung im Abdomen (FRIMANN-DAHL u. Mitarb.; SCHERMULY; WOLF u.a.), die am besten in *Hängelage* angefertigt wird. Besonders wichtig ist dabei der Nachweis der neben einer großen Magenblase vorhandenen Gasblase im Bulbus duodeni bei fehlendem oder — im Falle geringgradiger Stenosen — sehr geringem Gasgehalt im Dünndarm, worauf unter anderen PRÉVÔT und LASSRICH, SINGLETON, WOLF u. v. a. hinweisen. MELLINS und MILMAN empfehlen die vorherige Absaugung des meist reichlichen Mageninhaltes und eine zusätzliche Luftinsufflation. SINGLETON und WOLF betonen zusätzlich die Bedeutung der Untersuchung mit *Lagewechsel*, insbesondere in umgekehrter Hängelage, um die räumlichen Beziehungen zwischen den in normaler Hängelage erkennbaren beiden Gasblasen besser zu identifizieren und gleichzeitig nachzuweisen, daß das Gas nicht in tiefere Duodenalabschnitte, übertreten kann. Das Zeichen der doppelten Gasblase findet sich in typischer Form vorwiegend bei hochsitzenden Duodenalstenosen bzw. Atresien, d.h. bei Verschluß der Pars descendens. PRÉVÔT und LASSRICH weisen darauf hin, daß sich bei tiefsitzenden Duodenalstenosen gelegentlich noch eine dritte Luftblase in der Pars ascendens duodeni darstellenläßt.

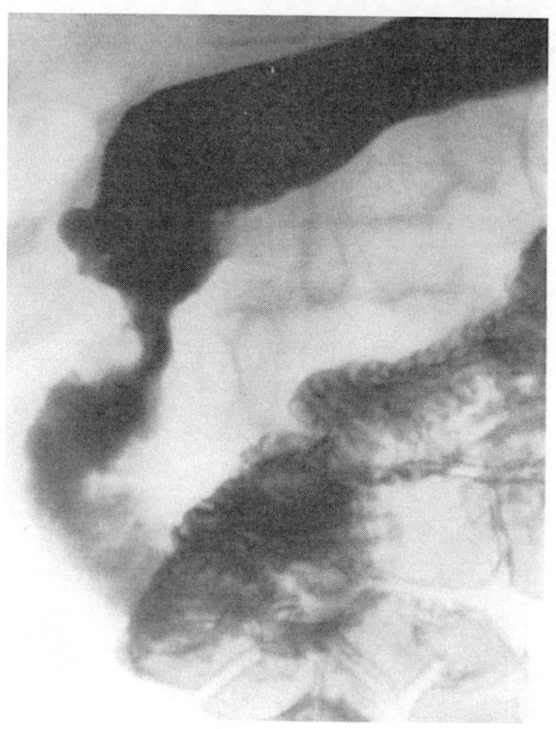

Abb. 5. Äußere Duodenalstenose durch Pancreas anulare: Zirkuläre, nicht ganz regelmäßige Einengung der Pars descendens duodeni dicht oral von der Papilla duodenalis

Die Mehrzahl der genannten Autoren ist sich aber darüber einig, daß die *Untersuchung ohne Kontrastmittel* häufig zu einem genügend sicheren Nachweis von Sitz und Ausmaß der Passagebehinderung im Duodenum nicht ausreicht. BENSON und JACOBSON berichten sogar über ausgesprochene Fehldiagnosen bei der Beurteilung der Gasverteilung im Darm. Trotz der von verschiedenen Autoren (BAYER; COHEN; DANNENBERG u. Mitarb.; MELLINS und MILMAN u.a.) geäußerten Bedenken gegen die Gabe von Bariumsulfat bei angeborenen Darmstenosen wird deshalb fast allgemein betont, daß in vielen Fällen erst die *Gabe geringer Bariumsulfatmengen* die Diagnose ermöglicht. Gleichzeitig wird jedoch die anschließende Absaugung des im Magen und möglicherweise auch im Bulbus verbliebenen Kontrastmittels empfohlen. Tatsächlich ist jedoch keine nennenswerte Eindickung der Bariumsulfatsuspension im Duodenum zu erwarten. Die für den Stenosenachweis bei ihrer Einführung zunächst vielfach geschätzten wasserlöslichen jodhaltigen Kontrastmittel sind dagegen bei hochgradigen Duodenal- und Dünndarmstenosen kontraindiziert, da sie durch ihre osmotische Wirkung zu Elektrolytverschiebungen führen können (NELSON u. Mitarb.) Als einleitende und in einem beschränkten Teil der Fälle auch genügende Methode hat neben der Untersuchung mit Bariumsulfat aber die Beurteilung des Gasgehaltes im Nativbild ihre Bedeutung auch heute noch nicht verloren (SCHERMULY). Bei der Untersuchung von *Erwachsenen* entfallen weitgehend die für Neugeborene und

Säuglinge gegen die Kontrastmitteluntersuchung geäußerten Bedenken, zumal bei diesen, abgesehen vom Volvulus durch Rotationsanomalien, ohnehin fast ausschließlich inkomplette Verschlüsse in Erwägung zu ziehen sind.

Im Gegensatz zu der bei Duodenalverschlüssen üblichen Einteilung werden am *Jejenum* und *Ileum* nur die eigentlichen *inneren Stenosen* und Atresien üblicherweise *als kongenitale Verschlüsse bezeichnet*, während z.B. die durch Fehlbildungen am Peritoneum und durch Cystenbildungen bedingten Einengungen meist in das Gebiet des Ileus eingeordnet werden. Für die Entstehung der Dünndarmatresien und Stenosen wird der gleiche Mechanismus wie für die inneren Duodenalverschlüsse verantwortlich gemacht. Die Tatsache, daß die Mehrzahl der auf einen Abschnitt beschränkten Dünndarmatresien im unteren Ileum, etwa in der Gegend der Mündung des Ductus omphaloentericus, gefunden werden, läßt allerdings daran denken, daß zum mindesten dieser Typ auch durch überschießende Rückbildungstendenzen fetaler Gebilde verursacht werden kann. Neben dem unteren Ileum ist nach BERAUD u. Mitarb. der Anfangsteil des Jejunum als Prädilektionssitz von kongenitalen Dünndarmverschlüssen anzusehen. Multiple Stenosen finden sich dagegen häufig ganz unregelmäßig auf alle Abschnitte des Dünndarms (DUNCAN u. Mitarb.), gelegentlich auch unter Einbeziehung des Duodenum (SLOOFF), verteilt. Auch multiple kongenitale Dünndarmstenosen können, wenn die Einengung nicht zu stark ausgeprägt ist, bis in das späte Erwachsenenalter (GOLDEN) und wahrscheinlich sogar manchmal während des ganzen Lebens klinisch latent bleiben. In der Mehrzahl der Fälle führen sie allerdings im späteren Kindesalter zu klinischen Erscheinungen mit rezidivierendem Erbrechen, Dystrophiesymptomen und Scheinobstipation. Nach PRÉVÔT und LASSRICH sind die angeborenen Stenosen im Gegensatz zu den Atresien am häufigsten im Übergangs gebiet vom Jejunum zum Ileum lokalisiert.

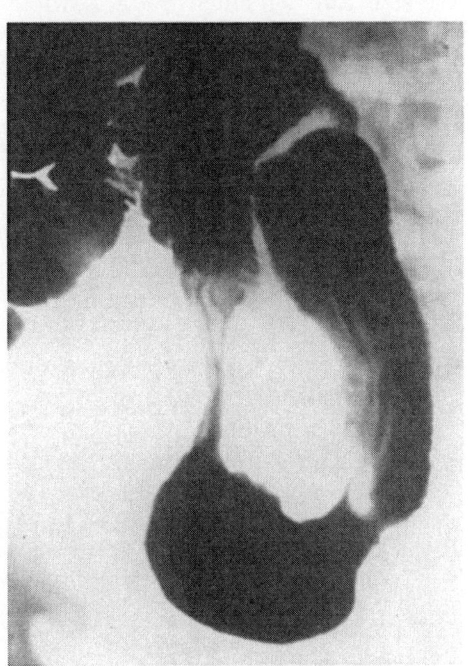

Abb. 6. Drei kanalartige innere Dünndarmstenosen, etwa am Übergang vom Jejunum zum Ileum

Für den *röntgenologischen Nachweis von angeborenen Verschlüssen im Jejunum oder Ileum* wird von der Mehrzahl der Autoren die Bedeutung der *Übersichtsaufnahme ohne Kontrastmittel* betont. Dabei ist der Nachweis von Verschlüssen am Jejunum in der Regel leichter zu erbringen, da die Gasblasen nur im linken Oberbauch lokalisiert sind. Bei Atresien und Stenosen im Ileum weist der gesamte Dünndarm eine mehr oder weniger starke Blähung auf. PORCHER, BUFFARD und SAUVEGRAIN betonen im Gegensatz zu der Mehrzahl der übrigen Autoren, die sich monographisch mit Dünndarmveränderungen beschäftigt haben, daß bei angeborenen Dünndarmverschlüssen neben Gasansammlungen in der Regel auch Spiegelbildungen darstellbar seien. Die gleichen Autoren sind der Ansicht, daß in der Regel zum Nachweis eines angeborenen Dünndarmverschlusses keine perorale Kontrastmittelpassage erforderlich ist. BÉRAUD u. Mitarb. lehnen diese sogar grundsätzlich ab und empfehlen statt dessen, ebenso wie PRÉVÔT und LASSRICH sowie weitere Autoren, den Kontrasteinlauf zur Lokalisation mutmaßlicher tiefsitzender Dünndarmstenosen. Dabei wird infolge der Inaktivitätsatrophie meist ein Mikrocolon gefunden, soweit es sich um mehr oder weniger vollständige Verschlüsse handelt.

Kommt bei dem Lebensalter des Patienten nur eine Stenose und keine Atresie in Frage, so ist es nötig, diese direkt mittels einer *peroralen Kontrastmittelpassage* zur Darstellung zu bringen (PRÉVÔT und LASSRICH) (Abb. 6). Die unterschiedlichen Ansichten über die Zulässigkeit der Kontrastmitteluntersuchung bei angeborenen Dünndarmverschlüssen erklären sich dadurch, daß in manchen Veröffentlichungen wegen der oft gleichartigen Entstehungsweise nicht streng zwischen Stenosen und Atresien unterschieden wird. Während bei den letzteren eine Kontraindikation gegen Bariumsulfat als Kontrastmittel besteht, ist bei Stenosen der diagnostische Gewinn durch die direkte Darstellung meist größer als die Gefährdung, zumal im Gegensatz zu den Verhältnissen am Dickdarm kein nennenswerter Wasserentzug aus dem Kontrastmittel zu erwarten ist. Eine sichere röntgenologische Differentialdiagnose zwischen echten inneren kongenitalen Stenosen und Atresien auf der einen Seite, sowie äußeren Stenosen und evtl. sekundär durch pathologische Vorgänge in der Fetalzeit entstandenen Atresien (PRÉVÔT und LASSRICH) auf der anderen Seite ist oft nicht möglich.

c) Gewebsheterotopien

Der Dünndarm ist häufig Sitz heterotoper Schleimhaut- und Drüsengewebsinseln. Magenschleimhautheterotopien finden sich vorwiegend in Meckelschen Divertikeln (LERNER, LEVINSON und KATEMAN), während Pankreasgewebsinseln ebenfalls dort, aber auch in allen übrigen Dünndarmabschnitten, so z.B. im Bulbus (LITTNER), in der Pars descendens duodeni (GODART) sowie in allen Abschnitten von Jejunum und Ileum (BRANCH und GROSS; DERBYSHIRE; FELDMAN und WEINBERG; MOGENA; PRÉVÔT und LASSRICH; RITTER) beobachtet werden. Im Durchschnitt des bis jetzt bekannt gewordenen Kranken-

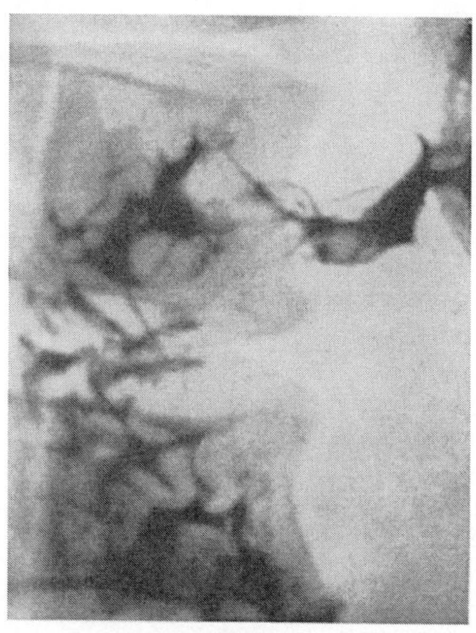

a

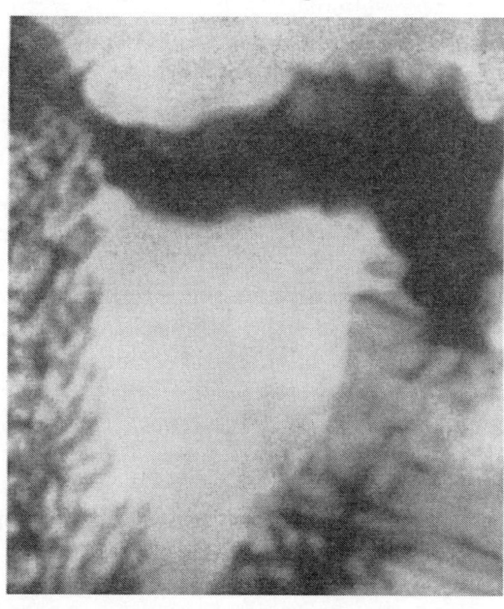

b

Abb. 7a u. b. Pankreasinsel im Bulbus duodeni. Breitbasiger, polypenähnlicher Füllungsdefekt an der Minorseite. a Reliefdarstellung im Stehen, sagittaler Strahlengang. b Prallfüllungsaufnahme in Rechtsseitenlage, annähernd frontaler Strahlengang

gutes wurden je rd. $^1/_4$ der Pankreasheterotopien im Magen, Duodenum und Jejunum, rd. $^1/_{10}$ im Ileum und der Rest in anderen Abschnitten des Magendarmtraktes beobachtet. Der röntgenologische Nachweis gelingt — außer im Magen — noch am ehesten im Duodenum. Nach LITTNER sitzen Pankreaskeime im Duodenum der Darmwand meist breitbasig auf und lassen sich hierdurch von Polypen unterscheiden (Abb. 7). In tieferen Dünndarmabschnitten werden durch Pankreasinseln verursachte Wandtumoren in der Regel nur dann entdeckt, wenn diese klinische Erscheinungen machen oder die Motorik des Dünndarms erheblich beeinflussen. Nach KEELEY können gelegentlich Invaginationen durch derartige Tumoren hervorgerufen werden.

2. Angeborene Fehllagerungen

Die angeborenen Fehllagerungen des Dünndarms lassen sich im wesentlichen unter dem Begriff der *Rotationsanomalien* zusammenfassen, wenn man in diesen die durch die Drehungsstörungen bedingten fehlerhaften und unvollkommenen Anheftungen des Peritoneum einbezieht. Die Beurteilung der Rotationsanomalien wird oft noch durch Störungen im Längenwachstum einzelner Darmabschnitte kompliziert, die als zusätzliche Hemmungsmißbildung aufzufassen sind.

Die erste bewußte röntgenologische Beobachtung einer Rotationsanomalie, damals noch mit dem Begriff ,,Mesenterium ileocolicum commune" bezeichnet, stammt von ALTSCHUL. Viele weitere Einzelbeschreibungen folgten in den nächsten Jahren (DÖHNER; SCHIASSI; VELDE u.v.a.). Nach früheren, im wesentlichen noch gültigen Versuchen von DOTT u.a. zur Klassifizierung der Drehungsstörungen von Dünn- und Dickdarm wurde von GROB eine ausführliche Systematik der durch Störungen der fetalen Darmdrehung hervorgerufenen Lageanomalien aufgestellt, auf die wir uns im folgenden beziehen. Es muß grundsätzlich *zwischen den Drehungsstörungen der Gastroduodenalschleife und denen der Nabelschleife unterschieden* werden. Beide kommen allerdings auch kombiniert vor.

a) Drehungs- und Fixationsstörungen an der Gastroduodenalschleife

Fehllagerungen der cranialen Duodenalabschnitte können entweder durch eine *Inversion der Gastroduodenalschleife* oder durch *Störungen in der Anheftung des Duodenum an der hinteren Bauchwand* entstehen. HIRSCH und MÜNCH haben darauf hingewiesen, daß eine isolierte echte Inversion des Duodenum, bei der die Pars descendens duodeni links von der Mittellinie und links vom Gekrösestiel liegen muß, bis jetzt ohne das Vorhandensein einer gleichartigen Inversion des Magens nicht beobachtet wurde. Totale Inversionen der gesamten Gastroduodenalschleife sind ebenfalls selten, jedoch bekannt (RISEL, GROB u.a.). ELLEGAST hat die Literatur über die Lageanomalien des Duodenum einer sorgfältigen kritischen Würdigung unterzogen und kommt dabei ebenfalls zu dem Schluß, daß der Begriff des *Duodenum inversum* für alle diejenigen Fälle, bei denen die Pars descendens duodeni rechts von der Wirbelsäule liegt, nicht angebracht ist. Die von FELDMAN und MORRISON beschriebenen vier Typen des Duodenum inversum lassen sich sämtlich in die Gruppe der Hemmungsmißbildungen einreihen und sind nicht als Inversion anzusehen. Häufigster Typ der Hemmungsmißbildungen an den noch eindeutig der Gastroduodenalschleife zuzuordnenden Teilen des Duodenum ist das *Duodenum mobile*, d.h. das Erhaltenbleiben eines frei beweglichen Mesoduodenum. SANDERA unterscheidet je nach der Ausdehnung des Mesoduodenum ein suprapapilläres (Abb. 8), infrapapilläres (Abb. 9) und totales Duodenum mobile. Eine ähnliche Einteilung stammt von VASILESCU u. Mitarb. Je länger der freibewegliche Duodenalabschnitt ist, desto eher entsteht das Bild einer ,,Inversion", wobei sich dieser Begriff aber nur auf die Verlaufsrichtung und nicht auf die Lage zur Mediansagittalebene bezieht (s. Abb. 9). Auch der Versuch, die atypische Verlaufsrichtung der oberen Duodenalabschnitte als ,,Forminversion" zu bezeichnen, steht nicht mit der von PERNKOPF nach theoretischen Erwägungen gegebenen Definition dieses Begriffes in Einklang.

Beschwerden sind mit einem Duodenum mobile, auch wenn es sehr ausgedehnt ist, in der Regel nicht verbunden. In der deutschen Literatur war nur HÜRTHLE anderer Ansicht. Der *röntgenologische Nachweis* erfolgt durch die atypische Form, durch die vermehrte palpatorische Verschieblichkeit und durch die bei infrapapillärer Lage der Pars superior duodeni vorgetäuschten Umkehr der Passagerichtung in dem vertikalen Anteil des Duodenum. Die Darstellung der Papillengegend durch eine intravenöse Cholangiographie kann die Analyse eines atypischen Duodenalverlaufes erheblich erleichtern.

Differentialdiagnostisch wichtig sind diejenigen Formen des Duodenum mobile, die sich nur auf einen Teil des oberen Duodenalknies erstrecken. HARTMANN berichtet über die Vortäuschung eines Ulcus duodeni durch das orthograd getroffene Lumen eines kurzen

Duodenum mobile. Ein ähnlicher Bericht stammt von GUTMANN und PIQUET. Derartige Fehldeutungen lassen sich allerdings wohl unschwer vermeiden, jedoch haben wir öfter gutachtlich die Annahme einer Bulbusdeformierung durch den Nachweis eines verlängerten beweglichen Anteiles der Pars duodeni korrigieren und damit das Vorhanden-

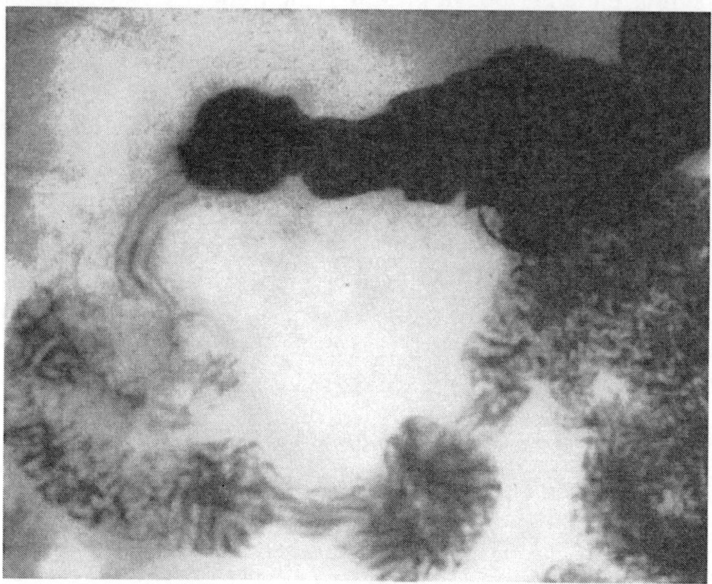

Abb. 8. Duodenum mobile, Duodenum bis dicht oberhalb der Papilla duodenalis frei beweglich (suprapapillärer Typ)

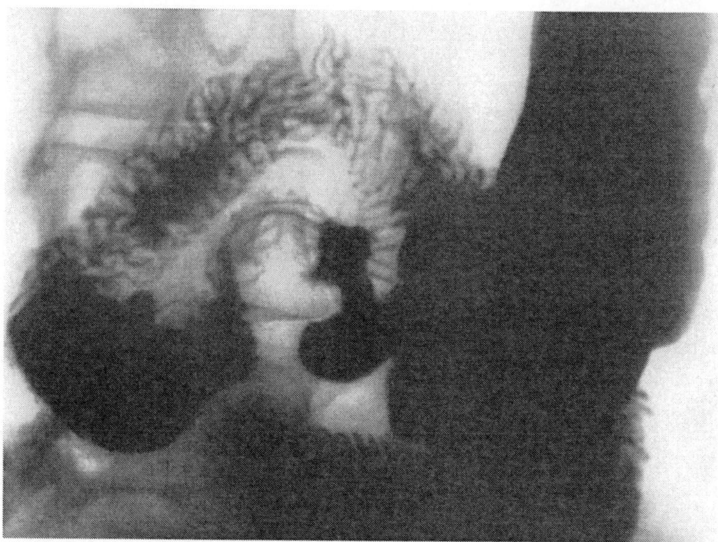

Abb. 9. Duodenum mobile, Duodenum bis zum unteren Duodenalknie frei beweglich (infrapapillärer Typ). Vorgetäuschte „Inversion"

sein von Veränderungen, die auf ein früheres Ulcusleiden hindeuten, ablehnen müssen (Abb. 10). SITKOWSKI hat beobachtet, daß bei einem Duodenum mobile Duodenaldivertikel häufiger als gewöhnlich vorkommen.

Eine weitere Form der Hemmungsmißbildung des Duodenum stellt das *mangelhafte Längenwachstum der Pars ascendens duodeni* dar, wodurch die Flexura duodenojejunalis nicht oder nur geringfügig über den Gekrösestiel nach links hinübertritt, sowie weniger weit als gewöhnlich unter das Mesocolon wandert (NELL, SANDERA). Dieser Typ leitet zu den Drehungsstörungen der Nabelschleife über, von denen er röntgenologisch nicht immer mit Sicherheit abgegrenzt werden kann. DILLENSEGER hält es jedoch in allen Fällen für zweckmäßig, das gewöhnliche Duodenum mobile von der Kombination mit einem Mesenterium commune abzugrenzen.

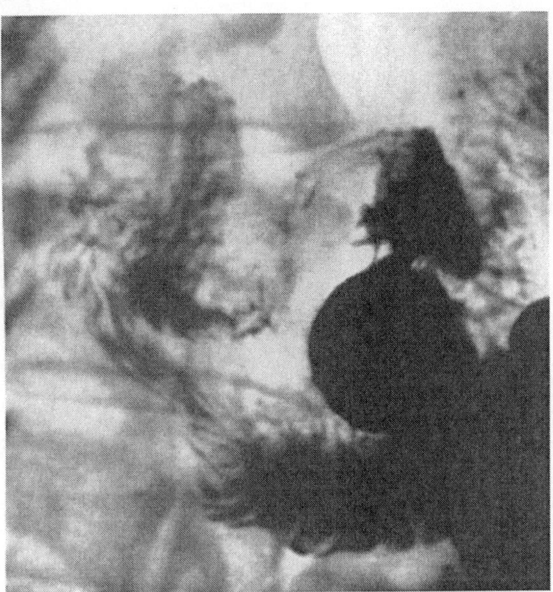

Abb. 10. Abknickung des Duodenum an der Bulbusspitze bei suprapapillärem Duodenum mobile. In Vorgutachten als Bulbusdeformierung fehlgedeutet

b) Drehungs- und Fixationsstörungen an der Nabelschleife

Die Nabelschleife führt im Laufe der fetalen Entwicklung normalerweise um den durch die Arteria und Vena mesenterica superior gebildeten Gekrösestiel entgegen der Uhrzeigerrichtung eine Drehung um 270^0 aus (Abb. 11). Rotationsanomalien können in folgenden Formen auftreten:

1. Die Drehung fehlt vollständig.
2. Die Drehung erfolgt in normaler Richtung, aber unvollständig.
3. Die Drehung erfolgt invers.
4. Die Drehung erfolgt in wechselnder Richtung.

Ein völliges Ausbleiben der Drehung der Nabelschleife kommt bei lebensfähigen Kindern nicht vor und wird infolgedessen röntgenologisch nicht beobachtet. Alle übrigen Rotationsanomalien der Nabelschleife haben dagegen keinen Einfluß auf die Lebenserwartung und können während des ganzen Lebens symptomlos bleiben, sofern nicht gleichzeitig weitere Mißbildungen, wie Störungen des Längenwachstums, atypische peritoneale Fixationen oder eine abnorme Beweglichkeit mit Neigung zur Volvulusbildung vorliegen. Sie stellen deshalb im *Erwachsenenalter* bei der Röntgenuntersuchung in der Regel einen *Zufallsbefund* dar, während im *Kindesalter* meist durch die genannten *zusätzlichen Mißbildungen* oder deren Folgen entstandene Beschwerden zur Entdeckung führen. Bei letzteren entsteht dann in der Regel das Bild einer tiefsitzenden äußeren Duodenalstenose (s. dort).

Die *Lage der einzelnen Dünndarmabschnitte zueinander* gibt allein in vielen Fällen keinen genügenden Aufschluß über Art und Vorhandensein von Drehungsstörungen. Auch eine nach dem Übersichtsbild unauffällige Lage des gesamten Duodenum und Dünndarms einschließlich der Ileocöcalgegend kann bei Drehungsstörungen vorhanden sein, insbesondere wenn die primär unvollständige oder falsche Drehung der Nabelschleife durch zusätzliche volvulusartige Dünndarm- und Colondrehungen überdeckt wird. Eine sichere Aufklärung des Typs der Drehungsstörung ist häufig nur möglich, wenn es gelingt, im Operationssitus die Lage der beiden Schenkel der Nabelschleife zum Gekrösestiel sowie die gegenseitigen Lagebeziehungen von Arteria und Vena mesenterica superior aufzuklären (GROB, TÖNDURY).

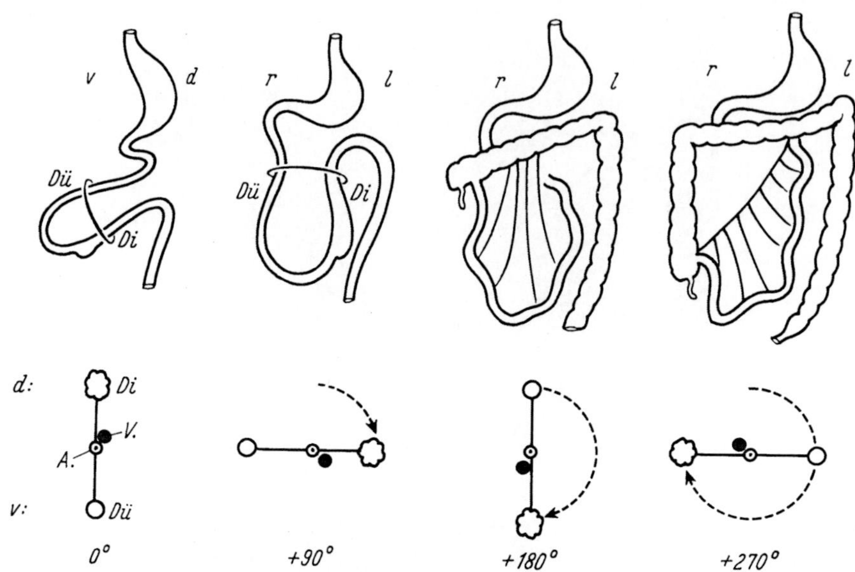

Abb. 11. Schematische Darstellung der normalen Nabelschleifendrehung während der fetalen Entwicklung. *Dü* Dünndarm; *Di* Dickdarm; *A.* A. mesenterica; *V.* V. mesenterica; *v* ventral; *d* dorsal; *r* rechts; *l* links. (Diese Abbildung sowie die Abb. 12, 14, 16 und 17 wurden in Anlehnung an Darstellungen von GROB, 1953, gezeichnet)

α) *Nonrotation*

Die im Röntgenbild am häufigsten beobachtete Form der Rotationsanomalie ist der *Stillstand der Nabelschleifendrehung nach der ersten normal gerichteten Drehung um 90°*, die sogenannte Nonrotation (Abb. 12). Hierbei fehlt im typischen Fall die Pars ascendens duodeni einschließlich der Flexura duodenojejunalis. Der gesamte Dünndarm liegt bei direktem Übergang von der Pars descendens duodeni zum Jejunum in der rechten Abdomenhälfte, das Ileum mündet von rechts in das Coecum, das gesamte Colon liegt in der linken Abdomenhälfte. Da bei der Nonrotation ein *gemeinsames frei bewegliches Mesenterium für den gesamten Dünndarm und die orale Colonhälfte* vorliegt, wurde dieser Typ der Fehllagerung des Dünndarms früher auch *röntgenologisch* (Abb. 13), vor allem in der deutschen Literatur, meist als *Mesenterium ileocolicum commune* bezeichnet (ALTSCHUL u.v.a.). Da aber weder dieser Name einen genügenden Hinweis auf die zugrunde liegende Drehungsstörung gibt, noch das gemeinsame freie Mesenterium ausschließlich für die Nonrotation pathognomonisch ist, erscheint diese historische Bezeichnung bei dem jetzigen Stand der Kenntnisse über Rotationsanomalien nicht mehr sinnvoll. Auch der Begriff der Nonrotation befriedigt allerdings weder sprachlich noch sachlich, da tatsächlich eine Drehung um 90° stattgefunden hat.

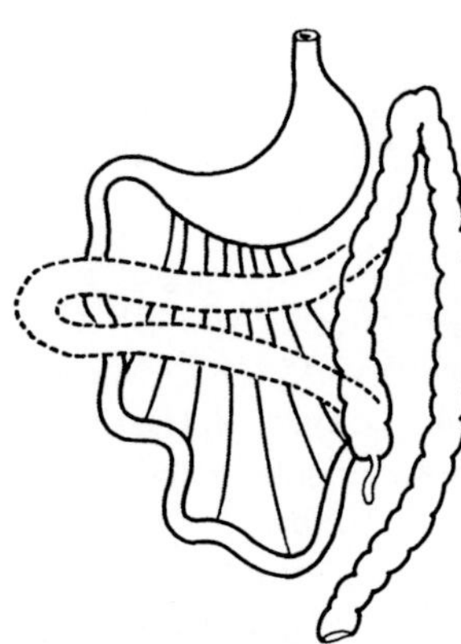

Abb. 12. Nonrotation, sog. „Mesenterium ileocolicum commune“. Gestrichelt ist das mögliche sekundäre Längenwachstum der oralen Colonhälfte eingezeichnet, das eine annähernd normale Colondrehung vortäuschen kann

Das Bild der Nonrotation kann durch unterschiedliches Wachstum verschiedener Dünn- und Dickdarmabschnitte verwischt werden. Insbesondere kommt es dabei gelegentlich zu einem vermehrten Längenwachstum des Colon, das eine fast normale Dickdarmlage vortäuscht (Abb. 12). Eine solche spricht also nicht gegen die Nonrotation, wenn das Fehlen der Pars ascendens duodeni und die ausschließliche Rechtslage des gesamten Dünndarms auf eine solche hinweisen.

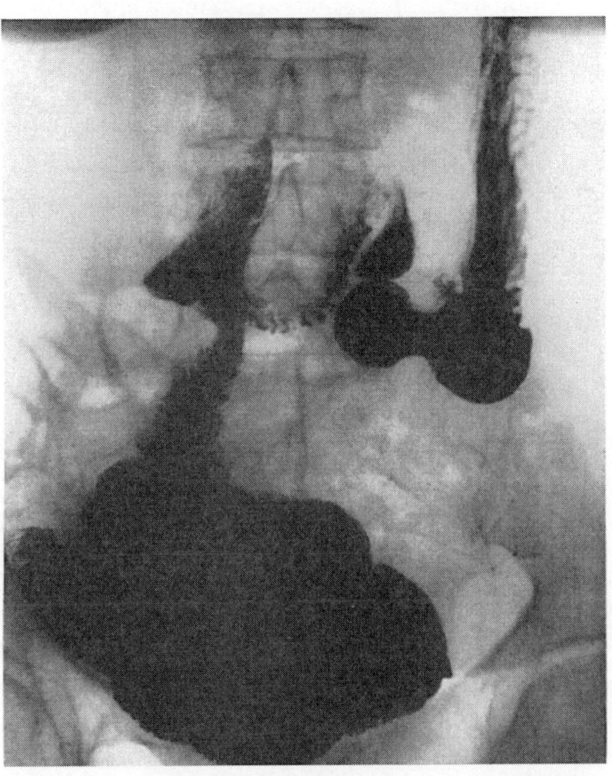

a

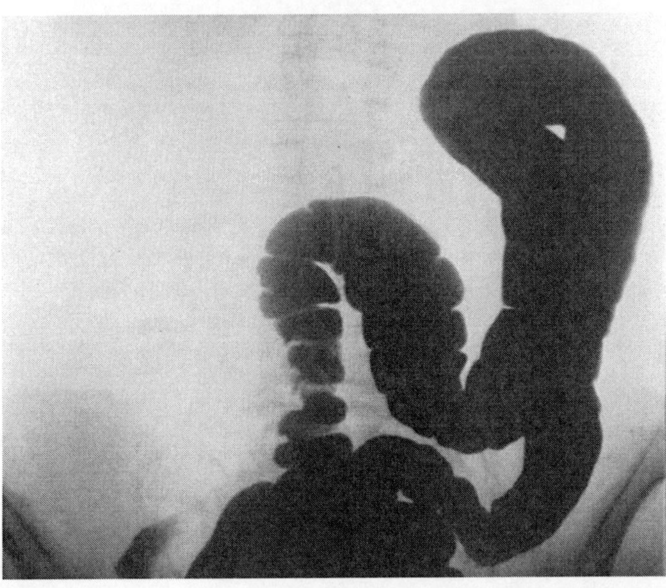

b

Abb. 13a u. b. Nonrotation bei 45jähriger Frau. a Duodenum mobile, Dünndarm in der rechten Abdomenhälfte. b Colon insgesamt in der linken Abdomenhälfte bei Medianstand von Coecum und Ascendens, sekundäres Längenwachstum des Colon transversum

β) *Malrotation I*

Das *Sistieren der Nabelschleifendrehung bei 180°* wird nach GROB in Anlehnung an die angelsächsische Nomenklatur als Malrotation I bezeichnet (Abb. 14). Bei dieser Form ist die Flexura duodenojejunalis bereits angedeutet erkennbar, liegt jedoch weiter rechts als gewöhnlich, ähnlich wie bei einer ausschließlichen Wachstumshemmung der Pars ascendens duodeni. Der Dünndarm liegt insgesamt nahe der Medianlinie, zum Teil aber auch bereits in der linken Abdomenhälfte (Abb. 15). Bei der Malrotation I kommt es häufig zu atypischen peritonealen Fixierungen des Coecum oder des Colon ascendens nahe dem unteren Duodenalknie oder in der Pars ascendens duodeni. Dieser Mechanismus ist eine wichtige Ursache äußerer Duodenalstenosen (s. a. EEK u. v. a.). Allein durch die Duodenal- und Dünndarmuntersuchung ist die *röntgenologische Sicherung* dieses Typs von Rotationsanomalien nicht möglich. Erst eine ergänzende Colonuntersuchung führt oft zu einer genaueren Klärung.

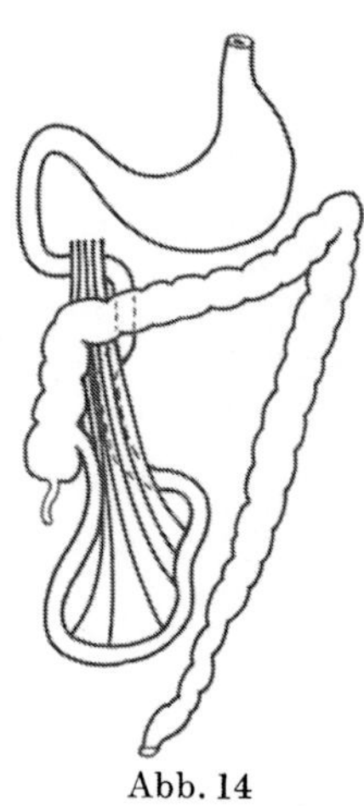

Abb. 14

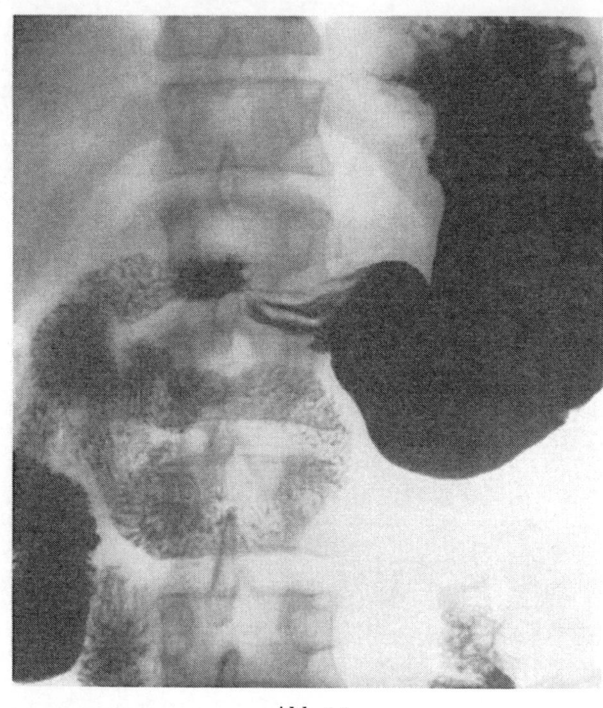

Abb. 15

Abb. 14. Malrotation I. Wenig ausgeprägte, median stehende Flexura duodeno-jejunalis und Medianstand des Dünndarms. Rechte Colonflexur fehlt, orale Colonhälfte kurz und mittelständig

Abb. 15. Duodenum und oberes Jejunum bei einem Fall von Malrotation I

γ) *Inverse Drehung*

Inverse Drehungen der Nabelschleife um 90—270° sind ein außerordentlich seltenes Ereignis (Abb. 16). Auch für diesen Typ der Rotationsanomalie gibt die *röntgenologische Dünndarmuntersuchung* nur unvollkommene Hinweise, da sowohl die Flexura duodenojejunalis als auch Jejenum und Ileum völlig normal gelegen sein können. Die *ergänzende Colonuntersuchung* ermöglicht in einem Teil der Fälle die Diagnose.

δ) *Malrotation II*

Der *Wechsel der Drehungsrichtung* (90° in normaler und 90° in wechselnder Richtung) wird als Malrotation II bezeichnet (Abb. 17). Duodenalverhältnisse und Dünndarmlage haben dabei weitgehende Ähnlichkeit mit den Verhältnissen bei der Nonrotation. Der *röntgenologische Nachweis* der wechselnden Drehungsrichtung gelingt nur in einem Teil der Fälle dadurch, daß einzelne Abschnitte des Colon, insbesondere der oralen Colonhälfte, hinter dem Dünndarm liegen können.

Bei der Vielzahl der Typen von Drehungsstörungen der Nabelschleife einschließlich der zusätzlichen Störungen des Längenwachstums und der peritonealen Fixation ist es nicht möglich, alle denkbaren oder bereits beobachteten Formen in dem hier gegebenen Rahmen zu beschreiben, zumal die *röntgenologischen Differenzierungsmöglichkeiten* aus den oben geschilderten Gründen beschränkt bleiben müssen. Wenn keine eindeutigen Lageanomalien erkennbar sind, so erleichtert gelegentlich der Vergleich von im Stehen und Liegen angefertigten Übersichtsaufnahmen des möglichst vollständig gefüllten Dünndarms die Beurteilung. Weicht bei einer oder beiden Aufnahmepositionen die Lage des Jejunum oder Ileum zur typischen Linie der Mesenterialwurzel (Abb. 18) von der Norm ab, so liegt der Verdacht auf eine Drehungs- oder Fixationsstörung nahe.

Der *Wert* des röntgenologischen *Nachweises von Rotationsanomalien* liegt vor allem darin, daß der Chirurg bei etwa notwendigen späteren abdominellen Operationen nicht erst nach Eröffnung der Bauchhöhle vor eine unerwartete topografische Situation gestellt

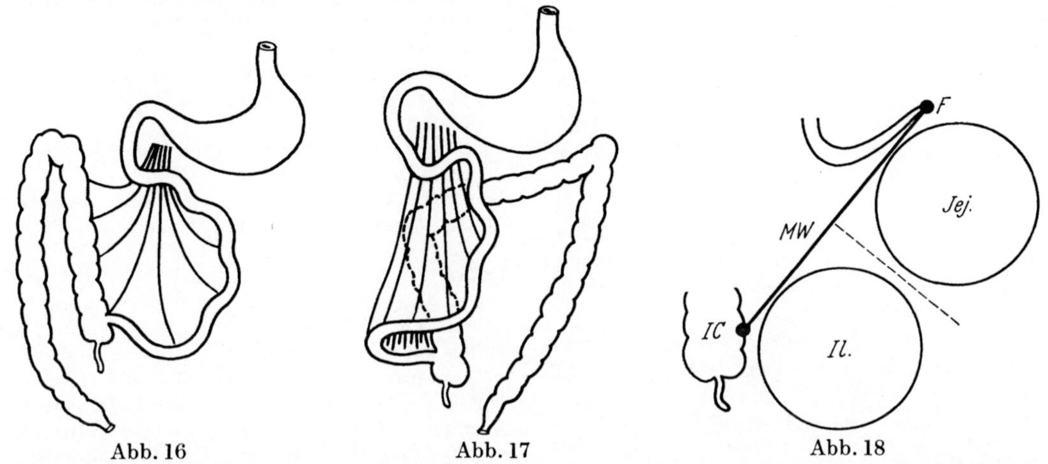

Abb. 16. Inverse Drehung der Nabelschleife um 90° bei normaler Drehung der Gastroduodenalschleife

Abb. 17. Malrotation II. Dünndarm mittelständig, z.T. in der rechten Abdomenhälfte, orale Colonhälfte hinter dem Dünndarm

Abb. 18. Schematische Darstellung der normalen Lage von Jejunum (*Jej*) und Ileum (*Il*) zur Mesenterialwurzel (*MW*) entsprechend der Verbindungslinie zwischen Flexura duodeno-jejunalis (*F*) und Ileocöcalklappe (*IC*)

wird. Aus diesem Grunde muß gefordert werden, daß der untersuchte Patient, auch wenn keine Beschwerden vorliegen, mit der notwendigen psychischen Schonung von dem atypischen Darmsitus unterrichtet wird. Sind akute Krankheitserscheinungen im Sinne eines Ileus Anlaß zu einer Röntgenuntersuchung, so kann der Nachweis von Rotationsanomalien einen Hinweis auf peritoneale Fixationsstörungen oder einen Volvulus als Ursache des Darmverschlusses geben, wenn nicht allein schon die klinische Feststellung des Ileus zur Operation Veranlassung gibt (Aldrich u. Mitarb.; Gardner und Hart; Ladd; Sloan).

Literatur

Aitken, J.: Remnants of vitell intestinal duct: Clinical analysis of 88 cases. Arch. Dis. Childh. **28**, 1—7 (1953).

Aldrich, E. M., C. B. Morton, and J. P. Baker: Intestinal obstruction resulting from malrotation of the intestine. Ann. Surg. **141**, 765—777 (1955).

Altschul, W.: Mesenterium commune. Fortschr. Röntgenstr. **32**, 580—585 (1924).

Bachmann, K. D.: Über die angeborene Duodenalstenose und ihre Umwandlung zur funktionellen Atresie. Z. Kinderheilk. **73**, 287—293 (1953).

Bader, H.: Über die congenitale Atresie des Duodenum. Ärztl. Wschr. **1952**, 437—438.

Baldi, U., e D. Bigardi: Atresia e stenosi duodenali congenite. Minerva pediat. **13**, 1353—1362 (1961).

Bayer, E. V.: Diagnosis of congenital obstruction of stomach and small intestine in newborn. Radiology **52**, 157—178 (1949).

Beck, W. C., and G. Chohany: Duodenal atresia. J. Pediat. **42**, 432—439 (1953).

Benson, H. H., and G. Jacobson: Deficiency of small intestinal gas in children simulating obstruction. Amer. J. Roentgenol. **82**, 450—454 (1959).

Béraud, C., R. Bastide et P. Defrenne: Le volvulus du grêle dans les occlusions duodénales du nourrisson. Signes et évolution radiologique. A propos de 7 observations. J. Radiol. Électrol. **38**, 350—357 (1957).

Béraud, C., et P. Defrenne: Étude radiologique des atrésies du grêle chez le nouveau-né. J. Radiol. Électrol. **40**, 7—14 (1959).

Bernard, L. J., F. A. Perry, and M. Walker: Preduodenal portal veins causing duodenal obstruction with bleeding duodenal ulcer: a case report. Ann. Surg. **150**, 909—912 (1959).

Bierring, E.: Jejunum duplex. Acta paediat. (Uppsala) 8, 611—625 (1929).

Block, M. A., and E. A. Zikria: Preduodenal portal vein causing duodenal obstruction associated with pneumatosis cystoides intestinalis. Ann. Surg. **153**, 407—408 (1961).

Bosch, E., u. H. R. Schinz: Die kongenitale Duodenalstenose im Röntgenbild. Dtsch. Z. Chir. **159**, 284—303 (1920).

Boucheronde et M. Coirault: Sténose duodénale par brides congénitales multiples avec mégaduodénum chez un nouveau-né. Arch. franç. Pédiat. **7**, 633—635 (1950).

Boyd, H., and M. B. Rubonow: Duplication of the terminal ileum. J. Pediat. **49**, 326—329 (1956).

Braid, F.: Congenital chronic duodenal obstruction with peritoneal bands. Proc. roy. Soc. Med. **26**, 1540—1541 (1933).

Branch, C. E., and R. E. Gross: Aberrant pancreatic tissue in the gastrointestinal tract. Arch. Surg. **31**, 200—224 (1935).

Brandstätter, E.: Über angeborene Duodenalstenosen und -atresien und ihre Behandlung. Zbl. Chir. **70**, 595 (1943).

Brattström, E.: Kasuistischer Beitrag zur Kenntnis des echten Megaduodenums. Acta chir. scand. **88**, 257—266 (1943).

Bremer, J. L.: Diverticula and duplications of the intestinal tract. Arch. Path. **38**, 132—140 (1944).

Brown, C. H., and W. C. Strittmatter: Obstructive lesion of the duodenum distal to the bulb. Radiology **70**, 720—727 (1958).

Brütt, H.: Situs inversus des Duodenums und seine chirurgischen Komplikationen. Zbl. Chir. **66**, 2371—2380 (1939).

Callegarini, U.: Pancreas anulare come causa di ostruzione duodenale. Minerva pediat. 8, 330—333 (1956).

Campbell, J. F. M.: Errors in mid-gut rotation. J. roy. nav. med. Serv. **22**, 303—307 (1936).

Claren, E.: Zur Klinik und Röntgenologie der angeborenen Duodenalstenose. Diss. Bonn 1932.

Cohen, P.: Congenital intestinal obstruction with reference to value of plain roentgenograms for diagnosis. Amer. J. Dis. Child. **61**, 135—149 (1941).

Cole, W. H.: Congenital malformation of intestinal tract and bile ducts in infancy and childhood. Arch. Surg. **23**, 820—847 (1931).

Craig, R. M., J. R. Hodgson, and M. B. Docktery: Obstructions of the small intestine in infants and children: a roentgenologic and pathologic study. Amer. J. Roentgenol. **72**, 412—425 (1954).

Cramer, H.: Über tiefsitzende Passagebehinderung im Duodenum. Fortschr. Röntgenstr. **35**, 523—539 (1926).

Culty, R., et E. Jacob: Un cas de compression de la deuxième portion du duodénum. Arch. Élect. méd. **41**, 224—227 (1933).

Dall'Acqua, V.: Gli aspetti radiologici del duodeno mobile. Radiol. med. (Torino) **17**, 781—802 (1930).

Dannenberg, M., C. Storch, S. D. Sternberg, and C. Hoffman: High gastrointestinal obstruction in newborn infant; radiological interpretation. J. Pediat. **37**, 380—386 (1950).

Dau, C.: Duplications of the small intestine. Zbl. Chir. **84**, 1621—1626 (1959).

Davis, D. L., and C. W. M. Poynter: Congenital occlusions of intestines; with report of case with multiple atresia of jejunum. Surg. Gynec. Obstet. **34**, 35—41 (1922).

Derbyshire, R. C.: Studies of accessory pancreas. Thesis, Graduate school, University of Minnesota 1940.

Dillenseger: Étude sur le duodénum mobile. Arch. Élect. méd. **37**, 289—317 (1929).

Döhner, B.: Ein weiterer Fall von Mesenterium commune. Fortschr. Röntgenstr. **35**, 238—240 (1926).

Dolin, S., H. H. Mathews, and P. E. Russo: Congenital obstruction of the duodenum and malrotation of the colon. Radiology **63**, 85—90 (1954).

Donovan, E. J.: Congenital atresia of duodenum in newborn. Ann. Surg. **103**, 455—457 (1936).

Dott, N. M.: Anomalies of intestinal rotation: their embryological and surgical aspects with report of five cases. Brit. J. Surg. **11**, 251—286 (1923/24).

Drexler, L.: Über die röntgenologischen Kriterien des Mesenterium commune. Fortschr. Röntgenstr. **78**, 160—163 (1953).

DuBerger, R. L.: Enterogenous cysts of the duodenum. J. Canad.Ass. Radiol. 8, 54—56 (1957).

Duncan, P. A., F. St. Wearn, H. F. Jackson, and W. S. Waldron: Successful surgical treatment of multiple atresias (aplasias) of the small intestine in a premature infant. J. Amer. med. Ass. **123**, 764—767 (1943).

Duval, P.: Die zwei Formen der durch die Mesenterialgefäße hervorgerufenen Duodenalstenose. Cron. méd. mexicana **25**, 196—202 (1926).

Eek, S.: Congenital duodenal obstruction. A clinical, roentgenological, surgical and follow-up study in 29 cases. Amer. J. Roentgenol. **73**, 713—734 (1955).

Ehrenpreis, T., and P. Sandblom: Duodenal atresia and stenosis. Acta paediat. (Uppsala) **38**, 109—134 (1949).

Ekesparre, W. v.: Duodenalstenose durch Pancreas anulare. Arch. Kinderheilk. **152**, 282—285 (1956).

Ellegast, H.: Beitrag zur Röntgendiagnostik der angeborenen Lageanomalien des Magen-Darm-Traktes. Radiol. aust. **7**, 109—123 (1954).

—, u. J. Martin: Beitrag zur Differentialdiagnose stenosierender Veränderungen am Duodenum. Radiol. aust. **11**, 217—225 (1961).

Estrada, R. L.: Anomalies of intestinal rotation and fixation. Springfield (Ill.): Ch. C. Thomas 1958.

Evans jr., W. A.: Obstructions of alimentary tract in infancy. Radiology **51**, 23—35 (1948).

Faber, K. G.: Über angeborene Stenosen am Magenausgang und Duodenum im Kindesalter. Jb. Kinderheilk. **43**, 98—124 (1921).

FABER, S.: Congenital atresia of alimentary tract; diagnosis by microscopic examination of meconium. J. Amer. med. Ass. 100, 1753—1754 (1933).
FELDMANN, M.: Clinical roentgenology of the digestive tract, 3. ed. Baltimore: Williams & Wilkins Co. 1948.
—, and T. H. MORRISON: Inverted duodenum. Its clinical significance with report of 14 cases. Amer. J. med. Sci. 200, 69—74 (1940).
—, and T. WEINBERG: Aberrant pancreas. A case of duodenal syndrome. J. Amer. med. Ass. 148, 893—898 (1952).
FÈVRE, M., J. MARIE, G. SÈE et H. SAUVEGRAIN: Sténose duodénale congénitale opérée à 15 ans "défaut de rotation" de l'anse ombilicale, brides et volvulus partiel. Arch. franç. Pédiat. 10, 893—897 (1953).
FINSTERER, H., u. F. EISLER: Megaduodenum und Pancreas anulare. Wien. klin. Wschr. 1932 I, 188.
FOMIN, G. B.: X-ray diagnosis of congenital duodenal obstruction in nurslings (megaduodenum). Pediatriya 36, 50—55 mit engl. Zus.fass. (1958).
FRANCHI, B.: Il pancreas anulare. Radiol. med. (Torino) 42, 582—597 (1956).
FRIMANN-DAHL, J.: Radiological experiences in true strangulating obstructions. Acta radiol. (Stockh.) 35, 85—100 (1951).
— J. LIND, and C. WEGELIUS: Roentgen investigations of the neonatal gaseous content of the intestinal tract. Acta radiol. (Stockh.) 41, 256—268 (1954).
FRUCHT, D. A.: Anular pancreas in infancy. Amer. J. Dis. Child. 92, 182—183 (1956).
GAMBERINI, C., e B. BALAVOTTI: Su una complessa malformazione congenita del tenue con multiple sacche diverticolari linfoadenosiche in megailio. Arch. ital. Mal. Appar. dig. 10, 436—454 (1942).
GARDNER jr., C. E., and D. HART: Anomalies of intestinal rotation as a cause of intestinal obstruction; report of two personal observations. Review of hundred and three reported cases. Arch. Surg. 29, 942—981 (1934).
GHETTI, B.: Vomito intermittente da stenose duodenale congenita. Clin. pediat. (Bologna) 24, 225—238 (1942).
GLADNIKOFF, H.: Congenital atresia of the small intestine. A. roentgenographic study of 24 cases. Acta radiol. (Stockh.), Suppl. 164 (1958).
GODART, J.: Un cas de pancréas aberrant du deuxième duodenum. Presse méd. 67, 928 (1959).
GOLDEN, R.: Radiologic examinations of the small intestine, 2. ed. Springfield (Ill.): Ch. C. Thomas 1959.
GREMMEL, H.: Diagnostik der Fehlbildungen des Ductus omphalo-entericus. Radiologe 2, 157—164 (1962).
GREWE, H. E.: Dringliche Chirurgie beim Säugling und Kind. Stuttgart: Georg Thieme 1959.
GROB, M.: Über Lageanomalien des Magendarmtractes infolge Störungen der fetalen Darmdrehung. Basel: Benno Schwabe & Co. 1953.
— Lehrbuch der Kinderchirurgie. Stuttgart: Georg Thieme 1957.
GROSS, H., G. SALZER u. H. G. WOLF: Zur Diagnose und Therapie angeborener Duodenalstenosen bei Rotationsanomalien des Darmtraktes. Z. Kinderheilk. 79, 158—164 (1957).
GROSS, R. E.: The surgery of infancy and childhood. Philadelphia: W. B. Saunders Co. 1953.
—, and T. C. CHRISHOLM: Annular pancreas producing duodenal obstruction. Ann. Surg. 119, 759—796 (1944).
—, G. W. HOLCOMB, and S. FABER: Duplications of the alimentary tract. Pediatrics 9, 449—468 (1952).
GUTMANN, R. A., et R. PIQUET: Erreurs de diagnostic dues au duodénum mobile. Bull. Soc. Radiol. méd. France 25, 255—257 (1937).
HAAS, W.: Bauchfellmißbildung als Ileusursache. Münch. med. Wschr. 1922, 968.
HAEDICKE, Z. A., and J. GONZALEZ: Inverted duodenum. Case report. Amer. J. Roentgenol. 73, 401—402 (1955).
HARTMANN, G.: Beitrag zu Diagnose und Therapie von Atresien und Stenosen des Dünndarms. Münch. med. Wschr. 1959, 1777—1779.
HARTMANN, W.: Vorgetäuschtes Ulcus duodeni durch orthoröntgenograd getroffenes Duodenallumen bei Duodenum mobile. Dtsch. med. Wschr. 1940 I, 624—626.
HAUG, J.: Über angeborene Dünndarm- bzw. Duodenalverschlüsse und ihre Behandlung. Diss. Tübingen 1953.
HAYASHIDA, S.: Ein Fall von Duodenalstenose. Nagasaki Igakkai Zasshi 12, 743—748 (1934) [Japanisch].
HIRSCH, W., u. O. MÜNCH: Zur Röntgendiagnose des Duodenum inversum. Fortschr. Röntgenstr. 75, 445—452 (1951).
HOCHE, O., u. E. RUCKENSTEINER: Duodenum inversum. Ein Beitrag zur Klinik und Therapie der Fehlanlagen im Bereich des Zwölffingerdarms. Bruns' Beitr. klin. Chir. 159, 43—50 (1934).
HOPE, J. W., and J. F. GIBBONS: Duodenal obstruction due to annular pancreas. With a differential diagnosis of other congenital lesions producing duodenal obstruction. Radiology 63, 473—488 (1954).
HUBER, E.: Beitrag zum „Pancreas annulare". Neue öst. Z. Kinderheilk. 1, 399—405 (1956).
HÜRTHLE, R.: Beiträge zur Kenntnis des Duodenum inversum. Fortschr. Röntgenstr. 48, 265—270 (1933).
HUGHES-JONES, W. E. A.: Enterogenous cysts. Brit. J. Surg. 22, 134—141 (1934).
HUNT, H. B.: Roentgenological aspects of congenitally small colon and of intestinal occlusion. Amer. J. Roentgenol. 41, 564—574 (1939).
KAUTZ, F. G., J. R. LISA, and E. KRAFT: Congenital duodenal obstruction. Report of six cases and review of the literature. Radiology 46, 334—342 (1946).
KEELEY, J. L.: Intussusception associated with aberrant pancreatic tissue. Arch. Surg. 60, 691—698 (1950).
KIRTLEY jr., J. A., and R. A. MATUSKA: Enterogenous cyst of the duodenum. Ann. Surg. 145, 265—268 (1957).
KNEIDEL, J. H.: Use of preliminary roentgenogram of abdomen in diagnosis of congenital obstruction of intestine. Amer. J. Roentgenol. 64, 430—441 (1950).

Kraas, E.: Beitrag zur Ätiologie und Klinik der chronischen Duodenalstenosen und des Megaduodenums. Bruns' Beitr. klin. Chir. **157**, 489—504 (1933).

Kramer, P.: Pancreas annulare. Ned. T. Geneesk. **106**, 935 (1962).

Kump, W. L., J. Jorgens, and L. G. Rigler: Ektopic gastric mucosa in congenital small bowel diverticulum. Radiology **65**, 81—85 (1955).

Ladd, W. E.: Congenital obstruction of the small intestine. J. Amer. med. Ass. **101**, 1453—1458 (1933).

—, and R. E. Gross: (1) Surgical treatment of duplications of the alimentary tract. Enterogenous cysts, enteric cysts, or ileum duplex. Surg. Gynec. Obstet. **70**, 295—307 (1940).

— — (2) Abdominal surgery of infancy and childhood. Philadelphia: W. B. Saunders Co. 1941.

Lauge-Hansen. N.: The development and the embryonic anatomy of the human gastrointestinal tract. Eindhoven: Centrex Publ. Co. 1960.

Lefebvre, J., J. Sauvegrain, D. Pellerin, G. Anguenot et J. Bennet: Étude radiologique des sténoses duodénales par brides et volvulus chez le nourrission et chez l'enfant (a propos de 45 observations). J. Radiol. Électrol. **37**, 1—11 (1956).

Lerner, H. H., S. S. Levinson, and A. E. Kateman: Meckel's diverticulum, a new roentgen diagnostic sign and case report. Amer. J. Roentgenol. **69**, 268—271 (1953).

Linder, F., u. W. Fritzsche: Das Pankreas anulare. Bericht über 2 operierte Fälle unter Berücksichtigung von 110 Fällen der Weltliteratur. Langenbecks Arch. klin. Chir. **283**, 428—451 (1956).

Littner, M.: Aberrant pancreatic tissue in the first portion of duodenum. Radiology **55**, 716—719 (1950).

McClure, R. R., and E. F. Wahby: Developmental abnormalities of the duodenum producing obstruction. Radiology **61**, 516—522 (1953).

McGee, A. R., L. W. Black, and H. Beattie: Annular pancreas. Radiology **60**, 532—535 (1953).

Meckel, J. F.: Über die Divertikel am Darmkanal. Arch. Physiol. **9**, 421—453 (1809).

Mellins, H. Z., and D. H. Milman: Congenital duodenal obstruction; roentgen diagnosis by insufflation of air. Amer. J. Dis. Child. **72**, 81—88 (1946).

Mogena, H. G.: Beziehungen zwischen dem Magen und den Pankreas-Krankheiten. In: R. Boller, Der Magen und seine Krankheiten. Wien u. Innsbruck: Urban & Schwarzenberg 1954.

Moore, T. C.: Congenital intrinsic duodenal obstruction. Report of 32 cases. Ann. Surg. **144**, 159—164 (1956).

—, and J. S. Battersby: Congenital duplications of the small intestine. Surg. Gynec. Obstet. **95**, 557—567 (1952).

Morley, J.: Fusiform dilatation of the duodenum simulating hourglass stomach. Brit. J. Surg. **13**, 759—761 (1926).

Müller, F.: Doppelbildungen am Ileum. Langenbecks Arch. klin. Chir. **181**, 363—373 (1934).

Naimann, N., A. Beau, J. Lesure et G. Lascombes: Les sténoses duodenales. Ann. Pédiat. **36**, 387—394 (1960).

Nell, W.: Die Röntgendiagnose der klassischen Lageanomalien des Duodenums. Fortschr. Röntgenstr. **55**, 40—51 (1937).

Nelson, S. W., A. J. Christoforidis, and W. J. Roenigk: Bariumsuspensions vs. water-soluble iodine compounds in the study of the small bowel. Radiology **80**, 252—254 (1963).

Neuhauser, E. B., G. B. Harris, and A. Berrett: Roentgenographic features of neurenteric cysts. Amer. J. Roentgenol. **79**, 235—240 (1958).

Oberniedermayer, A.: Lehrbuch der Chirurgie und Orthopädie des Kindesalters; Bd. II. Berlin-Göttingen-Heidelberg: Springer 1959.

O'Neill, J. F., K. Anderson, H. H. Bradshaw, F. B, Lawson, und F. Higthower: Congenital atresia of the small intestine in the newborn. Report of two cases, with a review of successfully treated intrinsic obstructions of the small bowel. Amer. J. Dis. Child. **75**, 214—237 (1948).

Parenzan, L.: Diaframma duodenale congenito. Presentazione di quattro casi. Minerva pediat. **12**, 651—656 (1960).

Penberthy, G. C., and C. D. Benson: Complications of Meckel's diverticulum in infants and children. Surg. Clin. N. Amer. 28, 1221—1231 (1948).

Pernkopf, E.: Der partielle Situs inversus der Eingeweide beim Menschen. Z. Anat. Entwickl.-Gesch. **79**, 577—752 (1926); **87**, 661—675 (1928).

Peterson, G.: Congenital atresia of the small intestine in children. Acta chir. scand. **102**, 331—337 (1952).

Pnylaert, C. B. A. J.: The radiological diagnosis of the congenital obstruction of the duodenum (megaduodenum). J. belge Radiol. **42**, 569—581 (1959).

Podolsky, M. Z., and A. W. Jester: Distribution of air in intestinal tract of infants during first twelve hours as determined by serial roentgenogramms. J. Pediat. **45**, 633—642 (1954).

Porcher, P., P. Buffard et J. Sauvegrain: Radiologie clinique de l'intestin grêle de l'adulte et de l'enfant. Paris: Masson & Cie. 1954.

Prévôt, R., u. M. A. Lassrich: Röntgendiagnostik des Magen-Darm-Kanals. Stuttgart: Georg Thieme 1959.

Prochiantz, A., F. Lautmann et J. Basset: Une forme complexe d'occlusion néo-natale chez un prémature comportant une „malrotation" opérée et guérie. Arch. franç. Pédiat. 8, 303—308 (19.51)

Rátkoczy, N.: Chronic stenosis of the duodenum. Amer. J. Roentgenol. **12**, 246—251 (1924).

Raybaud, A.: Les sténoses sous-vateriennes du nourrisson. Pédiatrie **3**, 432—429 (1948).

Rehbein, F., u. W. v. Ekesparre: Duodenalstenose und Volvulus beim Neugeborenen und Säugling. Medizinische **1957**, 1366—1373.

Reinhardt, K., u. L. Wilhelm: Die Anomalien des Duodenums und ihre Bedeutung für die Klinik. Ann. Univ. sarav. Med. **4**, 318—328 (1954).

Rencz, A.: Duodenum mobile. Magy. Röntgenközl. **8**, 146—157 (1934).

Rickham, P. P.: Annular pancreas in the newborn, Arch. Dis. Childh. **29**, 80—83 (1954).

RIESS, P., u. R. SANDERA: Das Duodenum „inversum", eine Form des Duodenum mobile. Langenbecks Arch. klin. Chir. **169**, 69—81 (1932).

RISEL, W.: Die Literatur des partiellen Situs inversus der Bauchorgane. Zbl. allg. Path. path. Anat. **20**, 673—734 (1909).

RITTER, L.: Zum klinischen Bilde und Sitz versprengter Pankreaskeime. Bruns' Beitr. klin. Chir. **123**, 157—172 (1921).

ROVIRALTA, E.: Vena porta preduodenal y otras malformaciones. Rev. esp. Pediat. **14**, 487—491 (1958).

SAGER, C.-A.: Die Früherkennung der angeborenen Dünndarmverschlüsse. Medizinische **1957**, 108—110.

SANDERA, R.: (1) Diagnose und Differentialdignose des Mesenterium ileo-colicum commune im Röntgenbilde. Fortschr. Röntgenstr. **43**, 207—221 (1931).

— (2) Duodenum mobile im Röntgenbilde. Fortschr. Röntgenstr. **44**, 574—599 (1931).

— (3) Das echte Duodenum inversum. Eine typische Lagevariation des Duodenum. Fortschr. Röntgenstr. **46**, 576—582 (1932).

— (4) Über Lagevariationen der Flexura duodenojejunalis und des oberen Jejunum bei einem Typus des forminvers gelagerten Duodenum. Fortschr. Röntgenstr. **48**, 22—29 (1933).

SARALEGUI, J. A., E. NICHOLSON u. J. F. TOURREILLES: Chronische Dilatation des Duodenum infolge von Kompression der oberen Mesenterialgefäße. Sem. méd. esp. **34**, 15—20 (1927) [Spanisch].

SAXL, O., and R. ZEMÁNEK: A case of congenital stricture of the small intestine in a newborn infant. Čs. Rentgenol. **13**, 357—359 (1959).

SCHAEFER, H.: Kongenitale Anomalie des Duodenums mit Divertikelbildung. Fortschr. Röntgenstr. **29**, 776 (1922).

SCHARIZER, E.: Eine Duodenalvarietät in röntgenologischer und morphologischer Betrachtungsweise. Wien. klin. Wschr. **1951**, 553—556.

SCHEGA, W.: Der Duodenalileus des Neugeborenen. Dtsch. med. Wschr. **1961**, 503—508.

SCHERMULY, W.: (1) Möglichkeiten und Grenzen der Beurteilung connataler Darmsitusanomalien. Fortschr. Röntgenstr. **87**, 150—164 (1957).

— (2) Die Bedeutung der Röntgenuntersuchung für die Klinik des Mesenterium commune. Chir. Praxis **1958**, 505—581.

— (3) Röntgendiagnostischer Beitrag zur Frage dringlicher operativer Maßnahmen beim Neugeborenen. Geburtsh. u. Frauenheilk. **19**, 420—427 (1959).

SCHIASSI, F.: Studio clinico e radiologico delle anomalie costituzionali del tubo digerente. ("Mesenterium commune".) Radiol. med. (Torino) **12**, 593—613 (1925).

SCHLOTTER, H.: Ungewöhnliche Form einer tiefsitzenden Duodenalstenose. Röntgenpraxis **14**, 352—354 (1942).

SCHMID, F., u. A. KAISER: Situsanomalien der oberen Darmabschnitte. Fortschr. Röntgenstr. **77**, 37—43 (1952).

SCHNITZLER, J., u. A. SPITZER: Über eine eigentümliche Mißbildung mit Stenosierung des Magenausganges. Mit einer ontogenetischen Erklärung. Med. Klin. **22**, 723—725 (1926).

SCHREUDER jr., J. TH. R.: Déformation excessive du duodénum. Arch. Mal. Appar. dig. **24**, 686—692 (1934).

SILVERMAN, F. N., and J. CAFFEY: Congenital obstructions of the alimentary tract in infants and children: errors of rotation of the mid-gut. Radiology **53**, 781—788 (1949).

SIMON, S.: Der Situs inversus viscerum im Röntgenbild. Z. Anat. Entwickl.-Gesch. **94**, 680—694 (1931).

SINGLETON, E. B.: X-ray diagnosis of the alimentary tract in infants and children. Chicago: Year Book Publ. 1959.

SITKOWSKI, W.: Duodenum mobile. Pol. Przegl. radiol. **20**, 281—287 (1956) mit engl. Zus.Fass.

SLOAN, R. D.: Roentgenologic evaluation of mesenteric small intestinal obstruction. A statistical analysis. Amer. J. Roentgenol. **82**, 978—984 (1959).

SLOOFF, J.: Eine Röntgenuntersuchung bei einem Säugling mit angeborener Anomalie des Magen-Darmkanals. Mschr. Kindergeneesk. **4**, 507—508 (1935).

SÖDERLUND, S.: Meckels diverticulum. A clinical and histologic study. Acta chir. scand., Suppl. 284 (1959).

SPEIDEL, P.: Studien zum normalen Dünndarmverlauf und seinen häufigsten Varianten. Röntgenpraxis **15**, 201—207 (1943).

SPENCER, R.: Intestinal obstruction in the newborn with faulty development of the midgut and its mesentery. Surg. Gynec. Obstet. **95**, 568—578 (1952).

SPITZ, L.: Über das Mesenterium commune und den Situs inversus partialis der Bauchorgane in der Röntgenliteratur. Drei weitere Fälle von Mesenterium commune. Die klinische Bedeutung des Mesenterium commune. Fortschr. Röntgenstr. **46**, 36—46 (1932).

STENGEL, F.: Über zwei Fälle von präduodenalem Verlauf der Pfortader bei normaler Lage von Magen und Duodenum. Z. Anat. Entwickl.-Gesch. **102**, 661—689 (1934).

TANDLER, J.: Zur Entwicklungsgeschichte des menschlichen Duodenums in frühen Entwicklungsstadien. Morph. Jb. **29**, 187—216 (1902).

TESCHENDORF, W.: (1) Zur Differentialdiagnose einiger normaler und krankhafter Vorgänge am Duodenum im Röntgenbild. Dtsch. med. Wschr. **1925**, 1432—1434.

— (2) Lehrbuch der röntgenologischen Differentialdiagnostik der Erkrankungen, 3. Aufl., Bd. II, Bauchorgane. Stuttgart: Georg Thieme 1954.

TÖNDURY, G.: (1) Über Situs inversus partialis des Duodenums. Z. Anat. Entwickl.-Gesch. **106**, 251—270 (1936).

— (2) Über partielle Lageinversion des Duodenum. Dtsch. Z. Chir. **254**, 442—495 (1941).

— (3) Mesenterium commune. Schweiz. med. Wschr. **77**, 1127—1129 (1947).

— (4) Angewandte und topographische Anatomie. Zürich: Tretz & Wasmuth 1949.

—, u. H. WISSLER: Über Duodenalstenose. Virchows Arch. path. Anat. **301**, 575—587 (1938).

Toison, J., C. Carlier et G. Tilicheeff: Sténose duodénale par volvulus de l'anse ombilicale chez un enfant de 3 ans. Arch. Mal. Appar. dig. **41**, 234—239 (1952).

Vasilescu, O., u. A. Carstea: Betrachtungen über einen Fall von Duodenum mobile. Rev. Radiol. si Electr. med. **4**, 240—244 mit franz. Zus.fass. (1942).

Velde, G.: Über das Mesenterium commune. Fortschr. Röntgenstr. **37**, 558—559 (1928).

Wanke, R.: (1) Duodenalanomalien im Röntgenbild. Dtsch. med. Wschr. **1928**, 1743.

— (2) Duodenalanomalien im Röntgenbild und ihre klinische und therapeutische Bedeutung. Fortschr. Röntgenstr. **39**, 249—262 (1929).

Webb, C. H., and O. H. Wangensteen: Congenital intestinal atresia. Amer. J. Dis. Child. **41**, 262—284 (1931).

Weber, G.: Zur Diagnose und Klinik der angeborenen Duodenalstenose. Mschr. Kinderheilk. **45**, 208—224 (1929).

Weinbren, M., and A. L. McGregor: Right-sided duodenum inversum. A record of eleven cases. With an account of the development of the duodenum. Lancet **1934**, 280—284.

Weiss, W.: Zur Ätiologie des Megaduodenums. Dtsch. Z. Chir. **251**, 317—330 (1938).

Wieser, C.: Röntgenologische Darstellung des Ductus vitellinus bei einer Frühgeburt. Fortschr. Röntgenstr. **78**, 744 (1953).

Wilson, J. W.: Diagnosis of abdominal cysts in infants and children. Radiology **64**, 178—190 (1955).

Winter, S. T., and M. Zeltner: Congenital atresia of the ileum in two brothers. J. Pediat. **49**, 194—196 (1956).

Wolf, H. G.: Klinik und Röntgenologie der Bildungsfehler des Magendarmtraktes beim Neugeborenen. Wien. klin. Wschr. **1957**, 592—599.

— Röntgendiagnostik beim Neugeborenen und Säugling. Wien-Bonn-Bern: Wilhelm Maudrich 1959.

Wolfer, J. A.: Chronic duodenal obstruction. Radiology **9**, 39—42, 56—59 (1927).

Zoepffel, H.: Chronische Duodenalstenose durch Knickung an der Flexura duodenojejunalis. Fortschr. Röntgenstr. **27**, 422—424 (1919/20).

III. Duodenum und Nachbarschaft

Von

B. Swart

Mit 74 Abbildungen

Das Duodenum nimmt innerhalb des Magen-Darmkanals eine ungewöhnliche Position ein: Zwischenglied zwischen Magen und Jejunum, spiegelt es im Bulbus Motorik und Krankheitsspektrum des Magens, im übrigen Duodenum das des Dünndarms wieder. Leber und Pankreas mischen hier ihre Sekrete den Speisen bei, gesichert durch komplizierte Sphinktermechanismen am Ende der variablen Gangsysteme und in der Duodenalwand. Die Produktionsorgane Pankreas und Leber (mit dem Sekretspeicher Gallenblase) haben überdies engsten räumlichen Kontakt mit dem Duodenum. Dies alles und die räumliche Nähe weiterer Organe wie Colon, Niere, Nebenniere und Mesenterialwurzel machen das Duodenum in der Tat zu einem Spiegel, dessen Facetten die vielfältigsten Störungen wiedergeben können. Wer sich dieses Spiegels zu bedienen weiß, erhält einen tiefen Einblick in die Pathologie der Oberbaucherkrankungen.

1. Untersuchungsmethodik

Die allgemeinste und wichtigste ist die *Magen-Darmuntersuchung*. Mittels Durchleuchtung und Aufnahmen im Liegen (Rücken- und Bauchlage) sowie Stehen läßt sich das Duodenum gewöhnlich gut und detailliert darstellen. Bei mangelnder Peristaltik des Magens und schlechter Duodenalfüllung kann man die Austreibung durch Pharmaka steigern *(Pharmakoradiographie)*. Nach Hafter hat sich Morphium hydrochloricum (s.c. 0,01 g oder langsam i.v.) gut bewährt. Es wird neuerdings durch das Nicht-Alkaloid Paspertin ersetzt. 10 min nach der subcutanen oder 5 min nach der intravenösen Injektion findet man am vorher atonischen Magen eine kräftige Austreibung des Kontrastbreies. Allerdings wird die Pars descendens duodeni durch Morphium und Paspertin atonisch, ein für die Duodenaluntersuchung durchaus erwünschter Effekt. Am Duodenum interessieren neben Tonus und Peristaltik speziell die Wandveränderungen. Diese lassen sich detailliert oft nicht ohne Hilfsmittel nachweisen. Wir benutzen eine doppelfaustgroße prall-elastische Pelotte, die am stehenden Patienten zwischen Pankreasloge und Schirm gelegt wird, so daß man dosiert eine große Fläche komprimieren kann. Wandimpressionen durch paraduodenale Organveränderungen lassen sich damit gut darstellen. In Bauchlage benutzt man zweckmäßigerweise eine breite, weniger hohe und elastische Kompression. Läuft die Peristaltik so schnell durch, daß man keinen Eindruck von der Wand gewinnen kann und gezielte Aufnahmen nicht möglich sind, empfiehlt sich die *hypotone Duodenographie* (Llotta). In der Modifikation von Sarles instilliert man 20 min nach intramuskulärer Injektion eines Spasmolyticums durch eine in das Duodenum eingelegte Sonde 10—20 cm³ Lokalanaestheticum (1%ig), anschließend 150—200 cm³ körperwarmen Brei und macht Aufnahmen in Bauchlage mit Kompression des Duodenums durch eine flache Pelotte. Durch Luftinsufflation erhält man eine ausgezeichnete Schleimhautdarstellung mittels Doppelkontrast.

Die *Cholangiographie* gehört obligat zur Duodenaluntersuchung wegen der räumlich nahen und funktionell engen Beziehung der Gallenwege und der Gallenblase zum Bulbus duodeni bzw. zum Papillensegment. Ihre Durchführung ist bekannt. In der Vielzahl der Fälle ist der entscheidende (supravaterische) Abschnitt von Luft überlagert oder schlecht dargestellt. Das dafür meist angegebene *Schichtbildverfahren* (Schmidt; Orloff u.a.) hat den Nachteil, daß der ohnehin schlechte Kontrast weiter verschlechtert wird und wegen der geringen Schichtdicke die einzelnen Gallengangsabschnitte auf verschiedenen Bildern zu sehen sind. Das heißt, daß die richtige Schicht schlecht vorauszubestimmen und die Filmanzahl hoch ist. Benutzt man einen kleinen Schichtwinkel (flächenhafte Zonographie: ZIEDSES DES PLANTES; WESTRA; lineare Zonographie: SWART), liegen die Gallenwege in toto auf einem Bild und erlauben eine ausgezeichnete Beurteilung des gesamten Verlaufs, besonders des supravaterischen Abschnittes und der Kontrastmittelentleerung in das Duodenum.

Die *Saugbiopsie* (WOOD u. Mitarb.) ist leicht durchzuführen und zur Schleimhautdiagnostik sehr geeignet. Ihr Indikationsbereich ist bezüglich der Nachbarschaftserkrankungen natürlich begrenzt.

Die elektive *Coeliaco-* und *Mesentericographie* nach der Methode von SELDINGER und OEDMAN bringt gegenüber den oben angeführten Untersuchungen der Gangsysteme bzw. Hohlräume durch die Darstellung der Angiotektonik bedeutende Einblicke in die Erkrankungen von Leber und Pankreas, also die wichtigsten Nachbarschaftsorgane des Duodenums. Man sollte sie deshalb bei unklaren Lebererkrankungen und Verdacht auf Pankreasaffektionen möglichst früh einsetzen.

Der Einsatz der *Splenoportographie* (ABBEATICI und CAMPI) ist, abgesehen von reinen Leberaffektionen, auch bei Pankreaserkrankungen angezeigt, da es durch Pankreatitis oder Tumor zu einer Einengung der Milzvene durch Thrombose oder Kompression kommen kann. Dieser Nachweis der Grundkrankheit erklärt zugleich ein atypisches Schleimhautrelief durch Duodenalvaricen. Man kann sie percutan blind, unter Durchleuchtungskontrolle mit Bildverstärker, eventuell Fernsehen, oder unter laparoskopischer Kontrolle (WANNAGAT) durchführen. Indirekt ist sie auch möglich im Rahmen einer Cöliakographie, indem man nach Injektion von etwa 50 cm^3 Kontrastmittel den Rückfluß in die Leber aufnimmt. Ihre Aussagekraft ist aber der primären Splenoportographie durchaus unterlegen.

Die *intra- und postoperative Cholangiographie mit Druckmanometrie* (MALLET-GUY, CAROLI) gibt ausgezeichnete Aufschlüsse über die Verhältnisse im Bereich der Gallenwege. Speziell die Druckmessung ist wichtig für die Beurteilung der Sphinkterverhältnisse (Papillitis stenosans usw.).

Die *percutane transhepatische Gallenwegspunktion* (CARTER und SAYPOL) bietet bei diagnostisch ungeklärtem, stauungsbedingtem Ikterus und Verdacht auf Pankreaskopfprozeß oft die letzte Möglichkeit, Lage und Art des Abflußhindernisses zu erkennen. Hält man sich an die Regel, daß innerhalb 4 Std nach Punktion die chirurgische Intervention zu Behebung der Abflußstörung erfolgen soll, ist das Risiko des Eingriffs durchaus tragbar und läßt sich eine gallige Peritonitis praktisch immer verhindern. Die Pankreasdarstellung mittels *Pneumoretroperitoneum*, Gasfüllung des Magens mit Pneumoperitoneum und Schichtuntersuchung (OLIVA und MACARINI) vermag Pankreasvergrößerungen direkt darzustellen. Signifikante Vergrößerungen lassen sich aber auch unschwer mit der normalen Breipassage darstellen, so daß die Methode lediglich Vorteile für die Abgrenzung von Tumoren des Pankreas, des übrigen Retroperitonealraumes und eventuell des Magens bringt. Die *Pankreatographie* (DOUBILET; POPPEL und MULHOLLAND; LEGER; ACÉBAL) in ihren drei verschiedenen Techniken (retrograd vom Duodenum, durch Gangpunktion und descendierend nach Schwanzresektion) gibt guten Aufschluß über die innerpankreatischen Gangverhältnisse, also auch über Verlauf und Mündung des Ductus pankreaticus. Sie ist aber als intraoperative Technik eine reine Klinikmethode.

2. Topographisch-anatomische Beziehungen

Das sehr form- und lagevariable Duodenum hat eine Länge von 25—30 cm. Die Pars horizontalis sup. (D 1) reicht vom Pylorus bis zur Flexura duodeni sup., die Pars descendens (D 2) bis zur Flexura duodeni inf. Die Pars horizontalis inf. (D 3) geht ohne scharfe Begrenzung in die Pars ascendens (D 4) über, die bis zur Flexura duodenojejunalis reicht.

D 1 ist der am wenigsten fixierte Duodenalabschnitt. Er liegt in Höhe des 1. Lendenwirbelkörpers (LWK) und ändert seine Lage mit der Füllung bzw. dem Stand des Magens, so daß der Eindruck des engen oder weiten Duodenalknies dadurch bestimmt wird.

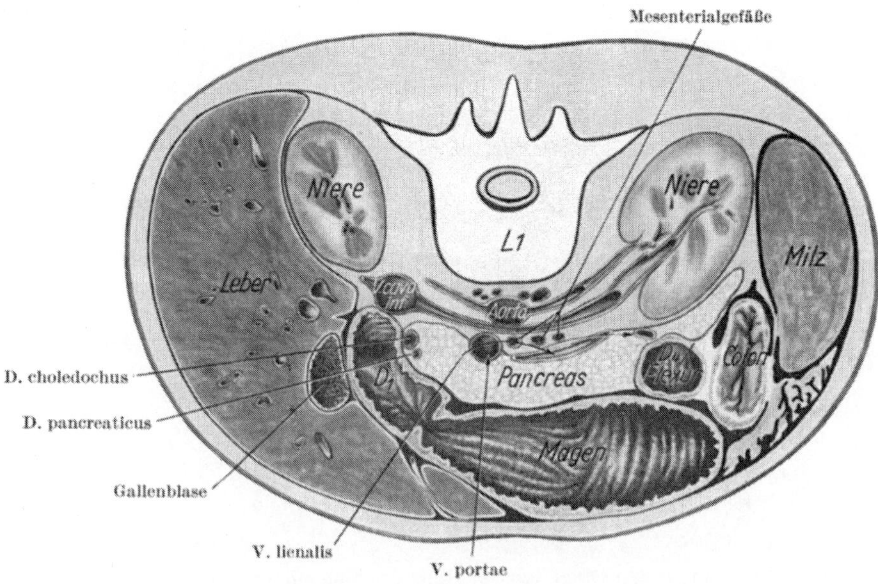

Abb. 1. Transversalschnitt durch den Oberbauch in Höhe des 1. Lendenwirbels (nach Pernkopf)

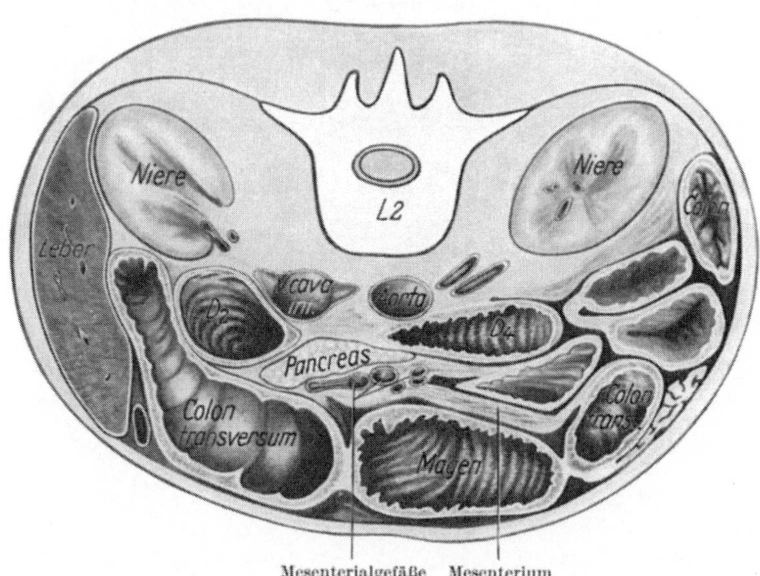

Abb. 2. Transversalschnitt durch den Oberbauch in Höhe des 2. Lendenwirbels (nach Pernkopf)

Trotz den Fixationen ist das gesamte Duodenum mitsamt dem Treitzschen Band beträchtlich nach links verschieblich entgegen der oft wiederholten Feststellung, daß das retroperitoneale Duodenum fest fixiert sei (Barclay; Popper; Jacobson und Smith).

Von den drei Stadien der embryonalen Duodenalentwicklung bestimmt das 1. Stadium *(Rotation)* die Lagebeziehung des Duodenums zu den Nachbarorganen. Das Pankreas z. B. entwickelt sich aus einer größeren dorsalen und einer kleineren ventralen (D 2 anhaftenden) Anlage durch Verschmelzung. Wenn während des Rotationsstadiums diese

Verschmelzung nicht zustandekommt, kann das Duodenum descendens von beiden Anlagen umfaßt werden, so daß ein Pankreas anulare (s. Abb. 59) entsteht. Das 2. Stadium *(Fixation)* erweckt unser spezielles Interesse, da auf Grund von Verschmelzungsprozessen das Duodenum engere Organkontakte bekommt als vorher bestanden.

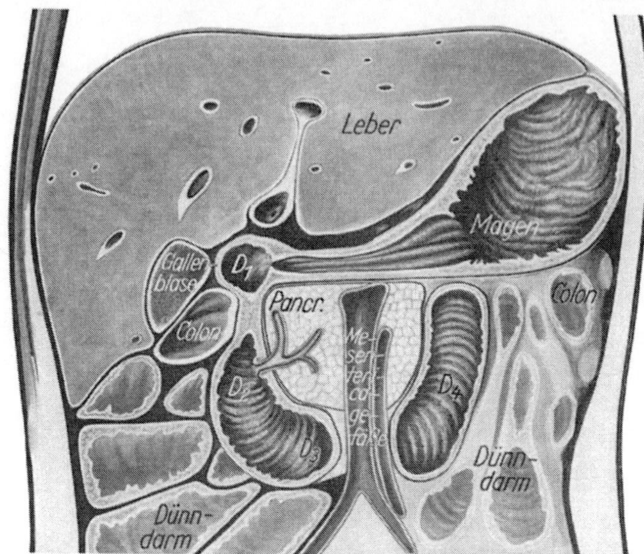

Abb. 3. Querschnitt durch den Oberbauch in Höhe des Duodenums (nach PERNKOPF)

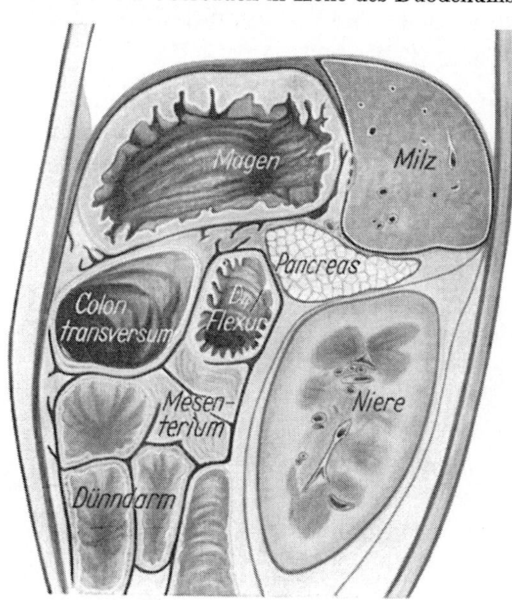

Abb. 4. Paravertebraler Sagittalschnitt durch die linke Hälfte des Abdomens (nach PERNKOPF)

Den Ausführungen HAFFERLs folgend, hat das Duodenum im frühen Fetalstadium ein Mesoduodenum, mit dem es an der Wirbelsäule angeheftet und deshalb frei beweglich ist. Diese freie Beweglichkeit geht später dadurch verloren, daß sich die Duodenalschlinge rechts der Wirbelsäule dem dorsalen Peritoneum anlagert und sich ihr Peritonealüberzug sowie die Oberfläche des Mesoduodenums mit Peritoneum des Cavum peritoneum verschmelzen und so sekundär fixiert werden. Infolgedessen hat das Duodenum nur an der Vorderseite Peritoneum und liegt scheinbar retroperitoneal. Es liegt der rechten Niere eng an und erscheint nach dem Verlust des Peritoneum parietale an die hinter ihm befindliche Fascia renalis fixiert. Auch an der Vorderseite verliert das Duodenum z. T. sein

Peritoneum, da die rechte Colonflexur und das Mesocolon ascendens sich ihm auflagern und mit ihm verwachsen.

Dem Duodenum liegen ventral sekundäre Haftlinien des Mesocolon transversum an, die sich nach links lateral auf den Pankreaskopf und -körper fortsetzen. Eine zusätzliche

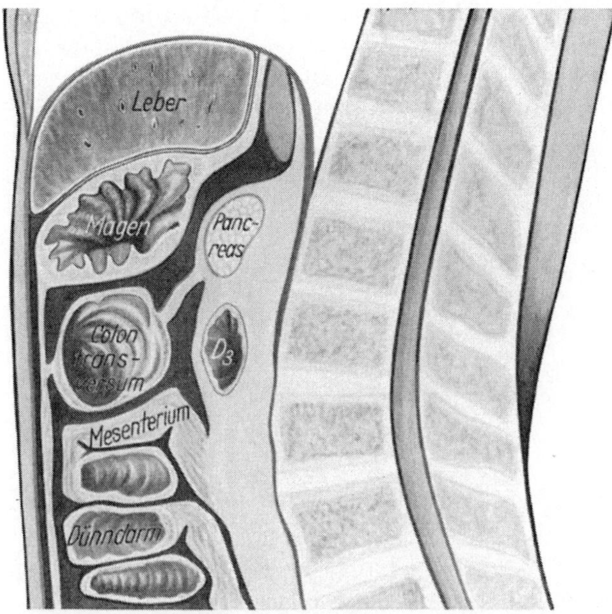

Abb. 5. Sagittalschnitt durch die Mitte des Abdomens (nach PERNKOPF)

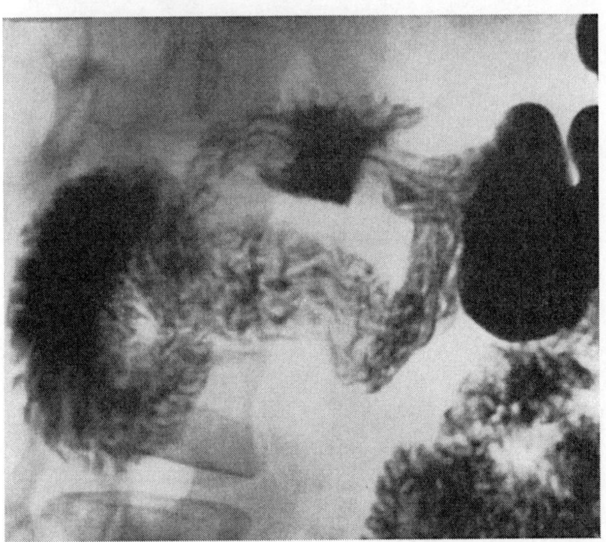

Abb. 6. Duodenum inversum

Fixation des Duodenums erfolgt caudal durch den Pankreaskopf, der sekundär am Peritoneum parietale fixiert ist.

Störungen in dieser Entwicklung verändern die topographischen Beziehungen. Beim Mesenterium commune kommt es infolge Hemmung der Drehung der Nabelschleife zu einer Rechtslage der Flexura duodenojejunalis. Eine andere Anomalie ist die prävasculäre Lage der Pars inf. (D 3), die vor, statt hinter den Mesenterialgefäßen verläuft. Beim Duodenum inversum (Abb. 6) steigt D 4 dorsalwärts von D 2 hinter dem Pankreaskopf auf und biegt dort in die Gegend der Flexura duodenojejunalis um (Töndury). Das Duodenum mobile (suprapapillare, infrapapillare und totale) ist durch mangelnde Mesenterialverklebung bedingt. Behält die Pars sup. duodeni ein freies Mesenterium, kommt es zur Schleifenbildung nach unten (Abb. 7). Das Megaduodenum ist bedingt durch ein Fehlen der ganglionären Elemente in der Darmwand (s. unten).

Die Lagebeziehungen von Duodenum und Nachbarorganen im *Retroperitonealraum:* Pankreas, Nieren, Nebennieren, Mesenterialgefäße, Lymphknoten der Mesenterialwurzel und in der *Peritonealhöhle:* Leber, Gallenblase, Colon transversum mit den Flexuren, Magen und Jejunum lassen sich aus den Abbildungen in drei Ebenen gut ableiten (Abb. 1—5).

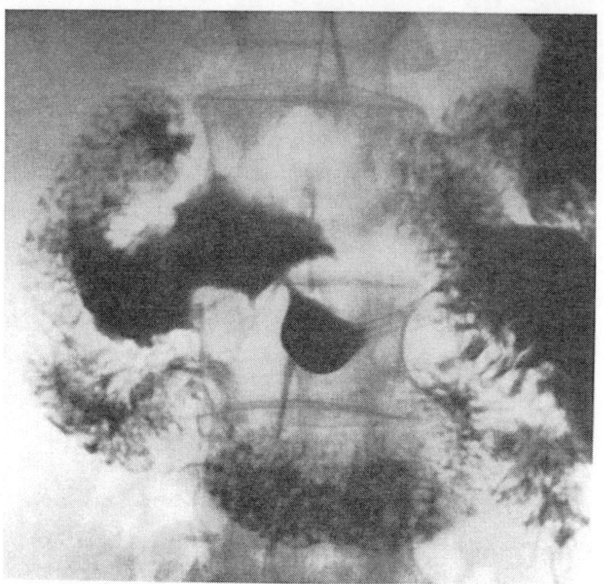

Abb. 7. Freies Mesenterium bei D 1

3. Pathogenetische Beziehungen und ihre röntgenologische Darstellung

a) Allgemeine Veränderungen am Duodenum durch Nachbarschafts- oder Systemerkrankungen

α) Wandveränderungen

Es liegt auf der Hand, daß die Erkrankungen der direkt dem Duodenum anliegenden Organe zu einer sekundären Reaktion am Duodenum und umgekehrt führen müssen. *Entzündungen* können per continuitatem, lymphogen oder canaliculär sich entwickeln: Duodenitis — Cholangitis/Cholecystitis und Pankreatitis (Lohmann). Dicke, quergestellte Falten, auf denen das Kontrastmittel hängenbleibt, beweisen die entzündliche Wandveränderung (Abb. 8). Sie sind gewöhnlich mit Tonus- und Peristaltikstörungen verbunden (s. unten).

Auch wenn die Duodenitis meist Teilstück einer Gastroenteritis ist, die ihrerseits auf Grund ihrer innigen Verbindung zu den Nachbarorganen Wirkung entfaltet, ist sie häufig isoliertes Teilsymptom einer Nachbarschaftserkrankung, besonders der *Pankreatitis* (Lohmann). Dabei läßt sich ein Parallelismus der Duodenalveränderung mit der Schwere des Krankheitsbildes nachweisen. Die durch Varicen bedingte Schleimhautveränderung (Alberti) bei *prähepatischer Blockade* mit portaler Hypertension ist mittels dosierter Kompression gut abzugrenzen (Abb. 9) und mittels der Splenoportographie direkt nachzuweisen (Abb. 10).

Die von Cole gesehene Impression der V. portae an der Bulbusspitze in Form einer Kerbe wurde bisher nicht bestätigt.

Wie bei der Venektasie oder Varicenbildung im Magen finden sich daneben am Duodenum entzündliche Schleimhautveränderungen mit Tonus- und Peristaltikstörungen. Ursache der prähepatischen Blockade sind akute oder chronische Pankreatitiden durch

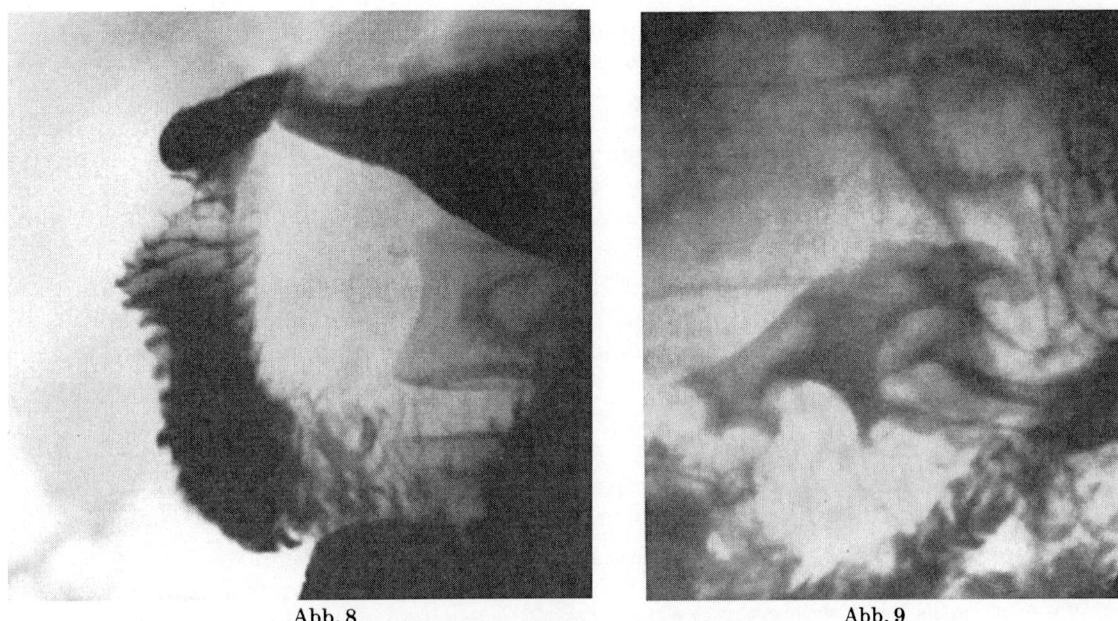

Abb. 8 Abb. 9

Abb. 8. Entzündliche Faltenschwellung im Duodenum

Abb. 9. Duodenalvaricen bei prähepatischer Blockade (Milzvenenthrombose bei Pankreascarcinom)

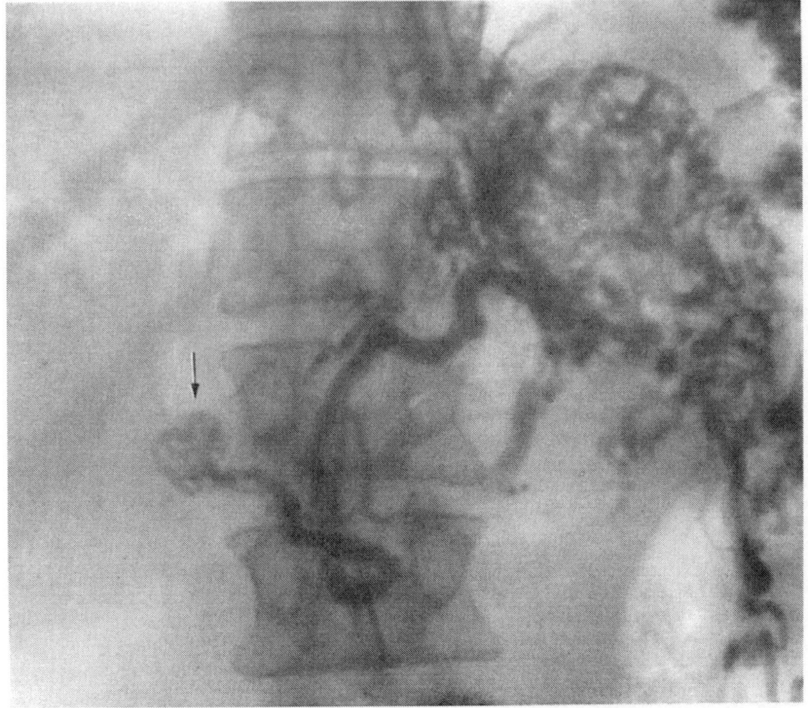

Abb. 10. Splenoportographie zu Abb. 9. Darstellung der Duodenalvaricen über die V. gastroepiploica

Milzvenenthrombose und Tumoren der Pankreasloge (RÖSCH; RÖSCH und HERFORT). Die chronische Pankreatitis z. B. führt in 6—10% der Fälle auf Grund der prähepatischen Blockade zur Blutung (HUNT, HESS).

β) Tonus- und Peristaltikstörungen

Normalerweise entleert sich der gefüllte Bulbus ganz oder gar nicht. Peristaltische Wellen laufen aber nicht ab (DELORIMIER, MOEHRING und HANNAN). Diese setzen erst hinter der Bulbusspitze ein und scheinen segmental abzulaufen (SAUVEGRAIN und LEFÈBVRE). *Pendelperistaltik bzw. Retropulsion des Duodenalinhaltes* sind als Mischbewegung an sich kein pathologischer Befund. Breireflux in den Magen ist demnach nicht pathologisch. Wird jedoch das Bild der Pendelperistaltik führend, muß man an Irritationen durch duodenale und paraduodenale Prozesse denken.

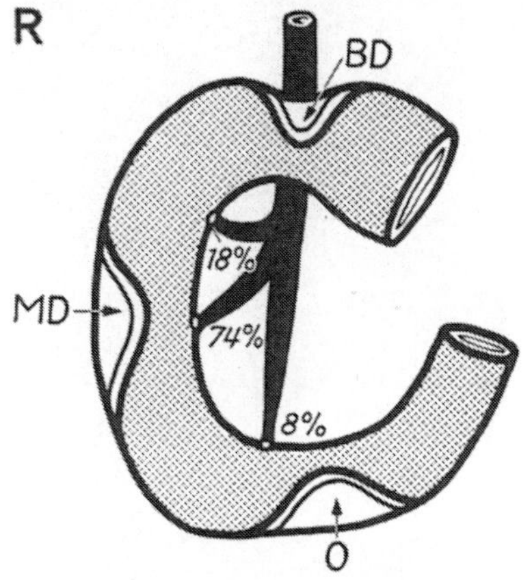

Abb. 11. Duodenale Sphinkterzonen und Sitz der Papilla major nach der Häufigkeit. *BD* bulboduodenaler, *MD* medioduodenaler, *O* Ochsnerscher Sphinkter

Nach MONTANA, SALOMONI und SQUILLACI gibt es im Duodenum leicht irritable autonome Knotenpunkte, die auf leichtesten Reiz hin Kontraktionsphänomene auslösen. Der anatomische Beweis steht noch aus.

Eine andere Vorstellung stützt sich auf die Annahme von Störreflexen in den viscero-visceralen Reflexbögen in den prävertebralen neurovegetativen Geflechten.

Dem Duodenum zugeordnet sind die Segmente D 6 bis D 10, dem Magen D 5 bis D 9, dem Pankreas D 7 bis D 9, den Gallenwegen und der Leber die Segmente D 6 bis D 10 und der Blase D 10 bis L 1 (HANSEN und v. STAA; CLARA). Die Segmente des Duodenums überlagern sich also mit denen mehrerer anderer Organe. Das Duodenum wäre mithin das Reflexglacis zahlreicher Organe, die bei Erkrankung reflektorisch duodenale Motilitäts- und Tonusstörungen auslösen könnten: Appendicitis chron. (Ileocöcalregion!), die von den Nn. splanchnici kontrollierten Organe und die Cholecystitis chron. (RHODENBURG, 1927; NORSA, 1931; THOMPSON und ABEL jr., 1932; CARTER und HOTZ, 1939; STRNAD, 1940; MICHAILOW, 1956).

Tabelle 1. *Typen der funktionellen Störung bei Pankreopathie* (PANNHORST). *Sie stehen als Reaktionstypen für alle Nachbarschaftserkrankungen am Duodenum*

Art der funktionellen Störungen bei Pankreopathie	Sitz der funktionellen Störungen bei Pankreopathie
Änderungen am Schleimhaut-Relief	Duodenum, Antrum ventriculi, Papilla Vateri, Ampulla Vateri, oberes Jejunum, Dünndarm allgemein,
Hypermotorik und Hypertonie (Streckenkontraktion, stehende Reizkontraktion, Spasmen)	Canalis ventriculi, Duodenum, Sphincter Oddi
Störung der Peristaltik (Verebben, Auslöschen, Arrhythmie)	Canalis ventriculi, insbesondere Antrum, Duodenum
Hyperkinese (schnelle Passage, Rücktransport, Pendeltransport)	Duodenum, oberes Jejunum, Dünndarm allgemein
Dyskinesie	Terminaler Duct. choled., Sphincter Oddi
Hypotonie	Duodenum, Gesamt-Magen
Lokalisierte Hypotonie (Atonie, Ektasie)	Duodenum, insbesondere Genu interius
Supersekretion (Kontrastverdünnung, verwaschenes Relief, Sedimentierung, Gas-, Schicht- und Spiegelbildung)	Duodenum, oberes Jejunum
Kombination motorischer, sekretorischer und Reliefstörungen	Duodenum („Gießkannen-Phänomen“)

Die duodenale Dyskinesie demonstriert sich als Hyperkinesie mit blitzartiger Passage, verstärkter Pendelperistaltik oder auffälliger Retropulsion, Hypertonie mit Spasmen oder Streckenkontraktionen am oberen Duodenum. Letztere sind von KUHLMANN bei Gallenblasenerkrankungen und rechtsseitiger Pleuritis beschrieben worden.

Die Atonie des Duodenums bei Erkrankungen der Gallenblase, des Pankreas, der Ileocöcalregion, der Genitalorgane und des Magen-Bulbusbereiches wird in gleicher Weise wie die Hyperkinesie reflektorisch erklärt (KADRNKA, 1937; STRNAD, 1940; RUPPERT, 1942; HILLEMAND u. Mitarb., 1948; REBOUL u. Mitarb., 1955). Insbesondere das supramesokolische Duodenum soll atonisch reagieren (KADRNKA; STRNAD). Unterstellt man das Bestehen von Störreflexen und ihre Wirkung auf das Reflexglacis „Duodenum" in Form der duodenalen Dyskinesie, ist damit nicht erklärt, weshalb in der Vielzahl der Fälle mit duodenaler Dyskinesie eine mehr oder weniger ausgeprägte Faltenschwellung und (röhrenförmige) Wandsteife im Duodenum besteht. Einleuchtender erklären Lage und Abflußverhältnisse des Lymphsystems die Beziehung des Duodenums zu den entfernt liegenden Organen:

Die Lymphbahnen des Colons und Dünndarms ziehen in die Mesenterialwurzel und haben dort ihr zentrales Lymphknotenfilter. Nach REBOUL u. Mitarb. kommt es lymphogen zu einer entzündlichen Irritation an der Schleimhaut und im periduodenalen Nervenplexus mit Störung des sympathisch-parasympathischen Gleichgewichts. Nicht übersehen sollte man aber, daß für die bei weitem häufigste Ursache der duodenalen Dyskinesie, die Pankreasaffektion und die Cholecystopathie, weder die eine noch die andere Erklärung notwendig ist: Der ausgedehnte und enge räumliche Kontakt zwischen Duodenum und Pankreas bzw. Gallenblase/Gallenwege und Duodenum erklärt zwingend die Duodenalreaktion auf Nachbarschaftserkrankungen, wie etwa Pankreatitis, Gallenblasenempyem usw.

Außerdem: Je größer die Zahl der möglichen Organe ist, deren Erkrankungen zur Duodenaldyskinesie führen, desto unspezifischer ist sie als Symptom, um so weniger wiegt sie und um so subjektiver wird die Deutung. Von der Zahl her wird man nicht fehlgehen, wenn man *eindeutige* Duodenaldyskinesien zunächst immer auf das Duodenum selbst sowie die engsten Nachbarschaftsorgane (Magen, Pankreas und Gallensystem) bezieht. Die ausgeprägteste Hyperkinesie in Form einer blitzartigen Passage des Duodenums macht das Ulcus duodeni, die durchgreifendste Peristaltik die Duodenalstenose (HOLZKNECHT). Andererseits macht die ausgeprägteste Duodenalatonie die akute Pankreatitis und die Steinpenetration aus der Gallenblase in das Duodenum.

In der französischen Literatur spielen Spasmen in den duodenalen Sphinkterzonen (Abb. 11) eine große pathogenetische Rolle für die Erkrankungen der Gallen- und Pankreaswege. In der Tat ist man auf Grund der Erfahrung geneigt, eine bulbo-duodenale Sphincterzone (cap sphincter der amerikanischen Literatur) anzunehmen: Bulbus und übriges Duodenum sind funktionell verschiedene Einheiten. Isolierte Bulbusfüllungen sind z.B. jedem Röntgenologen vertraut. Indessen gibt es weder für diesen noch den medioduodenalen und Ochsnerschen Sphinkter ein anatomisches Substrat. Für die beiden letzteren gewinnt man weder durch Film- noch Durchleuchtungsbeobachtung Anhalt, so verführerisch und theoretisch einleuchtend ihre Existenz für die Entstehung entzündlicher biliopankreatischer Prozesse durch Aspiration von Darminhalt aus den sphinkterbedingten, unter erhöhtem Druck stehenden Duodenaltaschen (ALBOT und KAPANDJI) in die Papille und das Gangsystem auch sein mag. Sicher ist die enge Koppelung von Duodenalperistaltik und Entleerungsmechanik des biliopankreatischen Systems (WESTPHAL; RITTER). Allerdings sollte das synergistische Verhalten von Magen, Duodenum und Sphincter Oddi auf nervöse Reize einen Reflux in das biliopankreatische System durch Erhöhung des Duodenaldrucks gerade verhindern und nicht provozieren (GREENFIELD; SIEGEL und DE FRANCIS). Besondere Umstände sind jedenfalls für den biliopankreatischen Reflux in jedem Falle erforderlich (s. Choledochus).

Bei Anlegung strenger Maßstäbe sind meines Erachtens die häufigen und oft aus geringem Anlaß auftretenden *Hyperkinesien und Hypertonien* am Duodenum nur relativ selten Anlaß zu weitreichenden diagnostischen Schlußfolgerungen, zumal die Abgrenzung

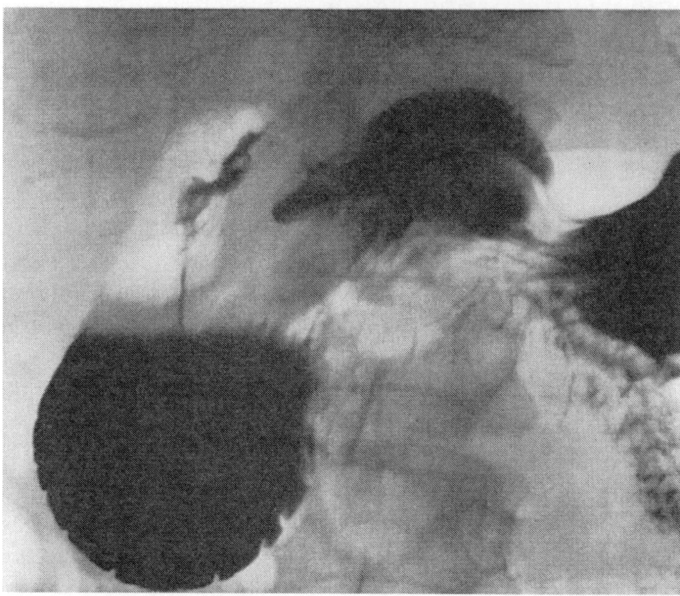

Abb. 12. Duodenalatonie. Gasfüllung des Duodenums, Gießkannenphänomen und Breisee bei D 3 mit Sekretschichtung (exacerbierte chronisch-rezidivierende Pankreatitis)

des noch Normalen und des schon Pathologischen fast unmöglich ist. Ungleich bedeutungsvoller ist dagegen die *Hypo- bzw. Atonie des Duodenums.* Sie stellt sich gewöhnlich eindeutig dar in Form der konstanten prallen, wurstförmigen Duodenalfüllung (DORNER) oder des Gießkannenphänomens (PANNHORST), bei dem der Brei aus dem Bulbus in die röhrenförmig klaffende Pars descendens duodeni in einer schmalen Breistraße abfließt und in der Pars horizontalis (D 3) einen Breisee bildet (Abb. 12—15). Wenn dieses Symptom auch unspezifisch ist, besteht kein Zweifel daran, daß irgendwo eine mehr oder weniger ernsthafte Ursache dafür bestehen muß. Am weitaus häufigsten sind es entzündliche Erkrankungen der engsten duodenalen Umgebung: akute Cholangitis, Gallenblasenentzündung (Empyem), akute oder chronisch-rezidivierende Pankreatitis (HULTÉN). Die akute Pankreatitis wird auf Übersichten im Liegen oder Stehen geradezu durch den Luftgehalt der atonischen Duodenalschlinge charakterisiert. Die Atonie kann so stark werden, daß man einen konstanten wurstförmigen Ausguß des Duodenums mit dem Bild einer tiefsitzenden Duodenalstenose erhält. BERNSTEIN sah sie bei Ulcera und Nachbarschaftsprozessen, ich selbst zweimal bei akuter Pankreatitis ohne echte Duodenalkompression. Wie bei BERNSTEIN ergab auch bei den eigenen Fällen die Operation ein normal durchgängiges Duodenalrohr. Magenektasie und Meteorismus von Colon ascendens und transversum demonstrieren eindrucksvoll die Atonie infolge Diffusion der Pankreas-

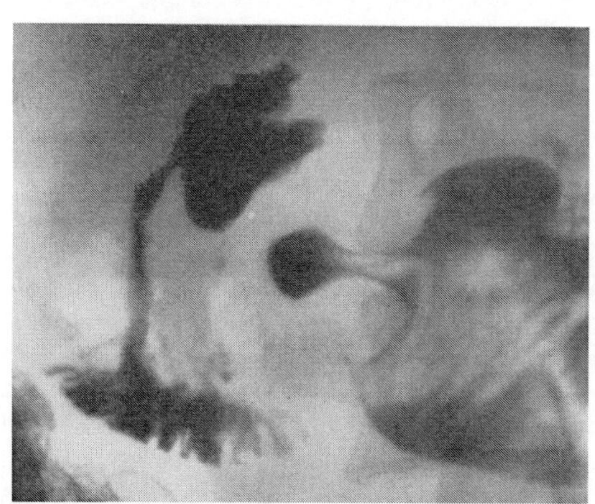

Abb. 13. Duodenalatonie bei Pankreaskopfcarcinom mit gleichen Veränderungen wie in Abb. 12

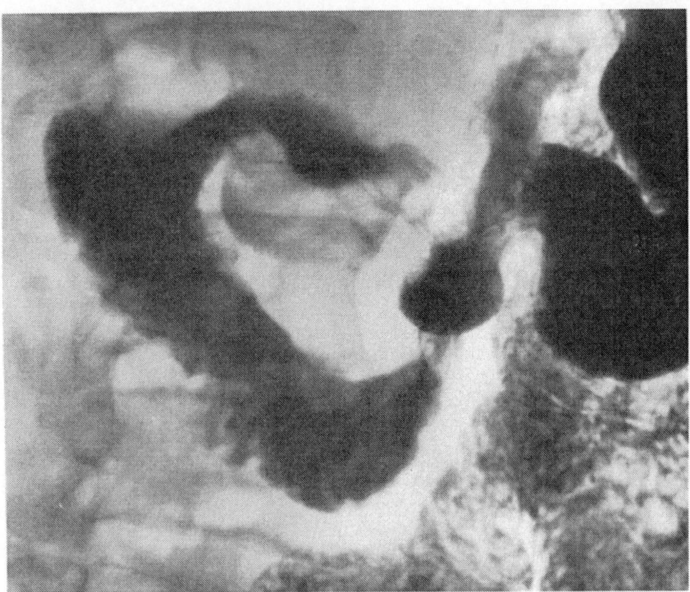

Abb. 14. Duodenalatonie bei penetrierendem Ulcus duodeni (sekundäre Pankreatitis)

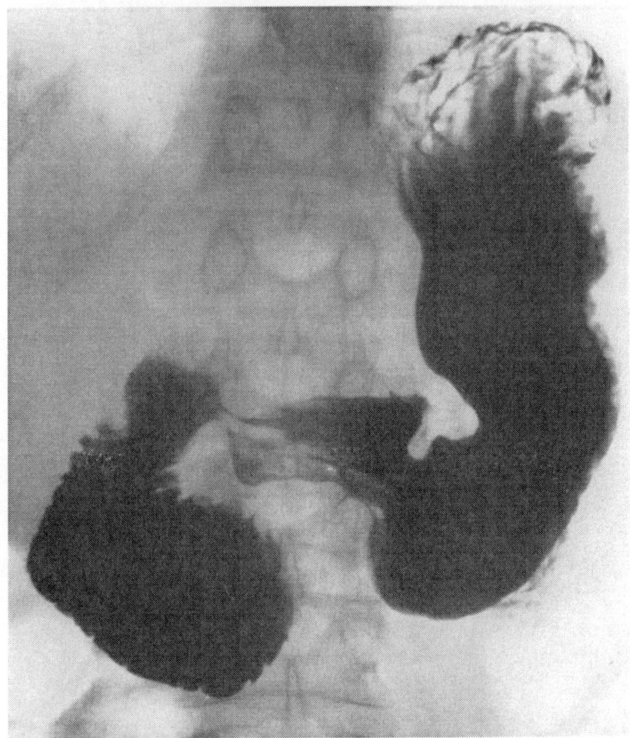

Abb. 15. Duodenalatonie bei Sklerodermie

fermente in die Umgebung. Man sieht die Atonie aber auch bei allen größeren Tumoren dieser Organe (Abb. 13), bei kleineren nur bei direktem Übergreifen des Tumors auf die Duodenalwand. HESS betrachtet sie auch als Indiz auf das Vorliegen einer Gallenwegshypotonie.

Findet man beim Ulcus duodeni an der Hinterwand statt der Hyperperistaltik eine Duodenalatonie, muß man eine Penetration in das Pankreas annehmen (Abb. 14). Bei weniger ausgeprägter Atonie wird man sich mit dem Ausdruck der Pankreasirritation begnügen. In diesen Fällen findet man bei der Operation pannusartige Stränge zwischen Bulbus und Pankreasvorderwand (s. Ulcus duodeni unter Differentialdiagnose).

Die Art der Wirkung der akut erkrankten Organe auf das Duodenum ist, wie oben erwähnt, unklar. Im Falle der akuten Pankreatitis können die in die Umgebung diffundierten Fermente Ursache der Atonie sein, nicht aber im Falle des Pankreascarcinoms. Neben direkten Wirkungen über Fermente, canaliculär und lymphangitisch fortgeleitete Entzündungen muß man nach RUPPERT u.a. auch indirekte Wirkungen über viscero-viscerale Reflexe diskutieren, die sich sowohl am Duodenum wie Magen und Colon in Form einer Atonie auswirken (s. oben).

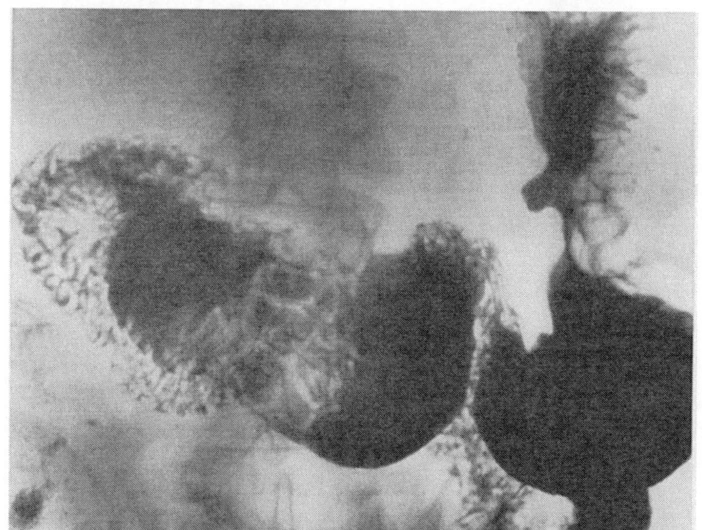

Abb. 16. Megabulbus bei Ulcus ventriculi, das in den Pankreasschwanz penetriert

Experimentelle Beweise fehlen zwar bisher, der Erfolg der Therapie [Steinentfernung (OPPENHEIMER, Appendektomie)] mit Verschwinden der Duodenalatonie ist aber nicht zu übersehen. Ausgeprägte Duodenalatonie findet man, außer bei den oben erwähnten Erkrankungen, noch bei folgenden Zuständen: Diabetes; Avitaminose; Porphyrie; Lupus erythematodes (BROWN; SHIREY und HASERICK; FISCHER); Hypokaliämie (SWART); Ikterus (KRAUS und STRNAD); Hyperproteinämie (REBOUL; DELORME; BOUYSSOU; COULON); degenerativ-toxischen Prozessen, die neben den nervösen Elementen auch die Muskulatur betreffen können, z.B. Sklerodermie (PATTERSON und RIOS) (Abb. 15); rein toxisch (Morphinsucht; HILLEMAND) und endokrin (Schilddrüsenunterfunktion, oft bei Spasmophilie; HILLEMAND und BARRÉ).

Bei all diesen Erkrankungen tritt die Duodenalatonie durchaus nicht obligat auf. Als Seltenheit darf, wie oben erwähnt, das kongenitale Megaduodenum auf Grund des Fehlens der Ganglien in der Duodenalwand gelten (BARNETT und WALL; FUSI und SALOMONI). Der Beweis für die kongenitale Anlage der Atonie wird sich in vivo jedoch kaum führen lassen (P. DUVAL). Die isolierte Erweiterung des Bulbus (Megabulbus) ist ähnlich zu beurteilen. Meist findet sich, wie in Abb. 16, eine naheliegende Erklärung dafür.

b) Lokale Wandveränderungen durch Nachbarschaftsprozesse

Es gibt für jedes Nachbarschaftsorgan typische Wandbereiche, soweit man bei der Labilität aller Organlokalisationen davon sprechen kann. Ihre Kenntnis erleichtert die röntgenologische Differentialdiagnostik im Oberbauch sehr.

α) *Magen*

Der Bulbus duodeni kann funktionell als Teil des Magens betrachtet werden, wie auch das Spektrum der Magenerkrankungen dem des Bulbus duodeni entspricht. *Entzündliche Schleimhautprozesse* im Antrum greifen leicht auf das Duodenum über (Gastroduodenitis) (Abb. 18), weniger leicht die Phlegmone (s. UNGERMANN). Benachbarte *Ulcera* im bulbus- und pylorusnahen Antrum können durch Unterminierung des Pylorus ineinander übergehen und so eine Gastroduodenalfistel erzeugen (MERKEL). Die *Invagination* des Magens in das Duodenum kommt bei größeren, gutartigen Magengeschwülsten vor, speziell bei adenomatösen, gestielten Polypen (Literatur bis 1927 bei HENSCHEN; ROTHE; SCHMIDT; LÖNNERBLAD; ZDANSKY; JENSSEN u.a.). *Prolaps* eines Pyloruscarcinoms in das Duodenum *mit Verlegung des Lumens* ist ebenfalls beschrieben (SPITZENBERGER). Prolapse der Magenschleimhaut sind gewöhnlich mit Entzündungsprozessen im Pylorus- und Duodenalbereich vergesellschaftet. Sie führen durch Einklemmung des Pylorusrings zu Stenoseerscheinungen (SCHWARZKOPF; MELAMED, HAUKOHL und MARC; PRÉVÔT). Auch polypöse Schleimhautveränderungen können den Bulbus duodeni mitbetreffen und eine duodenale Enge bedingen (Abb. 19). Die *Impression der Bulbusbasis* durch Antrumcarcinome ist häufig, ohne daß diese infiltrativ in das Duodenum einwachsen. Infiltratives Einwachsen in das untere Duodenum bei D 3/4 oder vom Duodenum in die Magenhinterwand ist nicht so selten (Abb. 20). Primäre *akute Magenlähmung* kann nach v. HERFF zum arteriomesenterialen Duodenalverschluß führen, z.B. bei Infektionskrankheiten (PETITPIERRE u.a.), Peritonitis, durch direkte mechanische Insulte (z.B. Bauchdeckenkontusion); Operation an den Gallenwegen und bei Kaliumverlust: Die Mesenterialwurzel spannt sich wie ein Strang über das horizontale Duodenum (D 3/4) und klemmt das Duodenum ab. Umgekehrt kann es durch akute peritonitische Fixation der Dünndarmschlingen im kleinen Becken durch den Druck des Mesenterialansatzes und seiner Gefäße zu einer chronischen Duodenalstenose mit Erweiterung von Duodenum und Magen kommen (MILLER und GAGE; BUCHENAN).

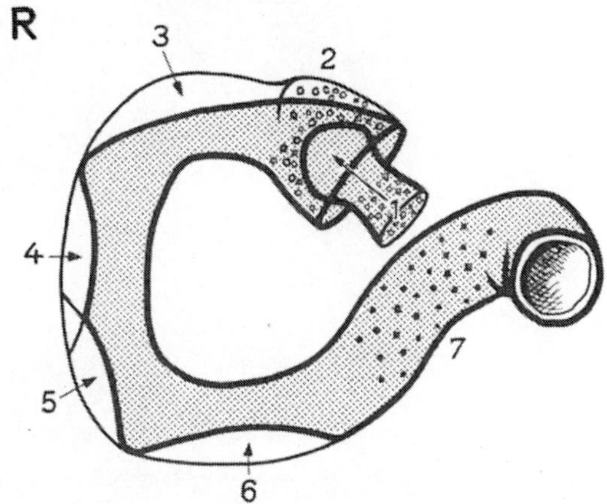

Abb. 17. Duodenum und Nachbarorgane: *1* Prolaps eines Magenpolypen oder von Magenschleimhaut; *2* Übergreifen von Schleimhautprozessen des Magens; *3* Impression der vergrößerten Leber; *4* und *5* Impressionen durch die vergrößerte Niere und Nebenniere; *6* Impression durch eine Hufeisenniere (s. Abb. 71); *7* Übergreifen eines Magencarcinoms auf das Duodenum bzw. eines Duodenalcarcinoms auf die Magenhinterwand

β) *Leber*

Allgemeine oder tumorbedingte Lebervergrößerungen, besonders des linken Leberlappens und des Lobus quadratus, führen zur *Kompression* des Bulbusdaches. Bei Übergreifen eines primären Lebercarcinoms kann die Abgrenzung der *Wandveränderung* gegenüber anderen infiltrativen Prozessen (Pankreaskopf-, Gallenblasen- und Choledochuscarcinom), die zu Lebermetastasen führen, sehr schwierig oder unmöglich sein. Umgekehrt können Ulcera duodeni in die Leber penetrieren. Durch Kompression des Stammes der V. portae kann es gleichzeitig infolge prähepatischer Blockade zur *Duodenalvaricose* kommen.

γ) *Gallenblase*

Sie liegt gewöhnlich, sieht man von angeborenen Atypien ab, in mehr oder weniger großer Ausdehnung D 2 cranial und rechts lateral breit an (Abb. 22). In Bauchlage tritt die Pelottierung des Duodenums durch die Gallenblase verstärkt hervor (H. H. BERG).

Macht sie eine ausgeprägte *Impression* bei D 2, muß man nach HESS eine vergrößerte Gallenblase auf Grund einer Gallenabflußstörung (Courvoisiersches Zeichen) einen Hydrops oder ein Gallenblasenempyem annehmen (Abb. 23). Bei hochliegendem Magen und hochstehender (geblähter) rechter Colonflexur schlägt sich der Gallenblasenfundus nach oben und medial um. Er pelottiert den Bulbus quer (Abb. 24).

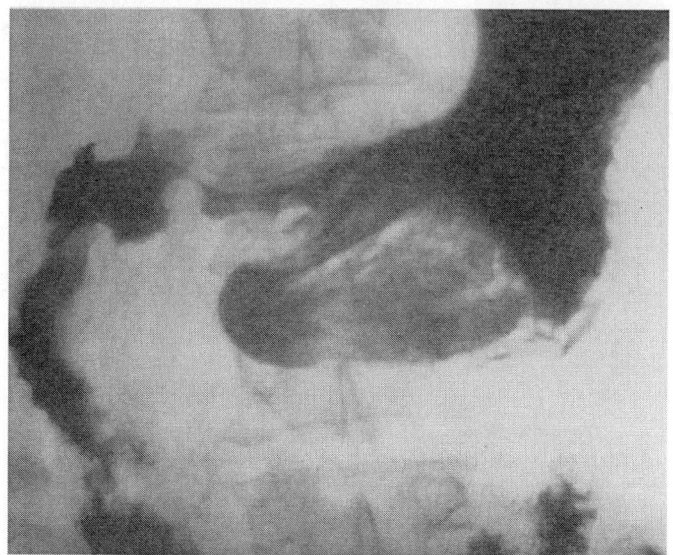

Abb. 18. Schwere Gastroduodenitis mit Pankreatitis (mit Antrumpelotte)

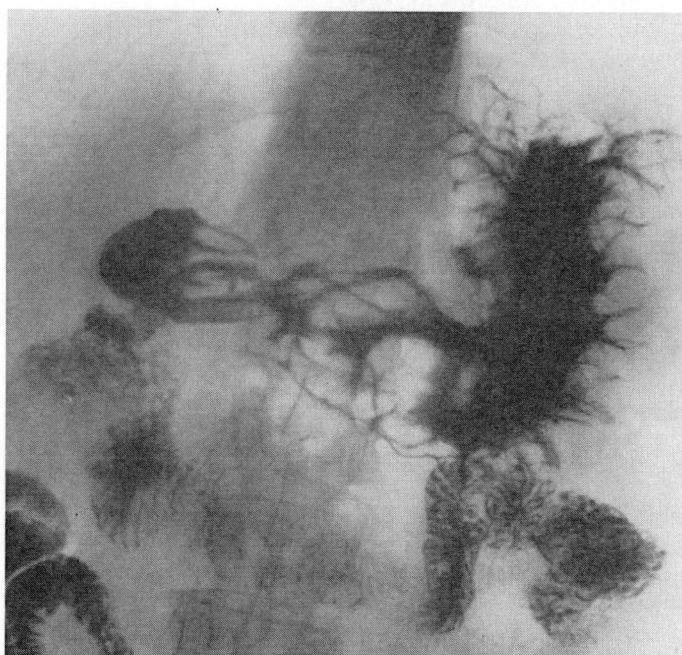

Abb. 19. Gastropathia hypertrophicans gigantea (Menétriersche Krankheit) mit Duodenalstenose bei D 1/2

Ein lange diskutierter Befund ist die häufige *Spiegelbildung im Bulbus*, die praktisch immer auf extraduodenale Veränderungen zurückzuführen ist (SCHAAF und WILHELM). Häufigste Ursache ist die Cholecystitis (Pericholecystitis adhäsiva), weniger oft eine postoperative Adhäsionsbildung oder lokale Peritonitis, z.B. bei entzündlichen Lebererkrankungen. Der Bulbus entfaltet sich auf Grund der Adhäsionsbildung am Bulbus-dach oder einer narbigen Verschwielung nicht mehr, so daß die aus dem Magen ausgetriebene Luft eine Kuppelblase bildet, oft mit Doppelspiegeln oder Schichtung von Brei und Sekret. Die stärksten Veränderungen dieser Art findet man bei den sekundären Duodenalatonien (s. dort).

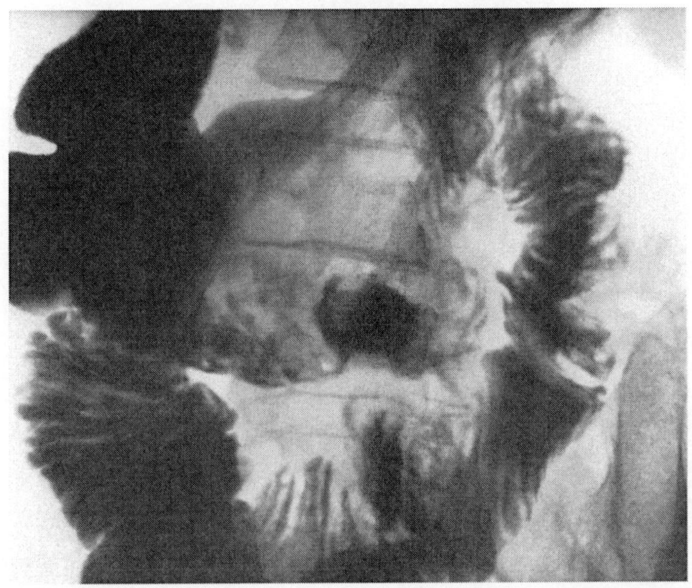

Abb. 20. Primäres ulceriertes Duodenalcarcinom bei D 3/4 mit Einwachsen in die Magenhinterwand

Eine Ulcusperforation in die adhärente Gallenblase (SCHERPF und QUACK; KOURIAS u. a.) ist ebenso möglich wie *Perforation* einer entzündlichen Gallenblase oder eines Gallensteines in das Duodenum (VERGOZ und LEBOUD; RUEBNER; MACUMBER und STOLL u. a.). Steinperforationen treten fast ausschließlich bei Cholesterin-Pigment-Kalksteinen auf. Nach HICKEN und CARAY haben etwa 90% aller *Fisteln* ihre Ursache in

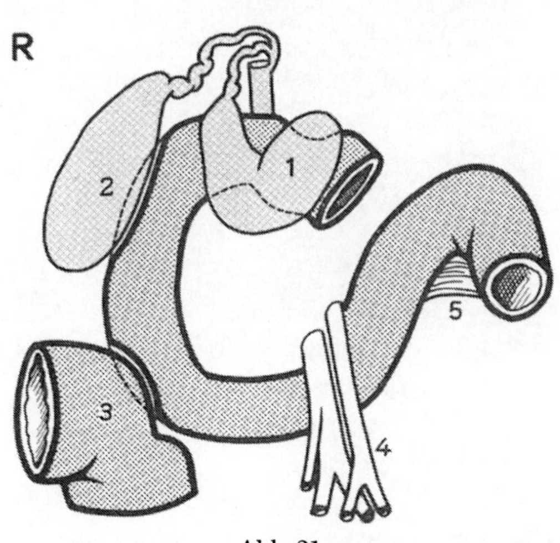

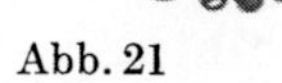

Abb. 21

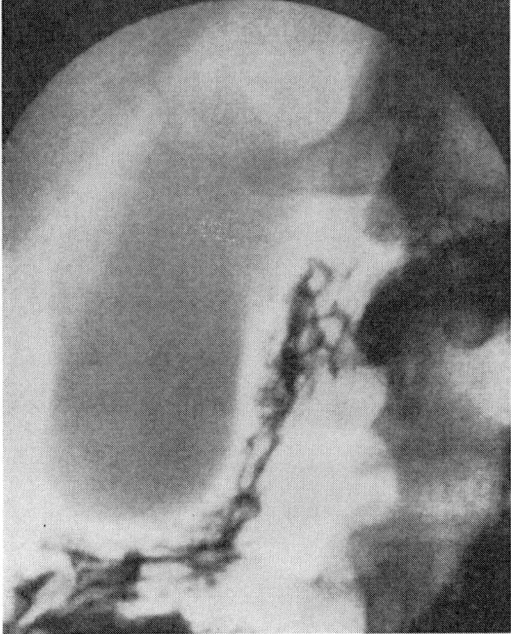

Abb. 22

Abb. 21. Schema der Impressionen durch die Gallenblase bei D 1 und D 2 (*1* und *2*), die rechte Colonflexur (*3*) und die Mesenterica-Gefäßgruppe (*4*); Treitzsches Band (*5*)

Abb. 22. Gallenblasenimpression bei D 2 an typischer Stelle

Gallensteinen, 6% in peptischen Ulcera. Insgesamt sind sie aber selten: 67 innere Spontanfisteln bei 30000 Sektionen (BORMANN und RIGLER; Übersichten bei EPPERSON und WALTERS sowie BYRNE).

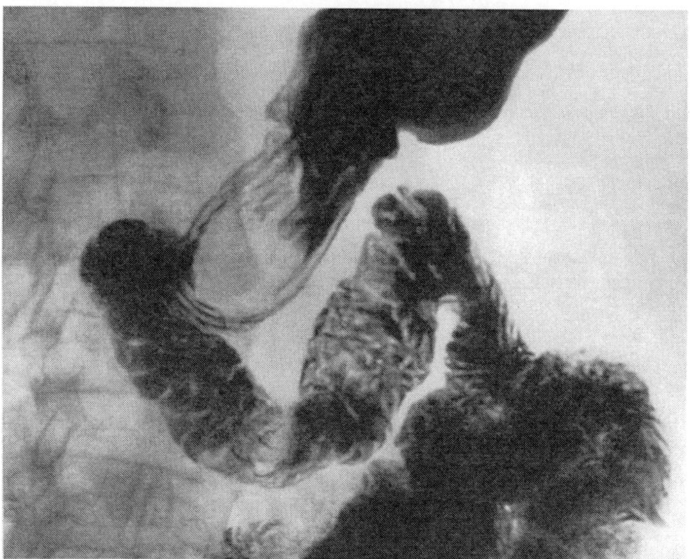

Abb. 23. Gallenblasenimpression am resezierten Magen (Billroth I) bei chronischer Pankreatitis

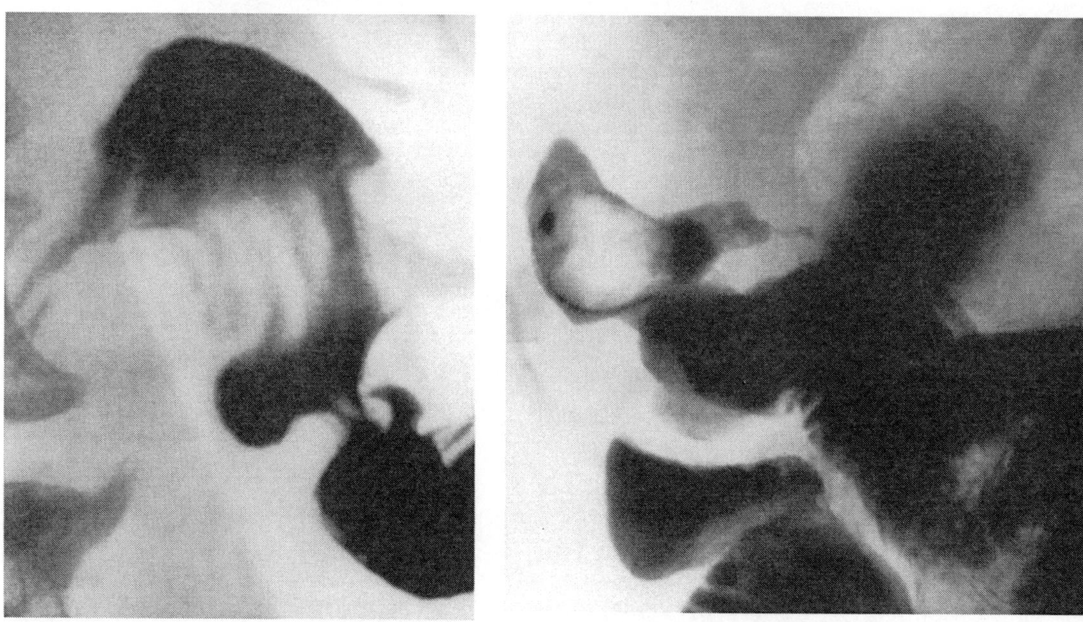

Abb. 24 Abb. 25

Abb. 24. Querverlaufende Gallenblasenimpression am Bulbus

Abb. 25. Gallensteinileus. Direkte Fistel zwischen Gallenblase und Bulbus. Stein in der Gallenblase. Retrograde Füllung des Choledochus über dem Ductus cysticus

Man trennt dabei die direkten von den indirekten inneren Fisteln: Bei den indirekten treten die zwei betroffenen Organe über einen Fistelgang in Beziehung. Bei der Steinperforation geht die Fistelbildung der eigentlichen Perforation häufig voraus und bleibt nach der Perforation bestehen (Abb. 25).

Die aus dem Bulbus austretende Luft umgibt dabei den Stein, so daß beim Gallensteinileus auf der Bauchübersicht das luftgeblähte, atonische Duodenum und der luftumgebene Stein in der Gallenblase bzw. im Bulbus duodeni neben dem gasgefüllten Choledochus zu sehen sind (Abb. 26).

Der *Ileus* bei der Gallensteinperforation wird mit 0,7—13% aller Ileusfälle angegeben (Wert und Schettling; Forester; Kommerell und Engel, Fraser; v. Lutzki). Der Steindurchbruch braucht nicht immer stürmisch vor sich zu gehen, wird sogar häufiger bei subakuten und chronischen Entzündungen angetroffen.

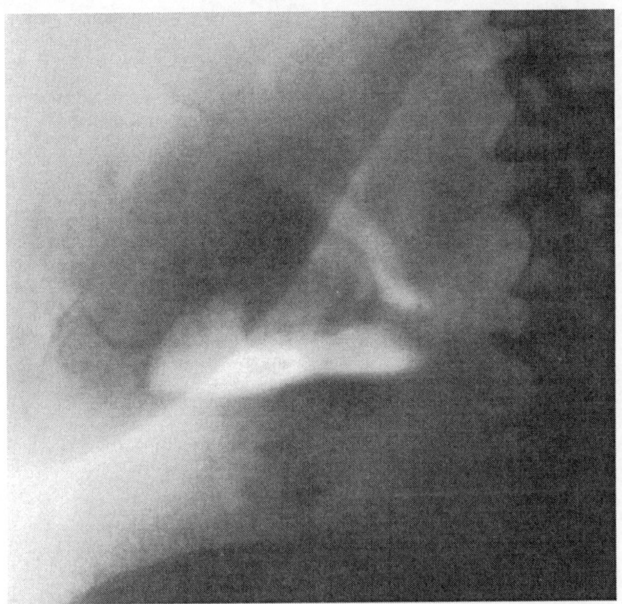

Abb. 26. Gallensteinileus. Luft im atonischen Duodenum, Luftfüllung des Ductus choledochus. Der Gallenstein ragt in das Duodenallumen herein

Im Gallenblasenfundus gelegene *Carcinome*, die im Verhältnis 5:1 Frauen jenseits des 60. Lebensjahres betreffen, greifen gelegentlich auf das Duodenum bei D 1 oder D 2 über und deformieren das Duodenum wie ein Pankreaskopfcarcinom. Leider wachsen sie sehr früh in die Leber ein, so daß Duodenalveränderungen stets das absolute Spätstadium darstellen (Abb. 27).

Ein Hinweis ist das Auftreten einer Gallenblasen-Duodenalfistel. Der *Verschluß des Gallenblasenhalses* durch den Tumor kann ein Empyem der Gallenblase, Rupturen und pericholecystische Abscesse erzeugen, die dann das klinische Bild ganz beherrschen. Die Schwierigkeit der Diagnostik geht daraus hervor, daß die Gallenblasencarcinome etwa 4% aller Carcinome ausmachen, die Diagnose präoperativ aber nur sehr selten gestellt wird.

δ) *Choledochus*

Die indirekte Beurteilbarkeit seiner Weite und die Möglichkeit einer differenzierten Diagnostik an seiner Mündung in das Duodenum (H. H. Berg, Strnad, Templeton u.a.) ist von hoher praktischer Bedeutung: bei Steinverschluß und Tumor in der Pankreasloge ist die *Cholangiographie* wegen zu hohen Bilirubin-Spiegels in vielen Fällen gerade dann kontraindiziert, und der Mut zu forciertem Vorgehen (Cöliakographie, transhepatische Gallenwegspunktion) ist größer, wenn man die wahrscheinlich mechanische Ursache, die Lokalisation und die wahrscheinliche Ursache der Blockade kennt.

Die Probelaparotomie mit der digitalen Abtastung des Lig. heptato-gastricum und des Pankreaskopfes erweist sich immer wieder als unzuverlässig.

Der Choledochus kreuzt das Duodenum dorsal meist am Übergang von D 1 nach D 2, je nach Länge und Lage von D 1 bzw. nach Lage des Magens auch weiter pyloruswärts (Abb. 28). Ein normal weiter Choledochus macht nur ausnahmsweise eine bandförmige *Impression* am Duodenum (Abb. 29), am ehesten die Typen 1 und 2 der Abb. 28.

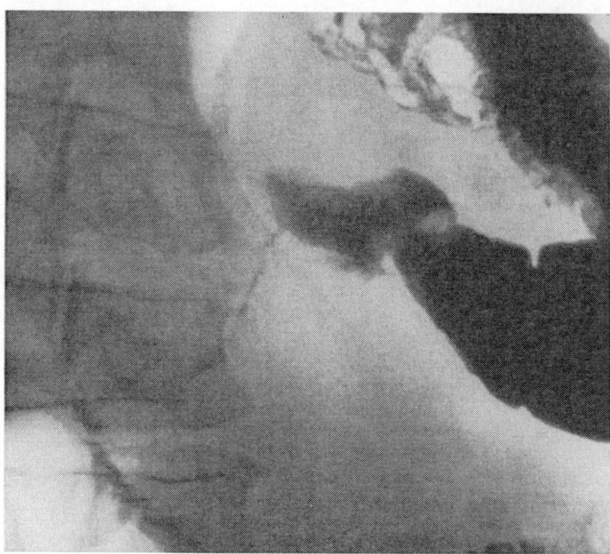

Abb. 27. Duodenaldeformierung durch inoperables Gallenblasencarcinom

Der erweiterte Choledochus macht eine mehr oder weniger breite und ausgeprägte Impression (Abb. 30 und 31), ohne daß deswegen eine Passagestörung auftritt (Riegelsymptom, STRNAD).

Tritt diese Impression ohne gerichtete Kompression auf, ist sie gewöhnlich durch ausgedehnte Adhäsionen im Duodenalbereich bedingt, die den Choledochus an die Duodenalschlinge heranziehen und dort fixieren (STRNAD). Infiltrative Prozesse im Lig. hepato-gastrium machen breitere Impressionen bzw. unregelmäßige *Füllungsdefekte*. Die *Glättung der inneren cranialen Duodenalkontur* ist ebenfalls als Zeichen des erweiterten Choledochus zu werten (STRNAD; E. PALMER). Sie stellt sich am besten bei leichter Linksdrehung des Körpers dar, eine Beobachtung, die für den Typ 2 durchaus zutreffen könnte. Gewöhnlich handelt es sich um Abflußstörungen im Papillen- oder Pankreassegment des Choledochus durch Steine, Tumor, entzündliche Veränderungen oder postoperativ. *Erweiterungen ohne Abflußstörungen* kommen bei der idiopathischen Choledochus-Dilatation vor (Megacholedochus). Erreicht diese starke Ausmaße, bezeichnet man sie als kongenitale Pseudocyste oder *Choledochuscyste* (bis 1956 235 Fälle; TSARDAKAS und ROBNETT). Sie kommen als partielle obere und als globale Cysten vor (CAROLI) und enthalten dann bis zu mehreren Litern Galle. Sie werden meist bis zum 25. Lebensjahr manifest und sind häufig mit anderen Fehlbildungen gekoppelt (FEYRTER; BÖTTGER). Die verschiedenen *Entwicklungsstörungen* sind in Abb. 32 dargestellt. Röntgenologisch können angeborene Gallenwegsstenosen, ge-

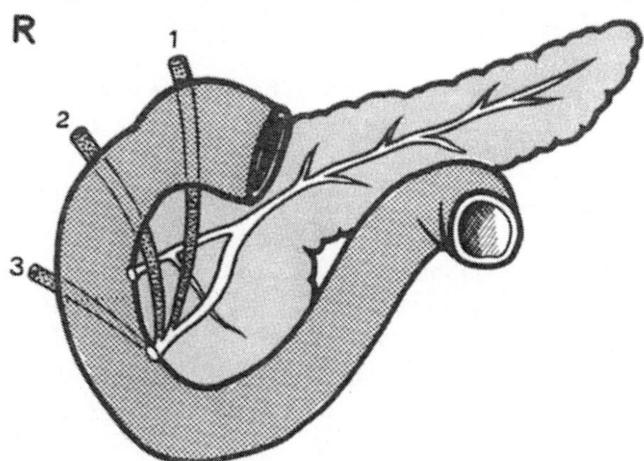

Abb. 28. Verlaufsvariation des Ductus choledochus bei der Duodenalkreuzung. *1* Weitaus häufigster Verlauf, *2* seltener, *3* sehr seltener Verlauf (nach POPPEL, JACOBSON und SMITH)

doppelte Gallenblasen, retroperitoneale Tumoren oder Echinococcuscysten am Duodenum ähnliche Veränderungen hervorrufen. *Angeborene Choledochusdivertikel* (s. SJORGREN) sind sehr selten. Sie liegen im retropankreatischen Abschnitt (HESS) und sind nicht mit den steinbedingten Pseudodivertikeln zu verwechseln.

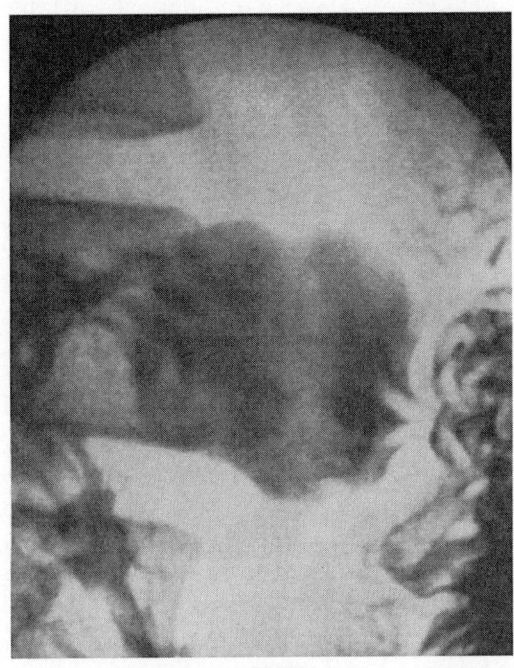

Abb. 29

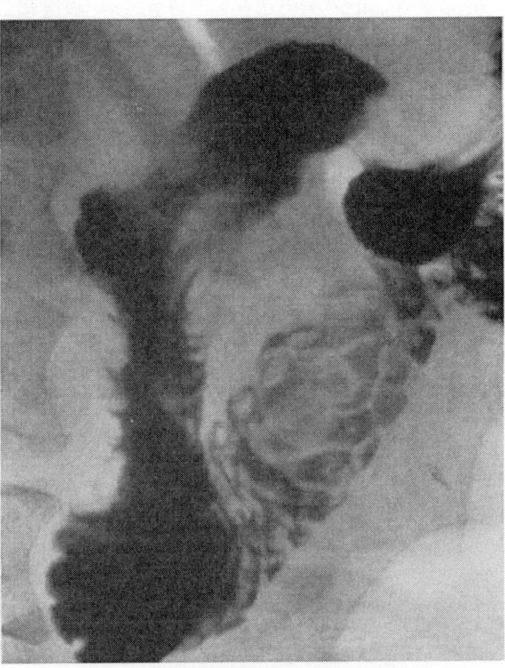

Abb. 30

Abb. 29. Choledochuskreuzung am Bulbus duodeni. Normale Choledochusweite

Abb. 30. Choledochuskreuzung bei D 1. Stark erweiterter Ductus choledochus bei Pankreaskopfcarcinom

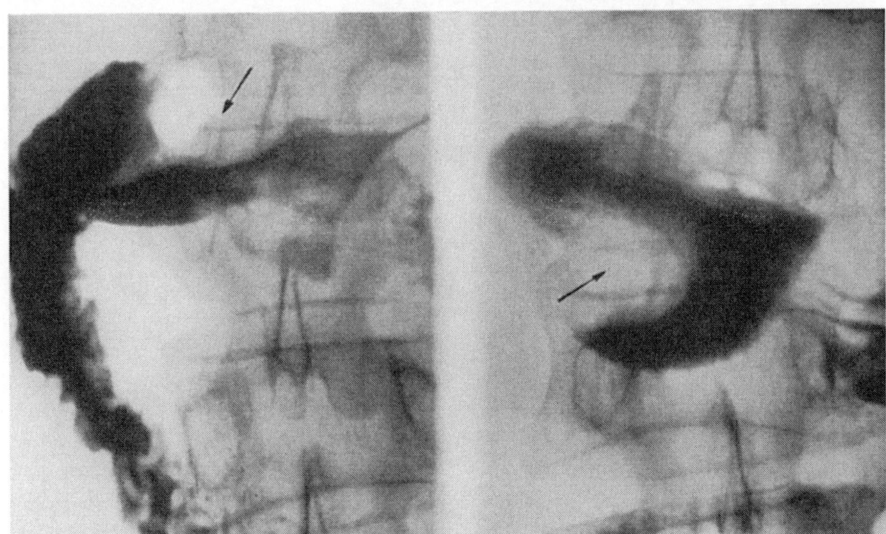

Abb. 31. Darstellung der Impression des erweiterten Ductus choledochus bei D 1, je nach der Richtung der Kompression mit dem Tubus

Innere Fisteln zwischen Choledochus und Duodenum kommen ebenfalls vor (Stein, Tumor, Ulcus duodeni; Abb. 33). Die günstige räumliche Beziehung bietet sich dem Chirurgen für Entlastungsoperationen (Choledochoduodeno- und Cholecystoduodenostomie) an (Abb. 34), während andererseits durch die sphincterlose Anastomose der

Infektion der Gallenwege vom Duodenum her Vorschub geleistet wird: die Gallenwege füllen sich von dort her mit Luft und Speisen. *Cholangiographien* gelingen wegen des fehlenden Sphincters nur selten.

Die *Papille* kennzeichnet den Ort, wo sich drei Organsysteme vereinigen: Duodenum. Gallenwege und Pankreas. Die Art, wie sie sich vereinigen und wo sie münden, ist variabel. Ihre pathogenetische Bedeutung macht das Papillensegment zum wichtigsten Duodenalabschnitt.

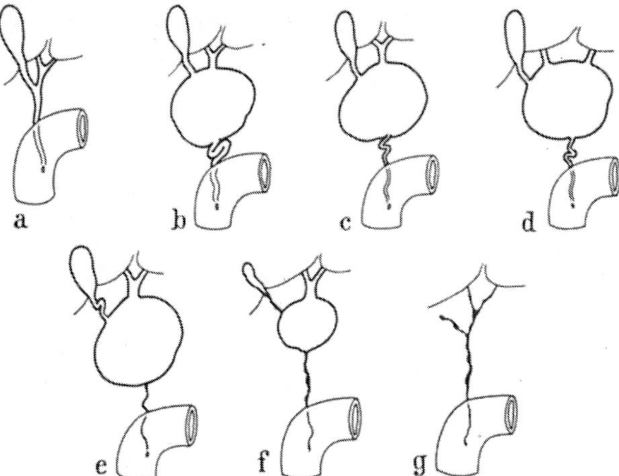

Abb. 32a—g. Übersicht über mögliche Fehlbildungen an den extrahepatischen Gallenwegen. a Normal. b Cystische Choledochuserweiterung bei geschlängeltem distalem Choledochus. c Cystische Gallengangserweiterung mit distaler Gallengangsenge. d Cystische Gallengangserweiterung bei distaler Gallengangsenge mit getrennt mündenden Ductus hepatici. e Cystische Gallengangserweiterung bei distaler Gallengangsverödung. f Gallengangsverödung, vergesellschaftet mit Gallengangscysten. g Gallengangsverödung. (Nach FEYRTER, Virchows Arch. path. Anat. **271**, 20 (1929)]

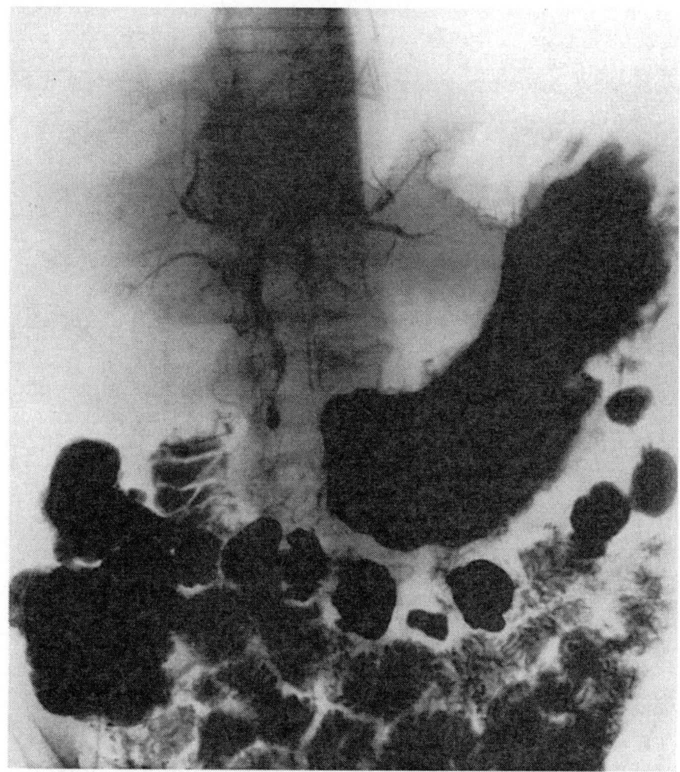

Abb. 33. Perforation eines Ulcus duodeni in den Ductus choledochus (Sammlung PRÉVÔT)

Die Papilla major ist in 74% im mittleren Drittel von D 1 lokalisiert, in 18% am Übergang von D 1 nach D 2 und in 8% in D 3 (SCHWARTZ und DAVID) (s. Abb. 11). Nach HESS kann sie auf 2—3 cm nach cranial an den Pylorus heranrücken. Sie sitzt an der posteromedialen Duodenalwand und hat eine Ausdehnung von 1,5×0,7 cm, wobei der Längsdurchmesser von 1—30 mm variieren kann (POPPEL, JACOBSON und SMITH; BAUMANN). Sie stellt sich im allgemeinen en face besser dar als im Profil (Abb. 35 und 36).

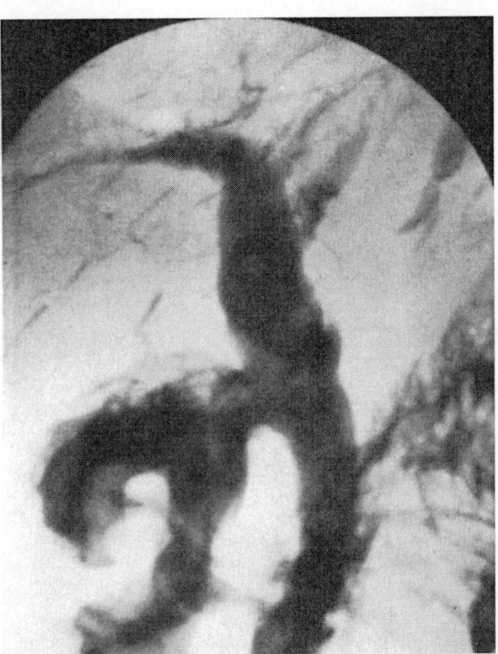

Abb. 34. Choledochoduodenostomie. Aufnahme im II. Schrägdurchmesser

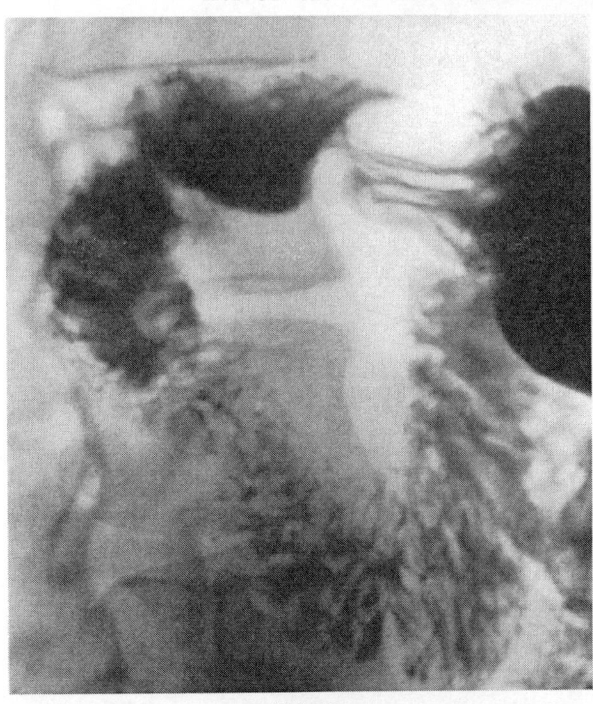

Abb. 35

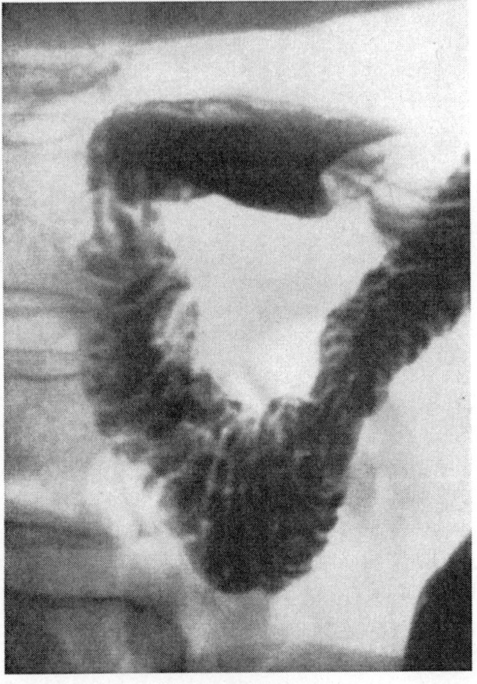

Abb. 36

Abb. 35. Darstellung der Papilla major an typischer Stelle an der dorsalen Duodenalwand

Abb. 36. Darstellung der Papilla major an der Innenkontur des Duodenums an typischer Stelle im Profil

Millbourn hat die möglichen *Varietäten der Vereinigung von Choledochus und Pankreasgang* vor bzw. in der Duodenalwand folgendermaßen unterteilt:

1. Vereinigung von Choledochus und Pankreasgang und gemeinsames Endstück bis zur Papillenspitze (86%),

a) beide Gänge münden in eine Ampulle (6%),

b) die Ampulle wird vom Choledochus gebildet, und der Pankreasgang mündet seitlich (4%),

c) keine Ampulle, der Pankreasgang mündet seitlich in den terminalen Choledochus (72%),

d) keine Ampulle, der Choledochus mündet seitlich in den Pankreasgang (4%).

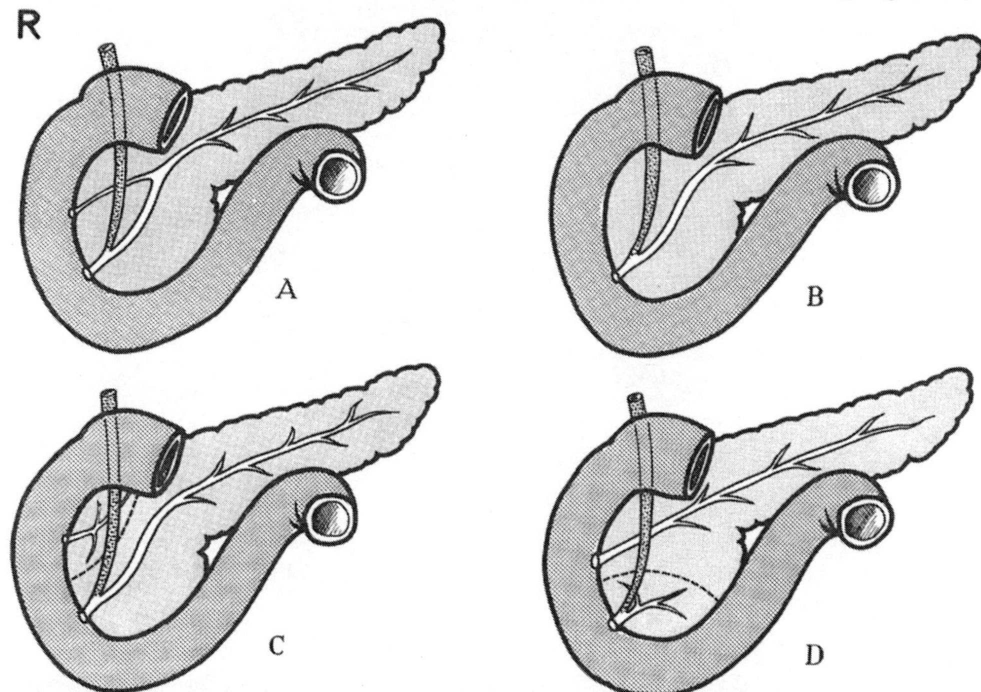

Abb. 37a—d. Varianten des Pankreasgangsystems nach W. Hess. a Großer Ductus Wirsungianus, der mit dem Ductus choledochus an der Papilla major mündet. Kleiner Ductus Santorini mit Papilla minor (45% aller Fälle). b Ductus Wirsungianus als einziger Ausführungsgang. Der Ductus Santorini kann als Seitenast ohne eigene Mündung fungieren (35% aller Fälle). c Der Ductus Santorini drainiert kleines Pankreasareal cranial. Normale Mündung des Ductus Wirsungianus an typischer Stelle (10% aller Fälle). d Der Ductus Wirsungianus drainiert kleines Pankreasareal caudal. Der Ductus Santorini ist Hauptausführungsgang mit Mündung an der Papilla minor. Mündung des Ductus choledochus an der Papilla major (8% aller Fälle)

2. Keine Vereinigung: beide Gänge münden mit einer gemeinsamen Öffnung ins Duodenum (6%).

3. Keine Vereinigung: beide Gänge münden in getrennten Öffnungen in das Duodenum, bis zu mehreren Millimetern voneinander getrennt.

Die Variabilität der Pankreasausführungsgänge erschwert den für die Pankreatographie und die lokale Tumorbeurteilung (Papillensitz ?) wichtigen Einblick in die Wandverhältnisse beträchtlich. Normalerweise mündet der Ductus Wirsungianus (= pankreaticus) mit dem Choledochus an der Papilla major, während der Ductus Santorini cranioventral davon an der Papilla minor das Duodenum erreicht. Abb. 37 zeigt die möglichen Variationen. Man kann damit rechnen, daß der Ductus Wirsungianus in 90%, der Santorinische Gang in 10% der Fälle der Hauptausführungsgang ist. Hess, dessen Ausführungen wir folgen, nimmt die chirurgisch gefährlichen Anordnungen mit 19% an. Die in 18% vorhandene Unabhängigkeit der Gangsysteme kann die segmentale Ausbreitung mancher Pankreatitiden erklären, die sich sonst in der Drüse diffus ausbreitet. Eine Druckentlastung über den Santorinischen Gang bei verstopftem Ductus Wirsungianus ist nach MILLBOURN nur in einem Drittel der Fälle zu erwarten, da das Lumen der Gangverbindung zu klein ist. Ob die Gänge sich vor der Duodenalwand vereinigen, in der Papille gemeinsam münden oder getrennt, spielt nach HESS *für die Funktion keine wesentliche Rolle*, insbesondere, ob die Ampulle ausgebildet ist oder nicht: Der biliopankreatische Reflux, dessen Bedeutung noch nicht geklärt ist, kommt bei allen drei Arten der Gangmündung vor (CAROLI).

Wichtiger scheint zu sein, wie die Gänge durch die Darmwand hindurchtreten: im absteigenden Duodenum durchsetzen sie die Wand schräg, bei hoher Mündung (D 1/2) oder tiefer (D 3) im rechten Winkel. Die spontane Steinpassage und die Entfernung der Steine bei der Operation ist nach SCHWARTZ und BIRNBAUM um so schwieriger, je weniger schräg der Winkel ist, d.h. also bei hoher oder tiefer Implantation.

Die *Regulation* der die Organsysteme gegeneinander abschirmenden *Sphincteren* erfolgt wesentlich *vom Duodenum her:* Starke Drucksteigerung im Duodenum verhindert den Gallenabfluß durch einen Spasmus des Sphinkter Oddi; Unterdruck erhöht die Durchflußmenge am Sphinkter (FUCHSIG und HERTTING).

Der Darminhalt wirkt sich nach HESS auf die Sphincterfunktion aus: Nach Eintritt der Nahrung in das Duodenum kommt es zu einem Spasmus des Sphincter Oddi, der etwa 4—10 min anhält. Danach löst sich der Spasmus, in der Stärke abhängig von der Art der Nahrung (Öl hat stärkste, Kohlenhydrat geringste Wirkung).

Als Ursache für den *duodenobiliären und duodenopankreatischen Reflux* führt HESS folgende besonderen Voraussetzungen an:

a) hohe oder tiefe Implantation der Papille, damit Wegfall des Schrägverlaufs des intramuralen Gangabschnittes;

b) Hypotonie des Sphinkters (lange Öffnungsphasen);

c) hoher Duodenalinnendruck durch gleichzeitige Spasmen der Duodenalsphinkteren (s. oben), die Taschen hohen Drucks mit den darin mündenden Gängen bilden (KARPANDJI), so daß bei getrennt mündenden Gängen über das Duodenum ein Reflux von einem in den anderen Gang möglich wird (CAROLI);

d) biliodigestive Anastomosen nach Operation.

Die Bedeutung dieses Refluxes für die Entstehung von entzündlichen Erkrankungen im Choledochus-Pankreasgangbereich durch den infizierten Duodenalsaft usw. ist nicht von der Hand zu weisen (BOTTIN; HICKEN und ALLISTER; CAROLI u. Mitarb.).

Die *entzündliche Erkrankung der Papille* bzw. des Sphincterbereichs (stenosierende Papillitis oder Odditis) hat ihre Ursache in etwa 90 % in einer Steinerkrankung, bei Choledochussteinen in der Hälfte der Fälle (sekundäre Papillitis). Letztere bedeutet ebenso wie die primäre Papillitis (8 %), das heißt ohne Erkrankung des Gallensystems, eine gefährliche Beeinträchtigung der Funktion dieses zentralen Mechanismus mit allen sekundären Folgen für die betroffenen Gangsysteme: Stauung, Cholangitis, Ikterus, Lebercirrhose, Pankreatitis. Das gleiche gilt für das Eindringen von *Ascariden* aus dem Duodenum in den Choledochus. Weniger ausgeprägt sind die klinischen Erscheinungen bei Befall des Duodenums und der Gallenwege und Gallenblase mit dem Protozoon Giardia lamblia, wenngleich die Entwicklung eines Ikterus keine Seltenheit ist.

Mündet der Choledochus in ein *Duodenaldivertikel*, kann sich eine Papillitis auf Grund einer Entzündung im Divertikel entwickeln (s. Abb. 65 und 66).

Luftaustritt vom Duodenum in die Gallenwege kommt bei organischen wie funktionellen Alterationen der Papillenmuskulatur vor: Papillitis stenosans, Tumor, Pankreatitis, Cholangitis mit und ohne Steine, Steinpassage, paillennaher Wandprozeß im Duodenum (s. Breireflux in Ampulle und Gangsystem).

Fistulöse Verbindungen zwischen Gallenwegen und Duodenum treten am häufigsten bei Gallensteinleiden (s. dort) auf, seltener bei primären Intestinalprozessen wie Ulcus duodeni (s. Abb. 33), Magen- und Duodenalcarcinom (H. H. BERG).

Die operative Ausschaltung des Sphincters (Sphincterotomie, Choledochoduodenostomie usw.) führt wohl immer zur *Pneumatie der Gallenwege.*

Im Verhältnis zur ungewöhnlichen Bedeutung des *duodenalen Papillensegmentes* ist die *röntgenologische Untersuchungsmöglichkeit beschränkt* und ihr Aussagewert unbefriedigend.

Die *Cholangiographie* gibt uns zwar einen Einblick in die Weite der Gallenwege, jedoch wissen wir bei Ausschluß von Steinen nichts über die Ursache der Erweiterung; und bei mäßiger Erweiterung bleibt die Grenze zwischen normal und pathologisch vage, insbesondere bei Cholecystektomierten und Choledochotomierten. Selbst bei stark erweitertem Ductus Choledochus findet man bei der Operation gelegentlich trotz Einsatz aller diagnostischen Methoden keine Erklärung für die Erweiterung.

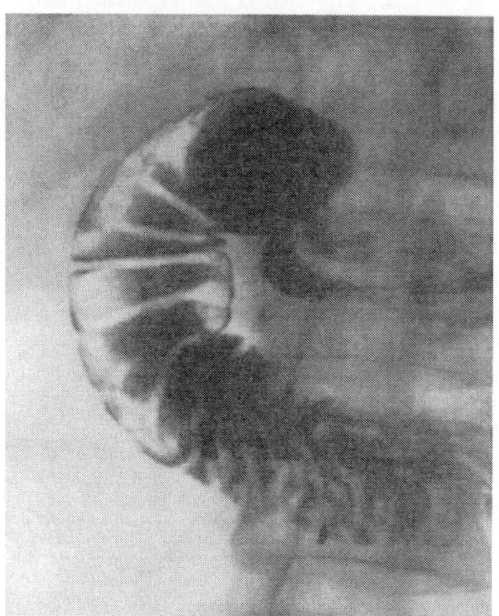

Abb. 38

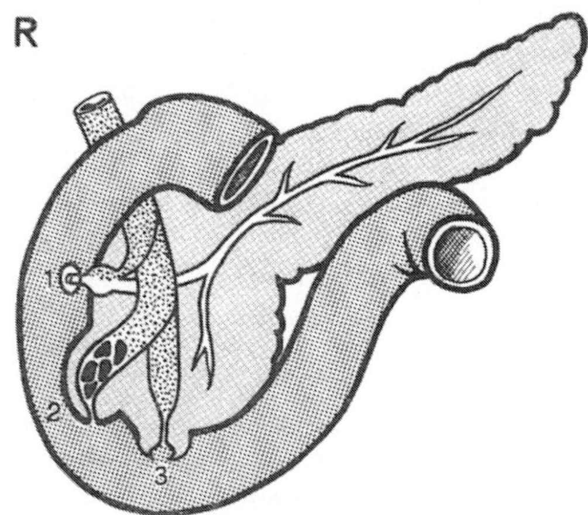

Abb. 39

Abb. 38. Papillendarstellung im akuten Schub einer chronisch-rezidivierenden Pankreatitis. Normale Papillengröße

Abb. 39. Schema der Papillenvergrößerungen. *1* Entzündlich geschwollene Papille; *2* tumorartige Einstauchung des stark erweiterten Ductus choledochus in das Duodenum; *3* ulcerierter Papillentumor mit Choledochusstenosierung

Die beste Voraussetzung für eine gezielte und ruhige Untersuchung des Papillenbereiches mit Einsatz aller technischen Hilfsmittel bietet die *postoperative Cholangiographie* mit Druckmanometrie. Die *intraoperative Cholangiographie* könnte dasselbe leisten, würde sie nicht durch die Umstände (Zwang zur Sterilität, Lagerungsprobleme, Zeitbeschränkung, narkosebedingte Organveränderungen) zu stark in ihrer Qualität gemindert.

Die *präoperative percutane transhepatische Gallenwegspunktion* findet hier (bei blandem Ikterus) zweifellos wichtige Einsatzmöglichkeiten für eine gute morphologische Beurteilung des unteren Choledochus bzw. der Papille.

Immerhin läßt sich durch eine gute intraduodenale Untersuchung des Papillensegmentes mit *Kontrastbrei* indirekt wie direkt manches Wichtige erfahren (s. Abb. 39). Die normale Papille zeichnet sich im Röntgenbild durch scharfe Konturen und ein geordnetes Faltenrelief in der Umgebung aus. Der *Nachweis der Papille* gelingt nach POPPER und Kollegen häufig und ohne spezielle Methodik (48,8% der Fälle, in reiner Bauch- oder rechter Halbseitenlage), nach OTONELLO jedoch ausgesprochen selten. Dieser hält deshalb den positiven Nachweis in jedem Fall für ein pathognomonisch wichtiges Zeichen, etwa als Sphincterkrampf bei Ulcus duodeni oder anderen Erkrankungen. In meinem eigenen

Material liegt die Nachweisfrequenz unter 10%, obwohl alle Patienten in Bauch- bzw. rechter Halbseitenlage untersucht werden. Allerdings sind nur die einwandfreien Papillendarstellungen gewertet; denn papillenähnliche Bilder erhält man sehr häufig in den verschiedenen Peristaltikphasen an der inneren Duodenalkontur.

POPPER und Kollegen halten mit Recht weniger *Form* und absolute *Größe* der Papille für das Signum eines pathologischen Prozesses, als vielmehr eine irreguläre *Konturierung* oder *Reliefveränderung* in der Umgebung der Papille, sofern nicht zufällig eine regionale Enteritis vorliegt.

Sicher kann sich aber auch eine Papille auf Grund eines entzündlichen Ödems bei Ulcus duodeni, Cholecystitis, Choledochussteinen und Pankreatitis (gutartige, entzündliche, adenomatoide Hyperplasie von DARDINSKI) in das Duodenum vorwölben und trotz

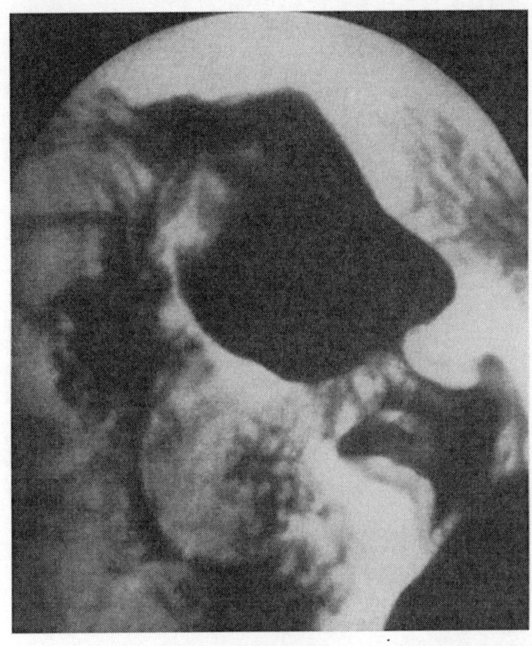

Abb. 40

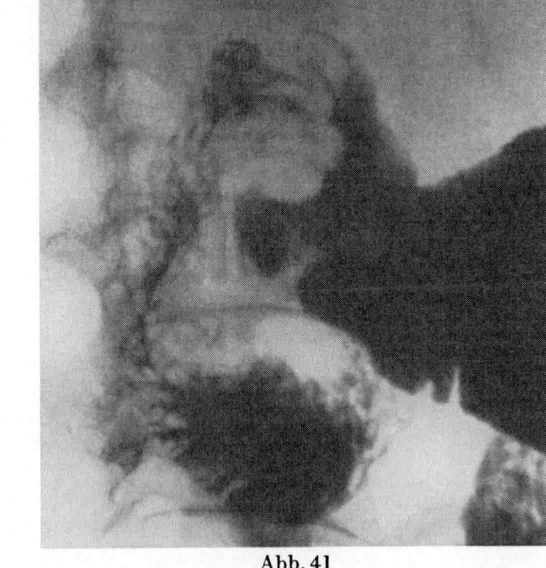

Abb. 41

Abb. 40. Tumorartige Impression im Papillensegment durch den stark gestauten Choledochus bei papillennaher Blockade durch zerfallenden Stein und Steinschutt. Nach Operation Impression nicht mehr nachweisbar

Abb. 41. Tumorartige Impression bei Pankreaskopfcarcinom. Nach Choledochoduodenostomie und bei Kontrolle nach 5 Monaten kein Tumornachweis mehr im Papillensegment. Nach 6 Monaten Tod durch Metastasen

scharfer Begrenzung und normaler Weite Zeichen eines pathologischen Prozesses sein, wenn daneben — wie in Abb. 38 — eine andere Störung *(Atonie)* vorliegt.

Die *Verwechselung* einer vergrößerten Papille mit versprengten *Pankreaskeimen* (BARBOSA und Kollegen) dürfte wegen der Seltenheit kaum möglich sein. Wichtig dagegen ist das *Carcinom* der Papille (Abb. 39) oder des papillennahen Pankreas, deren Abgrenzung gegenüber Einstauchungen des erweiterten und elongierten Choledochus in das Duodenum sehr schwer ist (Abb. 40 und 41). Diese *Aufstauung des Choledochus* ist meist durch einen *Stein* bzw. durch Steinschutt bedingt, seltener durch ein kleines Choledochus- oder Papillencarcinom (WEIGEL), das sich nach STRNAD durch einen unregelmäßigen, unscharf und zackig begrenzten Füllungsdefekt auszeichnet. Die bis markstückgroße Choledochusimpression ist scharf begrenzt und wölbt sich häufig tropfig von oben her schräg in das Duodenallumen vor. Angesichts der *relativen Seltenheit der Tumoren im Papillensegment gegenüber Choledochussteinen* sollte man mit der Diagnose Tumor deshalb zurückhaltend sein und bei der Operation, selbst bei scheinbar klarem Lokalbefund am Pankreaskopf, stets auf eine *Cholangiographie* und Choledochussondierung oder Choledochoskopie drängen. Man kann damit die Spätfolgen einer voreilig angelegten duodenobiliären Anastomose vermeiden, insbesondere aber dem Patienten das Odium eines Tumors ersparen.

Die *klaffende Erweiterung des Papillenlumens bei vergrößerter Papille* (Knopflochsymptom; STRNAD) kann durch ein aus Zapfen hereinragendes *Carcinom* bedingt sein (Abb. 42), ebenfalls durch ein *Konkrement*, das die Papille schon z.T. passiert hat (Abb. 43).

Das eigentliche Papillencarcinom ist ein Adenocarcinom, hat ein langsames Wachstum und metastasiert spät: in $^{3}/_{4}$ der Fälle werden keine Lebermetastasen gefunden (EWING; MARKOFF und KAISER). Die Duodeno-Pankreatektomie ist dementsprechend ein möglicher

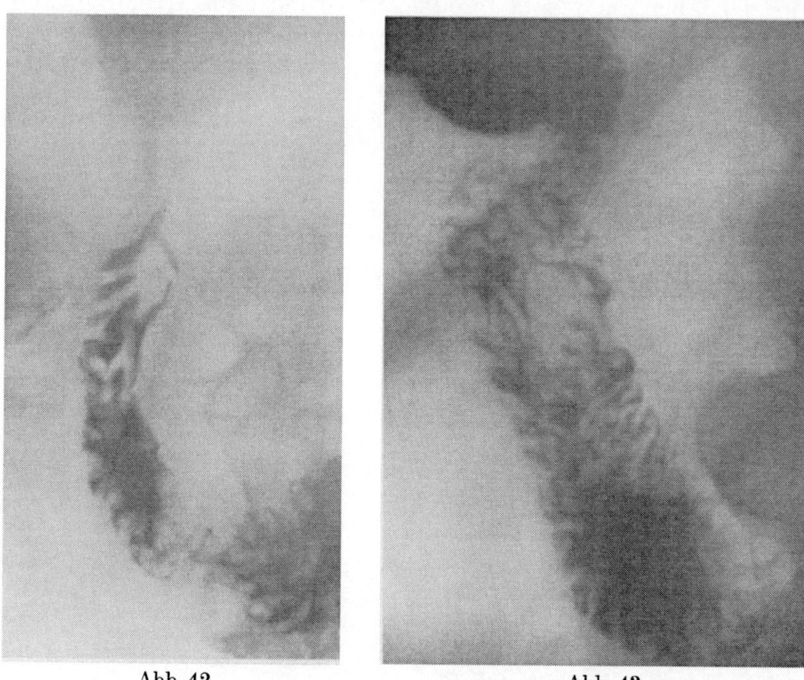

Abb. 42 Abb. 43

Abb. 42. Knopflochsymptom durch zapfenförmig in das Duodenum ragendes kleines Choledochuscarcinom (Sammlung STRNAD)

Abb. 43. Knopflochsymptom durch in der Papille steckenden, z.T. in das Duodenum geborenen Stein (Sammlung STRNAD)

und lohnender Eingriff, sofern die Diagnose nicht zu spät gestellt wird. Der Tumor wächst infiltrativ, kann sich aber auch polypös entwickeln und über nußgroß werden.

Die häufig intermittierende Gelbsucht als Frühsymptom führt *rechtzeitig* zur *Breiuntersuchung des Duodenums*. Eine Frühdiagnose ist also durchaus möglich, insbesondere bei Anwendung der *hypotonen Duodenographie* (Abb. 44). Zahlenmäßig spielen sie nach KYLE eine sehr geringe Rolle: 13 Fälle auf 18000 Sektionen. Das Verhältnis zu den Pankreascarcinomen wird von NEIBLING mit 1:12 angegeben. HESS fand allerdings in seinem Material unter den Pankreaskopftumoren 40% Papillencarcinome (= 5% aller Carcinome des Verdauungstraktes). In Anbetracht der Frühdiagnose und der chirurgischen Interventionsmöglichkeit sollten seine Zahlen uns optimistisch machen und unsere Bemühungen um die Frühdiagnose verstärken.

Gutartige Tumoren sind ebenfalls recht *selten*. Beschrieben wurden Papillome, entzündlich veränderte Schleimhautprolapse des Papillenlumens bei Pankreatitis (ÅKERLUND), Cysten, Adenome und Fibrome, Melanome und Carcinoide (SMITH und BLAKEMORE).

Die *röntgenologische Differenzierung* der im Duodenum durch *umschriebene Wandimpressionen* ausgezeichneten *kleinen Tumoren im Papillensegment*, der gutartigen wie bösartigen, dürfte recht schwierig, meistens unmöglich sein. Da die Therapie der gewöhnlich bestehenden Gelbsucht aber stets in der chirurgischen Intervention besteht, ist eine schärfere Differenzierung auch nicht nötig. Bei *größeren Tumoren* erhält man eine gewisse Hilfe durch die Beobachtung des *Peristaltikablaufs* im Duodenum.

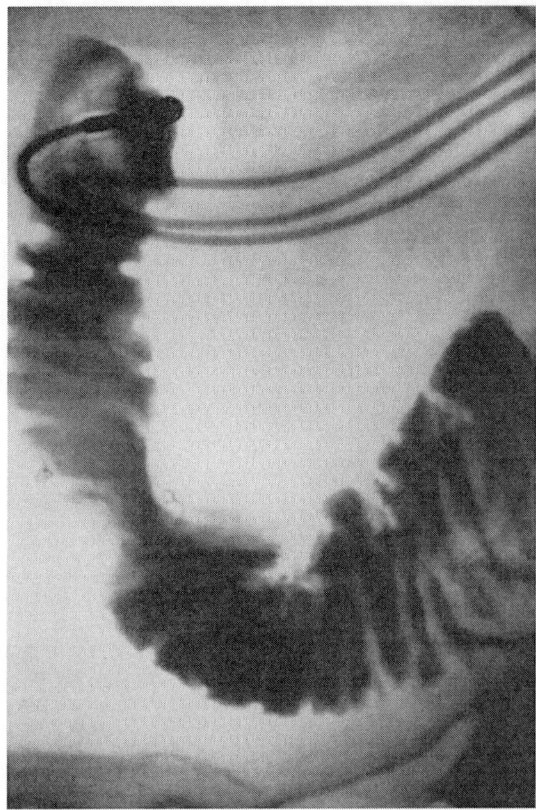

Abb. 44

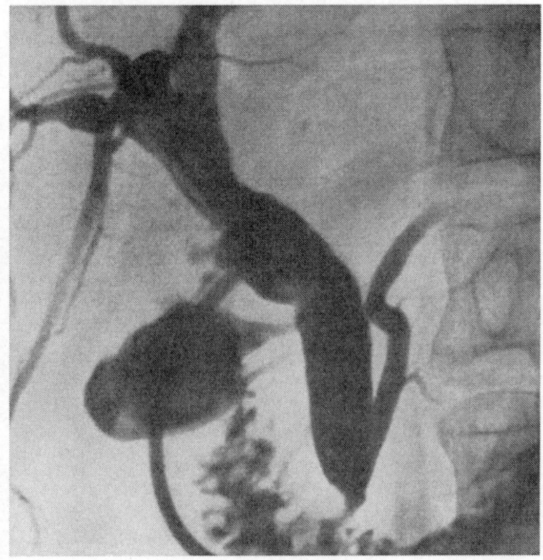

Abb. 45

Abb. 45. Gemeinsames Endstück von Ductus Wirsungianus und Ductus choledochus ohne Ampulle. Darstellung des Ductus Santorini und eines akzessorischen Pankreasganges

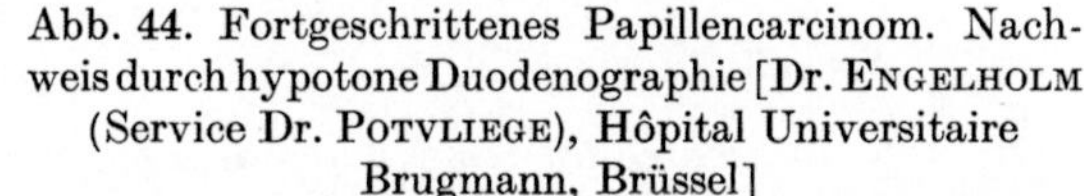

Abb. 44. Fortgeschrittenes Papillencarcinom. Nachweis durch hypotone Duodenographie [Dr. ENGELHOLM (Service Dr. POTVLIEGE), Hôpital Universitaire Brugmann, Brüssel]

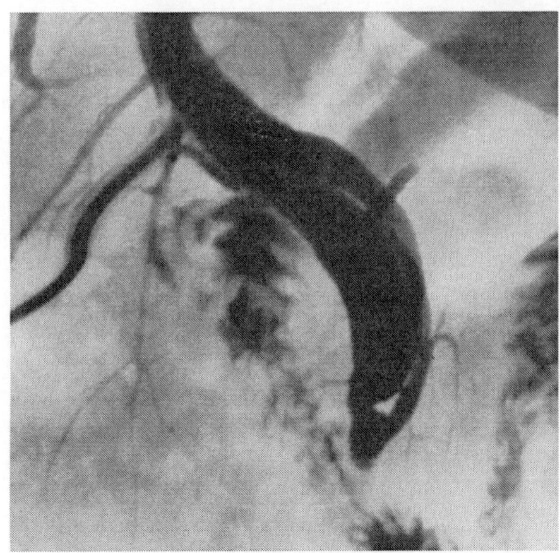

Abb. 46

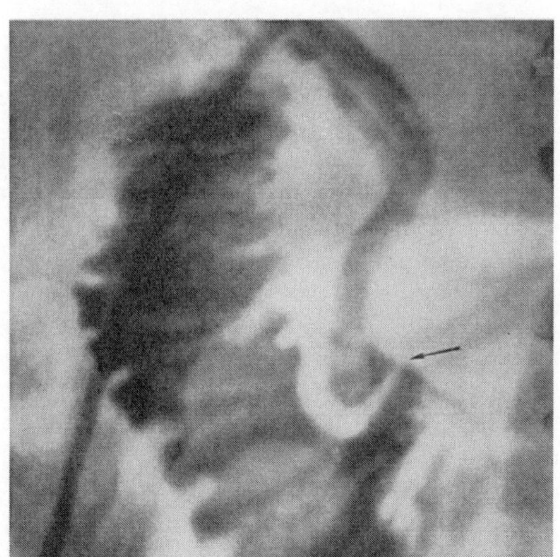

Abb. 47

Abb. 46. Mündung der Gänge in die Ampulla Vateri

Abb. 47. Choledochusmündung in eine lange Ampulle mit Aussackung der papillennahen Choledochuswand in das Duodenum, deren Extremsituation in Abb. 40 und 41 einen Tumor vortäuscht. Papillensitz ↑

Normalerweise laufen die peristaltischen Wellen durch das Papillensegment glatt durch, wobei sich die Schleimhautfalten jeweils vorübergehend in Längsrichtung des Duodenums stellen. Läuft die Welle nahe der Papille nicht glatt durch, erweitert und verengt sich das Duodenum nicht mit dem Durchlaufen der Wellen, oder ist die Beweglichkeit des Segmentes vermindert, muß man einen auf die Wand übergreifenden infiltrativen Prozeß annehmen. Eine Abgrenzung des reinen Papillencarcinoms gegenüber Choledochus- und Pankreaskopfcarcinomen ist in diesen fortgeschrittenen Fällen natürlich nicht mehr möglich.

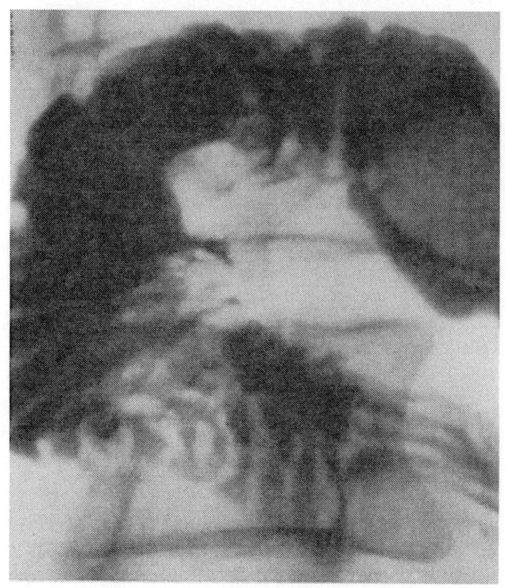

Abb. 48

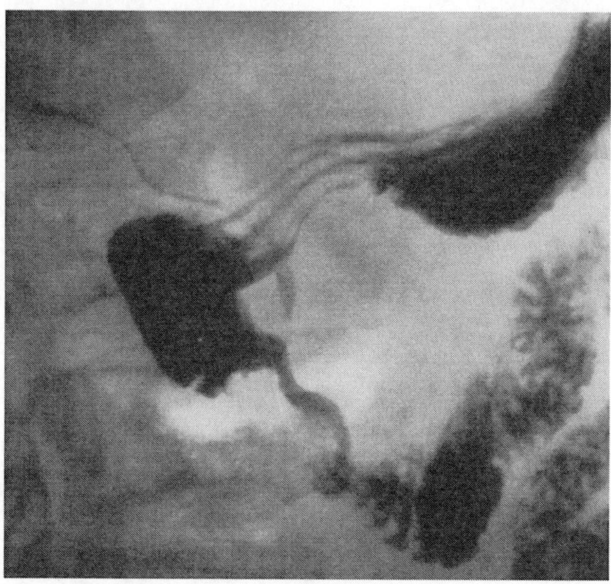

Abb. 49

Abb. 48. Y-förmige kleine Ampulle mit Impression der Choledochuswand in das Duodenum

Abb. 49. Reflux von Kontrastbrei durch die Sphinkteren in den Choledochus infolge Tumorinfiltration in das Papillensegment bei Pankreaskopfcarcinom

Die Bedeutung der *retrograden Darstellung der Ampulle bei Routineuntersuchung des Magens* ist noch umstritten. Wie bei der Papillendarstellung wird die Seltenheit der Darstellung (viermal bei 4000 gastroenterologischen Fällen; LINDBLOM) als Beweis dafür angesehen, daß ein pathologischer Zustand, meist eine Pankreatitis, bestehen muß (CASE; ÅKERLUND; LINDBLOM; GEORGE und LEONARD; DUVAL). In Abb. 45—47 sind zwei Ampullen einem Gangsystem ohne Ampulle gegenübergestellt. Abb. 47 zeigt, wie sich die tumorartige Einstauchung des Ductus choledochus in das Duodenum in Abb. 42/43 entwickeln mag, wobei die Papille nicht im Zentrum, sondern an der medialen Kante der Vorwölbung, also der divertikelartigen Aussackung des Duodenums nahe der Spitze anzunehmen ist. Meiner Erfahrung nach läßt sich die Ampulle in etwa dem gleichen Prozentsatz darstellen wie die Papille. Sie gelingt am besten, wenn sich während des Peristaltikablaufs das Papillensegment erweitert. Man kann die Füllung provozieren durch eine Abklemmung bei D 3 nach starker Magenauffüllung, möglichst in Bauchlage. Die Form der Ampulle ist sehr variabel, dreieckförmig oder hat die Form eines liegenden Y, wobei die Gabel zum Pankreaskopf hin zeigt (Abb. 48). Ihre Füllung ist an keinen pathologischen Prozeß gebunden. Besonders leicht und eindrucksvoll tritt sie aber bei hypo- und atonischen Zuständen auf Grund von Nachbarschaftserkrankungen auf. Die retrograde Füllung des Choledochus und Pankreaticus dürfte aber immer ein Zeichen eingreifender Veränderungen an den Gangsphincteren oder ihrer Nachbarschaft sein. Am häufigsten sieht man sie bei Pankreatitis und tumoröser Infiltration des Mündungsgebietes bei Pankreaskopf- und Choledochuscarcinomen (Abb. 49).

ε) *Pankreasloge*

Das diffus wachsende Papillen-Ampullencarcinom ist mit *röntgenologischen Mitteln* nicht vom Choledochus- und Pankreaskopftumor zu trennen. Als Grundsatz kann gelten, daß *alle Tumoren mit Wandveränderung im Duodenum*, die primären Duodenaltumoren

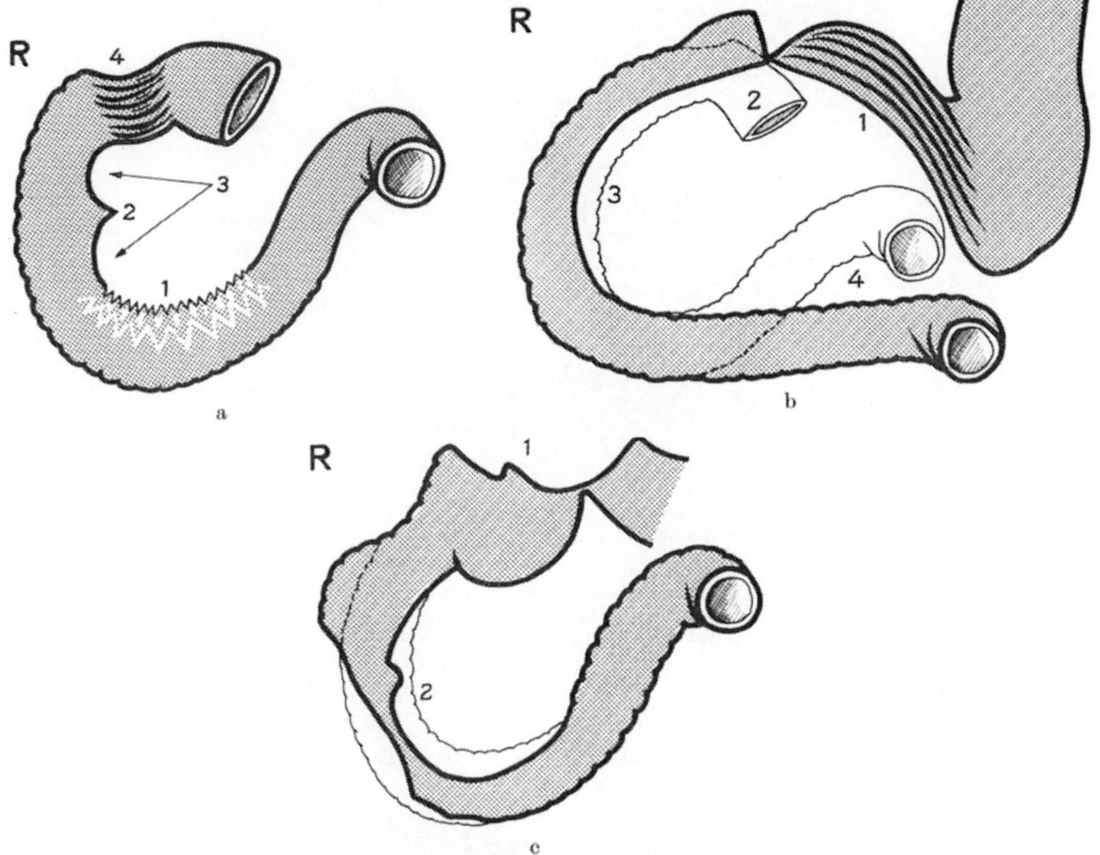

Abb. 50a—c. Schema der Tumorzeichen am Duodenum in der Pankreasloge. a *1* Wand- und Schleimhautinfiltration. *2* Frostbergsches Zeichen: Doppelbogige Tumorvorwölbung mit Papille an der Spitze des Doppelbogens. Häufiger sind die einfachen Vorwölbungen oberhalb oder unterhalb der Papille; *3* lokale Impressionen durch knotige Tumorbildungen; *4* Impression des gestauten Choledochus bei D 1. b *1* Antrumanhebung durch Tumorpelotte; *2* Bulbusanhebung durch Tumorpelotte; *3* Duodenalpelottierung: Verlust des Schleimhautprofils, Doppelkontur; *4* Senkung der Flexura duodenojejunalis. c *1* Bulbusimpression von cranial mit Tumorkrater; *2* Duodenalstenose mit Kraterbildung

eingeschlossen, das *gleiche Erscheinungsbild* machen können (Hodes, Pendergrass und Winston). Eine *Frühdiagnose* ist allein bei den Papillentumoren möglich, speziell dem polypösen Typ; denn dieser macht schon als kleiner Tumor einen Verschluß des Choledochus und führt durch das eindringliche Symptom des Ikterus früh zu einer gezielten Röntgenuntersuchung. Wie bei den *Papillentumoren* sind auch bei den *Choledochus- und Pankreascarcinomen* die *bösartigen* bei weitem *häufiger* als die gutartigen. Wie das Papillencarcinom ist auch das Choledochuscarcinom ein Adenocarcinom, während das Pankreascarcinom gewöhnlich ein scirrhöser („knochenharter“) Tumor ist, der früh in die Umgebung infiltriert und sich in 65—80% im Kopf entwickelt (Cohen und Colp, Mateer und Hartmann).

Eine Beziehung zwischen Tumorgröße und Zuverlässigkeit des röntgenologischen Nachweises besteht nicht. Letzterer hängt allein von der Lokalisation des Tumors ab und seiner Beziehung zum Gangsystem, Duodenum oder Magen (BEELER und KIRKLIN). Die röntgenologischen Zeichen sind in Abb. 50 dargestellt.

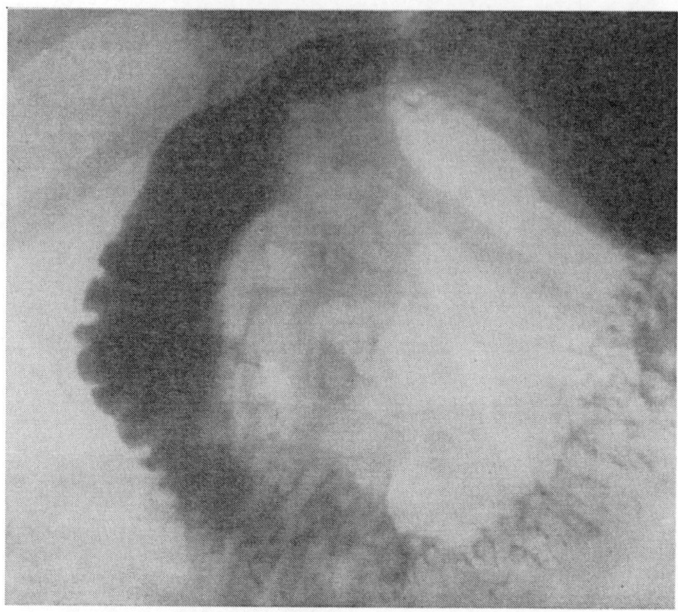

Abb. 51. Annagen der inneren Duodenalkontur durch Pankreaskopfcarcinom: Kurze, dicke Schleimhautfalten, deren Profil sich eklatant von dem Normalprofil der lateralen Duodenalwand unterscheidet

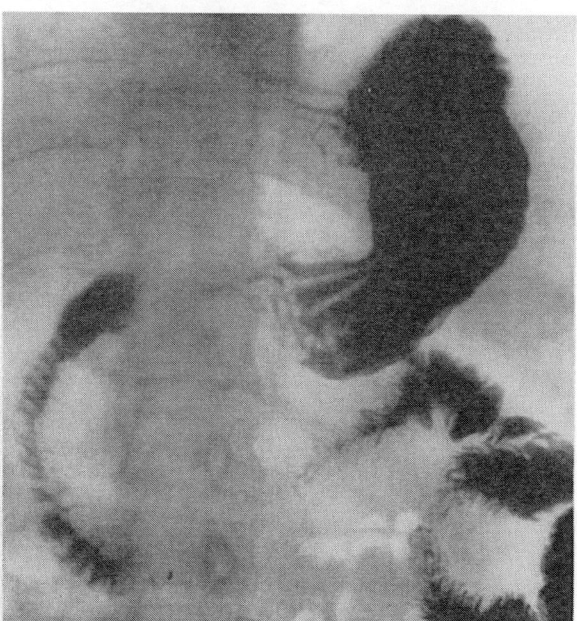

Abb. 52. Weites Duodenalknie bei Pseudocystenbildung nach akuter Pankreatitis

Für das Verständnis der *durch Tumoren im Pankreaskopfbereich bedingten Duodenalveränderungen* ist es wichtig, sich daran zu erinnern, daß der Pankreaskopf sich nicht nur in das Duodenalknie hereinlegt, sondern das Duodenum bei D 1—D 3 auch von dorsal zum Teil umgreift.

1. Die Schleimhautfalten des Duodenums sind im Bereich des infiltrierenden Tumors kürzer und dicker, in deutlichem Gegensatz zum Schleimhautprofil auf der gegenüberliegenden Seite (Abb. 51). Die Plastizität der Falten ist gestört, der Ablauf der Peristaltik ungleichmäßig. In das Pankreas hereingehende Duodenaldivertikel sind verlagert und deformiert (MÖHLMANN).

2. Das Pelottensymptom (STIERLIN) tritt am Magen wie Duodenum auf und beweist eine Gesamtvergrößerung des Pankreaskopfes. Es wurde von CASE als „Polster"-Zeichen für die Untersuchung in Bauchlage angegeben, wobei das Magenantrum durch den Tumor nach cranial verdrängt und das Antrum ausgepreßt wird (ASSMANN; HERRNHEISER). Eindrucksvoller und sicherer tritt das Pelottensymptom bei der Untersuchung im Stehen

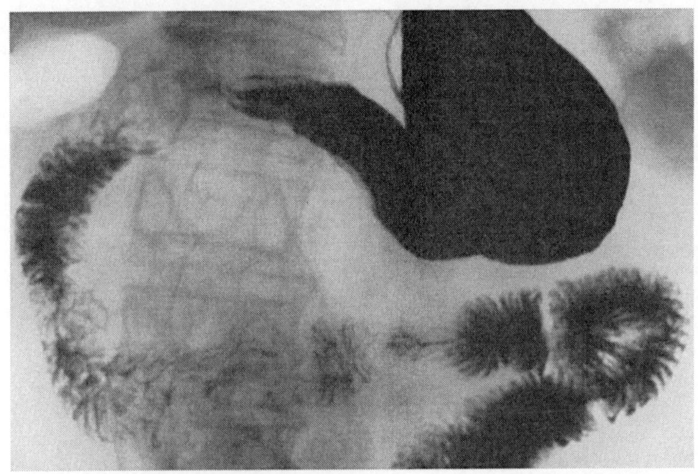

Abb. 53. Senkung der Flexura duodenojejunalis. Pelottierung des Bulbus und des Antrums. Duodenalknie nicht erweitert (Metastasen in der Pankreasloge bei Bronchialcarcinom)

auf. Mittels einer zwischen Durchleuchtungsschirm und Patienten gelegten, doppelfaustgroßen festen Pelotte kann man das Pelottensymptom an Duodenum und Magen durch verschiedene Druckrichtung der Pelotte von unten wie oben erzeugen und zugleich die feinen Veränderungen an Schleimhaut und Wand des Duodenums mit gezielten Aufnahmen darstellen. Die Pelotte kann auch das Symptom des weiten Duodenalknies verstärken. Allerdings ist darauf hinzuweisen, daß es als solches ein sehr unsicheres und viel zu häufig festgestelltes Symptom ist, mehr abhängig vom Stand des Magens als einer Pelotte in der Pankreasloge. Es ist nur dann beweisend, wenn die Innenkontur des Duodenums geglättet ist bzw. eine Doppelkontur aufweist (Abb. 52).

3. Die Senkung der Duodenalflexur ist ebenfalls als Pelottenzeichen zu verstehen (FREUD). Wegen der variablen Lage der Flexur und der Überlagerung durch den Magen ist man von der Erfahrung her nur bei klaren Verlagerungen urteilsfähig (Abb. 53).

4. Umschriebene Impressionen an der Duodenalkontur finden sich in allen Duodenalabschnitten: an Boden und Dach von D 1, ausgeprägt an der Innenkontur von D 2 und D 3, seltener bei D 4. Das Frostbergsche Zeichen ist das bekannteste dieser Art, tritt aber außer bei den primären und sekundären malignen Tumoren bei Pankreatitis und Lymphomen in der Pankreasloge in gleicher Form auf (Abb. 54—58).

Umgreift der Prozeß das Duodenum ganz, kommt es zur Duodenalstenose (s. Abb. 49 und 60—64).

5. Die Gallenblasenimpression an der cranialen Außenkante von D 2 (Courvoisiersches Zeichen) wie die bandförmige Choledochusimpression bei D 1/2 (s. dort) sind als Zeichen der Abflußstörung Frühsymptome bei papillennahen Tumoren, Spätsymptome bei praktisch allen Tumoren des Pankreaskopfes.

6. Peristaltikstörungen sind früh nachzuweisen, besonders in Form der Atonie. Leider läßt uns die Beobachtung dieser Störung im Stich, wenn nicht lokale Wandveränderungen auf die tumorbedingte Ursache hinweisen (Abb. 13).

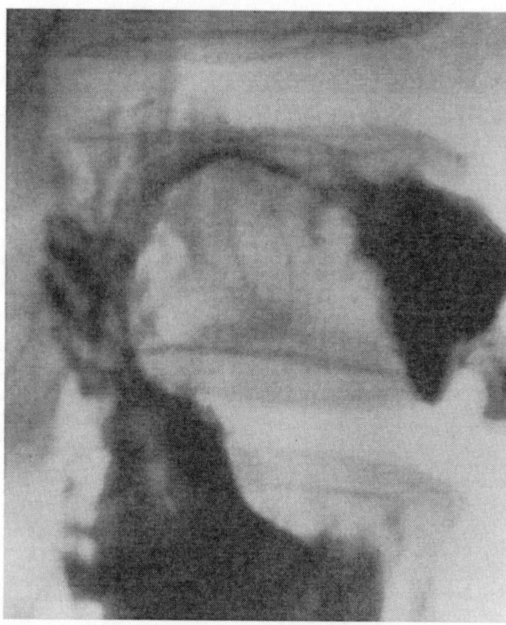

Abb. 54. Frostbergsches Zeichen durch Pankreaskopfcarcinom

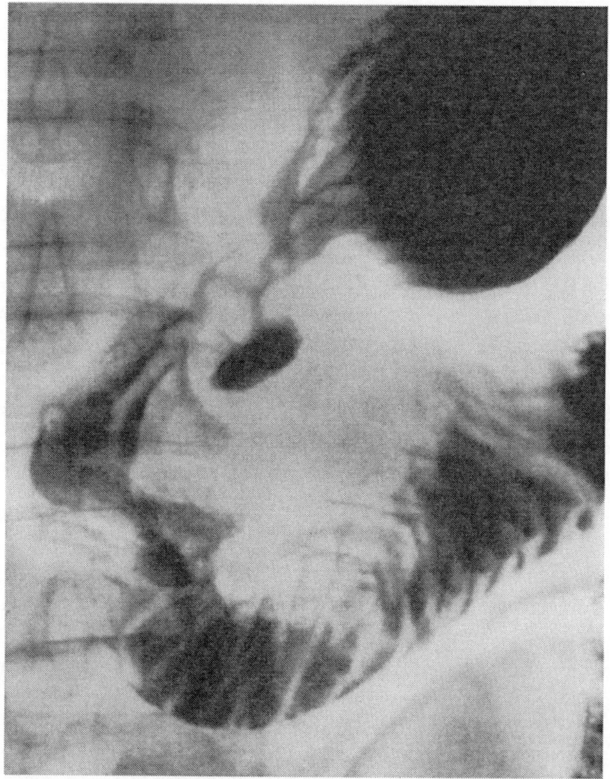

Abb. 55. Frostbergsches Zeichen bei sekundärer Pankreatitis durch perforierendes Ulcus in der Anastomose (Zustand nach Billroth I-Operation des Magens)

Die folgenden anamnestischen Anhalte (HODES, PENDERGRASS und WINSTON) können vielleicht helfen, die Zahl der Fehldiagnosen durch *Gegenüberstellung der klinischen Symptomatik bei den einzelnen Tumorformen* zu vermindern.

Das Tragische an dem Nachweis der *malignen Tumoren im Duodenalknie* ist, daß nach Feststellung aller Untersucher in der *Hälfte der Fälle die Diagnose nicht gestellt* wird,

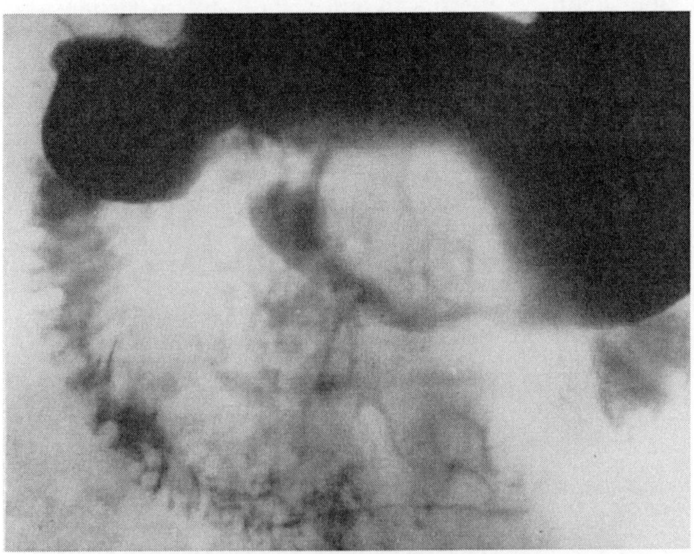

Abb. 56. Frostbergsches Zeichen bei verkalkender Pankreatitis (Pelottierung des Antrums durch den Pankreastumor)

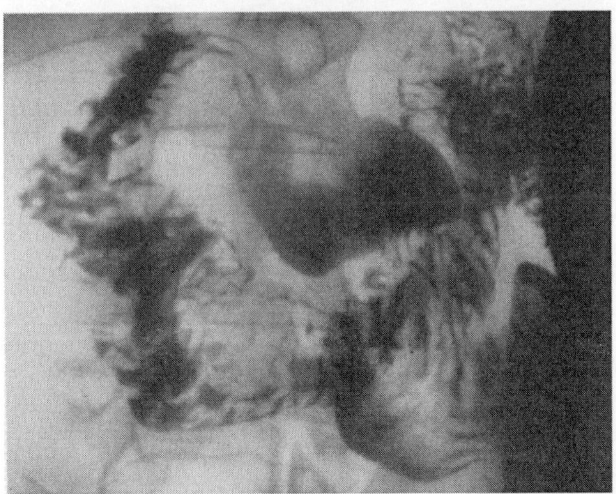

Abb. 57. Frostbergsches Zeichen durch vergrößerte Lymphknoten bei Lymphogranulomatose

obwohl die typischen Tumorzeichen im Röntgenbild vorhanden sind und diese nachträglich, bei inzwischen gestellter Diagnose, als Tumorzeichen klar erkannt werden (BEELER und KIRKLIN; HODES, PENDERGRASS und WINSTON u.a.).

Pankreaskopfcarcinom

bei 85 % aller Fälle in der präikterischen Phase rapider Gewichtsverlust (= Frühsymptom)

bei 75 % Schmerz als Initialsymptom, der bei längerer Dauer zur Depression führt, im weiteren Verlauf aber Tendenz zum Verschwinden hat,

a) dumpfer oder bohrender Schmerz im Epigastrium, in den Rücken ausstrahlend,

b) periumbilicaler, paroxysmal auftretender Schmerz, der in Rücken, Abdomen und Thorax ausstrahlt,

c) kolikartiger Schmerz im rechten Oberbauch, in das rechte Schulterblatt ausstrahlend;
bei 60—75% vergrößerte Leber,
bei 66% Courvoisiersche Gallenblase,
bei 33% Gelbsucht als Initialsymptom, bei fast 100% als Spätsymptom,
bei 25—40% schmerzloser Ikterus. Wenn Schmerzen mit Ikterus bestehen, gehen Pruritus (und Ikterus) dem Schmerz voraus. Klinisch besteht im Gegensatz zu den Pankreasschwanzcarcinomen meist keine portale Hypertension (Milz nur in 6% aller Tumorfälle vergrößert, Ascites 3%, gastrointestinale Blutung 4%);

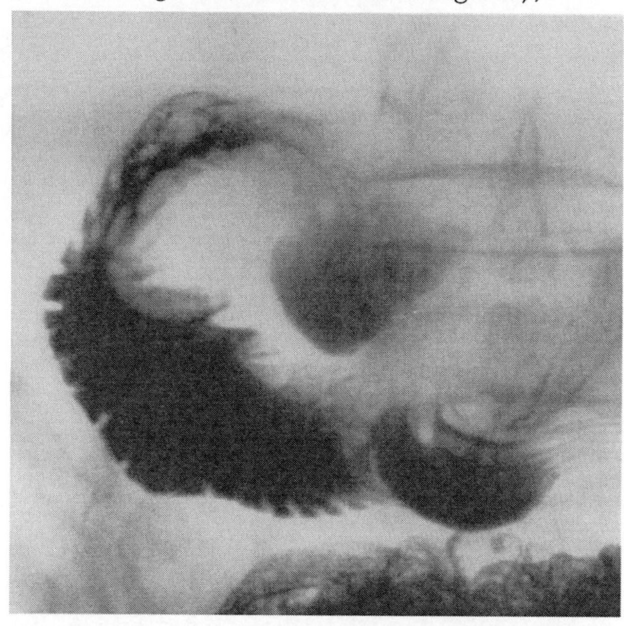

Abb.58. Lokale Impression bei D2 cranial durch gestauten Choledochus bei Choledochusstein kurz vor Steinpassage

daneben: Ulcera ventriculi und duodeni, Diarrhoe, Appetitlosigkeit, Erbrechen, Brechreiz, nur selten gastrointestinale Blutung:
klinisch im Vordergrund: Retentionspankreatitis, in 8% Cholecystitis, Cholangitis und Leberabsceßbildung; Diabetes; portale Hypertension.

Papillentumor

bei 90% der Fälle Gelbsucht (= Frühsymptom). Oft intermittierender Stauungsikterus mit Schmerzen und nachfolgendem Verschwinden der Schmerzen ist charakteristisch für Papillentumoren (BRUNSCHWIG und TEMPLETON);
bei 40% Erbrechen,
bei 25—37% (HESS 50%) gastrointestinale Blutung. Hinfälligkeit wird wesentlich weniger geklagt als bei Pankreastumoren;
daneben: Gewichtsverlust, Erbrechen, Diarrhoe;
klinisch im Vordergrund: Cholecystitis, Cholelithiasis; Cholangitis, Leberabscesse, Retentionspankreatitis.

Gallengangscarcinom

Die klinischen Befunde gleichen denen des Papillentumors und des Pankreaskopfcarcinoms.

Leitsymptom { Pruritus / progressiver Stauungsikterus / epigastrischer Schmerz

Bei allen drei Tumoren Auftreten einer Thrombophlebitis migrans.

Differentialdiagnosen. Die lokalen und allgemeinen Veränderungen am Duodenum (und Magen) durch papillo-pankreatische Tumoren können durch andere Erkrankungen in gleicher oder ähnlicher Form hervorgerufen werden. Eine Übersicht über die möglichen Pankreasveränderungen gibt die von PICKERT aufgestellte Tabelle 2.

Tabelle 2. *Übersicht über Substrate von Pankreassyndromen* (PICKERT)

(Lageanomalien des Pankreas.)
(Lage- und Formanomalien des Pankreasganges.)
Formanomalien des P. (Pancreas annulare).
Dysontogenetische Pankreascysten.
(Nebenpankreas.)
Cystische Pankreasfibrose (ANDERSON, nach FARBER: Mucoviscidosis).
Pankreasverfettungen (nach Phosphorvergiftungen, bei allgemeinen toxischen Schädigungen, Ernährungsstörungen bei Säuglingen).
(Amyloid im Pankreas.)
Pankreasparenchymatrophie bei Hungerzuständen, sekundär als Folge oder Ausheilungszustand infolge Bindegewebswucherung = Pankreascirrhose (GRUBER); im Rahmen einer lipomatösen Pseudohypertrophie (RÖSSLE).
Akute (hämorrhagische) Pankreasnekrose.
Akute (seröse) *Pankreatitis* (Begleit-P., postoperative P.).
Primär chronische Pankreatitis.
Chronisch-rezidivierende Pankreatitis („chronic relapsing pancreatitis").
(Spezifische Pankreatitis: Tuberkulose, Lues.)
Pankreassteine, Pankreasverkalkungen.
(Parasiten des Pankreas.)
Tumoren des Pankreas:
  gutartig, mesenchymal: Lipome, Myxome, Hämangiome, Lymphangiome u.a.;
  gutartig, epithelial: Adenome;
  bösartig, mesenchymal: Sarkome;
  bösartig, epithelial: *Carcinome;*
  Metastasen im Pankreas.
  Inseltumoren:
    B-Zellen-Adenome und
    B-Zellen-Carcinome (davon 80% hormonell aktiv).
    A-Zellen-Tumoren (eventuell mit Serotonin- oder Histaminkörper-Inkretion (?) oder Glucagon-Wirkungen).
Pankreascysten (Pseudocysten nach Traumen oder Nekrosen).

Pankreatitis

Sie macht die größten Schwierigkeiten, da sie sowohl eine allgemeine Erweiterung des Duodenalknies mit Kompression von D 2 und D 3 (Abb. 52), wie auch lokale Impressionen an der inneren Duodenalkontur durch knotige Verdickungen macht (Abb. 55 bis 56). Die Impression bei D 2 oben (Abb. 58) ist sogar sehr typisch und hängt möglicherweise mit einer umschriebenen Pankreatitis im Bereich eines partiellen, vom Ductus santorini oder Ductus choledochus drainierten Pankreasgebietes zusammen. Sie kann in gleicher Form durch Tumor oder den gestauten Choledochus bei hochsitzender Papille bedingt sein (s. Abb. 40/41). Da alle Formen mit Choledochusstauung (Ikterus) einhergehen können, ist diese Impression meist nicht weiter zu differenzieren.

Gelbsucht (Kompression des Choledochus) und Gallenblasenerweiterung (Courvoisiersches Zeichen) wie bei Tumor erschweren die Abgrenzung überdies. Eine Papillenvergrößerung durch Schwellung bei chronisch-rezidivierender Pankreatitis (Papillenzeichen von POPPEL) ist gegenüber dem Papillencarcinom nicht leicht abzugrenzen. Auch die Schwellung der Schleimhautfalten und die Dystonie (Hypo- bis Atonie) mit Passagestörung sind Begleiterscheinungen der Tumoren wie der Pankreatitis in ihren verschiedenen Verlaufsformen.

Tumorartige Veränderungen in der Pankreasloge

Metastasen und Lymphome (Hodgkin, Tuberkulose, Leukämie usw.) machen am Duodenum Veränderungen, die mit denen der Pankreatitis und der papillo-pankreatischen Tumoren identisch sind (Abb. 64). Die Cysten (postnekrotische und posttraumatische

Pseudocysten), Retentions- und parasitäre Cysten, sowie die seltenen gutartigen Tumoren (Adenome, Cystadenome, Hämangiome, Myome, Neurinome; siehe Gruber und Güthert) sind gewöhnlich auf Grund ihrer glatten Konturen zu identifizieren. Sicher ist man der Diagnose jedoch keineswegs. Die Lipomatose der Pankreasloge bedingt ebenfalls eine allgemeine Erweiterung der Duodenalloge ohne lokale Impression (Holm).

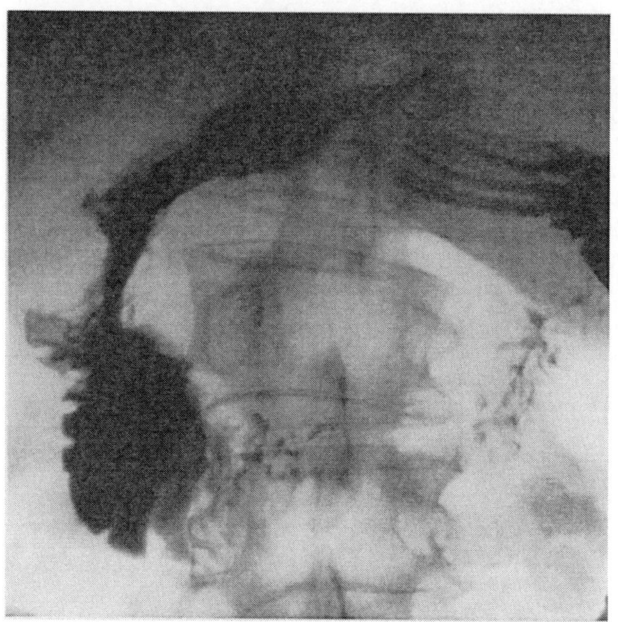

Abb. 59. Duodenalstenose durch Pankreas anulare

Die seltenen primären Duodenalcarcinome (scirrhöse oder papilläre Adenocarcinome) machen umschriebene Defekte oder eine diffuse Infiltration der Duodenalwand, die zur Einengung des Lumens führt. Schleimhautveränderungen und Ulcerationen stehen dabei im Vordergrund (s. Abb. 20). Gleiche umschriebene Wand- bzw. Schleimhautdefekte können auch durch gutartige Duodenaltumoren und ektopische (benigne und maligne) Insulinome bedingt sein. Intramurale Hämatome nach Trauma machen das Bild einer progressiven, tumorartigen Lumeneinengung bis zum arteriomesenterialen Darmverschluß (Melamed und Pantone u.a.). Offenbar wird das Duodenum bei stumpfen Traumen ruckartig zur Wirbelsäule hin verlagert (Culver und Pirson), so daß es zur Gefäßzerreißung, ja zum Wandeinriß kommen kann. Durch die blutungsbedingte Abhebung der Serosa von der Muscularis erhält der Tumor eine knäuelartige Form und Oberfläche (coil spring; Felson und Levin).

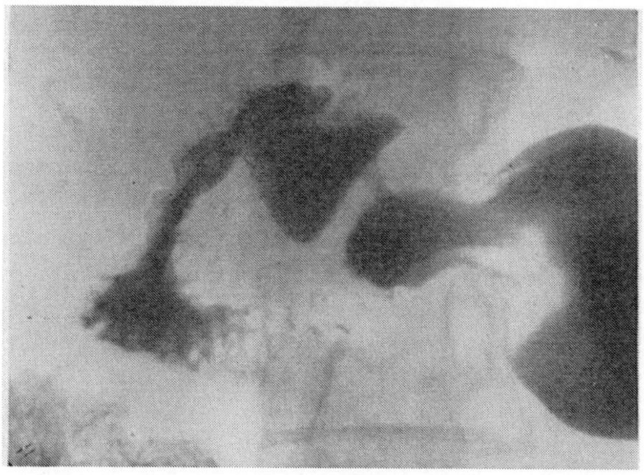

Abb. 60. Duodenalstenose durch Pankreaskopfcarcinom

Das *kongenitale*, früher erwähnte *Pankreas anulare*, das bei Männern häufiger gefunden wird als bei Frauen (Giamattei; Baldesi) kann in jedem Lebensalter Beschwerden machen und zeichnet sich röntgenologisch durch eine ringförmige Enge bei D 2 aus, die nur schwer von einer tumorösen Ummauerung zu trennen ist (Abb. 59 und 60). Bei zunehmender Stauung beobachtet man häufig die Kombination mit einem Ulcus ventriculi oder pylori. Die regionale Enteritis macht eine röhrenförmige Stenosierung des Duodenums (Abb. 61), meist als Teil einer ausgedehnteren Affektion des Dünndarms (Brown; Comfort, Weber, Baggenstoss und Kieley; McGarity u.a.).

Postbulbäre Ulcera duodeni sind im Vergleich zu den intrabulbären relativ selten. Sie geben sich trotz oft nicht ulcustypischer Wandveränderungen durch die klassische übrige Symptomatologie klar zu erkennen. Ihre Neigung zur Penetration in das Pankreas kompliziert das klinische wie röntgenologische Bild durch eine sekundäre Pankreatitis mit umschriebener oder diffuser Pankreaskopfvergrößerung, Duodenalatonie usw. (Prévôt); Hunt; Hess) (Abb. 62).

Auch beim einfachen (intrabulbären) Ulcus duodeni oder Anastomosenulcus bei Billroth I (Abb. 14 und 55) ist die sekundäre Pankreatitis häufig (SCHMIDT; KEY; ELOESSER u. a.). Ein großer Insult ist zwar selten (HERRNHEISER), weniger grobe Pankreasaffektionen müssen jedoch enorm häufig sein, wenn unsere Kriterien der Pankreas-

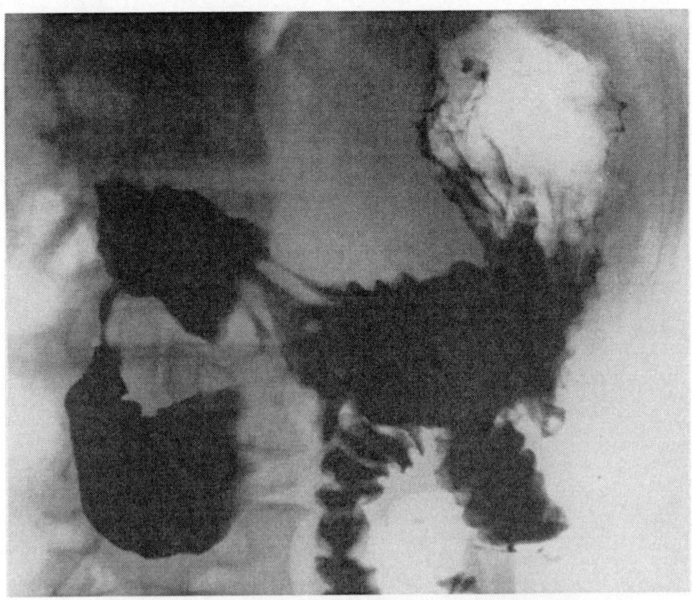

Abb. 61. Duodenalstenose durch regionale Enteritis

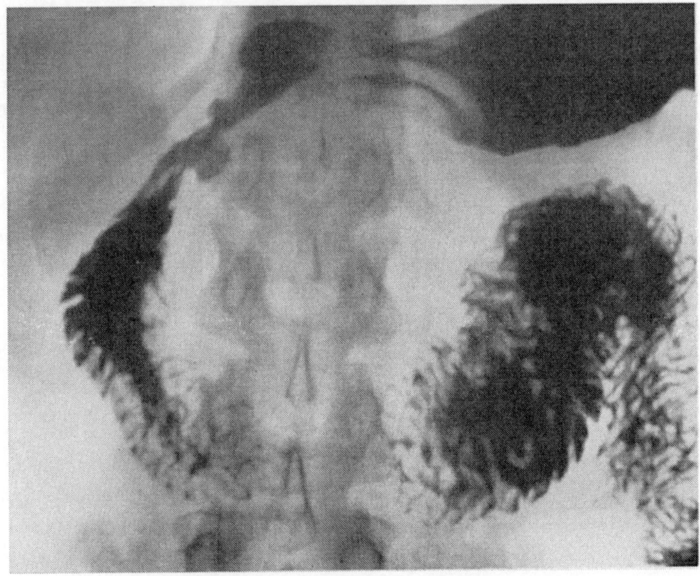

Abb. 62. Kopfpankreatitis durch Penetration eines postbulbären Ulcus (Doppelulcus)

affektion stimmen. Auch nach internistischer Meinung kommen die meisten akuten Attacken in ,,ungeahnter, weit überragender Häufigkeit" vor (v. BERGMANN). Man sollte deshalb die *Ulcusdiagnose stets durch die Kennzeichnung der Pankreassituation komplettieren.* Als vorzüglicher differentialdiagnostischer Test hat sich mir die *Schmerzlokalisation* erwiesen: Das reine Ulcus duodeni hat seinen Schmerzpunkt am Plexus solaris im Epigastrium, eventuell noch am Ulcus selbst, nie aber in der Pankreasloge. Je stärker dort ein Druckschmerz auftritt oder gar symptomatologisch führend wird, mit um so größerer

Sicherheit kann man eine sekundäre Pankreatitis annehmen. Das therapeutische Ergebnis der chirurgischen Therapie wird man entsprechend vorsichtig einschätzen. Magenresezierte geben sehr oft — bei fehlendem Anastomosenulcus — ihren Schmerzpunkt in der Pankreasloge an und bieten anamnestisch das Bild einer chronischen Pankreatitis. Leider ist uns mit der Ausschaltung des Duodenums bei der Billroth II-Resektion der indirekte röntgenologische Einblick in das Pankreas genommen.

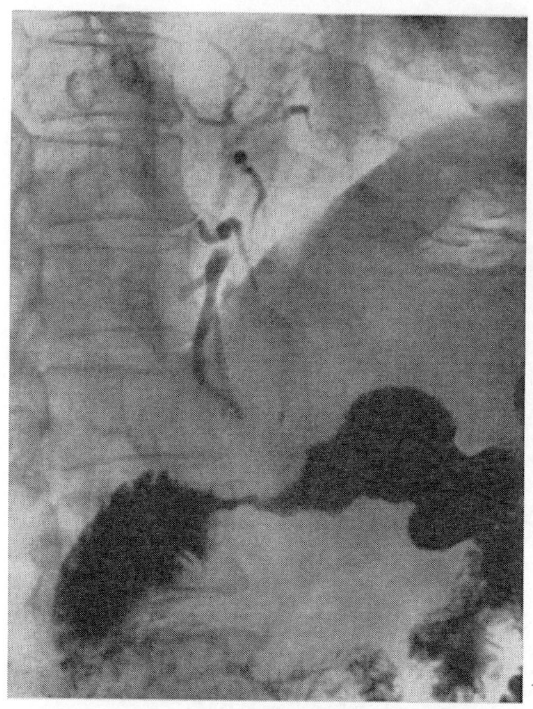

Abb. 63. Hochsitzende Duodenalstenose durch Pankreaskopfcarcinom. Choledochoduodenostomie

ζ) Duodenalstenose

Die meisten der oben genannten Veränderungen können früher oder später zu dem Bild der Duodenalstenose führen, das 1910 erstmals von HOLZKNECHT röntgenologisch dargestellt wurde. GEISSENDÖRFER unterscheidet zwischen dem akuten Verschluß mit den Symptomen eines hohen Ileus und dem chronischen, der mit unklaren Oberbauchbeschwerden, Erbrechen und Gewichtsabnahme unter dem röntgenologischen Bild der Magenektasie einhergeht.

Die akute Stenose tritt auf bei der Perforation eines Gallensteins in das Duodenum (s. oben), einer Treitzschen Hernie oder der Invagination des Magens in das Duodenum (s. oben).

Die hochgradige Duodenalatonie bei Nachbarschaftsprozessen kann, wie oben schon erwähnt, zu dem klinischen und röntgenologischen Bild der Duodenalstenose führen, während die Operation ein normal weites und völlig durchgängiges Duodenalrohr ergibt (BERNSTEIN).

Die chronische Stenose findet sich als intraduodenale Störung beim Schrumpfbulbus (Ulcus pyloricum oder duodeni), der narbig bedingten Enge bei chronisch entzündetem Divertikel (Abb. 65) sowie Duodenaltumoren (BERGER; BRENNER und BROWN).

Der Duodenalverschluß durch *Gallensteinperforation* gilt als intraduodenal, wenn der Stein in das Lumen bereits geboren ist, als extraduodenal, wenn er noch vor der Duodenalwand oder in der Wand selbst steckt (KÜMMERLE und DIETZ; POSTH; siehe Perforationsstadien in Abb. 25 und 26).

Folgende *extraduodenalen Prozesse* machen das Bild der Stenose: metastatische Tumoren des Retroperitonealraumes (WÜTHERICH; HERTZ); das Pankreaskopfcarcinom (PIPES und PAREIRA u.a.) (s. Abb. 49, 60 und 63); Entzündungen und Cysten des Pankreas (DOERNER); Leber- und Gallenblasentumoren; Carcinome der rechten Colonflexur (OTT) (s. Abb. 17); große entzündliche oder tumoröse Lymphknotenpakete des Mesenteriums oder des Retroperitonealraumes bzw. der Pankreasloge (AUERNIG; SCHOENBERG und PINKUS u. a.) (Abb. 64); intramurale Hämatome (MCCLELLAND); postoperative Verwachsungen nach Gallenwegsoperationen (HAMMESFAHR); Nierentumoren, Hydronephrosen usw. (MESSENGER und MONROE) (s. Abb. 17).

Kongenitale Mißbildungen können ebenfalls eine Duodenalstenose provozieren: Darmfehldrehungen; unvollständiges Herabwandern des Coecum; mangelhafte Fixation von Coecum und Mesenterium; Verengerungen am Treitzschen Band (s. Abb. 17); Pankreas anulare (s. Abb. 59). Meist allerdings führen diese Veränderungen schon im Kindesalter zu Komplikationen (Literatur bei SCHUMANN).

Ungewöhnlich ist der Fall einer Duodenalstenose als Bestrahlungsfolge 16 Jahre nach Strahlentherapie einer retroperitonealen Seminometastase (RITTER).

Die chronische Duodenalstenose ist nach HOLZKNECHT lange Zeit durch eine *prästenotische Hyperkinese* des *Duodenums und Magens* (mit praktisch fehlendem Pylorus) gekennzeichnet. Erst *mit Eintritt* einer *Duodenalatonie* kommt es zum *völligen Verschluß*.

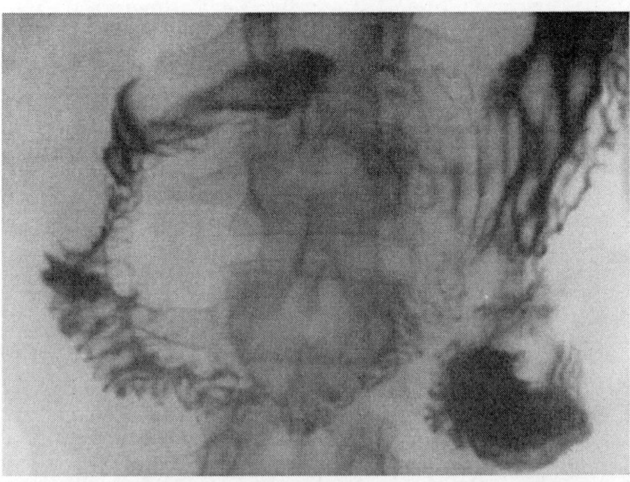

Abb. 64. Girlandenförmige Impression an der inneren Duodenalkontur und Duodenalstenose durch Lymphknotentumor bei Lymphogranulomatose (Sammlung STRNAD)

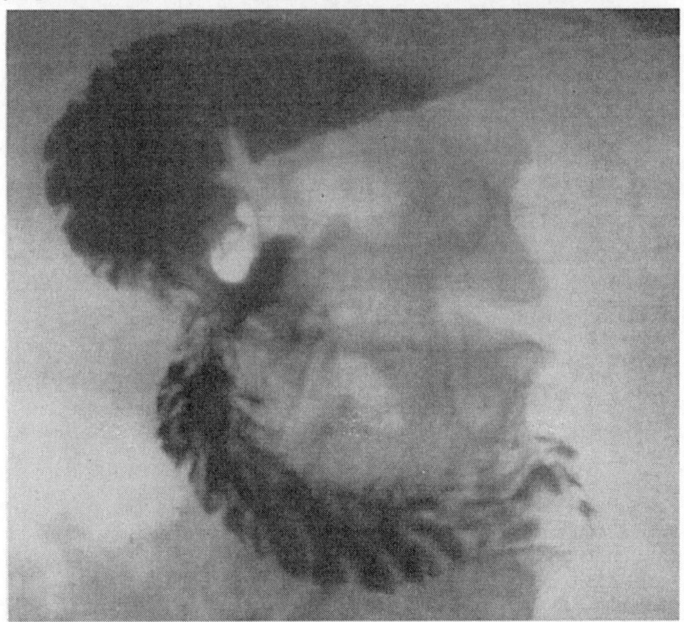

Abb. 65. Duodenalstenose durch entzündliche Veränderungen an der Divertikelmündung

Die bei Gastritis oder Gastroenteritis auftretende Duodenalatonie erklärt auch den intermittierenden Charakter der Duodenalstenosen durch die Mesenterialarterie bei Enteroptose, beweglichen Tumoren, Adhäsionen und kongenitalen Bändern sowie Senkung und Taschenbildung des Duodenums (KELLOG und KELLOG; KÖNNECKE; CRAMER).

η) *Duodenaldivertikel*

Der erste exakte Divertikelnachweis gelang röntgenologisch erstmals FORSSELL und KEY 1916. In 3—4% aller Sektionen und 1,1—2,7% der Röntgenuntersuchungen werden Duodenaldivertikel beobachtet (LINSMAYER; HAHN; RENNER). Sie liegen in 65% der

Fälle in D 2, in 30% in D 3 und 4 (WITHMORE), sind kirsch- bis walnußgroß, haben zuweilen mehrere Ausbuchtungen oder kommen multipel vor. Meist sind sie *angeboren*, zuweilen auch *durch Traktion entstanden* (ROTH).

Ihre pathogenetische Bedeutung wird einerseits gering eingeschätzt (ROTH; LINSMAYER, ANDOLF), andererseits sind durch Sektion und Operation zahlreiche mehr oder weniger bedeutsame, ja zum Tode führende Veränderungen nachgewiesen worden (ALBRECHT; HAHN; THURM): Divertikulitis mit Übergreifen auf das Pankreas (ROENTHAL; CLAIRMONT und SCHINZ; WILKIE; ÅKERLUND; OEHNELL; THURM); Erkrankungen der Gallenwege infolge Gallestauung auf Grund des Kompressionsdruckes des gefüllten Divertikels (Abb. 66); Perforationen in das Retroperitoneum (NORPOTH) oder die Aorta (KUCHINKA) und Blutungen aus Divertikelulcera (HEISS).

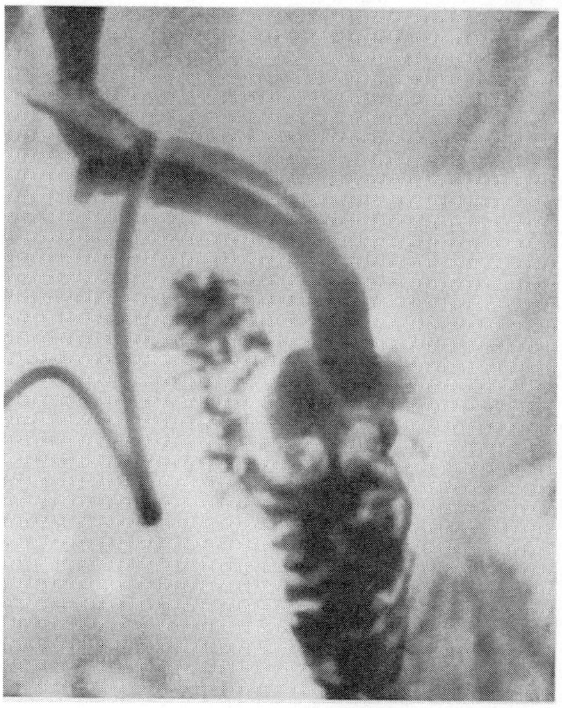

Abb. 66

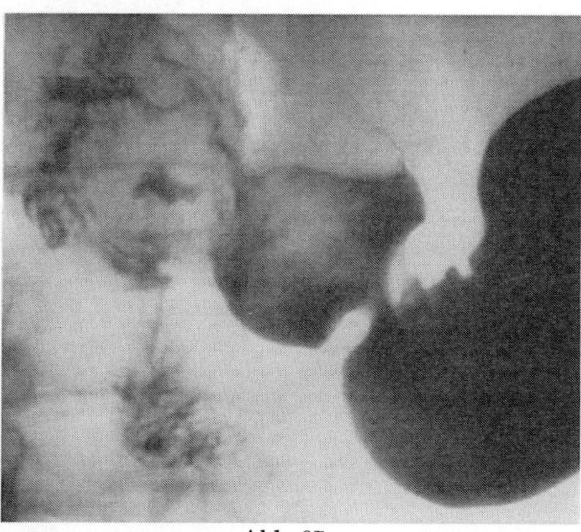

Abb. 67

Abb. 66. Postoperative Cholangiographie. Beispiel für die Möglichkeit der Choledochusabklemmung durch großes parapapilläres Divertikel

Abb. 67. Divertikelverziehung in Richtung des Choledochus durch schrumpfenden Pankreaskopfprozeß. Scheinbares Frostbergsches Zeichen

Die *Papillen- und Ampullendivertikel* (ÅKERLUND) nehmen eine Sonderstellung ein (BAENSCH). Sie können durch katarrhalische Duodenitiden die Papille in Mitleidenschaft ziehen und durch Sekretstauung zur Ampullenerweiterung führen. Auch durch Druckatrophie und entzündliche Vorgänge bei Abgang größerer Steine können Papille und Sphinkter zugrunde gehen, so daß ein Divertikel resultiert (ÅKERLUND; HAHN). Intermittierende Cholostase mit biliärer Cirrhose (THURM), Steinbildungen im Choledochus (VERSMANN) und Pankreatitis (Abb. 61) sind die häufigsten Folgen.

Eine seltene Besonderheit ist das *intraluminale Duodenaldivertikel*, das röntgenologisch erstmals von NELSON 1947 beschrieben wurde (Sammelübersicht mit Mitteilung eines Falles von LAUDAN und NORTON), obwohl es pathologisch-anatomisch und chirurgisch seit 1845 bekannt ist. Es geht meist von der Papille oder dem papillennahen Gebiet aus und ist entsprechend gefährlich operativ anzugehen. Es ist angeboren, ohne daß man bisher entscheiden kann, ob es sich aus einer Septierung bzw. duodenalen Duplikatur oder aus einer Sprossung undifferenzierter endodermaler Zellverbände in der frühen Embryonalzeit entwickelt hat. Der Lage entsprechend kann es die Speisenpassage erheblich durch die Einengung des Duodenallumens stören.

Bei der *Röntgenuntersuchung* erfolgt die Füllung der Divertikel mit Kontrastmittel gewöhnlich spontan, wenn man nicht nur im Stehen untersucht.

Oft lassen sie sich schon aus der Luftfüllung diagnostizieren. Beweisend für die Diagnose ist der Nachweis der schienenartig in das Divertikel hereinlaufenden Schleimhautfalten.

Die Differenzierung in *parapapilläre* und *papilläre Divertikel* ist mittels *Cholangiographie* möglich (Abb. 68 und 69), gelingt aber meist nicht. Wichtig ist die Lokalisation des *Schmerzpunktes* bei der Röntgenuntersuchung in Beziehung zur Divertikellage, da dies oft der einzige Hinweis auf einen, durch das Divertikel ausgelösten entzündlichen

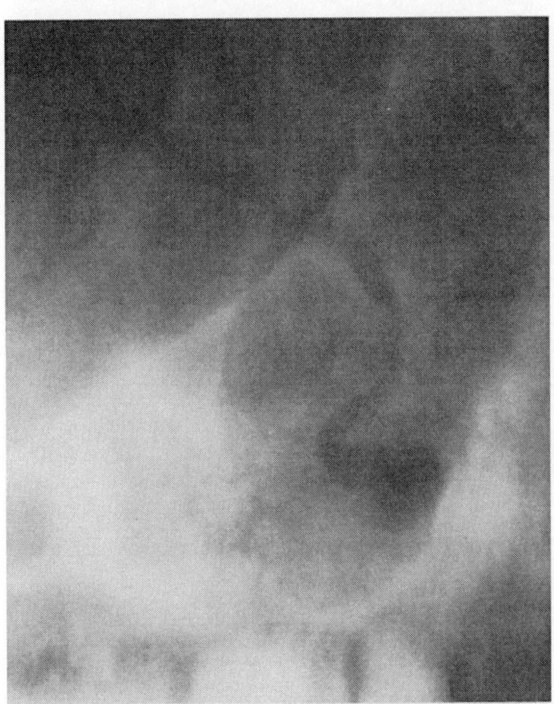

Abb. 68

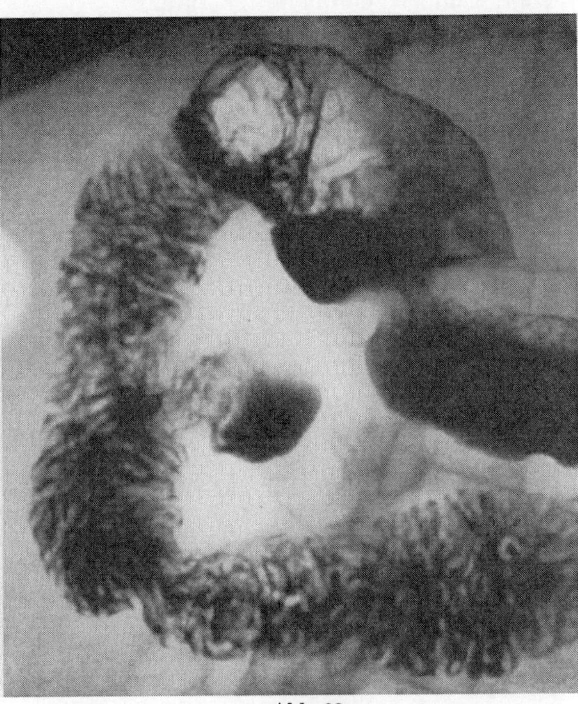

Abb. 69

Abb. 68. Cholangiographie mit Zonographie: Mündung des Choledochus in ein Divertikel von der Duodenalseite her

Abb. 69. Duodenalfüllung mit Kontrastbrei zu Abb. 68

Prozeß ist. Liegt der Schmerzpunkt am Pankreaskopf, ist die Frage schwer zu entscheiden, ob es sich um eine primäre *Pankreatitis* oder eine durch *Divertikulitis* entstandene sekundäre handelt. Immerhin ist jedes in das Pankreas hereingehende Divertikel ein potentieller Gefahrenherd und entsprechend ernst zu nehmen.

Pseudo-Divertikel (HERRNHEISER) sind paraduodenale Höhlenbildungen in Tumoren, die auf die Duodenalwand übergegriffen haben. Ihre Abgrenzung gegen normale Divertikel kann schwierig sein, wenn die Höhlenwandung durch die Verdauungsfermente geglättet ist.

Die *Deformierung eines Divertikels* durch Tumor im Pankreas (MÖHLMANN) kann als *indirektes Tumorzeichen* benutzt werden.

ϑ) Retroperitonealraum

Niere und Nebennieren (s. Abb. 17). Die retroperitoneale Duodenalschlinge ist, wie oben erwähnt, mit der rechten Niere und teilweise mit dem Nierenbecken bindegewebig verbunden. *Kantendrehungen der Niere, Kippstellungen* usw. müssen deshalb zu einer *Deformierung* bzw. *Eindellung am hinteren Duodenum* bei D 2 oben führen. STRNAD, der sich mit der räumlich-topographischen Beziehung von Duodenum und Nieren-Nebennieren besonders beschäftigt hat, hält es in Anbetracht der räumlichen Enge sogar für möglich, selbst relativ kleine *Nebennieren-Tumoren* mittels subtiler Technik auf Grund der Eindellung am Duodenum nachzuweisen.

Man sieht die Nierenimpression bei D 2 caudal und dorsolateral erst bei starker Drehung des Patienten. *Nierencysten, Hydronephrosen, Tumoren* usw. verstärken diese Impression (Abb. 70).

Hufeisennieren imprimieren das Duodenum bei D 3 von caudal (Abb. 71). Links kommen Verlagerungen am Duodenum (Duodenalflexur) erst bei großen Tumoren der Nieren und Nebennieren zustande.

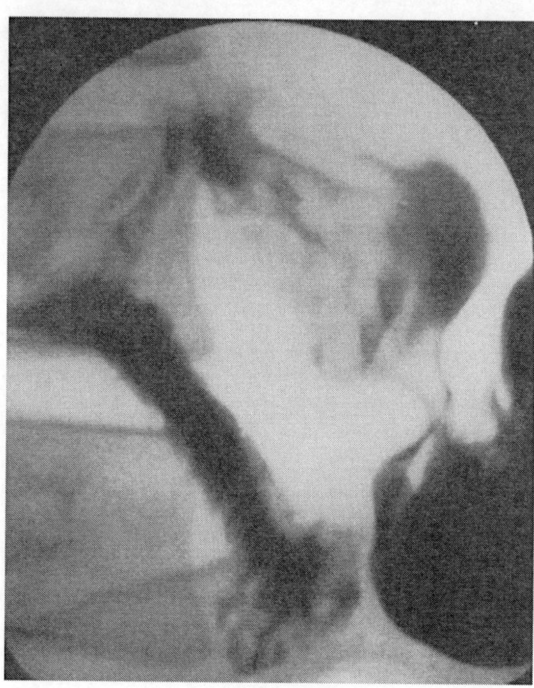

Abb. 70. Impression des Duodenums bei D 2 unten von lateral durch die vergrößerte Niere (Hydronephrose, s. Abb. 17)

Allerdings *weicht das Duodenum elastisch aus.* Erst das *Übergreifen eines infiltrativen oder entzündlichen Prozesses* führt zu stärkeren lokalen Veränderungen *bis zur Duodenalstenose* (MESSENGER und MONROE). *Pyelo-duodenale Fisteln* (PUMPHREY) oder die *Penetration eines Fremdkörpers* aus dem Duodenum in die rechte Niere (DRAHOVSKY) kommen vor.

Die Aorta kann durch *Aneurysmen* Druck auf das Duodenum von dorsal ausüben (BROWN und STRITTMACHER). Die *Perforation eines Aneurysmas* ins Duodenum kommt in seltenen Fällen vor (GERLACH).

Tumoren können in Anbetracht der großen Ausdehnung des Retroperitonealraumes sich oft lange Zeit ungehindert entwickeln, bevor klinische Erscheinungen auftreten. Diese sind zunächst vage: Gastrointestinale Erscheinungen wie Völlegefühl, Erbrechen, Obstipation oder Dyspepsie beherrschen das Bild.

Organsymptome treten später durch Druck auf das Organ selbst oder durch Blockierung der Ausführungsgänge auf: Glucosurie (Pankreas); Ikterus (Choledochus); Varicen (prähepatische Blockade der V. portae oder der Milzvene); Hydronephrose und Hämaturie (Niere, Ureter) usw. (Abb. 72 und 73). Alle Gewebe und Organeinlagerungen beteiligen sich an der Tumorentwicklung und führen von einer gewissen Größe an zu *Impressionen* bzw. *Verlagerungen am Duodenum* (Abb. 72 und 73).

1. Cystische Tumoren:

a) Dermoide, Teratoide,
b) Cysten, die sich aus dem Wolfschen oder Müllerschen Organ entwickelt haben,
c) Lymph- und Chyluscysten,
d) traumatische und parasitäre (Echinococcus) Cysten.

2. Solide Tumoren:

a) Tumoren des Stütz- und Bindegewebes (Lipome, Fibrome, Myome, Myxome) sowie ihre Mischformen und sarkomatösen Analoga,
b) Tumoren des Gefäßsystems (Angiome, Endotheliome und Peritheliome),
c) Tumoren des Grenzstrangs des Sympathicus und Paraganglien (je nach Reifegrad:

Sympathogoniom → Sympathicoblastom → Neuroblastom → Ganglioneurom und Phäochromoblastom → Phäochromocytom),

d) Metastasen, Lymphknotenvergrößerungen (Hodgkin usw.).

Bei Kindern machen die Wilms-Tumoren (Adenosarkome der Nieren) 53 % aller retroperitonealen Tumoren aus, die Neuroblastome 35 % (SNYDER, KRUSE, GREANEY und CHAFFIN).

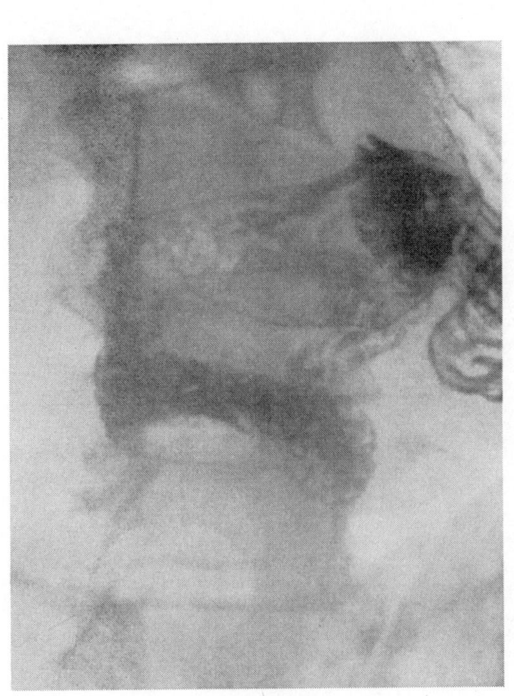

Abb. 71

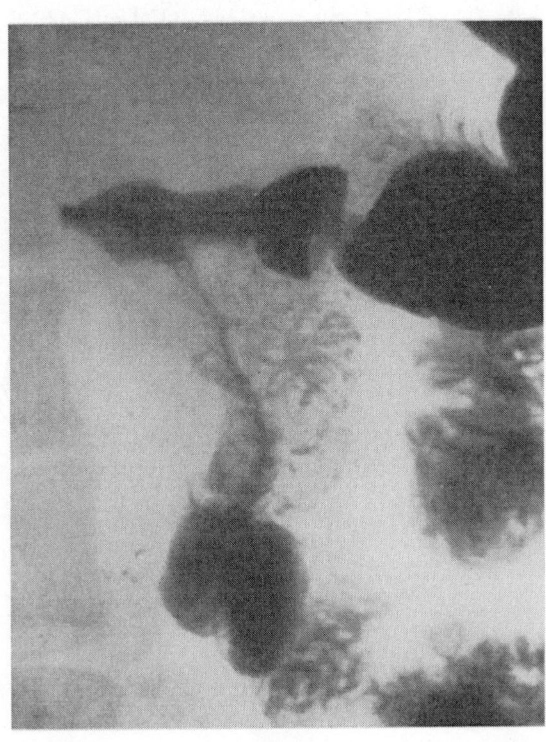

Abb. 72

Abb. 71. Impression des Duodenums von caudal durch Hufeisenniere (Sammlung STRNAD)

Abb. 72. Bogige Ventralverlagerung des Duodenums durch retroperitonealen Tumor

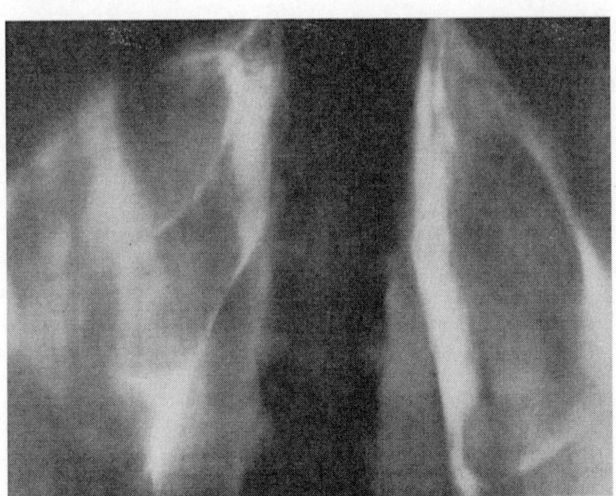

Abb. 73. Pneumoretroperitoneum zu Abb. 72: pararenales Lymphangiom rechts der Wirbelsäule (operativ bestätigt)

ι) *Peritonealhöhle*

Die *umschriebene Peritonitis* (Vantoch) kann *wie ein Tumor* das Duodenalknie imprimieren. Umgekehrt führt eine *Ulcusperforation* an der Vorderwand des Bulbus zur gedeckten oder freien Perforation in die Bauchhöhle (Abb. 74), die ihre eigenen differentialdiagnostischen und chirurgischen Probleme hat.

Das Bildmaterial wurde durch Aufnahmen der Herren Prof. R. Prévôt, Hamburg (Sammlung Prévôt) und F. Strnad, Frankfurt (Sammlung Strnad) sehr bereichert. Herr Dr. Engelholm vom Service de Radiologie (Dr. Potvliege) de l'Hôpital Universitaire Brugmann, Brüssel, stellte freundlicherweise Abb. 44 zur Verfügung. Ihnen allen möchte ich für ihre Hilfsbereitschaft sehr herzlich danken.

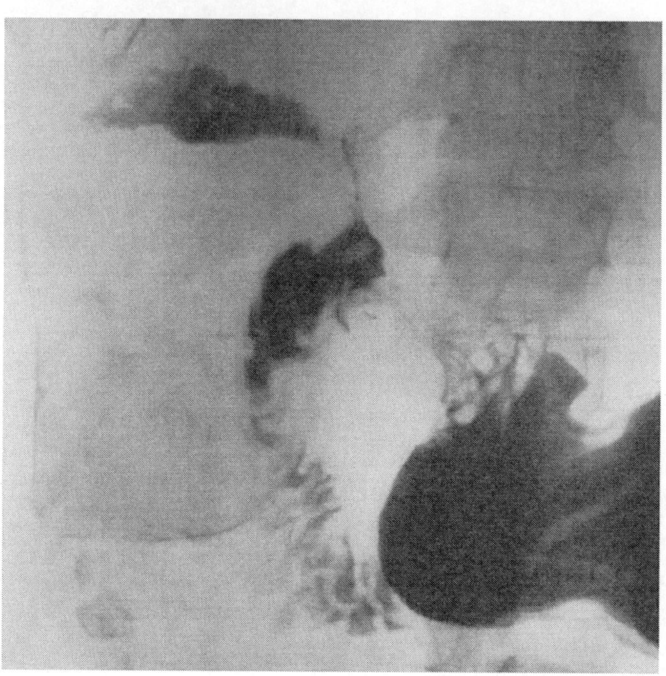

Abb. 74. Zunächst gedeckte, dann freie Perforation eines Ulcus duodeni an der Bulbusvorderwand

Literatur

In der vorliegenden Arbeit wird auf eine vollständige Zitierung der Autoren verzichtet, da alle abgehandelten Organe im Handbuch für Radiologie an anderer Stelle speziell bearbeitet werden. Berücksichtigt sind jeweils nur die Erstbearbeiter eines Problems, des öfteren auch Sammelreferate.

Abeatici, S., et L. Campi: Sur les possibilités de l'angiographie hépatique. La visualisation du système portal (recherches expérimentales). Acta radiol. (Stockh.) **36**, 383—392 (1951).

Åkerlund, A.: Duodenaldivertikel und gleichzeitige Erweiterung des Vaterschen Divertikels bei Pankreatitis. Fortschr. Röntgenstr. **25**, 540—546 (1917).

Alberti, W.: Über den röntgenologischen Nachweis von Varizen im Bulbus duodeni. Fortschr. Röntgenstr. **43**, 60—65 (1931).

Albrecht, H. U.: Zur Klinik der Duodenaldivertikel-Erkrankung. Die Duodenaldivertikulitis als erste Erkrankung. Dtsch. med. Wschr. **56**, 1967—1699 (1930).

Albrecht, P. A.: Über arterio-mesenterialen Darmverschluß an der Duodeno-Jejunalgrenze und seine ursächliche Beziehung zur Magenerweiterung. Virchows Arch. path. Anat. **156**, 285—328 (1899).

Andolf, N.: Etude sur l'importance clinique des diverticules du duodénum. Acta chir. scand., Suppl. **157**, 498—500 (1951).

Assmann, H.: Die klinische Röntgendiagnostik der inneren Erkrankungen. Leipzig: F. C. W. Vogel 1924.

Auernig, A.: Pylorusstenose infolge Mesenterialdrüsentuberkulose. Zbl. Chir. **75**, 330—332 (1950).

Baensch, W.: Zur Röntgendiagnostik des Duodenaldivertikels unter spezieller Berücksichtigung seiner Ätiologie. Fortschr. Röntgenstr. **30**, 322—326 (1922/23).

Balderi, G.: Il pancreas anulare. Arch. ital. Chir. **80**, 385—405 (1955).

Barbosa, I. I., D. C. Dockers, and I. M. Waigh: Pancreatic heterotopia: review of literature and report of 41 autharticated surgical cases of which 25 were clinically significant. Surg. Gynec. Obstet. **82**, 527—542 (1946).

BARCLAY, A. E.: The digestive tract: a radiological study of its anatomy, physiology and pathology. Cambridge: Cambridge University Press 1933.

BARNETT, W. O., and L. WALL: Megaduodenum resulting from absence of parasympathic ganglion cells in Auerbach's plexus; review of literature and report of case. Ann. Surg. **141**, 527—535 (1955).

BAUMANN, W.: Das Röntgenbild der Papilla duodeni major und minor. Papillenbefunde im Bulbus duodeni. Langenbecks Arch. klin. Chir. **207**, 484—488 (1948).

BEELER, J. W., and B. R. KIRKLIN: Roentgenologic findings accompanying carcinoma of the pancreas. Amer. J. Roentgenol. **67**, 576—584 (1952).

BERG, H. H.: Röntgenuntersuchungen am Innenrelief des Verdauungskanals. Leipzig: Georg Thieme 1931.

BERGER, S. M.: Pseudotumors of duodenal bulb. Amer. J. Roentgenol. **74**, 580—586 (1955).

BERGMANN, E. v.: Funktionelle Pathologie, 2. Aufl. Berlin: Springer 1938.

BERNSTEIN, Über Passagestörungen im Duodenum. Fortschr. Röntgenstr. **34**, 245—252 (1926).

BÖTTGER, H.: Zur Ätiologie der Chelodochuscysten. Zbl. allg. Path. path. Anat. **87**, 407—412 (1951).

BORMANN, C. N., and L. G. RIGLER: Spontaneous internal biliary fistula and gallstone obstruction with particular reference to roentgenologic diagnosis. Surgery **1**, 349—378 (1937).

BRENNER, R. L., and C. H. BROWN: Primary carcinoma of duodenum: report of 15 cases. Gastroenterology **29**, 189—198 (1955).

BROWN, C. H., E. K. SHIREY, and J. R. HASERICH: Gastrointestinal manifestations of systemic lupus erythematosus. Gastroenterology **31**, 649—666 (1956).

—, and W. C. STRITTMATTER: Obstructive lesions of the duodenum distal to the bulb. Radiology **70**, 720—727 (1958).

BROWN, S.: Chronic nonspecific regional enteritis. Amer. J. Roentgenol. **54**, 487—495 (1945).

BRUNSCHWIG, A., and F. E. TEMPLETON: Roentgenographic diagnosis of neoplasms of the peri-ampullary region and head of the pancreas. Radiology **41**, 438—443 (1943).

BUCHENAU, E. P.: Congenital duodenal obstruction from anomalous mesenteric vessels. Amer. J. Surg. **30**, 499—501 (1935).

BULBUNG, E., and A. F. JONES: Modern trends in gastroenterology. New York: Hoeber 1958.

BYRNE, J. J.: Biliary fistulas. Amer. J. Surg. **86**, 181—187 (1953).

CAROLI, J.: Contribution au diagnostic des papillites primitives, angiocholégraphie, endoscopie et écran de brillance. Lyon chir. **55**, 868—883 (1959).

CARTER, F., u. R. HOTZ: Reflex bilary dyskinesia relieved by appendectomy. J. Amer. Med. Ass. **113**, 399—402 (1939).

CARTER, F. R., and G. M. SAYPOL: Transabdominal cholangiography. J. Amer. med. Ass. **148**, 253—255 (1952).

CASE, J. T.: Roentgenology of pancreas disease. Caldwell Lecture 1939. Amer. J. Roentgenol. **44**, 485—518 (1940).

CHAMBERLAIN, D.: Duodenal diverticula. Brit. J. Surg. **37**, 83—85 (1949).

CLAIRMONT, P., u. H. R. SCHINZ: Zur Diagnose und Chirurgie der Duodenaldivertikel. Dtsch. Z. Chir. **159**, 304—361 (1920).

CLARA, M.: Das Nervensystem des Menschen. 3. Aufl. Leipzig: Johann Ambrosius Barth 1959.

COHEN, J., and R. COLP: Cancer of the peri-ampullary region of the duodenum. Surg. Gynec. Obstet. **45**, 332—346 (1927).

COMFORT, M. W., H. M. WEBER, A. H. BAGGENSTOSS, and W. F. KIELEY: Nonspecific granulomatous inflammation of stomach and duodenum and its relation to regional enteritis. Amer. J. med. Sci. **220**, 616—632 (1950).

CRAMER, H.: Über tiefsitzende Passagebehinderung im Duodenum. Fortschr. Röntgenstr. **35**, 523—539 (1927).

CULVER, G. J., and H. S. PIRSON: Intramural hematoma of the duodenum, a case report. Amer. J. Roentgenol. **82**, 1032—1035 (1955).

DARDINSKI, V. J.: Inflammation adenomatoid hyperplasia of major duodenal papilla in man. Amer. J. Path. **7**, 519—522 (1931).

DELORIMIER, A. A., H. G. MOEHRING, J. R. HANNAN: Clinical roentgenology, vol. IV. Springfield (Ill.): Ch. C. Thomas 1956.

DIECKHOFF: Beitrag zur pathologischen Anatomie des Pankreas mit besonderer Berücksichtigung der Diabetesfrage. Med. Inaug.-Diss. Rostock 1895.

DORNER, G.: Indurative Pankreatitis infolge von Narbenbildung im Ductus pancreaticus ohne Diabetes nebst Bemerkungen zur Röntgendiagnose von Pankreaserkrankungen. Dtsch. Arch. klin. Med. **118**, 72—84 (1916).

DOUBILET, H., M. H. POPPEL, and J. H. MULHOLLAND: Pancreatography technics, principles and observations. Radiology **64**, 325—339 (1955).

DRAHOVSKY, V.: A case of penetration of a foreign body from the duodenum into the right kidney. Rozhl. Chir. **43**, 152—153 (1964).

DUVAL, P., J. P. ROUX, et H. BECLERRE: Radiologie du duodénum, 311 p. Paris: Masson & Cie. 1927.

ELOESSER, L.: Die in den letzten 10 Jahren an der Heidelberger chirurgischen Klinik beobachteten Fälle von Pankreaserkrankungen. Mitt. Grenzgeb. Med. Chir. **18**, 195—294 (1908).

EPPERSON, D. P., and W. WALTERS: Spontanous internal biliary fistulas. Proc. Mayo Clin. **28**, 353—360 (1953).

EVANS, J. A., F. GLENN, B. THORBJARNASON, and Z. MUJAHED: Percutaneous transhepatic cholangiography. Radiology **78**, 362—370 (1962).

EWING, J.: Neoplastic. diseases, 3. ed. Philadelphia: W. B. Saunders Co. 1940.

FELDMANN, M.: The terminal common bile duct and duodenal papilla. Radiology **36**, 222—229 (1941).

FELSON, B., and E. J. LEVIN: Intramural hematoma of the duodenum. A diagnostic roentgen sign. Radiology **63**, 823—830 (1954).

FEYRTER, F.: Über Fehlbildungen der extrahepatalen Gallenwege mit Störung der normalen Hohlraumbildung (Verödung, Enge und cystische Erweiterung) und des normalen Gangverlaufs. Virchows Arch. path. Anat. **271**, 20—44 (1929).

FISCHER, H. W.: The big duodenum. Amer. J. Roentgenol. **83**, 861—875 (1960).

Forssell, G., and E. Key: A case of diverticulum of the duodenum; diagnosis by the roentgen rays; excision. Hygiea (Stockh.) **77**, 63—68 (1915).
Freud: Jahreskurse für ärztliche Fortbildung. **8**, 40 (1917). Zit. nach Herrnheiser.
Frostberg, N.: A characteristic duodenal deformity in cases of different kinds of peri-vateral enlargement of the pancreas. Acta radiol. (Stockh.) **19**, 164—173 (1938).
Fuchsig, P., u. G. Hertting: Über die Abhängigkeit des Sphinkter Oddi vom Duodenal-Innendruck. Acta neuroveg. (Wien) **16**, 82—89 (1957).
Fusi, G., e I. Salomon: Considerazioni sulla semeiotica radiologica dei grossi e unici difetti di iempimento rotondegianti dello stomaco. Arch. ital. Mal. Appar. dig. **22**, 423—462 (1956).
Geissendörfer, R.: Beitrag zum sogenannten arterio-mesenterialen Duodenalverschluß. Dtsch. med. Wschr. **77**, 483—487 (1952).
George, A. W., and R. D. Leonard: The pathological gallbladder roentgenologically considered. New-York: Hoeber 1922.
Giammattei, W. C.: Regional enteritis of duodenum. Surg. Gynec. Obstet. **105**, 203—209 (1957).
Greenfield, H., L. H. Siegel, and N. De Francis: Attempted visualisation of pancreatic ducts by ampullary reflux. Gastroenterology **29**, 280—284 (1955).
Güthert, A.: Pankreas. In: Handbuch der speziellen pathologischen Anatomie, Bd. II/2, S. 1334—1408. Berlin: D. de Gruyter & Co. 1958.
Hafter, E.: Praktische Gastroenterologie, 2. Aufl. Stuttgart: Georg Thieme 1962.
Hahn, O.: Zur Chirurgie der Duodenaldivertikel. Bruns' Beitr. klin. Chir. **148**, 255—259 (1929).
— Symptome und Therapie des Duodenaldivertikels. Klin. Wschr. 9, 1922—1925 (1930).
— Das Duodenaldivertikel. Ergebn. Chir. Orthop. **23**, 351—405 (1930).
Hammesfahr, C.: Nachoperationen bei Duodenalstörungen nach Gallenblasenoperationen. Zbl. Chir. **77**, 1587—1588 (1952).
Hansen, K., u. H. v. Staa: Reflektor und allgemeine Krankheitszeichen innerer Organe. Leipzig: Georg Thieme 1938.
Heiss, W. H.: Zur Klinik und Therapie der Duodenaldivertikel. Münch. med. Wschr. **105**, 902—906 (1963).
Henderson, A.: Contribution to the study of portal hypertension. Edinburgh: Livingstone 1958.
Henschen, C.: Über die Invaginationen im Bereich des Magens. Langenbecks Arch. klin. Chir. **148**, 730—790 (1927).
Herff, O. v.: Über schwere Darm- und Magenlähmungen insbesondere nach Operationen. Z. Geburtsh. Gynäk. **44**, 251—308 (1901).
Herrnheiser, G.: Über die Manifestation von Pankreaserkrankungen im Röntgenbild. Med. Klin. **18**, 233—237 (1922).
— Carcinomatöse Pseudovertikel der Pars descendens duodeni. Fortschr. Röntgenstr. **28**, 384—391 (1922).
Hertz, J.: Obstruction of duodenum with special reference to gallstone perforations. Acta chir. scand. **96**, 233—250 (1947).
Hess, W.: Die Erkrankungen der Gallenwege und des Pankreas. Stuttgart: Georg Thieme 1961.
Hillemand, P.: Le Méga-duodénum. In: Duodénum et Pancréas. Paris: Masson & Cie. 1957.
Hodes, P. J.: E. P. Pendergrass, and N. J. Winston: Pancreatic, ductal and Vaterian neoplasms. Their roentgen manifestations. Radiology **62**, 1—15 (1954).
Holm, O. F.: Über den Wert der Röntgenuntersuchung des Pankreas. Acta radiol. (Stockh.) **22**, 620—628 (1941).
Holzknecht, G.: Das normale röntgenologische Verhalten des Duodenum (Peristaltik, Mischfunktion, Form, Lage und Füllung, Bedeutung der valvulae conniventes). Zbl. Physiol. **23**, 974—979 (1909/10).
— Die Duodenalstenose durch Füllung und Peristaltik radiologisch erkennbar. Dtsch. Z. Chir. **105**, 54—79 (1910).
Hultén, O.: Beitrag zur Röntgendiagnose der akuten Pankreasaffektionen. Acta radiol. (Stockh.) **9**, 222—254 (1928).
Jenssen, E.: Two cases of invagination of stomach. Norsk. Mag. Lægevidensk. **99**, 65—70 (1938).
Joyeux, R., E. Fassio, et A. Biscaie: Sur les ictères par rétention par diverticule intrapankreatique du duodenum. Mém. Acad. Chir. **77**, 943—950 (1951).
Kadrnka, S.: Funktionell bedingte Fernsymptome bei Appendixerkrankungen. Fortschr. Röntgenstr. **56**, 67—75 (1937).
Kapandji, M.: Les dyskinésies duodéno-biliaires, les reflux duodéno-gastro-esophagiens, l'aspiration duodénobiliaire et les troubles functionnels et pharmaco-dynamiques des sphincters duodénaux, décelés par la radiomanométrie transhepato-vesiculaire non operatoire. Arch. Mal. Appar. dig. **44**, 969—1009 (1955).
Kellog, E. L., and W. A. Kellog: Chronic duodenal obstruction with duodeno-jejunostomy as a method of treatment. Ann. Surg. **73**, 578—608 (1921).
Könnecke, W.: Experimentelle Duodenalstenose und Magenatonie. Zbl. Chir. **49**, 1617—1619 (1922).
Kraus, R., u. F. Strnad: Der Wert und die Bedeutung der extrabulbären Duodenaluntersuchung. Bruns' Beitr. klin. Chir. **189**, 323—333 (1954).
Kuchinka, A.: Tödliche Darmblutung aus ungewöhnlicher Ursache. Mitt. Grenzgeb. Med. Chir. **45**, 201—207 (1942).
Kümmerle, F., u. W. Dietz: Intermittierender Pylorusverschluß durch großen Gallenstein. Zbl. Chir. **78**, 1438—1442 (1953).
Kuhlmann, F.: Der Dünndarm im Röntgenbild. Berlin: Urban & Schwarzenberg 1951.
Kurai, J.: Ein ins Duodenum perforierendes Aneurysma der Aorta abdominalis. Fortschr. Röntgenstr. **96**, 564—565 (1962).
Kyle, L. H., H. J. Sparling, and H. Jeghers: Carcinoma of the ampulla to Vater of minute size. Arch. Surg. **61**, 357—371 (1950).
Laudan, I. Ch., and G. J. Norton: Intraluminal duodenal diverticulum. Amer. J. Roentgenol. **90**, 756—760 (1963).
Lindblom, A. F.: Des altérations roentgenologiques de l'estomac et du duodénum dans les pancréatites. Acta radiol. (Stockh.) **9**, 225—265 (1928).

LINSMAYER, H.: Über Duodenaldivertikel. Verh. dtsch. path. Ges. (Jena) **17**, 445—455 (1914).
LJOTTA, D.: Zit. nach HAFTER. In: Praktische Gastroenterologie. Stuttgart: Georg Thieme 1962.
— Pour le diagnostic des tumeurs du pancreas: la duodénographie hypotonique. Lyon chir. **50**, 445—460 (1955).
LÖNNERBLAD, L.: Zwei Fälle von Mageninvagination. Acta radiol. (Stockh.) **14**, 82—94 (1933).
LOHMANN, C. W.: Röntgenstudien am Innenrelief des oberen Dünndarms bei Pankreaserkrankungen. Z. klin. Med. **135**, 640—650 (1939).
LOSSEN, H.: Die Röntgenuntersuchung der Bauchspeicheldrüse. In: GROEDEL-LOSSEN, Röntgendiagnostik, Bd. II, Teil 1, S. 920—941. München u. Berlin: J. F. Lehmann 1938.
LÜDIN, H.: Kombinierte Pankreaspneumographie. Schweiz. med. Wschr. **85**, 55—61 (1955).
MATEER, J. G., and F. W. HARTMANN: Primary carcinom of the duodenum; clinical and pathologic aspects with differential diagnosis. J. Amer. med. Ass. **99**, 1853—1859 (1932).
MCCLELLAND. J. R., J. R. THISTLETHWAITE, and W. H. GERWIG: Obstruction of the distal duodenum due to intramural hemorrhage. Amer. J. Surg. **24**, 367—370 (1958).
MCGORITZ, W. C.: Regional enteritis of duodenum. Surg. Gynec. Obstet. **105**, 203—209 (1957).
MELAMED, A., R. S. HAUKOHL, and A. MARCK: Prolaps of gastric mucosa: Summary of 150 cases. Gastroengerology **23**, 620—635 (1953).
MELAMED, M., and A. M. PANTOME: Hematoma of the duodenum. Radiology **66**, 874—876 (1956).
MERCADIER, M., et R. SARLES: Les pancréatites chroniques de l'adulte. Paris: Expansion Sci. France 1960.
MERKEL, H.: Verdauungsorgane. In: Lehrbuch der speziellen pathologischen Anatomie von E. KAUFMANN, 11. u. 12. Aufl., Bd. 1, II. Hälfte. Berlin: W. de Gruyter & Co. 1956.
MESSENGER, H. M., and L. MONROE: Unusual case of duodenal deformity in Addison's disease. Gastroenterology **29**, 313—317 (1955).
MISCHAILOW, V.: Kongreßber. 2. Taggung med.-wiss. Gesellsch. f. Röntgenol. Berlin 1956. Berlin-Akademie-Verlag.
MILLER, R., and H. C. GAGE: Chronic duodenal ileus in infancy and childhood. Lancet **1935 II**, 115—122.
MÖHLMANN: Röntgenpraxis **2**, 352 (1930). Zit. nach STRNAD.
MONTANARA, A., E. SALOMONI, et S. SQUILLACI: A propos des mouvements antipéristaltiques du duodénum. Exploration radiocinématographique et enregistrement simultane de la pression. Radiol. med. (Torino) **49**, 312—327 (1963.
— — — Study on the motility of the duodenum. J. Radiol. Electrol. **44**, 66—69 (1963).
NELSON, W. J.: Congenital diaphragm of duodenum: case report with praeoperative X-ray study. Minn. Med. **30**, 745—752 (1947).
NORPOTH, H.: Über Duodenaldivertikel. Ärztl. Wschr. **5**, 257—260 (1950).
NORSA, C.: Gazz. Osp. clin. **52**, 517 (1931). Zit. nach TH. STOLZE und F. STRNAD.
OCHSNER, H. C.: Roentgenologic diagnosis of periduodenal and extraduodenal lesions. Amer. J. Roentgenol. **45**, 718—723 (1941).
OEHNELL, H.: Zur Frage der klinischen Bedeutung der Duodenaldivertikel. Arch. Verdau.-Kr. **31**, 127—174 (1923).
OLIVA, N., u. L. MACARINI: Neue Methoden der Pankreasdarstellung. Fortschr. Röntgenstr. **86**, 55—65 (1957).
OPPENHEIMER, A.: Acute transient intestinal atony. Amer. J. Roentgenol. **41**, 575—580 (1939).
ORLOFF, T. L.: Intravenous choledocho-laminagraphy. Amer. J. Roentgenol. **72**, 804—805 (1954).
OTT, A.: Röntgenologischer Beitrag zur Ätiologie der tiefsitzenden Duodenalstenose. Klin. Med. (Wien) **12**, 340—342 (1957).
PALMER, E. D.: Clinical Gastroenterology, 2. ed. Hoeber Medical Div., Harper & Row, Publ. 1963.
PANNHORST, R.: Röntgendiagnostik des Pankreas. Dtsch. med. J. 367—368 (1955).
— Funktionelle Röntgenzeichen am Dünndarm bei epidemischer Pankreatitis. Fortschr. Röntgenstr. **87**, 329—334 (1957).
PATTERSON, M., and G. RIOS: Disturbed gastrointestinal motility: an unusual manifestation of a systemic muscular disorder: polymyositis or progressiv muscular dystrophy. Gastroenterology **36**, 261—268 (1959).
PERNKOPF, E.: Topographische Anatomie, Bd. II, 1. Hälfte. Wien u. Innsbruck: Urban & Schwarzenberg 1943.
— Topographische Anatomie, Bd. II, 1. Hälfte. Wien u. Innsbruck: Urban & Schwarzenberg 1952.
PETRÉN, G.: Ein Fall von retroperitonealer Dermoidcyste mit ungewöhnlichem Röntgenbild; Operation; Heilung. Chirurg **11**, 732—737 (1937).
PICKERT, H.: Über Erkrankungen der Bauchspeicheldrüse. Wissen u. Praxis **17**, 4—22 (1960).
PIPES, K. E., and M. D. PAREIRA: Duodenal obstruction appearing after palliative biliary diversion for pancreatic carcinoma. Surgery **44**, 636—639 (1958).
POILLEUX, F., et M. KAPANDJI: L'aspect chirurgical des spasmes duodéno-biliaires. Acta hépato-gastroentérol de l'Hotel-Dieu **69**, 38—59 (1957).
POPPEL, M. H.: Roentgen manifestations of relapsing pancreatitis. Radiology **62**, 514—521 (1954).
—, H. G. JACOBSON, and R. W. SMITH: The roentgen aspects of the papilla and ampulla of Vater. Springfield (Ill.): Ch. C. Thomas 1953.
POST, H. E.: Duodenalstenose durch (intramurale) Gallensteine. Chirurg **22**, 372—375 (1951).
PRÉVÔT, R.: Grundriß der Röntgenologie des Magen-Darmkanals. Hamburg: H. H. Nölte 1948.
— Über den heutigen Stand der röntgenologischen Ulcusdiagnostik am Magen und Duodenum. Bruns' Beitr. klin. Chir. **190**, 283—289 (1955).
PRÉVÔT, R., u. M. H. LASSRICH: Röntgendiagnostik des Magen-Darmkanals. Stuttgart: Georg Thieme 1959.
PUMPHREY, I. D.: Pyelo-duodenal fistula. A case report. Ann. Surg. **158**, 260—262 (1963).
REBOUL, J., G. DELORME, P. BOUYSSON, et H. COULON: Considérations étiopathogéniques et radiologiques sur les stases duodénales fonctionelles. J. Radiol. Electrol. **36**, 316—322 (1955).

Rehbein, F., u. Th. Röpke: Idiopathische Choledochuscyste. Chirurg **32**, 34—37 (1961).
Ritter, U.: Studien der Funktion und des Schließungsdruckes des Sphinkter Oddi. Klin. Wschr. **34**, 756—759 (1956).
— Duodenalstenose als Bestrahlungsfolge. Z. klin. Chir. **154**, 431—438 (1957).
Rösch, J.: Die Rolle der Splenoportographie in der Diagnostik der Epigastriumgeschwülste. Fortschr. Röntgenstr. **90**, 415—434 (1959).
—, and K. Herfort: Contribution of splenoportography to the diagnosis of diseases of the pancreas. Acta med. scand. **171**, 251—261, 263—272 (1962).
Roth, M.: Über Divertikelbildung am Duodenum. Virchows Arch. path. Anat. **56**, 197—201 (1872).
Rothe, H.: Über einen weiteren Fall gastroduodenaler Invagination bei Polyposis ventriculi. Röntgenpraxis **13**, 104—108 (1941).
Ruppert, V.: Über Reflektorische Krankheitszeichen am Duodenum. Dtsch. Arch. klin. Med. **189**, 350—376 (1942).
Sauvegrain, J., et J. Lefèbvre: Etude cinématographique de la kinésie de l'estomac et du francissement antro-pyloro-duodénal. VIe Congr. des médicins électroradiologistes de culture latine. Bruxelles 1964.
Schaaf, J., u. G. Wilhelm: Die Niveaubildung im Bulbus als Sekundärzeichen von Nachbarschaftserkrankungen des Duodenums. Fortschr. Röntgenstr. **85**, 543—551 (1956).
Schmidt, A.: Erkrankungen des Pankreas. In: F. Kraus u. Th. Brugsch, Handbuch der speziellen Pathologie und Therapie. Bd. VI/2. Berlin: Urban & Schwarzenberg 1922.
Schmidt, H.: Zur Schichtuntersuchung der Gallengänge (Cholangio-Tomographie). Fortschr. Röntgenstr. **81**, 155—157 (1954).
Schmidt, H. G.: Ein Fall von Mageninvagination. Röntgenpraxis **12**, 399—403 (1940).
Schoenberg, H. B., and L. R. Pinkus: Duodenal obstruction of unusual etiologic background. J. int. Coll. Surg. **18**, 51—54 (1952).
Schumann, U.: Außergewöhnliche Duodenalstenosen beim Erwachsenen mit Nachahmung des Bildes der Pylorusstenose. Chirurg **33**, 346—350 (1962).
Schwartz, A., and D. Birnbaum: Roentgenologic study of the topography of the choledocho-duodenal junction. Amer. J. Roentgenol. **87**, 772—776 (1962).
Schwarzkopf, H.: Der Prolaps der Magenschleimhaut in das Duodenum. Frankfurt. Z. Path. **64**, 84—92 (1953).
Smith, H. P. I. R., and S. W. Blakemore: Benign polyp of ampulla of Vater. Radiology **56**, 571—574 (1951).
Snyder, W. H., C. A. Kruse, E. M. Greaney, and L. Chaffin: Retroperitoneal tumors in infants and children; report of 88 cases. Arch. Surg. **63**, 26—38 (1951).
Spencer, S. S., and W. H. Summerskill: Malabsorption induced by gastric hypersecretion due to ectopic islet cell adenoma. Amer. J. Gastroenterol. **39**, 26—30 (1963).
Spitzberger, O.: Prolaps eines Pyloruscarcinoms in den Bulbus duodeni. Röntgenpraxis **10**, 530—532 (1938).
Stierlin, E.: Klinische Röntgendiagnostik des Verdauungskanals. Wiesbaden: J. F. Bergmann 1916.
Stolze, Th., u. F. Strnad: Zur Frage der Motilitätsstörung der Duodenalschlinge. Radiologe **6**, 293—296 (1966).
Strnad, F.: Die Diagnose und Differentialdiagnose der pathologischen Prozesse am extrabulbären Duodenum. Fortschr. Röntgenstr. **62**, 275—308 (1940).
— Der paroxysmale Hochdruck infolge Nebennierenmarktumor. Medizinische **1953**, 1533.
— Der erweiterte Ductus choledochus im Röntgenbild. Langenbecks Arch. klin. Chir. **275**, 544—555 (1953).
—, u. Th. Stolze: Zum Problem der Mobilitätsstörung der Duodenalschlinge. Tagung d. Vereinigung Südwestdeutsch. Röntgenologen und der Hessischen Gesellschaft f. Med. Strahlenheilkunde in Hamburg/Saar (1964).
Swart, B.: Die Röntgenuntersuchung des Pankreas. Fortschr. Röntgenstr. **95**, 809—820 (1961).
— Die Röntgendiagnostik der akuten und chronischen Pankreatitis. Dtsch. med. J. **14**, 784—787 (1963).
— Die Röntgenuntersuchung bei Pankreaserkrankungen. Dtsch. med. Wschr. **90**, 80—82 (1965).
—, u. A. Schäfer: Symptomatologie und Diagnostik der primären retroperitonealen Tumoren. Chirurg **29**, 357—361 (1958).
— Die zonographische Darstellung der Nieren- und Gallenwege. Radiologe **6**, 177—182 (1966).
Teschendorf, W.: Lehrbuch der röntgenologischen Differentialgiagnostik, Bd. II, Erkrankungen der Bauchorgane. Stuttgart: Georg Thieme 1964.
Thompson, J. W., and O. J. Abel: Reflex spasm of stomach and duodenum caused by desease of appendix. Amer. J. Surg. **17**, 74—78 (1932).
Töndury, G.: Angewandte und topographische Anatomie. Stuttgart: Georg Thieme 1951.
Thurm, K.: Über die pathologische Bedeutung der Duodenaldivertikel. Chirurg **27**, 280—282 (1956).
Ungermann, E.: Duodenitis phlegmonosa. Virchows Arch. path. Anat. **192**, 445—455 (1908).
Virenque, J., M. Pasquie, J. Gaubert, and M. Escrieut: Duodenal stenoses due to mesenteric adenitis in the child. Ann. Chir. **13**, 845—847 (1959).
Wannagat, L.: Störungen des Pfortaderkreislaufs im Splenoportogramm. 4. Freiburger Symposion über „Pathologie, Diagnostik und Therapie der Lebererkrankungen", S. 303—320. Berlin-Göttingen-Heidelberg: Springer 1956.
Weigel, E.: Signe radiologique de cancer de la papille de Vater. Compression de la seconde partie du duodénum par un cholédoque dilaté. Bull. Soc. Radiol. méd. France **25**, 585 (1937).
Westphal, K.: Muskelfunktion, Nervensystem und Pathologie der Gallenwege und seine ausstrahlenden Reflexe. Z. klin. Med. **96**, 22—150 (1923).

WESTRA, D.: Zonographie, die Tomographie mit sehr geringer Verwischung. Fortschr. Röntgenstr. **97**, 605—618 (1962).

WHITMORE, W. H.: Duodenal diverticula with ulceration. Amer. J. Roentgenol. **59**, 343—350 (1948).

WILKIE, D. P. D.: Duodenal diverticula and duplicature of the duodenal wall. Edinb. med. J. **40**, 219—229 (1913).

WOOD, I. J. R., R. K. DOIG, R. MATTERHAM, and A. HUGHES: Gastric biopsy; report on 55 biopsies using new flexible gastric biopsy tubes. Lancet **1949 I**, 18—21.

— — — S. WEIDEN, and A. MOORE: Relationship between secretions of gastric mucosa and its morphology as shown by biopsy specimens. Gastroenterology **12**, 949—949 (1949).

WÜTHERICH, A.: Die chronische rezidivierende Form des arteriomesenterialen Duodenalverschlusses. Zbl. Chir. **76**, 268—275 (1951).

ZDANSKY, E.: Über gastroduodenale Invagination. Kongreßberichte. Sitzg. vom 17. 7. 1939. Wiener klin. Wschr. **2**, 823 (1939).

— Über Invagination des Magens. Röntgenpraxis **11**, 537—542 (1939).

ZIEDSES DES PLANTES, B. G.: Eine neue Methode zur Differenzierung in der Röntgenographie (Planigraphie). Acta radiol. (Stockh.) **13**, 182—191 (1932).

B. Die Ileocöcalregion (Appendix)

I. Zur Entwicklungsgeschichte des Darmes im Ileocöcalbereich

Von

W. Knothe und W. Gonnermann

Zunächst sei nachfolgend die normale Entwicklung des Darmes beschrieben, soweit ihre Kenntnis für die Erklärung und Beurteilung von Anomalien im Ileocöcalbereich notwendig ist. (Die Darstellung stützt sich im wesentlichen auf die Arbeiten von Braus, Corning, Ellegast, Fischel, Kuhlmann, Pernkopf, Töndury, Toldt und Vogt.) Der Darmkanal entwickelt sich aus dem inneren Keimblatt und ist beim menschlichen Embryo am Ende der vierten Schwangerschaftswoche ein längsverlaufendes, in der Medianebene des Körpers liegendes Rohr. Dieses Darmrohr steht mit der hinteren Bauchwand und in seinen oberen Abschnitten auch mit der vorderen durch eine Duplikatur des Bauchfelles in Verbindung, — nämlich dem dorsalen bzw. ventralen Mesenterium. Dieses Anheftungsband wird, solange der Darm noch nicht in einzelne Abschnitte gegliedert ist, als Mesenterium commune bezeichnet (primäres Mesenterium). In der fünften Woche ist bereits eine Unterteilung des Darmrohres in eine Vorschleife, in eine Mittel- oder Nabelschleife und in eine Nachschleife zu erkennen. Aus der Vorschleife entwickeln sich später der Magen und das Duodenum bis zur Flexura duodenojejunalis. Aus der Nachschleife entstehen dann das Colon descendens, das Sigmoid und das Rectum. Aus der Mittel- oder Nabelschleife entwickeln sich das Jejunum, das Ileum und das Colon bis zur späteren Flexura lienalis. Die Mittelschleife wird versorgt von der Arteria mesenterica superior bzw. cranialis und man unterscheidet hier einen präarteriellen, absteigenden und einen postarteriellen, aufsteigenden Schenkel der Schleife. Die Fußpunkte der Schleife werden gebildet von der primären Flexura duodenojejunalis und von der primären linken Colonflexur. Am Scheitel dieser primären Darmschleife findet sich die Abgangsstelle des Dotterganges, des Ductus omphaloentericus oder vitello-intestinalis, der immer enger wird, um sich am Ende des ersten Schwangerschaftsmonates vom Darm abzuschnüren. Diese Abschnürungsstelle des Dotterganges am Darm entspricht später beim Erwachsenen einem etwa 80 cm über der Einmündungsstelle des Ileum in das Coecum gelegenen Ort der Vorderwand des Ileum. Erfolgt nun die Abschnürung nicht unmittelbar am Darm, sondern innerhalb des Dotterganges selbst, so entsteht hier aus dem verbleibenden Teil eine kleine Wandausstülpung, das sogenannte Meckelsche Divertikel.

Am postarteriellen caudalen Schenkel der Nabelschleife erscheint in der fünften Keimlingswoche das spätere Coecum als kleine Ausbuchtung. Der oral davon gelegene Teil der Mittelschleife wird zum Jejunum und Ileum, der aborale Teil zum Colon ascendens und transversum. Durch ein verstärktes Wachstum der Nabelschleife wird diese letztere, und zwar ebenfalls in der fünften Keimlingswoche, aus der Leibeshöhle heraus durch den Nabelring in den Nabelstrang hinein gedrängt („physiologischer Nabelbruch").

Während dieser Vorverlagerung kommt es in der 5.—10. Keimlingswoche zu einer Drehung der Darmschleife um 90° im entgegengesetzten Uhrzeigersinn dergestalt, daß die beiden Schenkel der Schleife in der Horizontalebene liegen: der craniale, präarterielle nunmehr rechts, der caudale, postarterielle links. Die Drehung selbst erfolgt um die Arteria mesenterica cranialis als Achse. Die Flexura duodenojejunalis und die primäre Colonflexur werden dadurch nebeneinander gelagert. Zwischen beiden besteht eine schmale Mesoverbindung, der Isthmus duodenocolicus (Pernkopf; Sandera; Vogt).

Nach Vogt ist die geschilderte Drehung eine Folge der Entwicklung des Duodenums, durch dessen Eigenwachstum die Flexura duodenojejunalis gegen das Mesenterium der primären linken Colonflexur drängt und diese nach links cranial verlagert. Das Colon folgt nach dieser Auffassung in seinem Wachstum dem Druck des Duodenums.

Von Pernkopf, der bei einigen Fällen zeigen konnte, daß es auch ohne Linksverlagerung der Flexura duodenojejunalis zu einer dem normalen Entwicklungsgang entsprechenden Lageänderung des Colons kommen kann, wird diese Theorie bestritten. Braus bemerkte dazu, daß des öfteren Entwicklungsvorgänge mit doppelter Sicherung verlaufen und deshalb auch dann, wenn das Duodenum dem Colon den Antrieb zur Drehung gibt und weiterhin die ersten Jejunumschlingen die linke Flexura coli in ihre endgültige Lage drängen, das Colon von sich aus entsprechend wachsen könne und ohne Andrängen des Duodenum seine endgültige Form erreichen würde.

Zwischen der 5.—10. Woche und zwar vornehmlich im zweiten Keimlingsmonat, also in der Zeit der Vorverlagerung aus der Bauchhöhle, wachsen der präarterielle, nunmehr also rechte Schenkel der Darmschleife, und die Anteile des postarteriellen linken, soweit sie oral von der Anlage des Coecum gelegen sind, wesentlich rascher als jene Teile, aus denen sich das spätere Colon ascendens und transversum entwickeln. Durch dieses starke Längenwachstum bilden sich Schlingen, nämlich die sekundären Darmschleifen. Das Mesenterium der Nabelschleife folgt diesem Wachstum. Es ist wie eine Halskrause in zahlreiche Falten gelegt. Man spricht jetzt vom eigentlichen Gekröse (von kraus) und vom Mesenterium im engeren Sinne, vom späteren Mesenterium des Jejunum, des Ileum, des Colon ascendens und des Colon transversum.

Im dritten Embryonalmonat erfolgt dann eine Rückverlagerung der Mittelschleife in die embryonale Leibeshöhle und eine gleichzeitige weitere Drehung um den Gefäßstiel der Arteria mesenterica cranialis um weitere 180°, also insgesamt um 270°. Nach Sandera schiebt sich die Mittelschleife in die Bauchhöhle zurück und zwar zuerst der präarterielle Schenkel. Mit der letzten Ileumschlinge kehren die distalen Abschnitte der Arterie zurück, schließlich folgt das Coecum nach. Bei der Rückverlagerung der Dünndarmschlingen wird der Dickdarm über diese angehoben. Das Coecum liegt jetzt frei in der Nabelgegend vor den Dünndarmschlingen und vor der Arterie. Beim nun einsetzenden Längenwachstum des Colon wird das Coecum nach rechts-oben gelagert. Der Dickdarm kreuzt die oberen Mesenterialgefäße vorne, das Duodenum verläuft hinter den Gefäßen.

Als Folge der Drehung der Nabelschleife wird der Enddarm nach links verlagert. Der aborale Fußpunkt der Nabelschleife, die ursprünglich in der sagittalen Medianebene eingestellte primäre Colonflexur, verlagert sich dadurch nach links und wird bei gleichzeitigem Wachstum des Quercolons zur endgültigen Flexura lienalis. Die weitere Entwicklung ist dadurch charakterisiert, daß das inzwischen an der ventralen Leberfläche gelegene Coecum stark nach caudal wächst, bis es seine physiologische Lage in der rechten Fossa iliaca erreicht hat. Im vierten Embryonalmonat etwa bilden sich dann durch das Längenwachstum des Colon transversum, das Colon ascendens und die Flexura hepatica heraus.

Nachdem der Darm seine endgültige Lage erreicht hat, verkleben große Teile des Mesenteriums, und zwar das Mesocolon mit dem Peritoneum parietale, und heften somit die einzelnen Darmabschnitte an die hintere Bauchwand an. Ein freies Mesenterium behalten normalerweise lediglich das Jejunum und das Ileum.

Soweit die Entwicklung der eigentlichen Abkömmlinge der Nabelschleife.

Die Entwicklung des Coecum und der Appendix verläuft dann derart, daß sich, wie bereits erwähnt, in der 5.—6. Keimlingswoche eine Ausbuchtung am postarteriellen Schenkel der Nabelschleife bildet ((Wilhelm His; Meckel; Johannes Müller, Sprengel). Toldt und von Jakobshagen verlegen den Zeitraum, zu dem das Coecum erkennbar wird, auf die 7.—8. Fetalwoche.

Von der zunächst nicht eigentlich differenzierten Anlage des Coecum läßt sich nach und nach der Wurmfortsatz abgrenzen. Letzterer entsteht nach Kelly und Hurdon dadurch, daß der Blinddarmgrund im Wachstum gegenüber den anderen Abschnitten des Coecum zurückbleibt, und zwar sowohl hinsichtlich der Länge als auch hinsichtlich des Durchmessers. Der Blinddarmansatz macht daher im sechsten Keimlingsmonat ein trichterförmiges Stadium durch, das bei der Geburt noch im wesentlichen erhalten ist. Erst nach der Geburt bildet sich das distale und auch das proximale Ende cylindrisch aus, so daß die später meist beobachtete, scharf abgesetzte Form des Wurmfortsatzes beim Erwachsenen im Laufe des 3.—4. Lebensjahres erreicht wird (Toldt). (Die fetale Trichterform soll bei den Anthropoiden das ganze Leben hindurch bestehen bleiben.)

In diesem Zusammenhang dürfte ein kurzer Hinweis auf die vergleichende Anatomie interessieren. Bei den höher entwickelten Tieren fehlt ein dem Wurmfortsatz analoges Gebilde. Außer beim Menschen kommt es nur bei den anthropomorphen Affen (Orang Utan, Gorilla, Schimpanse, Gibbon) vor. Wenn man den Begriff des Wurmfortsatzes weiter fassen will und ein blindes Ende am Coecum auch einbezieht, dann findet man bei den Einhufern, den Kaninchen, den Hasen und Katzen ähnliche wurmförmige Gebilde. Bei den Vögeln gibt es in der Regel zwei Blinddärme. Grundsätzlich zeigt die vergleichende Anatomie, daß die Entwicklung des Coecum in Verbindung mit der Ernährungsart stehen dürfte. So haben fleischfressende Tiere einen kleinen und kurzen Wurmfortsatz, während früchtefressende Tiere einen größeren Wurmfortsatz aufweisen als grasfressende.

Die vorstehend in großen Zügen beschriebene normale Entwicklung des Darmes kann auf mannigfaltige Art gestört sein, je nachdem, ob das Wachstum der einzelnen Darmabschnitte gehemmt ist, ob die Verklebung der Mesenterien nicht oder nur unvollständig erfolgt ist oder, wenn der Ablauf der komplizierten Drehbewegung der Darmschleifen irgendwie beeinträchtigt wurde. Die sich daraus ergebenden Abweichungen von der Norm sollen, soweit die Ileocöcalregion davon betroffen wird, nachfolgend noch im einzelnen besprochen werden. Dabei sei aber hervorgehoben, daß die Entwicklungsstörungen selten isoliert auftreten, daß sich vielmehr aus ihrem kombinierten Vorkommen zahlreiche Variationsmöglichkeiten ergeben.

So kann durch ein ungenügendes Längenwachstum des Colon das Herabsteigen des Coecum zur Fossa iliaca, der Descensus coeci, nicht oder nur unvollständig stattfinden. Das Coecum und die Appendix liegen dann rechts-oben unter der Leber. Das Längenwachstum vom Colon kann aber auch verstärkt sein, so daß sich das Coecum (Coecum elongatum) frei oder fixiert im kleinen Becken findet (Sandera; Stelzner).

Eine weitere Anomalie stellt die fehlende oder unvollständige Verklebung der Mesenterien mit der hinteren Bauchwand dar. Durch Ausbleiben der Verklebung des Mesenterium vom Coecum allein wird das Bild des „Coecum mobile" hervorgerufen. Dieses abnorm frei bewegliche Coecum finden wir dann bei der Röntgenuntersuchung entweder nach aufwärts in die Gegend der rechten Flexur verlagert oder aber nach rückwärts mit starker Abknickung an der Grenze des Colon ascendens und Coecum. Bisweilen ist das Coecum auch in der Gegend der Flexura lienalis oder im kleinen Becken als „Coecum pelvinum" zu finden. Kaufmann und Schwarz haben neben anderen diese Lageveränderungen ausführlich beschrieben und danach eine Einteilung in mehrere Typen getroffen.

Zu weiteren Abweichungen von der normalen Entwicklung des Darmes kann es kommen, wenn die Drehbewegung der Darmschleifen gestört ist. Dabei ist grundsätzlich zu unterscheiden zwischen einer Hemmung der an sich normal, d. h. im entgegengesetzten Uhrzeigersinn gerichteten Drehung, und einer Fehldrehung (Inversion), die gegensinnig, also mit dem Uhrzeiger, verläuft. Eine solche Hemmung ist in den verschiedensten Drehungsstadien möglich, und die Kombination einer gegensinnigen Drehung und einer Hemmungsbildung recht häufig. Daraus können die verschiedensten Lageanomalien resultieren. Die eigentliche Ursache einer gegensinnigen Drehung oder des plötzlichen Persistierens auf einer fetalen Entwicklungsstufe ist bis heute noch ungeklärt (Ellegast).

Die primitivste Form der Fehllagen ist die seitenverkehrte, sonst aber unveränderte Anordung der Abdominalorgane im Rahmen des Situs inversus und — seltener — im Rahmen des Situs inversus partialis.

Diagnostisch größere Schwierigkeiten als die Erkennung der totalen Fehldrehung aller Abdominalorgane bereitet es, wenn entweder die Magenschleife oder die Darmschleife invertiert sind. Toldt unterscheidet einen Situs inversus abdominalis partialis superior bei Inversion der Magenschleife und einen Situs inversus abdominalis partialis inferior bei Inversion der Nabelschleife. Häufiger als die Inversionen sind die Hemmungsbildungen in der Anlage der Nabelschleife bei normalsinniger Drehung (ELLEGAST). In diesem Fall kommt die Drehung im entgegengesetzten Uhrzeigersinn nach 90° zum Stehen. In der Röntgenliteratur ist diese Fehlentwicklung erstmals 1924 von ALTSCHUL wegen des führenden Symptoms als „Mesenterium commune" beschrieben worden. Diese Bezeichnung ist vielleicht nicht ganz glücklich, da vor allem ein persistierendes, freies gemeinsames Mesenterium von Dünn- und Dickdarm auch bei anderen Formen der Fehlentwicklung vorliegt. Die Bezeichnung „Mesenterium commune" hat sich aber eingebürgert, zumal andere Wortgebungen, wie „Nonrotation" oder „Malrotation" auch nicht in allen Punkten befriedigen konnten. Die „Nonrotation" zumal würde ja besagen, daß überhaupt keine Drehung der Nabelschleife stattgefunden hat. Letzteres ist jedoch nach DOTT mit dem Leben nicht vereinbar.

Die klassischen Symptome der häufigsten Form des „Mesenterium commune", wie es von ALTSCHUL beschrieben wurde, sind die folgenden:

Das Fehlen der typischen Flexura duodenojejunalis an normaler Stelle bzw. Rechtslage derselben, die Rechtslage des gesamten Dünndarmes, die Linkslage des Dickdarmes, wobei die letzte Ileumschlinge von rechts her in das zumeist in der Mittellinie gelegene und oft hochgeschlagene Coecum einmündet. Das Ascendens steigt dann vor der Wirbelsäule senkrecht nach oben. Weiterhin besteht dann eine abnorme Beweglichkeit sämtlicher Darmschlingen als Folge der ungenügenden Verklebung der Mesenterien an der hinteren Bauchwand. Auf dieses letztere Symptom hat besonders DREXLER verwiesen. Allerdings wird dieses Kardinalsymptom gelegentlich vermißt, da es bisweilen auch zu einer sekundären Verwachsung der atypisch gelegenen und zunächst frei beweglichen Darmschlingen kommen kann. VOEGT hat andererseits über einen Fall von „Mesenterium commune" mit vollkommen normaler Lage des Dünn- und Dickdarmes berichtet, bei dem nur eine abnorme Beweglichkeit der Darmschlingen die Diagnose sicherstellte.

In der Folgezeit haben zahlreiche Autoren die Form des „Mesenterium commune" mit Stillstand der Drehung im entgegengesetzten Uhrzeigersinn bei 90° und anderer auf einer gestörten Drehung der Nabelschleife beruhenden Anomalien beschrieben. Ihre Beobachtungen sind in einem recht umfangreichen Schrifttum (s. Literaturverzeichnis) niedergelegt. Aufgrund des Studiums und der Analyse der Bewegungsvorgänge an der Nabelschleife nahmen dann mehrere Autoren eine Einteilung in Gruppen vor. So unterschied SANDERA eine erste Gruppe mit fehlender Drehung der Mittelschleife (Nonrotation). Hier liegt das suprapapilläre Duodenum normal, der Dünndarm hauptsächlich rechts. Das unterste Ileum kann die Mittellinie kreuzen, um ein Coecum iliacum sinistrum zu erreichen, oder in der Mittellinie in ein Coecum pelvinum einzumünden. Das Colon liegt dann links; sein cranialer Teil zeigt von der Mittellinie nach oben, um den Angulus colicus zu erreichen. Zwischen diesem und der an normaler Stelle liegenden Flexura lienalis hängt das distale Transversum gewöhnlich als eine U-förmige Schleife durch. Das Colon descendens und das Colon pelvinum verlaufen annähernd normal.

Die abnormen Lagen des Colons bedingen naturgemäß auch eine Beeinträchtigung der normalerweise eintretenden Mesenterialverklebungen. Im extremen Fall bleibt der ganze Dünndarm mit dem Colon, das oral vor dem Angulus colicus liegt, aufgehängt an einem dünnen Mesenterialstiel, am Isthmus duodenocolicus.

Die zweite Gruppe nach SANDERA ist gekennzeichnet durch eine falsche Drehung der Mittelschleife (reversed rotation). Diese Anomalie ist selten. Ihre Ursache liegt in einer Drehung um 90° im Sinne des Uhrzeigers um die Achse der Arteria mesenterica superior, so daß das Colon hinter der Arterie und das Duodenum vor demselben kreuzt. Abgesehen von dieser Anomalie nehmen die Därme die richtige Lage ein, — lediglich die Vorder- und Hinterwand sind dann vertauscht.

Bei der dritten Gruppe handelt es sich schließlich um eine Fehldrehung der Mittelschleife (Malrotation), und zwar verläuft dann das präarterielle Segment der Nabelschleife vor den Gefäßen wie bei falscher Drehung das postarterielle (Coecum) gleicherweise vorne.

Durch den bereits verlagerten Dünndarm wird sein Weiterschreiten gegen rechts verhindert. Das Coecum nimmt dann eine subpylorische Lage ein. Weil der Stamm der Arterie dadurch auf sich zurückgezogen wird, kann das Mesenterium der Mittelschleife nicht mit dem Peritoneum parietale verwachsen. Der ganze Dünndarm hängt somit an einem dünnen Stiel. Das untere Duodenum und das untere Ileum liegen dann subpylorisch Seite an Seite. In wieder anderen Fällen bleibt der präarterielle Schenkel rechts wie bei fehlender Drehung liegen, — das normal rotierte postarterielle Segment wird dabei vom Dünndarm gehindert, die rechte Hinterwand des Bauchraumes zu erreichen. Dadurch behalten das Coecum und das Colon ascendens ihr primitives Mesenterium.

Grob hat für den Stillstand der Darmdrehung bei 90° den Ausdruck ,,Nonrotation'' aus dem angloamerikanischen Schrifttum übernommen. Als Malrotation I bezeichnet Grob eine Störung, bei der die normal gerichtete Nabelschleifendrehung bei 180° stehengeblieben ist. Das Duodenum hat dann bereits seine endgültige Lage erreicht, während das proximale Colon in der Bauchmitte liegt und meist verkürzt ist. Dieser Anomalie stellt Grob eine Malrotation II gegenüber, bei der nach erfolgter Drehung von +90° (also im entgegengesetzten Uhrzeigersinn) die zweite Drehung im Uhrzeigersinn invers, —90°, erfolgt. Hier liegt das Duodenum jetzt vor der Arteria mesenterica cranialis, das proximale Colon jedoch dahinter. Da das Duodenum jetzt eine normale Form hat und die Lagebeziehung zur Arterie bei der üblichen Kontrastmitteluntersuchung des Darmes nicht eruiert werden kann, sind diese beiden Störungen (+180° und +90° bzw. —90°) weder gegeneinander abzugrenzen noch überhaupt am Magen und am Duodenum zu erkennen. Ein Rückschluß läßt sich lediglich aus der abnormen Lage oder Kürze des proximalen Colon ziehen. Bleibt die Entwicklung nicht bei einer Malrotation II stehen, geht sie invers weiter, so entwickelt sich eine Retroposition des Colon (+90°, —90°). Diese Form kann, wenn Coecum und Colon ascendens normal ausgebildet sind, bei der Kontrastmitteluntersuchung einem normalen Situs völlig gleichen (Schermuly).

Eine weitere Einteilung hat de Quervain gegeben. Er unterschied

1. die Retroposition, die zustande kommt, wenn die Drehung der Nabelschleife ausgeblieben ist. Hierbei liegt dann der Dünndarm ventral, der Dickdarm dorsal.

2. Die Sinistroposition bei unvollständiger Drehung im normalen Sinne, wobei der Dickdarm links, der Dünndarm rechts liegt. Dieses ist die am häufigsten mitgeteilte und ,,klassische'' Form des Mesenterium commune.

3. Die Dextroposition bei unvollständiger Drehung im abnormen Sinn. Hier wird der Dünndarm links und der Dickdarm rechts im Abdomen gefunden. Diese Anomalie ist eine Kombination eines Situs inversus mit einer Hemmungsmißbildung.

4. Den Situs inversus abdominalis totalis inferior nach einer vollständig zu Ende geführten Drehung im inversen Sinne.

Soweit die wesentlichsten Entwicklungsstörungen am Darm. Welche Bedeutung haben nun diese Anomalien für ihren Träger? In vielen Fällen handelt es sich zweifellos lediglich um einen belanglosen Nebenbefund. Andererseits wurde aber schon verhältnismäßig frühzeitig (Sandera; Spitz) darauf hingewiesen, daß diese Störungen mit Beschwerden einhergehen können. Sie werden recht vielseitig angegeben und können von einem unbestimmten Druck im Leib bis zu heftigen Schmerzen, besonders im linken Oberbauch und in der Magengegend, mit allen Übergängen gefunden werden. Bei manchen Patienten kommt es zu Erbrechen und zu Durchfällen, die mit Verstopfung abwechseln. Nach Junghans können alle abnormen Lagen des Coecum und des Wurmfortsatzes Beschwerden hervorrufen. Kuhlmann hebt hervor, daß die Träger derartiger Entwicklungsstörungen, wie des Mesenterium commune, für Dünndarmstörungen vor allem enteritischer Art disponiert zu sein scheinen. Sandera spricht geradezu von einem Punctum minoris resistentiae. Begünstigt durch die mangelhafte Verklebung der Mesenterien und der dadurch bedingten abnormen Beweglichkeit der betreffenden Darmabschnitte kann es dann besonders im Kindesalter zu einer Ileocöcal-Invagination kommen, zum Cöcalvolvulus und zu Darmtorsionen um die Mesenterialgefäße herum (KARELL; KAUFMANN; KUHLMANN; MORITZ; RITZI; SCHEGA; SCHERMULY). Die atypische Lage des Coecum und der Appendix, — sei es durch Störungen des Längenwachstums, sei es beim Coecum mobile oder beim Mesenterium commune — kann naturgemäß zu differentialdiagnostischen Schwierigkeiten bei der Abgrenzung einer Appendicitis oder einer sonstigen Erkrankung in der Ileocöcalregion gegenüber anderen Prozessen im Bauchraum führen. Je nach der Lage ist dabei eine Verwechslung mit einer Gallenblasenaffektion, mit einem Magenulcus, einem Milztumor, mit einer Adnexitis oder auch mit Nieren- bzw. Harnleiteraffektionen und vielem anderen möglich. Folgenschwer kann ferner eine Darmsitusanomalie sein, wenn bei einer Magenresektion die durch die veränderte Topographie sich anbietende unterste Ileumschlinge zur Anastomose verwandt und dadurch der Dünndarm kurzgeschlossen wird. Es kommt dann zu erheblichen alimentären Störungen. Einen derartigen Fall hat unlängst PIESBERGEN veröffentlicht.

Die angeborenen Lageanomalien sind zweifellos relativ selten.

SPITZ beobachtete bei 13000 Magen-Darmuntersuchungen dreimal ein Mesenterium commune, — FELDMANN sah bei 20000 Untersuchungen fünf solcher Fälle. PIESBERGEN konnte in vier Jahren bei 10000 Untersuchungen vier solcher Fälle feststellen.

Dennoch können diese Fehlbildungen zu vielfachen Beschwerden und Komplikationen führen.

Die Kenntnis der entwicklungsgeschichtlichen Vorgänge in ihrem normalen und ihrem gestörten Ablauf ist daher nicht nur für die Deutung von Röntgenbefunden sondern auch für die klinische Praxis unerläßlich.

Literatur

ALTSCHUL, W.: Fortschr. Röntgenstr. **32**, 580 (1924).

BAKAY, L. v.: Langenbecks Arch. klin. Chir. **141**, 109 (1926).

BANZET, P.: Arch. Mal. Appar. dig. **18**, 379 (1928).

BARRON, W. P.: J. Pediat. **35**, 507 (1949).

BÉCLÈRE, H., et P. PORCHER: J. belge Radiol. **15**, 168 (1926).

BENDER, K. W.: Bruns' Beitr. klin. Chir. **138**, 193 (1927).

BOHÈME, P.: Arch. franco-belg. chir. **30**, 34 (1927).

BRAEUNIG, K.: Dtsch. Z. Chir. **176**, 227 (1922); **186**, 284 (1924).

BRAUS, H.: Anatomie des Menschen, Bd. 2. Berlin-Göttingen-Heidelberg: Springer 1956.

BRDICZKA, J. G.: Fortschr. Röntgenstr. **43**, 222 (1931).

BREA, M. M., u. R. DASSEN: Zbl. ges. Radiol. **24**, 639 (1937).

BRETON, M.: J. Radiol. Électrol. **13**, 655 (1929).

—, G. BARRET, et A. BLONDEAU: J. Radiol. Électrol. **13**, 465 (1929).

BRÜTT, H.: Zbl. Chir. **66**, 2371 (1939).

CAMERA, U.: Arch. Méd. Enf. **33**, 583 (1930); — Boll. Soc. piemont chir. **1**, 622 (1931).

CASHION, W. R.: Radiology **34**, 66 (1940).

CORNING, H. K.: Lehrbuch der Entwicklungsgeschichte des Menschen. Berlin: J. F. Bergmann 1921.

CRAMER, H.: Fortschr. Röntgenstr. **35**, 523 (1926).

DAHL-IVERSEN, E.: Ref. Zbl. Kinderheilk. **14**, 271 (1923).

DELL'ACQUA, V.: Radiol. med. (Torino) **17**, 781 (1930).

DENYS, P.: Acta paediat. belg. **5**, 7 (1951).

DIDIÉE, J. J.: J. Radiol. Électrol. **17**, 265 (1933).

DILLENSEGER, R.: Bull. Soc. radiol. méd. France **17**, 119—126 (1929); — Arch. Elect. méd. **37**, 289 (1929); — J. Radiol. Électrol. **17**, 77 (1933).

DOTT, N. M.: Brit. J. Surg. **11**, 251 (1923).

DREUSCHUH, FR.: Ref. Zbl. ges. Radiol. **10**, 759 (1931).

DREXLER, L.: Fortschr. Röntgenstr. **78**, 160 (1953).

DREYFUS, J. R.: Schweiz. med. Wschr. **1936**, 588.

DUVAL, P.: Crón. méd. mex. **25**, 196 (1926).

ELLEGAST, H.: Radiol. austriaca **7**, 109 (1954).

EVANS, J. A.: Radiology **13**, 222 (1929).

FELDMANN, M.: Rev. int. med. Chir. **4**, 70 (1940).

FINE LICHT, E. DE: Acta radiol. (Stockh.) **45**, 441 (1956).

FISCHEL, A.: Grundriß der Entwicklung des Menschen, 2. Aufl. Berlin: Springer 1937.

FRANK, E. S.: Acta paediat. (Uppsala) **10**, 302 (1931).

FRAZER, J. E., and R. H. ROBBINS: J. Anat. (Lond.) **50**, 75 (1915).

GARDNER, CL. E. jr., and D. HART: Arch. Surg. **29**, 942 (1934).

GROB, M.: Über Lageanomalien des Magen-Darm-Traktus infolge Störung der fetalen Darmdrehung. Basel: Benno Schwabe & Co. 1953.

GROSS, R. E., and W. E. LADD: Philadelphia and London: W. B. Saunders Co. 1953, p. 192—204.

HIRSCH, W., u. O. MÜNCH: Fortschr. Röntgenstr. **75**, 445 (1951).

HIS, W.: Zit. nach CORNING.

HOCHE, J., E. BOUTON, et G. COLLIN: Bull. Soc. radiol. méd. France **27**, 223 (1939).

HÜRTHLE, R.: Fortschr. Röntgenstr. **48**, 265 (1933).

JACKSON, H. R.: Ann. Surg. **84**, 723 (1926).
JAKOBSHAGEN, v.: Zit. nach KUHLMANN.
JENKINSON, E. L., W. H. PFISTERER, R. C. NORMAN, and K. K. LATTEIER: Amer. J. Roentgenol. **67**, 210 (1952).
JUDD, E. ST., and CH. B. PUESTOW: Surg. Clin. N. Amer. **13**, 807 (1933).
JUNGHANS, H.: Chirurg **17**, 580 (1947).
KADRNKA, S., et P. BARDET: Arch. Mal. Appar. dig. **24**, 354 (1934).
KARELL, U.: Röntgenpraxis **2**, 522 (1930).
KAUFMANN, H.: Ann. paediat. (Basel) **179**, 136 (1952).
KAUFMANN, W.: Fortschr. Röntgenstr. **47**, 94 (1933); Röntgenpraxis **11**, 548.
KELLY, E., u. HURDON: Zit. nach KUHLMANN.
KLAPPROTH, J.: Diss. Halle 1932.
KNOX, H. E.: Ann. Surg. **95**, 850 (1932).
KUHLMANN, F.: Der Dünndarm im Röntgenbild. München u. Berlin: Urban & Schwarzenberg 1951.
LADD, W. E.: N. Engl. J. Med. **206** 277 (1932); **215**, 705 (1936); Amer. J. med. Ass. **101**, 1453 (1933).
—, and R. E. GROSS: Arch. Surg. **29**, 365 (1934).
LEFÈBRE, J., J. SAUVEGRAIN, D. PELLERIN, G. AUGENOT, et J. BENNET: J. Radiol. Electrol. **37**, 1 (1956).
MECKEL, J. F.: Manual of general discriptive and pathol. anatomy. Philadelphia: Carcy and Lea 1832.
MORITZ, A. L.: Amer. J. Path. **8**, 735 (1932).
MÜLLER, J.: Zit. nach CORNING.
NORRIS, W. J.: West. J. Surg. **46**, 249 (1938).
NUCCORINI, C.: Prat. chir. **5**, 377 (1940).
OEHLECKER, F.: Bruns' Beitr. klin. Chir. **158**, 515 (1933).
PERNKOPF, E.: Z. Anat. Entwickl.-Gesch. **64**; **77**; 85.
PIERANGELI, L.: Clinica (Bologne) **6**, 379 (1940).
PIESBERGEN, H.: Münch. med. Wschr. 893 (1962).
POOL, E. H., W. L. NILES, and K. A. MARTIN: Ann. Surg. **98**, 587 (1933).
PORCHER, P.: Arch. Mal. Appar. dig. **23**, 402 (1933).
QUERVAIN, DE: Langenbecks Arch. klin. Chir. 65 (1902).
RIESS, P., u. R. SANDERA: Langenbecks Arch. klin. Chir. **169**, 69 (1932).
RIZZI, J.: Pol. med. **23**, 422 (1937).
SACHS, A. E.: Ann. Surg. **131**, 117 (1950).
SANDERA, R.: Fortschr. Röntgenstr. **43**, 207 (1931).
SANTULLI, TH. V.: J. Pediat. **44**, 317 (1954).
SAWYER, C. K., and H. P. MARVIN: Arch. Surg. **62**, 1 (1951).
—, and J. R. SPENCER: J. int. Coll. Surg. **19**, 153 (1953).
SCHARIZER, E.: Wien. klin. Wschr. **63**, 553 (1951).
SCHEGA, W.: Dtsch. med. Wschr. (1961) 1503.
SCHERMULY, W.: Fortschr. Röntgenstr. **87**, 150 (1957).
SCHINZ, H. R., W. E. BAENSCH, E. FRIEDL, u. E. UEHLINGER: Lehrbuch der Röntgendiagnostik, 5. Aufl. Stuttgart: Georg Thieme 1952.
SCHMID, F.: Mschr. Kinderheilk. **103**, 150 (1955).
SCHULZ, E., u. K. BETTENHÄUSER: Fortschr. Röntgenstr. **99**, 801 (1963).
SCHWARZ, G.: Röntgenpraxis **9**, 836 (1937).
SIDNEY, W.: Arch. Pediat. **46**, 182 (1929).
SPENCER, J. R.: Ref. Zbl. Kinderheilk. **48**, 278 (1954).
SPITZ, L.: Fortschr. Röntgenstr. **46**, 36 (1932).
SPRENGEL, O.: Die Appendizitis. Stuttgart: Ferdinand Enke 1906.
STELZNER, F.: Klinische Chirurgie für die Praxis, Bd. III, S. 532.
STOPPANI, FR.: Diar. radiol. **6**, 18 (1927).
SUMMERS, J. E.: Ann. Surg. 88, 576 (1928).
TAYLOR, A. S.: Ann. Surg. **25**, 513 (1922).
TESCHENDORF, W.: Lehrbuch der röntgenologischen Differentialdiagnostik, Bd. II, Stuttgart: Georg Thieme 1954.
THIERFELDER, F.: Fortschr. Röntgenstr. **80**, 110 (1954).
TÖNDURY, G.: Z. Anat. Entwickl.-Gesch. **100**, 753 (1933).
TOLDT: Denkschrift Kaiserl. Akad. Wiss., math.-nat. Kl. **56** (1889).
VADDER, M. DE: Rev. Chir. (Paris) **66**, 477 (1928).
VOEGT, H.: Fortschr. Röntgenstr. **73**, 175 (1950).
VOGT, W.: Z. angew. Anat. u. Konstit.lehre **2**, 1917; Anat. Anz. **53**, 39 (1920).
WANKE, R.: Fortschr. Röntgenstr. **30**, 338 (1922); **39**, 249 (1929).
WEINSTEIN, M.: Ann. Surg. **107**, 248 (1938).
WEISS: Röntgenpraxis **2**, 697 (1930).
ZIEGLER, W.: Jb. Kinderheilk. **143**, 36 (1934).

II. Die Röntgendiagnostik der Appendix

Von

W. Knothe

Mit 105 Abbildungen

1. Geschichte

Seitdem mit der Rieder-Mahlzeit eine Darstellung des gesamten Magen-Darmkanals im Röntgenbild möglich wurde, war es nur eine Frage der Zeit, auch die Appendix röntgenologisch zu erfassen. RIEDER hat in seiner zusammenfassenden Arbeit über die Breifüllung des Magen-Darmkanals noch nichts von der Appendix erwähnt. Dagegen hat BÉCLÈRE 1906 erstmalig das Röntgenbild einer Appendix beschreiben können. Es folgten dann erst nach dem Jahre 1910 eine Reihe von Arbeiten (AUBOURG; LIERTZ) über kontrastgefüllte Appendices. WEISSPFLOG beschrieb 1906 einen Appendixstein, HÜRTER 1910 einen solchen Fall mit drei Steinen. Im großen und ganzen waren nur ganz vereinzelte Fälle von röntgenologisch sichtbaren Appendices in der Literatur erschienen. Bis dahin war man sich noch nicht im klaren, wie das Appendix-Röntgenbild im Zusammenhang mit der allgemeinen Diagnostik gedeutet werden soll.

GRIGORIEFF hat im Jahre 1911 auf dem Allrussischen Kongreß in Moskau die für damalige Zeiten erstaunliche Mitteilung gemacht, daß man die Appendix normalerweise immer zu Gesicht bekommen müsse. Diese Mitteilung wurde später erheblich angezweifelt, wobei auch HOLZKNECHT und SINGER die direkte Röntgendiagnostik der Appendix ablehnten. HENSSELMANN bezeichnete noch 1914 die Röntgendiagnostik der Appendix als eine Spielerei. In Amerika und England hatte man damals bereits ausgedehntere Erfahrungen in der Appendixdarstellung und -beurteilung. CASE veröffentlichte 1912 und 1913 Untersuchungen über die Ileocöcalregion und die Appendix, die für GEORGE und GERBER Anlaß waren, das Thema zusammenfassend zu behandeln. 1913 und 1914 haben die genannten Autoren mit einem Gemisch von Barium und Buttermilch bereits in 70% ihrer Fälle die Appendix darstellen können. Zu gleicher Zeit berichtete BUSI aus Italien über eine ähnliche Erfahrung. HURST und CASE teilten weitere Beobachtungen mit, COLE wies im gleichen Jahre auf den Zusammenhang zwischen Erkrankungen des Magens und des Duodenums und der Appendix hin. Noch gehen in diesen Jahren die Meinungen über den Wert der positiven, bzw. negativen Appendixfüllung diametral auseinander.

DOUGLAS und LEWALD berichten 1916 über Appendixsteine. 1918 wird erstmalig von PFAHLER im Rahmen einer Gesamtuntersuchung des Magen-Darmkanals auch die Untersuchung der Appendix gefordert.

1919 erscheint eine größere Arbeit von SPRIGGS, der 300 Fälle mit Buttermilch und Barium untersucht und eine Differentialdiagnose der Appendix zu entwickeln versucht. Später folgen Veröffentlichungen von HENSSELMANN, der sich inzwischen zur Appendixdiagnostik bekehrt hat, und von PORGES, die beide im Rahmen einer klinischen Untersuchung die röntgenologische Appendixexploration fordern. ALWENS stellt sich 1921 noch auf den Standpunkt, daß die Füllung der Appendix ein pathologisches Zeichen sei. ELLIS weist 1921 auf lokal-anatomische Symptome hin, die auch röntgenologisch zu erfassen sind. STRÖM warnt im Jahre 1921 vor einer Überschätzung von Entleerungsstörungen. Allen Autoren ist inzwischen die lokale Druckempfindlichkeit als ein wesentliches Symptom im Rahmen der allgemeinen Diagnostik klar geworden. Die dann folgenden Arbeiten von PANCOAST und SAMUELS, die sich vor allem mit der Funktion befassen, bringen grundsätzlich nichts Neues mehr. Von ASCHOFF und KUTTNER wird 1924 der erhebliche Einfluß der Entleerungsstörung für das Entstehen der chronischen Appendicitis hervorgehoben. Eine Tatsache, an der dann auch fast alle Autoren irgendwie festhalten. Es ist unmöglich, auf alle Arbeiten, die bis zum Jahre 1928 erschienen sind, im einzelnen einzugehen (s. Literaturverzeichnis). Dabei sei auf eine besonders sorgfältige Zusammenstellung der Literatur bis zu diesem Zeitpunkt von GOTTHEINER in seiner Arbeit über die Röntgendiagnostik der Appendix in den Ergebnissen der medizinischen Strahlenforschung aus dem Jahre 1928 verwiesen.

GOTTHEINER war es vor allem, der mit dieser Arbeit eine in jeder Weise brauchbare Grundlage für die Appendixdiagnostik schuf. Mit CZEPA, mit dessen Deutungen der Befunde er allerdings nicht immer übereinstimmte, hat er wohl eine der ersten umfassenden Standardarbeiten geliefert, auf der später viele Arbeiten basierten.

Trotzdem war die allgemeine Einstellung zu diesem jungen Zweig der Magen-Darmdiagnostik immer noch überwiegend negativ. Vor allem die Chirurgen hielten nicht viel von dieser zusätzlichen diagnostischen Möglichkeit. Die Methode begann sich lediglich dort durchzusetzen, wo eine gedeihliche Zusammenarbeit zwischen dem Röntgenologen und dem Chirurgen vorlag. Sie war also bis dahin mehr oder weniger immer noch eine Persönlichkeitsfrage. Inzwischen ist diese Frage zu Gunsten der Röntgendiagnostik geklärt und der Beitrag der Röntgenologie zur Appendixdiagnostik in seiner Bewertung anerkannt und festgelegt.

Bei einer sorgfältigen Untersuchung, auf deren Technik später eingegangen werden soll, müssen im wesentlichen folgende Punkte Beachtung finden und herausgearbeitet werden:

1. Die Länge, das Kaliber und die Form des Wurmfortsatzes, insbesondere die Form seines Abganges vom Coecum.
2. Die Lage sowie die Lagebeziehungen dieses Organes zu seinen Nachbarorganen.
3. Die aktive sowie passive Beweglichkeit in bezug auf die Nachbarorgane.
4. Die Beobachtung des Appendix-Inhalts sowie deren Wandbeschaffenheit.
5. Das Ausschüttungsvermögen sowie die Form der Selbstreinigung.
6. Das Verhalten der Lymphknoten in der Nachbarschaft, soweit sie zu übersehen sind, und schließlich
7. als besonders wesentlicher Punkt die Feststellung lokaler Druckempfindlichkeit bei der kombinierten Palpations- und Röntgenuntersuchung. Endlich wird
8. besonderer Wert auf das Verhalten des Coecums sowohl in bezug auf seine Funktion als auch seine Schleimhaut zu legen sein. Ferner gilt der Beobachtung der Valvula Bauhini, ihrer Funktion sowie das Verhalten des terminalen Ileums besondere Aufmerksamkeit.

Die Fragestellung der Appendix-Diagnostik ist allgemein eine gezieltere als bei der übrigen Magen-Darmdiagnostik. Schärfer und härter insofern, als das Resultat stets lauten soll: Operation oder konservative Therapie. Es wird also vom Röntgenologen eine eindeutige Stellungnahme verlangt. Um so wesentlicher erscheint es, die einzelnen Kriterien scharf herauszuarbeiten, um dem Kliniker bzw. dem Chirurgen ein möglichst eindeutiges morphologisches Bild reproduzieren zu können.

Bevor zu den einzelnen, eben ausgeführten Punkten Stellung genommen werden soll, ist es zweckmäßig, die Anatomie des Wurmfortsatzes kurz zu umreißen.

2. Anatomie

Der Wurmfortsatz entwickelt sich in der Fetalzeit dergestalt, daß ein Teil vom Coecum im Wachstum zurückbleibt und sich dann als dünnes, schlauchartiges Gebilde vom eigentlichen Colon absetzt. Die rechte Cöcalwandung wächst dann vermehrt, während die linke, mediale, ein wenig zurückbleibt, so daß der Ansatz der Appendix damit nach links rückt. Die Appendix selber liegt am Schnittpunkt der drei Taenien, die sich exzentrisch an der Blinddarmkuppe treffen. (Nach der vorderen Taenie richtet sich der Chirurg im allgemeinen beim Suchen nach dem Wurmfortsatz, falls letzterer nicht von vornherein klar zu Tage liegt.) Die Appendix, die wie das Coecum im allgemeinen völlig intraperitoneal gelegen ist, hat einen durchgehenden Serosa-Überzug, der gedoppelt auf das Mesenteriolum übergeht. Die Länge der Appendix schwankt erheblich. Nach RIBBERT liegen die Durchschnittslängen beim Neugeborenen bei 5,5 cm, zwischen dem 5. und 10. Lebensjahr bereits bei 9 cm, nach dem 30. Lebensjahr verkürzt sich die Appendix wieder ein wenig bis auf 8,5 cm. Die größte absolute Durchschnittslänge fällt also zwischen das 14. und 30. Lebensjahr. Bewiesene Fälle von angeborenem Defekt des Wurmfortsatzes, bzw vom völligen Fehlen desselben sind außerordentlich selten und müssen sogar angezweifelt werden. Auch eine Doppelbildung ist nicht einwandfrei nachgewiesen. Die Schwankungsbreite seiner Länge dürfte zwischen 3 und 25 cm liegen. Abnorm lange Appendices stellen zweifellos eine Disposition zu Erkrankungen dar, die dann vornehmlich durch Stagnation, bzw. mangelnde Selbstreinigung entstehen. Die Appendix ist gleichmäßig mit Schleimhaut ausgekleidet. An Muskulatur hat sie wie der übrige Darm neben der Muscularis mucosae eine innere Ring- und eine äußere Längsmuskulatur. Zweifellos ist die Appendixmuskulatur wesentlich kräftiger als man landläufig vermutet. Sie ist in der Lage, eine normale Seidenligatur von sich aus zu sprengen. Das ist einmal ein Beweis dafür, daß der Selbstreinigungsfaktor, der im wesentlichen von der Muskulatur abhängig sein dürfte, eine große Rolle bei den Erkrankungen der Appendix spielt, daß zum anderen auch pathologische Inhaltsbeobachtungen an der Appendix um so intensiver zu bewerten sind, weil zweifellos die Muskulatur in solchen Fällen nicht mit dem Inhalt fertig geworden ist. Von derselben Warte aus dürfte auch das Entstehen der Appendixsteine zu betrachten sein. Wenn schon Koprolithen in der Appendix vorliegen, so dürften erhebliche frustrane Kontraktionen der Muskulatur vorausgegangen sein, die es nicht geschafft haben, den Inhalt hinauszuwerfen. So glaube ich, daß das Vorliegen von Koprolithen immer auf durchgemachte appendicitische Attacken hinweist und immer ein Beweis für pathologische Reaktionen bzw. Schädigungen der Muskulatur sein dürfte. Die Schleimhaut der Appendix bildet zumeist drei Falten, Längsfalten, die im Querschnitt dem Lumen ein Y-förmiges Aussehen verleihen (CHRISTELLER). Diese Längsfalten kann man bisweilen, zumal dann, wenn die Appendix ein wenig gedreht erscheint, auch im Röntgenbild beobachten. Zur Bezeichnung der verschiedenen Appendixanteile schließen wir uns dem Christellerschen Vorschlag an, der ein proximales, ein mittleres und ein distales Gebiet unterscheidet.

a) Variationen

Die Form der Appendix und ihre Lagemöglichkeiten sind außerordentlich variabel. ASCHOFF beschrieb diese verschiedenen Formen, sie sind alle mehr oder weniger auch ohne irgendwelche entzündlichen Erscheinungen möglich. Allerdings sagt er bereits, daß ein völlig gerader, gestreckter Verlauf oder eine exakte Knickbildung in der Regel als Folge einer vorausgegangenen Entzündung aufgefaßt werden müssen. STELZNER fand bei 418 untersuchten Fällen die Appendix in 70% in der Fossa iliaca gelegen. Mit Wahrscheinlichkeit ist diese Situation die häufigste. Die Lage der Appendix wird vielleicht am treffendsten von BERRY geschildert, der sagt: „Das einzig sichere in ihrer Lage ist ihre Unsicherheit“. Die Angaben in der Literatur über ihre Lage schwanken ungeheuer. Kaum eine dieser Zusammenstellungen läßt sich auch nur annähernd mit einer anderen vergleichen. Nach REIFFERSCHEID trifft man die Appendix in 70% frei nach unten hängend an, in 25% hängt sie retrocöcal, in 4% liegt sie tief im Douglas und schließlich in weniger als 1% mesocöcal. Wir glauben, daß diese Angaben mit unseren Beobachtungen am ehesten übereinstimmen. LIERTZ gibt die Lagen (nach WALDEYER) wie folgt an: Nach dem kleinen Becken zu in 37%, median vom Coecum in 12%, lateral vom Coecum in 10%, dann irgendwelche Lagen, die nicht genauer differenziert werden können.

Die lichte Weite der Appendix beträgt 1—3 mm im Schnitt. Im Alter nimmt sie, offenbar auf Grund einer allmählichen Atrophie der Schleimhaut, langsam zu. Der Inhalt der normalen Appendix dürfte sich im allgemeinen nach dem Füllungsgrad des Colons richten. Bei regelmäßiger und ausreichender Entleerung des Colons soll nach RIBBERT und ASCHOFF der Wurmfortsatz normalerweise fast inhaltsfrei sein. Diese Feststellungen werden allerdings wiederholt in Frage gestellt. So hat SUDSUCKI an 500 Leichen in 57% Kot in der Appendix nachgewiesen. Nach SPRENGEL dürfte in 30% Stuhl in der Appendix enthalten sein, im übrigen nur Schleim oder nichts. Fremdkörper in der Appendix sind relativ selten. Auf Kotsteine und Fremdkörpervorkommen soll an anderer Stelle eingegangen werden.

b) Formgestaltung und Lagebeziehungen

Nach TREVES unterscheiden wir drei verschiedene Formen der Appendix und zwar

1. die fetale Form. Die Appendix erscheint wie ein trichterförmiger Auswuchs am Coecum. Die Ursprungsstelle liegt am Zusammenfluß der Taenien, also am tiefsten Punkt des Coecums. Diese fetale Form ist relativ selten (2%).

2. Die Appendix entspringt auch von dem tiefsten Punkt des Coecums, jedoch ohne trichterförmige Zwischenpartie (3%).

3. Die Appendix entspringt unter einem mehr oder weniger stumpfen Winkel von der medialen Seite des Coecums. Der Ansatz liegt unter oder ein wenig rückwärts gelegen zur Valvula Bauhini (91%).

4. Die Abgangsstelle des Wurmfortsatzes liegt unmittelbar unter oder hinter der Einmündungsstelle des Ileums in das Coecum (4%).

MAALOE, der sehr sorgfältige pathologisch-anatomische Studien über den Appendixansatz betrieb, und der vor allem systematische Längsschnitte durch das Coecum und die Appendix gelegt hat, beschreibt in seiner Monographie über die Appendix, daß der proximale Anteil der Appendix fast stets 1—2 cm parallel zur Cöcalwand verläuft und derselben fest anliegt, bevor er ausschwenkt. Er wird von der Taenie und dem Mesenteriolum festgehalten, dadurch bildet sich eine Duplikatur aus Cöcalwand und Appendixwand. Das Mesenteriolum stellt mit losem Bindegewebe diese Anordnung her. Diese Duplikatur kann man jederzeit dadurch auflösen, daß man das Mesenteriolum ablöst und eventuell einige Fasern der Taenie entfernt. Die zuvor markierte scheinbare Einmündungsstelle liegt dann plötzlich 1—2 cm unter der definitiven Mündung. Auf diese Art kann man den Typ 3 nach TREVES in Typ 2 umwandeln. Die Taenie und das Mesenteriolum haben den Processus vermiformis zur medialen Seite umgekippt. Diese zweifellos bedeutungsvolle Beobachtung bedarf später noch einer Erläuterung.

Das Mesenteriolum reicht bis an die Spitze des Wurmfortsatzes. In der Nachbarschaft von Coecum und Appendix finden sich zwei wichtige Peritonealfalten:

1. Die Plica ileomesoappendicularis (LUSCHKA). Sie zieht vom Mesenterium des Dünndarmes an das Mesenteriolum und bildet hier oft eine Bucht, die als Fossa ileocöcalis bezeichnet wird.

2. Eine zweite Bauchfellfalte, die etwas distal von der vorderen Fläche des Ileums auf die vordere Fläche des Coecums zu mit einem sichelförmigen Rand verläuft. Hierdurch wird der Recessus ileocöcalis von vorn abgeschlossen. Auch diese Falte ist von LUSCHKA zuerst beschrieben worden. Die Fossa cöcalis, die tiefe Bucht, die hinter dem Coecum selbst liegt, ist besonders wichtig. Sie wird nach vorn vom Coecum, nach hinten vom peritonealen Überzug der Darmbeingrube begrenzt. Diese Fossa cöcalis wie auch der Recessus retrocöcalis, der in dieser Gegend von einigen unregelmäßigen Bauchfellausstülpungen gebildet wird, wird von perityphlitischen Eiterungen fast regelmäßig betroffen. In dieser Fossa liegt häufig die Appendix selber.

Im Lumen des Coecums, und zwar am Ansatz der Appendix, liegt eine breite Schleimhautfalte, die nach LENANDER und SPRENGEL durch die Abknickung des Appendixabganges bedingt ist. Sie wurde 1847 erstmalig von GERLACH beschrieben. Diese Falte verschwindet fast vollständig, wenn man das Mesenteriolum durchschneidet und die Appendix aufrichtet (Gerlachsche Klappe).

Nach MAALOE besteht nun diese Gerlachsche Klappe nicht allein aus Schleimhaut, sondern aus allen übrigen Schichten der Cöcal- und Appendixwand. MAALOE setzt sich mit der Frage auseinander, ob die Gerlachsche Klappe einen Verschluß am Appendixansatz bewirken kann. Bei seinen sehr eingehenden und sorgfältigen histologischen Untersuchungen beobachtet er konzentrisch angeordnete Falten der Cöcalwand außen um die Einmündungsstelle der Appendix herum. Die Schleimhaut im Coecum legt sich, wenn sich die Cöcalwand kontrahiert, in Falten und bedingt so einen Schluß der Appendix. Er steht deshalb auf dem berechtigten Standpunkt, daß die Gerlachsche Klappe mit den Schleimhautfalten im Coecum eine Absperrung der Appendix hervorrufen kann.

3. Vergleichende Anatomie

Vergleichend anatomisch ist über die Appendix zu sagen, daß bei den höher entwickelten Tieren im allgemeinen ein dem Wurmfortsatz analoges Gebilde vollständig fehlt. Er kommt außer beim Menschen nur bei den anthropomorphen Affen, dem Orang, dem Schimpansen, dem Gorilla und dem Gibbon vor. Wenn man den Begriff des Wurmfortsatzes weiter faßt und das blinde Ende vom Coecum einbezieht, kann man bei Kaninchen, Hasen, Katzen und auch bei Löwen und Tigern ähnliche wurmförmige Gebilde entdecken. Bei manchen Vogelsorten hat der Blinddarm, der am Übergang vom Dünnzum Dickdarm einen wurmförmigen Fortsatz bildet, eine gesonderte Verdauungsfunktion. Auch hier sind klappenartige Schleimhautwülste zu differenzieren, die offenbar einen Verschluß-Mechanismus darstellen. Die Entleerung erfolgt durch peristaltische Kontraktionen, die Füllung durch aktive Ansaugung nach den Beobachtungen von E. MANGOLD.

4. Physiologie

Zur Physiologie der Appendix liegen Beobachtungen vor allem von RÖSSLE, ASCHOFF und POKORNY sowie von SCHMIDTLEIN und WESTPHAL vor. CARSTENS, wie die übrigen Autoren stehen auf dem Standpunkt, daß die Füllung passiv vom Dickdarm aus erfolgt. Die Entleerung dagegen erfolgt durch eine kräftige Eigenkontraktion. Der distale Anteil der Appendix ist motorisch träger als der Anfangsteil. Die Passage dürfte durch den Tonus der Antrummuskulatur gesteuert werden.

CARSTENS nimmt an, daß der Füllungs- und Entleerungsrhythmus unabhängig von der Darmpassage ist. Das scheint uns unwahrscheinlich, nachdem sich Kontraktionsphasen am Appendixansatz gekoppelt mit Kontraktionen der Valvula Bauhini nachweisen ließen (MACEWEN, ELLIOT). So weist ELLIOT darauf hin, daß der Wurmfortsatz von demselben Nervenplexus wie das Ileum versorgt wird und daß die Appendix sich entleert, wenn die Ingesta die Ileocöcalklappe passieren.

Die Arbeiten von TÖNNIS und EICHLER haben einen Zusammenhang zwischen der Pylorusfunktion und der Funktion der Valvula Bauhini aufgezeigt, so daß man gekoppelte Funktionen zwischen dem Pylorus einerseits, der Valvula Bauhini andererseits und letztlich dem Appendixansatz annehmen muß.

Die letzteren Autoren haben nachgewiesen, daß die Valvula Bauhini im Sinne eines Sphinkters reflektorisch arbeitet und zwar im Zusammenhang mit der Nahrungsaufnahme, die Steuerung der Valvula soll durch den Magen erfolgen. Bei leerem Magen ist die Valvula offen, nach Nahrungsaufnahme schließt sie sich. (Die Untersuchungen wurden mit der Einlaufmethode durchgeführt.)

Wir können daher bei nüchternem Patienten beim Kontrasteinlauf eine retrograde Ileumfüllung normalerweise beobachten. Diese retrograde Füllung können wir dadurch verhindern, daß wir den Patienten zuvor etwas essen lassen.

GROSS vermutet eine direkte funktionelle Verbindung der Appendixmuskulatur mit der des Schließmuskels der Bauhinschen Klappe. LEMBERG spricht von einem regulären

Magen-Appendix-Reflex. Er erklärt demnach eine exakte Appendixuntersuchung als unumgänglich erforderlich im Rahmen einer allgemeinen Magen-Darmuntersuchung.

PRESSLER kommt auf Grund seiner Schirmbildbeobachtungen zu dem Schluß, daß die Appendixfüllung vom Füllungsgrad des Coecums und des proximalen Colons abhängt. Bei erhöhter Darmmotilität tritt die Appendixdarstellung beschleunigt ein. Die Appendixfüllung wird nach seiner Meinung aktiv durch periodisch auftretende retroperistaltische Wellen im Coecum hervorgerufen.

Zweifellos sind bislang die Akten darüber, ob die Füllung der Appendix aktiv oder passiv geschieht, noch nicht geschlossen. Fest steht lediglich, daß die Appendix in der Lage ist, ihren Inhalt selbständig auszutreiben und daß sie dabei eine große Kraft entwickeln kann.

Wenn wir uns einen Sphinkter appendicis (KNOTHE) vorstellen, so soll das bedeuten, daß wir es hier mit einem nach MAALOE geschilderten Geschehen zu tun haben, das durch die Einstülpung des proximalen Appendixendes in die Cöcalwand hinein bedingt ist. Diese Einstülpung hat eine Duplikatur der Muskulatur zur Folge, durch die es am Ansatz der Appendix zu einer doppelt verstärkten Muskelfunktion kommen dürfte. Dadurch und im Zusammenhang mit der Gerlachschen Klappe liegt eine relative Abschluß- bzw. Verschlußfunktion vor, die sich bei irgendwelchen Reizerscheinungen oder lokalen wie segmentären Kontraktionen in Form einer Krampfung äußert, die ihrerseits jene ihrer Umgebung bzw. die Kontraktionen regionaler oder segmentärer Natur im Ileocöcalbereich an Intensität weit übertrifft. Wir glauben, daß diese Kontraktionen am Ansatz durchaus für das Zustandekommen von appendicitischen Erscheinungen verantwortlich gemacht werden können.

Eigenbewegungen der Appendix sind einwandfrei beobachtet worden, einmal im Laparoskop (KALK), zum anderen im Bauchdeckenfenster von WESTPHAL und schließlich auch röntgenologisch (KNOTHE). Lediglich über die Form der Bewegungen herrscht noch keine restlose Klarheit. So beschreibt SCHMIDTLEIN mit WESTPHAL die Verkürzung der Appendix bei der Kontraktion, ihre Verlängerung als Ausdruck der Erschlaffung. Beide betonen, daß die Muskulatur im proximalen Drittel doppelt so kräftig ist wie in den distalen Anteilen. Sie bezeichnen das proximale Drittel als „Antrum appendicis“.

Für uns ist interessant, daß SCHMIDTLEIN und WESTPHAL bereits darauf hinwiesen, daß die häufig beobachtete Segmentierung des Kontrastmittels in der Appendix auf eine Auswirkung dieser wechselnden Verkürzung und Verlängerung dieses Organes zurückzuführen ist.

RÖSSLE hat in eingehenden Beobachtungen durch die verschiedensten Reize Kontraktionen der Appendixmuskulatur beobachten können. Er beobachtete an Appendices, die er 135 min post mortem auf 37° gebracht hat und in eine Ringer-Lösung legte, Bewegungen und Kontraktionen, die zu dem Ausstoßen einer langen Kotsäule und von Kotsteinen führten. Er hat an Reizen Wärme, Abkühlung, Dehnung u.ä. verwandt, er hat Elektrizität angewandt und chemische Reize in Form von Suprarenin, Ricinus und Oxalsäure. Die Wirkung war bei einem Reiz jeweils eine allgemeine oder umschriebene Zusammenziehung, eine Steifung, eine Krümmung oder eine Windung. ASCHOFF und POKORNY haben diese Beobachtung bestätigt. KALK sah im Laparoskop nach Pilocarpin Verkürzungen und Steifungen bei Kontraktionen im Antrumbereich, die Furche gegen das Coecum wurde vertieft, das Antrum bäumt sich auf. Nach einem solchen chemischen Reiz war der Höhepunkt in 10 min erreicht, nach 20 min war er beendet. Das bedeutete eine Bestätigung eigener röntgenologischer Beobachtungen. ASCHOFF und POKORNY haben ähnliche Beobachtungen gemacht, und auch WESTPHAL hat solche Eigenbewegungen beschrieben. In letzter Zeit sind durch PRESSLER u.a. auf Grund von Schirmbildbeobachtungen die Eigenbewegungen der Appendix bestätigt worden. Regelrechte peristaltische Wellen glaubte ich einmal gesehen zu haben, KALK beschreibt dasselbe im Laparoskop. Eindeutige und jeder wissenschaftlichen Kontrolle standhaltende Mitteilungen liegen in Richtung einer regelrechten Peristaltik jedoch nicht vor. Erwiesen ist mit Sicherheit die

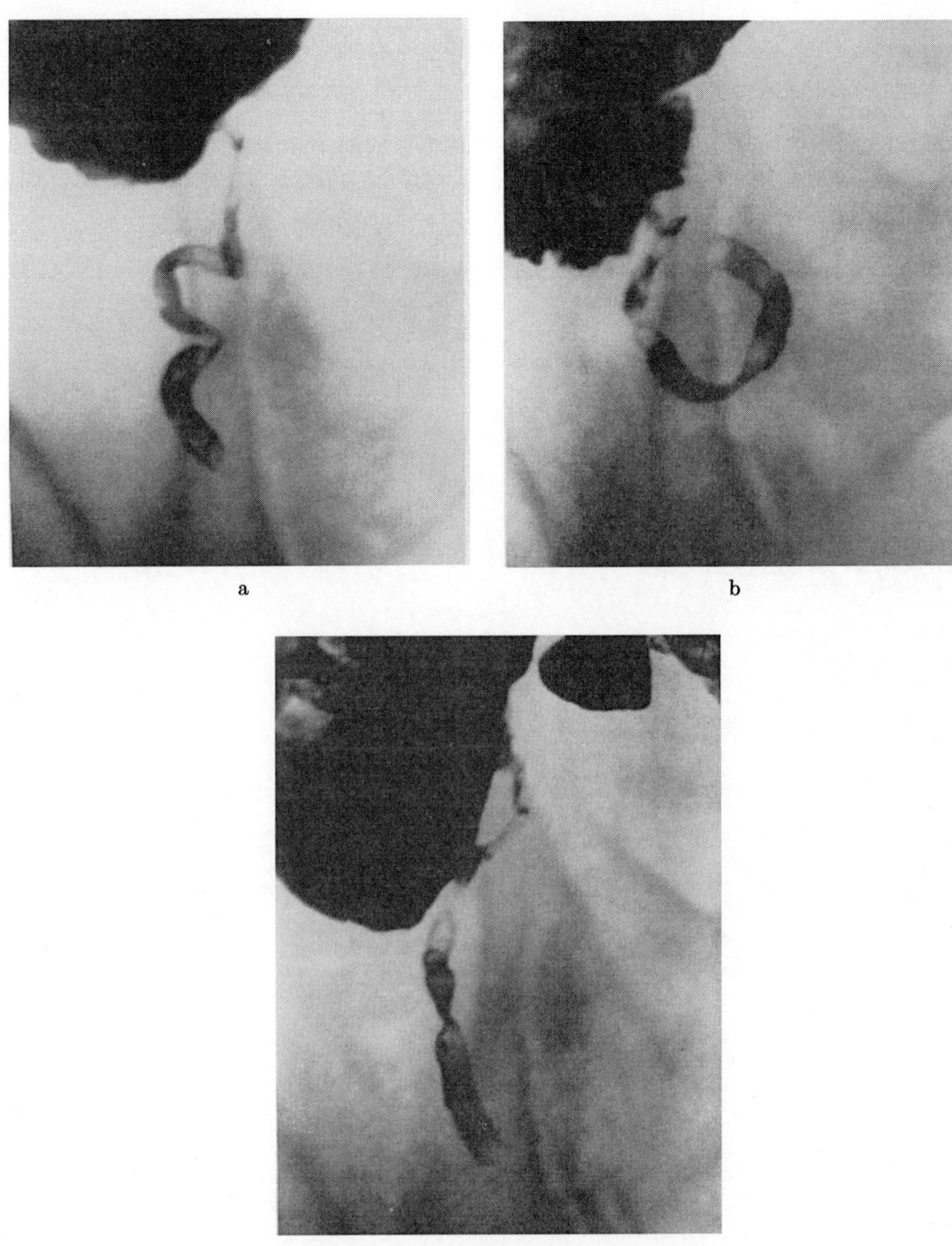

Abb. 1a—c. Bei a Appendix ohne medikamentöse Beeinflussung. Bei b Aufbäumen der Appendix nach Pilocarpin. Bei c Erschlaffung nach Atropin

Fähigkeit der Appendix, sich oft sogar blitzartig und total zu kontrahieren. Man kann bei Einlaufuntersuchungen beobachten, daß zu Beginn der Untersuchung das Kontrastmittel in eine Appendix einschießt, um bereits nach wenigen Sekunden die Appendix wieder zu verlassen, die Appendix hat sich ruckartig kontrahiert und den Inhalt hinausgeworfen.

Die Formen der Appendixbewegungen, bzw. -steifungen sind jedem Operateur bekannt, der die Verkürzungen und das Aufbäumen der Appendix bei der Exstirpation beobachtet. Häufig sieht man diese Kontraktion auch erst, wenn man die Appendix nach der Exstirpation aufschneidet.

Die Mucosa verhält sich in der Appendix im wesentlichen so wie im übrigen Darm. Ihr wird in der Appendix von manchen Autoren eine besondere Schleimproduktion zugesprochen, die ein Schlüpfrigmachen der Ingesta im ganzen Colon bewirken soll. SELBERG beschreibt, daß die Appendix täglich mehrere Kubikzentimeter einer serös-mucinösen Flüssigkeit produziert. Die Submucosa hat, wie im gesamten übrigen Magen-Darmkanal, die Fähigkeit, durch Flüssigkeitsverschiebung ihr Kaliber sehr weitgehend und unter Umständen auch auffallend rasch zu wechseln (FORSSELL). Von diesen Flüssigkeitsverschiebungen dürfte vor allem auch der Kaliberunterschied der Appendix bei ein und demselben Patienten zu verschiedenen Untersuchungszeiten weitgehend abhängig sein. Wir beobachteten beim Verdauungsvorgang im Augenblick, als das Kontrastmittel die Ileocöcalregion erreichte, eine intensive Lymphansammlung submukös im ganzen Cöcalbereich, wodurch Faltenwülste entstehen, die an maligne Infiltrationen erinnern. Dieselbe

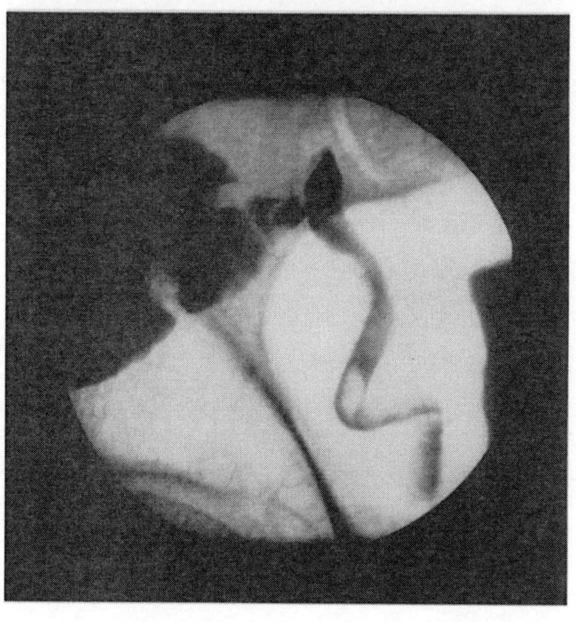

a

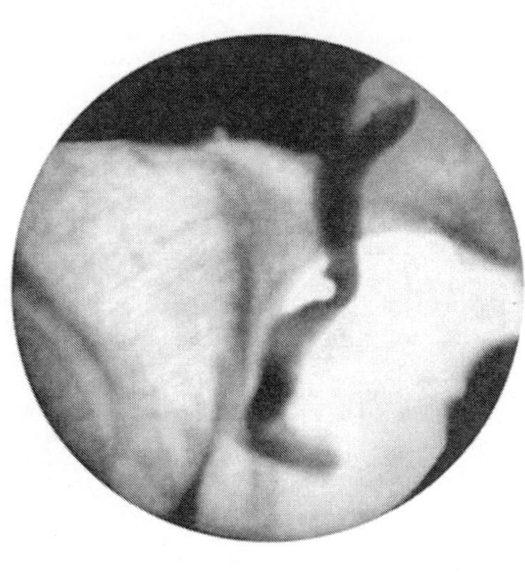

b

Abb. 2a u. b. Ablauf einer kleinen peristaltischen Welle in der Appendix. Bei a am Übergang zum proximalen Drittel gelegen, wandert sie bei b zum Ansatz vor bei gleichzeitiger Ausschüttung der Appendix

Beobachtung ist auch auf die Appendix zu übertragen. Auch hier haben wir auf der Höhe des Verdauungsvorganges zweifellos mit einer Flüssigkeitsansammlung in der Submucosa zu rechnen, die ihrerseits das Lumen einengt, wenn nicht ganz verstellt. Auf diese Tatsache dürfte es auch zurückzuführen sein, daß wir lediglich bei nüchternem Patienten, bzw. dann, wenn der Verdauungsprozeß abgeschlossen ist, eine rasche und eindeutige Füllung der Appendix beobachten. BARCLAY hat darauf hingewiesen, daß die Bewegungen in der Ileocöcalregion nach der Nahrungsaufnahme intensiver sind als sonst. Er glaubt, an der Valvula Bauhini auf Grund von Bewegungsaufnahmen keine eigentliche Sphinktertätigkeit festgestellt zu haben. Trotzdem nimmt er eine Klappenfunktion der Valvula bei entzündlichen Veränderungen an.

a) Füllungsdauer der Appendix

Über die Füllungsdauer der normalen Appendix muß noch ein Wort verloren werden. Sie ist zweifellos wesentlich beeinflußt durch die vegetative Gesamtfunktion. Trotzdem dürfte sich eine gewisse Norm aufstellen lassen. Hier war es CARSTENS, der in dieser Richtung bei Gesunden Untersuchungen anstellte und der zu dem Ergebnis kam, daß von

77 gut dargestellten Appendices die Füllungsdauer 13mal 1 Tag betrug, 31mal 2 Tage, 10mal 3 Tage, 3mal 4 Tage, 1mal 5 Tage; das geht dann so weiter, und schließlich fand er einmal noch nach 30 Tagen Kontrastmittel in der Appendix.

Während der ersten 3 Tage waren also 70% der Appendices entleert. Der Rest verteilt sich auf die Zeit vom 4. bis zum 30. Tag. Man wird diese Beobachtung als Grundlage nehmen können. Eine lange Verweildauer dürfte danach ohne andere Kriterien nur mit Vorbehalt als krankhaftes Symptom verwertet werden.

Bei den anatomisch-physiologischen Betrachtungen der Ileocöcalregion muß schließlich der sog. Hirschsche Sphinkter Erwähnung finden. Seth Hirsch faßt einen cöcocolischen Sphinktertrakt als anatomisch vorgebildetes funktionelles Gebilde auf, das eine Retention des Darminhaltes solange bezweckt, bis die cöcale Verdauung und Absorption gewährleistet ist. Dieser Hirschsche Sphinkter, der auf der Höhe der Valvula Bauhini oder unmittelbar jenseits davon gelegen sein soll, bedingt eine seiner Meinung nach für die Verdauung notwendige verlängerte Verweildauer im cöcalen Bereich. Hirsch mißt diesem „Sphinkter" eine ähnliche Funktion wie dem Pylorus zu, die chemisch gesteuert sein soll. Durch Spasmen soll es zu einer Dilatation und Stase im Coecum kommen („Coeliacie, Coecostase"). Er weist dabei auf Parallelen bei Fischen, großen Vögeln, Affen und Ratten hin. Biedermann glaubt, das Vorliegen dieses Sphinkters bestätigen zu können.

Die pathologisch-anatomischen Grundlagen für das Vorliegen dieses Sphinkters liegen noch nicht vor. Trotzdem beobachtet man zweifellos bei jeder Irritation im ileocöcalen Bereich eine vermehrte Kontraktionsbereitschaft auf der Höhe der Valvula Bauhini, die sich oft mit der vermehrten Kontraktion des „Sphinkter appendicis" vice versa vergesellschaftet.

Bei der Betrachtung der physiologischen Vorgänge im Appendixbereich muß die überragende Bedeutung des vegetativen Nervensystems für alle Zusammenhänge betont werden. Die vegetative Lage ist letztlich ausschlaggebend für die neurotonische Situation, und so wird sich gerade hier vieles in einem Zusammenklingen der vegetativen, somatischen und rein mechanischen Gegebenheiten erklären lassen. Der Röntgenologe wird sich bei diesen Fragen vor allem mit der exakten Exploration der Morphologie neben der Funktionsbeobachtung beteiligen.

5. Zur Technik der Darstellung des Wurmfortsatzes

Zur Sichtbarmachung der Appendix kommen die zwei Kardinalmethoden der Darmdarstellung in Frage, und zwar einmal die Füllung mit einem Kontrastmittel per os und zum anderen die Darstellung per klysmam. Im allgemeinen wird auch heute noch die Untersuchung von oben her geübt. Sie scheint bequemer, wobei auch die Möglichkeit gegeben ist, den übrigen Magen-Darmkanal gleichzeitig zu untersuchen. Um mit dieser Methode zu einem optimalen Resultat zu kommen, sind die verschiedensten Modifikationen angewandt worden. Bittersalze und andere Chemikalien wurden dem Kontrastmittel beigemengt, um eine konstantere Füllung zu erzielen. Daneben waren naturgemäß die erforderlichen regelmäßigen Kontrollen vorgesehen, die den Augenblick der optimalen Füllung erfassen sollten. Aus der Legion der für die Appendixdarstellung vorgeschlagenen Methoden seien nur einige wenige hier herausgegriffen. Gottheiner und Czepa untersuchten mit der peroralen Methode unter Zusatz salinischer Abführmittel. Döhner sieht in der Verwendung von Abführmitteln keinen Vorteil. Er untersucht 6 Std nach der Kontrastmahlzeit und gibt dann eine „normale" Mahlzeit (Kaviar, Suppe, Eierspeisen, Toast, Reis, feingehacktes Fleisch, Milchbrei, Reisbrei, Kartoffelbrei, Fisch, Obst, Marmelade und Gemüse). Tags darauf untersucht er dann zusätzlich. Kadrnka empfiehlt Ricinusöl als Beigabe zum Kontrastmittel und vertritt aber allgemein die Einlaufmethode. Teschendorf untersucht zunächst mit dem Kontrasteinlauf, dem er 1—2 Eßlöffel Magnesiumsulfat zufügt (Czepa; Palugyay). Bei negativer Darstellung wird nach peroraler Darreichung des Kontrastmittels noch einmal untersucht.

Auch hier wird das Magnesiumsulfat zugegeben. BAENSCH empfiehlt, beim Verdacht auf Appendicitis keine Abführmittel zu nehmen. Nach einer von ihm vorliegenden Statistik soll die Mortalität nach einer Appendixoperation bei vorheriger Gabe von Abführmitteln eine 8mal größere sein als sonst. TESCHENDORF und BRANDT raten zur Verwendung von Barium Wander zur Appendixdarstellung wegen der besonders feinen Suspension, durch die eine Füllung des Wurmfortsatzes erleichtert werden soll.

Der Kontrastbrei hat in der Regel nach spätestens 4 Std das Coecum erreicht. Die Füllung der Appendix geschieht meist im Laufe der darauffolgenden Stunde und besonders, wenn das Coecum sich praller gefüllt hat. Voraussetzung ist, daß die Appendix so gut wie leer war. Ist die Füllung in diesem Zeitraum noch nicht eingetreten, so soll in regelmäßigen Abständen von ungefähr 6 Std weiter untersucht werden, um doch noch zu einem Resultat zu gelangen. Um eine negative Füllung der Appendix differentialdiagnostisch verwerten zu können, ist es somit erforderlich, eine ganze Reihe von Kontrollen anzuschließen.

Die zweite Methode, zu einer exakten Darstellung der Appendix zu gelangen, ist die Untersuchung mit dem Kontrasteinlauf. Diese Methode, die von uns vorzugsweise angewandt wird, hat den Vorteil, das Kontrastmittel unverdünnt und unverunreinigt bis unmittelbar an den Wurmfortsatz heranzubringen. Voraussetzung ist natürlich, daß einmal der Darm genügend gereinigt ist und zum anderen, daß der Patient nüchtern ist. Zur Darmreinigung haben wir uns damit begnügt, den Patienten am Vorabend der Untersuchung sowie mindestens 2 Std vor der Untersuchung selbst einen hohen Einlauf mit lauwarmem Wasser machen zu lassen. Wir haben Versuche mit allen möglichen Zusätzen sowohl zu der Reinigungseinlauf-Flüssigkeit wie zum Bariumeinlauf selbst durchgeführt, und sind letztlich wieder davon abgekommen, weil man zur Vorbereitung mit reinem Wasser einen genügenden Erfolg erzielen kann, und weil man sowohl beim vorbereitenden Einlauf wie beim Kontrasteinlauf selber Reizzustände vermeidet, die u.U. das Schleimhautbild des Colons stören, das uns bei der Beurteilung der Verhältnisse in der Umgebung doch maßgeblich sein kann. Deswegen verwenden wir für diese spezielle Untersuchungsmethode auch nicht das Clysodrast, das uns eine Irritation der Schleimhaut bringt. Wir vermeiden dadurch unphysiologische Situationen und sind zudem sicher vor irgendwelchen Intoxikationsmöglichkeiten.

Eine Zeitlang haben wir systematisch als Zusatz zu den Kontrastmitteleinläufen das Diäthyldioxyphenylisatin verwandt, und zwar jeweils 5—10 g auf die gesamte Einlaufmenge. Man erreicht dadurch bereits nach wenigen Minuten eine Kontraktionsbereitschaft des Colons, durch die das Kontrastmittel relativ rasch wieder hinausgeworfen wird. Man hat natürlich insofern Vorteile, als man relativ rasch eine Schleimhautübersicht gewinnt. (So WELIN mit der Doppelkontrastmethode und dem Clysodrast, das er für die Polypendarstellung fordert, und das eine nahezu ideale Ausputzung des Darmkanals bewirkt, wenn es nach seinen Vorschriften verwandt wird.) Einen nennenswerten Einfluß auf die positive bzw. negative Appendixdarstellung haben wir durch dieses Mittel nicht beobachten können. Möglich ist es, daß die spontane Entleerung der Appendix nach der allerersten Füllung auf ein solches Mittel zurückzuführen war.

Für die Applikation des Kontrasteinlaufes sind mittlerweile viele und auch komplizierte Apparate entwickelt worden. Als durchaus brauchbar sei erwähnt die Determannsche Flasche, die mit einem sinnvollen Mischsystem mit Überdruck und einem Dreiwegehahn arbeitet (Firma Vogel, Frankfurt a. M.).

Wesentlich für das Gelingen der Untersuchung ist natürlich, daß das Kontrastmittel in seiner Aufschwemmung gleichmäßig verrührt ist, am besten durch ein Tuch passiert. Es soll in Körpertemperatur verwandt werden. Die Konsistenz sowie die Schlüpfrigkeit des Kontrastmittels spielt eine Rolle, zu bevorzugen sind jene, die einen Pflanzenschleim enthalten, durch den ein gleichmäßiger und haftender Wandbeschlag auf der Schleimhaut gewährleistet ist. Hier exakte Vorschriften zu machen, dürfte sich erübrigen. Sowohl in bezug auf die Wahl des Kontrastmittels als auch auf die Konsistenz desselben wird sich jeder Untersucher seine eigene Methode heraussuchen. Das Kontrastmittel muß in seiner Zusammensetzung einmal die Gewähr dafür geben, daß das Einschießen ohne Entfaltungsschwierigkeiten vor sich geht. Zum anderen soll es ausreichend sein, um alle Krypten des Darmes aufzudecken. Schließlich soll es nach Ablassen des Überschusses bzw. nach der Spontanentleerung immer noch einen Wandbeschlag hinterlassen, der eine subtile Untersuchung der Schleimhautstruktur zuläßt. Auch bei der unter Umständen erforderlich werdenden Doppelkontrastmethode soll ein gleichmäßiger Wandbeschlag gewährleistet sein.

Wir haben uns für die Applikation des Kontrasteinlaufes auf ein einfaches Irrigatorsystem beschränkt. Der Irrigator selbst wird an einem Wandarm, an der Decke oder in einem fahrbaren Ständer gehalten. Die Höhe und den Druck kann man durch Bänderzug oder Rohrverstellung variieren. Der Schlauch des Irrigators wird mit einem einfachen Glasansatz verbunden, der aus der Abbildung hervorgeht. Dieser Ansatz nimmt einmal den zuführenden Schlauch vom Irrigator auf, zum anderen hat er einen Abflußweg, der primär durch eine Schlauchklemme verschlossen wird. Schließlich ist noch ein dritter Weg angeschlossen mit einem einfachen Rücklaufventil, an den ein Gummigebläse angeschlossen wird. Man hat damit die Möglichkeit, einmal den Einlaufdruck zu variieren, zum anderen beliebig während der Untersuchung den Füllungsgrad zu variieren und zu jedem Zeitpunkt zusätzlich Luft einzupumpen. Das Gerät hat den Vorteil einer denkbar leichten Sterilisation, außerdem kann man jede Störung sofort beobachten, und schließlich kann es jeder Glasbläser leicht herstellen und es ist äußerst billig. Für den Patienten selber verwenden wir als Ansatz ein weiches Darmrohr, durch das jede Verletzung von vorneherein ausgeschlossen wird. Von irgendwelchen Ballonsystemen zur Vermeidung des Rückflusses nehmen wir Abstand. Dagegen legen wir bei dem Verdacht auf eine Insuffizienz des Analringes eine feste Zellstoffschleife um den Einlaufschlauch vor den Anus, die entsprechend manuell angepreßt wird. Man kann so in der Durchleuchtungskontrolle einen Überdruck vermeiden. Die Hand, die an dem Glasansatz verbleibt, ist entweder durch einen Handschuh oder aber, wie wir es durchführen, durch eine Bleigummiplatte geschützt, durch die der Einlaufschlauch hindurchgeführt wird. Das Kontrastmittel wird auf diese Art bis an das Coecum herangeführt. Wir warten, bis eine pralle Füllung des Coecums zustande kommt und beobachten vor allen Dingen, ob es zu einer retrograden Ileumfüllung kommt. Diese retrograde Ileumfüllung ist in jedem Fall verbunden mit einem gewissen Spannungsgrad des Coecums. Allein aus diesem Grunde muß dafür gesorgt werden, daß eine ausreichende Füllung der Ileocöcalregion erfolgt. Sehr häufig schießt bereits jetzt Kontrastmittel in die Appendix ein. Nach der beschriebenen voraufgegangenen Reinigung des Darmes soll normalerweise die Appendix jetzt leer sein, so daß sie für das Kontrastmittel aufnahmefähig ist. Es erscheint recht zweckmäßig, gerade diese Phase im Durchleuchtungsbild exakt zu beobachten. Häufig schießt das Kontrastmittel in Sekundenschnelle in die Appendix ein, um sich dann aber nach einigen weiteren Sekunden wieder zu entleeren. Wahrscheinlich kommt es durch das Einschießen des Kontrastmittels zu einem Reiz, der eine Totalkontraktion der Appendix bewirkt, die das Kontrastmittel wieder hinauswirft. Sekunden oder Minuten später kann man ein neuerliches Hineinwandern beobachten, das es dann gestattet, eine exakte Kontrolle vorzunehmen. Im allgemeinen empfiehlt es sich, nach der prallen Füllung des Coecums und nach einer erfolgten retrograden Ileumfüllung den Überschuß aus dem Rectum und den anderen Colonabschnitten abzulassen. Das geschieht dadurch, daß man den zuführenden Weg des Kontrastmittels absperrt und den abführenden Schlauch öffnet. Man wird nur soviel ablassen, daß man die Möglichkeit behält, durch palpatorische Manöver eine optimale Darstellung der Appendix zu erzielen. Man kann durch Ausstreichen des Kontrastmittels in Richtung Appendix, d.h. von rechts-oben nach der Symphyse zu, im allgemeinen eine komplette Füllung intensivieren. Daß sich selbstverständlich diese Palpationsmanöver in physiologischen Grenzen halten müssen, daß die dadurch gewonnenen Eindrücke der lokalen Druckempfindlichkeit andererseits nicht unwesentlich sind, liegt auf der Hand. Meist wird es, wenn die Bauchdecken nicht zu dick sind, möglich sein, die Appendix unmittelbar zwischen zwei Fingern palpatorisch spielen zu lassen, was für die Lokalisation einer Druckempfindlichkeit von ausschlaggebendem Wert sein kann.

Hat man die Appendix auf diese Art zur Darstellung gebracht, oder auch dann, wenn sie sich nicht oder nur teilweise zeigen wollte, wird man sich jetzt der Umgebungsuntersuchung zuwenden, die zweckmäßig vorgenommen wird, indem man den Überschuß an Kontrastmittel abläßt, wobei auch der Patient selber gegebenenfalls durch Preßmanöver oder eingeschaltete Defäkationsversuche beitragen soll.

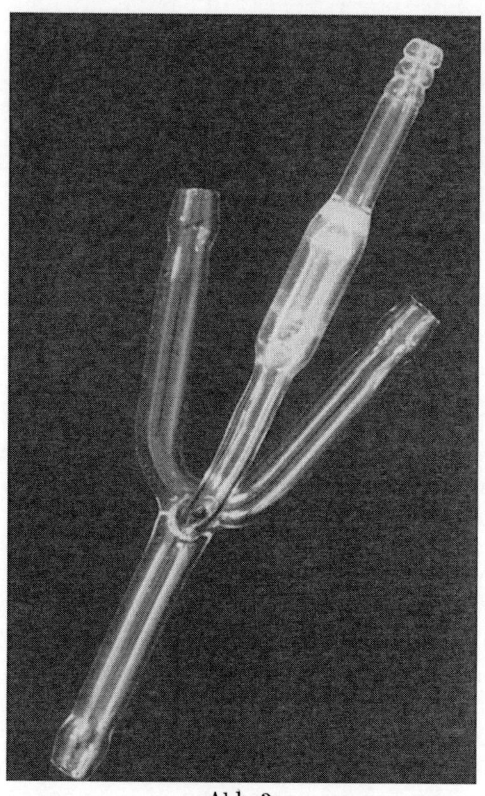

Abb. 3

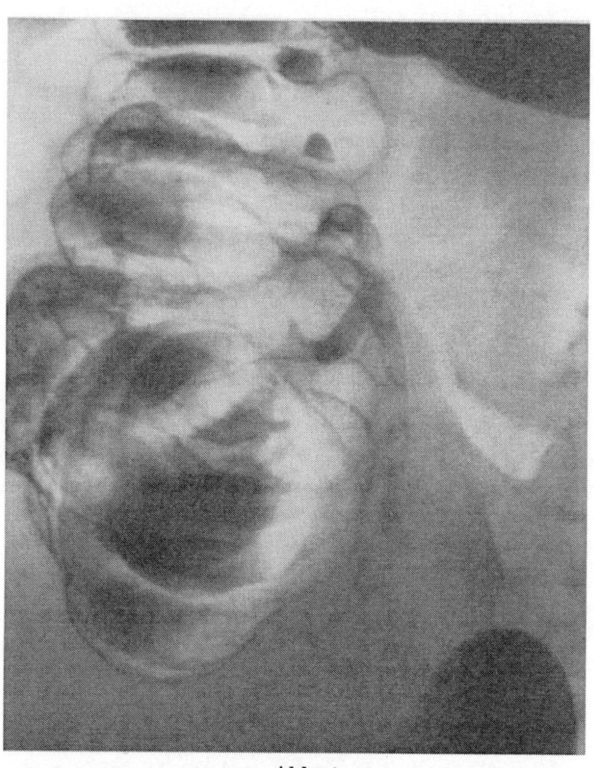

Abb. 4

Abb. 3. „Dreiwegehahn" mit Rücklaufventil für das Gebläse

Abb. 4. Ileocöcalregion nach Luftaufblähung. Die Appendix ist nach median und oben gerafft, sie ist in ihrem Anfangsteil nach oben geschlagen, verläuft dann in ihrer ganzen Länge nach unten zu breit an dem Coecum verlötet

Wesentlich ist das Erzielen einer Beurteilungsmöglichkeit der Schleimhaut bzw. der allgemeinen Wandbeschaffenheit in der Ileocöcalregion. Gerade im Hinblick auf die latenten oder auch manifesten Entzündungen der Appendix ist die Beobachtung der Umgebung insofern aufschlußreich, als sich, wie wir später noch beobachten werden, in der Regel im Coecum Schleimhautreaktionen finden lassen, die einmal einer regulären Fortleitung von entzündlichen Schleimhautprozessen entsprechen können, zum anderen aber auch Reizzuständen, die sich auf der Basis von Entzündungen in der Nachbarschaft entwickelt haben.

Es gilt, segmentäre Kontraktionen zu beobachten, die ihrerseits, einhergehend mit Umstellungen der Schleimhautformation, Bilder ergeben können, die wesentliche Rückschlüsse auf das Vorliegen von Appendixerkrankungen zulassen. Hier ist in dieser Methode für die Funktionsbeobachtung noch ein breites Feld von Untersuchungsmöglichkeiten gegeben.

Bei dem Vorliegen von Verdachtsmomenten auf ausgedehnte Verklebungen im Cöcalbereich, die sich nach wiederholten appendicitischen Schüben eingestellt haben könnten, ist unter Umständen eine zusätzliche *Luftaufblähung* zur Erzielung eines *Doppelkontrastes* zu empfehlen. Verklebungen sind im allgemeinen schwieriger zu objektivieren als man vermuten möchte. Bei kollabiertem Darm treten diese kaum in Erscheinung, da der Darm sich den ihm aufgezwungenen Möglichkeiten anpaßt. Nur bei sehr ausgesprochenen Adhäsionen können wir taschenartige oder zipflige Ausziehungen beobachten, die konstant bestehen bleiben, und die uns auf Verklebungen hinweisen. Hier ist zweifellos die letztere Methode (A. W. FISCHER) am Platze, die uns Verwachsungsstränge oder breite Verwachsungsschleier dadurch anzudeuten vermag, daß sich nach Aufblähung die Wandung den Verklebungen anpassen muß.

Im Zusammenhang mit der Erwähnung der Doppelkontrastmethode nach A.W. FISCHER sei hier erwähnt, daß DÖHNER vor vielen Jahren das Blähsymptom beschrieben hat, das er als Kriterium für das Vorliegen einer entzündlichen Veränderung an der Appendix gebrauchte. Es blies Gas in das Colon, bis auch das Coecum gebläht war. Wenn dann lokale Schmerzen im Ileocöcalbereich auftraten, so waren diese für ihn ein Hinweis auf Veränderungen an der Appendix.

Eine Kombination der Einlaufmethode mit der peroralen Füllung wird sich als erforderlich erweisen in jenen Fällen, in denen die Einlaufmethode nicht zum Ziel geführt hat.

Dabei sei erwähnt, daß sich bei der üblichen Kontrolluntersuchung nach einer normalen Magenpassage sehr häufig bereits Veränderungen an der Appendix aufklären lassen, die eine zusätzliche weitere Untersuchung überflüssig machen. In solchen Fällen wie auch allgemein ist natürlich die Frage der Strahlenbelastung zumal bei Jugendlichen und Frauen im gebärfähigen Alter zu beachten. Es ist selbstverständlich, daß man sich in jedem Fall auf die geringstmögliche Strahlenbelastung einstellen und bei der Auswahl der Untersuchungstechnik entsprechend verfahren wird.

Primär wenden wir die Kontrasteinlauf-Methode an, zumal man mit dieser Methode in der überwiegenden Mehrzahl der Fälle zum Ziele kommt und dadurch viel Zeit spart. Führt diese Methode nicht zum Ziel, d.h. sind wir nicht in der Lage, so unmittelbar ein einwandfreies Bild der Appendix zu gewinnen, wird man zweckmäßig eine Bariummahlzeit verabfolgen und abwarten, bis das Kontrastmittel auf dem peroralen Wege die Ileocöcalregion erreicht hat, um zu sehen, ob sich dann ein ausreichendes Füllungsbild ergibt. Nicht selten führt diese Methode in den Fällen noch zum Ziel, in denen mit einem Klysma eine ausreichende Füllung nicht erreicht werden konnte. Die Kontrolle nach einer Bariummahlzeit, nachdem zuvor der Kontrasteinlauf keine Appendixdarstellung gebracht hat, nimmt man zweckmäßig einmal 6 Std nach der Untersuchung vor. Sollte auch dieses Verfahren nicht zum Ziele führen, so wird nach 24 Std noch einmal kontrolliert, und zwar nachdem unmittelbar im Anschluß am ersten Kontrasteinlauf Barium per os verabfolgt wurde. Nach einem negativen Ergebnis einer Kontrasteinlauf-Untersuchung wird man den Patienten wie gewohnt seinen Mahlzeiten nachgehen lassen, um dann nach einem halben Tag noch einmal nachzuschauen. Ist dann wiederum keine Appendixfüllung erfolgt, so kann man dem Patienten abends noch ein Kontrastmittel per os verabfolgen, um am nächsten Vormittag, nachdem er normal gegessen hat, erneut zu explorieren.

Die bereits von DÖHNER vorgeschlagene Methode der geschmacksreichen Nahrungsaufnahme vor der Untersuchung scheint mir deswegen zweckmäßig, weil dadurch Reize auf die Ileocöcalregion ausgeübt werden, die ihrerseits normalerweise neben einer Ausschüttung eines etwa noch in der Appendix vorhandenen Inhalts dann später eine Füllung mit dem Kontrastmittel, das ja inzwischen eingenommen wurde, gestatten. Es versteht sich, daß auf der Suche nach der Appendix alle gegebenen technischen Möglichkeiten erschöpft werden. Man wird prinzipiell in fließender Rotation (H. H. BERG) untersuchen. Man wird gegebenenfalls durch Palpations- und Kompressionsmanöver anstreben, störende Darmschlingen abzudrängen. Man wird Seitenlagen bzw. Bauchlage oder auch Kopftieflage anwenden, um eine Darstellung zu erzielen. Dabei ist zu erwähnen, daß beim Coecum mobile sehr häufig der untere Coecumpol im kleinen Becken regulär verlötet zu sein scheint. Es gelingt oft mit dem besten Willen nicht, den unteren Coecumpol zu heben. Auch in Beckenhochlagerung und bei extremen Drehmanövern ist keine Freiprojektion zu erzielen. Man hat den unbedingten Eindruck von festen Verklebungen des Coecums im kleinen Becken. Diese Situation wird besonders häufig beim weiblichen Geschlecht beobachtet. Vor allem das ein wenig vermehrt mobile Coecum saugt sich häufig im kleinen Becken regelrecht fest, es schmiegt sich der Douglaswand so intensiv an, daß es einfach nicht zum Zurückfallen zu bringen ist. Es wäre verfehlt, in solchen Fällen von vornherein Fixationen anzunehmen. Hier empfiehlt es sich, in Bauchlage oder später in irgendwelchen anderen Positionen noch einmal nachzuschauen. Oft gelingt es dann ohne weiteres, das Coecum palpatorisch zu heben. Nicht selten handelt es sich dabei um ein Coecum mobile, das bis weit in die Nabelregion heraufzuheben ist und das allen Ansprüchen, die an ein Coecum mobile gestellt werden, entspricht. Man muß daher vorsichtig sein mit der Diagnose von Verklebungen im kleinen Becken.

Einen hochakuten Anfall einer Appendicitis mit dem klassischen klinischen Symptomenkomplex, dem lokalen Druckpunkt, mit Bauchdeckenspannung, Fieber, Leukocytose usw. wird man kaum zur Röntgenuntersuchung bekommen. Jedoch wird die Frage bei subileusartigen Symptomen ungeklärter Genese oder bei sonstigen differentialdiagnostischen Schwierigkeiten, auch bei akuten Bauchfällen, an den Röntgenuntersucher herangetragen werden, ob er eine Untersuchung verantworten kann. Es soll später auf die gründlichen Mitteilungen von Frimann-Dahl u.a. noch eingegangen werden, die die Röntgenuntersuchung beim akuten Abdomen schildern. Hier sei nur vorweggenommen, daß eine absolute Kontraindikation gegen eine schonende Röntgenuntersuchung, vor allem jene mit der Einlaufmethode, unseres Erachtens nicht vorliegen dürfte. In unserem recht großen Material von Colonuntersuchungen haben wir nicht ein einziges Mal eine Perforation beobachtet. Wir haben einige Male Appendices zu Gesicht bekommen, die lange Zeit vorher einmal perforiert waren, und bei denen man eine kleine Perforationshöhle noch nachweisen konnte — auch darauf soll später eingegangen werden. — Eine akute Situation bzw. die Verschlimmerung einer akuten Situation durch die Röntgenuntersuchung ist in keinem Fall erfolgt. Auf der anderen Seite ist jedoch häufig gerade diese im akuten Stadium angewandte Röntgenuntersuchung geeignet gewesen, eine Klärung in das Krankheitsbild zu bringen, und letztlich Anlaß gewesen, eine unmittelbare, sinnvolle Therapie einzuleiten. Selbstverständlich wird sich gerade in solchen Fällen die Röntgenuntersuchung sehr schonend und vorsichtig vollziehen müssen. Insbesondere, nachdem mit Leeraufnahmen in verschiedenen Positionen zuvor bereits der Versuch gemacht wurde, ohne die Applikation von Kontrastmitteln auszukommen. In solchen differentialdiagnostisch auf den Darm gerichteten Fällen hat sich uns die Einlaufmethode als weit günstiger erwiesen als jene der peroralen Füllung. Einmal wiederum, weil man damit wesentlich rascher zum Ziele kommt, zum anderen, weil man durch eine perorale Darreichung des Bariums unter Umständen den Darm blockiert und dem Chirurgen später zusätzliche Schwierigkeiten dadurch bereitet, daß sich unerwünschte Bariumreste oberhalb der Operationsbereiche finden.

Der Einlaufmethode ist der Vorwurf gemacht worden, daß es sich um keine physiologische Methode handeln würde, und daß man daher keine einwandfreie Möglichkeit eines Funktionsstudiums hat. Dazu ist zu sagen, daß uns im Rahmen der von uns geforderten Appendix-Diagnostik die reine Morphologie besonders am Herzen liegen muß. Jedoch ist es so, daß man zwar mit dem Klysma unphysiologische Verhältnisse schafft, daß man aber empirisch durch die Beobachtung der Reaktionen sowohl der gesamten nervösen Apparate als auch der Schleimhautfunktion usw. zu sehr weitgehenden und nicht minder wertvollen Schlüssen kommen kann. Gerade durch die Art der Reaktion auf den Kontrasteinlauf, die mehr oder weniger typisch sein dürfte, ist man wiederum in der Lage, Rückschlüsse auf ein physiologisches oder pathologisches Verhalten der Neurosegmente zu ziehen. Jede auch unphysiologisch erscheinende Maßnahme am menschlichen Körper wird in ihrer Reaktion, wenn sie sorgfältig und wiederholt beobachtet wird, neue Aufschlußmöglichkeiten ergeben.

Schließlich sei zu der Technik noch bemerkt, daß zweckmäßig die Untersuchung oder zumindest eine Beobachtung im Rahmen der Untersuchung in jener Lage vorgenommen werden sollte, in der sich der Patient bei der Operation befindet. Wir wissen, daß durch die Stellung des Patienten sehr weitgehende Lageverschiebungen der Appendix bedingt sein können.

6. Die normale Appendix im Röntgenbild

a) Form der Appendix

Wenngleich es schwer sein dürfte, das Bild einer absoluten Norm zu entwerfen, so darf man doch auch in bezug auf die Appendix gewisse Formen herausstellen, die mit größter Wahrscheinlichkeit in die Normalsituationen eingereiht werden können. So stellt

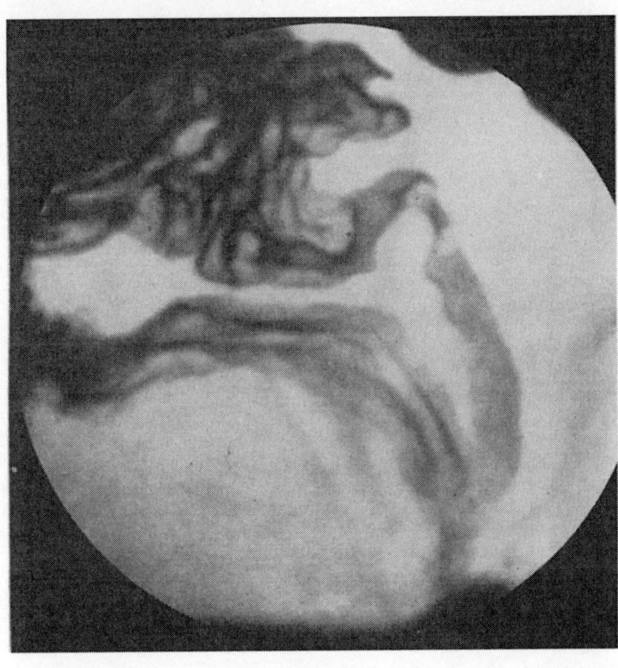

Abb. 5

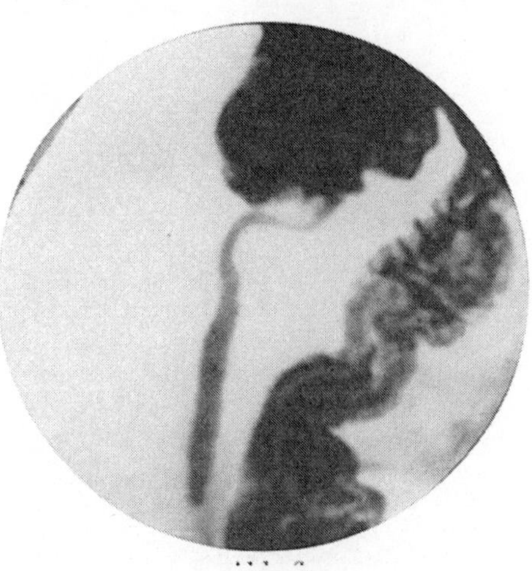

Abb. 6

Abb. 5. Normale Appendix. Zarte Schleimhaut im Coecum. Einschnürung am Ansatz der Appendix

Abb. 6. Normale Appendix. Die Appendix hängt frei pendelnd in das Becken herunter. Im proximalen Drittel ist das Kaliber ein wenig vermindert

sich die Appendix zumeist in mehr oder weniger schmaler Bandform dar, sie nimmt ihren Ursprung, wie wir aus der Anatomie erfahren haben, am medianen, unteren Sektor des Coecums und strebt dann im allgemeinen nach median und unten. Sie ist glattwandig. Ihre Cauda ist gleichmäßig abgerundet. Sie ist palpatorisch frei verschieblich und auch mit dem Coecum zusammen beweglich. An ihrem Ansatz ist sie von einem verminderten Kaliber, und im allgemeinen zeigt sich dort eine regelrechte zirkuläre Kerbe. Diese Kerbe dürfte durch die zuvor beschriebenen Duplikaturen der Muskulatur gebildet sein, wie sie Maaloe aufgewiesen hat, und durch die Gerlachsche Klappe, die sich vom Coecum aus hineinlegt. Die Länge der Appendix, die nach Ribbert im Schnitt um 8,5 cm beträgt, variiert erheblich. Wir sind demgemäß nicht berechtigt, aus der Länge der Appendix Rückschlüsse auf irgendwelche pathologischen Zustände zu ziehen. Andererseits wissen wir, daß die Länge, die wir im Röntgenbild projiziert bekommen, nicht der absoluten Länge in tabula zu entsprechen braucht. Einmal müssen wir bei der Röntgenuntersuchung mit einer relativen Verprojektion rechnen, die uns die Wurmfortsätze länger erscheinen lassen als sie de facto sind, zumal dann, wenn sie planparallel projiziert werden. Zum anderen müssen wir bedenken, daß wir bei dem röntgeno logischen Abbild der Appendix nie von vorneherein genau wissen, ob uns nicht ein terminaler Anteil verborgen bleibt, der entweder obliteriert, verschwollen oder durch einen Stenosering abgeschlossen ist. Wir wissen also, in das Extreme übertragen, niemals, ob sich nicht selbst bei einer uns im Röntgenbild lang dargestellten Appendix in einem terminalen Abschnitt, der nicht zu Gesicht gekommen ist, ein pathologischer Prozeß, einerlei welchen Ausmaßes, abspielt. Wir müssen mit solchen Möglichkeiten rechnen, zumal in jenen Fällen, bei denen klinisch Hinweise auf pathologische Momente vorliegen.

b) Lage der Appendix im Röntgenbild

Die Lage der Appendix ist an keine Norm gebunden. In der Weltliteratur gibt es keinen Autor, dessen Angaben über diese Beobachtungen Vergleiche mit jenen anderer Autoren zulassen. Die Möglichkeiten der Lageanordnungen der Appendix gehen aus einer

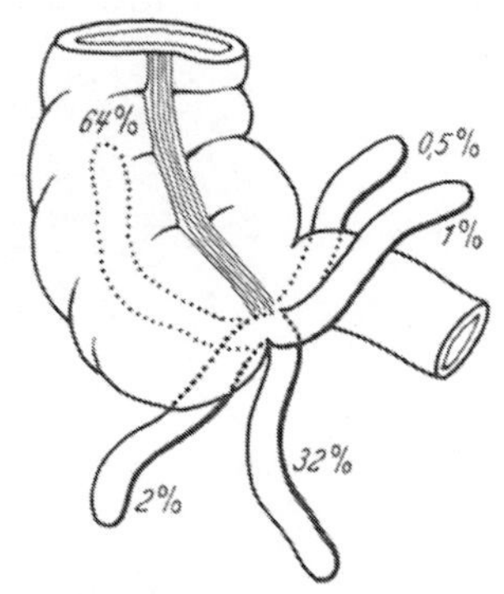

Abb. 7. Topographie des Wurmfortsatzes

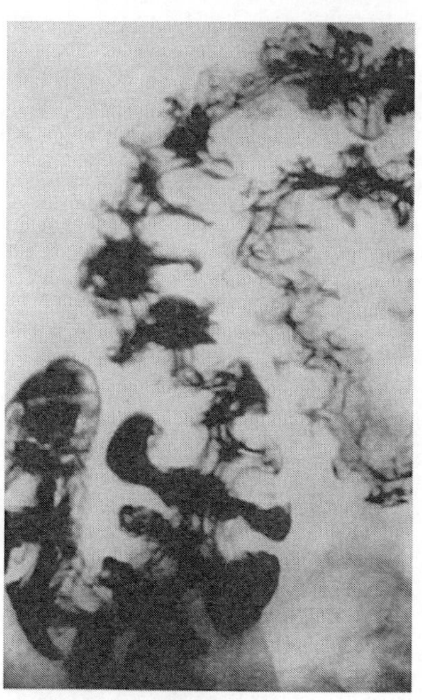
Abb. 8

Abb. 8. Nach außen und oben geschlagenes Coecum mobile, in das sich die Appendix als negativer Schatten imprimiert

Zeichnung von Selberg hervor (Abb. 7). Naturgemäß wird die Situation der Appendix auch durch Fehlrotationen der Darmschleife während der fetalen Entwicklung weitgehend beeinflußt. Bedingt durch eine derartige Entwicklungsstörung können wir die Appendicitis an der Gallenblase, subhepatisch, hinter dem Ileum, mitten im Abdomen zwischen den Darmschlingen, in einem Bruchsack, hinter der Harnblase, am Uterus und am Sigma beobachten. Es liegt auf der Hand, daß die präoperative Lagebestimmung der Appendix für den Chirurgen eine große Rolle spielt, und daß er sie vom Röntgenologen gezeigt bekommen sollte.

Wir wollen uns zunächst vorwiegend mit der im rechten Unterbauch gelegenen Appendix befassen, also jener, die nicht durch irgendwelche Entwicklungsstörungen in der Embryonalzeit eine Verlagerung erfahren hat.

c) Aktive und passive Beweglichkeit der Appendix

Wir verlangen von einer normalen Appendix, daß sie sich palpatorisch verschieben läßt. Es ist selbstverständlich, daß sie durch das Mesenteriolum und ihre Lage zu ihren Nachbarorganen eine gewisse Stabilität erhält. Trotzdem fordern wir, daß wir sie zwischen den Fingern spielen lassen können und daß sie sich relativ weitgehend schwenken läßt.

Bei den langen Appendices z. B. ist eine Bewegung um 180° oder noch mehr möglich, und die Cauda der Appendix kann man um sehr große Strecken von einem Sektor des Abdomens in den anderen verlagern. Gerade diese Verschieblichkeit ist es, die uns darauf hinweist, daß keine gröberen Verklebungen vorliegen dürften, und sie weist uns darauf hin, daß Verklebungen auch in der Umgebung der Appendix nicht vorliegen.

Ferner interessiert bei dieser Prüfung besonders die Beobachtung der vermeintlichen oder echten Knickbildungen an der Appendix. Wir werden uns nicht berechtigt fühlen, auf Grund nur einer Aufnahme eine Abknickung oder winklige Fixation der Appendix anzunehmen. Erst dann, wenn wir durch Drehung in verschiedene Ebenen und bei verschiedenen Körperlagen immer wieder denselben Knick feststellen können, ist eine solche Diagnose gestattet. Mitunter sehen wir Appendices mit scharfen Abknickungen sowie groben Schleifenbildungen bzw. irgendwie abnorm erscheinenden Lagen. Diese Knickbildungen sind oft verbunden mit Engen im Bereich der Wandung oder mit Einschnürungen,

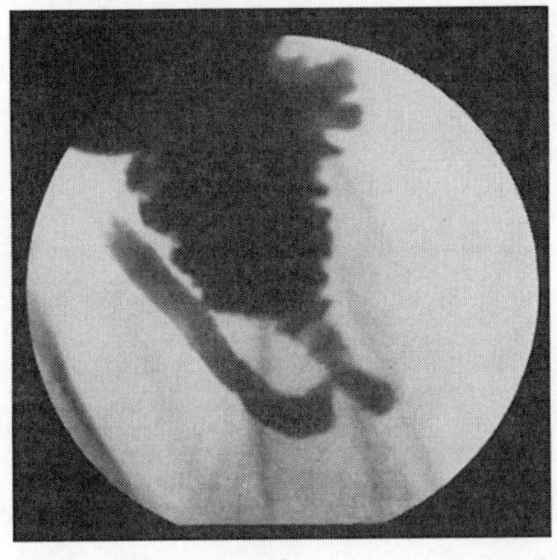

a

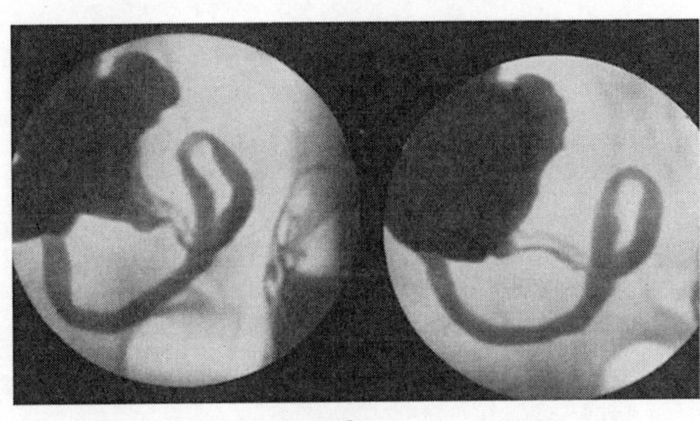

b

Abb. 9a u. b. Normale, ein wenig lange Appendix. Bei a ein scheinbarer Knick. Bei b löst sich bei anderer Projektion der Knick in eine sanfte Schlingenbildung auf

die dazu verleiten möchten, Narben bzw. Fixationen oder durch Verwachsungen bedingte Abknickungen anzunehmen. In dem größten Prozentsatz der Fälle läßt sich unter dem Schirm mittels einer subtilen Untersuchung der Appendixkonfiguration feststellen, daß sich fast alle Knickbildungen und fast alle scheinbaren Verziehungen oder Lageanomalien in Schlingenbildungen auflösen lassen, die sich nach Palpationsmanövern oder auch von selbst unter entsprechender Projektion ändern lassen, d. h. sie zeigen nunmehr Schlingenbildungen, die sich in den normalen Rahmen durchaus einpassen. Wir müssen bedenken, daß die Appendix einmal am Coecum hängt, und daß sie zum anderen durch ihr Mesenteriolum in eine gewisse Lage hineingezwängt wird, d. h. sie ist an einer segelförmigen Anheftung ausgespannt. Alles, was sie im Rahmen dieser Anheftung, die als physiologisch zu bezeichnen ist, an Bewegungen ausführen kann, darf uns nicht irritieren und ist durch diese Aufhängung vorgeschrieben. Aber wiederum ist auch in diesem Rahmen eine so weitgehende Eigenbeweglichkeit garantiert, daß die verschiedenartigsten Formen bzw. Schlingenbildungen an der normalen Appendix zu beobachten sind und durchaus nicht als irgendwie pathologisch angesprochen werden dürfen. Die läßt sich Appendix weitgehend palpatorisch verschieben. Die Appendix kann sich mit dem Coecum aktiv wie passiv im Abdomen verlagern. Wir können die Appendix, wenn wir sie unter unseren Fingern hindurchgleiten lassen, zu einer Kontraktion anregen sowie Verkürzungen und Lageveränderungen beobachten. Wir können aber in jedem Fall bei einer normalen Appendix feststellen, daß irgendwelche Kurven oder Biegungen, daß jede Abweichung von der Geraden sich in eine einwandfrei und harmonisch aufzulösende Kurven-

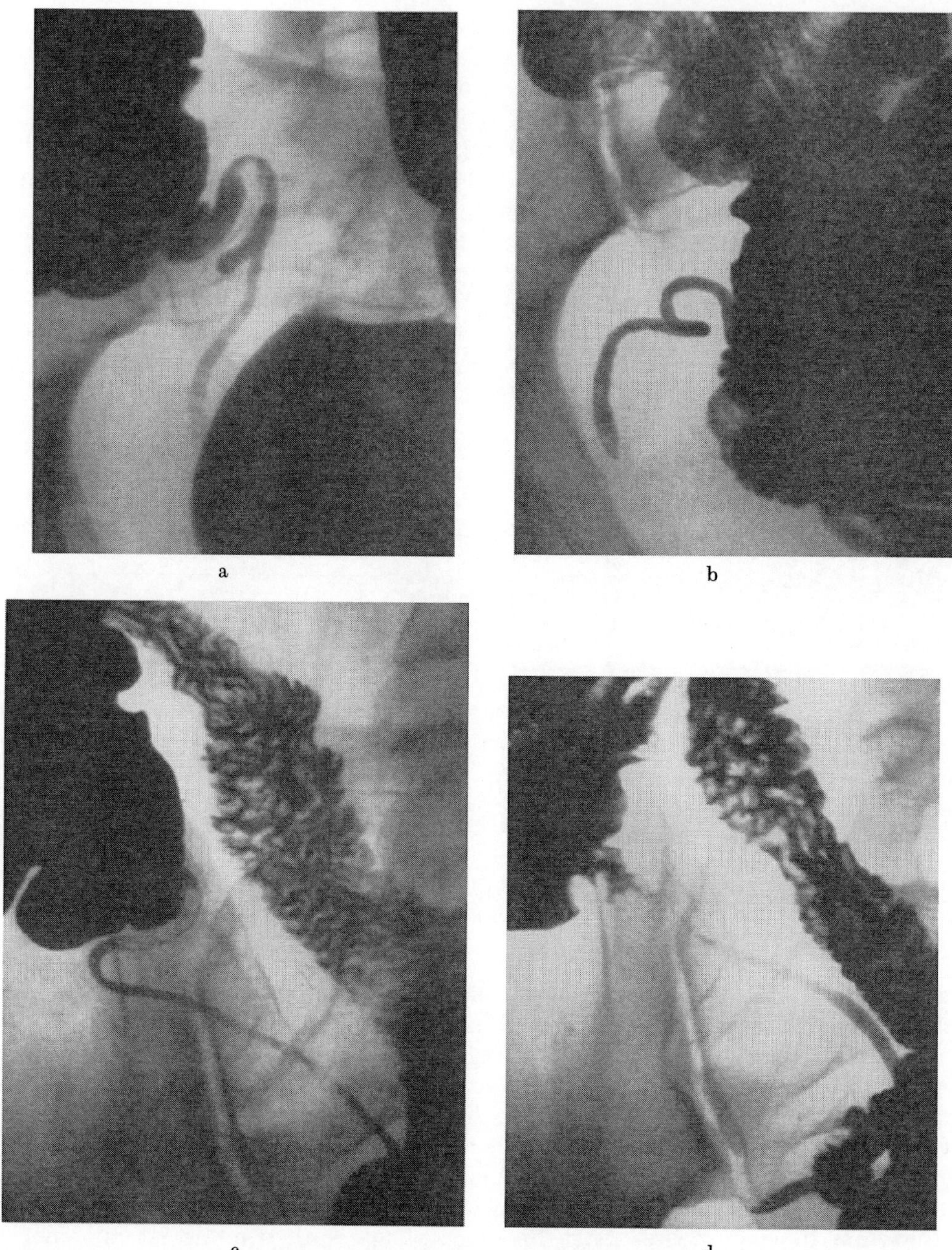

Abb. 10a—d. Beobachtungen von Lageveränderungen der Appendix innerhalb von 15 min bei ein und derselben Patientin (32 Jahre). Schlingenbildung, Ausschüttung, Wanderung mit dem beweglichen Coecum in das kleine Becken. Segmentäre Kontraktionen und Schlangenbewegungen bei einer langen Appendix ohne nachweisbare pathologische Veränderungen an derselben

form festlegen läßt. Anders ist es bei echten Fixationen, die eine solche Auflösung bzw. eine solche Auflösungsmöglichkeit vermissen lassen.

d) Wandbeschaffenheit der Appendix

Neben der Lage bzw. den Lagebeziehungen zeigt uns die normale Appendix ihre Funktion dergestalt, daß wir einmal, wie bereits beschrieben, die Spontanentleerung

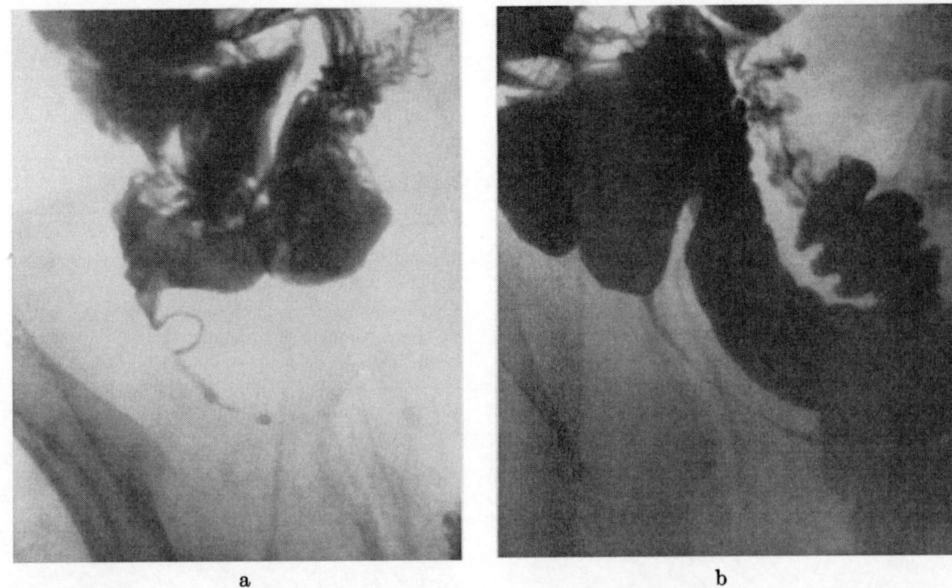

a b

Abb. 11a u. b. Scharfe, omegaförmige Knickbildung in einer Appendix, deren Spitze adhärent ist (E. R., 59 Jahre). Völliger Ausgleich der Knickbildung im Verlaufe der Untersuchung

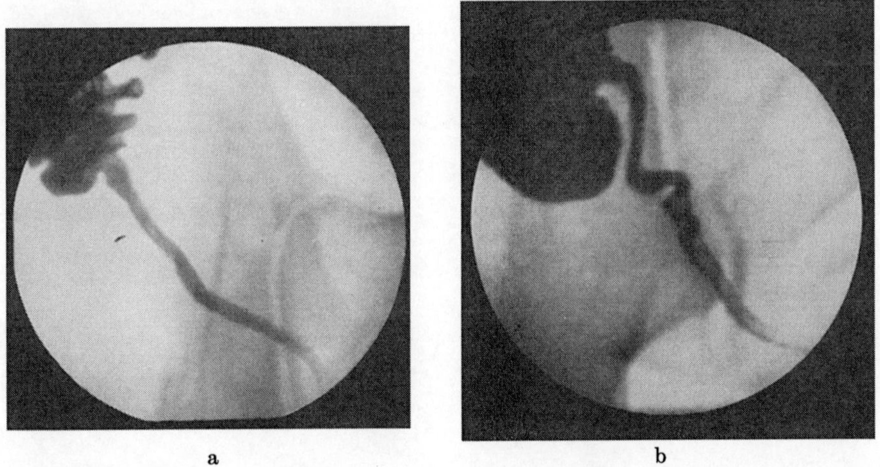

a b

Abb. 12a u. b. Zusammenschnurren einer Appendix in der Längsachse

beobachten können, daß wir zum anderen aber auch aus der Veränderung des Kalibers bzw. aus dem unterschiedlichen Kaliber in den verschiedenen Abschnitten der Appendix auf den muskulären Kontraktionszustand bzw. auf den Zustand der regionalen Schleimhaut schließen können. Das heißt mit anderen Worten, daß wir aus der Konturbeschaffenheit des Röntgenbildes in der Lage sind, Rückschlüsse auf die morphologische Situation wie auch auf die funktionellen Dinge zu ziehen. Das proximale Drittel der Appendix ist auf Grund seiner vermehrten muskulären Kraft enger als die distalen Anteile. Außerdem können wir beobachten, daß, wie bereits zuvor geschildert, am Ansatz ein Schnürring zu beobachten ist, der seinerseits einen relativen Abschluß von der Appendix zum Coecum vorzustellen scheint. Das sind Momente, die wir bei der Beobachtung der normalen Appendix bereits im Auge behalten. Im übrigen verlangen wir von der normalen Appendix, daß ihr Kaliber, wenn auch im proximalen Drittel ein wenig vermindert, so doch im allgemeinen gleichmäßig weit ist, daß die Wandung gleichmäßig glatt ist und daß die Cauda in einem gleichmäßig gerundeten Bogen abschließt.

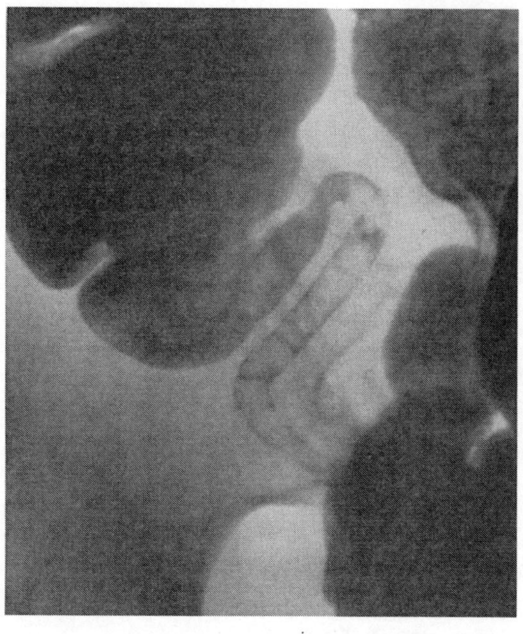

a

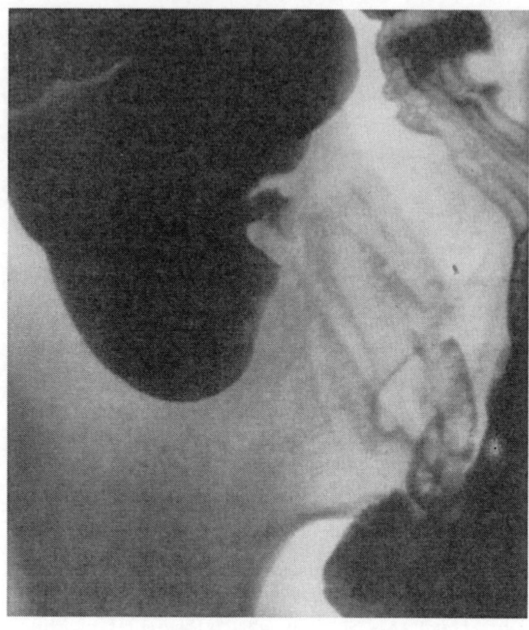

b

Abb. 13a u. b. Typischer Abgang der Appendix nach TREVES III. Syphonartiger Ansatz, der bei einer Ausschüttung und Kontraktion der Appendix ausgelöscht wird. Bei b verschwindet die Klappe, der Appendixansatz ist jetzt tief hereingezogen. (D. D., 39jährig, Kotsteine in der Appendix mit Obliteration der Spitze)

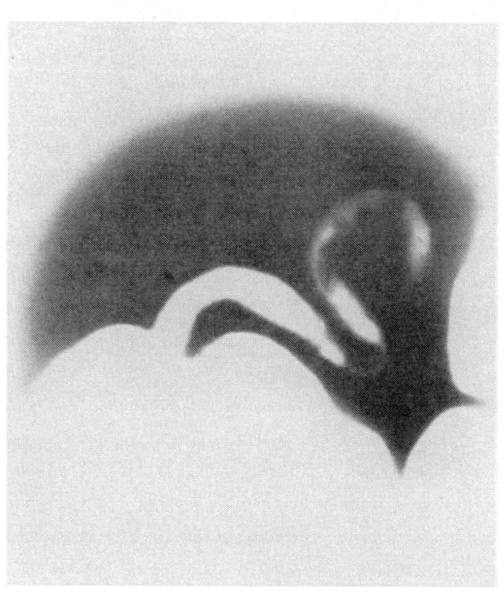

a

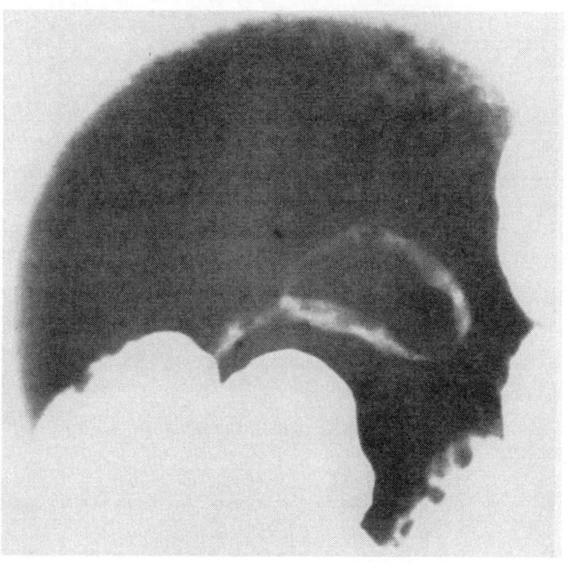

b

Abb. 14a u. b. Ausschüttung einer Appendix innerhalb weniger Sekunden, bei der auch scheinbare Knickbildungen ausgeglichen werden

e) Entleerungsmechanismus der Appendix

Für den normalen Wurmfortsatz dürfen wir fordern, daß wir bei einer Ausschüttung, die wir in einem großen Prozentsatz der Fälle unmittelbar beobachten können, und die durch uns dadurch provoziert werden kann, daß wir die Appendix unter unseren Fingern palpatorisch bewegen, auch dann noch oft eine gleichmäßige fadenförmige Füllung der ganzen Appendix vor uns haben. Diese Fadenform der Appendixdarstellung ist Ausdruck der stattgehabten allgemeinen Ausschüttung, und gerade hier ist es wesentlich, eine gleichmäßige und übergangslose Strichform der Füllung registrieren zu können, die uns beweist, daß die Ausschüttung total war, und daß nirgends irgendwelche Stagnationen, Narbenbildungen oder ein pathologischer Inhalt die gleichmäßige Entleerung verhindern. An der Cauda beobachten wir oft eine ganz minimale keulenförmige Verdickung des Kontraststreifens, die man als normal bezeichnen möchte. Sie ist darauf zurückzuführen, daß die Muskulatur, vor allem gerade die Ringmuskulatur, in diesem Bereich der Appendix schwächer ist als in den übrigen Abschnitten. Vielleicht ist dieser letztere Umstand geeignet, gerade in der Cauda der Appendix Vorbedingungen für die Entstehung pathologischer Zustände zu schaffen. Denken wir allein an die Appendixsteine, die sich in der überwiegenden Mehrzahl der Fälle in der Cauda abzulagern pflegen.

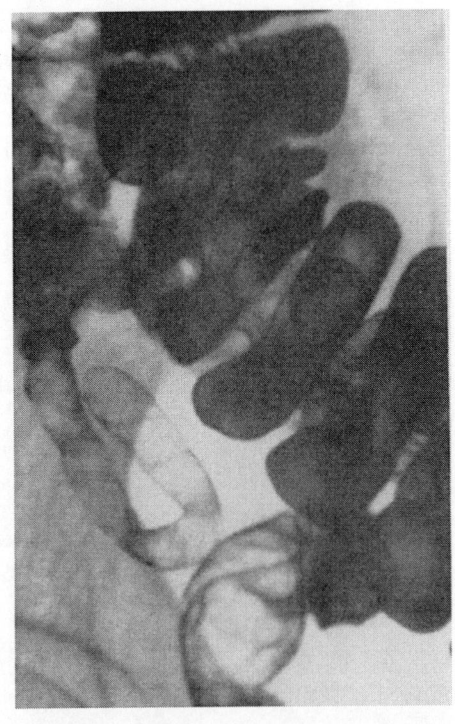

Abb. 15. Appendix mit weitem Lumen bei einer 70jährigen Frau ohne irgendwelche Symptome von seiten der Appendix. Freie passive Beweglichkeit

f) Kaliber der normalen Appendix

Das Kaliber der Appendix, also deren lichte Weite, hängt einmal von dem Zustand der Schleimhaut ab, zum anderen von dem Kontraktionsgrad der Muscularis propria. Zweifellos spielen hier aber auch noch andere Momente eine Rolle, und zwar einmal die eben ablaufende Verdauungsphase, von der weitgehend der Flüssigkeitsgehalt der Schleimhaut abhängig zu sein scheint. Zum anderen der Allgemeinzustand des Patienten, der je nach der Gesamtlage eine dürftigere bzw. kräftigere Schleimhaut produzieren wird und schließlich das Alter des Patienten, das mit dem kräftigen jugendlichen

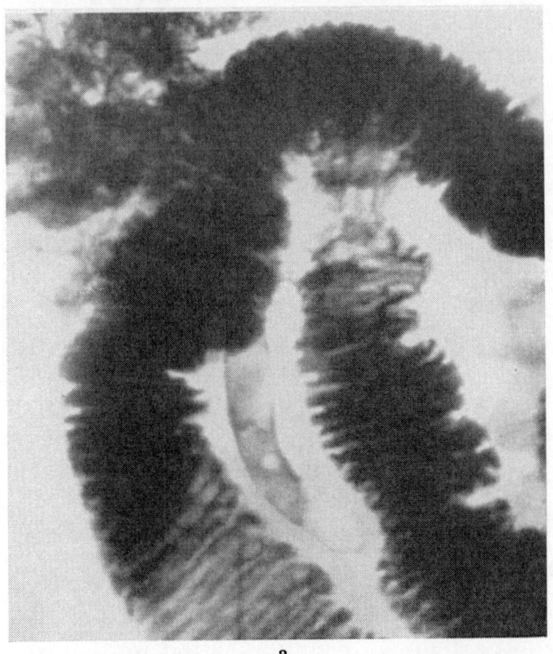

a

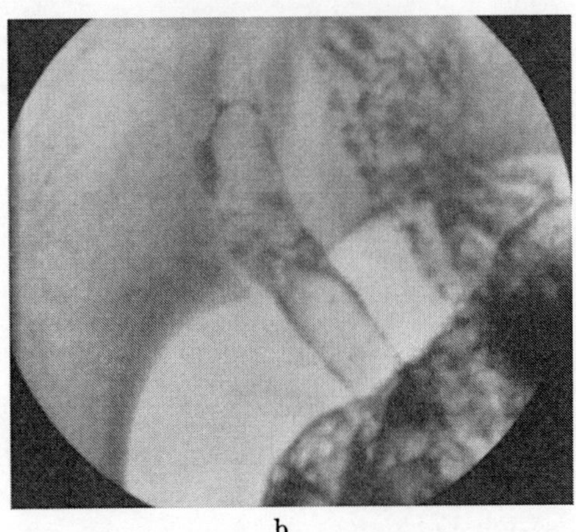

b

Abb. 16a. D. W., 29 Jahre. Pralle Appendix mit reichlich Skybala gefüllt

Abb. 16b. Fraktionierte Appendixfüllung bei aufgetriebenem Lumen und kontrahiertem Ansatz

Turgor und mit dem dann zum Alter abnehmenden Spannungszustand eine unterschiedliche Weite ergeben dürfte. Allerdings ist dabei zu bemerken, daß wohl dadurch, daß sich der Kontraktionszustand am Ansatz der Appendix (Sphinkter appendicis) auswirkt, gerade bei Jugendlichen das Kaliber oft weit erscheint, während die Appendix als solche gestrafft und erigiert ist. Beim alternden Menschen dagegen findet sich zwar ein weites Kaliber; dies ist aber mit Wahrscheinlichkeit dadurch bedingt, daß die Schleimhaut allmählich atrophiert, und daß dadurch die lichte Weite vergrößert erscheint. Es dürfte daher nicht möglich sein, eine absolute Norm über das Kaliber der Appendix aufzustellen. Man möchte sagen, daß eine Beurteilung der Spannungsverhältnisse in der Appendix nur geschehen kann in der gleichzeitigen Beobachtung der klinischen Gegebenheiten bzw. der Alterssituation, durch die jene Formen bedingt sind, die in der Jugend und aber auch später im hohen Alter beobachtet werden, die sich scheinbar gleichen, die jedoch mit einem völlig anderen Allgemeinturgor einhergehen, und die damit eine unterschiedliche Ursache aufweisen. Wir werden demgemäß Kaliberveränderungen bei Jugendlichen und im Alter verschieden bewerten. Vor allem werden wir Retentionen von Inhalt bzw. eine mangelnde Selbstreinigung in diesen verschiedenen Altersgruppen verschieden beurteilen müssen.

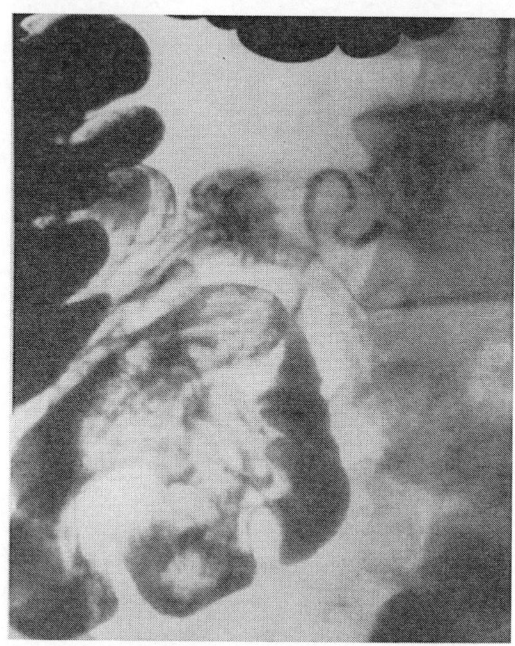

Abb. 17. Appendix mit einer trichterförmigen Abgangsform (TREVES I). Die Appendix ist nach oben und median gelagert, keine Beschwerden (N. G., 32 Jahre)

g) Seltene Abgangsformen der Appendix

Die bislang geschilderten Beobachtungen an der normalen Appendix bezogen sich im wesentlichen auf die häufigste Gruppe Treves III. Einfacher noch wird sich die Darstellung der ersten Trevesschen Gruppen gestalten. Der breite, trichterförmige Abgang bei Treves I ergibt ein klassisches Bild. Wenn man unterstellt, daß die Entleerung der Appendix durch eine Totalkontraktion erfolgt, so dürfte sich der Ausschüttung bei dieser Form kaum je ein Widerstand entgegensetzen. Man kann daher annehmen, daß diese Form des Appendixabganges besonders insofern begünstigt ist, als hier die Entstehung einer auf mechanischer Basis beruhenden Appendicitis durchaus unwahrscheinlich ist. Diese Form also bereitet in der Beobachtung keinerlei Schwierigkeiten. Ebenso verhält es sich bei der zweiten Form, die praktisch aus der ersten hervorgegangen ist, und die nichts anderes bedeutet als einen kleinen lokalen Abschluß an dem bei der ersten Form beobachteten trichterförmigen Ansatz.

h) Familiär bedingte Appendixlagen

Zweifellos gibt es familiäre Dispositionen für irgendwelche Lageveränderungen der Appendix. Durch diese Lageveränderungen können Bedingungen geschaffen werden, die einmal eine mangelnde Selbstreinigung, zum anderen aber auch eine vermehrte lokale Reizbarkeit hervorrufen können. So sind nicht selten retrocöcale Lagen in den tiefen Taschen familiär gehäuft zu beobachten.

Die präformierte anatomische Beschaffenheit des Wurmfortsatzes mit seiner Lagebeziehung und seinem Verhalten zur unmittelbaren Umgebung darf selbstverständlich nicht ausschließlich mechanistisch betrachtet werden. Jedoch liegen für uns als Röntgenologen, die wir die Morphologie schildern sollen, Dinge wie lokalinfektiöse, wie endemisch oder epidemisch auftretende Momente, die zweifellos eine große Rolle spielen können, nicht unmittelbar in unserem Aufgabenbereich, müssen jedoch diskutiert werden. Das mechanische Moment dürfte zweifellos bei der Entstehung der landläufigen Appendicitis eine überragende Rolle spielen.

i) Lageanomalien der Appendix

Keinesfalls wird es sich leicht feststellen lassen, ob es sich bei Verlagerungen des Coecums und der Appendix um Varietäten handelt, oder aber um Zustände, die sich im

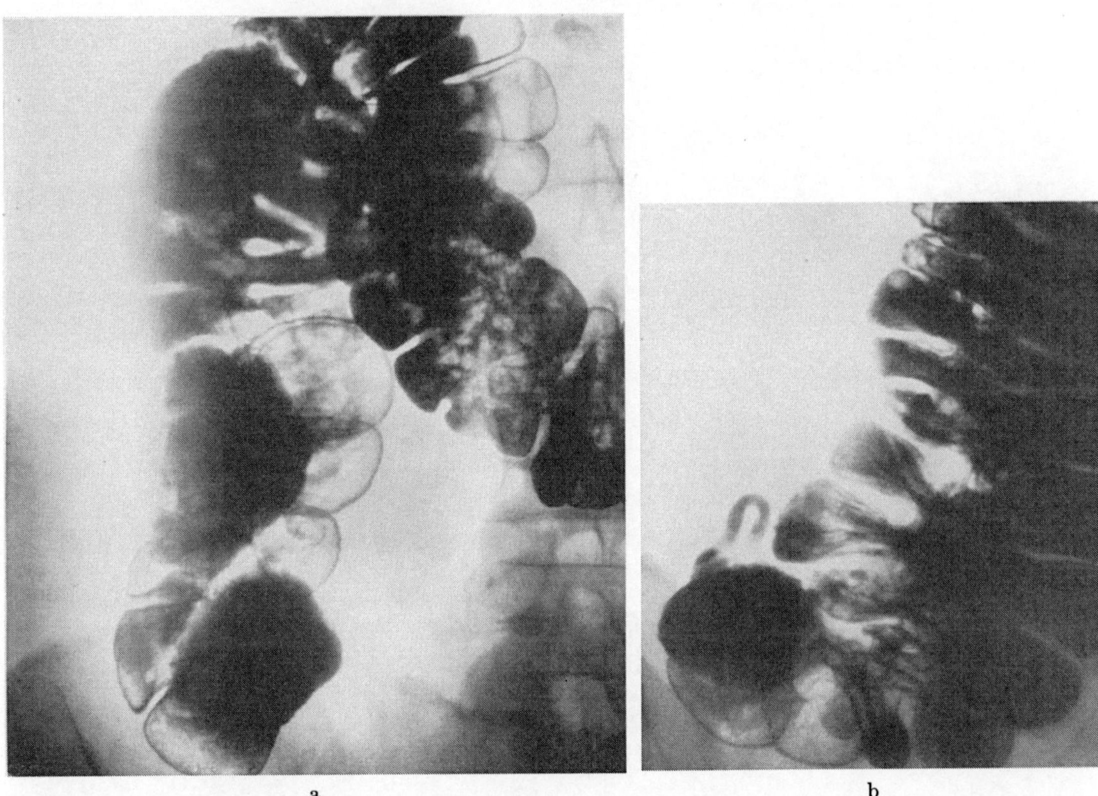

a b

Abb. 18a. Sagittalbild vom Coecum ascendens bei nach hinten und oben geschlagenem Coecum

Abb. 18b. Bei Drehung in die Fechterstellung wird die Veränderung sichtbar, hakenförmig nach oben geschlagene und fixierte Appendix

Gefolge entzündlicher Veränderungen an der Appendix ausgebildet haben. Die Appendix hat bei Reizzuständen und bei entzündlichen Veränderungen die Angewohnheit, sich zu straffen und dahin zu legen, wo sie möglichst wenig irritiert wird. So beobachten wir nicht selten, daß bei Vorliegen eines Coecum mobile die Appendix an den unteren Leberrand wandert. Auf dem Wege dorthin gibt es naturgemäß jede Zwischenstation. Daraus erklärt sich, daß die Freiprojektion erschwert sein kann. Die Übergänge zum Endstadium sind häufiger als das terminale Stadium selbst, und wir werden deswegen gezwungen sein, den Weg dorthin besonders zu untersuchen.

Das betrifft vor allem die retrocöcalen Lagen, die den Chirurgen besonders interessieren. Im Zweifelsfall wird man sich — und das dürfte eine subjektive Betrachtung sein — eher für die Annahme eines pathologischen Zustands entscheiden.

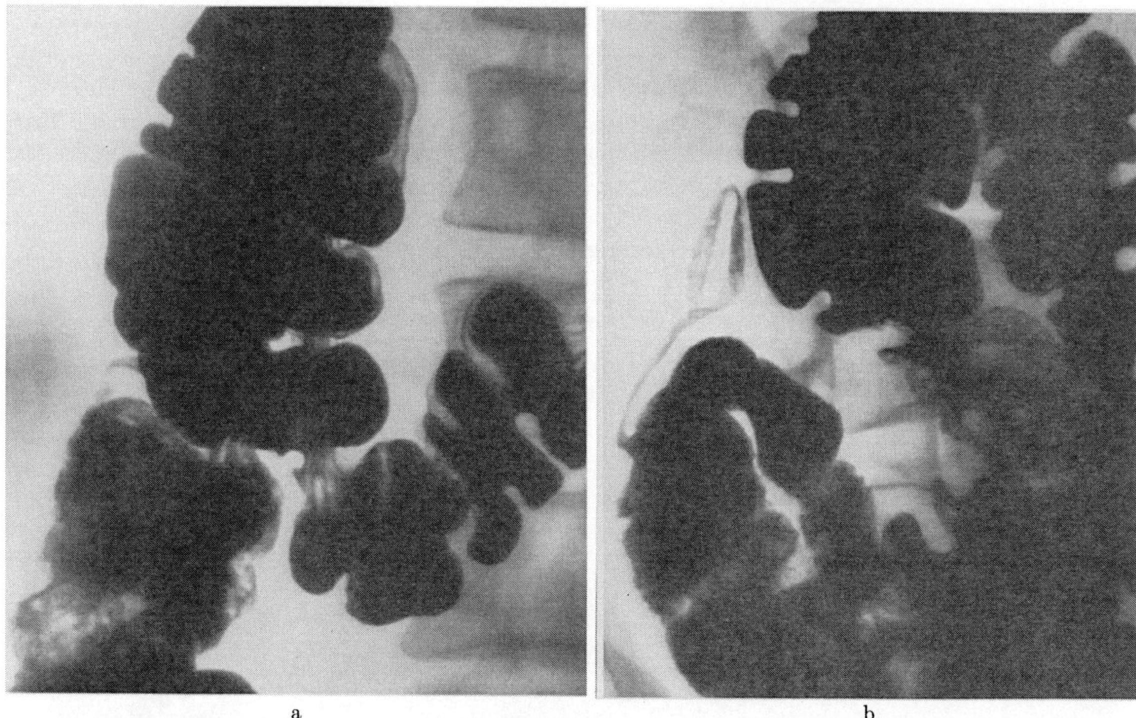

a b

Abb. 19a. G. N., 30 Jahre. Seit Jahren rechtsseitige Bauchbeschwerden

Abb. 19b. Coecum nach hinten, außen und oben geschlagen, lange Appendix, nach oben gewandert und subhepatisch fixiert

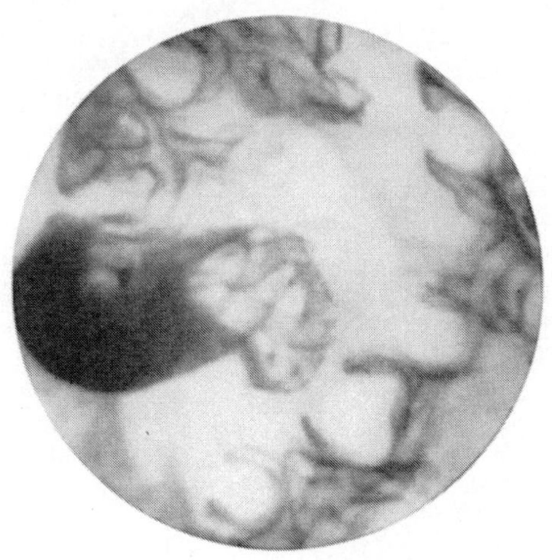

Abb. 20. Impression einer auf dem Coecum verlöteten Appendix im Relief

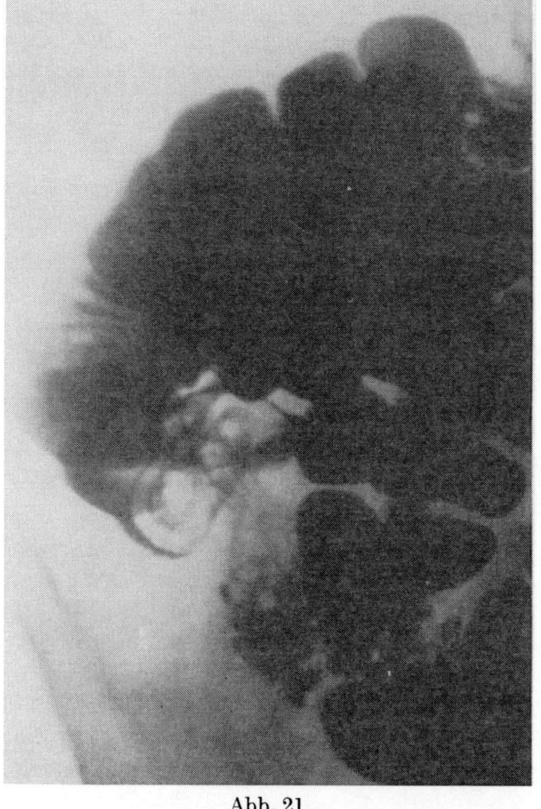

Abb. 21

Abb. 21. Lange, in das Coecum imprimierte und auf demselben verbackene Appendix

7. Verwachsungen an der Appendix

Eine wesentliche Aufgabe für den Röntgenologen bedeutet, Verklebungen bzw. Verwachsungen oder Fixationen, Knickbildungen und ähnliches an der Appendix darzustellen. Voraussetzung dafür ist eine einwandfreie Darstellung der Appendix, die Aufschlüsse für diese Fragestellung geben kann. Aus der Form der Ausspannung der Appendix sowie aus der Lage im Ileocöcalbereich ist differentialdiagnostisch oft bereits ein Urteil zu gewinnen. Einmal ist eine straffe Ausspannung der Appendix zwischen zwei Punkten in allen Fällen ein sicheres Zeichen einer Verklebung. Man könnte dieses Symptom als „Sehnenzeichen" bezeichnen. Die Appendix ist zwischen zwei Punkten straff ausgespannt und läßt sich auch durch Palpationsmanöver oder durch Lageveränderungen nicht in ihrer Lage beeinflussen. Daneben wird selbstverständlich — wie überhaupt immer —

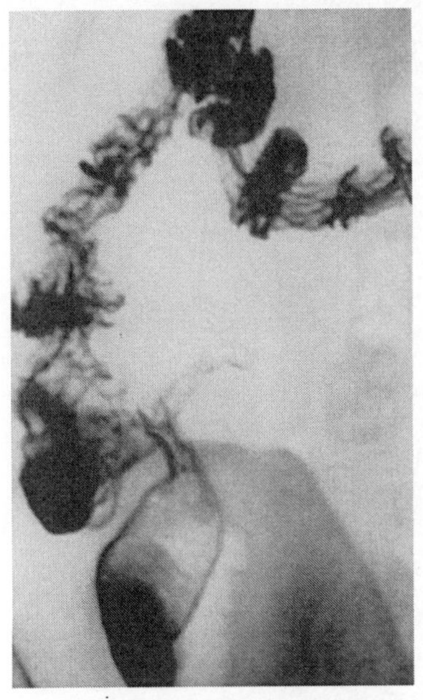

Abb. 22

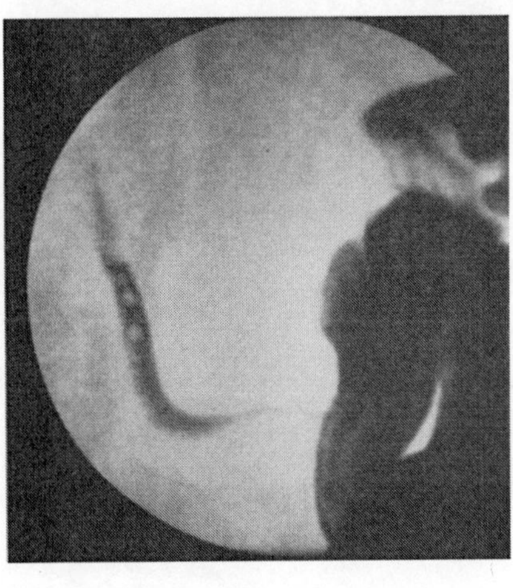

Abb. 23

Abb. 22. Nach median und oben geschlagene lange Appendix mit Gasfüllung. Ausgedehnte Verklebungen. Segmentäre Kontraktion des Colons

Abb. 23. Gasblasen in einer irritierten Appendix bei vermehrter Kontraktion im proximalen Drittel

die lokale Druckempfindlichkeit ein Kriterium sein, das zur Beurteilung einer pathologischen Veränderung eine ausschlaggebende Rolle spielt. Der übertriebene Spannungsgrad der Appendix ist mit Sicherheit als pathognomonisch zu bewerten. Es ist praktisch gleichgültig, wo diese Ausspannung gelegen ist. Sie kann nach dem kleinen Becken zu reichen, sie kann nach median verlaufen. In jedem Fall wird die Cauda der Appendix fixiert erscheinen. Die Ausspannung kann nach cranial, sie kann am Coecum median oder hinten hinauf oder auch nach lateral oben erfolgt sein. Immer wieder ist der Umstand, daß die Appendix in gerader Linie ausgespannt ist, ein sicheres Zeichen für krankhafte Veränderungen. Keine normale Appendix wird sich in einer straffen, geraden Linie projizieren, und vor allem wird keine normale Appendix auch auf Palpation diese Situation in derselben Form beibehalten. Meistens wird man an der Cauda der Appendix gleichzeitig Befunde erheben können, die ihrerseits als pathognomonisch zu werten sind, z. B. Auftreibungen der Cauda, Trompetenform der terminalen Appendixfüllung, die dadurch bedingt ist, daß das Kontrastmittel einen Fremdkörper in der Appendix umfließt, oder Zähnelungen der Appendixwandung in der Cauda, die durchgemachte entzündliche Veränderungen annehmen lassen.

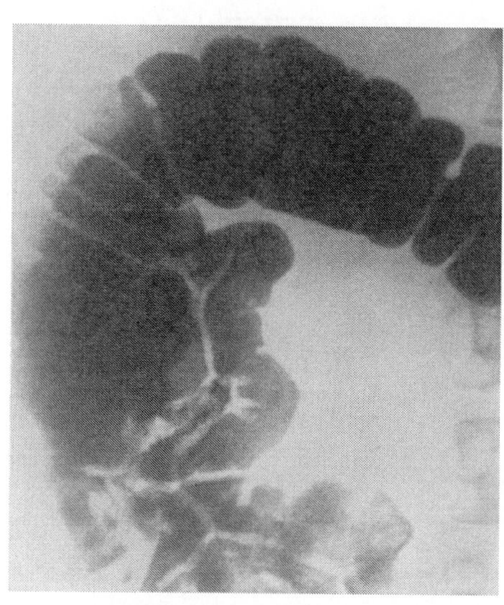

a

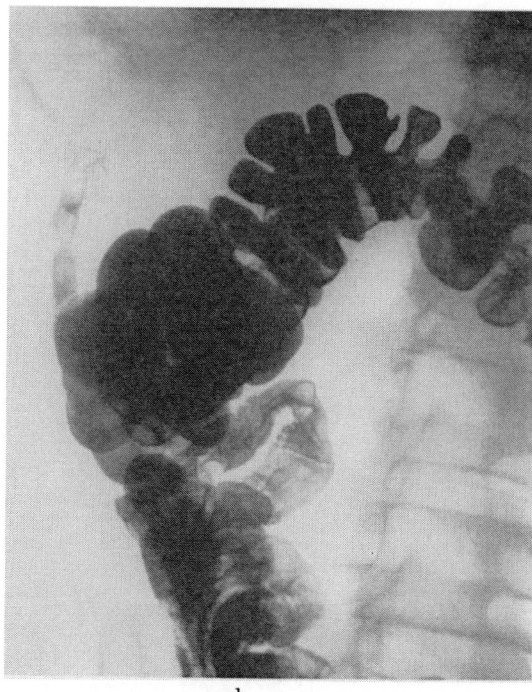

b

Abb. 23a. V. d. V., 46 Jahre. Rechtsseitige Oberbauchbeschwerden. Das Sagittalbild läßt keine großen Veränderungen erkennen

Abb. 23b. Bei Drehung in den 2. Schrägdurchmesser erscheint die nach oben, hinten und außen gerichtete Appendix, deren Wandung Einschnürungen aufweist

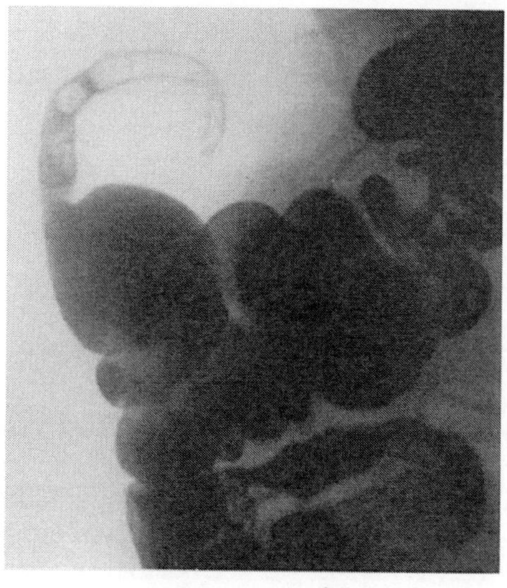

c

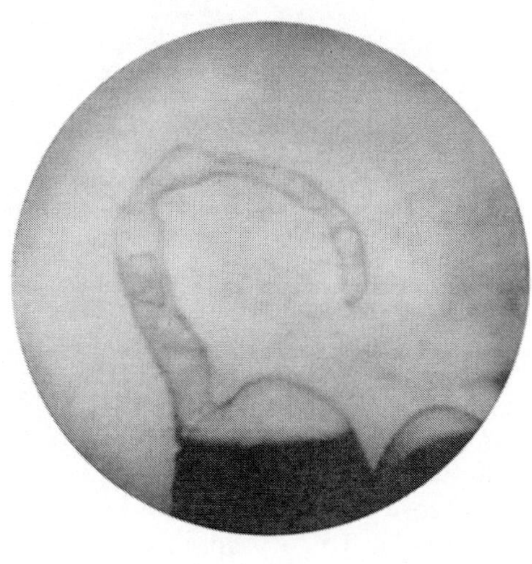

d

Abb. 23c. Eine in großem Bogen unter der Hepar fixierte Appendix, die das Coecum hinter sich hergezogen hat

Abb. 23d. Die jetzt luftgefüllte Appendix zeigt bei starrer, in großem Bogen geschwungener Linie Wandunebenheiten und unregelmäßige Füllungsfiguren. Spiegelbildung im nach oben gerafften Coecum

a) Gasfüllung der Appendix

Die Gasfüllung der Appendix bedarf einer besonderen Erwähnung, sie ist, zumal bei hochgeschlagenen Appendices, nicht selten zu beobachten und kann auch bereits bei der

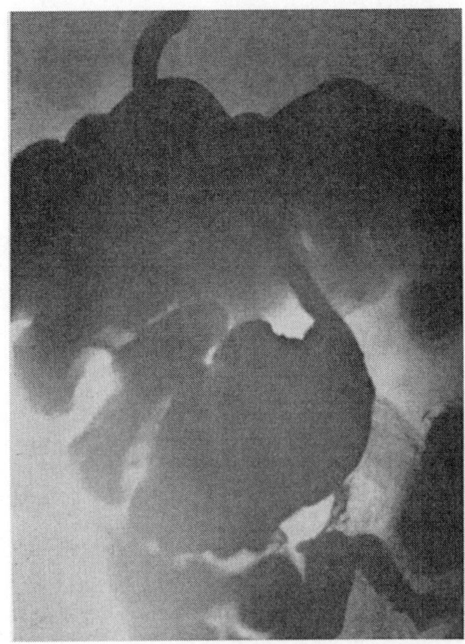

Abb. 24. Nach median und oben unter der Leber fixierte Appendix bei Gallenblasenbeschwerden

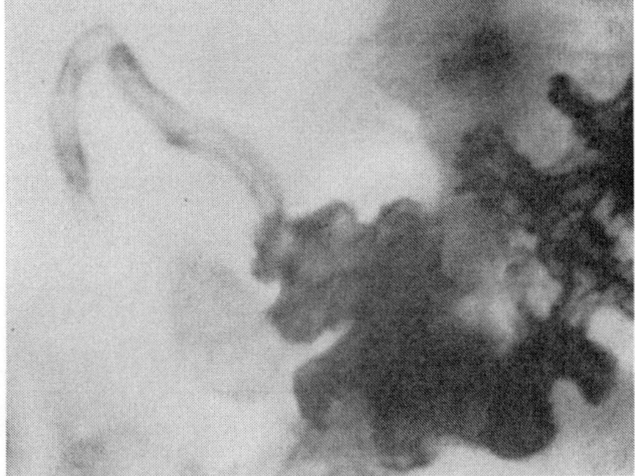

Abb. 25

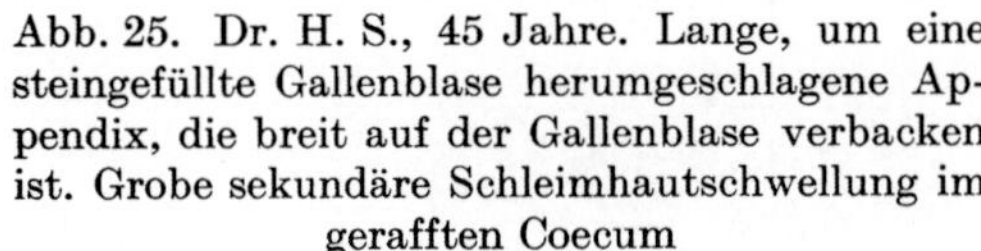

Abb. 25. Dr. H. S., 45 Jahre. Lange, um eine steingefüllte Gallenblase herumgeschlagene Appendix, die breit auf der Gallenblase verbacken ist. Grobe sekundäre Schleimhautschwellung im gerafften Coecum

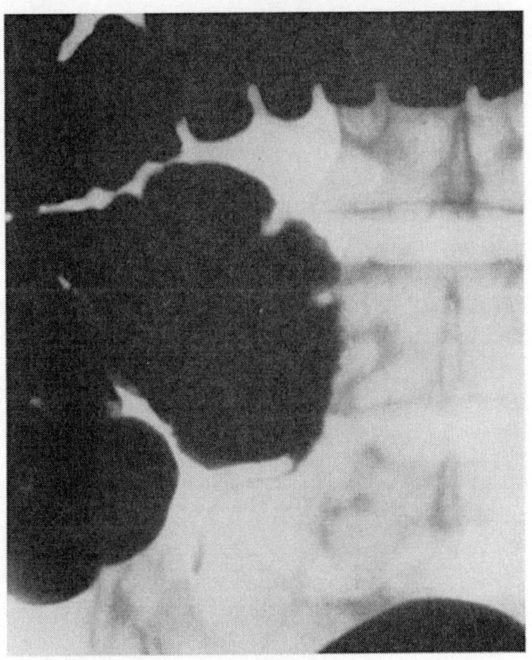

Abb. 26

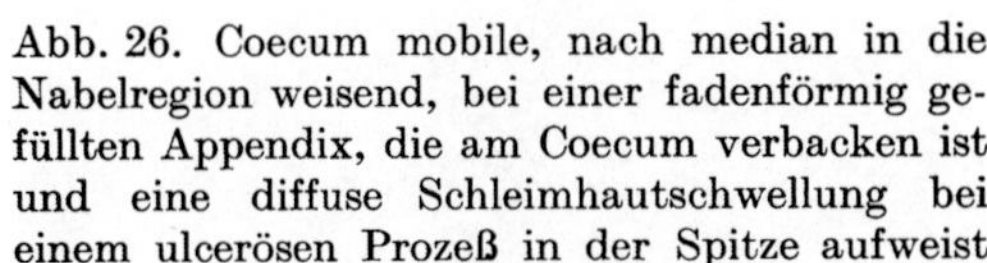

Abb. 26. Coecum mobile, nach median in die Nabelregion weisend, bei einer fadenförmig gefüllten Appendix, die am Coecum verbacken ist und eine diffuse Schleimhautschwellung bei einem ulcerösen Prozeß in der Spitze aufweist

Nativaufnahme Hinweise auf hohe Fixationen der Appendix geben. Der Umstand, daß sich Gas in der Appendix sammelt, das mit großer Wahrscheinlichkeit von dem Colon unmittelbar in die Appendix übergetreten ist, besagt, daß irgendwelche ganz grobe entzündlichen Erscheinungen mit Wahrscheinlichkeit im Augenblick nicht an der Appendix zu registrieren sind, weil sonst das Gas nicht eingetreten wäre. Vorausgesetzt, daß man nicht annehmen muß, daß sich diese Gasbildung auf der Basis einer entzündlichen Veränderung in der Appendix selbst entwickelt und bei einer durch Zuschwellung oder vermehrten Kontraktion abgeschlossenen Appendix zu einer Aufblähung geführt hat. Andererseits tritt dieses Gas jedoch nur dann in Erscheinung, wenn die Appendix nach oben strebt und in den Fällen, wo die Appendix subhepatisch in irgendeiner Form fixiert oder verlagert ist. Das wiederum spricht dafür, daß hier entzündliche Momente maßgeblich gewesen sein müssen, die diese Verlagerungen verursacht haben. Insoweit wird man berechtigt sein, in allen diesen Fällen anzunehmen, daß zumindest periappendicitische, bzw. postappendicitische Verklebungen vorliegen, die ihrerseits für die Verlagerung verantwortlich waren.

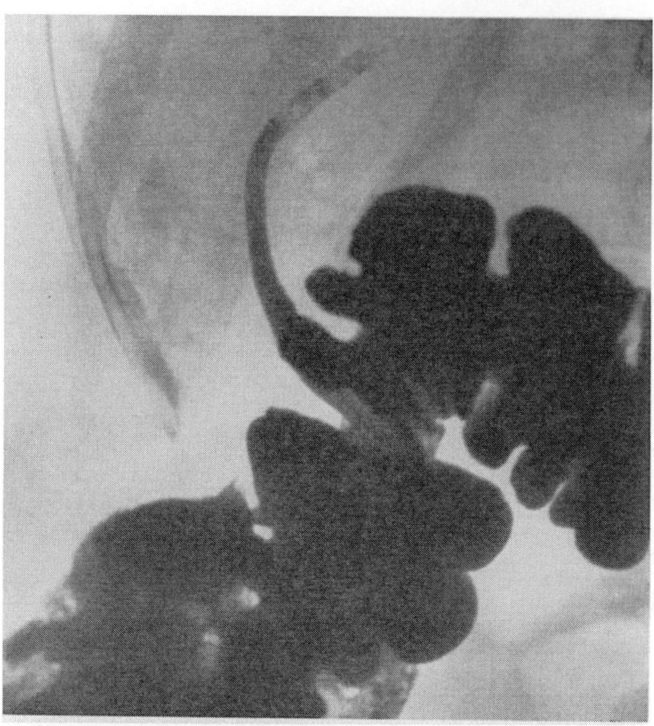

Abb. 27a. O. G., 31 Jahre. Appendix subhepatisch fixiert mit Kotresten in der Cauda

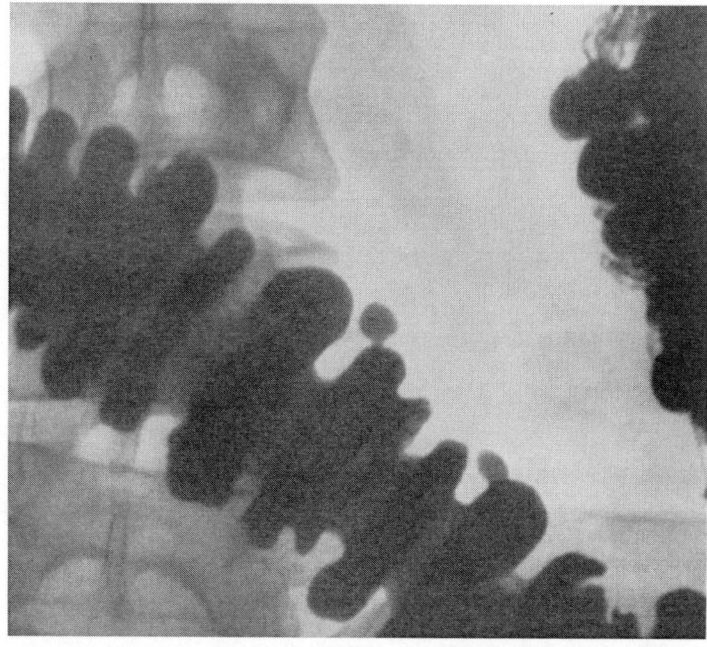

Abb. 27b. Divertikel im Quercolon bei subhepatisch fixierter Appendix

b) Subhepatische Appendix

Nach VOGL ist es möglich, daß diese pathologische Lage bereits durch eine fetale Appendicitis hervorgerufen wurde. Sehr wichtig ist die Beurteilung gerade dieser Fälle im Hinblick auf die Lage der Appendix, die dem Chirurgen wesentliche Hinweise geben wird, falls sich einmal ein akuter Zustand entwickeln sollte. (Bisweilen sind diese Appendices an der Gallenblase verwachsen bzw. um die Gallenblase herumgeschlagen.) Schließlich ist es aber auch für den Kliniker wesentlich zu wissen, daß rechtsseitige Oberbauchbeschwerden keineswegs durch ein Organ, das normalerweise im Oberbauch gelegen ist, bedingt sein muß. Es kann durchaus möglich sein, daß eben solche Verziehungs- bzw. Verklebungserscheinungen der Appendix Beschwerden machen, die klinisch auf die Gallenblase oder andere Organe, die im rechten Oberbauch gelegen sind, hinweisen.

c) Fixation der Appendix im kleinen Becken

Häufiger kommt es vor, daß die Appendix nach unten verzogen ist. Da interessiert uns vor allem die Appendix, die gestreckt bzw. langgezogen in den Unterbauch verläuft, und die aus dieser Strecklage nicht herauszulösen ist. Hier sind wir dann berechtigt anzunehmen, daß die Cauda der Appendix im kleinen Becken verwachsen ist. Sie ist nicht selten mit den Ovarien bzw. den Tuben verklebt und macht Erscheinungen, die klinisch auf die letzteren Organe hinweisen können. Die Streckung der Appendix ist hier bei der Beurteilung das ausschlaggebende Moment.

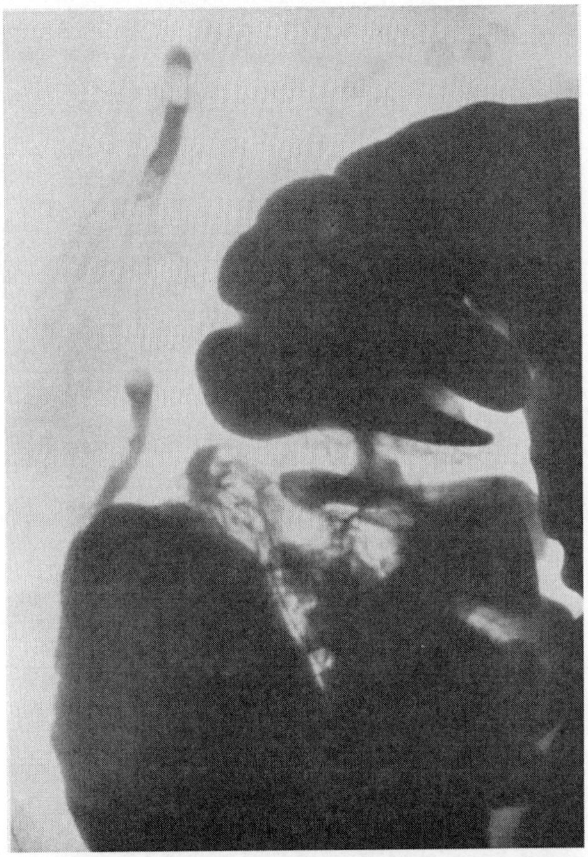

Abb. 28. L. H., 78 Jahre. Seit 14 Tagen heftige Koliken im rechten Oberbauch. Lange, nach außen oben verzogene Appendix, die unter der Hepar adhärent ist und die das Coecum hinter sich hergezogen hat. Sie hat sich einer steingefüllten Gallenblase angelegt

8. Linksschmerz bei Appendicitis (Differentialdiagnose)

Der Linksschmerz, der bei einem nicht ganz geringen Prozentsatz bei Appendicitis zu beobachten ist, und der bekanntlich gern auf sekundäre Blähungserscheinungen zurückgeführt wird, ist zweifellos nicht in allen Fällen nur funktionell bedingt. Bei Verziehungen der Appendix nach der Nabelregion zu und bei Fixationen im Ileocöcalbereich wird allgemein ein Linksschmerz angegeben, der bereits von Bumm geschildert wurde, und der auch später von Stoeckel als pathognomonisch für Linksverklebungen der Appendix herausgestellt wurde.

Ebenso sind Rückenschmerzen in solchen Fällen bekannt. Die Differentialdiagnose wird gerade bei solchen Beschwerden durch eine Kontrasteinlaufuntersuchung erleichtert werden, zumal dann, wenn es sich um organische Veränderungen in den distalen Colonabschnitten handeln kann. Es sei hier auf die oft schwierige Entscheidung, ob es sich um ein Ureterenkonkrement oder eine Veränderung an der Appendix handelt, hingewiesen. Wir wissen, daß die Appendix durch unmittelbare Beziehungen zum Ureter Erscheinungen auslösen kann, die von einer Steinkolik schwer zu unterscheiden sind.

9. Oberbauchschmerz bei Appendicitis

Es ist wichtig für den Röntgenologen auch die subjektiven Momente im Verlauf einer Appendixexploration zu beachten. Wir kennen zahllose Patienten, die mit der Diagnose

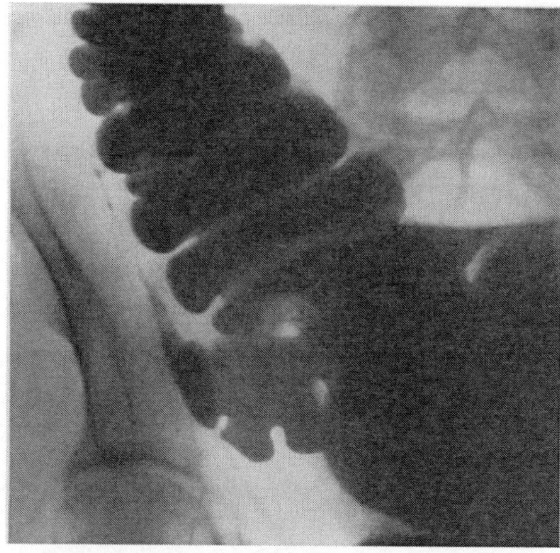

Abb. 29

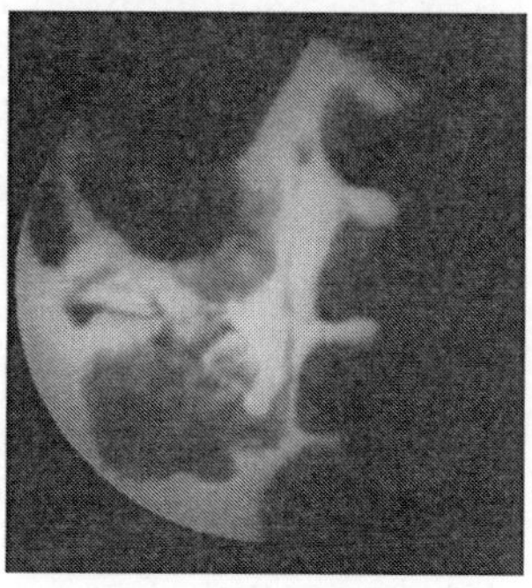

Abb. 30

Abb. 29. Nach außen und oben geraffte Appendix mit einem kleinen Spitzenempyem

Abb. 30. Nach median und oben geschlagene Appendix mit einem kleinen Spitzenempyem

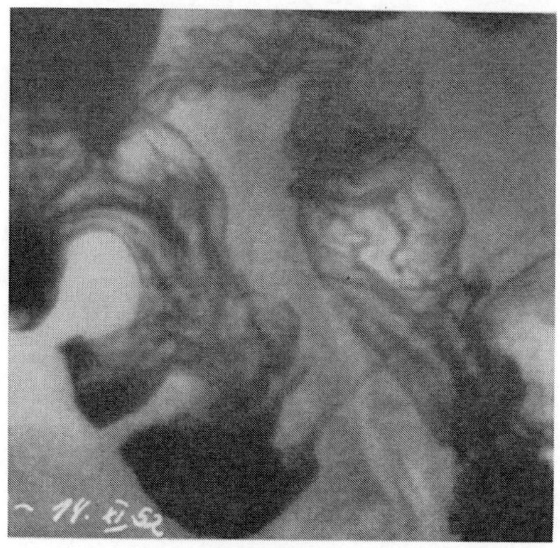

Abb. 31

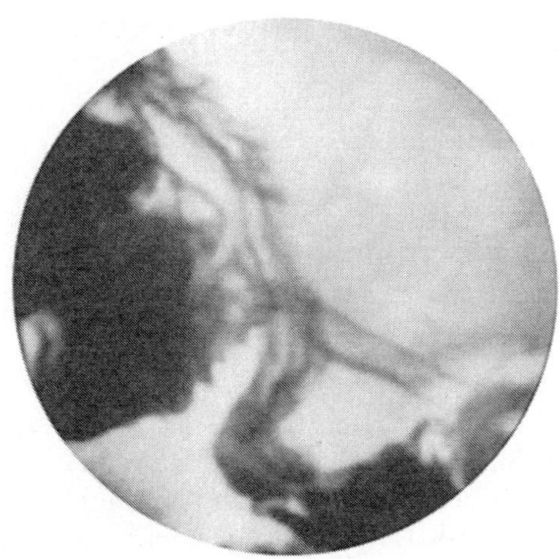

Abb. 32

Abb. 31. Sehnenartig nach median und oben gestraffte Appendix bei Spitzenverklebungen

Abb. 32. Dr. B. H., 35 Jahre. Gestreckte, starre Appendix mit einer starren Wandinfiltration bei chronischer Appendicitis nach entzündlicher Tumorbildung

„Gastritis", einer Diagnose, die heute ganz besonders gern und sehr häufig gestellt wird, oder als „vegetativ stigmatisiert" zu uns eingewiesen werden. Es werden Schmerzen im Oberbauch angegeben, die mit einer gewissen Regelmäßigkeit nach irgendwelchen Anstrengungen oder irgendwelchen Exaltationen in Erscheinung treten.

In keinem geringen Prozentsatz dieser Fälle können wir bei der Appendixexploration feststellen, daß zwar kein lokaler Druckpunkt existiert, daß aber bei einer tiefen Palpation der Appendix streng lokal ein Schmerz unter das Xiphoid projiziert wird, und dieser Schmerz ist sehr häufig jener, der den Patienten zum Arzt geführt hat. Wenn wir in solchen Fällen anatomische Veränderungen an der Appendix finden, so dürfte die Situation geklärt sein. Jedenfalls ist die sorgfältige Prüfung der lokalen Druckempfindlichkeit in ihrer Relation zu den von dem Patienten angegebenen Beschwerden eine Aufgabe, die auch den Röntgenologen angeht.

10. Das „Sehnensymptom“

Neben der Ausspannung zwischen zwei Punkten, die praktisch die ganze Appendix betrifft, gibt es noch beliebig viel Möglichkeiten der regionalen Spannungen. Aber abgesehen von den straffen Ausspannungen der gesamten Appendix sind natürlich auch Raffungen bzw. Streckungen einzelner Anteile der Appendix möglich, die ihrerseits dadurch zustande gekommen sind, daß auf Grund einer narbigen Veränderung am Wurmfortsatz eine lokale Fixation erfolgt, die ein Spannungsverhältnis zum Coecum oder zu anderen Abschnitten der Appendix bedingt. So können wir beobachten, daß Knickbildungen und Verziehungen der Appendix Spannungen im Gefolge haben können, die

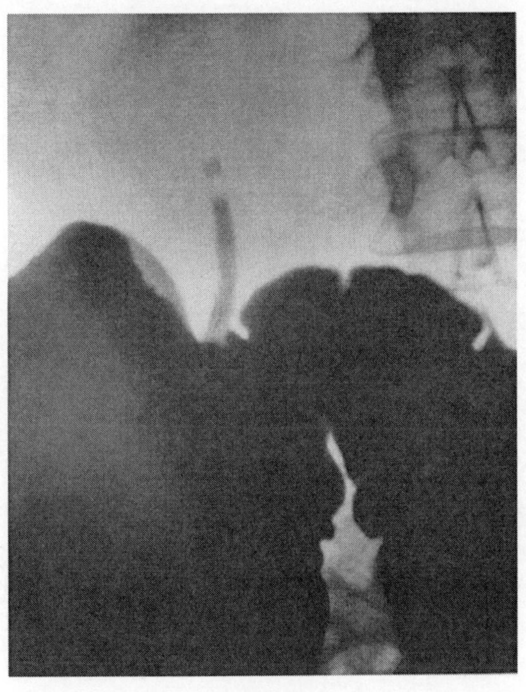

Abb. 33

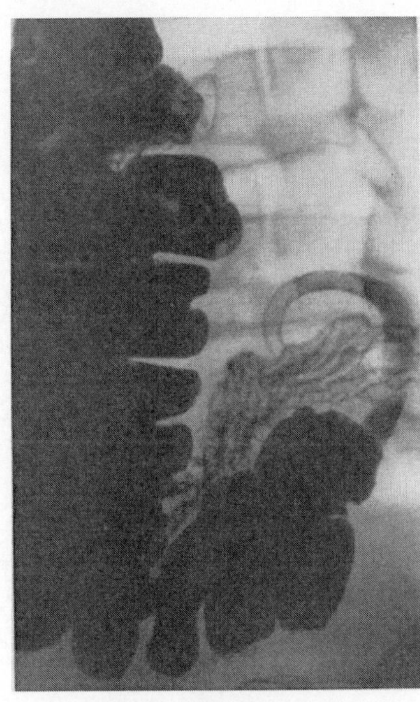

Abb. 34

Abb. 33. Subhepatisch fixierte Appendix bei Involution des Coecums und Pseudotumor in der Gallenblasengegend

Abb. 34. Subhepatisch fixierte Appendix, die das Coecum hinter sich hergezogen hat und die neben einer Luftfüllung Aufhellungen durch Skybala erkennen läßt

ihrerseits symptomatisch sind für eine Beschwerdenskala. Es dürfte nicht leicht sein, ohne weiteres zu entscheiden, ob sich im proximalen Drittel der Appendix solche Veränderungen finden, wenn der distale Anteil nicht dargestellt ist. Erst dann, wenn wir auch den distalen Anteil glauben erfaßt zu haben, sind wir berechtigt anzunehmen, daß es sich hier um Spannungen handelt, die den Grund in narbigen Verwachsungssträngen haben, die ihrerseits eine freie Entfaltung der Appendix nicht zulassen. So können wir solche Zerrungen in allen Anteilen des Wurmfortsatzes beobachten, und zwar sowohl im proximalen Drittel wie im mittleren Abschnitt als auch terminal. Theoretisch ist diese Einteilung einfach. Praktisch wird es kaum möglich sein, in jedem Einzelfalle mit Sicherheit eine Lokalisation zu treffen, schon allein deswegen nicht, weil wir oft nicht in der Lage sind, die distalen Abschnitte in ihrer ganzen Ausdehnung zu erfassen.

Nicht selten sind diese Verwachsungserscheinungen vergesellschaftet mit groben Verziehungen bzw. Verlagerungen des Coecums. In jedem Fall ist die Intensität der Verklebung, die Intensität der Fixation, die Intensität der lokalen Unverschieblichkeit ein Gradmesser für das vorausgegangene Geschehen und ist auch differentialdiagnostisch verwendbar in bezug auf die mutmaßliche entzündliche Genese oder aber eine Verlagerung, sei sie angeboren oder bedingt durch eine Erkrankung der Nachbarorgane.

Solange wir in der gesamten Appendix völlig glatte Wandungen beobachten, solange wir gradlinige Begrenzungen sehen und solange wir auch bei wechselndem Kaliber gerade Konturen beobachten, solange sind wir geneigt, anzunehmen, wenn ,,Sehnensymptome" vorliegen und wenn irgendwelche Ausspannungen zu registrieren sind, daß zumindest im Augenblick keine manifesten Entzündungen vorliegen. Wir wollen trotzdem registrieren, daß jede solche Ausspannung auf entzündliche Veränderungen hinweist, die in dem weitaus größten Prozentsatz der Fälle auf primäre Entzündungen der Appendix zurückzuführen sein dürften. Nur in Ausnahmefällen werden solche Steifungen bzw. Verzerrungen der Appendix auf Erkrankungen der Nachbarorgane beruhen.

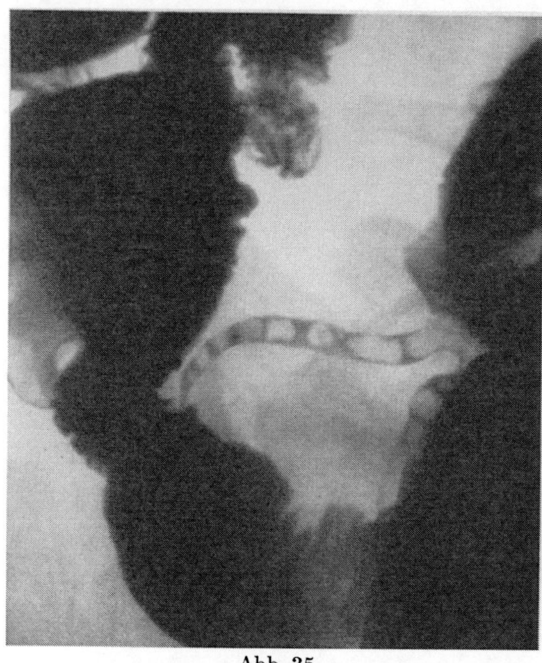

Abb. 35

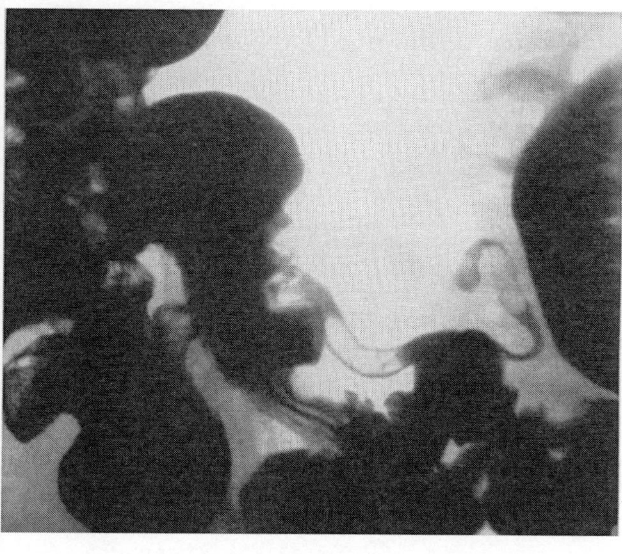

Abb. 36

Abb. 35. A. K., 38 Jahre. Lange Appendix mit typischer Skybalafüllung. Kontraktion am Ansatz

Abb. 36. L. B., 15 Jahre. Lange Appendix mit typischer segmentärer Kotfüllung und Kontraktionsregionen. Spitzenempyem

11. Die lange Appendix

Die lange Appendix neigt zweifelsohne eher zu Erkrankungen als die kurze. Abgesehen von der Beobachtung, daß im allgemeinen die Muskulatur bei den langen Appendices schwächer ist als bei den kurzen, ist es so, daß nach dem Gesetz der Wahrscheinlichkeit in der langen Appendix auf Grund des langen Weges eher die Möglichkeit zur Perception eines pathologischen Prozesses vorliegt als bei der kurzen. Tut sich bereits die kurze Appendix unter Umständen nicht ganz leicht, ihren Inhalt hinauszuwerfen, so ist es bei den langen Appendices entsprechend schwerer.

So beobachten wir bei den langen Appendices entzündliche Veränderungen häufiger als bei den kurzen und sehen bei den langen Appendices oft eine mangelnde Selbstreinigung, die nach der Auffassung vieler Autoren (ASCHOFF; RIBBERT; RÖSSLE) verantwortlich ist für die Entstehung der Appendicitis überhaupt. Ganz abgesehen davon ist es so, daß bei irgendwelchen Reizzuständen der Appendix — und diese Reizzustände entstehen, wie wir gesehen haben, oft in Korrelation zwischen Pylorus, Valvula Bauhini und Appendix — der proximale Appendixanteil vorzugsweise befallen wird. So ist es erklärlich, daß bei den langen Appendices eine mangelnde Selbstreinigung besonders leicht in Erscheinung tritt. Wir wissen, daß eine Stagnation sowohl mechanisch als auch chemisch und bakteriologisch heute für die Entstehung der Appendicitis vorzugsweise verantwortlich gemacht wird (ASCHOFF; SUDSUCKI; SPRENGEL; STELZNER u.a.).

12. Cöliakie und Cöcostase

Die Appendix ist ein Bestandteil des Coecums und so kann man eine sinnvolle Diagnostik nur im Verein mit der Betrachtung dieses ganzen Colonabschnittes vornehmen.

Es sei daher hier ein Symptom erwähnt, das nicht selten und gerade bei der Irrigoskopie in Erscheinung tritt, nämlich das des zu schlaffen bzw. auffallend weiten Coecums.

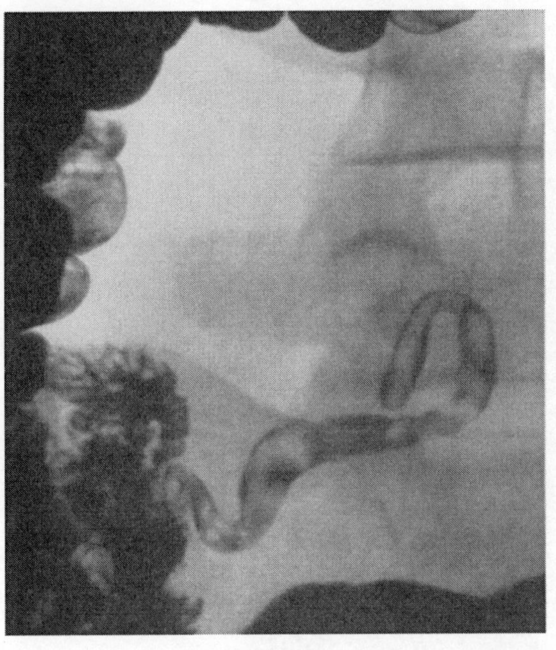

Abb. 37

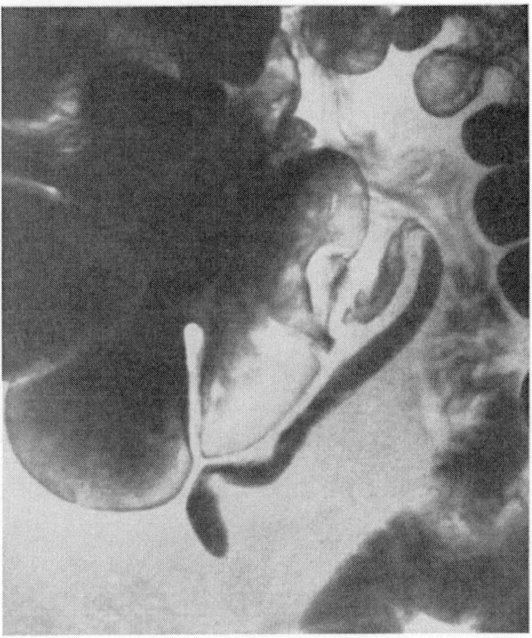

Abb. 38

Abb. 37. C. P., 28 Jahre. Wechselkaliber in einer recht langen Appendix, die nach median verzogen und verbacken ist. Chronische Appendicitis mit mangelnder Selbstreinigung

Abb. 38. M. M., 45jährig. Torsion einer langen Appendix im proximalen Drittel mit schraubenförmiger Drehung der Längsfalten. Spasmus und Schwellung am Ansatz

Man kann beobachten, daß die Spontankontraktion, die sich vor allem nach Zusatz eines salinischen Abführmittels am Coecum bald einzustellen pflegt, relativ spät eintritt. Klinisch kann man im Bereich des Coecum palpatorisch ein Gurren und eine Druckempfindlichkeit registrieren. Das sind Momente, die vor vielen Jahren als Cöliakie bzw. Typhlatonie gedeutet, und die als Krankheit sui generis aufgefaßt wurden. ARTHUR FRÄNKEL und MAX COHN haben auf dieses Symptom hingewiesen und auch DÖHNER hat dieses Krankheitsbild wohl beachtet. Der eigentliche Beschwerdekomplex sei von jenem der Appendix-Erkrankung kaum zu trennen; die abnorme Weite dieses Colonabschnittes hat Anlaß gegeben, eine Krankheit auf eigener Basis anzunehmen.

Im allgemeinen kann man jedoch beobachten, daß diese als pathologisch aufgefaßten Ausweitungen der Darmabschnitte nur relativ kurze Zeit bestehen. Sie sind unter Umständen schon nach wenigen Minuten völlig ausgeglichen oder ersetzt durch Kontraktionszustände, die ihrerseits diese Darmabschnitte im kollabierten Zustand zeigen. Man muß annehmen, daß es sich hier oft nur um momentane, vegetativ gesteuerte Kontraktions- bzw. Erschlaffungszustände handelt. Wir möchten sie nicht ohne weiteres als pathologisch ansprechen und möchten sie vor allem deswegen, weil sie meistens nur vorübergehend zu beobachten sind, als Erscheinungen betrachten, die sich auf der Basis einer lokalen Dysregulation einstellen. Wir haben zahlreiche solcher Fälle beobachten können, die Dysregulationen auf der Basis von echten Appendix-Erkrankungen darstellten, wir haben Dysregulationen beobachten können, die sich im Anschluß an organische, spezifische Erkrankungen entwickelt haben, wir beobachteten sie nach Appendektomien mit Stumpfneurosen und wir haben auch Dysregulationen gesehen, die scheinbar ohne anatomische Grundlage auftraten. Trotzdem sind wir geneigt anzunehmen, daß diese Erscheinungen nicht nur mit einer lokalen Atonie oder einer „Stase" erklärt werden sollten. Es dürfte meist ein organischer Grund vorhanden sein, den zu finden unsere Aufgabe ist.

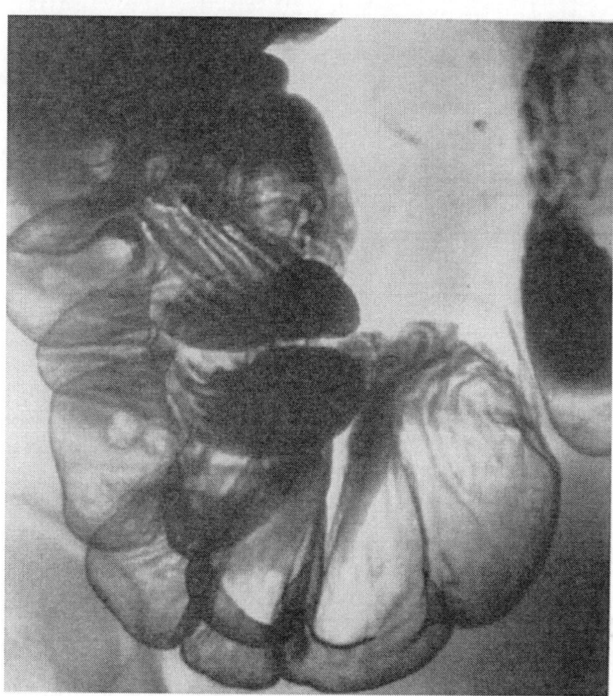

Abb. 39. Gasgeblähtes fixiertes Coecum mobile, das hinter der entzündlich veränderten Appendix nach median und oben gewandert ist

Wenn wir auch wissen, daß weitgehende segmentäre und viscero-viscerale Korrelationen gerade in diesem Bereich in Bezug auf die nervösen Versorgungsgegebenheiten vorliegen, so ist und bleibt unsere Aufgabe vornehmlich die Erfassung der Morphologie.

13. Nabelschmerz

Wir wollen hier den „Nabelschmerz" der kleinen Kinder erwähnen. Er stellt zwar kein scharf umrissenes Krankheitsbild dar, jedoch wissen wir, daß er in einem sehr großen Prozentsatz der Fälle durch Reizerscheinungen an der Appendix bedingt ist. Wahrscheinlich spielt hier gerade beim Kleinkind die Korrelation Pylorus — Valvula Bauhini — Sphinkter appendicis eine noch intensivere Rolle als beim Erwachsenen; zumal beim Kleinkind die Lokalisation auch subjektiv erschwert wird. Zweifellos ist in solchen Fällen eine subtile Appendixdiagnostik besonders angezeigt, besonders nachdem erwiesen ist, daß nach der Appendektomie bei positivem Röntgenbefund und bei fehlender streng lokaler Beschwerde in der überwiegenden Mehrzahl der Fälle die Heilung und ein intensives Aufleben der kleinen Patienten beobachtet werden kann. Das heißt also, daß wir bei dem Nabelschmerzsymptom die Appendix in erster Linie differentialdiagnostisch berücksichtigen müssen.

14. Vegetative Einflüsse

Tatsache ist, daß sich auch die Appendix oft mit ihren Krankheitserscheinungen einreiht in alle jene Krankheitsbilder, die wir als vorwiegend vegetativ gesteuert zu betrachten gewohnt sind. Wir denken an das Ulcus ventriculi und das Ulcus duodeni, an die funktionellen Gallenblasenerscheinungen und auch an jene Dinge, die man bislang als funktionell vom Coecum ausgehend betrachtet hat. Heute sind wir der Überzeugung, daß die Appendix sich organisch in diese Trias einfügt. So drückt sich SELBERG in folgender Form aus: „Man kann der klinischen Pathologie des Wurmfortsatzes nur gerecht werden, wenn man seine Zugehörigkeit zu mehreren großen Systemen berücksichtigt, zu Systemen, die dem Vegetativum des Menschen angehören, das normaliter nicht in das Blickfeld des Bewußten tritt. Man bezeichnet unser Gesamtvegetativum gern als das morphologische Korrelat unserer Seele. Wenn daraus auch nicht der Schluß gezogen werden soll, daß der Wurmfortsatz mit Sitz der Seele sei, so ist er aber durchaus in der Lage, an der Manifestation seelischer Störungen teilzunehmen."

15. Die Appendicitis

Neben den Lageveränderungen, den Knickbildungen, den Ausspannungen sowie der unmittelbaren Nachbarschaftsbeobachtung spielt bei der Röntgenexploration eine wesentliche Rolle die Beobachtung des Innenausgusses der Appendix, die uns über das Schleimhautverhalten derselben Aufschluß geben kann und muß, nachdem wir wissen, daß bei praktisch allen Erkrankungen des Magen-Darmkanales die Schleimhaut meist eine primäre, mit Sicherheit aber eine zumindest sekundäre Rolle spielt. Und damit kommen wir zu dem Bereich der eigentlichen Appendicitis.

Vorerst müssen wir uns die Formen der Appendicitis in das Gedächtnis zurückrufen, die für unsere Röntgendiagnostik in Frage kommen.

Während ASCHOFF eine vorwiegend histologische Einteilung der Appendicitisformen anstrebt, die Appendicitis superficialis katarrhalis, die Appendicitis superficialis exulcerans, die Appendicitis superficialis haemorrhagica, liefert SPRENGEL die Einteilung, an die sich im allgemeinen die Chirurgen heute noch halten und die wie folgt aussieht:

a) die akute Appendicitis, die unterteilt wird in die Appendicitis simplex oder superficialis und in die Appendicitis destruktiva,

b) die chronische Appendicitis und

c) schließlich Folgeerscheinungen abgelaufener Appendicitiden (Strikturen, Stenosen, Obliterationen, Hydrops und Empyem).

Die noch einfachere Form der Einteilung nach SONNENBURG, der zwischen einer Appendicitis simplex, einer Appendicitis perforativa und einer Appendicitis gangränosa unterscheidet, wurde von SPRENGEL wegen der fehlenden Trennung der akuten und chronischen Fälle verlassen.

Wir werden uns bei unseren Betrachtungen im wesentlichen an die Sprengelsche Einteilung halten.

Auf das Vorhandensein eines sphinkterartigen Verschlusses am Appendixansatz wurde hingewiesen, wir haben die Selbergsche Formulierung des Zusammenhanges vom vegetativen Nervensystem mit appendicitischen Erscheinungen geschildert. Man hat den Eindruck, daß sich hier jetzt ein großer Kreis schließt. Der Kreis, der alle jene Erkrankungen des Magen-Darmkanales oder der Bauchorgane, die mit vegetativen Reizerscheinungen, bzw. durch diese ausgelöst, einhergehen, umfaßt. Erkrankungen, die sich vorzugsweise erklären lassen durch irgendwelche spastischen Erscheinungen an den Stellen, an denen die Ringmuskulatur verstärkt eine erhebliche Rolle spielt. Wir meinen damit den Pylorus, den Sphinkter Oddi, die Valvula Bauhini und auch den Ansatz der Appendix. Man wird mit Wahrscheinlichkeit auch den Hiatus oesophagei bzw. die Cardia in diesen Formenkreis mit einbeziehen müssen. Damit ist nun keineswegs gesagt, daß die alten Theorien über die Entstehung der Appendicitis hinfällig geworden wären. Zweifellos

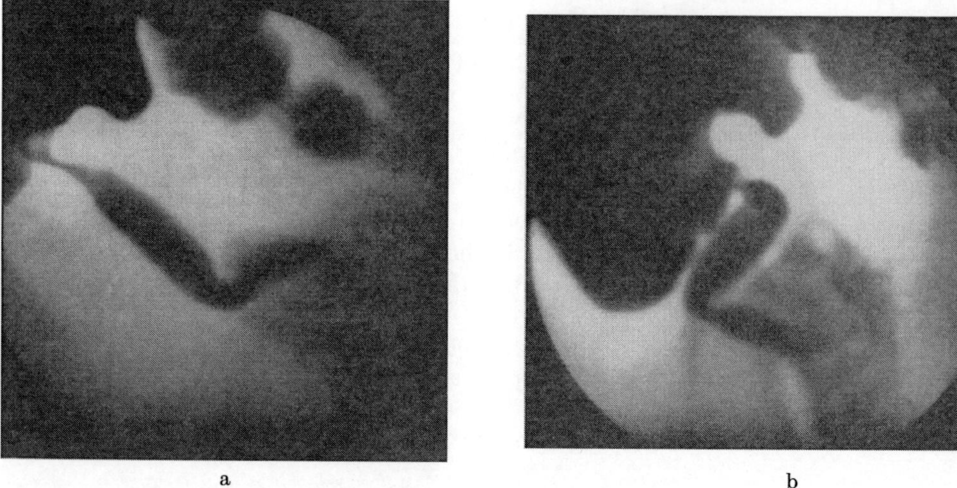

a b

Abb. 40a u. b. Ausgesprochene Sphinctererscheinungen am Ansatz der Appendix bei lokaler Beschwerde und gleichzeitig bestehendem Ulcus duodeni. Bei b ein Aufbäumen der Appendix mit Knickbildungen

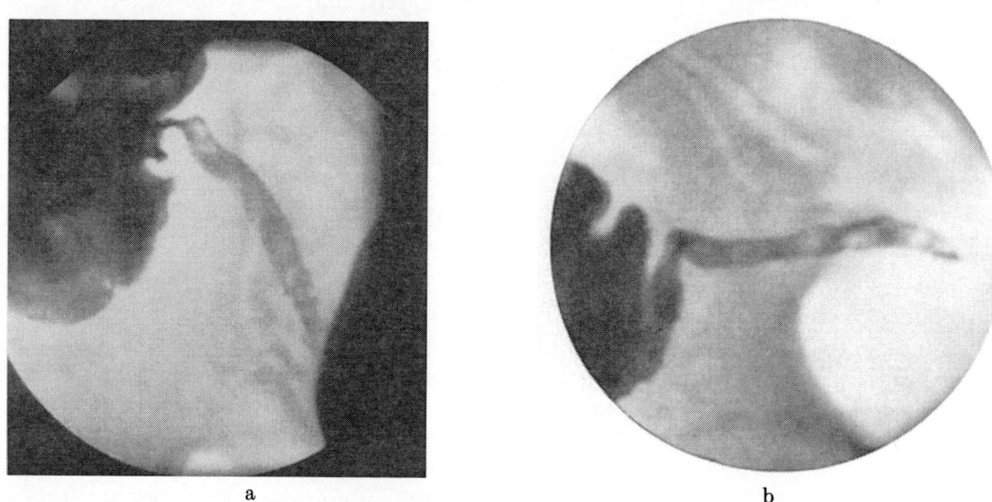

a b

Abb. 41a u. b. Bei a wurde die Appendix beobachtet, während eine akute Duodenalulcusbeschwerde vorliegt. Tiefer Schnürring am Appendixansatz. Lokale Druckempfindlichkeit. Bei b nach Abklingen der Ulcusbeschwerden und Abheilung der Nische ist die strenge Einschnürung am Appendixansatz geschwunden

jedoch besteht die am intensivsten von ASCHOFF vertretene These der Stagnation in der Appendix, der mangelnden Selbstreinigung der Appendix, als Grundursache für die Entzündung zu recht. Wodurch jedoch wird diese Stagnation hervorgerufen? Der Verschluß am Appendixansatz dürfte in diesem Zusammenhang eine überragende Rolle spielen. Dieser von MAALOE pathologisch-anatomisch untermauerte und von WESTPHAL und SCHMIDTLEIN, von KUCKUCK, GLEICHMANN und von uns vertretene Standpunkt der Existenz eines solchen appendiculären Schließmuskels reiht sich ein in den Formenkreis der Entstehungsursachen der Appendicitis.

a) Katarrhalische Form

Auf die Nativaufnahme bei der akuten Appendicitis, die durch die nordische Schule (FRIMANN-DAHL; HULTÉN u.a.) eine grundlegende Förderung erfahren hat, soll später eingegangen werden.

Jene Dinge, die uns als Röntgenologen in diesem Zusammenhang interessieren müssen, sind es, die mit frühzeitig erkennbaren morphologischen Veränderungen einhergehen.

Die Appendicitis beginnt in ihren ersten Anfängen als umschriebene Enteritis, die, ursprünglich katarrhalisch, in eine eitrige übergehen kann (STELZNER). Hierher gehört der von KRAUSPE beschriebene pseudoappendicitische Anfall, der durch eine Hyperplasie des lymphatischen Gewebes der Appendix zustande kommt, der alle Übergänge zu Entzündungen aufweisen kann. KRAUSPE spricht von einer „regionalen Appendicitis" wie bei einer regionalen Enteritis. Manchmal ist der Dünndarm kombiniert befallen, manchmal ist er aber auch frei. Die Möglichkeit einer Restitutio ad integrum ist bei der katarrhalischen Form zweifellos gegeben. Häufiger jedoch dürfte es nach jeder appendicitischen Attacke zu irgendwelchen Narbenbildungen im Wurmfortsatz kommen. Diese Narben sind mit Wahrscheinlichkeit immer wieder der Grund für neue rezidivierende, akute, appendicitische Attacken. Es entwickelt sich das Krankheitsbild der sog. chronischen Appendicitis, das Bild, das uns als Röntgenologen wohl am häufigsten begegnen dürfte.

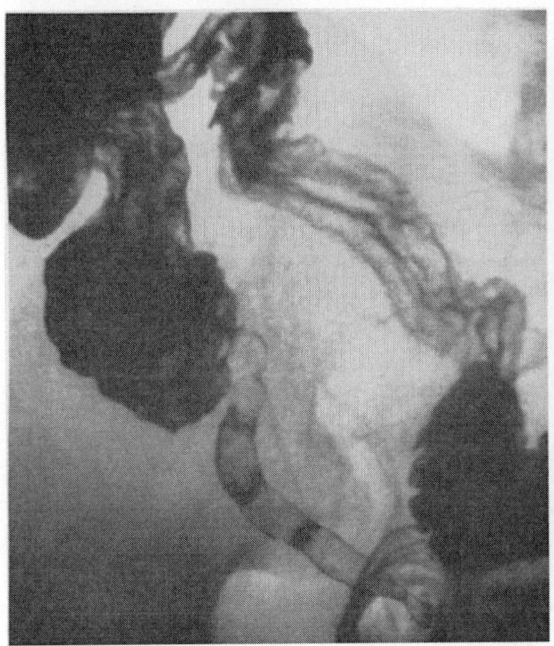

Abb. 42

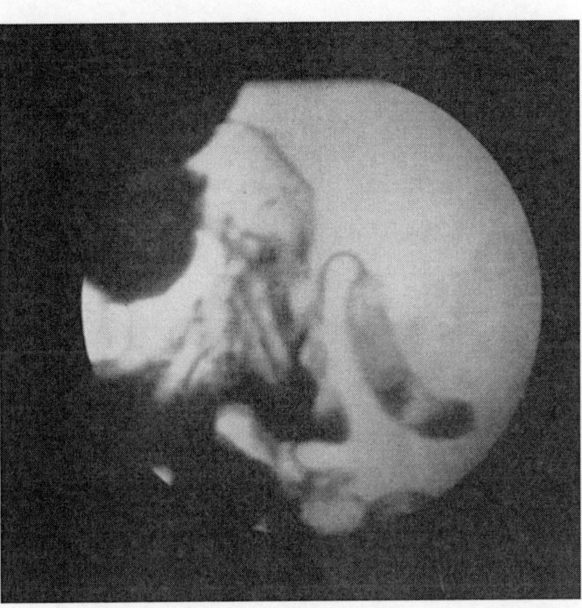

Abb. 43

Abb. 42. M. D., 35 Jahre. Prall mit Skybala gefüllte Appendix bei kontrahiertem Ansatz. Irritation im Coecum. Charakteristische Skybalaunterteilung

Abb. 43. Antrumkontraktion der Appendix bei praller Skybalafüllung

b) Chronische Appendicitis

Man hat von einer „primär-chronischen Appendicitis" gesprochen, die dem Zustandsbild eines häufig rezidivierten appendicitischen Prozesses mit entsprechenden Narbenbildungen entsprechen soll. JUNGHANNS hat dieses Krankheitsbild beschrieben, bei dem man subakute Appendicitiden mit vielen Schüben beobachtet, die ein Schmerzsyndrom entwickeln, das mehr störend als quälend ist, ein Krankheitsbild, das jeder Internist und jeder Chirurg kennt, und bei dem selbst ein röntgenskeptischer Chirurg eine Strahlenexploration anstrebt. Auf die vielen möglichen Komplikationen wie Absceßbildungen, Hydrops, Steinbildungen, Tumoren usw. soll später an entsprechender Stelle eingegangen werden. Wir wollen uns vorläufig mit jenen Fällen befassen, die dem Krankheitsbild der subchronischen oder chronischen Appendicitis entsprechen.

Den Eingang jeglicher Appendixerkrankung stellt pathologisch-anatomisch, wie bereits erwähnt, der Katarrh dar, der in eine eitrige Entzündung übergehen kann. Er wird sich wie überall sonst am gesamten Magen-Darmkanal in einer lokalen Schwellung äußern. Diese Schwellung wird man dann röntgenologisch erfassen können, wenn sie noch nicht

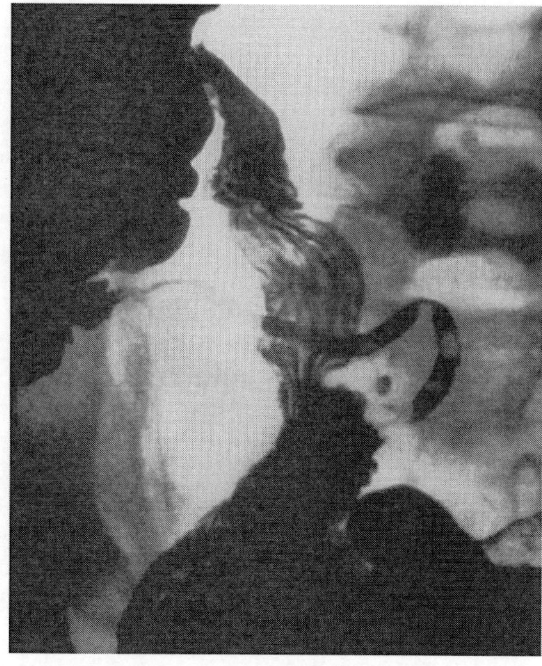

a

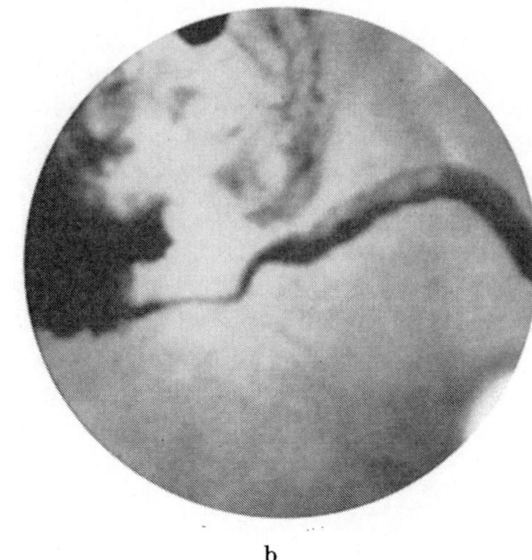

b

Abb. 44a. Verschwollenes proximales Appendixdrittel, Verziehung nach median mit Spitzenadhäsion

Abb. 44b. Charakteristische Schwellung des proximalen Appendixdrittels mit vermehrter Kontraktion in diesem Bereich

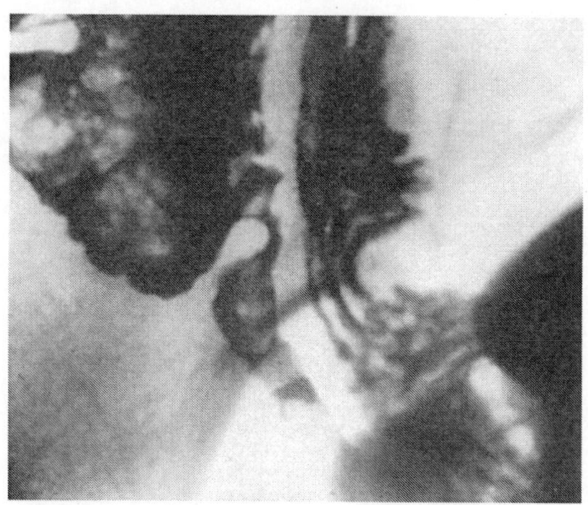

Abb. 45. R. Sch., 30 Jahre. Schleimhautschwellung im Coecum und am Appendixansatz. „Kaliberschwankungen" in der Appendix bei großem Spitzenempyem

mit einer totalen Zuschwellung der gesamten Appendix einhergeht. Bei der akuten Schwellung wird es sich um ausgedehnte Schleimhautkissen handeln, die sich weit zirkulär entwickeln, und die einen Verschluß des Wurmfortsatzes in den meisten Fällen im Gefolge haben dürften. Wir werden in dieser Richtung die negative Darstellbarkeit der Appendix verwerten und werden gerade in diesem Zusammenhang auf sekundäre Schleimhautschwellungen im Coecum bzw. in der ganzen Ileocöcalregion achten müssen. Häufig dürfte nur ein Teil der Appendix verschwollen sein. Wenn es sich um einen Prozeß handelt, der sich im distalen Drittel abspielt, so wird es kaum möglich sein, über die absolute Länge der Appendix etwas auszusagen.

Als direktes Röntgensymptom ist zu erwähnen, daß sich in solchen Fällen die Bariumsäule der Appendix konisch zuspitzt. Normalerweise stellt sich die Cauda der Appendix wohlgerundet dar. In den Fällen jedoch, in denen der distale Anteil verschwollen ist, zeigt sich eine zapfenförmige Zuspitzung, die andeutet, daß die Schleimhautschwellung zirkulär nurmehr am Eingang eine feine, nadelförmige Füllung zuläßt.

Es ist gerade der *Kaliberwechsel*, der uns Röntgenologen bei der Differentialdiagnose interessieren muß. Jeder Kaliberunterschied im Verlauf einer sichtbaren Appendix ist verdächtig auf Schleimhautveränderungen. Erstreckt er sich über längere Abschnitte, so muß man Schleimhautschwellungen annehmen.

Natürlich kann eine Enge der Appendix auch durch eine Kontraktion bedingt sein. Segmentäre Kontraktionen in der Appendix jedoch dürfte es nur bei lokalen Veränderungen geben. Wir wissen, daß die Schleimhaut im proximalen Anteil schon normalerweise ein wenig dicker ist als in der übrigen Appendix. Wir wissen ferner, daß der proximale Anteil bei einer allgemein verstärkten Wandung auch eine vermehrte Kontraktionsbereitschaft aufweist.

Oft strafft sich die Appendix und erigiert, so daß man aus diesem Umstand, zu dem dann noch eine lokale Druckempfindlichkeit hinzukommen dürfte, eine weitgehende Sicherheit in der Diagnostik bekommen wird.

Das sind jene Bilder, die man wohl beim allerersten Beginn einer Appendicitis erwarten kann, die aber modifiziert auch bei der chronischen Appendix zu sehen sein dürften, insbesondere dann, wenn keine besonders schwerwiegenden Attacken vorausgegangen sind.

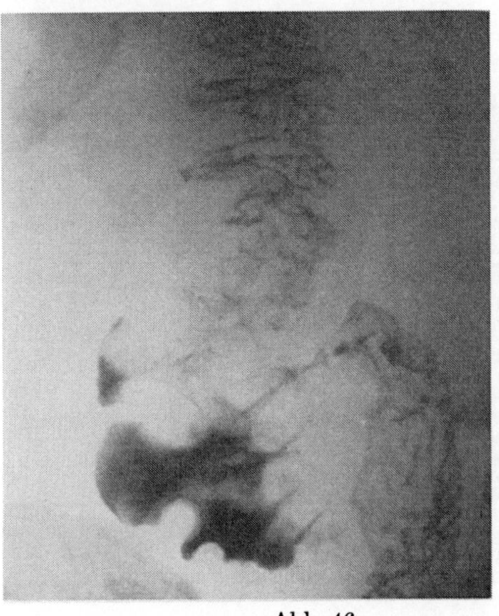

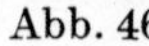

Abb. 46

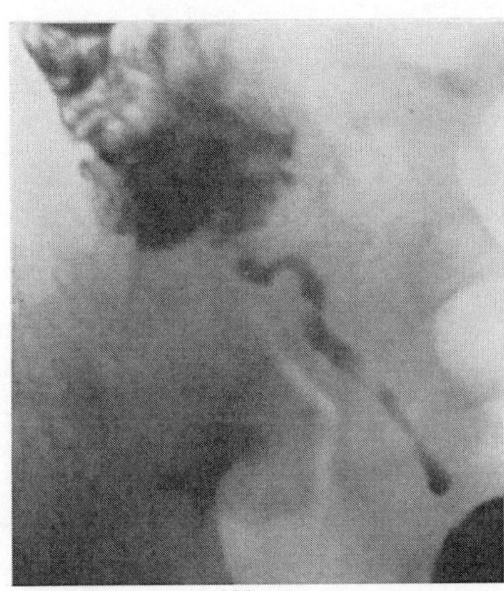

Abb. 47

Abb. 46. Bild der akuten Appendicitis mit grober entzündlicher Ödembildung im Coecum und unteren Ascendens, grober Schwellung an der Valvula Bauhini. Die Appendix ist zugeschwollen

Abb. 47. Starre Schleimhautschwellungen im proximalen Drittel der Appendix, Irritation im Coecum. Chronische Appendicitis

Wir werden, um die Röntgensymptome noch einmal herauszuarbeiten, auf die konische Zuspitzung der Appendixcauda achten, wir werden auf das unterschiedliche Kaliber achten, wir werden vor allem dann, wenn die Appendix selber sich garnicht füllt, auf die Zuspitzung am Ansatz unser Augenmerk richten.

16. Verhalten des Coecums

Wir wissen, daß sich außerordentlich frühzeitig Veränderungen an der Appendix der Schleimhaut des Coecums mitteilen, und daß wir dann hier Schwellungszustände beobachten können, die uns auch bei fehlender Appendixdarstellung wertvolle Hinweise in dieser Richtung geben. Es fehlt dann im Coecum die Ruhe und Harmonie des Reliefs. Sie ist ersetzt durch breite, plumpe Balkenzeichnung, die Konturen sind dabei oft tief gezahnt. Dieser Befund erstreckt sich in den meisten Fällen ausschließlich auf das Coecum. Nicht selten beobachten wir im übrigen Colon dann sekundär eine Irritation in Gestalt einer außerordentlich zarten, enggestellten, gekräuselten Schleimhaut, wie wir sie z. B. bei der Colica mucosa beobachten, wie wir sie aber auch bei segmentären Reizzuständen zu sehen gewohnt sind. Sehr häufig ist in diesen Fällen die Valvula Bauhini verschlossen. Dieser Verschluß kommt durch einen reflektorischen Krampfzustand zustande, der parallel dem Krampf am Appendixansatz verläuft.

Auf die Beobachtung der retrograden Ileumfüllung wurde bereits an anderer Stelle hingewiesen. Jeder Schluß der Valvula Bauhini bei nüchternem Patienten muß verdächtig erscheinen insbesondere im Blick auf die Appendix.

17. Die Appendicitis in der Jugend

Im allgemeinen wird man die Beobachtung machen können, daß bei jugendlichen Patienten, zumal bei Kindern, der Turgor der Appendix kräftiger ist. Sobald nun ein Reiz irgendwelcher Art ausgeübt wird, steift sich die Appendix und versucht sich aufzustellen. Durch ihre Anheftung am Mesenteriolum ist sie gezügelt, und es entstehen

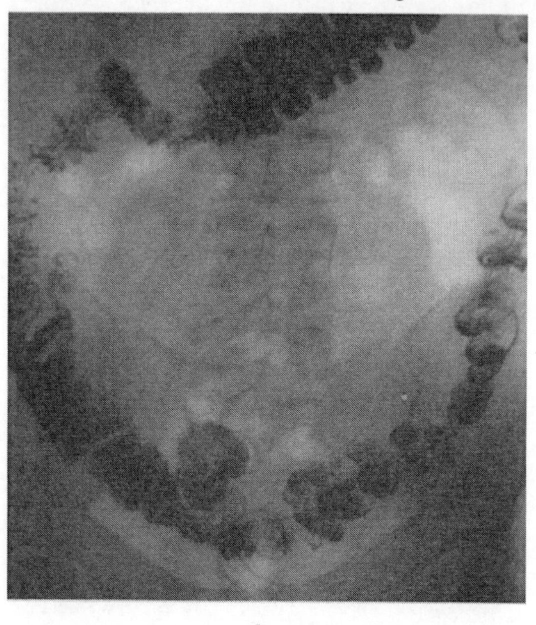

a

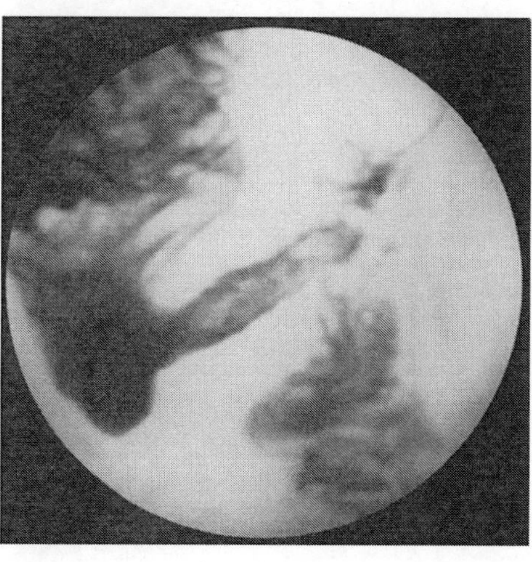

b

Abb. 48a. Starre Wandinfiltration bei chronischer Appendicitis mit regionaler Irritation des Colons. Schwere chronisch destruierende Veränderungen an der Appendix

Abb. 48b. Grobe Wandinfiltrationen im proximalen Anteil der Appendix neben derben Schleimhautschwellungen im Coecum

dann, vor allem bei langen Appendices, starre Schleifenbildungen und Kringelformen, die pathognomisch sind für appendiculäre Irritationen. So finden wir gerade bei Kindern, aber auch bei jugendlichen Erwachsenen als Ausdruck eines häufig ersten appendicitischen Anfalles scharf aufgebäumte bzw. fest gekringelte, steife Appendices. Das Kaliber ist dabei häufig nicht vermindert, es scheint sogar im Gegenteil vermehrt. Dieser Umstand dürfte darauf zurückzuführen sein, daß sich frühzeitig am Appendixansatz ein Schluß entwickelt hat, der den Inhalt der Appendix festhält und der mit Wahrscheinlichkeit noch durch eine vermehrte lokale Schleimproduktion, die auf den entzündlichen Reiz erfolgt ist, verstärkt wurde. In allen solchen Fällen können wir beobachten, daß sich hier ein ausgesprochener „Sphinkter appendicis" eingestellt hat. Wieweit nun primär eine vermehrte Kontraktion an der Basis der Appendix oder aber der Reiz von einer lokal entzündlichen Veränderung an der Appendix diesen Schluß herbeigeführt hat, wird nur in den seltensten Fällen feststellbar sein. Dieses Bild der prall gefüllten und gestrafften, gekringelten, erigierten Appendix ist immer und in jedem Fall als Kriterium für einen echten, oft ersten appendicitischen Anfall zu werten. Der Umstand, daß die ganze Appendix, die sehr lang sein kann, in ihrer ganzen Ausdehnung dasselbe und gleiche Kaliber aufweist, sowie der Umstand, daß sie keine scharfen Knickbildungen oder Fixationen erkennen läßt, spricht dafür, daß es sich um einen initialen Krankheitsprozeß handelt.

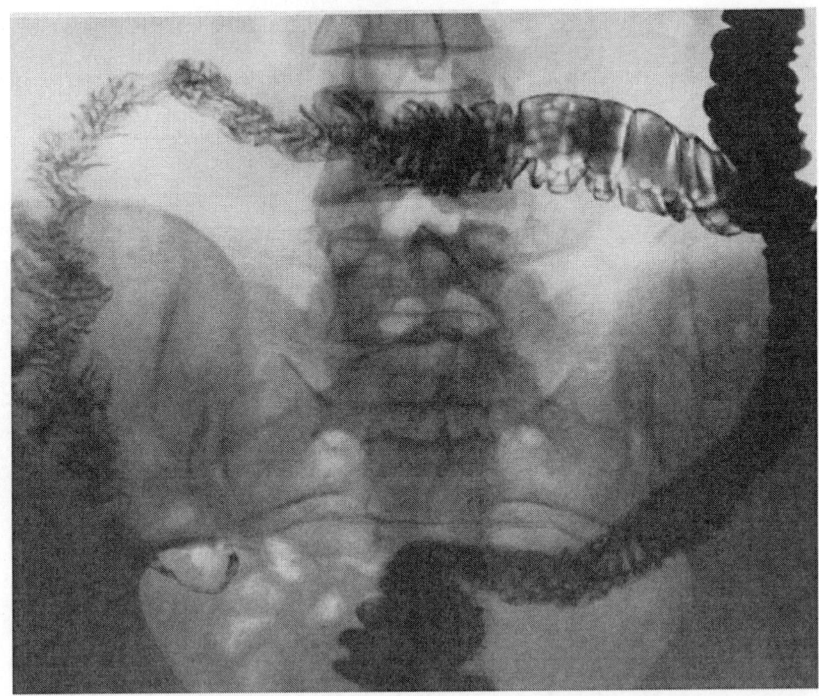

a

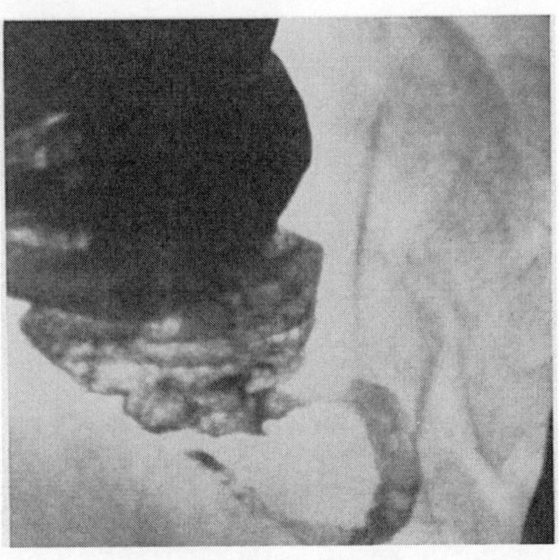

b

Abb. 49a u. b. Segmentirritation bei einer chronischen Appendicitis. Bei a gekräuselte, sehr engmaschige Schleimhautstruktur. Ausgesprochener „Sphincter". Die Appendix zeigt ein ungleichmäßiges Kaliber, bei Wandauftreibungen und einer angedeuteten Zähnelung der Wandung. Bei b bäumt sich die Appendix hakenförmig auf. Ein Beweis für Fehlen von gröberen Verklebungen

Jetzt sehen wir häufig schon die sekundäre Schleimhautschwellung im cöcalen Bereich. Daß es hierbei auch zu Schleimhautschwellungen im terminalen Ileum kommen kann, die mit Sicherheit lediglich auf die appendicitische Erkrankung zurückzuführen sind, liegt auf der Hand. Diese Schleimhautschwellungen sind nicht zu verwechseln mit der echten Ileitis bzw. der Ileitis terminalis, die an anderer Stelle beschrieben ist. Es ist daher selbstverständlich, daß man bei jeder Appendixexploration ein Auge auf das terminale Ileum zu werfen hat.

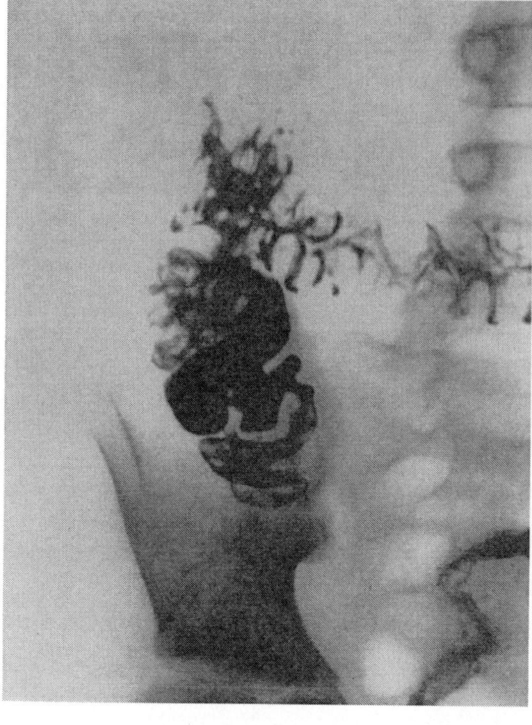

a

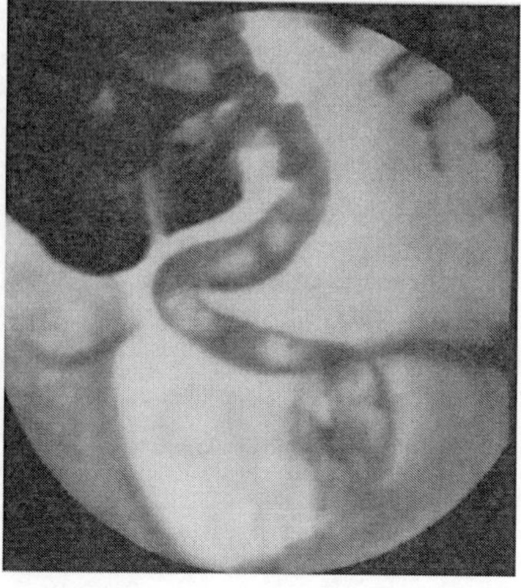

b

Abb. 50a. N. H., 12 Jahre. Juvenile Appendicitis. Lange Appendix, die in ihrem Anfangsteil verklebt ist, weites Kaliber. Vermehrte Kontraktion am Ansatz

Abb. 50b. Lediglich die Cauda der Appendix ist frei beweglich, sie enthält zahlreiche Skybala bei Wandauftreibungen

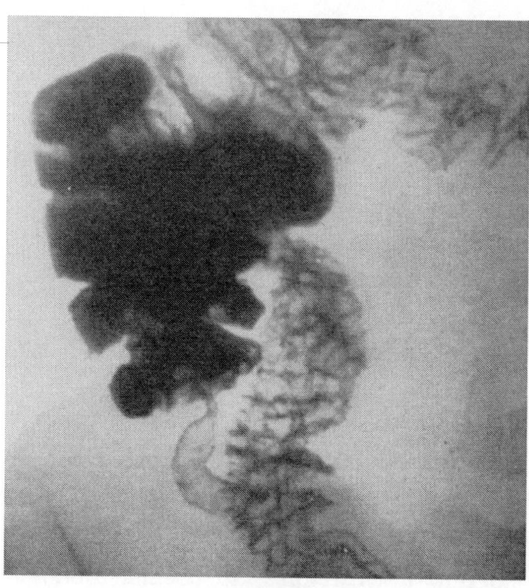

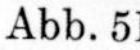

Abb. 51

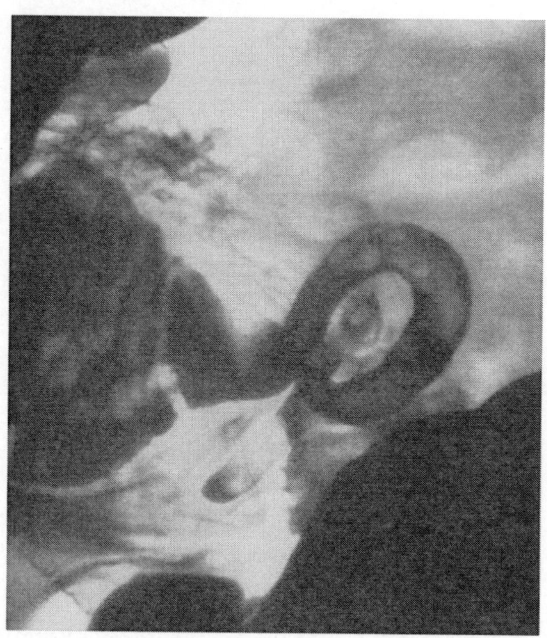

Abb. 52

Abb. 51. Irritation der Ileocöcalregion, die sich sowohl im Ileum wie im terminalen Ascendens und Quercolon nachweisen läßt, bei chronischer Appendicopathie (M. H., 11 Jahre). Aufgetriebene Appendix, Sphincter am Ansatz

Abb. 52. H. T., 14 Jahre. Lange, hakenförmig geschlungene und aufgetriebene Appendix, die in ihrer ganzen Ausdehnung verbacken ist

Nach den vorstehenden, mehr grundsätzlichen Ausführungen soll nunmehr die röntgenologische Symptomatik bei den einzelnen Appendicitisformen ausführlicher abgehandelt werden.

18. Die sog. chronische Appendicitis, die subchronische Appendicitis und die primär-chronische Appendicitis

Es ist hier nicht der Ort, über die Begriffe zu streiten. Wir wissen, daß die chronische Appendicitis als Begriff von Hamperl abgelehnt wird. Es dürfte auch nicht die Aufgabe des Röntgenologen sein, hier letztlich zu entscheiden. Seine Aufgabe ist es vielmehr, die lokal-anatomischen Erkenntnismöglichkeiten auszubauen, die dann für den Kliniker bzw. Chirurgen entsprechend zu verwerten sind.

Jeder appendicitische Anfall hinterläßt Narben, die sich in ihrer Ausdehnung im wesentlichen nach der Schwere des vorausgegangenen Prozesses richten dürften. Sie können multipel auftreten, sie können zu groben Knickbildungen führen, sie können auch Grund für Verziehungen sein. Auch hier ist ein wesentliches Kriterium die unterschiedliche Lichte in der Appendix selber. Es versteht sich, daß wir einen nüchternen Patienten vor uns haben müssen. Daneben ist es natürlich so, daß wir irgendwelche umspülten Skybala oder dergleichen in der Appendix in diesem Zusammenhang richtig einschätzen.

Wir werden Kaliberunregelmäßigkeiten, Stufenbildungen und unregelmäßige Randpartien des Appendixschattens entsprechend bewerten müssen. Jederzeit müssen wir uns klar darüber sein, daß wir nur ein Ausgußbild der Appendix vor uns haben, und daß die Randzeichnung lediglich die das Lumen umgebende Schleimhautgebilde darstellt. Mit Recht wird man die Frage aufwerfen, ob es sich bei solchen Wandunebenheiten nicht auch um Auflagerungen von Ingesta handeln kann. Dazu ist folgendes zu sagen: Im allgemeinen sind die in der Appendix nachweisbaren Speisereste bzw. Kotpartikelchen irgendwie geformt, sie sind durch den schleimigen Inhalt der Appendix von der Wand gelöst und nicht in unmittelbarem Kontakt mit dieser. Sie sind demgemäß von Barium umspült und ergeben die jedem Untersucher bekannten ovalären oder rechteckigen Aufhellungsfiguren (Füllungsdefekte), die in Kettenform das ganze Lumen einnehmen können.

Diese Gebilde heben sich jedoch regelmäßig von der Wand ab, sie können in regelrechten kleinen Taschen gelegen sein, sind jedoch nicht mit der Wand starr verbunden. Wir sind somit berechtigt, die Wandkonturen als Ausdruck der Schleimhautauskleidung der Appendix anzusehen und sind auch berechtigt, Unregelmäßigkeiten derselben entsprechend zu bewerten. An dieser Stelle sei bereits auf die Zähnelung der gesamten Randkonturen der Appendix hingewiesen, die wir bisweilen beobachten können, und die auf lymphatische Hyperplasien zurückgeführt werden kann, worauf bereits Lassrich und Prèvôt hingewiesen haben.

Sehr häufig nehmen sich lokale Narbenbildungen in der Appendix in Form einer halbkreisförmigen Eindellung der Kontrastmittelsäule aus. Auf dem Boden einer lokalen Entzündung entwickelt sich nach dem umschriebenen Schleimhautverlust eine submuköse Narbe, die die Form einer halben Erbse annimmt, die fibrös ausheilt und durch die Retraktion der Wandung sowie das derbe Polster eine Knickbildung in der Appendix hervorruft, die bei der Bildbetrachtung primär den Eindruck einer lokalen Kontraktion hervorrufen muß. Sie ist in der Regel einseitig und gleichmäßig reproduzierbar.

Zu den röntgenologisch deutbaren Wandveränderungen in der Appendix, wie sie sich nach der chronischen Appendicitis darstellen, ist zu sagen, daß sich vor allem kleine lokale Nischenbildungen erklären lassen durch den lokalen Schleimhautverlust mit entsprechenden Narbenbildungen. Wir wissen, daß sich die Schleihmaut weitgehend regenerieren und auch bei kleinen Defekten einen Verschluß der Lücken bewerkstelligen kann. Jedoch nur bei recht kleinen Schädigungen sind solche Regenerationen möglich. Im allgemeinen resultiert eine Narbe, die pathologisch-anatomisch einen lokalen Ausfall der Schleimhautstruktur erkennen läßt. Wir werden diese Reliefveränderungen

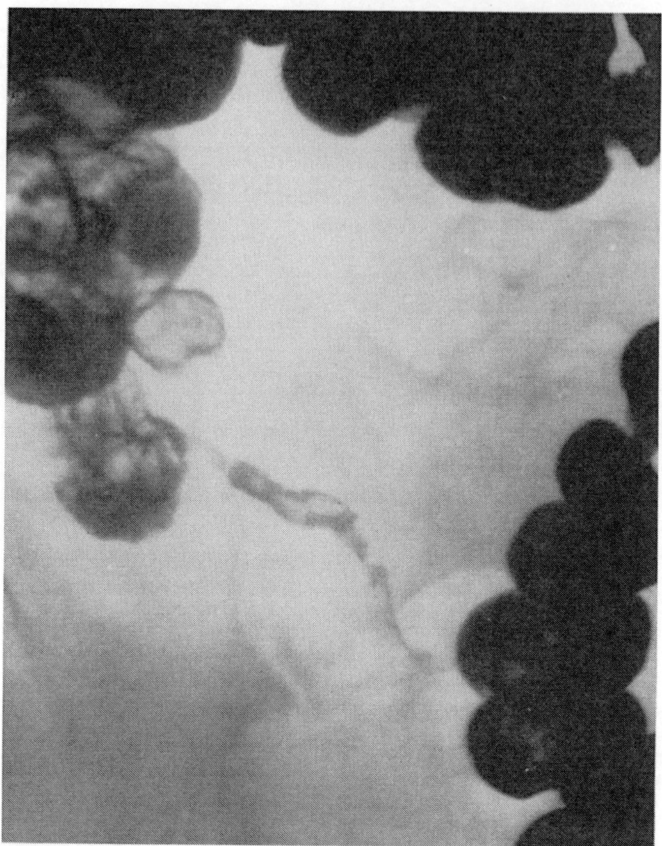

Abb. 53. Starre Kaliberschwankungen in der Appendix bei vermehrtem Kontraktionsreiz im Coecum. Subchronische Appendicitis

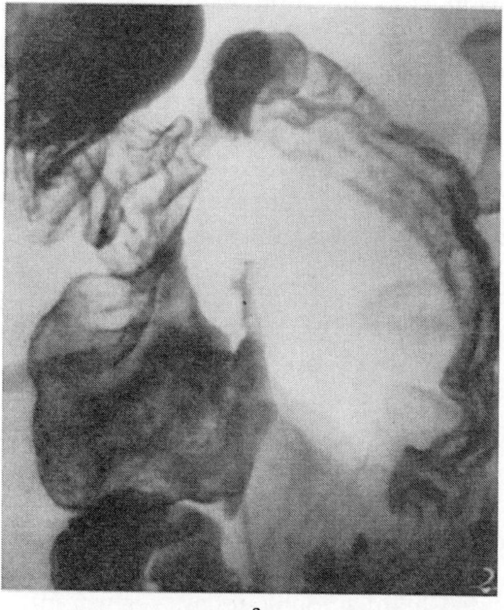

a

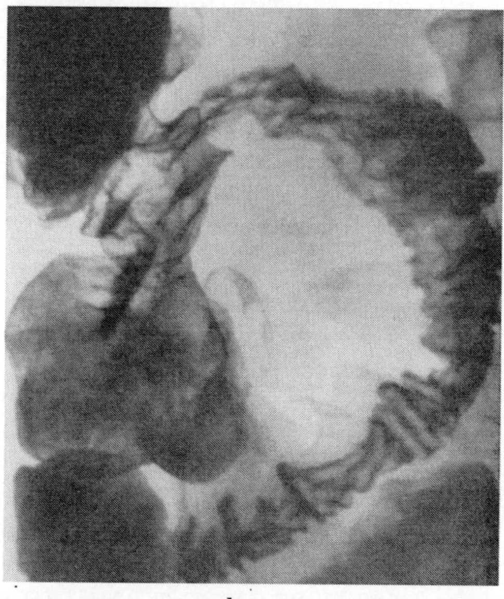

b

Abb. 54a. P. P., 25 Jahre. Subchronische Appendicitis mit groben Schleimhautveränderungen in der Appendix, einer starken sekundären Schleimhautschwellung im Ileocöcal-Bereich und einer Verdrängung der terminalen Ileumschlinge durch eine beginnnende entzündliche Tumorbildung

Abb. 54b. Tiefe Kontraktion am Appendixansatz. Verschwollene Schleimhaut im terminalen Ileum sowie im Bereich der Valvula Bauhini. Die Appendix ist breit am Coecum verbacken

nicht überbewerten und vor allem keine akuten Geschwüre annehmen, besonders dann nicht, wenn die Ränder der Defekte nicht grob aufgeworfen sind. Im akuten Stadium dürfte sich ein solcher Defekt bzw. eine Geschwürbildung kaum abbilden, da dann eine sekundäre Schwellung das Lumen der Appendix verschließt. Was wir bei den chronischen Fällen zu Gesicht bekommen, sind also bereits manifeste Veränderungen, die nicht mehr mit akuten Schwellungen in Zusammenhang stehen. Sie können uns aufzeigen, wie weitgehend die voraufgegangenen Schübe der Appendicitis sich ausgewirkt haben, und sie können die Funktion der Appendix, von der man zweifellos zu reden berechtigt ist, doch recht weitgehend beeinflussen.

Nachdem wir wissen, daß jede Appendix, die einen entzündlichen Schub durchgemacht hat, besonders anfällig ist, und daß mit Wahrscheinlichkeit weitere Schübe zu erwarten sind, von denen man niemals zuvor sagen kann, in welcher Form sie sich aus-

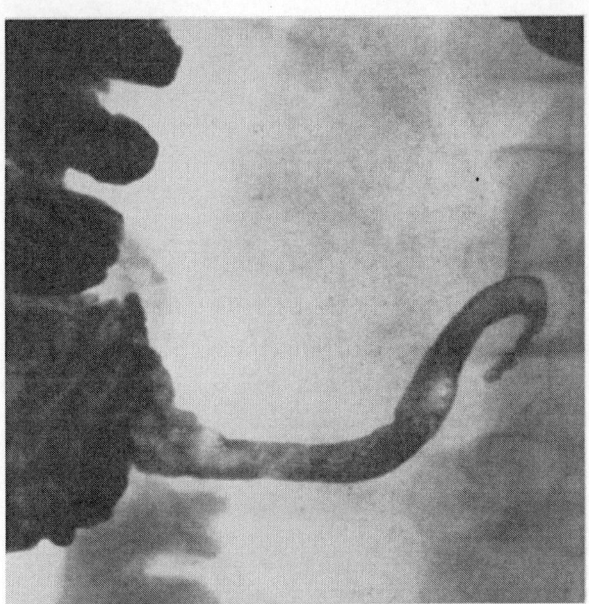

Abb. 55. H. H. D., 28 Jahre. Spitzengranulom nach voraufgegangenem Spitzenempyem. Perityphlitische Verklebungen im Spitzenbereich

wirken werden, ist es wichtig, eben gerade diese Feststellungen treffen zu können, und es versteht sich, daß bei ausgedehnten narbigen Veränderungen die Wahrscheinlichkeit eines neuerlichen Rezidivs größer ist als bei geringfügigeren Prozessen.

Wir haben bereits eingangs erwähnt, daß sich, vielleicht auf Grund einer etwas schwächeren Muskulatur, in der Appendixspitze besonders gern krankhafte Prozesse zu entwickeln pflegen. Bei der Schilderung der röntgenologisch nachweisbaren Kriterien wollen wir an der Spitze beginnen.

19. Appendix-Cauda

Normalerweise ist die Cauda der Appendix wohlgerundet. Sie läßt sich palpatorisch frei verschieben. Wir kennen die Spitzenempyeme, wir wissen von der Neigung, Kotsteine in der Spitze zu retinieren, und wir wissen, daß sich gerade in der Spitze frühzeitig unter Umständen eine Gangrän entwickelt. Nach wie vor ist es bei langen Appendices von vorneherein schwierig, über die Spitze zu diskutieren, da man nie weiß, ob die Spitze zur Darstellung gekommen ist. Wenn wir zuvor darauf hingewiesen haben, daß eine gleichmäßige Abrundung im allgemeinen den anatomischen Abschluß darstellt, so gilt das auch gerade hier. Finden wir eine konische Zuspitzung des für uns sichtbaren Appendixendes, so müssen wir daraus schließen, daß sich in der Cauda eine Schwellung

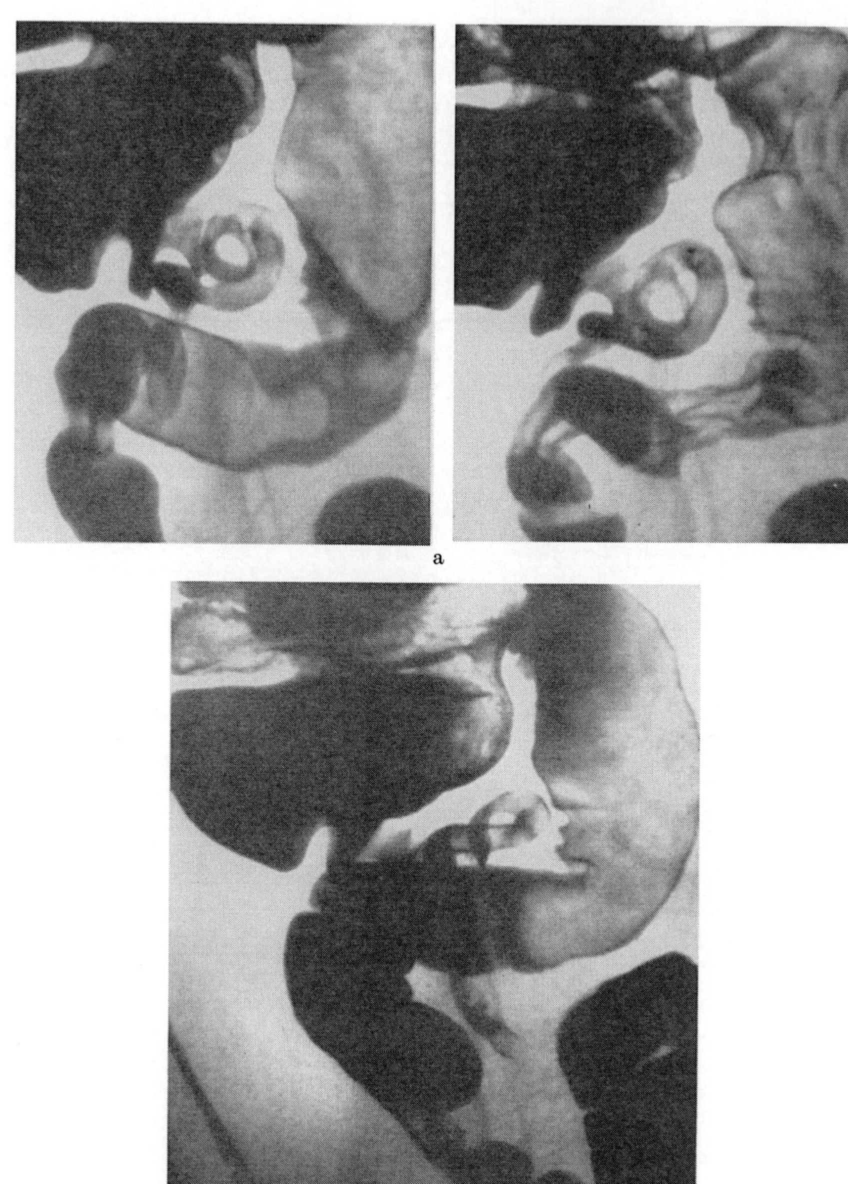

Abb. 56a. R. H., 45 Jahre. Appendix aufgerollt, Ansatz verschwollen und kontrahiert
Abb. 56b. Die Cauda der Appendix ist aufgetrieben und noch frei beweglich. Kotsteine in der Spitze. Ausgedehnte Verklebungen

befindet, die eine weitere Passage verhindert, und die lediglich zu der oben bereits beschriebenen Zapfenbildung führt. Wir sind also in solchen Fällen gehalten anzunehmen, daß ein pathologischer Spitzenprozeß vorliegt. Wir wissen, daß sich gerade diese Prozesse sehr frühzeitig durch eine Serosabeteiligung der Nachbarschaft mitteilen und so zu frühzeitigen Verklebungen führen können. Wir finden nicht selten diese Appendices nach median oder unten verzogen, verankert dergestalt, daß wir keine Möglichkeit haben, sie palpatorisch fortzuheben. Ein weiteres Kriterium der Spitzenprozesse besteht in dem halbmondförmigen Abschluß. Dieser Abschluß, der uns besagt, daß die Basis eines ovalären Gebildes umspült wird, das, in der Spitze gelegen, die Cauda ausfüllt und eine Darstellung der äußersten Spitze verhindert. Hier handelt es sich meist um

Steinbildungen, die sich ein festes Bett in der Spitzenschleimhaut geschaffen und die sich so hineingelegt haben, daß eine Lösung durch das Kontrastmittel nicht erfolgen kann. Derartige Steine, wenn sie einmal in dieser Form fest gebettet sind, sind scheinbar mehr oder weniger ungefährlich. Sie werden auch von einer Reihe von Autoren (SPRENGEL; MAALOE; RIBBERT u.a.) als harmlos angesprochen. Trotzdem dürften sie eine latente Gefahr darstellen, und, wie wiederholt beobachtet, z.B. Anlaß für ein auf

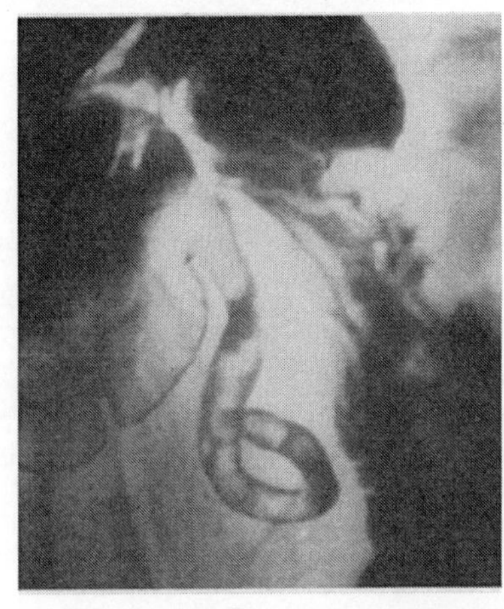

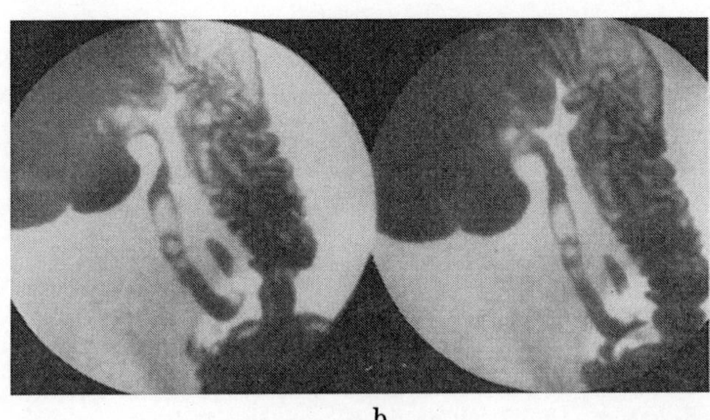

a b

Abb. 57a. M. A., 32 Jahre. Weiter Appendixansatz bei einer ausgesprochen druckempfindlichen Appendix, die reichlich Skybala enthält und Schnürringe aufweist

Abb. 57b. Kontraktion am Appendixansatz, spitzer Auslauf der Cauda bei einer Spitzenamputation. Ausgedehnte Verklebungen

Grund eines Traumas entstandenes Aufflackern appendicitischer Prozesse sein und dann unter Umständen mit foudroyanten Erscheinungen, die frühzeitig zu einer Gangrän der bereits zuvor geschädigten Wandung führen.

Über die Steindiagnose und über die Frage, ob es sich hier überhaupt um echte Steine handelt, soll später diskutiert werden.

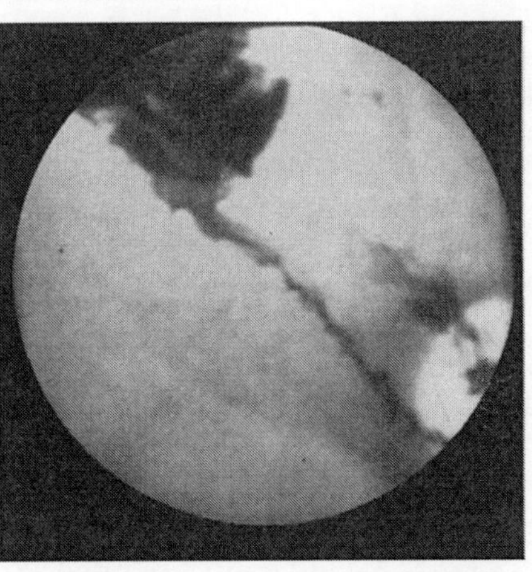

Abb. 58. B. W., 22 Jahre. Neuromatose der Appendix. (Irritation des Reliefs.)

Eine intensive Beobachtung der Randpartien der Appendix ist wichtig, da sie uns Aufschluß über die Wandbeschaffenheit, insbesondere das Schleimhautverhalten, geben soll. Noch einmal sei hier auf das Erfordernis einer besonders intensiven vorherigen Darmreinigung hingewiesen, die allein die Gewähr gibt, ein Ausgußbild der Appendix ohne Störungen durch restlichen Inhalt zu erhalten. Wir wissen, daß wir nicht in jedem Fall ein ideales Bild erhalten können, da wir nicht in der Lage sind, mit absoluter Sicherheit alle störenden Momente zu beseitigen. Trotzdem kann man in der Regel aus dem Vorliegen ungleichmäßiger Randkonturen auf Innenwandveränderungen schließen. Es wurde oben bereits darauf hingewiesen, daß bei akuten und auch subakuten Entzündungen zumeist die Schleimhautschwellung das Lumen der Appendix verschließt, so daß eine lokale morphologische Beobachtung unmöglich gemacht wird. In jenen Fällen jedoch, wo die Schwellung nicht so erheblich ist — das beobachten wir vorzugsweise bei älteren Patienten —, sehen wir flache rechteckige oder auch flache rundliche Wandausladungen als Ausdruck von frischen oder alten Wanddefekten. Sie können sich überall in der

Appendix finden und liegen im allgemeinen jenseits vom proximalen Drittel. Nicht selten sind sie vergesellschaftet mit Knickbildungen oder lokalen Wandstarren. Diese Wandstarre, die sich über die gesamte Appendix erstrecken kann, dürfte immer darauf hinweisen, daß grobe chronische entzündliche Veränderungen vorliegen.

So kann es auch hier zu dem Bild einer erigierten Appendix kommen, jedoch auf einer anderen Grundlage als der einer akuten Entzündung. Diese Formen der Wandstarre gehen meist einher mit Unregelmäßigkeiten und feinen Zackenbildungen der Wandkonturen als Ausdruck chronisch-entzündlicher Schleimhautveränderungen. Bei den mehr oder weniger akuten Entzündungen finden wir dagegen in der Regel eine glatte Wandbeschaffenheit. Bei diesen starren Appendices, die sich auch palpatorisch in keiner Form mehr verschieben lassen, dürfen wir annehmen, daß sie zirkulär in Verklebungen eingebettet sind. Meist dürfte es sich dann um den Restzustand eines periappendiculären Abscesses mit seinen Folgeerscheinungen handeln. Allgemein kann man sagen, daß sich in der Schleimhautdarstellung der Appendix die Erfahrungen, die wir im übrigen Magen-Darmkanal gewonnen haben, im Kleinen wiederholen. Die Kriterien der Beurteilung sind die gleichen. Es kommt auch hier darauf hinaus, ein Bild aus dem Wandbeschlag zu rekonstruieren. Die Beurteilung ist deswegen hier vielleicht etwas schwieriger, weil es sich nicht um ein Gebilde handelt, das man flächenhaft ausbreiten kann, sondern lediglich um ein, noch dazu sehr enges Rohr, das wir im wesentlichen nur tangential absuchen können.

Es ist möglich, aus einer feinschlägigen Zähnelung der gesamten Randpartien auf eine entsprechende Veränderung der Schleimhaut zu schließen, die annehmen läßt, daß die gesamte Appendix von kleinen warzenförmigen Erhabenheiten übersät ist (Abb. 58). Wir haben die vorliegende Aufnahme gewonnen bei einer Patientin, die histologisch das Bild einer Neuromatosis der Appendix bot (RÖSSLE). Man möchte annehmen, daß das Bild durch einen Krampfzustand in der Schleimhautmuskulatur hervorgerufen wurde. Entsprechend war auch im benachbarten Coecum eine ausgesprochene Irritation mit einer auffallend zart gekräuselten Schleimhautstruktur zu beobachten. Das Bild dürfte jenem von LASSRICH und PRÈVÔT bei lymphatischen Hyperplasien ähneln.

20. Physiologischer und pathologischer Inhalt der Appendix

Es wurde bereits darauf hingewiesen, daß die normale Appendix bei nüchternem Patienten in der Regel fast leer ist (ASCHOFF; RÖSSLE). Sie enthält selten minimale Kotreste und ist im übrigen im wesentlichen schleimgefüllt. Anders bei nicht nüchternem Patienten. Wir beobachten dann Füllungs- und Entleerungsphasen der Ingesta, da die Appendix nach einer normalen Mahlzeit ohne Beimengung von Passagebeschleunigern im Durchschnitt schon nach 2 Std aktiv oder passiv am Verdauungsvorgang beteiligt wird. An pathologischem Inhalt ist alles an Fremdkörpern möglich, was sich den Eingang in die Appendix verschaffen kann. So hat ASCHOFF berichtet, daß er neben Fruchtkernen, Nadeln, Haare, Borsten, Perlen, Knochenstückchen und Gallensteine beobachtet hat. Metallische Fremdkörper wird man ohne weiteres im Röntgenbild erkennen können. In jedem Fall wird man eine Kontrastmitteluntersuchung vornehmen, um die Lokalisation eines solchen Fremdkörpers, der sich in der Leeraufnahme gezeigt hat, vornehmen zu können. Geht der Befund einher mit einer lokalen Druckempfindlichkeit, und wird der Fremdkörper eindeutig in der Appendix selber lokalisiert, so wird man unbedingt eine Operation anraten. Wir haben bereits erwähnt, daß die Appendix in ihrer Muskulatur eine erhebliche Kraft zum Hinausbefördern ihres Inhalts entwickeln kann. Kurios ist der Bericht von BAENSCH, nach dem er in der Appendix eine ganze Schlüsselkette gefunden hat. Sie wurde nach 2 Monaten spontan entleert. Auch diese grobe Fremdkörperreizung konnte also die Appendix nicht zu einer akuten Entzündung bringen.

Über den pathologischen Inhalt der Appendix macht auch CHRISTELLER breitere Angaben. Er fand bis zu 122 Schrotkörner in einer Appendix, Glas, Metall, Emaille,

Porzellansplitter, Schrauben, Hemdenknöpfe, Nadeln, Kieselsteinchen, Obst-, Gemüse-, Gewürzkerne, Pflanzenfasern und Dornen, Fleischreste, Gräten, Knochen, Borsten, Zähne sowie Haare von Tieren oder vom menschlichen Körper. Schrotkörner in der Appendix sind eine nicht seltene Beobachtung. Auch sie werden häufig spontan entleert. Bisweilen kann man bei besonders jagdbeflissenen Patienten ganze Depots von Schrotkörnern in der Appendix nachweisen. FRASER beschreibt einen Fall von 48 Schrotkörnern in einer 9,5 cm langen Appendix, die keinerlei Zeichen einer Entzündung bei der Amputation aufwies. Es handelte sich hier jedoch um einen passionierten Jäger, der hin und wieder Schmerzattacken im rechten Unterbauch hatte, die nach der Appendektomie schwanden.

Ascariden sind in der Appendix beobachtet worden, auch Chirurgen berichten, daß man zeitweilig einen Ascaris im Wurmfortsatz als Grund für eine appendicitische Be-

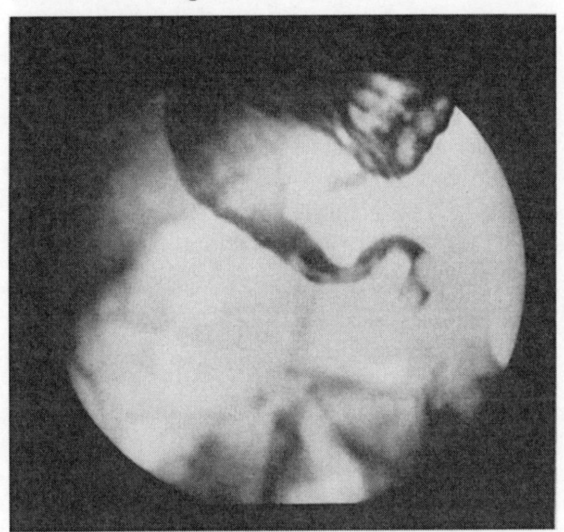

Abb. 59

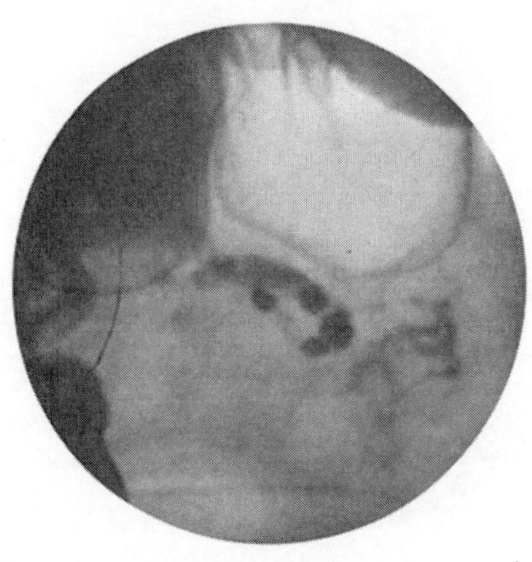

Abb. 60

Abb. 59. Schrotkörner in einer langen und verbackenen Appendix

Abb. 60. Oxyuren in einer sonst normalen Appendix bei weitem Abgang nach TREVES I

schwerde findet. Hier dürfte der Reiz erheblich sein, einmal durch das Kaliber vom Ascaris, zum anderen dürften die Eigenbewegungen des Wurmes Beschwerden hervorrufen können.

GACITUA und RAMIREZ beschreiben einen Fall eines 6jährigen Jungen, der akut mit heftigen Schmerzen im Bauch, Erbrechen und Temperaturen erkrankt war. Bei der Eröffnung der Bauchhöhle fanden sich bereits Exsudat und eine perforierte Appendix, aus deren Perforationsstelle ein wurmförmiges Gebilde hervorragte, das sich beim Herausziehen als 25 cm langer Ascaris erwies.

Oxyuren sind in der Appendix häufig beobachtet worden, zweifellos in früheren Jahren häufiger als heute. So vertrat RHEINDORF in einer großen Abhandlung aus dem Jahre 1920 die Ansicht, daß fast jede Appendicitis ursächlich auf einen Oxyurenbefall zurückzuführen wäre. Den Beweis dafür versuchte er mit seinem Material zu erbringen, das er im 1. Weltkriege und danach in Berlin gewonnen hat und schlug einen Generalfeldzug gegen die Oxyuriasis vor, um damit die Appendicitis zum Verschwinden zu bringen. Zweifellos wurde damit über das Ziel hinausgeschossen. Auch heute, nachdem die Oxyuren vielerorts fast gänzlich verschwunden sind, gibt es noch Appendicitiden und in derselben Häufigkeit wie vorher. Trotzdem wird man den Oxyurenbefall nicht immer als Grundlage ausschließen können. ASCHOFF gibt in seinem Material an, daß er in 8% bei den Sektionen Oxyuren nachgewiesen habe, METSCHNIKOW glaubte, bei zahlreichen Appendicitiden nach einer Wurmkur ein Verschwinden der Anfälle beobachtet zu haben.

Nach ihm will Becker in 54% bei nicht entzündlich veränderten, operativ entfernten Appendices Oxyuren nachgewiesen haben. Bei den heutigen hygienischen Verhältnissen dürften so massive Prozentsätze nicht mehr in Frage kommen.

Über das Vorkommen von Gas in der Appendix wurde bereits berichtet. Man kann die Appendix unter Umständen so bereits in der Nativaufnahme zu sehen bekommen. Im allgemeinen handelt es sich um veränderte Appendices, die nach oben gezogen sind mit einer relativ herabgesetzten Wandelastizität und oft auf Grund ihrer Länge die Gase nicht hinausbefördern kann.

Bei dieser Gelegenheit müssen auch die Bariumreste erwähnt werden, die man als charakteristisch geformte Schattengebilde in der Appendix oft noch lange nach einer Röntgenuntersuchung beobachten kann. Sie sind in Gestalt von kleinen Kügelchen oder bohnenähnlich oft noch Wochen nach einer Kontrastmittel-Untersuchung nachweisbar. Wenn man im Durchschnitt damit rechnen muß, daß der Bariuminhalt bald, spätestens im Verlauf von Tagen, eliminiert wird, so brauchen doch Bariumreste, die Wochen nach der Untersuchung nachgewiesen werden, nicht unbedingt alarmierend zu sein. In der Literatur werden Fälle beschrieben, die noch nach Monaten Bariumreste zeigten, ohne daß es zu irgendwelchen entzündlichen Veränderungen gekommen war, und ohne daß man berechtigt war, chronisch-entzündliche Veränderungen bzw. gröbere Narbenbildungen anzunehmen. Die Bariumreste sind durch ihre Schattendichte charakterisiert, und man wird nicht selten allein durch solche Reste in der Appendix, die sich auf Nativaufnahmen zeigen, erst darauf aufmerksam gemacht, daß eine bis dahin verschwiegene Kontrastmitteluntersuchung voraufgegangen war. Auch hier ist es jedoch so, daß man sich leichter zu einem aktiven Eingriff entscheiden wird, wenn bei einer verlängerten Verweildauer lokale Beschwerden nachzuweisen sind. In jedem Fall wird man versuchen, das Schleimhautverhalten bei solchen nachgewiesenen Retentionen zu studieren, und bei Unebenheiten und Kaliberunregelmäßigkeiten eine Läsion der Wandung annehmen dürfen, die den Grund für die verlängerte Verweildauer dargestellt hat.

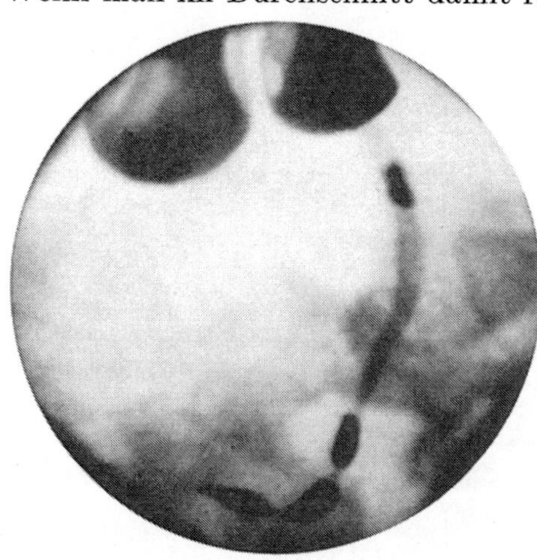

Abb. 61. Bariumreste in einer frei beweglichen Appendix

21. Kotsteine

Als Fremdkörper in der Appendix sind zweifellos auch die sog. Kotsteine aufzufassen. „Sogenannt", weil eine einheitliche Nomenklatur oder eine eindeutige Bezeichnung hier noch nicht festliegt. Man möchte zwischen falschen und echten Kotsteinen unterscheiden, wobei nach Baensch die echten Steine Kalksteine sein müssen. Christeller beschreibt die chemische Zusammensetzung wie folgt: Calcium-Phosphat, Calcium-Karbonat, Magnesium-Phosphat, Spuren-Chlorate und Sulfate. Solche Steine sind schattengebend und daher auch auf der Leeraufnahme zu sehen. Terjung beschreibt zwei Fälle von entzündlichen Tumorbildungen auf Grund solcher Steine. Wir haben solche echten Steine bis zur Größe einer Walnuß beobachten können (Abb. 62). Sudsucki fand bei 500 sorgfältig untersuchten Appendices in 10% „feste Massen" in der Appendix, nur in 1% echte Kotsteine.

Vespignani beschreibt die Kotsteine als ovale Gebilde, während rechteckige Gebilde umspülte Fäkalien darstellen würden. Aus dieser Schilderung kann man wohl am ehesten entnehmen, wie die Kotsteine derzeit bewertet werden. Es dürfte sich in der überwiegenden Mehrzahl der Fälle um eingedickte bzw. eingetrocknete Kotmassen handeln. Lediglich der Härtegrad dürfte ausschlaggebend sein für die derzeitige Steinbezeichnung. Wenn RIBBERT in 1%, NEUMANN in 29% und SPRENGEL in 48% Steine in der Appendix nachgewiesen haben, so ist das zweifellos darauf zurückzuführen, daß lediglich Koteindikkungen als Steine angesprochen wurden. SPRENGEL hat darauf hingewiesen, daß es sich bei den von ihm beobachteten Steinen um Riesenbakterienhaufen gehandelt hat, so daß man nicht einmal den Ausdruck Kot dafür gebrauchen möchte. „Meist ist der Kotstein weich und leicht zu zerdrücken.“ Die Rolle, die echte und falsche Steinbildungen bei der Entstehung der Appendicitis spielen, ist offenbar noch nicht restlos geklärt. CHRISTELLER stellt sich auf den Standpunkt, daß Steine eine erhebliche Rolle in der Genese der Appendicitis darstellen, und daß sie oft einen Durchbruch begünstigen. Auch SPRENGEL und ASCHOFF bekennen, daß Steine nicht selten Grund für schwere Formen der Appendicitis sind. Wir selber möchten diese Beobachtung bestätigen. Wir haben zahlreiche Fälle gesehen, bei denen Steine im distalen Appendixgebiet bzw. in der Appendixspitze zu schweren entzündlichen, teils geschwürigen, teils gangränösen Wandveränderungen geführt hatten, die oft vor der Perforation standen. Häufig sahen wir sie verbunden mit Spitzenempyemen. In keinem Fall unserer Beobachtung war die Wand der Appendix in der unmittelbaren Umgebung des Steines unverändert. Die von uns beobachteten echten Steine waren chemisch von derselben Zusammensetzung, wie sie CHRISTELLER und auch TERJUNG beschrieben haben. Bei den „unechten“ Steinen handelte es sich um derben, eingedickten Kot, der eine solche Festigkeit erlangt hatte, daß eine Verformung nicht mehr möglich war. Wir haben in keinem Fall einwandfrei Fremdkörper im Innern der Steine nachweisen können. Mit Wahrscheinlichkeit ist die Steinbildung auch nur in einem relativ geringen Prozentsatz auf Fremdkörper bzw. Inkrustationen von Fremdkörpern zurückzuführen. NEUMANN stellte fest, daß bei solchen Fremdkörpersteinen fast ausschließlich Härchen bzw. Borsten, besonders Zahnbürstenborsten verantwortlich waren. Obstkerne oder ähnliche Fremdkörper, die man geneigt war bis dahin für die Entstehung verantwortlich zu machen, sind nur äußerst selten nachgewiesen worden.

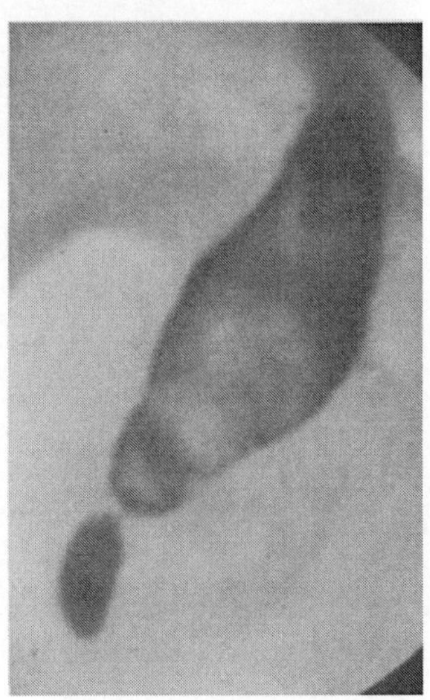

Abb. 62. Walnußgroßer Koprolith in der Appendix mit beginnender Spitzenamputation

Der Steinnachweis ist röntgenologisch nur dann zu erbringen, wenn die Appendix selber optimal dargestellt ist. Aber auch dann noch müssen wir die übliche Einschränkung machen, die uns dadurch gegeben ist, daß wir nie mit absoluter Sicherheit wissen, ob wir den distalen Appendixanteil in seiner ganzen Ausdehnung dargestellt haben. Handelt es sich um Konkremente, die schattengebend sind, so wird die Lokalisation mit Hilfe einer Kontrastdarstellung kaum Schwierigkeiten bereiten. Aus der Lage bzw. der Lagebeziehung zum Coecum wird man die Diagnose erhärten können. Auch hier interessiert uns vor allem das Schleimhautverhalten. Wir sehen, wenn wir die Appendix in ihrer ganzen Ausdehnung dargestellt haben, und wenn der Stein regelrecht umspült ist, nicht selten vor sowie hinter dem Konkrement Schleimhautwülste, die uns andeuten, daß hier die Schleimhaut entweder geschwollen ist oder aber, daß die Schleimhaut, die dem Stein unmittelbar anliegt, atrophisch geworden ist. In fast allen Fällen beobachten wir, daß die Appendix sich auf der Höhe des Steines ausweitet wie der Leib einer Schlange nach dem Verzehren eines Tieres. Die Konsistenz des Steines bedingt, daß die normale Kontraktion sich auf seiner Höhe nicht auswirken kann (Abb. 63).

Wir haben beobachtet, daß sich die Cauda der Appendix gleichmäßig gerundet darzustellen pflegt. Wir haben ferner gesehen, daß eine Zuspitzung des terminalen Teiles des Schattenbandes uns auf entzündliche Veränderungen bzw. auf eine Obliteration hinweisen dürfte. Wenn sich das Ende gabelt, so ist dieser Befund charakteristisch für einen Spitzenstein.

Es sind die geschilderten, bei der Entzündung erkennbaren Schleimhautveränderungen, die uns in der Bewertung des Steinbefundes weiterhelfen müssen. Auch hier dürfte das Vorliegen eines lokalen Druckpunktes ausschlaggebend sein, wie auch eine mangelnde Verschieblichkeit mit der daraus zu folgernden Annahme von Verwachsungen. Wir selber sind nach unseren Erfahrungen mit Steinen, insbesondere mit solchen, die die Größe einer Bohne überschreiten, weitgehend geneigt, eine aktive Behandlung zu befürworten.

Es muß bei der Steindiagnostik noch einmal darauf hingewiesen werden, daß wir nicht in der Lage sind, alle Steine darzustellen, und daß man jederzeit in einer für uns

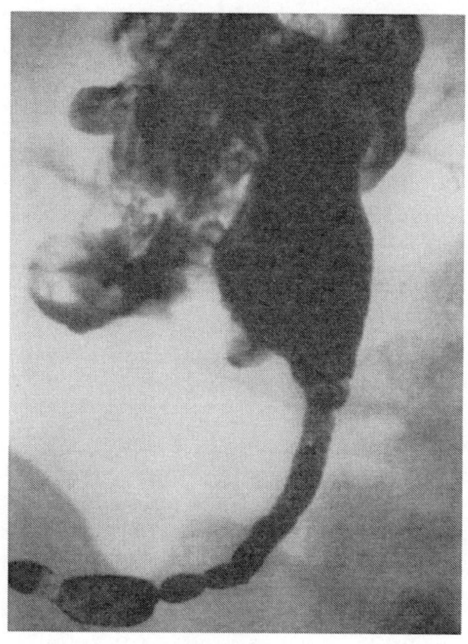

Abb. 63

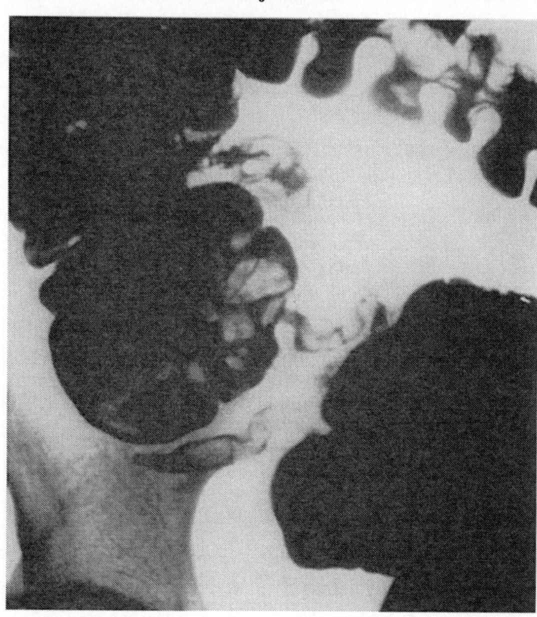

Abb. 64

Abb. 63. Dr. H. H., 81 Jahre. Wechselndes Appendixlumen bei einem Stein nahe der Cauda. Kleines Spitzenempyem. Kontraktionsphasen proximal der Auftreibung

Abb. 64. Ausgedehnte Kaliberschwankungen der Appendix, Verklebungen am Ansatz, vermehrte Kontraktion im Ansatzbereich. Mangelnde Selbstreinigung. Subakute Appendicitis

nicht sichtbaren Appendix große Steine finden, insbesondere dann, wenn der Stein bereits zu reaktiven entzündlichen Zuständen geführt hat, die eine Füllung der Appendix nicht mehr zulassen.

22. Subakute Appendicitis, sekundäre Veränderungen am Coecum

Die subakute Appendicitis, die naturgemäß fließende Übergänge zur akuten darstellt, läßt uns röntgenologische Stigmata erkennen, die auch bei negativer Darstellbarkeit der Appendix weitgehende Rückschlüsse gestatten.

Wir wollen uns jetzt mit den Zeichen beschäftigen, die uns bei der Kontrastdarstellung der Ileocöcalregion Hinweise auf eine Appendixerkrankung geben können. Zweifellos ist die negative Darstellbarkeit der Appendix zumindest auffallend, und sie ist uns Anlaß, die umgebenden zu übersehenden Organteile des Magen-Darm-Traktes einer besonders sorgfältigen Beobachtung zu unterziehen. Wenn wir den Standpunkt, der auch heute noch von vielen Röntgenologen eingenommen wird, daß eine negative Füllung mit 95% Wahrscheinlichkeit auf pathologische Veränderungen an der Appendix hinweist, auch als zu weitgehend betrachten, so sehen wir in letzterem doch ein wesentliches Verdachts-

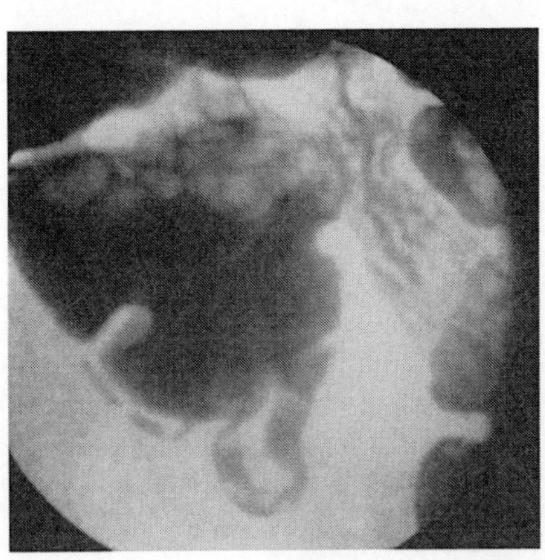

Abb. 65

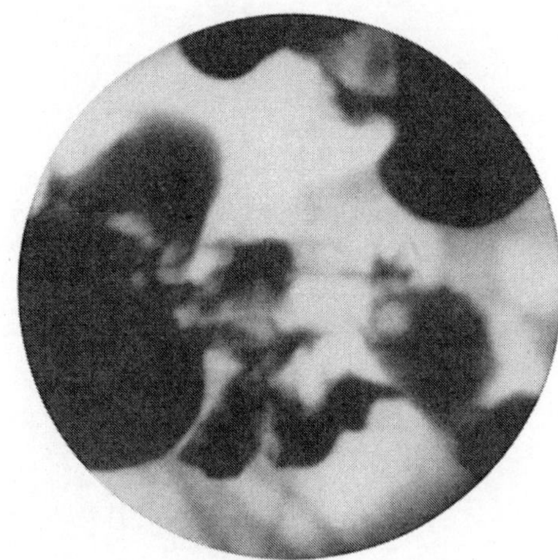

Abb. 66

Abb. 65. M. U., 18 Jahre. Kaliberschwankungen in der Appendix bei ausgedehnter Verklebung. Subakute Appendicitis

Abb. 66. Subakute Appendicitis mit schwerer Schleimhautschwellung im Coecum, Appendix zugeschwollen

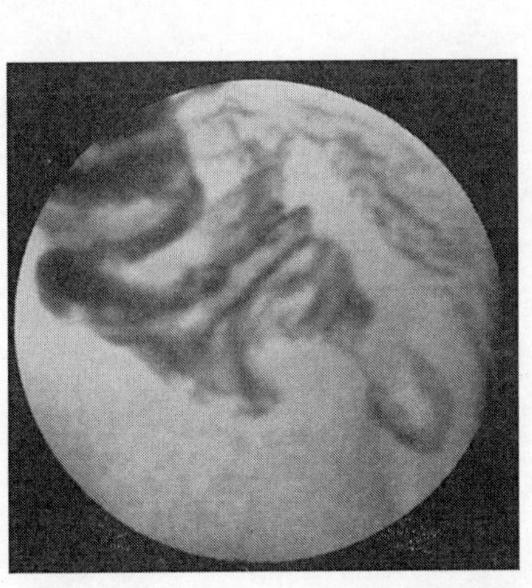

Abb. 67

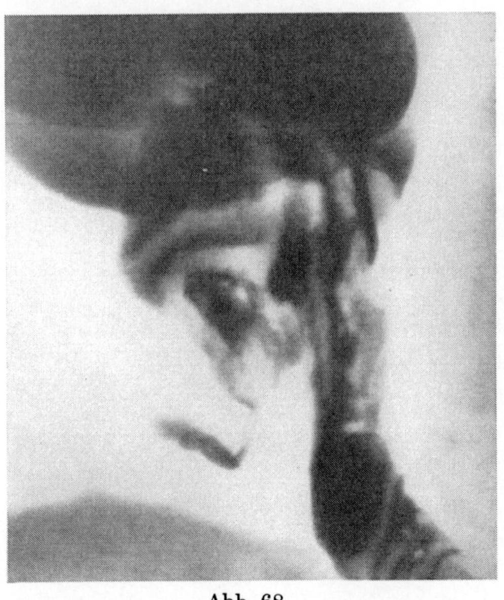

Abb. 68

Abb. 67. Grobe Schleimhautschwellungen in der Appendix mit portioartiger Zuschwellung des Ansatzes und grober sekundärer Schleimhautschwellung im Coecum bei subakuter Appendicitis. (H. E., 25 Jahre)

Abb. 68. Subakute Appendicitis mit grober Schleimhautschwellung im Coecum und im terminalen Ileum. Die Appendix ist im Anfangsteil fast zugeschwollen, entzündliche Schleimhautveränderungen im distalen Anteil. (Dr. H. Sch., 46 Jahre)

moment. Kommt eine lokale Druckempfindlichkeit hinzu, so wird allein die mangelnde Darstellbarkeit unter Umständen zur Diagnose ausreichen. Wir betrachten jetzt besonders intensiv das Schleimhautverhalten des Coecums in der Umgebung des Appendixansatzes. Finden wir den Ansatz als kleinen Dorn und um diesen Dorn herum ein ausgesprochen konkaves Profil, das eine gewisse Tiefe aufweist, und finden wir die Schleimhautzeichnung im Coecum selber vergröbert, so ist uns das ein Beweis für eine entzündliche Reaktion, die bei der mangelnden Darstellung durch eine Appendixerkrankung

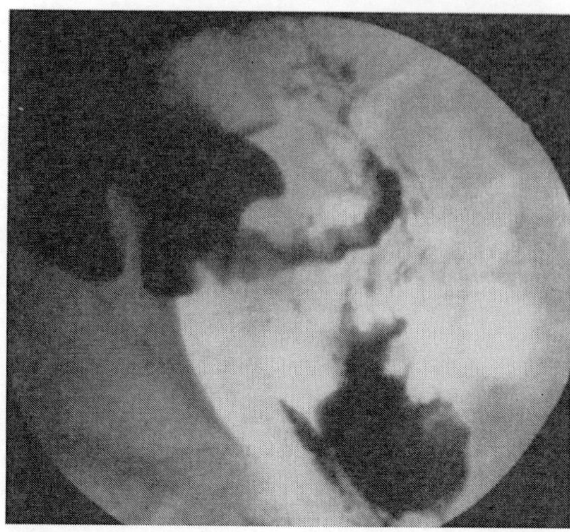

Abb. 69. S. G., 10 Jahre. Schleimhautschwellung in der Appendix von polypösem Charakter und sekundärer Schleimhautschwellung des Coecums bei subakuter Appendicitis

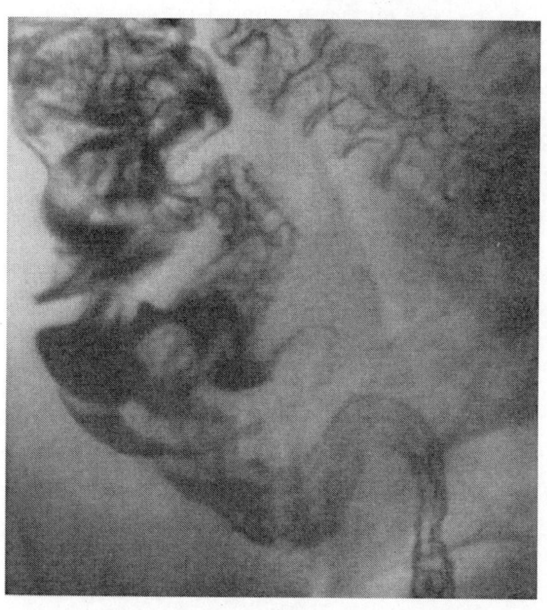

a

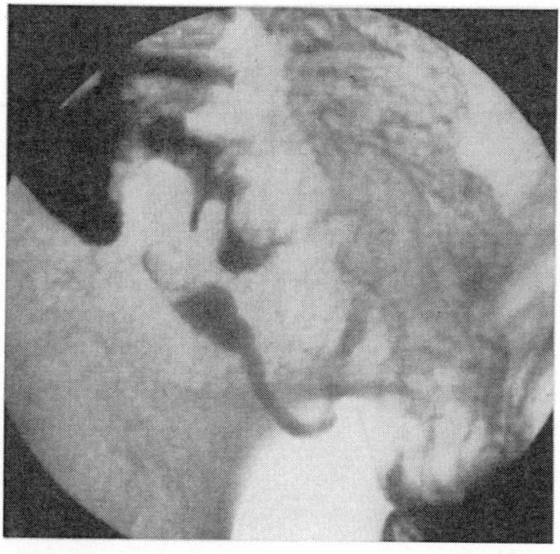

b

Abb. 70a. H. W., 16 Jahre. Subakute Appendicitis. Schleimhautschwellung im Cöcalbereich. Auftreibung an der Appendixcauda, in der ein Kotstein gelegen ist und die ein Empyem enthält

Abb. 70b. Stein in der aufgetriebenen Appendixcauda bei grober Schleimhautschwellung allgemein

hervorgerufen sein dürfte. Wir sehen nicht selten diese Schwellungen bis über die Ileocöcalklappe hinaus in das Ileum hineinreichen, ohne daß man damit berechtigt ist, eine primäre Ileitis anzunehmen. Zweifellos sind solche entzündlichen Schleimhautschwellungen im Ileum bei bestehender Appendicitis vor allem dann, wenn der Wurmfortsatz besonders eng dem Ileum anliegt, keine Seltenheit.

Das Symptom der dornförmigen Füllung des Appendixansatzes im Verein mit dem tiefen bikonkaven Profil und einer Schleimhautschwellung im Coecum dürfte für eine Diagnosestellung im allgemeinen bereits ausreichen. Wir werden in solchen Fällen vor allem annehmen dürfen, daß der Entzündungszustand noch akut ist und werden demgemäß zu einer Operation raten. Schreitet jetzt die Entzündung weiter fort, so

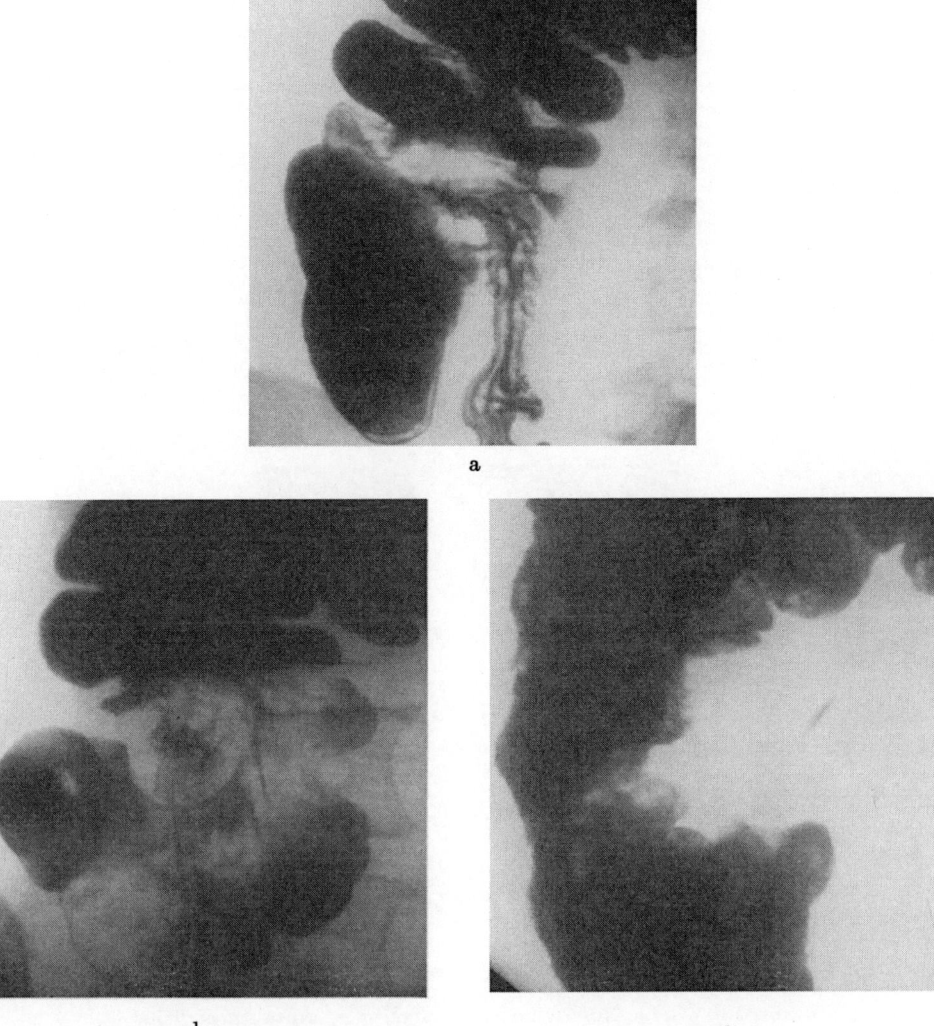

b c

Abb. 71a. M.Q., 39 Jahre. Sagittalbild ohne grobe Krankheitszeichen

Abb. 71b. In umgekehrter Fechterstellung tiefe Einziehung im Valvula-Bereich, von der Appendix nur ein kleiner spindelförmiger Schatten dargestellt

Abb. 71c. Der untere Coecumpol ist nach hinten gerollt, große Kokarde am Appendixansatz. Große verschwollene Portio der Valvula Bauhini

kann die entzündliche Schwellung der Umgebung Ausmaße annehmen, die bereits an eine Tumorform erinnern. Es finden sich nun Zeichen wallartig aufgeworfener, kreisförmig angelegter Schwellungsringe um den Appendixansatz herum, die man sagittal wie frontal darstellen kann, und die bei sagittaler Projektion wie eine Rosette oder eine große Kokarde aussehen (Abb. 72). Nach Operationen am Blinddarm sind solche Erscheinungen auch zu beobachten; es soll später darauf eingegangen werden. Man sieht sie jedoch bereits bei subakuten Erscheinungen und bei nicht voraufgegangener Operation als Ausdruck einer heftigen örtlichen entzündlichen Reaktion.

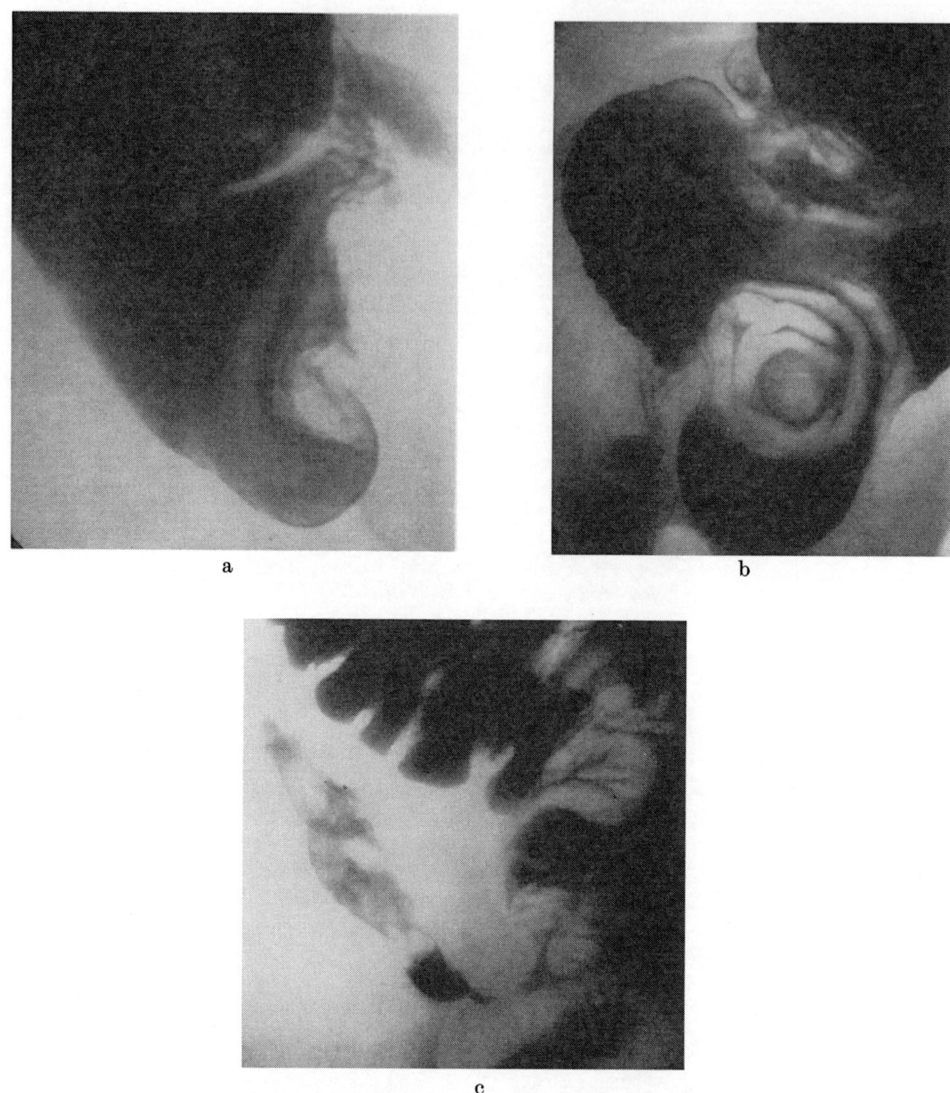

Abb. 72a. G. G., 64 Jahre. Tumor im rechten Unterbauch. Füllungsdefekt am Appendixansatz

Abb. 72b. Große Rosette am Appendixansatz, akute Appendicitis

Abb. 72c. Nach 4 Wochen ist die Schleimhautschwellung ein wenig abgeklungen. Die Appendix ist dargestellt mit einer gedeckten Perforation. Grobe Restschwellungen in der Appendix, die nach außen und oben geschlagen und in dieser Position fixiert ist

Nicht selten ist bei fortgeschrittenen Erscheinungen auch die Valvula Bauhini beteiligt, die dann grob portioartig geschwollen sich tief in das Darmlumen vorwölbt. Wie bereits erwähnt, stellen diese Bilder (Abb. 71) bereits den Übergang zu einer entzündlichen Tumorbildung dar, und wir können in diesem Stadium unter Umständen schon Impressions- bzw. Verdrängungserscheinungen beobachten.

So waren wir in der Lage, einen Fall zu verfolgen, der auf Grund kardialer Insuffizienzerscheinungen nicht zur Operation kommen konnte, und bei dem unter konservativer Behandlung der Prozeß allmählich abklang (vgl. Abb. 72). Der 64jährige Patient, bei dem sich ein periappendicitischer Prozeß in Form eines Tumors entwickelte, hatte bei der Anfangsuntersuchung das ausgesprochene Kokardenzeichen bei negativer Appendixfüllung. 4 Wochen später bei einer Kontrolluntersuchung füllte sich die Appendix, und man konnte die Perforationsstelle sehen mit einer kleinen gedeckten Resthöhle, die den Kern des entzündlichen Tumors dargestellt haben dürfte (Abb. 72c).

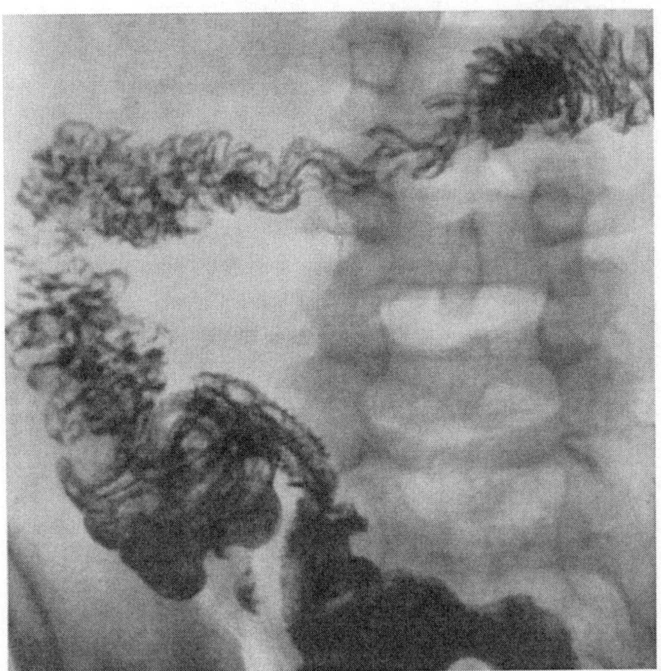

Abb. 73a. C. K., 12 Jahre. Grobe subakute entzündliche Veränderungen an der Appendix mit lokalen Schleimhautveränderungen und einem intensiven Reizzustand, der sich in einer Irritation auch des terminalen Ileums und des ganzen Colons ausdrückt

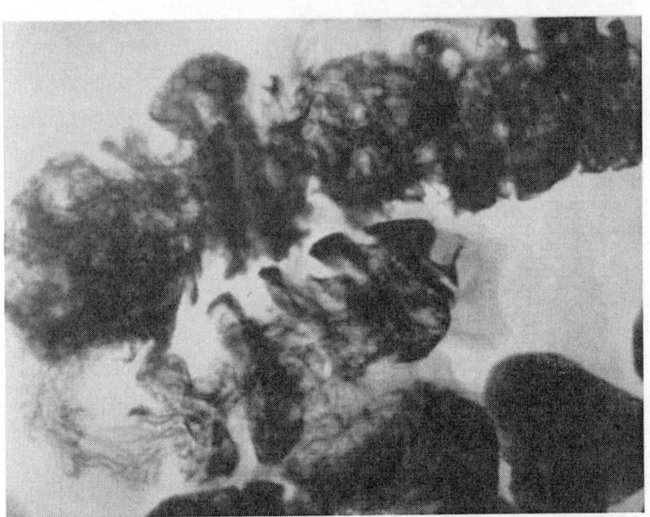

Abb. 73b. Das Coecum mobile läßt sich dabei weit über die Mittellinie hinaus nach median verschieben. Der Druckpunkt bleibt streng lokal über dem Appendixansatz

23. Appendicitis purulenta

Wir wissen, daß sich bei der Appendicitis purulenta (Abb. 74) zahlreiche Perforationen im Verlauf des Wurmfortsatzes einstellen können. Man wird bei drohender oder bereits vorliegender Perforation kaum je die Appendix zu Gesicht bekommen, da sie jeweils bereits vor der Perforationsstelle zugeschwollen sein dürfte. Selbstverständlich darf keine Füllung mit Gewalt erzwungen werden. Bei darstellbarer Appendix wird man aus der Intensität der Kaliberschwankungen bis zu einem gewissen Grade auf die Schwere der Erkrankung schließen können. Insbesondere wird dort die Beobachtung der benachbarten

Schleimhautstruktur interessieren. In diesem Fall wird die lokale Druckempfindlichkeit bzw. die Muskelspannung im Untersuchungsrahmen ihre entsprechende Verwertung finden. Man wird aus diesem Grunde bei einer auf die Appendix gerichteten Untersuchungsmethode niemals auf die Durchleuchtung und die Palpation verzichten.

Bei klassischen Symptomen der akuten Appendicitis wird man die Röntgenuntersuchung entbehren können. Sobald sich jedoch differentialdiagnostische Zweifel ergeben, sollte man sie prinzipiell anwenden. Die geringere Belastung für den Patienten ist hier der Einlauf, der auch für eine unter Umständen im unmittelbaren Anschluß erforderliche Operation keine Verschlechterung der Situation darzustellen braucht. Man wird selbstverständlich äußerst schonend vorgehen und wird z.B. die sonst übliche Bauchlage bei der Applikation des Klysmas vermeiden.

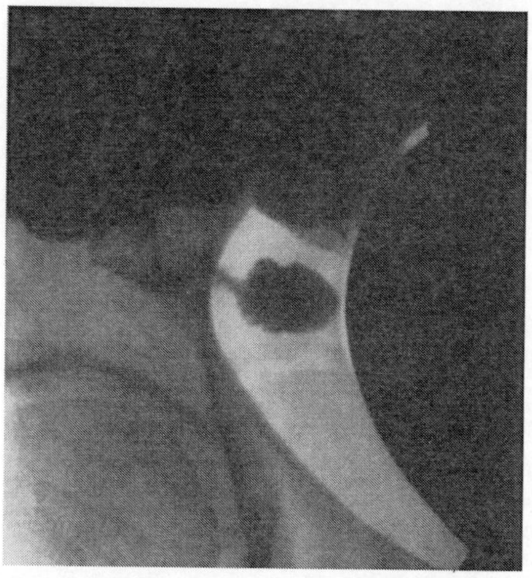

Abb. 74. K. E., 46 Jahre. Schwerste Schleimhautveränderungen an der Appendix bei einer akuten Appendicitis purulenta

24. Die Nativuntersuchung bei akuter Appendicitis

Auch in der Anwendung einer sorgfältigen Nativuntersuchung mit Aufnahmen in verschiedenen Ebenen bzw. in Seitenlage besteht die Möglichkeit, diagnostisch weitgehend zum Ziel zu kommen. Diese Methode ist vor allem von Frimann-Dahl systematisch erarbeitet worden. In seinem 1962 in Amerika erschienenen Buch über die Röntgenuntersuchung bei akuten Baucherkrankungen nimmt die Appendicitis einen breiten Raum ein. Er konnte bei seinem Material durch die Leeruntersuchung in 50% der Fälle einen positiven Befund erheben. Die Röntgenzeichen teilt er in sechs verschiedene Gruppen ein. Einmal die akute Appendicitis mit negativen Zeichen, dann jene mit lokalem Ödem und peritonealer Reizung, weiter die akute Erkrankung mit mechanischer Stenose, dann jene mit beginnendem Ileus. Schließlich kommen die akuten Appendicitiden mit Steinbildungen und zum Schluß die akute Erkrankung mit Absceßbildung zur Sprache. Frimann-Dahl schildert die verwertbaren Symptome und legt auf die Beobachtung von Ausweitungen im Coecum und Ascendens mit Gasansammlung und Spiegelbildung sowie auf die reine Weichteilschattenbeobachtung großen Wert. So kann man frühzeitig Exsudationen im Bauchraum feststellen. Die Beobachtung der Flanken mit der „défense musculaire“ spielt dabei eine große Rolle. Frimann-Dahl stellt sich auf den Standpunkt, daß eine perorale Bariumdarreichung mit Vorsicht angewandt werden darf. Eine positive Füllung der Appendix spricht unter Umständen gegen eine akute Entzündung. Er beobachtet einen relativen Hochstand und verminderte Beweglichkeit des Zwerchfells auf der kranken Seite.

Auf Beobachtung der sog. Flankenlinie (Fettgewebe zwischen den Muskelschichten der Bauchwand) wird auch von Thomas, Williams und Williams besonders hingewiesen. Letztere sehen bei der Nativuntersuchung in der Veränderung der normalen Gasverteilung (durch Lähmung der Darmschlingen) und in dem Ödem der Flankenlinie, die verbreitert oder verwaschen erscheint, die wesentlichsten Symptome für eine akute Appendixerkrankung. Hinzu kommt das peritoneale Exsudat, das sich zwischen den geblähten und auseinandergedrängten Darmschlingen darstellen kann. Schließlich wird auf die Beobachtung von Steinen sowie einem Ödem der Cöcalwandung, das sich in der Verbreiterung der Haustren ausdrückt und Gasbildung zwischen den Darmschlingen, die auf eine Perforation bzw. Absceßbildung hinweisen, Wert gelegt. Sutteropoulus erwähnt in diesem Zusammenhang die Aufhebung des Psoasschattens neben einer Verdickung der cöcalen Schleimhaut. McCort weist auf die differentialdiagnostische Bewertung von freiem Gas in der Bauchhöhle hin. Die Perforation einer entzündlich veränderten Appendix kommt jedoch dabei erst in vierter Linie in Frage. Nach seinen Beobachtungen ist in der überwiegenden Mehrzahl der Fälle für eine Perforation ein Koprolith verantwortlich. Das freie Gas im Abdomen soll vorerst auf ein perforiertes Ulcus, dann auf ein perforiertes Colondivertikel, schließlich auf eine perforierte Krebsgeschwulst, einen Abortversuch oder ein Trauma den Verdacht lenken. Erst dann wird man an eine perforierte Appendix denken. Auch er erwähnt das Unscharfwerden des Flankenstreifens und der unteren Psoasbegrenzung. Schon 1940 hat HULTÉN darauf hingewiesen, daß man bei den Nativuntersuchungen der akuten Appendix mit periappendicitischen Prozessen ein zentrales dichteres Feld beobachten kann, und daß sich gashaltige Darmschlingen drumherum anordnen. In diesem Schattenfeld ist die Appendix anzunehmen. Unter Umständen zeigen die umgebenden Dünndarmschlingen kleine Depots. Gerade bei Kleinkindern hält HULTÉN diese Methode für sehr wichtig, da es oft unmöglich ist, in solchen Fällen den Ort der Empfindlichkeit festzustellen. HULTÉN hebt die Notwendigkeit engster Zusammenarbeit zwischen dem Chirurgen und dem Röntgenologen in diesen Fällen hervor.

25. Appendicitischer Absceß

Bei der Absceßbildung, die sich im Anschluß an eine Appendicitis entwickelt hat, wird es oft differentialdiagnostische Schwierigkeiten geben. Beim Vorliegen eines tastbaren Tumors, der auch postappendicitisch kugelrund sein kann, wird man prinzipiell versuchen, eine Röntgenuntersuchung in irgendeiner Form vorzunehmen. Die für den Patienten im allgemeinen weniger anstrengende und weniger zeitraubende Methode dürfte der Kontrasteinlauf sein, der auch gerade für die Ileocöcalregion die besten Aufklärungsmöglichkeiten in sich birgt. Vorweg sei hier gesagt, daß sich Nachbarschaftserkrankungen, vor allem Erkrankungen, die vom weiblichen Genitale ausgehen, auch ihrerseits in groben Irritationserscheinungen bzw. Schwellungserscheinungen in der Ileocöcalregion ausdrücken können. Nicht selten wird eine von den Adnexen ausgehende Entzündung unmittelbar auf die Ileocöcalregion übergreifen. Die Appendix ist nicht selten sekundär völlig verschwollen und daher nicht darstellbar. Das Bild der Ileocöcalregion stellt sich dann wie ein solches der subakuten Appendicitis dar. Letztlich ist es ja auch anatomisch annähernd zu vergleichen. Wir haben solche Bilder bei extrauterinen Graviditäten beobachten können, die im Anfang blande verliefen, und die sich fast ausschließlich durch die Beteiligung der benachbarten Ileocöcalregion bemerkbar machten, nachdem auch das klinische Bild auf eine primäre Appendixerkrankung hinzuweisen schien. Eine Mahnung für den Röntgenologen, stets alle diese Möglichkeiten ins Auge zu fassen. An anderer Stelle soll darauf noch eingegangen werden.

Wir werden in jedem solcher Fälle versuchen, eine retrograde Ileumfüllung zu erzielen, um gerade auch über das Verhalten der letzten Dünndarmschlinge Aufschluß zu bekommen. Die postappendicitischen Abscesse liegen meist nach median zu und machen Impressionen am unteren Coecumpol bzw. am medianen Coecumrand; sie verdrängen oft die terminale Ileumschlinge. Sekundär können die Schleimhautfalten im Sinne einer ödematösen Schwellung verändert sein. Es ist jedoch auch nicht selten zu beobachten, daß sich ein ausgesprochener Reizzustand in einer irritierten, zarten Schleimhaut ausdrückt. POHL, der sich auch der geschilderten Untersuchungsmethode bedient, und der bereits 1930 über postappendicitische Abscesse im Röntgenbild ausführlich berichtet hat, unterscheidet topographisch zwei Gruppen: jene Fälle, bei denen der Wurmfortsatz in den entzündlichen Tumor einbezogen ist, und wo es sich um eine echte Perityphlitis handelt, die meist im rechten Unterbauch gelegen ist, und jene Fälle, bei denen der Absceß wohl die Folge der Appendicitis aber entfernt vom ursprünglichen Erkrankungsherd gelegen ist. Die letzteren Abscesse können mit dem Coecum und mit der Nachbarschaft in offener Verbindung stehen, wie überhaupt die Abscesse nach Appendicitis fast in jeder Bauchregion gefunden werden können. Sie können in den

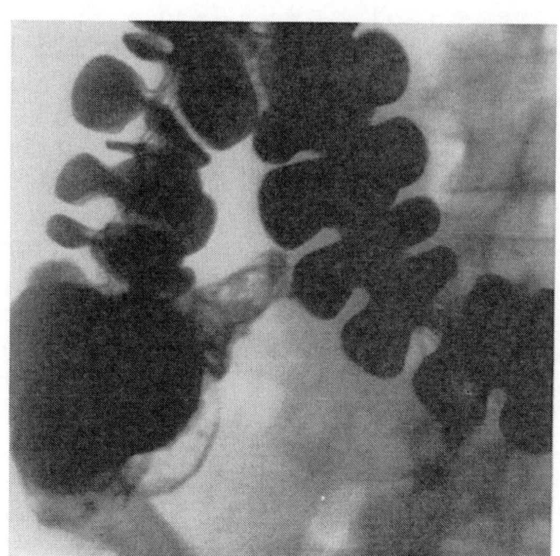

Abb. 75

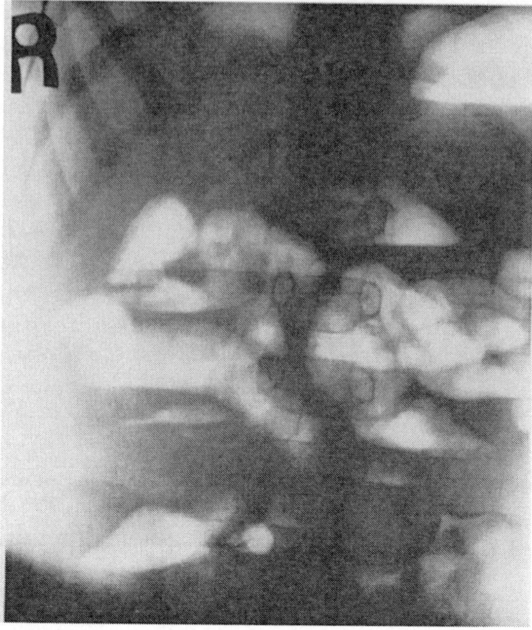

Abb. 76

Abb. 75. Perityphlitischer Tumor mit Abdrängung des terminalen Ileum und Verziehung der Appendix nach median

Abb. 76. H. S., Dünndarmileus nach appendicitischem Absceß. Weichteilschlagschatten in der Ileocöcalregion, durch den die Dünndarmschlingen lokal verdrängt werden

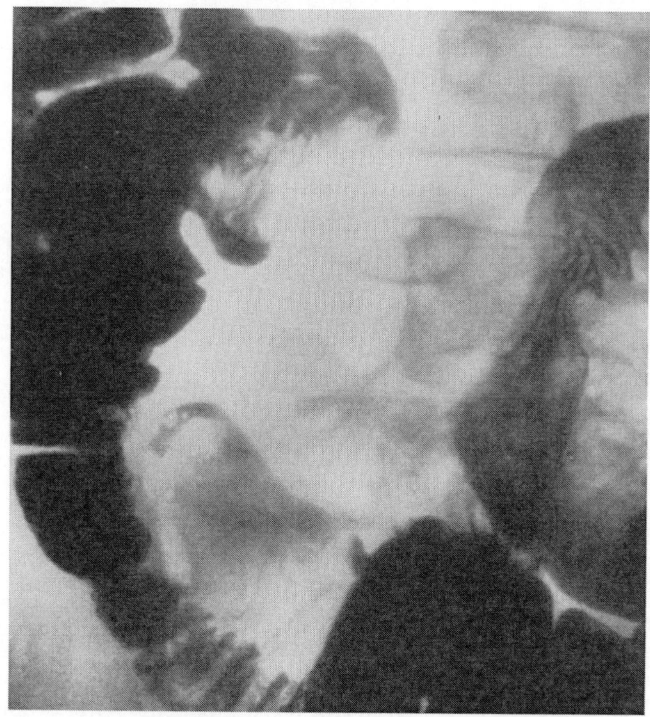

Abb. 77. A. K., 38 Jahre. Postappendicitischer Tumor. Coecum am Appendixansatz stark verschwollen, der Ansatz selbst ist kontrahiert. Schwellungen auch in der fixierten Appendix. Breite Impressionen des Tumors in die retrograd gefüllten Ileumschlingen

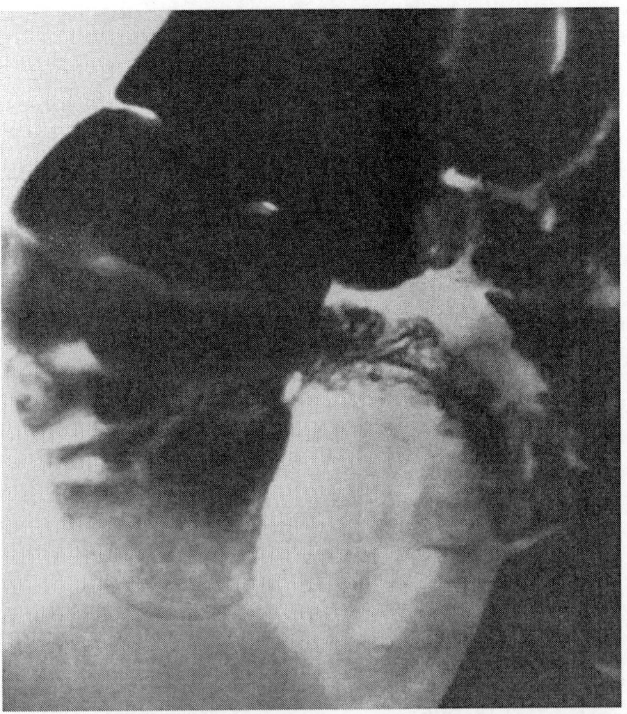

Abb. 78. M. v. Z., 6 Jahre. Organisierter Absceß bei Obliteration der Appendix. Breite Impression am Coecum und am terminalen Ileum

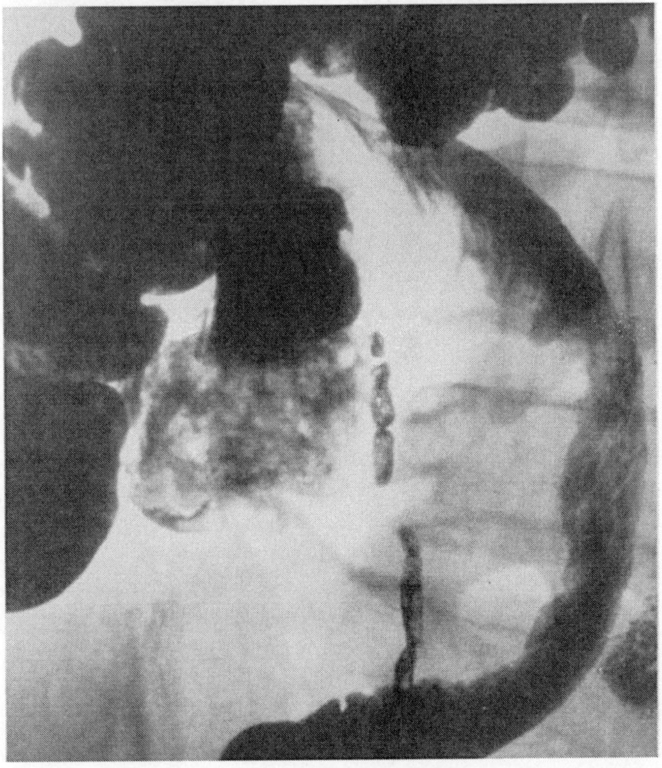

Abb. 79. E. E., 40 Jahre. Perityphlitischer Tumor, 6 Wochen nach Beginn eines appendicitischen Anfalles. Das terminale Ileum ist weit auseinandergedrängt. Die Appendix ist fraktioniert gefüllt und zeigt zahlreiche Einschnürungen

Darm durchbrechen. Sie können die Bauchdecken durchbrechen und können als Douglas-Abscesse die Rectumwand bis an die Schleimhaut durchsetzen. Die Differentialdiagnose gegenüber Tuberkulose oder Aktinomykose kann sich schwierig gestalten. Wir werden ferner zur Differentialdiagnose gegenüber dem Carcinom die Kriterien, die uns in der allgemeinen Schleimhautdiagnostik gegeben sind, beachten müssen.

Zweifellos liegen die Abscesse in der Mehrzahl dort, wo wir normalerweise den Wurmfortsatz erwarten. Pohl beschreibt bei dieser Lokalisation das Stierlinsche Symptom der vermehrten Kontraktion vom Ascendens. Schembra schildert die Schleimhautirritierung bei diesen Abscessen.

Die Lage des Coecums, die wir röntgenologisch zu erfassen vermögen, wird uns oft Wegweiser sein müssen.

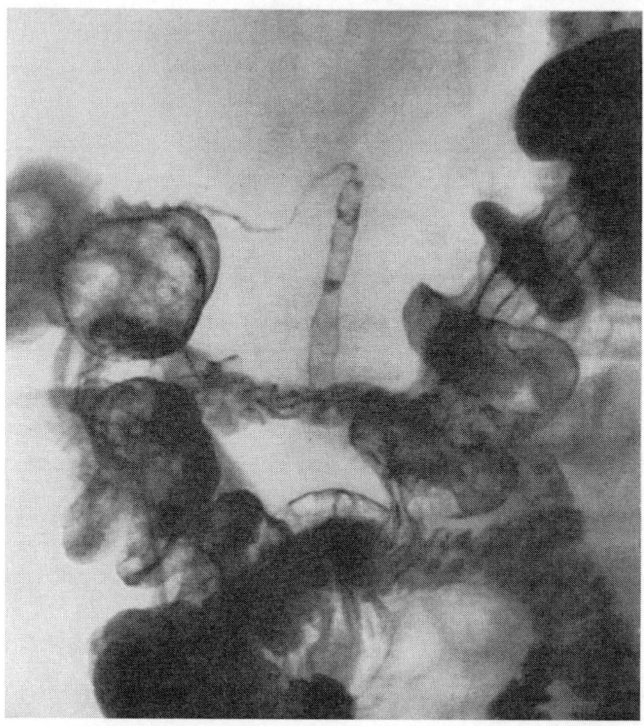

Abb. 80. St. M., 20 Jahre. Postappendicitischer Absceß bei einer unter die Leber gerafften Appendix mit erheblichen entzündlichen Schleimhautveränderungen im proximalen Drittel und sekundärer Verziehung bzw. Verdrängung der Darmschlingen

26. Rezidive nach Appendicitis

Aus dem Voraufbeschriebenen geht hervor, daß die Rezidive bei den Appendixerkrankungen eine große Rolle spielen. Trotzdem muß darauf noch einmal eingegangen werden. Wie es im Einzelfall schwierig sein wird, von vorneherein festzustellen, ob es sich um eine Primärerkrankung oder aber um ein Rezidiv handelt, so ist es nicht leicht, ein Rezidiv als solches zu klassifizieren.

Ein Großteil der voraufgeschilderten im Röntgenbild faßbaren Appendix-Erkrankungen waren zweifellos bereits als Rezidive aufzufassen. Zumal dann, wenn Verklebungen, Knickbildungen oder dergleichen vorlagen. (Im Hinblick auf die Knickbildungen ist es interessant, daß Czepa den Ausdruck ablehnt und auf eine „fixierte Biegung“ hinausmöchte. Gemeint ist bei beiden Bezeichnungen zweifellos das gleiche, nämlich eine Formveränderung, die auf einen durchgemachten, entzündlichen Prozeß hinweist.)

Zweig hat darauf aufmerksam gemacht, daß es eine definitive und anatomische Heilung nach einer Appendicitis außerordentlich selten gibt. Bei jedem, der einmal an der Appendix erkrankt war, besteht die Gefahr des Rezidives, und jedes dieser Rezidive kann deletär ausgehen. Er fordert demnach, daß man nach dem ersten Rezidiv sofort operieren sollte. Vor allem bei Kindern soll man die Rezidive rasch aktiv angehen, da sie sich dort in den meisten Fällen bösartig zeigen.

27. Obliteration der Appendix

Die Obliteration der Appendix, die bereits erwähnt wurde, bedarf doch noch einiger Erläuterungen. Man hat ursprünglich die Obliteration auch von pathologisch-anatomischer Seite für einen Rückbildungsprozeß gehalten, der distal beginnt und sich nach proximal allmählich fortsetzt. Nachdem ASCHOFF und auch SPRENGEL sich immer wieder dafür einsetzten, daß diese sog. Involutionsvorgänge in den allermeisten Fällen auf durch-

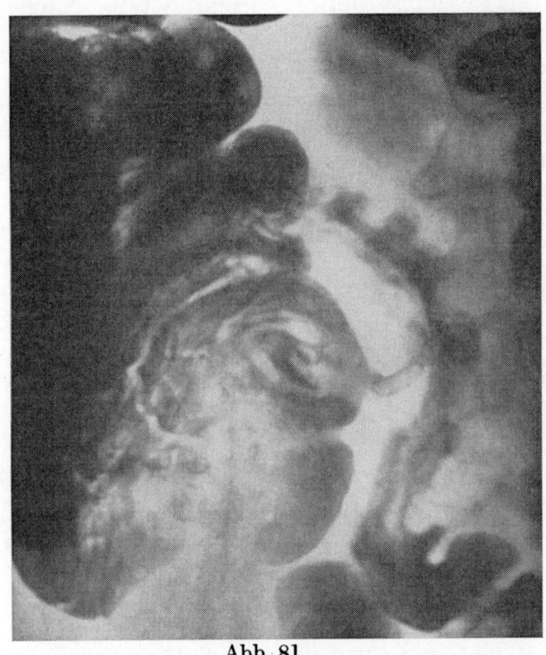

Abb. 81

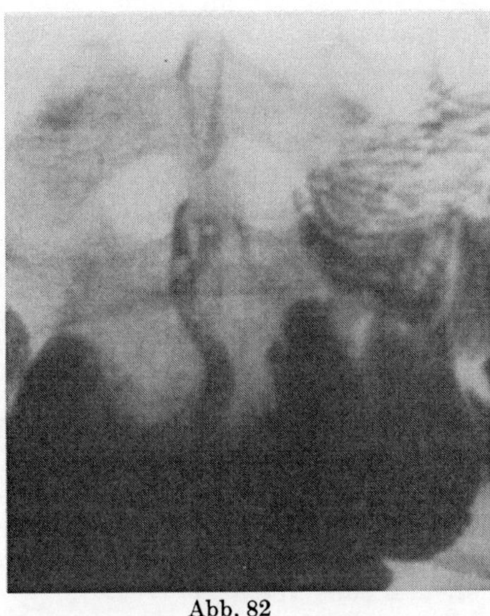

Abb. 82

Abb. 81. K. H., 34 Jahre. Appendix geringelt und mit dem Anfangsteil auf dem Coecum verbacken. Im Bilde als negativer Schatten zu differenzieren. Mangelnde Selbstreinigung

Abb. 82. I. H., 20 Jahre. Coecum mit der Appendix nach median und unten verlagert und in dieser Lage fixiert. Die Appendix steigt von hier senkrecht herauf bei strenger lokaler Druckempfindlichkeit

gemachte entzündliche Veränderungen zurückzuführen sein dürften, wurde letzterer Standpunkt mit der Zeit Allgemeingut (CZEPA). Die Tatsache, daß es beim Neugeborenen keine Obliteration gibt, daß die Obliteration bis zum 20. Lebensjahr kaum je beobachtet wird und erst dann allmählich an Häufigkeit zunimmt, spricht von sich aus für die entzündliche Genese. Originell war der alte Begriff der „inaktiven Appendix", die vollständig obliteriert war und somit keinen Platz mehr für eine Entzündung bot.

Wir können als Röntgenologen die Obliteration lediglich vermuten. In und jenseits der Obliteration werden wir keine Darstellungsmöglichkeiten haben. Es wird oft schwierig sein, auch nach proximal die Grenze der Obliteration mit Sicherheit festzulegen. Wir dürfen sie dann vermuten, wenn die für uns sichtbare distale Begrenzung der Appendix spitz ausläuft. Wir kennen diese Appendices, die nach der Amputation mit der Schere schwer aufzuschneiden sind, deren Lumen sich nach distal konisch verengt. Trotzdem wird die Differentialdiagnose, ob es sich um eine Zuschwellung, einen Spasmus oder aber um eine Obliteration handelt, für den Röntgenologen offenbleiben müssen und wir können lediglich Vermutungen aussprechen. (Auf die aus anderen Gründen nicht füllbaren

Appendices sind wir bei der Schilderung der subakuten Zustände eingegangen.) Von vielen Autoren, so auch von Czepa, wird die negative Darstellbarkeit für eines der wichtigsten Krankheitssymptome gehalten. Zweifellos fällt ihr im Rahmen unserer gesamten röntgenologischen Untersuchungsmöglichkeiten eine wesentliche Rolle zu. Neben den bereits geschilderten Gründen für den Ausfall der Darstellung dürfen wir nicht vergessen, daß eine extrem mangelnde Selbstreinigung, daß eine pralle Kotfüllung der Appendix — eine eigentliche Verstopfung der Appendix —, auch eine negative Füllung bedingen kann.

28. Die Appendicitis der Frau

Die Appendixerkrankung bei der Frau erfordert eine besondere Beachtung insofern, als durch die nachbarlichen Beziehungen zu den gynäkologischen Organen differentialdiagnostisch Aufgaben gegeben sind, deren Lösung nicht immer ganz einfach ist. Nachdem die Appendix in der überwiegenden Mehrzahl der Fälle im rechten Unterbauch gelegen ist, so ist die Nachbarschaft mit der rechten Tube und dem rechten Ovar gegeben.

Die Untersuchungsmethode wird sich in nichts ändern, und auch kaum die Beurteilung der Untersuchungsergebnisse im Röntgenbild. Trotzdem muß uns die Lagebeziehung darauf hinweisen, schon beim Vorliegen eines Druckpunktes im rechten Inguinalbereich, Erkrankungen des Genitales mit in Erwägung zu ziehen. Die linke Tube erkrankt nach Sprengel öfter als die rechte. Man soll zwar daher bei einer Erkrankung im rechten Unterbauch auch bei einer Frau primär an die Appendix denken. Christeller hat eine Zusammenstellung gebracht über die Einstellung verschiedener Gynäkologen zu der Möglichkeit einer Infektion der Tube von der Appendix aus. Danach nimmt Heinemann lediglich 1 % an, Moritz 2,2 %, während Pankow 22 % ansetzt.

Andere Gynäkologen, wie z.B. Schnitzler, sind der Meinung, daß die Lehre von einer kombinierten Erkrankung (sowohl akut wie chronisch) absolut der Grundlage entbehren würde.

Burckhardt steht auf dem Standpunkt, daß die Appendicitis von der Schleimhaut der Appendix ausgeht, daß daher von einer Salpingitis kaum eine echte Appendicitis entstehen kann. Es kann allerdings eine Serositis und ein Fixationsknie an der Appendix resultieren. Diese Veränderungen wiederum können später eine echte Appendicitis entstehen lassen. Insofern sind auch nach diesem Autor Beziehungen zwischen diesen Organen anzunehmen.

Andererseits ist auch ein Übergreifen primär-appendicitischer Veränderungen auf die Salpinx möglich. Pankow und auch Aschoff sehen bei Frauen in einem sehr großen Prozentsatz einen Einfluß der Appendix auf die Tuben und die Ovarien im kleinen Becken. Sie haben in ungefähr 60 % Veränderungen an der Appendix bei gynäkologischen Affektionen feststellen können. So betont Pankow immer wieder den überaus großen Einfluß der Appendix auf alle Becken- und Adnexorgane. Die Sterilität dürfte oft durch solche sekundären Veränderungen am weiblichen Genitale bedingt sein. Daher die Forderung vieler Gynäkologen, daß die Appendix, auch wenn sie nur geringfügige Veränderungen aufweist, unter allen Umständen amputiert werden soll. Kroenig geht noch weiter und verlangt bei jeder gynäkologischen Operation grundsätzlich die Entfernung auch der Appendix.

Nachdem wir wissen, daß durch die Appendixerkrankungen Salpingitiden und Wachstumshemmungen mit einer Sterilität entstehen können, daß Ovarialcysten, Parametritiden, Veränderungen am Uterus mit Blutungen und pathologischen Fixierungen resultieren können, wird man diese Einstellung verstehen. Es wird für uns Röntgenologen darauf hinauskommen, frühzeitig differentialdiagnostisch unseren Beitrag zu liefern.

Letzteres dürfte nicht unwesentlich sein, insbesondere nachdem wir wissen, daß man bei einer Salpingitis prinzipiell nicht ohne weiteres aktiv vorgeht, während man bei Veränderungen an der Appendix gerade bei der Frau großzügiger in bezug auf die Operationsindikation sein sollte.

Bezüglich der Untersuchungstechnik ergeben sich für den Röntgenologen keine neuen Gesichtspunkte; auch in der allgemeinen Beurteilung nicht. Trotzdem werden wir es bei der operativen Kontrolle nicht selten erleben, daß neben festgestellten Veränderungen an der Appendix auch am Genitale nicht alles in Ordnung ist, daß wir Cysten, Salpingitiden und dergleichen finden. Nur selten wird man es ablehnen dürfen, daß die Appendix als Urheber auch dieser Veränderungen mit in Betracht kommen könnte. Daher ist es besser, im Zweifelsfall aktiv vorzugehen, um wenigstens eine mögliche Quelle der Erkrankung zum Versiegen zu bringen. So steht FINSTERER auf dem Standpunkt, daß man gerade bei der Frau im Zweifelsfall sofort operieren sollte. Ein Versäumnis kann sich insbesondere bei einer verkannten, akuten Appendix deletär auswirken. Nicht weniger schwerwiegend kann aber die Verkennung einer Tubargravidität sein, zumal dann, wenn sie geplatzt ist. und daraus erwächst dem Röntgenologen die Verpflichtung, im Zweifelsfall nicht nur an solche Dinge zu denken, sondern sie auch im Befund zu erwähnen (vgl. S. 243).

a) Appendicitis in der Schwangerschaft

Ein sehr wichtiges Kapitel stellt die Appendicitis in der Schwangerschaft dar. Die Appendicitis in der Gravidität bedeutet in jedem Fall eine ernste Komplikation. Noch um die Jahrhundertwende brachte ein solches Ereignis eine Mortalität von 50%. Inzwischen ist bei unkomplizierten Appendicitiden die Mortalität dank der Sulfonamide und Antibiotika auf 1—4% gesunken. Bei einer sog. einfachen Appendicitis liegt sie jetzt bei fast allen Autoren um 0,5%. Trotzdem wird auch heute noch bei sekundären Peritonitiden mit einer Mortalität von um 20% gerechnet, SCHMIDT (Rostock) gibt diese Mortalität sogar bei einer Peritonitis in der Gravidität noch kürzlich mit 40—100% an.

Wenn auch die Erkrankung des Wurmfortsatzes in der Gravidität ein relativ seltenes Vorkommnis darstellen dürfte, so wird man unter allen Umständen bemüht sein, denkbar frühzeitig zu einer Diagnose zu kommen. Und da muß die Röntgendiagnostik ihren Beitrag liefern. Die Methodik der Untersuchung unterscheidet sich kaum von jener im Normalzustand. Man wird die Einlaufmethode vorziehen, um Wartezeiten vermeiden zu können. Den Einlauf selber wird man in Seitenlage applizieren, da das Rectum leicht durch den großen Uterus in Rückenlage abgeklemmt wird. Selbstverständlich wird man mit den Strahlen geizen.

Wir werden die Appendix je nach dem Schwangerschaftsmonat verlagert finden, und wir werden sie in den letzten Schwangerschaftsmonaten meist der Gallenblase benachbart sehen. Bei einem ausgesprochenen Coecum mobile sind auch jetzt noch sehr weitgehende Lagevariationen möglich. In jedem Fall muß es unser Bestreben sein, das Coecum zur Darstellung zu bringen, damit wir in der Lage sind, einen vorhandenen Druckpunkt auf die Ileocöcalregion zu beziehen. Bei Verdacht auf einen beginnenden Absceß ist die Lokalisation besonders dringend. Ein Übergreifen des Abscesses auf den Uterus läßt die Mortalität erheblich hochschnellen. Nach D. MÜLLER (München) liegt dabei noch heute bei einer Peritonitis die Mortalität der Mutter bei 20%. In 9% kommt es zu einem Spontanabort. Deswegen wird prinzipiell nachdrücklich eine Frühoperation gefordert. Man steht heute vielerorts auf dem Standpunkt, daß man, solange das Kind noch nicht lebensfähig ist, bei bestehender Peritonitis die Gravidität erhalten sollte (MASSENBACH; STÖCKEL; MARTIUS). Andere Autoren wie ZUKSCHWERDT, V. MIKULICZ-RADECKI, BARTHOLOTTI fordern dagegen bei einer Peritonitis unter allen Umständen eine Unterbrechung. Für das letzte Drittel der Schwangerschaft fordert ÜBERMUTH diese Unterbrechung neben der Operation prinzipiell, da er sonst fast ausnahmslos den Tod der Mutter erlebt hat.

Wenn auch heute noch die Mortalitätsziffern für unsere Begriffe außerordentlich hoch liegen, so ist dafür in vielen Fällen die Späterkennung verantwortlich zu machen. Und das ist der Grund, weswegen die Röntgenologie rechtzeitig und frühzeitig eingeschaltet werden sollte. Bei der gerade in solchen Fällen unbedingt notwendigen, intensiven Zusammenarbeit von Chirurgen und Gynäkologen sollte der Röntgenologe prinzipiell beteiligt werden. Die Strahlengefährdung dürfte in keinem Verhältnis zu der Gefahr stehen, die in einer falschen Diagnose liegt. Die Untersuchung ist nicht schwieriger als im Normalzustand (SIMON, Wien). Die Strahlenbelastung kann so niedrig gehalten werden, daß daraus keinerlei Gefahrenmomente zu resultieren brauchen. Die röntgenologischen Kriterien der Appendixerkrankung sind hier von jenen bei Nichtschwangeren nicht verschieden.

29. Die Rolle des Lebensalters bei der Appendicitis

Grundsätzlich dürfte sich die Appendicitis in allen Lebensaltern relativ gleich abwickeln. Trotzdem scheint es ratsam, die Appendicitis beim Kinde sowie jene beim alternden Menschen noch einmal gesondert herauszustellen.

a) Appendicitis beim Kinde

K. F. SCHÄFER hat die klinischen Gesichtspunkte der Wurmfortsatzerkrankungen beim Kinde kürzlich zusammengestellt. Er weist darauf hin, daß nur in 30% der Fälle Schmerzen rechts unten angegeben werden, zumeist ist die Druckempfindlichkeit gleichmäßig über das Abdomen verteilt. Hier kann, wie SCHÄFER sagt, nur der Röntgenbefund klären. Diese frühzeitige Abklärung des Krankheitsbildes ist schon allein deswegen wesentlich, weil die Mortalität bei der Appendicitis der Kleinkinder wesentlich höher liegt als beim Erwachsenen. Wurde doch noch vor wenigen Jahrzehnten (LAEWEN und BURCKHARDT) die Sterblichkeit im 1. Jahr mit bis 100% angegeben, sie sank im 2. Lebensjahr auf 72%, um dann allmählich weiter abzunehmen. Gerade beim Kleinkind ist die Frühdiagnose wesentlich, weil eine Invagination, eine Pneumonie, eine Pleuritis und auch eine fortgeschrittene Wurmerkrankung wie auch spezifische Erkrankungen des Darmes gleichartige Erscheinungen zu machen in der Lage sind. Die Symptome, die wir bei der Röntgenuntersuchung zur Erhärtung der Diagnose fordern, sind im wesentlichen die gleichen wie beim Erwachsenen. Der Turgor der Appendix ist beim Kleinkind ein wenig größer als beim Erwachsenen. Wir finden häufiger Steifungen und mehr oder weniger fixierte Aufrollungen, die durch kräftige Muskelkontraktionen hervorgerufen sein dürften. LASSRICH bewertet die Sicherheitsquote bei der röntgenologischen Appendixuntersuchung bei Kindern mit 90%. Die Symptome, die er für die Appendicitis herausstellt, sind die Fixation der Appendix, ein lokalisierter Druckschmerz, die laterale oder retrocöcale Lage der Appendix und schließlich Fremdkörper im Appendixbereich. Er hat beobachtet, daß in 10% der Fälle auch die Valvula geschwollen und schmerzhaft war. Dieser letztere Befund weist auf eine unspezifische Ileitis terminalis hin, die hier zweifellos als sekundär aufzufassen ist.

Beim Kinde ist die Indikation zur Röntgenuntersuchung nach SCHÄFER bei Schmerzen im rechten Unterbauch, aber auch bei diffusen Bauchschmerzen gegeben wie auch bei Nabelkoliken. Somit ist sie sehr weit gesteckt und bezieht sich praktisch auf alle Fälle von Bauchschmerzen, die wir beim Kinde beobachten können. Der straffe Turgor in der Jugend läßt alle jene Dinge besonders plastisch im Bild erkennen, die uns Hinweis für pathologische Kontraktionserscheinungen sind, wie z.B. die ringförmige Kontraktion am Appendixansatz. Wir sehen gerade beim Kleinkind diese ringförmigen Abschnürungen, die zweifellos für eine mangelnde Selbstreinigung bzw. für eine Stagnation in der Appendix verantwortlich zu machen sein dürften, ganz besonders ausgesprochen.

Auf die kräftige muskuläre Beschaffenheit der Darmwandungen beim Kleinkind ist möglicherweise auch ein primär intensiveres Einschießen der Ingesta in die Appendix zurückzuführen, aber auch die dann resultierende vermehrte Kontraktion am Ansatz bei einer Steifung des Wurmfortsatzes. Die vermehrte Anfälligkeit dürfte durch diese intensive muskuläre Reaktion bedingt sein. (CZEPA nimmt an, daß die Ingesta beim Kind leichter in die Appendix gelangen, da beim Kinde die Appendix eine größere Weite und Länge aufweisen soll.)

b) Appendicitis im Alter

Beim alternden Menschen verläuft die Appendicitis klinisch häufig anders als in den jüngeren Lebensjahren. Fieber fehlt, auch eine Druckempfindlichkeit braucht nicht vorzuliegen. Oft bleibt der Puls normal, und im Blutbild sind keine gröberen Abweichungen von der Norm feststellbar. BURCKHARDT hat dieses Bild der „Greisen-Appendicitis" eingehend geschildert. Eine Peritonitis ist dabei selten, führt dann aber meist rasch zum Tode. Die Konsequenz der Beobachtungen liegt in einer frühzeitigen Operation. Nach HÄRING liegt die Mortalität und die Gefahr der Perforation doppelt so hoch wie in jugendlicherem Alter. Die therapeutischen Konsequenzen sollten deswegen doppelt so rasch gezogen werden.

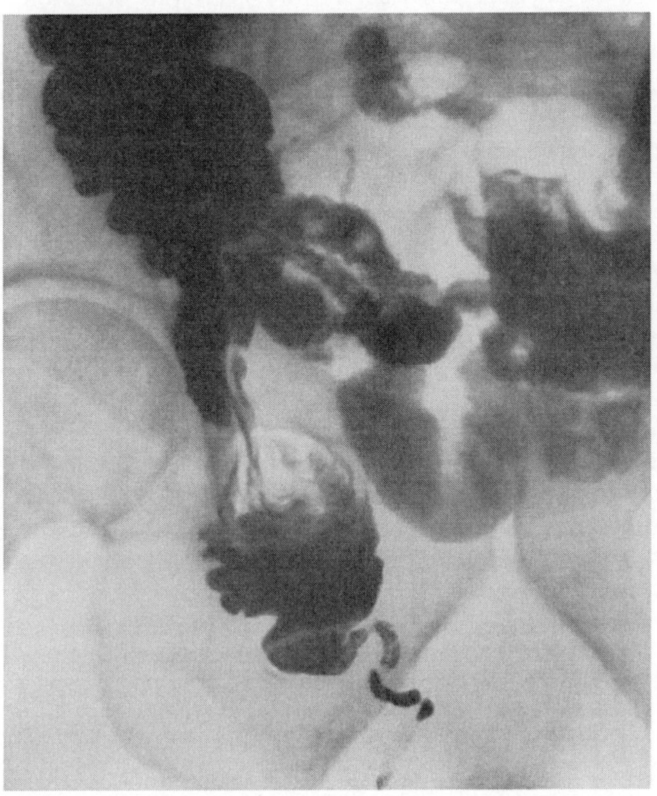

Abb. 83. O. G., 70 Jahre. Coecum mit der Appendix im Leistenbruchsack rechts. Oxyuriasis

Zweifellos stellt die Appendicitis im fortgeschrittenen Alter keine besondere Seltenheit dar. Dagegen kann man die Beobachtung machen, daß häufig alle möglichen Bauchbeschwerden auf Veränderungen an der Appendix zurückzuführen sind. Die klinische Differentialdiagnose, ob chronischer Ileus, Tumor, Divertikulosis vorliegen, ist ohne die Röntgenuntersuchung kaum zu klären.

Bisweilen sehen wir die Appendix im Leistenbruchsack liegen und demnach praktisch extraperitoneal. Der Befund ist nicht so harmlos wie er von vorneherein scheint. Die Appendix kann hier primär erkranken, sie kann aber auch regelrecht eingeklemmt werden. Durch die rein mechanischen Alterationen ist demnach bereits eine vermehrte Anfälligkeit gegeben. Durch Traumen, wie durch den Druck eines Bruchbandes kann es zu der Entstehung einer akuten Appendicitis kommen. Nachdem die Erscheinungen im Alter klinisch oft farblos ablaufen, ist eine genaue Beobachtung besonders geboten. Es wurden Selbstamputationen der Appendix im Bruchsack beobachtet, wie auch Appendektomien außerhalb der eigentlichen peritonealen Höhle möglich waren.

Auf die Obliterationen, die einer Altersinvolution entsprechen sollen, wurde bereits eingegangen. Sie sind kaum altersbedingt, vielmehr auf durchgemachte entzündliche Veränderungen zurückzuführen. Daß sich der Befund im Alter häufen wird, ist nach dem Gesetz der Wahrscheinlichkeit gegeben. Wir werden bei dem gehäuften Vorkommen der Obliterationen im Alter röntgenologisch gerade auf die Differentialdiagnose banaler Obliterationen gegenüber einem Verschluß der Appendix durch entzündliche Schleimhautschwellungen und entzündliche Reaktionen in der Nachbarschaft besonderen Wert legen müssen.

Bei der Betrachtung der Appendicitis im fortgeschrittenen Lebensalter spielt die Kombination einer Appendix-Erkrankung mit einem Carcinom des Verdauungstraktes eine wichtige Rolle. So können tiefsitzende stenosierende Carcinome eine Rückstauung bedingen, durch die eine Selbstreinigung der Appendix behindert wird. Durch die verlängerte Verweildauer wird die Basis für die Entstehung einer Appendicitis geschaffen. Donald und Collins betonen daher die Notwendigkeit der Anlegung eines genügend großen Schnittes bei der Appendixoperation älterer Leute, um die Möglichkeit zu haben, bei dieser Gelegenheit das gesamte Descendens und Sigma abzutasten. Auf das Vorkommen einer akuten Appendicitis bei einem stenosierenden tiefsitzenden Tumor hat bereits Frimann-Dahl hingewiesen. Der Tumor führt zu einer Stasis und diese Stasis zu einer sekundären Appendicitis. Auch Finsterer hat betont, daß Lokalbeschwerden in der Ileocöcalregion bei älteren Leuten oft auf tiefsitzende Stenosen zurückzuführen sind und empfiehlt einen großen Schnitt anzulegen, um das ganze Colon übersehen zu können. Jaksanow glaubt errechnet zu haben, daß bei seinem Material in 3 % aller Appendixkranken im Alter von über 40 Jahren ein pathologischer Befund im Descendens bzw. Sigma vorliegen würde.

Natürlich können dieselben durch Rückstauung bedingten Erscheinungen an der Appendix auch durch andere Veränderungen an den terminalen Colonabschnitten mit stenosierendem Effekt ausgelöst werden, wie z. B. durch eine Divertikulitis. Auch die fibroplastische Sigmoiditis kann solche Bilder hervorrufen. Ähnliche Erscheinungen sind zu beobachten nach stenosierenden Prozessen im Sigmabereich, die infolge einer intensiven Strahlenbehandlung aufgetreten waren.

Besonders im Alter sollte bei einer Appendix-Exploration das gesamte Colon gleichzeitig einer sorgfältigen Prüfung unterzogen werden. Auch relativ kleine Tumoren im Colon, die unter Umständen garnicht weit von der Appendix entfernt zu sein brauchen, können frühzeitig einen unbestimmten Beschwerdekomplex auslösen, der auf die Appendix zu weisen scheint.

So erlebten wir bei einer solchen Untersuchung, daß einmal an der Appendix zweifellos Veränderungen vorlagen, die mit Verklebungen und Narbenbildungen einhergingen. Zum anderen jedoch war uns in Ascendensmitte der Ausfall einer Haustrentasche auf ein kleines beginnendes Carcinom verdächtig. Bei der später erfolgten Operation, die sich lediglich auf den Befund an der Appendix stützte, wurde bei einem kleinen Wechselschnitt das Ascendens nicht kontrolliert. Die veränderte Appendix wurde amputiert. 1 Jahr später kam der Patient neuerlich zur Untersuchung. Er zeigte jetzt ein ausgedehntes Carcinom in Ascendensmitte.

30. Appendix-Divertikel

Divertikel der Appendix sind nach allgemeiner Ansicht recht selten. Sie wurden beschrieben von H. H. Berg, des weiteren von Bürgel, der bei einer 26jährigen Frau ein solches Divertikel in einer langen Appendix feststellen konnte. Hier waren die Beschwerden im unmittelbaren Anschluß an einen Treppensturz aufgetreten und ließen nach 8 Tagen nach. Außerdem lag hier oberhalb der Valvula Bauhini noch ein weiteres kleines, solitäres Divertikel vor.

Maaloe steht auf dem Standpunkt, daß diese Appendix-Divertikel keinesfalls so selten sind, wie allgemein angenommen wird. Er hat aus der Literatur 25 Fälle gesammelt, um selber dann über 100 eigene Fälle zu berichten, die zum Teil bis kirschgroß waren. Nach seiner Angabe sind sie erstmalig von Kelynack und Edel im Jahre 1893 beschrieben worden. Sie entstehen an Gefäß- bzw. Muskellücken und betreffen manchmal alle Wandschichten, manchmal nur die Mucosa mit ihrer Muscularis mucosae. VON BRUNN weist darauf hin, daß an den Fußpunkten der Divertikel die Wand mit Wahrscheinlichkeit entzündlich geschädigt war. Auf demselben Standpunkt steht BURCKHARDT (im KIRSCHNER-NORDMANN), der bei Appendix-Divertikeln fast immer Zeichen einer durchgemachten, meist bereits schweren entzündlichen lokalen Veränderung nachweisen konnte. Diese Divertikel sind nach MAALOE meist in das Mesenteriolum hinein entwickelt. Einige Male konnte MAALOE eine Stenose proximal vom Divertikel feststellen. MAALOE weist auf die Notwendigkeit einer Lupenuntersuchung hin, da auch der Pathologe häufig nur mit der Lupe die Divertikel entdecken würde.

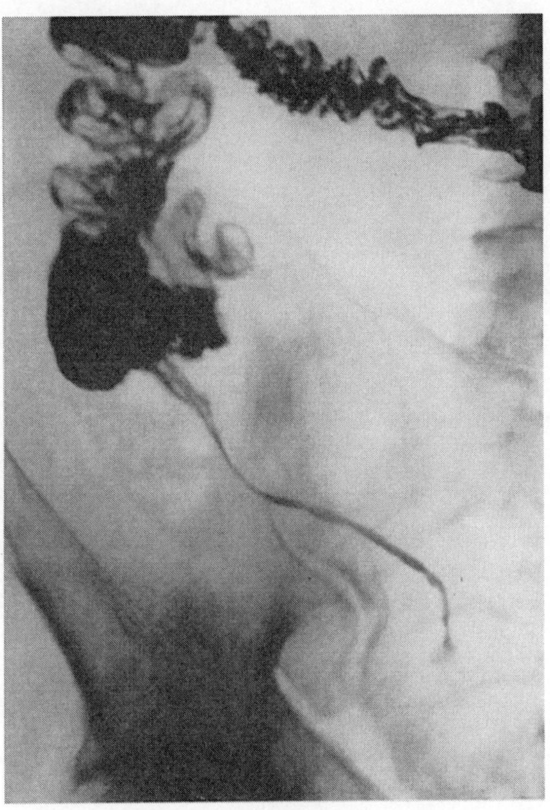

Abb. 84. Gestraffte, lange Appendix mit einem Spitzenempyem. Allgemeine Schleimhautschwellung, kleines Divertikel in der Valvula-Region

Alle Autoren, die Divertikel beschrieben haben, schilderten gemeinsam einen Beschwerdekomplex, der dem einer Appendicitis entsprach. Offenbar waren regelmäßig Beschwerden bei den Divertikelträgern vorhanden. (MAALOE bezeichnet das Vorhandensein von solchen Divertikeln als eine ernste Komplikation und einen Grund zum operativen Eingriff.)

Wir haben des öfteren bei chronischen Appendixkranken solitäre Divertikel in der Gegend der Valvula Bauhini und zwar meist unmittelbar oberhalb davon an der medianen Kontur vom Ascendens beobachten können (vgl. Abb. 84). Auch diese Divertikel haben wir auf eine vermehrte lokale Kontraktionsbereitschaft zurückgeführt, die letztlich durch den Reiz, der von der chronischen Appendicitis ausgegangen war, ausgelöst wurde. Es fragt sich, ob es zweckmäßig ist, bei der Amputation der Appendix auch ein solches Divertikel zu entfernen.

NISSENBAUM, SPARKS und ELLISON haben 1955 das „Cecal Divertikulum" beschrieben. Dabei dürfte es sich um dieselbe Beobachtung handeln. Nach ihrer Feststellung wird es

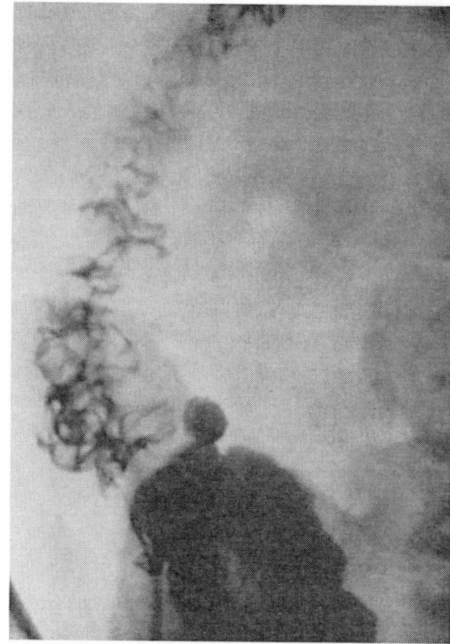

Abb. 85a

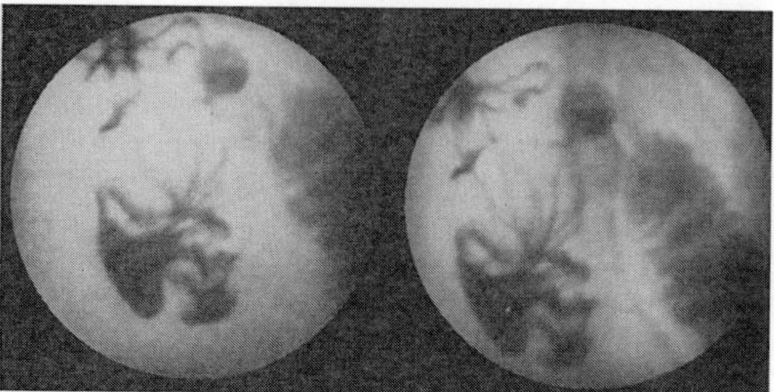

Abb. 85b

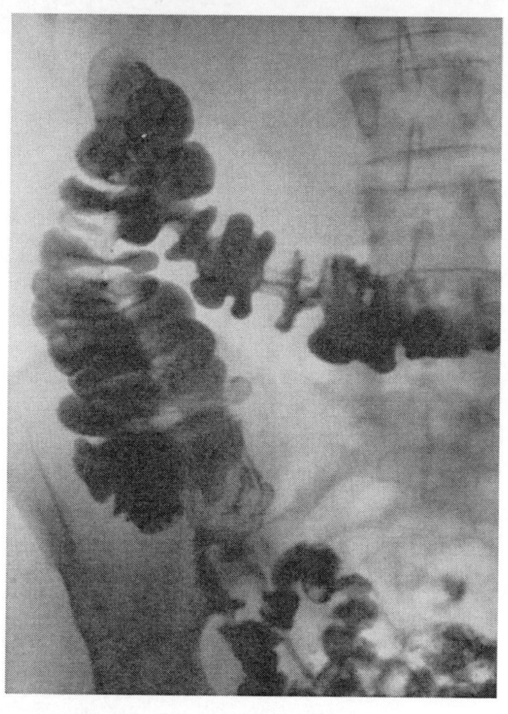

Abb. 86

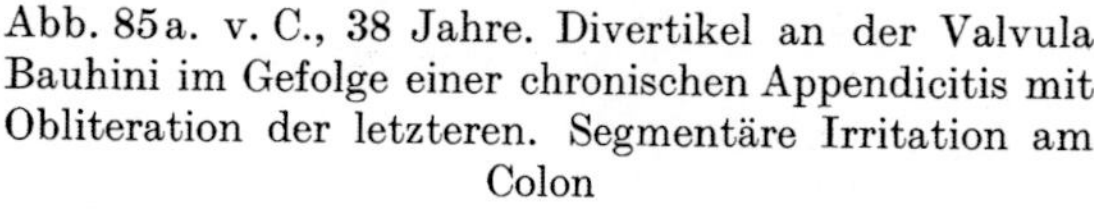

Abb. 85a. v. C., 38 Jahre. Divertikel an der Valvula Bauhini im Gefolge einer chronischen Appendicitis mit Obliteration der letzteren. Segmentäre Irritation am Colon

Abb. 85b. Das kleine Divertikel mit Spiegelbildung. Schleimhautschwellung im Ileocöcalbereich

Abb. 86. B. H., 27 Jahre. Lange Appendix mit Zeichen einer chronischen Entzündung. Solitäres Divertikel an der Valvula Bauhini, mit Wahrscheinlichkeit als Ausdruck der vermehrten Kontraktionsbereitschaft hier

meist zufällig bei der Operation entdeckt. Die Therapie sei eine chirurgische. Männer sollen doppelt so oft befallen sein wie Frauen. Auf das solitäre Auftreten wird auch von den genannten Autoren hingewiesen. Während sie auf dem Standpunkt stehen, daß eine kongenitale Anomalie vorliegt, glauben wir, daß es sich um eine sekundär erworbene Wandschädigung handelt, insbesondere nachdem wir sie ausschließlich bei Appendixkranken nachweisen konnten.

31. Die Appendix bei der Colitis und regionalen Enteritis

Bei der Colitis ulcerosa und auch bei der regionalen Enteritis, die sich auf die Ileocöcalregion beschränkt, finden sich Veränderungen an der Appendix, die denen der Umgebung zu entsprechen scheinen. In unserem Material von schweren echten, ulcerösen Colitiden haben wir wohl beobachten können, daß, ausgedrückt durch Niveau-Unterschiede und durch lokale Steifungen in der Appendix, Zeichen von diffusen und auch flächenhaften Entzündungen vorlagen, die jedoch offenbar fortgeleitet waren (Abb. 90 und 91). In keinem Fall haben wir den Eindruck gewinnen können, daß diese Veränderungen an der Appendix das Krankheitsbild überschattet hätten. Wir hatten im Gegenteil immer den Eindruck,

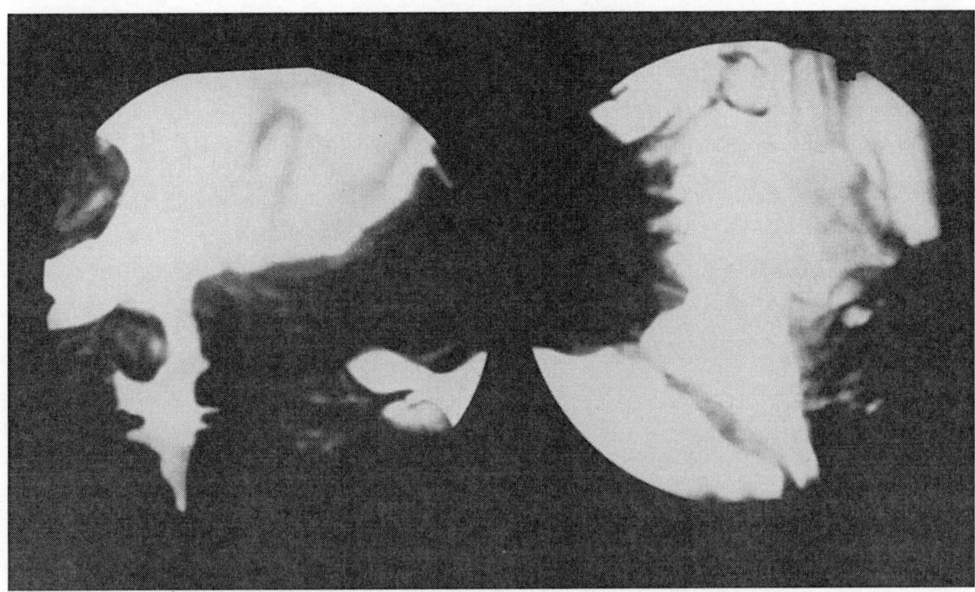

Abb. 87. S. A., valvulanahes solitäres Colondivertikel bei chronischer Appendicitis. Verklebungen einer Ileumschlinge mit einer Verziehung in Richtung auf das Divertikel

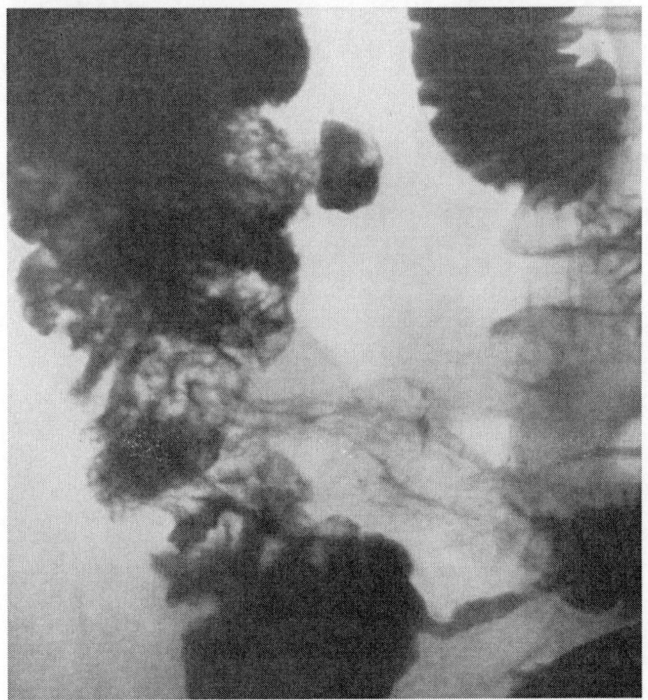

Abb. 88. A. B., 43 Jahre. Chronische Appendicitis mit Wandstarre an der Appendix und vermehrter Kontraktionsbereitschaft am Ileocoecum. Haselnußgroßes Divertikel oberhalb der Valvula Bauhini, offenbar sekundär

daß die Grundkrankheit völlig und allein im Vordergrunde stand. Die Darstellbarkeit der Appendix war sonderbarerweise bei der Colitis ulcerosa in der überwiegenden Mehrzahl der Fälle ohne weiteres gegeben. Wir haben lange und frei bewegliche Appendices beobachtet, die wir durch Jahre hindurch immer wieder bei den Colonkontrollen bildmäßig festhalten konnten, und die zwar stets Wandveränderungen aufwiesen,

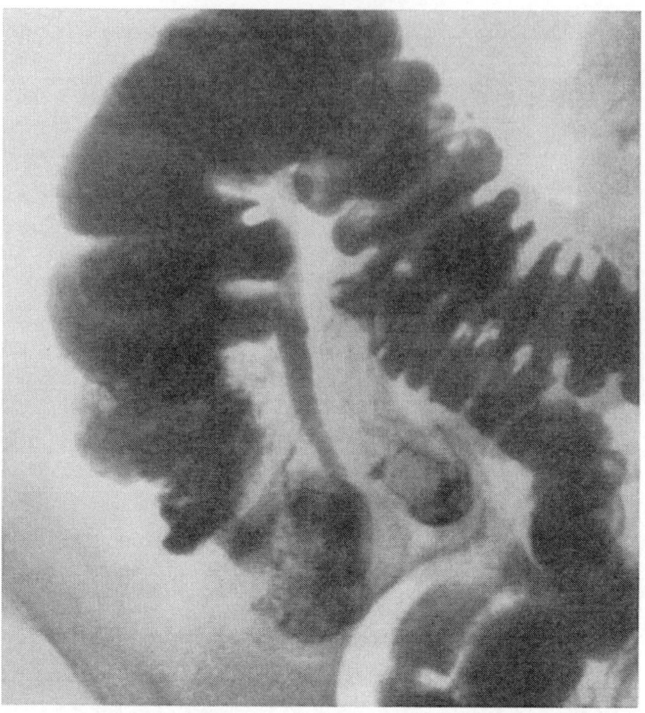

Abb. 89. M. D., 52 Jahre. Langjährige Anamnese. Appendix nach median und oben gerafft bei Divertikelbildungen in der Nähe der Anheftung der Appendixspitze an das Colon

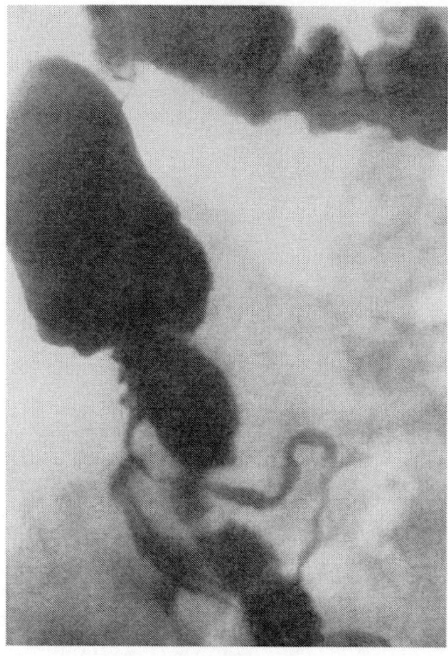

Abb. 90

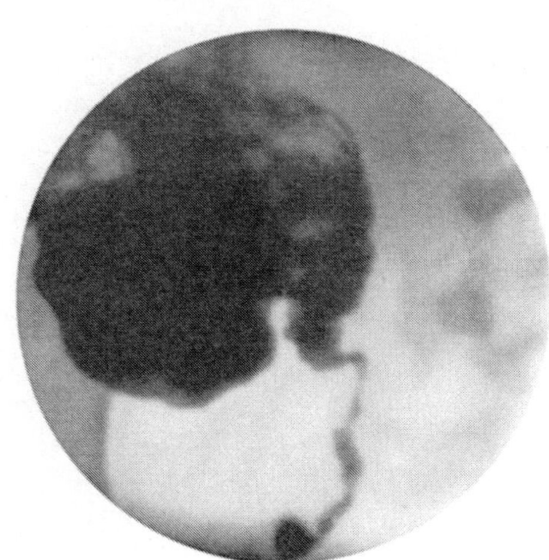

Abb. 91

Abb. 90. W. K., lange Appendix bei einer Colitis ulcerosa II. Die Randzeichnung der Appendix läßt annehmen, daß sich auch hier entzündliche Veränderungen finden, die mit großer Wahrscheinlichkeit unmittelbar jenen der Colitis entsprechen. Keine akut appendicitischen Erscheinungen

Abb. 91. W. H., Appendix bei einem Colitiskranken (Stadium II—III). Sichere Schleimhautveränderungen an der Appendix, die auch hier einer fortgeleiteten Entzündung entsprechen dürften. Auch hier keinerlei akute Erscheinungen

die man jedoch als Kontaktentzündungen auffassen konnte, die auch niemals einen akuten Charakter annahmen. Selbst bei schwersten, lokalen Schleimhautunterminierungen und Geschwüren im Ileocöcalbereich bei einer Colitis sahen wir die Appendix am Rande zwar verändert, aber offenbar fast unbeteiligt. So konnten wir auch bei Cöcostomien, die sich im Gefolge der Colitis als erforderlich erwiesen, nachweisen, daß die Appendix keine akut entzündlichen Zeichen aufwies, während der Dickdarm in der Nachbarschaft bereits sulzig am Zerfallen war.

32. Aktinomykose und Appendix

Beim Befall des Magen-Darmkanales ist die häufigste Lokalisation der Aktinomykose die Ileocöcalregion und zwar nach LAEWEN in 50—60%. Auch hier ist die Appendix nur sekundär beteiligt. Die Veränderungen am Wurmfortsatz sind uncharakteristisch und entsprechen jenen, die wir bei der chronischen bzw. subakuten Appendicitis gesehen haben.

33. Lues der Appendix

Eine große Seltenheit ist eine luetische Erkrankung im ganzen Magen-Darmkanal. In der Appendix wurde sie isoliert noch nicht beobachtet und ist praktisch ohne Bedeutung.

34. Appendix und Tuberkulose

Wenn auch klinisch der Prozentsatz der tuberkulös erkrankten Appendices sehr niedrig liegen dürfte, insbesondere dann, wenn nicht gleichzeitig eine spezifische Organerkrankung anderenorts vorliegt, insbesondere keine Lungentuberkulose, so wird doch von den pathologischen Anatomen in 0,5—5% eine tuberkulöse Erkrankung als Grund für das Auftreten einer Appendicitis angenommen (FROLA und OLIVERI). LAEWEN gibt diese Zahl mit 0,16% an nach amerikanischen Autoren (BAZIN). 7—8% aller Tuberkulosekranken sollen nach BERARD und ALAMARTINE Veränderungen an der Appendix aufweisen. FROLA und OLIVERI gehen sogar so weit, bei Tuberkulösen in 15—59% spezifische Veränderungen anzunehmen. Der Schnitt liegt nach beiden Autoren bei 30,5%. Eigenartigerweise soll diese tuberkulöse Appendixerkrankung bei harmlosen, fibrösen und gutartigen Lungenprozessen häufiger auftreten als bei exsudativen Prozessen. Die Autoren nehmen an, daß hier die Entstehung einer Generalisation über den lymphatischen Apparat entspricht. BAENSCH berichtet über eine Beteiligung der Appendix in 30% bei fortgeschrittener Darmtuberkulose.

Im allgemeinen scheint uns der erwähnte Prozentsatz der isolierten Appendixtuberkulose zu hoch gegriffen. Er dürfte wohl nur in Promillen auszudrücken sein. In den 20er Jahren haben NOEHREN und TH. MUELLER im gesamten Schrifttum drei einwandfrei erwiesene Fälle gefunden.

Die Röntgenzeichen sind jedoch anscheinend ein wenig anders als bei der Colitis. Relativ frühzeitig dürfte sich die Appendix schließen bzw. zuschwellen. Wir haben vor allem bei den fortgeschrittenen und tumorbildenden Tuberkulosen des Colons niemals eine eindeutige Füllung der Appendix erzielen können und haben daher annehmen müssen, daß das Lumen verschlossen war (Abb. 92). Auch wenn bei der Colontuberkulose der Herd nicht unmittelbar im Coecum lag, haben wir eine Darstellung nur selten beobachtet. Dann, wenn wir sie zu Gesicht bekamen, waren die Veränderungen uncharakteristisch und entsprachen denen, die wir auch bei der Colitis ulcerosa oder aber bei der banalen chronischen Appendicitis beobachten konnten. Aber auch bei der Tuberkulose haben wir durchaus und immer den Eindruck gehabt, daß selbst bei mangelnder Darstellbarkeit die Veränderungen an der Appendix nicht im Vordergrund standen, und daß die Appendicitis im Schatten der Grundkrankheit ohne große Eigenbedeutung verlief. Diese Beobachtung ging parallel den klinischen Erscheinungen.

35. Verkalkte Lymphknoten in der Ileocöcalregion

Verkalkte Mesenterial-Lymphknoten, zumal dann, wenn sie in der Ileocöcalregion gelegen sind, können ein wertvoller Hinweis auf das Vorliegen von Veränderungen an der Appendix sein. Wir wissen zwar, daß solche verkalkten Lymphknoten zumeist auf eine Tuberkulose zurückzuführen sind, aber zweifellos ist auch ein unspezifisch erkrankter Lymphknoten, der z.B. im Gefolge eines appendicitischen Schubes affiziert war, geneigt zu verkalken, zumal dann, wenn der Prozeß längere Zeit gedauert hat. Wir möchten daher das Vorliegen von Kalkschatten im rechten Unterbauch als Fährte bezeichnen, die uns auf eine erkrankte Appendix hinweisen kann. Wir werden dieses Symptom zumal in jenen Fällen positiv bewerten dürfen, wo wir bei intaktem Coecum und intaktem Ileum eine negative Appendixfüllung haben.

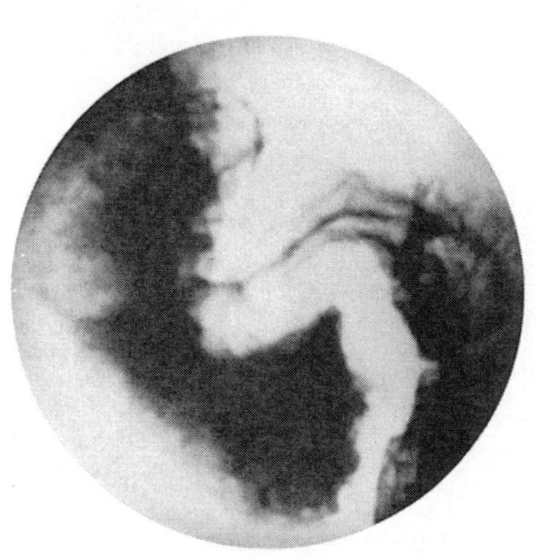

Abb. 92

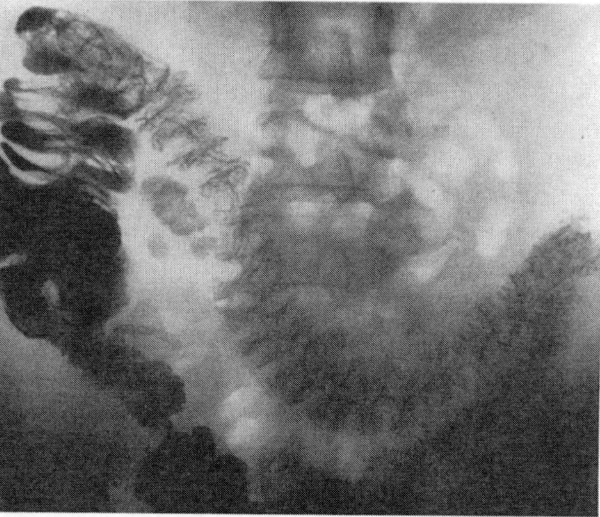

Abb. 93

Abb. 92. B. H., negative Füllung der Appendix bei einer Tuberkulose des Coecums (granuläre Form)

Abb. 93. H. F., 29 Jahre. Segmentäre Irritation des Colons. Stagnationsrelief in der Appendix. Großes verkalktes Drüsenpaket im Ileocöcalwinkel

Auch Lassrich hat darauf aufmerksam gemacht, daß nicht alle verkalkten Lymphknoten im rechten Unterbauch auf eine durchgemachte Tuberkulose hinweisen. Nach Lejeune und Strömbeck disponiert jede Lymphknotenentzündung mit Gewebsnekrose zur Verkalkung.

Im allgemeinen sind diese Lymphknoten vor allem bei Kindern druckempfindlich. Zweifellos dürften sie oft eine Abfangreaktion bei einem appendicitischen Schub darstellen. Cordiner hat in 15% verkalkte Lymphknoten bei Appendicitiden nachgewiesen. Dieser Prozentsatz ist bestimmt nicht zu hoch angesetzt.

36. Appendix und Trauma

Der Einfluß von Traumen auf die Auslösung einer Appendicitis dürfte erwiesen sein. Christeller weist bereits darauf hin, daß durch ein Trauma eine Perforation hervorgerufen werden kann. Auch die nicht entzündete Appendix kann seiner Meinung nach geschädigt werden, wenn ein Stein oder Fremdkörper in der Appendix vorhanden ist. Aber auch eine normale Appendix soll unter Umständen so lädiert werden können, daß eine Appendicitis daraus resultiert.

In diesem Zusammenhang ist interessant, daß Grehove (zitiert nach Sprengel) beobachtet haben will, daß nach der Sportzunahme in diesem Jahrhundert, insbesondere bei Fußballspielern, eine erhebliche Zunahme von Appendix-Erkrankungen festgestellt wurde.

Wir selber haben Rezidivauslösungen durch Traumen beobachten können und zwar insbesondere dann, wenn Steine vorlagen.

Mitgeteilt sei ein besonders instruktiver Fall: Ein 19jähriger junger Mann stürzt mit dem Moped und bricht sich das Endglied des rechten Daumens. Das Interesse wird auf diese Fraktur gelenkt. Einen Tag später treten Schmerzen im Rücken auf, die, rechts-hinten lokalisiert, auf die Niere bezogen werden mußten. Eine intravenöse Pyelographie ist völlig einwandfrei. Die Beschwerden nahmen zu, und der Schmerz lokalisierte sich immer mehr in die rechte obere Flanke. Ein Kontrasteinlauf zeigt ein nach hinten-oben gewendetes Coecum. Die Appendix war nicht dargestellt. Lediglich der Ansatz war durch einen kleinen Zipfel markiert. Diese Röntgenexploration mußte auf die Appendix hinweisen. Bei der Operation stellte sich eine fingerdicke Appendix heraus, die, retrocöcal gelegen und nach oben strebend, nur außerordentlich schwer aus sehr ausgedehnten Verwachsungen zu lösen war, und die in der Cauda einen haselnußgroßen Stein enthielt. Im Bereich dieses Steins war bereits eine beginnende Gangrän nachweisbar und im distalen Drittel der Appendix reichlich Eiter vorhanden (Operation Dr. O. LUND).

Mit großer Wahrscheinlichkeit war hier der Sturz der Grund für die Auslösung der akuten appendicitischen Erscheinungen, die ein akutes Rezidiv bedeuteten. Das Trauma wird einen mechanischen Insult hervorgerufen haben, der einen schlummernden Prozeß aktivierte. Bei der Gelegenheit muß betont werden, daß die Urographie bei dem Vorliegen einer Appendicitis, und sei sie noch so sehr akut, in der Regel ein normales Bild ergibt, so daß sie differentialdiagnostisch weitgehend verwandt werden sollte.

A. W. FISCHER erwähnt einen von DAUBENSPECK geschilderten Fall einer traumatischen Kotsteinperforation.

Zu der Frage der Entstehung einer Appendicitis auf Unfallbasis nimmt A. W. FISCHER (in FISCHER-HERGET-MOLINEUS „Das ärztliche Gutachten im Versicherungswesen") Stellung. Er beschreibt Fälle von geplatzten und abgerissenen Appendices und gibt auch die Möglichkeit einer Narbenbildung an der Appendix nach einem Unfall zu, aus der später eine Appendicitis entstehen kann. Trotzdem fordert er „die Rolle des Zufalls nicht zu übertreiben". Bei der Begutachtung würden oft theoretische Konstruktionen vorgewiesen, so sei vor allem das „Verheben" für die Entstehung der Appendicitis beliebt. Eine Kombination zwischen einer Appendicitis und einem Unfall sei logischerweise nicht ganz selten, da die Appendicitis und Unfälle recht häufig seien, so daß damit ein zufälliges Zusammentreffen hin und wieder vorkomme.

37. Die Tumoren der Appendix

Tumoren an der Appendix gehören zweifellos zu den Seltenheiten. Fast ausnahmslos werden die Mucocelen und das Carcinoid der Appendix beobachtet.

Gutartige Tumoren, wie Myome, Fibrome, Lipome, Hämangiome, Endometriosen und Polypen machen kaum 10% der an der Appendix beobachteten Tumoren aus (REYES und GUBERMANN; BAENSCH). Echte Adenocarcinome, Lymphosarkome sowie maligne Mucocelen sind noch seltener. Beim echten Carcinom ist es schwer zu entscheiden, ob die Neubildung sekundär oder primär ist (BURCKHARDT).

a) Fibroplastische Appendicitis

Zu den benignen Tumoren sind die fibroplastischen Appendicitiden zu rechnen, die von A. W. FISCHER ausführlich beschrieben wurden. Sie können einen Pseudotumor mit riesigen Bindegewebsanhäufungen hervorrufen. In der Mitte des Tumors findet sich die veränderte Appendix mit oder ohne zentralen Absceß. Diese fibroplastischen Tumoren können außerordentlich langsam wachsen. Sie sind von echten Tumoren sowie von einer Tuberkulose, wie einem Carcinom schwer zu unterscheiden. BURCKHARDT hat dieselben Beobachtungen in KIRSCHNER-NORDMANN: „Die Chirurgie", niedergelegt. Er weist darauf hin, daß auch eine Aktinomykose ähnliche Erscheinungen machen kann.

b) Mucocele der Appendix

Die Mucocelen stellen eine Appendixcyste dar, die sich meist im distalen Drittel entwickelt, und die durch Obliterationen im proximalen Anteil der Appendix zustande kommt. ÅKERLUND hat 1936 bereits eine eingehende Darstellung der röntgenologischen

Symptomatik gebracht. Diese Mucocelen können bis kokosnußgroß werden. Nach NORMANN, LEIDER und DEL CARMAN besteht ihr Inhalt aus einer gelatinösen Flüssigkeit, Mucin oder Pseudomucin. Die Röntgensymptome bestehen einmal in einer negativen Darstellbarkeit der Appendix. Zum anderen zeigt sich bisweilen am unteren Coecumpol und da meist nach median zu eine halbkreisförmige Impression. Die Schleimhautstruktur des Coecums ist dabei unverändert. Bei der Palpation folgt der oft kreisrunde, prall elastische Tumor mit dem Coecum der Verschiebung. KALMON und WINNINGHAM haben 1954 500 Fälle aus der Literatur zusammengestellt. Sie weisen auf mögliche Komplikationen hin, die in einer Ruptur, Stieldrehung, Invagination oder Kompression des rechten Ureters durch den Tumor bestehen können. Bereits ÅKERLUND hat darauf aufmerksam gemacht, daß sich in der Mucocele Kalkablagerungen finden können. Man kann aber auch bisweilen die Mucocele bereits bei der Nativaufnahme als Weichteilschatten, der sich scharf absetzt, differenzieren. Im allgemeinen dürfte die Entstehung auf einer durchgemachten entzündlichen Appendixveränderung beruhen, durch die es zu einer Obliteration gekommen ist.

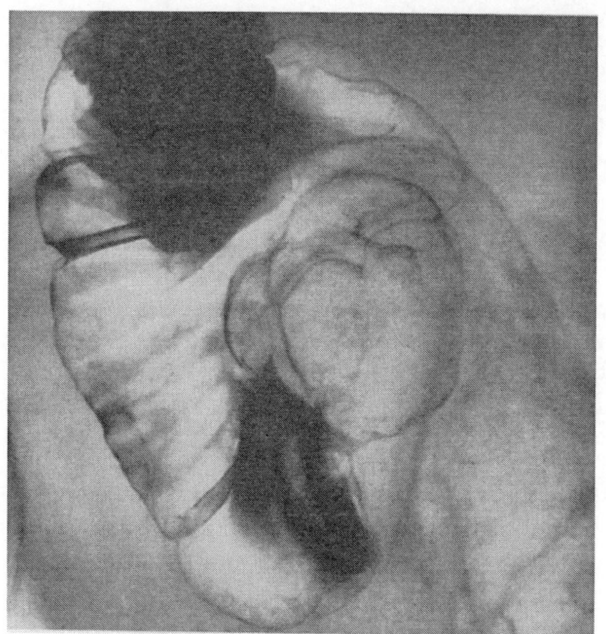

Abb. 94. A. M., 52 Jahre. Mucocele der Appendix, die sich mikroskopisch als ein Carcinoid erweist

ADELMANN und TEPLICK beschreiben 1955 zwei Fälle von in das Coecum invaginierten Mucocelen.

Interessant ist der von ÅKERLUND mitgeteilte Kaninchenversuch nach NAESLUND, der durch eine einfache Unterbindung der Appendix eine Mucocele experimentell erzeugt hat. Allerdings dauerte es bei dem Kaninchen 2 Jahre bis zur Ausbildung einer solchen.

Die Abb. 94 zeigt das charakteristische Bild einer ausgebildeten Mucocele, wenngleich es sich hier um einen Fall handelt, der später histologisch als Carcinoid angesprochen werden mußte. Es handelt sich um einen 52jährigen Kollegen, bei dem im rechten Unterbauch ein relativ unempfindlicher, kreisrunder, prallelastischer Tumor palpabel war. Wir haben den Befund als Mucocele angesprochen, und auch der pathologisch-anatomische Befund (Prof. KRAUSPE) lautete: „Die Appendix ist im Sinne einer Mucocele verändert durch einen kleinen Tumor, der weitgehend nekrotisch ist. Die Wand des Darmes ist nicht durchwachsen. Die ileocöcalen Lymphknoten sind verschwielt. Mikroskopisch handelte es sich um ein Carcinoid, stellenweise zeigen die Tumorzellen bereits eine gewisse Atypie. Von einer bösartigen Entartung kann jedoch bei vereinzelten Knoten im retrocolischen Fettgewebe noch nicht gesprochen werden."

Wir ersehen aus dem Röntgenbild, daß einmal die Appendixdarstellung fehlt, daß zum anderen zwar eine Schattendefektbildung am unteren Coecumpol resultiert, die jedoch nicht mit erkennbaren lokalen Schleimhautveränderungen einhergeht. Inmitten des Aufhellungsbereiches ist die Andeutung eines kleinen Nabels zu erkennen, den man als den Appendixansatz ansprechen möchte. Gerade aus dem Fehlen typischer, maligner Reliefveränderungen wurde hier das Vorliegen einer Mucocele angenommen. Allerdings kann ein echter Tumor der Appendix bei einem solchen Bild nie mit Sicherheit ausgeschlossen werden.

c) Das Carcinoid der Appendix

Das Carcinoid stellt zweifellos neben der Mucocele, soweit man diese als Tumor betrachten will, die häufigste Form einer Geschwulstbildung an der Appendix dar (BLÜMEL und HEITZ; FEYRTER u.a.). Das Carcinoid ist seiner Natur nach in die Reihe der bösartigen Geschwülste einzureihen, da es die Möglichkeit in sich birgt, in Nachbargewebe einzudringen und zu metastasieren. Zweifellos gehört es jedoch im Rahmen dieser Geschwülste zu den harmlosesten. Seine Pathologie, seine Klinik wie die diagnostischen Möglichkeiten sind erst in den letzten Jahren klar herausgearbeitet worden. Bei den nun folgenden Darstellungen halte ich mich im wesentlichen an die im Jahre 1961 in den Ergebnissen der inneren Medizin und Kinderheilkunde erschienene Abhandlung über die Klinik und Pathophysiologie des Carcinoids und Carcinoidsyndroms von H. J. KÄHLER und L. HEILMEYER. In dieser überaus sorgfältigen Arbeit ist neben Eigenbeobachtungen die bis dahin erschienene Literatur zusammengestellt.

Das Carcinoid des Verdauungstraktes entwickelt sich submukös, es ist als kleiner Tumor im Schnitt gelblich und zeigt ein auffallend langsames Wachstum bei einer allgemein sehr späten Metastasierung. Den Namen „Carcinoid" prägte OBERNDORFER im Jahre 1907 für diese auch als „endokrin nervöse Enteropathie" bezeichnete Krankheit. Bereits im Jahre 1867 wurden solche Veränderungen von LANGHANS beschrieben, später 1888 von LUBARSCH. Die ersten Beobachtungen bezogen sich auf Veränderungen im Ileum. Diese letztere Lokalisation dürfte weitaus die häufigste für den Verdauungskanal bedeuten.

Es handelt sich bei dem Carcinoid um einen von den „gelben Zellen" des Darmes ausgehenden Tumor, der Serotonin (5-Hydroxytryptamin) entwickelt, das sich normalerweise in kleinen Mengen im Blut des Menschen befindet. Durch eine übermäßige Produktion dieses Serotonins kommt es, praktisch jedoch nur nach Metastasenbildungen, zu typischen klinischen Erscheinungen, die als das „Carcinoidsyndrom" bezeichnet werden. Dieses Carcinoidsyndrom äußert sich im „Flush" (anfallsweise auftretende Rötungen im Gesicht), in Durchfällen (bis 20—30 täglich), Tenesmen, asthmatischen Beschwerden und schließlich in Ödemen. Bei ausgeprägten Krankheitsbildern kommt es später zu einer Cyanose, zu Teleangiektasien, zu Hyperpigmentierungen und in fortgeschrittenen Fällen durch Endokardfibrosen, die sich vor allem an den Pulmonal-, aber auch an den Tricuspidalklappen entwickeln können, zur Ausbildung eines ausgesprochenen Rechtsherzens mit seinen diesbezüglichen Konsequenzen.

Alle diese Erscheinungen treten jedoch erst in einem sehr fortgeschrittenen Stadium in Erscheinung.

Die Carcinoide sind argentaffin, weswegen MASSON 1914 die Bezeichnung Argentaffinom geprägt hat.

Das ausgeprägte Carcinoidsyndrom des Dünndarmcarcinoids stellt einen spät auftretenden Symptomenkomplex dar im Gegensatz zu den Carcinoiden in den Gonaden, die frühzeitig zu klinischen Erscheinungen führen können (SELBERG).

Das Carcinoid des Bauchraumes kann im Magen, im Duoden, im Colon, auch im Rectum, in der Gallenblase, im Meckelschen Divertikel, wie beim Ovarial- und Hodenteratom in Erscheinung treten. HAMPERL hat auch im Bronchialsystem Tumoren nachweisen können, die Serotonin entwickeln und demnach auch in diese Reihe gehören. Die weitaus häufigste Lokalisation ist der Verdauungskanal und hier nach Autopsiestatistiken das Ileum, das mit fast 90% beteiligt ist (FEYRTER). Uns interessiert an dieser Stelle das Vorkommen in der Appendix, das nach Zusammenstellungen der Pathologen mit 30% und der Chirurgen mit 63% angegeben wird. Die Differenz dieser Zahlen ist dadurch erklärlich, daß der Chirurg häufig allein die Appendix zu Gesicht bekommt.

Nach FEYRTER metastasieren von den Appendixcarcinoiden nur 0,78%; das bedeutet, daß dieser Tumor der Appendix allgemein als gutartig aufgefaßt werden darf. Während das Durchschnittsalter vom Auftreten der Carcinoide allgemein mit um 58 Jahre angegeben wird, liegt es bei der Appendix nach den bisherigen Statistiken bei Frauen um das 30. Lebensjahr, während es bei Männern um 5 Jahre später im Schnitt liegt.

Das Carcinoid wird meist zufällig gefunden. Es hat eine recht lange Überlebenszeit, selbst nachdem Metastasen aufgetreten sind.

In der Appendix liegt das Carcinoid meist in der Spitze, weniger häufig im mittleren Anteil oder basal. Es kann zum Verschluß führen und damit zu poststenotischen Empyemen oder Gangränbildungen. Selten ist es die Ursache für eine benigne Mucocele (wie im voraufgeschilderten von uns beobachteten Fall). Es kann unter Umständen durch Torsion akute Krankheitsbilder ergeben. Dabei kann sich nach einer Ruptur ein Pseudomyxom des Peritoneums entwickeln.

Trotz allem bleibt zweifellos der größte Teil der Carcinoide zeitlebens stumm. Ein Durchbruch in die Muscularis und Serosa ist selten, ebenso wie eine Infiltration des Mesenteriolums.

Bei dem Carcinoid der Appendix sind die Beschwerden von denen bei Appendicitis nicht zu unterscheiden.

Präoperativ ist bisher nach der Literatur die Diagnose noch nie mit Sicherheit gestellt worden.

In Abb. 95 sehen wir eine Veränderung, bei der wir uns veranlaßt gesehen haben, differentialdiagnostisch die Möglichkeit eines kleinen Carcinoids zu erwägen. Bei der Operation stellte sich an der Einbuchtung des Appendixlumens, die mit einer Knickbildung einherging, ein weißlicher kleiner Tumor dar, der histologisch als reines Narbengewebe deklariert wurde. Man möchte annehmen, daß dieser Befund dem eines Carcinoides im Frühstadium entspricht. So weist BAENSCH darauf hin, daß isolierte, kleine Knoten in der Appendix charakteristisch sind, und daß dabei die Darmwand oft gerafft und gelegentlich ringartig eingeengt wird.

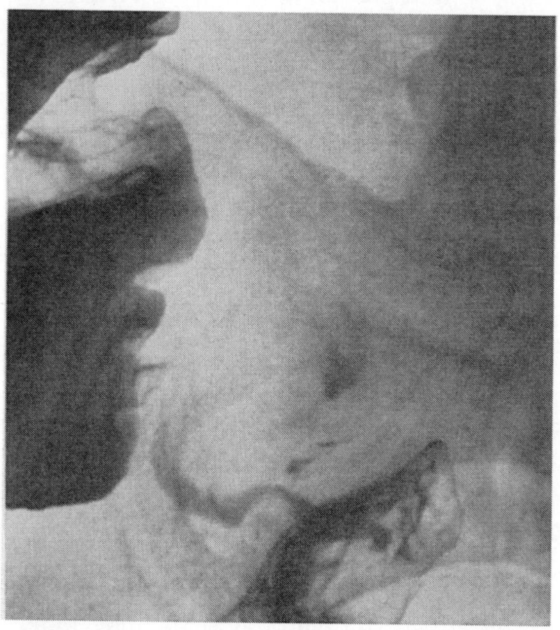

Abb. 95. Th. A., 59 Jahre. Klinisch Ileusverdacht. Entzündliche Fibrose bei chronisch-entzündlich verdickter Wand der Appendix. Pelottensymptom der Narbenschwielen. Sekundäre Schwellung der Valvula Bauhini

Therapeutisch wird nur eine aktive Behandlung in Frage kommen, die sich, sollte sich bei der Operation herausstellen, daß nicht im Gesunden operiert ist, auf eine Hemikolektomie nach einer Relaparotomie erstrecken muß. Eine konservative Therapie mit Antiserotoninsubstanzen hat enttäuscht. Letztere haben bislang nur in vitro eine brauchbare Wirkung gezeigt (SCHÖLMERICH).

Zusammenfassend ist über die Tumoren der Appendix zu sagen, daß sie allgemein eine relative Benignität aufweisen. Echte maligne Tumoren, aber auch echte benigne Tumoren sind gleichermaßen selten. Auch sekundäre Tumoren in der Appendix gehören zu den Raritäten, wenn auch Fälle von Metastasierungen nach Ovarial- und Uteruscarcinomen in die Appendix beschrieben worden sind. Die Röntgendiagnostik ist auf diesem Gebiet noch unbefriedigend.

Jedoch muß uns die Kenntnis der geschilderten Krankheitsbilder veranlassen, auch diese in den differentialdiagnostischen Bereich mit einzubeziehen.

38. Differentialdiagnose

Die Differentialdiagnose der Appendixerkrankung ist nicht leicht. REIFFERSCHEID berichtet, daß auch heute noch die Fehldiagnosen bei der Einweisung in chirurgische Kliniken bei 5—35% liegen. Im Alter bis zu 9 Jahren sowie bei Kranken über 50 Jahren sind sie dabei ganz besonders häufig.

Was kommt differentialdiagnostisch in Betracht, und auf welche Dinge muß auch der Röntgenologe bei seiner Untersuchung besonders achten?

Eine umfassende Darstellung der differentialdiagnostischen klinischen Erwägungen haben HENNING und BAUMANN gegeben. Sie betonen, daß vor allem bei Frauen vielerlei in Frage kommt: Adnexerkrankungen, Ovarialtumoren, Parametritiden, Ovarialcysten mit und ohne Stieldrehung und die Tubargravidität. Bei Schmerzattacken im rechten Unterbauch kann es sich auch um eingeklemmte Hernien und um Cholecystitiden bei einer Hepatoptose handeln. Es können auch Lymphknotentuberkulosen sowie Invaginationen und Spasmen bei einer spastischen Obstipation für den Beschwerdekomplex verantwortlich gemacht werden.

Man sei mit der Diagnose eines Spasmus sehr vorsichtig. Eine subtile Exploration fördert für einen solchen spastischen Zustand meist lokal oder auch fern vom Spasmus einen objektiv und morphologisch nachweisbaren Grund zutage. Schließlich ist vor allem bei Kindern neben den Pneumonien auch an Wurmerkrankungen zu denken.

ZWEIG weist auf Uretersteine rechts, auf das perforierte Ulcus, die Darmtuberkulose, auf eine Ren mobilis und schließlich auf eine akute Gastritis oder akute Enteritis hin, außerdem können ein Typhusgeschwür, eine Bleikolik sowie die Pleuritis diaphragmatica ähnliche Beschwerden hervorrufen wie eine Appendicitis.

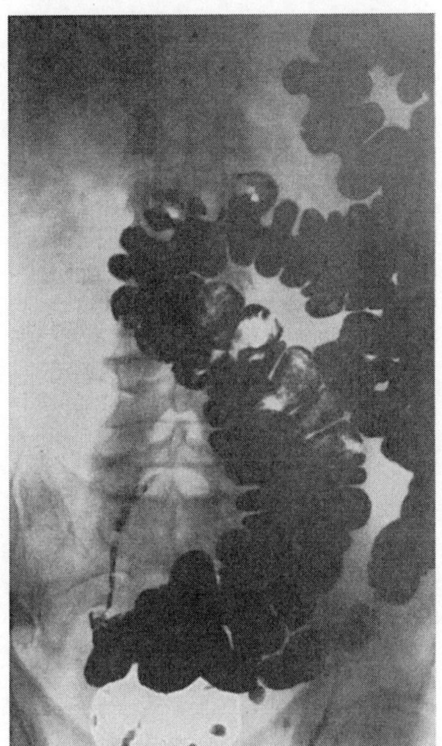

Abb. 96. Mesenterium commune mit einer langen, fraktioniert gefüllten, in der Mittellinie nach oben steigenden fixierten Appendix

LAEWEN führt in seiner Zusammenstellung außerdem noch die tabischen Krisen, die Ruhr, tripperartige Erkrankungen, Morbus Bang sowie die Spondylitis an; nicht zu vergessen ist die Ileitis terminalis. Schließlich kann ein Herpes Zoster im Anfangsstadium klinische Erscheinungen wie eine akute Appendicitis machen.

KADRNKA erwähnt, daß bei Appendicitis Oberbauchbeschwerden nach einer allgemeinen Übersicht der Weltliteratur in 22,5% der Fälle vorherrschen sollen. In 15—25% liege gleichzeitig ein Ulcus ventriculi oder duodeni vor. Die Gallenblase soll in 20% der Fälle beteiligt sein. Er meint, daß neben der neurovegetativen Steuerung auch eine Kontakt infektion auf der serösen Seite verantwortlich gemacht werden kann, die dann ihrerseits zu Pericholecystitiden, zu Perisalpingitiden usf. führen kann.

Auf die abdominale Trias, die in der Ulcuskrankheit, in der Cholecystopathie und in der Appendicitis vorliegt, ist von vielen Autoren (v. BERGMANN; ZWEIG; NORDMANN u.a.) schon im Beginn des Jahrhunderts hingewiesen worden.

ENGLMANN betont immer wieder, daß häufig lokale Beschwerden bei der Appendicitis fehlen; daß jedoch indirekt aus einer verlängerten Verweildauer des Kontrastmittels im Magen, aus einer Magenatonie, aus einem leichten Meteorismus auf eine Appendicitis geschlossen werden kann. Der Bogen ist hier, wie wir sehen, recht weit gespannt.

Als zusätzliches, differentialdiagnostisch zu beachtendes Moment weist LASSRICH auf das Coecum mobile beim Kinde hin, das im jugendlichen Alter durch Torsion zu lokalen Koliken führen kann. Auch das Meckelsche Divertikel darf in diesem Rahmen nicht unerwähnt bleiben.

Auf die Erscheinungen in der Appendixregion auf Grund von stenosierenden Prozessen in den unteren Colonabschnitten wurde bereits hingewiesen.

Erwähnt werden muß außerdem das Mesenterium commune, das im Jahre 1924 erstmalig röntgenologisch durch ALTSCHUL dargestellt werden konnte. Die Kenntnis vom Mesenterium commune ist wesentlich gerade im Hinblick auf den Linksschmerz bei Appendixerkrankungen, da durch die linksseitige Lage oder die Lage des Wurmfortsatzes in der Mittellinie die klinische Differentialdiagnose erschwert wird. Die Röntgenkriterien für das Vorliegen von Veränderungen am Wurmfortsatz bleiben stets die gleichen, einerlei, wie die Appendix gelegen ist. Ihre aktive wie passive Beweglichkeit, ihre Wandbeschaffenheit wie die Gestaltung der unmittelbaren Umgebung müssen uns differentialdiagnostisch leiten.

Die klinische Symptomatologie hinkt sehr oft nach und ist oft stumm bis zur beginnenden Durchwanderung, um dann unerwartet rasch in ein dramatisches Krankheitsbild umzuschlagen. Eine frühzeitige Exploration der Ileocöcalregion bei Baucherkrankungen ist daher angezeigt.

Zur Trias, die oben beschrieben wurde bzw. zur Verwandtschaft der Ulcuskrankheit mit der Appendicitis hat, fordert Lotheisen in seinem Beitrag, daß man vor jeder Ulcusoperation die Appendix entfernen sollte, da er häufig dann ein Schwinden der Ulcusbeschwerde und auch des objektiven Befundes beobachten konnte, eine Beobachtung, die jeder von uns einmal gemacht haben dürfte. Wenn die Forderung in dieser Form auch nicht immer durchführbar ist, haben wir doch den Eindruck, daß Magen- bzw. Duodenalulcera durch ständig rezidivierende appendicitische Schübe sehr wohl weitgehend empfindlich gereizt werden können, dasselbe gilt für eine Gastritis mit allen ihren klinischen Erscheinungen und Folgezuständen.

39. Postoperative Zeichen

Nach der Amputation der Appendix finden sich am Coecum charakteristische Veränderungen, die uns einmal die Art der vorgenommenen Operation vor Augen führen und zum anderen aber auch aufweisen können, ob die Funktion wieder völlig intakt ist. Im allgemeinen wird heute die Tabaksbeutelnaht bei der Operation verwandt. Der Stumpf wird versenkt, der Beutel wird zugezogen, und dann wird die Tabaksbeutelnaht noch einmal durch eine weitere Knopfnaht versenkt. Dadurch ergibt sich das für uns zu erwartende Röntgenbild. Der eingestülpte Appendixstumpf bedingt eine lokale zipflige Einziehung am unteren Coecumpol, die bei praller Füllung bereits ins Auge fällt. Die Schleimhautzeichnung im Coecum ist noch einige Wochen nach der Operation deutlich vergröbert, ihre Anordnung ist ein wenig unregelmäßig. In ungefähr 50% beobachten wir aber bereits jetzt eine ringförmige Faltenanordnung um den Appendixstumpf herum, die im Röntgenbild ein rosettenartiges Aussehen aufweist, so wie es bei der akuten Appendicitis mit der groben, ringförmigen Schleimhautschwellung um den Appendixfuß herum aufgezeigt wurde. Dieser Ringschatten ist mehrfach beschrieben worden. Artner meint, ihn auch Jahre nach der Operation noch in 30% der Fälle beobachten zu können. Er hat bei Sektionen festgestellt, daß bei seit langem Appendektomierten immer noch ein kleiner Stumpf zu sehen ist mit ringförmigen Falten darumherum. Diese Falten können mit der Zeit knotige Verdickungen erfahren.

Bei einer 25jährigen Patientin, die 5 Jahre zuvor appendektomiert war und die neuerlich Beschwerden aufwies, die denen vor der Operation glichen, wies Ravelli über 3 Wochen lang einen groben Ringschatten um den Appendixansatz herum nach. Auch bei vielen von Artner angegebenen Fällen war dieser Ringschatten irgendwie an Beschwerden gekoppelt.

Wir glauben, daß sich in dieser ringförmigen Schleimhautschwellung nicht selten eine Stumpfneuromatose dokumentiert, die die postoperativen Beschwerden verursachen kann. Nicht selten können wir aber auch noch viele Jahre nach der Operation einen in den freien Bauchraum zeigenden Appendixstumpf nachweisen. Es dürfte sich in solchen Fällen im allgemeinen um Appendixreste handeln, die operativ aus irgendeinem Grunde nicht mit entfernt wurden, sei es, daß das Mesenteriolum nicht völlig gelöst werden konnte, sei es, daß eine besonders rasche Beendigung der Operation erforderlich war.

Wir beobachteten einen solchen Fall bei einer 60jährigen Patientin, die vor 40 Jahren appendektomiert war, und die jetzt wieder lokale Beschwerden aufwies (Abb. 104a und b). Die Starre des Appendixrestes sowie die relative Starre der Umgebung zeigen uns an, daß hier ein Schwellungszustand vorliegt, der die verminderte Elastizität bedingt. Es ist durchaus denkbar, daß sich in einem solchen kleinen Stumpf auch noch einmal eine neuerliche Appendicitis entwickeln kann.

Generell wird sich bei Appendektomierten mit Beschwerden eine röntgenologische Exploration der Ileocöcalregion als zweckmäßig erweisen. Wir haben Appendices in ihrer vollen Entfaltung beobachten können, nachdem uns die Patienten geschworen haben, appendektomiert zu sein, und wirklich auch eine typische Narbe am Bauch vorhanden

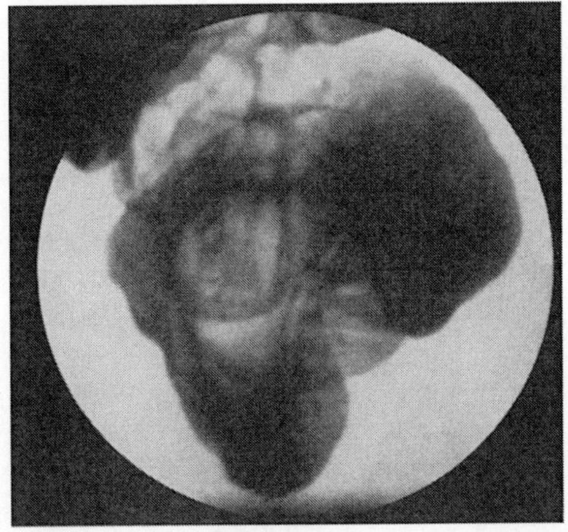

Abb. 97

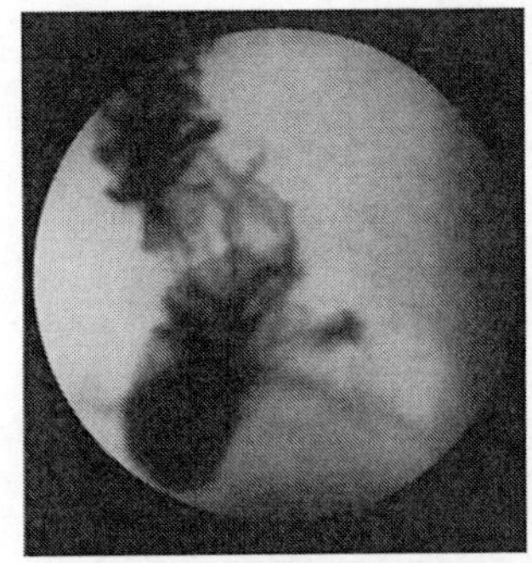

Abb. 98

Abb. 97. Appendektomienarbe, reizlos

Abb. 98. Bürzelbildung nach Appendektomie mit Spätbeschwerden

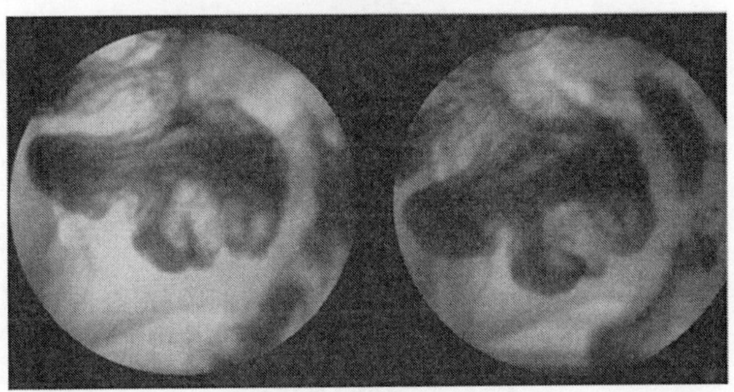

Abb. 99. 2 Jahre nach Appendektomie, starke Schleimhautschwellung am eingestülpten Stumpf mit Spätbeschwerden

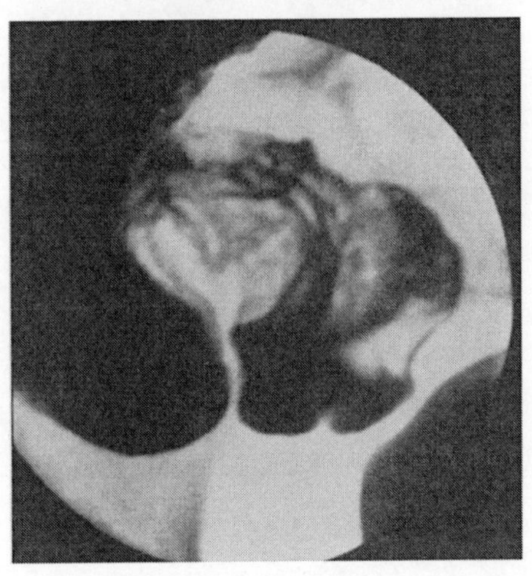

Abb. 100

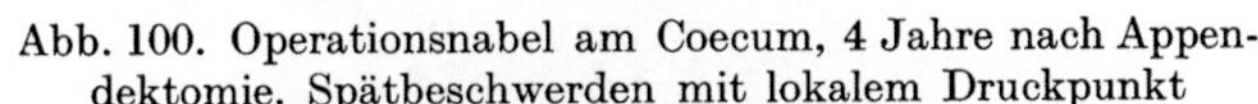

Abb. 100. Operationsnabel am Coecum, 4 Jahre nach Appendektomie. Spätbeschwerden mit lokalem Druckpunkt

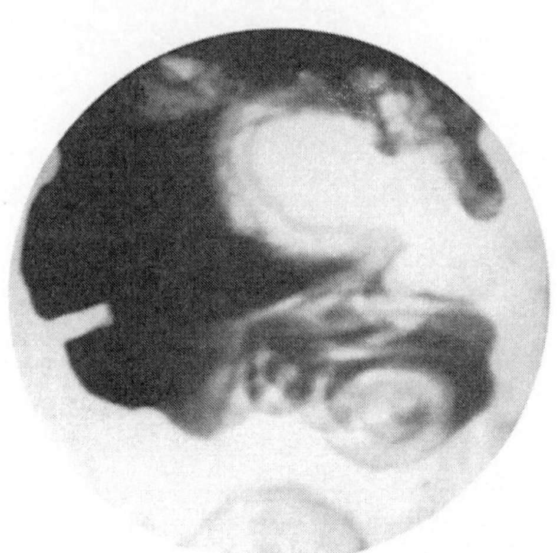

Abb. 101

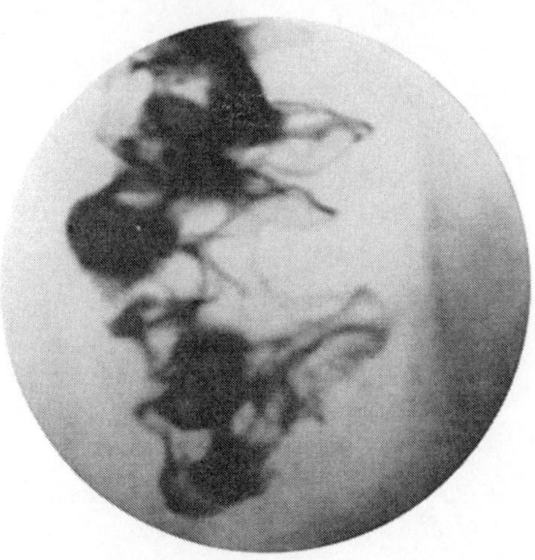

Abb. 102

Abb. 101. Rosette nach Appendektomie, reizlose Schleimhaut. 10 Jahre nach der Appendektomie

Abb. 102. Coecum 2 Wochen nach der Appendektomie. Allgemeine Schwellung der Schleimhaut, kompakte Valvula Bauhini. Kleiner Zipfel im Appendixnabel

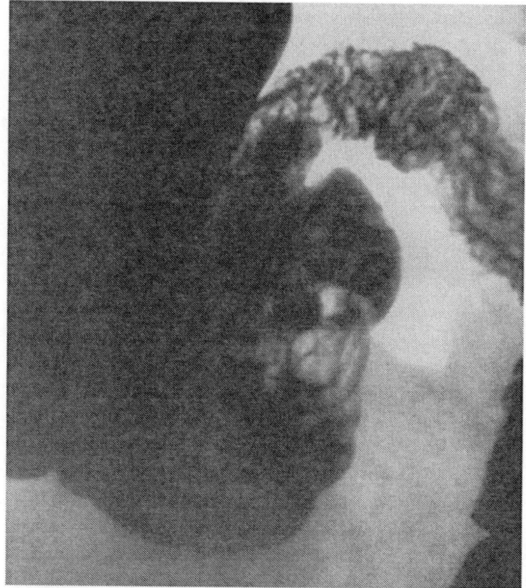

Abb. 103. V. Sch., 18 Jahre. Operationsrosette, 3 Jahre nach der Operation. Keine Lokalbeschwerden

war. In solchen Fällen dürfte entweder die Operation aus irgendeinem Grunde unterbrochen worden sein oder aber es wurde lediglich eine Drainage vorgenommen, nach der später eine Rehabilitierung der Appendix erfolgte. Gerade in solchen Fällen kann sich natürlich jederzeit ein Rezidiv entwickeln.

Eine andere typische lokale Veränderung nach einer Appendix-Operation ist der im Röntgenbild erscheinende Bürzel am unteren Coecumpol, der, mit einem tiefen konkaven umgebenden Profil einhergehend, dem Appendixansatz entsprechen dürfte, der jetzt tief in ein ringförmiges Schleimhautkissen versenkt ist. Zumeist sind im ganzen Coecum die Falten jetzt noch verbreitert. Auch dieses Bild ist charakteristisch bei Spätbeschwerden und oft noch nach Jahren zu beobachten (Abb. 104). Es dürfte so zu erklären sein, daß von dem Stumpf ein Reiz ausgeht, der sich

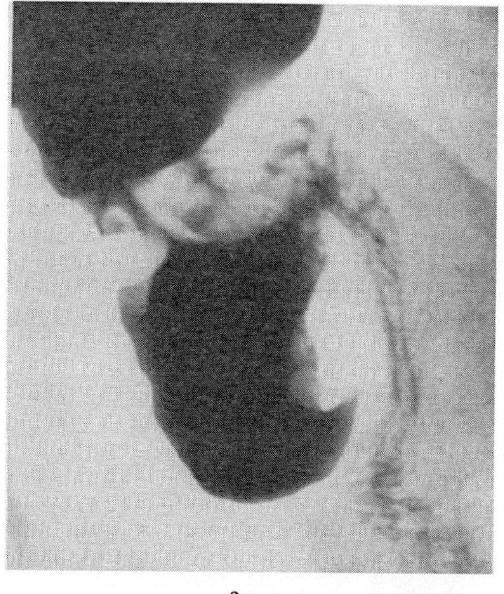

a

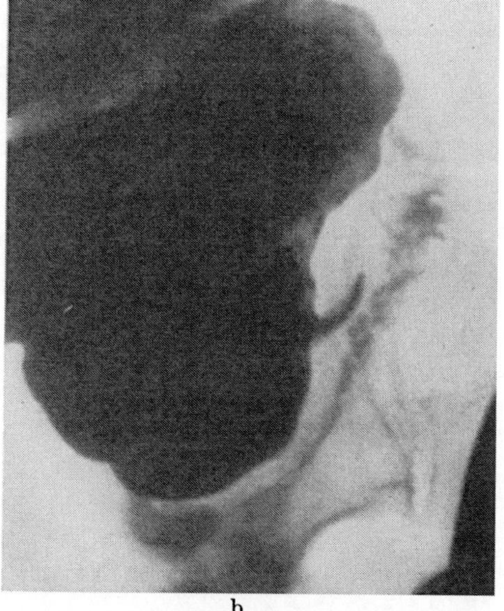

b

Abb. 104a. Spätbeschwerden nach Appendektomie. Operation vor 40 Jahren. Appendixansatz verschwollen, breite Schwellung der Valvula Bauhini mit einer zirkulären Siegelringschwellung auf der Höhe der Valvula

Abb. 104b. Derselbe Fall, der proximale Appendixanteil, der seinerzeit offenbar nicht mit entfernt wurde, stellt sich in Hakenform dar, Stumpfappendicitis

der Nachbarschaft mitteilt, und der zu einer sekundären ödematösen Schleimhautschwellung an der Basis und zu einem Irritationszustand in den distal davon gelegenen Darmabschnitten führt. Auch dieses Bild muß mit Wahrscheinlichkeit in das der Neuromatosen eingereiht werden.

STELZNER befaßt sich mit diesen Spätbeschwerden, die nach Wochen, Monaten und Jahren auftreten können, und steht auf dem Standpunkt, daß meist keine Verwachsungen zugrunde liegen. Mit der Diagnose von Verwachsungen als Spätfolge wird man immer ein wenig vorsichtig sein müssen, zu häufig wird sie am ganzen Magen-Darmkanal als

Verlegenheitsdiagnose gestellt (v. BERGMANN). Natürlich können Verziehungen und dadurch bedingte Passagestörungen postoperativ auftreten und frühzeitig wie auch als Spätfolge ileusartige Zustände hervorrufen. Letztere Erscheinungen sind relativ selten, aber dann jedoch meist begleitet von erheblichen, schon klinisch deutbaren Symptomen.

Zu den frühen Erscheinungen gehören die Stumpfabscesse, die durch Seidennähte, die lange liegen blieben, bedingt sind, oder solche, die sich teilweise gelöst haben. Diese Stumpfabscesse ähneln im Röntgenbild durchaus den eben besprochenen mit dem Bürzel als kleinem Krater zwischen den geschwollenen Schleimhautwülsten.

Das beste Mittel gegen das Auftreten von Adhäsionen von Darm und Netz mit seinen Komplikationen, dem Ileus, dem Volvulus, Intussuszeptionen und ähnlichem ist die Frühoperation, ausgeführt unter weitestgehender Schonung der Därme. Nach RUGE treten noch immer in 1,8% nach der Appendixoperation ileusartige Zustände auf, die ihrerseits durch Verklebungen ausgelöst werden, die man wiederum mit größter Wahrscheinlichkeit durch eine schonsame Frühoperation vermeiden kann. Zweifellos werden postoperative Beschwerden oft mit einer oben beschriebenen, im Röntgenbild nachweisbaren Veränderung ihre Erklärung finden. In bezug auf die Therapie wird man zurückhaltend sein mit dem Vorschlag eines aktiven Vorgehens. In schweren Fällen dürfte dann allerdings gleich eine Radikaloperation, die Ileotransversostomie, angezeigt sein. Die letztere vor allem deswegen, weil in den meisten Fällen die Ileocöcalklappe in den erkrankten Bereich mit einbezogen oder zumindest funktionell irritiert ist. Es liegt auf der Hand, daß man sich zu einem solchen verantwortungsvollen Schritt erst entschließt, wenn jede Nachbarschaftserkrankung nach sorgfältiger Untersuchung ausgeschlossen werden kann. Insbesondere wird das bei weiblichen Patienten der Fall sein müssen.

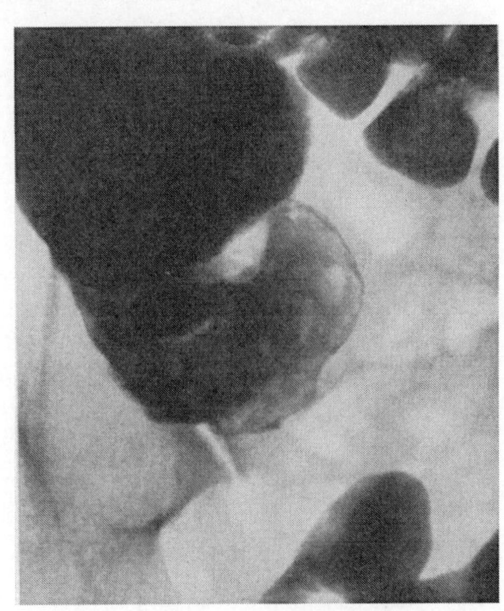

Abb. 105. Coecum-Divertikel nach Appendektomie. Spasmusfolgen?

Als zusätzliche Untersuchungsmethode, insbesondere zur Aufklärung von breiten Verklebungen, sei noch das *Pneumoperitoneum* erwähnt. Es kann uns vor allem Aufklärungen über Verwachsungen und Verwachsungsstränge zwischen dem visceralen und dem parietalen Peritoneum geben. In Verbindung mit der *Doppelkontrastmethode* der Colonuntersuchung stellt es für diese Erscheinungen zweifellos eine optimale Untersuchungsart dar. Allerdings ist sie für den Patienten nicht immer ganz ohne Beschwerden zu handhaben.

Wir wiesen bereits darauf hin, daß der röntgenologische Nachweis von Verklebungen nicht einfach ist. Hier kann die Doppelkontrastmethode — schonend für den Patienten angewendet — wertvolle Aufschlüsse geben.

40. Schlußbetrachtung

AUGUST BIER bezeichnete die Appendix als den größten Verbrecher der Bauchhöhle. STUCKE nannte auf dem Deutschen Chirurgenkongreß 1961 die Appendicitis noch immer als die chirurgische Erkrankung, die Rätsel aufgibt. „Sie ist die chirurgische Erkrankung von gestern, heute und morgen.“ Nach SONNENBURG haben 50% aller Menschen in ihrem Leben mindestens einmal einen appendicitischen Anfall durchgemacht. HAFTER bezeichnet in seiner praktischen Gastroenterologie die Appendix mit 66% als die häufigste aller chirurgischen Baucherkrankungen und stützt sich dabei auf ZENKER und DE QUER-

VAIN. Wenn dieser Prozentsatz auch ein wenig hoch liegen dürfte, so ist doch bei allgemeinen Statistiken ZWEIG auf über 12% aller chirurgischen Fälle gekommen; STUCKEs Angaben liegen mit 14,5% in seiner Würzburger Klinik noch etwas höher. Heute noch sterben in England jährlich über 3000 Personen an Appendixerkrankungen, wobei die Mortalität heute allgemein bei 0,6% liegen dürfte. Im Kindesalter perforieren noch 18% der Appendicitiden. Nach STUCKE schwächen Antibiotica, Spasmolytica und Cortison das Krankheitsbild zwar ab, dafür werden Rezidive dann um so schwerer. REIFFERSCHEID, der eine Zunahme der klinisch latenten, morphologisch jedoch schweren Verlaufsformen registriert, nimmt an, daß auch diese Tatsache auf eine Vorbehandlung mit Antibioticis zurückzuführen ist. 31,9% seiner Kranken waren antibiotisch vorbehandelt worden. Eine Zunahme von schweren Fällen der Appendicitis wird vielerorts geäußert. KASAKOFF beschreibt eine ganz erhebliche Zunahme, vor allem bei Kindern und dabei bei Mädchen mehr als bei Jungen.

HELLING und DAUMANN weisen darauf hin, daß eine Exstirpation der Appendix noch nie nachweisbare, funktionelle Störungen hinterlassen hat. Nach ASCHOFF ist „die Fortnahme der Appendix bei operativ günstig liegenden Bauchoperationen anderer Art im Interesse des Patienten nicht nur gestattet, sondern geboten". DE QUERVAIN hat bereits vor vielen Jahren darauf hingewiesen, daß keine einzige, glatte Appendektomie zu eindeutig nachweisbaren Funktionsstörungen oder klinischen Erscheinungen geführt hat.

Der Formenkreis der Appendicitis mit ihren Folgeerscheinungen hat sich immer mehr erweitert und wird sich noch weiter ausdehnen. Denken wir nur an die Büchnerschen Untersuchungen, seine Schilderungen über Narbenneurome nach der Appendicitis, die einen sehr wichtigen Folgezustand darstellen, da sich von hier aus periodisch oder kontinuierlich krankhafte und schmerzhafte Zustände ergeben. Denken wir an die neuralen Fernwirkungen, die eine Migräne oder eine Tachykardie hervorrufen können, die nach der Appendektomie oft schlagartig verschwinden. ENGLMANN hat auf diese Wechselbeziehungen seit vielen Jahren hingewiesen und immer wieder betont, daß die reflektorischen Fernwirkungen bei der Appendix wesentlicher als die lokalen Sensationen sind. Er steht auf dem Standpunkt, daß jede röntgenologisch nicht einwandfrei intakte Appendix amputiert werden sollte.

Das familiäre Auftreten der Appendicitis wurde bereits erwähnt. Daneben wissen wir von epidemieartigen Erscheinungen z. B. in Krankenhäusern bei der Schwesternschaft und den übrigen dort tätigen Personen.

Der Prozentsatz der an der Appendix operierten Schwestern dürfte ganz besonders hoch liegen. Wenn auch eine psychische Beeinflussung gerade hier manchmal vorliegen mag, so haben doch sorgfältige Nachforschungen in dieser Richtung eine Notwendigkeit der jeweiligen Operationen erkennen lassen. Die Appendicitis ist noch ein relativ junges Krankheitsbild. Erst in den 80er Jahren des vergangenen Jahrhunderts hat man sie regelrecht entdeckt und als Krankheitsbild anerkannt. Erst 1883 wurde von FITZ der Ausdruck Appendicitis geprägt; man hatte bis dahin lediglich von einer Typhlitis gesprochen. Bereits 1759 war zwar erstmalig eine Appendicitis von MESTIVIER beschrieben worden, 1858 und 1859 haben GEORGE LEWIS und LENDET jedoch erst auf die Bedeutung des Wurmfortsatzes hingewiesen, regelrecht erkannt wurde die „Appendicitis" erst nach 1880.

Die klinischen Untersuchungsmethoden sind hier auch heute noch oft nicht ausreichend. Bereits im Jahre 1927 haben BOAS und HABERER die Ansicht vertreten, daß ein toter Punkt in der Diagnostik der chronischen Appendicitis erreicht sei. Sie stellten die Forderung nach einem exakten wissenschaftlichen diagnostischen Verfahren und wiesen seinerzeit schon darauf hin, daß die Aufgabe dem Röntgenologen zuteil werden müßte. Diese verpflichtende Aufgabe für den Röntgenologen ist somit damals bereits erkannt worden. Der Versuch, diese Aufgabe zu erfüllen, hat zur steigenden Anerkennung dieser speziellen Röntgendiagnostik geführt.

Die Basis, die für diese Aufgabe allein erfolgbringend sein konnte, war der Grundsatz FORSSELLs, den er bei der Untersuchung des gesamten Magen-Darmkanales anwandte, nämlich jener der Schaffung einer subtilen, exakten und genauen morphologischen Grundlage, und auf dieser Grundlage dann aufbauend das Studium der Funktion.

Bereits im Jahre 1925 hat z.B. GOTTHEINER in seinem eigenen Material nurmehr eine Fehlerquote von 3% angegeben. Er weist auf die große Rolle, die gerade bei dieser Diagnostik die Übung und die Erfahrung spielen, hin.

Das Einfühlen in die Situation des Kranken mit der Erhebung der differenzierten Vorgeschichte ist eine Vorbedingung für den Erfolg auch des röntgendiagnostischen Weges.

Es ist wichtig, bei der Anamnese-Erhebung jeden Patienten unmittelbar nach einer Appendixoperation zu befragen. Häufig werden wir erleben, daß der Patient auf die Frage nach einer Bauchoperation negativ antwortet, während er, speziell auf die Appendix gerichtet befragt, äußert: „Ja, die ist natürlich schon lange operiert". Die Appendixoperation wird häufig von den Patienten offenbar nicht ernst genommen oder nicht als eigentliche Bauchoperation aufgefaßt.

Die Forderung nach einer exakten Röntgendiagnostik ist heute bei der Aufklärung der Appendicitis berechtigt. Je enger die Zusammenarbeit zwischen dem Kliniker, dem Chirurgen und dem Röntgenologen sich gestaltet, um so erfreulicher werden die Resultate sein.

41. Strahlendosis bei der Röntgenuntersuchung der Appendix

Zum Schluß sei kurz auf die Strahlenbelastung bei der Röntgenuntersuchung der Appendix eingegangen. LASSRICH und MOHR haben bei Kindern eine Gonadendosis von 15 mr bei einer vollständigen Magen-Darm-Passage errechnet, wobei die Oberflächendosis am Ort der stärksten Belastung 2,8 r beträgt. Das sind Dosen, die man jederzeit verantworten kann und verantworten muß, wenn es sich um die Aufklärung eines wesentlichen Krankheitsbildes handelt. BIRZLE hat auf dem deutschen Röntgenkongreß 1963 über die Berechtigung der Röntgenuntersuchung der Appendix gesprochen. Er kommt zu einem ähnlichen Resultat. Seine Forderung, wegen der Gonadengefährdung in bezug auf die Wahl der geeigneten Untersuchungsmethode sorgfältig zu sein, besteht durchaus zu Recht. Die Untersuchung soll technisch einwandfrei vorbereitet sein, damit sich unnötige Zeitaufwendungen ausschließen. Es ist selbstverständlich, daß man die Strahlenbelastung so niedrig wie möglich halten wird, ohne dadurch die Sicherheit der Diagnostik zu beeinträchtigen. Die Gefahren einer möglichen Schädigung durch die Strahlenapplikation bei einer korrekten Röntgenuntersuchung dürften jedoch im Verhältnis zum unmittelbaren Nutzen der Röntgenexploration verschwindend gering sein und daher kaum ins Gewicht fallen.

Literatur

ABREU, S.: Perforación apendicular durante una exploración radiólogica. Cirurg. Ginec. Urol. 8, 238—239 (1954).

ADELMAN, B. P., and J. G. TEPLICK: Intussusception von Mucocelen der Appendix. Amer. J. Roentgenol. 73, 966—970 (1955).

ADLER, H. F., A. J. ATKINSON, and A. C. JVY: Amer. J. dig. Dis. 8, 197 (1941).

ADOLPH, W., and W. TAPLIN: Radiology 54, 878 (1950).

ÅKERLUND, A.: Mukozele in der Appendix, röntgenologisch diagnostizierbar. Acta radiol. (Stockh.) 17, 594 (1936).

ALBRECHT, H. U.: Die Röntgendiagnostik des Verdauungskanals. Leipzig: Georg Thieme 1931.

ALWENS: Die Darstellung der Appendix im Röntgenbild. Frankfurter Röntgenges. März 1921.

AMISANO, P.: Arch. Radiol. Electrother. 26, 269 (1951).

ARENS u. BLUM: Die normale und pathologische Appendix. Radiology 5, 513—519 (1925).

ARMANI: Eine neue Methode zum Studium der Appendix. Radiol. med. (Torino) 13, 534 (1926).

ARNELL, S.: Acta radiol. (Stockh.) 12, 359 (1931).

ARNESON, A.: Z. urol. Chir. 45, 94 (1939); — Chirurg 12, 321 (1940); — Nord. Med. 1940, 1248.

ARNOLD, R.: Beitrag zur Kenntnis der Divertikel des Wurmfortsatzes. Münch. med. Wschr. 1928, 344.

ARNONE: Die Appendix bei normalen Individuen. Radiol. med. (Torino) 13, 32 (1926).

Artner, H.: Der Status postappendectomiam im Röntgenbilde. Fortschr. Röntgenstr. **39**, 609—615 (1929).

Aschoff, L.: Der appendizitische Anfall. Berlin: Springer 1930.

Aschoff u. Pokorny: Über die Beweglichkeit des Wurmfortsatzes. Deutsch. Zeitschr. Chir. **203/204**, 175 (1927).

Aubourg: Radiographie der Appendix. Presse méd. **1910**, No 44.

Avellan, J. A.: Röntgendarstellung einer Appendixperforation. Amer. J. Surg., N.S. **8**, 427—429 (1930).

Babnick, R.: Med. Klin. **1954**, 477.

Bader, C. W., u. E. Weide: Die Bedeutung der chronischen Appendicitis bei der Frau und der Wert der Röntgenuntersuchung für die Diagnose der Erkrankung. Geburtsh. u. Frauenheilk. **7**, 95 (1947).

Baensch, W. E.: Lehrbuch der Röntgendiagnostik, Bd. IV, S. 3319—3338. Stuttgart: Georg Thieme 1952.

Balli, R.: The sphincters of the colon. Radiology **33**, 372 (1939).

Barcley, A. E.: The appendix. Lancet **1929**, 1322.

— Intestinal movements in the ileocecal-region. Radiology **33**, 170 (1939).

Barth, I., u. E. Mundt: Das metastasierende Dünndarm-Carcinoid. Münch. med. Wschr. **1961**, 730.

Basu u. M. N. R. Chaudhuri: Nach 77 Tagen gefüllte Appendix. Indian med. Gaz. **87**, 202 (1952).

Bazin: Zbl. Chir. **2**, 729 (1913).

Becker, R., u. A. Oppenheimer: Normale und pathologische Funktionen der Verdauungsorgane im Röntgenbild. Leipzig: Georg Thieme 1931.

Béclère: Erste Mitteilung über einen kontrastgefüllten Wurmfortsatz. 1906.

— Die Röntgenphotographie des Processus veriformis. Bull. Soc. Radiol. Paris, August 1909.

Belisle, L. P.: J. Canad. Ass. Radiol. **1**, 16 (1950).

Belot: Radioscop. de l'append. Bull. Soc. Radiol. Paris, Nov. 1911.

Bennet: The use of X-rays in the diagnoses of appendicitis. Lancet **1908**.

Bérard u. Alamartine: Z. orthop. Chir. **2**, 822 (1913).

Berg, H.-H.: Röntgenuntersuchung am Innenrelief des Verdauungskanals, S. 210. Leipzig: Georg Thieme 1931.

Bernardi, E. de: Quad. Radiol. 3 (1942).

Biedermann, F.: Über Spasmen am coecocolischen Sphinktertrakt. Fortschr. Röntgenstr. **46**, 671 (1932).

Biermann: Chronische Appendicitis als Grundlage für verschiedene klinische Erscheinungen. Radiology **5** (2), 1521—1557 (1925).

Blümel, G., u. M. Heitz: Benigne Appendix-Carcinoide und Carcinoidsyndrom. Wien. klin. Wschr. **5**, 92 (1963).

Borovsky, M. P.: Illinois med. J. **98**, 307 (1950).

Brady, B. M., and D. S. Carrol: The significance of the calcified appendical enterlith. Radiology **68**, 648 (1957).

Brandt, C., u. W. Teschendorf: Erfahrungen mit einem wasserlöslichen Röntgenkontrastmittel (Gastrografin) in der Magen-Darm-Diagnostik.

Briggs, P. J.: Röntgenuntersuchung des im Becken liegenden Coecums und Appendix. Guy's Hosp. Rep. **76** (1), 103 (1926).

Buckstein, J.: The digestive tract in roentgenology. Philadelphia: J. B. Lippincott Co. 1948.

Büchner, F.: Spezielle Pathologie. München: Urban & Schwarzenberg 1960.

Bücker, J., u. A. R. Feindt: Ileitis regionalis. Fortschr. Röntgenstr. **74**, 59—65 (1951).

Bürgel, E.: Röntgenpraxis **14**, 409 (1942).

Busi: Zur Radiographie des Wurmfortsatzes. I. Ital. Kongr. für Röntgenologie, 12.—14. Okt. 1913.

Butler, G. V.: Med. Radiogr. Photogr. **26**, 122 (1950).

Cambies: Neues Verfahren in der Röntgenuntersuchung der Appendix. Presse méd. **1926**, 201.

Campbell, J. S., P. Fournier and T. da Silva: When is the appendix normal? Canad. med. Ass. J. **85**, 1155 (1961).

Carstens, M.: Kritische Betrachtung über die Röntgensymptomatologie der chronischen Blinddarmentzündung. Fortschr. Röntgenstr. **71**, 77 (1949).

Case, J. T.: X-ray studies of the ileocoecal region and the appendix. Amer. J. Roentgenol. **4**, 77 (1912).

— Further X-ray studies of the ileocoecal valve and appendix. Amer. J. Roentgenol. (1913).

— Roentgen-examination of the appendix. N.Y. med. J. **100**, 161 (1914).

Castello, L.: Minerva chir. **8**, 108 (1953).

Cave, A. J.: Appendix veriformeis duplex. J. Anat. (Lond.) **70**, 283 (1936).

Cerf, M.: Die subakute Appendicitis. J. belge Radiol. **24**, 89—102 (1935).

Chapman, B.: Illinois med. J. **52**, 484—490 (1927).

Chapple, C. F.: Brit. J. Surg. **38**, 503 (1951).

Childs: Appendicitis und andere Erkrankungen, welche die Diagnose erschweren. Schlüsse nach der Röntgenuntersuchung. Radiology **4**, 107 (1925)

Christeller, E., u. E. Mayer: Die Wurmfortsatzentzündung (Appendicitis). In: Handbuch der Anatomie von Henke u. Lubarsch. Berlin: Springer 1929.

Chrom, S. A., u. C. E. Gudbjerg: Beobachtungen bei der Kontrastdarstellung der normalen Appendix. Acta radiol. (Stockh.) **40**, 383—592 (1953).

— — Roentgen examination in acut or chronic appendicitis. Acta radiol. (Stockh.) **41**, 132 (1954).

Ciampa, F., G. St. Miles, and L. Andreson: Arch. Surg. **60**, 171 (1953).

Clairmont, P., u. M. Meyer: Erfahrungen über die Behandlung der Appendicitis. Acta chir. scand. **60**, 55 (1926).

Code, C. F., N. C. Hightower jr., and G. C. Morlock: Amer. J. Med. **13**, 328 (1952).

— G. R. Wilson, and W. G. Sauer: Ann. N.Y. Acad. Sci. **58**, 328 (1952).

Cohn, M.: Der Wurmfortsatz im Röntgenbilde. Dtsch. med. Wschr. **1913**, 606.

— Vom gesunden und kranken Wurmfortsatz. Verh. Dtsch. Röntgenges. 1914, S. 10.

Cola, G.: Röntgenologische Untersuchungen über die intersegmentären Reflexe des Verdauungskanals.

Gastroappendikuläre Reflexe. Arch. Radiol. (Napoli) **11**, 217—230 (1935).
CORDINER, M.: Die Röntgendiagnose chronischer Appendicitis. Lancet **1927**, 921.
CZEPA, A.: Darstellung der Appendix im Röntgenbild. Sitzg. Ges. Ärzte in Wien am 26. Nov. 1926. Wien. med. Wschr. **1926**, 1465.
— Beiträge zur Röntgendiagnostik der Appendix. Fortschr. Röntgenstr. **35**, H. 6 (1927).
— Beiträge zur Röntgendiagnostik der Appendix. Fortschr. Röntgenstr. **36**, 60—95 (1927).
— Weitere Beiträge zur Röntgendiagnostik der Appendix. Fortschr. Röntgenstr. **40**, 214—241 (1929).
DALLOD, A.: Amer. J. dig. Dis. **13**, 279 (1946).
DEL BUONO, P.: Die Markoni-Therapie der chronischen Appendicitis. Verh. int. Kongr. für Kurzwellen 1927, S. 257—258.
DE LUCA, G.: L'aspetto radiographico del cieco appendicectomizzato. Arch. Radiol. (Napoli) **14**, 415—420 (1939).
DEMMER, F.: Megasigma und chronische Appendicitis bei Kindern. Wien. klin. Wschr. **1936 II**, 1366—1367.
DÉPUY DE FRENELLE: Bestätigung der Diagnose „Chronische Appendicitis" durch Röntgenstrahlen. Presse méd. **1926**, 681
DESTERNES u. BAUDON: Die Radiographie der Appendix. Arch. Élect. méd. No 326.
DÖDERLEIN: Appendicitis und Schwangerschaft. Zbl. Chir. **76**, 844 (1951) (Referat).
DÖHNER, B.: Die chronische Appendicitis im Röntgenbild. Fortschr. Röntgenstr. **35**, 228—237 (1926); **36**, 1023 (1927).
DOUGLAS u. LE WALD: Kotsteine der Appendix. J. Amer. med. Ass. 17 (1916).
DRUCKMANN, A.: Beitrag zur Röntgenuntersuchung der Appendicitis. Wien. med. Wschr. **2**, 905—908 (1929).
DZIALOSZYNSKI, A.: Appendicitis chronica unter dem Bilde eines Rectum-Carcinomes. Zbl. Chir. **1928**, 41.
EARL, J. R.: J. Amer. med. Ass. **114**, 1864 (1940).
EHRLICH: Zur Röntgenuntersuchung der sogenannten „Appendicitis chronica". Wien. med. Wschr. **1923**, 14.
EISENKLAM, I.: Die Differentialdiagnose der gestörten extrauterinen Gravidität gegen die akute Appendicitis und akute Cholecystitis. Wien. klin. Wschr. **40**, 905—909 (1927).
EISLER, F.: Technik der Dickdarmuntersuchung. Röntgenpraxis **2**, 741 (1930).
ELLIS: Intestinal radiography for chronic appendicitis. Med. J. A. Sfr. **16**, 163 (1921).
ENGLMANN: Die Röntgendiagnose der chronischen Appendicitis. 31. Tagg Dtsch. Röntgenges. Hamburg 1949, S. 216 (Referate).
ESAU: Die Verweildauer von Fremdkörpern in der Appendix. Langenbecks Arch. klin. Chir. **175**, 118 (1933).
EUPHRAT, E. J.: Roentgen features of mucocele of the appendix. Radiology **48**, 113 (1947).
FEDDER, L.: Die Diagnose der chronischen Appendicitis im Röntgenbild. Bruns' Beitr. klin. Chir. **145**, 342—378 (1928).
FELDMANN, M.: Amer. J. dig. Dis. **2**, 373 (1935).
— Eine röntgenologische Studie an 115 Fällen von Appendektomie wegen sogenannter chronischer Appendicitis. Radiology **27**, 699—703 (1936).
FELSON, B.: Surgery **25**, 734 (1949).
FERÉ, C.: Mucocele de l'appendice ileocoecal. Progr. méd. (Paris) **5**, 73 (1877).
FEYRTER, F.: Zur Pathogenese des Anfalles im Ablauf der Appendicite neurogène. Bruns' Beitr. klin. Chir. **197**, 433 (1958).
— Über das Carcinoid-Syndrom. Wien. ärztl. Prax. **13**, Nr 26 (1961).
— Zur Frage der Beziehung zwischen enteralem Carcinoid und endokrin-nervöser Enteropathie. Wien. med. Wschr. **1962**, 26.
FIGIEL, L. S., and ST. J. FIGIEL: Ileocecal intussusception in the adult. Amer. J. Roentgenol. **78**, 66
FINSTERBUSCH, R., u. F. GROSS: Was leistet die Röntgenuntersuchung bei der Diagnostik der Erkrankungen des Wurmfortsatzes? Langenbecks Arch. klin. Chir. **164**, 454 (1931).
FINSTERER, H.: Die Chirurgie des Dickdarms. Wien: Wilhelm Maudrich 1952.
FISHER, M. S.: A roentgen sign of gangrenous appendicitis. Amer. J. Roentgenol. **81**, 637
FITTIG: Die Bedeutung der Enterolithen des Processus veriformis im Röntgenogramm. Fortschr. Röntgenstr. **11**, 356 (1907).
FOEBERT, F., et F. ROBERT: J. Radiol. Électrol. **32**, 925 (1951).
FRÄNKEL, A.: Appendicitis und Appendostase. Berl. Med. Ges. 10. Nov. 1926.
FRÄNKEL, E.: Über das sogenannte Pseudomyxoma peritonei. Münch. med. Wschr. **48**, 965 (1901).
— Über die Blutgefäßversorgung des Wurmfortsatzes. Fortschr. Röntgenstr. **9**, 1 (1925).
FRAJKIN, A.: Le spasme de caecum dans l'appendicite chronique. Paris méd. **17**, 414.
FRANZEN, J.: Beziehungen des Gallenflusses zur Ileocoecalregion. Fortschr. Röntgenstr. 769 (1961).
FRASER, J.: Schrot im Wurmfortsatz. Lancet 1928, 1129.
FRIED, H.: Amer. J. Roentgenol. **20**, 531 (1928).
FRIMANN-DAHL, J.: Roentgenologic examinations of acute abdominal lesions. Acta radiol. (Stockh.) **20**, 438 (1939).
— Volvulus of the right colon. Acta radiol. (Stockh.) (1954).
— Roentgen examinations in acute abdominal diseases, 2. ed. Springfield (Ill.): Ch. C. Thomas.
FROLA, E., e A. OLIVERRI: Appendice e tuberkulosi polmonare. Arch. ital. Mal. Appar. dig. **5**, 199—236 (1936).
FÜTH, H., u. OBLADEN: Weiterer Beitrag zur Frage der Verlagerung des Coecums in der Schwangerschaft. Dtsch. med. Wschr. **1928**, 819.
GACITUA, J. F., y H. L. RAMIREZ: Appendicitis acuta perforante por Ascaris lumbricoides. Pren. méd. argent. **1962**, 2423.
GAMNA, C.: Neue med. Welt **1950**, 912.
GARKISCH, E. H.: Röntgenpraxis **11**, 413 (1942).
GEISTHÖVEL, W.: Med. Klin. **1938**, 55.
GÉNAUX, G., et P. VASSELLE: La radio-diagnostic de l'appendicite chronique. Paris méd. **17**, 141 (1927).

GEORGE and GERBER: The value of the roentgen method in the study of chronic appendicitis, coecum and inflammatory condition both conegnital and acquired, about the terminal ileum. Surg. Gynec. Obstet. **16**, 4 (1913).

GERLACH, B.: Ein Schnellverfahren zur Röntgendarstellung des Wurmfortsatzes. Dtsch. med. Wschr. **76**, 1207 (1951).

GILBERT, R., u. L. RABAIANTZ: Röntgenologische und anatomische Beobachtung von Stase und Melanose im Wurmfortsatz. Fortschr. Röntgenstr. **53**, 363—370 (1936).

GIULIANI, G.: Über die Appendico-Cholecystitis. Arch. ital. Chir. **19** (4), 385 (1927).

GLÄSER, H.: Die Bewegungen des Coecums und der benachbarten Darmteile im Röntgenkymogramm. Fortschr. Röntgenstr. **65**, 268—279 (1942).

GOINARD, LE GENISSEL et MAIRE: A propos d'un cas de mucocéle de l'appendice. Bull. Soc. Électro-radiol. méd. France **27**, 509 (1939).

GOODMANN and LÜDERS: The value of the colonic inflation in the diagnosis of chronic appendicitis. Amer. J. med. Sci. 357 (1914).

GOTTHEINER, V.: Röntgendiagnostik der chronischen Appendicitis. 5. Tagg des Vereins für Stoffwechsel- u. Verdauungskr. in Wien Okt. 1925.

— Röntgen-Vereinigung zu Berlin, Okt. 1925. Fortschr. Röntgenstr. **34**, 854 (1926).

— Die normale und pathologische Appendix im Röntgenbild. Berl. Röntgenges. 12. Nov. 1925. Fortschr. Röntgenstr. **35**, H. 1 (1926).

GRACE, W. J., S. WOLF, and H. G. WOLFF: The human colon; an experimental study based on direct observation of four fistulous subjects. New York: Hoeber 1951.

GRANATA, L., e F. MARINI: Chir. Pat. sper. **8**, 36 (1960).

GRIGORIEFF: Die Appendix im Röntgenbild. Russ. Internistenkongr. Moskau 1911.

GROEDEL: Die röntgenologische Darstellung des Processus veriformis. Münch. med. Wschr. **1913**, 346, 744.

— Die Insuffizienz der Valvula ileocoecalis im Röntgenbilde. Fortschr. Röntgenstr. **20**, 162 (1918).

GROSS, W.: Probleme der Appendixphysiologie. Langenbecks Arch. klin. Chir. 148 (1927).

GÜTIG: Tagungsber. Prager Tagg 1936. Fortschr. Röntgenstr. **55**, 498 (1937).

GUTZEIT, R.: Münch. med. Wschr. **1952**, 723.

HADLEY, M. N., and H. D. COGSWELL: Unusual origin of a Meckel's diverticulum from the base of the appendix. J. Amer. med. Ass. **106**, 537 (1936).

HÄNSCHE, A.: Röntgenpraxis **9**, 646 (1937).

HÄRING, R.: Zur Diagnose und Differentialdiagnose der akuten Appendicitis. Ärztl. Prax. **14**, Nr 5 (1962).

HAFTER: Praktische Gastroenterologie. Stuttgart: Georg Thieme 1956.

HAGENBACH, E.: Schweiz. med. Wschr. **1937**, 111.

HANNES: Über die Insuffizienz der Valvula ileocoecalis. Münch. med. Wschr. **26**, 745 (1920).

HARRENSTEIN: Bruns' Beitr. klin. Chir. **139** (3), 533 (1927).

HAUDEK, M.: Wiener Röntgenges. 3. März 1925.

HAUSMANN, TH.: Berl. klin. Wschr. **1904**, Nr. 44; — Dtsch. med. Wschr. **1010**, Nr 42.

HEILMEYER, L.: Das Carcinoid. Med. Welt **1961**, Nr 20.

HELLMER, H.: Die Röntgenuntersuchung der akuten Bauch- und Nierenerkrankungen. Röntgenpraxis **14**, 171—181 (1942).

HEMÉ, H.: Presse méd. **84**, 1321 (1926).

HENNING u. BAUMANN: In: Handbuch der inneren Medizin von MOHR u. STÄHELIN. Berlin-Göttingen-Heidelberg: Springer 1953.

HENSSELMANN: Appendixbilder. Fortschr. Röntgenstr. **26**, 205 (1922).

— Über die Röntgenuntersuchung der Appendicitis. Röntgenologia **1922**, H. 1.

HERLYN, K. E.: Die Röntgendiagnostik der Appendix. Chirurg **5**, 201—210 (1933).

HIRSCH, I. S.: Der coecocolische Sphinktertrakt. Fortschr. Röntgenstr. **32**, 605 (1924).

HOCHREIN, M., u. J. SCHLEICHER: Münch. med. Wschr. **1941**, 328.

HÖFFER, B., u. M. KASPAR: Die praktische Bedeutung der Röntgenuntersuchung für die Diagnose der chronischen Appendicitis. Bruns' Beitr. klin. Chir. **149**, 481—500 (1930).

HÖGLER, F.: Wien. klin. Wschr. **1941**, 202.

HÖNCK: Mitt. Grenzgeb. Med. Chir. **41**, 511 (1929).

HOFFMAN: Zur Frage der Diagnose der Appendicitis in der Schwangerschaft mit Bariumkontrastmitteln. Arch. Gynäk. **112** (1920).

HOLITSCH, R.: Funktionelle Ursachen der Nichtfüllung der Appendix. Fortschr. Röntgenstr. (Kongreßbericht), 75—76 (1937).

HORDER, TH., A. E. BARCLAY u. A. J. WALTON: Der Wert der Kontrastmahlzeit für die Diagnose der Erkrankung des Verdauungskanals. Brit. J. Radiol. **2**, 97—135 (1929).

HORNYKIEWITSCH, TH.: Lageanomalie der Appendix und der Valvula coli. Fortschr. Röntgenstr. **71**, 1007 (1949).

HÜRTER: Zur Röntgendiagnose von Kotsteinen im Processus vermiformis. Z. Röntgenkde. H. 12 (1910).

HUET, J. A.: Die umschriebene Colitis, ein indirektes Zeichen der chronischen Appendicitis. Bull. Soc. Radiol. Méd. France **18**, 124—127 (1930).

HULTÉN, O.: Nord. Med. **1940**, 1213.

— Über den Nutzen von Röntgendiagnostik bei akuten Anfällen. Acta radiol. (Stockh.) **21**, (1940).

IMBODEN: Roentgen diagnosis of lesions of the vermiformis appendix. Amer. J. Roentgenol. **2**, 581 (1915).

IOVETZ-TERESCHENKO, N. N.: Lancet **1950**, No 6611, 903.

JACQUET, G. P., u. J. POREAUX: Die Verzögerung der ileocoecalen Passage und die segmentäre Hypertonie des Coecums und Colon ascendens in ihren Beziehungen zur Appendicitis. Presse méd. **14**, 235 (1930).

JACQUET, P., u. L. GALLY: Die Röntgenuntersuchung des unteren Wetterwinkels und die Röntgendiagonse der chronischen Appendicitis. Arch. Électr. méd. **38**, 529—546 (1930).

— — u. J. POREAUX: Die Verzögerung der ileocoecalen Passage und die segmentäre Hypertonie des Coecums und Colon ascendens in ihren Beziehungen zur Appendicitis. Presse méd. **14**, 235 (1930).

JAFFE, F. A.: The appendicitis. Amer. Rev. Tuberc. **64** (1951).
JAISSON: Radiologisches Studium der Appendix bei Appendicitis chronica. J. Radiol. Électrol. **5**, (1921).
JAKSANOW, I. u. A.: Die chirurgische Technik beim appendicitischen Infiltrat. Sovetsk. Med. **3**, 43 (1961).
JUTRAS, A.: Die röntgenologischen Zeichen einer Mucocele der Appendix. Un. méd. Can. **67**, 251—(252 (1938).
KADRNKA, S.: Wert der Kontrasteinlaufmethode zur Appendixdarstellung. Röntgenpraxis **6**, 73 (1934).
— Fortschr. Röntgenstr. **56**, 76, 125 (1937).
KALK, H.: Dtsch. med. Wschr. **1937**, 1, 772; — **1951**, 956.
KALK-WILDHIRT: Lehrbuch und Atlas der Laparoskopie. Stuttgart: Georg Thieme 1961.
KALMON, E. H., and E. WINNINGHAM: Mucocele of the appendix. Amer. J. Roentgenol. **72**, 432 (1954).
KASAKOFF, G. M.: Irrtümer bei der Diagnose der chronischen Appendicitis im Kindesalter. Sovetsk. Med. Nr 3, 36 (1960).
KATDARE, S. S.: Indian J. Radiol. **7**, 73 (1953).
KAUFMANN, W.: Röntgenpraxis **11**, 548 (1939).
KEATON, J. C.: Abnorme Lage von Appendix und Coecum. Radiolog. **6** (1), 63 (1926).
KELYNACK u. EDEL: Divertikelbildungen im Darmkanal. 1893.
KERLEY, P.: Recent advances in radiology. London 1936.
KIRSCHNER u. NORDMANN: Die Chirurgie. München: Urban & Schwarzenberg 1942.
KLEEBLATT: Appendixsteine. Z. techn. Physik H. 12, Nr 45 (1920).
KLEINSCHMIDT, H.: Über die Brauchbarkeit des Röntgenverfahrens für die Diagnose der Appendicitis. Mschr. Kinderhelik. **61**, 115—120 (1934).
KNAPP: Coecum mobile und Entzündungen im Ileocoecalbereich. Fortschr. Röntgenstr. (Kongreßheft), **94**, 24—25 (1961).
KNOFLIEK, E.: Ein Beitrag zum Volvulus des Coecums. Röntgenpraxis **10**, 454 (1938).
KNOTHE, W.: Röntgenstudien am Schleimhautrelief des normalen und kranken Dickdarmes. Verh. dtsch. Röntgenges. **18** (1927).
— Schleimhautstudien am normalen und kranken Dickdarm. Z. klin. Med. **108**, H. 1—3 (1928).
— Zur röntgenologischen Differenzierung entzündlicher und neoplastischer Dickdarmveränderungen. Verh. dtsch. Röntgenges. **20** (1929).
— Die entzündlichen unspezifischen wie spezifischen Erkrankungen des Colons im Röntgenbild. Verh. dtsch. Röntgenges. **22** (1930).
— Röntgenologische Beobachtungen an der Appendix. Röntgenpraxis **2**, 1057—1066 (1930).
— Die Dickdarmschleimhaut, ihre normale und pathologische Funktion im Röntgenbild. (Monographie.) Leipzig: Georg Thieme 1932.
— Die Entzündung des Dickdarms im Röntgenbild. Fortschr. Röntgenstr., Kongreßheft (1936).
— Die Röntgendiagnostik der Appendix. Radiologe **2**, 164—177 (1962).
KOCH, F.: Maligne Carcinoide. Chirurg **12** (1940).
KOHN, M.: Der Wurmfortsatz im Röntgenbilde. Dtsch. med. Wschr. **1913**, 326.
— Zur Frage der Beweglichkeit und Bewegungen des Wurmfortsatzes. Fortschr. Röntgenstr. **38**, 26 (1928).
KOLBOW, H.: Das Verhalten des Dickdarms während der letzten Schwangerschaftsmonate im Röntgenbild. Fortschr. Röntgenstr. **69**, 35—51 (1944).
KRAUSPE, C.: Allgemeine pathologische Anatomie der letzten Ileiumschlnge. Fortschr. Röntgenstr. **95**, 728—745 (1961).
KRENN, L.: Wien. klin. Wschr. **1934**, 778.
KRUCHEN, C.: Chronische Appendicitis unter den Erscheinungen eines Magengeschwürs. Münch. med. Wschr. **1**, 92—94 (1931).
— Chronische Appendicitis vom röntgenologischen Standpunkt. Fortschr. Röntgenstr. **46**, Kongreßheft, 149—152 (1932).
KUTTNER, L.: Zur Diagnose und Therapie der chronischen Appendicitis. Med. Klin. **16**, 516 (1924).
LÄWEN, A.: Über Appendicitis fibroplastica. Dtsch. Z. Chir. **129**, 221 (1914).
— Appendicitis fibroplastica. Zbl. Chir. **1938**, 1911—1915.
— M. BIEBL u. A. J. LAUBER: Die Eigenbeweglichkeit des Wurmfortsatzes bei der chronischen Appendicitis. Dtsch. Z. Chir. **234**, 490 (1931).
LAFITTE, H.: J. Urol. méd. chir. **50**, 233 (1942).
LANE, W. A.: A clinical lecture on the skins which develop in our drainage system. Brit. med. J. **1911 I**, 913.
LAROCHE, BRODIN u. RONNEAUX: Kritische Studien der chronischen Appendicitis. Presse méd. **1922**, 297.
LASSRICH, M.: Unspezifische Veränderung am terminalen Ileum beim Kinde. 42. Tagg Dtsch. Röntgenges. Hamburg 1961. Fortschr. Röntgenstr. **95**, 757—764 (1961).
— Röntgendiagnostik bei Erkrankungen in der Ileocoecalregion des Kindes. Radiologe **2**, 184—195 (1962).
LASSRICH, PRÉVOT u. SCHÄFFER: Pädiatrischer Röntgenatlas. Stuttgart: Georg Thieme 1955.
LAUDA, E.: Wien. klin. Wschr. **1941**, 608.
LAURELL, H.: Acta radiol. (Stockh.) **7**, 63 (1926); — Chirurg **2**, 422 (1930).
— Acta radiol. (Stockh.) **13** (1932).
—, u. A. WESTERBORN: Langenbecks Arch. klin. Chir. S. 593 (1927).
LEMBERG, A.: Die Röntgendiagnostik der chronischen Appendicitis. Experimentelle und klinische Röntgenologie [Russisch]. Wratschebnoje delo **9**, 103—117 (1926).
LEVEN u. BARREL: Die Radioskopie des Magens in der Diagnose der Appendicitis. Presse méd. **1909**, No 96.
LIERTZ: Die radiographische Darstellung des Wurmfortsatzes. Dtsch. med. Wschr. **1910**, 27.
— Über die Lage des Wurmfortsatzes. Berlin 1914.
LIGNIÈRES, A.: Arch. clin. Méd. **40**, 1 (1932).
LINSMANN, J. F., and J. I. CHALEK: Radiology **54**, 726 (1950).

Lischi, G., u. A. Ruiu: Die motorische Dickdarmfunktion nach retrograder Füllung.
Löpp, W.: Mitt. Grenzgeb. Med. Chir. **41** (4), 562 (1929).
Lotheissen, G.: Zwölffingerdarmgeschwür und chronische Appendicitis. Wien. med. Wschr. **76**, 634 (1926).
Maaloe, C. U.: Histopathologiske Studies over Prozessus vermiformis. Kopenhagen 1809 (Monographie).
MacEwen, W.: The function of the coecum and vermix appindicularis. Lancet **1904**, 995.
MacRae, J. D.: Röntgenstudien der chronischen Appendicitis. Sth. Med. Surg. S. 669 (1926).
Malbin, M.: Pseudoneoplasma as a postappendectomy finding. Amer. J. Roentgenol. **57**, 750 (1947).
Mangold, E.: Die physiologische Funktion des Blinddarmes. S.-B. Ges. naturforsch. Freunde Berlin 1928.
— Handbuch der Ernährung und des Stoffwechsels der landwirtschaftlichen Nutztiere, Bd. 2. Berlin: Springer 1929.
Masson, P.: Sympathetic neuroma of appendix. Lyon chir. **18**, 281 (1921).
— Cytology and cellular pathology of nervous system. New York: Hoeber 1932.
Matthes, H. G.: Chirurg **10**, 832 (1938).
McCort, J. J.: Extra-alimentary gas in perforated appendicitis. Amer. J. Roentgenol. **84**, 1087 (1960).
McGuffin, W. H.: Röntgenologische Appendixstudien. Canad. med. Ass. J. **17**, No 11, 1329—1332.
Meller, O.: Zum Röntgenbild des subphrenischen Abszesses auf postappendicitischer Basis. Röntgenpraxis 1071—1077 (1950).
Meyers-Palgen, M.: Zur Röntgenuntersuchung der chronischen Appendicitis. J. belge Gastro-ent. **6**, 55—59 (1938).
Michailow, V.: Z. inn. Med. **11**, 321 (1956).
Mohr, W.: Röntgenuntersuchung bei tropischen Dickdarmerkrankungen. Fortschr. Röntgenstr. **60**, 14—35 (1939).
Moreau: Einige Röntgenuntersuchungen der Ileocoecalappendixgegend. Arch. Électr. méd. et phys. 478 (1922).
Mülleder: Ein seltener Befund in der Appendix. Wschr. Chir. **10**, 384 (1923).
Müller, D.: Die Appendicitis in der Schwangerschaft. Landarzt Nr 4, 128 (1961).
— Die wichtigsten chirurgischen Komplikationen im Bauchraum während der Schwangerschaft. Münch. med. Wschr. **1962**, 719.
Musgrove, J. E.: Ungewöhnliche röntgenologische Befunde bei der gangränösen Appendicitis. Canad. med. Ass. J. **67**, 666—667 (1952).
Nimeh, W.: Symposium on appendicitis. Amer. J. Gastroent. No 5, 513 (1960).
Nissenbaum, J., J. Sparks and R. Ellison: Cecal diverticulum. Roentgenology **73**, 596 (1955).
Norman, A., and J. del Carman: Amer. J. Roentgenol. 647 (1957).
Olivier, Cl., J. Hugnier et N. Arvay: Presse méd. **1953**, 101.
Oppenheimer, A.: Beobachtungen an der Ileocoecalregion. Röntgenpraxis **3**, 630—634 (1931).
Oppenheimer, A.: Die Röntgenzeichnung der sogenannten chronischen Appendicitis. Fortschr. Röntgenstr. **44**, 600—615.
Oppolzer, R.: Chirurgische Erkrankungen des Dünndarms und des Dickdarms. In: Die chirurgischen Erkrankungen des Verdauungstraktes, Therapie und Praxis, H. 4, S. 33. Wien: Urban & Schwarzenberg 1958.
Orndorff: Röntgenstudium der Appendix, des Coecums und Ascendens. J. Amer. med. Ass. **87**, 1294 (1926).
Palugyay, J. v.: Was leistet die Röntgenuntersuchung bei der Diagnostik der chronischen Appendicitis? Wien. klin. Wschr. **1935 II**, 1523—1524.
— Fortschr. Röntgenstr. **55**, 498 (1936). Tagungsber. Prager Tagg).
— Wien. klin. Wschr. **1938**, 941.
Pancoast: Röntgenuntersuchung bei chronischer Appendicitis. Arch. Surg. **6**, 85 (1923).
Pape, R., u. J. Zakovsky: Fortschr. Röntgenstr. **92**, 543—561.
Paschoud, H.: Blinddarmentzündungen im Röntgenbild. Schweiz. med. Wschr. **1933 II**, 925—930.
Pearson, C. M., and P. J. Fitzgerald: Cancer (Philad.) **2**, 1005 (1949).
Perrin: Differentialdiagnose zwischen chronischer Wurmfortsatzentzündung und Nieren-Harnleiterstein. Procès-verb. etc., p. 292—296, 44. Kongr. france chir. 1935.
Pfahler: Röntgendiagnose der Appendicitis. Amer. J. Roentgenol. **6**, 78 (1919).
Pflaumer, E.: Med. Klin. **1953**, 1541.
Planitz, H. W.: Bruns' Beitr. klin. Chir. **186**, 191 (1953).
Pöck, E.: Münch. med. Wschr. **1951**, 1369.
Pohl, R.: Postappendicitische Abszesse im Röntgenbild. Kongreßheft zu Bd. 42 der Fortschr. Röntgenstr., S. 29 (1930).
Porges: Die Appendix im Röntgenbild. Festsitzung des Vereins deutscher Ärzte in der Tschechoslowakei am 10. Dez. 1920.
— Appendicitis chronica im Röntgenbilde. I. Tagg der dtsch. Röntgenologen der Tschechoslowakei in Prag 29. Okt. 1922.
Portnoi, L. M.: Der Wert der Cholecystographie in der Diagnostik der Gallenblase-Dyskinesie bei einer chronischen Blinddarmentzündung. Khirurgija (Mosk.) **36**, 69.
Pratt: Röntgendiagnostik der chronischen Appendicitis. Mississippi V. med. J. (Louisville) 141 (1920).
Pressler, K.: Untersuchungen am Röntgenbildverstärker bei chronischer Appendicitis. Fortschr. Röntgenstr. **85**, 551 (1956).
— Die Füllung der gesunden Appendix. Radiologe **2**, 177—184 (1962).
Rappaport: Darstellung des Wurmfortsatzes im Röntgenogramm. Ges. der Ärzte in Wien am 4. April 1924. Münch. med. Wschr. **10**, 801 (1924).
Ravelli: Appendixstumpf im Coecum. Fortschr. Röntgenstr. **73**, 628 (1950).
Reifferscheid, M.: Darmchirurgie. Stuttgart: Georg Thieme 1962.
Reisman, H. A., and A. D. Wolk: Pediatrics **4**, 183 (1949).

REITER, A.: Fortschr. Röntgenstr. **76**, 674 (1952).
RHEINDORF, A.: Die Fremdkörperappendicitis. Berlin: S. Karger 1920.
RICHARD, A.: Mém. Acad. Chir. **69**, 12 (1943).
RICKER, G.: Der Stand der Lehre der Appendicitis. Dtsch. Z. Chir. **202**, 125 (1927).
RICKERS: Pathologie als Naturwissenschaft. Berlin: Springer 1925.
RIEDER: Zur Untersuchung des Wurmfortsatzes, besonders bei Appendicitis. Münch. med. Wschr. **27**, 1492 (1914).
RÖSSLE, R.: Die Beweglichkeit des Wurmfortsatzes. Beitr. path. Anat. **77**, 121 (1927).
— Beitrag zur Lehre von Wurmfortsatzentzündung. Vortrag in der Berliner Ges. für pathologische Anatomie 1930.
ROSSET, E. M., and A. C. SONSTON: Amer. J. Obstet. Gynec. **61**, 77 (1951).
ROUSE: Die Röntgenuntersuchung bei Appendicitis Inaug.-Diss. 1913. Ref. Fortschr. Röntgenstr. **22** (1914).
RUPILIUS, K.: Bemerkenswerte Röntgenbilder aus der Kinderpraxis. Röntgenpraxis **6**, 159 (1934).
SALZA: Das enterale und bronchiale Carcinoid. Med. Welt **1961**, Nr 20, 1072.
SCHÄFER: Röntgenologische Untersuchungen des Magens und des Darms in der Schwangerschaft und im Wochenbett. Fortschr. Röntgenstr. **48**, Kongreßheft, 30 (1933).
SCHÄFER, K. H.: Klinik der unspezifischen Veränderungen in der Ileocoecalgegend bei dem Kinde. Fortschr. Röntgenstr. **95**, 745—751 (1961).
SCHEGA, W.: Der Duodenal-Ileus des Neugeborenen. Dtsch. med. Wschr. Nr 32, 1503 (1961).
SCHEMBRA, F. W.: Postappendicitischer Abszeß im Röntgenbild. Röntgenpraxis **6**, 167—169 (1934).
SCHINZ, H. R.: Trattato di roentgendiagnostica. Roma Abruzzini Ed. 1954.
SCHLESINGER, E.: Die isolierte divertikuläre Coecostase und ihre Bedeutung für die Appendicitis-Diagnose. Dtsch. med. Wschr. **44**/1 (1918).
SCHMIDT, H. H.: Appendicitis und Schwangerschaft. Z. ärztl. Fortbild. Nr 1, 61 (1962).
SCHMIDTLEIN, E.: Über die aktive Beweglichkeit und den Entleerungsmechanismus des Wurmfortsatzes. Fortschr. Röntgenstr. **44**, 141—162 (1932).
SCHNACK: Chronische Appendicitis. Amer. J. Roentgenol. **13**, 438—441 (1925).
SCHNITZLER: Über sog. „chronische Appendicitis". Wien 1925.
SCHOLZ, A.: Magy. Röntg. Közl. **14**, 29 (1940).
SCHWARTZ: Röntgenbefund im Falle eines appendicitischen Abszesses von 1-jähriger Dauer. Radiology 432—433 (1926).
SCHWARZ: Klinische Röntgendiagnose des Dickdarm und ihre physikalischen Grundlagen. Berlin 1914.
SCHWARZ, G.: Die Lagevarianten des Coecums und die Röntgendiagnose der abnorm lokalisierten Appendicitis. Röntgenpraxis **9**, 836—839 (1937).
— Über einen ungewöhnlichen Tumor des Coecums. Radiologica **6**, (1953).
SELBERG, W.: Zur pathologischen Anatomie des Wurmfortsatzes. Radiologe **2**, 151—157 (1962).
SHAHAN, J.: Radiology **35**, 89 (1949).
SIEGL, J.: Die kindliche Appendicitis im Röntgenbild. II. Mitt. Arch. Kinderheilk. **82**, 262—273 (1927);— Münch. med. Wschr. **74**, 1545—1547 (1927).
— Beobachtungen über die Appendixfunktion bei einem Fall von pneumonischer Pseudoappendicitis. Arch. Kinderheilk. **86** (3), 17 (1929).
SIEMON, C.: Gashaltige Ovarialabszesse. Fortschr. Röntgenstr. **71**, 454 (1949).
SIMON, ST.: Zur Kenntnis des Verhaltens des Wurmfortsatzes und des Blinddarms bei Schwangeren. Fortschr. Röntgenstr. **42**, 465—477 (1930).
SINSER, H.: Dtsch. med. Wschr. **1954**, 110.
SIRRY, A.: Röntgenologische Untersuchungen der chronischen Appendicitis mit besonderer Berücksichtigung der Bilharziose der Appendicitis. J. Ägypt. med. Ass. **37**, 221—246 (1954).
SKARBY, H. G.: Nord. Med. **1940**, 29.
— Acta radiol. (Stockh.) **22**, 471 (1941).
SKINNER: Röntgenologie der Appendixobliteration. J. Amer. med. Ass. **34**, 1614 (1920).
SLAVOJ, V., u. O. LEDLOVA-MARKALOUSOVA: Röntgenologische Diagnostik der chronisch-rezidivierenden Appendicitis. Radiologe **2**, 195—203 (1962).
SMYRNIOTIS, P. C.: Radiol. clin. (Basel) **17**, 25 (1948) [Französisch].
— Die Bedeutung des Appendixschmerzes bei der Röntgendiagnostik der chronischen Appendicitis. Radiol. clin. (Basel) **18**, 232 (1949).
SOMOGYI, G.: Mit Hilfe der Röntgenuntersuchung diagnostiziertes Divertikel des Wurmfortsatzes. Fortschr. Röntgenstr. **63**, 299—303 (1941).
SONNENFELD: 95 Schrotkörner im Wurmfortsatz. Med. Klin. **1926**, 12.
SOUPAULT, R.: Arch. Mal. Appar. dig. **31**, 305 (1942).
SPRENGEL, O.: Die Appendicitis. Stuttgart: Ferdinand Enke 1906.
— Dtsch. Z. Chir. **46** (1906).
SPRIGGS: Röntgenuntersuchung des Wurmfortsatzes. Lancet **1919 I**, 91.
STALDER, H.: Symptomatologie und Diagnostik der chronischen Appendicitis. Schweiz. med. Wschr. **2**, 984—987 (1925).
STEINERT, R., J. HAREIDE u. TH. CHRISTIANSEN: Acta radiol. (Stockh.) **24**, 13 (1943).
STELZNER, F.: Appendicitis. In: Klinische Chirurgie für die Praxis, Bd. 3. Stuttgart: Georg Thieme.
STIERLIN: Die Radiographie in der Diagnose der Ileocoecaltuberkulose und andere Erkrankungen des Dickdarms. Münch. med. Wschr. **1911**, Nr 23.
STÖHR, PH.: Z. Zellforsch. **12**, 66 (1930).
STRÖM: Acta radiol. (Stockh.) **1**, 133 (1921).
— Über die Röntgenuntersuchungen von Veränderungen in Appendix und Coecum. Arch. Radiol. **2**, H. 2 (1921).
SUTTEROPOULUS, C., and J. H. GILMORE: Roentgendiagnosis of acute appendicitis. Radiology **71**, 246 (1958).
TAGE-HANSEN, E.: Nord. Med. **1949**, 1836.
TEMPLETON, R. D., and H. LAWSON: Amer. J. Physiol. **96**, 667 (1930).
TERJUNG, H.: Über Appendixsteine. Fortschr. Röntgenstr. **72**, 362—365 (1949/50).
THIERFELDER, F.: Fortschr. Röntgenstr. **80**, 110 (1954).

THOM, B.: Die Röntgendarstellung und Diagnostik des Wurmfortsatzes. Röntgenpraxis **3**, 673—679 (1931).

THOMAS, L. P., R. J. WILLIAMS, and B. WILLIAMS: The radiology of acute appendicitis. Cardiff med. Press **6011**, 74—77 (1954).

TITONE, M.: Morphologie und Funktion der Gallenblase vor und nach der Appendektomie. Arch. ital. Chir. **44**, 1—28 (1936).

TÖNNIS: Funktion der Valvula Bauhini. Klin. Wschr. **1927**, 47.

TÖNNIS, W., u. P. EICHLER: Zur Diagnose der Insuffizienz der Valvula ileocoecalis. Mitt. Grenzgeb. Med. Chir. **40**, 648—655 (1928).

TREVES: The anatomy of the intestinal canal. Brit. med. J. **1885 I**, 527.

UTHGENANNT, H.: Über Reticulopathien und das Phänomen der Pseudopolyposis lymphatica ilei. Fortschr. Röntgenstr. **90**, 151—164 (1959).

VALETTI, Röntgenologische Betrachtungen über Füllung und Entleerung des Wurmfortsatzes. Radiol. med. (Torino) **13**, 504 (1926).

VELDE, G., u. F. LITTEN: Mesenterium commune. Fortschr. Röntgenstr. **36**, 828—834 (1927).

VESA: Radiologe **2**, 195 (1962).

VESPIGNANI, A.: Policlinico, Sez. prat. **36**, 1299 (1927).

VIDOR: Röntgenologisch nachgewiesener periappendikulärer Abszeß. Ungar. Röntgenges., 16. Sitzg am 26. 2. 1916.

VIRCHOW, R.: Geschwülste, 1, S. 250. Berlin: August Hirschwald 1863.

VOGL, A.: Gibt es eine fetale Appendicitis? Münch. med. Wschr. **1962**, Nr 33, 1500.

WAITZFELDER: Die röntgenologische Darstellung von chronischer Appendicitis. Med. Klin. **9**, 283 (1922).

WANGENSTEEN, O. H., and C. DENNIS: Experimental proof of obstructive appendicitis. Ann. Surg. **111**, 629 (1939).

WASSERTRÜDINGER: Appendixsteine. Zbl. Chir. **38**, 2123 (1925).

WEBER, H. M., and C. A. GOOD: Invaginated appendiceal stumps roentgenologically simulating polypoid neoplasms. Radiology **34**, 440 (1940).

WEINSTEIN: Röntgendiagnose der sog. chronischen Appendicitis. Dtsch. med. Wschr. **1923**, 23.

WEISFLOG: Zur röntgenographischen Diagnose der Enterolithen des Processus vermiformis. Fortschr. Röntgenstr. **10**, 217 (1906).

WEISHAR, J.: Appendixdarstellung mit Barium-Wander. Chirurg **27**, 103—108 (1956).

WELCKER, E. R.: Dtsch. Gesundh.-Wes. **1950**, 323.

WELTZ, G. A.: Tagungsbericht der Dtsch. Röntgenges. Stuttgart 1939.

— Magenphysiologie für Röntgenzwecke. Leipzig 1939.

—, u. P. STUMPF: Fortschr. Röntgenstr. **60**, 57 (1939) (Kongreßheft).

WENZ, W., u. K. HOCHBERG: Die Röntgenuntersuchung des operierten Dickdarms. Fortschr. Röntgenstr. **93**, 597 (1960).

WERNER, J., H. S. MORTON, and A. POLONSKY: Gastroenterology **22**, 250 (1952).

WESTPHAL, K.: Bewegungsmechanismus, Resorption und Pathologie des Wurmfortsatzes. Mitt. Grenzgeb. Med. Chir. **42**, 99—124 (1930—1932).

— Appendicitis und Kotstein als Folge gestörter Appendixfunktion. Dtsch. med. Wschr. **60** (I), 499, 600 (1934).

WHITE: Klinische Bedeutung der chronischen Veränderungen an der Appendix. Amer. J. Roentgenol. **13**, 12—21 (1925).

WICHTL, O.: Über Spasmen bzw. spasmusartige Zustände an der Ileocoecalklappe. Fortschr. Röntgenstr. **66**, 12 (1942).

WILKIE, D. P. D.: Brit. J. Surg. **8**, 392 (1921).

WITTHOFF, O., u. E. SCHLIEPHAKE: Aktivitätsdiagnose der Appendicitis mittels Kurzwellendurchflutung. Strahlentherapie **78**, 113 (1948).

WULFF, H. B.: Acta chir. scand. **84**, 414 (1941).

ZAFFAGNINI, A.: Ateneo parmense **3** (Suppl.), 59 (1931).

— Zbl. ges. Radiol. **12**, 120 (1932).

ZIMMER, E. A.: Dtsch. med. Wschr. **77**, 313 (1952).

ZESBÖK, Z.: Über den Wert der Röntgenuntersuchung bei Appendicitis chronica. Zbl. Chir. **79**, 2061—2069 (1954).

ZUKSCHWERDT, L., u. JACOBI: Die Menstruation und die Schwangerschaft in der Chirurgie. In: Die Chirurgie, Bd. 1, S. 759. Berlin: Urban & Schwarzenberg 1049.

ZWEIG, W.: Die Erkrankungen des Darmes. Stuttgart: Georg Thieme 1949.

C. The colon and the rectum

I. Diseases of the large bowel

By

K. Lindblom †

With 98 Figures

From anatomical and clinical points of view the colon and the rectum form an important part of the digestive canal. Diseases based upon malformation, nervous disturbances, inflammatory processes, and neoplasms play a more prominent role in the colon and the rectum than in the small bowel.

The physiologic task of the colon is mainly to attend to the reabsorption of water, and then to transport and serve as an intermediate container. The function of the rectum is to store and expulse.

In the radiologic examination both the morphologic and the physiologic or functional conditions must be considered. Distention and contraction may influence the appearance of a pathologic structure, and changes in the width of the lumen reflect the normal and pathologic function of the organ.

1. Technique of examination

The roentgenographic methods by which information on the colon and the rectum can be obtained are several. The shape of the lumen can be demonstrated by the natural content of gas and scybala, by a barium meal, and by a barium enema or rectal insufflation of gas. The outside of the wall can to a large extent be visualized by pneumoperitoneum or intraperitoneal injection of a contrast solution. The subperitoneal layer of fat in the wall of the bowel is sometimes sufficient for outlining the muscular wall on plain films, especially with the aid of tomography. The determination of the distance from adjacent organs and structures, such as the vagina and the urinary bladder and the sacrum may give information regarding the thickness of the wall of the rectum and the sigmoid. Finally, mesenteric arteriography will demonstrate the vessels and the vascular layers of the walls.

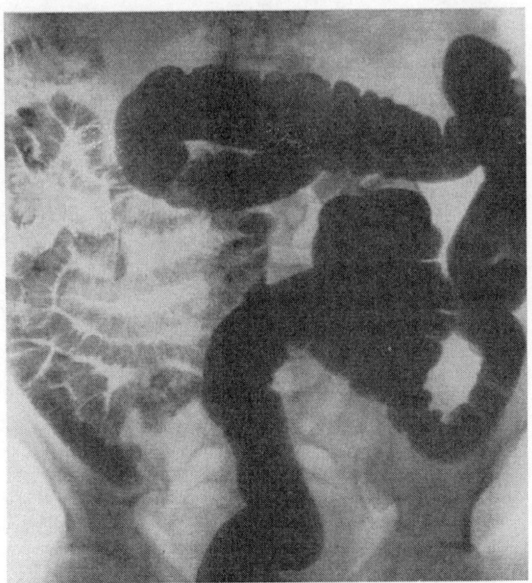

Fig. 1. Colon with commun mesenterium. Sigmoid colon is pushed out of the small pelvis by distension of the urinary bladder

The method of choice for the morphologic study of the lumen of the colon and the rectum is retrograde filling with a barium enema, usually after careful cleaning by a purgative or an enema or both. To the cleaning enema may be added a drug causing local irritation to contraction, such as tannic acid. In spite of those preparations the cleaning may be incomplete; then repeated barium enemas are necessary for a satisfactory result of the examination. In fulminant cases of

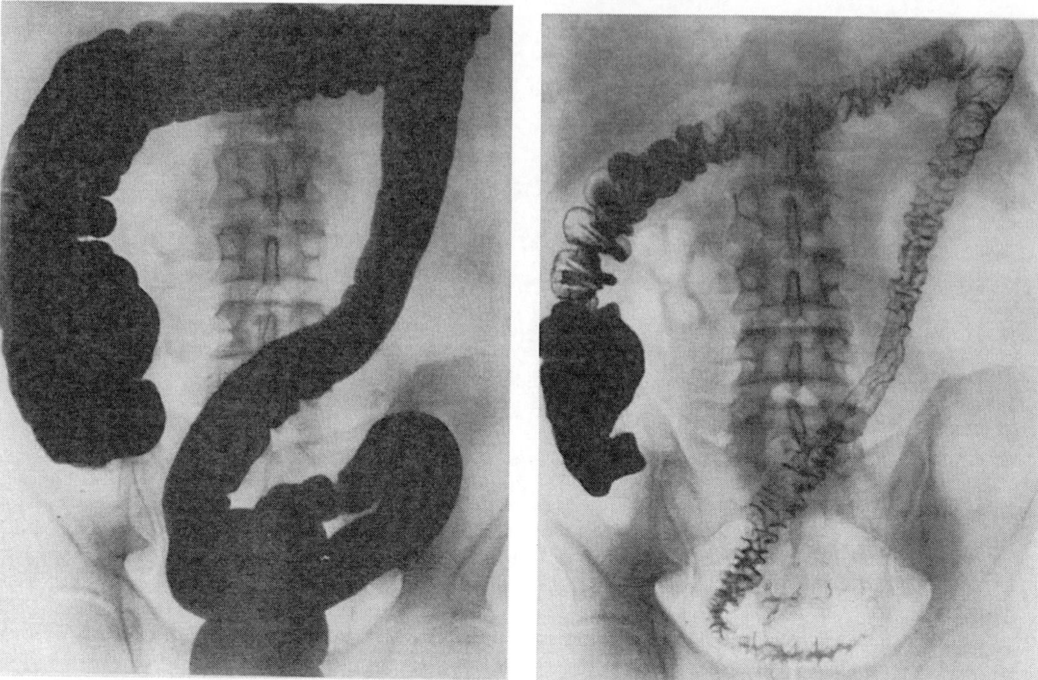

Fig. 2. Colon with long mesenterium of the descending portion. Sigmoid colon situated in the small pelvis because of empty urinary bladder. Thickened folds in the descending and sigmoid colon as sign of colitis

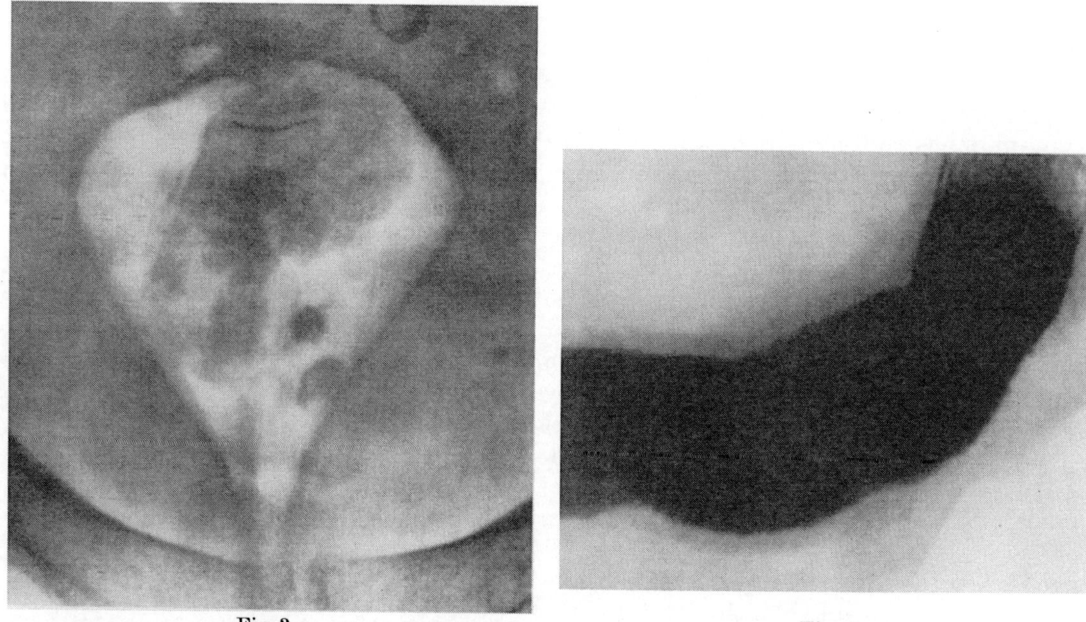

Fig. 3 Fig. 4

Fig. 3. The thickness of the wall of the rectum visible because of the perirectal fat tissue. Normal case

Fig. 4. The thickening of the wall of the sigmoid in a case of ulcerative colitis. The apposition of subserous fat tissue in ulcerative colitis facilitates the demonstration of the outlines of the muscular coat. A similar appearance is not present in cases of segmental colitis in which the inflammatory changes extend to the serosa and mesenterium

ulcerative colitis the use of purgatives is injurious and has to be avoided as does the adding tannic acid to the cleaning enema. Colloid-protected contrast substances adhere better to the mucosa than ordinary barium emulsion.

Regarding the administration of an enema it has to be remembered that the pressure in the rectum and the colon may be high enough to force the enema backwards into the container; instantly, the pressure may raise almost to one and a half meter of water. Consequently, not only the nozzle and the tube but also the container have to be sterilized.

In order to facilitate the examination of the sigmoid the urinary bladder has to be filled. With the urinary bladder distended the sigmoid is straightened and its loop moved

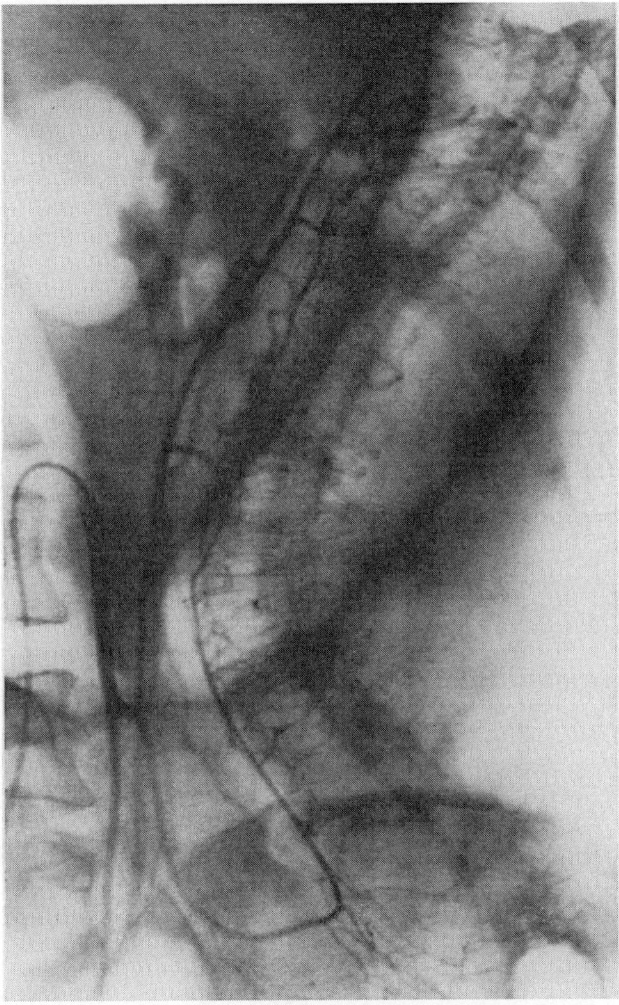

Fig. 5. Selective inferior mesenteric arteriogram demonstrating increased vascularity and thickness of the wall in a case of ulcerative colitis. Rapid circulation in most of the descending colon, possibly due to inflammatory shunts

out of the small pelvis into the main abdominal cavity (Fig. 1) where the loop can be influenced by external compression. Compression by pads is an important aid in the demonstration of the mucosal pattern. The presence of gas in the lumen serves the same purpose. Gas may be added by rectal insufflation. The barium-gas double contrast enema (Fig. 63) is especially valuable for those parts of the colon which cannot be influenced by outer compression. Absorption of water from the coating of barium emulsion on the wall makes the mucosal pattern stand out with still higher contrast.

To force an enema into the large intestine implies a certain risk of rupture. Though the normal wall of the rectum is supposed to stand a pressure of more than two meters of water, the pathologic wall may burst from the expulsion pressure of the rectum itself.

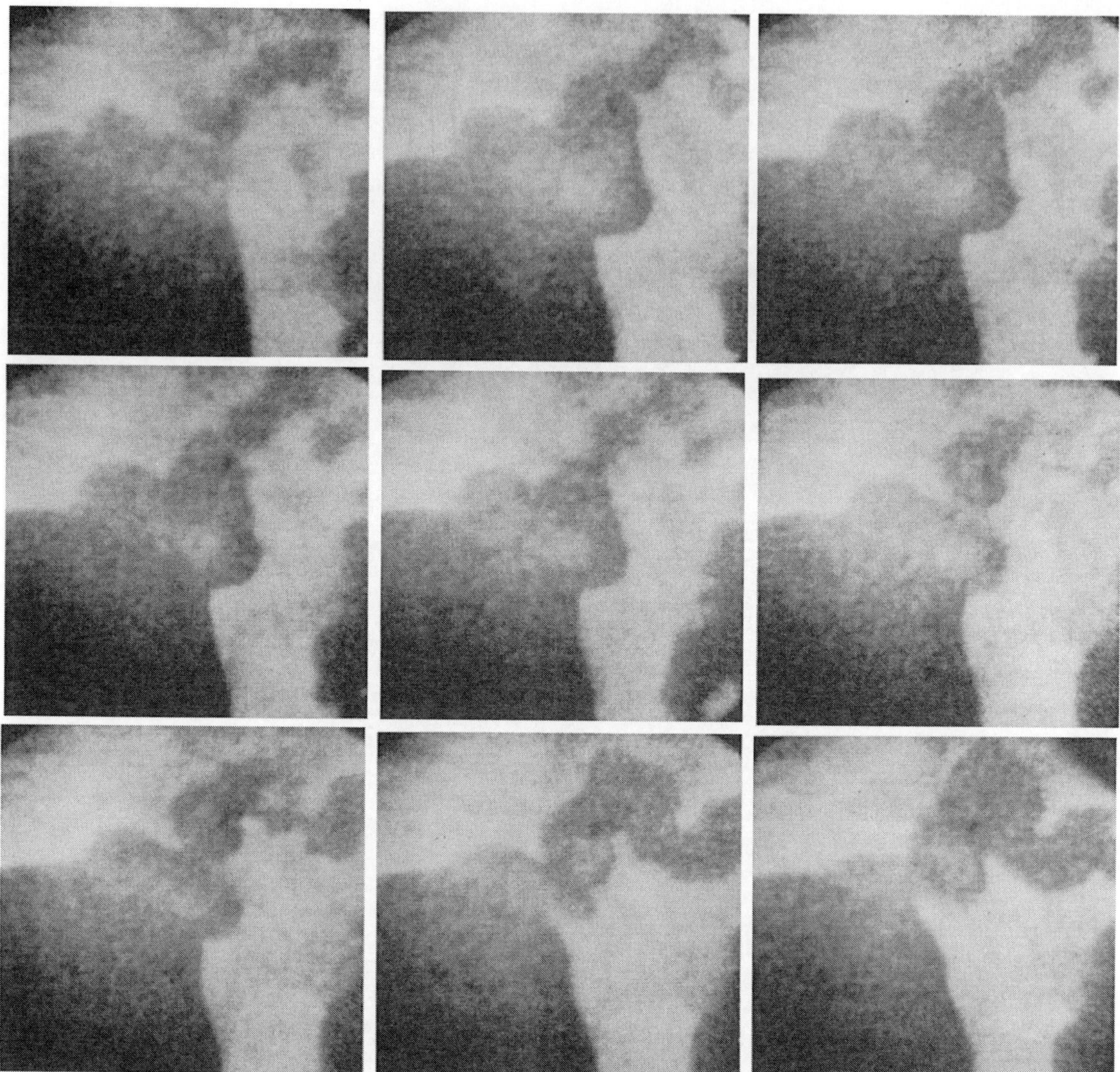

Fig. 6. Series of films from a cinematographic study of the rectosigmoidal junction. The films demonstrate contraction of the rectosigmoidal junction induced by distension of the rectum

If the anus is blocked by a balloon the necessary reduction of the pressure from intestinal contraction can fail and the expulsion pressure may rupture the wall. Barium enema and gas may then pass into the abdominal cavity or retroperitoneal tissues or into veins. Intravenous passage of barium emulsion is letal, and air or water intravenously is dangerous. The anal blockade should therefore not be too efficient.

Because of the presence of gas in the lumen the examination has to be made both in supine and prone positions in order to demonstrate the posterior as well as the anterior wall. Oblique and lateral projections are also needed in order to avoid that part of the lumen is seen axially. Axial projections are able to hide even large tumours.

The examination with the lumen distended is complemented by the examination after evacuation of the enema (Fig. 2). This gives valuable information not only of the morphology but also of the physiology.

For special studies of the rectum and the anus a barium paste may be used. The examination is made during both injection and evacuation as well as during rest and with increased intraabdominal pressure.

For the physiological study of the large bowel the opaque meal is more informative than the barium enema. Using an opaque meal the physiological study is usually limited to the rate of transit and to the distribution of the contrast. The motor activities are slow and rare, and therefore only occasionally seen during fluoroscopy. An aqueous solution of contrast will pass more rapidly than an ordinary barium meal but is not dense enough for the study of details. The best composition appears to be a barium meal which by the addition of Gastrografin (diatrizoate) keeps aqueous far down in the colon.

The methods for demonstration of the thickness of the wall may be valuable in special cases (Figs. 3, 4). The technique of examination needs no further description. For vascular studies selective mesenteric arteriography is preferable, superior mesenteric arteriography for the proximal and inferior mesenteric arteriography for the distal portion of the large bowel (Fig. 5).

Roentgen television is of great help in the study of the large bowel. During filling by a barium enema the plasticity and motor activity of the wall are seen much better than by ordinary fluoroscopy (Fig. 6). Remaining faecal masses in the lumen are not a disturbance to the same extent as on the films because the faecal masses usually move, following the stream of contrast. Finally, the selective catheterization of the mesenteric arteries is much more easily performed under guidance of the television.

2. The normal large bowel. Anatomy. Physiology and pharmacology

The cecum and the ascending colon form the most distensible portions of the large bowel. The ascending colon has no mesentery and the mesentery of the cecum is usually short. In other cases the cecum may move from the pelvis to the lower surface of the liver or from the right side to the left. In cases with commune mesenterium the cecum and the ascending colon have left the position close to the right abdominal wall (Fig. 1). The ileocecal valve protrudes into the lumen, most often like a narrow ridge, sometimes like a polyp when the lips of the valve are thick (Fig. 7).

The transverse colon is somewhat narrower than the ascending colon. Its long mesentery allows great variations in its position. Its right portion with the hepatic flexure may run upwards between the liver and the anterior abdominal wall and become interposed between the liver and the diaphragm. Its mid portion may reach downwards as far as the small pelvis. To the left the costo-colic ligament forms a fixation of the splenic flexure, before which the transverse colon touches the left dome of the diaphragm and may take part in intrathoracic herniations.

The descending colon and the sigmoid are the narrowest portions of the colon. The descending colon has usually a short mesentery while the mesentery of the sigmoid is long making the mid portion of the sigmoid move from its common site in the small pelvis into the main abdominal cavity, sometimes as far as the diaphragm.

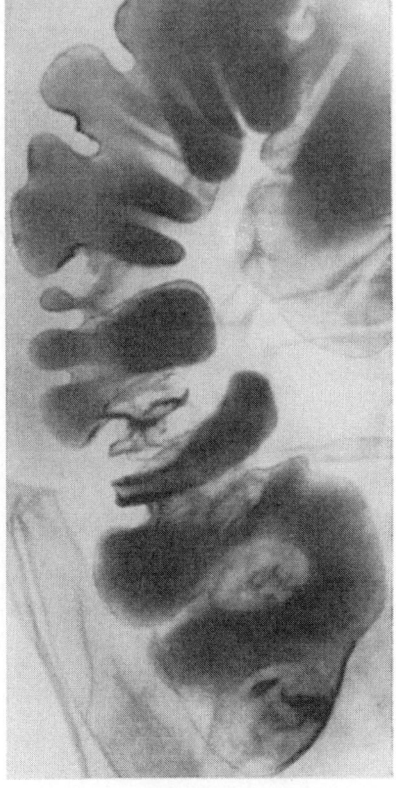

Fig. 7. The ileo-cecal valve projecting into the lumen like a polyp. Its lower contour is normal while its upper contour has a nodular appearance, possibly because of inflammatory changes. No symptoms. No operative verification

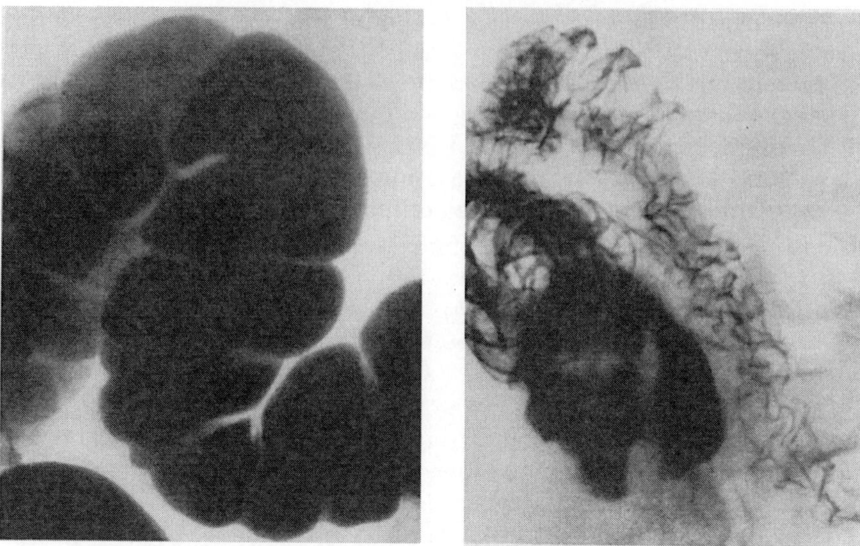

Fig. 8. Right portions of colon after filling and during propulsive contraction (mass movement). Normal case

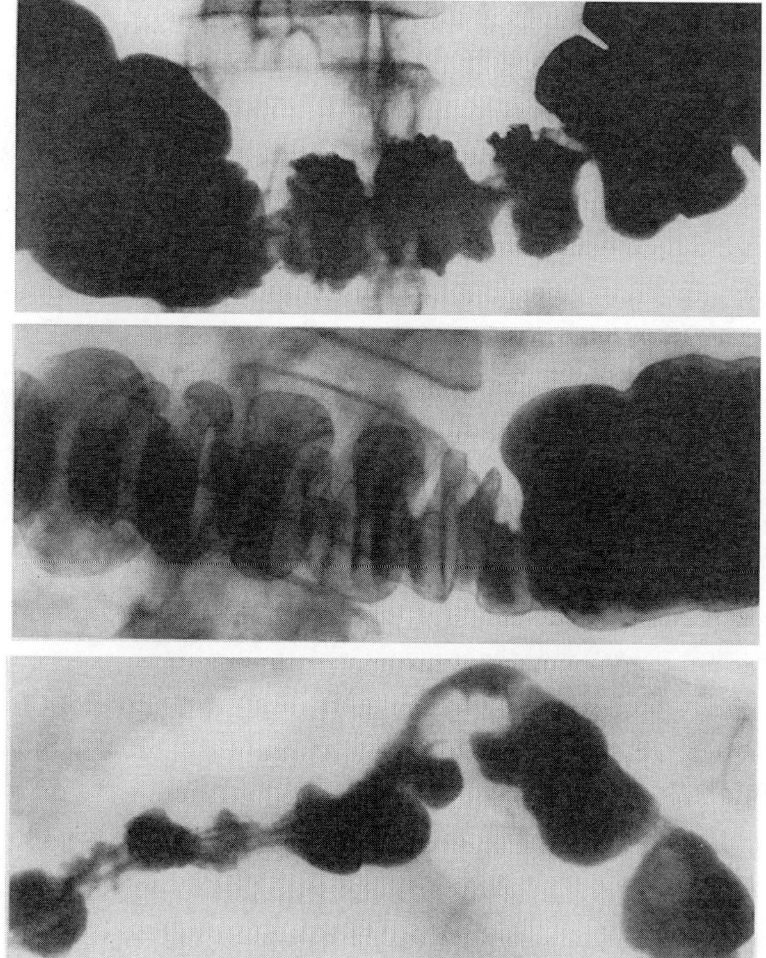

Fig. 9. Transverse colon in three "normal" cases demonstrating non-propulsive segmental contractions, symmetric and asymmetric

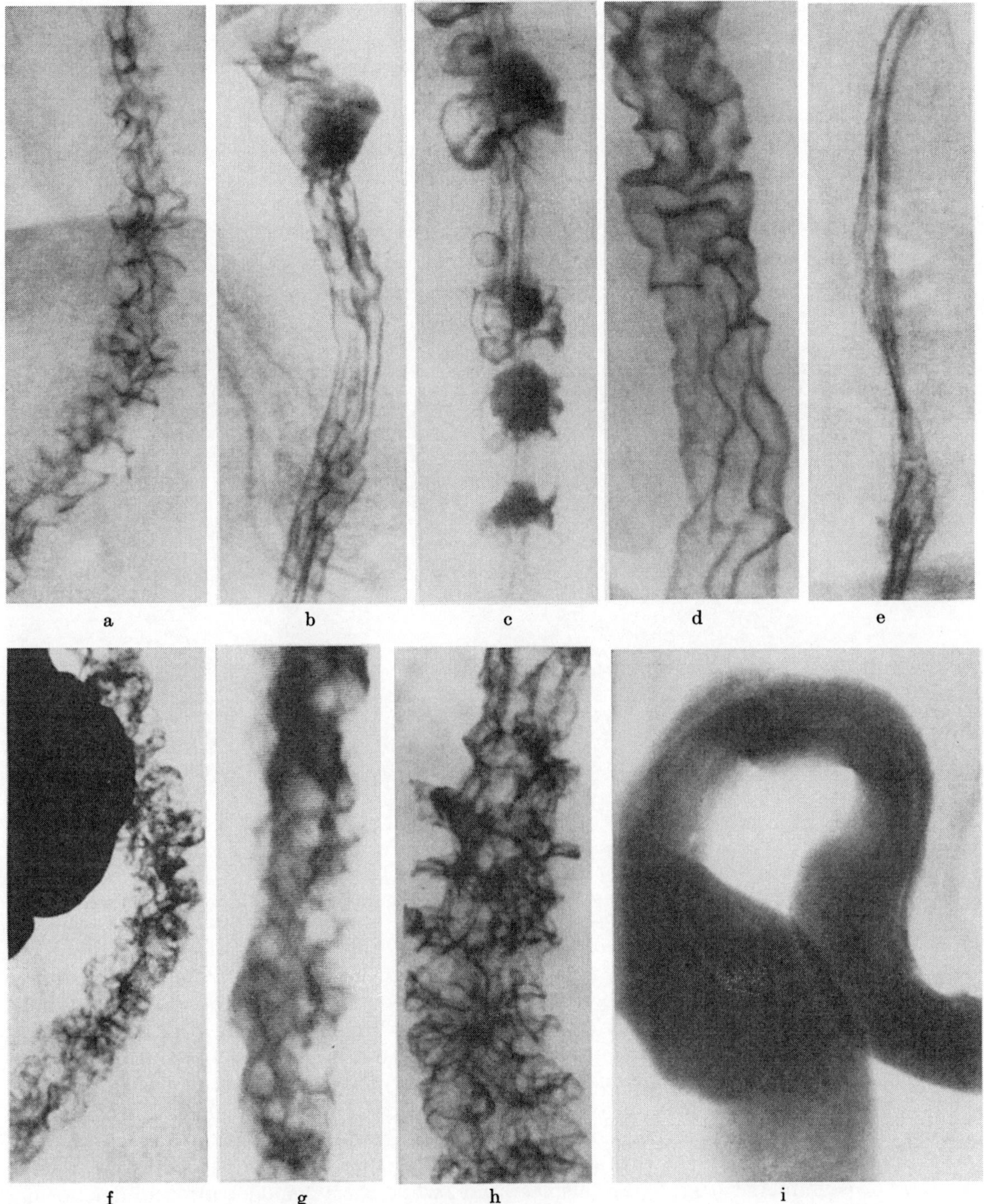

Fig. 10 a—i. Mucosal pattern of contracted descending colon in different cases. a) and b) normal cases; c) "spastic constipation" with contractions between non-emptied haustra; d) simple colitis with thickened folds; e) ulcerative colitis with few folds; f) and g) segmental colitis with fine and coarse granulomatus formations similar to the pseudopolyposis in ulcerative colitis; h) generalized polyposis with small polyps; i) mucous content in a case of ulcerative colitis

The rectum is again a more distensible portion of the large bowel. The rectosigmoidal junction has a mesentery which may be long enough to make this portion turn anteriorly at an acute angle. The main part of the rectum is fixed.

The muscular coat of the colon has one circular layer which is continuous and one longitudinal layer which also forms the taeniae. Contraction of the taeniae is essential for the formation of the haustra. Muscular fibres in the mucosa help to form the mucosal folds, and the mucosal haustra.

The anus is about 3 cm long and deviates at right angles from the lower portion of the rectum. Like the colon and the rectum it has a muscular coat of longitudinal and transverse smooth muscles. The outer portion of the anus has in addition a circular striated sphincter. The striated levator muscle surrounds the lower end of the rectum and runs partly downwards into the striated sphincter of the anus. Above the striated sphincter the anus is rich in glands.

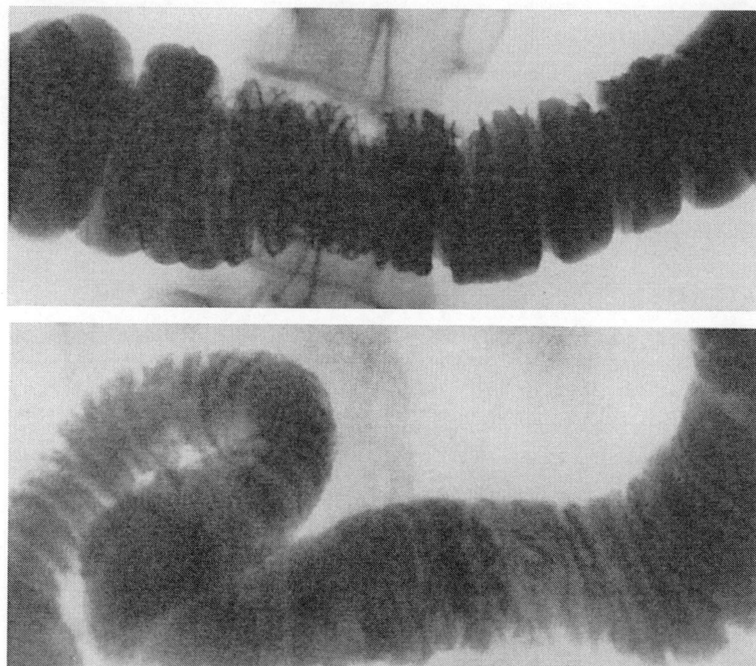

Fig. 11. Two cases with temporary transverse folding in the transverse and in the sigmoid colon

The colon serves two main purposes: resorption and transportation. The phase of resorption, sometimes called the resting phase, has marked haustration while during transportation the haustra are more or less obliterated. The haustra may obliterate individually or generally. When generally contracted the lumen tends to form a tube which during the phase of transportation or evacuation shows segmental or continuous contractions. Under normal conditions such mass movements (Fig. 8) are rarely observed; they are considered to appear only once or twice a day. In a colon which is irritated by an enema and the cleaning procedures for the retrograde examination and in cases of severe colitis the mass movements are frequent. Under these conditions local contractions, circular or asymmetric (Fig. 9), are also common while their demonstration under normal conditions is as rare as the mass movements. Antiperistalsis is described as a backflow of the contents when evacuation is blocked. The presence of pendulum movements is questionable.

Though the pattern of local and general evacuation movements of the colon seems to be rather simple the variations in the haustral and the mucosal activity are complex.

When the colon contracts the evacuation may be complete with the exception of a thin coat of contrast on curled gracile folds of the mucous membrane. The regularity of the mucosal pattern may be disturbed by remnants of the bowel content: faeces, air and mucus. This appearance might represent a contraction of the entire muscular coat.

There are two common varieties of the mucosal pattern. The one has longitudinal folds in parts of the contracted colon indicating a circular contraction. The other has remaining haustra with intense contraction in between, indicating that contraction of the taeniae together with contraction of the interhaustral portions of the transverse muscle are dominating (Fig. 10a—c).

A third variety, though less common, is a tight transverse folding similar to that in the jejunum, especially when haustration is absent (Fig. 11 and 12). The muscular activity

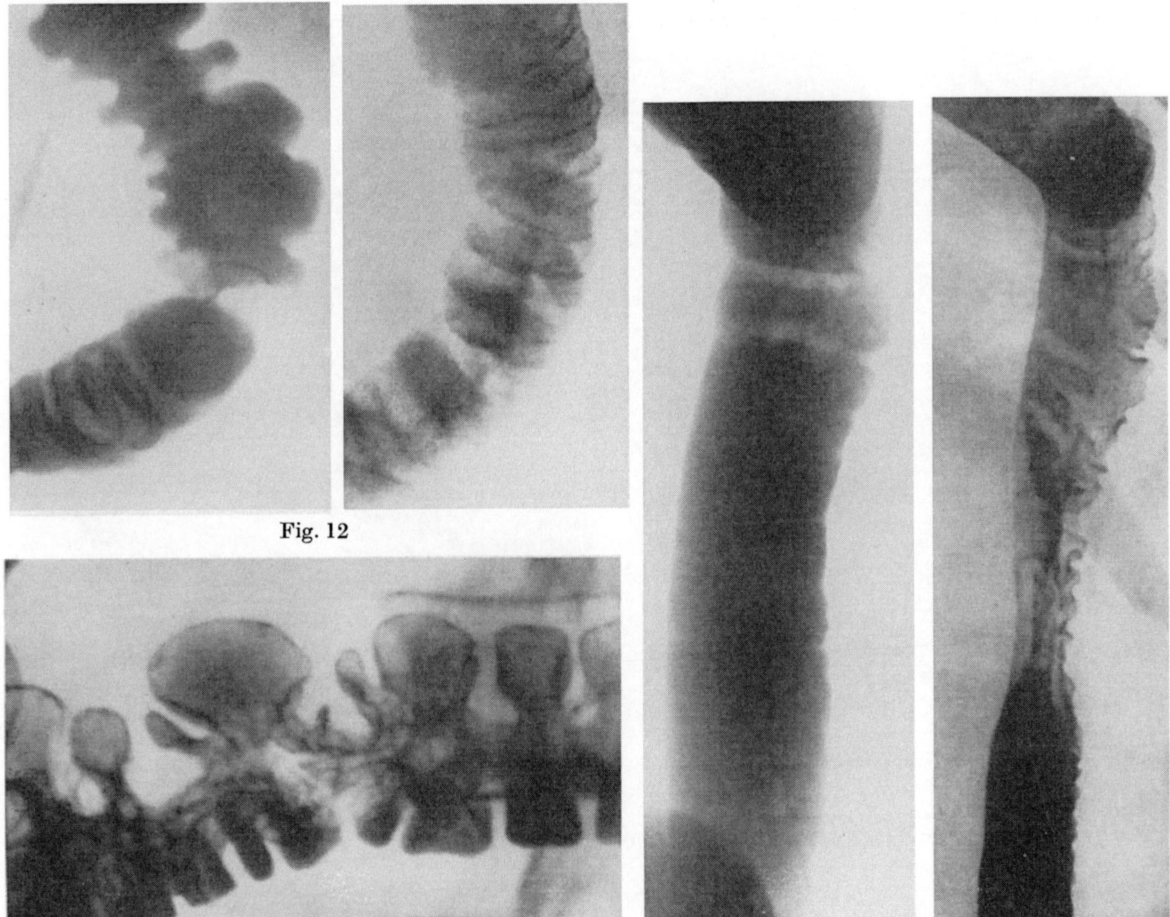

Fig. 12

Fig. 13

Fig. 14

Fig. 12. Case with temporary change from haustration to transverse folding in the descending colon

Fig. 13. Transverse colon with temporary individual contraction of haustra and temporary increase of the number of haustra

Fig. 14. Case of simple proctitis and colitis. In left figure temporary dehaustration. In right figure asymmetric transverse folding. (Same case as in Fig. 52)

which gives rise to these kinds of folds may originate predominately from the muscularis mucosae.

The complexity of the muscular function in the wall of the large bowel is also demonstrated by the asymmetric contractions. The temporary obliteration of one haustrum or a group of haustra emphasizes that part of the muscular coat may act individually or is at least to some extent independent of the rest of it (Fig. 13). Also the formation of mucosal haustra may become asymmetric for a while as sign of individuality in the motor activity (Fig. 14).

Though the manifestations of the muscular activity are studied under influences of unphysiologic irritation they must be considered for the interpretation of the physiologic and pathophysiologic conditions. Within the large group of so called functional disturbances of the large bowel there is probably much more of organic disease than we know of at the present time.

From clinical experiences and from direct observations on fistulous subjects it is known that the colon is influenced by several psychic factors and by various physical and pharmacologic agents. The roentgenologic demonstration of such influences has not been achieved to any considerable extent. A meal will most often increase the velocity

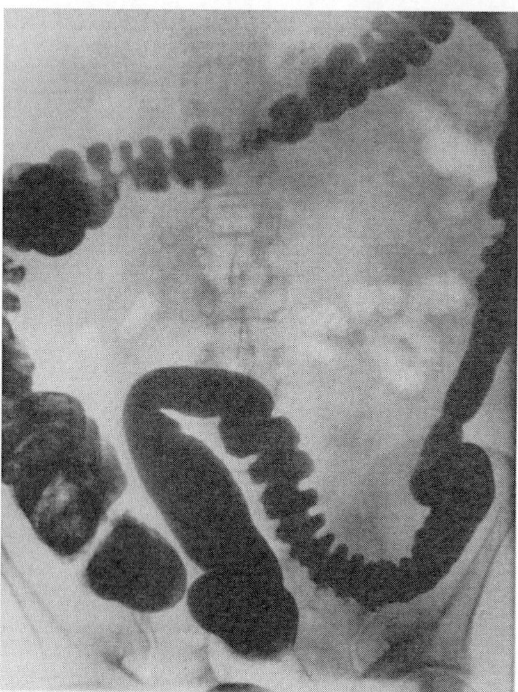

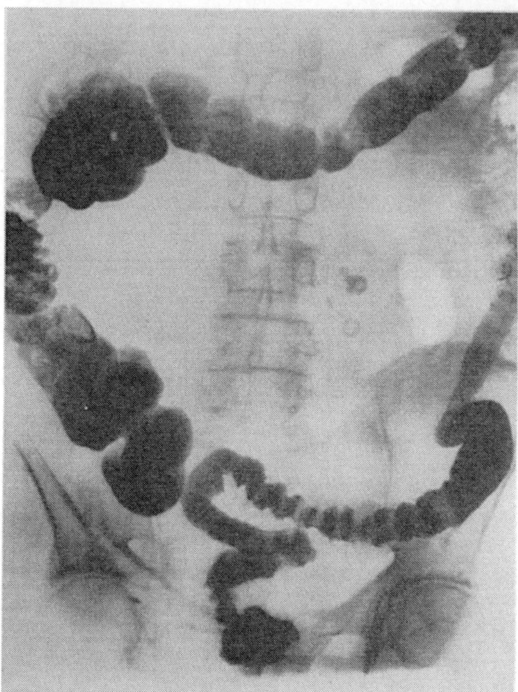

Fig. 15. Case of chronic diarrhoea. Left figure: distention by barium enema; right figure: after evacuation. Note the incomplete evacuation

of transit through the colon. Segmental contraction of the colon and mass movements are often induced by palpation and massage of the colon.

Parasympathomimetic drugs, including methacholine, carbachol, physostigmine, and neostigmine stimulate the motor activity of the bowel with increase in the number of mass movements. Atropine and other anticholinergic drugs produce the inverse. Morphine decreases the propulsive activity while the non-propulsive motility increases. Ganglion blocking drugs of the type tetra-ethylammonium bromide causes a relaxation of the colon with reduced peristalsis. Poisoning from nicotine causes a general meteorism of the bowel.

The motor activity of the large bowel is also influenced by several local factors in the bowel itself or its surroundings. Distension of the rectum is often followed by a marked contraction of the rectosigmoidal junction, thus acting as a sphincter though there is no support of this concept in the arrangement of the muscular coat. Increased contractibility in the rectosigmoidal junction is often present in cases of proctitis (Fig. 52). Any other irritation, as from a local colitis or adjacent peritonitis, will cause a segmental contraction which acts as a sphincter. In this way a dysfunction may be established which is similar to that of the urinary bladder in cases of inflammatory processes in the urethra and its adjacent structures: recidual urine in spite of urgency and frequency. In the colitic cases the evacuation is incomplete in spite of the fact that the main symptom is diarrhoea (Fig. 15).

Under influence of peritoneal pain and irritation the colon sometimes becomes blown up with decreased motor activity in the dilated portion. Such a meteorism may be seen for example, in the transverse colon in acute pancreatitis or perforated duodenal ulcer (Fig. 16). It may be regarded a paralytic dysfunction. Other conditions with dysfunction are discussed under the heading Neurogenic and functional diseases.

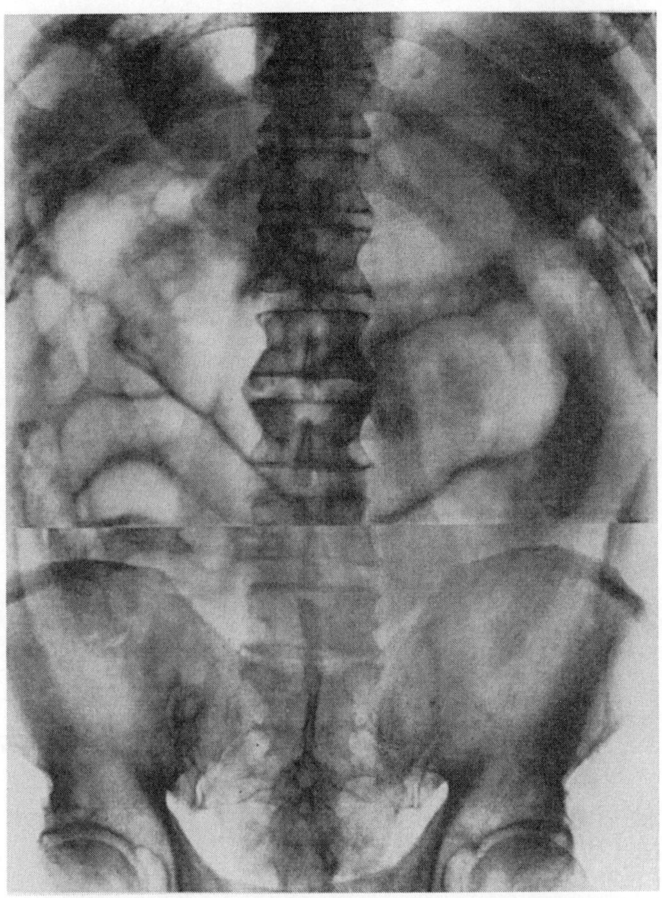

Fig. 16. Case of acute perforation of duodenal ulcer followed by paralytic distention of the transverse colon

The physio-pharmacologic studies of the movements of the colon are facilitated by roentgen television. The gain by the television method is the possibility of observation over a long duration which is most important for studies of the colon because of the great intervals between its movements.

3. Neurogenic and functional diseases

Under this heading are brought together various diseases in which the transit through the large bowel is altered, either because of a neurogenic disease of known origin or because of a disturbance, the origin and mechanism of which is obscure and therefore brought into the group of functional diseases. As neurogenic lesions, are considered Hirschsprungs disease and constipation following injuries to the cauda equina. As examples of obscure lesions may be mentioned the usual constipation in its varying forms and the irritable colon. Although being somewhat of a scrap-heap those conditions are more common than all colonic diseases of known origin. The feature in common for these conditions appears to be disturbances in the tonus and the excitement of the bowel as well as the interaction between the different portions of the large intestine.

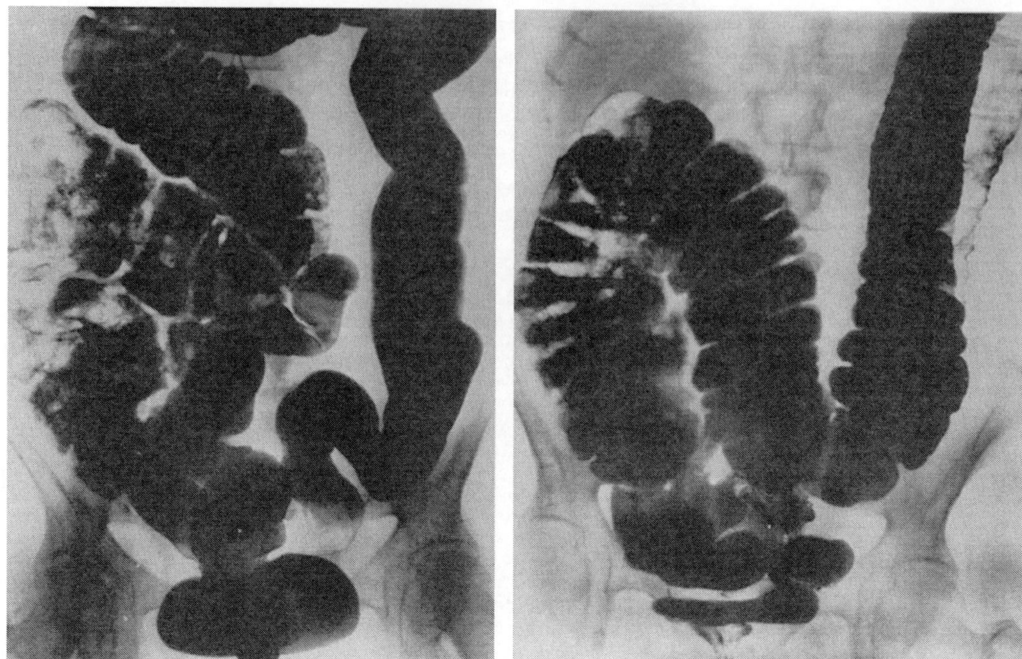

Fig. 17. Case of chronic obstipation examined by barium enema. Left figure: distention; right figure: after evacuation

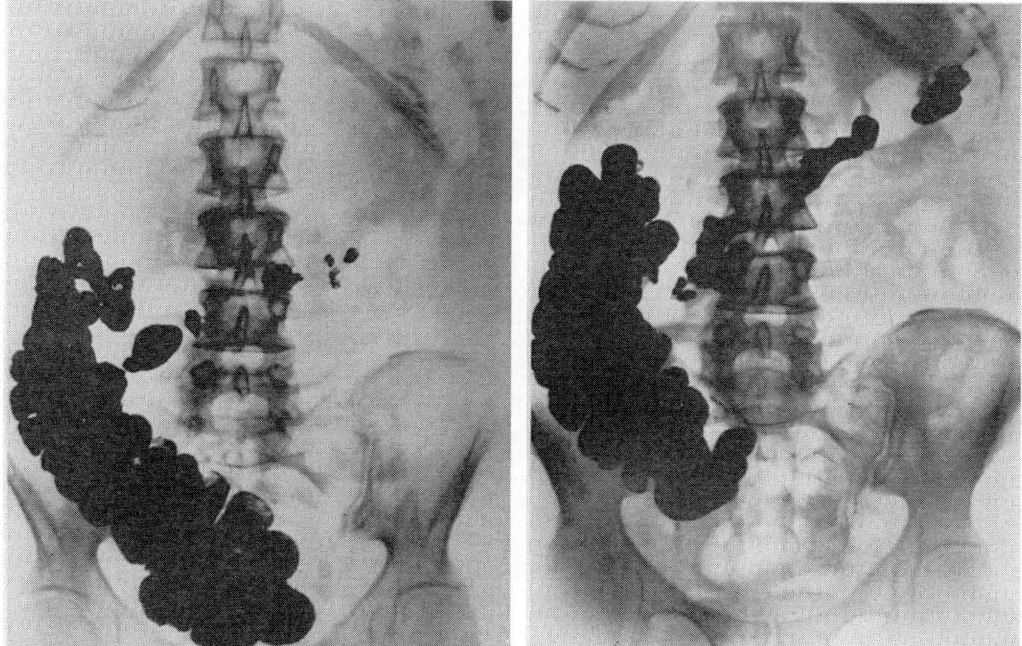

Fig. 18. Same cases as in Fig. 17 examined by barium meal. Left figure: 48 hours p. c.; right figure: 72 hours p. c.

Anal spasm will appear after lesion of the posterior roots of the cauda equina. In cases with myelomeningocele anal spasm can be demonstrated and be localized to the external sphincter. This spasm is analogous to that of the external sphincter of the urethra in the same cases. As in the urethra this spasm may appear in lesions of the terminal conus and the cauda equina. Spasm of the external anal sphicter may also be due to an inflammatory process in the anus (See below).

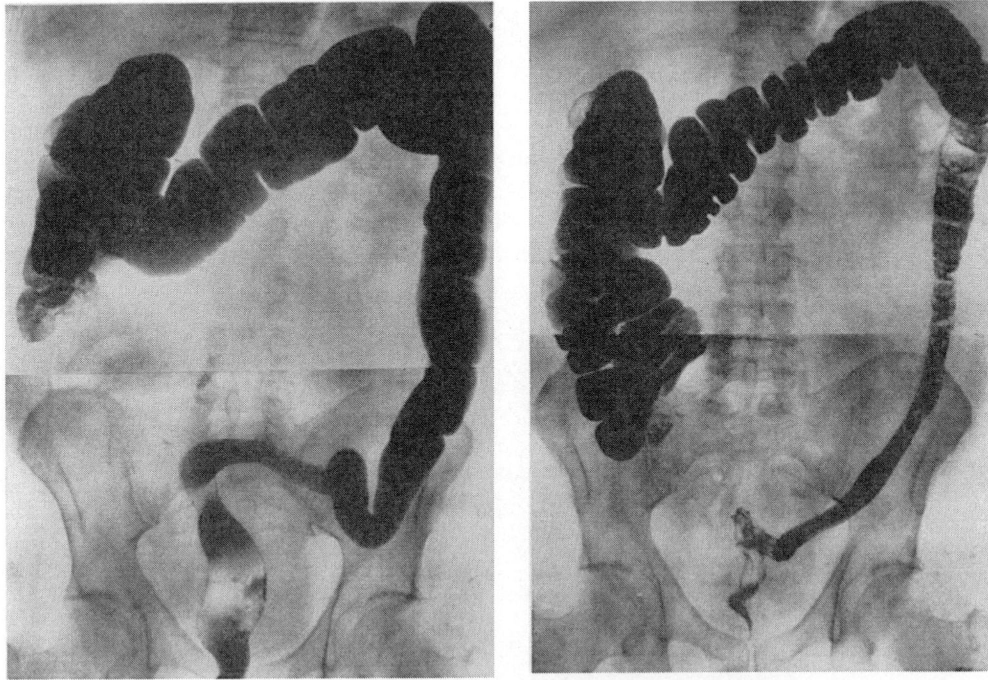

Fig. 19. Case of simple proctitis in distension (left) and evacuation phase (right). Note the colonic retention in right figure

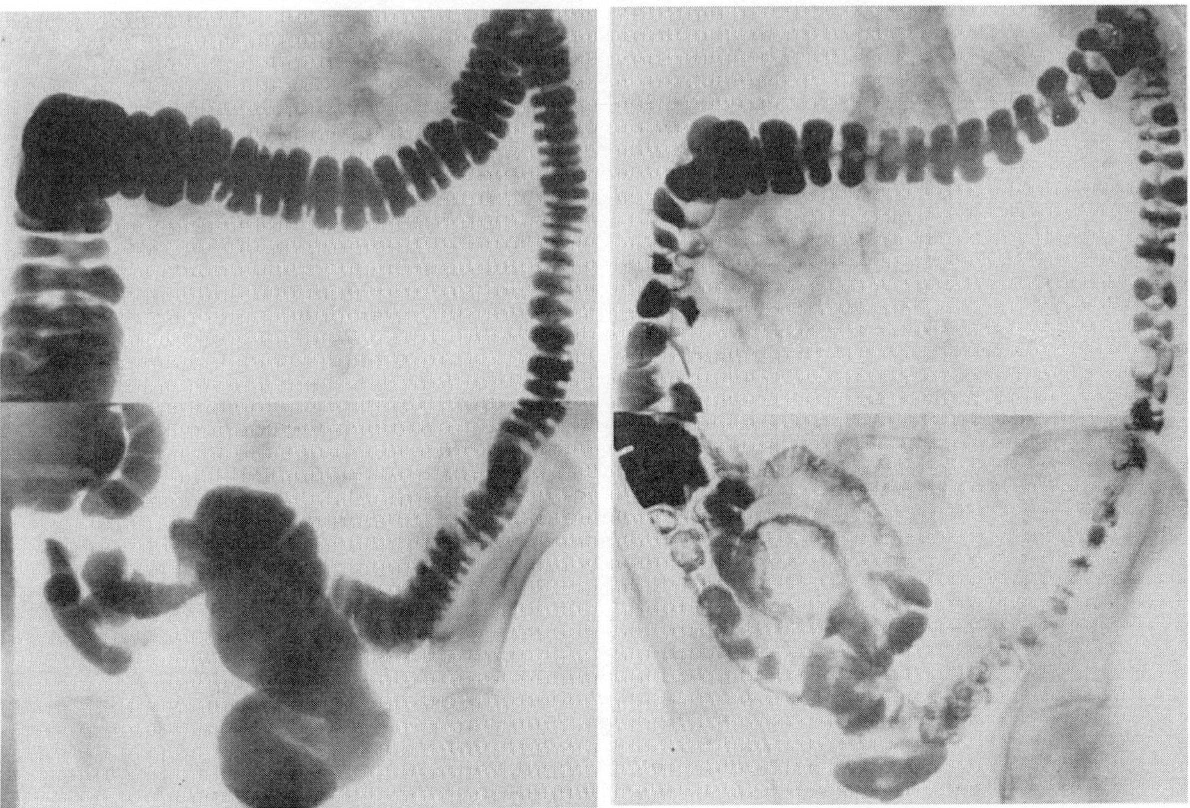

Fig. 20. Case of spastic obstipation with increased haustration in distension phase (left) and after evacuation (right)

Hirschsprungs disease. (See below under Congenital megacolon.)

By *idiopathic megacolon* is understood a dilatation of the large intestine without any demonstrable narrow segment. The commonest type of idiopathic megacolon is the megasigmoid in which the sigmoid may fill up a great part of the abdominal cavity. In other cases the megacolon is more or less generalized. Peristaltic movements may be demonstrated. On examination after sympathectomy the width of the colon is usually considerably diminished.

Colonic stasis without megacolon or any demonstrable obstruction is the commonest finding behind the symptoms of constipation in adults (Figs. 17 and 18). The stasis may

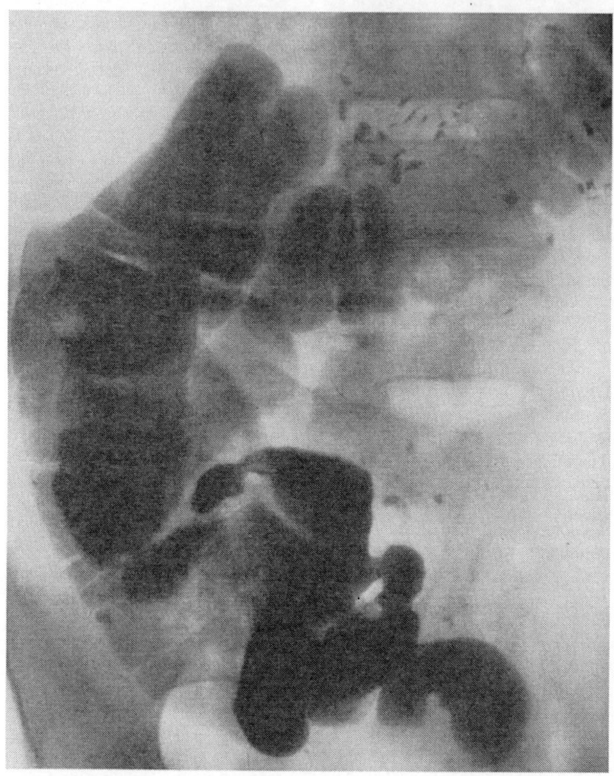

Fig. 21. Case of acute enteritis on examination three hours after barium meal. Rapid transit through the colon without dehydration of the content. Soon afterwards diarrhoea

involve the entire large bowel or may be localized to its proximal portion or to the rectum and the recto-sigmoid. In the colon the lumen is moderately distended with marked haustration while in the rectum there is only a dilatation. The stasis is supposed to be due to a chronic suppression of the daily call to stool behind which there is sometimes a history of difficult defecation because of anal fissures or neurogenic diseases. In these cases a special examination of the anus by means of barium paste is indicated.

Constipation without dilatation. As a colonic stasis the patient will also understand conditions in which the stools are unsatisfactorily small but no pathologic dilatation of the bowel is present. In these cases two main types of radiographic findings are demonstrable. The commoner type has a narrow rectum which does not distend more than does the distal portion of the colon. After defecation the rectum is empty while evacuation of the colon is less complete than normal (Fig. 19). The patient complains of attacks of meteorism, and the irritable rectum will often show signs of proctitis. The other type is characterized by a very marked haustration both on distension and after evacuation while the rectum behaves in a normal way. This syndrome is sometimes described as spastic constipation (Fig. 20).

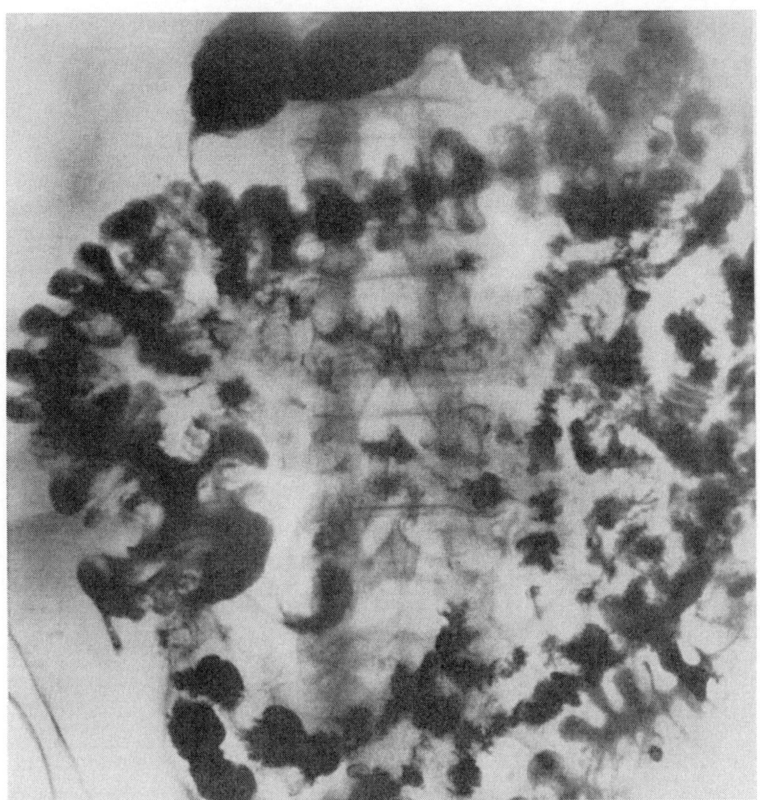

Fig. 22. Case with chronic diarrhoea examined by barium meal (added with protein, fat, and carbonhydroxide). Two hours after the meal the sigmoid was reached. Healed by antihistamine

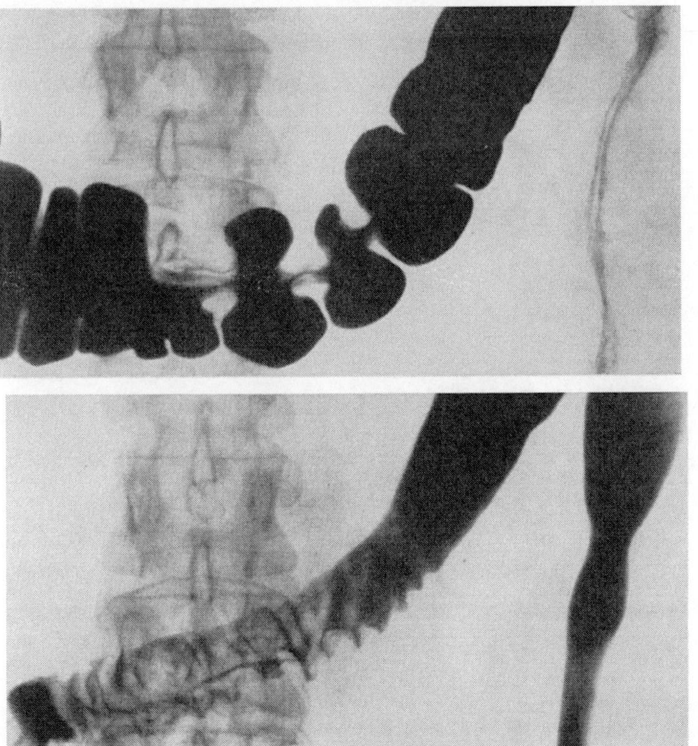

Fig. 23. Case of ulcerative colitis examined in a still phase (upper figure) and during acute exacerbation with swollen folds in the transverse colon (lower figure)

Irritable colon may be used as a conception for those conditions in which the colon has an increased tendency to contract and the transit is accelerated without signs of an inflammatory process in the colon itself. Radiographically, the colon appears normal with the exception of a rapid transit on examination by a barium meal and an increased tendency to evacuate on examination by a barium enema. The mucosal pattern is normal. The underlying process may be fermentative disturbances, inflammatory processes in the alimentary organs above the colon, an allergy, or a psychic stress (Figs. 21 and 22). To what extent an inflammatory process in the colon itself may be responsible for the syndrome of an irritable colon is obscure. Some cases which originally are considered as cases of irritable colon will later on show definite signs of a real colitis (Fig. 23). The mucosal folds become thickened or irregular, dehaustration becomes permanent and stationary indentations of the contours of the distended lumen appear. In cases of prolonged cathartic abuse the mucosal pattern may gradually change from normal into that of a simple colitis.

4. Inflammatory diseases

An inflammatory process of the large intestine may be generalized or it may involve only one portion. Both from a clinical and a radiologic point of view, the localization may be of such importance that the inflammatory disease must be divided into colitis, proc-

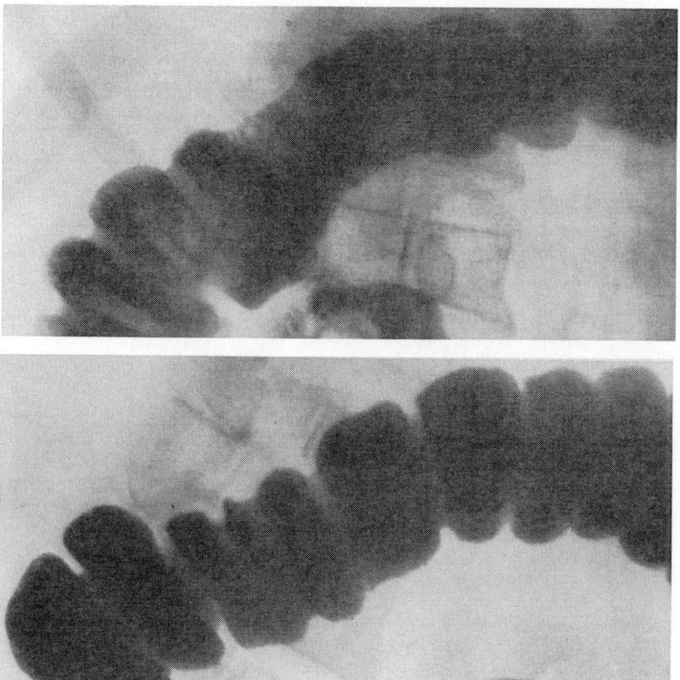

Fig. 24. Local non-specific colitis in the transverse colon (upper figure); healed three months later (lower figure)

titis and anitis in spite of the fact that in many instances all three are involved at the same time. Under the headings ulcerative colitis and regional colitis the changes in the rectum will also be described, while otherwise the presentation is divided into colitis, proctitis and anitis.

a) Simple colitis

Provided that colitis means an inflammatory process in the colon the colitis has to be distinguished as far as possible from what is conceived as irritable colon. The main radiographic feature of a colitis is a change of the mucosal pattern.

In the simple colitis the mucosal folds are broadened but still have the normal arrangement without pseudopolyposis or ulcerations (Fig. 10d). A mucous content may be present to such an extent that it influences the mucosal pattern making it less distinct or adding filling defects in the shape of stripes in the lumen (Fig. 10i). This description

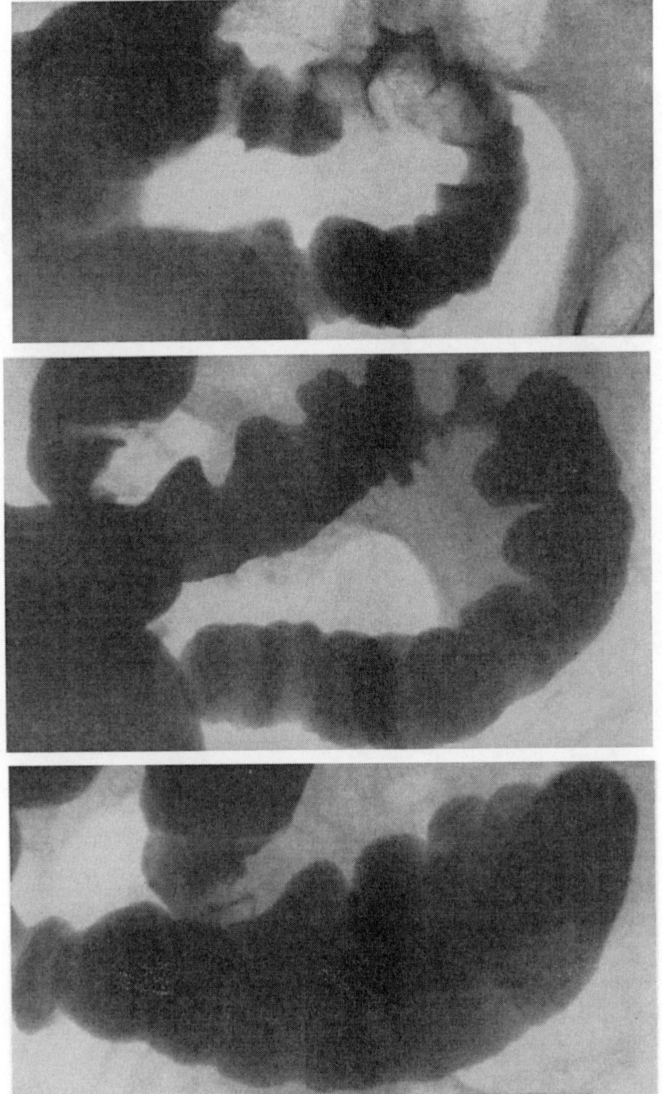

Fig. 25. Local non-specific sigmoiditis (upper figure); improved after six weeks (mid figure); healed after four months (lower figure)

applies to the contracted colon. When distended the colon has normal or decreased haustration (Fig. 2) with inconstant irregularity and a greater tendency to contractions than normal. These being signs of irritability which is non-specific for colitis.

A simple colitis may be generalized or localized. The localized form to which little attention has been drawn is of interest in the differential diagnosis of regional colitis or Crohn's disease. The localized form of colitis appears as a swollen mucous membrane or as an indentation of the contour appearing during the whole examination, indicating that the indentation is not a temporary contraction only (Figs. 24 and 25).

As a local simple colitis may also be considered the changes of the mucosal folds that are seen in cases of diverticulitis and in other inflammatory lesions adjacent to the colon

(Fig. 26) (See below). Swelling of the wall at the site of a resection and appendectomy are other examples of local colitis.

By analogy it can be concluded that there are many varieties of colitis, possibly as many as there are different kinds of cystitis. Therefore, the simple colitis, possibly including some forms of the irritable colon, probably represents a group of diseases which is not divisible at the present time.

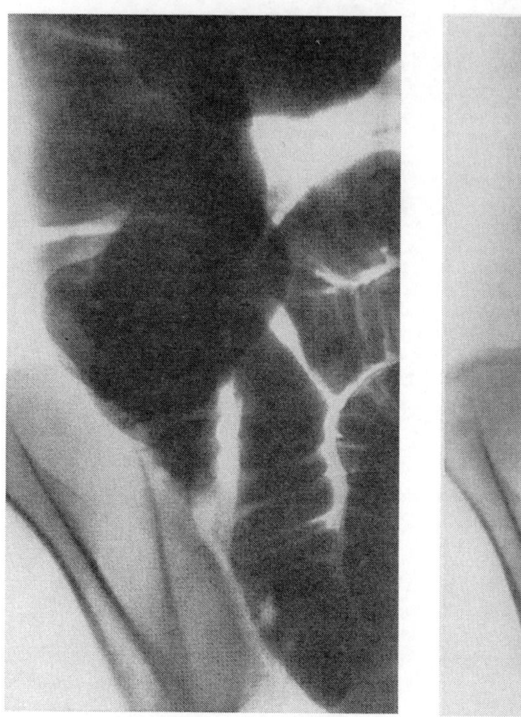

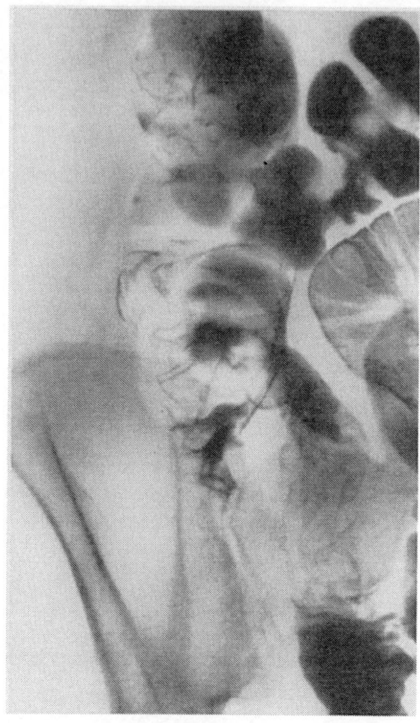

Fig. 26. Subacute phlegmonous appendicitis with perityphlitis. No signs of regional ileitis

b) Ulcerative colitis

By

N. P. G. Edling and O. Eklöf

Ulcerative colitis is an inflammatory disease of a non-specific type, involving the large bowel, and often also the terminal ileum. The etiology is still obscure, but it seems to us that the disease is an eczematoid reaction of the bowel wall with occasionally superimposed bacterial invasions. In this way the character, and the various courses of the disease may be explained both by individual constitution, and infection. The course has been described as fulminating, alternating progressive and regressive, or as continuously chronic, but it is frequently difficult to strictly categorize the disease because of the tendency of one type to overlap another. In addition, we must consider the high incidence of malignant degeneration.

The methods of the roentgen examination of the large bowel in ulcerative colitis are the same as are conventionally used. The entire colon should be filled with barium including the terminal ileum. If the ileum is not visualized it must be studied at a barium meal examination. In the fulminating cases enemas are contraindicated because of the very friable bowel wall. In such cases plain radiographs of the abdomen may often be of value. Selective superior and inferior mesenteric arteriography has been performed in some cases but it is too early to comment on its practical value.

In general, the pathologic process is more extensive than the barium enema suggests (BACON, 1958; DICK et al., 1959). The roentgenologic appearance of the bowel may even appear normal in spite of clinical symptoms, and the verification of inflammatory changes on proctosigmoidoscopy. The indications for barium enema and proctosigmoidoscopy should be the same. We want to emphasize the necessity of utilizing both examinations for making the diagnosis of colitis since they complement each other in many ways.

Various roentgenological features may be seen depending on the extent and the severity of the inflammatory changes. There may be changes in the haustra and mucosal

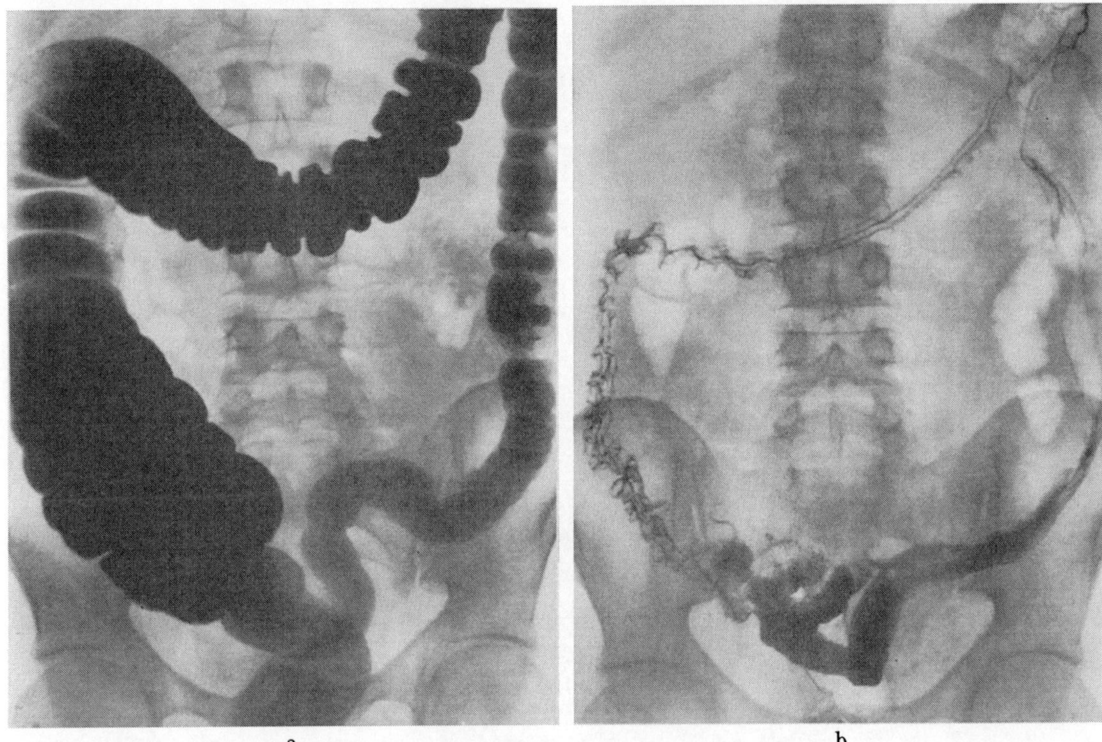

Fig. 27 a and b. Ulcerative colitis. Barium enema. a) After filling. Descendens, sigmoid and rectum show moderate wall changes: irregular or poor haustra, moderately reduced distension, normal length, smooth contours. b) After evacuation. Mucosal relief is irregular and coarse up to the middle of the transverse colon, then normal

pattern, the distensibility and the length of the bowel, the thickness of its wall, further the presence of ulcerations and pseudopolyps, and thickening of the retrorectal soft tissue space.

In the contrast filled colon the inflammatory hypertonicity and the urge to empty the bowel is shown as irregular, feeble, or absent haustration, the degree of change usually increasing as one follows the colon distally (Fig. 27). In the severe cases the haustra are frequently absent in the entire colon (Fig. 28). With few exceptions, however, it is not possible to draw a distinct roentgenological line of demarcation between diseased and normal colon wall by means of the haustral changes.

The mucosal pattern is visualized in the collapsed bowel in post-evacuation films. Mucosal studies are therefore usually possible only in patients who are able to empty the bowel completely. A wide range of change can be seen from a moderate disorder or thickening of the folds to coarse transversal or longitudinal folds or absence of mucosal pattern (Figs. 27, 28, 29 a, b). The mucosal changes often seem to extend above the haustral ones (cp. Fig. 27). The line of demarcation between the normal and abnormal appearing mucosal pattern may on the radiographs sometimes be fairly distinct (Figs. 27b, 29a).

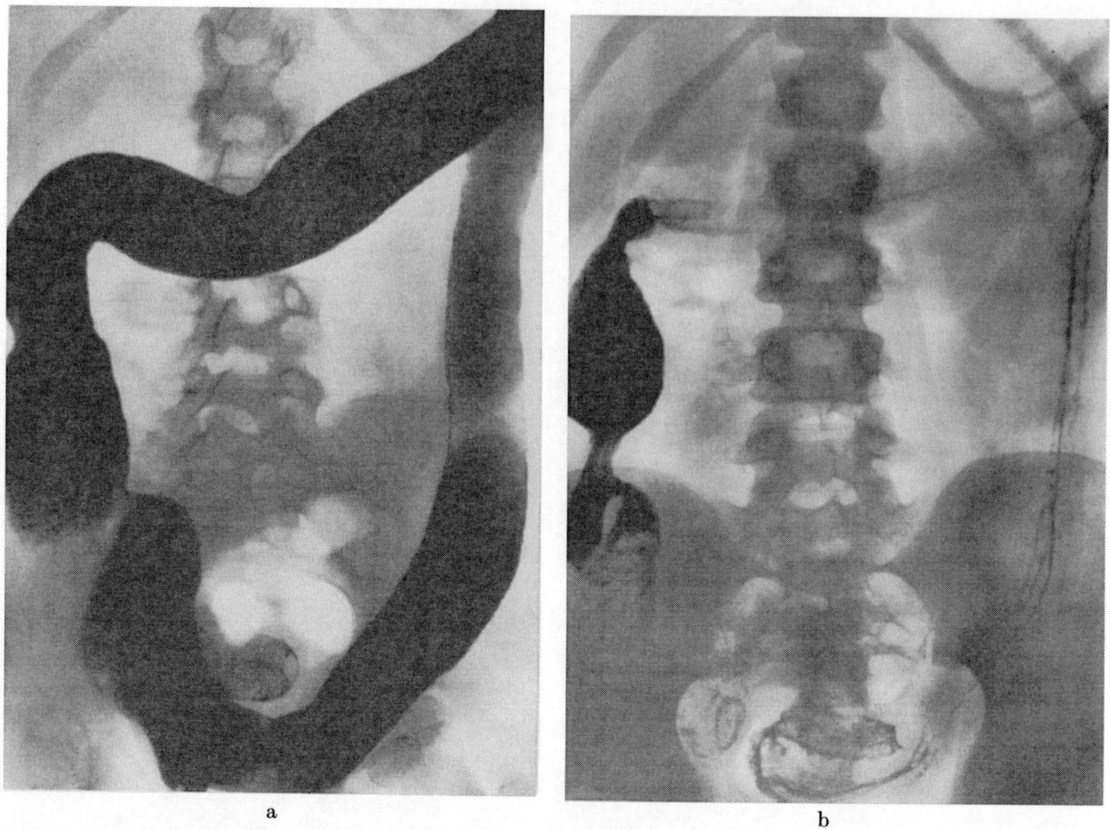

Fig. 28 a and b. Ulcerative colitis. Barium enema. a) After filling. Terminal ileum, and large bowel have marked wall changes: in ileum marked distension, in large bowel no haustra, reduced distension, shortening of the flexures and irregular contours indicating ulcers. b) After evacuation. Mucosal relief is irregular and coarse

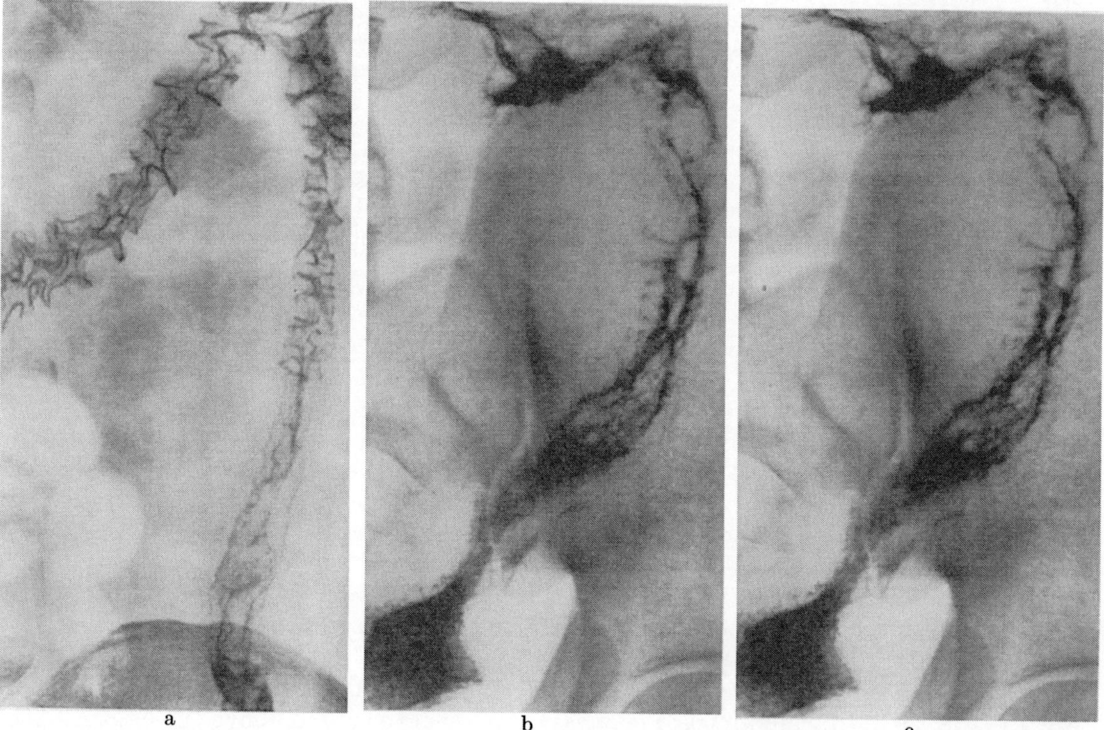

Fig. 29 a—c. Ulcerative colitis. Barium enema. a) Mucosal relief normal down to level of middle of descendens, then irregular. b) Highly irregular and coarse mucosal relief in descendens. c) Pseudopolypous mucosal relief

The distensibility and length of the colon may be considerably reduced due to a general contraction. This condition is best recognized in the shortening or absence of the flexures and sigmoid loop (Fig. 28). As long as the inflammatory infiltrations in the bowel wall are cellular the width and the length can vary (Fig. 30), and can also revert to normal appearance.

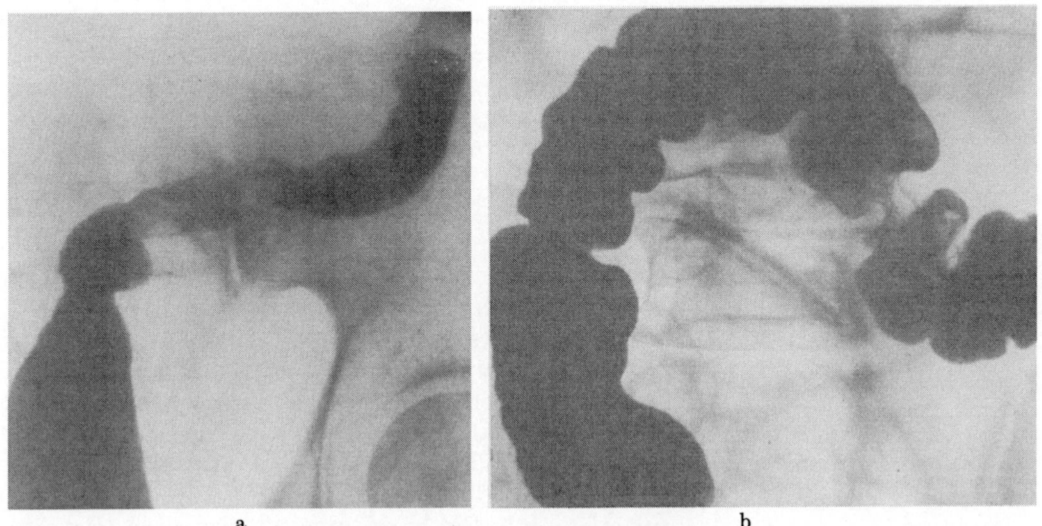

Fig. 30a and b. Ulcerative colitis. Barium enema. Male, born 1881. a) Marked inflammatory wall changes (1941). b) Regression of the wall changes (1942)

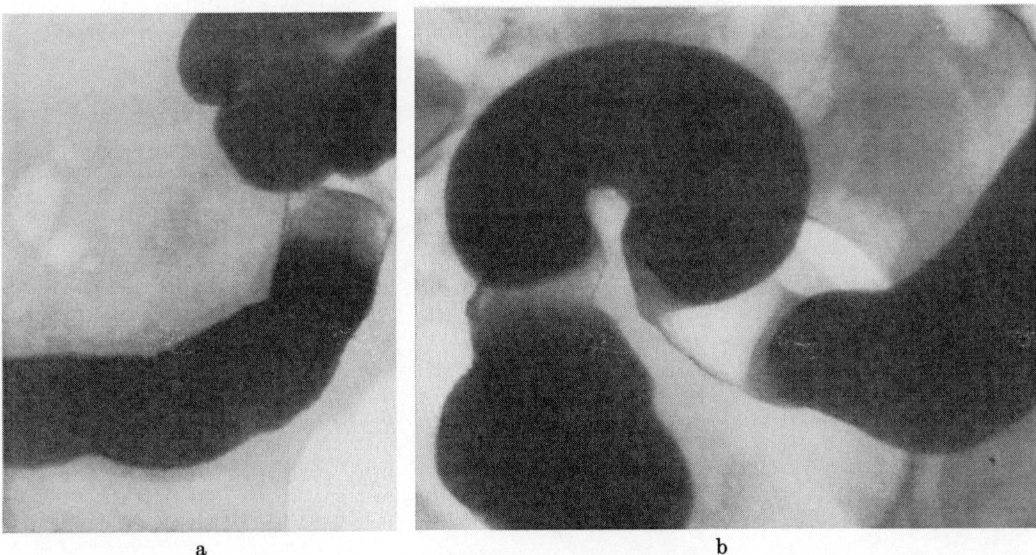

Fig. 31 a and b. Ulcerative colitis. Barium enema. a) In sigmoid no haustra, irregular ragged contours and broad wall shadows. b) In sigmoid and rectum no haustra and irregular jagged contours

The thickening of the involved walls may sometimes be demonstrated as a broad, soft tissue shadow betweeen the mesenteric fat and the barium or gas in the bowel. It is visualized, however, usually only in one or two portions of the bowel (Figs. 31a, 32).

Ulcers are formed if submucous miliary abscesses develop and drain into the bowel. The bowel contour then becomes irregular and jagged (Figs. 28, 31a, b). If the ulcerations are superficial, however, the contours may still appear smooth. The ulcers have a tendency to undermine the mucosa. When undermining ulcers are multiple they give the bowel wall

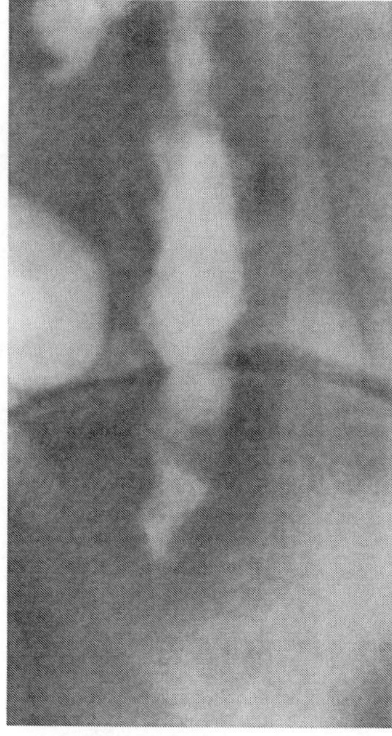

Fig. 32. Severe ulcerative colitis. Plain radiograph. In descendens very thickened wall. Soft tissue bulging into the lumen

a typical appearance due to their extension just to the muscular coat (Fig. 33b). Also this finding demonstrates the thickening of the bowel wall. If islands of fairly unchanged mucosa remain in extensive ulcerative areas or extensive proliferative formations develop between the ulcers irregular pseudopolypoid defects occur in the contrast (Fig. 29c). Occasionally filling defects suggesting true polyps also are seen, and, it is frequently difficult to separate them from the pseudopolypoid formation. It may be noted that contrast filling of the crypts of Lieberkühn presents a fine irregularity of the contour of the normal colon.

The terminal ileum may be involved. Then the ileo-cecal valve is usually open but narrow due to edema. The terminal ileum appears distended and irregular and its mucosal relief irregular, coarse or absent (Figs. 28, 34).

In very severe cases, where a barium enema is contraindicated, the plain radiographs of the abdomen may give additional information to the striking clinical picture (McConnel et al., 1958). Portions of the large bowel may appear short and narrow without haustral pattern. If the lumen is gasfilled thickening of the wall and rough, polypoid projections into the lumen may be visualized (Fig. 32). In the fulminating cases the bowel may be paralysed and distended with risk for rupture.

In the cases where generalized fibrosis of the submucous and muscular coats develops the bowel has no haustra and is permanently narrowed and shortened without flexures

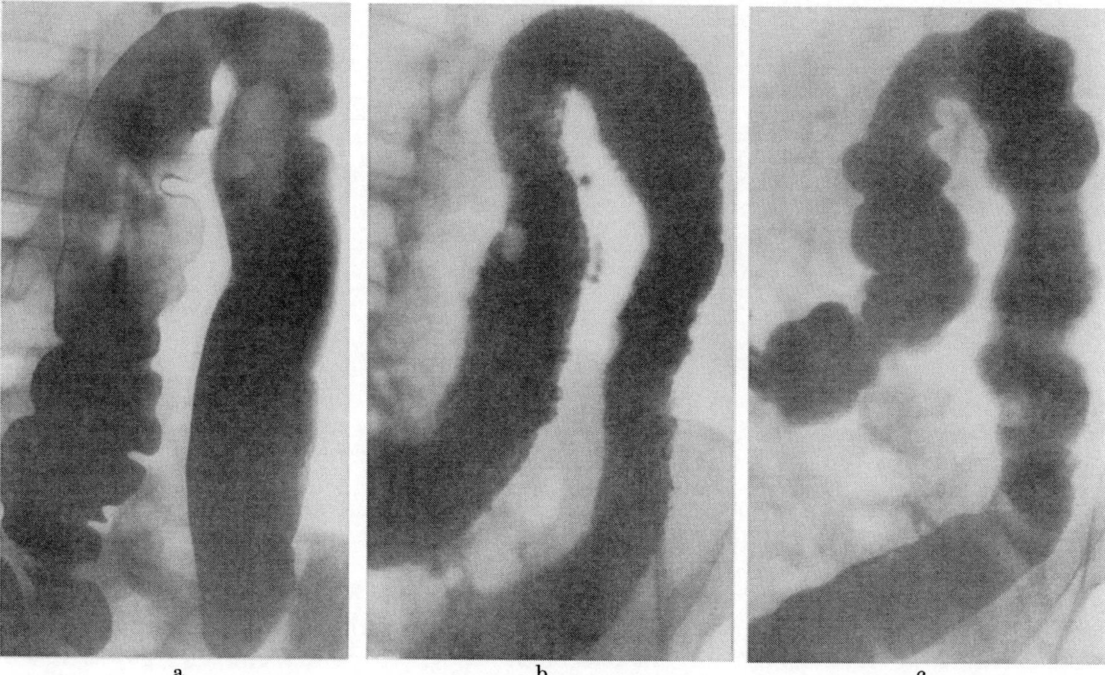

Fig. 33 a—c. Ulcerative colitis. Barium enema. Female, born 1890. a) Irregular or absent haustra. Smooth contours (1942). b) Progression: reduced distensibility, no haustra, irregular, jagged contours and contrast filled cavities indicating superficial, and undermining ulcers (1953). c) Regression: slightly reduced distensibility, irregular haustra, jagged contours (1960)

and a sigmoid loop (Figs. 35 and 36). The entire large bowel may have an appearance poor in details. The narrowing of the bowel may also be of varying degree and associated with local strictures, sometimes difficult to separate from malignant infiltration (Fig. 37). The mucosal pattern is atrophic and many times not discernible. The contours may be smooth but usually they are irregular due to old or new ulcers and pseudopolyps.

The retrorectal soft tissue space may be increased (Fig. 36). This happens both in cases with moderate and marked wall changes but never when the rectum has a normal roentgenological appearance. The distance from the anterior surface of the third or fourth sacral vertebral bodies to the posterior rectal wall is visualized in true lateral views of the pelvis. Normally this distance does not exceed one cm. The demarcation between the rectal wall and the increased rectrorectal

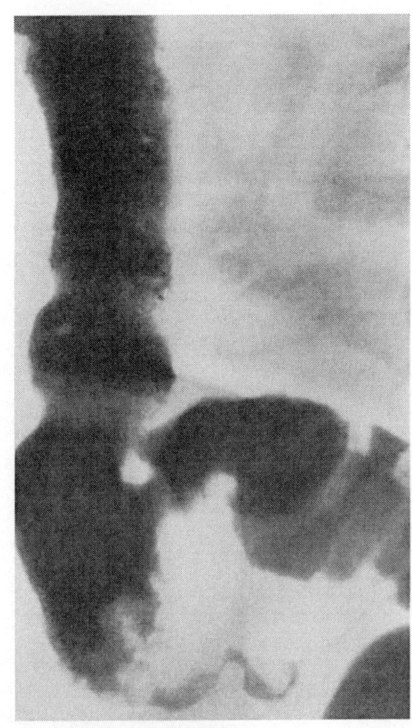

Fig. 34

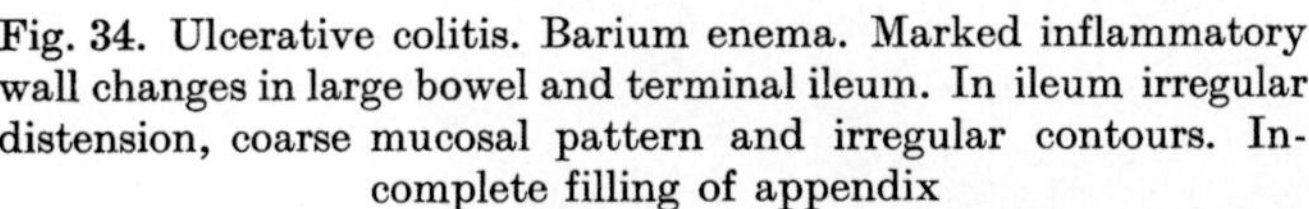

Fig. 34. Ulcerative colitis. Barium enema. Marked inflammatory wall changes in large bowel and terminal ileum. In ileum irregular distension, coarse mucosal pattern and irregular contours. Incomplete filling of appendix

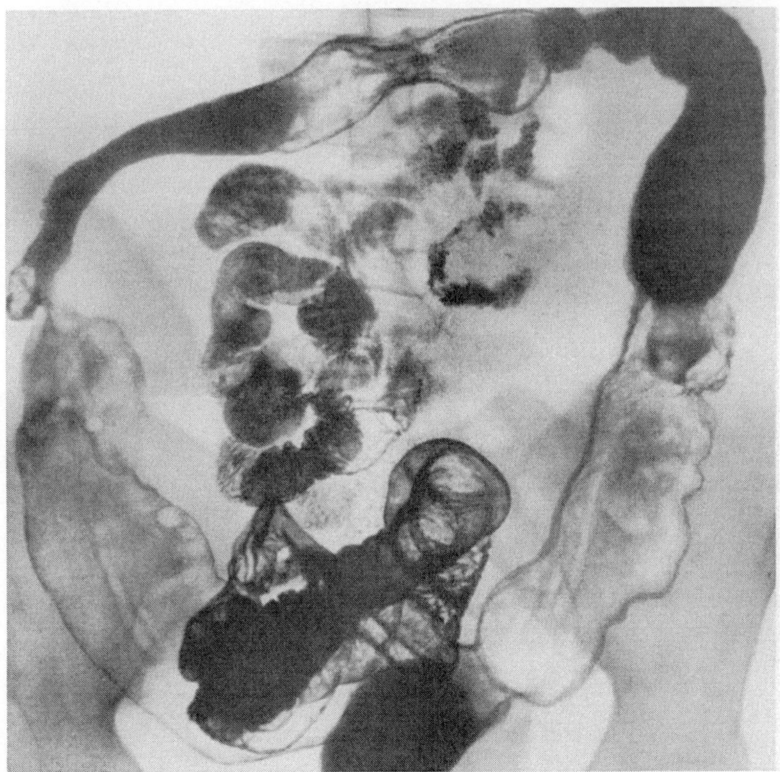

Fig. 35. Ulcerative colitis. Barium meal. Fibrotic wall changes. In colon no haustra, poor irregular mucosal pattern, irregularly reduced distensibility that is marked in ascendens; marked shortening; in some areas irregular contours. In terminal part of ileum marked distension and poor, mucosal pattern. Upper parts of ileum have normal appearance

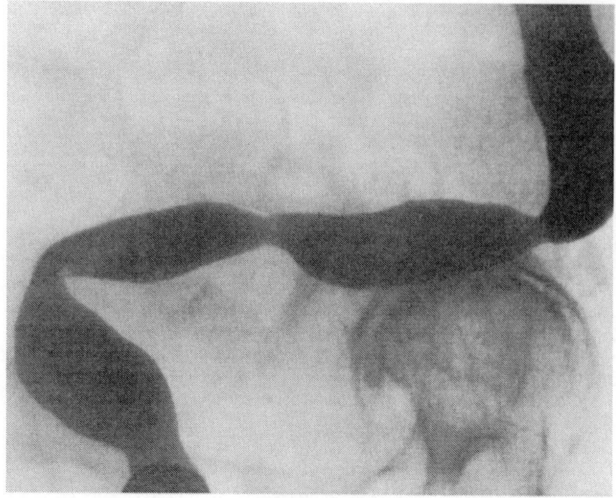

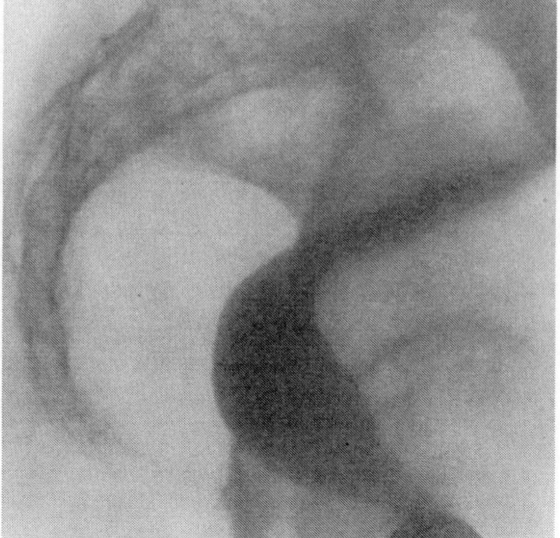

Fig. 36

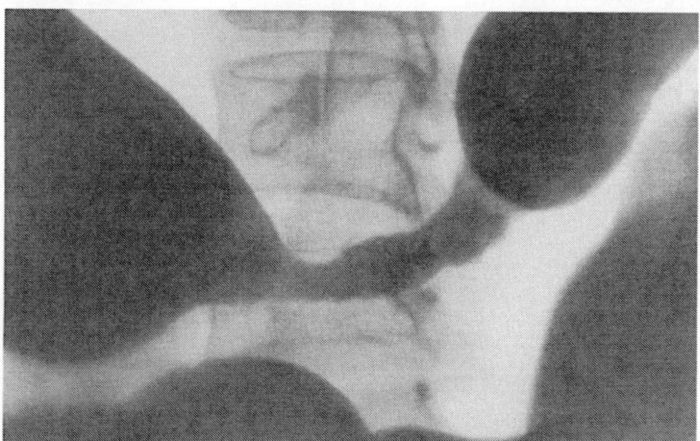

Fig. 37

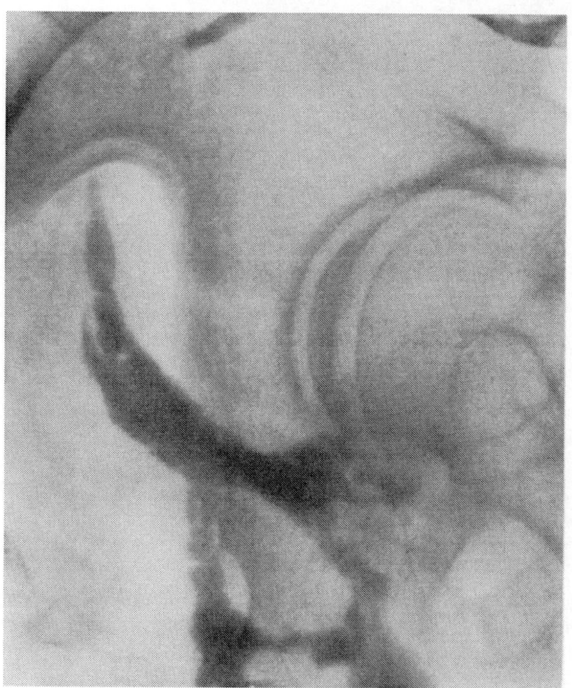

Fig. 36. Ulcerative colitis. Barium enema. Fibrotic wall changes. No haustra. Markedly reduced distensibility of varying degree. Shortening of colon. Smooth contours. Marked increase of the retrorectal soft tissue space

Fig. 37. Ulcerative colitis. Barium enema. In the transverse colon a marked non-malignant narrowing with slightly irregular contours

Fig. 38. Ulcerative colitis. Fistulography. Fistulae remaining despite abdomino-sacral exstirpation of rectum and sigmoid. Two external openings

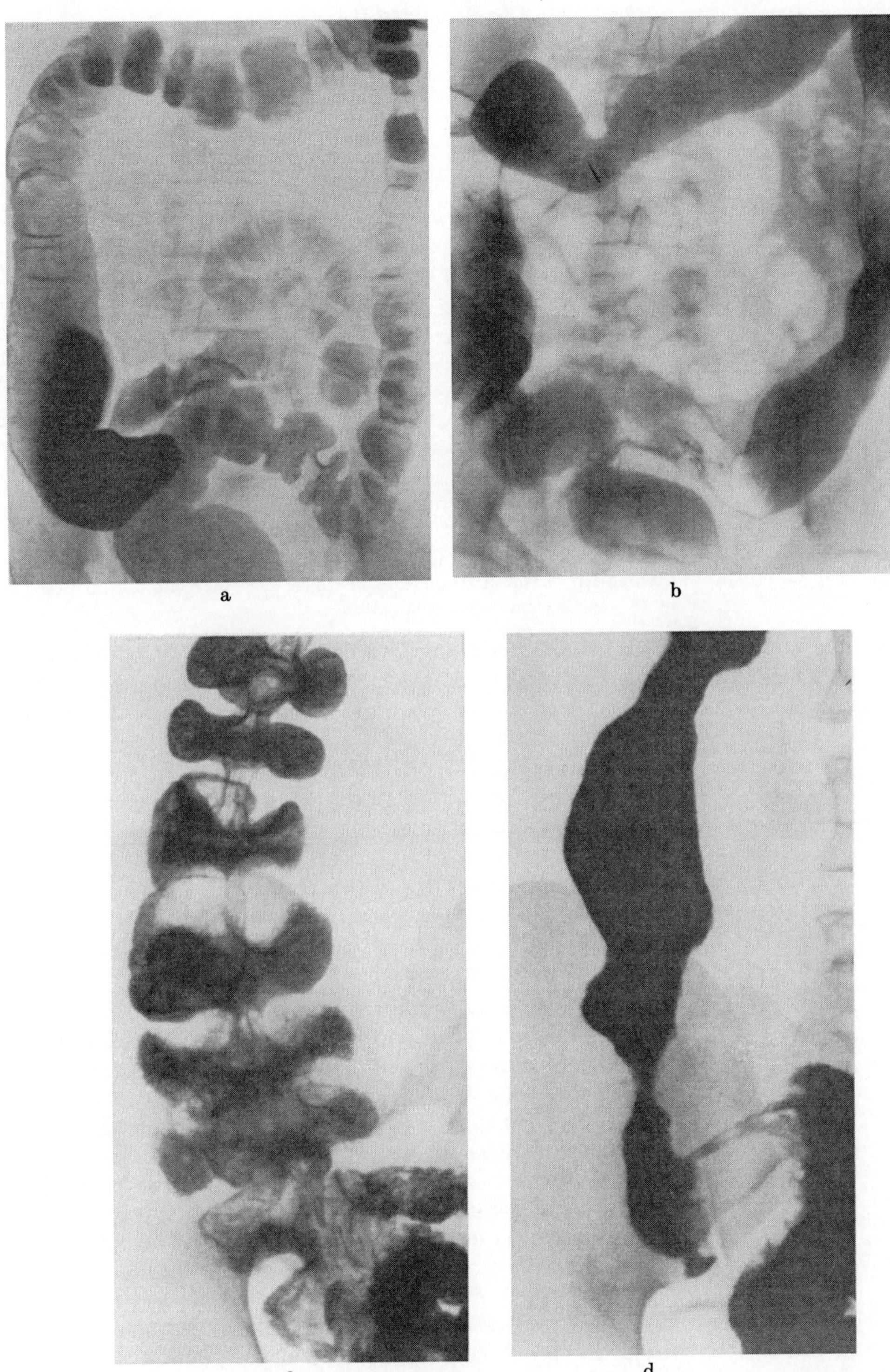

Fig. 39 a—d. Ulcerative colitis associated with malignant degeneration. Male, born 1929. a) Moderate inflammatory wall changes in the terminal ileum, cecum and ascending colon (1944). b) Progression of the inflammatory changes. Irregular tumour stricture in the sigmoid colon (1951). c) Appearance following resection of the transverse, descending and sigmoid colon, and transversostomy. Regression of the inflammatory changes (1954). d) Progression of the inflammatory changes. Irregular tumour stricture in the terminal ileum and cecum (1959)

soft tissue layer may sometimes be faintly visualized. In such cases the difference in translucency suggests that the increase of the retrorectal tissue is caused mainly by edema and not by cellular infiltration of the adipose tissue, which has been verified at surgery (RUDHE, 1960).

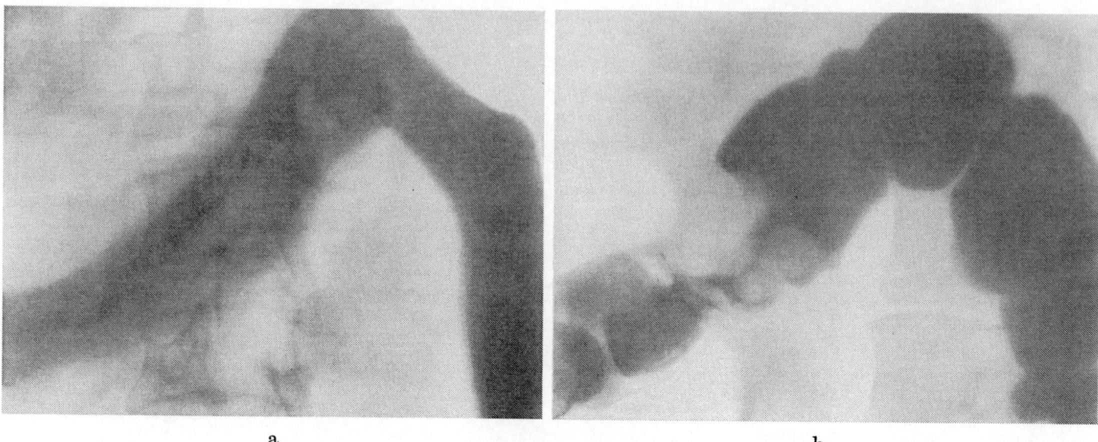

Fig. 40 a and b. Ulcerative colitis associated with malignant degeneration. Female, born 1925. a) Marked inflammatory wall changes (1949). b) Regression of the inflammatory changes. Irregular tumour stricture distally in the transverse colon (1954)

Concerning the non-malignant complications in ulcerative colitis, the ano-rectal abscesses and fistulas, and the perforations have the greatest roentgenological interest. An abscess may deform and displace the rectum. Fistulas are visualized by means of contrast injection into their external openings (Fig. 38), or by the barium enema, or by anography. It must be noted that fistulas are much more common in regional colitis. Intraperitoneal complications are diagnosed with the conventional technic. Severe colitis is often followed by a liver cirrhosis with its consequences and has some relation to anchylosing spondylitis or pelvospondylitis. As in cases of prostatitis there is a tendency to develop a rheumatic complex of symptoms and signs.

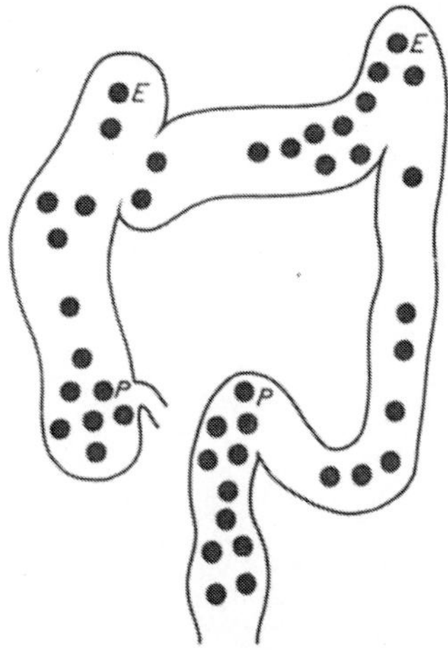

Fig. 41. Ulcerative colitis associated with malignant degeneration. Distribution of 43 tumours. E. and P. denote two tumours in each of two patients

It is generally claimed that ulcerative colitis as a rule starts in the rectum and sigmoid and later gradually spreads proximally. It is true that the lower portions of the large bowel with few exceptions are involved in the process. However, in a great majority of the cases the extent of the inflammatory changes seems to remain about the same without subsequent proximal spread during the course of the disease. In a few cases the site of involvment is atypical and limited to the more proximal portions of the colon while the sigmoid and rectum have a normal appearance (Fig. 39a).

In the main, the extent and the degree of severity of the inflammatory changes parallel each other. When the large bowel and terminal ileum are involved, the changes most often are advanced with many of the previously described features present, but when only the distal colon and rectum are affected the changes are moderate. There is a general tendency of increase of the severity of the changes in distal direction of the bowel. However, there are many possible variations of these general rules in a particular case. Careful follow-up examinations may show intermittent periods of striking improvement followed by progressively more severe radiographic changes. In cases where fibrosis of the wall is advanced and no new exacerbations occur, the appearance may remain unchanged year after year.

When ulcerative colitis is diagnosed in a patient the future course of the disease and the choise of medical or surgical treatment has to be discussed. This question is of the greatest interest as the prospects for the surgical management increase. Surgical treatment of the disease is now commonly used in cases with a fulminating or a severe chronic course with or without complications, including of course those with malignant degeneration.

The roentgen examination contributes in different ways to the choice of management. If abdominal complications occur in the fulminating cases plain radiographs may reveal free air, or free fluid in the peritoneal cavity. A progressive course of the inflammatory process as revealed in consecutive roentgenological examinations predicts a poorer prognosis with regard to a fatal outcome of the disease than a regressive one. On the other hand, the extent and severity of the inflammatory changes at a single examination does not provide a true guide to the future course in this respect. In malignant degeneration the barium enema is the only preoperative means available for diagnosis of colon tumours situated above the lower sigmoid. Cases with extensive and severe inflammatory changes have a higher incidence of malignant degeneration than the moderate ones, and malignancy occurs most frequently when the terminal ileum is also involved. Malignant degeneration does not seem to be related to the progressive or regressive course of the inflammatory changes (Figs. 39 and 40). Thus, malignant tumour may occur in a remission of the disease when the patient is almost free from symptoms and roentgenologically much improved. We also feel that extensive changes in a patient with an early onset of the disease have a much greater risk of malignant degeneration than in one with a late onset.

The incidence of the malignant degeneration in cases of ulcerative colitis is remarkably high, at least exceeding 10%. The duration of the disease in itself does not seem to be a principal cause of malignancy in spite of the fact that most of the tumours appear after more than ten years have elapsed.

The tumours associated with ulcerative colitis have some special features. They occur much earlier in life than the usual colon tumours, at an average age of 33 (Edling & Eklöf, 1960) compared with an average of 60 years (Hultborn, 1952). Their distribution in the large bowel is also different. In a series of 43 tumours about one fourth was situated in the rectum and lower sigmoid, three fourths higher up, not visible through the proctosigmoidoscope (Fig. 41). The usual colon tumours have the reverse distribution. The close relationship between ulcerative colitis and malignancy is therefore irrefutable.

c) Regional colitis or Crohns disease in the large intestine

Regional colitis which most often goes together with a regional ileitis has the same feature in the large intestine as in the small bowel. The commonest form is a direct continuation of the terminal ileitis into the cecum, which then becomes more or less contracted and narrowed with pseudopolypous swelling of the mucous membrane, occasionally with formation of fistulas (Fig. 42). Here and there in the colon and in the rectum other focuses may be present interjacent with normal portions because of the same skipping feature of the lesion as is seen in the small bowel. The same appearance may be repeated in several focuses though to a different extent. Focuses in an early stage are seen only as a group of constant indentations of the contour of the distended bowel, similar to that which can be seen in localized simple colitis (Fig. 43). The presence of other focuses of more advanced type and the progressive course of the regional colitis facilitate the differential diagnosis.

The advanced focuses have a mucosal pattern of a nodular type which usually is more coarse than in the ulcerative colitis (Fig. 44). The mucosal changes represent the intense swelling of the mucosa and the submucosa, sometimes tumourous (Fig. 45). In addition there is a similar swelling of the rest of the wall which may be demonstrated as an increased distance between adjacent structures (Fig. 45). In an early stage the mucosal pattern may show a fine granularity (Fig. 10f and g).

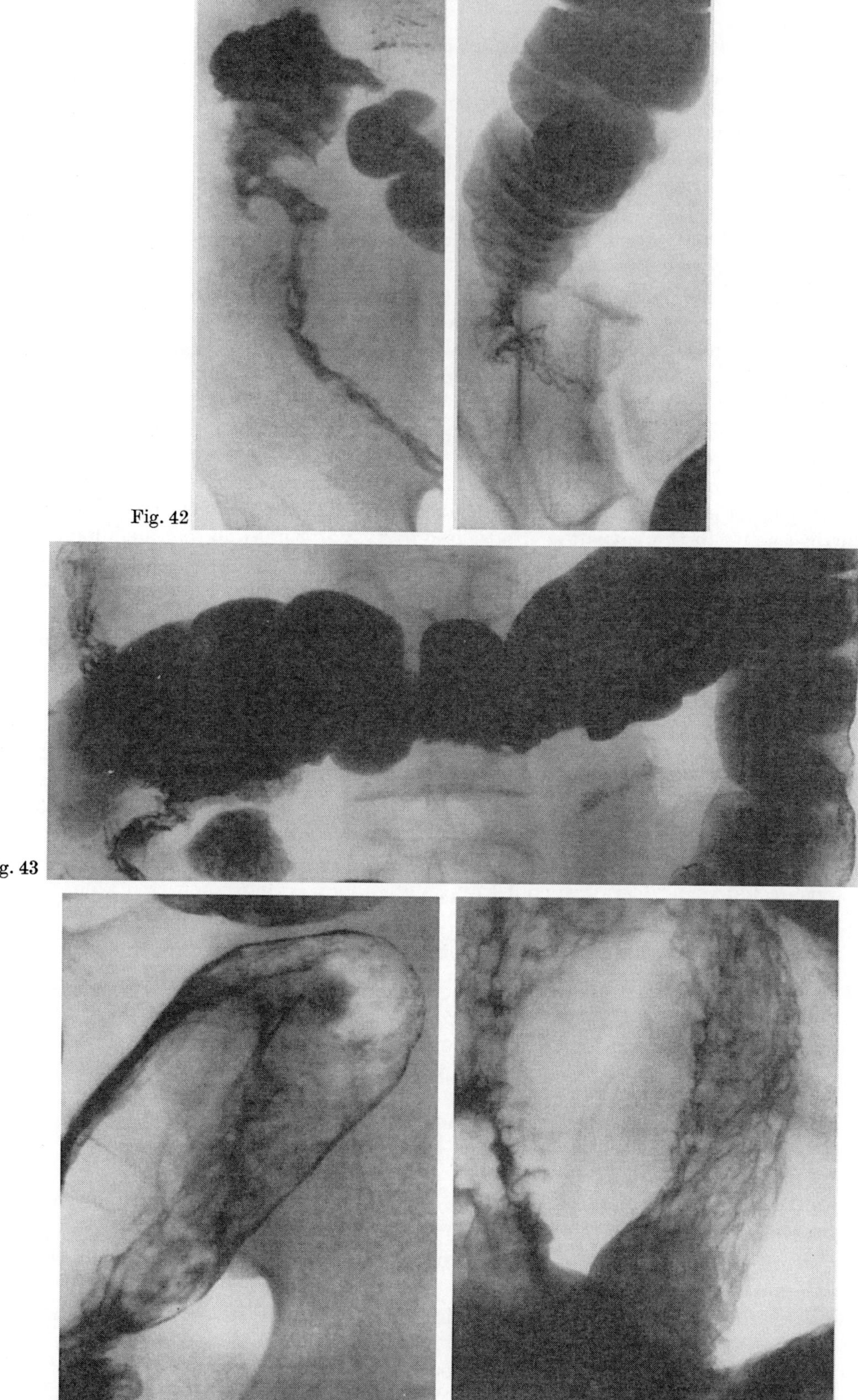

Fig. 42

Fig. 43

Fig. 44

Figs. 42—44 (for legends see p. 305)

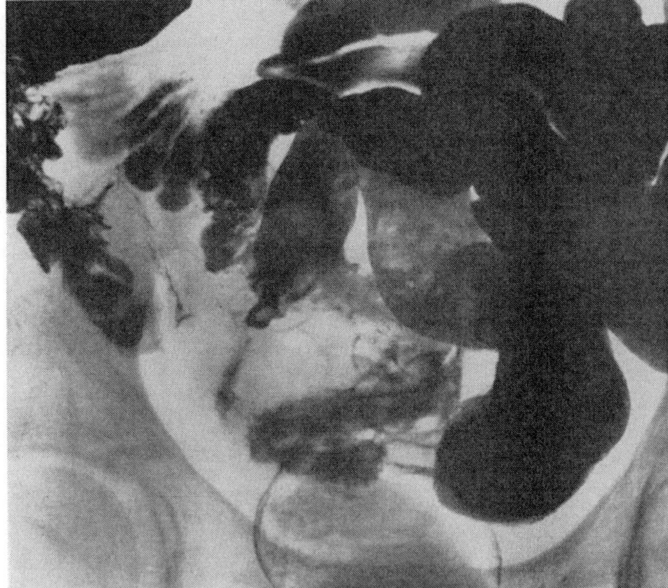

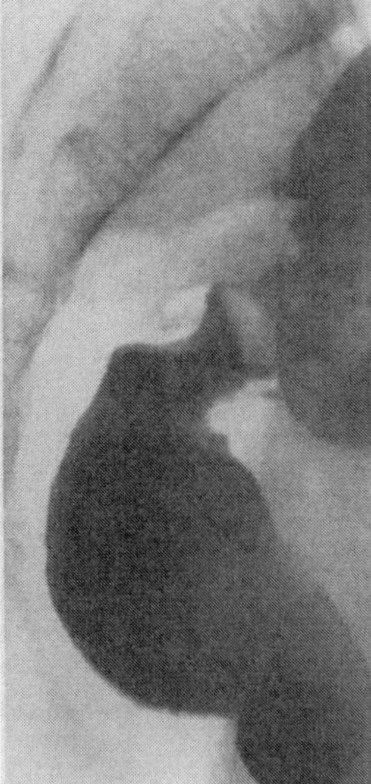

Fig. 45

Fig. 45. Segmental ileo-proctitis. Left figure illustrates the increased distance between the involved intestinal loops next to cecum as sign of the increased thickness of the intestinal walls. Right figure illustrates a tumorous appearance of a second lesion in the rectosigmoidal junction

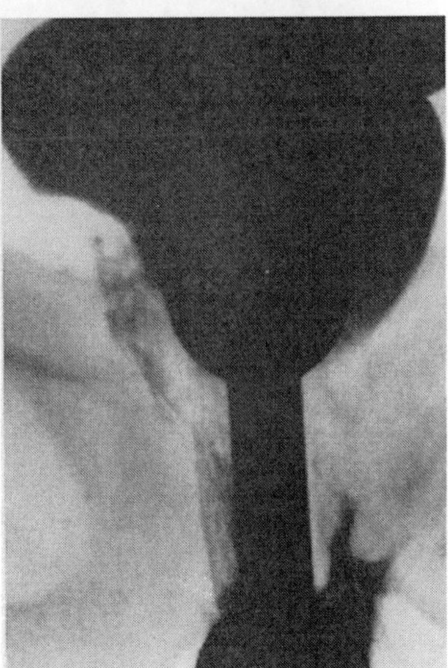

Fig. 46

Fig. 46. Rectal lesion with rectoperineal fistulas in a case of segmental ileocolitis

A rectal focus is rather common and sometimes the first to be observed. When it has developed into the fistulous stage with perineal openings, a regional colitis with a rectal focus may be mistaken for an anal fistula. Defecation pictures will reveal that the fistula starts from the rectum as in colitis (Fig. 46) and not from the anus as in cases of ordinary anal fistulas.

Fig. 42. Segmental ileo-colitis (Crohn) examined with barium meal and barium enema. Granulomatous changes in the ascending loop of the ileum and in the cecum

Fig. 43. Transverse colon of same case as in Fig. 42 demonstrating a second lesion in the mid portion of the transverse colon

Fig. 44. Same case as in Fig. 42 with partial affection of the sigmoid loop two years later (left figure), which during a following year continues (right figure)

d) Specific inflammation of the large intestine

Tuberculosis of the large intestine predominantly involves the ileocecal region. It appears most often in a fibrous form which causes a shrinking of the cecum and the region of the ileo-cecal valve. Hyperplasia and ulcerations make the outlines irregular. Fistulas may also appear. A differentiation from regional ileo-colitis may be impossible. Multiple focuses speak in favour of regional ileitis and the presence of pulmonary tuberculosis supports the diagnosis of ileo-cecal tuberculosis. A tumourous form of tuberculosis in the colon is rare.

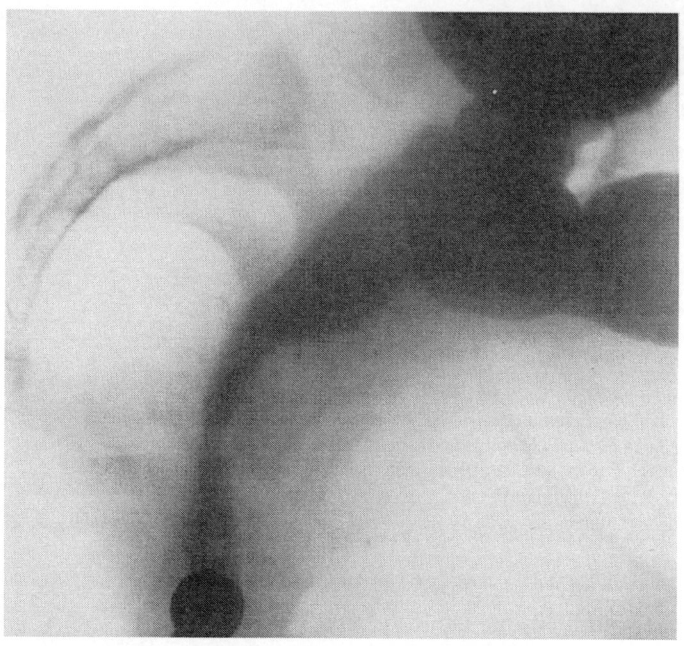

Fig. 47. Lateral view of the rectum in a case of lymphogranuloma venereum. The great distance to the sacrum illustrates the strong edema in the pelvis

Amoebic and bacillary dysenteria may cause localized changes in the colon and the rectum. The changes may be similar to those in regional ileocolitis. In other cases they are more tumourous, resembling an ulcerated carcinoma.

Schistosomiasis of the large bowel appears as a chronic proctitis and sigmoiditis with thickened and granulomatous mucosa.

Familial recurring polyserositis (Familial Mediterranean fever) causes a thickening of the wall with the appearance of a colitis and attacks of ileus.

Syphilis may rarely involve the large bowel. When found it is usually the sigmoid that is formed into a rigid hour-glass tube or has irregular bulges into its lumen. The differences in appearance correspond to the kind of process: infiltrating, ulcerating or gummous.

Lymphogranuloma venereum may cause an extensive edema in the pelvis. The rectum and the recto-sigmoid are transformed into a narrow and stretched tube with a great distance to the sacrum and the organs in front of the rectum (Fig. 47). The lesion may extend as far as to the splenic flexure. The urethra with the urinary bladder and the vagina are deformed in a similar way as is the rectum. A perirectal edema is also seen in proctitis of other etiology and may originate from vesiculitis and prostatitis but is then not as generalized as in the inguinal lymphogranuloma. In the acute phase the lymphogranuloma venereum may cause extensive ulcerations and perirectal and perianal abscesses and fistulas.

e) Proctitis and anitis

Most of the proctitis cases that are diagnosed fit into a group that may be called simple proctitis in contra-distinction to the proctitis in ulcerative, regional and specific colitis. The simple proctitis may be combined with a simple colitis but occurs most often alone. Proctitis together with anal fissures and hemorrhoids gives rise to a common syndrome

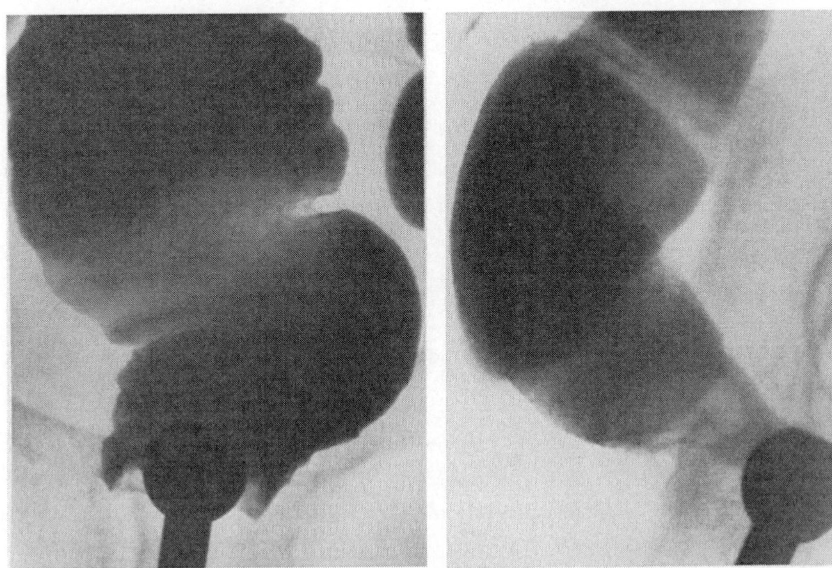

Fig. 48. Case with a typical triad of symptoms: proctitis, hemorrhoids, and anal fissure. The a.-p. view demonstrates internal hemorrhoids. The lateral view demonstrates the narrowing of the distal portion of the rectum and a local swelling of the mucous membrane in its posterior wall

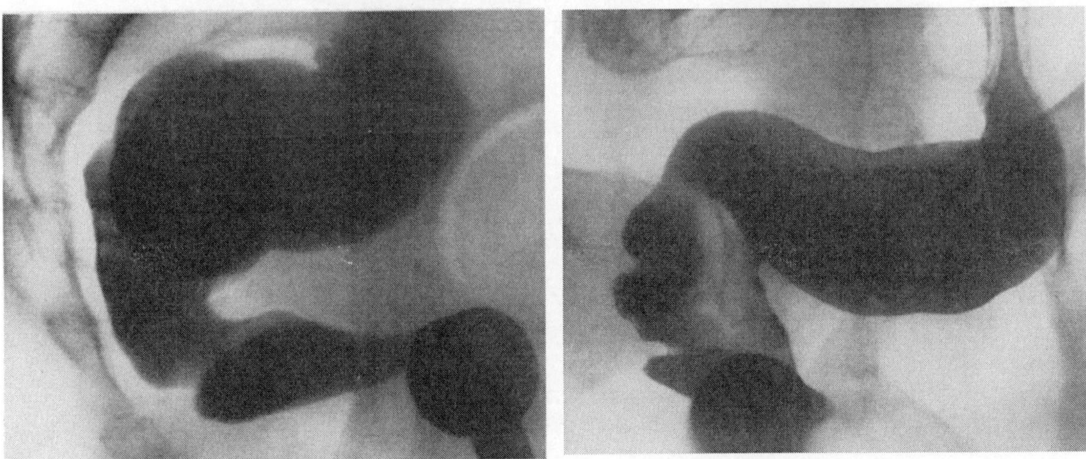

Fig. 49. Simple proctitis with narrowed lumen of the rectum. Rectoscopically a bullous edema

(Fig. 48). The proctitis may be predominantly a distal one and form a continuation of an inflammatory process in the anus, the anitis.

The simple proctitis appears in several varieties. There are all transitions from an increased tendency to contract without macroscopic changes of the mucous membrane (Figs. 49 and 50) to a purulent process with a solitary ulcer (Fig. 51), and to a fibrous stage with constant narrowing and a chronic edema in the wall and in the perirectal tissue.

At the barium enema there will usually be noticed an anal spasm at introduction of the nozzle, a decreased distensibility of the rectum during the filling phase and, after evacuation, a coarse mucosal pattern of the contracted rectum (Fig. 52), while the colon is emptied less completely than normally. When filled a small area in the rectum may show a slight irregularity of the contour where a definite ulcer sometimes may also be demonstrated. The decreased distensibility is often most pronounced next to the anus (Fig. 49).

The anus itself has to be examined during defecation after injection of barium paste into the rectum. The typical feature of an anitis is a funnelshaped anus because of external

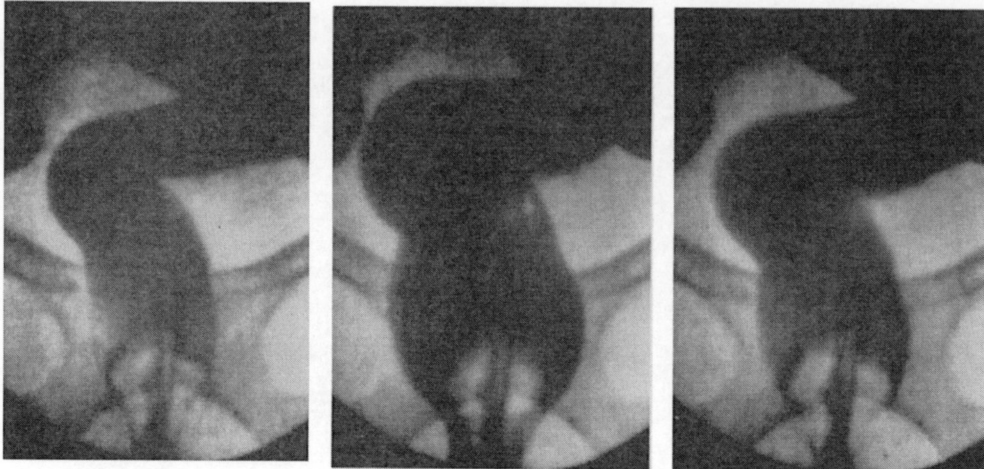

Fig. 50. Simple proctitis studied by cinematography from the roentgen television screen. The three films taken during continuous filling with barium enema demonstrate the decreased distensibility of the rectum

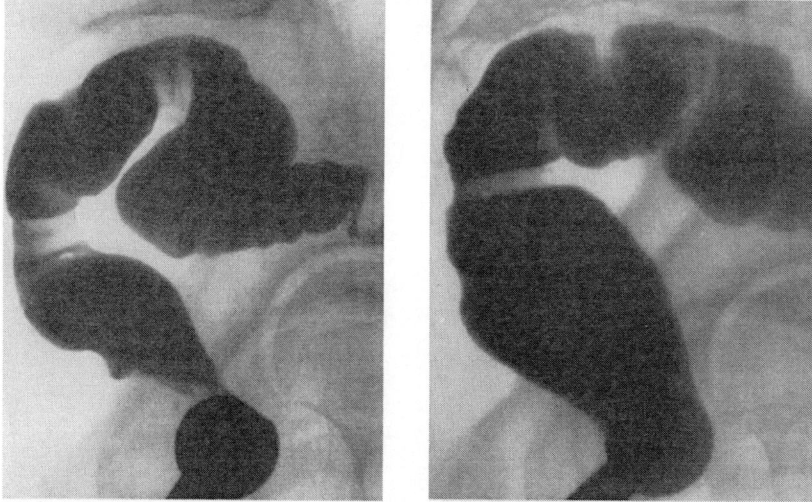

Fig. 51. Simple proctitis with an ulcer in the posterior wall (left figure); healed six months later (right figure)

sphincter spasm (Fig. 53), some irregularity in the midportion of the canal where small recesses appear from which an internal fistula sometimes becomes filled (Fig. 54). The fistula may extend into the para-anal region. Such a fistula becomes as a rule better filled by defecation of barium than by retrograde injection. The fistula passes through the anal muscles and requires their relaxation to become open.

Proctitis caused by radiation treatment is limited to the area of the treatment. After vaginal application of radium a circumscribed proctitis is commonly seen in the adjacent part of the anterior wall of the rectum to which a fistula may be formed. The radiation proctitis has a narrowed lumen. Necrosis appears as an ulcer which may show calcification in the necrotic tissue.

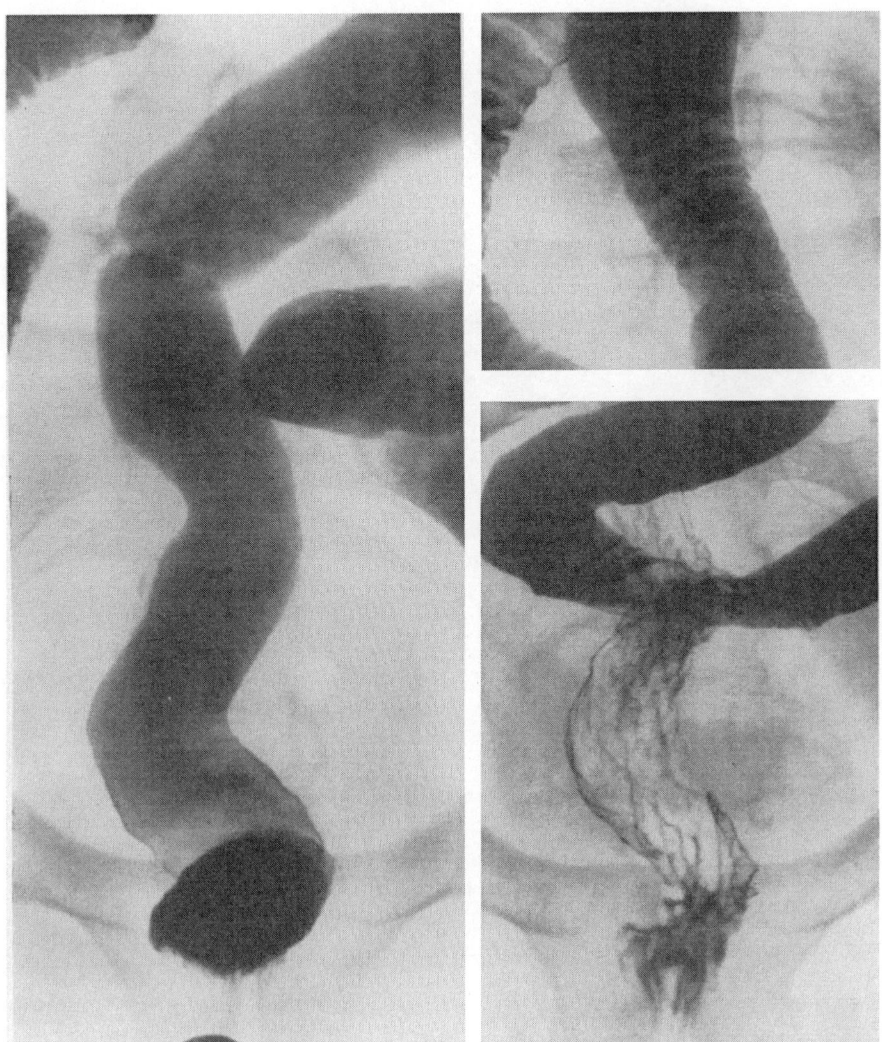

Fig. 52

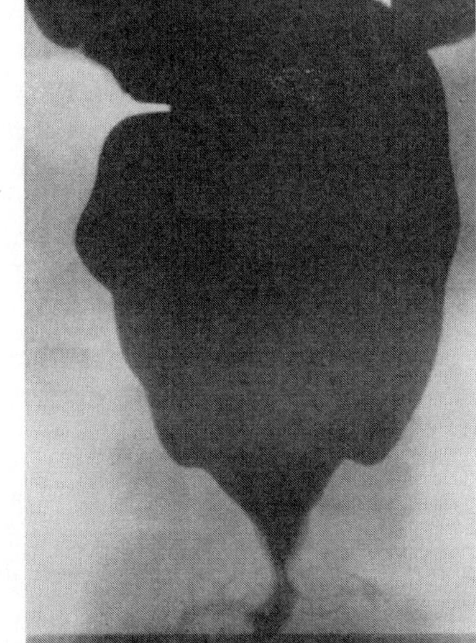

Fig. 53

Fig. 52. Simple proctitis and colitis with spasm in the distal portion of the sigmoid (left figure) which released first on a second examination the day afterwards (right upper figure). Thickened and irregular folds in the rectum (right lower figure). Same case as in Fig. 14

Fig. 53. Spasm of the external anal sphincter in a case with anitis. Exposure during defecation

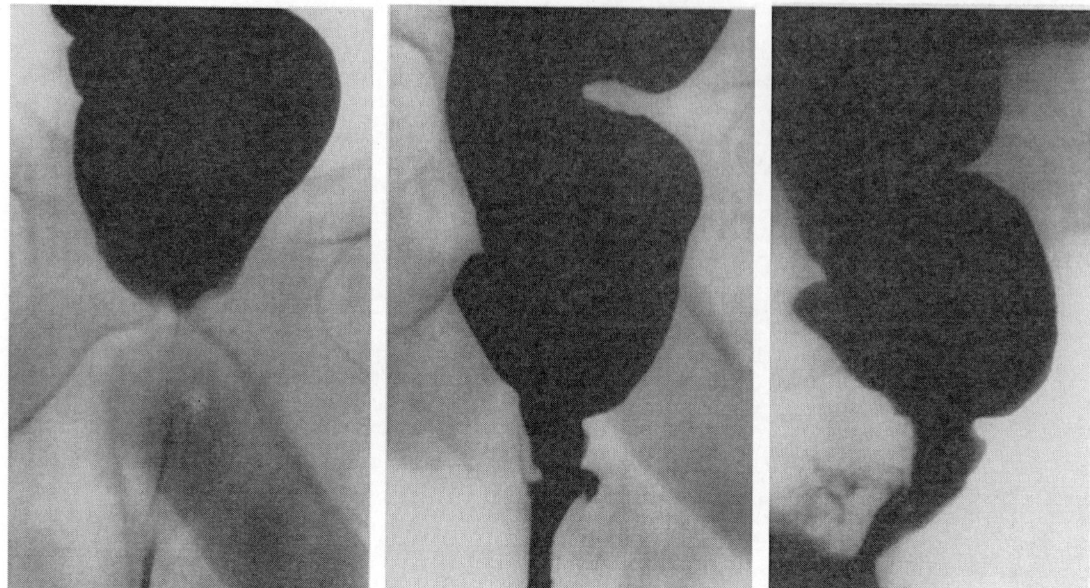

Fig. 54. Anal fissures with ano-perineal fistula filled by defecation of barium paste (mid and right figures)

5. Diverticulosis and diverticulitis

By

H. Hjorth and K. Lindblom

Though there are rare cases of congenital diverticula resembling an elongated haustrum (Fig. 55) most diverticula of the colon are aquired. They appear towards fifty years of age and from then on usually have a tendency to grow in number and size. They are predominantly found in the sigmoid and the adjacent part of the descending colon, but may be found in any part of the colon. Diverticulum of the rectum is rare. Diverticulosis is more common among men than women.

A diverticulum is a herniation which passes through parts of the wall. When passing through all the layers on to the peritoneal coat the diverticulum becomes permanent without the ability to contract. If still covered by parts of the muscular coat the diverticulum may empty and thus occasionally disappear (Fig. 56). On serial films and on study by roentgen television and cinematography (Fig. 57) these small diverticula appear to belong to the group of incomplete herniations.

Contracted haustra and parts of haustra may simulate diverticula. The difficult differentiation of diverticula from haustra with irregular contraction will partly explain why diverticulum-like formations disappear from one occasion to another (Fig. 58). The so called prediverticular stage in which there are fine notches on the haustra representing submucous processes from the mucosal surface, may be especially difficult to distinguish from contracted haustra.

The large diverticula often show a constant filling defect corresponding to a stercolith. From such a retention to a secondary inflammation is not too far. However, the number of diverticula with retention is very large in relation to the cases with manifest signs of diverticulitis, perforation or pericolitis.

The radiographic feature of diverticulitis is a decreased distensibility of the lumen with jagged contours both from the diverticula and from the contractions (Fig. 59). The

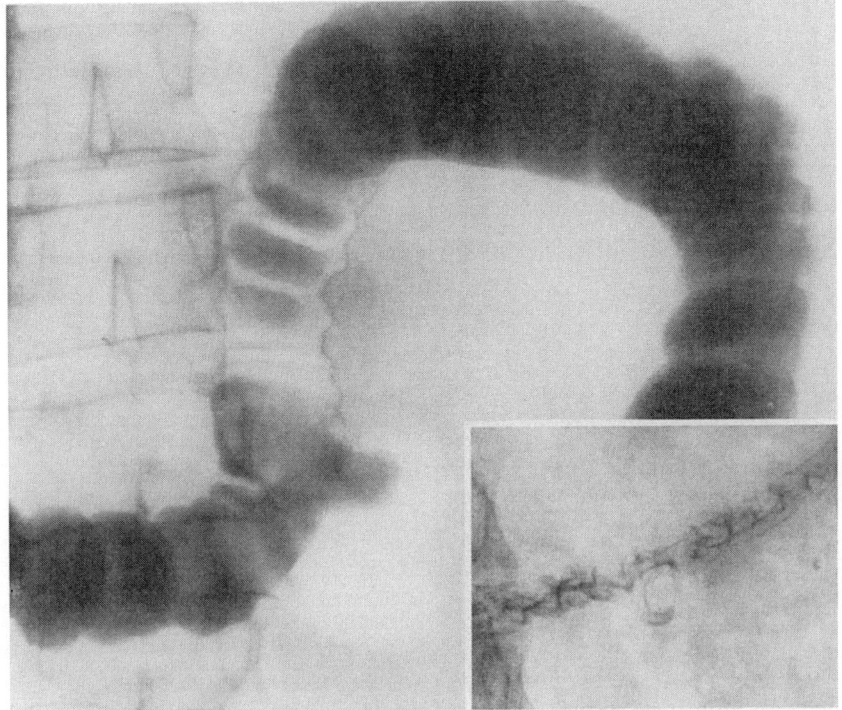

Fig. 55. True (congenital) diverticulum of the transverse colon

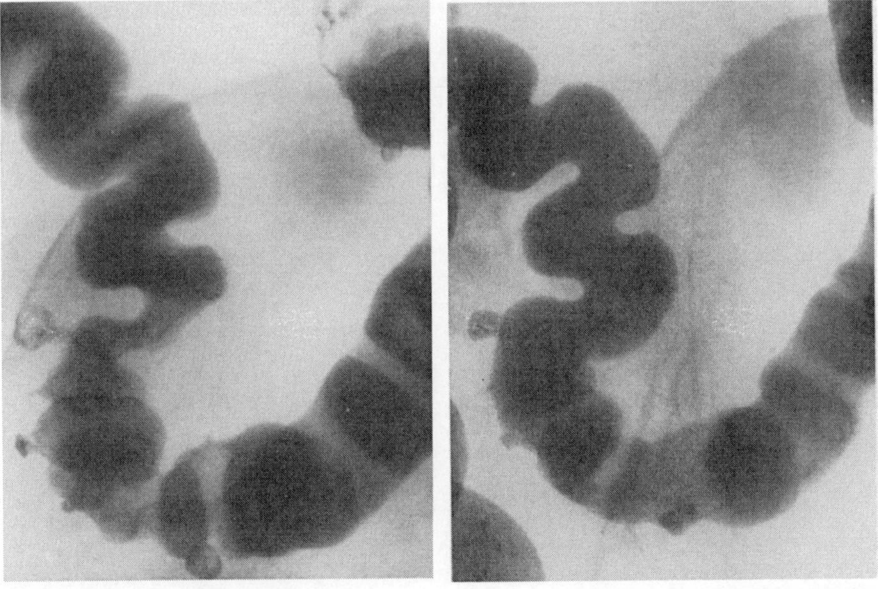

Fig. 56. Sigmoidal diverticula and prediverticula in same case. Note the variation in distention and shape

mucosal folds will most often remain visible though they may be broadened as a sign of a local colitis. On palpation tenderness may be localized to the affected area and occasionally a tumour is felt. A diverticulitis may appear in any part of the colon though its predominant location is in the sigmoid.

A fistula which becomes demonstrable by filling with barium is unusual and still more rare is a perforation with gas in free abdominal cavity. Closed perforation into a cavity adjacent to the colon may happen without alarming symptoms (Fig. 60). A fistula may extend into other organs, most often to the urinary bladder (Fig. 61). Then the patient may notice the passage of gas from the urethra and gas may be demonstrated in the urinary bladder. In spite of this the fistula may be impossible to fill

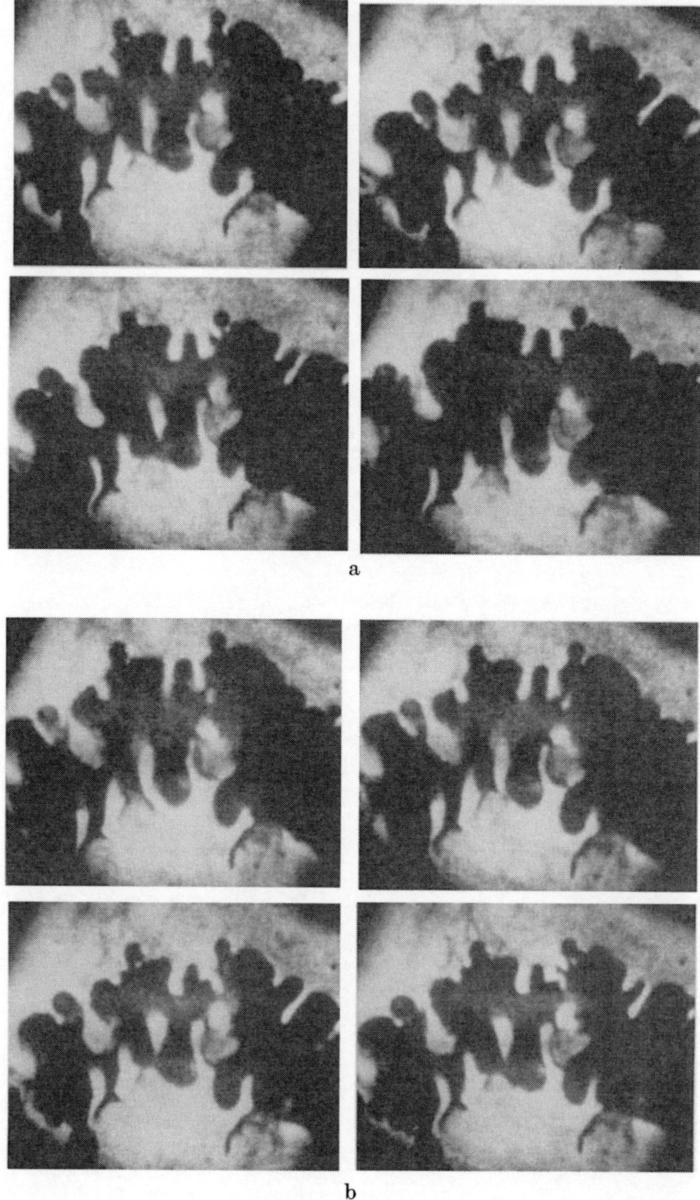

Fig. 57. Series of films from a cinematographic study of sigmoidal diverticulosis demonstrating the variations in appearance

with contrast either from the sigmoid or from the bladder. This fact indicates that the real number of fistulas from a diverticulitis is greater than can be demonstrated by radiography.

The cases with diverticulitis have to a great extent not had any previous examination of their colon. Cases with colonic diverticula followed up for many years rarely developed signs of diverticulitis. From this it is concluded that diverticulosis must not be

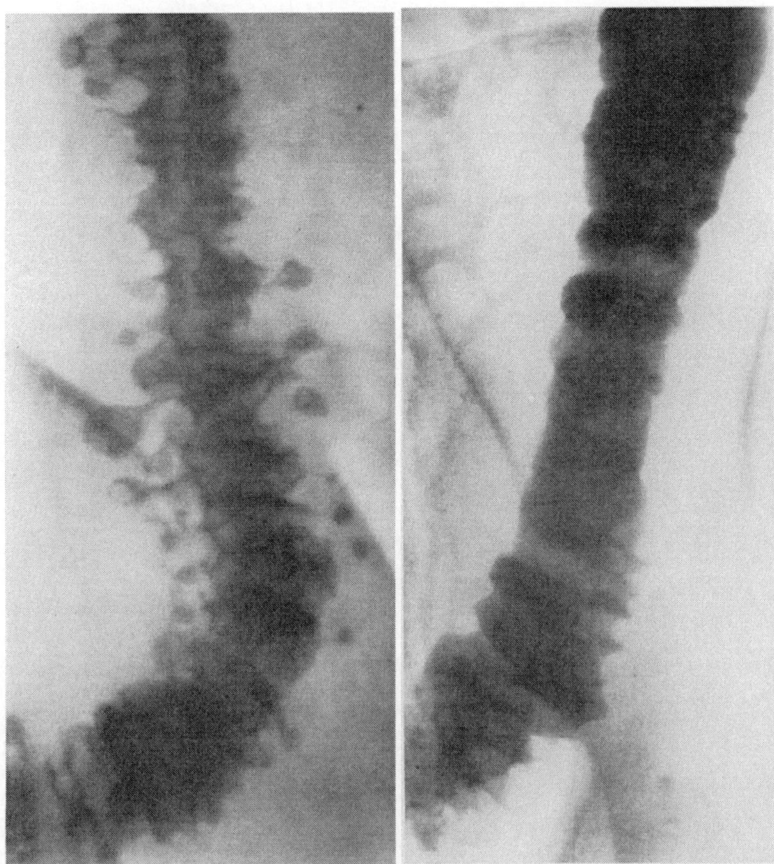

Fig. 58. Case of diverticulosis (descending colon) examined in 1952 (left figure) and in 1958 (right figure). Diverticula seem to have disappeared, partly because some of the sacs at the first examination are haustra instead of diverticula

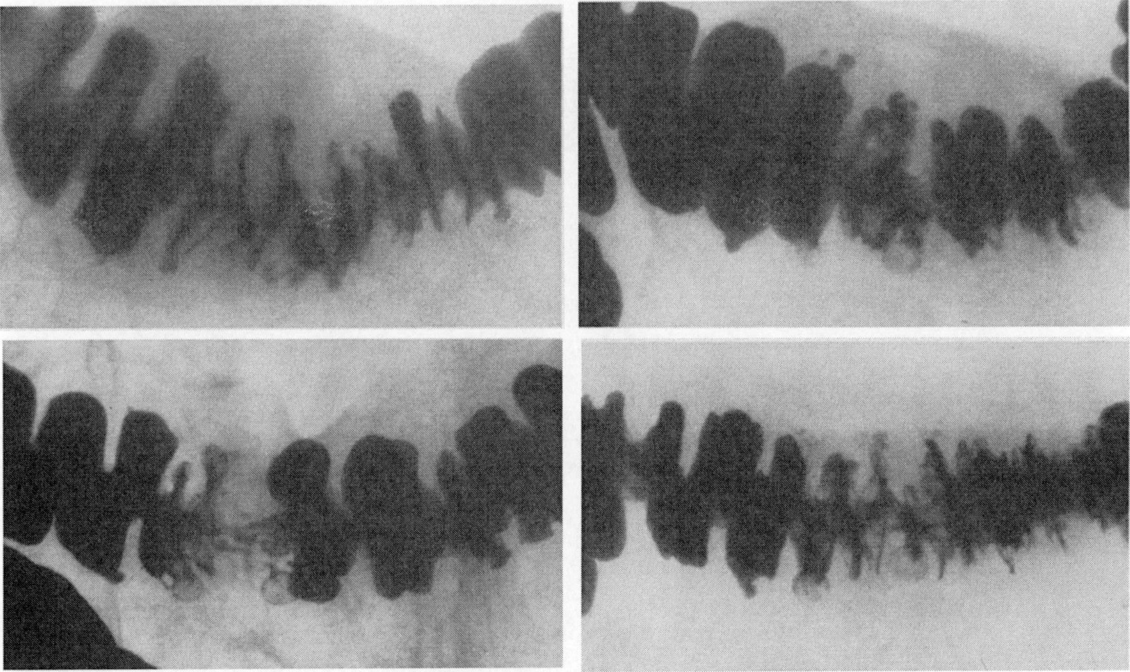

Fig. 59. Case of diverticulosis, diverticulitis and perisigmoiditis examined on two occasions. Left upper figure: acute phase with a tender tumour corresponding to the involved portion of the sigmoid; the other figures: three months later without clinical signs of perisigmoiditis. More diverticula are filled when the perisigmoditis is absent

regarded as responsible for any symptoms and that the risk of further development into diverticulitis is small.

The incidence of carcinoma in cases of diverticulosis and diverticulitis is not higher than in other cases. The problem instead is to demonstrate a carcinoma when it appears

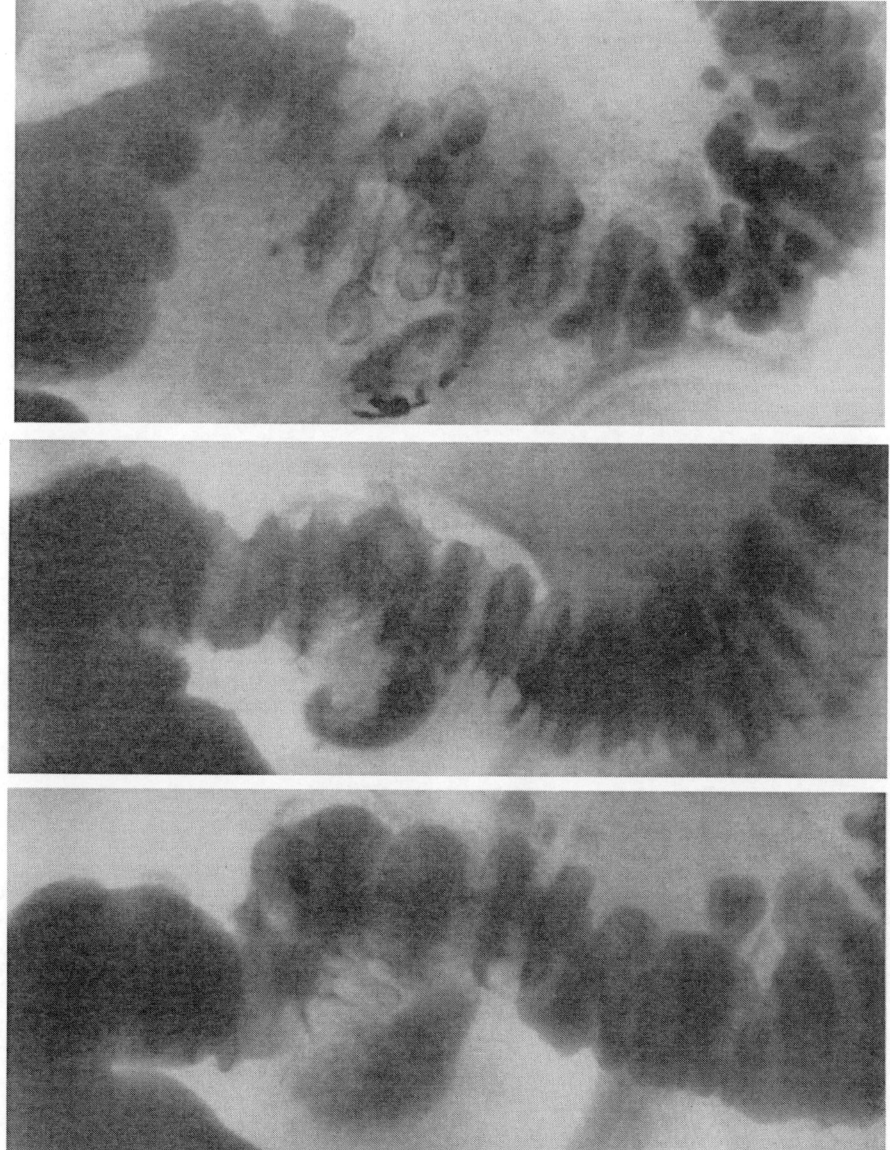

Fig. 60. Case of diverticulitis with perforated diverticulum examined on three occasions. Upper figure: soon after onset of symptoms; mid figure: six months later; lower figure: after three years. Clinically and radiologically little signs of the parasigmoiditis

in an area with diverticulosis and diverticulitis. A polypous change of the mucosal pattern or a stricture without demonstrable mucosal folds should be suspected as signs of a carcinoma (Fig. 62).

In the case of a huge inflammatory tumour from a diverticulitis the question may be faced if there is an additional carcinoma which would necessitate a hazardous attempt to remove the affected area; then the low incidence of carcinoma has to be kept in mind and only definite signs of carcinoma can justify an attempt to radical operation.

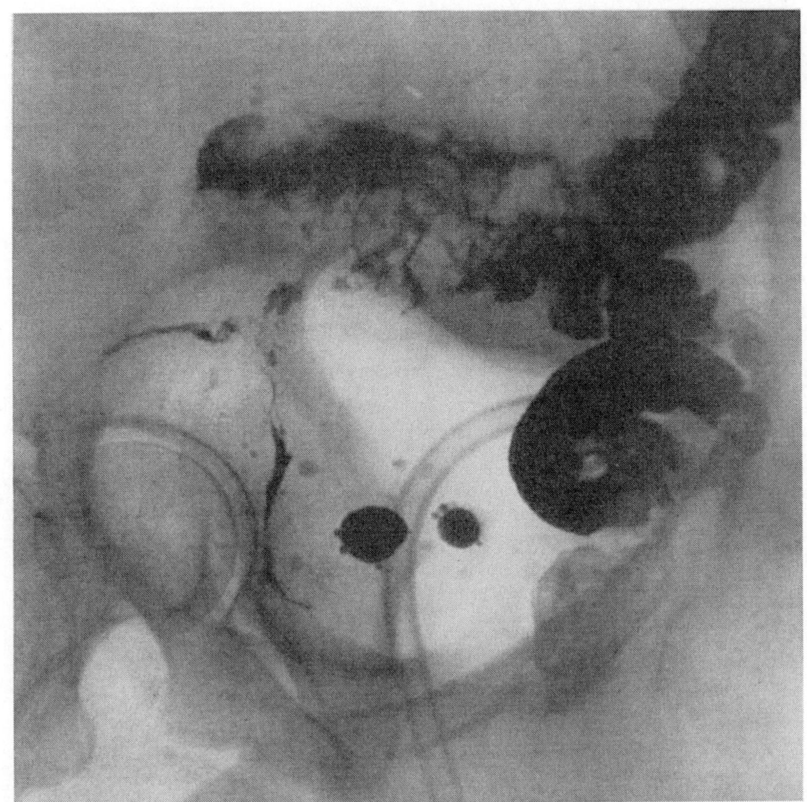

Fig. 61. Diverticulosis of the sigmoid with fistula to the urinary bladder and the adjacent tissue. For demonstration of the bladder this was filled with air

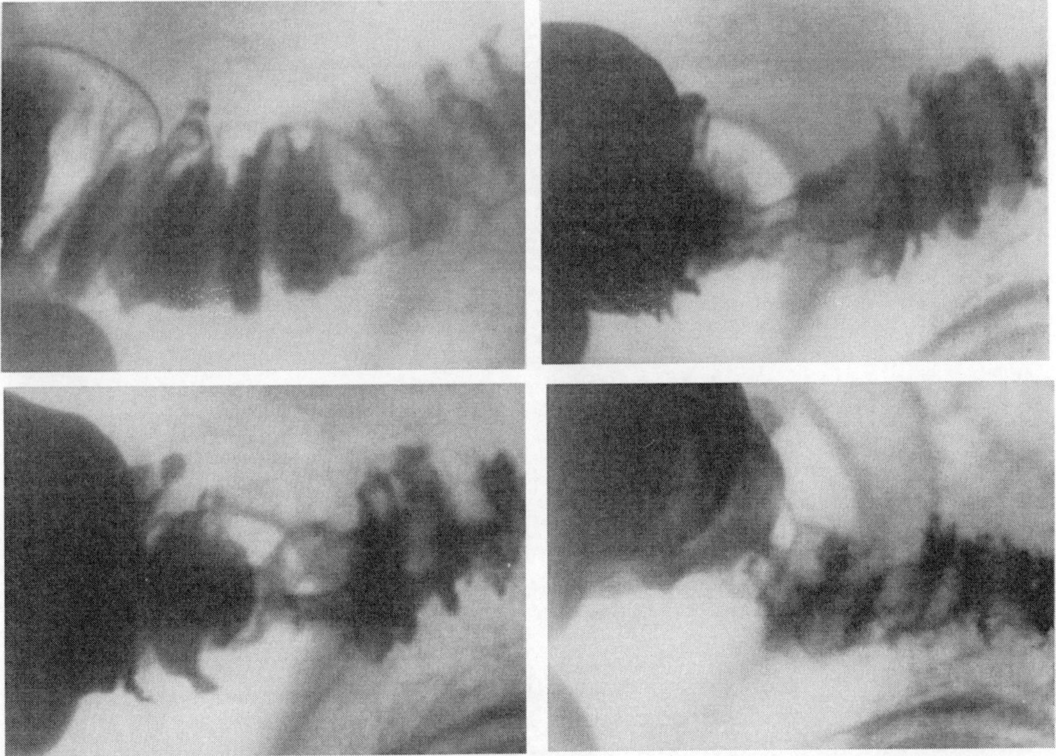

Fig. 62. Case of diverticulosis and carcinoma of the sigmoid examined on four occasions. Left upper figure: no suspicion of tumour; right upper figure: eighteen months later, suspicion of diverticulitis; left lower figure: two months later, tumour overlooked; right lower figure: eight months later, definite diagnosis of tumour

6. Tumours of the colon and the rectum

The aim of most examinations of the colon in adults is to find, or exclude a tumour. Especially for the demonstration of polyps the bowel has to be carefully cleaned. It is predominantly for this purpose that the double contrast technique is indicated. (Fig. 63).

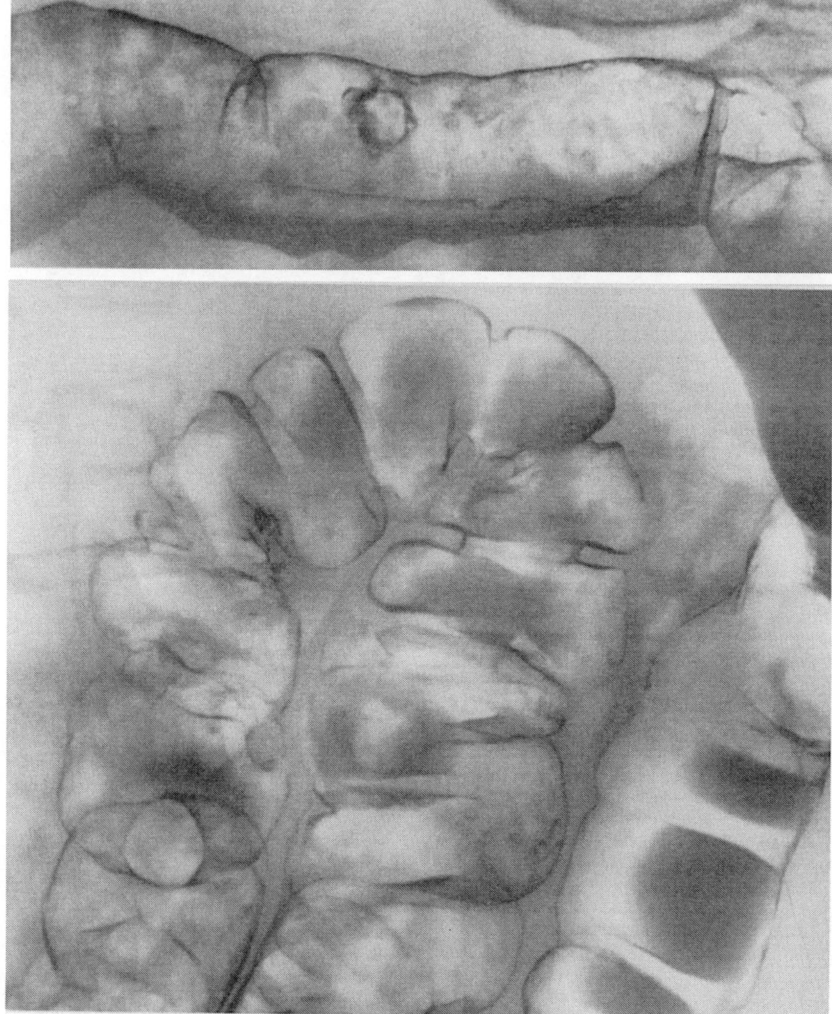

Fig. 63. Barium-gas method used in a case of multiple polyps of the sigmoid and descending colon. The upper figure illustrates the advantage of horizontal projection by which a polyp is demonstrated hanging

a) Adenomatous polyps and generalized polyposis

Solitary or multiple adenomatous polyps may appear in any portion of the large intestine. They are commonest in the rectum, then in the sigmoid, gradually decreasing in number in oral direction. If multiple the polyps may be found in groups or spread into different portions of the bowel. Adenòmatous polyps in the colon may coexist with polyps of the stomach and an increased morbidity of carcinoma elsewhere in the body.

The first aim of the radiographic examination is to demonstrate the polyp. The second aim should be to gain information regarding its nature. The polyp may be broad-based or pedunculated with a stalk that is sometimes several centimeters in length (Fig. 64). Its surface may be even papillomatous or villous, its diameter a few millimeters to several centimeters (Figs. 65 and 66). All this information is of little help in the differentiation of malignancy or not, because malignancy may be present in any type. The demonstration of a stalked polyp means only that the polyp may be removed by colotomy. Large size, more than one centimeter in diameter, and irregularity of the surface speaks in favour of malignancy but a small and smooth polyp may just as well develop into a carcinoma

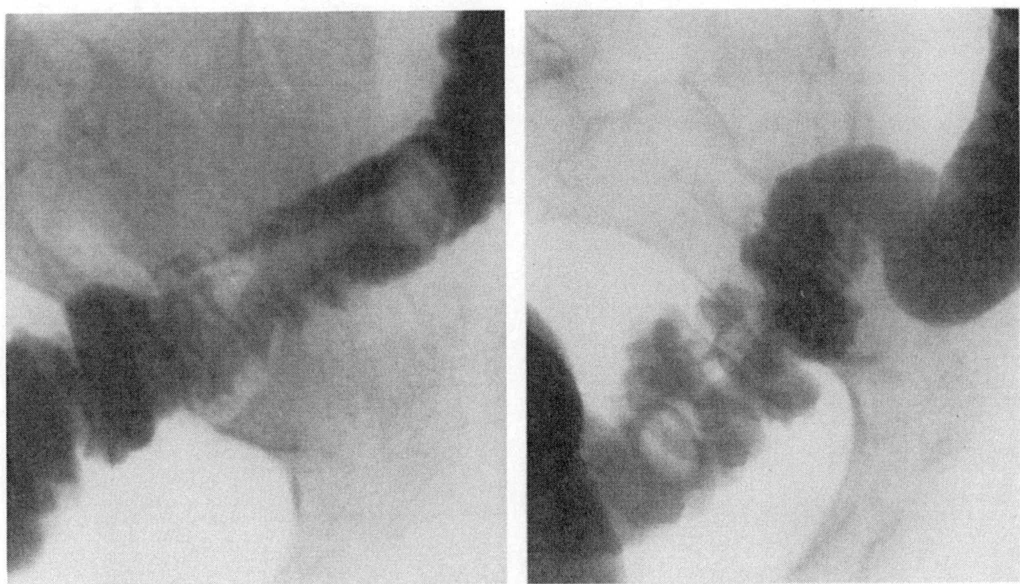

Fig. 64. Stalked polyp of the sigmoid, pushed upwards during injection and downwards after evacuation

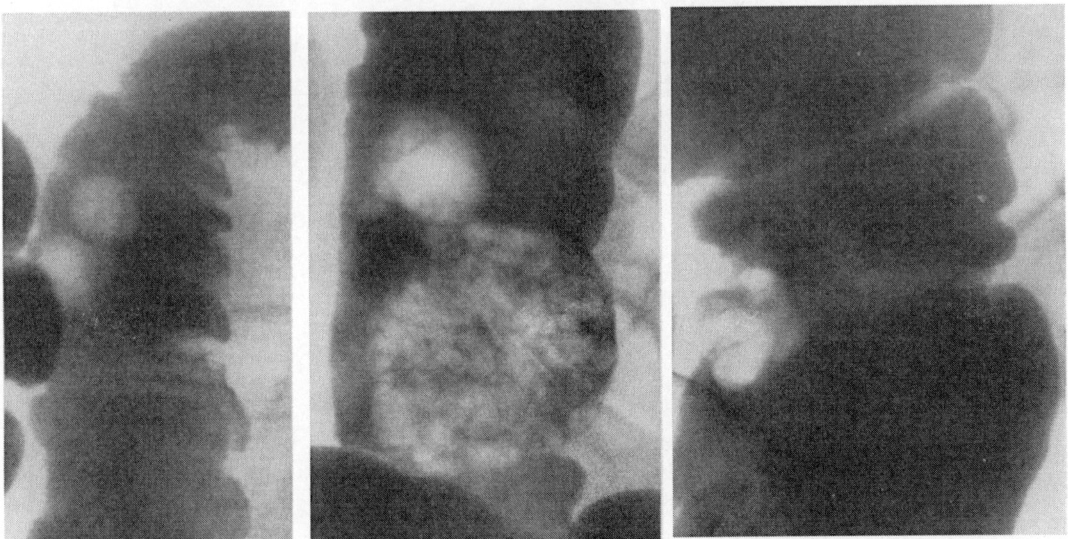

Fig. 65. Three cases of adenomatous polyps of the colon demonstrating differences in shape

(Fig. 67). The large polyps may be responsible for attacks of pain from obstruction, sometimes with intussusception (Fig. 68). Villous papilloma may grow continuously over a large area like a rug, especially in the rectum.

If immediate removal of the polyp is not indicated the lesion has to be kept under radiographic control. For comparison and further judgment it is of great importance that the original study is made as detailed as possible. Occasionally a polyp may disappear. When a polyp is growing it may increase its bulge into the lumen or broaden its base with

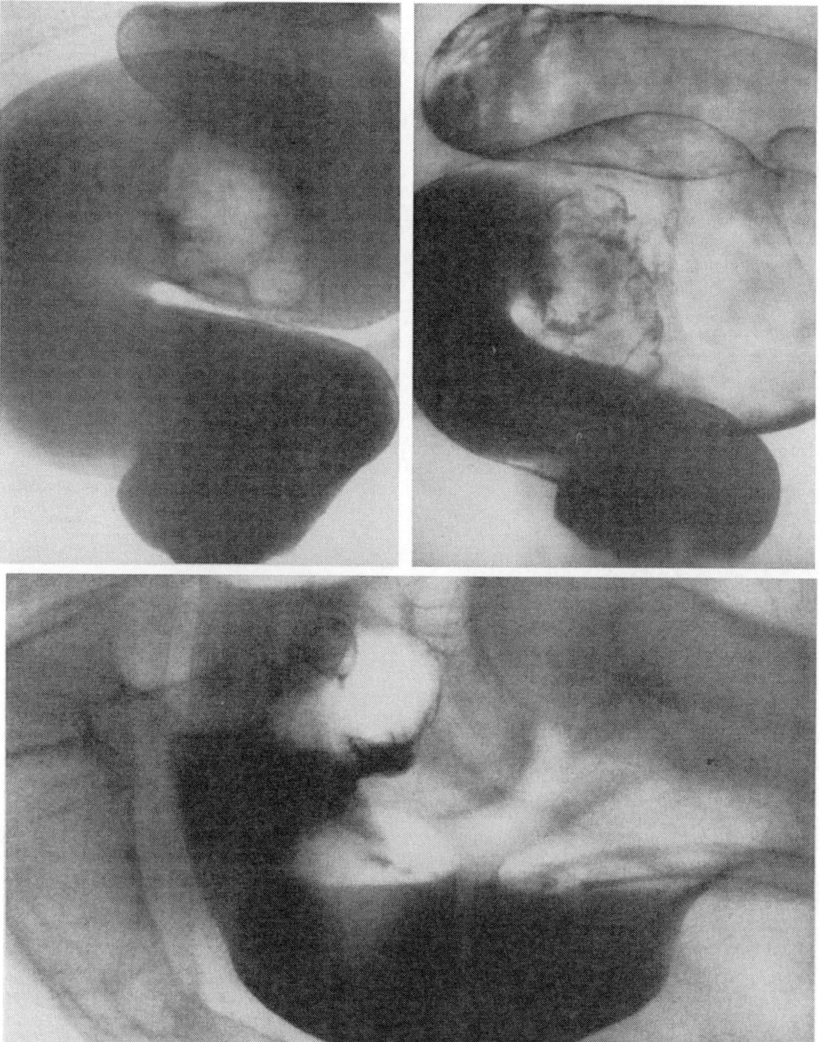

Fig. 66. Large irregular polyp in the anterior wall of the rectum, examined by barium enema and double contrast method. Rectoscopic excision was impossible why demonstration of the bottom of the Douglas'pouch in relation to the tumour was made by intraperitoneal injection of water-soluble contrast. The lower figure illustrates the Douglas pouch (D) caudally to the tumour (X)

continuous growth into the adjacent parts of the wall causing an elevation of the surroundings (Fig. 67). Growing into the depth and rapid enlargement are definite signs of malignancy.

In the same case there may be present benign adenomatous polyps as well as malignant polyps and frank carcinomas. In cases of carcinoma of the large intestine one therefore has always to look for polyps.

Generalized polyposis of the colon and the rectum has a marked familial incidence and a high tendency to become malignant. Carcinoma will develop in the majority of the cases. In this disease wide areas of the colon and the rectum show a nodular pattern of the mucosa, the size of the nodules varying from one to several millimetres (Figs. 10f and 69). The mucosal pattern may be suggestive of that of the pseudopolyposis in ulcerative colitis and regional colitis but the lumen is distensible in the normal way and the haustration is intact.

Carcinoids, whether benign or malignant are rare tumours which most often appear as a bulging mass without stalk. The surface may be split into a papillomatous growth. Rectal carcinoids may be small.

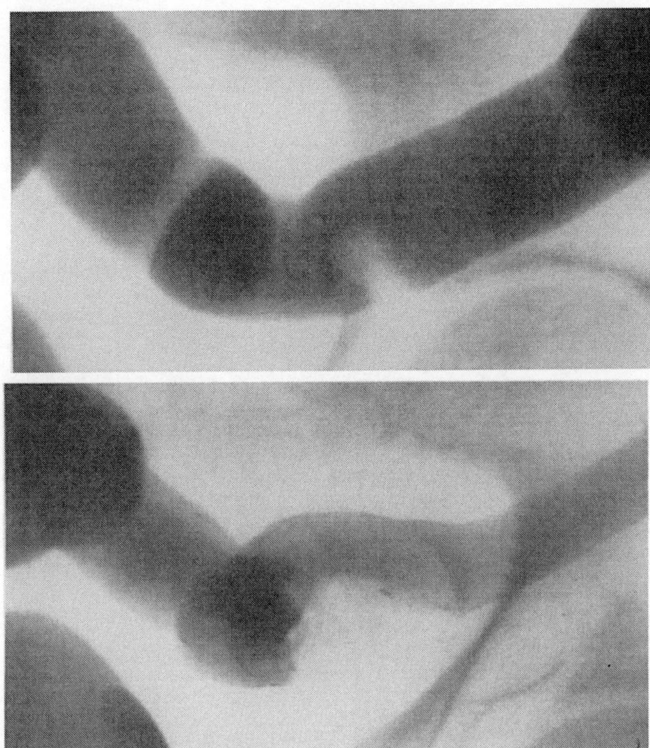

Fig. 67. Polyp with broad base and elevated surroundings of the base (upper figure). Two years later a frank carcinoma is present (lower figure)

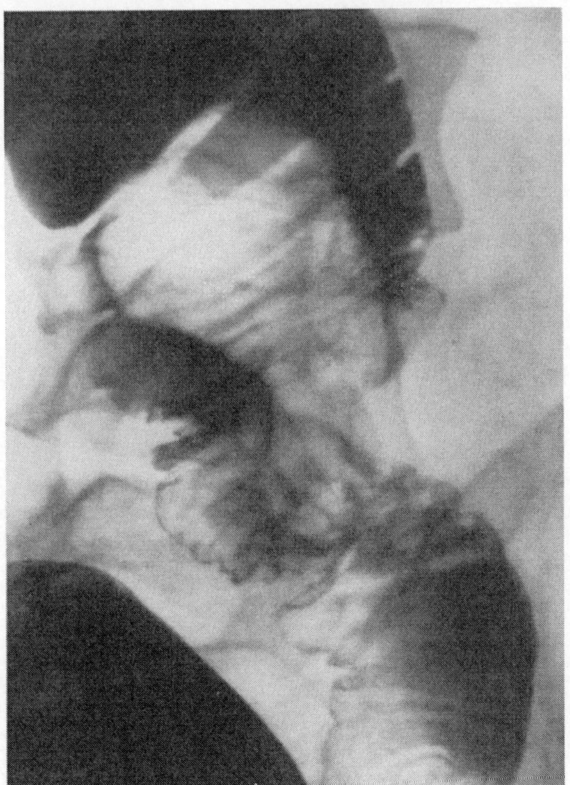

Fig. 68. Large adenomatous polyp of the transverse colon causing temporary obstruction. Histologically benign

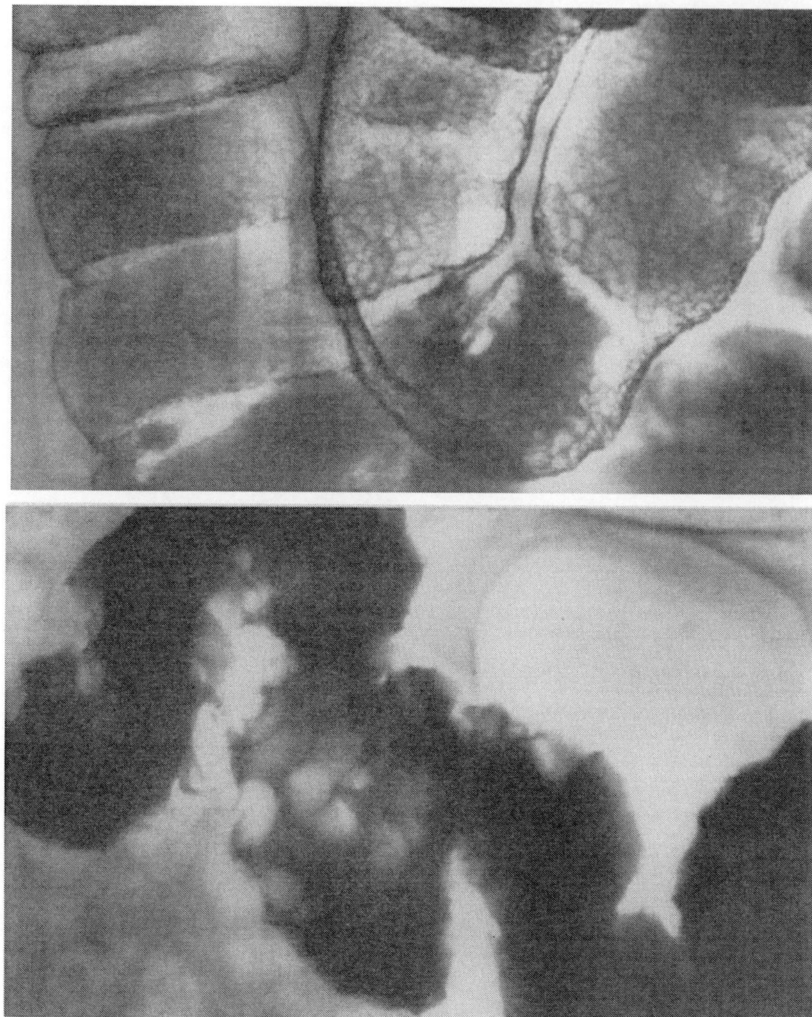

Fig. 69. Two cases of familial generalized polyposis; in the upper figure minute polyps; in the lower figure larger polyps

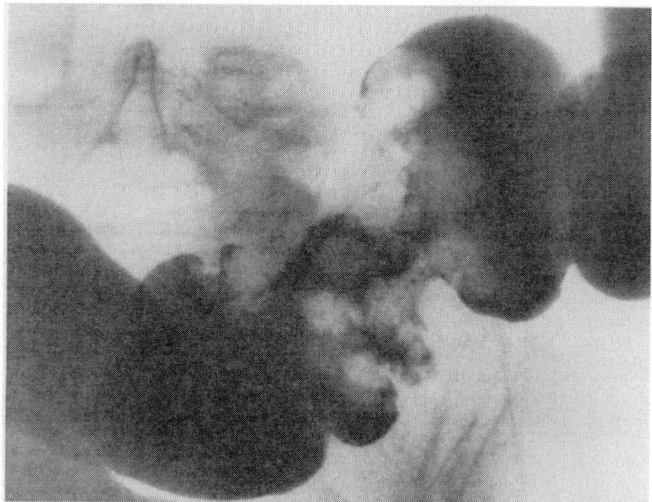

Fig. 70. Adenocarcinoma of the sigmoid with papillomatous surface

b) Carcinoma

As in other hollow organs a carcinoma of the rectum and the colon may grow chiefly into the lumen, forming a papillomatous mass, or mainly involve the wall, causing a

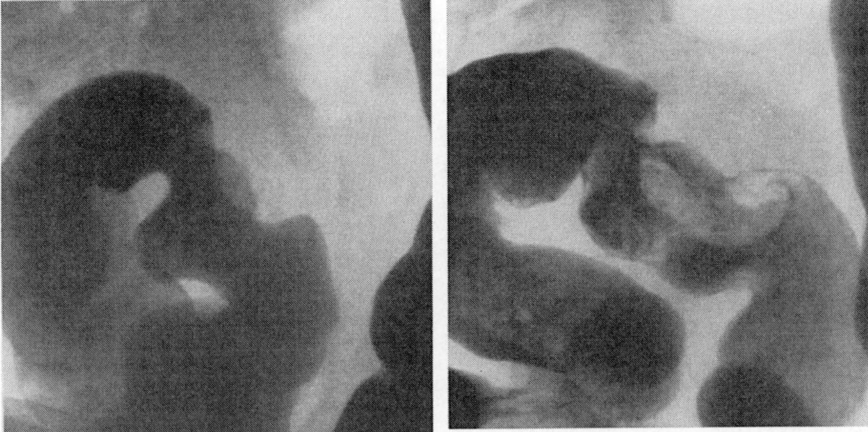

Fig. 71. Solid adenocarcinoma of the sigmoid with central ulceration. External compression makes the details stand out better (right figure)

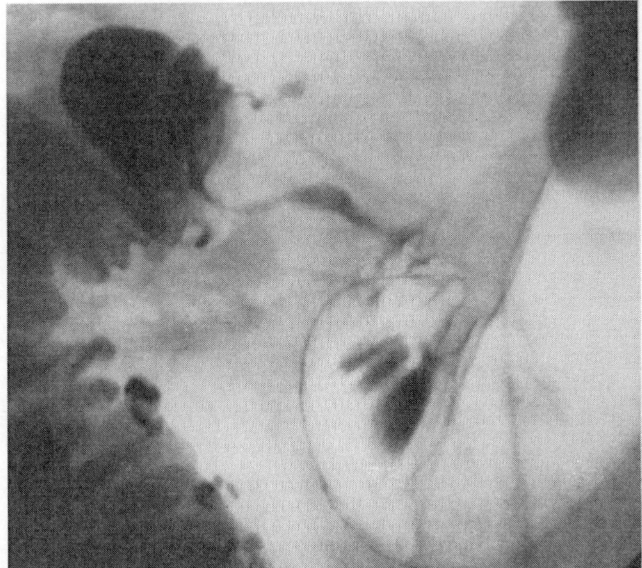

Fig. 72. Scirrhous carcinoma of the sigmoid causing a stricture without mucosal folds

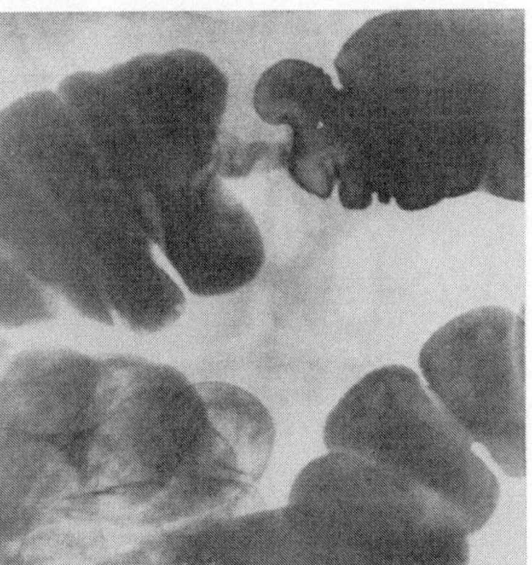

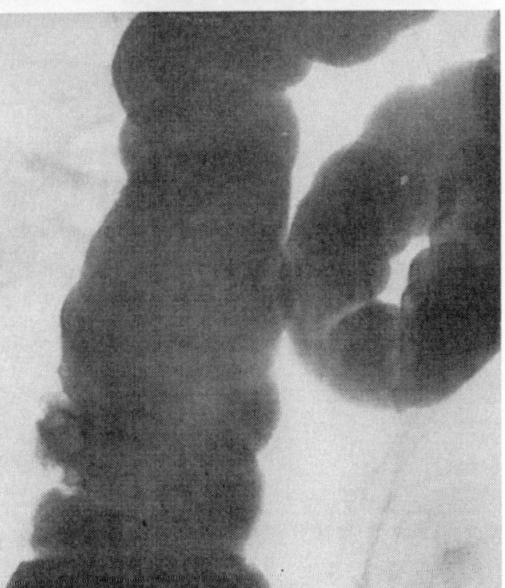

Fig. 73. Two simultaneous carcinomas: the one a scirrhous of the transverse colon; the other a papillomatous mass in the right wall of the rectum

Fig. 73

broad-based bulge or more often a circular stricture with or without a distinct ulceration (Figs. 70, 71 and 72). Multiple carcinomas are common in the large intestine as well as coincidence of carcinomas and polyps (Fig. 73). The different tumours are independent in type and situation. Carcinomas of the rectum and the sigmoid are far more common than carcinomas in other portions of the large bowel.

The radiographic feature of the tumour is dependent upon the type of growth. The mucosal pattern in a deep-growing tumour is either flattened without details, or

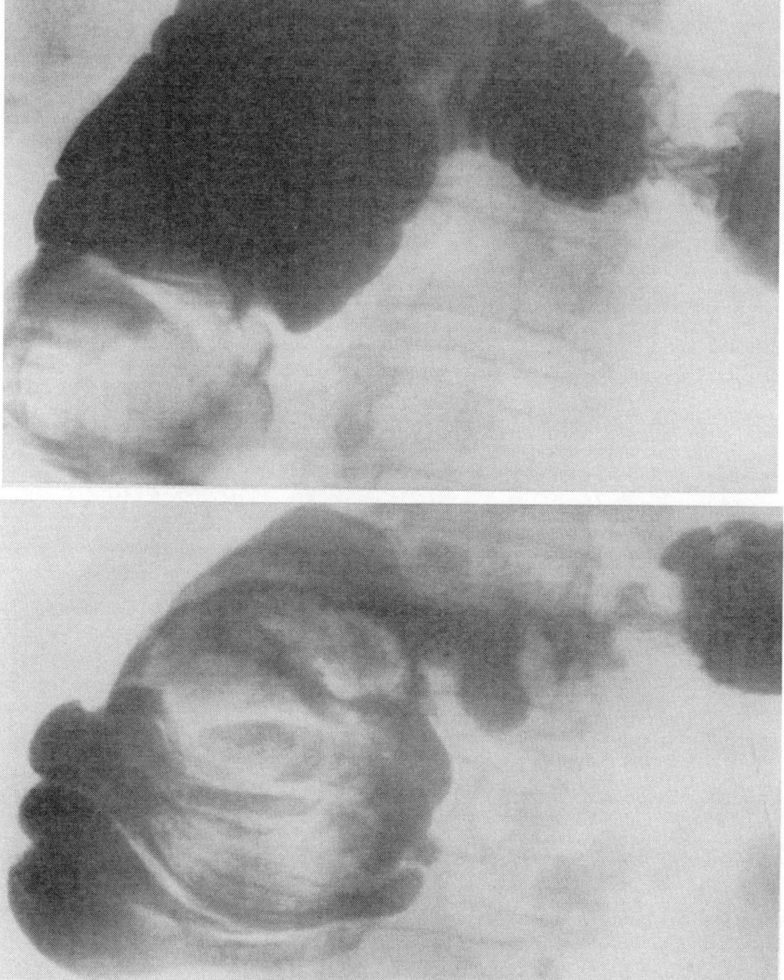

Fig. 74. Cecal carcinoma with intussusception. Upper figure: during barium enema with partial reduction of the invagination. Lower figure: recurrent intussusception after evacuation of the enema

nodular. In cases of ulcerated tumours the excavation is surrounded by a bar which usually has a nodular appearance. Additional features of a carcinoma of the colon may be signs of obstruction and intussusception (Fig. 74). Intussusception is more common in the proximal portions of the colon. Intussusception in adults is almost exclusively caused by a tumour.

Difficulty in diagnosis of the lesion may appear in the very early and the advanced stages of a carcinoma. An early tumour involving only one side of the wall may resemble a contracted haustrum. In a late stage with the tumour causing a total obstruction of the lumen the examination will reveal the obstruction and the barium enema reach the distal end of the obstructing process but sometimes without being able to tell its real nature.

Difficulty in diagnosis is also present in some cases of secondary carcinoma in ulcerative colitis and in coincidental carcinoma and diverticulitis. A local polypous pattern speaks in favour of a carcinoma. Often a series of observations is needed for the final judgment (Fig. 62).

c) Mesenchymal tumours and miscellaneous tumours

Mesenchymal tumours of the large intestinum are rare. The benign tumours are usually pedunculated appearing as polyps, which are comparatively large in relation to most of the adenomatous polyps.

The commonest mesenchymal tumour of the colon is a *submucous lipoma*, most often in the cecum forming either a solid or a lobulated but soft tumour projecting into the

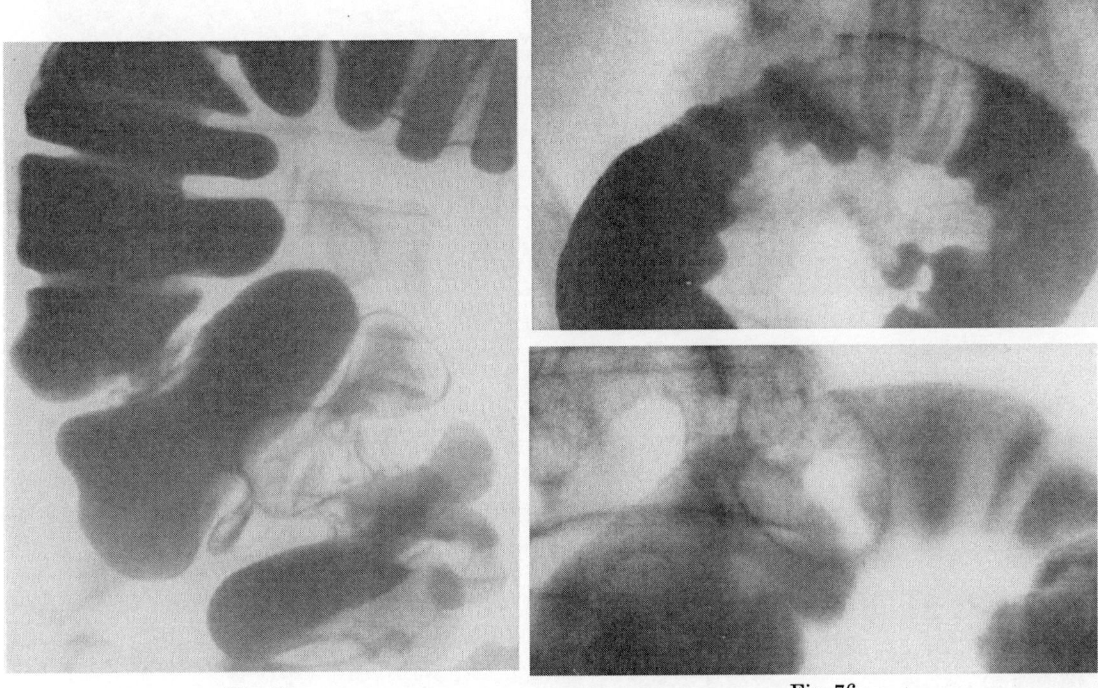

Fig. 75 Fig. 76

Fig. 75. Lipomatosis of the ileo-cecal valve

Fig. 76. Sigmoidal lipoma. The softness of the polyp is demonstrated by the variations of its shape

lumen, often from the ileo-cecal valve (Fig. 75). Its softness may be demonstrated by the change in shape when the colon contracts (Fig. 76). When filled with water the lumen of the colon surrounding the lipoma will appear as somewhat dense in relation to the tumour.

Other mesenchymal tumours are: *lymphomas* and *lymphosarcomas*, *myomas* and *myosarcomas* and *fibromas*. They are more common in the proximal portions of the colon. When malignant they may cause an extensive deformity of the lumen by infiltration of the wall and irregular growth into the lumen.

Lymphangiomas and *hemangiomas* may cause diffuse bulges. In cases of hemangiomas the typical spotted calcifications will be demonstrable (Fig. 77).

The rectum may be deformed by *teratoid tumours*, either presacral or intrarectal.

Hyperplasia of lymphoid tissue in the distal part of the rectum may cause a nodular pattern. *Inflammatory condylomas* may extend from the anus into the rectum and cause irregular contours adjacent to the anus.

A *retention cyst* in the wall of the bowel may appear as a polyp.

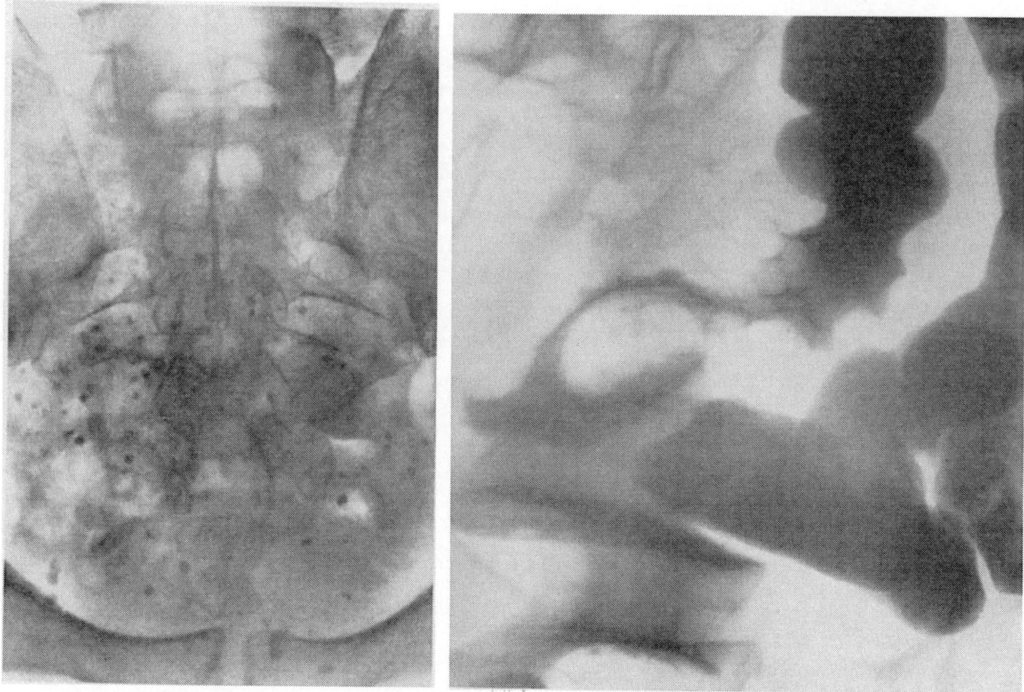

Fig. 77. Hemangioma of the rectum with typical dotted calcifications

7. Obstruction of the colon and the rectum. Intussusception

Though the cause of an obstruction of the colon and the rectum is heterogenous it forms a clinical entity which justifies a separate description. The obstruction gives rise to an ileus which may be acute, intermittent, or chronic. In case of distal location the obstructing agent may cause an irritation resulting in diarrhoea and rectal tenesmus in addition to the constipation.

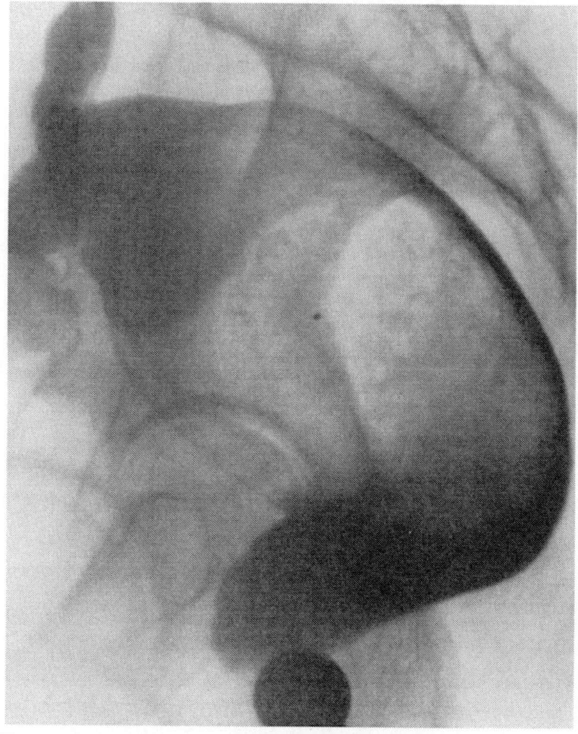

Fig. 78. Faecaloma of the rectum causing intermittent obstruction and rectal tenesmus

The cause of the obstruction is different in different age-groups. The newborn child without passage of meconium is suspected of an atresia. In early childhood intussusception is the common cause. Later on in childhood and in young adults volvulus has to be considered. In old subjects a simple faecaloma may be the blocking agent (Fig. 78) but the common cause is a carcinoma or a diverticulitis. Stricture and blockage from other inflammatory processes may appear in all ages. The effect of the stricture may become worse by enteroliths (Fig. 79). Colonic ileus from a gall-stone is extremely rare. Ileus from adhesions is unusual in the colon.

The obstruction is followed by retention of faeces and gas. This is demonstrated on plain films and will in most

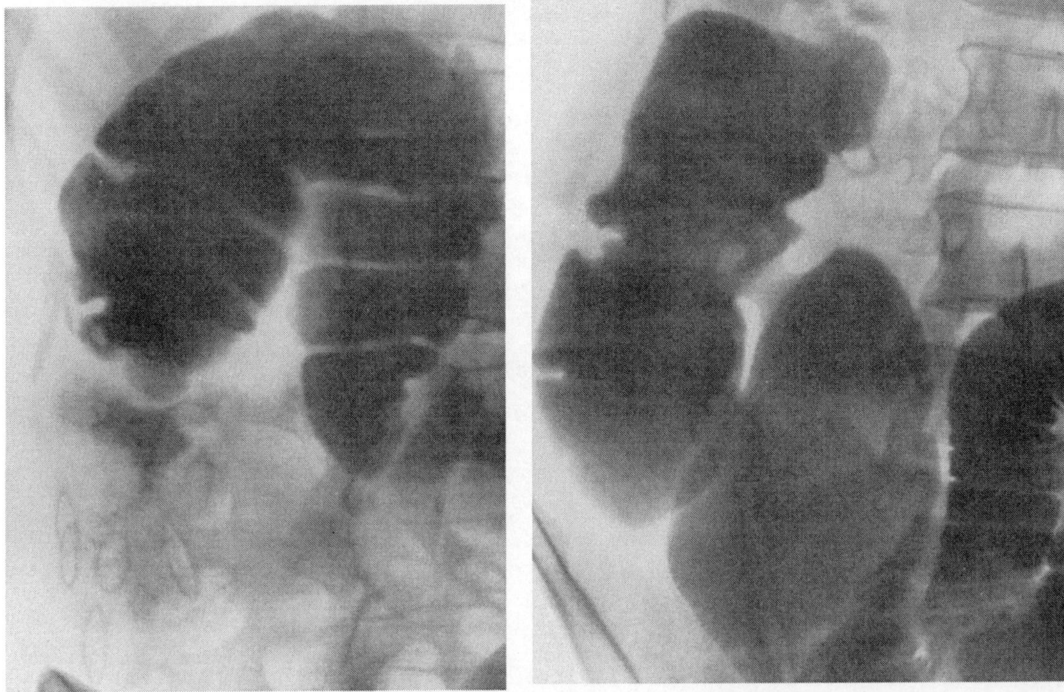

Fig. 79. Postinflammatory stricture of the ascending colon with stasis and multiple enteroliths in the cecum. Left figure: after barium enema; right figure: after barium meal

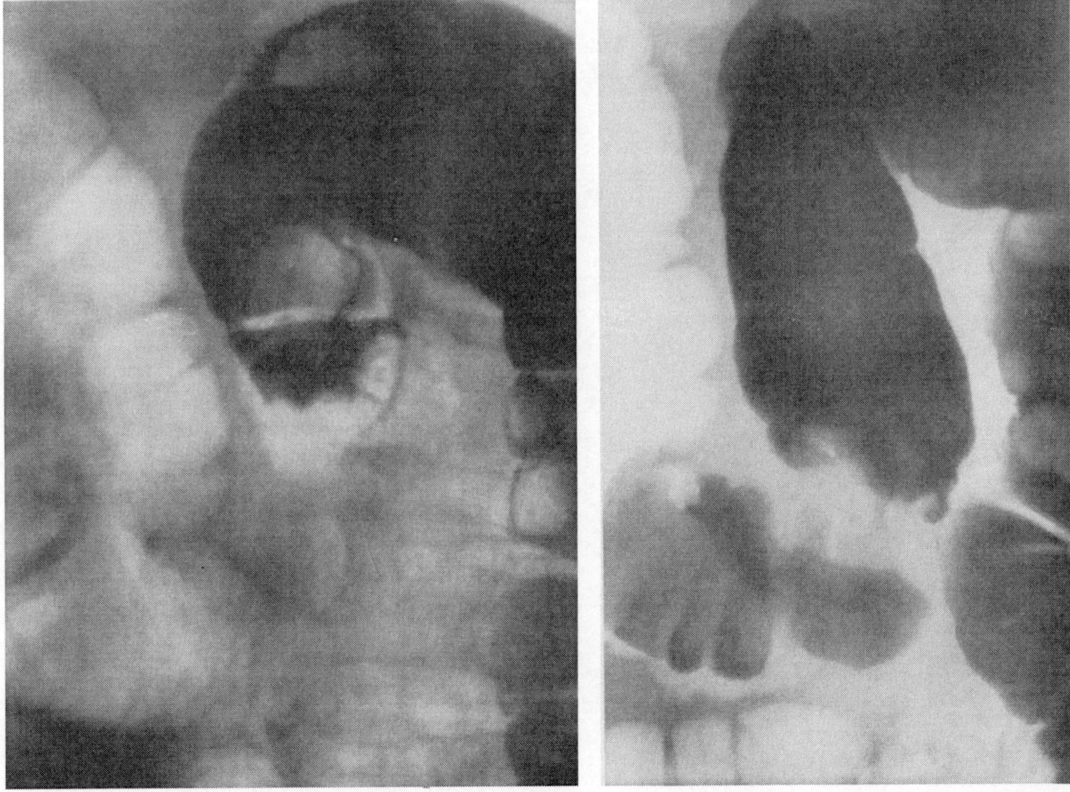

Fig. 80. Obstructing carcinoma of the transverse colon. The carcinoma is demonstrated after passage of barium through the area of obstruction (right figure)

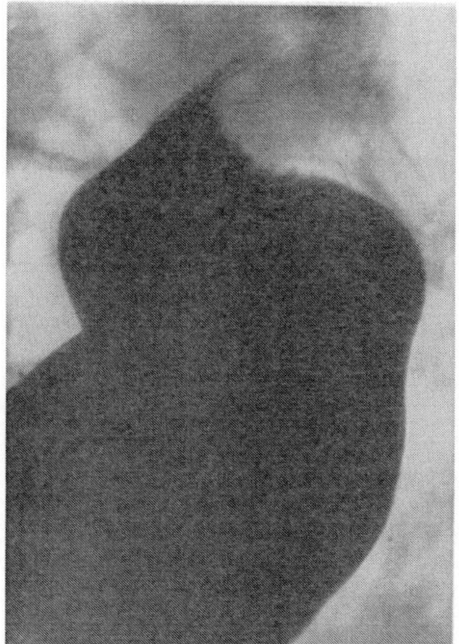

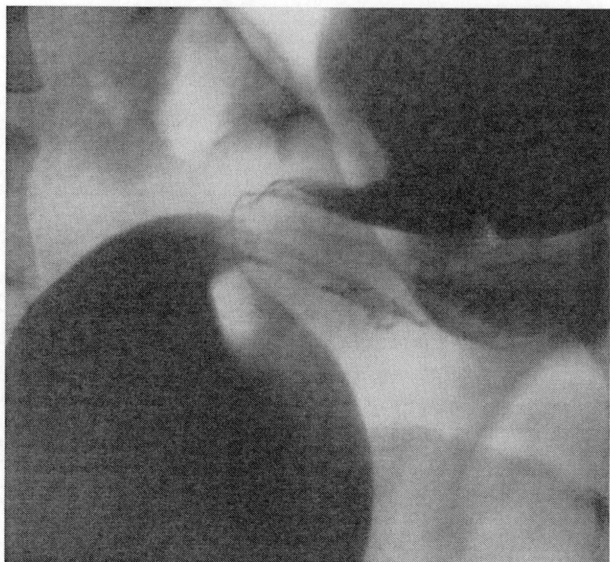

Fig. 81. Sigmoidal volvulus with the twisted folds demonstrated by barium enema

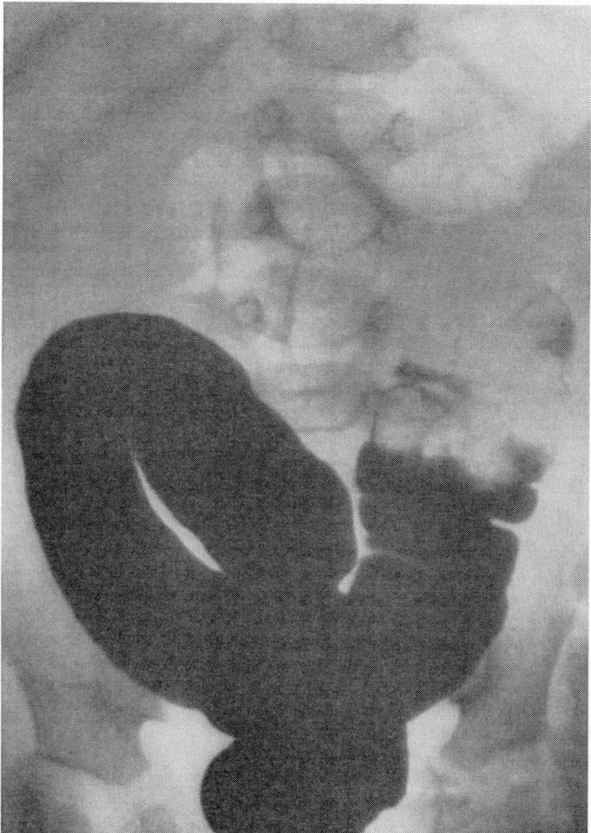

Fig. 82. Ileo-colic intussusception in a one year old child

cases give an idea of the approximate site of the obstruction. When passing a barium enema to the distal end of the obstruction its location is determined but not always its nature. For this purpose it may be necessary to visualize not only the distal end of the obstruction but also to endeavour to have the enema to pass through the narrowed lumen. The need for force during this procedure implies a risk of perforation. Special care is indicated. The use of a balloon in the rectum for tightening increases the risk of perforation as its pressure on the rectal wall increases the rectal tenesmus.

When passing into the obstructed area the barium may outline the lobulated or ulcerated surface of a tumour (Fig. 80) or the contracted mucosal folds and diverticula in a diverticulitis. In cases of volvulus the lumen narrows in a funnel from which it continues between twisted longitudinal folds (Fig. 81). An intussusception appears as mass bulging into the lumen with a coarse transverse structure of folds, proximal to its head (Figs. 74 and 82); when an intussusception is found it has to be gradually forced in the oral direction until, if possible, a complete reduction is made. When reduced the underlying tumour which is usually causing the intussusception in adult subjects becomes demonstrable.

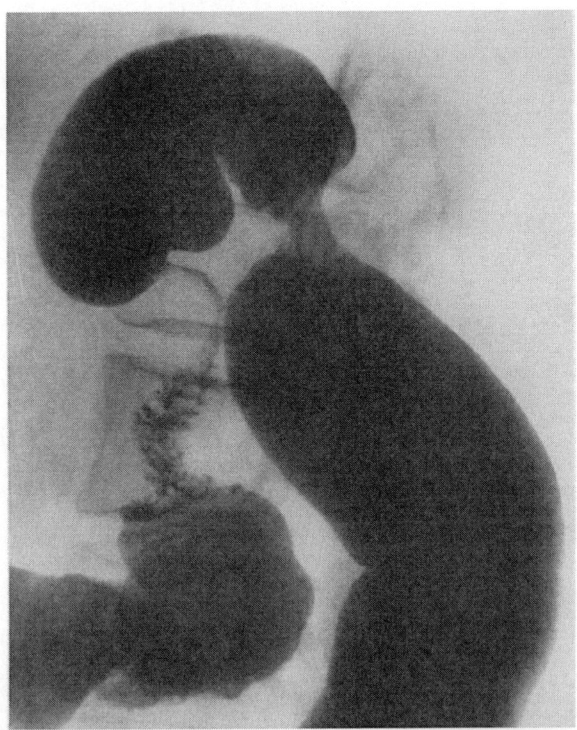

Fig. 83. Intraabdominal herniation of left flexure of colon

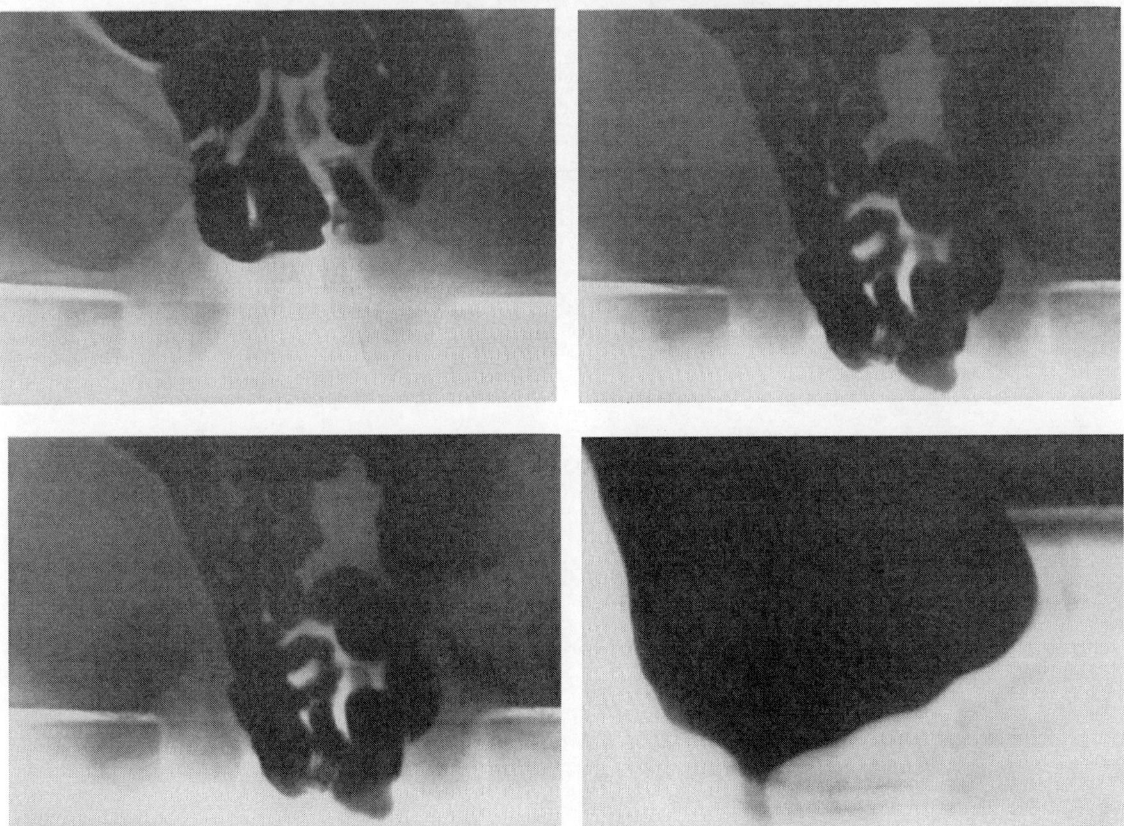

Fig. 84. Entero- and proctocele. Left figures: during defecation before evacuation of the rectum. Right figures: after partial evacuation of the rectum when the enterocele compresses the rectum and the vagina. The upper figures demonstrate the descent of the enterocele in a.p. projection without contrast filling of the rectum. In the lower figures (lateral views) the rectum and the vagina are also filled with contrast

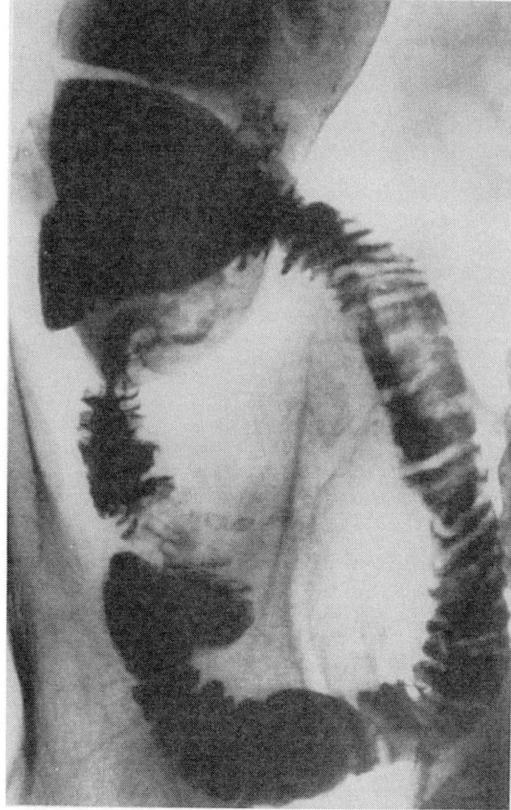

Fig. 85. Appendicitis abscess compressing the cecum. Appendicoliths

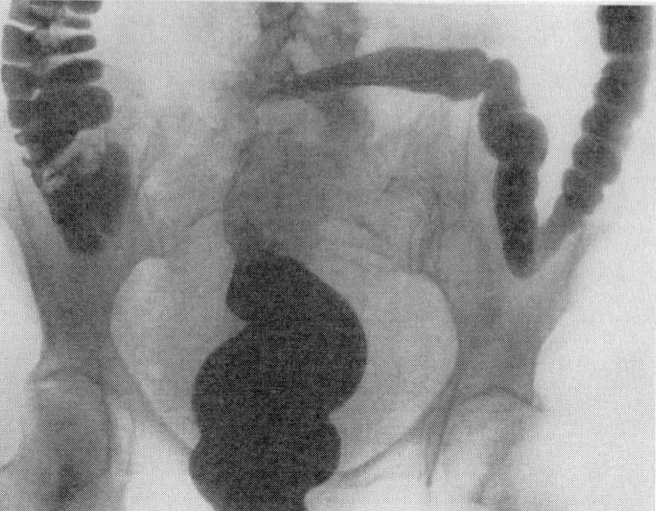

Fig. 86

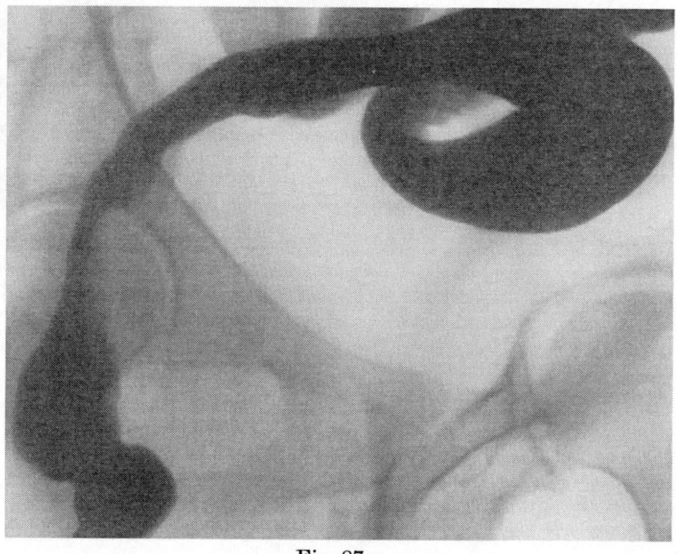

Fig. 87

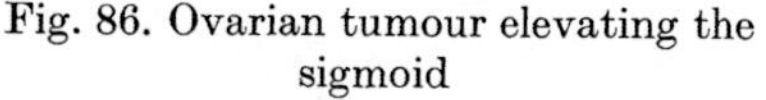

Fig. 86. Ovarian tumour elevating the sigmoid

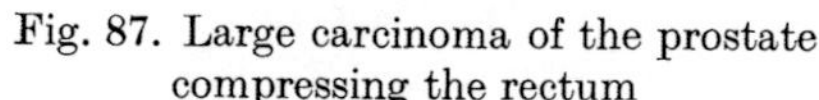

Fig. 87. Large carcinoma of the prostate compressing the rectum

Though the process causing intussusception in adult subjects usually is a tumour it may also be an inflammatory swelling of the ileo-cecal valve, an appendicitis, or a mucocele of the appendix.

The intussusception in children originates in the great majority of the cases from the ileum as an ileo-ileal or ileo-cecal or ileo-colic invagination on account of swollen lymphoid tissue. A cecal invagination is rare. Because of the origin of the intussusception the desinvagination has in most cases to be continued into the ileum. The enema is therefore passed high up in the small bowel. The reduction is successful in the great majority of the cases, especially in the recent ones. Patience and discernment are required in order to avoid perforation which is threatening in the longstanding cases. The cases of difficult reduction have to be operated upon. The main indication for operative reduction otherwise are signs of peritonitis.

8. Influences from lesions outside the colon and the rectum

The position of portions of the colon is influenced by the adjacent structures. Parts of the colon may herniate through openings in the abdominal wall including the diaphragm

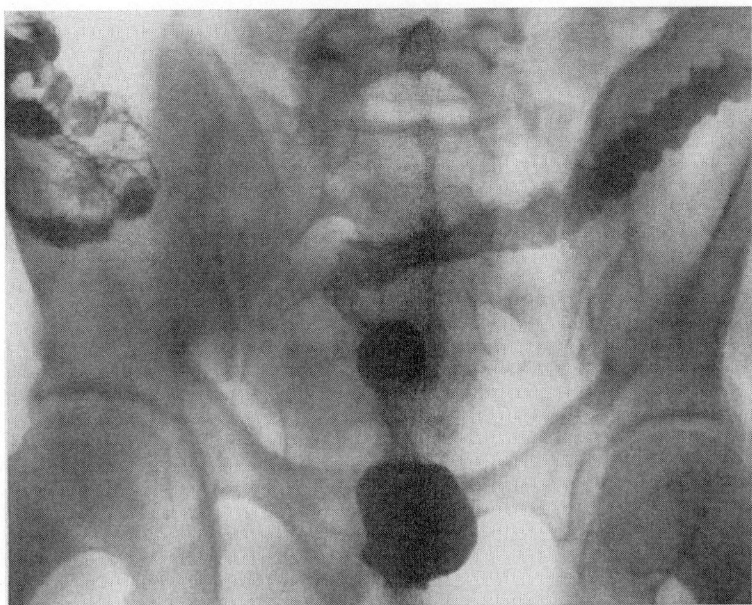

Fig. 88. Obese subject with lacking sigmoidal descent because of fat tissue in the pelvis

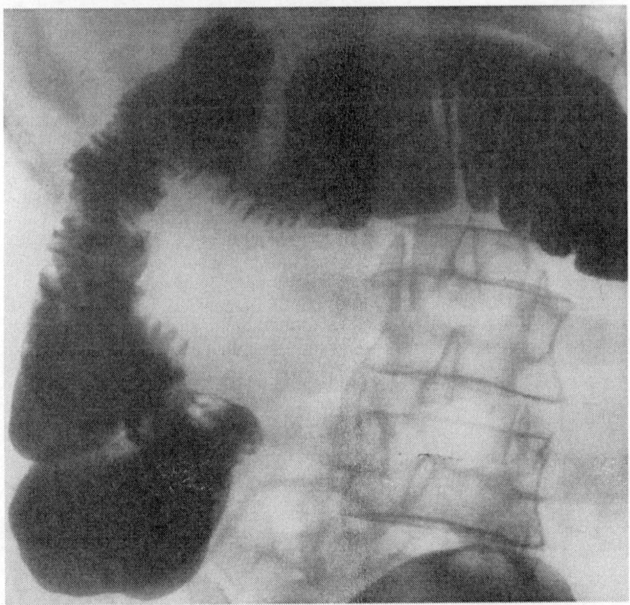

Fig. 89. Response of ascending colon and right flexure to an adjacent abscess from a retrocolic appendicitis

and, concerning the rectum, also the pelvic floor. Expanding processes will cause a partial dislocation of the colon and the rectum. An adjacent process, especially an inflammatory lesion, is also able to change both the distensibility and the mucosal pattern.

Herniation involving the colon is most often a left-sided inguinal hernia in which a loop of the sigmoid may enter. In cases of defects of the diaphragm it is commonly the left portion of the transverse colon which is found in the left thoracic cavity. Parts of the colon may also be involved in intraabdominal herniations (Fig. 83).

Proctocele is a herniation of the rectum anterior to the anus. It may appear in women with deficiency of the levator muscle. The proctocele bulges into the vagina which after filling with contrast appears as a curved space parallel to the anterior wall of the proctocele (Fig. 84).

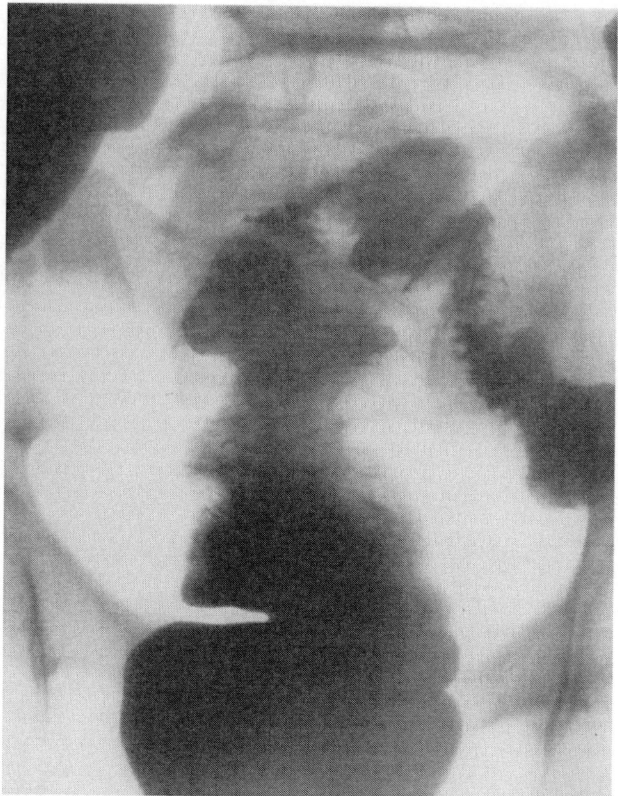

Fig. 90. Response of recto-sigmoid to an abscess in the Douglas' ponch

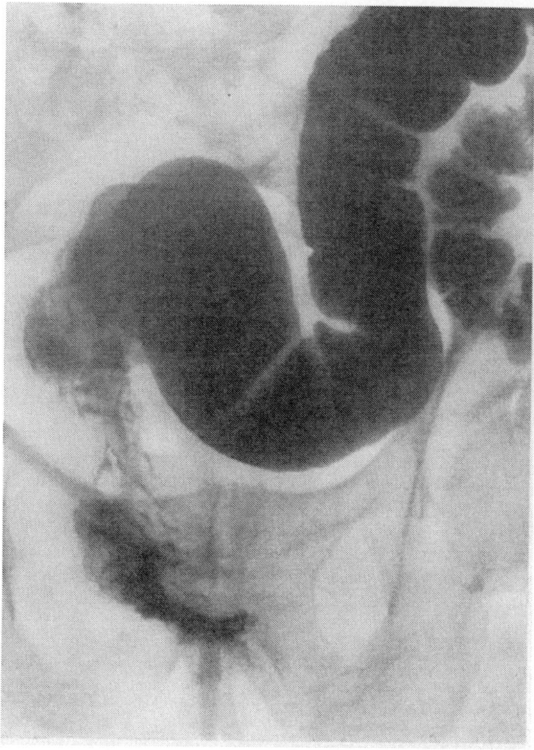

Fig. 91

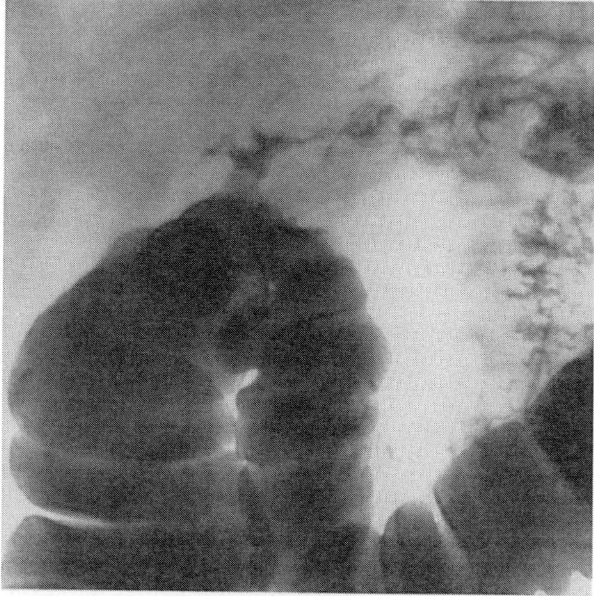

Fig. 92

Fig. 91. Irritation and dislocation of rectum due to an infected urine phlegmone after resection of the urinary bladder

Fig. 92. Cholecysto-colic and cholecysto-duodenal fistulas. (Perforations from the gall-bladder)

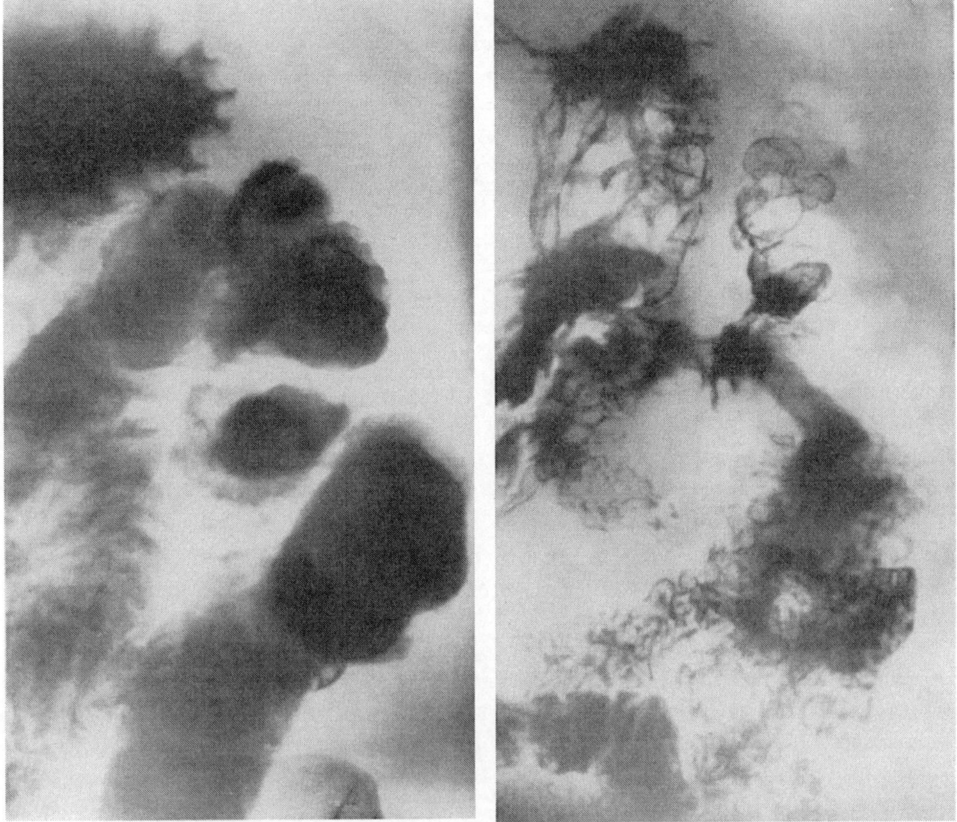

Fig. 93. Jejuno-colic fistula from peptic jejunal ulcer after gastric resection. Left figure: barium enema fills the jejunum and the stomach. Right figure: after barium meal the transit of barium can be followed from the gastro-enterostomy loop into a penetrating ulcer ending in the transverse colon

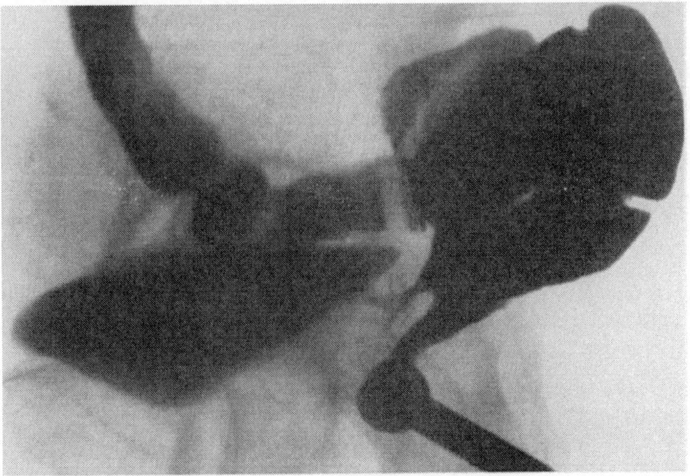

Fig. 94. Recto-vaginal-vesical fistula due to necrosis after vaginal application of radium for cervical carcinoma of the uterus

Defective pelvic floor is also the cause of a descendence of the fossa of Douglas with its content of small bowel and part of the sigmoid loop forming an enterocele. The enterocele and in women also a retroverted and lowered uterus may press the anterior wall of the rectum against the anus. This *rectal blockage from enterocele and retroverted uterus* will appear during defecation as soon as the lower portion of the rectum is emptied.

Expansive processes of adjacent organs influencing the site of the colon may appear in any part of the abdomen. An appendicitis with abscess may bulge into the cecum (Fig. 85) and a distended gallbladder into the transverse colon; a pancreatic cyst may protrude between the stomach and the transverse colon; an enlarged spleen will dislodge the splenic flexure medially and downwards. Most commonly seen is an elevation of the sigmoid from its usual site in the small pelvis by a distended urinary bladder or an enlarged uterus or ovary, or a tubo-ovarian cyst (Fig. 86). An enlarged prostate may bulge into the rectum (Fig. 87). If a film taken after evacuation of the barium enema demonstrates that the sigmoid has not sunk into the small pelvis retention in the urinary bladder or an expansive process of pelvic organs should be suspected. In obese subjects a large amount of fat tissue on the pelvic organs may keep the sigmoid above the small pelvis (Fig. 88).

The so called *inflammatory mucosal pattern* in the colon and the rectum adjacent to an abscess or a similar process indicates that the bulging mass is inflammatory. The inflammatory pattern corresponds to local contraction of the wall of the bowel predominantly towards the process. The site of the process will often reveal its origin: appendicitis, cholecystitis, salpingitis, Douglas abscess, vesiculitis, prostatitis, inflammatory process in an epiploic appendage and so on (Figs. 89—91).

Fistulas from an adjacent process are not rare. A cholecystitis may perforate the adjacent wall of the transverse colon with remaining fistula through which usually only a shrunken gallbladder will communicate with the colon afterwards (Fig. 92). Severe diarrhoea with heavy loss in weight and faecal eructation will indicate that there may be a peptic ulcer of the jejunum with perforation to the splenic flexure of the colon; a barium enema when reaching the splenic flexure will suddenly fill the small bowel and occasionally also the fistula to the colon (Fig. 93). Duodenal ulcers may also perforate into the colon. After local application of radium into the vagina recto-vaginal as well as recto-vaginal-vesical fistulas may appear (Fig. 94). After total prostatectomy, most often in cases of prostatitis a fistula may develop from the posterior urethra to the rectum. Fistulas may also occur after operations on the colon and the rectum such as resections though they have a marked tendency to spontaneous healing. Colo-colic fistulas are rare. Fistulas from diverticulitis, colitis and proctitis are described under the corresponding headings.

9. Endometriosis of the recto-sigmoideum

By

A. Tovi

During the age of fertility endometriosis has been found in about 10 per cent of operated gynecologic cases. Out of these cases only 2—4 % have a definite involvment of the rectum or sigmoid. After the menopause the endometriosis usually disappears. A temporary disappearance may be seen during pregnancy. During menstruation there is a temporary increase of the symptoms and signs of the endometriosis: local pains, constipation alternating with diarrhoea, rectal bleedings.

In accordance with the location of the endometriosis external to the lumen the roentgenographic appearance of the endometriosis is that of a localized narrowing of the lumen near the transition of the rectum into the sigmoid. The narrowing may appear either as a bulge into the lumen like a very broad-based polyp or as a stricture with the mucosal pattern intact (Figs. 95 and 96).

A typical roentgenographic feature of endometriosis is the temporary exacerbation during menstruation. After castration as by oophorectomy the endometriotic changes diminish or disappear as they do in the menopause (Fig. 95).

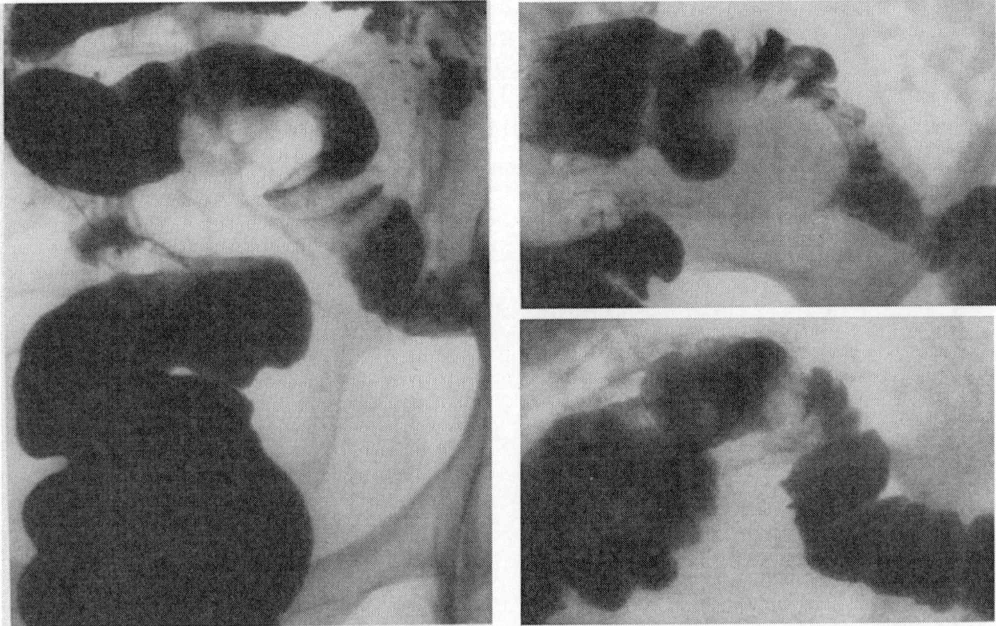

Fig. 95. Endometriosis involving the sigmoid. The bulging mass increases in size during menstruation (right upper figure) and decreases after oophorectomy (right lower figure)

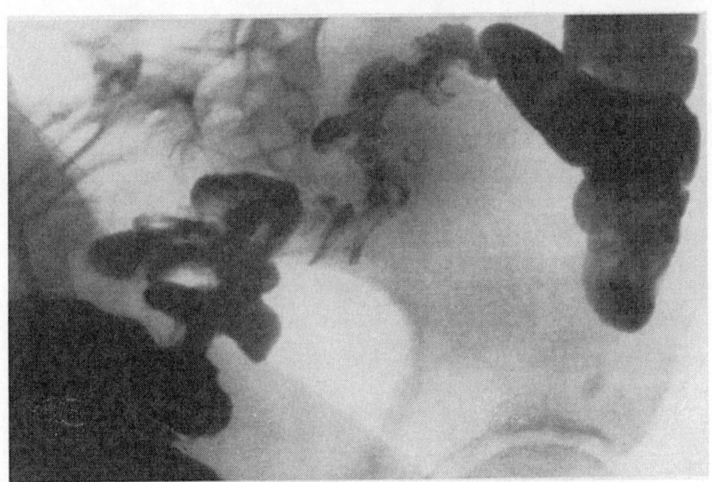

Fig. 96. Endometriosis causing moderate stenosis of the sigmoid

10. Pneumatosis cystoides intestinalis

The pneumatosis cystoides intestinales is very rare. It may be localized to a portion of the colon. Radiographically, it is easily recognized by a great number of round gas-bubbles corresponding to the gascysts under the serosa of the colon and in its mesenterium. The cysts may perforate.

11. Appendices epiploicae

Appendices epiploicae are polypous projections of fat tissue on the peritoneal side of the colon which appear in consideral numbers in obese subjects. They may undergo regressive changes with necrosis and calcification (Figs. 97 and 98) and they may also be the site of a suppurative inflammation. The necrotic tissue may form a free body in the abdominal cavity. These free bodies, usually found in the small pelvis are well known from autopsies. When calcified they are seen at the radiographic examination, most often as a round shell of calcification. They lie mostly in the fossa of Douglas, movable from the one side to the other when the patient shifts from the one lateral position to the other. Calcified appendices epiploicae which are still connected with the colon are rare.

An inflamed epiploic appendage may influence the wall of the colon in the same way as any other adjacent inflammatory process: a bulge into the lumen and a locally increased contractibility. Epiploic appendage twisted round the colon will cause obstruction.

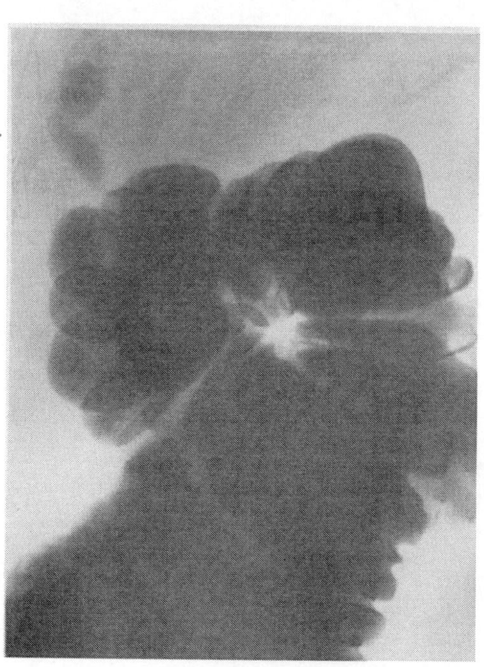

Fig. 97

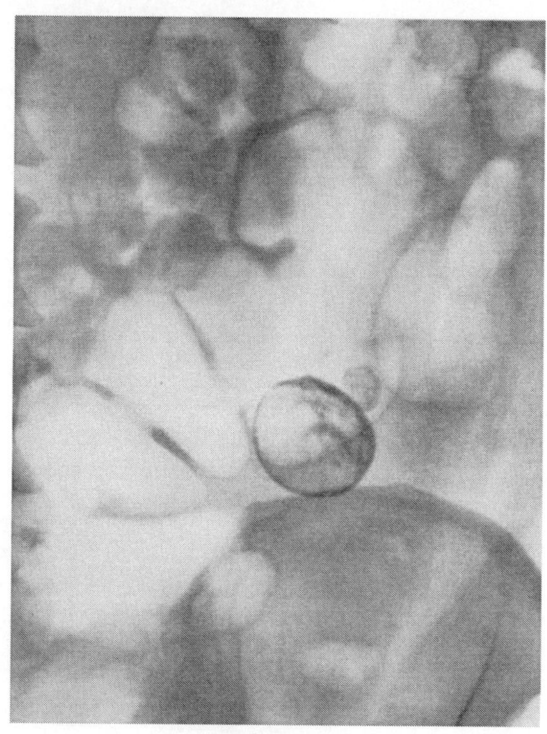

Fig. 98

Fig. 97. Calcified appendix epiploicus of the right flexure of the colon

Fig. 98. Two calcifications attached to the colon, possibly calcified epiploic appendages. No operative verification

References

Technique. Anatomy, physiology and pharmacology

ANDRÉN, L., and S. FRIEBERG: Roentgen diagnosis of the rectum. Gastroenterology **31**, 566 (1956).

BACON, H. F.: Anus, rectum and sigmoid colon. Philadelphia: J. B. Lippincott Co. 1949.

BARCLAY, A. E.: Direct x-ray cinematography with preliminary note on nature of non-propulsive movements of large intestine. Brit. J. Radiol. **8**, 652 (1935).

— The digestive tract. London 1936.

BERANBAUM, S. L., and K. SUBBARAO: Normal ileocecal valve. Amer. J. dig. Dis. **22**, 254 (1955).

BIONDETTI, P.: Pneumoperitoneo radiodiagnostico e legamenti peritoneale normali. Nunt. radiol. (Roma) **24**, 653 (1958).

BRAUN, B.: The value of multiple barium enema studies. Amer. J. Roentgenol. **81**, 661 (1959).

BRUNTON, J.: Retroperitoneal emphysema a complication of barium enema. Clin. Radiol. **11**, 197 (1960).

CANADA, W. J.: Use of urokon in roentgen study of the gastrointestinal tract. Radiology **64**, 867 (1955).

CANOSSI, G. C., M. DARDARI, e A. SANTINO: La parietografia del grosso intestino. Radiol. med. (Torino) **46**, 631 (1960).

CARLO, J. DE: Complications associated with diagnostic barium enema. Surgery **47**, 965 (1960).

CHRISTIE, A., F. COE, A. HAMPTON, and G. WYATT: Value of tannic acid enema and postevacuation roentgenograms in examination of colon. Amer. J. Roentgenol. **63**, 657 (1950).

COCCHI, U.: Retropneumo-peritoneum und Pneumomediastinum. Stuttgart: Georg Thieme 1957.

CODE, C. F., N. C. HIGHTOWER, and C. G. MORLOCK: Motility of alimentary canal in man; review of recent studies. Amer. J. Med. **13**, 328 (1952).

DAVIS, L. A., K. HUANG, and E. L. PIRKEY: Water-soluble nonabsorbable mediums in gastrointestinal examinations. J. Amer. med. Ass. **160**, 373 (1956).

EPSTEIN, B.: The use of a water soluble contrast medium (hypaque) for gastrointestinal roentgenography. Amer. J. Roentgenol. **78**, 694 (1957).

EPSTEIN, B. S.: Nonabsorbable water soluble contrast mediums. Their use in diagnosis of intestinal obstruction. J. Amer. med. Ass. **165**, 44 (1957).

— The use of nonabsorbable water soluble contrast media for gastrointestinal radiography in infants and children. N. Y. St. J. Med. **58**, 2223 (1958).

ETTINGER, A., and M. ELKIN: Study of the sigmoid by special roentgenographic views. Amer. J. Roentgenol. **72**, 199 (1954).

FORSSELL, G.: Normale und pathologische Reliefbilder der Schleimhaut. Verh. Ges. Verdau.-Kr., Bd. VII. S. 199. Leipzig: Georg Thieme 1928.

— The role of the autonomous movements of the gastrointestinal mucous membrane in digestion. Amer. J. Roentgenol. **41**, 145 (1939).

GARBAY, M.: Les perforations au cours du lavement baryté. J. Chir. **77**, 538 (1959).

GASKELL, W. H.: The involontary nervous system. London 1920.

GEBAUER, A.: Das diagnostische Pneumoperitoneum. Stuttgart: Georg Thieme 1959.

GILLESPIE, J., G. MILLER, and J. SCHLERETH: Water intoxication following enemas for roentgenographic preparation. Amer. J. Roentgenol. **82**, 1067 (1959).

GRACE, W., ST. WOLF, and H. WOLFF: The human colon. New York: Hoeber 1951.

GREWE, H. E., R.-D. MEYER u. H. GREMMEL: Frühkomplikationen bei Kontrastdarstellung des Magen- und Darmtraktes mit Barium. Langenbecks Arch. klin. Chir. **291**, 286 (1959).

GUTHRIE, J. S., and J. A. BARGEN: The effect of drugs on different segments of the intestine of man. Surg. Gynec. Obstet. **63**, 743 (1936).

HAMILTON, J. B.: The use of tannic acid in barium enemas. Amer. J. Roentgenol. **56**, 101 (1946).

HEITZMAN, E. R., and A. S. BERNE: Roentgen examination of the cecum and proximal ascending colon with ingested barium. Radiology **76**, 415 (1961).

HOFMANS, A., et J. DE REDE: Perforation du rectosigmoide et baryto-péritoine. Acta chir. belg. **59**, 57 (1960).

HOLTZKNECHT, G.: Die normale Peristaltik des Kolons. Münch. med. Wschr. **56**, 2401 (1909).

HURST, A. F.: Constipation and allied disorders. Oxford and New York 1919.

JACOBSON, H., J. SHAPIRO, and M. POPPEL: Oral renografin 76 per cent: a contrast medium for examination of the gastrointestinal tract. Amer. J. Roentgenol. **80**, 82 (1958).

JOLLEYS, A.: Death following barium enema in child with HIRSCHSPRUNG's disease. Brit. med. J. **1952 I**, 692.

KANTOR, J. L.: A clinical study of some common anatomical abnormalities of the colon. Amer. J. Roentgenol. **12**, 414 (1924); **14**, 207 (1925).

KAYE, J.: Preparation of the colon for radiological investigation. Using a new laxative. Med. Proc. **5**, 458 (1959).

KNOTHE, W.: Die Dickdarmschleimhaut, ihre normale und pathologische Funktion im Röntgenbilde. Leipzig: Georg Thieme 1932.

KRONENBERGER, P.: A new technique for the study of the colonic mucosa. Indian J. Radiol. **13**, 25 (1959).

LAMSDEN, K., and S. C. TRUELOVE: Intravenous probanthine in diagnostic radiology of the gastrointestinal tract. With special reference to colonic disease. Brit. J. Radiol. **32**, 517 (1959).

LAWSON, A., and R. D. TEMPLETON: Studies in motor activity of large intestine. Amer. J. Physiol. **99**, 87 (1931).

LESSMAN, F. P., and R. M. LILIENFELD: Gastrografin as watersoluble contrast medium in roentgen examination of the gastrointestinal tract. Acta radiol. (Stockh.) **51**, 170 (1959).

LEVENE, G.: Rates of venous absorption of carbon dioxide and air used in double-contrast examination of the colon. Radiology **69**, 571 (1957).

—, and E. A. BRAGG: Mobility of the rectosigmoid; a new diagnostic sign. Radiology **54**, 717 (1950).

LÖNNERBLAD, L.: Transit time through the small intestine. A roentgenologic study on normal variability. Acta radiol. (Stockh.), Suppl. **88** (1951). (1951).

LÖRINC, P., and F. BRAHME: Perforation of the colon during examination by the double contrast method. Gastroenterology **37**, 770 (1959).

MACDONALD, A. D., and H. L. SETTLE: The action of posterior pituitary principles on the colon. J. Physiol. (Lond.) **86**, 8 (1936).

MAINGOT, G., R. SARASIN, et H. DUCLOS: Exploration radiologique des colons et de l'appendice au moyen des solutions floculantes. Paris 1935.

MATTSSON, O., G. PERMAN, and H. LAGERLÖF: The small intestine transit time with a physiologic contrast medium. Acta radiol. (Stockh.) **54**, 334 (1960).

MORETON, R. D.: Double-contrast examination of the colon with special emphasis on studies of the sigmoid. Radiology **60**, 510 (1953).

MÜHLEISEN, H.: Die röntgenologische Untersuchung des Dickdarms unter besonderer Berücksichtigung der Erfahrungen mit den Kontaktlaxans La 98a. Med. Klin. **55**, 348 (1960).

NATHAN, M. H.: Clinical and roentgenologic correlation of physiology of the colon. Amer. J. Roentgenol. **81**, 650 (1959).

OLSSON, O.: Capacity of large intestine. Acta radiol. (Stockh.) **37**, 348 (1952).

POSEY, E. L., H. S. BROWN, and J. A. BARGEN: The response of human intestinal motility to tetraethyl ammonium chloride. Gastroenterology **11**, 83 (1948).

RACCHIUSA, F.: La stratiparietografia del tubo digerente. Radiologia (Roma) **14**, 1393 (1958).

ROBINSON, D., and J. LEVENE: Oral renografin: a new contrast medium for gastrointestinal examinations. Amer. J. Roentgenol. **80**, 79 (1958).

ROSENBERG, L., and A. FINE: Fatal venous intravasation of barium during a barium enema. Radiology **73**, 771 (1959).

RÜTTIMAN, A.: Die Leistungsfähigkeit der Doppelkontrastmethode in der radiologischen Dickdarmdiagnostik. Schweiz. med. Wschr. **90**, 807 (1960).
— Contrast examination of the colon. Bibl. radiol. (Basel), Suppl. ad Radiol. clin. (Basel) 77 (1961).
SCHLEGEL, B.: Die Bedeutung von Elongation, Adhäsionen und Torsion des Colons für seine Entleerung. Med. Klin. **48**, 501 (1953).
SPRIGGS, E. A., C. F. CODE, J. A. BARGEN, R. K. CURTIS, and N. C. HIGHTOWER: Motility of pelvic colon and rectum of normal persons and patients with ulcerative colitis. Gastroenterology **19**, 480 (1951).
STEVENSON, C.: The development of the colon examination. Amer. J. Roentgenol. **71**, 385 (1954).
STÖTTNER, W., u. G. VIEHWEGER: Zur Röntgendiagnostik des Dickdarmes unter besonderer Berücksichtigung der Reliefdarstellung mit einem Kontaktlaxans. Ärztl. Wschr. **15**, 268 (1960).
TEMPLETON, A. W.: Colon sphincters simulating organic disease. Radiology **75**, 237 (1960).
TEMPLETON, R. D., and H. LAWSON: Studies in motor activity of large intestine; normal motility in dog, recorded by tandem balloon method. Amer. J. Physiol. **96**, 667 (1931).
WALLS, E. W.: Recent observations on the anatomy of the anal canal. Proc. roy. Soc. Med., Suppl. **52**, 85 (1959).
WELIN, S.: Modern trends in diagnostic roentgenology of the colon. Brit. J. Radiol. **31**, 453 (1958).
WENZ, W., u. K. HOCHBERG: Die Röntgenuntersuchung des operierten Dickdarmes. Fortschr. Röntgenstr. **93**, 597 (1960).
ZIMMERMANN, H.: Die Verwendung von Kontaktlaxantien bei der röntgenologischen Untersuchung des Dickdarmes. Fortschr. Röntgenstr. **86**, 245 (1957).

Developmental anomalies. Nervous disturbances

ADAMS, B., and R. ADAMS: HIRSCHSPRUNG's disease with extensive aganglionic segments. Amer. J. Surg. **98**, 248 (1959).
BARRINGTON, F. G. F.: The nervous mechanism of the micturition. Quart. J. exp. Physiol. 8, 33 (1914/1915).
BÉRAUD, C., et R. BASTIDE: Etude radiologique de la maladie de HIRSCHSPRUNG chez le nouveau-né et le jeune enfant. J. Radiol. Électrol. **36**, 69 (1955).
BODIAN, M., F. D. STEPHENS, and B. WARD: HIRSCHSPRUNG's disease and ideopathic megacolon. Lancet **1948**, 6.
BOURDEIX, C., G. MAGNÉ, R. CHANAL et L. PRADEAU: Mégacôlon congénital. Situation exceptionelle de la zone achalasigne à la jonction sigmoïde-côlon gauche. J. Radiol. Électrol. **40**, 51 (1959).
DAVISON, G., and T. R. HARLAN: Intestinal obstruction in the neonatal period. J. Fac. Radiol. (Lond.) **4**, 286 (1953).
DOTT, N. M.: Anomalies of intestinal rotation, their embryology and surgical aspects. Brit. J. Surg. **11**, 251 (1923).
EHRENPREIS, T.: Megacolon in the newborn. A clinical and roentgenological study with special regard to the pathogenesis. Acta chir. scand. **94**, Suppl. 2 (1946).
EVANS, W.A., and R.WILLIS: HIRSCHSPRUNG's disease. The roentgen diagnosis in infants. Amer. J. Roentgenol. **78**, 1024 (1957).
FRAZER, J. E., and R. H. ROBBINS: On the factors concerned in causing rotation of the intestine in man. J. Anat. (Lond.) **50**, 75 (1915).
HURST, A. F.: The sensibility of the alimentary canal. Brit. med. J. **1911 I**, 145.
KAMIETH, H.: Medianlage des Colon descendens, verbunden mit Rechtslage des Sigma. Fortschr. Röntgenstr. **92**, 407 (1960).
LAUGE-HANSEN, N.: The development and the embryonic anatomy of the human gastrointestinal tract. Eindhoven Centrex 1960.
MANCIAUX, A. M., et M. C. DE KERSAUSON: La radiologie du mégacôlon congénital. J. Radiol. Électrol. **42**, 101 (1961).
MCDONALD, E. G., and M. A. EVANS: HIRSCHSPRUNG's disease. Roentgen diagnosis in infants. Amer. J. Dis. Child. **87**, 575 (1954).
SAUVEGRAIN, J., et G. ERRERA: Note sur le diagnostic radiologique de la maladie de HIRSCHSPRUNG chez le nouveau-né et chez le petit nourrisson. J. Radiol. Électrol **38**, 830 (1957).
— D. PELLERIN et C. FAURE: Etude radiologique des mégacôlons de l'enfance. J. Radiol. Électrol. **35**, 649 (1954).
VELZER, D.A. VAN, C. W. BARRICK, and E. L. JENKINSON: Duplication of the colon. Amer. J. Roentgenol. **75**, 349 (1956).

Colitis. Proctitis. Diverticulosis. Diverticulitis

ANDRÉN, L., u. S. WELIN: Über die Häufigkeit von Kolonpolypen bei ulzeröser Kolitis. Fortschr. Röntgenstr. **92**, 567 (1960).
ANNAMUNTHODO, H., and J. MARRYATT: Barium studies in intestinal lymphogranuloma venereum. Brit. J. Radiol. **34**, 53 (1961).
BACON, H.: Ulcerative colitis. Philadelphia: J. B. Lippincott Co. 1928.
BALESTRA, E., e A. M. PODESTÀ: Aspetti pseudotumorali del colon destro causati da calcolotica e ingrandita. Nota casistica. Minerva med. **51**, 4039 (1960).
BARTONE, R., V. GRIECO, and A. VASILAS: A review of roentgen signs in lesions affecting the cecum. Amer. J. Roentgenol. **84**, 285 (1960).
BASSÖE, H. H.: Lues of the colon. Amer. J. Roentgenol. **74**, 865 (1955).
BELL, H.: Bleeding in recurrent low grade diverticulitis of the sigmoid. Sth. med. J. (Bgham, Ala.) **46**, 453 (1953).
BICKMAN, CH. E.: Fistulous tracts with intestinal communication secondary to abscess formation in diverticulitis. Amer. J. Roentgenol. **79**, 854 (1958).
BODART, P., CH. DIVE, J. GROOTE, G. VANTRAPPEN et J. VANDENBROUCKE: Le diagnostic radiologique de l'iléite de CROHN. Arch. Mal. Appar. dig. **48**, 1672 (1959).

Bremen, A., et Ch. Flamand: Les tumeurs inflammatoires de l'intestin grêle et du colon. Acta chir. belg., Suppl. 2 (1958).

Buie, L. A.: The diagnosis and treatment of the more common diseases of the anus, rectum and sigmoid. Surg. Clin. N. Amer. **5**, 829 (1925).

Bull Engelstad, R.: Luetische Stenosen im Verdauungstrakt. Acta radiol. (Stockh.) **13**, 249 (1932).

Caestro, A. F.: The coexistence of diverticular disease and adenomatous polyps of the colon. Sth. med. J. (Bgham, Ala.) **50**, 1437 (1957).

Chaudhary, N. A.: A comparative study of normal subjects, patients with ulcerative colitis and patients with the irritable colon syndrome. Gastroenterology **40**, 1, 18 (1961).

Colcock, B. P., J. H. Vansaut, and O. Contreras: Surgical treatment of coexisting regional enteritis and ulcerative colitis. Surg. Gynec. Obstet. **112**, 96 (1961).

Collins, D. C.: The grave prognosis of ulcerative colitis engrafted upon acute diverticulitis coli. Amer. J. Gastroent. **35**, 222 (1961).

Counsell, P. B., and C. E. Dukes: The association of chronic ulcerative colitis & carcinoma of the rectum with malignant degeneration. Brit. J. Surg. **39**, 485 (1952).

Crohn, B. B.: Regional ileitis. New York: Grune & Stratton 1949.

— L. Ginsburg, and G. D. Oppenheimer: Regional ileitis; a pathological and clinical study. J. Amer. med. Ass. **99**, 1323 (1932).

Cronqvist, St.: Changes in the colon following resection and end-to-end anastomosis. Acta radiol. (Stockh.) **48**, 425 (1957).

Debray, Ch., A. Rubens-Duval, F. Pergola, J. Roge et J. Auvilain: La bauhinite oedémateuse: Oedème inflammatoire pseudotumoral de la valvule de Bauhin. Arch. Mal. Appar. dig. **42**, 163 (1953).

Dick, A. P., F. R. Berridge, and M. J. Grayson: The pathological basis of the radiological changes in ulcerative colitis. Brit. J. Radiol. **32**, 432 (1959).

Edling, N., and O. Eklöf: A roentgenologic study of the course of ulcerative colitis. Acta radiol. (Stockh.) **54**, 397 (1960).

— Radiologic findings and prognosis in ulcerative colitis. Acta chir. scand. **121**, 299 (1961).

— Distribution of the malignancy in ulcerative colitis. Gastroenterology **41**, 465 (1961).

— R. Lagerkrantz, and H. Rosenqvist: Roentgenologic findings in ulcerative colitis with malignant degeneration. Acta radiol. (Stockh.) **52**, 123 (1959).

Egidio, M.: Considerazioni radiologiche e rettosigmoidoscopiche sulla bilharziosi intestinale. Rass. ital. Gastroent. **5**, 589 (1959).

Ehrenpreis, Th., N. O. Ericsson, L. Billing, R. Lagerkrantz, and U. Rudhe: Surgical treatment of ulcerative colitis in children. Acta paediat. (Uppsala) **49**, 810 (1960).

Eyler, W., R. Nixon, and R. Priest: Familial recurring polyserositis. Amer. J. Roentgenol. **84**, 262 (1960).

Felsen, J., and W. Wolarsky: Chronic ulcerative colitis and carcinoma. Arch. intern. Med. **84**, 293 (1949).

Firestone, N. S., and M. L. Sorock: Enlarged ileocecal valv. Bull. Sinai Hosp. Detroit **8**, 70 (1960).

French, A. J., and S. A. Vander: Idiopathic chronic ulcerative colitis and regional enterocolitis. Clinicopathologic correlation. Amer. J. Roentgenol. **74**, 977 (1955).

Gegesy, J.: L'entérolithiase. J. Radiol. Électrol. **40**, 775 (1959).

Golden, R., and P. Ducharme: The clinical significance of deformity of the cecum in amebiasis. Radiology **45**, 565 (1945).

Gottlieb, C., S. L. Beranbaum, and M. Dorfman: Roentgen features of non-malignant periappendiceal and ileo-cecal lesions. Amer. J. dig. Dis. **18**, 79 (1951).

Goulard, A., and A. Hampton: Correlation of the clinical, pathological and roentgenological findings in diverticulitis. Amer. J. Roentgenol. **72**, 213 (1954).

Grainger, R.: Procto-colitis and other pelvic infections in relation to ankylosing spondylitis. With a note on the vertebral venous system. J. Fac. Radiol. (Lond.) **10**, 138 (1959).

Gremmel, H., u. R. M. Konrad: Die Dickdarmperforationen. Zbl. Chir. **85**, 581 (1960).

Haran, A. M.: Intestinal occlusion due to amebic tumor of colon. Arch. urug. Med. **16**, 177 (1940).

Heilbrun, N., and C. Bernstein: Roentgen abnormalities of the large and small intestine associated with prolonged cathartic ingestion. Radiology **65**, 549 (1955).

Hendrick, J. W.: Surgical treatment of diverticulitis of the colon. Sth. med. J. (Bgham, Ala.) **50**, 34 (1957).

Hultborn, K. A., and R. Romanus: The so-called shelf tumour of the rectum. Acta radiol. (Stockh.), Suppl. 124 (1955).

Hurwitz, A., and R. A. Khafif: Acute necrotizing colitis proximal to obstructing neoplasms of the colon. Surg. Gynec. Obstet. **111**, 749 (1960).

Ihre, B.: Enteritis regionalis. Nord. Med. **62**, 1731 (1959).

Jackman, R. J., and N. D. Smith: Some manifestations of regional ileitis observed sigmoidoscopically. Surg. Gynec. Obstet. **76**, 444 (1943).

Judd, E. S., and Th. Mears: Diverticulitis. Arch. Surg. **70**, 818 (1955).

Kantor, J. L.: Regional ileitis: its roentgen diagnosis. J. Amer. med. Ass. **103**, 2016 (1934).

Karlen, M. A.: Inflammatory tumour of large intestine (amebic). Arch. urug. Med. **23**, 63 (1943).

Kern, F., T. P. Almy, F. K. Abbott, and M. D. Bogdonoff: Motility of distal colon in non-specific ulcerative colitis. Gastroenterology **19**, 492 (1951).

Kiefer, E. D., and R. L. Gialanella: Arrested chronic ulcerative colitis. Gastroenterology **39**, 687 (1960).

King, R., A. Lindner, and M. Pollard: Chronic ulcerative colitis in childhood. Arch. Dis. Childh. **34**, 257 (1959).

KIRSNER, J. B.: Ulcerative colitis. Observations on its etiology, cause and management. Postgrad. med. J. **22**, 132 (1957).

LAGERCRANTZ, R.: Follow-up investigation of children with ulcerative colitis. Acta paediat. (Uppsala) **44**, 302 (1955).

LOCKHART-MUMMERY, J. P.: Diseases of the rectum and colon. London 1934.

LYONS, A. S., and J. H. GARLOCK: The relationship of chronic ulcerative colitis to carcinoma. Gastroenterology **18**, 170 (1951).

MANNING, J. H., R. WARREN, and A. S. ADI: Segmental colitis; results of surgery. New Engl. J. Med. **252**, 850 (1955).

MARIN-MARENO, N., and F. WASSERMANN: Amebic rectal tumor complicating chronic dysentery. Arch. argent. Enferm. Apar. digest. y de la nutrición **17**, 449 (1942).

MARSHAK, R. H., B. S. WOLF, and J. ELIASOPH: Segmental colitis. Radiology **73**, 707 (1959).

McCONNELL, F., J. HANELIN, and L. ROBBINS: Plain film diagnosis of fulminating ulcerative colitis. Radiology **71**, 674 (1958).

MESZAROS, W. T.: The colon in systemic sclerosis (scleroderma). Amer. J. Roentgenol. **82**, 1000 (1959).

MILLAR, T.: Segmental or regional colitis. Proc. roy. Soc. Med., Suppl. **52**, 125 (1959).

MORSON, B. C.: Anal lesions in CROHN's disease. Lancet **1959 II**, 1122.

MORTON, J.: Diverticulitis and carcinoma of the sigmoid. Surgery **32**, 765 (1952).

PESKIN, G., and A. DAVIS: Acute fulminating ulcerative colitis with colonic distention. Surg. Gynec. Obstet. **110**, 269 (1960).

PLUM, G., H. WEBER, and W. SAUER: Prolonged cathartic abuse resulting in roentgen evidence suggestive of enteroclitis. Amer. J. Roentgenol. **83**, 919 (1960).

PRÉVÔT, R., u. M. A. LASSRICH: Röntgendiagnostik des Magen-Darmkanals. Stuttgart: Georg Thieme 1959.

PRZYBYLSKI, T. J.: Regional enteritis: a review of 50 cases. Harper Hosp. Bull. **18**, 312 (1960).

ROSENQVIST, H., H. ÖHRLING, R. LAGERCRANTZ, and N. EDLING: Ulcerative colitis and carcinoma coli. Lancet **1959 I**, 906.

RUDHE, U.: Roentgenologic examination of rectum in ulcerative colitis. Acta paediat. (Uppsala) **49**, 859 (1960).

SCHAPIRA, A., J. LEICHTLING, B. WOLF, R. MARSHAK, and H. JANOWITZ: Diverticulitis of the cecum and right colon: clinical and radiographic features; Report of 18 cases. Amer. J. dig. Dis. **3**, 351 (1958).

SCHOBINGER, R.: Operative intestinal arteriography in the diagnosis of diverticulitis of the colon. Acta radiol. (Stockh.) **52**, 28 (1959).

SHAHIN, N., E. SOHAR, and F. DALITH: Roentgenologic findings in familial Mediterranean fever. Amer. J. Roentgenol. **84**, 269 (1960).

SILVERMAN, D., and A. LESLIE: Intestinal tumours of dysenteric origin. J. Amer. med. Ass. **133**, 994 (1947).

SLANEY, G., and B. N. BROOKE: Cancer in ulcerative colitis. Lancet **1959 II**, 694.

SLOAN, W. P., J. A. BARGEN, and R. R. GAGE: Life histories of patients with chronic ulcerative colitis: a review of 2000 cases. Gastroenterology **16**, 25 (1950).

SMITH, C. C., and W. R. CHRISTENSEN: The incidence of colonic diverticulosis. Amer. J. Roentgenol. **82**, 996 (1959).

SWARTZ, N., and I. ERNBERG: Cancer coli in cases of ulcerative colitis. Acta med. scand. **135**, 444 (1949).

—, and T. GILLNÄS: In which phase of ulcerative colitis does colonic cancer occur? Amer. J. dig. Dis. **3**, 537 (1958).

UNGER, H. M.: Solitary diverticulitis of the cecum. Amer. J. Surg. **85**, 780 (1953).

VAUGHN, A., and E. NARSETE: Diverticulitis of the ascending colon. Arch. Surg. **66**, 330 (1953).

WARREN, S., and S. C. SOMMERS: Pathogenesis of ulcerative colitis. Amer. J. Path. **25**, 657 (1949).

— — Pathology of regional ileitis and ulcerative colitis. J. Amer. med. Ass. **154**, 189 (1954).

WATKINSON, G., H. THOMPSON, and J. GOLICHER: Right-sided or segmental ulcerative colitis. Brit. J. Surg. **47**, 337 (1960).

WECKESSER, E. C., and A. B. CHINN: Carcinoma of the colon complicating chronic ulcerative colitis. J. Amer. med. Ass. **152**, 905 (1953).

WHELOCK, F. C., and R. WARREN: Ulcerative colitis. New Engl. J. Med. **252**, 421 (1955).

Tumours

ALLCOCK, J. M.: An assessment of the accuracy of the clinical and radiological diagnosis of carcinoma of the colon. Brit. J. Radiol. **31**, 272 (1958).

ANDRÉN, L., and S. FRIEBERG: Sponatenous regression of polyps of the colon in children. Acta radiol. (Stockh.) **46**, 507 (1956).

— —, and S. WELIN: Roentgen diagnosis of small polyps in the colon and the rectum. Acta radiol. (Stockh.) **43**, 201 (1955).

BACON, H. E.: Anus, rectum, sigmoid colon. Philadelphia: J. B. Lippincott Co. 1949.

BARBA, W. P.: Benign lymphoid hyperplasia. J. Pediat. **41**, 328 (1952).

BLUTH, I.: Gastrointestinal carcinoid tumors. Roentgen features. Radiology **74**, 573 (1960).

BUIE, L. A., and T. S. SWAN: Benign tumours of the colon. Surg. Clin. N. Amer. **9**, 893 (1929).

COFFEY, R. J., and J. A. BARGEN: Intestinal polyps: pathogenesis and relation to malignancy. Surg. Gynec. Obstet. **69**, 139 (1939).

COOLEY, R. N., C. H. AGNEW, and G. RIOS: Diagnostic accuracy of barium enema study in carcinoma of the colon and rectum. Amer. J. Roentgenol. **84**, 316 (1960).

DE STEFANO, L., e D. HORVATH: Studio clinico e radiologico sulla poliposi del colon. Gazz. int. Med. Chir. **64**, 2816 (1959).

FISCHER, A. W.: Frühdiagnose des Dickdarmkrebses, insbesondere seine Differentialdiagnose gegen Tuberculose mit Hilfe der kombinierten Luft- und Bariumfüllung des Dickdarms. Verh. Dtsch. Ges. inn. Med. **35**, 86 (1923).

HALL, G. H.: Polypoid adenomas of rectum and colon in children. Lancet **1950**, 441.

HAYES, H., H. BURR, and W. TR. MELTON: Submucous lipoma of the colon. Review of the literature and report of 4 cases. Dis. Colon Rect. **3**, 145 (1960).

HAYES, H. F., and H. B. BURR: Benign lymphomas. Amer. J. Surg. **84**, 545 (1952).

HELWIG, E. B., and J. L. HANSEN: Lymphoid polyps (benign lymphoma) and malignant lymphomas of the rectum and anus. Surg. Gynec. Obstet. **92**, 233 (1951).

HENDERSON, R., E. HARRIS, and J. PARKER: Lipomas of the colon. With report of five cases. Amer. J. Roentgenol. **79**, 843 (1958).

HENSHALL, G. K.: Villous tumors of the large bowel presentation of an unusual case. Amer. J. Roentgenol. **84**, 1105 (1960).

HIGGASON, J. M.: Lymphatic cyst of the transverse colon. Report of a case. Amer. J. Roentgenol. **79**, 850 (1958).

HULTBORN, K. A.: Cancer of the colon and rectum. Acta chir. scand., Suppl. **172** (1952).

KENNEDY, R.: Polyps in the rectum and colon in infants and in children. Amer. J. Dis. Child. **62**, 481 (1941).

— C. DIXON, and H. WEBER: Polypoid lesions of the colon of children. Surg. Gynec. Obstet. **77**, 639 (1943).

KRISS, N.: Leiomyosarcoma of the colon in an infant. Amer. J. Roentgenol. **84**, 540 (1960).

LARKIN, M. A.: Benign tumours of the rectum, potentially malignant. Sth. med. J. (Bgham, Ala.) **50**, 887 (1957).

LEVENE, G., and S. KAUFMAN: The roentgenologic detection of small rectal polyps. A contribution to the prophylaxis of carcinoma of the rectum. Amer. J. Roentgenol. **78**, 685 (1957).

MARGULIS, A. R., and A. JOVANOVICH: The roentgen diagnosis of submucous lipomas of the colon. Amer. J. Roentgenol. **84**, 1114 (1960).

MCCORT, J. J.: Roentgenographic appearance of metastases to the central lymph nodes of the superior mesenteric artery in carcinoma of the right colon. Radiology **60**, 641 (1953).

MCEACHERN, C.G., and J.E. ARATA: Leiomyosarcoma of the rectum. Arch. Surg. **66**, 388 (1953).

MCEWAN, D. W., and J. S. DUNBAR: Radiologic diagnosis of polyps of the colon in children. Radiology **77**, 196 (1961).

MENGHETTI, L., e A. JOVINE: La poliposi rettocolica diffusa a tipo congenito. Acta chir. ital. **14**, 1 (1958).

MOLNAR, W.: Six primary adenocarcinomas of the colon occurring simultaneously. Amer. J. Roentgenol. 81, 678 (1959).

MORTON, P. C.: Adenomas of the colon and rectum; diagnosis and treatment in relation to cancer prevention. Ann. Surg. **138**, 92 (1953).

OCHSNER, S. F., J. RAY, and W. CLARK: Lymphangioma of the colon. A case report. Radiology **72**, 423 (1959).

RIDER, J. A., J. B. KIRSNER, H. C. MOELLER, and W. L. PALMER: Polyps of colon and rectum; relationship to carcinoma. Amer. J. Med. **16**, 555 (1954).

ROBINSON, J. M.: Polyps of the colon. Amer. J. Roentgenol. **77**, 700 (1957).

ROGERS, W.: Lipomas of the colon. Report of a case in a patient with multiple neurofibromatosis (VON RECKLINGHAUSEN'S disease). Radiology **72**, 754 (1959).

SCARBOROUGH, R. A., and R. R. KLEIN: Polypoid lesions of the colon and rectum. Amer. J. Surg. **76**, 723 (1948).

SCHMIEDEN, V., u. H. WESTHUES: Zur Klinik und Pathologie der Dickdarmpolypen und deren klinischen und pathologisch-anatomischen Beziehungen zum Dickdarmkarzinom. Dtsch. Z. Chir. **202**, 1 (1927).

SPRATT, J., and L. ACKERMAN: Pathologic significans of polyps of the rectum and colon. Dis. Colon Rect. **3**, 330 (1960).

ULLMAN, A., and B. S. ABESHOUSE: Lymphosarcoma of small and large intestine. Ann. Surg. **95**, 878 (1932).

WANG, C. C., and J. A. PETERSEN: Malignant lymphoma of the gastrointestinal tract: roentgenographic considerations. Acta radiol. (Stockh.) **46**, 523 (1956).

WELCH, C. E., J. B. MCKITTRICK, and G. BEHRINGER: Polyps of rectum and colon; relation to cancer. New Engl. J. Med. **247**, 959 (1952).

WHEAT, M., and L. ACKERMAN: Villous adenomas of the large intestine. Clinico-pathologic evaluation of 50 cases of villous adenomas with emphasis on treatment. Ann. Surg. **147**, 476 (1958).

WIELERSEN, F. K.: Colonic polyps; their significance; experiences with the Gianturco high potential method of demonstration. Grace Hosp. (Detroit) Bull. **33**, 13 (1955).

WIGH, R., and N. TAPLEY: Metastatic lesions to the large intestine. Radiology **70**, 222 (1958).

WOLF, B. S.: Roentgen diagncsis of villous tumors of the colon. Amer. J. Roentgenol. **84**, 1093 (1960).

YOUNG, B. R., and R. L. SCANLAN: Roentgen demonstration and significance of the pedicle in polypoid tumors of the alimentary tract. Amer. J. Roentgenol. **68**, 894 (1952).

Obstruction. Intussusception

ADEMAN, B. P., and J. G. TEPLICK: Intussusception of appendiceal mucoceles. Amer. J. Roentgenol. **73**, 966 (1955).

BONOMINI, B.: I quadri radiologici della invaginazioni del tubo digerente. Belluno: Salvador 1937.

BRUWER, A., and J. HODGSON: Intestinal obstruction in fibrocystic disease of the pancreas. Amer. J. Roentgenol. **69**, 14 (1953).

CLATWORTHY, W., and J. LLOYD: Intestinal obstruction of congenital origin. A study of diagnosis and management in 163 cases. Arch. Surg. **75**, 880 (1957).

ELSON, M.: Cecal invagination by a mucocele of the appendix. Radiology **71**, 90 (1958).

FIGIEL, L. S., and ST. J. FIGIEL: Detorsion of volvulus of the right colon. Amer. J. Roentgenol. **72**, 192 (1954).

Figiel, L. S., and St. J. Figiel: Ileocecal intussusception in the adult. Amer. J. Roentgenol. **78**, 662 (1957).
— — Sigmoid volvulus. Variations in the roentgen patterns. Amer. J. Roentgenol. **81**, 683 (1959).
Frimann-Dahl, J.: Roentgen examination of cecum volvulus. Oslo: Dybwad 1944.
— Roentgen examination in acute abdominal diseases. Springfield 1960.
Ghent, W. R.: The flexure syndrome: relationship of bowel angulation to obstruction. Canad. J. Surg. **3**, 303 (1960).
Girdany, B., L. W. Bass, and W. K. Sieber: Roentgenologic aspects of hydrostatic reduction of ileocolic intussusception. Amer. J. Roentgenol. **82**, 455 (1959).
Golden, R., and E. Tiscenco: Subacute volvulus of the terminal ileum. Brit. J. Radiol. **19**, 243 (1946).
Grayson, Ch.: Enlargement of the ileocecal valve. Amer. J. Roentgenol. **79**, 823 (1958).
Hall, M. R.: Roentgenological diagnosis of volvulus of sigmoid megacolon. Amer. J. Roentgenol. **39**, 925 (1938).
Hellman, H.: Intussusception in children. Acta radiol. (Stockh.), Suppl. 65 (1948).
Hunter, H. L., and R. Rapp: Symptomatic hepatodiaphragmatic interposition of colon. Radiology **61**, 67 (1953).
Juillard, E.: L'invagination intestinale. Paris: Maloine 1950.
Laurell, H.: Beiträge zur Röntgendiagnose der Dünndarminvagination nebst einigen Worten über die Ursache von Invaginationen überhaupt. Acta radiol. (Stockh.) **13**, 362 (1932).
— Tarmvolvulus från aetiologisk, pathogenetisk och diagnostisk synpunkt (Swedish, with summary in German) Uppsala Universitets årsskrift **1937**, 3.
Love, L.: The role of the ileocecal valve in large bowel obstruction. Radiology **75**, 391 (1960).
Nordentoft, J. M.: Über den heutigen Stand der Invaginationsbehandlung. Fortschr. Röntgenstr. **94**, 181 (1961).
Nyborg, S.: Intussusception in children. Acta chir. scand., Suppl. 80 (1943).
Pelizza, A., e A. Bertolini: L'indagine radiologica nell'invaginazione intestinale acuta del lattante. Minerva med. **51**, 2281 (1960).
Ravitch, M.: Intussusception in infancy and childhood. An analysis of 77 cases treated by barium enema. New Engl. J. Med. **259**, 1058 (1958).
Ravitch, M. M.: Intussusception in infants and children. Springfield (Ill.) 1959.
Ritvo, M., G. Farrell, and I. Shauffer: The association of volvulus of the cecum and ascending colon with other obstructive lesions. Amer. J. Roentgenol. **78**, 587 (1957).
—, and J. Laurence Golden: The roentgen diagnosis of Volvulus of the Sigmoid with Intestinal obstruction. Amer. J. Roentgenol. **56**, 481 (1946).
Schwartz, S., and J. Nadelhaft: Simulation of colonic obstruction at the splenic flexure by pancreatitis: roentgen features. Amer. J. Roentgenol. **78**, 607 (1957).
Wakely, C.: Colonic obstruction. Med. Press **243**, 360 (1960).
Young, W.: Gallstone ileus of the colon. Report of an unusual type of colon obstruction. Arch. Surg. **82**, 333 (1961).

Influences from adjacent processes. Fistulas. Endometriosis

Boles, R. S., and Ph. J. Hodes: Endometriosis of the small and large intestine. Gastroenterology **34**, 367 (1958).
Cattell, R. B.: Endometriosis of the colon and rectum with intestinal obstruction. New Engl. J. Med. **217**, 9 (1937).
Clayton, R. S., and W. L. Thornton: Benign duodenocolic fistula. Review of the litterature and case report. Radiology **60**, 832 (1953).
Culver, G. J., and M. V. Caldwell: Endometriosis of the rectosigmoid. J. Canad. Ass. Radiol. **2**, 6 (1951).
— R. M. Pereira, and R. Seibel: Radiographic features of rectosigmoid endometriosis. Amer. J. Obstet. Gynec. **76**, 1176 (1958).
Hamm, J.: Röntgenologische Beobachtungen bei einer Gallenblasen-Dickdarmfistel. Med. Klin. **54**, 1912 (1959).
Jenkinson, E. L., and W. H. Brown: Endometriosis; a study of 117 cases with special reference to constricting lesions of the rectum and sigmoid colon. J. Amer. med. Ass. **122**, 349 (1943).
Johnson, C. G., A. F. Coppola, and Ch. F. Moll: Complications of endometriosis of the sigmoid colon. Sth. med. J. (Bgham, Ala.) **50**, 893 (1957).
Josefsson, H.: Contribution to the diagnosis of strangulating endometriosis in the sigmoid colon. Acta obstet. gynec. scand. **19**, 256 (1939).
Lowman, R., and L. Davis: The role of barium contrast studies in the diagnosis of retroperitoneal tumours. Radiology **69**, 641 (1957).
Poppel, H. M.: Duodenocolic apposition. Amer. J. Roentgenol. **83**, 851 (1960).
Spjut, H. J., and D. E. Perkins: Endometriosis of the sigmoid colon and rectum. Amer. J. Roentgenol. **82**, 1070 (1959).
Tagart, R.: Endometriosis of the large intestine. Brit. J. Surg. **47**, 27 (1959).
Theander, G., and L. Wehlin: Deformation of the recto-sigmoid junction in pelvic endometriosis. Acta radiol. (Stockh.) **55**, 241 (1961).
Thoeny, R. H., J. R. Hodgson, and H. Seudamore: The roentgenologic diagnosis of gastrocolic and gastrojejunocolic fistulas. Amer. J. Roentgenol. **83**, 876 (1960).
Wietersen, F., and R. Balow: Colonic endometriosis: roentgenologic aspects. Radiology **69**, 839 (1957).
Winter, J.: Benign duodenocolic fistula. J. Fac. Radiol. (Lond.) **10**, 221 (1959).

Pneumatosis cystoides intestinalis. Appendices epiploicae

Astler, V. B., G. B. Carver, and M. G. Carmona: Epiploic appendages as a cause of intestinal obstruction. Arch. Surg. **76**, 555 (1958).

BARDEN, R. P.: Calcified epiploic appendages: radiological curiosity. Radiology **33**, 768 (1939).

FIEBER, S. S., and J. FORMAN: Appendices epiploicae; clinical and pathological considerations. Report of three cases and statistical analysis of one hundred cases. Arch. Surg. **66**, 329 (1953).

GLIDDEN, S. A., and H. M. STAUFFER: Pneumatosis cystoides intestinalis in an adult. Radiology **60**, 822 (1953).

KIRSH, D., and R. E. DROSD: Roentgen change in disease of the appendices epiploicae. Amer. J. Roentgenol. **81**, 640 (1959).

LYNN, T. E., M. B. DOCKERTY, and J. M. WAUGH: A clinicopathologic study of the epiploic appendages. Surg. Gynec. Obstet. **103**, 423 (1956).

MANHEIMER, L. H.: Massive intraperitoneal hemorrhage from appendix epiploica; report of a case. New Engl. J. Med. **255**, 570 (1956).

MONTANI, S., et J. D. GEISER: La pneumatose kystique intestinale. A propos d'un cas à localisation rectosigmoidienne et colique gauche. Praxis **49**, 787 (1960).

MORALES, O.: Calcified appendices epiploicae as freely mobile bodies in the abdominal cavity. Acta radiol. (Stockh.) **25**, 653 (1944).

ROSENBAUM, H.: Pneumatosis cystoides intestinalis. Report of the first case complicated by fatal rupture of the colon. Amer. J. Roentgenol. **78**, 681 (1957).

WELLENS, P.: Un cas de pneumatose kystique du colon droit. J. Radiol. Électrol. **39**, 448 (1958).

II. Congenital abnormalities of the large bowel

By

U. Rudhe

With 43 Figures

1. Anomalies in position and appearance of colon

The normal disposition and growth of the bowel are the result of complex processes during embryonic and fetal life. Derangements in these processes lead to a large number of anomalies which may stem from any of the following: (1) abnormalities of migration due to disturbances in gut rotation and fixation, and in the development of the mesenteries; (2) abnormalities of growth—redundancies; (3) associated anomalies in contiguous organs, *e.g.* the diaphragm; (4) abnormalities of lumen formation — atresias and duplications; and (5) abnormalities of innervation. The anomalies may be isolated, or they may coexist either with one another, or with derangements in other organs.

a) Anomalies of rotation and fixation

Anomalies of colon rotation and mesenteric fixation have mainly their origin in faulty disposition of the midgut loop, which undergoes a more complicated evolution in its development than the hindgut. By "midgut" the embryologist refers to that portion of the intestinal tract which is supplied by the superior mesenteric artery. The clinical significance of these anomalies mainly resides in the fact that they may give rise to intestinal obstruction. The obstruction may be total or partial, and it may run an acute or intermittent course.

Although a major proportion of these anomalies produce symptoms in the first month of life, the onset may occur later — not infrequently, in adulthood. In other cases the anomalies are incidental findings at roentgen examination for unrelated conditions or at autopsy.

In the majority of cases roentgen examination of the gastrointestinal tract will yield sufficient information to confirm or discount the clinical suspicion of a midgut rotation anomaly. However, it is essential that the anatomy of the entire intestine be studied, *i.e.*, that the barium enema examination be supplemented by contrast study of the stomach, duodenum and small bowel. When the duodenum is obstructed by, *e.g.*, volvulus of the midgut, strangulating peritoneal bands, or compression by the misplaced cecum, or when the small bowel is obstructed by incarceration of loops in mesenteric defects, a satisfactory follow-through study will often be impracticable. However, as a rule, the roentgen findings in conjunction with the clinical observations afford, even in complicated cases, sufficient guidance for the surgeon.

The unlimited possibilities of irregularities inherent in midgut loop rotation and fixation can be properly understood only in the light of the embryonic development of the intestinal tract. Although the essentials of this development were known and described by as early a worker as Meckel (1817), our present knowledge of disturbances in the intestinal rotation is founded very largely upon the investigations of Mall (1898), Frazer and Robbins (1915), Vogt (1917) and, notably, Dott (1923) who elucidated in many respects the clinical significance of the anomalies. Important studies have also been presented by Gardner and Hart (1934), McIntosh and Donovan (1939), Grob (1953), Manson (1954), Estrada (1958) and Lauge-Hansen (1960). The classification applied in the following is in the main that reported by Estrada.

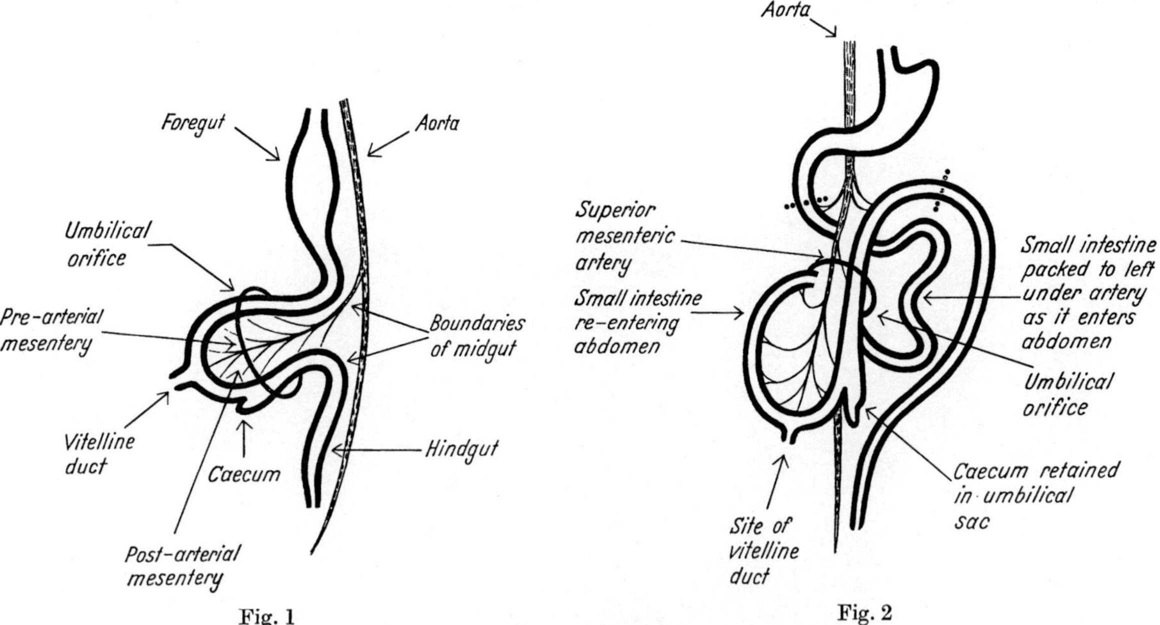

Fig. 1 Fig. 2

Fig. 1. Diagram representing conditions of primitive alimentary tract at 5 weeks viewed from the lateral aspect. After DOTT (1923)

Fig. 2. Diagram representing conditions of the alimentary tract at the 8th—10th fetal weeks viewed from the ventral aspect. After DOTT (1923)

α) Stage I — Omphalocele

In the fifth week of embryonic life the intestinal tract can be subdivided into the foregut, the midgut and hindgut. At the distal end of the second portion of the duodenum, coinciding with the site of the future ligament of TREITZ, the foregut continues into the midgut. The junction of the midgut with the hindgut is marked by the primitive colic angle just to the left of the midtransverse segment. In the fifth to the tenth week of fetal life — FRAZER and ROBBINS' *stage I* — the midgut is enclosed in a physiologic hernia sac (Fig. 1) — the celom of the umbilical cord. The midgut forms a loop which is disposed in the sagittal plane and composed of a prearterial and postarterial segment. The former of these segments later develops into the jejunum and proximal ileum; the latter, into the distal ileum, ascending colon, and the right portion of the transverse colon. At this stage the bowel normally undergoes, with increased growth particularly of its prearterial segment, a 90 degrees counterclockwise rotation (as one

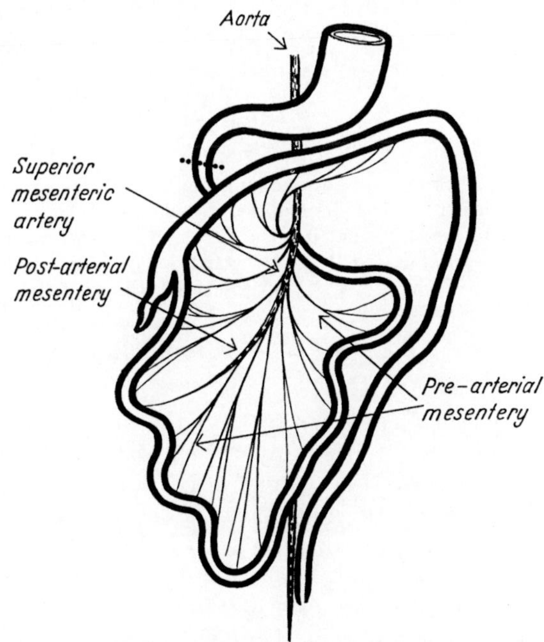

Fig. 3. Diagram representing conditions of the alimentary canal about the 11th week. The second stage of rotation is complete; the midgut loop has rotated on the axis of the superior mesenteric vessels through 270° from its original sagittal plane. Later there is a descent of the cecum. After DOTT (1923)

faces the fetus) around the axis of the omphalo-mesenteric vessels (Dott; Gardner and Hart, among others) (Fig. 2). According to other authorities (Frazer and Robbins; McIntosh and Donovan) the rotation equals 180 degrees in this stage. As a result the postarterial segment comes to occupy an anterior, and the prearterial segment a posterior, position. Should the rotation cease at this stage and the gut be retained in the umbilical celom, the resulting condition will manifest as an omphalocele in the newborn.

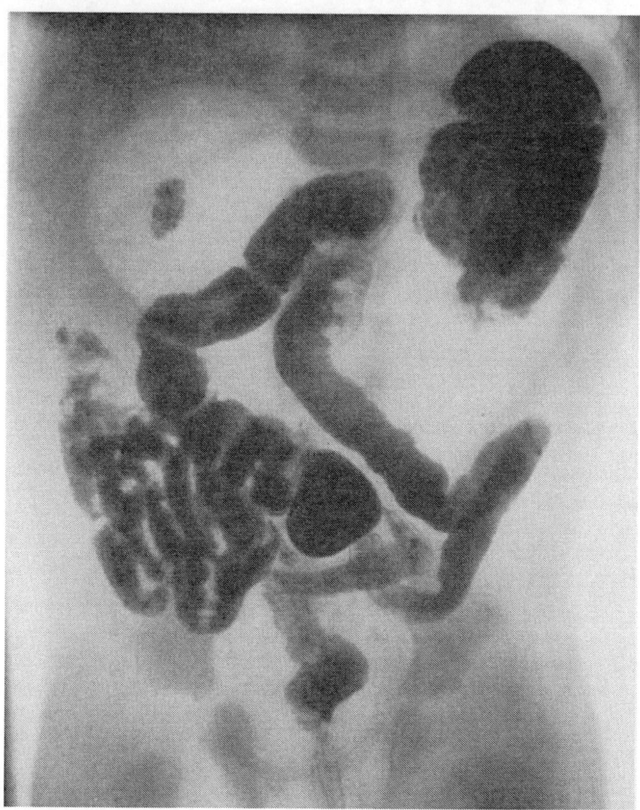

Fig. 4. Non-rotation of the midgut in a newborn. Main portion of the colon is left-sided, ipsilateral to stomach. Cecum is placed in the midline. The ileum which enters the right aspect of the cecum, occupies the right abdomen. A variety not infrequently seen in non-rotation is that the right flexure is in the subhepatic position (Grob). Associated duodenal stenosis causes great distension of the stomach and duodenum and accounts for the small caliber of the colon. Operative confirmation

β) Stage II — Non-rotation, mixed and reverse rotation of the midgut, and mesenterico-parietal hernias

In *stage II* — ten to eleven weeks — the coils which have protruded into the umbilical celom return, probably rather swiftly, to the peritoneal cavity. The proximal jejunal loops are the first, and the cecum and terminal ileum the last, to leave the sac during the course of an additional 90 degrees counterclockwise rotation (Fig. 3). The postarterial segment is now displaced into the right upper quadrant, whereas the hindgut assumes its final position to the left and posteriorly. With regard to the colon pathologic aberrations of these processes are manifested in non-rotation, mixed rotation, and reverse rotation of the midgut loop all of which are characterized by a mesenterium commune. Owing to the narrow base of the mesentery, volvulus is a common complication. A rare variation is hyperrotation of the midgut loop. Positional abnormalities of the colon, which result from malposition of the midgut, may attend mesenterico-parietal hernias as well.

Non-rotation of the midgut. This anomaly results from an early arrest of embryonic development. The midgut loop has returned to the abdominal cavity after its temporary sojourn in the umbilical celom, but rotation is incomplete. The colon in its entirety is situated on the same side as the stomach — usually the left side (Fig. 4); in *situs inversus*, the right side.

In the ordinary case the distal portion of the colon lies against the lateral wall of the abdomen, while the transverse colon either projects in the sagittal plane between the ascending and the descending colon (Fig. 5) or lies with its mid-portion near the middle

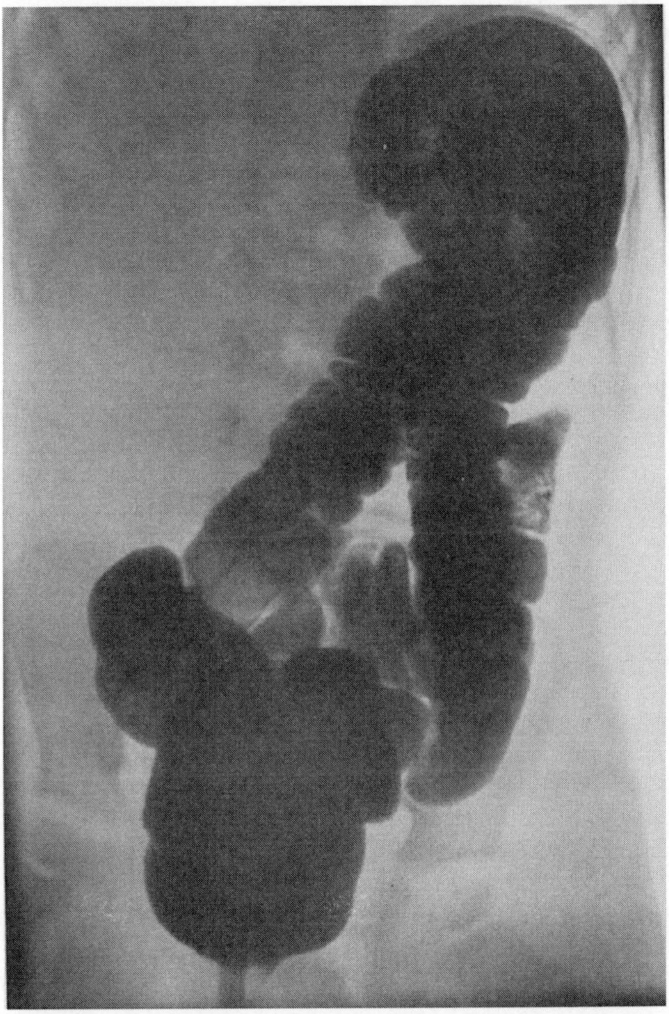

Fig. 5. Non-rotation of the midgut. The entire colon is on the left side, ipsilateral to stomach. Cecum is found in the flank. The transverse colon is short

line with the hepatic and splenic flexures being situated high up in the flank (Fig. 6). As a rule the ascending colon lies alongside and somewhat ventral to the descending portion. The cecum is visualized in the lower quadrant or to the left of the midline (Fig. 5), but by virtue of its mobility may instead be disposed to the right of it (Fig. 7). The small intestine lies chiefly to the right of the colon (Figs. 4, 7). The ileum enters the right side of the cecum except in cases with situs inversus, where the mirror image disposition is found. Non-rotation is, in the majority of cases, an incidental finding at roentgen examination since it is rarely associated with intestinal obstruction. When the anomaly is complicated by volvulus, the cecum and ascending colon may, if involved, be considerably displaced.

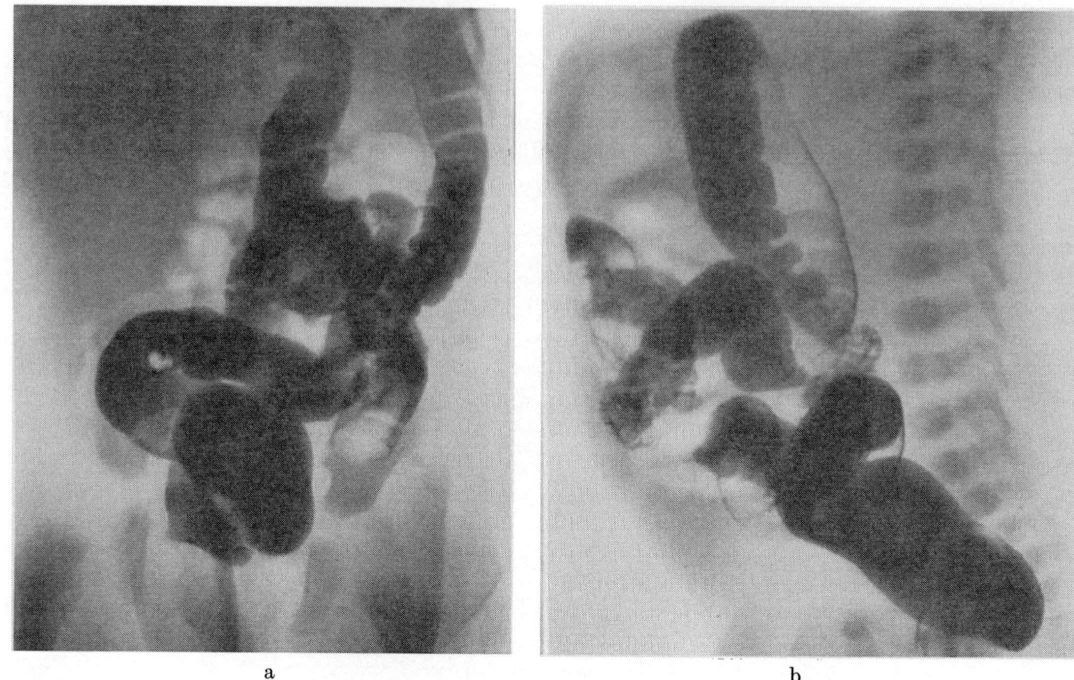

Fig. 6a and b. Non-rotation of the midgut. Colon is on the left side. Transverse colon runs in the coronary plane and is found high in the flank

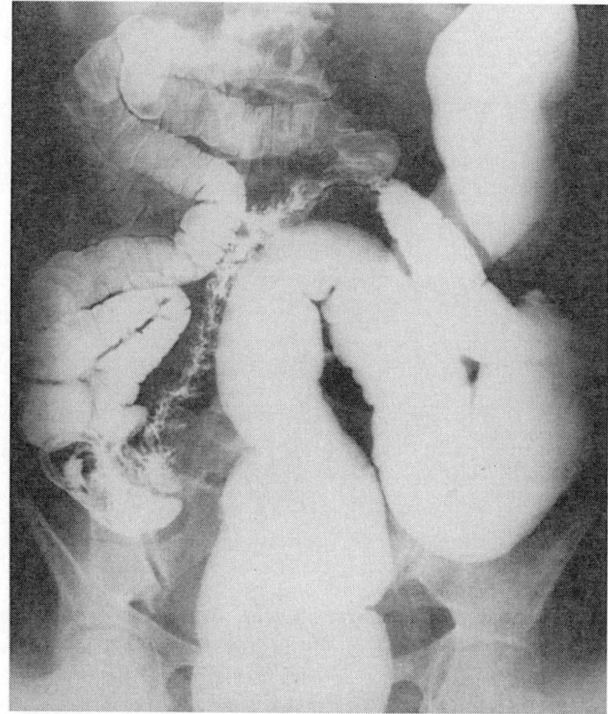

Fig. 7. Non-rotation of the midgut. The ascending colon and the cecum extend over the midline to the right. Cecum is mobile. The ileum enters it on the right and the small intestine is right-sided

In one variant of non-rotation of the midgut the hepatic flexure has developed at its normal site (Figs. 4, 8). The colon has, in these circumstances, a roentgen appearance closely resembling that of mixed rotation of the midgut.

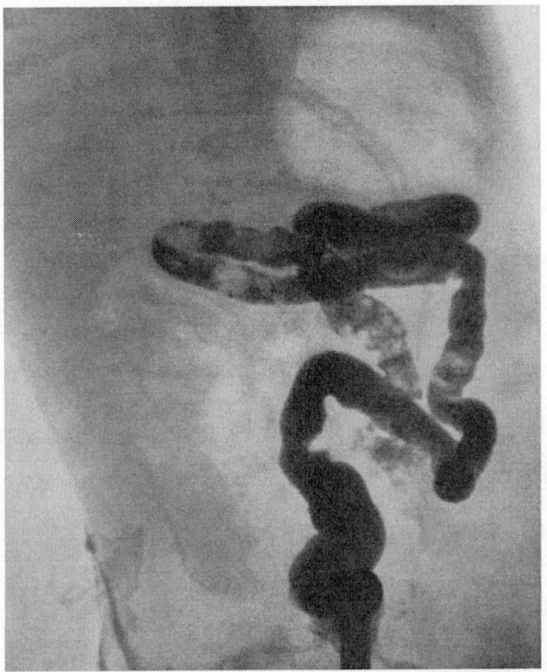

a

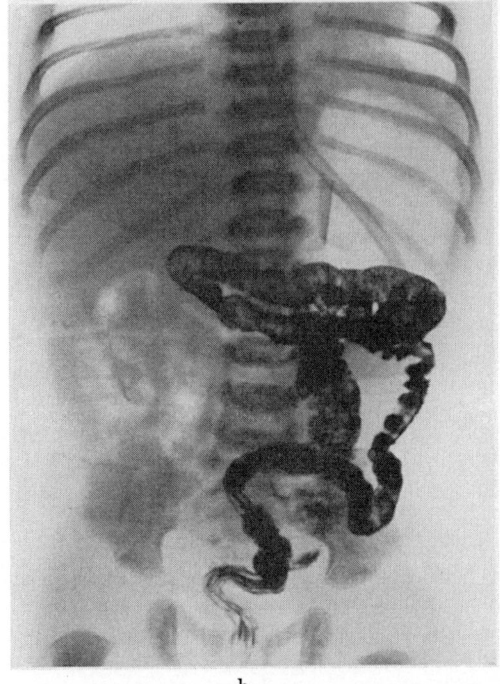

b

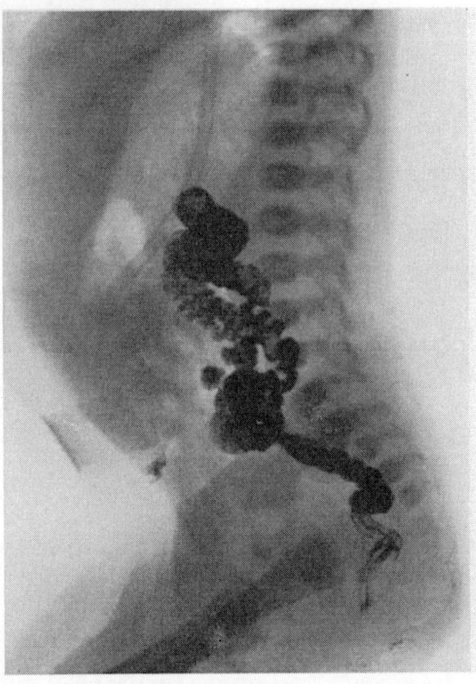

c

Fig. 8a—c. Non-rotation of the midgut with secondary development of an hepatic flexure of the colon. Cecum is found in the left iliac fossa. Associated duodenal atresia accounts for the small caliber of the colon. Subsequent follow-through study demonstrated that the small intestine occupied the right abdomen. Operative confirmation

Mixed rotation of the midgut. The postarterial segment has undergone 180 degrees counterclockwise rotation or more, the rotation being incomplete. This condition — known also as malrotation — is often complicated by intestinal obstruction in the neonatal

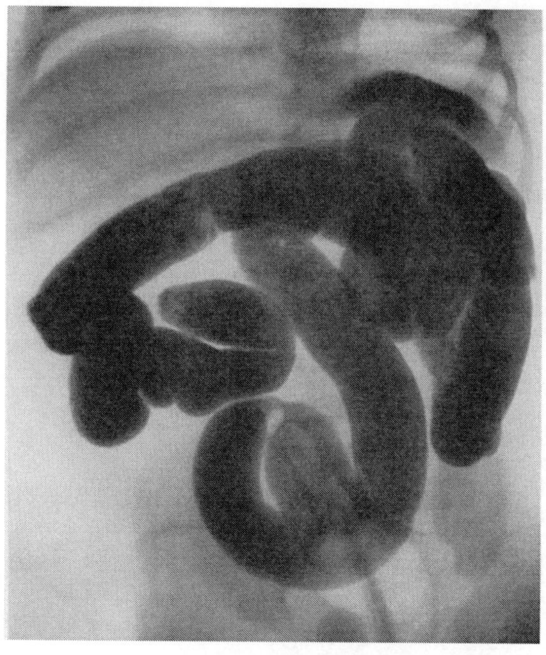

a

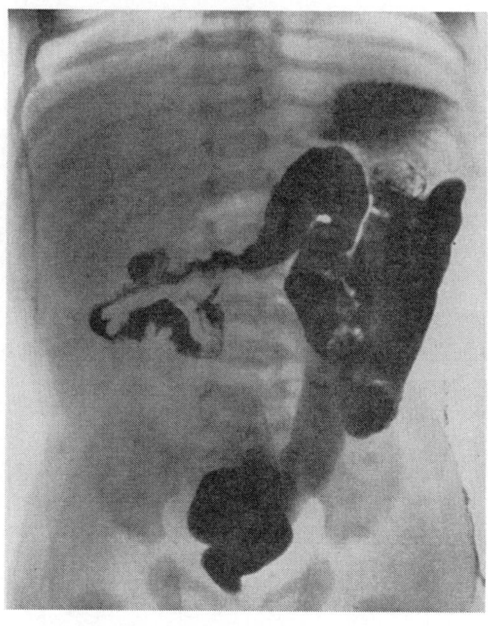

b

Fig. 9a and b. Mixed rotation of the midgut in a newborn. Cecum is in the epigastrium and retains its position in the post-evacuation film. The left portion of the colon is redundant. Operative confirmation

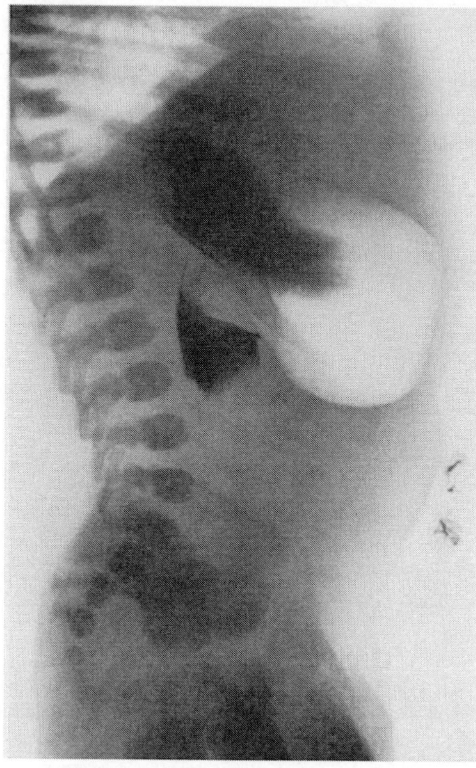

a

Fig. 10a—c. Mixed rotation of the midgut in a newborn. Cecum is found in the epigastrium close to the duodenum (see drawings). Duodenum is obstructed and a 360° clockwise volvulus of the small intestine around the narrow mesenteric stalk was untwisted at operation. *C* cecum; *D* duodenum; *S* stomach

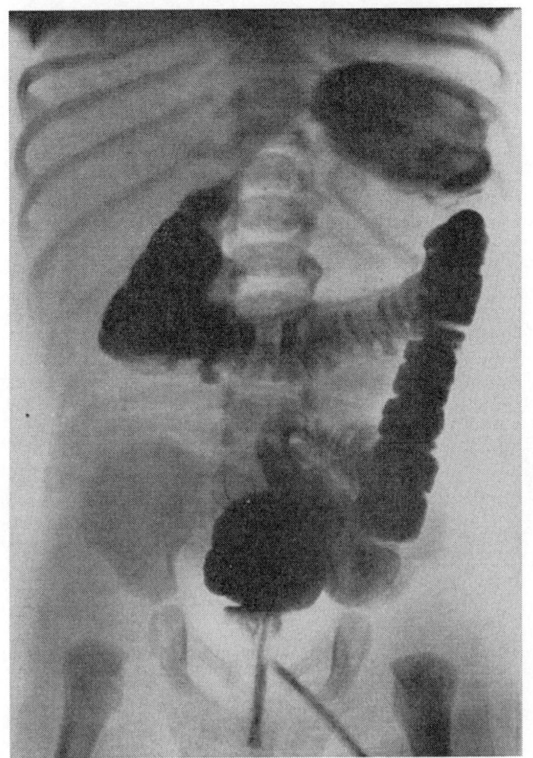

Fig. 10b

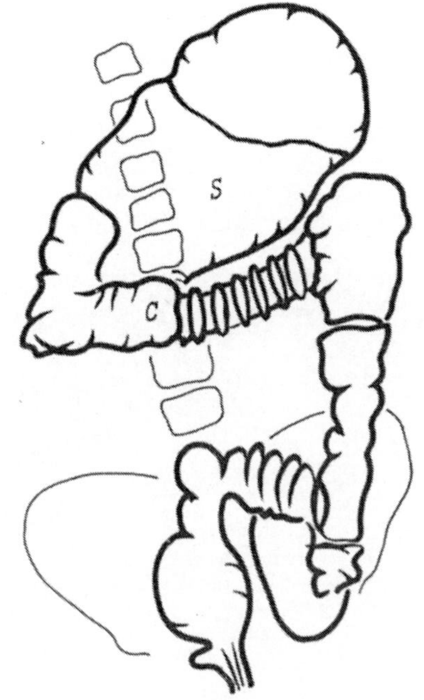

Fig. $10b_2$

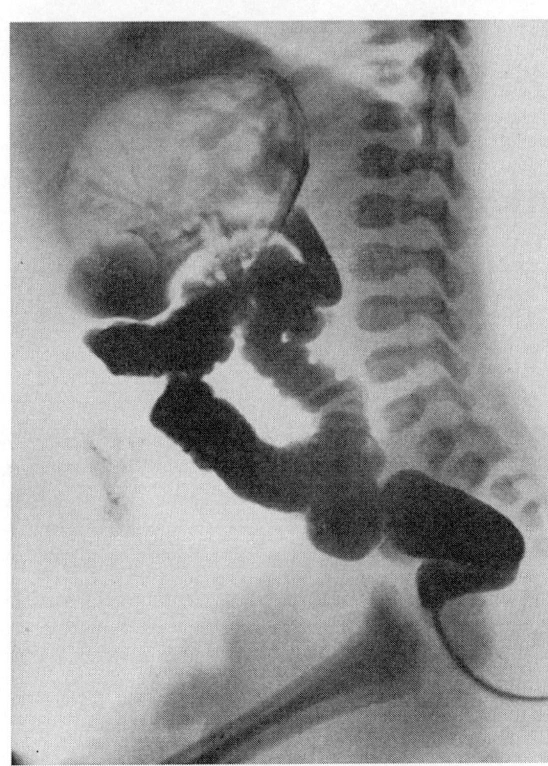

Fig. 10c

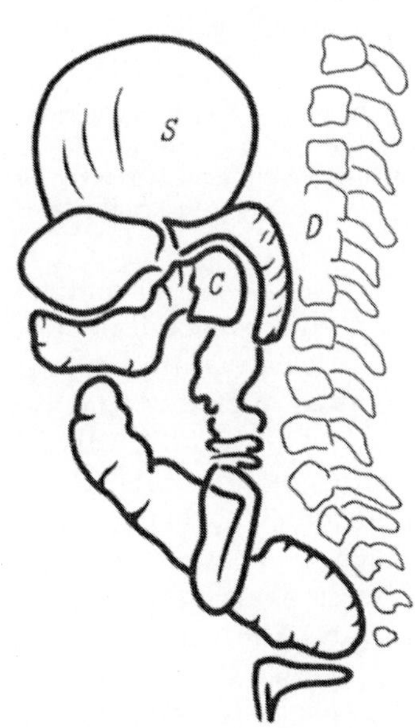

Fig. $10c_2$

period and early infancy and thus is of especial pediatric significance. Such obstruction arises from compression of the duodenum — usually the third portion — (1) through abnormal peritoneal attachments in the form of cords or bands which cross the duodenum, or via an overlying cecum which compresses it; or else (2) through a volvulus of the midgut around the narrow mesenteric pedicle. In the series reported by LEFEBVRE et al. (1956), comprising 45 cases of rotational anomalies of the midgut associated with duodenal obstruction, the latter was due to adhesive bands in 26 cases, to volvulus in four, and to a combination of those two factors in the remaining fifteen. In the opinion of EEK (1955), bands and volvulus exclude one another as a cause of duodenal obstruction. However, my own series similar to the series of LEFEBVRE and others includes several cases with an unquestionably combined etiology.

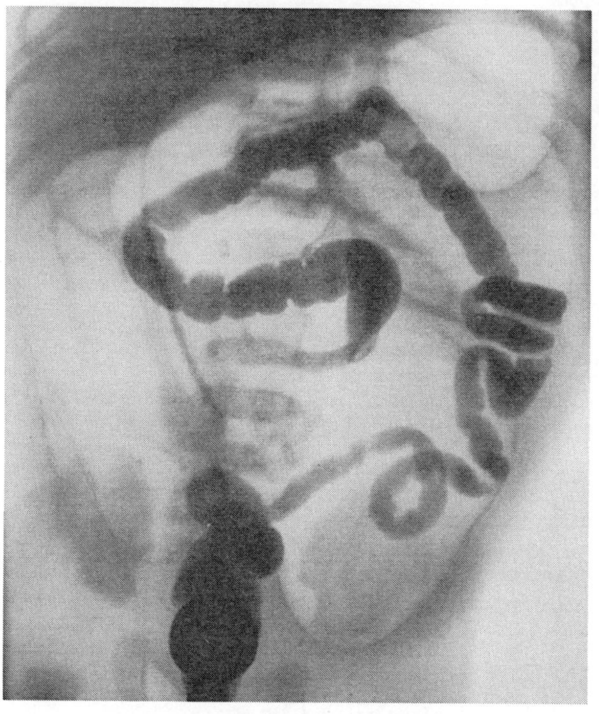

a

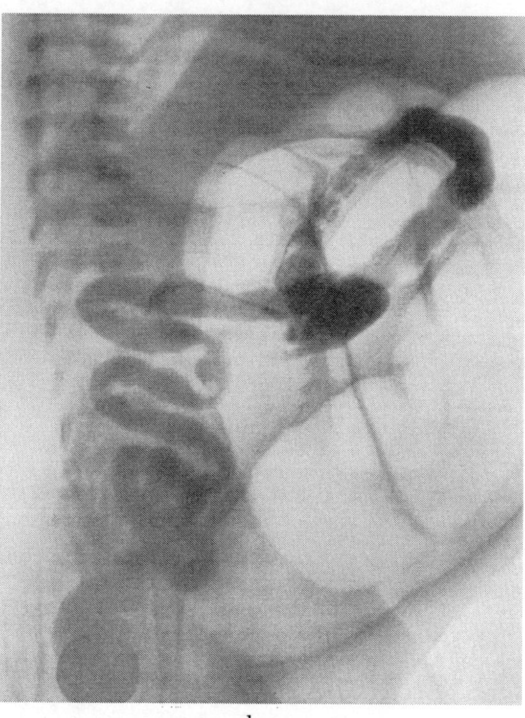

b

Fig. 11 a and b. Mixed rotation associated with jejunal atresia in a newborn. Cecum is abnormally placed and extends over the midline to the left in the epigastrium. It lies close to the duodenum and could not be displaced during fluoroscopy. Jejunum is greatly distended by gas and fluid due to segmental atresia. Colon has a small caliber — "microcolon". Operative confirmation

Mixed rotation of the midgut often coexists with various other anomalies. Not infrequently it is a concomitant of omphalocele and of postero-lateral diapragmatic hernia and may also be associated with other anomalies of the digestive tract such as esophageal atresia, annular pancreas and atresia of the small bowel. The incidence of coexistent mesenteric cysts is significantly high (BENTLEY, 1959).

In roentgenologic examination when duodenal obstruction is present, plain films of the abdomen show a distended stomach and first portion of the duodenum with a fluid level in each. The small bowel characteristically contains only a small amount of gas. Barium enema examination is the most helpful study in the detection of mixed rotation of the midgut. The transverse colon runs essentially a normal course; the right flexure is situated below the liver or assumes a subpyloric position. The most typical feature is that the cecum is found in the epigastrium (Figs. 9, 10) and may extend to the left over the midline (Fig. 11). In some cases its location is, however, only slightly abnormal

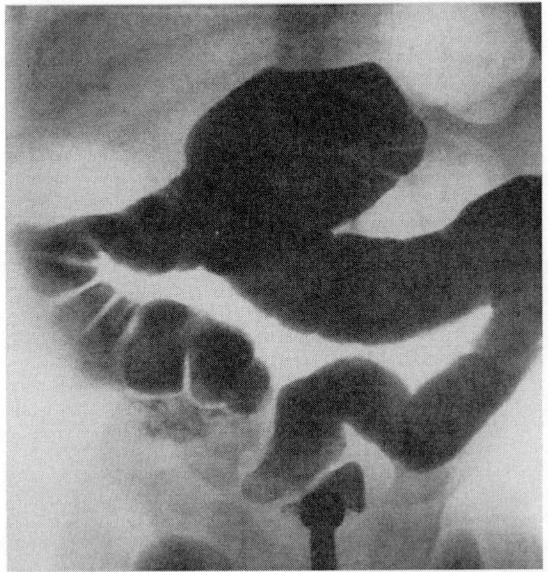

a

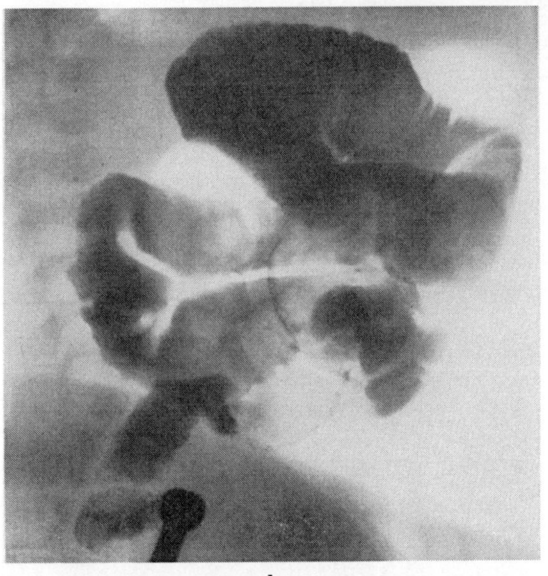

b

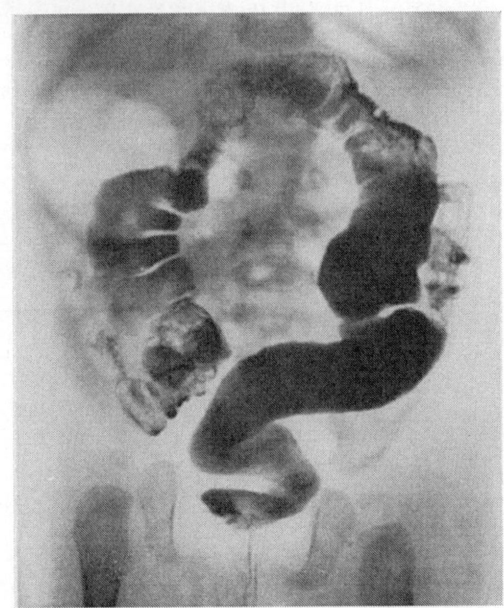

c

Fig. 12a—c. Mixed rotation of the midgut in a 2 months old infant. Cecum is located medial to the right iliac fossa. The course of the ascending colon and the cecum is only slightly abnormal. They assume an almost normal position in the post-evacuation state

(Fig. 12) or no displacement may be discernible. As a rule when the cecum is fixed by adhesions, it cannot be appreciably displaced by manual pressure under fluoroscopic control; and its position will be unchanged on postevacuation films (Fig. 13). The ascending colon has a variable course and is occasionally short due to arrested growth of the proximal colon. The colon is usually of normal caliber.

Volvulus of the midgut — in which the twisting is almost invariably clockwise — only infrequently involves the cecum and ascending colon to a discernible degree. This condition is therefore only occasionally demonstrable at barium enema examination. In such cases a characteristic alteration of the shape and position of the proximal portion of the colon is revealed by the affected loops presenting a spiral configuration (SCHERMULY, 1957).

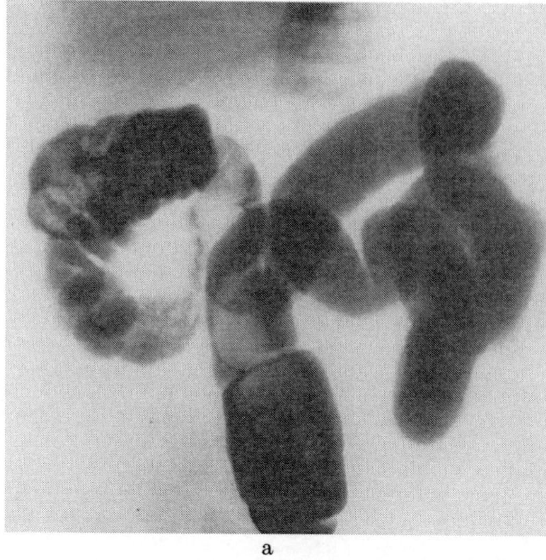

a

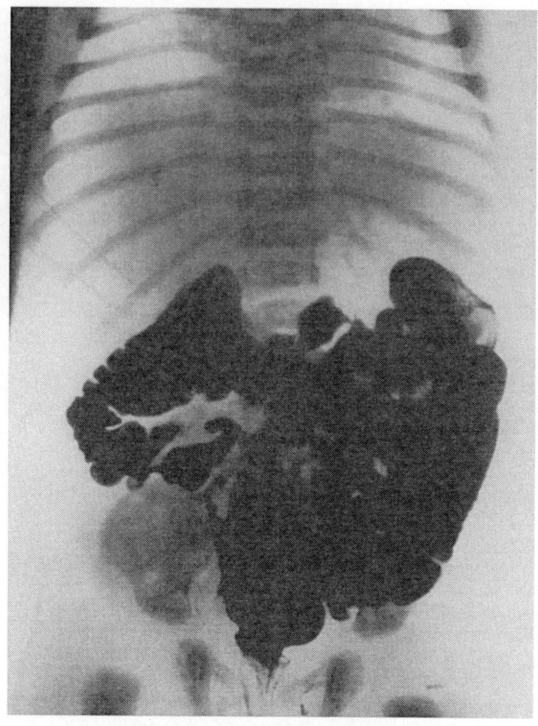

b

Fig. 13a and b. Mixed rotation of the midgut and volvulus of the small intestine in a newborn. Cecum is found close to the midline and retains its position on partial evacuation of the colonic contents. At operation cecum was fixed by adhesions extending to duodenum. A clockwise volvulus of the small intestine of 270° was present

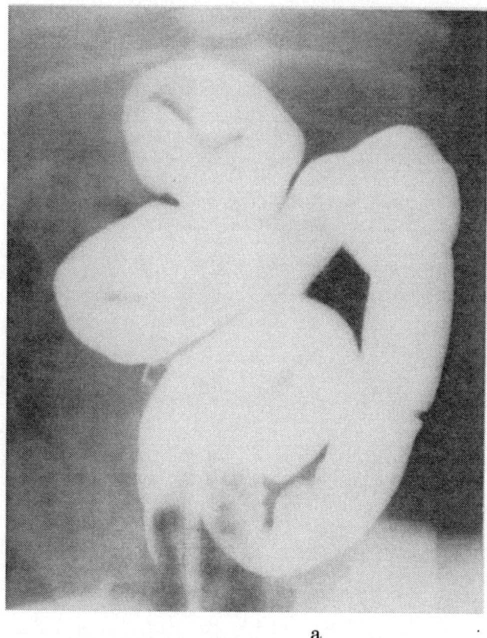

a

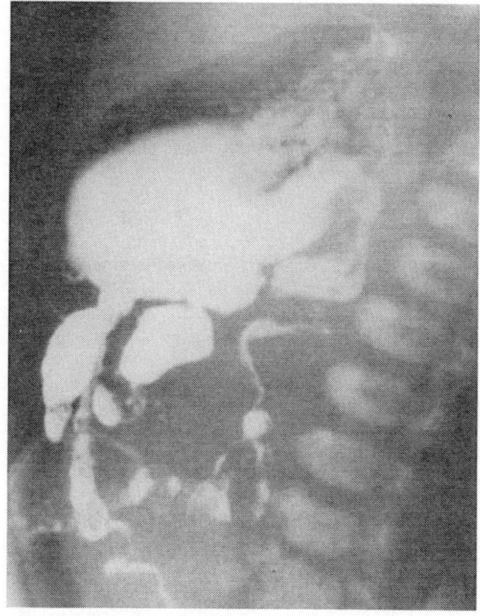

b

Fig. 14a and b. Mixed rotation of the midgut and volvulus of the small intestine in a 3 weeks old infant. Typical appearance of the colon with the cecum located in the epigastrium. The duodenum and the collapsed first loops of the jejunum demonstrate a spiral configuration due to volvulus

Great diagnostic importance is also attached to a similar deformity of the jejunal loops (Fig. 14) and to the presence of a twisted mucosal pattern in the duodenum at the site of obstruction (EEK). Since these signs are not likely to be demonstrable in more than a small number of cases, the widely held view is corroborated that the exact nature of the duodenal obstruction in disorders with a malrotated colon can seldom be established at the roentgen examination. — When the colon is narrow, associated atresia of the digestive tract or annular pancreas should be suspected (Fig. 11).

It should be emphasized that even where the barium enema is supplemented by an examination of the stomach and duodenum, the roentgen findings must still be evaluated critically and alternative interpretations considered. In many cases a reliable differentiation must await operation at which time the relations of the colon and small intestine to the mesenteric vessels, as well as the interrelations of the latter, can be analyzed (TÖNDURY; GROB; SCHERMULY).

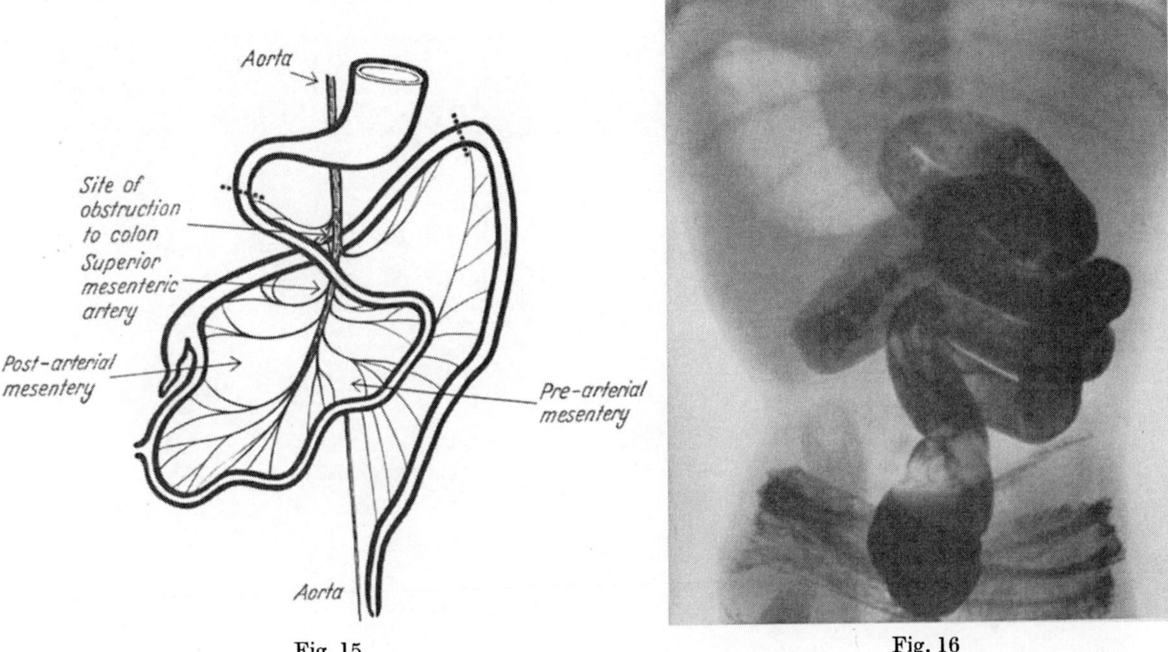

Fig. 15 Fig. 16

Fig. 15. Reversed rotation of midgut loop. The midgut loop has rotated in a clockwise direction through 90°, from the original sagittal plane. Thus the colon is brought to lie behind the mesenteric vessels and the duodenum in front of them. After DOTT (1923)

Fig. 16. Ipsilateral colon and liver in reverse rotation of the midgut loop in a newborn. Liver and colon are left-sided. Stomach is on the right side. Cecum is found in the epigastrium and was mobile at laparotomy. The mesenteric vessels passed behind the duodenum

Reverse rotation of the midgut. In rare instances anomalies arise where the midgut loop, having rotated normally 90 degrees counterclockwise, proceeds to rotate 180 degrees in the clockwise direction (Fig. 15). The net effect is equivalent, in most of these cases, to 90 degrees clockwise rotation. This results in one of two conditions: a retroarterial position of the colon, or an even more uncommon anomaly where the liver and the entire colon are ipsilateral. In the first of these conditions the postarterial segment of the midgut has receded from the umbilical celom into the peritoneal cavity before the rest of the gut; the third portion of the duodenum is lying anterior to the superior mesenteric vessels. In the second the prearterial segment has receded from the umbilical celom first and the duodenum passes behind the mesenteric vessels. Roentgenologic experience stemming from examination of the colon in these conditions is limited. In regard to the retroarterial location of the transverse colon, a narrowing of the bowel at the site of the mesenteric pedicle is reported to be characteristic (ROSE, 1941; WARTHEN et al., 1952; GROB, 1953). However, a similar roentgen appearance may well be associated with mixed rotation or non-rotation if the colon is twisted by a volvulus. In the case of ipsilateral liver and colon the roentgen findings are typical and probably pathognomonic. Two illustrative cases are presented in Figs. 16 and 17.

Mesenterico-parietal hernias. Various opinions are held as to the pathogenesis of this anomaly. Perhaps the most widely accepted view is that the midgut, on emerging from its temporary location in the umbilical celom, invaginates into its own mesentery — usually the postarterial one — instead of returning to the abdominal cavity. The hernial sac is thus formed by the mesentery and contains loops of small bowel which may bulge against and produce an impression in, or even cause a characteristic medial or ventrolateral displacement of the ascending or descending colon (Fig. 18). On follow-through examination the small-bowel loops are observed often to be packed together forming a relatively

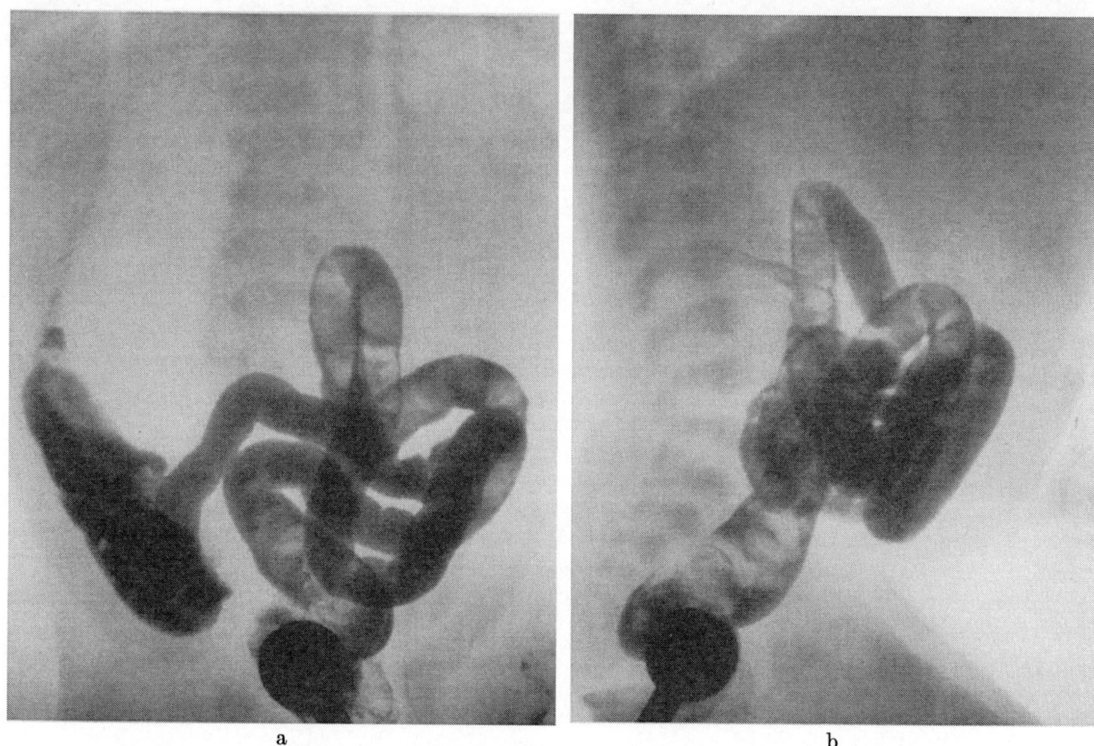

Fig. 17 a and b. Ipsilateral colon and liver in reverse rotation of the midgut loop and situs inversus in a newborn. Transverse colon passes anterior to the duodenum. Cecum is right-sided and inverted

immobile, circumscript mass. A left-sided mesenterico-parietal hernia may easily be confused with a persistent descending mesocolon with a medially located descending colon. In both conditions small-bowel loops occupy the left lateral gutter and the iliac fossa. However, the latter of the two conditions differs from mesenterico-parietal hernia in that the small-bowel loops are movable over the descending colon.

γ) *Stage III — Abnormalities of fixation and position*

Between the twelfth week and full term — *stage III* — the development consists of continued growth of the proximal colon with descent of the cecum to the right iliac fossa; and the subsequent fixation of the ascending and descending colon to the posterior abdominal wall. The bowel has completed 270 degrees rotation from the original sagittal position. The final phase of fixation is not possible unless the normal process of rotation has taken place. Abnormalities in this development are reflected in a pathologic location or an abnormal mobility of the cecum and ascending colon. The latter condition may lead to volvulus involving the terminal ileum and cecum.

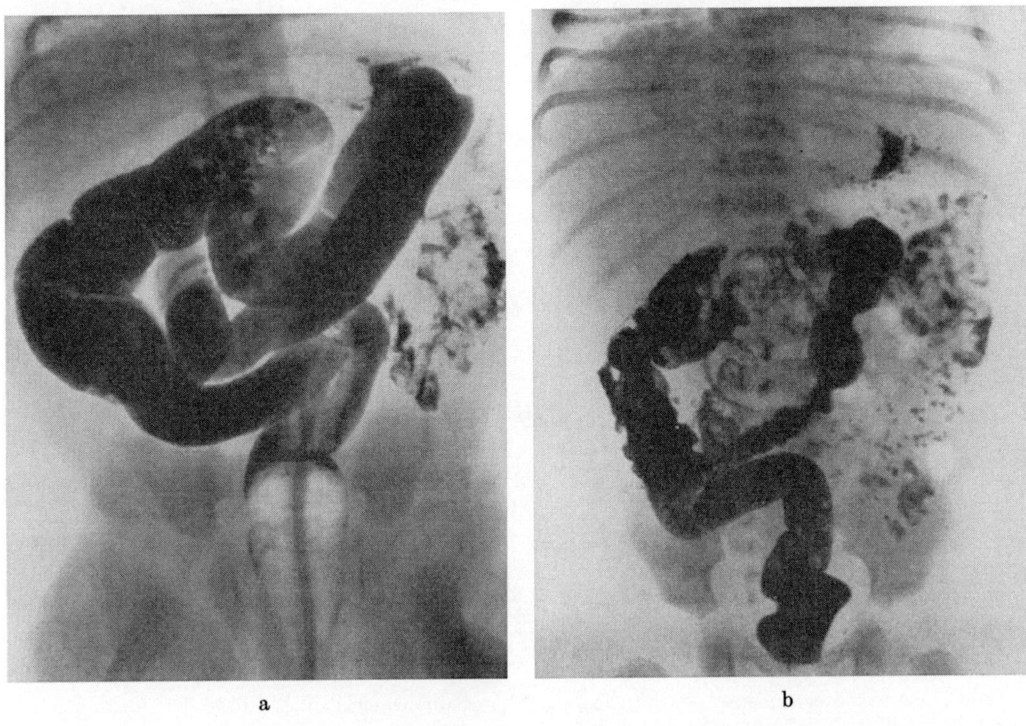

a b

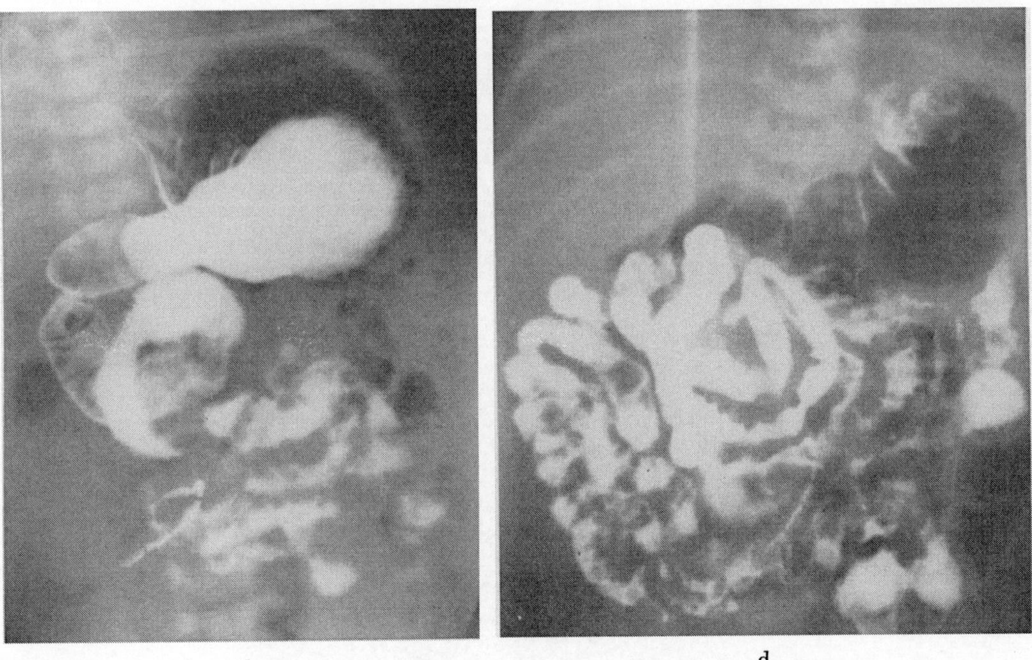

c d

Fig. 18a—d. Mesenterico-parietal hernia in a newborn. A follow-through study and barium enema examination demonstrate that the left side of the colon (a and b) is displaced towards the right and that the jejunum occupies the left lateral gutter, while the ileum runs an almost normal course (d) The duodenum is dilated down to the duodeno-jejunal junction (c) Cecum assumes an abnormal position close to the midline. At operation (Dr. TH. EHRENPREIS), jejunum was found to be encapsulated by the peritoneum and covered by the mesenteric root without any volvulus being present. The duodenal obstruction was due to peritoneal adhesions extending from the misplaced cecum

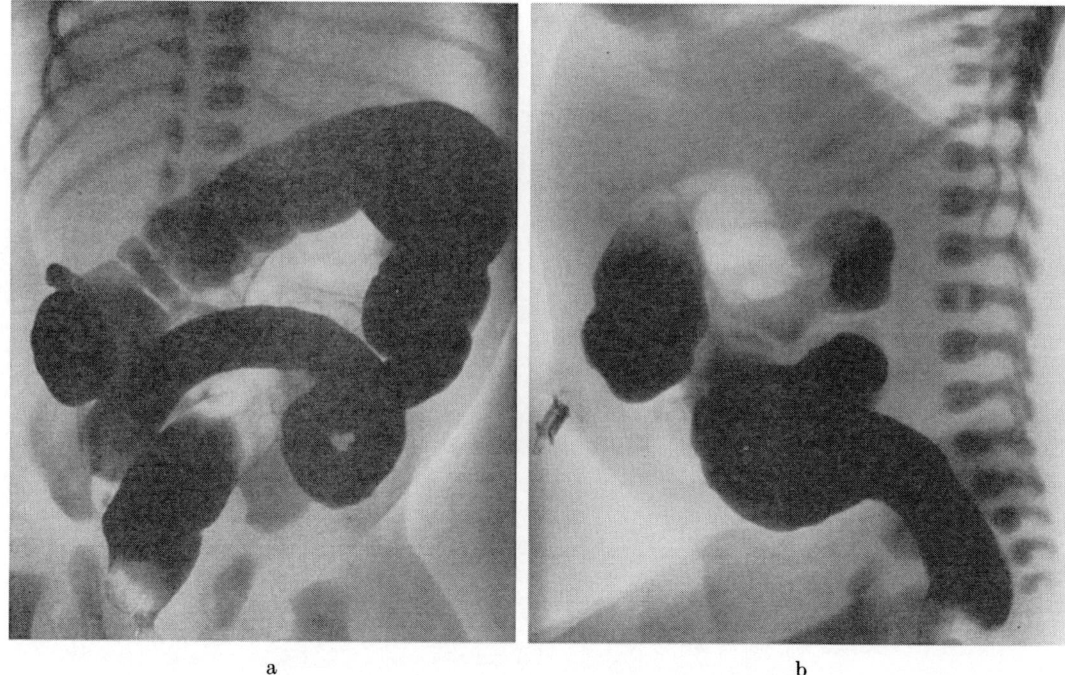

a b

Fig. 19a and b. Inverted cecum in a newborn female. The cecum which is fixed in the iliac fossa, has turned backward upon itself, to point upward and touch the liver — "erect cecum". Note, coronary cleft is present in third lumbar vertebra.

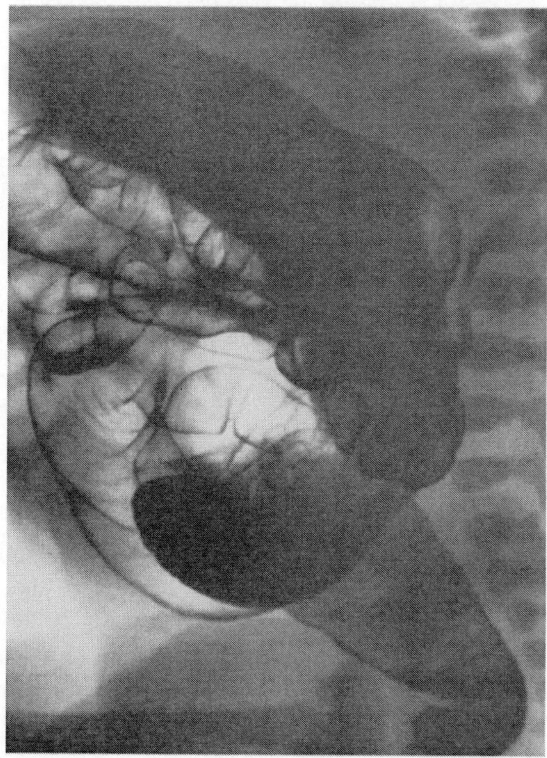

Fig. 20. Retrocecal appendix in a newborn with congenital megacolon (Hirschsprung's disease)

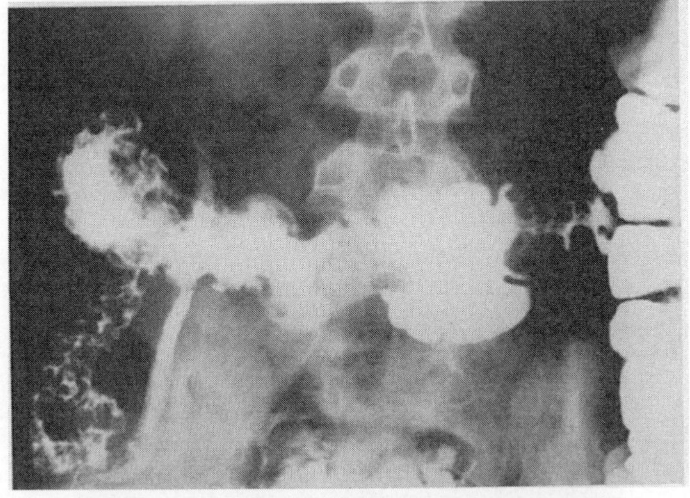

a

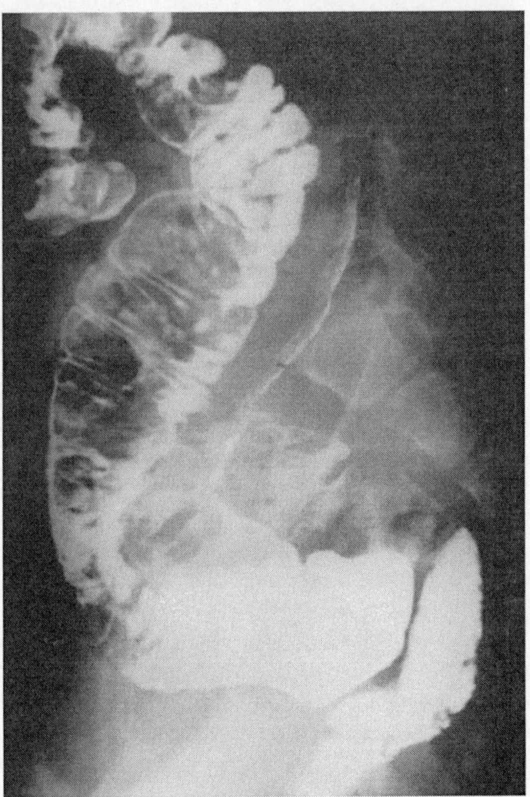

b

Fig. 21 a and b. Pericecal appendix in a 10 year old boy with Crohn's disease of the colon. The long appendix runs postero-medial to the cecum and ascending colon

An *undescended subhepatic cecum* is a fairly common incidental finding at roentgen examination of the gastrointestinal tract. The cecum is situated beneath the liver and runs medially and backward. — Hyperdescended cecum is according to SMITH (1911) a common finding in infants and is relatively frequently observed in adults (KANTOR, 1934). The cecum is situated in the true pelvis.

An *inverted cecum* (Fig. 19) arises through early fixation of the cecum in conjunction with continued growth of the ascending mesocolon and elongation of the remainder of the colon. When this discrepancy in growth is pronounced, the ascending colon will actually have a descending course.

Retrocecal and *pericecal vermiform appendices* (Figs. 20 and 21) represent minor anomalies in this group.

A *mobile cecum* presupposes an ascending mesocolon or a pseudomesocolon. Its clinical significance lies in the fact that it may predispose an individual to a volvulus involving the terminal ileum and cecum. The twisting usually occurs around the long axis of the ascending colon.

A *fixed subsplenic cecum* is uncommon. ESTRADA, who has designated this condition as "enorme caecum certum", regards it as a manifestation of isolated defective descent

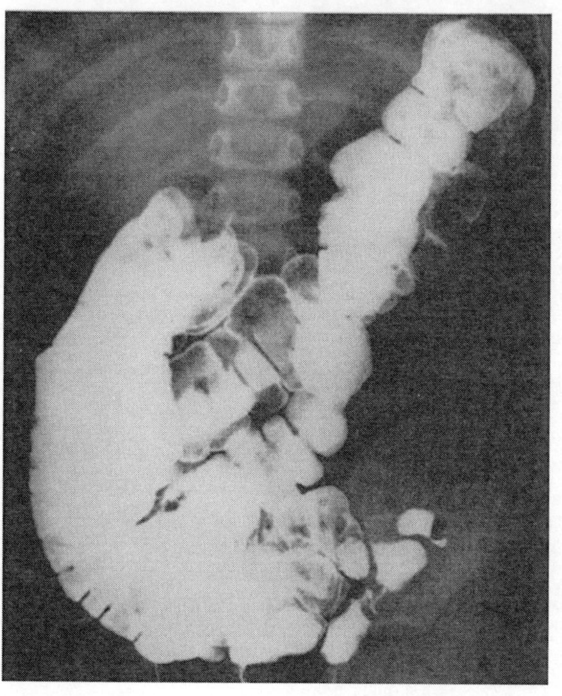

a

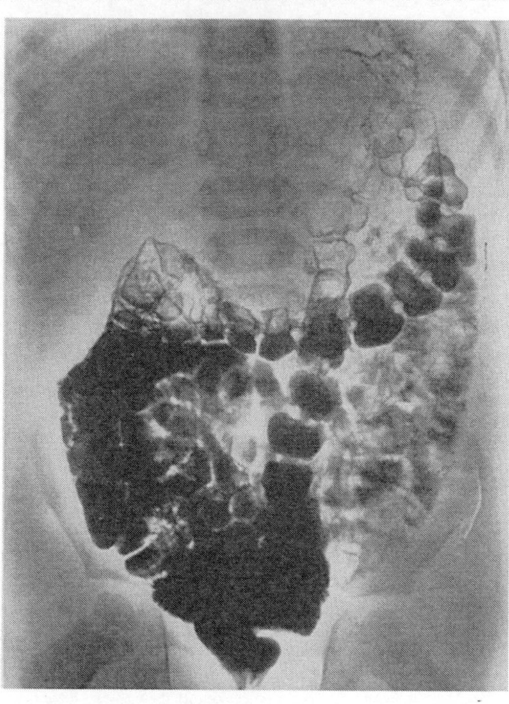

b

Fig. 22a and b. Abnormal persistance of the descending mesocolon in a 3 year old boy. The descending colon runs a slightly oblique course close to the midline. The left lateral gutter is occupied by loops of the jejunum which could be displaced over the descending colon. No operative conformation

of the ileo-cecal region. The ascending colon passes more or less parallel to the transverse colon, and the cecum is fixed near the splenic flexure.

Positional anomalies of the left half of the colon are rare by comparison with similar anomalies of the right half (MORGENSTERN, 1960). One typical conditions is *abnormal persistence of the descending mesocolon*, which extends from the splenic flexure to the sigmoid colon. The descending colon passes medially and ileal loops occupy the left lateral gutter (Fig. 22). The anomaly is usually isolated but may be associated with absence of the transverse colon.

Volvulus of the sigmoid presupposes an elongation of its mesentery with the points of attachment situated close together. The roentgen findings in this condition are treated in more detail elsewhere in this book.

δ) *The colon in situs inversus with lateral reversal of the viscera*

In this anomaly the gastroduodenal loop and the midgut occupy a position symmetrical to normal with complete inversion of the intestinal tract in the frontal plane. The cecum and the appendix are situated in the left lower quadrant; the ascending

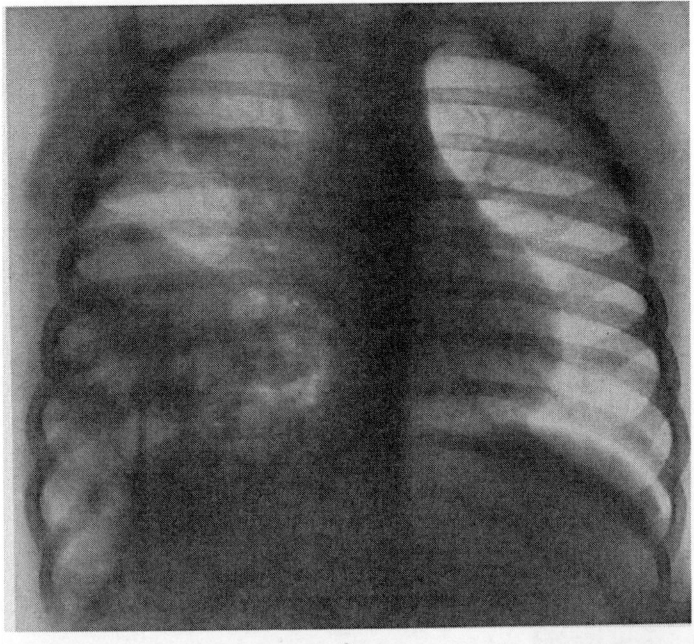

a

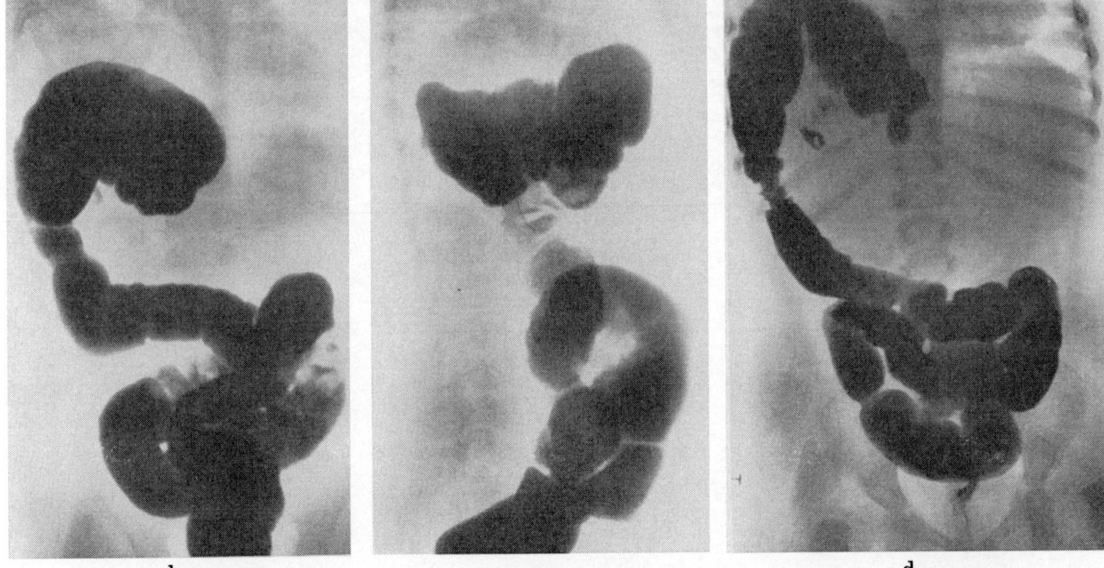

b c d

Fig. 23a—d. Partial intrathoracic colon in a 2-year-old girl. The right portion of the transverse colon and the ascending colon run in a cephalad direction lateral to the liver and herniate through a wide defect in the diaphragm into the right hemi-chest together with loops of the small intestine and a portion of the duodenum. Mixed rotation of the midgut is present. Operative confirmation

colon is on the left, the transverse colon courses from left to right, and the descending colon is on the right.

b) Abnormal length of colon

A redundant colon (dolichocolon) is defined by KANTOR (1934) as one which is too long to fit into the body of its owner without undergoing reduplication. However, the borderline relative to normality may well be indeterminate and is at best arbitrary. Most common is a long and tortuous sigmoid — a condition which is quite normal in infancy.

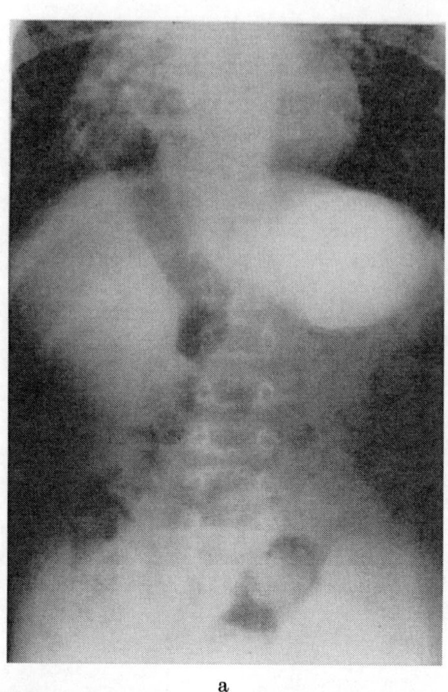

a

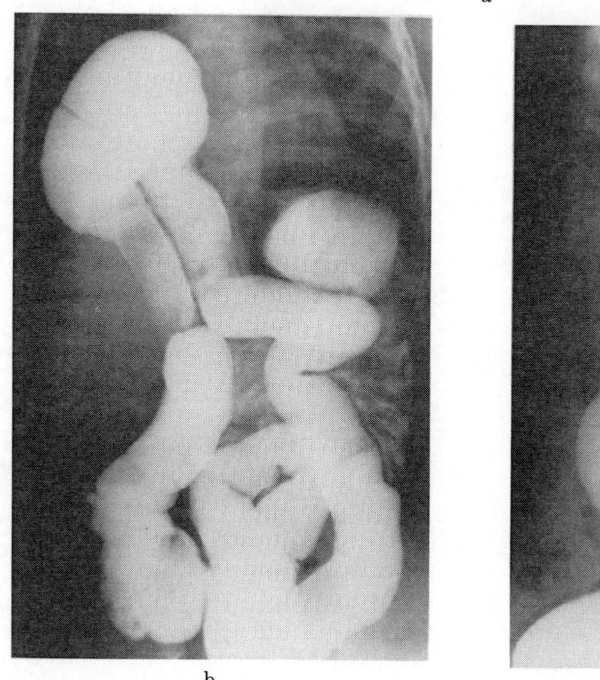

b

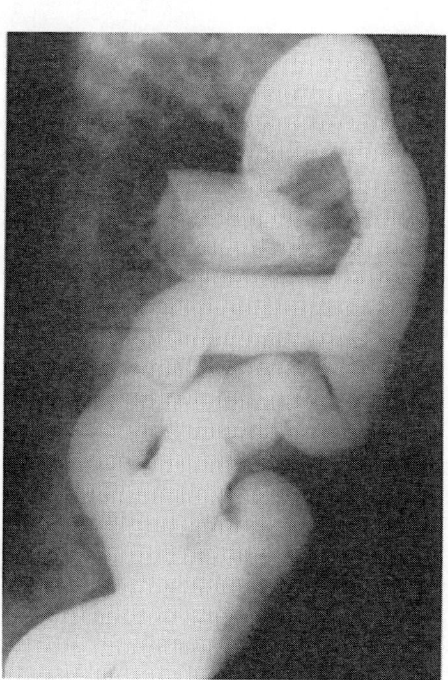

c

Fig. 24a—c. Partial intrathoracic colon due to protrusion of the bowel through a wide foramen of Morgagni

c) The colon in defects of the diaphragm

An abnormal position of the colon may be secondary to congenital defects in the wall of the abdominal cavity. For example, the colon is frequently implicated in the large postero-lateral hernias of the diaphragm and occasionally in other types of diaphragmatic hernias (Figs. 23 and 24). While it is not unusual to find mixed rotation of the midgut associated with congenital diaphragmatic hernias, the intrathoracic displacement of the bowel is to be regarded as a prolapse and not a sign of maldevelopment.

Interposition of the transverse colon between the liver and the diaphragm may be congenital or acquired (POPPEL and HERSTONE, 1942).

Herniation of the cecum and ascending colon into the lesser sac is rare. Its roentgen aspects have been described by DORIAN and STEIN (1954) and by McKAIL (1961). The occurrence of inguinal hernia containing a colonic loop has repeatedly been recorded.

d) Abnormalities of lumen formation

α) Atresia and congenital stenosis of the colon

These are rare conditions; according to TRUSLER et al. (1959), who reported seven cases of colonic atresia, they occur approximately once in every 15,000 to 30,000 births.

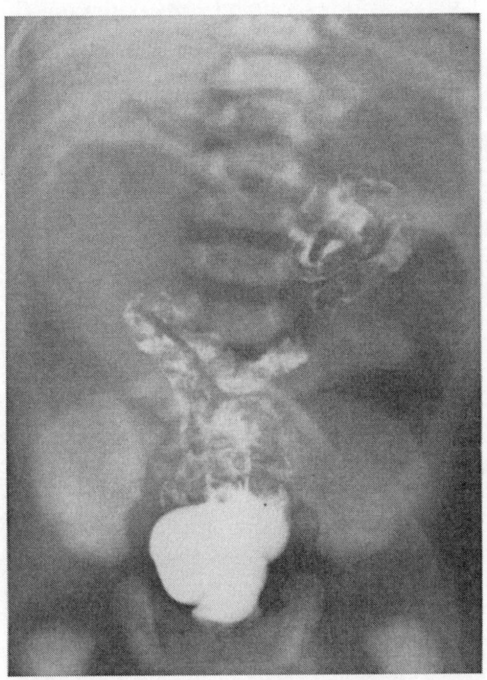

Fig. 25. Atresia of the midgut contribution to the colon in a newborn. The anomaly causes obstruction of the small intestine with marked distension of the loops. Patent portion of the colon has a small caliber — "microcolon". Operative confirmation

PECK et al. when reviewing the literature on this subject in 1963 found only 36 patients on record with colonic atresia or stenosis who had survived and added 2 cases of their own. Atresia assumes two forms: an internal diaphragm and absence of a bowel segment. Multiple atresias of colon are extremely rare. Total absence of the colon with the latter represented by a solid cord is very uncommon (COLEY, 1877; KLINEFELTER, 1935). Atresia may occur in association with volvulus due to deficient mesenteric fixation, and in conjunction with imperforate anus. In a significant number of cases more than one area of atresia of the alimentary tract is found. Congenital stenosis of the colon is even more uncommon than atresia, and may result from constricting bands.

Atresia and congenital stenosis of the colon may be similar clinically and roentgenologically to that of small-bowel obstruction in the neonatal period (Fig. 25). The preatresic portion of the colon may be greatly dilated. Distal to the atresia the colon is narrow and has an appearance termed microcolon. Reliable roentgenologic differentiation with respect to meconium obstruction and the meconium plug syndrome may not always be possible.

Microcolon is not a single entity; the term is purely descriptive. An underdeveloped colon is almost always the result of complete intestinal obstruction which has arisen during fetal life, and it is questionable whether "microcolon" can occur as a primary congenital anomaly. STOREY and SHARP (1951) are of the opinion that it exists in rare cases. Total aganglionic colon may present as microcolon.

β) *Duplication of the colon and rectum*

Duplications of the colon and rectum are less common than those of the small bowel. In GROSS's series of 68 alimentary tract duplications, 13 were found to be of colonic origin. There is some diversity of opinion as to the mode of development. Perhaps the most widely accepted is BREMER's (1957) hypothesis that the deformity stems from abnormalities in the recanalization of the bowel with failure of vacuoles to blend with the reestablished lumen. LEWIS and THYNG (1908) consider duplications to be a result

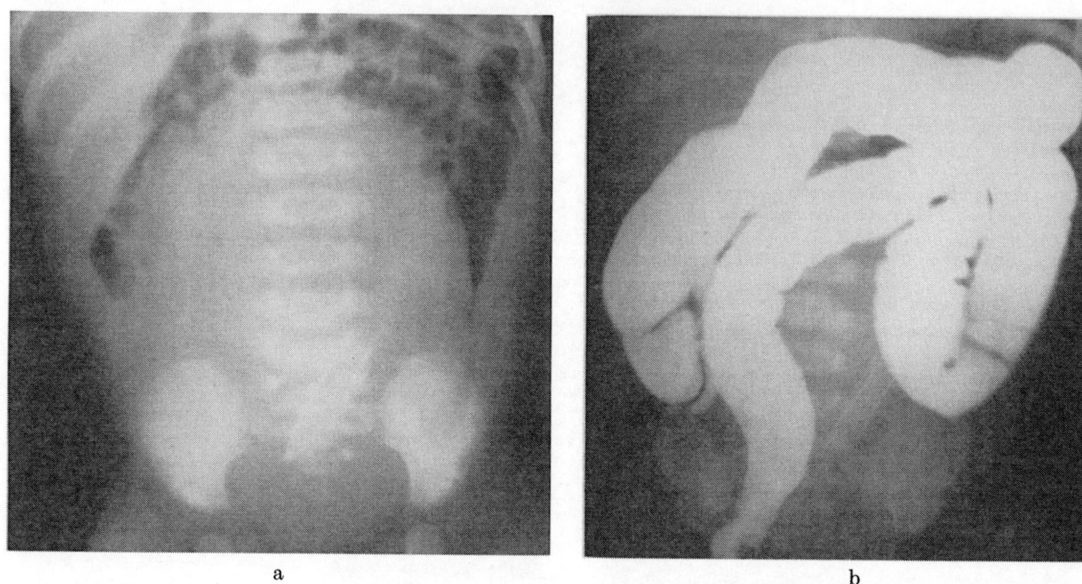

Fig. 26a and b. Rectal duplication which is distended to the size of a hen's egg, and dislocates adjacent portions of the bowel. Operative confirmation. Courtesy of Drs. M. SULAMAA and P. E. HEIKEL, Helsinki

of diverticulum formation, whereas EDWARDS (1929), and also RAVITCH (1953) postulate a twinning process.

The anomaly may be cystic or tubular and may comprise one segment of the bowel or may extend throughout the colon and rectum. The duplication may or may not communicate with the original bowel. With communication it is not always possible to determine which structure represents the normal colon and which the duplication.

Symptoms are produced when the duplication becomes enlarged and causes intestinal obstruction by compression. Concomitant anomalies of the urinary tract are fairly common (RAVITCH, 1953; FORSHALL, 1961).

At roentgen examination the duplication can seldom be identified on plain films of the abdomen. Very seldom is it gas-filled. Its presence may be suspected when the colon or rectum is displaced by an expansive process which cannot be attributed to any of the usual causes (Fig. 26). If the displacement involves long segments of colon, a duplication is probable. In the presence of a communication with the original bowel the duplication and its contents may be delineated, wholly or in part, at the barium enema (Fig. 27). When the communication is situated in the proximal portion of the colon, the duplication may be more readily outlined in follow-through studies (SINGLETON, 1959).

Abnormalities of innervation are considered under "Congenital megacolon".

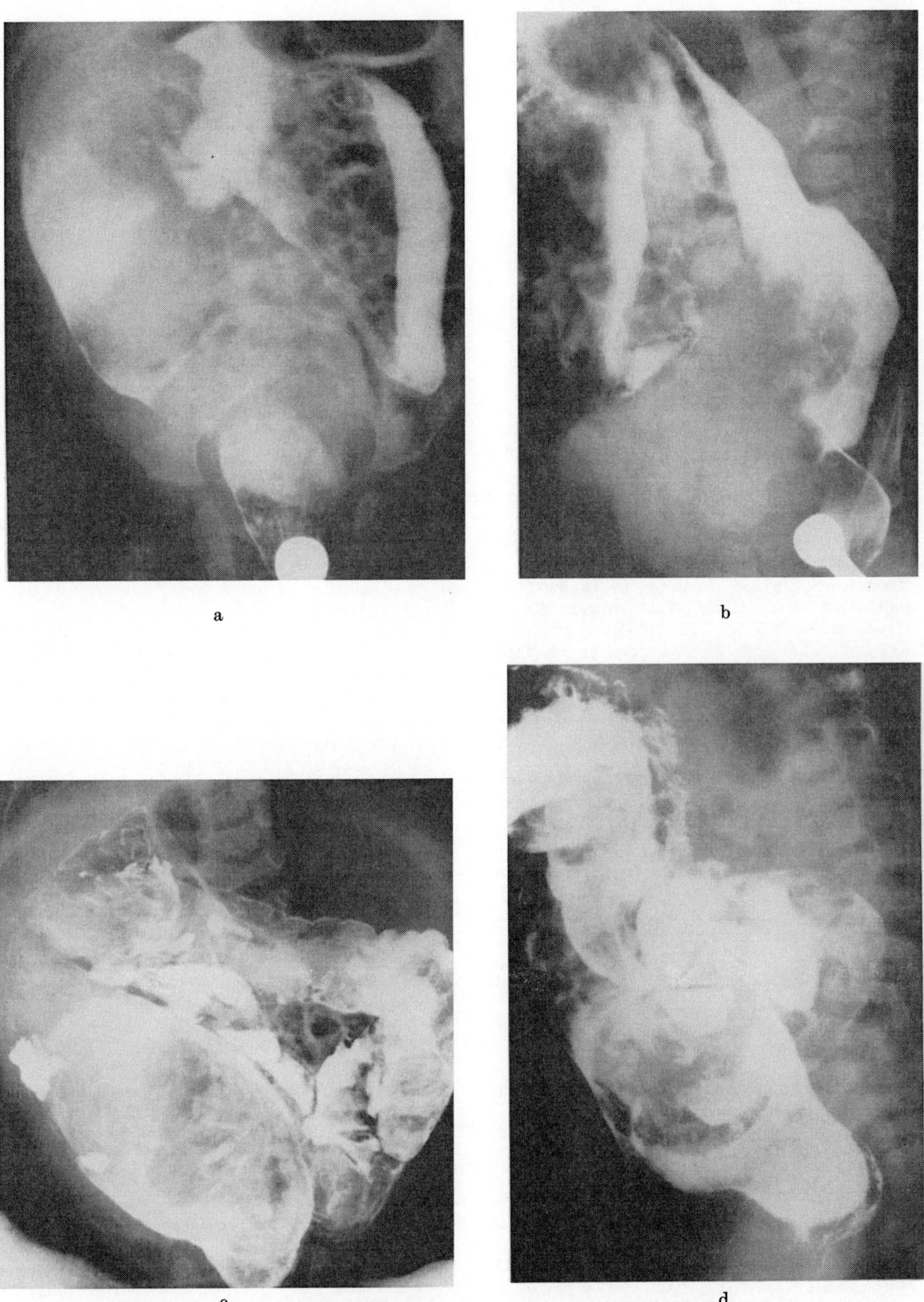

Fig. 27a—d. Complete duplication of the colon in a half a year old boy. Colon is compressed from without and displaced by a mass apparently extending along its entire length (a and b). With repeat barium enema examination the duplication was partly filled with contrast medium and solid fecal matter was outlined (c and d). At operation (Dr. G. Pettersson) the duplication was found to terminate blindly in the pelvis. Post-mortem examinations revealed two cecal portions and two appendices. Courtesy of Dr. Harry Larsson, Göteborg

References

Bentley, I. F. R.: Mesenteric cysts with malrotated intestine. Brit. med. J. **1959 II**, 223.

Bremer, J. L.: Congenital anomalies of the viscera. Their embryological basis. Cambridge: Harvard University Press 1957.

Cimmino, C. V.: Gangrene of descending colon: some notes on soft tissue study and paracolonic gutters. Radiology **81**, 279 (1963).

Davies-Colley, N.: Congenital occlusion of small intestine. Trans. path. Soc. Lond. **29**, 115 (1877/78)

Dorian, A. L., and G. N. Stein: Hernia through foramen of Winslow. Report of a case with preoperative roentgen diagnosis and successful surgical management. Surgery **35**, 795 (1954).

Dott, N. M.: Anomalies of intestinal rotation: Their embryological and surgical aspects with report of five cases. Brit. J. Surg. **11**, 251 (1923).

Edwards, H.: Congenital diverticula of intestine with report of case exhibiting heterotopia. Brit. J. Surg. **17**, 7 (1929).

Eek, S.: Congenital duodenal obstruction. A clinical, roentgenological, surgical and follow-up study in 29 cases. Amer. J. Roentgenol. **73**, 713 (1955).

Estrada, R. L.: Anomalies of intestinal rotation and fixation. Springfield (Ill.): Ch. C. Thomas 1958.

Forshall, J.: Duplication of the intestinal tract. Postgrad. med. J. **37**, 570 (1961).

Frazer, J. E., and R. H. Robbins: On the factors concerned in causing rotation of the intestine in man. J. Anat. Physiol. **50**, 75 (1915).

Gardner, C. E.: The surgical significance of anomalies of intestinal rotation. Ann. Surg. **131**, 879 (1950).

—, and D. Hart: Anomalies of intestinal rotation as a cause of intestinal obstruction. Arch. Surg. **29**, 942 (1934).

Grob, M.: Über Lageanomalien des Magendarmtraktes infolge Störungen der fetalen Darmdrehung. Basel: Benno Schwabe & Co. 1953.

Gross, R. E.: The surgery of infancy and childhood. Philadelphia and London: W. B. Saunders Co. 1953.

Harbour, M. J., D. H. Altman, and M. Gilbert: Congenital atresia of the colon. Radiology **84**, 19 (1965).

Houston, C. S., and M. H. Wittenborg: Roentgen evaluation of anomalies of rotation and fixation of the bowel in children. Radiology **84**, 1 (1965).

Kantor, J. L.: Anomalies of the colon: their roentgen diagnosis and clinical significance; resumé of 10 years of study. Radiology **23**, 651 (1934).

Klinefelter, E. W.: Congenital absence of the colon. Amer. J. Dis. Child. **50**, 454 (1935).

Lauge-Hansen, N.: The development of the embryonic anatomy of the human gastro-intestinal tract. Eindhoven: Centrex Publ. Co. 1960.

Lefebvre, J., J. Sauvegrain, D. Pellerin, G. Auguenot et J. Bennet: Étude radiologique des sténoses duodénales par brides et volvulus chez le nourrisson et chez l'enfant (à propos de 45 observations). J. Radiol. Électrol. **37**, 1 (1956).

Lewis, F. T., and F. W. Thyng: Regular occurrence of intestinal diverticula in embryos of pig, rabbit and man. Amer. J. Anat. **7**, 505 (1908).

Mall, F. P.: Development of the human intestine and its position in the adult. Bull. Johns Hopk. Hosp. **9**, 197 (1898).

Manson, G.: Anomalies of intestinal rotation and mesenteric fixation. Review of the literature with report of nine cases. J. Pediat. **45**, 214 (1954).

McIntosh, R., and E. J. Donovan: Disturbances of rotations of the intetinal tract; clinical picture based on observations in 20 cases. Amer. J. Dis. Child. **57**, 116 (1939).

McKail, R. A.: Hernia through the foramen of Winslow, hernia traversing the lesser sac and allied conditions. The radiological diagnosis and differential diagnosis. Brit. J. Radiol. **34**, 611 (1961).

Meckel, J. F.: Bildungsgeschichte des Darmkanals der Säugetiere und namentlich der Menschen. Dtsch. Arch. Physiol. **3**, 1 (1817).

Morgenstern, L.: Persistent descending mesocolon. Surg. Gynec. Obs; et. **110**, 197 (1960).

Peck, D. A., H. B. Lynn, and L. E. Harris: Congenital stenosis and atresia of the colon. Arch. Surg. **87**, 428 (1963).

Poppel, M. H., and S. T. Herstone: Anomalies of position of the transverse colon. Amer. J. Surg. **57**, 38 (1942).

Ravitch, M. M.: Hind gut duplication — doubling of colon and genital urinary tracts. Ann. Surg. **137**, 588 (1953).

Rose, T.: Retroposition of the transverse colon complicated by ileo-caecal volvulus: A report of one case with recovery, and a review of the literature. Med. J. Aust. **1**, 225 (1941).

Schermuly, W.: Möglichkeiten und Grenzen der Beurteilung connataler Darmsitusanomalien. Fortschr. Röntgenstr. **78**, 150 (1957).

Singleton, E. B.: X-ray diagnosis of the alimentary tract in infants and children. Chicago: Year Book Publ. Inc. 1959.

Smith, G. M.: A statistical review of the variations in the anatomic positions of the caecum and the processus vermiformis in the infant. Anat. Rec. **5**, 549 (1911).

Söderlund, S.: Anomalies of midgut rotation and fixation. Clinical aspects based on 62 cases in childhood. Acta paediat. (Stockh., Suppl. 135), **51**, 225 (1962).

Storey, C. F., and A. W. Sharp: Congenital microcolon. Amer. J. Dis. Child. **82**, 345 (1951).

Töndury, G.: Über Situs inversus partialis des Duodenum. Z. Anat. Entwickl.-Gesch. **106**, 251 (1936).

Trusler, G. A., A. L. Mestel, and C. A. Stephens: Colon malformation with imperforate anus. Surgery **45**, 328 (1959).

Vogt, W.: Morphologische und kausalgenetische Untersuchungen über die Lageentwicklung des menschlichen Darmes. Z. angew. Anat. Konstit.-Lehre **2**, 87 (1917).

Warthen, R. O., J. Lattman, and C. S. White: Reversed rotation of the bowel. Review of the literature and report of an unusual case. Amer. J. Dis. Child. **83**, 487 (1952).

2. Congenital megacolon

Congenital megacolon was described by the Copenhagen physician, H. HIRSCHSPRUNG, in 1887. In a paper titled „*Stuhlträgheit in Folge von Dilatation und Hypertrophie des Colons*" he compared the clinical and pathological findings in two male infants which from birth had had constipation and abnormal distension of the abdomen. In the dilated portion of the large bowel he found hypertrophy, inflammation, edema, and ulceration of the mucosa. HIRSCHSPRUNG hypothesized that the disease was due to a congenital abnormality localized to the distended part of the colon.

Later investigators (SWENSON and BILL, 1948) have shown that the dilatation is caused by a functional obstruction of the rectum and rectosigmoid. The intestinal wall

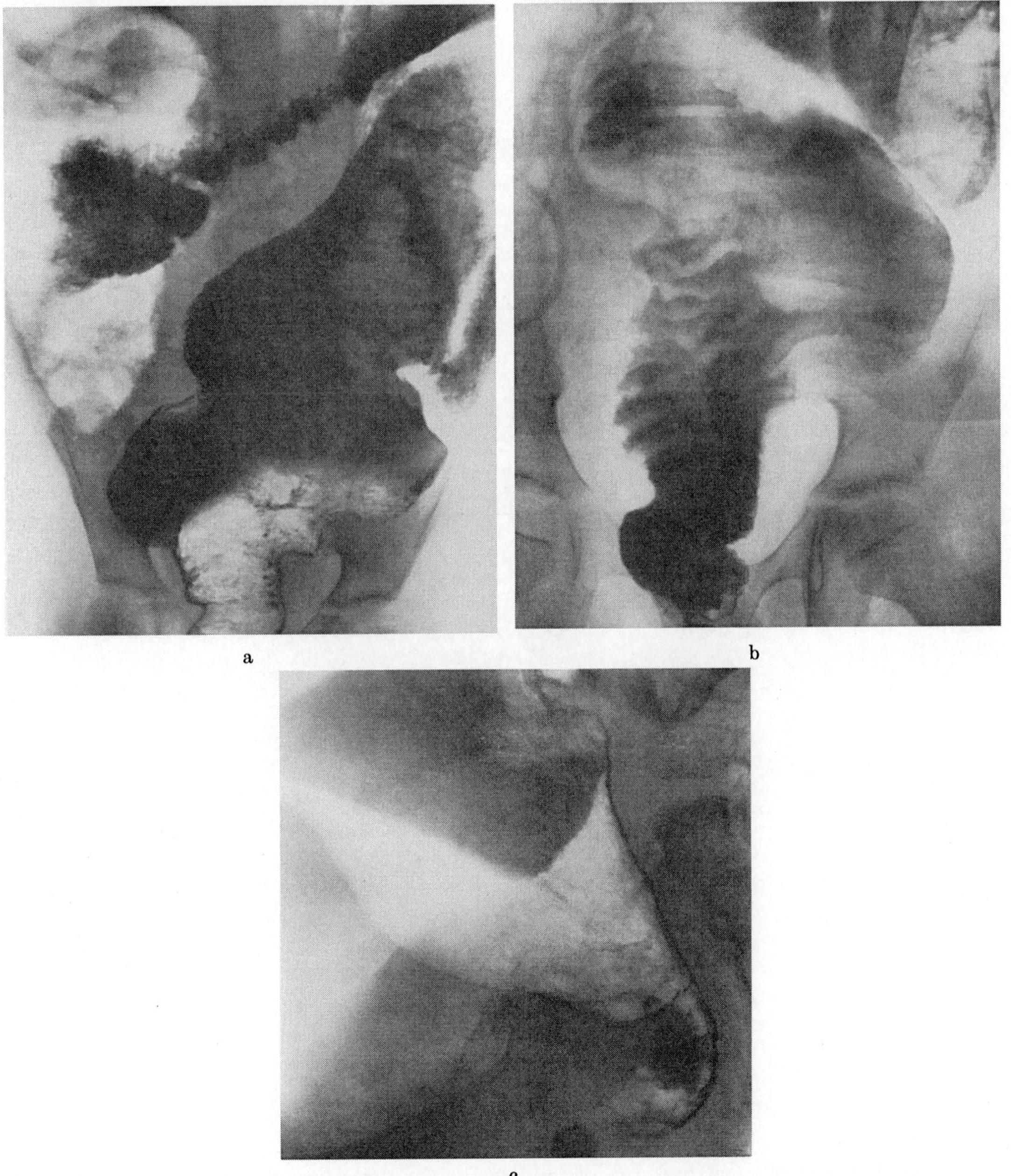

Fig. 1a—c. Marked dilatation of the sigmoid. The transitional zone bordering the narrow, aganglionic rectum is conical. The rectorectal space is thickened. Whether this is due to perirectal cellulitis is not known

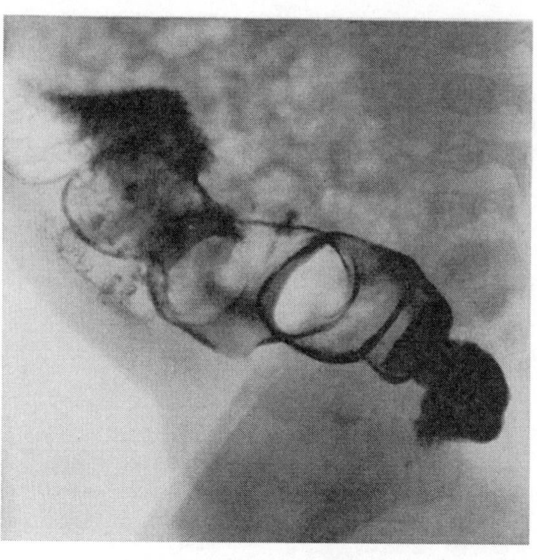

a

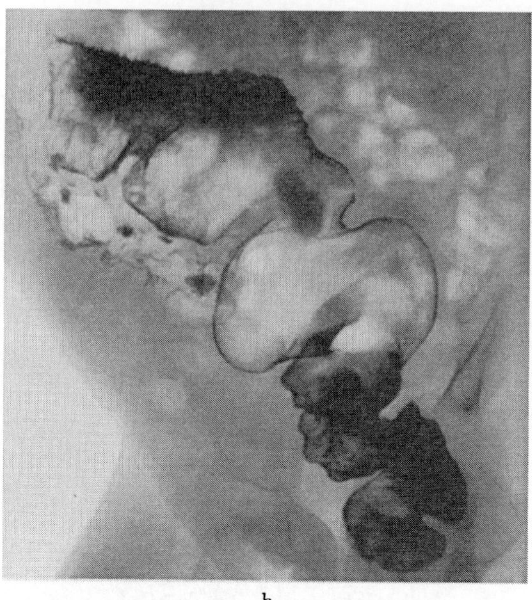

b

Fig. 2a and b. Aganglionic rectum and rectosigmoid demonstrated by double-contrast enema. The area of narrowing is conical and demonstrated to best advantage in the oblique view with the central rays directed 20° cranially with the patient supine

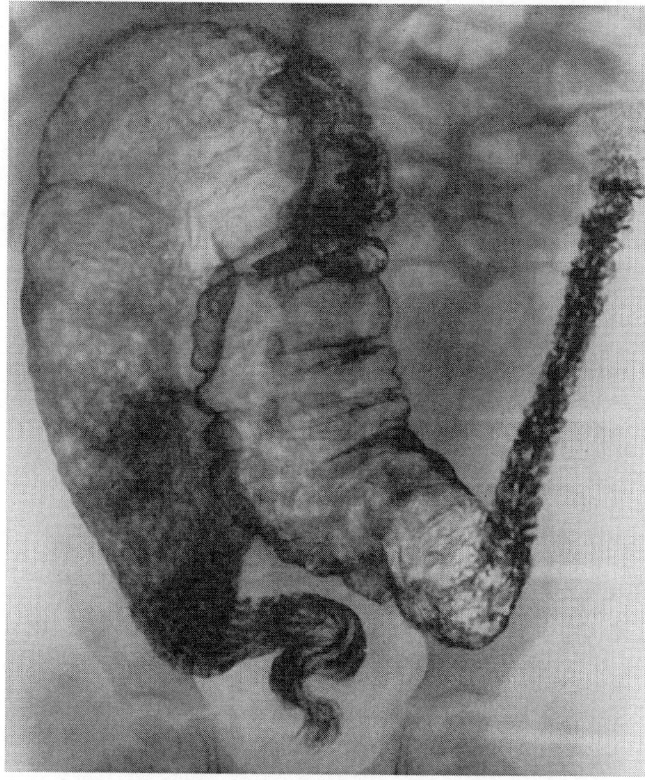

Fig. 3. Massive dilatation of the sigmoid loop outlined by double-contrast enema in a post-evacuation roentgenogram. The sigmoid colon occupies a considerable portion of the right abdomen and extends up in the epigastrium. Conical transitional zone at the narrow, collapsed rectosigmoid and rectum.
Courtesy of Dr. Seved Ribbing

in these segments is characterized by a defective autonomic nerve supply with absence of ganglion cells in the plexuses of MEISSNER and AUERBACH (TITTEL, 1901; DALLA VALLE, 1924; ROBERTSON and KERNOHAN, 1938; WHITEHOUSE and KERNOHAN, 1948; BODIAN et al., 1951). As a result there is "dysfunction of evacuation" (EHRENPREIS, 1946), abnormal peristalsis (BODIAN et al.) and a loss of the normal defecation reflex (SWENSON et al., 1949). This leads to a relative narrowing of the affected segment and consequently to a functional obstruction with dilatation and hypertrophy of the proximal bowel. The lack of ganglion cells is generally attributed to a congenital maldevelopment. On record, however, there is a case in which megacolon has developed on the basis of glycogen storage disease involving the autonomic ganglia of the bowel wall (MULLER et al., 1961).

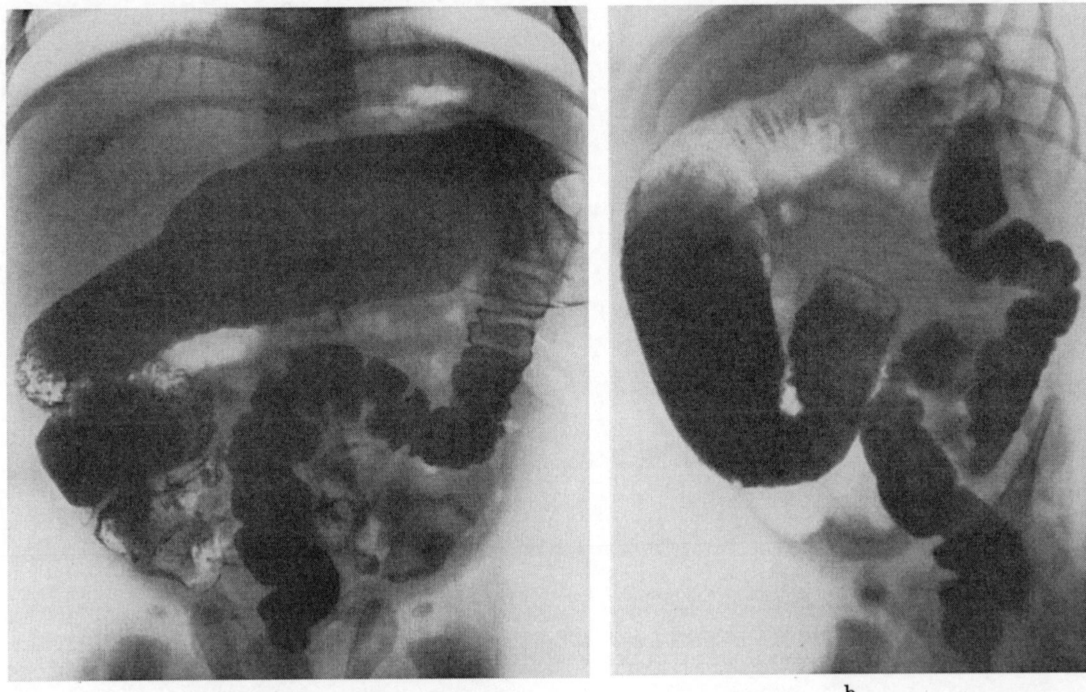

a b

Fig. 4a and b. Congenital megacolon in a 1-year-old child. Long aganglionic segment extending from the splenic flexure to the anus. Note the loss of haustra of the proximal colon

The clinical symptomatology has been described by numerous authors (BODIAN et al., 1949, 1951; SWENSON, 1959, among others). In brief, the disease is characterized by a history of chronic constipation usually dating from birth, with physical signs of a distended abdomen and an empty rectum on digital examination. In small children loose stools due to enterocolitis and signs mistaken for gastroenteritis may be the salient features. Males predominate in a high proportion.

The treatment is surgical consisting of the removal of the aganglionic segment and restoration of the bowel continuity, with preservation of the anus and sphincters (SWENSON and BILL, 1948; SWENSON, 1954). In recent years a new operative method has been evolved in which the colon, after resection of the aganglionic segment, is anastomosed to the posterior aspect of the rectum near the anus (DUHAMEL, 1957).

a) Classification

In approximately 90 percent of the cases in major series the aganglionic, non-dilated segment comprises the rectum with or without a portion of the sigmoid (BODIAN et al., 1951), Figs. 1, 2 and 3; in the remaining 10 per cent or so it continues up towards

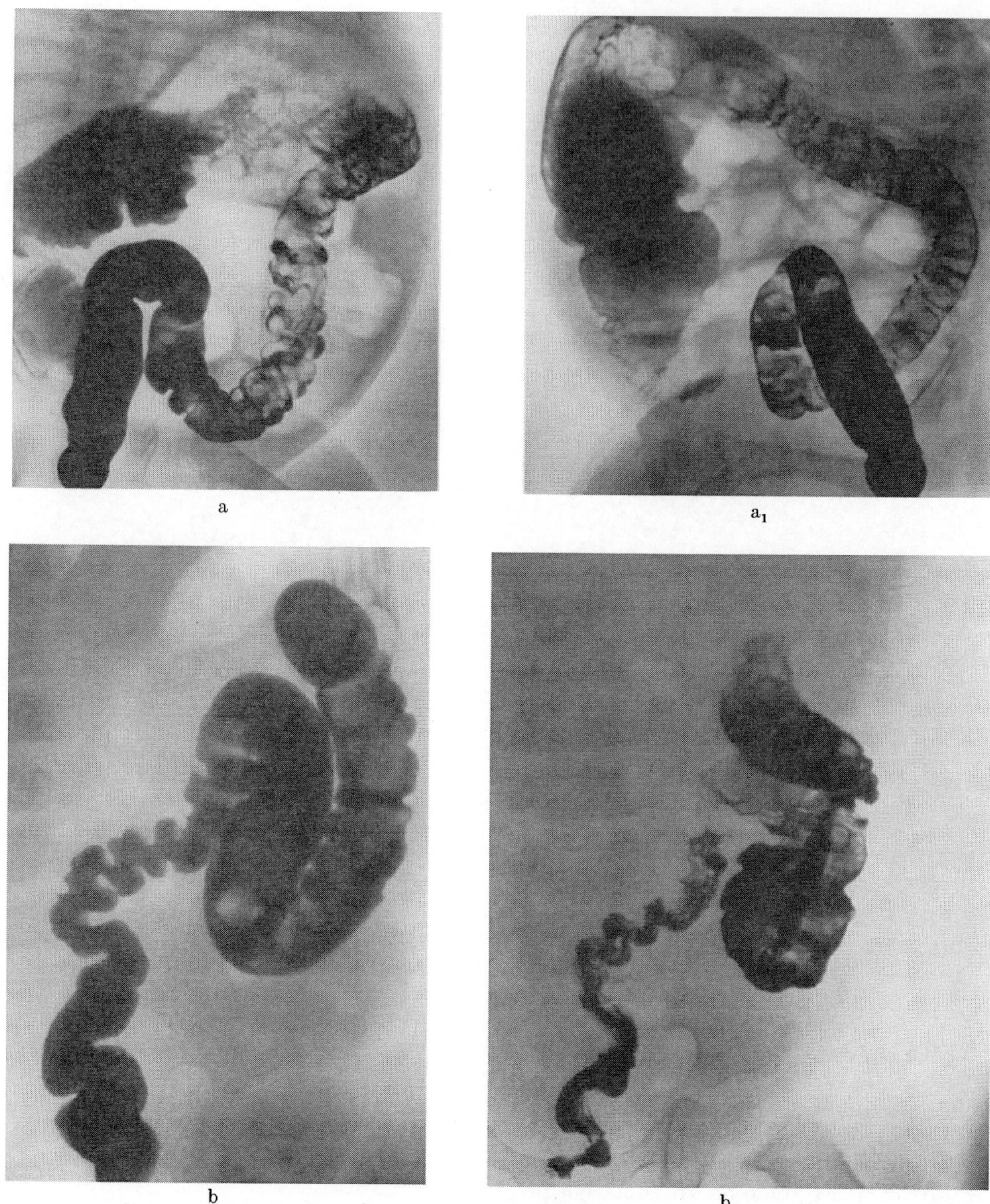

Fig. 5. a) On pre-operative roentgenograms the narrow segment is seen to involve the left colon from the splenic flexure to the anus. b) At re-examination of the colon with barium enema fourteen months after establishment of colostomy one gets the erroneous impression from both filling and post-evacuation roentgenograms that aganglionosis is limited to the distal sigmoid and rectum

the splenic flexure, Figs. 4 and 5, or into the transverse colon, Fig. 6. Occasionally the entire colon, and in rare instances even the terminal or entire ileum are aganglionic, Figs. 7 and 8. Extremely short segments corresponding to the distal portions of the rectum are not uncommon, Figs. 9 and 10. Thus Nixon (1961b) found that in 22 of the 140 cases in his series the non-dilated segment was situated below the peritoneal

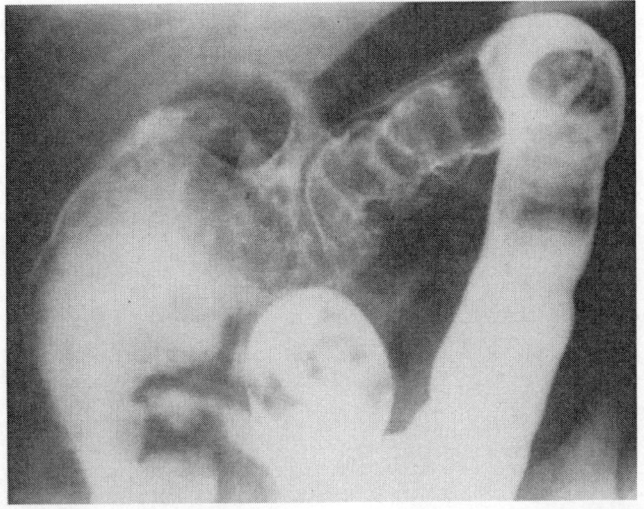

a

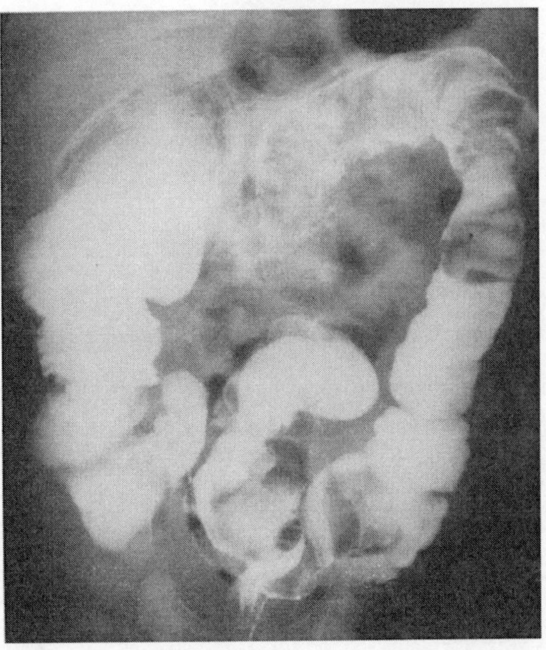

b

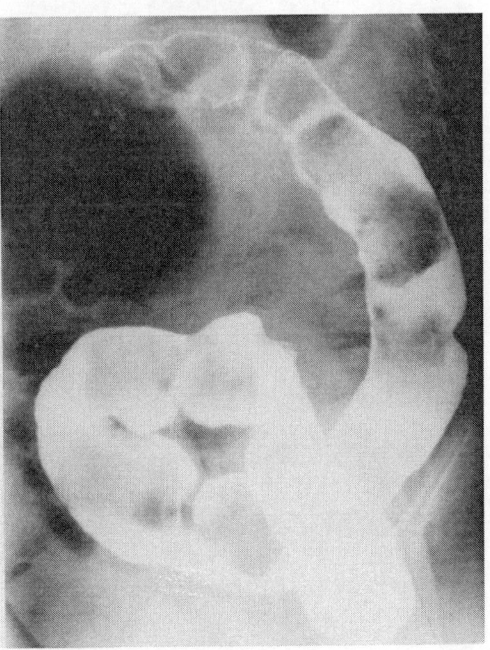

c

Fig. 6a—c. Long aganglionic segment involving the entire left colon and rectum. The transitional zone is located in the mid-transverse colon. Impacted fecal material is present in the aganglionic segment

reflection. The shortest segment measured 5 cm. Only a few cases of single or double zonal aganglia have been observed (KEEFER and MOKROHISKY, 1954). The type distribution in my own series is shown in Fig. 11. All 62 patients were operated on. Aganglionosis was proved on histological examination.

b) Roentgenological evaluation

α) Conventional films of the abdomen

The distended part of the colon usually contains substantial quantites of fecal matter and varying amounts of gas, producing a mottled appearance of the bowel. Even in infants the intestinal dilatation may be very appreciable, but in the majority of such

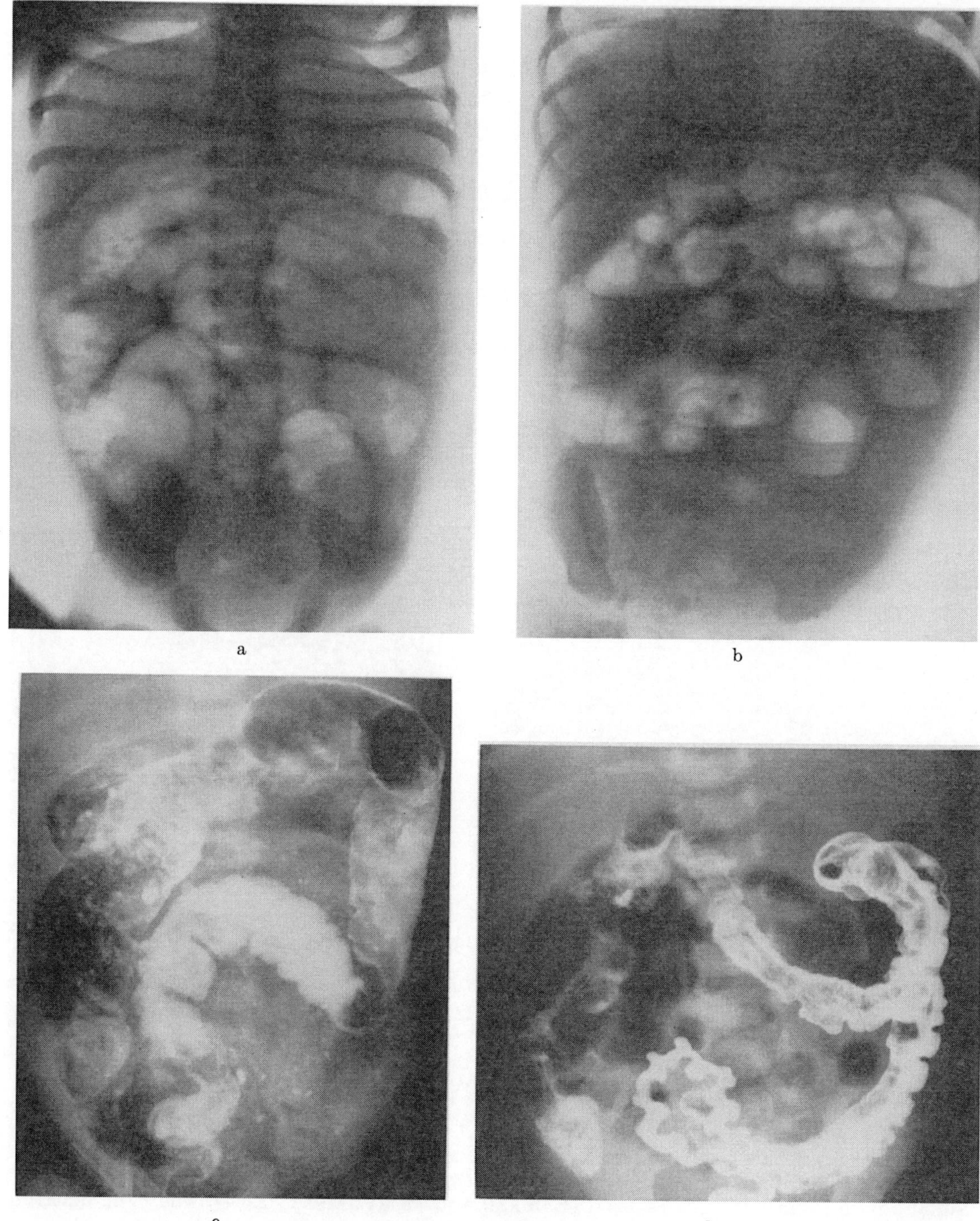

Fig. 7a—d. Total aganglia of the colon. Roentgenograms of the abdomen demonstrate obstruction with dilatation of small intestinal loops containing an excess of gas and fluid. No narrow segment is discernible at the follow-through examination of the colon and rectum. Immediate post-evacuation films after barium enema show unusually extensive expulsion of barium contrast and consequent collapse of the whole colon

cases the extent of large bowel involvement cannot be estimated without the help of contrast examination of the colon. The small bowel too, usually shows some degree of gaseous distension and the abdomen is frequently meteoristic (Fig. 12). On occasion the

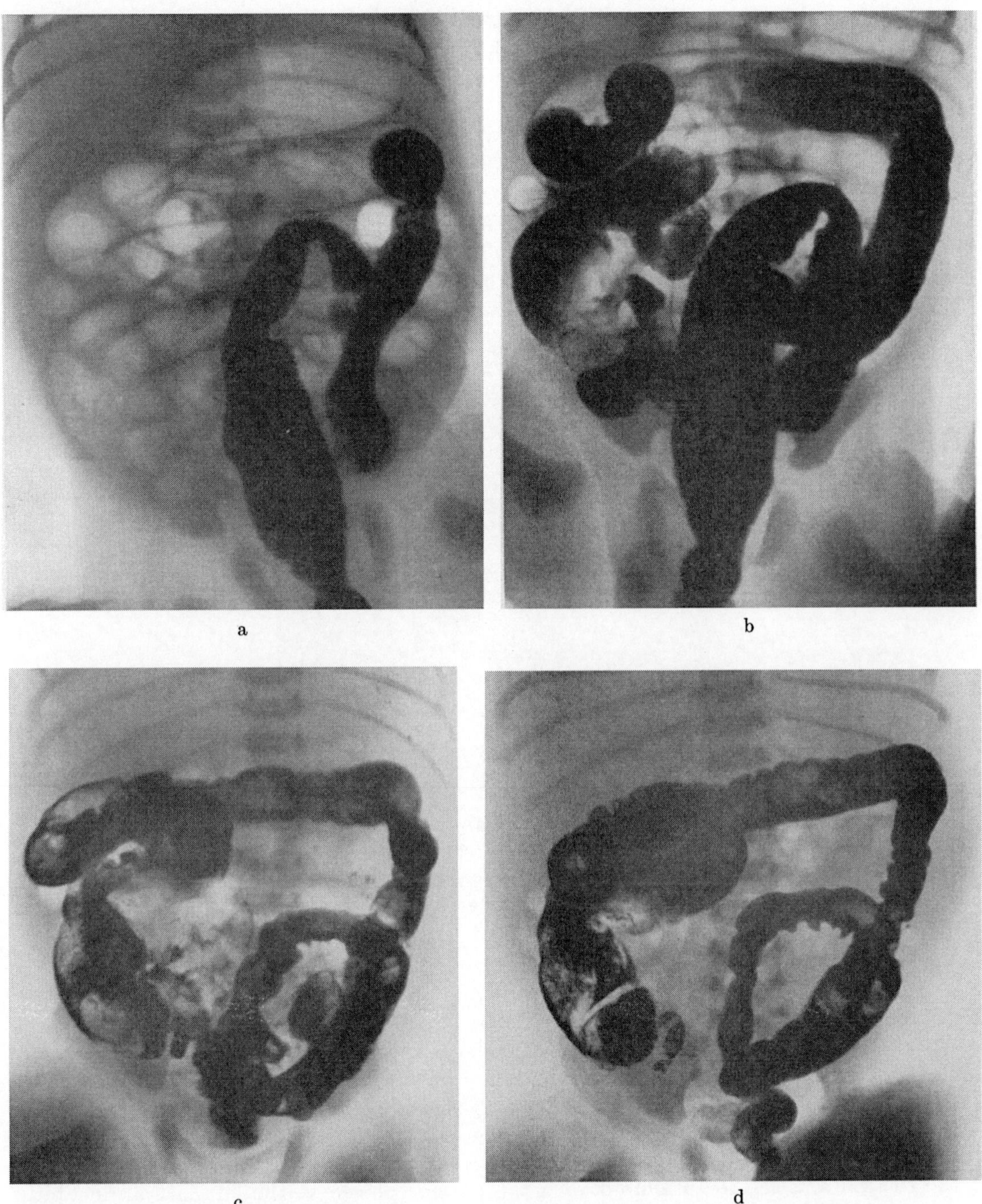

Fig. 8a—e. Aganglionosis involving the entire colon, rectum and terminal ileum. Signs of small intestinal obstruction dominate the roentgen findings. At barium enema study the colon has a slightly reduced caliber (a and b). Post-evacuation films taken after a lapse of 15 and 24 hours respectively show abnormal retention of barium contrast (c and d). On re-study of the bowel half a year later, colon and rectum are moderately dilated, presumably due to prolonged stasis (e). Prints a, b, c and d: courtesy of Dr. Seved Ribbing

clinical and roentgen picture may be typical of intestinal obstruction. This is the case, as a rule, in newborns and infants when the whole or greater part of the colon is aganglionic (Figs. 7, 8). When the disease is complicated by colitis and diarrhea the colon will contain an abnormally large quantity of fluid.

β) *Contrast examination of the colon*

When aganglionic megacolon is suspected, the primary aim of barium enema examination is to determine as accurately as possible the transitional zone between the narrowed and dilated segments and to establish the length of the narrowed segment.

The majority of authors favor examination without a preceding purge, since it is believed that cathartics may aggravate the obstruction and that repeated enemas may, by dilating the narrow segment, make roentgenologic delimitation difficult. I for my part have found no cogent evidence that purgation preceding barium enema examination jeopardizes the diagnosis. The possibility of barium contrast impaction is probably heightened when the colon contains appreciable quantities of fecal matter. To obviate

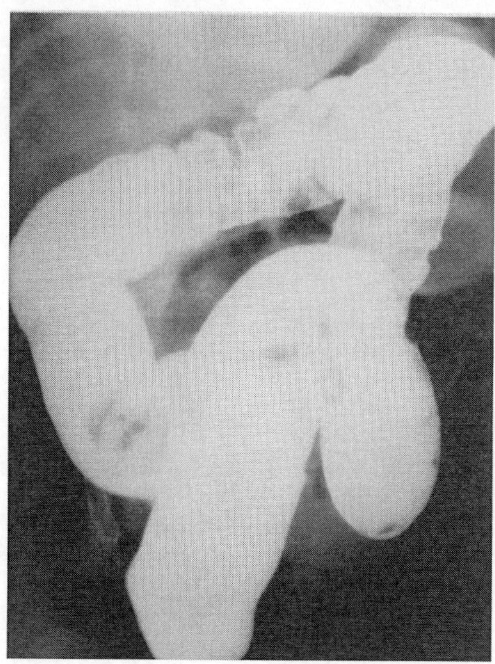

Fig. 8e

"water intoxication" — a complication from which deaths have been reported (Jolleys, 1952; Richards and Hiatt, 1953; Steinbach et al., 1955) — the barium should be suspended in an isotonic saline solution.

It is important that the contrast medium be administered under fluoroscopic control and at a slow enough rate to ensure delineation of the transitional zone, *i.e.*, the change from small to large caliber, without superimposition of barium filled loops (Swenson et al., 1949). This is of particular importance in infants and small children in whom a redundant sigmoid is normal. It is advisable to begin the examination with a study of the rectum and the rectosigmoid with the patient placed in the left lateral decubitus position, which gives an essentially undistorted view of this part of the bowel. For separate demonstration of the sigmoid loop, the patient is rotated to a position approximately midway between lateral and antero-posterior. Demonstration of the sigmoid limbs is facilitated by moderate distension of the urinary bladder which displaces the bowel upward from the true pelvis. By directing the central beam at an angle of 20—30 degrees cranially in the supine position — or at similar angles caudally when the patient is examined in prone position — the distortion can be further reduced.

When the narrowed segment and the transitional zone have been studied, further administration of barium should be restricted but still given in an amount sufficient to localize the cecum and ascending colon. This is essential because malrotation of the midgut or defective fixation of the cecum is sometimes an associated anomaly. In my own series such anomalies were observed in four cases. — On completion of the examination the excess of barium contrast medium should be siphoned from the bowel by disconnecting the tube from the can and holding it below body level. Water-soluble media can be used in newborns as well as in some infants, although the ability of ready evacuation of such materials may render assessment of the transitional zone somewhat difficult.

c) The narrow segment

Neuhauser (1949) apparently was the first to attach significance to the roentgenologically demonstrable narrow segment of the rectosigmoid in congenital megacolon (Figs. 1—3). The segment shows increased tone and is usually empty and collapsed.

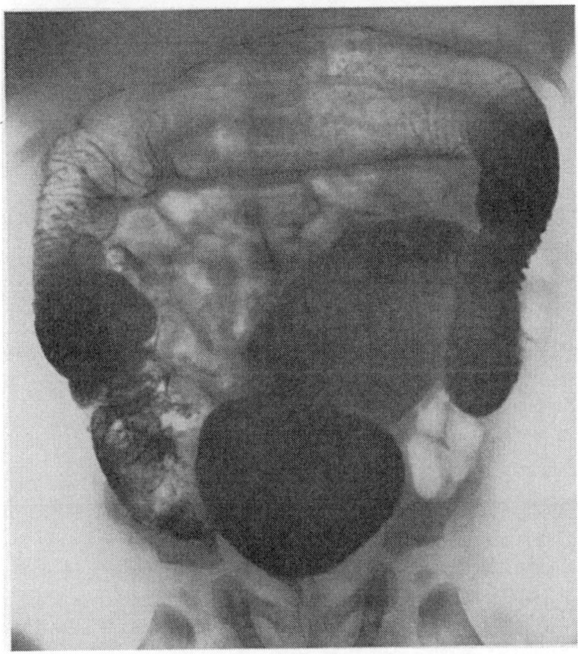

a

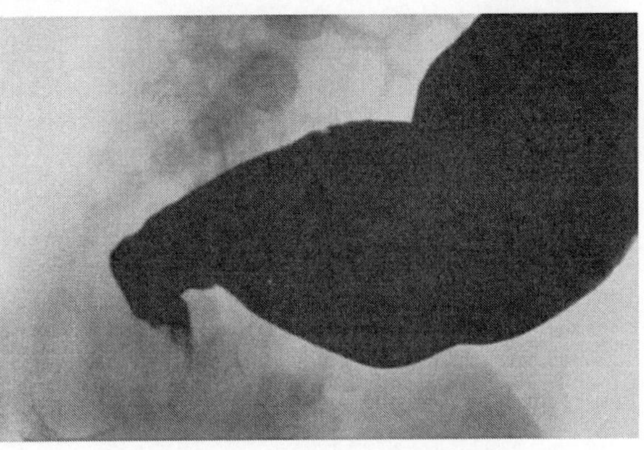

b

Fig. 9a and b. Owing to projectional distortion no narrow segment can be demonstrated in the antero-posterior view but is well outlined in the true lateral view. The aganglionic segment involves the lowermost two cms of the rectum which was confirmed at histological examination. The sigmoid colon is greatly dilated. Colonic haustra are less evident than normal

However, use of the term "narrow" segment in Hirschsprung's disease does not imply that the aganglionic segment has consistently a reduced caliber. In many cases this portion of the bowel can be distended to normal caliber at the barium enema examination. The narrowing may then be considered relative (Fig. 13). When the colon contains a large amount of fecal matter which obstructs the passage of the contrast medium, or too much barium contrast is administered it may even become overdistended causing the difference in caliber of the segments to be equalized and the length of the aganglionic segment to be in doubt (Figs. 14—16). Demarcation of the segments is greatly facilitated by reference to the post-evacuation film, on which the transitional zone is usually distinct owing to the fact that contrast medium is retained in the normally innervated portion of the bowel, while distention of the distal segment is to a lesser or very slight degree. In many cases evacuation of the latter segment is so complete that only a barium film covers its mucous membrane (Fig. 17).

Rehbein and Hüther (1957) have reported that when the rectum alone is aganglionic a narrowed segment cannot be distinguished on the roentgenograms, and therefore the diagnosis must be based on the characteristic history and on rectal biopsy. In my own series, however, the roentgen findings were diagnostic in all of the 17 cases in which histologic examination of the resected specimens demonstrated the ganglionic cell defect

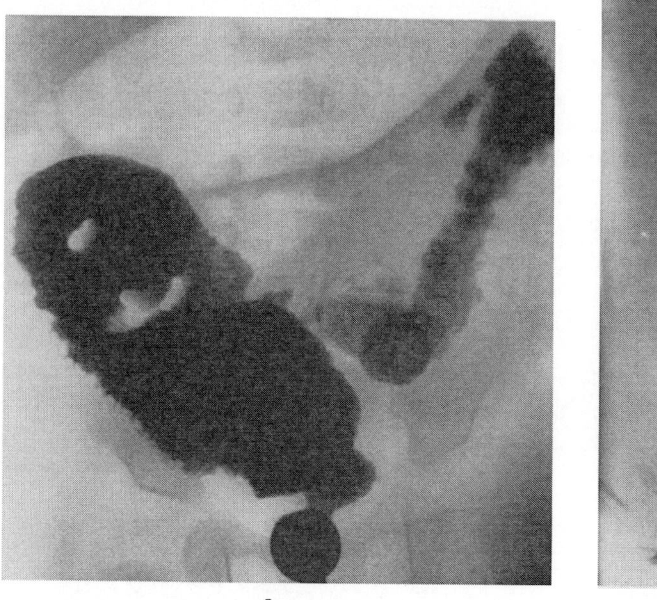
a

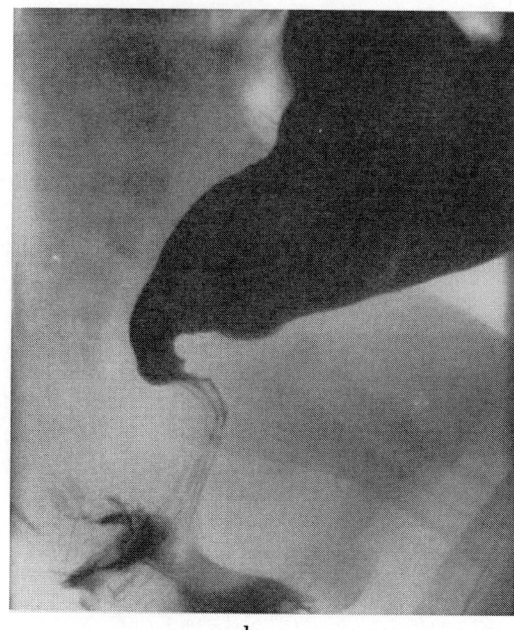
b

Fig. 10a and b. Antero-posterior and lateral views of aganglionic segment limited to distal ampulla of rectum Histologic confirmation. The post-evacuation film of the bowel is indispensable for identification of the short aganglionic segment

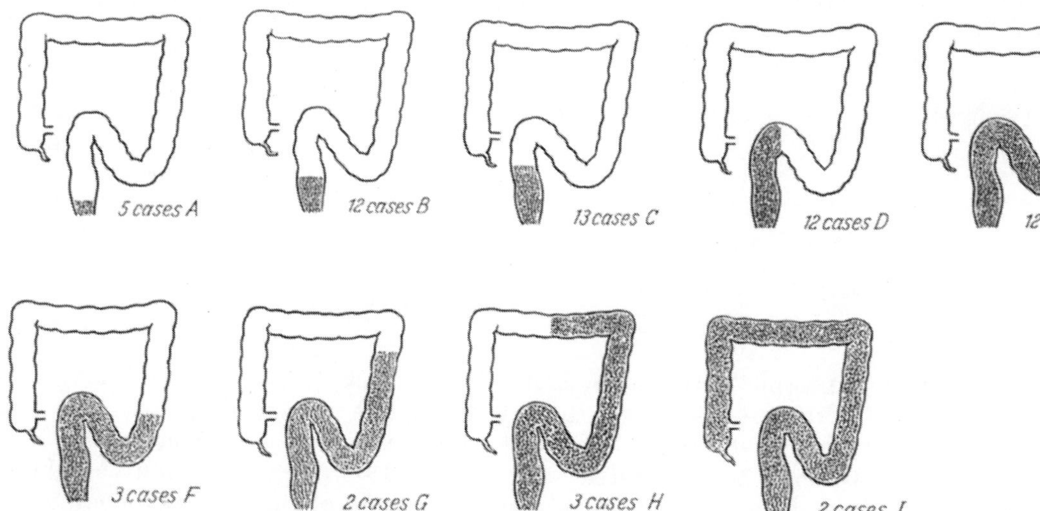

Fig. 11 A—I. Congenital megacolon — Hirschsprung's disease: extent and distribution of various types of aganglionic segments in 64 cases studied at Children's Clinic of Karolinska sjukhuset. A Segment of aganglia confined to distal ampulla of rectum or the area close to anus. B Segment of aganglia involving the entire rectum. C Segment of aganglia extending from rectosigmoid to anus. D Segment of aganglia involving the distal limb of the sigmoid colon and rectum. E Aganglionic segment occupying the entire sigmoid loop and rectum. F Segment of aganglia involving the lower portion of the descending colon, the sigmoid and rectum. G, H and I Unusual locations extending from splenic flexure, mid-transverse colon and terminal ileum respectively

to be limited to the rectum. Films of the rectum in true lateral projection, during filling and particularly after evacuation, are determinant (Figs. 1, 13, 17). Interpretation of the roentgen findings only occasionally presented difficulties when a short segment of the rectum was involved. When due reference was given to the appearance of the rectum in the post-evacuation films, the findings were diagnostic even in cases of short, infraperitoneal segments (Figs. 9 and 10). Presumably, in rare cases in which, according to certain investigators, the aganglionosis involves the sphincter alone, barium enema examination is unlikely to shed any light on the etiology.

d) The transitional zone

In most cases the transition to dilated bowel is conical and a few centimeters in length. This area may well have incorporated the zone of change from aganglionic bowel because of the constant increased intraluminal pressure. When the transition is seen to be abrupt, it may be due to annular spasm or be a sequel of a healed perforation, but it may also be purely fictitious due to the foreshortened view of the bowel in the

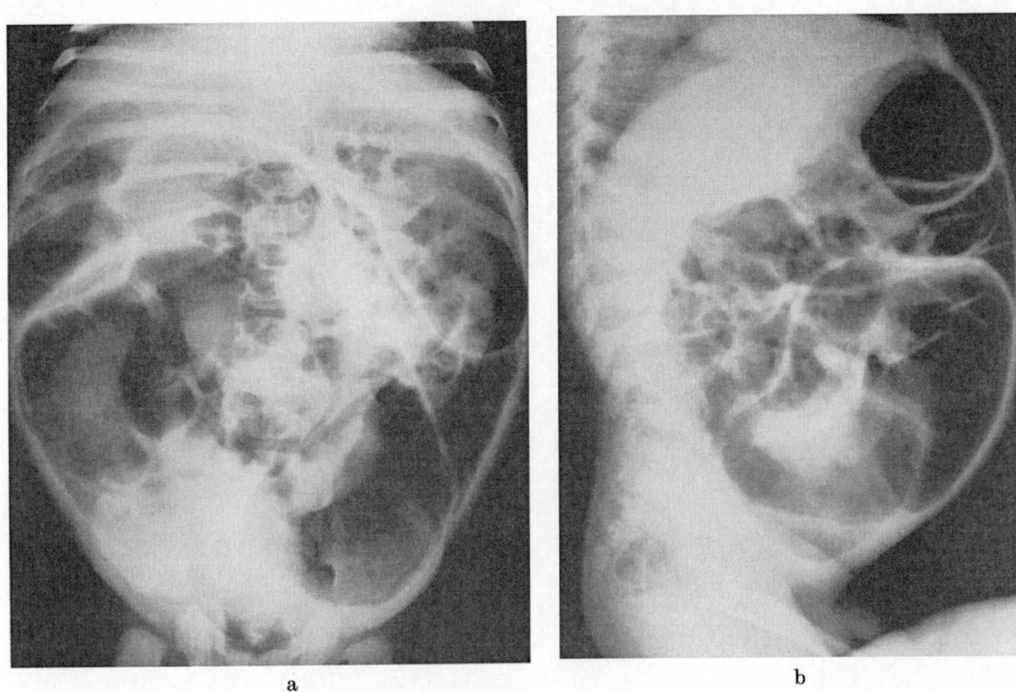

a b

Fig. 12 a and b. Roentgenograms of the abdomen of a 3 month-old-infant with congenital megacolon demonstrate gaseous distension of the small and particularly the large bowels. A moderate amount of fecal material with a mottled appearance is seen in the large bowel

projection obtained. In my series an abrupt transition was observed only in 5 cases. A funnel-shaped transition was found in the remaining 57 cases. In annular spasm, the barium inflow may encounter some resistance and as a result the rectum and the rectosigmoid will be rapidly distended to normal caliber or even dilated. This should not lead to the suspicion of single zonal aganglia. Rectum may have a normal caliber in long segment aganglionosis.

None of those cases in my series in which operation was postponed for several years demonstrated on subsequent examination any shift of the transitional Zone.

e) The dilated segment

At least in children the dilatation is almost without exception most pronounced in the segment just oral to the transitional zone. In infants and small children the bowel is seldom dilated so markedly as in older children and adults, but a characteristic finding, even in post-evacuation studies, is the distended sigmoid loop which to a varying degree may occupy the right lower quadrant of the abdomen (Figs. 3, 18). When the dilatation

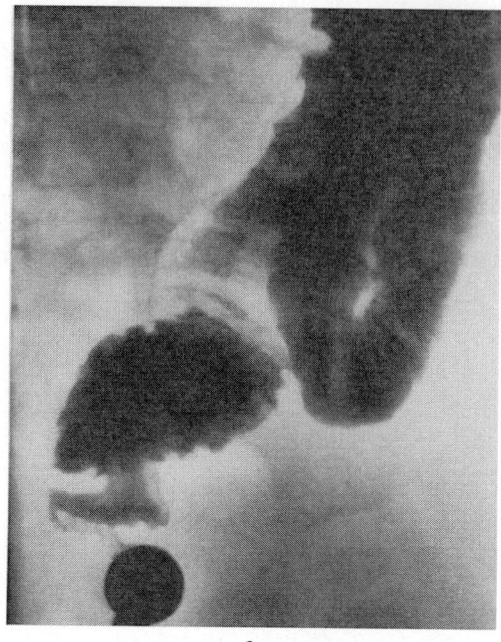

a

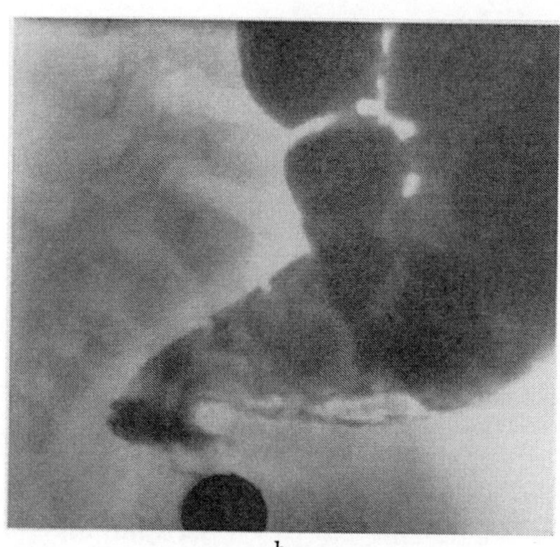

b

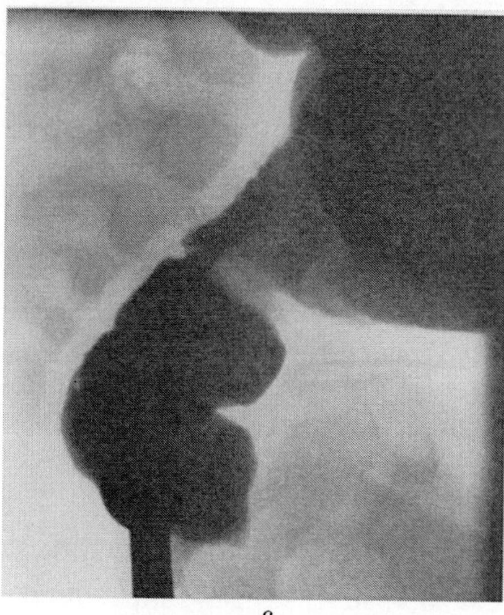

c

Fig. 13a—c. The aganglionic segment confined to rectum is narrow with slow inflow of barium contrast (a and b), but it distends to normal caliber on complete filling (c). The transitional zone is well demarcated under either circumstances. It is conical in shape. The mucosal pattern in adjacent segments is prominent and somewhat irregular

is essentially local, its junction with the undilated segment — usually the descending colon — is either conical or annular, the latter type indicating local spasm (Figs. 18, 19).

A common observation is that both the locally dilated, prestenotic part of the bowel and other dilated segments are either completely or largely devoid of haustral markings (Figs. 9, 15). This feature may be most pronounced with complicating colitis. In certain cases a mucosal pattern with high transverse folds in the prestenotic segment is seen (Figs. 18, 19); in other cases the folds are irregular and elevated both in the prestenotic and narrowed segment — a condition probably attributable to irritation (Fig. 13).

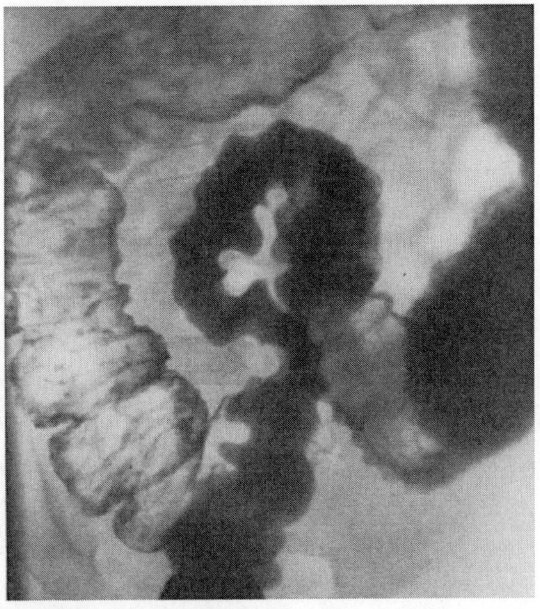

a

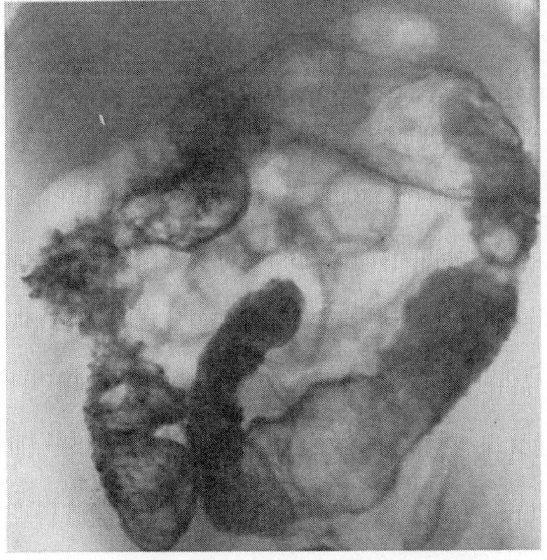

b

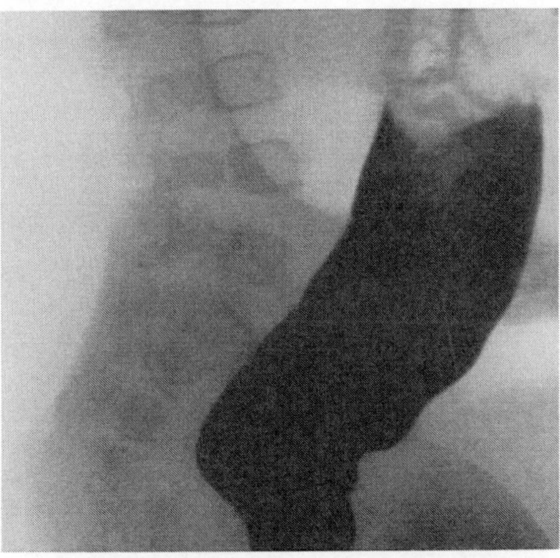

c

Fig. 14a—c. On first barium enema examination at 2 months of age a narrow segment comprising the sigmoid colon and rectum was demonstrated and considered typical of aganglionosis (a and b). At histologic study of biopsy specimens ganglion cells were — mistakenly — thought to be present. One month later a new barium enema examination was performed due to persistent constipation (c). Impaction of fecal matter in the recto-sigmoid caused the rectum to distend abnormally on inflow of the barium contrast and difficulties were encountered in re-demonstrating the extent of the aganglionic segment

A serious complication is presacral cellulitis which causes a widening of the retrorectal space (Caffey, 1961).

f) Megacolon in the newborn

Roentgen aspects of megacolon in the newborn have been the subject of special interest. This is because in this age it is frequently impossible on the basis of clinical criteria to distinguish this disease from other types of obstruction of the colon or small

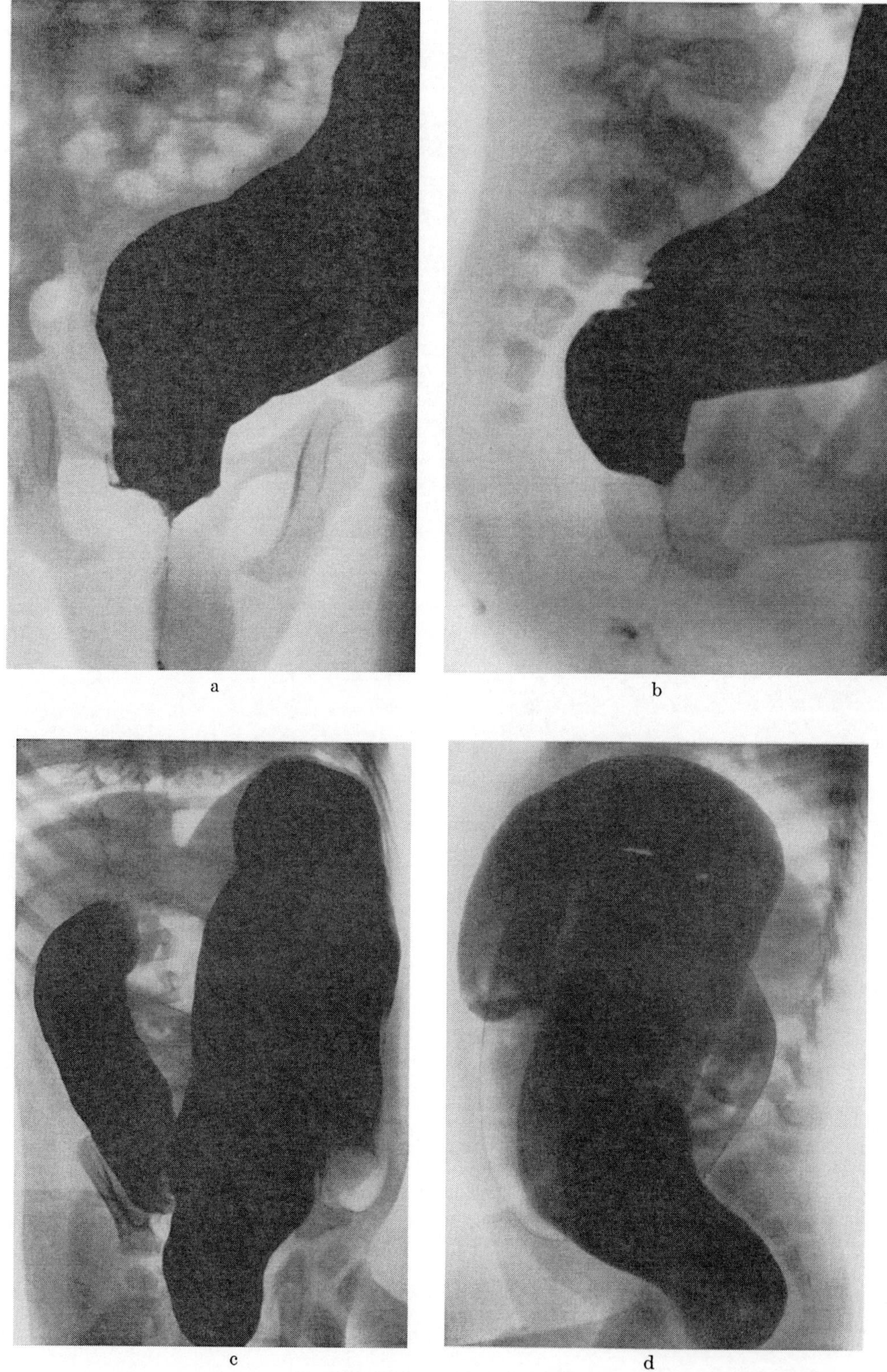

Fig. 15a—d. Congenital megacolon with aganglionic segment confined to rectum (a and b). Short conical transitional zone at the recto-sigmoid junction. On further distension of the bowel by barium contrast, the change in caliber of the lumen can no longer be discerned (c and d). There is a general loss of haustra of the bowel

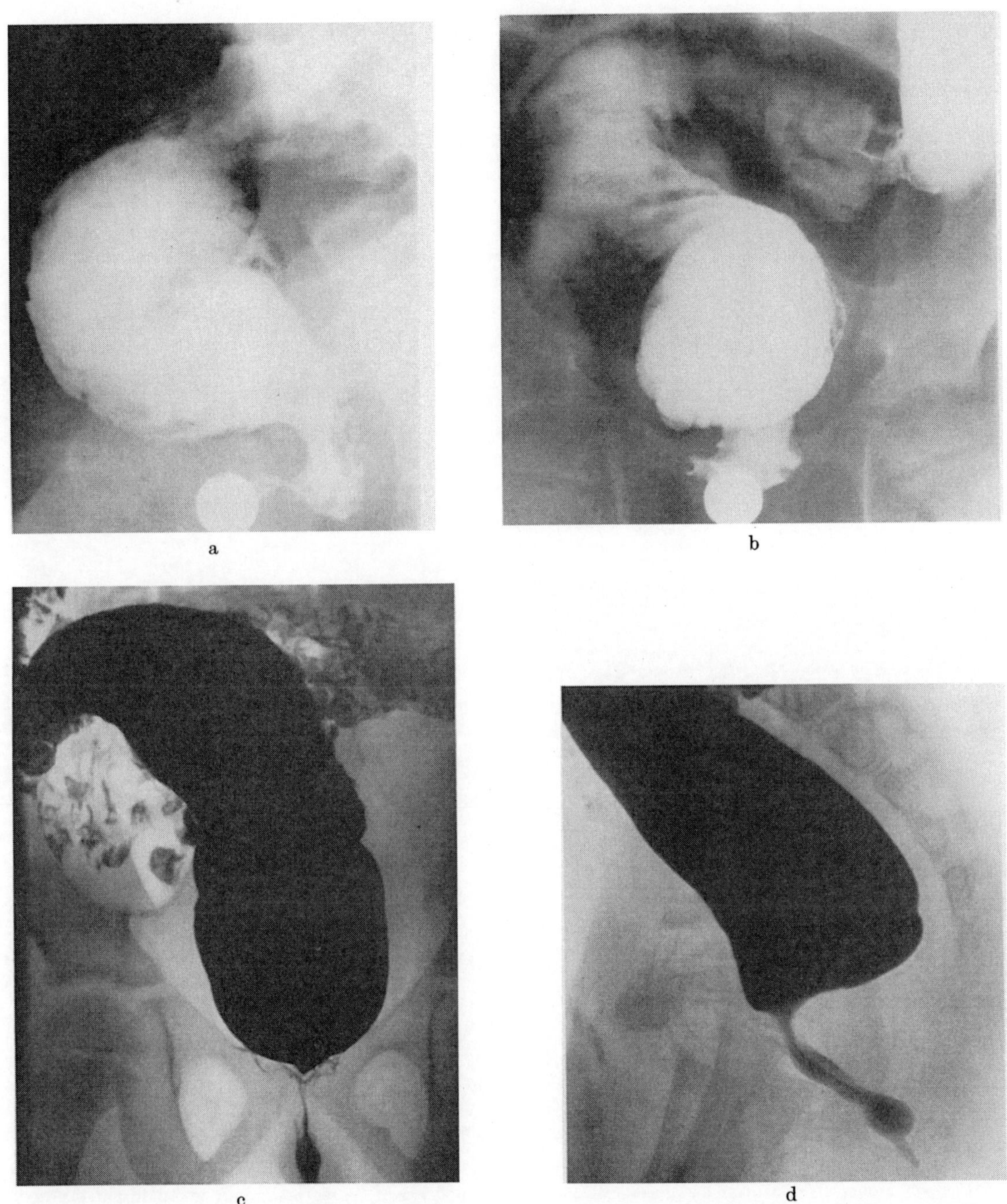

Fig. 16a—d. The narrow segment confined to rectum is clearly demonstrated with cautious filling of the bowel. Change of caliber takes place at recto-sigmoid junction (a, b). Using semisolid barium contrast for study of evacuation capacity of the rectum, the latter can be considerably expanded and transitional zone disappears (c and d)

bowel. EHRENPREIS (1946), who investigated this problem systematically, found that of ten infants examined within 11 days after birth — six of them were seen within one week — none exhibited "typical" roentgen findings. When the infants were reexamined between the ages of 18 days and $3^1/_2$ months, however, characteristic changes had developed. EHRENPREIS also observed that the colon showed an increased tolerance to the enema and that evacuation was delayed and incomplete. A number of subsequent in-

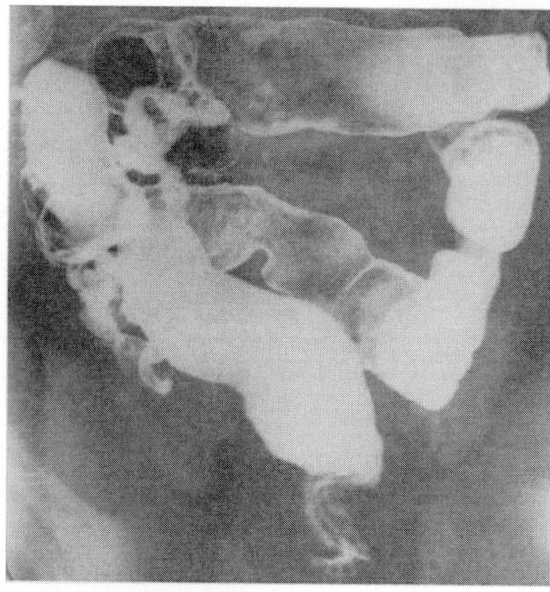

a

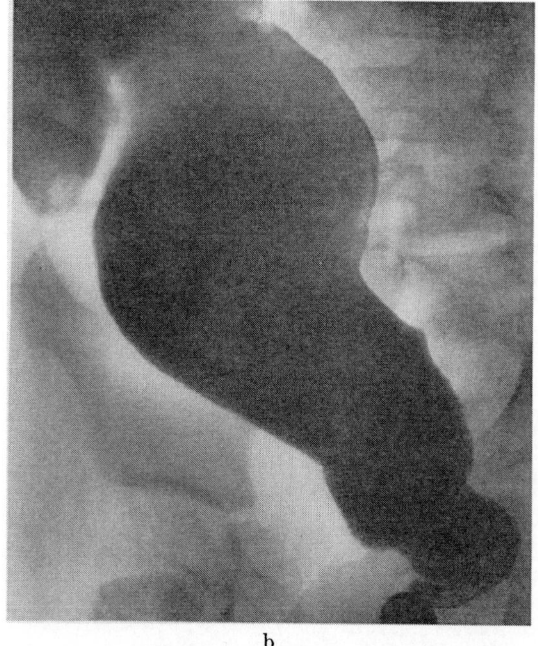

b

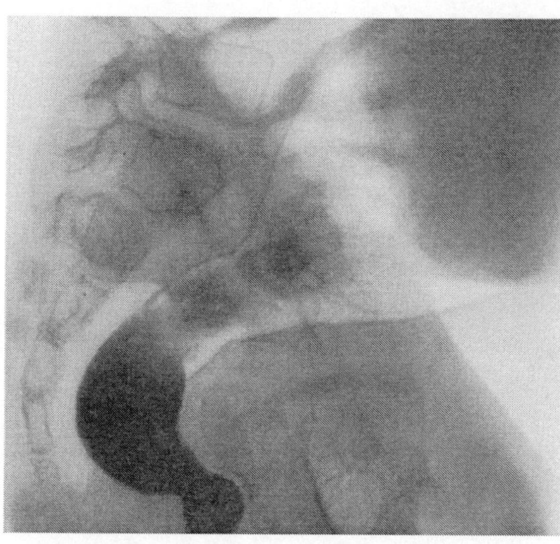

c

Fig. 17a—c. Moderate dilatation is present of the entire colon down to recto-sigmoid in an infant studied seven days after birth for congenital megacolon. The aganglionic rectum is collapsed and rectal mucosa is covered by a thin film of barium contrast (a). Courtesy of Dr. OLLE SANDSTRÖM. On re-study of the colon and rectum eight years later, the transitional zone still occupies the recto-sigmoid (b and c)

vestigators (BERMAN, 1956; SAUVEGRAIN and ERRERA, 1957, among others) have nevertheless emphasized the value of colon enema in early diagnosis. In BERMAN's series significant findings were recorded in 15 of 19 cases during the first month of life. Great importance was attached to the post-evacuation roentgenograms, which outlined the deformity more distinctly than did the inflow films. A retention of contrast medium for more than 24 hours after the examination was thought to be strongly indicative of aganglionic megacolon.

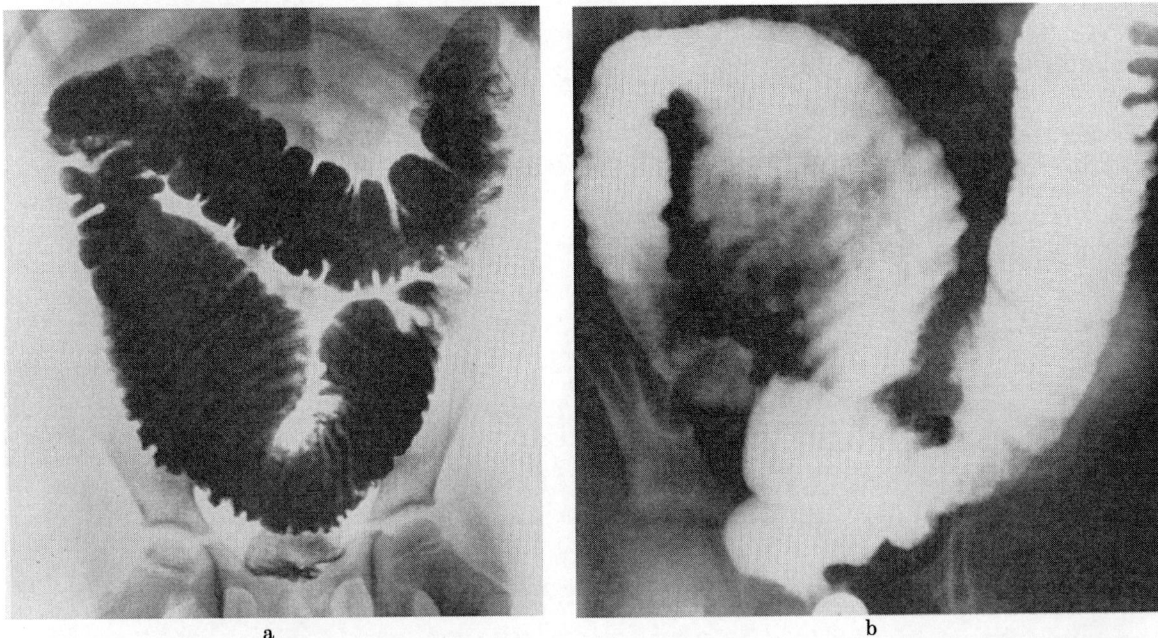

Fig. 18a and b. The narrow segment extends from the proximal sigmoid colon to the anus. Note that the greatly dilated proximal limb of the sigmoid is demarcated from the descending colon by a zone of narrowing which should not suggest a double zone aganglia. The wide first part of the sigmoid occupies the whole right lower quadrat of the abdomen. Prominent mucosal pattern with regular transverse folds is present in the sigmoid colon and adjacent portion of the descending colon

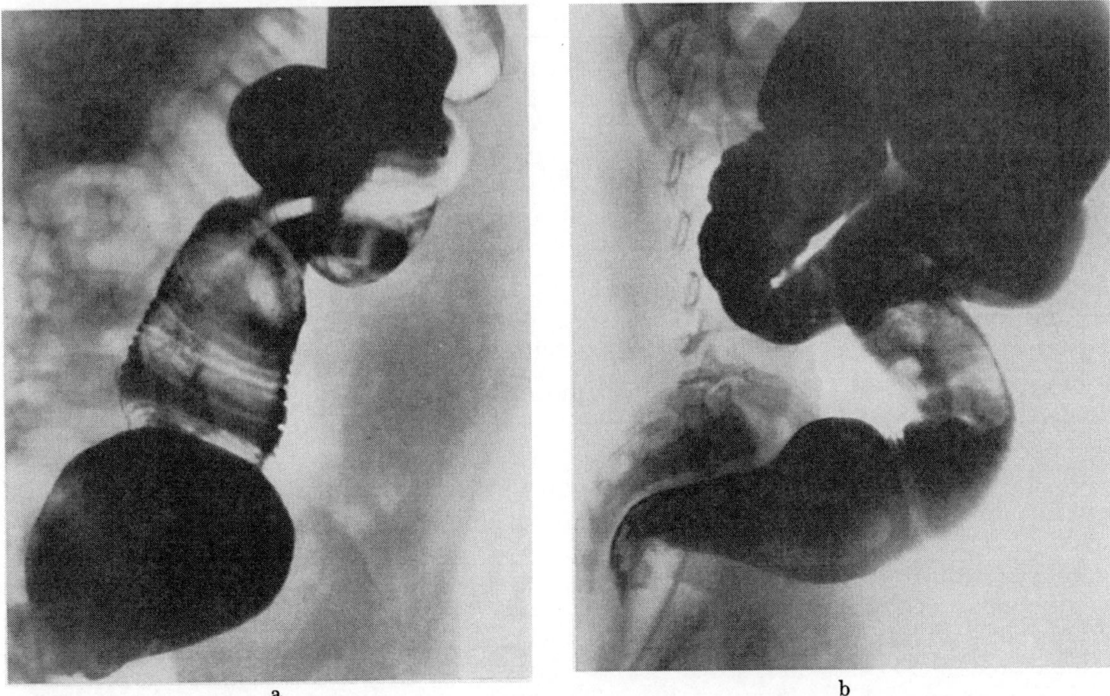

Fig. 19a and b. Congenital megacolon with aganglionic rectum. The transitional zone has a typical conical appearance. The dilated segment is limited to the distal sigmoid and is demarcated abruptly at the proximal limb of the sigmoid by annular contraction. The mucosal pattern at this area is characterized by high regular transverse folds

In my series 14 infants were examined within one week after birth, several of them on the second or third day of life. A clearly demarcated distal segment which was narrowed relative to the next proximal portion was revealed in 13 of them and was highly suggestive of aganglionic megacolon (Fig. 20). In the great majority of cases contrast enema examination during the neonatal period may thus well confirm, but a single isolated examination can hardly negate the clinical suspicion of congenital megacolon. The disparity in size of the adjacent segments was, with few exceptions, most evident on the post-evacuation films (Fig. 17). The transitional zone was typically funnel-shaped in the majority of the cases. The aganglionic segment comprised either the rectum or the rectum plus a varying part of the sigmoid and, in one case, the entire left colon.

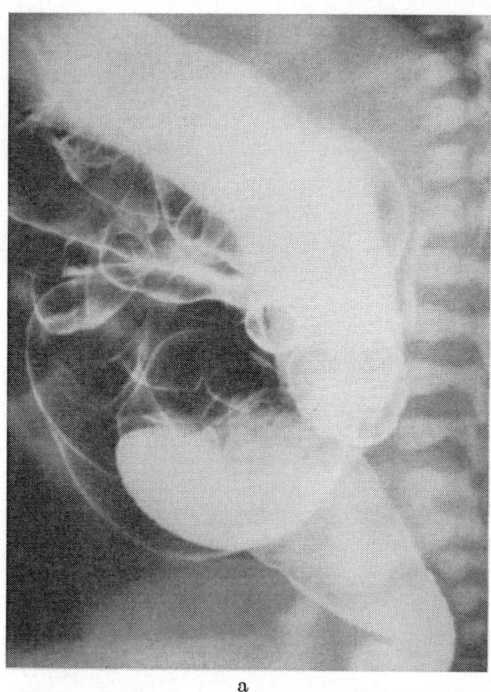

a

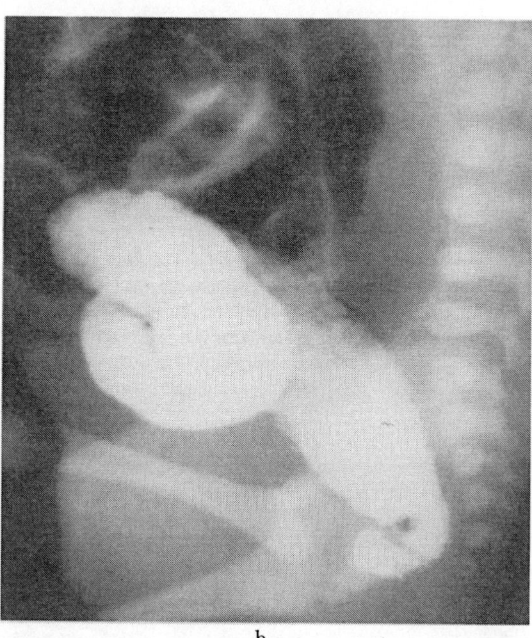

b

Fig. 20a and b. Aganglionic rectum in a newborn infant examined 2 days after birth. The entire colon is wide. Rectum is contracted which is demonstrated to best advantage in the true lateral view. A retro-cecal appendix is present

g) Total aganglia of the colon

Particular difficulties are encountered, both clinically and roentgenologically, in the diagnosis of a completely aganglionic colon. The roentgen appearance is dominated by signs of obstruction of the small bowel and pneumoperitoneum may be present (BOWDEN et al., 1957). The diameter of the colon can vary. When its contents are sparse, the colon will be narrow and may occasionally present an appearance identical to that of microcolon (BOWDEN et al., 1957; DORMAN, 1957; CAFFEY, 1961). In other cases the colon may be of normal caliber (ADAMS and ADAMS, 1959) (Fig. 7), or may even show general dilatation as a result of coprostasis (Fig. 8). BERDON et al. (1964) observed that the colon was of shorter length than usual and reported associated ileal intussusception. Retention of contrast medium in the small bowel and throughout the colon is common in this condition and evacuation of the contents involves great difficulties. In the newborn or the infant, when the colon exhibits no alteration of caliber during the enema and stasis produces obstruction of the small bowel, total aganglia of the colon should be suspected. The diagnosis is established by biopsy (SWENSON et al., 1955).

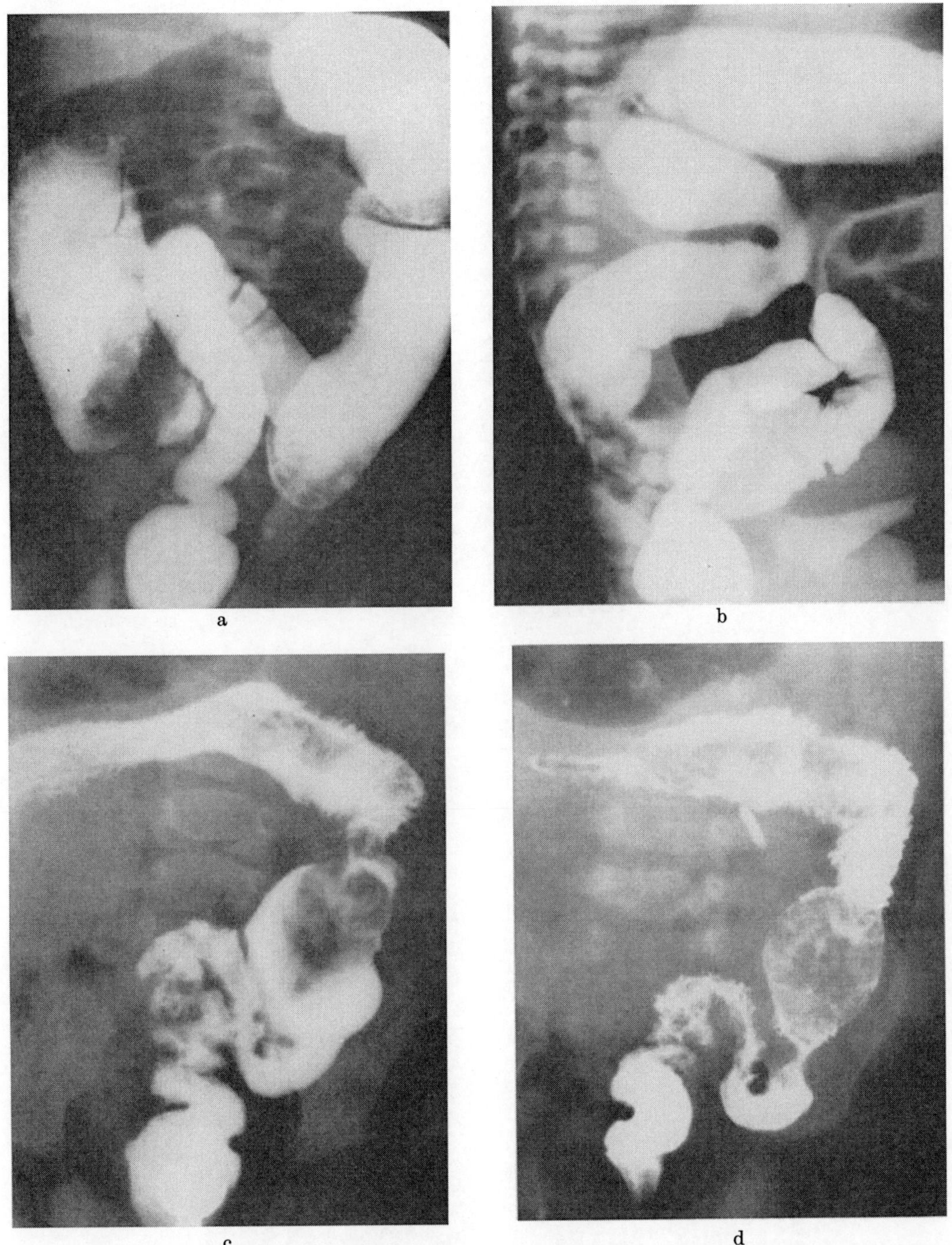

Fig. 21a—d. Congenital megacolon in a 3 days old infant. The aganglionic segment is confined to the sigmoid colon and the rectum (a and b). Repeat study of the colon 7 months after transverse colostomy still shows area of change in caliber. This zone is well demarcated because of a fecal impaction (c and d)

h) Appearance of congenital megacolon following colostomy

Interrupted intestinal continuity resulting from colostomy leads to disappearance of the typical change of caliber in the portion situated above the narrowed segment within a half year (Fig. 5). If the colon has not been roentgenographed preoperatively or carefully inspected at operation, it will be difficult to estimate the length of the

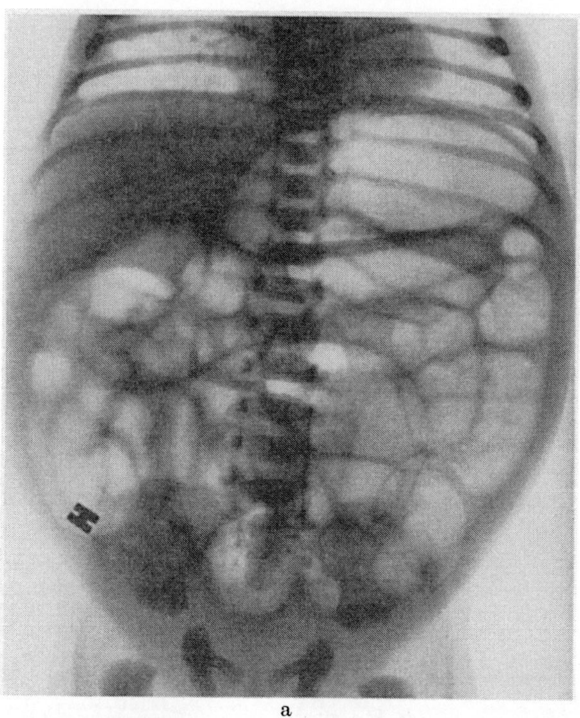

a

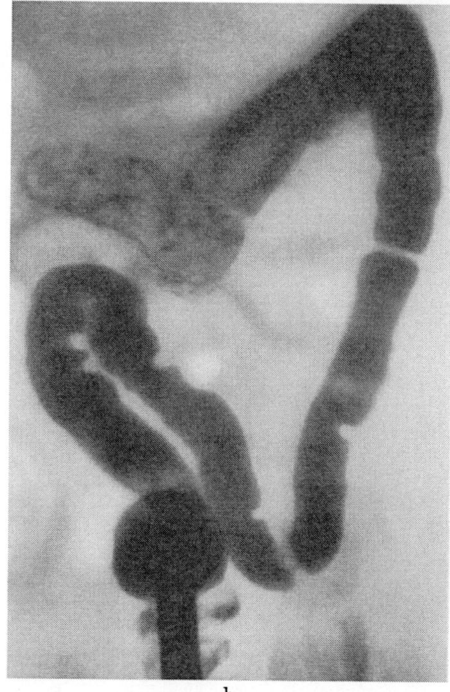

b

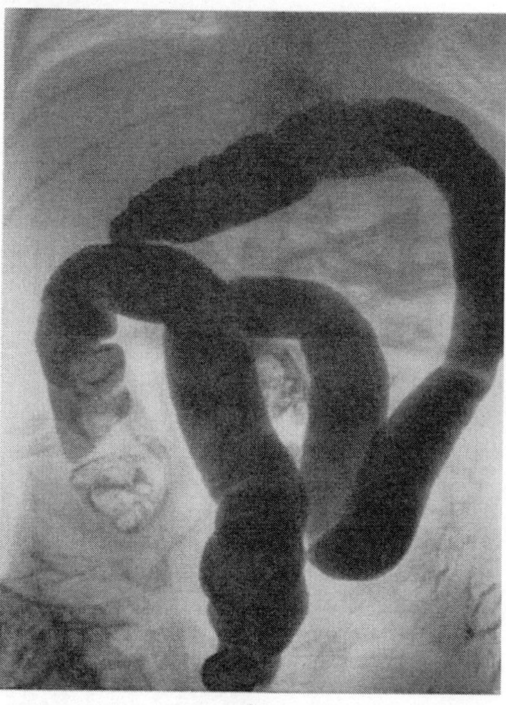

c

Fig. 22a—c. Meconium plug syndrome in a newborn infant, who developed constipation and increasing abdominal distension (a). Barium enema examination performed 5 days after birth reveals a slightly reduced caliber of the left colon and impaction of meconium in the right colon (b). Obstruction permanently relieved by the enema and colon has a normal appearance two weeks later (c)

aganglionic segment when radical surgery is planned. — In two personal cases the junction was still distinct 7 and 11 months after establishment of the colostomy due to fecal material impacted above the narrowed segment (Fig. 21).

i) Differential diagnosis

An obstruction stemming from accumulation of meconium in the colon is occasionally observed in newborns, especially prematures. This condition, which CLATWORTHY, HOWARD and LLOYD (1956) have termed the "meconium plug syndrome", has been attributed to an abnormal composition of the meconium mass or to an altered intestinal motility leading to impaired transport. Both the clinical and roentgenologic findings tend to simulate aganglionic megacolon. In some cases only the continued course of the disease will serve to establish the diagnosis. At colon enema examination the bowel distal to the meconium mass is abnormally narrow (Fig. 22). If this segment can be distended

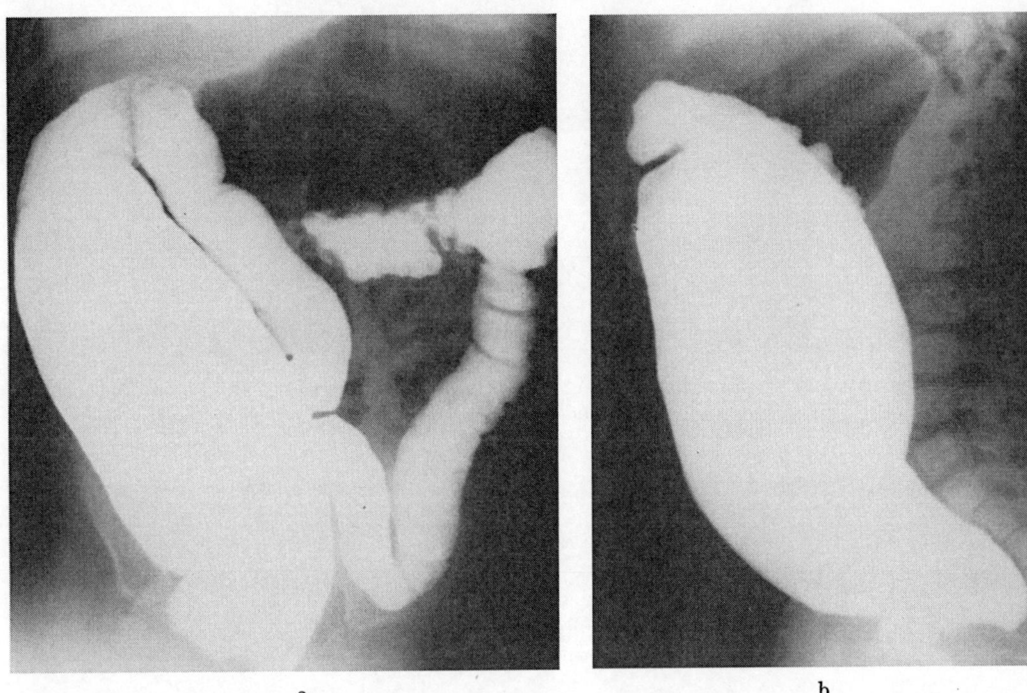

a b

Fig. 23a and b. Considerable dilatation of the distal limb of the sigmoid colon and the rectum due to anal stricture following treatment of ectopic anus with recto-perineal fistula. Contrary to the findings in congenital megacolon of the Hirschsprung type, no narrow segment of rectum is present

to the normal degree after the meconium has been flushed away, congenital megacolon can be ruled out.

In infants inflammatory states with a contracted distal colon and rectum may at the roentgen examination remotely simulate congenital megacolon. The clinical history does as a rule not support aganglionosis and helps to differentiate the conditions.

Constipation associated with substantial dilatation of the colon and rectum may have etiologies other than aganglionosis. Congenital or acquired anal stenosis (Fig. 23), as well as sphincter dysfunction the nature of which is not yet fully understood, may give rise to rectal inertia and mimic congenital megacolon with a short segment. The dilatation of the bowel may extend down to the pelvic floor. Not infrequently, it is so marked that the bowel occupies all available space in the pelvis and is excessively wide above the pelvic inlet, where it merges into the sigmoid via an inverted funnel-shaped transitional zone. Insufficiency of the pelvic floor is reported to occur. CAFFEY (1961) has called attention to the possibility of basing this differential diagnosis on measurements of the rectal wall thickness after presacral insufflation of gas, but until further studies have been made the method can probably not be regarded as entirely safe. Investi-

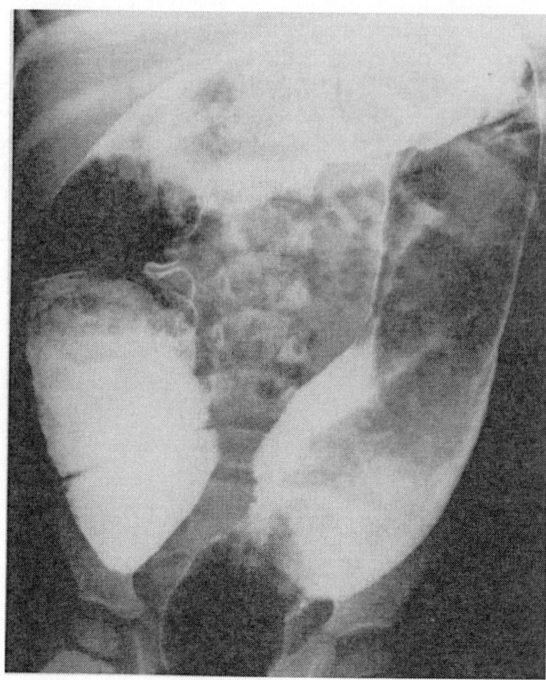

Fig. 24. Appearance of colon after recto-sigmoidectomy according to Swenson. The short, tubular colon is still moderately dilated

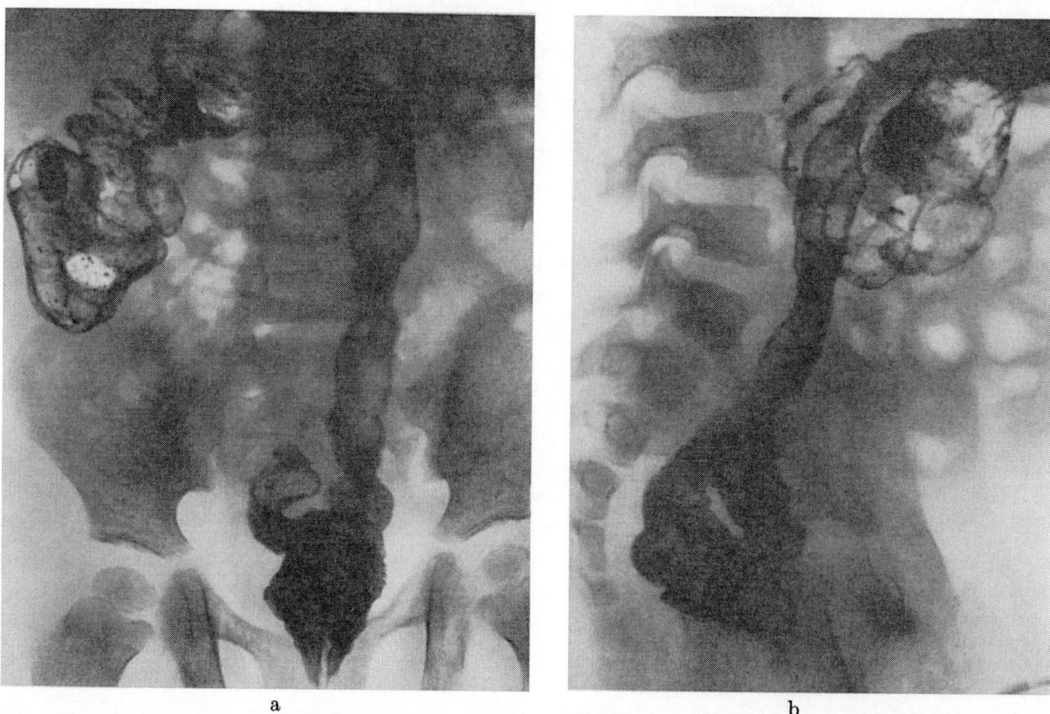

Fig. 25a and b. Appearance of colon and rectum following operation according to Duhamel. Rectum is retained and ganglionic segment of colon has been anastomosed to lower posterior rectum close to the sphincter

gations of the rectal function under the influence of various drugs may presumably help to elucidate these problems. For the time being, the most reliable information is gained from analysis of biopsy specimens with respect to ganglion cells.

SWENSON and RATHAUSER (1959) have observed three cases with segmental dilatation of the colon indistinguishable roentgenographically from aganglionic megacolon and in which the history was also compatible.

Single isolated cases of what appeared to represent typical examples of Hirschsprung's disease on clinical and radiological examinations but which revealed no aganglionosis have been reported by NIXON (1961a), EHRENPREIS (1964, 1965a and b) and KATZ (1966).

j) The postoperative roentgen findings

The postoperative appearance of the colon varies with the length of the remaining bowel and with the effect of surgery on the evacuating capacity. When a long segment has been removed, the left part of the colon has a straight course devoid of flexures (Fig. 24). Should the resection have been incomplete, the dilatation will continue even if the persistent aganglionic segment is short. Stricture of the anastomosis also may contribute to a persistent impairment of the evacuating capacity.

DUHAMEL'S modification of the operation aims at radical resection without pelvis dissection. The rectum is divided and its proximal end is closed; its dorsal portion just above the anus is then anastomosed to the colon, which has been pulled down retrorectally after resection of its aganglionic segment. The roentgenologist can subsequently estimate the size of the anastomosis as well as the caliber and evacuating capacity of the colon and can also detect any collection of fecal matter in the rectum. The roentgen findings are illustrated in a typical case in Fig. 25.

References

ADAMS, B. E., and R. M. ADAMS: Hirschsprung's disease with extensive aganglionic segments. Amer. J. Surg. **98**, 248 (1959).

BERDON, W. E., P. KOONTZ, and D. H. BAKER: Colonic and terminal ileal aganglionosis. Amer. J. Roentgenol. **91**, 680 (1964).

BERMAN, C. Z.: Roentgenographic manifestations of congenital megacolon (Hirschsprung's disease) in early infancy. Pediatrics **18**, 227 (1956).

BODIAN, M., C. O. CARTER, and B. C. H. WARD: Hirschsprung's disease (with radiological observations). Lancet **1951 I**, 302.

— F. D. STEPHENS, and B. C. H. WARD: Hirschsprung's disease and idiopathic megacolon. Lancet **1949 I**, 6.

BOWDEN, D. H., A. M. GOODFELLOW, and J. D. MUNN: Hirschsprung's disease in the neonatal period. A report of five cases, four of which involved the small intestine. J. Pediat. **50**, 321 (1957).

CAFFEY, J.: Pediatric X-ray diagnosis, 4th ed., p. 626—635. Chicago: Year Book Publ. Inc. 1961.

CLATWORTHY jr., H. W., W. H. R. HOWARD, and J. LLOYD: The meconium plug syndrome. Surgery **39**, 131 (1956).

DALLA VALLE, A.: Contributo alla conoscenza della forma famigliare del megacolon congenito. Pediatrica **32**, 569 (1924).

DORMAN, G. W.: Hirschsprung's disease, lethal problem in early infancy. Arch. Surg. **75**, 906 (1957).

DUHAMEL, H.: Technique chirurgicale infantile. Paris: Masson & Cie. 1957.

— A new operation for the treatment of Hirschsprung's disease. Arch. Dis. Childh. **35**, 38 (1960).

EHRENPREIS, T.: Megacolon in the new-born. Acta chir. scand., Suppl. 112 (1946).

EHRENPREIS, T.: Pseudo-Hirschsprung's disease. Paper delivered at the XIth Int. Congr. of the Brit. Ass. of Paediatric Surgeons, Rotterdam 1964.

— Acquired megacolon as a complication of rectosigmoidectomy for Hirschsprung's disease. Arch. Dis. Childh. **40**, 180 (1965a).

— Pseudo-Hirschsprung's disease. Arch. Dis. Childh. **40**, 177 (1965b).

ELLIS, D. G., and H. W. CLATWORTHY jr.: The meconium plug syndrome revisited. J. Pediat. Surg. **1**, 54 (1966).

FEINBERG, S. B., W. KRIVIT, and R. A. ULSTROM: Characteristic roentgen findings of colon in exudative enteropathy secondary to Hirschsprung's disease. Radiology **80**, 212 (1963).

HIRSCHSPRUNG, H.: Stuhlträgheit in Folge von Dilatation und Hypertrophie des Colons. Jb. Kinderheilk. **27**, 1 (1887).

HOPE, J. W., P. F. BORNS, and P. K. BERG: Roentgenologic manifestations of Hirschsprung's disease in infancy. Amer. J. Roentgenol. **95**, 217 (1965).

JOLLEYS, A.: Death following a barium enema in a child with Hirschsprung's disease. Brit. med. J. **1952 I**, 692.

KATZ, A.: Pseudo-Hirschsprung's disease in Bantu children. Arch. Dis. Childh. **41**, 152 (1966).

KEEFER, G. P., and J. F. MOKROHISKY: Congenital megacolon (Hirschsprung's disease). Radiology **63**, 157 (1954).

MAHONEY, P. S., C. JOHNSON, and B. J. O'LOUGHLIN: The radiological diagnosis of psychogenic colon. Radiologe **2**, 125 (1962).

MULLER, O. F., S. BELLET, and A. ERTRUGRUL: Glycogen-storage disease. Report of a case with generalized glycogenesis and review of the literature. Circulation **23**, 261 (1961).

NIXON, H. H.: In discussion on megacolon and megarectum. Proc. roy. Soc. med. **54**, 1037 (1961a).
— In: J. C. GOLIGHER, Surgery of the anus, rectum and colon, p. 305—337. London: Cassell 1961b.
REHBEIN, F., u. W. HÜTHER: Hirschsprungsche Erkrankung ohne „enges Segment“. Kinderärztl. Prax. **25**, 403 (1957).
RICHARDS, M. R., and W. HIATT: Untoward effects of enemata in congenital megacolon. Pediatrics **12**, 253 (1953).
ROBERTSON, H. E., and J. W. KERNOHAN: The myenteric plexus in congenital megacolon. Proc. Mayo Clin. **13**, 123 (1938).
SAUVEGRAIN, J., et G. ERRERA: Note sur le diagnostic radiologique de la maladie de Hirschsprung chez le nouveau-né et chez le petit nourisson. J. Radiol. Électrol. **38**, 830 (1957).
STEINBACH, H. L., R. H. ROSENBERG, M. GROSSMAN, and TH. L. NELSON: The potential hazard of enemas in patients with Hirschsprung's disease. Radiology **64**, 45 (1955).
SWENSON, O.: Modern treatment of Hirschsprung's disease. J. Amer. med. Ass. **154**, 651 (1954).
— Hirschsprung's disease (aganglionic megacolon). New Engl. J. Med. **260**, 972 (1959).
SWENSON, O., and A. H. BILL jr.: Resection of rectum and rectosigmoid with preservation of sphincter for benign spastic lesions producing megacolon. Surgery **24**, 212 (1948).
—, and J. H. FISHER: Treatment of Hirschsprung's disease with entire colon involvedin aganglionic defect. Arch. Surg. **70**, 535 (1955).
— — and H. E. MACMAHON: Rectal biopsy in the diagnosis of Hirschsprung's disease. New Engl. J. Med. **253**, 632 (1955).
— E. B. D. NEUHAUSER, and R. K. PICKETT: New aspects of etiology, diagnosis and treatment of congenital megacolon (Hirschsprung's disease). Pediatrics **4**, 201 (1949).
—, and F. RATHAUSER: Segmental dilatation of colon: New entity. Amer. J. Surg. **97**, 734 (1959).
—H. F. RHEINLANDER, and I. DIAMOND: Hirschsprung's disease: A new concept of the etiology: Operative results in 34 patients. New Engl. J. Med. **241**, 551 (1949).
TITTEL, K.: Über eine angeborene Mißbildung des Dickdarms. Wien. klin. Wschr. **14**, 903 (1901).
WHITEHOUSE, F. R., and J. W. KERNOHAN: Myenteric plexus in congenital megacolon. Arch. intern. Med. **82**, 75 (1948).

3. Congenital abnormalities of the anus and rectum

The incidence of congenital abnormalities of the anus and rectum has been estimated to be approximately one per 5.000 births (TUTTLE, 1903; DAVID, 1941). The majority of cases are attributable to disturbances of fetal development leading to agenesis, atresia or stenosis of the rectum and/or anus.

a) Embryology

The rectum and the anal canal are developed from three rudiments — the hindgut, the cloaca, and the proctodeal pit. The rectum, which is formed by the hindgut and cloaca, takes its origin at the level of the second and third sacral vertebrae and extends to the anal valves which border on the proctodeum. According to current theory the anorectal anomalies are caused by faults in the development of one or more of the abovementioned three subdivisions of the bowel during the early embryonic stage. This results in defective adhesion of the segments to one another and incomplete separation of the hindgut from the genitourinary apparatus. Normal differentiation of the hindgut into the genitourinary system and the rectum is thought to take place via a septum formed by the lateral internal ridges which during embryonic growth extend across the cavity and become fused. The fusion begins proximally and spreads distally towards the cloacal membrane (BREMER). If this process fails to occur, the cloaca will persist. Should the obliteration be incomplete in the distal segment only, the cloaca will be represented by a fistulous communication between the rectal pouch and the perineum or the genitourinary apparatus. Communications with the latter, in males, usually extend to the prostatic portion of the urethra and sometimes to its membranous portion or to the trigone of the bladder, whereas in females they extend to the uterus or vagina, seldom to the bladder, and almost never to the urethra. The existance of a recto-urinary fistula can be inferred on clinical grounds when meconium débris is found in the urine. Judging from recent reports of anorectal agenesis, the fistula itself, or the cordlike remnants of it, may be demonstrable at operation in a large percentage of cases (SANTULLI, 1952; BILL and JOHNSON, 1958; PARTRIDGE and GOUGH, 1961). NIXON (1961) prefers the designation "imperfect anus" to "fistula". In both sexes the fistula may open into the perineum. The theory has been advanced that in covered anus the genital folds, which are continuous with the anal tubercles, extend too far posteriorly and by excessive fusion cover the malformed anus (BROWNE, 1951; STEPHENS, 1953; NIXON, 1959).

b) Surgical and roentgenologic classification

From the surgeon's point of view it is of great value to determine the level of atresia. According to numerous authorities when the distance between the skin surface and the bowel exceeds 1.5 cm, an abdomino-perineal approach should be used for correction of the anomaly (RHOADS et al., 1948; NORRIS et al., 1949; KOOP, 1952; SANTULLI, 1952; GROSS, 1953; SWENSON, 1958; NIXON, 1959). In other cases the operation can be performed via the perineal route.

The current classification of congenital abnormalities of the rectum and anus is founded upon the schema of DRACHTER (1930) and especially upon a somewhat simpler grouping reported by LADD and GROSS (1934) and GROSS (1953). The latter authors, whose classification has become widely accepted, distinguish the following types:

Type 1. The anal canal or rectum is obstructed by a stenotic membrane.

Type 2. The rectal pouch is obstructed by an imperforate anal membrane.

Type 3. The anus is imperforate and the rectal pouch ends blindly some distance above it.

Type 4. A rare condition in which there is an atresia of the lower rectum but an intact anal canal.

Another classification which takes into account the relation of the bowel to the levator ani muscles and hence affords better guidance to the surgeon, was reported by BROWNE (1951) and later modified by STEPHENS (1953, 1959). These authors make a distinction between high and low lesions. The high lesions are those where the rectal pouch does not penetrate the diaphragm of the levator ani muscles, whereas in the low lesions the bowel extends through the levator. PARTRIDGE and GOUGH (1961) have applied this classification, though with certain terminological deviations. The classification employed in the following discourse conforms closely to theirs:

Low abnormalities:
1. The covered anus.
2. The ectopic anus.
3. The stenosed anus.
4. Anal membrane.

High abnormalities:
1. Anorectal agenesis, with or without a fistula.
2. Rectal atresia.
3. Cloaca.
4. Multiple anomalies.

The levator plane of the true pelvis constitutes the dividing line between the two main groups — high and low abnormalities — and also differentiates the lesions into rectal and anal anomalies. An advantage of this classification is that it has prognostic significance; surgical correction of low lesions usually results in excellent bowel function, while bowel control and sensation in the high lesions will often not be satisfactory. The poor functional results in the latter group are attributable to associated abnormalities especially to the high incidence of underdeveloped sphincter muscles and derangement of nervous supply. One or more integral parts of the levator ani may be absent; for example the ileococcygeus. In addition the external sphincter may be represented by maldeveloped muscle fibers (STEPHENS, 1953, 1959; SCOTT, 1959; PARTRIDGE and GOUGH, 1961). Sacral agenesis is more commonly associated with high than with low anomalies. Deficient development and innervation of the pelvic structures may be strongly suggested when two or more vertebrae are lacking (WILLIAMS and NIXON, 1957; SCOTT, 1959).

The possibility of determining roentgenologically the distal limit of patent intestine, and hence the length of the atresic segment, was long ago suggested. KEILLER (1924) was probably the first to demonstrate the feasibility of localizing the obstruction by roentgenographic demonstration of the bowel by injection of contrast medium through a colostomy. For the same purpose DESMAREST and EBRARD (1926) administered bismuth contrast medium by mouth.

It was the study of WANGENSTEEN and RICE (1930) that led to a more routine use of roentgenologic examination in the preoperative diagnosis of anal atresia and allied conditions. Those authors pointed out that when the infant was held in the inverted position with legs up and head down, the meconium was displaced and the rectum delineated by intestinal gas. By placing a lead marker in the perineal groove it was possible to estimate roentgenologically the distance between bowel and perineum (Fig. 1).

Satisfactory distension of the distal part of the bowel can generally be expected within 24—48 hours after birth. No systematic study of the time required for displace-

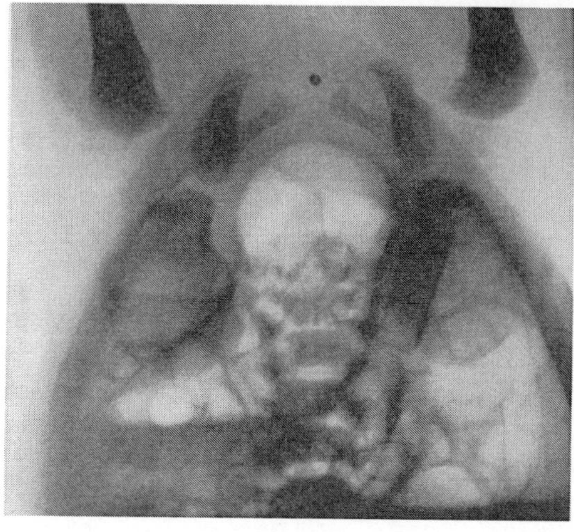

a

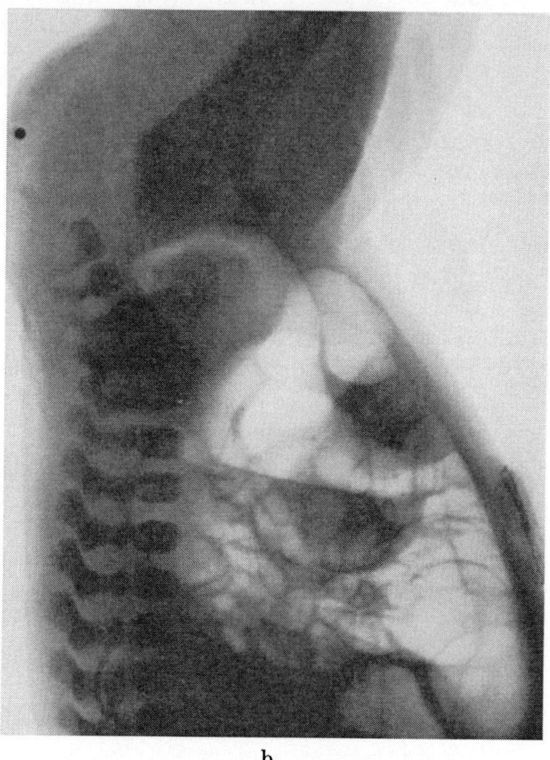

b

Fig. 1a and b. Ano-rectal atresia in a newborn male 18 hours after birth. The patient was examined in the inverted position in frontal (a) and lateral (b) projections. A lead pellet is placed in the anal dimple. The distance between the terminal segment of the bowel and the exterior as estimated in the lateral view is 3 cms. Partial fusion of the S_4 and S_5 vertebral bodies

ment of the meconium seems to be on record. On the basis of serial roentgenograms of the pelvis in two cases of anal atresia, WILSON (1945) recommended that the infant be held in the inverted position for 10 minutes before roentgen examination. According to my experience the process is usually a rapid one and takes place within 3—4 minutes.

Any estimate of bowel-exterior distance of roentgen examination of the pelvis should be based on the findings in the true lateral view which imparts no significant projection distortion. Anteroposterior view is nevertheless required for identification of the different bowel loops in the pelvis and for detection of anomalies in the latter. Various measures have been proposed for hastening the transit of gas through the bowel in order to expedite the diagnosis. RHODES (1934, 1946) has pointed out that flexing of the thighs against the belly may serve to push gas into the distal bowel. Others have employed a tight binder around the abdomen for this purpose.

STEPHENS (1953, 1959) in fundamental investigations has shown that in newborns with imperforate rectum and anus, the atresia commonly occurs at one of the following three levels:

α) At the level of the levator ani musculature, i.e. in a plane closely coinciding with a line that on a true lateral view of the pelvis connects the upper border of the symphysis pubis with the sacro-coccygeal junction, "the pubo-coccygeal line" (Fig. 2, *II*). It intersects, approximately, the peritoneal pouch, the external os of the cervix, and Houston's third fold of the rectum.

β) At the level of the inferior border of the ossified ischium as depicted on a lateral roentgenogram of the pelvis. This level corresponds to that of the bulb of the urethra (Fig. 2, *III*).

γ) At a site approximately 1.0 cm caudal to the lowermost level of the ossified ischium. This level is below the bulbocavernosus muscle (Fig. 2, *I*).

Owing to their rarity, local cordlike atresias of the rectum with patent segments of gut above and below the constriction have not been separately classified.

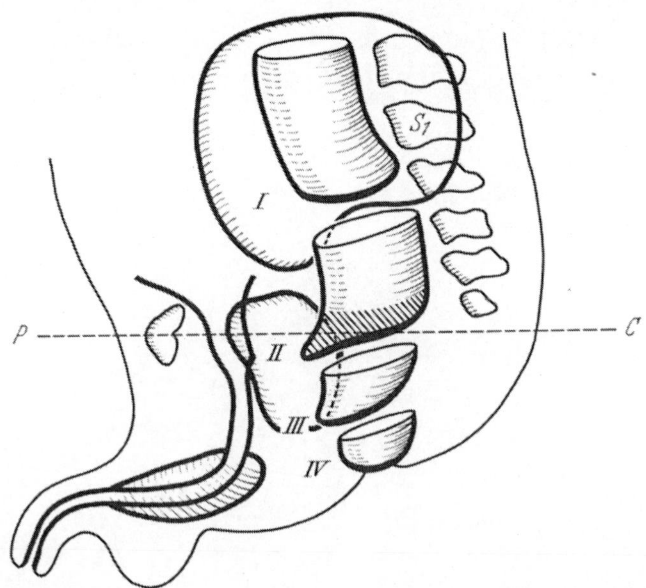

Fig. 2. Level of abnormalities in relation to bony landmarks of the pelvis. *P—C*, denotes the pubo-coccygeal line of STEPHENS. *I* and *II* varieties of ano-rectal agenesis extending to level of 2nd sacral vertebra and close to *P—C* line respectively. Hatched area represents most common position of terminal segment of bowel in ano-rectal agenesis. Lower margin of the hatched area coincides with the level of levator ani muscles and extends to mid-segment of os ischium. *III* denotes the level of imperforate anus, which intersects the inferior border of the os ischium. *IV* demonstrates position of anal membrane. Modified scheme of STEPHENS (1959)

In this classification the actual distance between the bowel and the exterior has not been considered since it varies with the thickness of the fat pad under the pelvic floor.

The type of anomaly is better defined by relating the distal limit of the bowel on the true lateral roentgenogram of the pelvis to its various bony structures which serve as fixed landmarks. However, cognizance of the bowel-to-skin distance may be useful when the bony pelvis is abnormal or when no distinct relation to the pelvic floor is discernible.

Any of the following circumstances may lead to errors in determination of the level:

a) Meconium is filling the rectal pouch (the blind segment).

b) The levator is not relaxed so that a low lesion may be recorded as a high lesion (STEPHENS, 1953; KJELLBERG, 1957; ROBERTSON et al., 1965; BROWN, 1965).

c) The effect of motion of the puborectalis sling which may be pushed down on straining (BERDON and BAKER, 1967).

d) Gaseous distension of the rectum is incomplete at the time of examination. This may be the case if the examination is made so soon after delivery that gas has not yet collected in the rectum, or if the rectum has been decompressed by a short, wide fistula e.g. communicating with the upper part of the vagina. No passage of gas into the rectum

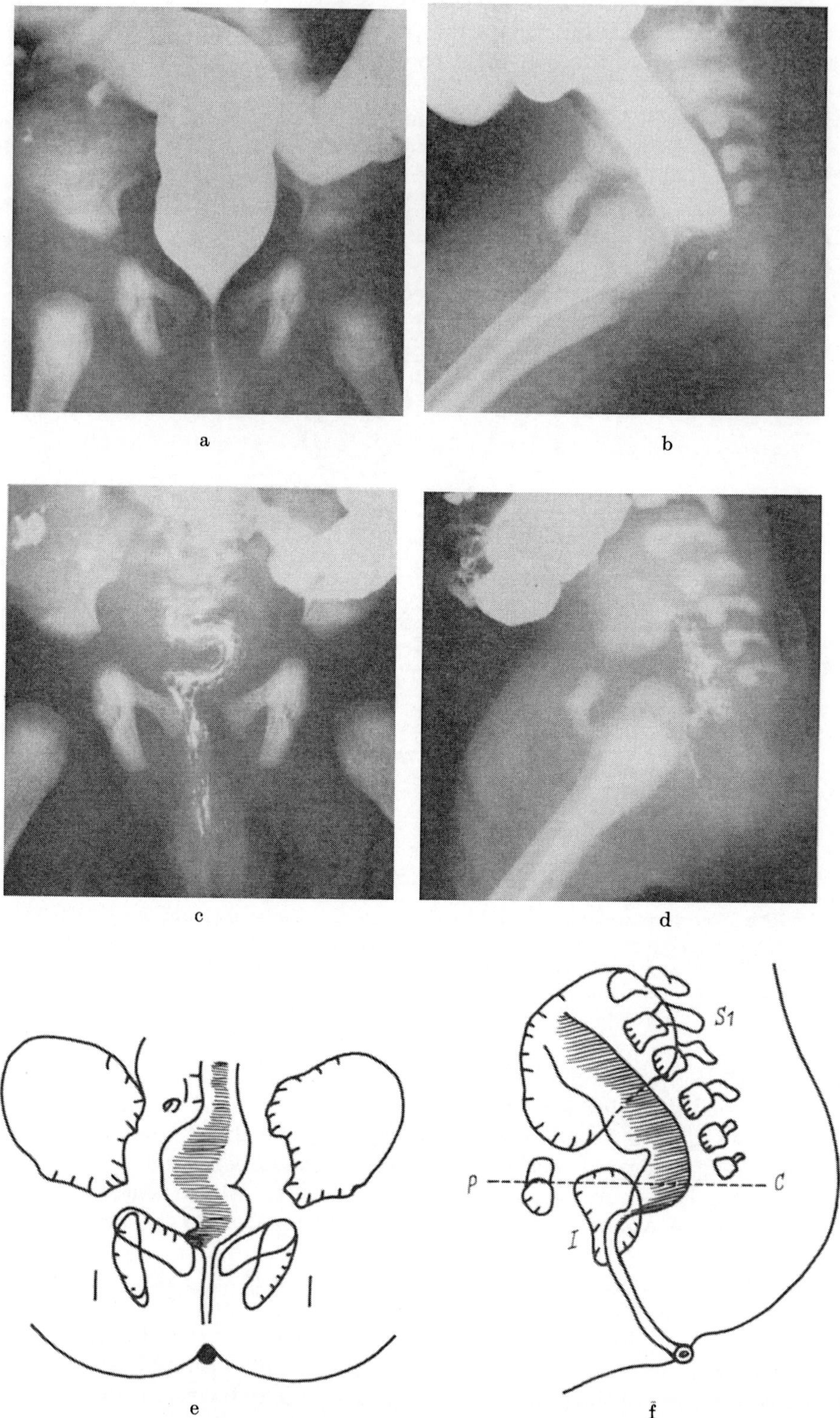

Fig. 3a—g. Location of levator ani in a newborn male as revealed in frontal and lateral views with the rectum outlined by barium contrast and gas. The pelvic floor at the level of the levator ani is seen to intersect the midpoint of the os ischium and is located 4 mms below the pubo-coccygeal line, which is illustrated on the lateral view as a broken line. A lead pellet marks the anus. Distance from levator to exterior: 2,5 cm. *P—C* pubo-coccygeal line of STEPHENS. *I* os ischium

can be expected in cases with associated atresias in other parts of the intestinal tract, or with esophageal atresia and no fistula to the trachea.

It should be emphasized that when the pubo-coccygeal line is taken as representative of the levator plane it is only an approximation, the plane actually being located somewhat distal to this "line" (STEPHENS). SCOTT and SWENSON (1959), who use this landmark for classification of high and low lesions, take a pubo-coccygeal line running from the *inferior* border of the symphysis to the coccyx. WINSLOW, LITT and ALTMAN (1961) reported having been misled in four cases by extension of bowel below the "line" which led them to conclude that the lesions were low ones. An error of this kind may arise when insufficient attention is paid to the fact that in rectal agenesis the bowel may extend to the plane of the levator ani muscles. In newborns and infants this plane runs

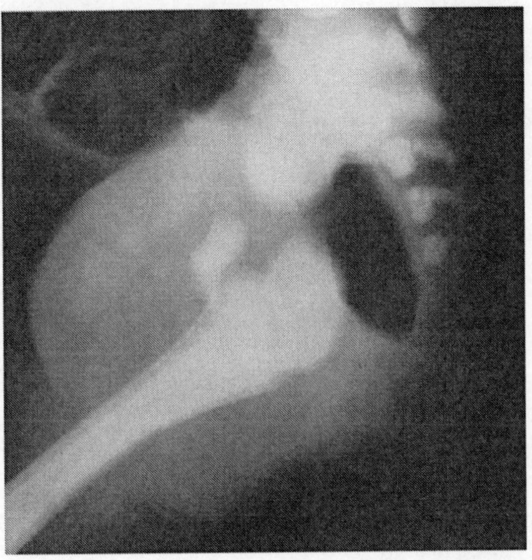

Fig. 3g

Table 1. *Number of congenital abnormalities of anus and rectum examined roentgenologically during the neonatal period at the Pediatric Clinic, Karolinska sjukhuset, 1952—1961*

Low abnormalities	Cases	*High abnormalities*	Cases
Covered anus	5	Anorectal agenesis	23
Ectopic anus	7	Rectal atresia	1
Stenosed or imperforate anus	8	Cloaca	1
Anal membrane	—	Multiple anomalies	2
		Unclassified	1

at a slightly sloping angle towards a level 3—5 mm below the pubo-coccygeal line as defined by STEPHENS, and corresponds to a plane through the ischia immediately at or above their midpoint on roentgenograms in true lateral projection (Figs. 2—4).

When the roentgenologically determined distance between the rectum and the perineal groove has not been consistent with the operative findings, the discrepancy has usually been attributed to accumulation of meconium in the terminal end of the rectum leading to an erroneous appraisal of the atresia level (EHRENPREIS, 1945; and others). Although this view may well be relevant in many cases, it does not take into account the error which stems from the lack of relaxation of the levator ani muscles. Under such circumstances the roentgen findings may be identical in high and low abnormalities an no reliable differential diagnosis between the two types can be made on the basis of a single conventional roentgenogram. When in doubt, repeat roentgenograms should therefore be taken (Fig. 5).

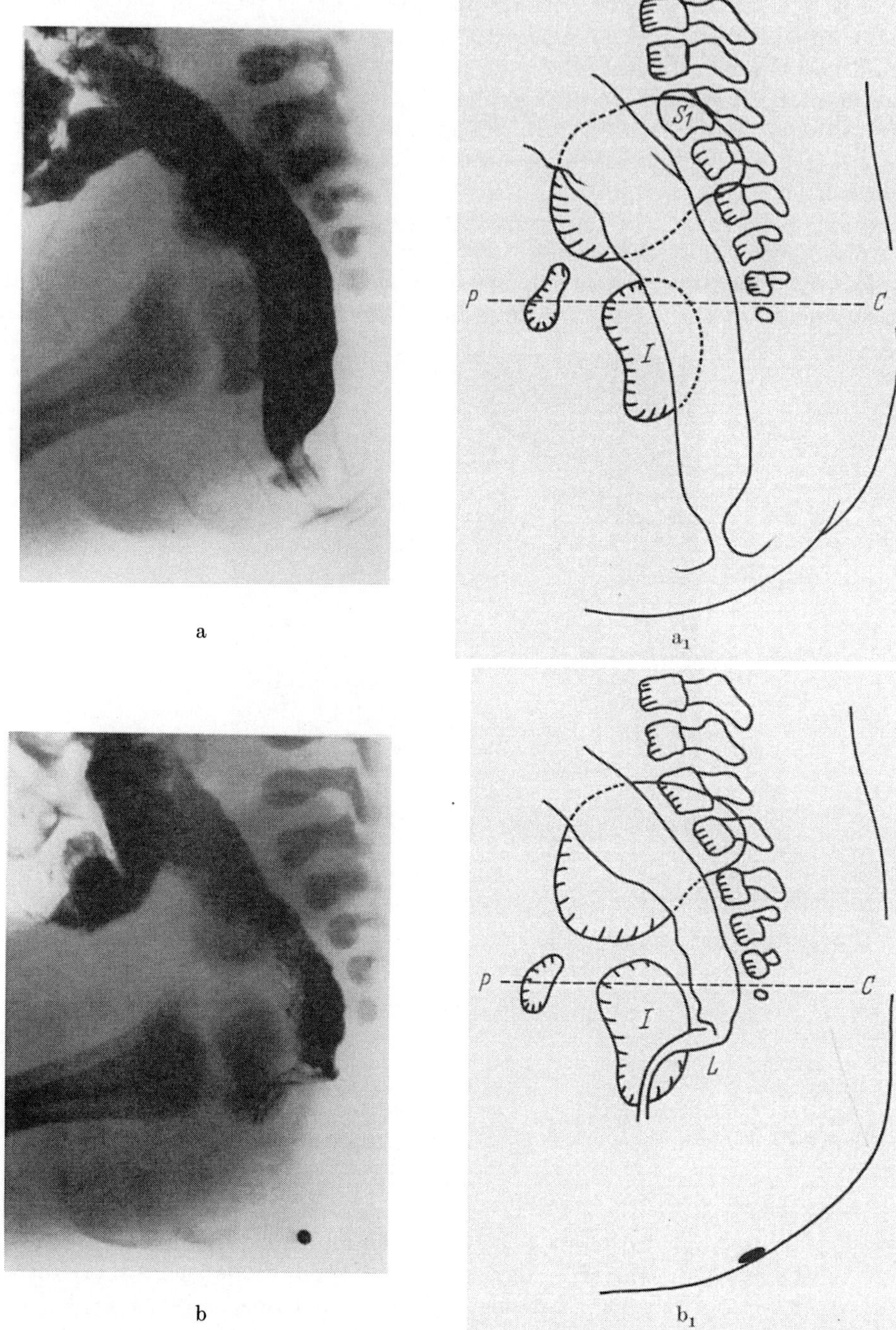

Fig. 4a and b. Normal appearance of rectum and its relationship to the bony landmarks of the pelvis in a newborn female. a) Levator ani is relaxed. Rectum incorporates, during evacuation, a portion of the anal canal and extends well below a plane that intersects the inferior borders of the ossa ischii. b) Levator ani is contracted. Rectum extends to a level located slightly below the midsegment of the os ischium — a normal variation. Distance from levator to exterior: 2,5 cm. *P—C*, denotes pubo-coccygeal line of STEPHENS. *I* os ischium; *L* level of levator ani

In the present series, comprising 47 cases of congenital abnormalities of the rectum and anus in newborns studied by roentgen examination — see Table 1 — disturbing accumulation of meconium in the rectum was seldom noted. When present in this part

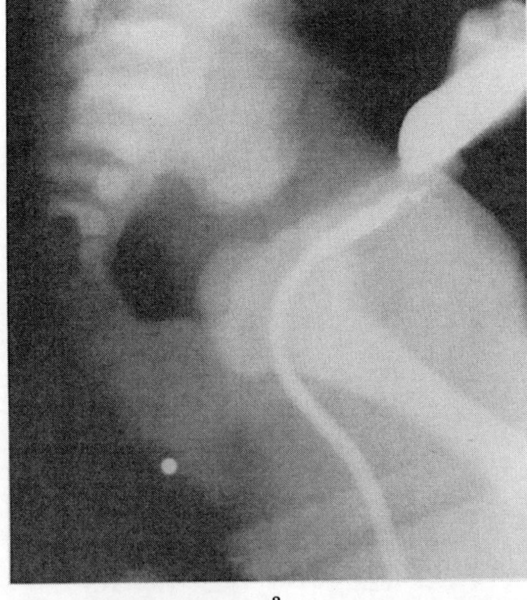

a

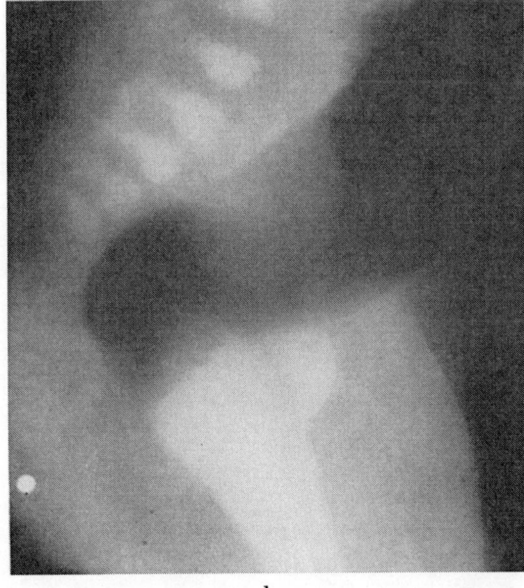

b

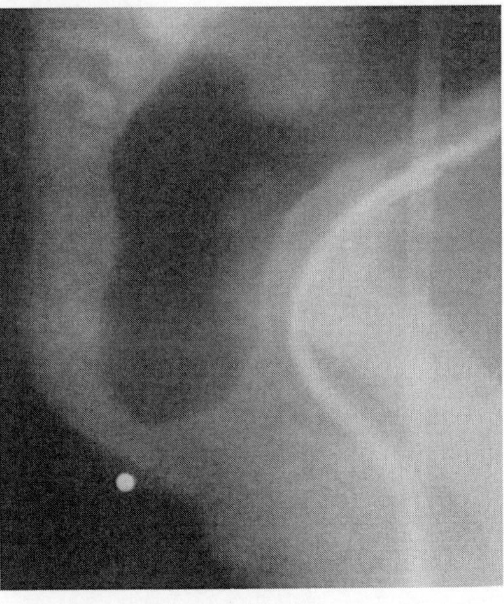

c

Fig. 5a—c. Microscopic anus in a newborn male 24 hours after birth. Variations of state of contraction and relaxation of the levator ani with consequent shift of apparent level of patency of the terminal segment. Bowel extends to a) level of unrelaxed levator ani, b) half way down through the levator due to partial relaxation, c) below level of bulbo-cavernosus muscle approximately 0,5 cm from the exterior. The levator is relaxed allowing part of the anal canal to be demonstrated

of the bowel, it usually covers the posterior wall of the rectum. The anterior rectum from which the fistula or the anal canal arise generally contains gas. Only rarely is the entire fistula outlined by gas but a small pluglike extension of the lumen is occasionally observed. In several cases this structure has been outlined at urethrocystography and has proved to represent the entrance to the recto-urethral fistula. Micturition urethrocystography and retrograde urethrography represent valuable diagnostic adjuncts. They have proved to be of considerable aid in determination of the level of atresia and in

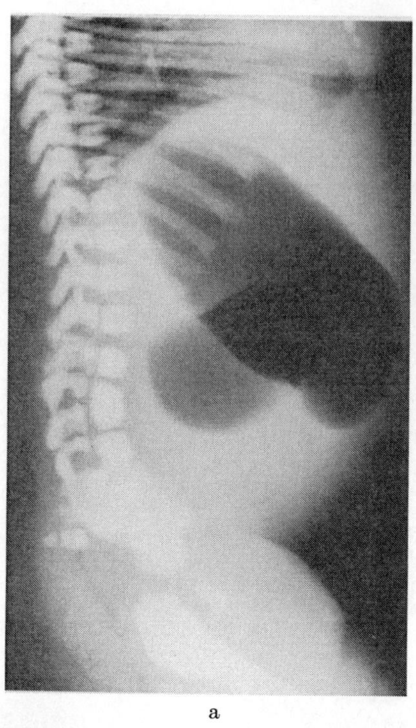

a

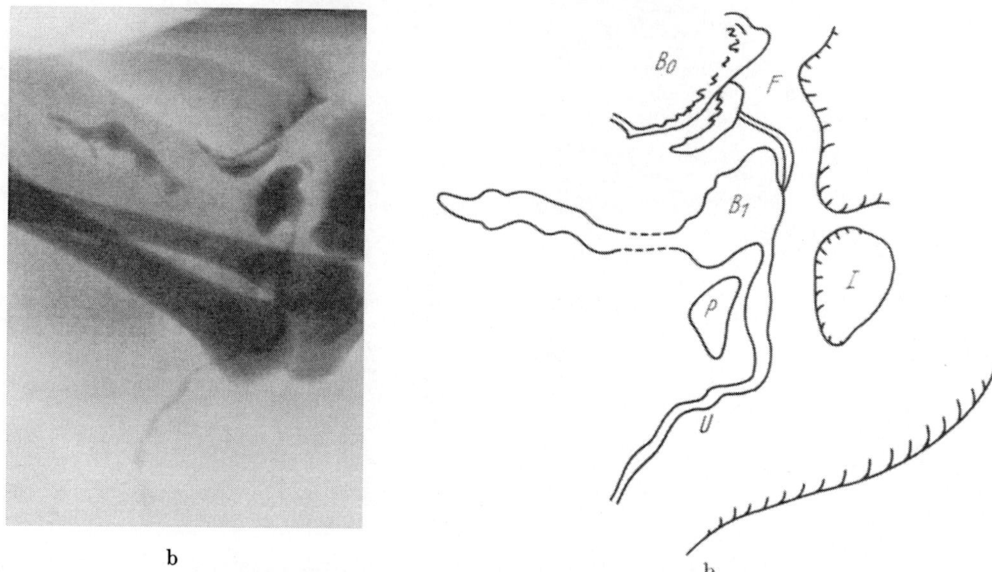

b b1

Fig. 6a—c. Ano-rectal agenesis and associated duodenal atresia and bilateral renal agenesis in a newborn male. a) Stomach and duodenum are distended by gas and fluid down to atresic segment in the second portion of duodenum. No gas is present in the small and large bowels. b) and c) Findings at micturition urethrography. Unusual appearance of bladder (*Bl*), which is elongated and of small capacity. A fistula (*F*), is filled from posterior urethra close to the bladder neck, and communicates with the bowel (*Bo*). Atresia is at an extremely high level indicating agenesis of the entire rectum. Multiple abnormalities of lumbar and sacral spinal segments. *I* os ischium; *P* os pubis; *U* urethra. Post-mortem confirmation

several dubious cases have established the diagnosis by demonstrating the passage of contrast from the urethra into the rectum. Moreover, these examinations may facilitate early diagnosis. It has thus been possible to analyze the anatomy even before arrival of gas at the rectum. Where passage of gas through the bowel has been precluded by atresia

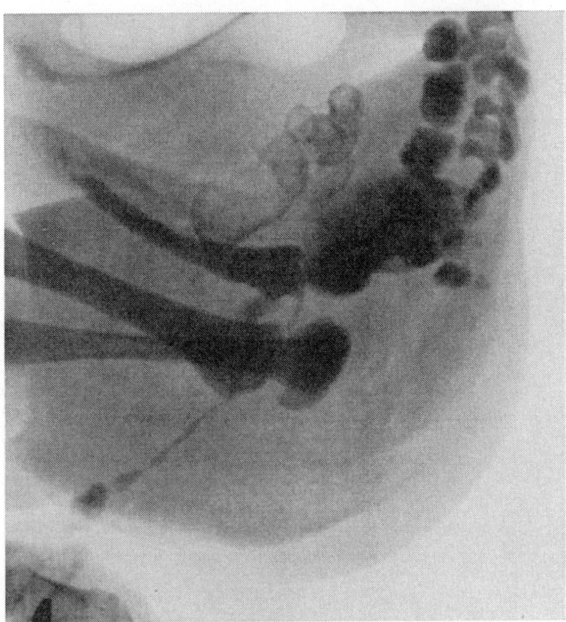

Fig. 6c

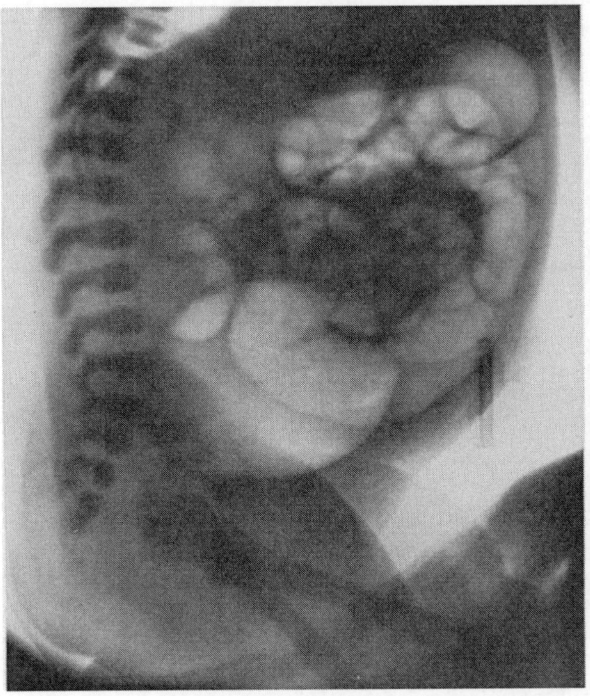

Fig. 7

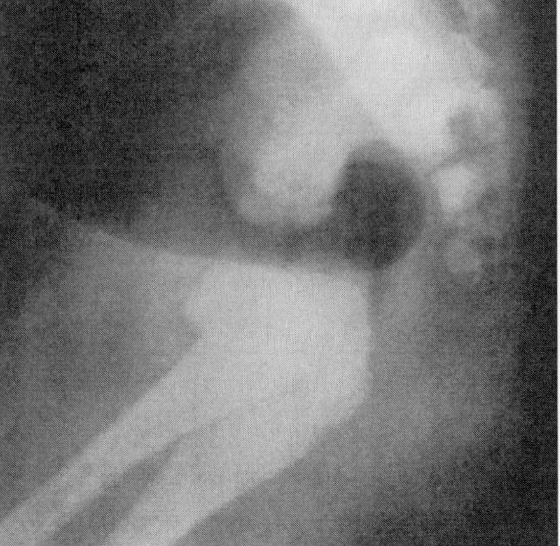

Fig. 8

Fig. 7. Ano-rectal agenesis with high termination of distended bowel in a newborn male. Note fusion of lower sacral vertebral bodies

Fig. 8. Ano-rectal agenesis in a newborn male. Terminal segment of bowel extends to 1 cm above levator ani level. Note fusion of 3rd and 4th sacral vertebral bodies

in other parts of the digestive tract, roentgenologic determination of the level has been based solely on urethrocystographic findings (Fig. 6).

Accordingly, the following roentgen findings are indicative of a *high abnormality*.

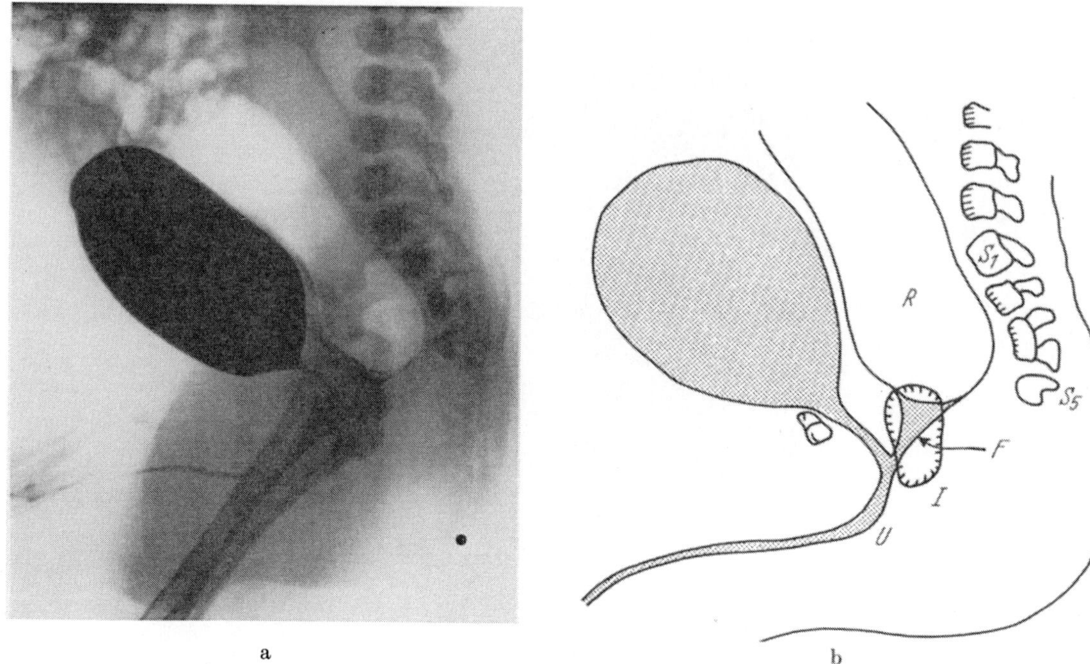

Fig. 9a and b. Ano-rectal agenesis in a newborn (same case as in Fig. 10), demonstrating the recto-urethral fistula with voiding urethrocystography. a) Fistula, which has a conical appearance, is filled from posterior urethra at lower portion of prostate and joins the lower, anterior rectum. b) Drawing of the relationships of fistula, urethra and of rectum. *I* os ischium; *F* fistula; *R* rectum; *U* urethra. Operative confirmation

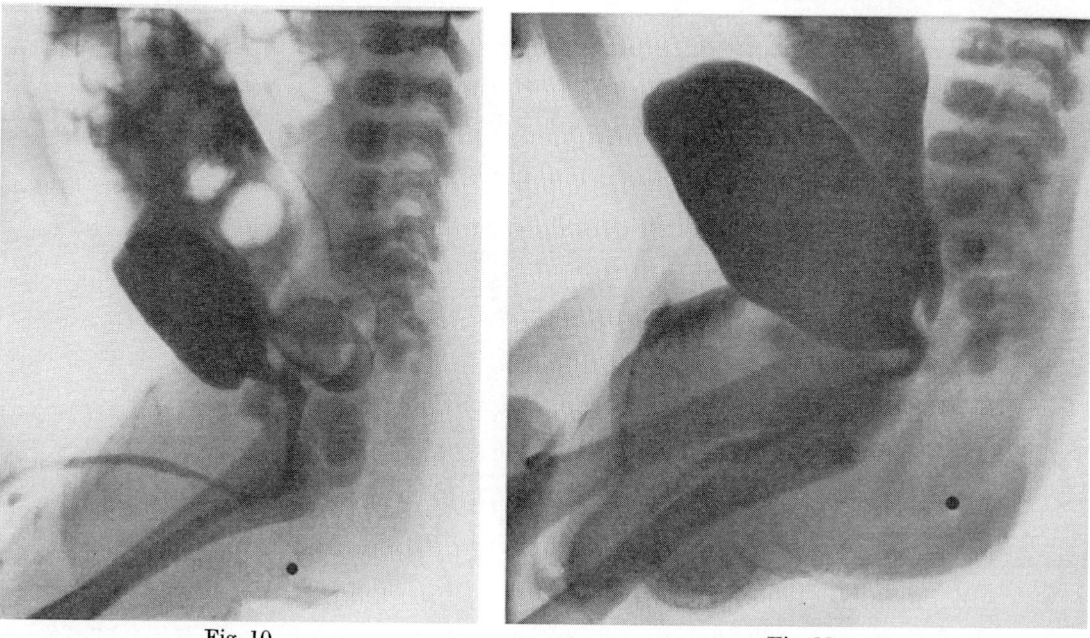

Fig. 10. Ano-rectal agenesis with short recto-urethral fistula in a newborn. With voiding urethrocystography fistula and rectum are outlined by contrast medium. Fistula originates in the lower anterior portion of rectum and terminates in the posterior urethra at the level of verumontanum. Multiple sacral abnormalities. Lead pellet attached to peritoneum has become displaced during the examination. Operative confirmation

Fig. 11. Ano-rectal agenesis with recto-urethral fistula in a newborn (same case as in Fig. 1). During voiding urethrocystography narrow fistula between bladder neck and rectum is outlined. Posterior urethra is angulated at site of entrance of fistula. Operative confirmation

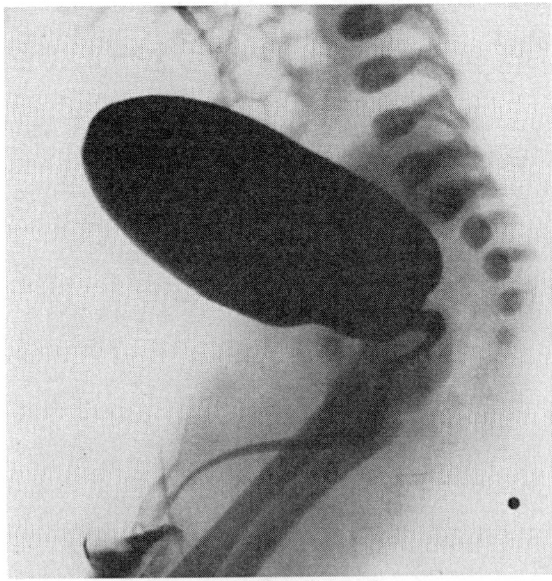

Fig. 12

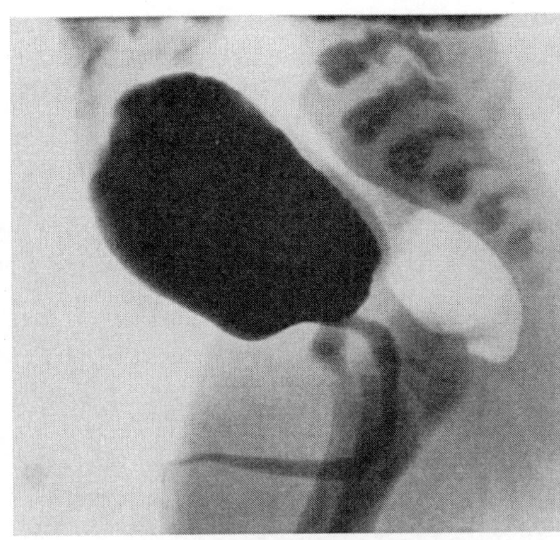

Fig. 13

Fig. 12. Ano-rectal agenesis with recto-urethral fistula in a newborn. With voiding urethrocystography angulation of the posterior urethra with a prominent kink towards rectum is demonstrated. No fistula was shown but one was identified and divided at subsequent operation

Fig. 13. Low atresia with recto-perineal fistula. Slightly dilated rectum is seen to extend to levator ani level. Perineal fistula is not demonstrated in the film. No deformity of urethra present. Slight forward angulation of the posterior urethra below bladder neck represents a normal variation

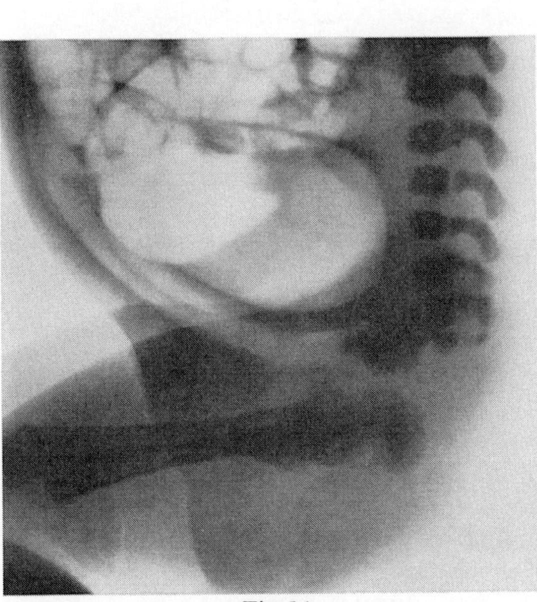

Fig. 14

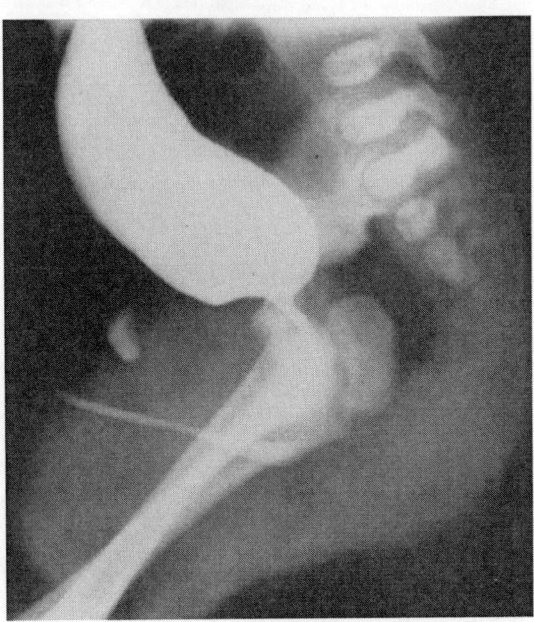

Fig. 15

Fig. 14. Ano-rectal agenesis with recto-vesical fistula in a newborn. Terminal bowel is greatly distended by gas and ends at the level of the upper sacral vertebrae. Gas is present in bladder which has an elongated appearance. A narrow recto-vesical fistula outlined by gas is faintly discernible in the original films and operation confirmed its termination in the trigone. Associated abnormality of sacrum with non-ossification of the two lower segments

Fig. 15. Imperforate anus in a newborn male. Rectum is seen to extend to level at inferior border of os ischium. Upper part of the anal canal is open. Urethrocystogram during voiding. No deformity of urethra and no fistula

I. The rectum, in spite of being well distended by gas, does not extend to the pelvic floor. Its distal end is situated at the level of the upper sacral vertebrae (Figs. 7, 14), or close to the pubo-coccygeal line as defined by Stephens (Fig. 8, Fig. 2, *I* and *II*). Kjellberg (1957) called attention to the first-mentioned form, which is due to agenesis of the anus and the entire rectum. Nixon (1961) also observed this anomaly. In my own series, which partially overlaps that of Kjellberg, it was noted in 5 cases.

II. A fistula connecting the prostatic portion of urethra and the rectum can be outlined during urethrocystography. By this method a fistula was demonstrated in 6 of 18 cases examined (Figs. 6, 9, 10, 11).

III. The posterior portion of the urethra is typically deformed, having a kink with its convexity toward the rectum (Figs. 11, 12). This sign is regarded as suggestive of

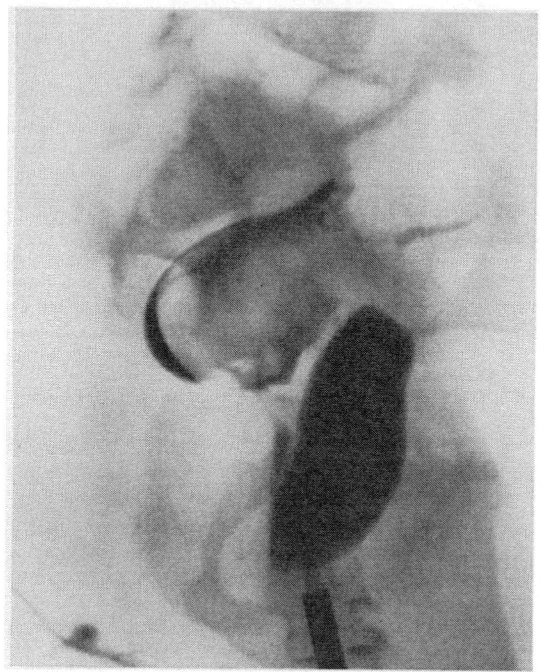

Fig. 16

Fig. 17

Fig. 16. Recto-vaginal fistula in a 3 year old girl. Fistula from rectum to lower vagina was outlined by introducing contrast medium into vagina

Fig. 17. Anal atresia with recto-perineal fistula in a female 24 hours after birth. During voiding urethrocystography levator ani is relaxed and the bowel is seen to extend to a level below the os ischium. Perineal fistula is not gasfilled and not discernible in the film. Fifth sacral segment is not ossified

a high abnormality and is of value when no contrast filling of the fistula and rectum is demonstrated. In several cases of this type exploration of the fistula at operation showed it to be either cordlike or to have a narrow lumen. The degree to which passage of contrast had been obstructed by either the unrelaxed levator or inspissated meconium is uncertain. The relevant urethral deformity, which possibly has a causal relationship to the fistula attachment, was present in 12 out of 18 examined cases of high abnormalities. In the remaining 6 cases as well as in 10 cases of low abnormalities, the urethra had a normal course. A slight bend of the urethra immediately below the bladder neck is considered a normal variation and should not arouse the suspicion of a high lesion (Fig. 13).

IV. Gas is present in the urinary bladder. This is an uncommon condition. It was noted in only one case of the present series in which a fistula ran between the trigone of the partly gasfilled bladder and the rectum (Fig. 14).

The following roentgen signs are indicative of a *low type of abnormality.*

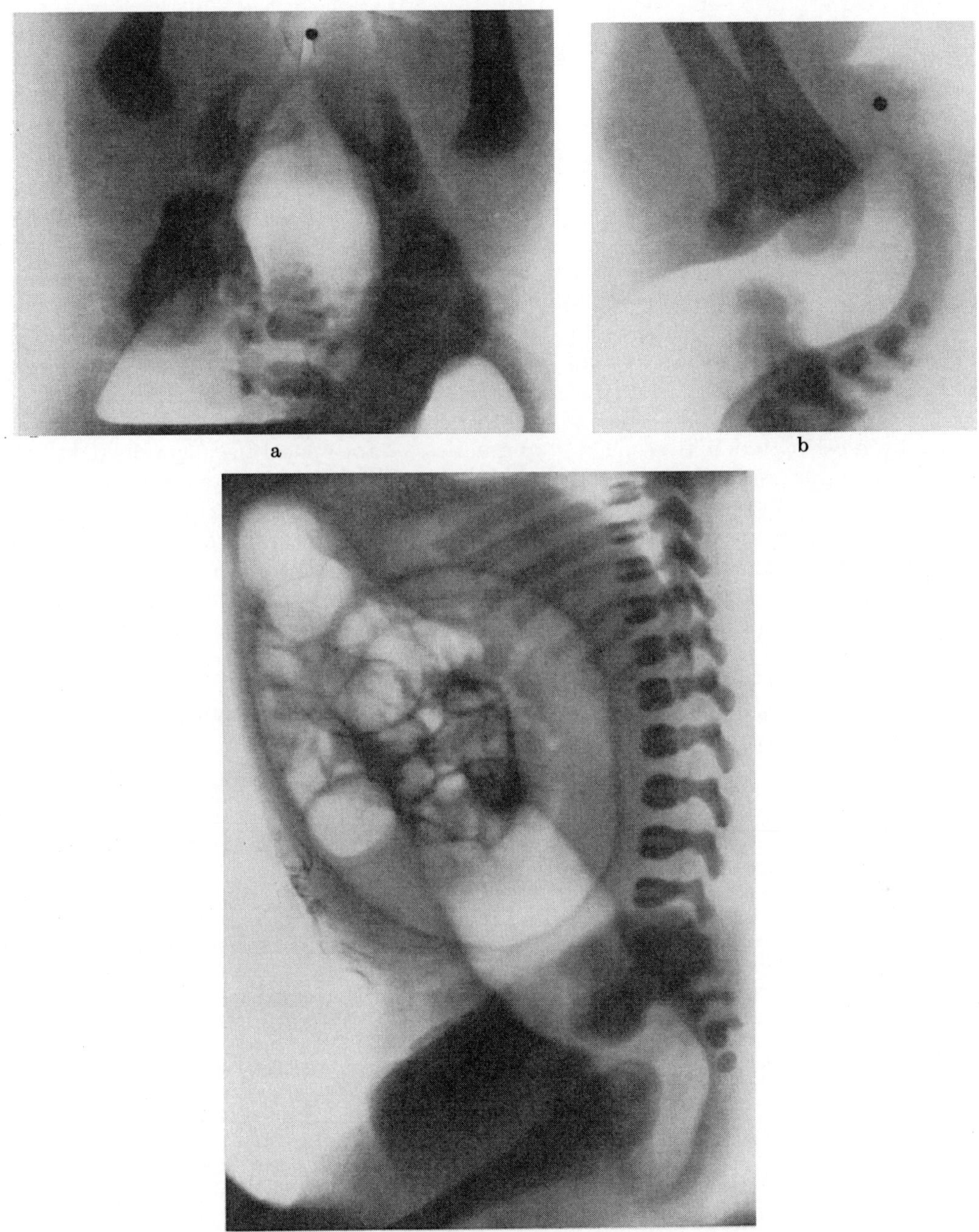

Fig. 18a—c. Covered anus in a male 24 hours after birth. Films exposed with the patient in inverted position (a and b) and in lying position (c) demonstrate that the bowel extends distal to the ossa ischii down to a level about 0,5 cm from the malformed anus

I. The gas-filled rectum extends as far as a plane which, on true lateral view of the pelvis, intersects the inferior border of the ischia (Fig. 5). At roentgenologic evaluation the degree of levator ani contraction is an important factor as will be evident from Fig. 5.

II. A fistula from the bulbous urethra to the rectum can be demonstrated.

III. The fistula or the "imperfect anus" opens into the lower part of the vagina (Fig. 16), into or the perineum (ectopic anus) (Fig. 17) or its orifice has the character of a covered anus (Fig. 18).

To the same group belong the cases of stenosis or atresia of the anus located approximately at the lower level of the bulbocavernosus muscle. (Fig. 5). As a rule these anomalies are clinically so well defined that roentgenologic investigation is seldom required. However, occasionally in microscopic anus and covered anus the opening may not be detectable on inspection of the exterior. The type of abnormality may then be revealed at the roentgen examination.

Cloaca. This anomaly which may persist in an incomplete or a complete form has infrequently been the object of roentgen examinations. An illustrative case has been reported by Kjellberg (1957).

Multiple anomalies include ectopic cloaca, vesico-intestinal fissure, and anomalies of the genito-urinary and rectal regions other than simple fistulas.

Associated abnormalities. Ano-rectal anomalies are frequently associated with other abnormalities (Moore and Lawrence, 1952; Spence, 1954; Thompson and Hooks, 1956; Parkkulainen, 1957; Williams and Nixon, 1957; Williams, 1958; Duhamel, 1959; Partridge and Gough, 1961; Berdon et al., 1966; Berdon and Baker, 1967).

It has been estimated that associated anomalies — ano-rectal fistulas not included — are present in approximately 60 per cent of the cases with ano-rectal agenesis and in about 25 per cent of those with low abnormalities. Frequently multiple, they are most common in the urinary tract and the skeleton, followed in declining order by the cardiovascular, alimentary, genital and nervous systems. Attention has been given in particular to sacral agenesis, variations in the number of lumbar vertebrae, i.e., true epistasis, uni- or bilateral hydroureter, hydronephrosis, and renal agenesis. Routine urographic examination has been recommended. Duodenal atresia is not uncommon and will preclude gaseous filling of the bowel and hence determination of the level of ano-rectal abnormalities by conventional roentgenologic methods. Here, as pointed out, urethrocystography may permit the diagnosis of the type of lesion.

References

Berdon, W. E., and D. H. Baker: The inherent errors in measurements of inverted films in patients with imperforate anus. Ann. Radiol. **10**, 235 (1967).

—, B. Hochberg, D. H. Baker, H. Grossman, and T. V. Santulli: The association of lumbosacral spine and genitourinary anomalies with imperforate anus. Amer. J. Roentgenol. **98**, 181 (1966).

Bill, A. H., and R. J. Johnson: Failure of migration of the rectal opening as the cause for most cases of imperforate anus. Surg. Gynec. Obstet. **106**, 643 (1958).

Bremer, J. L.: Congenital anomalies of the viscera. Their embryological basis. Cambridge: Harvard University Press 1957.

Brown, B. S.: Defecography or anorectal studies in children including cinephluorographic observations. J. Canad. Ass. Radiol. **16**, 66 (1965).

Browne, D.: Congenital deformities of rectum, anus, vagina and urethra, Hunterian lecture. Ann. roy. Coll. Surg. Engl. **8**, 173 (1951).

David, V. C.: Embryology and malformation of the rectum. In: Nelson Loose, Leaf surgery, vol. 5, p. 161. New York: Thos. Nelson & Sons 1941.

Desmarest, E., et D. Ebrard: A propos du traitement des imperforations anorectales. Arch. Méd. Enf. **29**, 96 (1926).

Drachter, R.: In: R. Drachter u. J. Gossman, Chirurgie des Kindesalters. In Handbuch der Kinderheilkunde, Bd. IX (Hrsg. M. v. Pfaundler u. A. Schlossmann). Berlin: Springer 1930.

Duhamel, B.: Malformations ano-rectales et anomalies vertébrales. Arch. franc. Pédiat. **16**, 534 (1959).

Ehrenpreis, T.: Om en praktiskt viktig felkälla vid röntgenundersökningen av atresia ani [Swedish]. Nord. Med. **25**, 72 (1945).

Gough, M.: Congenital abnormalities of the anus and rectum. Arch. Dis. Childh. **36**, 146 (1961).

Gross, R. E.: The surgery of infancy and childhood. Philadelphia and London: W. B. Saunders Co. 1953.

Keiller, V. H.: Imperforate anus with report of three cases. Tex. St. J. Med. **20**, 278 (1924).

Kjellberg, S. R., N. O. Ericsson, and U. Rudhe: The lower urinary tract in childhood. Stockholm: Almqvist & Wiksell 1957 and Chicago: Year Book Publ., Inc. 1957.

Koop, C. E.: Certain aspects of surgery of newborn. Delaware med. J. **24**, 152 (1952).

Ladd, W. E., and R. E. Gross: Congenital malformation of the anus and rectum. Amer. J. Surg. **23**, 167 (1934).

Moore, T. C., and E. A. Lawrence: Congenital malformations of the rectum and anus. III. Associated anomalies encountered in a series of 120 cases. Surg. Gynec. Obstet. **95**, 281 (1952).

Nixon, H. H.: Ano-rectal anomalies. Postgrad. med. J. **35**, 80 (1959).

— In: J. C. Goligher, Surgery of the anus, rectum and colon, p. 285—304. London: Cassel 1961.

Norris, W. J., T. W. Brophy, and D. Brayton: Imperforate anus; case series and preliminary report on one stage abdominoperineal operation. Surg. Gynec. Obstet. **88**, 623 (1949).

Parkkulainen, K. V.: Sacrococcygeal and urologic anomalies in connection with congenital malformations of anus and rectum. A preliminary report. Ann. Paediatr. Fenn. **3**, 51 (1957).

Partridge, J. P., and M. Gough: Congenital abnormalities of the anus and rectum. Brit. J. Surg. **49**, 37 (1961).

Rhoads, J. E., R. L. Pipes, and J. P. Randall: Simultaneous abdominal and perineal approach in operations for imperforate anus and atresia of the rectum and rectosigmoid. Ann. Surg. **127**, 552 (1948).

Rhodes, R. L.: Imperforate anus; suggested mode of handling. Amer. J. Surg. **24**, 828 (1934).

— Further observations upon imperforate anus. Trans. Sth. surg. Ass. **57**, 404 (1946).

Robertson, D. A. R., E. Samuel, and W. Macleod: Radiological assessment of imperforate anus. Brit. J. Radiol. **38**, 444 (1965).

Santulli, T. V.: The treatment of imperforate anus and associated fistulas. Surg. Gynec. Obstet. **95**, 601 (1952).

Scott, J. E. S.: The anatomy of the pelvic autonomic nervous system in cases of high imperforate anus. Surgery **45**, 1012 (1959).

—, and O. Swenson: Imperforate anus: results in 63 cases and some anatomic considerations. Amer. Surg. **150**, 477 (1959).

Shopfner, C. E.: Roentgenologic evaluation of imperforate anus. Sth. med. J. (Bgham, Ala.) **58**, 712 (1965).

Spence, H. M.: Anomalies and complications of urogenital tract associated with congenital imperforate anus. J. Urol. (Baltimore) **71**, 453 (1954).

Stephens, F. D.: Congenital imperforate rectum, recto-urethral and recto-vaginal fistulae. Aust. N.Z. J. Surg. **22**, 161 (1953).

— Malformations of the anus. Aust. N.Z. J. Surg. **23**, 9 (1953).

— Imperforate anus. Med. J. Aust. **2**, 803 (1959).

Swenson, O.: Pediatric surgery. New York: Appleton-Century-Crofts, Inc. 1958.

Thompson, I. M., and C. A. Hooks: The urological significance of imperforate anus. Amer. Surg. **22**, 1112 (1956).

Tuttle, J. P.: Diseases of anus and rectum, p. 47. D. Appleton & Co. 1903.

Wangensteen, O. H., and C. O. Rice: Imperforate anus. A method of determining the surgical approach. Ann. Surgery **92**, 77 (1930).

Williams, I.: Handbuch der Urologie. Encyclopedia of Urology. Encyclopedie d'Urologie. Berlin-Göttingen-Heidelberg: Springer 1958.

—, and H. H. Nixon: Agenesis of the sacrum. Surg. Gynec. Obstet. **105**, 84 (1957).

Wilson, A. K.: Roentgen examination in congenital intestinal obstructive defects in infants. Its aid in planning suitable surgical approach and procedures for their correction. Amer. J. Roentgenol. **54**, 498 (1945).

Winslow, O., R. Litt, and D. Altman: Imperforate anus from a roentgenologic viewpoint. Amer. J. Roentgenol. **85**, 718 (1961).

III. Röntgendiagnostik der Dickdarmpolypen

Von

S. Welin

Mit 39 Abbildungen

1. Untersuchungstechnik

a) Geschichte

Schon 1896, ein Jahr nach der Entdeckung der Röntgenstrahlen, begann der Deutsche Becher, Bleisalz und Luft in den Darm einzuspritzen. Dasselbe Jahr demonstrierte auch der Amerikaner Cannon verschiedene Teile des Verdauungskanales mit Hilfe von Schwermetallsalzen. Im Jahre 1901 demonstrierte Hildebrand vor dem ärztlichen Verein zu Hamburg ein Röntgenbild, auf welchem das Quercolon des lebenden Menschen durch Wismut gut sichtbar gemacht worden war, und berichtete, daß er dieselbe Methode zur Darstellung des Darmes benutzte. Er fügte hinzu ,,Der Gedanke liegt nahe, auf diese Weise (nämlich mittels Wismut) Stenosen des Darmes, z. B. durch Carcinom, nachzuweisen und zu lokalisieren''. Diese Idee kam Hildebrand, als er bei der röntgenologischen Untersuchung eines Patienten, der Wismut bekommen hatte, viele kleine Schatten im Dickdarm bemerkte. Zusammen mit Rumpel blies er auch Luft in das Rectum ein, nachdem er Wismut oral verabreicht hatte.

Zwei Jahre später, 1903, schrieb Williams, daß man die Lage und Außenkonturen des Dickdarms entweder durch die rectale Injektion einer Flüssigkeit, die ein opakes Mittel z.B. Wismut enthielt, oder durch Lufteinblasung, feststellen könne. 1904 berichtete Rieder in einem Vortrag vor der Gesellschaft für Morphologie und Physiologie in München, daß er die Topographie des Magen-Darmkanales am lebenden Menschen röntgenologisch studiert habe. Zu diesem Zweck hatte er Wismutbrei per os und per rectum verabfolgt. Rieder meinte, daß der Kontrasteinlauf ein mehr detailliertes Röntgenbild ergäbe. Er betonte, daß auch Stegmann und Schüle diese Methode schon früher benutzt hätten.

Im Jahre 1908 veröffentlichte Schenek einen Artikel, in welchem er sehr ausführlich beschrieb, wie man nach Verabfolgung eines Kontrastmittels (Wismut) per rectum genau Sitz und Ausdehnung eines Tumors feststellen konnte. Er war überzeugt, daß ,,bei häufiger Anwendung des Wismutröntgenverfahrens, operable Tumoren im Colon gelegentlich dadurch festgestellt werden könnten''.

Auf einem Röntgenkongreß in Detroit (1910) behauptete Haenisch, daß der Kontrasteinlauf bei der Untersuchung des Colons der Kontrastmahlzeit weit überlegen sei, obwohl die letztere Methode den physiologischen Verhältnissen mehr entspreche. Er fügte hinzu, daß der Kontrasteinlauf unter Durchleuchtungskontrolle erfolgen solle, und zwischen 1911 und 1923 stellte der Kontrasteinlauf auch die Methode der Wahl dar. Die mit dieser Methode erzielten Ergebnisse wurde in einer Unzahl Veröffentlichungen beschrieben.

Die Resultate aber, die die Einlaufsuntersuchung mit praller Füllung ergab, waren jedoch nicht recht befriedigend, vor allem nicht in bezug auf die Diagnostik der Neubildungen. Die kleineren Tumoren wurden nicht entdeckt und auch größere können bei ungünstiger Lokalisation übersehen werden. Deshalb wurden viele Versuche unternommen die Methode zu verbessern. Mit dieser Absicht wurde im Jahre 1923 die Doppelkontrastmethode zum erstenmal von dem deutschen Chirurgen A. W. Fischer beschrieben. Er betonte, daß es mit dieser Methode möglich sei, die Konturen des Darmes zu beurteilen, auch wenn mehrere Darmschlingen übereinander projiziert seien, und daß es auch möglich sei kleine Tumoren darzustellen, die sonst von einer soliden Säule Kontrastmittel überdeckt würden. In Europa weckte die Methode anfangs jedoch nur geringes Interesse.

1927 berichtete KNOTHE z.B., daß er eine möglichst kleine Kontrasteinlaufmenge benutzte, die vor der Untersuchung abgelassen würde, und daß er auf diese Weise die Feinheiten des Innenreliefs veranschaulichen könnte. Nach seiner Auffassung war dies eine klare Verbesserung. Schon im Jahre darauf berichtete KALKBRENNER, daß er mittels Thoriumdioxydsols noch bessere Bilder des Reliefs erhalten könnte als mit Barium. Er veröffentlichte einige Bilder, die nach der damaligen Auffassung die klare Überlegenheit dieser neuen Kontrastdarstellungsmethode gegenüber der gewöhnlichen Einlaufuntersuchung eindrucksvoll zeigte. GILBERT und KADRNKA erprobten Umbrathor und fanden, daß dieses Präparat durch sein Adhäsionsvermögen an der Darmwand einen großen Vorteil gegenüber dem leicht sedimentierenden Barium brachte.

Vielerorts nahm man dann diese Schleimhautuntersuchung vor; da es aber oft schwer war, einen befriedigenden Niederschlag auf der Darmwand zu bekommen, wurde die Methode verlassen.

Während einer Reise nach Europa 1928 besuchte KIRKLIN von der Mayoklinik in Rochester den oben genannten A. W. FISCHER und diskutierte mit ihm dessen Dickdarmuntersuchungsmethode. KIRKLIN gab seinem Mitarbeiter WEBER den Auftrag, die Doppelkontrastmethode an der Mayo-Klinik einzuführen und nach 2 Jahren, 1930, war die amerikanische Version fertig. Sie wurde sofort von einer Anzahl Kliniken übernommen. Viele rühmten die Methode, die meistens als eine komplettierende Untersuchung nach dem Kontrasteinlaufsverfahren angesehen wurde. Die Resultate erwiesen sich jedoch bald als unbefriedigend, und STEVENSON z.B. betonte, daß es in 15—20% der Fälle unmöglich wäre, Colon ascendens und Coecum so rein zu bekommen, daß eine genaue Diagnostik möglich wäre. MORETON hob hervor, die gewöhnlichsten Fehler wären eine inadäquate Vorbereitung, eine zu pralle Füllung mit Barium oder Luft und eine zu langsame Entleerung des Darmes. Die ursprüngliche Begeisterung ließ allmählich nach. Trotz Anwendung verschiedener Abführmittel und Zusätze zum Darmreinigungs- und Kontrasteinlauf, gelang es nur selten, den Darm so rein zu bekommen, daß es möglich war, zwischen kleinen Neubildungen und retinierten Fäkalien zu unterscheiden. Die Folge war, daß die Methode von vielen aufgegeben wurde; nach wenigen Jahren wurde sie nur in einzelnen Kliniken noch angewandt.

Im Jahre 1933 schlugen LEDOUX-LEBARD und GARCIA-CALDERON die Anwendung von semitransparenten Kontrastmitteln vor. Diese Mittel waren jedoch teuer und ergaben so wenig kontrastgesättigte Bilder, daß die Untersuchung mit semitransparenten Mitteln immer von einem gewöhnlichen Kontrasteinlauf gefolgt werden mußte.

Im Jahre 1936 schrieb SCHWARZ, daß die Luftblähung nach A. W. FISCHER wegen der Perforationsgefahr bei der Divertikulose kontraindiziert sei, und im gleichen Jahr berichteten RIGLER und ERICKSEN, daß sie die Filme überexponierten, um polypöse Wucherungen im Magen zu demonstrieren. Ungefähr gleichzeitig begann GIANTURCO eine Hochvolttechnik bei der Untersuchung vom Dickdarm anzuwenden. Außerdem benutzte er eine sehr dünne Bariumaufschwemmung. Im Jahre 1950 veröffentlichte er seine ersten Ergebnisse; 3 Jahre später berichtete er, daß er mit dieser Methode Polypen bei 2,7% von 1552 Patienten gefunden habe. Auch MCMILLAN und POTTER (1952) benutzten Hochvolttechnik mit dünner Bariumaufschwemmung und konstatierten, daß diese Technik eine klare Verbesserung darstelle um frühe maligne oder prämaligne Veränderungen des Colons zu entdecken.

In Amerika nahm HAMILTON während der Mitte der vierziger Jahre die Schleimhautrelieftechnik erneut auf. Er berichtete 1946, daß er SACKETTS Methode, dem Kontrasteinlauf Gerbsäure zuzusetzen, um dadurch nach der Entleerung ein Reliefbild der Schleimhaut zu erhalten, wieder aufgenommen habe.

Christie teilte 1950 mit, daß er und seine Mitarbeiter 4225 solche Untersuchungen durchgeführt hätten. Sie konnten nach Robinson Polypen in 1% der Fälle nachweisen. Sie fanden, daß diese Methode die Darstellung von Neubildungen mit einem Durchmesser von 1 cm ermöglicht. Sie behaupteten auch, daß sie mit dieser Technik auch einige weitere, mit anderen Methoden nicht darstellbare, funktionelle und organische Veränderungen sichtbar machen könnten. Sie meinten daher, daß der Zusatz von Gerbsäure eine Verbesserung der früheren Methode sei und daß der Vorteil dieser Methode darin bestehe, daß die Schleimhaut des durch die Gerbsäure vollständig kontrahierten Darmes mit einem gleichmäßig dünnen Niederschlag versehen werde. Weber war jedoch nicht so optimistisch sondern meinte, daß der Zusatz von Gerbsäure zum Kontrasteinlauf nicht zu einer mehr zufriedenstellenden intestinalen Untersuchung führe.

Am Ende der vierziger Jahre wurden die Forderungen nach einer verfeinerten Colondiagnostik immer größer, nicht zuletzt in Amerika, wo The Cancer Society ihr berühmtes Schlagwort: "Polyp detection is Cancer prevention" lanziert hatte. Es wurde daher eine zwingende Notwendigkeit die röntgenologische Diagnose auf diesem Gebiet zu verbessern. Hierbei beschritt man verschiedene Wege. Einige versuchten bessere Kontrastmittel durch den Zusatz verschiedener Mittel z.B. Gelatine, Agar, Tragacanta, Lecitin, Carboximetylcellulosa und Aluminium zu erhalten. Nach Jones (1951) war Windholz für die Entwicklung von kolloidalen Bariumsuspensionen verantwortlich. Andere konstruierten verschiedene Hähne und sogenannte Einlaufsmaschinen, um einen reineren Darm zu erhalten und wieder andere nahmen A. W. Fischers Doppelkontrastmethode erneut auf. Diese hat sich auch in den letzten Jahrzehnten wieder durchgesetzt und wird nunmehr in immer mehr Kliniken benutzt. Obwohl die Methode alle Voraussetzungen bietet auch sehr kleine Neubildungen darzustellen, sind die Meinungen über ihren Wert geteilt.

Bei der 35. jährlichen Zusammenkunft der Radiological Society of North America im Jahre 1949 hielt Bell einen Vortrag über "General Consideration in The Roentgen Examination of The Colon". Er betonte, daß die röntgenologische Colondiagnostik eines der schwierigsten Gebiete in der gesamten Röntgendiagnostik ist und daß ein zuverlässiges Resultat nicht nur ein gutes Instrumentarium, eine gute Methode und ein ausgebildetes Personal sondern auch große Erfahrung des Röntgenologen erfordert.

Bei der nachfolgenden Besprechung des Problems fragte Garland ob man — mit Rücksicht darauf, daß Smedal bei der Obduktion kleine Polypen bei nur 2% fand und Scarborough bei nur 5% — das Recht habe, 95—98% aller Patienten die Unbequemlichkeit und die Kosten einer Untersuchung mit der Doppelkontrastmethode zuzumuten. Er bezweifelte es und fügte hinzu, daß eine Untersuchung mit der Doppelkontrastmethode nur in etwa 10% der zu einer Röntgenuntersuchung kommenden Fälle indiziert sei.

Auch De Peyster und Gilchrist waren etwas skeptisch und — obwohl sie ziemlich gute Erfolge mit der Doppelkontrastmethode erzielt hatten — dennoch der Ansicht, daß sie mit dem Hochvoltverfahren und verdünnten Kontrastmittel noch bessere Resultate erzielten.

Gianturco äußerte sich etwas vorsichtiger und meinte, daß die Doppelkontrastmethode interessant und eine „beautiful procedure“ sei, mit welcher man unter günstigen Verhältnissen sogar äußerst kleine Polypen darstellen könnte. Er behauptete sogar, daß "the brilliancy of such films has no equal, but too often the heavy barium mixture collects in pools which show no double contrast or dries in scales when the water has been absorbed too thoroughly by the thirsty mucosa of the colon".

Andererseits vertreten viele Autoren eine ganz andere Auffassung von der Doppelkontrastmethode. Douglas z.B. ist der Ansicht, daß man mit dieser Technik kleine, oberhalb der mit der Rectoskopie zugänglichen Höhe lokalisierte Veränderungen besser erkennen könne als mit irgendeiner anderen Methode. Stevenson behauptete, daß die Doppelkontrastmethode die zuverlässigste sei, wenn es ein Carcinom im frühen Stadium zu entdecken gelte. Für die Diagnostik früher Veränderungen in den höheren Abschnitten des Dickdarms legte Bell der Methode große Bedeutung zu. Potter betonte, daß die Methode alle Voraussetzungen hätte, kleine Veränderungen im Colon darzustellen; SHALLENBERGER empfiehlt, alle Patienten, bei denen Polypen entdeckt worden seien, von Zeit zu Zeit mit der Doppelkontrastmethode nachzuuntersuchen. Einige Verfasser, z.B. MORETON, meinten, daß die Doppelkontrastmethode die gewöhnliche Untersuchung mit Kontrasteinlauf ganz ersetzen könne, während andere z.B. ROBINSON, etwas vorsichtiger sind und sagen, obwohl die Methode eine wertvolle komplettierende Untersuchung darstelle, könne sie doch andere Methoden nicht ersetzen.

1953 veröffentlichte WELIN seine erste Arbeit über eine von ihm ausgearbeitete Modifikation der Doppelkontrastmethode. Diese Modifikation unterschied sich von den früheren Methoden durch eine besondere Vorbereitung des Darms, bei welcher dieser gerade für die Doppelkontrastmethode vorbereitet wird. Durch die Anwendung eines von WELIN ausgearbeiteten Kontaktlaxans — Clysodrast — konnte man den Darm zum ersten Mal fast immer von allem festen und flüssigen Inhalt befreien. Gleichzeitig wird die Schleimhaut von allem Schleim befreit und, nachdem der Darm ordentlich mit Luft ausgedehnt ist, mit einer dünnen Schicht von Kontrastmittel bekleidet. Nach diesem Verfahren soll jede Impression des Darmlumens als Zeichen einer von der Darmwand ausgehenden Neubildung angesehen werden. Dank der schnellen Wirkung des Abführmittels wurde es möglich die Entleerung so zu steuern, daß die verschiedenen Untersuchungsmomente mit kurzem Zwischenraum ausgeführt und unnötige Wartezeiten vermieden werden können. Die Zeit, die der Patient im Röntgenlaboratorium zubringen muß, beschränkt sich auf 20—25 min: dadurch ist es möglich geworden diese Modifikation routinemäßig anzuwenden.

Diese Modifikation hat während des letzten Jahrzehnts eine immer größere Anwendung gefunden. Es gibt jedoch immer wieder Fürsprecher der Einlaufsmethode mit Hochvolttechnik. Zu diesen gehören u. a. die Brüder FIGIEL aus Detroit. Sie behaupteten mit Gianturcos Hochvolttechnik mit dünner Bariumaufschwemmung und einem großen Kompressionskissen Resultate zu erhalten, die der in Amerika ausgearbeiteten Version der Doppelkontrastmethode klar überlegen seien. Die meisten Röntgenologen dürften heute jedoch über die große Überlegenheit der Doppelkontrastmethode übereinstimmen.

b) Vorbereitung

Eine der wichtigsten Voraussetzungen für eine befriedigende Röntgenuntersuchung des Dickdarmes ist, daß der Darm so rein wie möglich ist. Die sorgfältige Vorbereitung des Patienten ist daher von größter Bedeutung.

Dem Patienten werden meistens *Diätvorschriften* auferlegt. Einen oder mehrere Tage vor der Untersuchung wird nur eine leichte schlackenfreie Kost gestattet. HODGES erlaubt z.B. am Tage vor der Untersuchung nur flüssige Speisen. Was das Abendbrot am vorhergehenden Tage anbelangt, sind die Meinungen geteilt. YATES verbietet das Abendbrot aber erlaubt wie DOUGLAS, STEVENSON u.a. ein leichtes Frühstück am Morgen des Untersuchungstages, um die gastrocolischen Reflexe auszulösen. Andere Verfasser, z.B. JONES, verbieten das Frühstück am Morgen des Untersuchungstages.

Die Vorbereitung umfaßt auch eine *Reinigung des Darmes*. Einige, z.B. HENDERSON, der die „washing-out"-Methode anwendet, arbeiten mit milden Abführmitteln. Die meisten Untersucher sind sich jedoch einig, daß kein Abführmittel den Darm so reinigt wie Ricinusöl, das gewöhnlich am Tag vorher verabfolgt wird. Man gibt meistens 1—2 Eßlöffel vor 12 Uhr mittags am Tage vor der Untersuchung.

Was den *Reinigungseinlauf* betrifft, sind die Ansichten auch verschieden. Während einige Verfasser einen Einlauf sowohl am Tage vor der Untersuchung als am Morgen des Untersuchungstages empfehlen, meinen andere, z.B. ROOT, daß man mit Einläufen nicht aufhören soll, bis der Darm richtig sauber ist. YATES benutzt eine Seifenlauge, weil solch ein Einlauf seiner Auffassung nach das Colon ascendens besser reinige als hypertone Kochsalzlösung, physiologische Kochsalzlösung oder gewöhnliches Leitungswasser. Wie

STEVENSON empfiehlt er drei verhältnismäßig kleine (je etwa 1 Liter) warme Einläufe mit 15 min Intervall 2 Std vor einer Untersuchung. JONES seinerseits warnt bestimmt vor der Anwendung einer Seifenlauge vor einer Untersuchung mit der Doppelkontrastmethode, da ihre Anwendung zu Blasenbildung führen könne und betont, daß der letzte Einlauf wenigstens 2 Std vor der Untersuchung verabfolgt werden solle, um die retinierte Gas- und Flüssigkeitsmenge auf ein Minimum zu reduzieren.

Einige Kliniken z.B. St-Marks-Hospital in London sind mit sogenannten Einlaufsmaschinen ausgerüstet, welche eine konstante Temperatur, Zusatz von verschiedenen Präparaten und die Anwendung von verschiedenen Schläuchen für die Verabfolgung und das Ablassen der Einlaufflüssigkeit ermöglichen.

Da aber die Ergebnisse trotz aller dieser Maßnahmen nicht immer befriedigend waren, begann man Kontaktabführmittel zu prüfen. Diese bestehen aus im Wasser unlöslichen Substanzen der Dioxiphenylgruppe, deren Angriffspunkt nach den pharmakologischen Untersuchungen fast ausschließlich an der Dickdarmschleimhaut liegt und durch direkte Berührung mit ihr zu einer Anregung der Peristaltik führt.

Jedoch erhielt man auch mit diesen Kontaktabführmitteln nicht in allen Fällen eine genügende Reinigung. Daher wurde in Malmö Gerbsäure zugesetzt, da eine solche Beimischung die Schleimsekretion hemmt, zu einer Eiweißfällung führt und sehr adstringierend ist. Außerdem wird die Peristaltik erhöht. Wir haben gefunden, daß dieser Zusatz die Darmwand gleichzeitig zur Annahme des Kontrastmittels vorbereitet. Dank der schnellen Wirkung dieses Präparates — der Patient bekommt einen sehr starken Stuhldrang sowohl nach dem Reinigungseinlauf als auch nach dem Kontrasteinlauf — hat man den Darm viel besser unter Kontrolle als früher. Es ist jetzt möglich, 10—12 Patienten im Laufe von 4 Std in einem und demselben Laboratorium zu untersuchen. Das Präparat, das aus einem Abführmittel (4,4 Diacetoxydiphenyl)-2 pyridylmetan und Gerbsäure besteht, wird unter dem Namen Clysodrast Novum verkauft (Hersteller: AB Ferrosan, Malmö, Schweden). Das Mittel ist dadurch leicht wasserlöslich gemacht worden, daß das schwerlösliche Abführmittel mittels einer Spezialmethode in Anwesenheit von Gerbsäure leicht dispersibel wird.

Zum Schluß soll noch erwähnt werden, daß in einigen Kliniken, wo die alte Einlaufsmethode noch gebräuchlich ist, der Patient etwa 1 Liter Flüssigkeit per os 2 Std vor der Untersuchung bekommt, so daß die volle Blase das Colon Sigmoideum aus dem kleinen Becken heben kann, um eine freie Projektion dieser Schlinge zu erleichtern. Mit den modernen Untersuchungsmethoden ist eine solche Flüssigkeitsaufnahme natürlich überflüssig.

c) Vorbereitungsmaßnahme

Wir streben direkt die Doppelkontrastmethode an. Die Vorbereitung der Patienten hat also den Zweck, die optimalen Voraussetzungen für die Doppelkontrastmethode zu schaffen, und das ist ein sehr wesentlicher Unterschied. Vor der Untersuchung mit unserer Modifikation der Doppelkontrastmethode wird die Darmschleimhaut in folgender Art vorbereitet:

1. Der Patient wird aufgefordert, am Tage *vor* der Untersuchung:
a) Nur leichte, schlackenfreie Speisen einzunehmen.
b) Zwei Eßlöffel Ricinusöl vor 12 Uhr mittags zu nehmen.
c) Sich am Abend einen gewöhnlichen Einlauf (Wasser) zu machen.

2. Nach der Aufnahme in der Röntgenabteilung am Morgen des Untersuchungstages bekommt der Patient 1 mg Atropin per os (aber nicht Patienten mit Glaukom), teils um die Schleimsekretion im Dickdarm zu hemmen — denn sogar eine dünne Schicht Schleim genügt, um kleine pathologische Veränderungen zu verdecken, und außerdem um die Adhäsion des Kontrastmittels an der Darmwand zu verhindern — und teils, um eventuelle Schmerzen bei den durch das Abführmittel absichtlich verursachten starken Darmkontraktionen zu lindern.

Diese Atropingabe hat sich auch als eine gute Prophylaxe gegen die sonst nicht allzu ungewöhnliche Begleiterscheinung eines Einlaufs, nämlich Episoden von Blutdruckabfall erwiesen. Dies gilt vor allem für Patienten, die schon wegen einer Hypertension in Behandlung sind, denn bei solchen Menschen ist der blutdruckregulierende Mechanismus zum Teil außer Funktion. Für Kinder wird die Atropindosis entsprechend dem Alter und dem Gewicht reduziert.

3. Ungefähr 30 min nach Gabe des Atropins wird ein Einlauf bestehend aus 2 Liter Wasser und einer Packung Clysodrast, verabfolgt.

Der Patient bekommt diesen Einlauf in der Röntgenabteilung, so daß man sicher sein kann, daß diese Vorbereitungsmaßnahmen vorschriftsmäßig ausgeführt werden. Während der Verabfolgung des Einlaufes soll der Patient zunächst mit gestreckten Beinen auf der linken Seite liegen und durch den Mund atmen. Sollte es dem Patienten schwer fallen, die rectal eingeführte Flüssigkeit zu halten, wird er in Rückenlage auf ein Becken gelegt. Dieses geringfügige Anheben des unteren Teiles des Rumpfes ist oft ausreichend, eine genügend große Flüssigkeitsmenge einzuführen. Dem Patienten wird dann ausreichend Zeit gelassen, um den Einlauf ordentlich zu entleeren, so daß fast nichts davon im Dickdarm zurückbleibt.

4. Nach der Entleerung darf der Patient sich einige Minuten ausruhen.

Mit diesen Maßnahmen gelingt es fast immer, den Darm zu säubern und die Darmwand gleich für die spätere Haftung einer dünnen gleichmäßigen Kontrastmittelschicht vorzubereiten.

Sollte eine ulceröse Colitis vermutet werden, oder bestehen, so wird die Menge des zugesetzten Clysodrast dem Zustand des Patienten entsprechend reduziert. Leidet der Patient zur Zeit der Untersuchung an schwerer Diarrhöe, so wird weder dem Reinigungs- noch dem Kontrasteinlauf Clysodrast beigemengt. Dagegen wird Atropin vor der Untersuchung stets verabfolgt.

d) Röntgentechnik

Nachdem sich die von uns ausgearbeitete Modifikation der von A. W. Fischer schon im Jahre 1923 beschriebenen Doppelkontrastmethode als eine bedeutende Verbesserung erwiesen hatte und bessere Resultate ermöglichte als die Prallfüllungsmethode, Schleimhautreliefmethode und Hochvoltmethode, galt es, den Untersuchungsgang so zu organisieren, daß möglichst viele Patienten mit der neuen Technik untersucht werden konnten. Das Problem war also, eine *Organisation* zu schaffen, die 10—15 Doppelkontrastuntersuchungen am Tage zuließ. Zu diesem Zwecke richteten wir ein neues Röntgenlaboratorium ein (Abb. 1). Dazu gehören ein Zimmer für die Verabfolgung von Reinigungseinläufen (B), fünf Toiletten (C und D) und sechs Umkleidekabinen (A), drei davon mit einer Liege (E), damit die Patienten sich ausruhen können. Für eine geringere Anzahl täglicher Untersuchungen genügt natürlich eine viel einfachere Einrichtung.

Diese Untersuchungsanlage, die seit 9 Jahren in Betrieb ist, hat sich als sehr vorteilhaft erwiesen, und wir haben gerade ein neues Röntgenlaboratorium mit sieben Umkleidekabinen, jede mit einer Toilette versehen, eingerichtet.

Wir bereiten den *Kontrasteinlauf* wie folgt (Abb. 2):

Ein gewöhnlicher „Haushaltassistent" (Marke Elektrolux) mit einem etwa 6-Liter-Behälter mischt das Barium langsam, um eine unerwünschte Beimengung von Luft zu verhindern.

Zuerst wird dem Wasser (4,5 Liter) so viel Barium zugesetzt, daß die Mischung etwas dicker als gewöhnlich ist. Die Dickflüssigkeit der Mischung wird dann mit einem „Philip's Barium specific gravity tester" auf 6,5 abgestimmt; dies ist nicht das wirkliche spezifische Gewicht. Dieser Mischung wird nun Clysodrast zugesetzt (drei Pakete auf 2 Liter). Um die Dispersion des Clysodrast in der Bariummischung zu erleichtern, soll es vorher in etwas Wasser aufgelöst werden.

Es scheint wichtig zu sein, hartes Wasser zu benutzen, d. h. ohne Zusatz irgendwelcher Weichmacher, denn wir haben die Erfahrung gemacht, daß sich sonst Blasen bilden, wenn die Luft in den Dickdarm eingeblasen wird. Sollte das Wasser nicht hart genug sein, so ist ein Zusatz von irgendeinem wasserlöslichen Calciumsalz zu empfehlen.

KENDIG (Kalifornien) benutzt vier Eßlöffel Calciumlaktat pro Liter Bariummischung. Seiner Ansicht nach reduziert dies die Blasenbildung.

Außerdem benutzen wir einen spezialkonstruierten *Einlaufsapparat* (Hersteller: Firma Elema-Schönander, Stockholm). Der Apparat besteht aus einer 12-Liter-Kanne, einem elektrischen Quirl und einem Thermostat. Die Kanne hängt ungefähr 125 cm über dem Tisch und kann an einem Flaschenzuge hoch- und heruntergezogen werden.

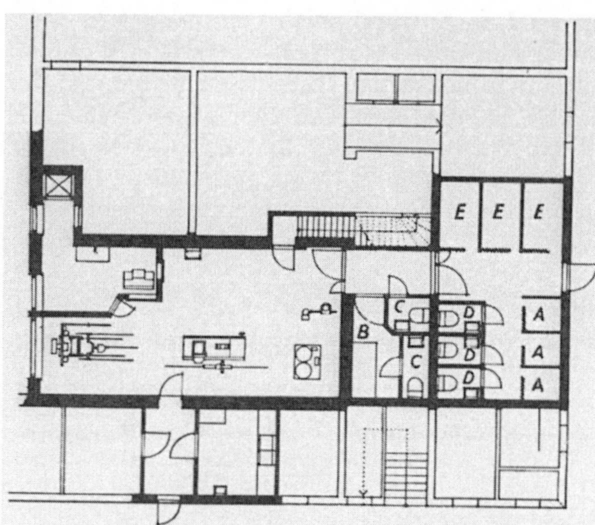

Abb. 1. Übersicht der Untersuchungsanlage mit Vorbereitungsräumen

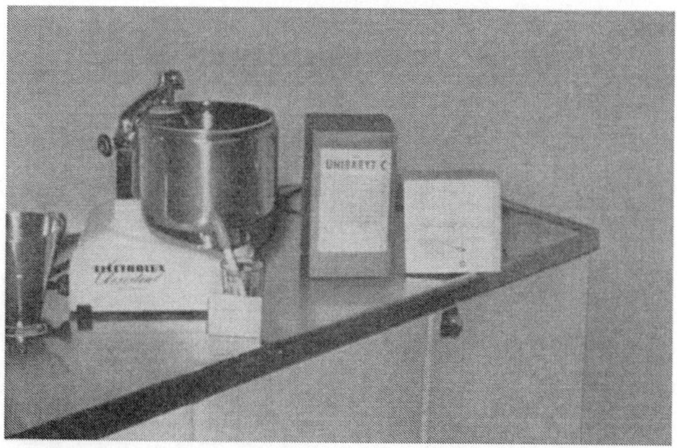

Abb. 2. Geräte für die Zubereitung des Kontrastmittels

1. Ein Klistierrohr aus Metall, das durch einen Schlauch mit dem Einlaufsapparat verbunden ist, wird in den After eingeführt. Der Patient befindet sich dabei in Bauchlage. Wir schmieren die Spitze des Klistierrohres mit 5%iger Xylocainsalbe ein, um unnötige Schmerzen zu verhindern. Das Klistierrohr ist 10 cm länger als gewöhnlich, um das spätere Ablassen der Luft oder der Einlaufsflüssigkeit zu erleichtern.

2. Am Patienten in Bauchlage läßt man die Bariummischung bis zur Flexura lienalis fließen.

3. Das Klistierrohr wird herausgezogen und jetzt ein Seitenbild des Rectums angefertigt (mit vertikaler Strahlenrichtung und dem Patienten in linker Seitenlage, Filmfocusabstand von 1,5 m).

4. Danach soll der Patient den Einlauf entleeren. Es wird ihm ausreichend Zeit dazu gelassen. Er kann sich dann ausruhen, bis sich der Darm beruhigt hat, was manchmal bis zu 30 min dauern kann.

5. Der Patient kommt dann zum zweiten Male in das Röntgenlaboratorium. Wird ein Reliefbild gewünscht, wird zuerst ein Übersichtsbild en face aufgenommen. Obgleich der Einlauf nur bis zur Flexura lienalis fließen durfte, erhält man fast stets einen Wandbeschlag bis zum Coecum. Mit Hilfe dieses Bildes kann man erstens kontrollieren, ob der Darm wirklich rein ist und gleichzeitig kann man zeigen, daß die kleineren polypösen Neubildungen und Veränderungen die man nur ausnahmsweise mit der konventionellen Schleimhautrelieftechnik diagnostizieren konnte, mit der Doppelkontrastmethode gut nachweisbar sind.

6. Der Patient wird nun auf den Bauch gedreht. Nach Einführung des Klistierrohres wird noch einmal ein Kontrasteinlauf mit dem gleichen Mittel ausgeführt, wobei man die Kontrastsäule bis zur Mitte des Colon sigmoideum oder eventuell noch weiter oral gelangen läßt für den Fall, daß das Colon sigmoideum eine Extraschlinge bildet.

Bei der nachfolgenden Luftblähung des Darmes erreicht das Kontrastmittel dann den Coecalpol.

7. Daraufhin wird mit Hilfe eines Klysopomp Luft eingeblasen (Abb. 3):

A. Zuerst wird eine kleine Menge Luft eingeblasen. Dabei soll der Patient auf dem Bauche liegen.

B. Danach wird der Patient auf die rechte Seite gedreht, und eine weitere Menge Luft wird eingeblasen.

C. Nun wird der Patient auf den Rücken gedreht und eine weitere Menge Luft wird eingeblasen.

D. Der Patient wird auf die linke Seite gedreht, und es wird noch mehr Luft eingeblasen.

E. Durch Palpieren des Bauches während der Luftblähung läßt sich die eingeblasene Luftmenge schätzen. Zuerst fühlt man ein Prickeln durch die Haut, welches aufhört, sobald der entsprechende Darmabschnitt vollständig mit Luft aufgefüllt ist. Zur Schätzung der Menge der eingeführten Luft kann man auch den Patienten fragen, ob er das Gefühl habe, daß der Bauch sehr gespannt sei. Bis man genügend Erfahrung mit der Methode bekommen hat, ist es ratsam, die Luft unter Durchleuchtungskontrolle einzublasen.

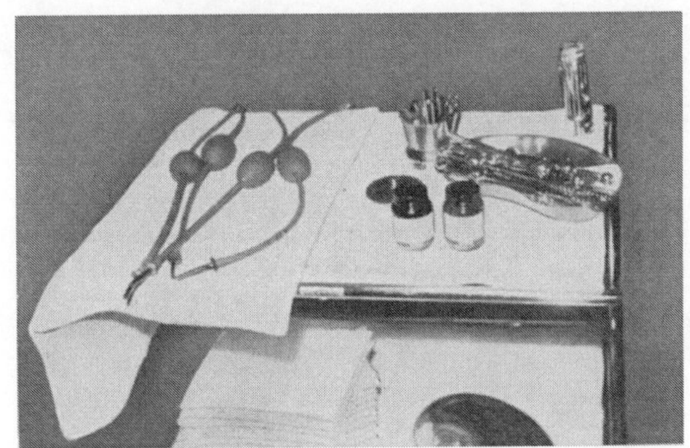

Abb. 3. Instrumentarium zur Colonuntersuchung

F. Der Patient wird dann auf den Bauch gedreht, und unter dem Durchleuchtungsschirm wird kontrolliert, ob er eine geeignete Menge Luft erhalten hat. Wenn nötig, werden eventuelle weitere Mengen Luft dem Patienten in Bauchlage eingeblasen.

8. Der Gummischlauch wird nun von dem Klistierrohr bzw. Klysopomp abgekoppelt. Das in der Ampulle befindliche Kontrastmittel wird in ein zwischen die gespreizten Beine gestelltes Becken abgelassen.

9. Auf dem Durchleuchtungsschirm wird dann kontrolliert, ob genügend Kontrastmittel abgelassen worden ist, was eventuell vervollständigt wird. Sollte beim Ablassen des Kontrastmittels allzu viel Luft ausströmen, muß nochmals Luft eingepumpt werden.

Um eine hohe Qualität der Aufnahmen zu erhalten, wählt man einen Filmfocusabstand von 1,5 m, Spannung 90—100 kV und Stromstärke 100—300 mA. Wenn möglich, soll man eine Potter-Bucky-Blende oder einen Lysholmsraster anwenden und eine Röntgenröhre mit Feinfocus.

Folgende Aufnahmen werden angefertigt:

1. Drei Aufnahmen vom Rectum und Sigmoideum in Bauchlage des Patienten; eine rein frontale und zwei mit schräger Projektion, wobei der Patient 30—45° nach rechts bzw. links gedreht wird (Filmgröße 24×30 cm. Abb. 4, 5 und 6).

2. Seitliche Aufnahme vom Rectum und des unteren Teiles des Sigmoideums in linker Seitenlage des Patienten. (Filmgröße 24×30 cm. Abb. 7.)

3. Zwei Aufnahmen vom Bauch, besonders der Flexura hepatica und Flexura lienalis, in Rückenlage und 30—45° nach links und rechts gedreht. (Filmgröße 30×40 cm. Abb. 8, 9.)

4. Aufnahmen in rechter und linker Seitenlage mit horizontaler Strahlenrichtung und mit dem Raster vor bzw. hinter dem Patienten. (Filmgröße 30×40 cm. Abb. 10 und 11.)

5. Aufnahmen am stehenden Patienten mit horizontaler Strahlenrichtung; eine rein frontale und zwei Aufnahmen in schräger Projektion, so daß die Flexura hepatica bzw. Flexura lienalis freiprojiziert sind. Diese Bilder werden in einem sogenannten Forssell-Stativ bei einem Filmfocusabstand von 1,5 m aufgenommen. (Abb. 12, 13 und 14.)

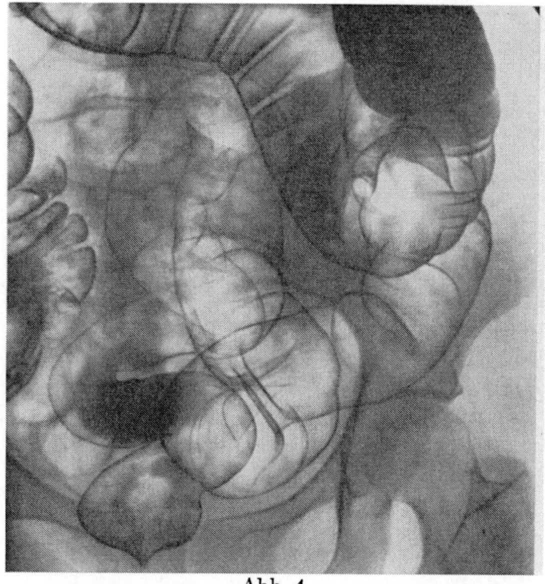

Abb. 4

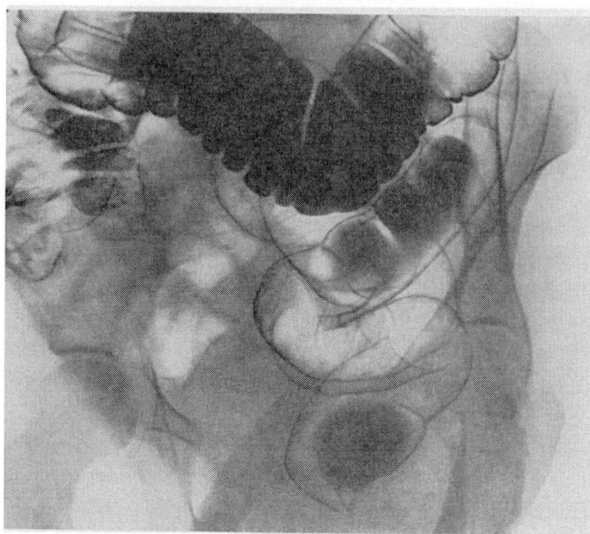

Abb. 5

Abb. 4. Rein frontale Aufnahme des Rectum-Sigmoideumgebietes. Bauchlage

Abb. 5. Aufnahme des Rectum-Sigmoideumgebietes in schräger Projektion. Der Patient 30—45° nach rechts gedreht. Bauchlage

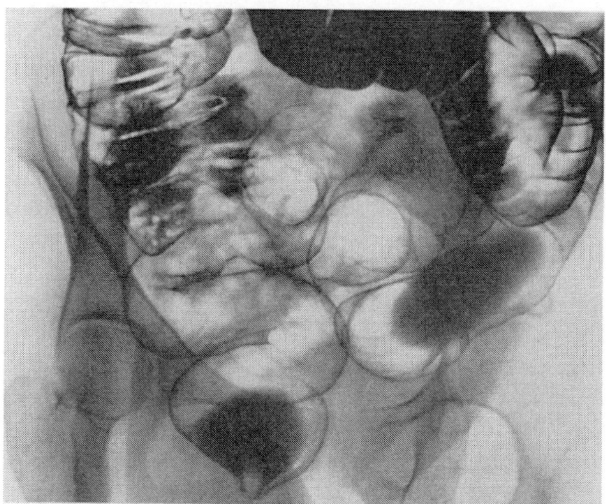

Abb. 6

Abb. 6. Aufnahme des Rectum-Sigmoideumgebietes in schräger Projektion. Der Patient 30—45° nach links gedreht. Bauchlage

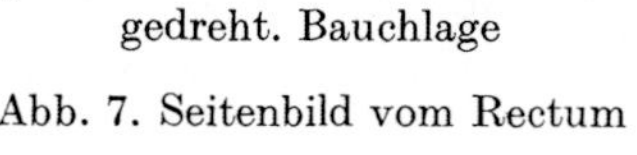

Abb. 7. Seitenbild vom Rectum

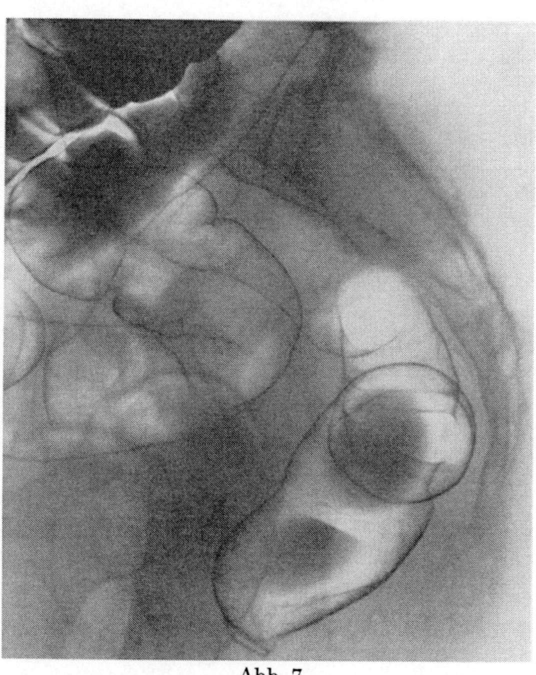

Abb. 7

Nach Abschluß der Untersuchung läßt man die Luft mit einem gewöhnlichen Klistierrohr ab. Der Patient befindet sich dabei entweder in rechter Seitenlage oder in Bauchlage. Gewöhnlich läßt das eventuelle Spannungsgefühl dann sofort nach.

Die oben beschriebene Auswahl von Bildern ermöglicht eine sehr genaue Untersuchung aller Abschnitte der Darmwand. Die Wahl der Projektionen berücksichtigt die weite Variation der Größe, Lage und Form des Colons und ermöglicht eine dreidimensionale Untersuchung des Organs.

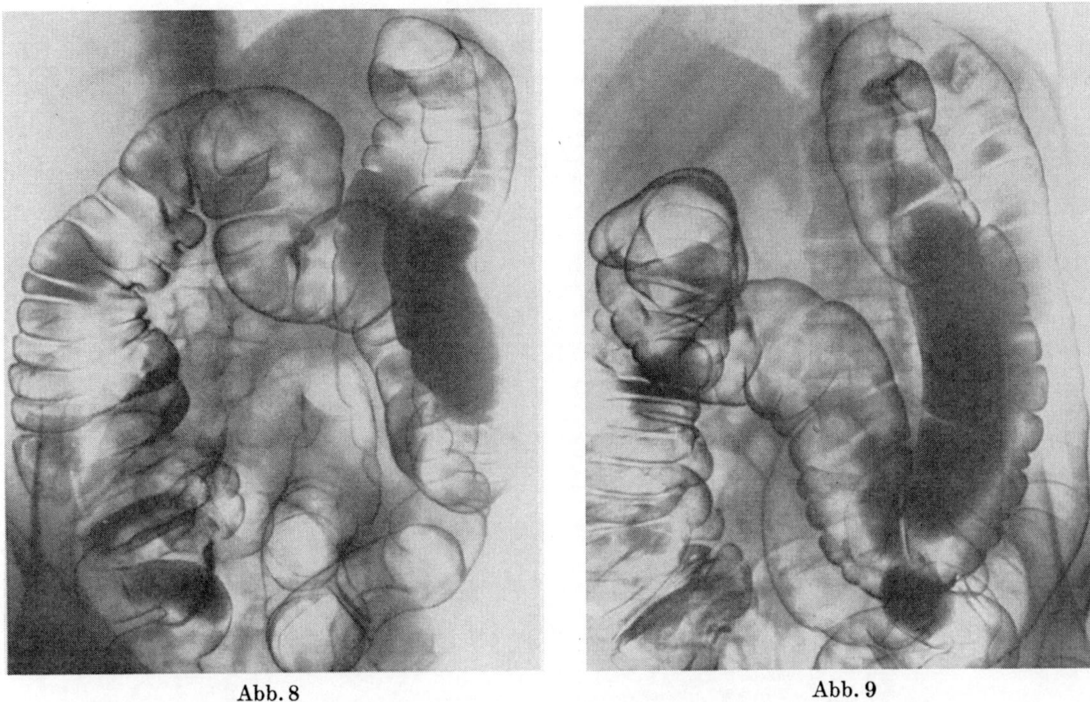

Abb. 8 Abb. 9

Abb. 8. Rückenlage. Der Patient 30—45° nach links gedreht. Flexura hepatica freiprojiziert

Abb. 9. Rückenlage. Der Patient 30—45° nach rechts gedreht. Übersicht des Flexura lienalis-Gebietes

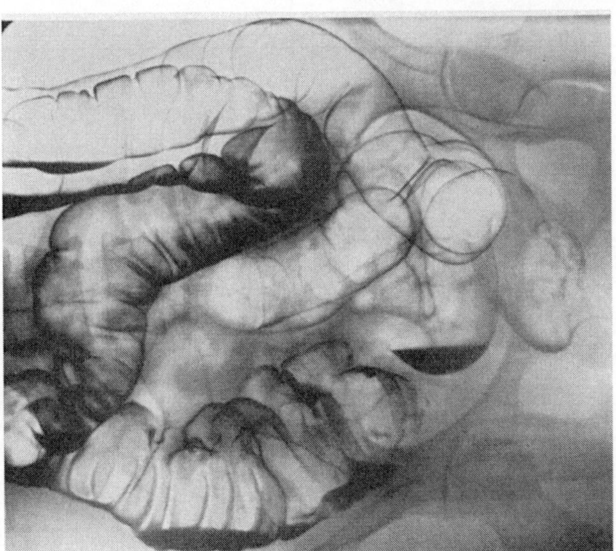

Abb. 10. Rechte Seitenlage mit horizontaler Strahlenrichtung

Es muß auch berücksichtig werden, daß es nicht möglich ist, die Gesamtmenge des Kontrastmittels auf einmal abzulassen. Kontrastmittelreste sammeln sich gern in den tiefer liegenden Teilen des Darmes, wo sie kleine Neubildungen überdecken können. Deshalb wird der Patient in rechter und linker Seitenlage sowie im Stehen untersucht, damit man alle Abschnitte des Darms freiprojizieren und gleichzeitig frei von überflüssigem Kontrastmittel bekommen kann.

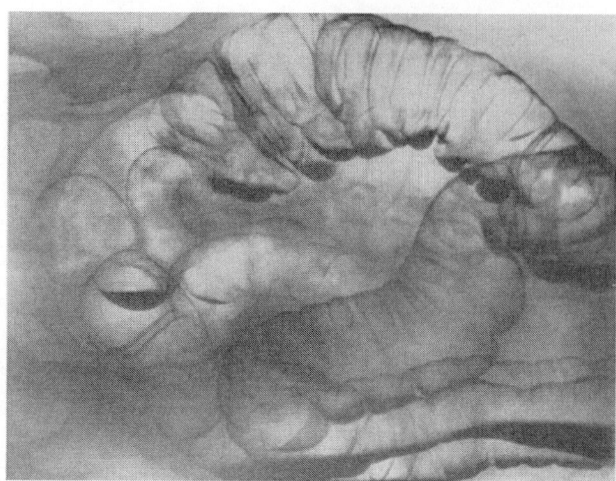

Abb. 11. Linke Seitenlage mit horizontaler Strahlenrichtung

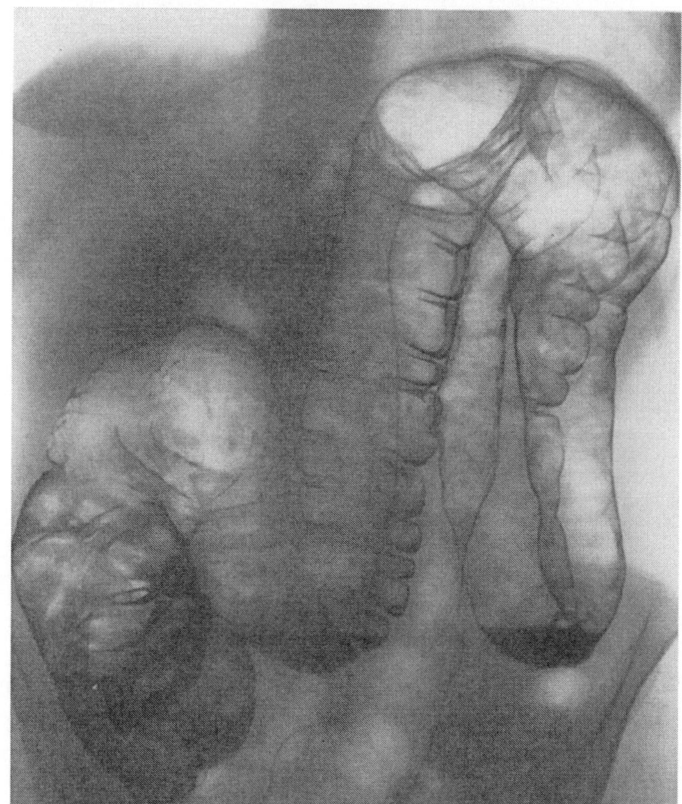

Abb. 12. Frontalbild. Patient: stehend. Horizontale Strahlenrichtung

Der einzige Abschnitt des Darms, der nicht immer leicht zu beurteilen ist, ist das Sigmoideum. Dies ist darauf zurückzuführen, daß manchmal Luft in die Dünndarmschlingen im kleinen Becken eindringt und diese Schlingen über das Sigmoideum projiziert werden. Es wurde auch ein Teil Spezialprojektionen des Colon Sigmoideum z. B. CHASSARD u. LAPINÉ lanziert.

Die *Röntgendosis*, die der Patient während einer solchen Untersuchung mit zwölf Bildern und sehr *kurzdauernder Durchleuchtung* erhält, ist nicht größer als bei einer Untersuchung mit gewöhnlicher Kontrastmethode.

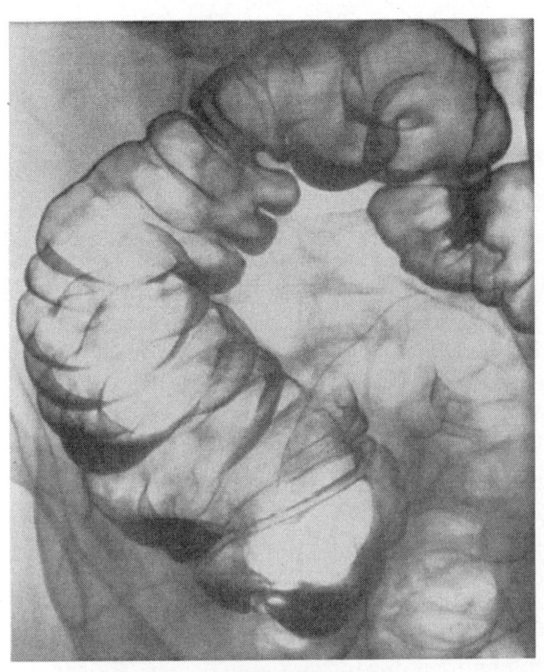

Abb. 13

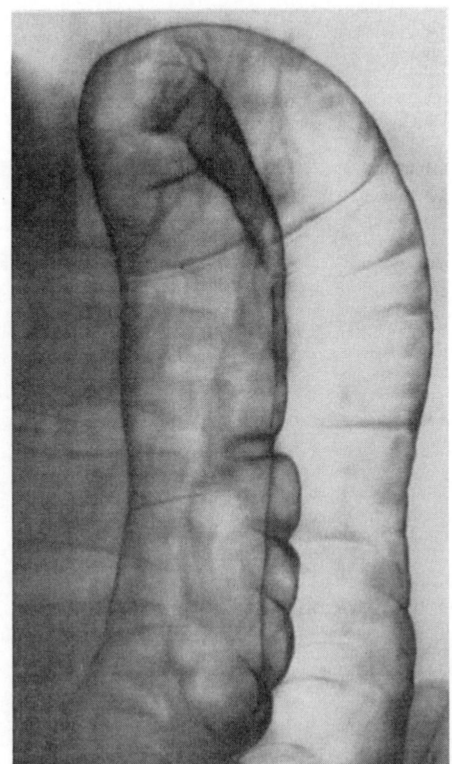

Abb. 14

Abb. 13. Zielaufnahme der Flexura hepatica. Patient: stehend. Horizontale Strahlenrichtung

Abb. 14. Zielaufnahme der Flexura lienalis. Patient: stehend. Horizontale Strahlenrichtung

e) Zuverlässigkeit

Die Doppelkontrastmethode gibt wertvolle Information über alle Abschnitte des Darms und manchmal auch über distale Teile des Ileums. Die Erfahrung hat allerdings gezeigt, daß es bisweilen schwierig ist den rechten Teil des Colons richtig sauber zu bekommen im Vergleich zu den mehr aboralen Teilen. So ist man ganz vereinzelt dazu gezwungen, die Untersuchung zu wiederholen. Der Abschnitt des Darms, der sich mit größter diagnostischer Zuverlässigkeit untersuchen läßt, ist das Rectum. Dies ist von besonderem Interesse, denn mit den bisher verwandten Methoden war es nicht möglich, diesen Abschnitt mit diagnostischer Zuverlässigkeit zu untersuchen. Bevor die verbesserte Doppelkontrastmethode eingeführt wurde, war man gewöhnlich der Ansicht, daß die Untersuchung des Rectum und der aboralen Teile des Sigmoideum dem Rectoskop vorbehalten war.

WEBER wies 1950 darauf hin, daß es ein Fehler wäre, wenn die Röntgenologen die volle Verantwortung für die Untersuchung dieses Teiles des Darms auf sich nehmen würden. Im selben Jahr schrieb SHANKS im „Textbook of X-ray Diagnosis“, daß ein Bariumeinlauf wohl notwendig wäre, um Veränderungen innerhalb des Dickdarms oberhalb der Rectoskopiehöhe festzustellen oder um den Grad einer Dilatierung oberhalb eines schon entdeckten Rectaltumors zu beurteilen. Es wäre allerdings Zeitverschwendung und sogar gefährlich, diese Methode für die Diagnostik eines solchen Tumors anzuwenden. Ähnliche Meinungen werden auch von FELDMAN, PILLMORE und TESCHENDORF vertreten. HULTBORN wies 1952 darauf hin, daß bei dem Teil des Darms, der rectoskopisch untersucht werden kann, eine Röntgenuntersuchung nicht nur vollständig unnötig ist sondern auch viele Fehlerquellen bringt.

Was die Polypendiagnostik in diesem Teil des Darms anbetrifft, so wies Bockus 1961 darauf hin, daß sein Material deutlich die Überlegenheit der Rectoskopie gegenüber dem Kontrasteinlauf illustriert — der Kontrasteinlauf hat bei 92 von 125 Fällen keinerlei Anhalt für Polypen gegeben, wogegen die Rectoskopie Polypen bei allen 125 Fällen zeigen konnte.

Von verschiedenster Seite fragte man sich doch, ob es nicht irgendwie möglich wäre, die bisherigen röntgenologischen Darstellungsverfahren zu verbessern, und man versuchte auf verschiedenste Weise ein Schleimhautrelief zu erhalten. So berichteten Oppenheimer und Saleeby 1939, daß sie bei der Durchleuchtungskontrolle das Rectum und Colon Sigmoideum nur so weit füllten, daß sie eine dünne Belegung der Schleimhaut erhielten und auf diese Weise gewisse Fortschritte erreichten.

Büttner lanzierte 1950 „Spuman vaginal-Styli", die mit Barium imprägniert waren. Unter normalen Verhältnissen entwickeln diese einen zusammenhängenden Wandbeschlag. Es war aber bisher nicht immer möglich zu entscheiden, ob ein eventuell bestehender Füllungsdefekt tatsächlich durch einen raumbeschränkenden Prozeß bedingt war oder durch eine unregelmäßige Verteilung des Kontrastmittels nach erfolgter Auflösung der Styli hervorgerufen worden war. Man erreichte also auch mit dieser Technik nicht die Vervollkommnung der Schleimhautreliefdarstellung, die man sich gewünscht hatte. Auch Levene und Veale (1951) versuchten die Rectumdiagnostik mit Hilfe eines Bariumsuspensionsprays zu verbessern. Kutting erreichte 1953 eine verbesserte Reliefdarstellung dadurch, daß er das Rectum mittels eines feinen Kateters mit Kontrast füllte und den Patienten den Kontrast wieder entleeren ließ (Butzenjägerrohr).

Fiebelkorn schlug 1954 Unibaryt rectal vor; dies enthält ein Aluminiumsalz und er erreichte damit bessere Reliefbilder. Man erhielt auf diese Weise aber keine zuverlässigen Resultate und nach kurzer Zeit kamen diese verschiedenen Modifikationen außer Gebrauch.

Mit der Einführung der neuen Modifikation der Doppelkontrastmethode hat die Röntgendiagnostik auf diesem Gebiet einen ganz anderen Wert bekommen. Das Rectum ist jetzt — im Gegenteil zu allen anderen Colongebieten — am besten für die Röntgendiagnostik zugänglich, und erlaubt die adäquatesten Diagnosen zu stellen. Dies gilt besonders für die polypösen Neubildungen, die an der Vorderwand und oberhalb der Kohlrauschschen Falten liegen. Diese Polypen werden nämlich leicht bei der Rectoskopie übersehen. Röntgenuntersuchung und Rectoskopie ergänzen einander ausgezeichnet und manchmal haben die rectoskopischen Untersuchungen erst nach wiederholten Versuchen röntgenologisch entdeckte Tumoren finden können. Die Röntgenuntersuchung sollte darum vor der Rectoskopie ausgeführt werden, so daß die Bilder einen Wegweiser für den Proctologen sein können.

In einer 1956 erschienenen Arbeit berichteten Andrén und Frieberg über die Erfahrungen aus Malmö. Diese sind seitdem weiterhin bestätigt worden.

f) Komplikationen

Komplikationen mit der Doppelkontrastmethode sind außerordentlich selten. Goldberg berichtete 1950 über einen Fall mit einem ausgebreiteten retroperitonealen Emphysem, das sich entlang der Thoraxwand und in den pleuro-cardialen Raum erstreckte. In Malmö hatten wir bei mehr als 24000 Untersuchungen drei Fälle. Kein Fall war ernster Natur und alle Fälle beruhten auf einer instrumentellen Schädigung. Die von uns verwendeten Darmrohre sind nämlich aus Hartgummi und werden nach häufigem Kochen völlig steif. Man sollte sie daher nur so lange benutzen, als sie noch wirklich weich sind. In zwei Fällen erhielten wir retroperitoneale Luftansammlungen — in einem Fall konnten wir die Verletzung der Darmwand durch das Darmrohr direkt nachweisen. In dem dritten Fall erhielten wir eine submucöse Blutung. Außer einem leichten Spannungsgefühl gaben die Patienten keine Beschwerden an. Zeichen einer Infektion bestanden nicht. Die Patienten hatten kein Fieber und keine Puls- oder Leukocytenerhöhung.

2. Polypen

Die größte Bedeutung hat die röntgenologische Dickdarmuntersuchung für die Frühdiagnose der Tumoren und gerade auf diesem Gebiet hat sich die Doppelkontrastmethode als besonders wertvoll erwiesen. Dank dieser Methode ist es möglich geworden, auch Polypen von nur einigen Millimetern Durchmesser zu diagnostizieren.

Der Ausdruck Polyp ist jedoch nicht besonders glücklich gewählt. Er wird nämlich zu oft in seiner morphologischen Bedeutung angewandt und umfaßt im allgemeinen jede, sowohl gestielte als auch breitbasige intraluminäre Neubildung, unabhängig von der histologischen Struktur des Gebildes.

Die adenomatösen Polypen, die in der Größe zwischen ein paar Millimetern und der Größe einer Grapefruit variieren können, machen nach Ravdin 95% aller epithelialen Tumoren des Dickdarmes aus. Zu Beginn sind sie sämtlich breitbasig, mit der Zeit jedoch

Tabelle 1. *Verschiedene Sektionsmaterialien*

	Anzahl der Sektionen	Häufigkeit der Polypen in %
Lawrence (1936)	7000	2,37
Stewart 1931)	1815	4,19
Susman (1932)	1100	6,0
Lindgren (1956)	1351	7,4
Helwig (1947)	1460	9,5
Winblad und Frieberg (1956)	676	11,0
De Stefano und Horwath (1959)	496	11,3
Ekelund (1963)	3041	12,5
Jackman (1941)	2874	12,6
Smedal (1941)	827	14,5
Swinton und Haugh (1947)	1843	17,63
Feyrter (1931)	1800	21,4
Blatt (1961) (Patienten über 30 Jahre)	446	38,8

entwickelt sich ein Teil zu gestielten Tumoren. Dies gilt vor allem für die im Colon descendens und Sigmoideum sitzenden Neubildungen. Die Stielbildung wird nach Castleman dadurch erleichtert, daß die Adenome gewöhnlich klein sind und nicht infiltrierend wachsen. Welch und Scarborough fassen die Stielbildung als das Resultat der Peristaltik auf. Die peristaltischen Wellen und die dadurch entstehende Fäkalienströmung sollen nämlich an den Polypen einen Zug ausüben, wodurch die normale Schleimhaut zu einem Stiel ausgedehnt wird. Valdes-Dapena und Beckfield dagegen meinen, daß der Stiel nicht nur passiv entsteht, sondern auch auf einer Schleimhautreaktion beruht. Die Länge des Stieles hängt nach Young und Scanlan u. a. vom Tonus der elongierten Gewebe ab, und nach diesen beiden Untersuchern haben Tumoren mit langem Stiel schmale Basen und umgekehrt.

a) Häufigkeit

Die Angaben über die Häufigkeit der adenomatösen Polypen variieren stark. In der Tabelle 1 sieht man eine Zusammenstellung der Ergebnisse von verschiedenen *Sektionsmaterialien*.

Auch in dem *klinischen* Material wechseln die Häufigkeitsziffern bedeutlich. Dies dürfte bis zu einem gewissen Grad durch die Zusammensetzung des verschiedenen Beobachtungsgutes erklärt werden können. Einige Untersuchungsreihen bestanden aus Routineuntersuchungen, andere dagegen aus Fällen mit Colonsymptomen. Außerdem können die wechselnden Angaben auch darauf beruhen, daß ein Teil des Materials sich nur auf Rectoskopiebefunde, ein anderer Teil auf Rectoskopie- und Röntgenbefunde und ein dritter Teil schließlich nur auf Röntgenbefunde stützt. Auch die Altersverteilung innerhalb des verschiedenen Beobachtungsgutes spielt eine gewisse Rolle, da die Polypfrequenz erfahrungsgemäß in den oberen Altersgruppen zunimmt.

Bei 1000 konsekutiven *Rectoskopien* fanden WALSKE u. Mitarb. in 15% der Patienten Polypen. Diese Patienten waren sämtlich aus anderen Gründen als Darmbeschwerden im Krankenhaus aufgenommen worden. BURNIKEL und SCHUTTE fanden 9,8% Polypen bei 5072 Rectoskopien und GREEN fand 10,8% bei 640 Rectoskopien. BINKLEY konnte bei der Routineuntersuchung von 300 Patienten in 6,4% Adenome nachweisen und ORTMAYER fand bei der Rectoskopie von 3450 Frauen in 3% Adenome. RIDER fand 401 Patienten mit Polypen bei 7489 Untersuchungen, ein späterer Bericht umfaßt 537 Patienten mit Polypen bei 9669 Untersuchungen = 5,5%. MARTIN hatte 75 Patienten mit Polypen und 50 Patienten mit Carcinom bei 1693 Rectoskopien. Eine von PORTES und MAJARAKIS durchgeführte Analyse der Rectoskopiebefunde von 50000 Patienten, die am „The Cancer Prevention Center" in Chicago untersucht worden waren, zeigte eine Polypfrequenz von 7,9%. Man findet also in den verschiedenen Untersuchungsreihen eine Variation zwischen 3% und 15%.

GIANTURCO fand wie oben erwähnt bei der *kombinierten Rectoskopie und Röntgenuntersuchung*, mittels einer von ihm ausgearbeiteten Hochvolttechnik, eine Polyphäufigkeit von 2,7% bei 1552 Untersuchungen. 1957 veröffentlichte ENQUIST seine Erfahrungen von „The Cancer Detection Center at the University of Minnesota". Das Material umfaßte 7608 symptomfreie Patienten und die Untersuchungen wurden zwischen dem 1. März 1948 und dem 28. Februar 1956 durchgeführt. Bei 1462 Patienten = 19,2% fand man bei der Rectoskopie und Röntgenuntersuchung einen oder mehrere Polypen im Rectum oder Colon.

ROSENSWEIG und HORWITZ untersuchten 777 Patienten mittels Rectoskopie und der Doppelkontrastmethode und fanden hierbei in 188 (24,2%) Patienten Polypen. In 59 (31,4%) Fällen handelte es sich um multiple Neubildungen.

Auch bei der *alleinigen Röntgenuntersuchung* variieren die Resultate bedeutend, was in erster Linie auf der angewandten Technik beruht. Mit der alten *Prallfüllungstechnik* konnte man nur im Ausnahmefall so kleine Neubildungen, um die es sich hier handelt, diagnostizieren. GARRET z.B. betont, daß der Bariumeinlauf nur geringen Wert hat, wenn es sich um die Frühdiagnose von Tumoren im Rectum handelt. WEBER vertrat die Auffassung, daß polypöse Neubildungen von 2 cm und darunter auch der gewissenhaftesten Röntgenuntersuchung beinahe immer entgehen und den Untersucher in Ungewißheit über die Zuverlässigkeit seiner Untersuchung lassen. FINNEY und STONE schreiben „Seien wir uns klar darüber, daß ein Bariumeinlauf nicht absolut zuverlässig ist und uns nicht immer die richtige Diagnose gibt, wie gewissenhaft die Untersuchung auch technisch durchgeführt ist und wie geschickt sie auch gedeutet wird".

Mit der sogenannten *Schleimhautrelieftechnik* hat man gelegentlich Neubildungen bis herunter zu 10 mm Durchmesser nachweisen können. CHRISTIE teilte 1950 mit, daß er und seine Mitarbeiter bei 4226 Schleimhautuntersuchungen 40 Patienten mit polypösen Neubildungen gefunden hatten.

Unter Anwendung der von GIANTURCO lanzierten *Hochvolttechnik* mit *verdünntem Bariumkontrast* fand WIETERSEN bei 1000 konsekutiven Untersuchungen 31 Patienten mit polypösen Neubildungen; von diesen waren 24% maligne. Die Gebrüder FIGIEL geben an, daß sie mit der gleichen Methode und einem großen Kompressionskissen in 8% Polypen nachweisen konnten.

Mit unserer *Modifikation der Doppelkontrastmethode* konnten wir bei 24266 Untersuchungen an 18207 Patienten bei 2285 Patienten, also 12,5%, polypöse Neubildungen nachweisen. Die Ursache dafür, daß unsere Prozentzahl so hoch liegt, ist darin zu suchen, daß mit der bei uns angewendeten Doppelkontrastmethode auch sehr kleine Polypen nachgewiesen werden konnten. Es muß betont werden, daß diese Prozentzahlen gut mit dem Resultat übereinstimmen, zu welchem die Pathologen an unserem Krankenhaus kamen, als sie unter zwei verschiedenen Perioden den aufgeschnittenen Dickdarm einer sorgfältigen makroskopischen Untersuchung, mit besonderer Rücksicht auf polypöse Neubildungen, unterwarfen. WINBLAD fand 1956 bei 496 Obduktionen in 11% Polypen und EKELUND (1958—1961) bei 3398 Obduktionen in 12,5% Polypen. Dies spricht stark dafür, daß man mit der oben beschriebenen Untersuchungsmethode fast alle polypöse Tumoren röntgenologisch nachweisen kann und auch bei diesen kleinen Neubildungen mit der gleichen Sicherheit wie der Pathologe am Obduktionstisch die Diagnose stellen kann.

Unsere Patienten kamen von allen Abteilungen des Krankenhauses und von den praktischen Ärzten in der Stadt. Die meisten Patienten wurden wegen Beschwerden, die auf eine Erkrankung des Dickdarms deuteten untersucht, einige aber auch auf der Suche nach einem Primärtumor und manchmal wegen ausgesprochener Cancerphobie. Es handelte sich also in Malmö um ein ganz gewöhnliches Krankengut in völlig verschiedenen Altersstufen.

Die polypösen Neubildungen können solitär oder multipel auftreten. Nach WIETERSEN sind mindestens 20% der Polypen multipel und nach THOMPSON und PINCK findet man

Tabelle 2. *Frequenz und Altersverteilung des Polypenmaterials*

Alter Jahre	Zahl der Patienten		Zahl der Patienten mit Polypen	
	♂	♀	♂	♀
— 9	142	118	32 (22,5%)	20 (16,9%)
10—19	258	347	30 (11,6%)	27 (7,8%)
20—29	585	921	55 (9,4%)	57 (6,2%)
30—39	1121	1449	102 (9,1%)	106 (7,3%)
40—49	1558	1949	177 (11,4%)	169 (8,7%)
50—59	1828	2038	257 (14,1%)	261 (12,8%)
60—69	1632	1761	342 (21%)	234 (13,3%)
70—79	1014	1093	195 (19,2%)	164 (15%)
80—89	188	202	32 (17%)	25 (12,4%)
90—	3	—	1 (33,3%)	— —

mehr als einen Polypen in mindestens 25%. TURELL und seine Mitarbeiter geben 30% an. ROSENSWEIG und HORWITZ 31%, DE MUTH 33%, SCARBOROUGH u. Mitarb. 36% und MCMILLAN und POTTER schließlich 40%. DE STEFANO und HORWATH hatten in ihrem Polypenmaterial in 80% einen Polypen, in 14% zwei Polypen und in 6% drei oder mehrere. Im Material von Malmö sind die entsprechenden Zahlen 76%, 17% und 7%.

Im Zusammenhang mit Carcinomen ist das gleichzeitige Vorkommen von Polypen so gewöhnlich, daß man sie „sentinel polyps" nennt. JACKMAN und MAYO fanden „sentinel polyps" in 18%, LEBLANC in 20%, MCMILLAN in 25%, SCHMIEDEN und WESTHUES in 43% und DUKES in 75%. In HELWIGS Material war über die Hälfte der Carcinomfälle mit einem oder mehreren Polypen verbunden. RAVDIN fand in einer Gruppe von 21 Patienten mit multiplen Carcinomen in 50% Adenome. In Malmö fanden die Chirurgen 1958—1962 bei 314 operierten Patienten 113 Fälle mit „sentinel polyps". Manchmal sind die kleinen Polypen sehr weit vom Sitz des großen Tumors entfernt. Es ist sehr wichtig, daß man diese Veränderungen für die Chirurgen sichtbar machen kann, weil sie oft maligne sein können.

b) Größe

Die Größe der in Malmö nachgewiesenen 3013 polypartigen Tumoren zeigt eine erhebliche Variation. 60% waren weniger als 5 mm im Durchmesser und 90% hatten einen Durchmesser von weniger als 10 mm.

Wie die Frequenz sich in den verschiedenen Altersgruppen verhält, geht aus Tabelle 2 hervor. Wir finden also, daß die Frequenz mit zunehmendem Alter steigt, was gut mit den früheren Erfahrungen übereinstimmt, auch wenn bei diesem Material die von ROBERTSON angegebene Frequenz von 15% bei allen Patienten über 50 Jahren nicht erreicht wird.

Der hohe Prozentsatz im Kindesalter dürfte darauf zurückzuführen sein, daß nur Kinder mit starkem Verdacht auf Darmpolypen zur Untersuchung kamen. Er entspricht also nicht der wirklichen Frequenz in diesen unteren Altersklassen, und dürfte wesentlich niedriger liegen. In den übrigen Altersgruppen finden sich dagegen viele Fälle, die entweder geringe oder gar keine Symptome aufwiesen.

c) Lokalisation

Was die Lokalisation der Polypen im Dickdarm betrifft, so wechseln auch hierbei die Meinungen. Die Mehrzahl der Forscher auf diesem Gebiet fanden, daß etwa zwei Drittel der Polypen innerhalb der Rectoskopreichweite gelegen sind. Tabelle 3 zeigt einen Teil der Ergebnisse solcher Untersuchungen.

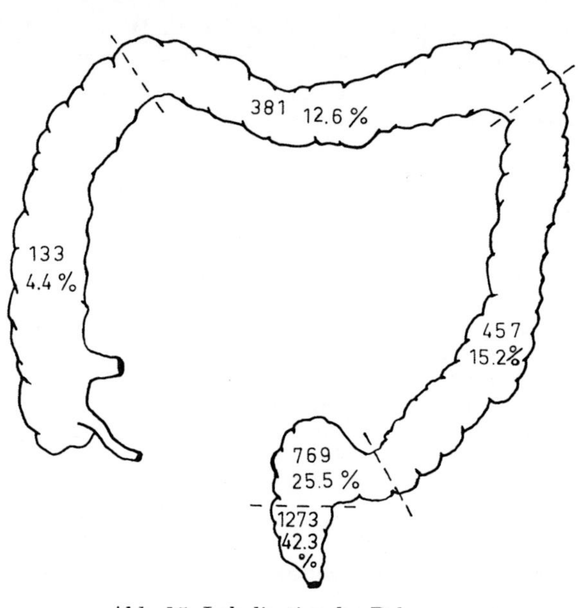

Abb. 15. Lokalisation der Polypen

Tabelle 3. *Verschiedene klinische Materialien*

	Innerhalb Rectoskopiehöhe in %
Buie (1949)	85
Klein und Scarborough (1952)	81
Grinnell und Lane (1958)	79,2
Martin (1940)	77
Jackman und Mayo (1951)	70
Le Blanc und Krause (1953)	70
Sawyer (1940)	70
Stevenson und Wilson (1954)	70
Swinton und Warren (1939)	70
Smedal (1941)	68
Van Buskirk (1955)	67
Boehme und Hansson (1946)	65
Fitts (1954)	65
Lindgren (1956)	52
	In Rectum und Sigmoideum in %
Rosensweig und Horwitz (1958)	93,4
Turell (1955)	90
De Stefano und Horwath (1959)	74
Welin	67

Hultborn fand bei 71 Obduktionen eine ganz andere Verteilung der Lokalisation. Nur 16% der Polypen saßen im Rectum und nur 19% im Recto-Sigmoideum. Auch Blatt, der persönlich 446 konsekutive Sektionen bei Personen über 30 Jahre durchgeführt hatte und hierbei 465 Polypen entdecken konnte, fand nur 7% der Polypen im Rectum und 20% im Colon Sigmoideum. Nach einer mündlichen Angabe von Figiel in Detroit machte ein an demselben Krankenhause angestellter Pathologe die gleichen Erfahrungen. Chapman schließlich fand bei 443 von ihm persönlich durchgeführten konsekutiven Obduktionen, daß eine Veränderung in der Verteilung der adenomatösen Polypen in den Altersgruppen 50—60 Jahre, 60—70 Jahre und 70—80 Jahre vorliegt. In der erstgenannten Altersgruppe fand er 43,4% der Polypen im Sigmoideum, in den höheren Altersgruppen waren es jedoch nur 15,6% bzw. 18%. Die Verteilung der mit der Doppelkontrastmethode in Malmö nachgewiesenen Dickdarmpolypen in verschiedenen Abschnitten des Darmes geht aus Abb. 15 hervor.

d) Sind die Polypen potentiell maligne?

Viele Forscher sind der Ansicht, daß die adenomatösen Polypen potentiell maligne sind. Schon Versé (1908), Dukes (1925), Erdman u. Morris (1925), waren der Meinung, daß bei diesen Polypen eine klare Neigung zur malignen Entartung vorliege. Ihre Auffassung gründete sich hauptsächlich auf die Funde von kleinen Krebsherden in im übrigen benignen Polypen.

Es dauerte dann nicht lange, daß auch andere Forscher glaubten, die Entwicklung eines gutartigen Polypen zu einer malignen Neubildung histologisch beweisen zu können. So teilten SCHMIEDEN und WESTHUES 1927 mit, daß auch ihr Material sehr zugunsten der Entstehung der Carcinome aus polypösen Vorstufen spricht, und daß 50 % aller Polypen carcinomatös entarten.

1931 veröffentlichte FITZGIBBON einen Aufsatz, in dem er mitteilte, daß er in 22 von 24 Carcinomen Polypenreste finden konnte. Er sah es deshalb als sehr wahrscheinlich an, daß die Histogenese des Cancer coli auf einer Umwandlung des praecancerösen Polypen beruhe. HELWIG demonstrierte 1952 12 Fälle von kleinen Carcinomen, von denen 10 einen direkten Ursprung aus einem Adenom hatten. Nach HELWIG gab es sowohl histologische als auch cytologische Anhaltspunkte dafür, daß ein Adenom einer malignen Degeneration verfallen kann.

MARTIN war der Ansicht, daß die große Mehrzahl, wenn nicht alle, der im Colon und Rectum sitzenden Polypen mit der Zeit bösartig werden, wenn man sie nicht entfernt und der Patient ausreichend lange am Leben bleibt. Auch BUIE, BRUST, DOCKERTY und LOCHART-MUMMERY sind der Auffassung, daß alle polypösen Adenome potentiell maligne sind und eine deutliche Tendenz früher oder später bösartig zu werden zeigen. SAWYER seinerseits meint, daß die Wahrscheinlichkeit einer malignen Entartung mit der Anzahl der Polypen wächst und sich bei einer disseminierenden Polyposis 100 % nähert.

ENTERLINE u. Mitarb. konnten sämtliche Variationen von rein metastasierenden Carcinomen bis zu weniger atypischen Graden in einer großen Gruppe von Adenomen zeigen. Sie geben außerdem an, daß sie sowohl rectoskopisch als auch röntgenologisch Adenome verfolgen konnten, die sich zu typischen invasiv wachsenden, metastasierenden Adenocarcinomen entwickelten.

Außerdem betonte TUCKER in einer Diskussion die Auffassung, daß die einzigen Adenocarcinome des Colons, die nicht aus Polypen entständen, die intramuralen mucoiden Carcinome seien, welche in der Darmwand entstehen und die Krebstumoren, die sich in einer Analfistel oder Analfissur entwickeln.

ATWATER und BARGEN, ROBERTSON, McMILLAN und POTTER, HULTBORN und viele andere betrachteten die Adenome als ein Stadium in der Entwicklung eines malignen Krankheitsbildes, und sahen sie als einen klar präcancerösen Zustand an.

SCARBOROUGH schließlich betonte, daß es keine Methode gibt, mit deren Hilfe man bestimmt sagen könne, wieviele Carcinome als ein Krebs beginnen und wieviele sich aus einem benignen Adenom entwickeln. Man hat auch keine Möglichkeit zu wissen, wieviele Cancer ein vorher bestehendes Adenom vollständig ersetzen, so daß das letztere nicht mehr erkannt werden kann. Jedoch, fährt er fort, es gibt reichliche Beweise dafür, daß ein Krebs in benignen Adenomen entstehen kann und es finden sich außerdem Zeichen dafür, daß ein solcher Cancer metastasieren und den Tod herbeiführen kann. Über die letztere Behauptung sind sich jedoch nicht alle Forscher einig. Ein Teil ist nämlich der Ansicht, daß die kleinen Carcinome, die man in adenomatösen Polypen antrifft zwar histologisch, jedoch nicht biologisch Carcinome sind und deshalb nicht metastasieren können.

Es sind auch andere Faktoren vorhanden, die für einen äußerst engen Zusammenhang zwischen Adenom und Carcinom sprechen. Als Beleg für diese Auffassung wird gewöhnlich Folgendes vorgelegt:

1. Sowohl gutartige Polypen als auch Adenocarcinome, welche scheinbar von Adenomen abstammen, können gleichzeitig bei ein und demselben Patienten vorgefunden werden.

2. Die Entwicklung des Krebses an einer Stelle, an welcher man bei der ersten Untersuchung einen Tumor von gutartigem Aussehen festgestellt hat.

3. Die Entwicklung von Adenomen, insbesondere während des sogenannten Krebsalters.

4. Das Durchschnittsalter der Patienten mit Cancer coli ist nach MARTIN und FITTS 10 Jahre höher als für Patienten mit polypösen Neubildungen.

5. Sowohl für gutartige Polypen als auch Adenocarcinom sind Rectum und Colon sigmoideum die häufigste Lokalisationsstelle. CATTEL und SWINTON z. B. weisen darauf hin, daß im Dickdarm 68 % der Adenome und 60 % der Carcinome im Rectum lokalisiert sind. BUIES entsprechenden Zahlen sind 72 % bzw. 70,5 %.

6. Auch in den übrigen Teilen des Dickdarms liegt ein Parallelismus zwischen den Lokalisationsstellen der gutartigen Polypen und der Carcinome vor. (SPRATT, ACKERMAN u. MOYER sowie CHAPMAN sind jedoch nicht dieser Ansicht.)

7. Parallelismus zwischen Polypen und Carcinomen die Geschlechtsverteilung betreffend.

8. Die Frequenz, mit welcher die Polypen mit Carcinomen assoziiert sind.

9. Die Patienten mit einer nicht behandelten Polyposis sterben beinahe alle an Cancer coli, wenn sie nicht in der Zwischenzeit an einer Blutung oder einer anderen Krankheit zugrunde gehen.

10. Die Polypen und nachfolgende Carcinome sind die häufigsten Komplikationen einer chronischen ulcerösen Colitis.

Früher glaubte man, daß die gestielten Polypen stets benigne seien. Diese Ansicht hielt aber neueren Untersuchungen nicht stand. Nicht selten werden gestielte Polypen diagnostiziert, die sich dann als Carcinome erweisen.

Es gibt jedoch auch eine Anzahl Forscher, die eine maligne Degeneration als einen klinisch außerordentlich seltenen Vorgang betrachten, selbst unter einer sehr langen Beobachtungszeit. Zu diesen gehört DAVID, der seine Meinung unter anderem darauf stützt, daß man bei Obduktionen Adenome antraf, die eine unbestimmbare Zeit vorhanden waren und keiner malignen Degeneration verfallen waren. Er betonte außerdem, daß es keineswegs ungewöhnlich sei Polypen bei Kindern zu diagnostizieren, wogegen Cancer coli bei Kindern außerordentlich selten vorkomme. Auch FEYRTER (1929) meinte, daß der Übergang des polypösen Adenoms in ein Carcinom selten ist. Es gibt auch eine Menge Forscher, die gänzlich bestreiten, daß die adenomatösen Polypen prämaligne seien. BOYD, ORTMAYER und WEINGARTEN unterstreichen, daß sie niemals Beweise für eine bösartige Umwandlung gesehen haben. ACKERMAN betonte in einem Artikel, daß er in 298 von ihm beurteilten Carcinomen keinerlei Polypenreste nachweisen konnte. Unter 425 Polypen fand er nur *einen* Fall mit einer verdächtigen Infiltration im Stiel. Diese Ergebnisse sah er als nicht vereinbar mit der Theorie an, daß adenomatöse Polypen einen signifikanten Anteil an der Entstehung von bösartigen Colontumoren haben. Er meinte, daß die adenomatösen Colonpolypen vielleicht jenen gleichen, die man beim *Peutz-Jegher*-Syndrom findet und welche von den meisten Forschern als gutartig, nicht invasiv wachsend und nicht metastasierend betrachtet wird.

Auf der Grundlage ihres Materials zogen COLVERT und BROWN den Schluß, daß maligne Tumoren von Anfang an bösartig seien oder es zumindest in einem sehr frühen Stadium würden, wogegen benigne Polypen keineswegs mit der Zeit maligne entarteten. Sie sehen es daher als sehr schwierig an im einzelnen Falle eine Prognose zu stellen.

JUDD seinerseits betont seine Überzeugung, ohne dazu Stellung zu nehmen, ob ein Polyp einer malignen Degeneration verfallen kann, daß ein Colon, in dem sich Polypen bilden, auch Carcinom entwickeln kann. RIDER u. Mitarb. (1959) meinen, daß eine Dickdarmschleimhaut mit Polypen nicht normal sei und deshalb genau so gut Carcinome entwickeln könne. Sie sind der Meinung, daß eine allgemeine Neigung zu neoplastischen Veränderungen vorhanden sei. BOCKUS schließlich ist der Auffassung, daß eine gesteigerte Neigung zu Polypenbildung gewöhnlich auch mit einer vermehrten Tendenz zu Carcinombildung vereinigt sei.

RIBBERT seinerseits meint, daß ein Teil der Polypen aus embryonalen Zellen entstehe die entweder unverändert bestehen bleiben oder durch eine lokale Irritation oder durch konstitutionelle Veränderungen aktiviert werden können. WELIN, SPRATT und YOUKER

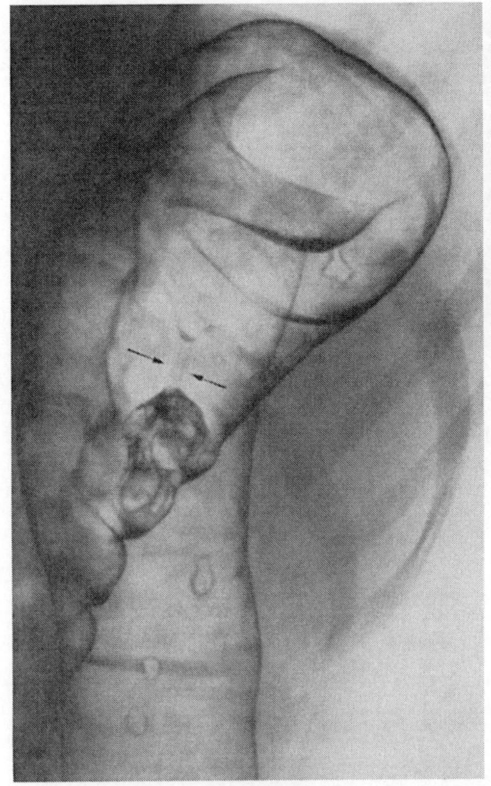

a

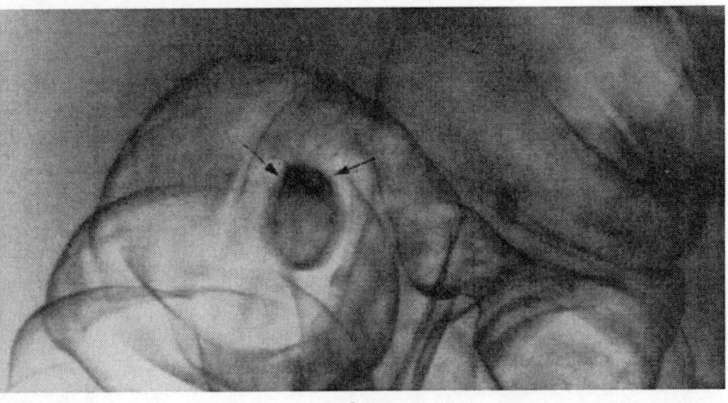

b

Abb. 16. a) Gestielter Polyp in der Flexura lienalis. b) „Target-phenomenon". c) „Target-phenomenon". d Diagrammatische Erklärung des Phänomens

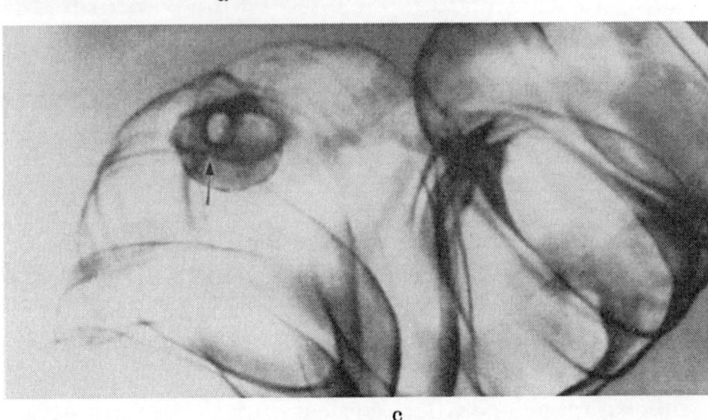

c

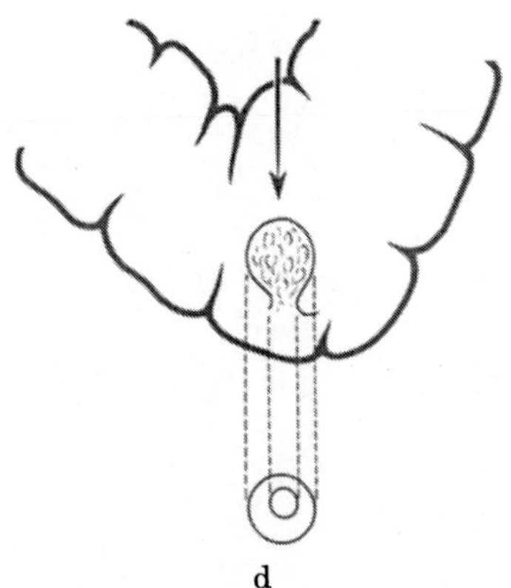

d

schließlich betonen in einem Artikel über die Wachstumsgeschwindigkeit der Polypen, daß die größte Anzahl der adenomatösen Polypen embryonalen Ursprungs, sogenannte Hamarthome, seien.

Obwohl man sich nicht darüber einig ist, ob sich aus einem ursprünglich gutartigen Adenom im Colon oder Rectum ein Carcinom entwickeln kann oder ob der Tumor immer von Anfang an bösartig ist, ist es doch selbstverständlich, daß diese Neubildungen so früh als möglich diagnostiziert werden sollten.

e) Das Röntgenbild

Die Differentialdiagnose

Auf den Röntgenbildern haben die polypartigen Tumoren ein sehr charakteristisches Aussehen und in der Regel bieten gestielte Tumoren keine diagnostischen Schwierigkeiten. Gleichgültig ob ein solcher Polyp im Profil oder en face abgebildet wird, kommt der Stiel

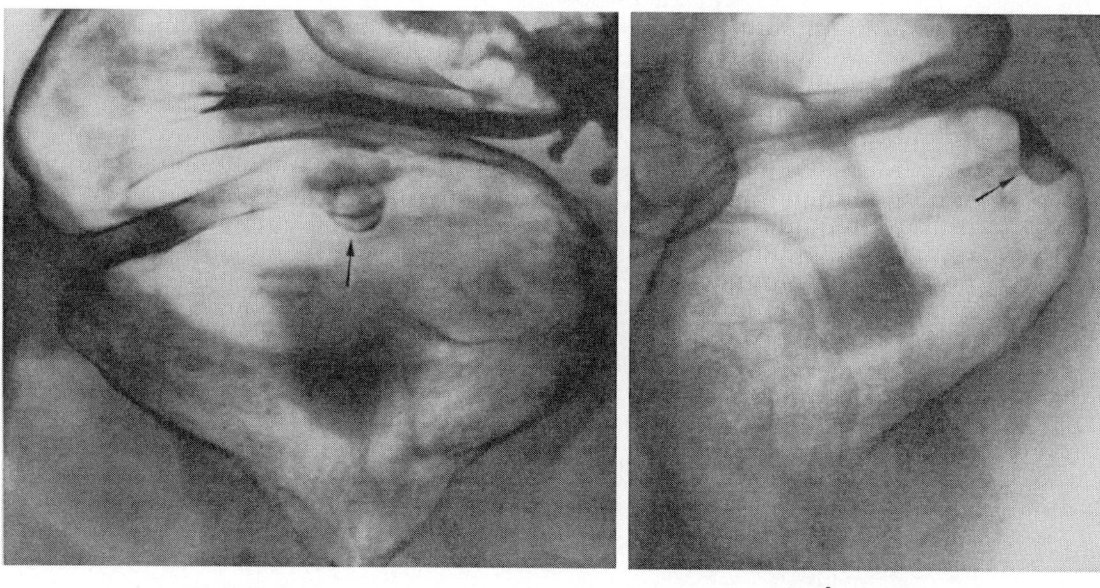

a b

Abb. 17. a) Rectumpolyp en face abgebildet. b) Profilbild desselben Polypen

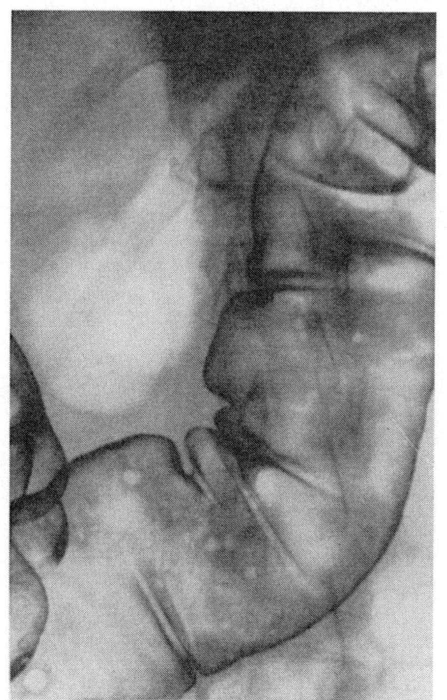

Abb. 18. Öltropfen (Ricinusöl)

zum Vorschein und der Stiel ist pathognomonisch. Oft tritt der Stiel als zwei mehr oder weniger parallel verlaufende Kontraststreifen hervor (Abb. 16a); ist er kurz, bekommt der Polyp manchmal eine ovale Konfiguration und an der Basis ist die Kontur nicht so distinkt. Wenn axial getroffen, wird der Stiel durch den Polypen projiziert und tritt als ein innerer Kontrastring hervor, der zentral oder exzentrisch lokalisiert ist (Abb. 16 b—d). YOUKER nennt dies das „Target-phenomenon".

Was die breitbasigen polypösen Neubildungen betrifft, so treten sie in en-face-Aufnahmen als mehr oder weniger runde Kontrastringe und im Profil als in das Lumen ragende Prozesse auf (Abb. 17a und b).

Retinierte Fäkalien können manchmal das gleiche Bild wie breitbasige Polypen erzeugen und außerdem gelegentlich so fest auf der Darmwand sitzen, daß sie sich bei der Veränderung der Körperlage nicht bewegen. Die Fäkalien sind oft etwas unregelmäßig konfiguriert und nicht ganz rund. Früher, als man den Darm nicht reiner halten konnte, war zweifellos eine Verwechslung relativ häufig. Von vielen Seiten wird darauf hingewiesen, daß es eben diese Tatsache war, die es verhinderte, daß die Doppelkontrastmethode sich durchsetzte. Auch heute ist in Zweifelfällen eine zweite Untersuchung empfehlenswert.

Einige Autoren behaupten, daß Öltropfen und Luftblasen die Differentialdiagnose erschweren können (Fett soll nicht am Darm- oder Klistierrohr zur Anwendung kommen). Öltropfen und Luftblasen sind jedoch dank ihres unbeständigen Charakters und ihrer durchsichtigen Zentren, auf Grund ihrer gewöhnlich sehr dichten, homogenen und besonders scharfen Konturen, leicht von Neubildungen zu unterscheiden (Abb. 18). Die Be-

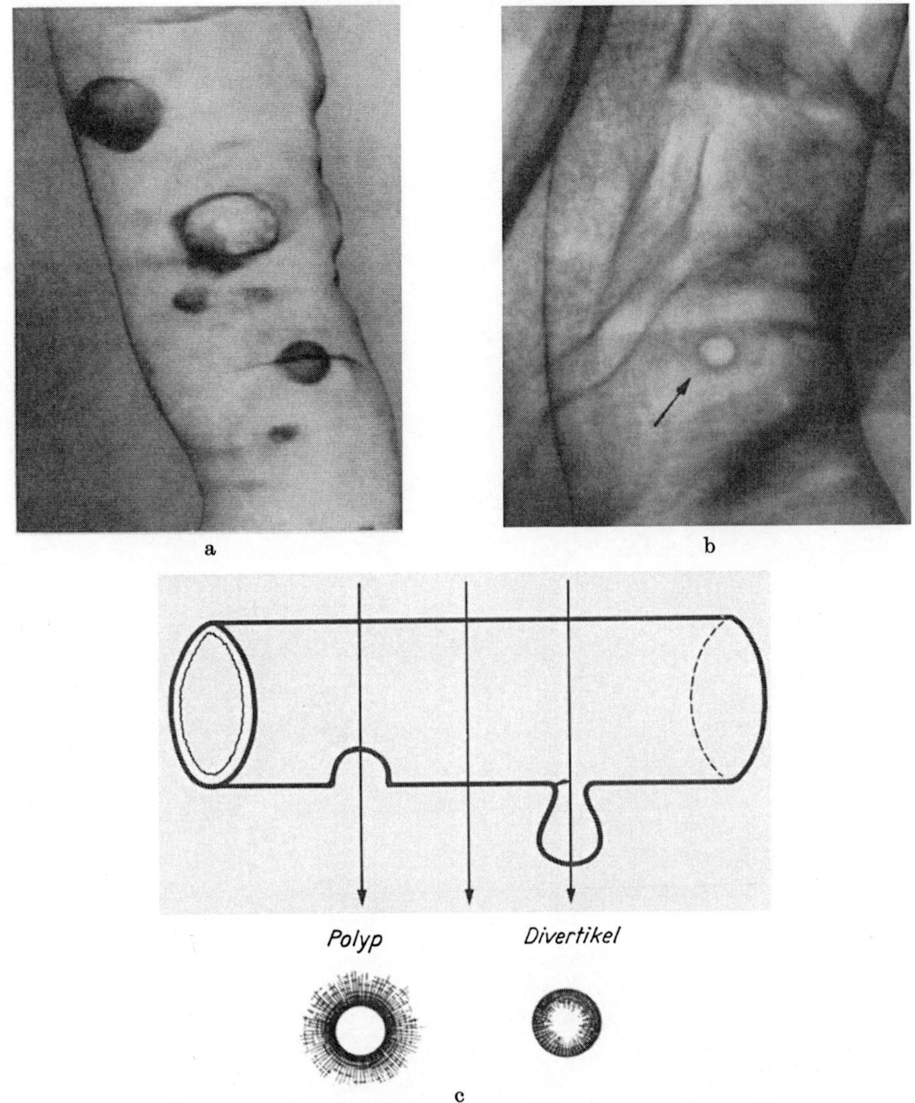

Abb. 19. a) Mehrere Divertikel, verschiedene Mengen von Kontrastmittel enthaltend. b) Kleiner Polyp. c) Schematische Darstellung der Unterschiede zwischen Polyp und Divertikel im Röntgenbild. Kontrastmittelfilm schwarz. Wenn en face abgebildet, erzeugt der Polyp eine scharfe innere und eine unscharfe äußere Begrenzung. Das Divertikel erzeugt umgekehrte Verhältnisse

deutung der Härte des Wassers, für das Vermeiden von Luftblasen ist bereits diskutiert worden (Seite 410).

Im Profil abgebildete Divertikel sind leicht erkennbar. In en-face-Abbildung bekommen sie aber ein polypähnliches Aussehen. Auch dann kann in der Regel eine Differentialdignose gestellt werden. Die Divertikel haben scharfe äußere und diffuse innere Konturen, während polypöse Neubildungen sich umgekehrt verhalten (Abb. 19a—c).

Auch verkalkte Blutgefäße und Lymphknoten im kleinen Becken, Genitalverkalkungen, die Wurzeln der lumbalen Wirbelbogen und herdförmige Skeletveränderungen können manchmal Polypen vortäuschen, aber die Veränderung ihrer Lage im Verhältnis zum Darm in ungleichen Projektionen ermöglicht meistens eine Differentialdiagnose (Abb. 20a und b, 21a und b).

Nach einer Appendektomie kann der Appendixstumpf manchmal das Röntgenbild eines polypösen Tumors vortäuschen (Abb. 22a und b) und in der Coecalregion muß man

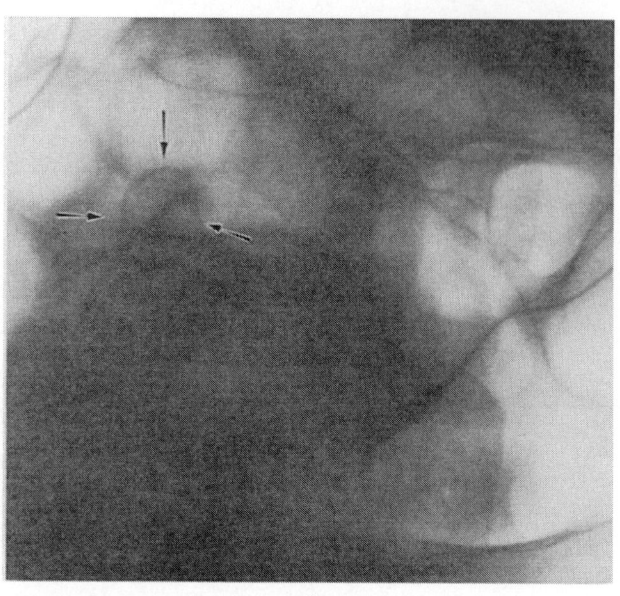

a

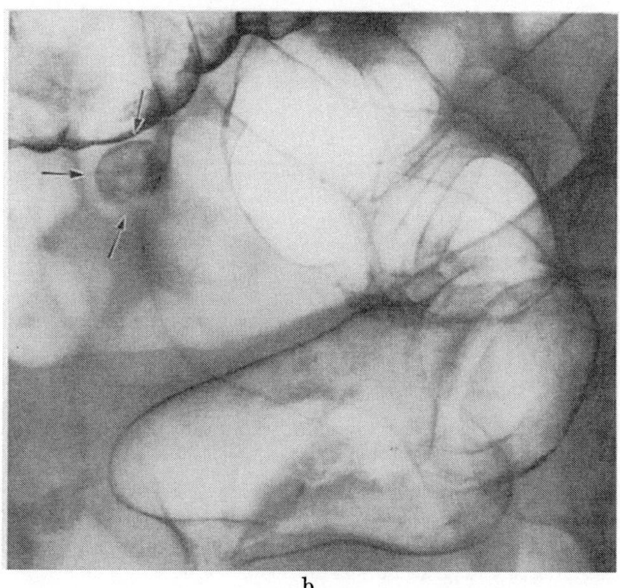

b

Abb. 20 a u. b. Verkalkung, im Seitenbild Polyp vortäuschend

differentialdiagnostisch auch an die Umschlagsfalten der Valvula Bauhini und an entzündliche oder neoplastische Prozesse in der Umgebung wie z. B. eine Mucocele oder ein Granulom an der Appendix, denken.

f) Artdiagnose

Wie schon erwähnt sind die meisten Dickdarmpolypen Adenome, aber darüber hinaus gibt es sowohl rein *gutartige Tumoren, wie z. B. Lipome, Fibrome* und *verschiedene Angiome*, als auch *polypöse Carcinome*. Man fragt sich, ob es möglich ist, röntgenologisch diese verschiedenen Arten von Polypen zu unterscheiden. Nach MARGULIS und JOVANOVICH soll eine Differentialdiagnose doch manchmal bei den submukösen Lipomen, dank deren glatter Oberfläche, scharfe Konturen und der durch den Fettgehalt bedingten Strahlendurch-

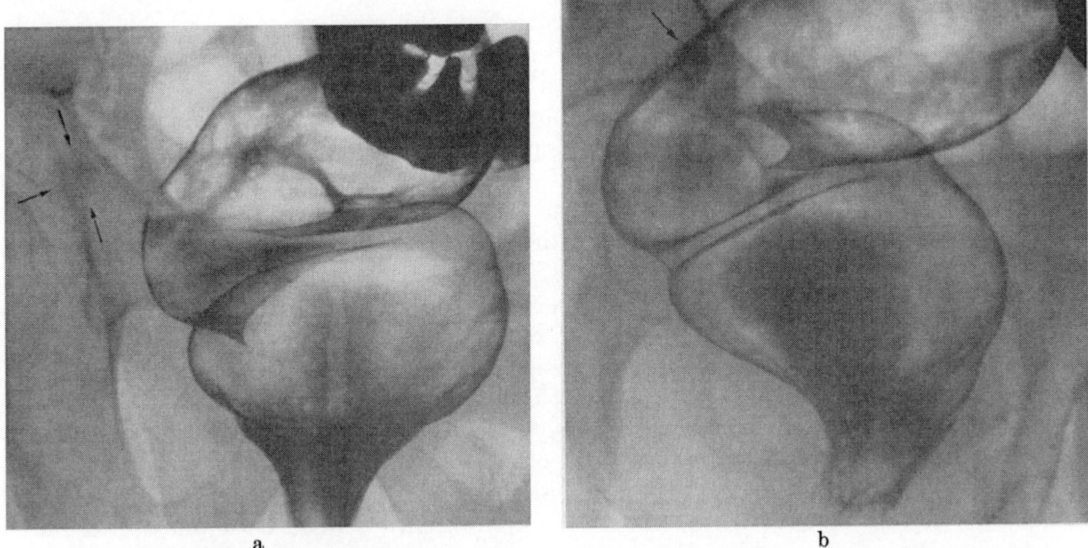

a b

Abb. 21 a u. b. Sklerotischer Knochenherd. In Schrägbild Polyp vortäuschend

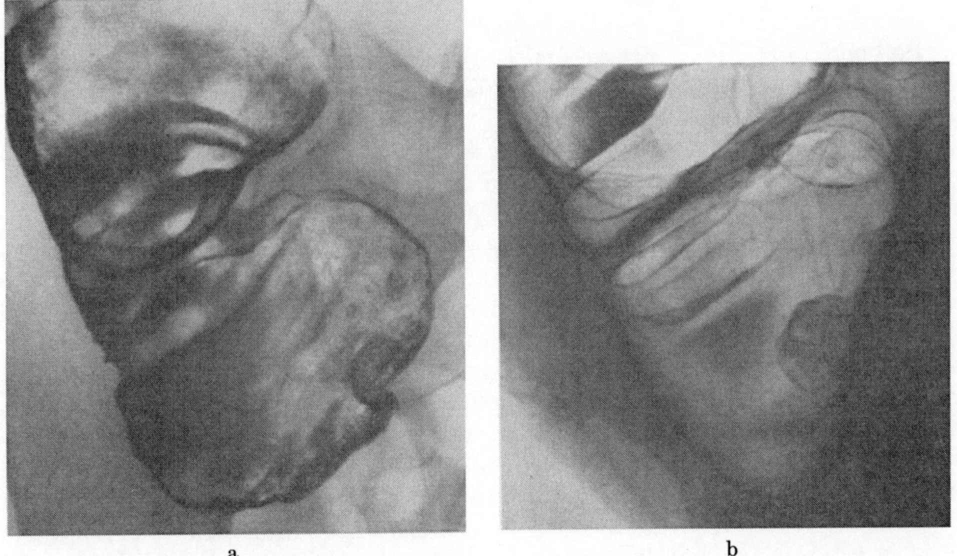

a b

Abb. 22. a) Eingestülpter Appendixstumpf nach Appendektomie. b) Polyp im Coecum

lässigkeit, der Fall sein. NELSON und ROGER fanden außerdem, daß diese Tumoren dank ihrer Nachgiebigkeit oft eine Neigung haben, eine ovale oder wurstartige Konfiguration anzunehmen.

Nach RUNEYON sitzen ungefähr die Hälfte aller Lipome im Coecum oder Colon ascendens. Die meisten sind submukös, sie können jedoch auch intramuskulär oder subserös auftreten. Die submukösen Lipome können symptomlos verlaufen oder Beschwerden, die auf Obstruktion, Invagination oder maligne Neubildungen deuten, verursachen.

Die restlichen benignen Tumoren weisen auf dem Röntgenbild keinerlei besondere Charakteristika auf. Die myomatösen Neubildungen des Rectums werden in der Regel als submuköse Gebilde beschrieben. Sie müssen erfahrungsgemäß als potentiell maligne Veränderungen angesehen werden und sollten deshalb entfernt werden. In der Regel verursachen sie keine Symptome und sind bei Routineuntersuchungen Nebenbefunde.

Die vaskulären Polypen — Teleangiektasien, die Erweiterungen von vorhandenen Blutgefäßen sind, und Hämangiome, die echte Neubildungen sind — und außerdem die benignen lymphoiden Polypen, die oft im Rectum sitzen aber auch überall im Colon gefunden werden können, sind außerordentlich selten.

Nach YAKER sollen Carcinoide ungewöhnlich selten vorkommen. An der Columbia-Universität fand man bei 13809 Obduktionen nur zwei Fälle. In Malmö fanden wir vier Fälle bei unserer Röntgenuntersuchung. Diese unterschieden sich nicht röntgenologisch von anderen Dickdarmpolypen.

Man kann daher allgemein sagen, daß die rein gutartigen Tumoren röntgenologisch nicht von den Adenomen unterschieden werden können. Sie sind jedoch verhältnismäßig selten und spielen deshalb nur eine untergeordnete Rolle. In Malmö haben wir 33 solche Fälle unter den 741 bisher operierten Patienten gefunden.

Leider kann man röntgenologisch auch nicht mit Sicherheit festlegen, ob ein gefundener Polyp maligne ist oder nicht. Die Größe des Polypen geben aber einen gewissen Hinweis.

Nach SPRATT und ACKERMAN ist die *Größe* des Polypen das einzige signifikant physikalische Charakteristikum in den kleinen polypösen Neubildungen, das man mit Cancer korrelieren kann. Sie fanden nämlich bei Messungen von 124 benignen und 228 malignen Colontumoren nur ein Carcinom unter 91 Tumoren mit einem Durchmesser zwischen 0—1,24 cm. Bei einer Größe zwischen 1,24—1,94 cm fanden sich 12% Carcinome. Der Prozentsatz stieg dann schnell an. Sie meinten daher, daß Tumoren die größer als 1,2 cm seien wie Carcinome entfernt werden sollten. BOCKUS und Mitarbeiter fanden, daß 24% der Polypen mit einem Durchmesser von über 1,2 cm krebsig waren, während weniger als 4% der Polypen mit einem geringerem Durchmesser krebsig waren. Der Malignitätsindex bei Polypen mit weniger als 0,5 cm Durchmesser ist wahrscheinlich weniger als 0,5%. Auch MYERS und BACON kamen zu der Auffassung, daß bei polypösen Neubildungen von weniger als 1 cm Durchmesser ein invasives Carcinom sehr selten ist. Bei einem Durchmesser zwischen 1,5—2,5 cm betrug die Häufigkeit 9,3% und stieg auf 12% an bei einem Durchmesser zwischen 2,5—3 cm. Bei einem Durchmesser zwischen 3—4 cm stieg die Frequenz auf 43% an.

GRINNEL und LANE zogen aus ihrem Material die Folgerung, daß ein deutlicher Zusammenhang zwischen der Größe der polypösen Tumoren und der Carcinomhäufigkeit besteht. Sie rechneten aus, daß die Durchschnittsgröße der benignen Polypen bei 1,2 cm und der Polypen mit Carcinom bei 2,1 cm liegt. ORTMAYER konstatierte auch, daß die Krebsgefahr mit der Größe der Polypen wächst. ENTERLINE seinerseits sah es als selbstverständlich an, daß man eine höhere Carcinomfrequenz unter den größeren Polypen antrifft, falls man Rücksicht auf sowohl die große Prozentzahl adenomatöser Polypen mit weniger als 2 cm Durchmesser als auch auf die geringe Anzahl mit mehr als 4 cm Durchmesser, nimmt. Er zieht die Schlußfolgerung, daß die Häufigkeit von Zellatypie und Carcinom und in einem gewissen Umfang auch der Grad der Infiltration mit der Größe des ehemalig benignen Tumors, zunimmt.

Dieser Auffassung stimmen jedoch nicht alle Forscher zu. MARTIN seinerseits meint, daß die Größe keine grundlegende Bedeutung habe und die gleiche Auffassung vertreten COLVERT und BROWN. Auch STEARNS und DEDDISH waren außerstande zu finden, daß die Größe im Verhältnis zur Infiltration der Darmwand, Häufigkeit von Lymphknotenmetastasen oder der Kurabilität, steht. KERR betont, daß die Größe kein zuverlässiger Anhaltspunkt für die Beurteilung der Malignitätsgefahr sei.

Bei einer statistischen Bearbeitung des Materials in Malmö stellten wir fest, daß der kritische röntgenographische Durchmesser bei 10 mm liegt. Die Gefahr, daß eine polypöse Neubildung mit einem größeren Durchmesser als 10 mm ein Carcinom ist, ist so groß (32% Risiko), daß ein operativer Eingriff indiziert ist. Ist der polypöse Tumor kleiner als 10 mm und hat ein gutartiges Aussehen, so sollte der Patient unter Kontrolle gehalten werden.

Eine *Formveränderung*, der wir bei der Beurteilung der Malignitätsfrage eine große Bedeutung beimessen, ist eine konstante Einbuchtung der Schleimhaut-Oberfläche an der

Basis des Tumors, die röntgenologisch nachweisbar ist (Abb. 23). Diese ist bei den breitbasigen Tumoren der Ausdruck für ein invasives Wachstum. Die Veränderung ist vielleicht nicht pathognomonisch, da theoretisch ein lokaler entzündlicher Prozeß das gleiche Bild verursachen kann. Die Einbuchtung ist jedoch ein so gewöhnlicher Vorgang beim Carcinom, daß wir sie als beinahe absolute Operationsindikation ansehen. Bei vielen Patienten konnten wir der Entwicklung einer solchen Einbuchtung folgen (Abb. 24 a—d). Diese Fälle wiesen dann bei der Operation ein invasiv wachsendes Carcinom auf. Man möchte doch unterstreichen, daß sie ein wertvolles diagnostisches Zeichen ist, das Fehlen der Einbuchtung schließt jedoch keineswegs eine maligne Degeneration aus.

Schließlich sollte hervorgehoben werden, daß polypöse Neubildungen mit breiterem Basis-Durchmesser als Höhe und mit ovaler Konfiguration in der en-face-Projektion, oft maligne sind.

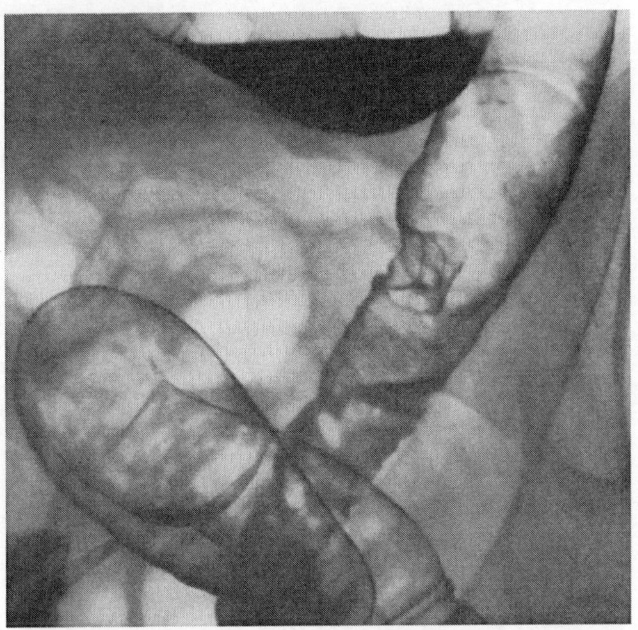

Abb. 23. Polypöse Neubildung mit Einbuchtung der Basis

Ein interessanter Faktor, der seit vielen Jahren in der Malignitätsbeurteilung eine große Rolle spielt, ist die bei wiederholten Kontrolluntersuchungen nachgewiesene *Größenzunahme*. Die Wachstumsgeschwindigkeit der Tumoren ist ein tumorbiologisches Problem von großer Bedeutung. Es ist deshalb seit vielen Jahren Gegenstand großen Interesses. Während vieler Jahre gründeten sich die Auffassungen über die Entstehung und Wachstumsgeschwindigkeit der Tumoren nur auf Hypothesen. Unter den Verfassern, die sich schon frühzeitig mit diesem Problem befaßten, befindet sich WANGENSTEEN. Nach ihm sollte die carcinomatöse Entartung eines Polypen innerhalb zweier Jahre vor sich gehen können. MYERS, BACON und HELWIG dagegen meinen, daß solche Umwandlungen meistens viele Jahre erforderten. DEDDISH u.a. meinen, es werde immer deutlicher, daß die Entwicklung eines Carcinoms aus einem Schleimhautpolypen ungefähr 5—20 Jahre brauche.

Durch experimentelle Untersuchungen, theoretisch mathematische Berechnungen und durch die von COLLINS u. Mitarb. am Serienröntgenogramm durchgeführten Direktmessungen des Größenwachstums von Lungenmetastasen, hat man gefunden, daß die Wachstumsgeschwindigkeit von Tumoren logarithmisch verläuft. Hierdurch ist es möglich geworden, die sog. „doubling-time" der Tumoren — ein Begriff, der von COLLINS geprägt wurde — zu berechnen. Die „doubling-time" ist ein ausgezeichneter Maßstab für die Wachstumsgeschwindigkeit der Tumoren.

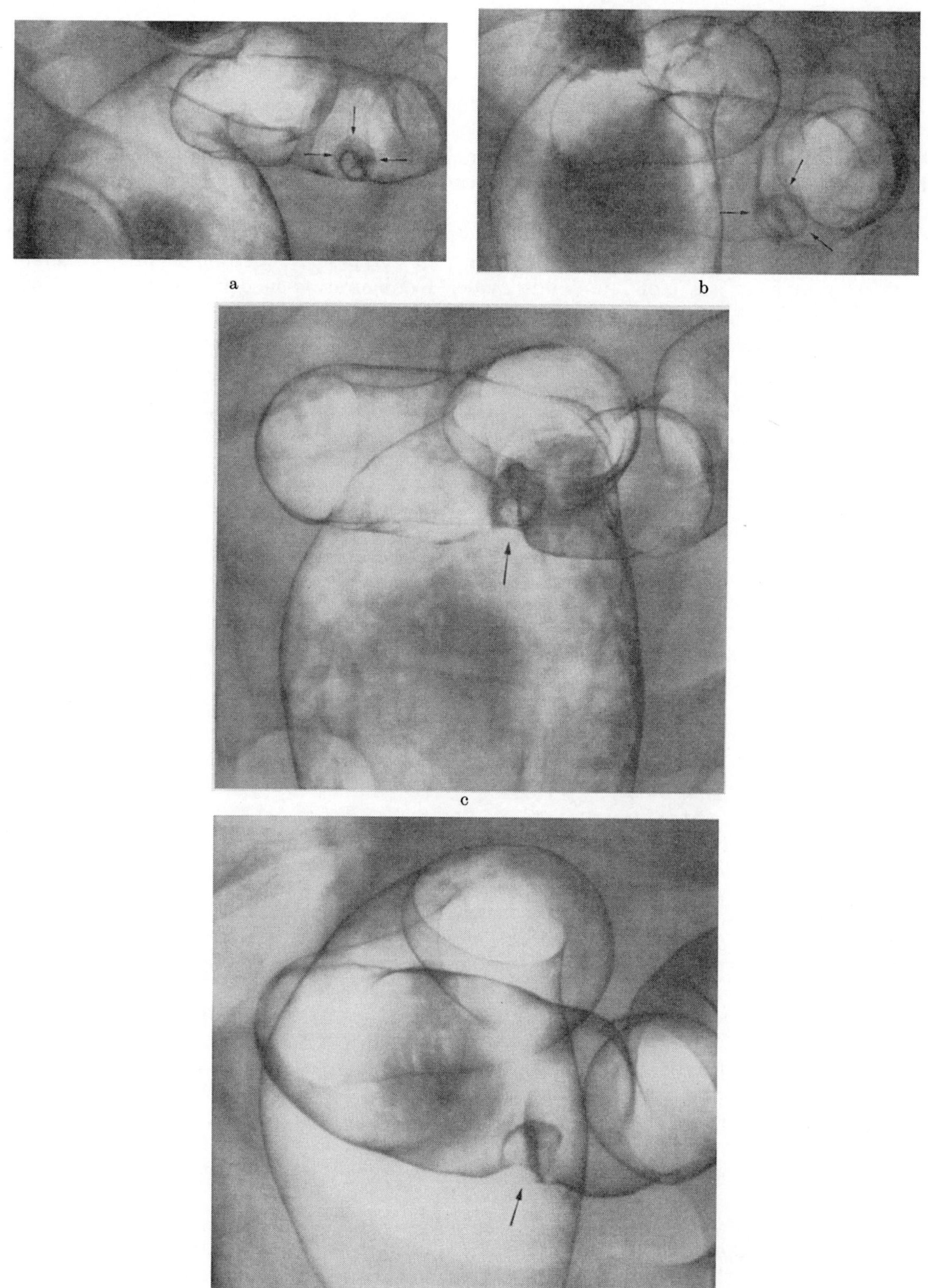

Abb. 24a—d. ♂ 67 Jahre. a) Rö 13. 11. 57. Polyp im Colon sigmoideum, 13×13 mm. b) Rö 2. 8. 58. Polyp nur wenig vergrößert, 14×17 mm. c) Rö 10. 6. 59. Angedeutete Basiseinbuchtung, 13×14 mm. d) Rö 15. 6. 60. Deutliche Einbuchtung 11×14 mm, Röntgendiagnose: Adenocarcinom. Histologisch verifiziert

Durch unsere „follow-up"-Untersuchungen von 119 histologisch gesicherten Polypenfällen — die Untersuchungen wurden von WELIN, SPRATT und YOUKER in Zusammenarbeit mit ACKERMAN, LINELL und SPJUT ausgeführt — ist es nun möglich geworden die Wachstumsgeschwindigkeit für verschiedene Primärtumoren im Colon zu berechnen. Die „doubling-time" für die invasiv wachsenden Adenocarcinome variiert zwischen 1155 und 138 Tagen, was einer linear-diametrischen Wachstumsgeschwindigkeit von 0,003—0,025 mm pro Tag entspricht. Diese Wachstumsgeschwindigkeiten sind außerordentlich niedrig. Das am schnellsten wachsende Carcinom braucht 100 Tage um seinen Durchmesser mit nur 2,5 mm zu vergrößern und 6—8 Jahre, um von der Größe einer Lieberkühnschen Drüse auf einen Tumor mit 60 mm Durchmesser anzuwachsen. Die große Mehrzahl der benignen Polypen hat eine bedeutend langsamere Wachstumsgeschwindigkeit. Das Vorhandensein oder Fehlen von Zellatypien bedingt keine Veränderung der Wachstumsgeschwindigkeit.

Diese Berechnungen der Wachstumsgeschwindigkeit ermöglichen es in vielen Fällen schon bei geringer Größe des Polypen, das Risiko einer malignen Neubildung zu berechnen. Bei einer statistischen Berechnung zeigte es sich nämlich, daß die Gefahr für ein Carcinom in einem Tumor mit einer „doubling-time" von weniger als 300 Tagen ungefähr 35 % ausmacht, dagegen liegt das Risiko für Krebs bei einer „doubling-time" von 1155 Tagen zwischen 19—29 % und bei einer „doubling-time" von mehr als 1155 Tagen nur zwischen 1—2 %. Eine ähnliche Untersuchung wurde von den Brüdern FIGIEL durchgeführt und auch sie konnten die Bedeutung des Größenwachstums für die Konstatierung der Malignität nachweisen. Sie geben an, daß sie in 15 Fällen polypösen Tumoren bis zum Carcinom folgen konnten und, daß die hierfür benötigte Zeit zwischen 2—3 Jahren variierte.

g) Operationsindikationen

Was die Operationsindikation betrifft, so scheinen sich alle Verfasser darüber einig zu sein, daß sämtliche endoskopisch erreichbaren Polypen beseitigt werden müssen, gleichgültig ob sie Symptome verursachen oder nicht. Die Wahrscheinlichkeit, daß sie maligne sind, ist allzu groß, als daß man sie als bedeutungslos ansehen kann und das makroskopische Aussehen gibt nicht mit Sicherheit darüber Aufschluß, ob es sich um einen benignen oder malignen Prozeß handelt. Außerdem sind alle die Forscher, die die Polypen als prämaligne oder potentiell maligne ansehen, der Auffassung, daß man mit dem Eingriff eine gewisse Cancerprophylaxe ausübt.

Handelt es sich um höher im Darm gelegene Polypen, deren Entfernung eine Laparotomie und Colotomie erfordert, sind die Meinungen etwas geteilt. BRUST z. B. stellt sich ein wenig zweifelnd, soweit nicht eine aktuelle Blutung vorliegt oder die Größe des Tumors 2 cm übersteigt oder falls man durch wiederholte Untersuchungen ein Größenwachstum des Tumors gefunden hat. Auch HULTBORN ist der Ansicht, daß die Operationsindikation bei den symptomlosen polypösen Neubildungen eine sehr schwierige Stellungsnahme sei und daß eine Laparotomie kein ganz ungefährlicher Eingriff ist. Er weist weiter darauf hin, daß man die große Häufigkeit von benignen Polypen im Verhältnis zu Cancer Coli in Betracht ziehen muß. Andere Verfasser meinen, daß eine vollständige Entfernung indiziert sei, wenn das geringste Anzeichen einer Ulceration oder Induration vorhanden ist. KLEIN, KERR, RANKIN, DE MUTH u. v. a. sind der Ansicht, daß ein einmal nachgewiesener Tumor entfernt werden sollte. Sie meinen, daß die Größe keineswegs das entscheidende Moment sei, wenn es gilt die Bösartigkeit zu bewerten und, daß eine unmittelbare Entfernung des Tumors die einzige Garantie gegen einen späteren Übergang in ein Adenocarcinom sei.

In der chirurgischen Klinik in Malmö entfernt man

1. alle Polypen mit einem größerem Durchmesser als 10 mm,
2. alle Polypen, die eine Wandinfiltration um die Basis aufweisen,
3. alle Polypen, die eine größere Länge als Höhe haben,
4. alle Polypen, die bei Kontrolluntersuchung eine Vergrößerung zeigen.

Man ist außerdem besonders geneigt zu operieren, falls multiple Polypen vorkommen, da sie eine innigere Beziehung zu Carcinomen haben als einzelne. Auch Bockus u. Mitarb. kamen zu dieser Auffassung und Goldgraber und Kirsner stellten fest, daß Carcinom fünfmal häufiger in einem Dickdarm mit multiplen Polypen, als in einem Darm ohne solche vorkam und, daß die Carcinomfrequenz für einen Dickdarm mit multiplen Polypen 20% beträgt. Rider u. Mitarb. kamen zu einer ähnlichen Auffassung.

Alle übrigen Fälle, bei denen wir polypöse Neubildungen nachgewiesen haben und wo kein röntgenologischer Anlaß für eine sofortige Operation vorlag, werden nach 6, 12 und 24 Monaten kontrolliert. Eine solche „follow-up"-Untersuchung ist von der allergrößten Bedeutung und man darf unter keinen Umständen diese Patienten aus dem Auge verlieren.

Diesem Prinzip folgend, wurden bisher 743 Patienten operiert. Die pathologisch-anatomische Untersuchung der 974 extirpierten Polypen erbrachte in 116 einen voll entwickelten Cancer, 489 zeigten eine Drüsenatypie. Es lag also bei nicht weniger als 12% der Polypen ein Carcinom vor und bei 50% eine Drüsenatypie.

Tabelle 4. *Histologischer Befund in Relation zur Lokalisation von Polypen im Dickdarm*

	Carcinome	Ausgeprägte Zellatypie	Benigne Adenome
Innerhalb Rectoskopiehöhe			
Total 626	52	122	450
(66,5%)	(8%)	(20%)	(72%)
Oberhalb Rectoskopiehöhe			
Total 315	66	71	178
(33,5%)	(21%)	(23%)	(56%)

Es kann ein gewisses Interesse haben die vom Rectum entfernten Polypen mit den höher gelegenen Tumoren zu vergleichen, da die meisten Rectumpolypen, aber nur eine bestimmte Auswahl der übrigen exstirpiert wurden. Bei dieser Auswahl spielen die röntgenologisch sichtbar gemachten Veränderungen eine wesentliche Rolle.

Wie aus Tabelle 4 zu ersehen ist, lagen 626 Neubildungen innerhalb der Reichweite der Rectoskopie, während die übrigen 315 höher lokalisiert waren. Wie aus der Tabelle weiter hervorgeht, waren Malignität und ausgesprochene Zellatypie häufiger in den höheren als in den niedrigen Abschnitten des Colons, nämlich 21% bzw. 22% gegen 7% bzw. 19%. Dies spricht dafür, daß die Behandlungsprinzipien richtig waren.

Nach jeder Resektion eines malignen polypösen Tumors führen wir immer so bald wie möglich eine Kontrolle durch. Das ist etwa 8 Wochen nach der Operation. Man kann die glatte Kontur der Schleimhaut und der Darmwand sehen, gleichzeitig aber auch die Einstülpung an der Nahtstelle (Abb. 25).

Sechs Monate später wird eine weitere Kontrolluntersuchung durchgeführt, um ein eventuelles Lokalrezidiv so frühzeitig als möglich zu entdecken. In solchen Fällen findet man eine unregelmäßige Kontur und eine Unterbrechung der Schleimhautlinie (Abb. 26). Findet man kein Anzeichen für ein lokales Rezidiv, so wird der Patient gewöhnlich zur jährlichen Kontrolle bestellt.

h) Prognose

Die Angaben über die absolute 5-Jahres-Prognose, d. h. der Prozentsatz aller überlebenden Patienten, der operablen und der inoperablen Fälle, variiert sowohl für die Patienten mit Cancer coli als auch für die Cancer recti. Von vielen Seiten wird sie als ungefähr 30% angegeben. In dem publizierten Material über operierte Cancer coli wird die Rezidivfrequenz nach Resektionen oft mit 10% angegeben. Die Resultate sind so im allgemeinen auf lange Sicht hinaus recht schlecht. Die wichtigste Frage ist daher, ob eine frühzeitige

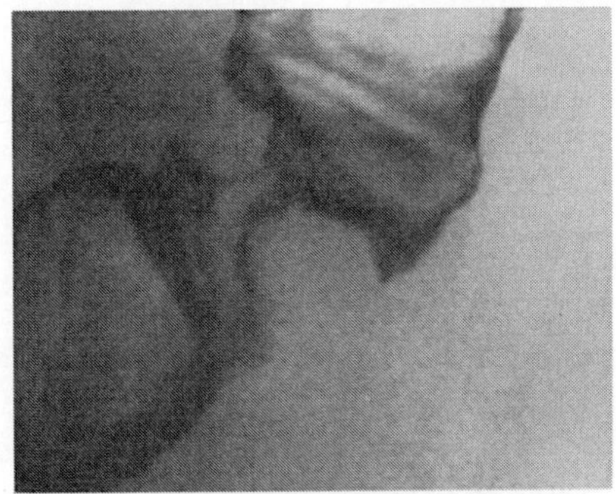

Abb. 25

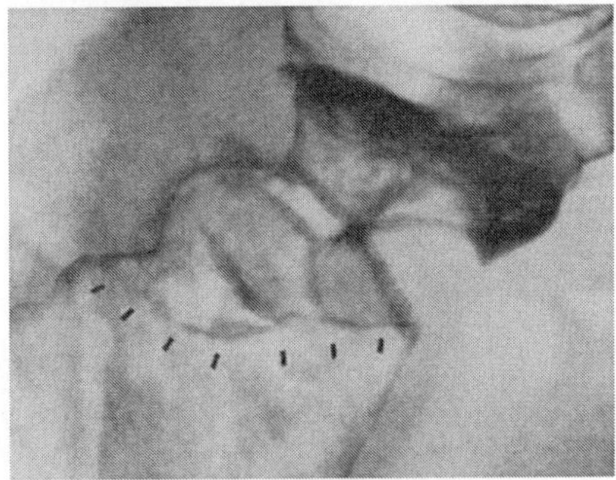

Abb. 26

Abb. 25. Postoperative Kontrolluntersuchung. Normaler Befund

Abb. 26. Postoperative Kontrolluntersuchung. Rezidiv

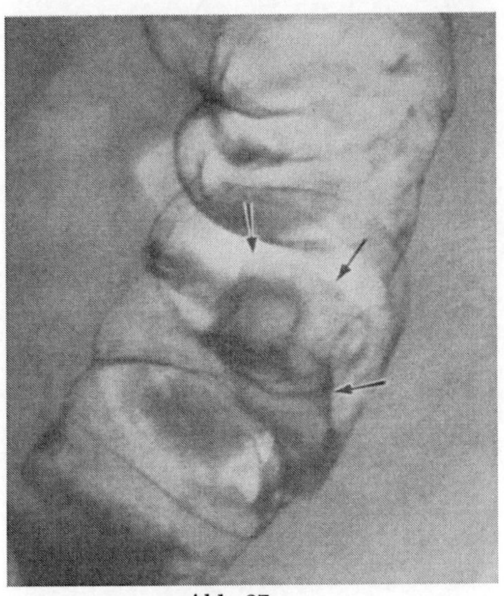

Abb. 27

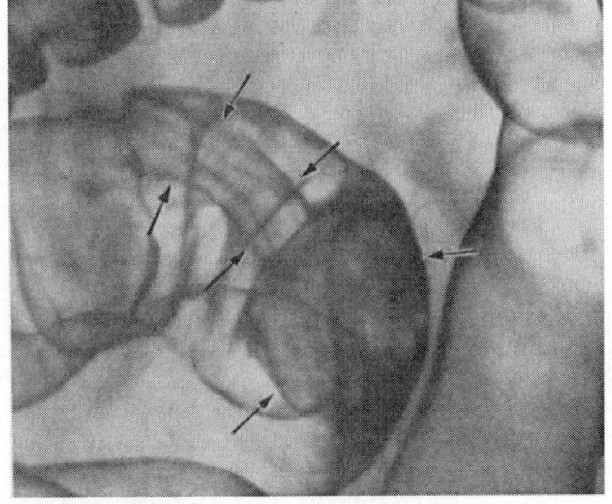

Abb. 28

Abb. 27. Gestielter Polyp (Adenocarcinom)

Abb. 28. Gestielter Polyp mit Adenocarcinom; der Stiel frei

Entfernung der kleinen polypösen Neubildungen frühzeitig genug ist, um die Metastasenbildung zu verhindern.

Nach am Massachussetts General Hospital in Boston gemachten Erfahrungen soll dies nicht der Fall sein. In Boston hatte man nämlich 34 Fälle von Polypen, in denen histologisch ein invasiv wachsendes Carcinom vorlag und von diesen hatten 9 metastasiert oder die Patienten waren an ihren malignen Veränderungen gestorben. McLanahan hatte 6 Rezidive bei 38 operierten malignen Rectalpolypen. Auf der anderen Seite hatte Binkley mit Mitarbeitern und Swinton 16 bzw. 22 Patienten mit frühen malignen Veränderungen in den Polypen; sämtliche Fälle wurden lokal behandelt und bei ihnen fanden sich keinerlei Anzeichen für ein Rezidiv oder Metastasen während der 3- bzw. 7jährigen Kontrollzeit.

Eine Nachuntersuchung der Patienten, die in Malmö wegen malignen Darmpolypen operiert wurden, hat gezeigt, daß lokale Rezidive von Rectal- und Sigmoideumpolypen vorkommen können. Nur in zwei Fällen hat man bisher Metastasen finden können. Der eine Patient war nicht zu den empfohlenen Kontrolluntersuchungen gekommen (Abb. 27). Nach 4 Jahren kam er mit einem kakechtischen Krankheitsbild zur Aufnahme und starb

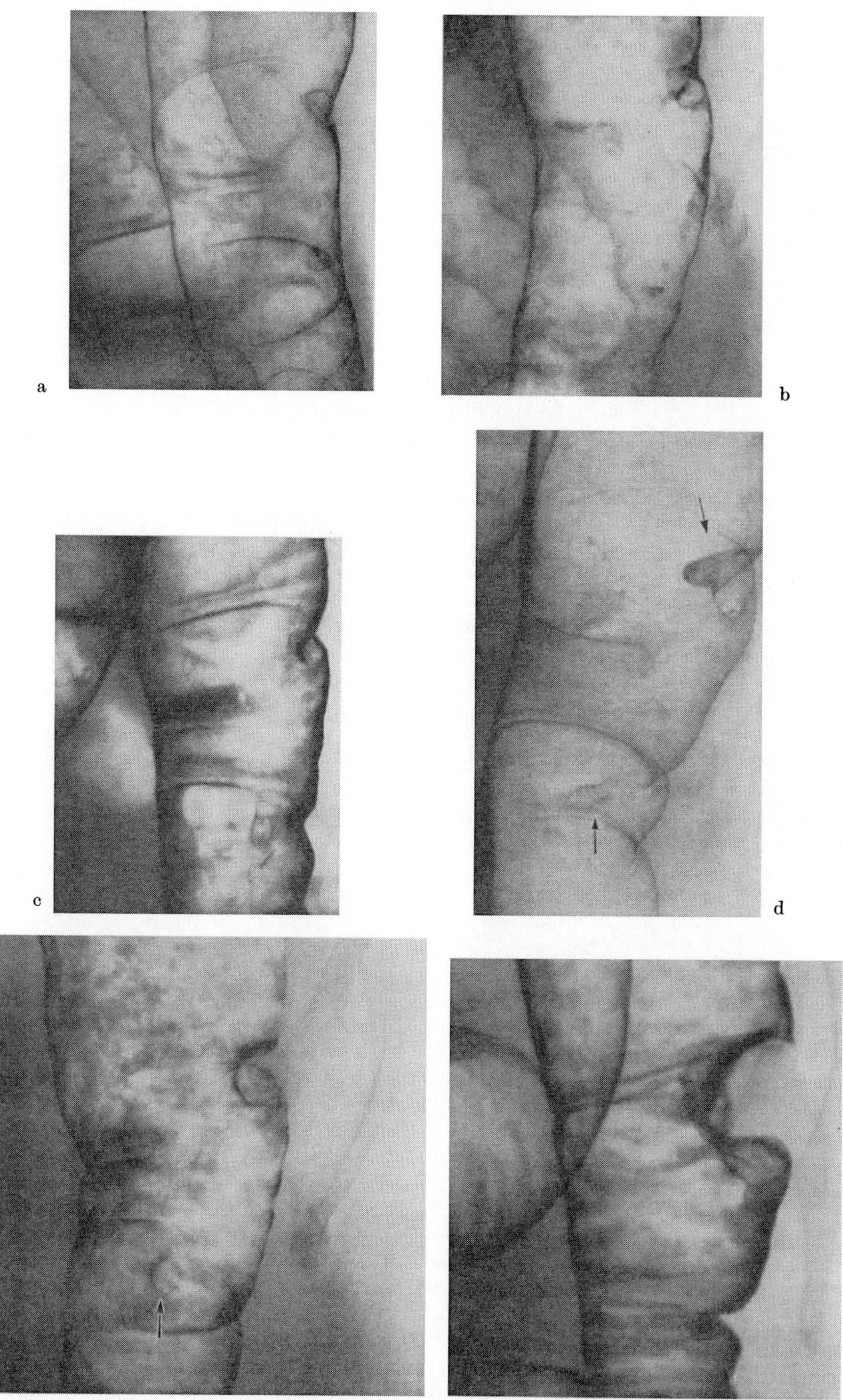

Abb. 29 a—f. Entwicklung einer polypösen Neubildung zum Carcinom. a) Rö 18. 12. 53. b) Rö 29. 4. 54. c) Rö 28. 12. 54. d) Rö 7. 1. 56. e) Rö 7. 3. 56. f) Rö 13. 5. 57

ehe eine Röntgenuntersuchung vorgenommen war an gastrointestinalen Blutungen. Die Sektion zeigte sowohl eine lokales Rezidiv wie auch Lebermetastasen. Der andere war ein 64-jähriger Mann, bei dem man röntgenologisch einen 25 × 30 mm großen Polypen mit einem langen Stiel diagnostizierte (Abb. 28). Die histologische Untersuchung zeigte ein Adenocarcinom in dem Polypen aber normales Gewebe in dem Stiel. Nach einem Jahr starb der Patient plötzlich. Bei der Sektion fand man Lebermetastasen, die mikroskopisch von demselben Typus wie der früher histologisch untersuchte Colonpolyp waren. Auch bei zwei anderen Patienten waren Metastasen entstanden, aber in beiden dieser Fälle war die Exstirpation sehr verzögert worden trotz deutlicher röntgenologischer Symptome, die für Malignität sprachen.

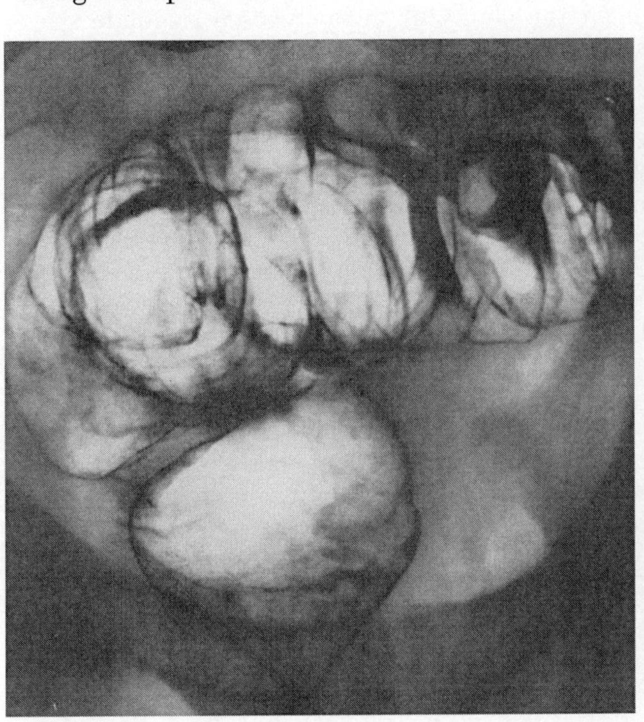

a

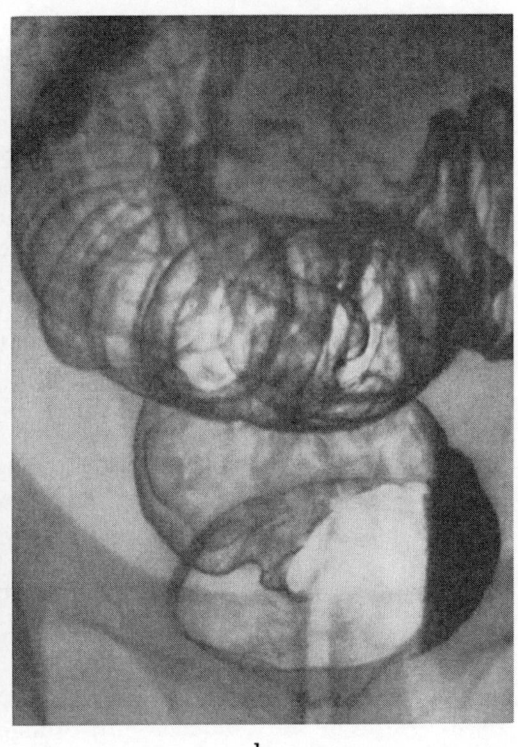

b

Abb. 30 a u. b. ♂ 60 Jahre. Polyp im Sigmoideum. a) Rö 12. 3. 56. Größe: 20 mm. b) Rö 28. 12. 59. Adenocarcinom auf demselben Platz

Der erste von diesen beiden Patienten wurde der Röntgenabteilung am 20. 11. 53 wegen kolikartiger Schmerzen überwiesen. Zwei kaum pfefferkorngroße polypöse Neubildungen im Colon descendens (Abb. 29a) waren gefunden. Sechs Monate später — April 1954 — haben die Polypen die gleiche Größe (Abb. 29b). Nach weiteren 8 Monaten — Dezember 1954 — zeigte der obere Polyp eine beginnende Einbuchtung der Basis (Abb. 29c), der damals keine Bedeutung beigemessen wurde, und der Patient wurde erst nach einem Jahr zur Nachuntersuchung bestellt. Der obere Polyp hatte nun — im Januar 1956 — teils in der Größe zugenommen und teils zeigte er eine ausgeprägte Einbuchtung der Basis (Abb. 29d). Diagnose: Carcinom. Eine Laparotomie wurde durchgeführt. Da man aber bei der direkten Inspektion und Palpation weder etwas sehen noch fühlen konnte und auch mit dem nach Colotomie des Colon descendens eingeführten Rectoskop nichts Pathologisches entdeckt wurde, schloß man den Darm.

Bei einer nach 2 Monaten durchgeführten Kontrolluntersuchung zeigte es sich, daß die von uns nachgewiesene maligne Neubildung noch immer vorhanden war (Abb. 29e). Der Patient gab jedoch nicht seine Zustimmung zu einem erneuten operativen Eingriff.

Im Mai 1957 kam der Patient erneut und hatte nun einen ausgeprägten Cancer (Abb. 29f). Bei der Operation fand man außerdem Lebermetastasen.

Der andere war ein 65jähriger Mann, der wegen Diarrhöe zur Dickdarmuntersuchung überwiesen war. Ein Polyp mit 2 cm Durchmesser wurde im Colon Sigmoideum diagnostiziert (Abb. 30a). Auf Grund der Größe wurde eine Operation vorgeschlagen, aber der Patient kam zuerst 3 Jahre später zurück. Er hatte dann ein großes zirkulär wachsendes Carcinom an der Stelle, an der man den Polypen gefunden hatte (Abb. 30b).

i) Polypen bei Kindern

Im Kindesalter beruhen Darmblutungen am häufigsten auf polypösen Neubildungen. Diese Blutungen sind nicht mit Schmerz verbunden und das Blut wird oft als ein Strich auf dem Faeces gesehen. Bei anderen Blutungsursachen ist das Blut mit dem Faeces gemischt und wenn die Blutung z.B. durch eine Colitis ulcerosa verursacht ist, ist sie mit Diarrhöe verbunden, welches bei Polypen nicht der Fall ist. Manchmal kann ein Prolaps der Polypen das erste Symptom sein, manchmal können Polypen Krämpfe im Bauch oder Rectum hervorrufen. Es wird die Meinung vertreten, daß die Polypen einen Zug auf die Darmwand ausüben können und dadurch Krämpfe hervorrufen. Die Polypen würden in solchen Fällen als eine Art Fremdkörper wirken, die von der Peristaltik aufgefangen werden. In seltenen Fällen können Polypen auch Ursache für eine Invagination sein.

Die Polypen sind meist solitär, doch können sie auch gehäuft auftreten. In der Literatur wird die Multiplizität mit ungefähr 16—32% der Fälle angegeben. Auch bei Kindern sind die Polypen gestielt oder breitbasig und das Verhältnis zwischen gestielten und breitbasigen soll 3:1 sein. Nach CURRY sollen Polypen schon im Alter von 6 Monaten vorkommen. Beim *Sektionsmaterial* von 499 Patienten unter 21 Jahren konnte HELWIG keine Polypen bei Kindern unter 1 Jahr entdecken. Er fand 3,5% Polypenfälle während des ersten und 2,5% während des zweiten Dezenniums. Er wies darauf hin, daß diese Häufigkeit mit der Art des untersuchten Materiales variiert. BOKEY entdeckte nur 0,04% Rectumpolypen zwischen seinen 58970 Fällen. CABRERA und LEGA hatten 3 Fälle bei 558 Kindern unter 16 Jahre.

Bei *klinischen* Untersuchungen von 349 Kindern mit rectalen oder Colonsymptomen fand KERR (1948) 100 Fälle mit Polypen, während TURELL und MAYNARD (1956), die 105 symptomfreie Mädchen und Jungen rectoskopierten, Polypen nur bei 2 Patienten fanden. Es handelte sich hier um einen gestielten und einen breitbasigen Polypen. RIDER (1954) beschrieb eine Häufigkeit von 0,4% im ersten Lebensjahrzehnt und von 1,5% im zweiten. SCHAPIRO gab eine Häufigkeit von 3,74% bei 2700 Kindern mit proktologischen Beschwerden an.

Die Mehrzahl der Polypen bei Kindern kommen im ersten Dezennium vor. 90% von CASTRO's Patienten und 94% von HORRILLENOS waren unter 9 Jahre alt. In KERRS Serie waren 94 von 100 Patienten 5 Jahre und jünger. Die gleiche Erfahrung machte GROSS und KENNEDY. HARRIS (1953) hatte in seinem Material 70 Fälle im Alter von 1—12 Jahren. Die größte Anzahl wurde bei Patienten im Alter von 1—6 Jahren gesehen. Die geringere Häufigkeit der Fälle in dem Alter nach 12 Jahren deutete er als Ausdruck von „Autoamputation". Der Stiel wäre bei diesen Fällen in Folge vermehrter lokaler Peristaltik durchtrennt worden. Auch HUGHES und JENKINS vertreten die Auffassung, daß diese Neubildungen von selbst abfallen und KERR berichtete, daß bei 18% seiner Patienten ein Spontanabgang der juvenilen Polypen erfolgt war.

TURELL und MAYNARD, sowie KENNEDY und HORRILLENOS gaben eine bedeutend geringere Häufigkeit an. Nach unseren Erfahrungen kann aber die niedrigere Frequenz der Polypen in der späteren Kindheit auch durch eine spontane Regression erklärt werden. Wir haben nämlich wiederholt beobachten können wie Polypen bei Kindern allmählich kleiner wurden und sogar verschwanden (Abb. 31 a—e).

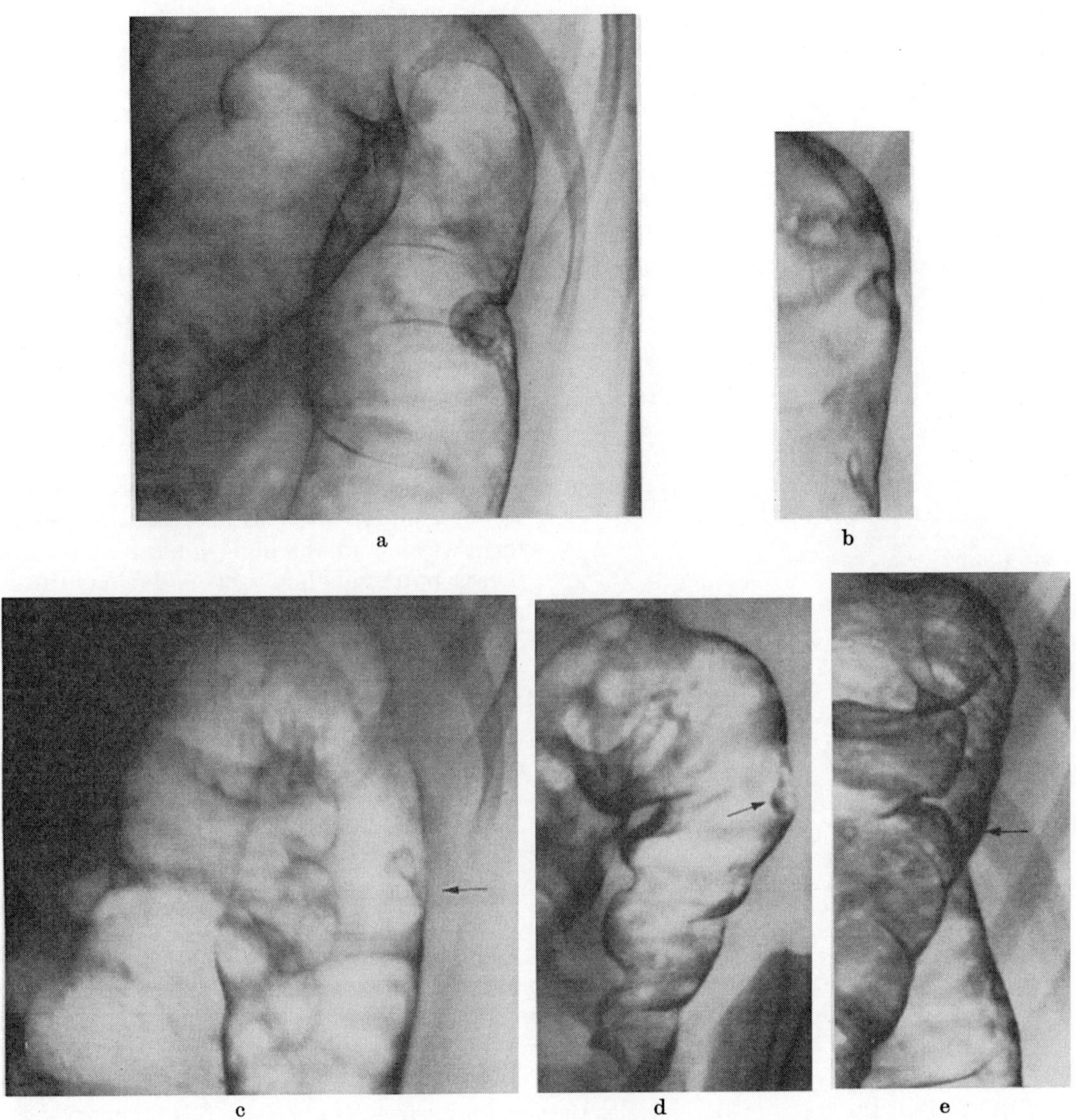

Abb. 31 a—e. Spontaner Rückgang eines Polypen im Kindesalter. a) Rö 21. 11. 53. b) Rö 11. 8. 55. c) Rö 3. 1. 56. d) Rö 16. 8. 57. e) Rö 10. 2. 58

In von HORRILLENOS 1957 publiziertem Material von 55 Fällen, die über einen Zeitraum von 1—20 Jahren verfolgt wurden, waren 76,7 % der Polypen im Rectum, 14,6 % im Colon sigmoideum und 8,7 % in den übrigen Teilen des Dickdarms lokalisiert. Nach KERR soll über ein Drittel aller Polypen oberhalb der Rectoskopiehöhe liegen. KNOX u. Mitarb. fanden, daß 60 % der Polypen in ihrem Material im Rectum lokalisiert waren. KENNEDY gab 81 % an, HARRIS 82 %, CASTRO 63 % und SWENSON 75 %. In unserem eigenen Material waren es 67 %.

Polypen werden von einigen Verfassern als Retentionscysten angesehen, andere sind der Auffassung, daß es sich um eine Allergie handelt; wieder andere, wie z.B. HELWIG, fassen sie als gewöhnliche adenomatöse Polypen auf vom gleichen Typ wie bei Erwachsenen nur sind sie mehr oder weniger von entzündlichen Veränderungen begleitet. YATES hebt jedoch hervor, daß sich Polypen bei Kindern in zwei Punkten von denen bei Erwachsenen unterscheiden: die Malignität ist selten und die Häufigkeit der Selbstamputation ist groß.

Die Möglichkeit einer malignen Degeneration bei Kinderpolypen ist Thema einer angeregten Diskussion. KNOX u. Mitarb. sind auf Grund ihrer 20jährigen Erfahrung (43 Patienten mit 75 Polypen) davon überzeugt, daß die juvenilen Polypen kein Malignitätsrisiko in sich bergen. Diese Auffassung wird auch von TURELL und MAYNARD sowie auch von CASTRO und HARRIS vertreten. GORDON u. Mitarb. sind jedoch der Ansicht, daß die Chance für eine maligne Entartung bestehe, und KERR ist zur gleichen Ansicht geneigt, weil er 2 Patienten mit Cancer coli im Alter von 12 und 24 Jahren gesehen hat. SCHILLA hat einen eindeutigen Cancer in einem gestielten Polypen bei einem 2jährigen Mädchen beobachtet und nach REYNOLDS hat HOERNER 1958 in der Literatur 73 Fälle mit Cancer coli und 189 mit Cancer recti bei Personen unter 20 Jahren gefunden. Der jüngste bisher veröffentlichte Fall war ein 9 Monate altes Mädchen. WILCOX und BEATTI beschrieben 1956 ein Cancer coli-Fall bei einem Kinde mit ulceröser Colitis und zitierten gleichzeitig vier ähnliche Fälle.

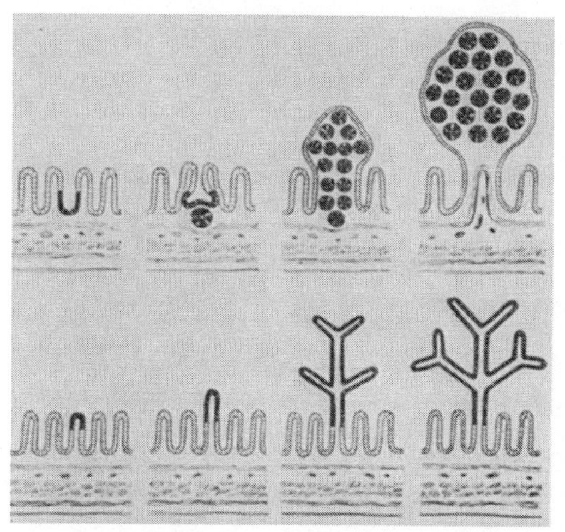

Abb. 32. Schematisches Bild nach DUKE zur Illustration des Entwicklungsunterschieds zwischen einem Adenom (Obere Zeile) und einem villösen Papillom (Untere Zeile)

Was die Operationsindikation betrifft sollen nach HINES u. Mitarb. alle Polypen entfernt werden, unabhängig von ihrer Größe und dieses hauptsächlich wegen der Symptome, die sie verursachen und wegen des eventuellen Malignitätsrisikos. Auch CABRERA und LEGA sind der Auffassung, daß Polypen, obwohl sie meist gutartig sind, entfernt werden sollen. Sie meinen, daß Blutungen die Hauptindikation für einen operativen Eingriff sind.

Wir sind seit den letzten Jahren weniger geneigt, Kinder mit Polypen oberhalb der Rectoskopiehöhe zu operieren. Eine positive röntgenologische Diagnose — gleichgültig ob der Tumor klein oder groß ist — wird daher nicht mehr als eine Indikation für eine sofortige Operation angesehen. Unserer Meinung nach kann und soll man abwarten, vorausgesetzt, daß Analblutung oder andere Symptome nicht eine unmittelbare Operation notwendig machen.

3. Villöse Tumoren

Die villösen Polypen im Bereich des Colons sind selten. So berichtete ENTERLINE z. B. 1962, daß von ungefähr 1700 untersuchten Polypen nur 81 villöse Tumoren waren. In Malmö wurden 706 Patienten wegen polypöser Neubildungen im Darm operiert und davon hatten 33 histologisch bestätigte villöse Papillome. Die meisten treten in höherem Alter auf (über 50 Jahre). Nach WHEAT ist die Frequenz des Tumors für Männer und Frauen gleich. Sie sind Epithelzellengeschwülste, die oft aus breitbasigen, papillären Neubildungen mit unregelmäßigen Konturen bestehen. Manchmal verbreiten sie sich über einen Darmabschnitt in Form eines dichten Teppiches. In anderen Fällen bilden sie Gruppen, die wie Blumenbukette ins Darmlumen hineinragen. Manchmal findet man gleichzeitig sowohl adenomatöse Neubildungen als auch Krebs, nach WELCH und DOCKERTY in nicht weniger als 26,8% der Fälle.

Das makroskopische Aussehen ist sehr charakteristisch und weicht, wie aus Abb. 32 zu sehen ist, deutlich von dem eines adenomatösen Polypen ab. Es kommt allerdings vor, daß villöse Tumoren das Aussehen von kleinen, solitären Tumoren haben, die man makroskopisch nicht von adenomatösen Neubildungen unterscheiden kann.

Sowohl Polypen wie auch villöse Tumoren entwickeln sich aus der Schleimhaut. Der villöse Tumor hat seinen Ursprung in den Epithelzellen der Epithelschicht des Darms, während die gewöhnlichen Adenome aus den Schleimhautdrüsen entstehen.

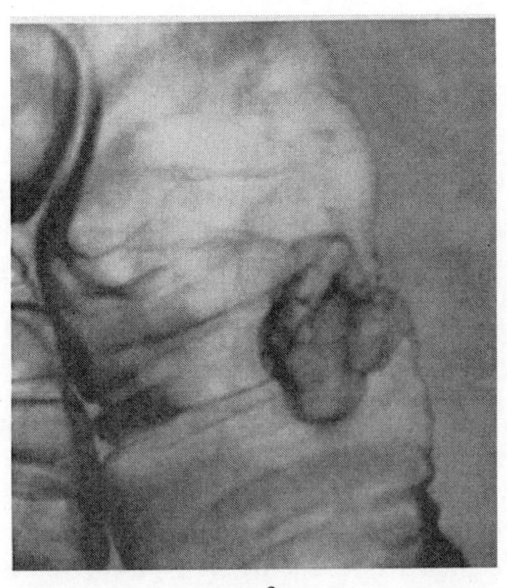

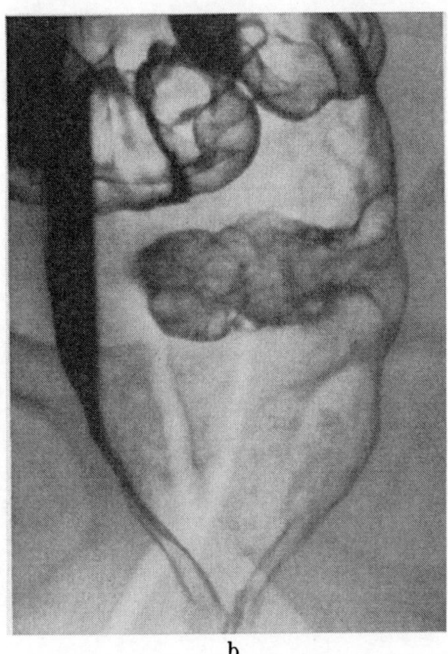

a b

Abb. 33. a) ♀ 74 Jahre, villöser, in das Lumen des Darmes vorspringender Tumor mit seltener Lokalisation im Colon transversum. b) ♂ 67 Jahre. Tumor im Rectum mit gleichem Aussehen

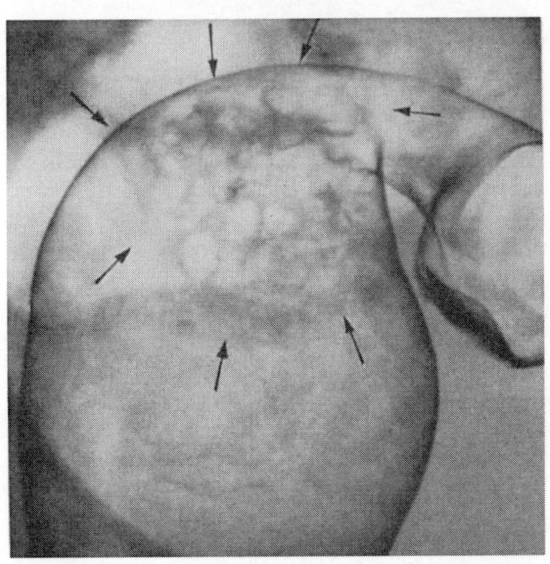

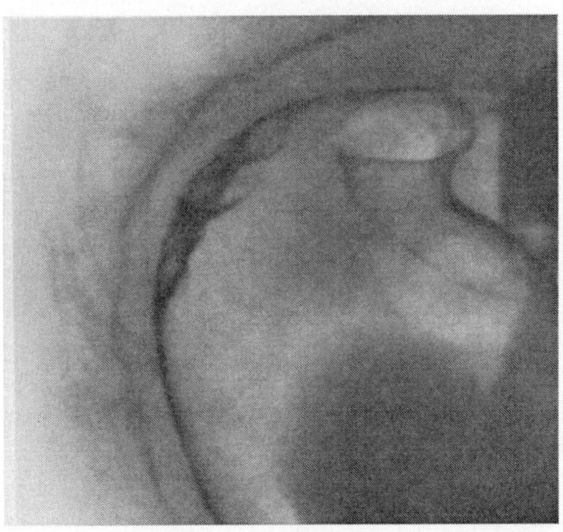

a b

Abb. 34 a u. b. ♂ 80 Jahre. Typisches villöses Papillom im Rectum. a) Rein frontale Aufnahme. b) Profilbild

Die villösen Tumoren verursachen dieselben klinischen Symptome wie adenomatöse Polypen. Rectalhämorrhagie ist das häufigste Symptom, vermutlich weil die villösen Wucherungen so empfindlich für mechanische oder chemische Traumen sind. Obstipation und Diarrhöe sind auch häufige Symptome. Prolaps ist keine Seltenheit und man hat auch den Abgang von Tumorteilen beobachten können. Die Entleerung großer Mengen Schleim und lang anhaltende Symptome können mitunter den Verdacht auf diese seltene Tumorart lenken; nach vielen Autoren soll das Ausscheiden solcher Schleimmassen pathognomisch sein, aber nach SHNITKE sollen in der Literatur nur 20 solcher Fälle beschrieben

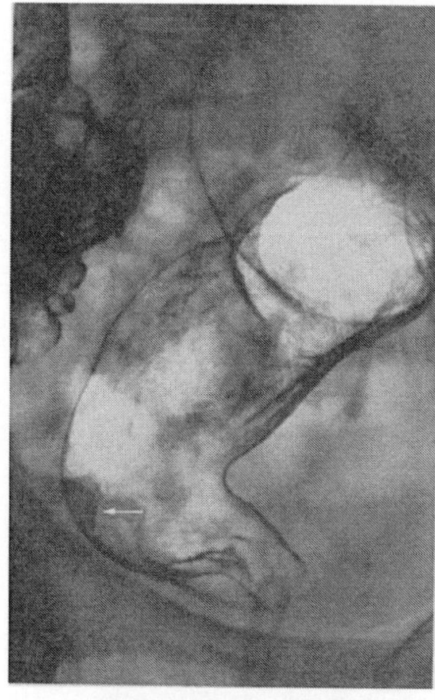

Abb. 35. Villöser polypoider Tumor im Rectum, 7x12 mm groß

worden sein. Fälle mit „Pseudodiarrhöe" oder „Reiswasserdiarrhöe" sind auch beschrieben worden. Diese Patienten scheiden täglich 2000—3000 ml seromucöse Flüssigkeit aus. Dies führt zu einem enormen Elektrolytverlust, der tödlich sein kann.

Die villösen Tumoren sind außerordentlich weich, oft bei der Palpation leicht verschiebbar und daher auch schwer bei der Rectalpalpation nachzuweisen. So kann es eine lange Zeit dauern, bevor sie entdeckt werden. Nach WOLF sollen die meisten Tumoren einen größeren Durchmesser als 3 cm haben, bevor der Patient den Arzt aufsucht.

Nur wenig ist über die Röntgendiagnostik und das Röntgenbild geschrieben worden. Die Meinungen über den Wert der Röntgenuntersuchung gehen sehr auseinander. AURIN und MARIETTA z.B. sind der Auffassung, daß ein Kontrastmitteleinlauf in den meisten Fällen wertlos sei. In nur 2 von 71 Fällen konnte HINES die Diagnose röntgenologisch stellen. WELCH dagegen diagnostizierte 29 seiner 82 Fälle röntgenologisch, und FRYE neigte der Ansicht, daß das Röntgenbild des Tumors

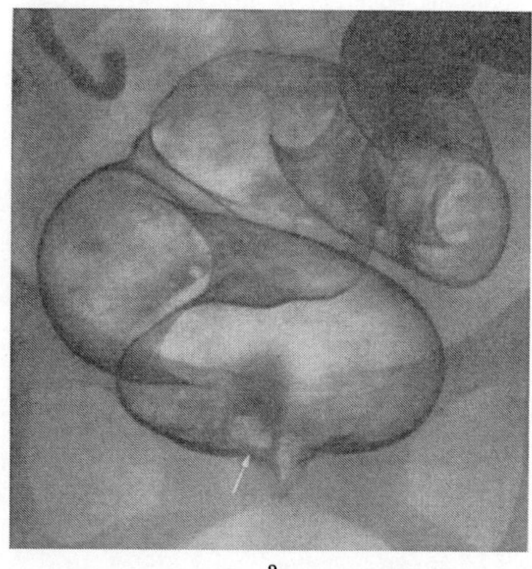

a

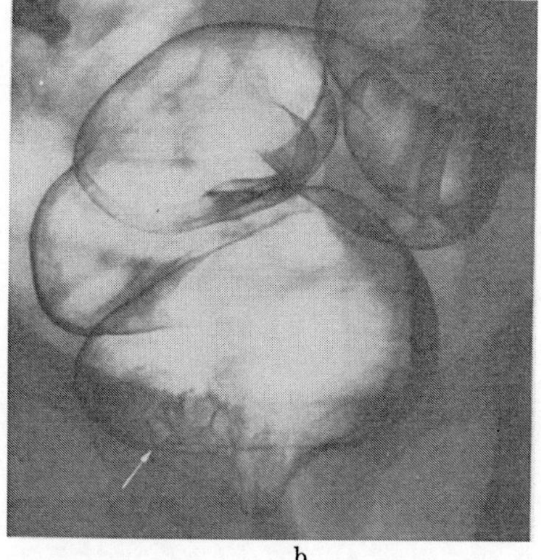

b

Abb. 36 a u. b. Größe- und Formvariationen des Tumors bei derselben Untersuchung abhängig vom verschiedenen Aufblähungszustand des Darmes

mit seinen unregelmäßigen, gezackten oder federartigen Konturen charakteristisch sei. WOLF meint schließlich, daß die großen villösen Tumoren mit ihren unregelmäßigen, ulcerationsähnlichen Veränderungen am Anfang der Verabfolgung eines Kontrastmitteleinlaufs ziemlich eindeutige Kontrastfüllungsdefekte erzeugen, welche trotz ihrer Größe gewöhnlich nicht obturierend sind. Große Geschwülste, die am Anfang der Untersuchung leicht zu erkennen sind, können später ganz und gar von dem Kontrastmittel verdeckt werden. Weiter hebt er hervor, daß der Tumor auch in den sog. Reliefbildern zu erkennen sei und daß der Tumor in den meisten Fällen ein pflasterähnliches Aussehen bekomme, weil das in dem aufgeblähten Darm zurückgebliebene Kontrastmittel die unzähligen Lücken zwischen den Zotten des Tumors ausfülle.

Mit unserer Modifikation der Doppelkontrastmethode erfolgte eine bedeutende Erhöhung der diagnostischen Sicherheit und die größeren Tumoren erzeugen ein charakteristisches Aussehen im Röntgenbild, gleichgültig ob sie in erhobenen (Abb. 33 a und b)

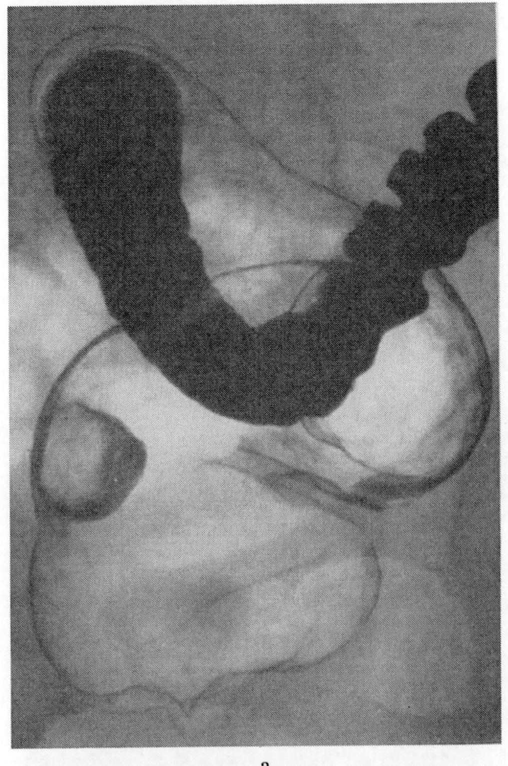

a

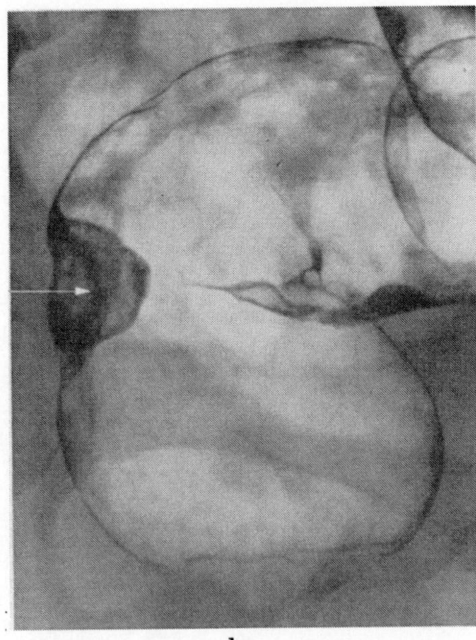

b

Abb. 37. a) Villöser polypoider Tumor im Rectum. b) Gleiche Untersuchung. Das in Schrägprojektion angefertigte Bild zeigt eine Basiseinbuchtung des Tumors. Histologie: ausgeprägte Zellatypie

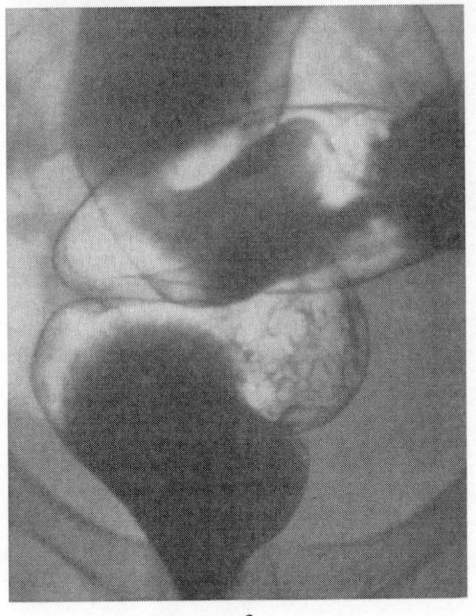

a

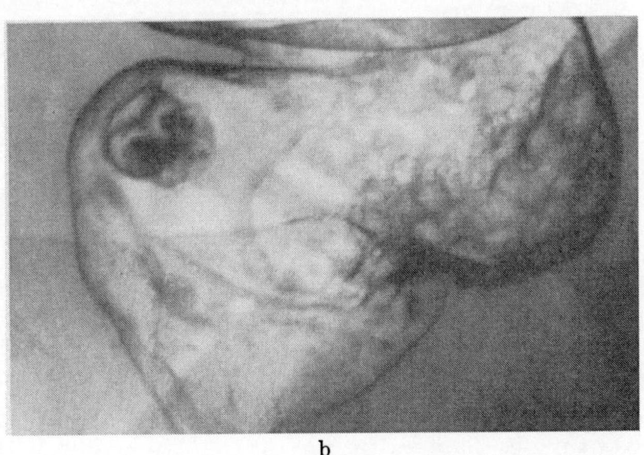

b

Abb. 38. a) Rö 19. 9. 53. Typischer, flacher, villöser Tumor im Rectum. Röntgendiagnose: Proctitis. b) Rö 5. 4. 57. Der Tumor ist größer geworden

oder flach ausgestreckten Gruppen (Abb. 34 a und b) vorhanden sind. Handelt es sich dagegen um kleine Solitärtumoren, meistens mit einem Durchmesser von weniger als 1 cm, erzeugen sie dasselbe Röntgenbild wie polypöse Neubildungen und eine Differentialdiagnose ist in solchen Fällen nicht möglich (Abb. 35).

Ein weiteres Merkmal der villösen Tumoren ist, daß ihre Größe und Form infolge der Weichheit der Geschwülste mit dem Grad der Luftaufblähung des Darmes während der

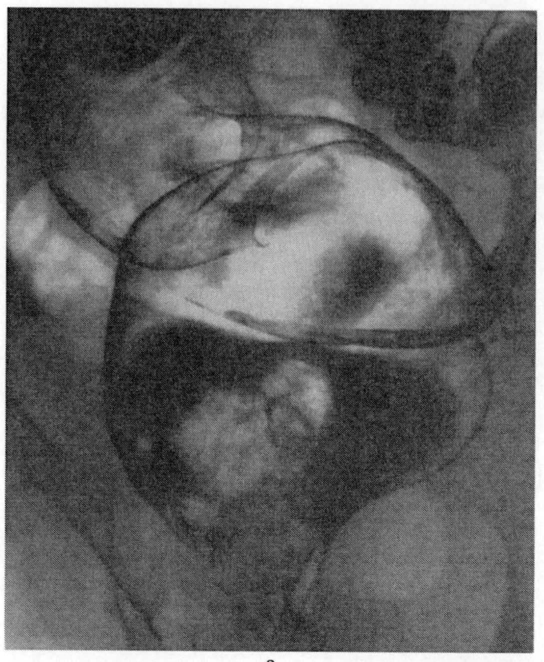

a

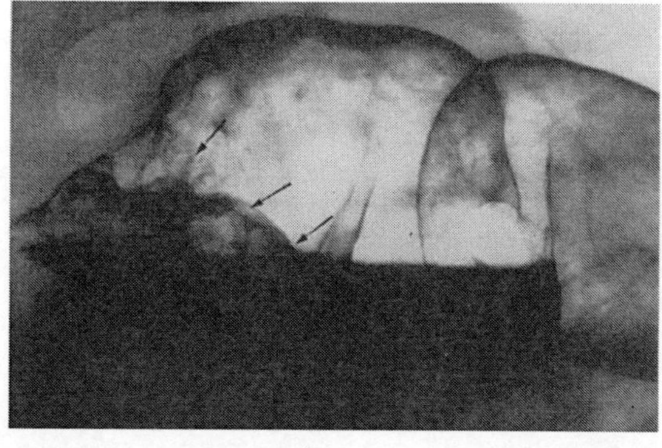

b

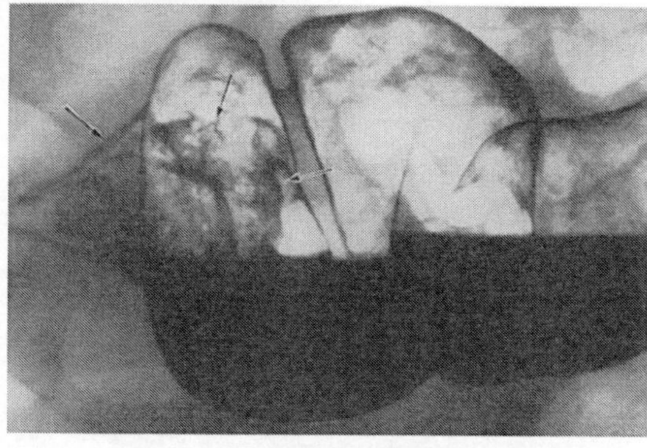

c

Abb. 39 a—c. Großes villöses Papillom im Rectum. a) In Bauchlage mit vertikaler Strahlenrichtung. b) In linker Seitenlage mit horizontaler Strahlenrichtung. c) In rechter Seitenlage mit horizontaler Strahlenrichtung

Kontrastuntersuchung variieren (Abb. 36 a und b). Die Unregelmäßigkeit der äußeren Kontur des Tumors ist ein anderes Kennzeichen, das man dann doch wann sehen kann.

Die Rezidivhäufigkeit ist ziemlich hoch, und jeder Patient sollte nach der Behandlung in gewissen Zwischenräumen zu Kontrolluntersuchung kommen. Die Tumoren sollen auch viel häufiger bösartig werden als adenomatöse Polypen. Einige Untersuchungen haben eine Malignitätsfrequenz von 60—70% ergeben. FANSLER und NEUMEISTER weisen allerdings darauf hin, daß villöse Tumoren manchmal eine enorme Größe annehmen können ohne maligne zu degenerieren.

Zur Möglichkeit röntgenologisch festzustellen, ob ein Tumor bösartig ist oder nicht, meint WOLF, daß Ulcerationen, konstante Stenose und unregelmäßige, steife Konturen für Malignität sprechen. Im allgemeinen ist man jedoch der Auffassung, es sei nicht möglich röntgenologisch festzustellen, ob ein Tumor gut- oder bösartig ist.

Unsere Erfahrung hat jedoch gezeigt, daß die Doppelkontrastmethode eine frühe Erkennung von eventueller Malignität zuläßt. Bösartige, villöse Tumoren, ebenso wie polypöse Neubildungen, zeigen nämlich eine Einbuchtung der Darmwand an der Basis der

Tumoren. Man soll daher immer versuchen, auch Profilbilder dieser Neubildungen zu bekommen (Abb. 37 a und b).

Sowohl klinisch als auch röntgenologisch ist die Differentialdiagnose des villösen Tumors gegen andere Veränderungen oft schwer. Was die röntgenologische Diagnose anlangt, gilt dies vor allem für die flachen, weit ausgebreiteten Neubildungen; denn sie können leicht mit einer lokalen ulcerösen Colitis verwechselt werden (Abb. 38 a und b).

Sollte es nicht gelungen sein, den Darm vor Verabfolgung des Kontrasteinlaufes genügend zu reinigen, kann es manchmal schwer sein, Fäkalien von großen Tumoren zu unterscheiden, besonders wenn der Tumor im Bereich des Rectum liegt. In solchen Fällen werden Aufnahmen in Bauch- oder Rückenlage mit vertikaler Strahlenrichtung fast immer eine sichere Differentialdiagnose ermöglichen. Bei Veränderung der Körperlage ändern sich nämlich die Konturen und die Lage von Fäkalien, während das Bild eines Tumors unverändert bleibt (Abb. 39 a—c).

Literatur

Ackerman, L. V.: Surgical pathology. Saint Louis: C. V. Mosby Co. 1953.

—, and J. A. del Regato: Cancer, 3rd ed. Saint Louis: C. V. Mosby Co. 1962.

Andrén, L., and S. Frieberg: Spontaneous regression of polyps of the colon in children. Acta radiol. (Stockh.) **46**, 507—510 (1956).

— — Roentgen diagnosis of the rectum. Gastroenterology **31**, 566—570 (1956).

— — The relation of intestinal bleeding to polyps of the colon and rectum. Acta chir. scand. **112**, 47—50 (1956).

— — Frequency of polyps of rectum and colon, according to age, and relation to cancer. Gastroenterology **36**, 631—632 (1959).

— —, and S. Welin: Roentgen diagnosis of small polyps in the colon and rectum. Acta radiol. (Stockh.) **43**, 201—208 (1955).

Atwater, J. S., and J. A. Bargen: The pathogenesis of intestinal polyps. Gastroenterology **4**, 395—408 (1945).

Bacon, H. E., J. Laurens, and A. R. Peale: Histopathology of adenomatous polyps of the colon and rectum with special emphasis on relationship between carcinoma and adenoma. Surgery **29**, 663—677 (1951).

Bargen, J. A.: Inception of polyps of the intestine: their association with and relationship to malignant disease. Proc. Mayo Clin. **15**, 105—107 (1940).

Becher, W.: Zur Anwendung des Röntgen'schen Verfahrens in der Medizin. Dtsch. med. Wschr. **22**, 202—203 (1896).

Bell, J. C.: General considerations in the roentgen examination of the colon. Radiology **55**, 20—23 (1950).

—, and J. B. Douglas: Roentgen-ray diagnosis of malignant and potentially malignant lesions of the colon and rectum. Radiology **51**, 297—305 (1948).

Binkley, G. E.: Zit. J. S. Ravdin. J. nat. med. Ass. (N.Y.) **52**, 387 (1960).

— D. A. Sunderland, C. Miller, M. Stearns, and M. R. Deddish: Carcinoma arising in adenomas of colon and rectum. J. Amer. med. Ass. **148**, 1465—1469 (1952).

Blatt, L. J.: Polyps of the colon and rectum: incidence and distribution. Dis. Colon Rect. **4**, 277—282 (1961).

Blum, H. F.: Quantitative aspects of cancer induction and growth. Amer. Scientist. **47**, 250—260 (1959).

Bockus, H. L., V. Tachdjian, L. K. Ferguson, Y. Mouhran, and C. Chamberlain: Adenomatous polyps of colon and rectum; its relation to carcinoma. Gastroenterology **41**, 225—232 (1961).

Boehme, E. J., and P. J. Hansson: Carcinoma of the colon and rectum: site of growth of 1457 lesions. Surg. Clin. N. Amer. **26**, 551—552 (1946).

Bokay, A.: Jb. Kinderheilk. **4**, 271 (1862) Zit. von Horrilleno. Cancer (Philad.) **10**, 1210 (1957).

Boyd, C. E.: Polyps of the colon. New Orleans med. surg. J. **104**, 92—96 (1951).

Brown, R. B., M. L. Gerber, and M. B. Sullivan: Radical resection versus local excision for malignant polyps of the colon and rectum. Amer. Surg. **21**, 25—31 (1955).

Brust, J. C. M.: Solitary adenomas of the rectum and lower portion. Proc. Mayo Clin. **9**, 625—631 (1934).

— Polyps of the rectum and colon. N. Y. St. J. Med. **42**, 973—977 (1942).

Buckstein, J.: The digestive tract in roentgenology, 2nd ed., vol 2, Philadelphia-Montreal-London: J. B. Lippincott Co. 1953.

Buie, L.: Polypoid disease of the colon. J. Indiana med. Ass. **30**, 622—627 (1937).

— Practical proctology. Chap. 13: Polypoid disease of the colon, p. 346—370. Philadelphia and London: W. B. Saunders Co. 1937.

— Zit. R. B. Phillips: Milit. Surg. **88**, 258 (1941).

— Polypoid disease of the colon. Postgrad. Med. **5**, 177—183 (1949).

Burnikel, R. H., and A. G. Schutte: Adenomatous polyps of the rectum and distal sigmoid; a statistical analysis of 500 patients with polyps. Amer. J. Surg. **88**, 378—383 (1954).

Buskirk, W. C. van: Polyps of the large bowel. Ann. Surg. **141**, 234—239 (1955).

Büttner, P.: Wirkungsweise schaumbildender Vaginal-Styli. Med. Klin. **45**, 175 (1950).

Cabrera, A., and J. Lega: Polyps of the colon and rectum in children. Amer. J. Surg. **100**, 551—556 (1960).
Cannon, W. B.: Movement of intestines studies by means of roentgen rays. J. med. Res. **7**, 72—75 (1902).
Castleman, B., and H. I. Krickstein: Do adenomatous polyps of the colon become malignant? New Engl. J. Med. **267**, 469—474 (1962).
Castro, A. F.: Adenomatous polyps of the rectum and colon in children. Clin. Proc. Child. Hosp. (Wash.) **11**, 29—32 (1955).
— A reappraisal of the colonic polyp. Med. Ann. D.C. **32**, 11—17, (1963).
— G. W. Ault, and R. S. Smith: The Adenomatous polyps of the colon and rectum. Surg. Gynec. Obstet. **92**, 164—171 (1951).
Cattel, R. B., and N. W. Swinton: The significance and treatment of colonic and rectal polyps. Surg. Clin. N. Amer. **17**, 857—863 (1937).
— — The diagnosis and treatment of sigmoidal polyps. New Engl. J. Med. **222**, 535—540 (1940).
Chapman, I.: Adenomatous polypi of large intestine: incidence and distribution. Ann. Surg. **157**, 223—226 (1963).
Chassard et Lapiné: Etude radiographique de l'arcade pubienne chez la femme enceinte; une nouvelle méthode d'appréciation du bi-ischiatique. J. Radiol. Électrol. **7**, 113 (1923).
Christie, A. C., F. O. Coe, A. O. Hampton, and G. M. Wyatt: Value of tannic acid enema and post-evacuation roentgenograms in examination of the colon. Amer. J. Roentgenol. **63**, 657—663 (1950).
Coffey, R. J., and F. J. Brinig: Symposium on diagnosis and treatment of premalignant conditions; polyps of large bowel. Surg. Clin. N. Amer. **30**, 1749—1765 (1950).
Collins, V. P., K. Loeffler, and H. Tivey: Observations on growth rates of human tumors. Amer. J. Roentgenol. **76**, 988—1000 (1956).
Colvert, J. H., and C. H. Brown: Rectal polyps: diagnos, 5 year follow-up and relation to carcinoma of the rectum. Amer. J. med. Sci. **215**, 24—32 (1948).
Cooper, W.: Pain of anorectal origin. J. int. Coll. Surg. **25**, 524—529 (1956).
Curry, C.: Polyps of the colon. J. Amer. osteopath. Ass. **54**, 765—767 (1954).
David, V. C.: The pathology and treatment of bleeding polypoid tumors of the large bowel. Ann. Surg. **100**, 933—948 (1934).
Deddish, M. R., and W. H. Fairmeather: Colotomy and coloscopy. Cancer (Philad.) **6**,1021—1024 (1953).
—, and R. E. Herz: Colotomy and coloscopy in the management of mucosal polyps and cancer of the colon. Amer. J. Surg. **90**, 46—49 (1955).
Dockerty, M.: Pathologic aspects in the control of spread of colonic carcinoma. Proc. Mayo Clin. **33**, 157—163 (1958).
Douglas, J. B.: The double-contrast examination of the colon. Radiology **60**, 490—495 (1953).
Dukes, C.: Simple tumors of the large intestine and their relation to cancer. Brit. J. Surg. **13**, 720—733 (1925).
Dukes, C.: Precancerous conditions of the colon and rectum. J. roy. Coll. Surg. Edinb. **3**, 182—192(1958).
Ehrenpreis, T., N. O. Ericsson, L. Billing, R. Lagercrantz, and U. Rudhe: Surgical treatment in children. Acta paediat. (Uppsala) **49**, 810—826 (1960).
Eisler, F.: Zur Technik der Dickdarmuntersuchung. Röntgenpraxis **2**, 741—742 (1930).
Ekelund, G.: On cancer and polyps of colon and rectum. Acta Path. Microbiol. Scand. **59**, 165—170 (1963).
Enquist, I. F.: The incidence and significance of polyps of the colon and rectum. Surgery **42**, 681—688 (1957).
—, and D. State: Rectal and colonic polyps. Surgery **32**, 696—703 (1952).
Enterline, H. T., G. W. Evans, R. Mercado-Lugo, L. Miller, and W. T. Fitts jr.: Malignant potential of adenomas of colon and rectum. J. Amer. med. Ass. **179**, 322—330 (1962).
Erdman, J. F., and J. H. Morris: Polyposis of the colon. Surg. Gynec. Obstet. **40**, 460—468 (1925).
Fansler, W. A.: A consideration of the surgical treatment of cancer of the colon and rectum. Dis. Colon Rect. **1**, 32—36 (1958).
—, and C. A. Neumeister: Precancerous lesions of the rectum and colon. J.-Lancet **76**, 258—260(1950).
Feldman, M.: Clinical roentgenology of the digestive tract, 3rd ed. Baltimore: Williams & Wilkins Co. 1948.
Feyrter, F.: Zur Lehre von Polypenbildung im menschlichen Darm. Wien. med. Wschr. **79**, 338—342 (1929).
— Zur Geschwulstlehre (nach Untersuchungen am menschlichen Darm). Beitr. path. Anat. **86**, 663—670 (1931).
Fiebelkorn, H. J.: Die Reliefdarstellung des Dickdarmes mit „Unibaryt rectal". Radiol. clin. (Basel) **23**, 153—162 (1954).
Figiel, S. J., L. S. Figiel, and D. K. Rush: Study of colon by use of highkilovoltage spot-compression technique. J. Amer. med. Ass. **166**,1269—1274 (1958).
— — — High-kilovoltage, spot-compression studies: a new approach to colonic polyp detection. Med. Radiogr. Photogr. **34**, 34—39 (1958).
— S. J. Figiel, and F. K. Wietersen: Is surgical removal of every colonic polyp necessary? Amer. J. Roentgenol. **88**, 721—732 (1962).
— — — Conservative management of colonic polyps. Based on roentgenographic observations of growth rate. J. Mich. med. Soc. **62**, 383—388 (1963).
— — — Siehe auch H. A. Jarre.
Finney, J., and D. Stone: The fallibility of roentgenograms in diagnosing lesions of the colon. Ann. Surg. **137**, 674—682 (1953).
Fischer, A. W.: Über eine neue röntgenologische Untersuchungsmethode des Dickdarms; Kombination von Kontrasteinlauf und Luftaufblähung. Klin. Wschr. **2**, 1595—1598 (1923).
Fitts jr., W. T.: The adenomatous polyp and cancer of the large bowel. J. nat. med. Ass. (N.Y.) **46**, 242—244 (1954).
Fitzgibbon, G.: Polyps of the large intestine. Proc. Mayo Clin. **5**, 157—159 (1930).

FITZGIBBON, G., and F. W. RANKIN: Polyps of the large intestine. Surg. Gynec. Obstet. **52**, 1136—1150 (1931).

GARLAND, H.: Discussion to BELL: General consideration ... Radiology **55**, 23 (1950).

GARRET, E.: The diagnosis of early cancer of the colon and rectum. Amer. J. dig. Dis. **17**, 95—96 (1950).

GERSHON-COHEN, J., and H. SHAY: The colon as studied by the double contrast enema. Amer. J. Roentgenol. **27**, 838—846 (1932).

GIANTURCO, C.: The comparative value of various methods in the roentgenologic examination of the colon. Illinois med. J. **71**, 67—74 (1937).

— High-Voltage technique in the diagnosis of polypoid growths of the colon. Radiology **55**, 27—29 (1950).

—, and G. A. MILLER: Routine search for colonic polyps by high-voltage radiography. Radiology **60**, 496—499 (1953).

— — Program for the detection of colonic and rectal polyps. J. Amer. med. Ass. **153**, 1429—1430 (1953).

GILBERT, R., et S. KADRNKA: L'examen de la muqueuse des voies digestives au moyen de l'umbrathor. Bull Soc. Radiol. méd. France **19**, 101—104 (1931).

GOLDBERG, L.: Surgical emphysema following double contrast enema. A case report. J. Canad. Ass. Radiol. **1**, 52—53 (1950).

GOLDGRABER, M. B., and J. B. KIRSNER: Papilloma of the large intestine; a clinical-pathologic correlation. Gastroenterology **35**, 36—49 (1958).

GORDON, D. L., G. A. HALLENBECK, M. B. DOCKERTY, R. L. KENNEDY, and R. J. JACKMAN: Polyps of the colon in children. Arch. Surg. **75**, 90—95 (1957).

GREEN, W. W.: Polyps of the lower sigmoid and rectum. Ohio St. med. J. **37**, 38—40 (1941).

GRINNELL, R. S., and N. LANE: Benign and malignant adenomatous polyps and papillar adenomas of the colon and rectum. An analysis of 1856 tumors in 1335 patients. Surg. Gynec. Obstet. **106**, 519—538 (1958).

GROSS, R. E.: Surgery of infancy and childhood; its principles and techniques. Philadelphia: W. B. Saunders Co. 1953.

HAAS, A., and S. A. RITTER: Benign villous tumor. Amer. J. Proctol. **11**, 201—211 (1960).

HAENISCH, G. F.: Die Röntgenuntersuchung bei Verengungen des Dickdarms. Röntgenologische Frühdiagnose des Dickdarmkarzinoms. Münch. med. Wschr. **58**, 2375—2381 (1911).

HAMILTON, J. B.: Use of tannic acid in barium enemas. Amer. J. Roentgenol. **56**, 101—103 (1946).

HARPER, R., A. KEMP, and J. H. L. CONWAY-HUGHES: The tannic barium enema in colonic investigation. J. Fac. Radiol. (Lond.) **2**, 168—176 (1950).

HARRIS, J. W.: Polyps of the rectum and colon in children. Amer. J. Surg. **86**, 577—582 (1953).

HAYES, H. T., and H. B. BURR: Benign lymphomas of the rectum. Amer. J. Surg. **84**, 545—550 (1952).

HELWIG, E. B.: Adenomas of large intestine in children. Amer. J. Dis. Child. **72**, 289—295 (1946).

— The evolution of adenomas of the large intestine and their relation to carcinoma. Surg. Gynec. Obstet. **84**, 36—50 (1947).

HELWIG, E. B.: Adenomas and the pathogenesis of cancer of the, colon and rectum. Dis. Colon Rect. **2**, 5—17 (1959).

—, and J. HANSEN: Lymphoid polyps (benign lymphoma) and malignant lymphoma of the rectum and anus. Surg. Gynec. Obstet. **92**, 233—243 (1951).

HELWIG, F. C.: The association of benign and malignant polyps of the large intestine. Dis. Colon Rect. **3**, 343—346 (1960).

HENDERSON, N.: Radiological diagnosis: colon. Med. ill. (Lond.) **9**, 401—404, 548—551, 738—742 (1955).

HENDERSON, R. P., E. J. HARRIS, and J. M. PACKER: Lipomas of the colon with report of five cases. Amer. J. Roentgenol. **79**, 843—849 (1958).

HETTLER, M.: Zur Technik der Doppelkontrastdarstellung des Dickdarms. Radiologe **2**, 115—124 (1962).

HILDEBRAND, H.: Über den diagnostischen Wert der Röntgenstrahlen in der inneren Medizin. Münch. med. Wschr. **48**, 2008—2012 (1901).

HINES, M. O., P. H. HANLEY, J. E. RAY, and M. BRALLIAR: Villous tumors of the colon and rectum. Dis. Colon Rect. **1**, 128—131 (1958).

— — —, and B. M. RUSH: Polyps of the colon and rectum in children. Experiences with 27 cases. Dis. Colon Rect. **2**, 161—165 ((1959).

HODGES, P.: Roentgen examination of the colon. J. Amer. med. Ass. **153**, 1517—1521 (1953).

HOERNER, M. T.: Carcinoma of the colon and rectum in persons under twenty years of age. Amer. J. Surg. **96**, 47—53 (1958).

HORRILLENO, E. G., C. ECKERT, and L. V. ACKERMAN: Polyps of the rectum and colon in children. Cancer (Philad.) **10**, 1210—1220 (1957).

HUGHES, J. R., R. T. JENKINS, and D. E. STURDY: Single polyp of the large intestine in childhood. Arch. Dis. Childh. **31**, 124—125 (1956).

HULTBORN, K. A.: The causal relationship between benign epithelial tumors and adenocarcinoma of the colon and rectum. Acta radiol. (Stockh.), Suppl. 113, (1954).

JACKMAN, R. J., and C. MAYO: The adenocarcinoma sequence in cancer of the colon. Surg. Gynec. Obstet. **93**, 327—330 (1951).

JARRE, H. A., and S. J. FIGIEL: Refinements in radiologic diagnosis of colonic disease. IXth Internat. congr. radiol. München 1959, Bd. I, S. 489. Stuttgart: Georg Thieme 1961.

JONES, H. H., H. S. KAPLAN, and F. WINDHOLZ: Air-contrast colon examination with colloidal barium. Radiology **56**, 561—566 (1951).

JUDD, E. S., and J. C. CARLISLE: Polyps of the colon. Arch. Surg. **67**, 352—363 (1953).

KALKBRENNER, H.: Über eine neue röntgenologische Untersuchungsmethode des Dickdarmes: Die Darstellung des Schleimhautreliefs mit Umbrathor. Fortschr. Röntgenstr. **38**, 325—332 (1928).

KENDIG, T. A.: Persönliche Mitteilung.

KENNEDY, R. L. J.: Polyps of rectum and colon in infants and children. Amer. J. Dis. Child. **62**, 481—488 (1941).

— C. DIXON, and H. M. WEBER: Polypoid lesions of the colon of children. Surg. Gynec. Obstet. **77**, 639—644 (1943).

Kerr, J. G.: Polypoid disease of the colon and rectum. Dallas med. J. **25**, 133—136 (1939).
— Polyposis of the colon in children. Amer. J. Surg. **76**, 667—670 (1948).
Klein, R. R., and R. A. Scarborough: Diagnosis and treatment of adenomatous polyps of colon. Arch. Surg. **65**, 65—70 (1952).
Knothe, W.: Röntgenstudien am Schleimhautrelief des normalen und kranken Dickdarmes. Fortschr. Röntgenstr. **36**, 55—56 (1927).
Knox, W. G., R. E. Miller, C. F. Begg, and H. A. Zintel: Juvenile polyps of the colon. A clinicopathologic analysis of 75 polyps in 43 patients. Surgery **48**, 201—210 (1960).
Kutting, J.: Die Rektographie. Fortschr. Röntgenstr. **79**, 761—763 (1953).
Lawrence, L.: Gastrointestinal polyps. Amer. J. Surg. **31**, 499—505 (1936).
LeBlanc, L. J., and G. L. Krause: Adenomatous polyps of large bowel. Missouri Med. **50**, 925—928 (1953).
Ledoux-Lebard, R., et J. Garcia-Calderon: Les techniques d'éxamen de la muqueuse du gros intestin. J. Radiol. Électrol. **17**, 429—466 (1933).
Levene, G., and N. C. Veale: The inadequacy of routine barium enema for the roentgenologic examination of the rectum. Amer. J. dig. Dis. **18**, 175—181 (1951).
Lindgren, Å.: In Discussion to Winblad and Frieberg. Acta path. microbiol. scand., Suppl. **111**, 92 (1956).
Lockhart-Mummery, P.: Causation and treatment of multiple adenomatosis of the colon. Ann. Surg. **99**, 178—184 (1934).
Löring, P., and F. Brahme: Perforation of the colon during examination by the double contrast method. Gastroenterology **37**, 770—773 (1959).
MacKenzie, D. A., J. R. McDonald, and J. M. Waugh: Leiomyoma and leiomyosarcoma of the colon. Ann. Surg. **139**, 67—75 (1954).
Margulis, A. R., and A. Jovanovich: The roentgen diagnosis of submucous lipomas of the colon. Amer. J. Roentgenol. **84**, 1114—1120 (1960).
Martin jr., W. J.: Polypoid lesions of the colon and rectum (Malignant degeneration). Trans. Amer. proctol. Soc. **40**, 176—183 (1939).
— Polypoid versus carcinomatous lesions of the colon and rectum. Sth. med. J. (Bgham, Ala.) **33**, 428—432 (1940).
McCormick, N. A.: Diagnosis of early cancer of the large bowel and rectum. Canad. med. Ass. J. **64**, 403—409 (1951).
McLanahan, S., G. P. Grove, and R. F. Kiefe jr.: Conservative surgical management for certain rectal adenomas showing malignant change. J. Amer. med. Ass. **141**, 822—826 (1949).
McLaren, J. W., J. B. King, and W. A. Copland: Preliminary observations on Veripaque, a colonic actuator for use with barium enemata. Brit. J. Radiol. **28**, 285—294 (1955).
McMillan, F. L., and R. M. Potter: Small lesions of colon. Arch. Surg. **64**, 686—696 (1952).
Moreton, R. D.: Double-contrast examination of the colon with special emphasis on studies of the sigmoid. Radiology **60**, 510—517 (1953).
Moreton, R. D., E. M. Cooper, and E. F. Foegelle: A simple one-stage method of double-contrast study of the colon. Radiology **56**, 214—221 (1951).
— C. A. Stevenson, and C. W. Yates: Fictitious polyps as seen in double contrast studies of the colon. Radiology **53**, 386—393 (1949).
—, and C. W. Yates: Roentgenologic study of the colon; value of the double contrast enema. Tex. St. J. Med. **45**, 157—163 (1949).
— — The double-contrast study of the colon; a comparative study of barium sulfate preparations. Radiology **54**, 541—547 (1950).
Morton, P. C.: Adenomas of the colon and rectum. Diagnosis and treatment in relation to cancer prevention. Ann. Surg. **138**, 92—98 (1953).
Mottram, J. C.: On the origin of tar tumours in mice. J. Path. Bact. **40**, 407—414 (1935).
Muth jr., W. E. de, P. J. Cherney, and W. T. Fitts jr.: Adenomatous polyps of the colon and rectum; a challenge in cancer prophylaxis. Surg. Gynec. Obstet. **94**, 195—199 (1952).
Myers, J. B., and H. E. Bacon: Adenomas of the colon and rectum. Dis. Colon Rect. **3**, 523—532 (1960).
Nathan, M. H., V. P. Collins, and R. A. Adams: Differentiation of benign and malignant pulmonary nodules by growth rate. Radiology **79**, **79**, 221—231 (1962).
Nelson, W. A., and J. W. Rogers: Lipoma of the colon. Sth. med. J. (Bgham, Ala.) **52**, 767—773 (1959).
Nissen, R.: Chirurgische Prophylaxe im Rahmen der Krebsbekämpfung. Schweiz. med. Wschr. **93**, 212—214 (1963).
Oppenheimer, A., and G. W. Saleeby: Proctography; roentgenologic studies of rectum and sigmoid. Surg. Gynec. Obstet. **69**, 83—93 (1939).
Ortmayer, M.: Small polyps of rectum and lower sigmoid. Their relationship to carcinoma of the distal colon. J. Amer. med. Wom. Ass. **5**. 217—221 (1950).
— Carcinoma in small polyps of the distal colon: a sigmoidoscopic and histologic study. Gastroenterology **31**, 404—412 (1956).
Peyster, F. A. de, and R. K. Gilchrist: Symposium on function and disease of anorectum and colon: pathology of cancer of colon and rectum; classification and modes of spread. Surg. Clin. N. Amer. **35**, 1295—1305 (1955).
Phillips, R. B.: Polyps of colon and rectum; associations with cancer. Milit. Surg. **88**, 258—264 (1941).
Pillmore, G. U.: Clinical radiology, vol. I, p. 633. Philadelphia: F. A. Davies Co. 1950.
Polgar, F.: Contrastenema in lateral recumbency; aimed gasfilling of the colon. Radiology **53**, 49—58 (1949).
Portes, C., and J. D. Majarakis: Proctosigmoidoscopy. Incidence of polyps in 50,000 examinations. J. Amer. med. Ass. **163**, 411—413 (1957).
Potter, R. M.: Dilute contrast media in diagnosis of lesions of the colon. Radiology **60**, 500—510 (1953).
Rankin, F. W., and N. S. Graham: Cancer of the colon and rectum, p. 50—65. Springfield (Ill.): Ch. C. Thomas 1939.

RAVDIN, I. S.: Polyps of the colon. Significance and management. J. nat. med. Ass. (N. Y.). **52**, 387—392 (1960).

—, and R. RAVDIN: Symposium on abdominal surgery; Adenomatous polyposis of the colon. Surg. Clin. N. Amer. **31**, 1745—1751 (1951).

REBOUL, J., G. DELORME, J. TAVERNIER, J. MARQUE, M. GEINDRE, et P. BERNADAC: Etude radiologique du cadre colique en double contrast. Technique simplifiée. Ann. Radiol. **5**, 104—106 (1962).

REYNOLDS, E. O. R.: Carcinoma of the colon in a child. Brit. med. J. **1961 II**, 749—750.

RIBBERT, H.: Geschwulstlehre, 2. Aufl. Bonn: Friedrich Cohen 1914.

SACKETT, G. L.: Zit. von J. B. HAMILTON: Amer. J. Roentgenol. **56**, 101 (1946).

SAWYER, H. F.: Polypi of rectum. Amer. J. Surg. **50**, 657—660 (1940).

SCARBOROUGH, R. A.: The relationship between polyps and carcinoma of the colon and rectum. Dis. Colon Rect. **3**, 336—342 (1960).

—, and R. R. KLEIN: Polypoid lesions of the colon and rectum. Amer. J. Surg. **76**, 723—727 (1948).

SCHAPIRO, S.: The occurence of proctologic disorders in infancy and childhood, a statistical review of 2,700 cases. Gastroenterology **15**, 653—666 (1950).

SCHENEK, E.: Über die Darstellung von Dickdarmstenose durch das Röntgenverfahren. Fortschr. Röntgenstr. **12**, 323—328 (1908).

SCHILLA, F. W.: Carcinoma in a rectal polyp; report of a case in infancy. Amer. J. Surg. **88**, 759—760 (1954).

SCHMIEDEN, V., u. H. WESTHUES: Zur Klinik und Pathologie der Dickdarmpolypen und deren klinischen und pathologisch-anatomischen Beziehungen zum Dickdarmkarzinom. Dtsch. Z. Chir. **202**, 1—125 (1927).

SCHÜLE: Über die Sondierung und Radiographie des Dickdarms. Arch. Verdau.-Kr. **10**, 111-118 (1904).

SCHWARZ, G.: Der gegenwärtige Stand der Röntgendiagnostik des Dickdarms. Fortschr. Röntgenstr. **53**, 380—388 (1936).

SCOTT, W. G.: Cancer of the colon and its early diagnosis. J. Iowa St. med. Soc. **40**, 513—517 (1950).

SEYSS, R.: Zur Röntgendiagnostik der Rektums. Dtsch. Z. Verdau.- u. Stoffwechselkr. **21**, 220—222 (1962).

SHALLENBERGER, P. L.: Lesions of the lower colon. Wis. med. J. **53**, 295—298 (1954).

SHANKS, S. C.: In: A text-book of X-ray diagnosis by british authors, 2nd ed., vol. III ed. S. C. SHANKS and P. KERLEY. London: H. K. Lewis & Co. Ltd 1050.

SMEDAL, M. I.: Polyps of the colon from a radiologic viewpoint. Surg. Clin. N. Amer. **21**, 845—853 (1941).

SPRATT, J. S., and L. V. ACKERMAN: Pathologic significance of polyps of the rectum and colon. Dis. Colon Rect. **3**, 330—335 (1960).

— — Relationship of the size of colonic tumors to their cellular composition and biological behavior. Surg. Forum **10**, 55—61 (1960).

— — The growth of a colonic adenocarcinoma. Amer. Surg. **27**, 23—28 (1961).

SPRATT, J. S., and L. V. ACKERMAN: Small primary adenocarcinomas of the colon and rectum. J. Amer. med. Ass. **179**, 337—346 (1962).

— —, and C. A. MOYER: Relationship of polyps of the colon to colonic cancer. Ann. Surg. **148**, 682—698 (1958).

STEARNS jr., M. W., and M. R. DEDDISH: The influence of size on prognosis of operable cancer of rectum and distal sigmoid. Cancer (Philad.) **9**, 139—140 (1956).

STEFANO, L. V. DE, e D. HORWATH: Studio clinico e radiologico sulla polyposi del colon. Gazz. int. Med. Chir. **64**, 2816—2833 (1959).

STEGMAN: Zit. SCHÜLE.

STEVENSON, C. A.: Symposium on gastrointestinal surgery; Technique of the double contrast examination of the colon. Surg. Clin. N. Amer. **32**, 1531—1537 (1952).

— The development of the colon examination. Amer. J. Roentgenol. **71**, 385—397 (1954).

—, and M. WILSON: Double contrast manifestations of nonpolypoid colon diseases. Tex. St. J. Med. **48**, 826—831 (1952).

— — Indications for the double contrast colon examination. Amer. J. Roentgenol. **71**, 398—403 (1954).

STEWART, M. J.: Precancerous lesions of the alimentary tract. J. -Lancet **2**, 669 (1931).

STEWART, W. H., and H. E. ILLICK: Lipoma of the colon. Report of two cases. Amer. J. Roentgenol. **23**, 308—310 (1930).

STOUT: Zit. von D. YAKER.

STRAUBINGER, C. A.: Villous papilloma of the colon and rectum. Dis. Colon Rect. **1**, 283—289 (1958).

SUNDERLAND, D. A., and G. E. BINKLEY: Papillary adenomas of the large intestine. Cancer (Philad.) **1**, 184—207 (1948).

SUSMAN, W.: Polypi coli. J. Path. Bact. **35**, 29—33 (1932).

SWENSON, O.: Diseases of the colon in children. Postgrad. Med. **31**, 263—266 (1962).

SWENSON, P. C., and R. WIGH: Role of the roentgenologist in the diagnosis of polypoid diseases of the colon. Amer. J. Roentgenol. **59**, 108—121 (1948).

SWINTON, N. W., and A. D. HAUGH: The frequency of precancerous lesions in the rectum and colon. Lahey Clin. Bull. **5**, 84—88 (1947).

—, and J. C. SNOW: Treatment of rectal and colonic polyps showing early malignant change. Dis. Colon Rect. **3**, 113—116 (1960).

—, and S. WARREN: Polyps of the colon and rectum and their relation to malignancy. J. Amer. med. Ass. **113**, 1927—1933 (1939).

TEMPLETON, F. E., and E. A. ADDINGTON: Roentgenologic examination of the colon using drainage and negative pressure, with special reference to the early diagnosis of neoplasm. J. Amer. med. Ass. **145**, 702—704 (1951).

TESCHENDORF, H. J.: Beitrag zur Reliefdiagnostik des Dickdarms. Fortschr. Röntgenstr. **45**, 46—56 (1932).

THOMPSON, J. E. (New York), and R. L. PINCK: Adenomatous polyps of the large bowel: their significance to the surgeon. Amer. Surg. **22**, 964—974 (1956).

TUCKER: In Discussion W. J. MARTIN (Bgham, Ala.) **33**, 428—432 (1940).

TURELL, R.: Adenomas of the colon and rectum in children. Surg. Clin. N. Amer. **40**, 985—997 (1960).
— Adenomas of the colon — Logic or fantasy. Surg. Clin. N. Amer. **42**, 1077—1081 (1962).
—, and A. DEL MAYNARD: Adenomas of the rectum and colon in juvenile patients. J. Amer. med. Ass. **161**, 57—60 (1956).
— A. A. POMERANZ, R. PARADNY, and L. A. VALLECILLO: Adenomas of the colon and rectum with special emphasis on therapy. Surg. Clin. N. Amer. **35**, 1259—1275 (1955).
TURNBULL, R. B.: Carcinoma in polyps of the colon and rectum. A study of 86 patients. Dis. Colon Rect. **1**, 44—48 (1958).
VALDES-DAPENA, A., and W. J. BECKFIELD: Adenomatous polyps of the large intestine: pathology and histogenesis. Gastroenterology **32**, 452—461 (1957).
VERSÉ, M.: Über die Entstehung, den Bau und das Wachstum der Polypen, Adenom und Karzinom des Magen-Darmkanals. Arb. path. Anat. Bakt. **1**, 5 (1908).
WALSKE, B. P., J. W. HAMILTON, and P. KIRSNER: From benign polyp to carcinoma. Arch. Surg. **70**, 318—322 (1955).
WANGENSTEEN, O. H.: Cancer of the colon and rectum. Wis. med. J. **48**, 591—597 (1949).
WEBER, H. M.: The roentgenologic demonstration of polypoid lesions and polyposis of the large intestine. Amer. J. Roentgenol. **25**, 577—588 (1931).
— Carcinoma of the colon: its roentgenologic manifestations and differentialdiagnosis. Amer. J. Cancer **17**, 321—341 (1933).
— Röntgenologic aspects of polypoid lesions, polyposis, and polypoidosis. Proc. Mayo Clin. **15**, 103—105 (1940).
— The diagnosis of early intestinal cancer. Amer. J. Roentgenol. **64**, 929—937 (1950).
WEINGARTEN, M., and R. TURELL: Carcinomatous mucosal excrescenses of the rectum. J. Amer. med. Ass. **149**, 1467—1468 (1952).
WELCH, C. E.: The treatment of polyps of the colon. Surg. Gynec. Obstet. **93**, 368—369 (1951).
—, and M. B. DOCKERTY: Villous carcinoma of the colon. Dis. Colon Rect. **1**, 251—261 (1958).
— J. B. MCKITTRICK, and G. BEHRINGER: Polyps of the rectum and colon and their relation to cancer. New Engl. J. Med. **247**, 959—965 (1952).
WELIN, S.: Zur Darstellung der Kolonpolypen mit der Doppelkontrastmethode. Fortschr. Röntgenstr. **82**, 341—344 (1955).
— Röntgendiagnostik von Kolonpolypen. In SCHINZ-GLAUNER-UEHLINGER: Röntgen-Diagnostik Ergebnisse 1952—1956. Stuttgart: Georg Thieme 1957.
— Modern trends in diagnostic roentgenology of the colon. Brit. J. Radiol. **31**, 453—464 (1958).
— Über moderne röntgenologische Dickdarmdiagnostik unter besonderer Berücksichtigung der Doppelkontrastmethode. Münch. med. Wschr. **100**, 1142—1144 (1958).
— Modern röntgenologisk colondiagnostik. In: Medicinsk Årbog 1958—1959. Köpenhamm: Munksgaards Forlag 1959.
WELIN, S.: Siebenjährige Erfahrung mit der Doppelkontrastmethode. Radiol. diagn. (Berl.) **2**, 173—182 (1961).
— Colonundersökning sasom cancerprofylax. Nord. Med. **66**, 1038 (1961).
— Über die Differentialdiagnose gutartiger und bösartiger Colonerkrankungen vom röntgenologischen Standpunkt. Langenbecks Arch. klin. Chir. **301**, 376—381 (1962).
— Über die röntgenologische Untersuchung des Dickdarmes mit der Doppelkontrastmethode. Die Malmömodifikation. Radiologe **2**, 87—100 (1962).
— Technik und Ergebnisse des Doppelkontrastverfahrens bei der Röntgendarstellung des Colon. Z. Gastroent. **1**, 63—69 (1963).
— Die Doppelkontrastuntersuchung des Dickdarms. Röntgenpraxis **16**, 69—75 (1963).
—, u. P. Lörinc: Das Röntgenbild des villösen (zottenförmigen) Tumors im Bereich des Colons. Radiologe **2**, 107—112 (1962).
— J. YOUKER, and J. S. SPRATT jr.: In co-work with F. LINELL, H. J. SPJUT, R. E. JOHNSSON and L. V. ACKERMAN: The rates and patterns of growth of 375 tumors of the large intestine and rectum observed serially by double contrast enema (Malmö technique). Amer. J. Roentgenol. **90**, 673—687 (1963).
WHEAT jr., M. W., and L. V. ACKERMAN: Villous adenomas of the large intestine. Clinicopathologic evaluation of 50 cases of villous adenomas with emphasis on treatment. Ann. Surg. **147**, 476—487 (1958).
WIETERSEN, F. K.: High kilovoltage method of investigation of the colon as a routine roentgenological procedure. Amer. J. Roentgenol. **77**, 690—699 (1957).
WILCOX, H. R., and J. L. BEATTIE: Carcinoma complicating ulcerative colitis during childhood. Amer. J. clin. Path. **26**, 778—786 (1956).
WILLIAMS, F. H.: The roentgen rays in medicine and surgery. London: Macmillan Co. 1903.
WINBLAD, S., and S. FRIEBERG: Observations on the pathology of polyps of the colon. Acta path. microbiol. scand., Suppl. **111**, 89—92 (1956).
WINDHOLZ: Siehe JONES.
WOLF, B.S.: Roentgen diagnosis of villous tumors of the colon. Amer. J. Roentgenol. **84**, 1093—1104 (1960).
— M. MELAMED, and M. T. KHILNANI: Lipoma of the colon. J. Mt Sinai Hosp. **21**, 80—86 (1954).
— —, and R. TURELL: Juvenile polyps („Adenomas") of the colon — clinical and roentgen features. J. Mt Sinai Hosp. **28**, 327—333 (1961).
YAKER, D. N.: Carcinoid of the rectum. Clinics **3**, 1055—1058 (1944).
YATES, C. W.: Double contrast studies of the colon; polyps in children. Sth. med. J. (Bgham, Ala.) **46**, 315—319 (1953).
— R. D. MORETON, and E. M. COOPER: Double contrast studies of the colon with special reference to preparation and fictitious polyps. Radiology **55**, 539—544 (1950).
YOUNG, B. R., and R. L. SCANLAN: Roentgen demonstration and significance of the pedicle in polypoid tumors of the alimentary tract. Amer. J. Roentgenol. **68**, 894—899 (1952).

D. The acute abdomen

By

J. Frimann-Dahl

With 206 Figures

A. Introduction

The following presentation of the radiology of the abdomen has been aimed at as a chapter comprising mainly acute abdominal diseases, that is cases more or less in emergency. It shall be stressed at once that the term "acute abdomen" was earlier synonymous with surgery and operative treatment. Now, however, many of these patients are treated conservatively and also on the medical wards.

Generally the examination of the abdomen in itself is simple. However, in other cases the procedure is much more complicated and needs the whole armature of the department. Interpretation of the films and guidance of further interventions often places a heavy responsibility upon the radiologist.

One must realize that the roentgen examination is assistant to the clinical examination, and, vice versa, the surgeon should not look upon the roentgen examination as competitive, the two examinations must together bring about the best result to the patient's benefit.

I. Preparation of the patient

The roentgen examination is often varied in its technique according to the different lesions and can also be modified during the procedure. However, a certain standard method should be employed so that the staff at the roentgen department is well trained in its management. The main points of this will be described in the following.

The roentgen examination is principally an investigation without a contrast medium and the study must be made on large survey films. When these are of proper quality the different organs can be fairly well distinguished. The situation may differ from case to case, in some the intention may be to estimate the bowel content and thereby judging the ability of transport, in other cases the purpose may be to study the parenchymatous organs. Then the gas is only disturbing and the actual lesion obscured.

However, an attempt to correct this by giving the patient a water enema should for many reasons only be made occasionally. Firstly, many of these patients complain of increased abdominal pain following an enema, and, most important, the enema provides a possible cause for fluid levels within the bowel when films are taken with horizontal rays which may be mistaken for a pathological condition and wrongly interpreted.

In normal cases fluid levels caused by a water enema are visible only for 2—4 hours. When the bowel is paretic for one reason or other, the levels are considerably larger and are visible 10—12 hours after the enema — perhaps even longer.

Therefore the patient should always be asked if he has had an enema prior to the examination. If fluid levels of some unusual site have been detected check has to be made on this point (Fig. 1a and b).

Some salts or drugs, such as sulphur magnesia may produce fluid levels in the bowel due to retention of fluid. Opiates are liable to cause retention owing to spasm in the pylorus or anal sphincter. Severe dilatation of the bowel after morphine was shown by Janker in an experimental study.

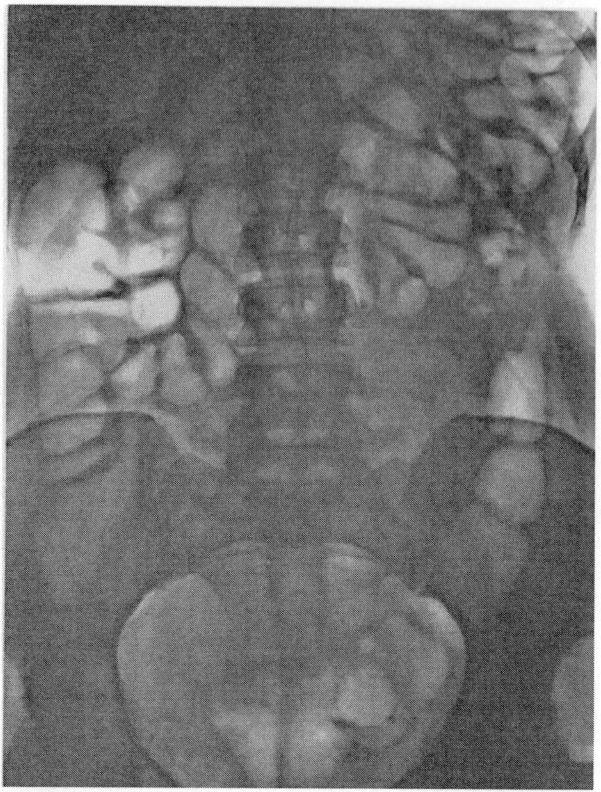

a

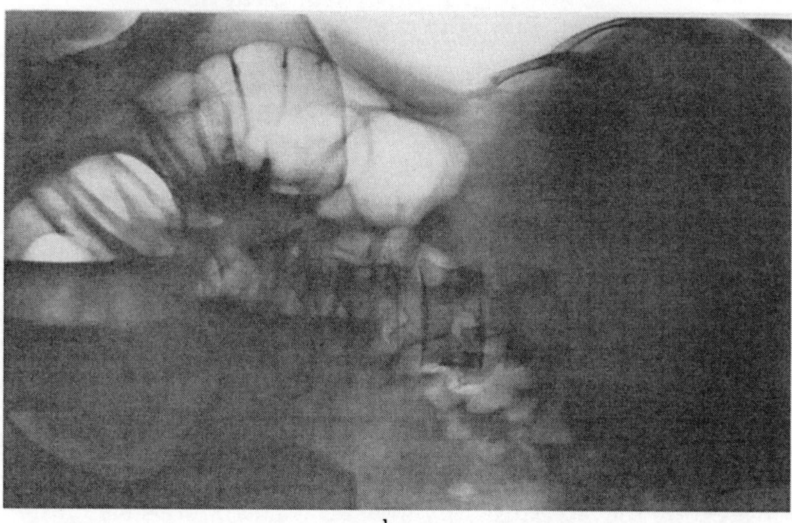

b

Fig. 1. a) A-P view shows gaseous distention of the colon. b) A lateral film with the left side down shows fluid levels in the cecum and transvercolon caused by a water enema. This can be confused with the findings in acute appendicitis

For instance in cases of acute ureteric stones, or in various gynecological lesions the overlying bowel may contain scybalous masses or gas to such an extent that the underlying lesion cannot be properly examined. Then a small enema is advisable or gas can be evacuated simply by an indwelling rectal tube.

In some lesions an ordinary enema is still used for diagnostic purpose, as in stenosis of the lower part of the large bowel. When only small amounts of water enter the colon, the stenosis seemingly is low; when more fluid is retained the stenosis probably is higher up. However, when roentgen examination is intended, the water enema is almost superfluous.

Usually, these patients have not taken a meal since the onset of symptoms. Some food or liquid prior to roentgen examination will, however, not interfere with the interpretation of the films, but in general one should ask the patient not to eat or drink before the examination.

In some instances it is correct to introduce a tube and have the stomach emptied. It may serve a double purpose for a better understanding of the size of the stomach after a more or less complete evacuation and as a therapeutic procedure.

In perforated ulcers of the stomach when no air is visible, pneumoperitoneum may occur after aspiration of the stomach and some authors held that this is better obtained if the patient is lying on his left side (STRØM and STRØMME).

It will also be shown later that gas can be inflated in the stomach for diagnostic purpose in cases, such as a ruptured spleen, because that organ is better outlined when lying close to a gas-containing viscus.

Before the investigation the urinary bladder should be emptied and if there is retention of urine catheterization preferably should be performed. It must be remembered that air occasionally may enter the bladder during catheterization.

In women catheterization is easily performed, but may be more complicated in men. Surgeons may also object to the procedure as infection may follow. Generally such a complication can be avoided when care is taken on that point, and if a contrast medium is injected into the bladder, antibiotics can be given at the same time. In women a filled bladder is most disturbing, not least because the differential diagnosis from a tumor in the pelvis is more frequent. Certainly, the changes are most conspicuous if a meteorism exists at the same time, so that the gas-filled intestinal loop occupies the lesser pelvis as soon as the bladder has been emptied.

II. Technique of examination

The patient should preferably be examined in a special room where apparatus are available day and night and technicians trained for the purpose are on duty. Some patients are in such poor condition that the examination must be made while in bed, and this should be pushed under a tube fixed to a stationary or a movable unit or a ceiling device (Fig. 2). A grid should be used and if stationary placed directly on the cassette (size 30×40 cm or 35×35 cm). Under these circumstances an attempt should be made to take films in supine position, in anterior-posterior (A-P view) and if possible, also in lateral view. When, for instance, a perforation is suspected, a film should also be taken in supine position with horizontal rays. Films in sitting and half upright position may also be valuable while the patient is bedridden. In general it is preferable to lift the patient from the bed to the table, and complete the examination there. This can be divided into:

1. Fluoroscopy (television).
2. Routine survey films.
3. Special films.
4. Examination with contrast media.

Fluoroscopy can be made very short as small flashes to avoid unnecessary radiation and should only exceptionally be of long duration. In most patients it is valuable to check the lungs and observe the movements of the diaphragm. Fluoroscopy of the abdomen may also give valuable information but should in general be strictly limited to avoid unnecessary radiation. Free gas in the peritoneal cavity may be sought and gas and fluid levels in the intestine and movements of these can be observed. Palpation of the abdomen during fluoroscopy may help to determine whether a collection of gas is situated outside the intestine or not. Other relations, as for instance between a tumor and the bowel, can often be easily determined by this method. As will be shown later, fluoroscopy must be performed during introduction of a barium enema. Especially in small children, for instance in cases of intussusception, the radiologist must be careful so that the procedure is not unnecessary prolonged.

Recently fluoroscopy has been vastly improved by the image amplifier and *television*. The movements of fluid levels in the bowel can be observed and the observation is valuable, for instance in deciding whether the ileus is of mechanical or paralytic type. Intussusception can be diagnosed after introduction of the barium enema and the reduction followed by screening at intervals. The amount of radiation by that method can possibly be lowered to one half or a third of the dose used in conventional fluoroscopy.

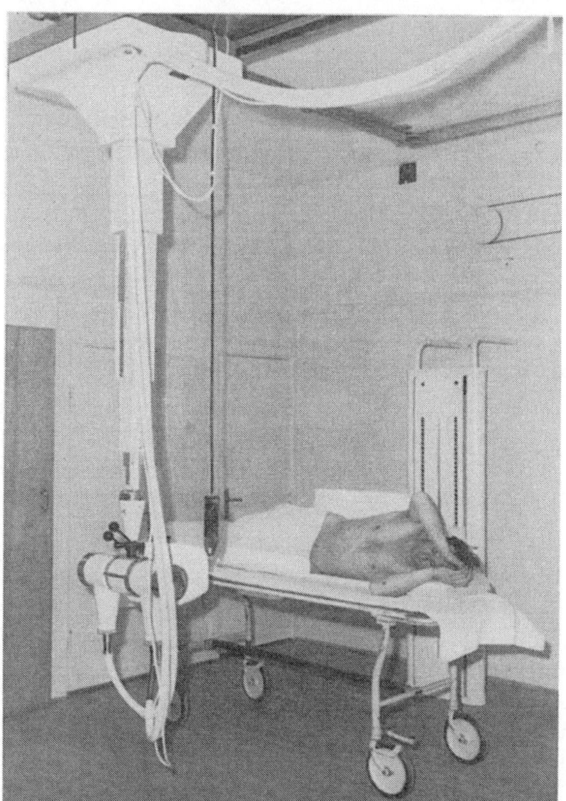

Fig. 2. Examination technique with a wall stand and a ceiling mounted tube

When the patient can be lifted from the bed, examination should be made on a Bucky table, or on a tilting table so that the films in upright position can be made at the same time. It is often convenient to examine the patient on a stretcher and push this over a movable Bucky. Then the patient can be examined in lateral position with the one side down without being lifted from one table to another. The pedestal Bucky seems to be particularly suited for this purpose.

In supine position a conventional film of the abdomen is taken and the point is that the lower edge of the film should be placed exactly at the level of the symphysis.

The flanks are best photographed on a large film so that they are equally exposed and better aimed for comparison. Under special conditions, for instance when a collection of fluid or inflammation is expected, one should not consider the examination finished until good films of the flanks are obtained. Wedges of aluminium or paraffine wax are of limited value. The main point is not to overexpose the films, and if necessary, to make films of different exposures. Slow screens in the cassette are advisable for this purpose. When inflammation in the flanks is suspected, a film should always be taken so "soft" that the cutisline is apparent.

In other instances, for example when an abscess in the flank is suspected, special films of each side is taken with the tube centered over the lateral part of the abdomen. Other special films are required, for example of the epigastrium when a perforated ulcer is suspected, or of the right hypochondrium in cases of gallstone ileus to look for presence of gas in the biliary tree. Further special films are taken of the minor pelvis in cases of an abscess or a twisted tumor and so on. The base of the lungs and the diaphragm also require attention and special films of these areas are at times desirable. To demonstrate small amounts of fluid in the pleura, the patient must be examined lying with the suspected side down and turned 20 degrees dorsally with the pelvis somewhat elevated, using horizontal rays.

In most cases of acute abdominal disorders a film in supine position is adequate and, in general, turning of the patient in prone position is not indicated. This is especially true when a perforation or a peritonitis is suspected. However, in some cases films in prone position are necessary, for instance in acute ureteral block to show the dilated kidney pelvis and the ureter. In a similar way, in stenosis of the small intestine, when barium is given by mouth, it is recommended to turn the patient in prone position. Thereby the single coils can be more separated and the site of stenosis brought better into evidence.

When the patient is horizontal he can also be examined with transtable horizontal rays, a projection which is especially valuable in showing pneumoperitoneum. To obtain a good film the tube must be centered towards the spot where the gas is collected. This is usually upwards and close to the anterior abdominal wall. If the tube is badly positioned and wrongly centered, small collections of air may escape detection.

Examination in lateral recumbency is usually necessary for a complete orientation. Usually it is enough with one film in lateral position, and this should be taken with the left side down. This will secure positive findings in a great number of instances, particularly in perforated ulcers and in acute appendicitis. In cases of perforated ulcers the gas will move towards the pyloric region, where most of the perforations are located, and enter the peritoneal space.

Films with the right side down are required in cases of acute dilatation of the stomach, and in stenosis of the large bowel, for instance in carcinoma of the sigmoid.

The third standard projection is the erect one. All cases suspected of any hindrance of passage should, if possible, be examined standing upright for demonstration of the horizontal fluid levels constituting the important sign of retention. A short fluoroscopy is advisable inter alia to look for possible movements of the fluid levels, movements of the diaphragm, and translucency of the lungs.

III. Use of contrast media

In acute abdominal disorder the use of contrast media is necessary on several occasions. This is especially true in obstructions when the diagnosis is uncertain or impossible by the conventional survey films. Then barium must be administered orally. It is sufficient here to mention that the barium solution has to be a comparatively thin suspension, preferably of the "micro-paque" type. Barium where a wetting agent has been added gives a considerable increase in the transit. This preparation is recommendable in acute abdominal disorders, where time is precious. The amount of liquid administered should be about two swallows or half a tumbler. The contrast should be followed by exposure at intervals of about one hour. If the patient remains constantly in supine position after taking the contrast, the barium may be retained in the fornix of the stomach even after taking food and fluid, as this passes freely in front. This may occur especially in the postoperative period when the patient is immobile and no instructions are given on this point to nurses on the ward. Therefore the patient after swallowing the barium should be turned on to his right side. Delay of transport, distention of the intestine and abnormal mucosal pattern are findings which point towards a mechanical obstruction. In some cases it is convenient to introduce the contrast through a Miller-Abbott tube in order to localize the site of the stenosis (see page *520*).

Some authors (Epstein, Canada and Samuel, Frimann-Dahl) have advocated the use of *Gastrografin*, which is an iodine compound similar to *Urografin* only flavoured to avoid the bitter taste. It is water soluble and unabsorbable from the intestine, but resorbable from the peritoneal cavity after few minutes. Unquestionably it is valuable in many acute abdominal cases, particularly in perforated ulcers. In reasonable quantities no reaction in the peritoneal cavity can be observed.

A barium enema is frequently indicated. It should be administered during fluoroscopy so that unnecessary amounts are not injected. In several cases a barium enema is useful in the differential diagnosis, for instance in obstructions of the small bowel when the loops are so enlarged and inflated that it is difficult or impossible to distinguish them from large bowel loops on the survey films.

In acute cholecystitis use of intravenous contrast medium *(Biligrafin)* can be of considerable value. Good filling of the gallbladder excludes the possibility of an acute cholecystitis, whereas non-filling some hours after intravenous injection of the contrast (but visualization of the ducts) with all probability points towards an inflammatory lesion of that organ.

For the diagnosis of acute ureteral block intravenous urography is indicated. Then no compression should be applied to the ureters.

Various sorts of angiographies are used in acute abdominal disorders and certainly more and more, as this technique develops. In cases of ruptured kidney, for instance, angiographic study, aortography or a selective renal angiography may be performed. Similar procedure can be considered in cases of a ruptured spleen, or rupture of the liver. Opacification of the organs by the contrast medium makes it possible to decide their shape and size and also to see if the surface has its normal continuity. Deposit of contrast medium outside the parenchymatous organs definitely proves a rupture and the extension of the injury can usually also be determined.

In cases of mesenteric thrombosis and strangulation obstruction the possibility of making a selective angiographic study might be considered, and has now an established position. In thrombosis or emboli the selective mesenteric angiography may show the site of the occlusion. In strangulation the twisted vessels may be shown converging at the site of constriction.

Some authors have advocated the use of pneumoperitoneum in acute abdominal conditions to show free fluid or blood in the peritoneal cavity (Porcher and Simon). Following injection of air a fluid level may be shown as a sign of free fluid. As will be shown later, even small amounts of free fluid in the peritoneal cavity may be visible on the conventional films. However, it must be admitted that definite demonstration of intraperitoneal fluid in some cases may be rather difficult.

In strangulating obstructions Wangensteen, Rigler and co-workers in selected clinical cases and experimental work have used pneumoperitoneum to bring the incarcerated loop better into evidence.

Pneumoperitoneum has long been suggested for detection of various gynecological lesions, such as tumors, cysts, and malposition. The patient is examined after injection of 500 cm^3 of air in a supine position with the pelvis elevated to 45 degrees. This method is worth while to remember also in acute abdominal cases, in torsions of tumors and so on. Probably the best results are obtained in a combination of pneumoperitoneum and tomography (Oliva, Marchesi, Albano, Maneschi).

A few remarks on the technique in examination of children shall also be given here. It has been mentioned that fluoroscopic examination must be as short as possible, for instance in barium enema and especially in trying to reduce intussusception. Important is very careful introduction of the tube in the rectum and meticulous "service ad anum", so that no contrast reflux takes place. When malrotation is suspected it is often advisable to give a barium enema before contrast is given orally. If survey films show sign of a mechanical obstruction the diagnosis can be made in taking films in various positions but it is often valuable to aspirate content from the stomach and this is made by introduction of an ordinary tube. Contrast media are best administered via a tube introduced in the esophagus through a nostril. The child must be carefully shielded by lead and the attending nurse and doctor must wear lead apron and lead gloves.

IV. The quality of the films

In acute abdominal cases *the quality of the films* must be varied according to the different lesions which are to be examined. It is imperative that a certain standard quality is achieved at the roentgen department and that the radiologist becomes accustomed to judging small differences in densities of the abdominal field caused, for example, by exudates and abscesses. The roentgenograms must be so taken that the films are valid for judgement of the flanks, the pelvis, the parenchymatous organs and their contours.

The problem of making good films will constantly meet with the requirement of keeping the dosage as low as possible. The following conditions are recommended: *Target-film* distance one meter, size of focus 1.1 mm, 60—90 kV, 150—200 amp, exposure 0.1—0.5 sec. In patients in poor condition who are not cooperative and unable to hold the breath for a moment, the kV is elevated to 100—120 and the time of exposure is correspondingly shortened (0.08 sec). Often there is not a question of either a comparatively low kV or a high kV, but of making two films; it may for instance be easier to see an exudate in the flank with a comparatively low kV, whereas a contour of a tumor in the same case is better shown by using a higher kV.

B. Anatomy

For understanding of the roentgenological findings repetition of the most important items concerning the anatomy of the abdominal cavity is necessary. The abdomen has, as it is well known, been artifically divided into different areas or quadrants, by two horizontal and two vertical planes. The abdomen is then divided into the epigastrium, the mesogastrium, and the hypogastrium. Subdivisions are the hypochondrium, the umbilical, lumbar and inguinal regions. A practical termination, widely used, is right or left upper or lower quadrants.

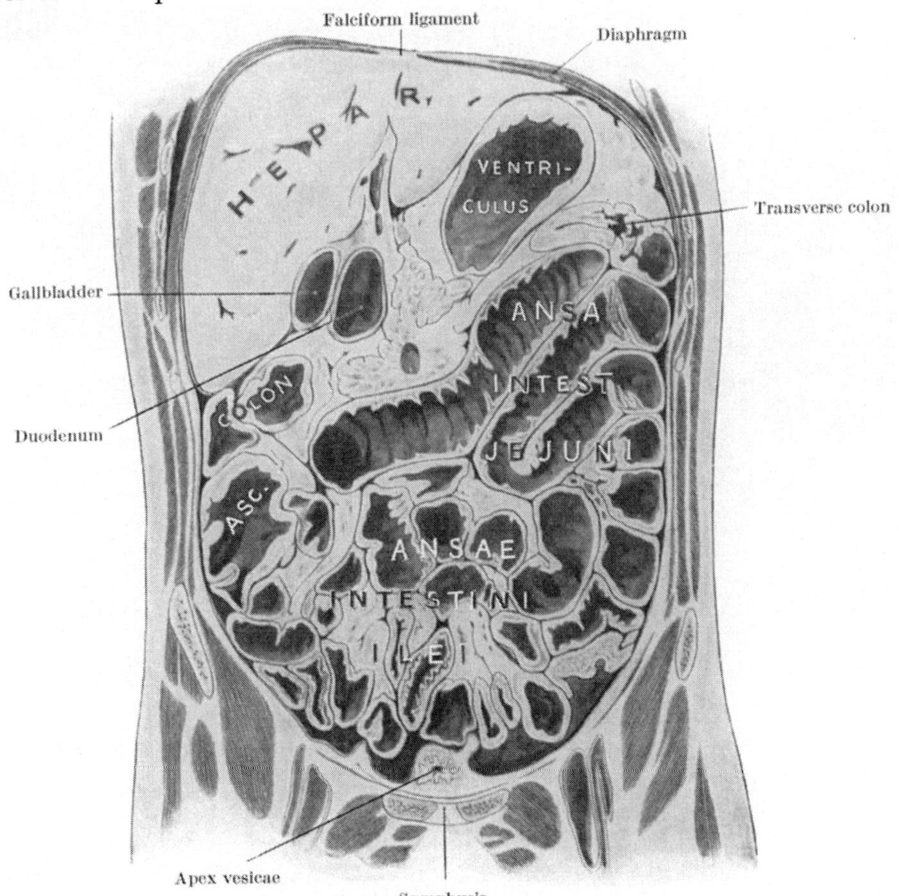

Fig. 3. Schematic representation to show visceral organs in the abdominal cavity. (After CORNING)

The abdomen proper is the large cavity which lies under the diaphragm and below continues into the minor pelvis, whereas the peritoneal cavity is a potential space and really only a capillary slit. Generally both these cavities are looked upon as one and called the abdomen (Fig. 3).

The shape of the abdominal cavity varies to a great extent, but is in general much longer than broad, and the upper part wider than the inferior. The cavity is divided into the superior, the visceral and the inferior portion, continuing downward in the visceral cavity of the lesser pelvis.

In lateral view the abdominal cavity is more or less oval shaped being extended downward by the lesser pelvis and the visceral pelvic cavity. The pelvic cavity lies below and behind the abdominal cavity as a recess-like extension of the latter.

I. The peritoneal cavity

Fig. 4 and 5 illustrate how the peritoneum reflects to the various organs.

The diaphragm has a varied stand according to the size and shape of the thorax. When a thorax is short and broad the diaphragm is relatively high, whereas when it is

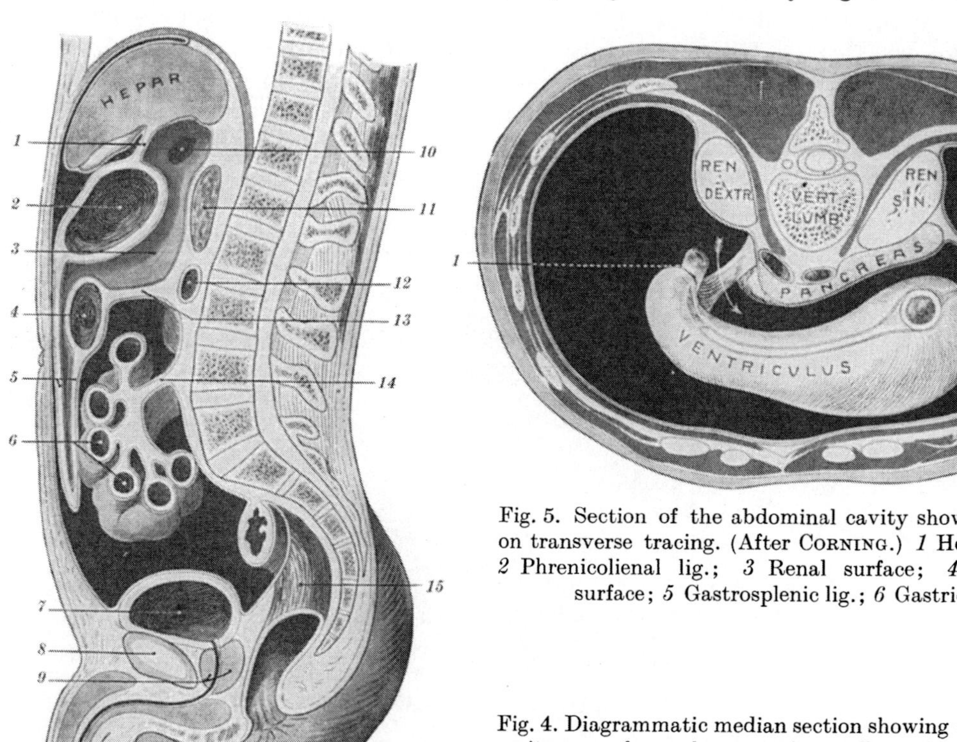

Fig. 5. Section of the abdominal cavity showing peritoneum on transverse tracing. (After Corning.) *1* Hepato duod. lig.; *2* Phrenicolienal lig.; *3* Renal surface; *4* Diaphragmatic surface; *5* Gastrosplenic lig.; *6* Gastric surface

Fig. 4

Fig. 4. Diagrammatic median section showing reflection of the peritoneum from the posterior wall to the various organs. (After Corning.) *1* Lesser omentum; *2* Stomach; *3* Omental bursa; *4* Transverse colon; *5* Greater omentum; *6* Small bowel; *7* Bladder; *8* Symphysis; *9* Prostate; *10* Foramen of Winslow; *11* Pancreas; *12* Duodenum; *13* Transverse mesocolon; *14* Mesentery; *15* Rectum

long and narrow the diaphragm stands low. Correspondingly the heart may give the impression of standing low "into" the diaphragm, in the first case, and being lifted above the diaphragm in the latter. Owing to these anatomical variations the height of the diaphragm varies from one to one and a half vertebral corpus. The level of the diaphragm is changed with change from upright or sitting position to horizontal position. In the latter the diaphragm has a relative high level and the respiratory excursions are also smaller. The greatest changes occur in lateral recumbency most markedly when the right side is down. The underlying lung moves upward in maximal expiratory position while the overlying diaphragm stays in inspiratory position.

Exact information about the ability of the diaphragm to move and contract can be obtained by *kymographic studies* (HAUBRICH; SCHMIDT), by making two exposures on the same film in inspiration and expiration (FRIMANN-DAHL) and finally also by the cine studies (JANKER).

The excursions of the diaphragm vary to a great extent, the average excursions being 3—4 cm and with forced breathing up to 8 cm. The left diaphragm has somewhat greater excursions than the right and the excursions are greater in men than in women where the respiratory type is more costal. The difference in excursions are much greater in the dorsal than in the ventral part.

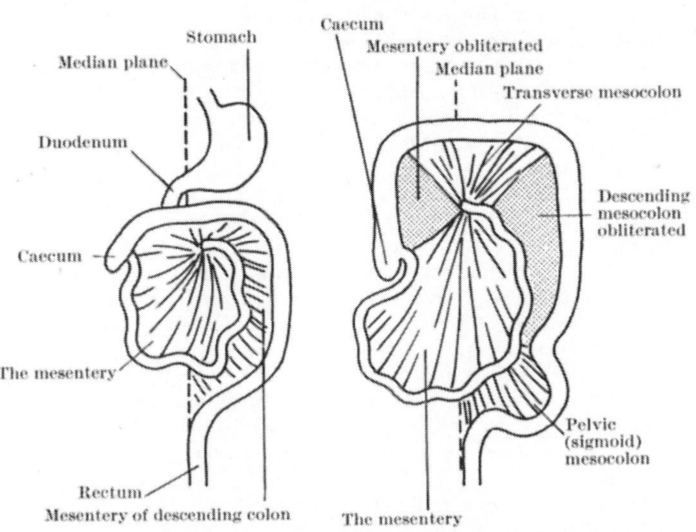

Fig. 6. Diagrams to illustrate the development of the mesenteries and rotation of the gut. (After CUNNINGHAM)

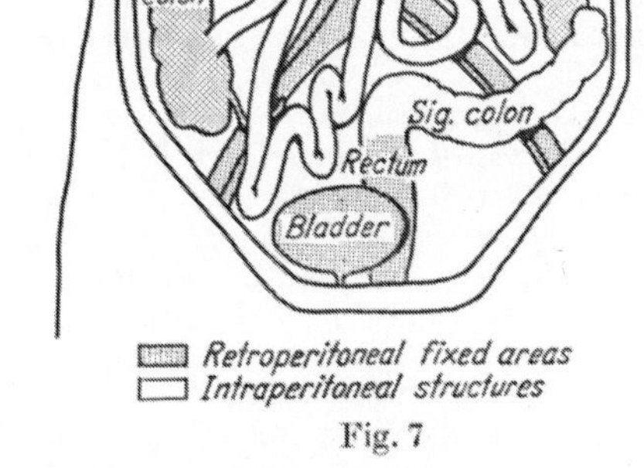

Fig. 7

Fig. 7. Diagrammatic representation of abdominal cavity and the peritoneal reflections. (After WANGENSTEEN)

II. Development of the peritoneum and the alimentary canal

The alimentary canal is originally a straight structure suspended from the posterior wall of the embryo by a dorsal mesentery lying in the medium plane. At an early stage the gut can be divided into a fore-gut reaching to the duodeno-jejunal flexure, a mid-gut stretching to the mid-portion of the transverse colon and a hind-gut which extends from here to the anus. Cranially there is also a ventral mesentery which connects the diaphragm and the liver, extending to the stomach and the duodenum. The complicated arrangement of the peritoneum and formation of the peritoneal cavity is now dependent upon the development of the gut. From the beginning of the 6th week the alimentary tube grows rapidly and the large and small bowel can be differentiated, although they are connected as one loop with a common mesenterium which contains the superior mesenteric artery. A rotation process of the single loop of the mid-gut is started in a counter-clock-wise direction, and the rotation takes place around the mesenteric superior artery as an axis. By lack of space the loop is forced into the umbilical cord and with further growth the rotation is about 90 degrees, so that the loop takes a horizontal position. The next stage proceeds in combination with return of the mid-gut into the colonic cavity. The result of this rotation is that the original right side of the loop becomes the left side and the colon is pushed across and in front of the duodenum (Fig. 6). At the same time the upper portion of the mid-gut has moved and passed behind the mesenteric artery. The last portion of the mid-gut which returns to the celomic cavity is the cecum and the ascending colon and terminal ileum. When the rotation is completed a fusion of parts of the gut and the mesentery to the posterior wall takes place resulting in a fixation of the duodenum, the cecum, the ascending and descending colon.

In this way some of the organs are placed intra-peritoneally and some are positioned in the retroperitoneal space. This is important to observe because inflammations or injuries to various parts of the abdomen produce different symptoms related to the position of the organs. WANGENSTEEN has illustrated this in a diagram reproduced in Fig. 7. This diagram demonstrates clearly that the liver, gallbladder, stomach and spleen are placed intra-peritoneally together with the small intestine, the transverse colon and the sigmoid colon. All the other structures are retroperitoneally positioned.

III. Remarks on the roentgen anatomy

The appearance of the abdomen on the films varies to a great extent according to the position in which the patient is examined. The cavity itself is well outlined and at the same time the intestine and the various organs are more or less conspicuous. On the plain film in supine position the size and shape of the parenchymatous organs, the liver, the spleen and the kidneys can be studied.

The *liver* appears as a homogenous density in the right upper quadrant extending with its left lobe to the epigastrium, bounded above by the diaphragm, the base of the right lung and partially also by the left lung. The lateral border slides under the thoracic wall down to the flank reaching a little below the costal arch. This varies a great deal and in some asthenic patients, in upright position, it is assumed to be normal that the liver reaches the iliac crest. The lower border of the liver can be followed crossing the epigastrium, especially when gas in the transverse colon is abundant. Gas-filling of the colon can be used for better estimation of the size of the liver.

The cranial surface of the liver cannot be seen separated from the diaphragm. Rarely, there is a fat layer under the dome of the diaphragm which makes it possible to see the right leaflet. This is of some importance because the finding may be misinterpreted as pneumoperitoneum if this variation is not known.

Tracing the right contour of the liver down towards the flank, a stripe-like or triangular translucent zone may be visible also due to abundant fat, a finding which especially in left lateral position may be confused with a small collection of free air in the peritoneal cavity. Laterally, there is very little space between the costal arch, the thoracic wall and the liver. Collection of fat in that region is very rare and it must be looked upon as a pathological finding if the distance from the liver to the thoracic wall is markedly increased. Certainly, in cirrhosis of the liver there is a shrinking tendency but as soon as the liver contour is pulled away from the thoraric wall, the space must be occupied by either intestinal coils (interposition), fluid or free air. The parenchymatous organs give a density of about the same thickness as free fluid and muscles. Therefore the border of the liver is obscured when fluid is lying close to it. As will be shown later, this is valid for all the other parenchymatous organs and the contours of the muscles.

The density of the liver varies according to the consistence of its parenchyma. A fat liver gives a poorly defined density, whereas a cirrhotic liver may be denser.

Interposition of intestinal coils between the liver and the thoracic wall is a condition of some clinical importance. It is well known that the condition can be mistaken for pneumoperitoneum because there is no dullness when the patient is examined in lateral position and instead a tympanitic percussion. Interposition cannot be looked upon as a permanent condition. The location of the intestine varies a great deal and one may see interposition of the intestine in the post-operative period when the bowel is inflated with a return to normal position, as soon as the patient is out of bed. TORGERSEN has stated that interposition is particularly frequent in psychotic and mental defective patients.

The *spleen* is fairly well outlined lying beneath the left hemidiaphragm and close to the thoracic wall. The length varies from 12—14 cm and the lower pole appears just below the 12th rib and costal arch. The spleen varies a little in size and is larger after intake of much water. It is better demonstrated when surrounded by a fatty layer. It can also be fairly well shown in slight oblique position when there is abundant gas in the splenic flexure of the colon, the gas lying close to the medial border of the spleen. The lower borders both of the spleen and the liver are best seen in full inspiration. They move up and down with the movements of the diaphragm, and the difference can be 3—4 cm or even more, especially in men with strong diaphragmatic musculature.

The *pancreas* is not distinguished on the conventional survey films of the abdomen, but can be estimated indirectly to some degree by contrastfilling of adjacent structures, such as the stomach and the duodenum. A more complete examination of the pancreas can be made by retroperitoneal injection of air combined with body section radiography in frontal, lateral and transverse planes, but this examination will only exceptionally be required in acute abdominal lesions. The head of the pancreas is situated at the height of the second lumbar vertebra and reaches 2—3 cm or more to the right of the lateral border of the column. The corpus crosses the vertebral column and the tail reaches upwards over the pole of the left kidney, anterior to its surface in the upper or middle third.

The kidneys are almost symmetrical organs placed in the retroperitoneal space at the height of the 2nd and 3rd lumbar vertebrae. Usually, the left kidney is placed a little higher than the right. This, however, is subject to considerable variation and the kidneys may be seen at the same level, or the right kidney may be placed higher than the left. The posterior surface of the kidney is close to the strong dorsal muscles, the quadratus lumborum, the insertion of the diaphragm, and the lateral contour of the psoas. The axis of the kidneys are somewhat obliquelly positioned, so that the upper pole is closer to the mid-line than the lower pole. Lying on the psoas, the kidneys are rotated "outwards", the posterior surface looking more medially and the anterior surface looking laterally. The upper pole may reach the 12th thoracic vertebra and the lower pole the transverse process of the 3rd lumbar vertebra. The inferior end is thus situated about 2 inches above the iliac crest. The kidneys move up and down following the respiratory movements of the diaphragm and in full inspiration it may be possible to feel the lower pole of the right kidney.

The length of the kidney is about 12 cm, the breadth 6 cm and the left kidney is somewhat larger and broader than the right (MOELL). The impressions upon the kidney are also more marked on the left side than on the right and often a bulging of the lateral contour is observed on the left side, probably due to adjacent organs, especially the spleen. The kidneys are surrounded by a capsule of fat, the thickness of which can reach 1 cm or more. Therefore the kidneys are often more easily distinguished in obese patients than in those with sparsely developed fat and abundant musculature. In urography the kidneys appear more distinctly because the contrast accumulates in the parenchyma. This so-called "nephrographic effect" depends upon the amount of contrast medium injected and upon the circulatory and secretory conditions of the kidney. In *aortographies* the kidneys are fairly well seen, and at the same time slight opacification of the spleen and the liver occurs so that these organs are also better visualized.

The *psoas* muscle can be recognized from the spine at the level of L 1 down to the middle of the iliac fossa. In the abdomen the psoas margin is usually convex, laterally most pronounced in athletes and pycnics. In asthenics the borders, on the contrary, are straight or somewhat concave. The psoas line becomes effaced or obliterated when the muscle is contracted, a phenomenon which is augmented when the patient is turned to one side.

Lateral to the psoas, the borders of the long dorsal extensors are visible (BARSÔNY, WINKLER). The quadratus lumborum muscles are extending from the 12th rib to the iliac spine (Fig. 8). In the iliac fossa, a smooth line appears, curved slightly upwards, corresponding to the gluteal musculature. These muscles may produce a more or less diffuse density at the level of the ilio-sacral joint. It is important to be aware of this since it lies near the appendix and may be mistaken for a peri-appendicular infiltration.

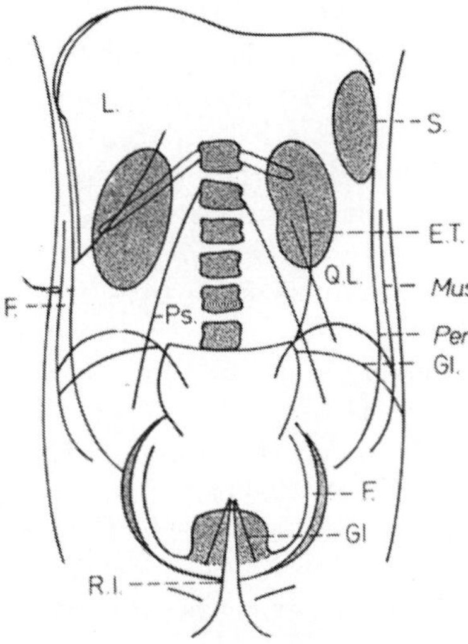

In the lesser pelvis the urinary bladder is, as a rule, visible without filling of a contrast medium. The bladder usually is rounded whereas the empty bladder has a cranial concavity, more marked in women due to the overlying uterus. A distended bladder fills the entire lesser pelvis curving upwards, at times as high as the umbilicus, and is sharply outlined, especially when meteoristic intestinal loops are lying close to the bladder. When the bladder is emptied there is a very marked variation in placement of the gas-filled intestinal coils (cfr. Fig. 1a).

A good survey film of the pelvis is usually taken with the tube tilted 25 degrees cranially. A fine narrow stripe or band is normally seen corresponding to the lateral wall, produced by a fatty layer between the soft parts of the pelvis and the pelvic organs. This clear zone is important to recognize when judging exudates or inflammations in the pelvic cavity. Close to the mid-line a clear band-like zone is seen between parallel densities forming a pencil-shaped figure which is due to the rima inter nates. The gluteus muscles are visible in this field on both sides of the mid-line as feather-like fine stripes. Laterally in the pelvis, in adults, several phleboliths frequently appear.

Fig. 8. Schematic drawing to show normal designs of the abdomen and flanks. *L.* Liver. *S.* Spleen. *F.* Extraperitoneal fat. *E. T.* Erector Trunci muscle. *Ps.* Margin of Psoas muscle. *Q.L.* Quadratus Lumborum muscle. *Gl.* Border of Gluteous muscle. *R.I.* Rima inter nates

In the prostate numerous small calcifications are sometimes found situated close to the mid-line. This finding must be considered as a normal variation, but most collections of stones in the prostate are due to a prostatitis. In the lesser pelvis, but also at various places in the abdominal cavity, smaller or larger calcified mesenteric glands are often visible.

The abdominal vessels often show calcified plaques at various places, for instance in the aorta, in the arteries of the spleen and the kidneys and especially in the minor pelvis. The appearance of calcified aneurysms must also be kept in mind since these either indirectly or by rupture may give rise to symptoms of an acute abdominal disorder. Dissecting or sac-like aneurysms occuring in the abdominal aorta nearly always have calcified deposits in their wall. Smaller aneurysms are occasionally seen as small calcified rings resting upon the splenic artery, and sometimes also upon the renal artery. These small aneurysms are characterized by a small defect in the "ring" corresponding to the communication with the main artery. Details about rupture of aneurysms are described later (cfr. page 647).

IV. Roentgen anatomy of the intestinal tract

1. Normal variations

Various portions of the alimentary tract may appear on the survey films of the abdomen. The stomach, for instance, is often fairly well shown because gas is collected here. In supine position the air can be evenly distributed so that the entire stomach is visible, or in upright position the gas is collected in the fornix so that this part of the stomach is apparent. In left lateral recumbency the gas moves towards the canalis and pylorus, making these parts of the stomach appear distinctly in that position. In this manner, when all films are compared, one may get a good impression of the real size, position and shape of the stomach.

The duodenal bulb is commonly seen containing some gas and is best shown in upright position. Other segments of the duodenum are visualized in left lateral position because gas from the stomach enters the duodenum and stays in the descending portion for a long time.

In adults the small bowel is rarely gas-containing. Gas from the stomach and duodenum traverses the small intestine reaching the large bowel in about 20—30 minutes (Magnusson). The small intestinal loops are partly filled with gas, and the loops will vary in appearance according to the passage of gas through the coils. The mucosal pattern is not distinctly apparent, but the folds, especially in the jejunum, have feather-like stripes and the gas appears as small translucencies lying between the folds. Even if the pattern is not distinctly shown it is often sufficient to identify the small bowel and particular segments. The terminal ileum may contain some gas and a little fluid, and when the horizontal rays are used, small short levels may stand in that part of the gut. However, normally the terminal ileal loops are not distended by gas and they are not hoop-shaped when films are taken in upright or lateral position. When there is no gas at all in the small intestine, the loops are nearly invisible. If the patient has been drinking shortly before the examination, the small intestine along the flank can be mistaken for free fluid in the peritoneal cavity. Re-examination one or two hours later can therefore be necessary for a correct interpretation.

The colon has a characteristic appearance, although the normal contents of gas and scybalous masses are markedly variable. The contour is characterized by the haustrations which are often clearly identified when the bowel is expanded by air. The plicae semilunares are visible as small bands nearly reaching each other from either side of the colonic wall. The colon when contracted and devoid of content can give the appearance of a long band-like density which especially in the left flank may simulate the small bowel. In such cases contrast medium must be injected for a definite differentiation. When the colon is inflated by some air and the wall lying close to the parietal peritoneum and fat is abundant retroperitoneally, the wall of the colon may be seen sharply outlined both at its inner and outer surface. The transverse colon and the sigmoid are connected with the posterior abdominal wall by a mesentery, making these parts of the bowel relatively free and movable. The cecum has also at times a long mesentery permitting considerable mobility.

The rectum generally more or less expanded by gas and, containing scybalous masses in varying quantities, is easily recognized by its form and location.

The roentgen anatomy of the intestinal tract after administration of contrast medium shall only be briefly mentioned. The findings are so well known that it seems almost superfluous to discuss this subject here. Only details valuable in the diagnosis of acute abdominal conditions shall be described.

The small intestine occupying the greatest part of the mid-abdomen is lying close to the flanks. Normally it has a caliber the thickness of a finger, but the variations are great according to the contraction of the longitudinal musculature and the function of the mucous membrane. The coils lie loosely together in numerous loops, either partly longitudinal, partly transversally or parallel to one another. The location of the coils, however, is constantly changing according to their contraction and peristalsis. By taking films at half an hour intervals, these movements can be demonstrated. In small children where the intestine is constantly gas-filled, the walls of the small intestine are normally visible but only occasionally in adults after administration of the contrast medium and then as a shorter or longer zone measuring 1—2 mm in thickness. When the loops lie

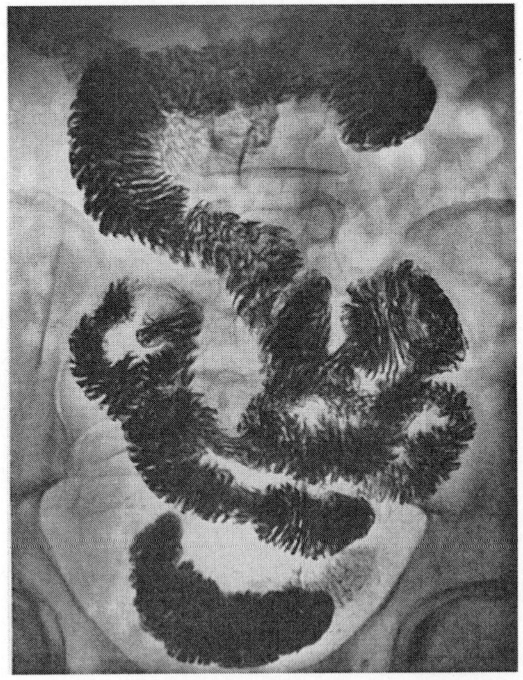

a

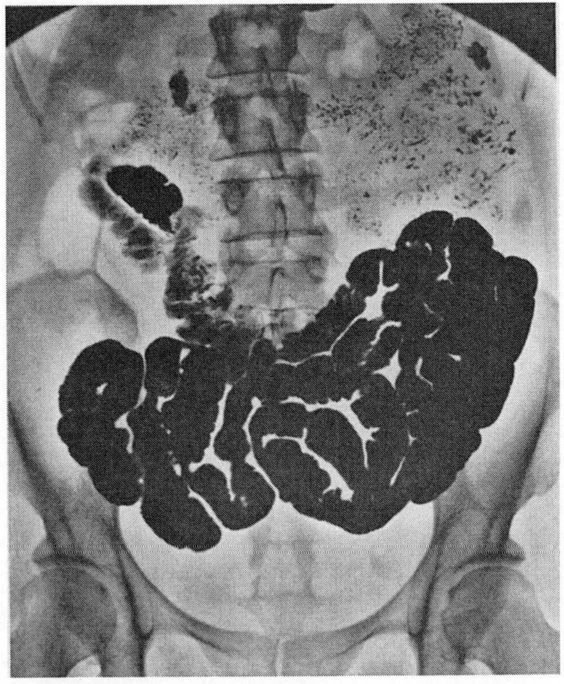

b

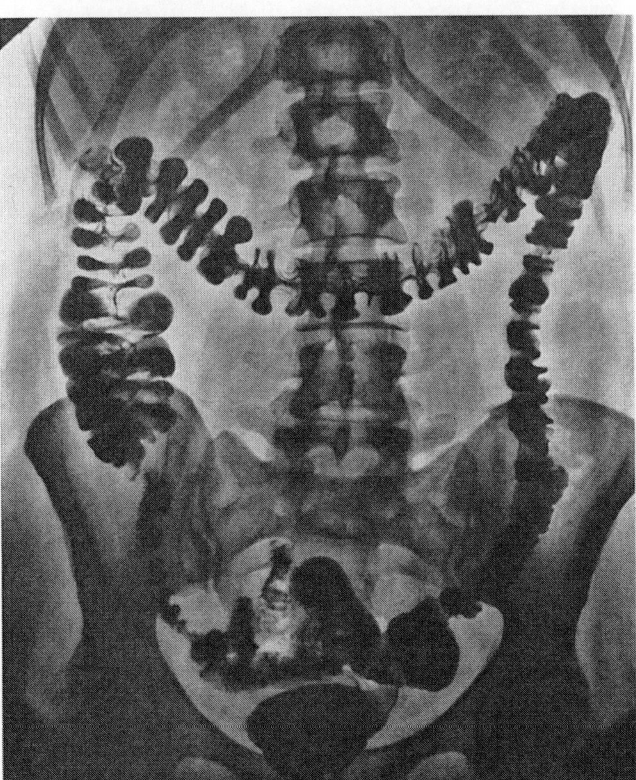

c

Fig. 9. a) Typical appearance of normal jejunal loops one hour after oral barium. Autoplastic changes of rugal pattern. b) Typical appearance of ileal loops. c) Typical appearance of the colon, half-filled with barium enema. Also some contrast in the terminal ileal loops

closely adjacent the reticulated zones may appear angulated or curved separating the contrast-filled lumina. Between the walls there are in fact fine capillary spaces invisible on the films. In patients with abundant fat, however, the mesentery and the omentum may separate the coils and increase the distance from a few mm to several cm. This is explained by the mesenteric fat masses which are penetrating between the single loops (PRÉVÔT).

In the flanks the small intestine also varies in appearance. Sometimes numerous loops are closely approximated over the entire length of the flank, in others one band is situated along the lateral border of the peritoneal wall. When the loops are gas-filled they will give a pattern of polyhedral figures with relatively sharp edges and corners. This finding will be discussed later in the description of fluid in the peritoneal cavity.

The mucosal pattern of the small intestine normally shows a manifold variety due to *autoplastic movements* that changes according to contraction in the longitudinal musculature, but depends mostly upon the function of the muscularis mucosa and upon changes in the turgor of the mucous membrane (FORSSELL). The rugal pattern changes continuously with shorter or longer folds running transversally, others more obliqually inclined or in a longitudinal direction. The thickness of each fold changes constantly but the relief is anyhow typical. The jejunum has the most characteristic pattern and the variations are also most prominent (Fig. 9a). In the ileum the relief is flatter and the changes not so marked as in the jejunum. The pattern decreases gradually towards the colonic valve but in some rare instances circular folds are seen through the entire small intestine right down to its terminal end (Fig. 9b).

The small intestine has a "normal" mucosal pattern, but it changes constantly and there are many factors which may influence it, for instance such a simple thing as the consistence of the barium suspension. The preparation must be done with the greatest care to secure a complete emulgation. When remnants of food are present the content of the stomach should be aspirated, and thus prevented from mixing with the barium suspension. Mixture of the contrast and fluid in the intestine is also a source of error in the interpretation of the relief. Further, the appearance may change with the position in which the patient is examined. The relief will, for instance, have another appearance when films are taken in supine than in prone position.

A considerable variation in the relief with the filling and the evacuation of the bowel can be demonstrated. The formation of haustrae has a tendency to divide the pattern in small parallel columns. On the other hand, when the bowel is inflated with air, the colon has practically no motion and the walls and the mucosa are nearly at a standstill. The colon is recognized without great difficulty by its location, the breadth of its lumen, the great frequency of the haustrae and the valves of the mucous membrane (Fig. 9c). In the sigmoid the folds lie closer together than in other sections of the bowel, the outlines are smoother and the lumen narrower. When compressed or stretched the mucosal folds may run in longitudinal direction, a natural arrangement which certainly serves the purpose of evacuation of bowel content. Folds of the rectum are few and more even, but they change in a similar way with the functional condition of the organ.

V. Roentgen anatomy of the flanks

Roentgen findings in the flanks are important for the understanding of several acute abdominal disorders, such as collection of exudates and inflammations. LAURELL and his pupils were the first to demonstrate and prove this and to give the findings clinical value.

Four relatively translucent bands are found in the flanks with denser spaces between them (Fig. 10). The medial band which is the broadest and the longest, corresponds to the extra- or retroperitoneal fat layer. This layer is situated between the parietal peritoneum and the transverse abdominal muscle. The peritoneum can be observed directly as a fine hair-thin line, in some instances of pneumoperitoneum, or when abundant fat and fat-bearing omentum lies in the flank. The parietal peritoneum being placed between two fatty layers appears as a fine dense line (Fig. 11).

At times the extra-peritoneal fatty layer on the right side extends down from as high as the dome of the liver, but ordinarily it extends only from a little above the right costal arch along the flank and down to the iliac fossa. Occasionally, at the level of the costal arch or close to the thoracic wall, some additional fat is present so that a small triangular translucent space is formed.

In the iliac fossa the parietal peritoneum is placed at varying distances from the iliac spine, ordinarily at least 3—4 cm medial to it (Fig. 12). At this level also the fatty layer in the flanks is broadened and has a nearly triangular shape. The fatty layer between

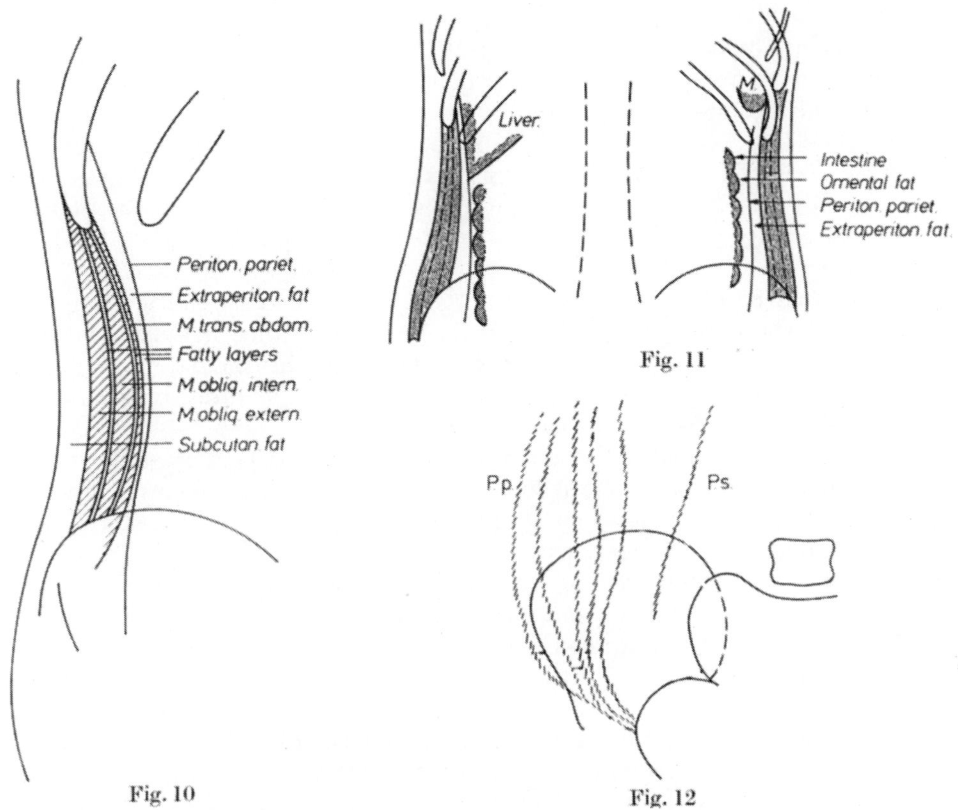

Fig. 10. Drawing to show the anatomical findings in the flanks

Fig. 11. Schematic drawing to show condition of the parietal peritoneum when fat and omentum is situated in the flanks. Peritoneum is directly visible between the two fatty layers

Fig. 12. Schematic drawing to show various location of parietal peritoneum in the iliac fossa. *P.p.* Parietal peritoneum. *P.s.* Psoas margin

the transverse abdominal and internal oblique muscle is considerably thinner, only about 1 mm broader and shorter, running from the costal arch to the iliac crest. In fact both the fat-containing spaces and the muscular layers extend to the symphysis, but they do not appear distinctly because in the lower part they are obliquelly inclined or lie nearly in the frontal plain. The more laterally situated fatty layer between the internal and external oblique muscles is nearly of the same length as the first mentioned layer. Between these clear zones the muscle appear as band-like formations varying considerably in size and shape according to their contractility. The 4th fatty layer, most laterally situated, corresponds to the subcutaneous fat. In this a fine net-work may be observed consisting of fibrous tissue and small vessels, more outstanding in some pathological conditions. The subcutaneous fat also may contain a fine dense line running parallel to the musculature, this is, according to LAURELL, due to an accessory fascia. The lateral and the medial fatty layer, are important to observe; the first because edema in the subcutaneous tissue may prove of an inflammatory process, and the second because of its close relation to the peritoneal wall where abscesses and inflammations may obscure the structures.

VI. Normal variations in the flank

The length and breadth of the pre-peritoneal fat depends upon the age of the individual and upon the deposit of the sub-peritoneal fat masses. These are visible in children even when quite small, but is generally more prominent in adults. This is due to the fact, that besides the variation in the fat masses, the intestine of the small children is constantly gas-filled, producing a lateral bulging of the flank. Since the fatty layer is mostly located dorsally, it is soon obscured by the overlying meteoristic abdomen. In children the fatty layer can be almost completely overlapped by extension of the gas-filled intestinal coils. This is a natural condition, but in adults a similar process occurs mostly in pathological cases. The flank-stripe, that is the retroperitoneal fat layer, is broader in fat persons than in thin ones, and will for this reason alone vary from $^1/_2$—1 mm up to several cms. Usually, in older people the stripe is indistinct because the fat is poorly developed or because of the relative high water content of the fat in that age.

In obese patients or in patients with a large broad abdomen the fat layers may be placed laterally to the iliac spine and reach the pelvis entrance between the iliac spine and the symphysis. The parietal peritoneum represents the medial border of the fat line, and is usually invisible. The appearance of the medial border, therefore, changes according to the organs lying next to it and also varies on the two sides. On the right side the colon most often lies in the flank and in the upper part the edge of the liver forms the medial border. When the colon lies in the flank, the haustrae are moulding the fatty layer by marking smaller or greater impressions on it. These relations vary from case to case and also with the posture of the patients.

On the left side the appearance also varies to a great extent. The small intestine is often situated close to the medial contour of the flank, and when these coils are filled with fluid the left side of the abdomen shows a diffuse and even density, which can be confused with intraperitoneal collection of fluid. An examination some hours later may show a different picture. If the fluid has passed or has been absorbed, the density may disappear in a relatively short time and the single loops appear distinctly. In other cases the descending colon or the sigmoid may occupy the left flank. Generally, these portions of the bowel are more smoothly outlined than the ascending colon, and therefore the left flank often has a straighter and more even border than the right side.

VII. Accumulation of gas and occurrence of fluid level

It has been mentioned previously that gas in the intestinal coils make different portions of the gut visible. Exogenous gas in the intestinal tract is due to swallowed air and consists mainly of NO_2 and CO_2. In the colon gas is produced by putrefaction and also combustible gases are formed. Pure endogenous gases are distending the colon, and may when the partial pressure is charged pass over into the vessels.

In the new-born, immediately after birth, no gas is present. About five minutes later the child, when crying, sucks air into the lungs also down the esophagus into the stomach. Consequently the stomach is expanded by gas and 15 minutes later the gas begins to penetrate the pylorus; in 1—2 hours the abdominal field may be covered by gas-filled small intestinal loops. After 3—4 hours the gas has entered the colon giving additional distention also in the flanks (FRIMANN-DAHL, LIND and WEGELIUS). In small children varying amounts of gas are found in the intestine, and if meteoristic, the loops, as in adults, lie closely adjacent with more or less angulated edges forming a stereotyped pattern of polyhedric bands. These figures can be observed distinctly on films made with horizontal rays and the network-like pattern of the intestinal wall is exhibited, best in the mid-abdomen, but also in the flanks and in lateral position close to the anterior wall.

The origin of the meteorism in small children has been thoroughly studied and certainly many factors play a part. First they swallow air, when crying, gasping and when eating. Secondly, the relatively relaxed abdominal wall contributes to some extent because it indirectly reduces the absorption of gases. In addition, air in the stomach is steadily propelled towards the small intestine and atmospheric air is very slowly absorbed. Moreover, the ileo-cecal valve in small children is nearly always incompetent, a finding which according to ASSMANN, seems to be physiological. Consequently, regurgitation of gas takes place from the colon into the terminal ileum.

As soon as the child begins to move and walk around the meteorism becomes less expanded due to better circulation, and also indirectly because the movements of the diaphragm are increased. At the same time the eating habits are improved and consequently the amount of swallowed air is diminished. In grown-up children there is no longer a constant gaseous pattern of the small intestine.

In adults there is practically always a collection of gas in the fornix of the stomach, consisting of swallowed air. The gas-bubble in the stomach changes according to the amount of air and is often greater after meals or after drinking water. In lateral recumbency the fluid level may be longer, at times more than 20 cm, sloping from the fornix down the to canalis. The fluid level may be particularly marked in asthenic patients. In upright position a gas-bubble is nearly always present in the duodenal bulb.

The gas is due to swallowed air passing the pylorus or the gas may develop in the gut when the acid content of the stomach enters the duodenum and mixes with the alkaline juice from the gallbladder and the pancreas. Gases produced by this process, mainly CO_2 an O_2, are quickly resorbed whereas the nitrogen derived from atmospheric swallowed air is very slowly resorbed. Oxygen and carbon dioxide are resorbed via the blood vessels and rapidly expelled through the lungs. It is calculated that only 10 per cent of the gases in the gut are discharged by vias naturales.

Diverticula in the gut are often seen expanded by air. They are encountered most frequently in the duodenum and fluid levels are formed within them, if they are of a certain size. The fluid levels may at times arouse suspicion of an obstruction. In some rare cases the findings may be confused with an abscess or a local pneumoperitoneum.

The situation is more difficult when the small intestine has multiple diverticula all along its borders and numerous fluid levels at various heigths. This possibility must be kept in mind so that fluid levels and the retention of gas are not mistaken for changes due to bowel obstruction.

Normally no fluid levels are seen in the colon, even if the large bowel is occasionally distended by gas. However, if the patient has had an enema, fluid levels may appear, but these are generally quite small and will disappear after 2—4 hours. In patients confined to bed the fluid levels stay for a somewhat longer period. In pathological conditions the fluid levels due to an enema may be larger and will not vanish so soon. If the patient has received morphine or similar preparations, fluid levels are formed more easily and will stay longer, up to 12—24 hours.

C. General pathologic findings

Muscular rigidity or muscle guarding is an important clinical sign in various acute abdominal disorders and can be fairly well estimated by the palpating hand. By means of the roentgen examination the muscular tension can also be decided, and different informations are obtained namely by studying the flanks and the psoas muscles. In many acute abdominal lesions only one flank is contracted, especially the right, as is clearly shown when the other is taken for comparison (Fig. 13). The distance between the costal arch and the iliac crest is shortened; the muscles are correspondingly shortened and curved medially. Consequently, also the clear zone corresponding to the retroperitoneal fat is curved medially and becomes broader than normal, raised and pushed more in the sagittal direction. Simultaneously the spine is curved to the opposite side, and the contour of the psoas muscle is more or less obliterated on the affected side. When these findings are in evidence care must be taken that the patient has no scoliosis or deformity of his spine which may give similar changes. The findings are most pronounced in the following disorders: 1. Acute perforated ulcer, 2. acute appendicitis, and 3. acute ureteral stone. Contraction may also be observed in other lesions, such as acute cholecystitis and pancreatitis, but only on rare occasions and particularly when the patients has strong abdominal muscles. Obviously, the syndrome cannot be expected to appear in adipose patients. Occasionally, contraction of the flank is also evident in some lesions of the kidney, for instance in perinephritis and renal ruptures.

If there is a marked contraction of the flank on the *left side*, and curving of the spine to the right, the cause is most often an acute ureteric stone. Only rarely will other lesions produce similar changes, though it may happen in traumas, acute sigmoiditis or perinephritis.

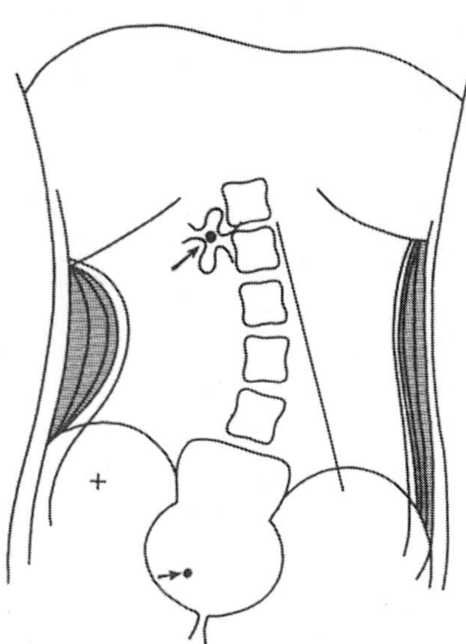

Fig. 13. Schematic drawing to show contraction of the right flank, most commonly found in perforated ulcers, acute appendicitis and ureteric blockage

I. Absorption and production of intestinal gas

Various forms of meteorism are easily recognized on the roentgen films, and the diagnosis of many abdominal lesions depends upon understanding of the gas collections and the gas production.

A curious condition is the so-called "bloating stomach" or "pseudoflatulens" (HURST). Clinically the abdomen looks meteoristic and enlarged, but really there is practically no gas in the gut. Probably a more or less constant contraction of the diaphragm causes the bulging of the anterior abdominal wall.

In pathological conditions the absorption of gas from the stomach and the intestine may be altered by various factors, either of a general nature or caused by special lesions.

II. Factors influencing the absorption of gases

Among the general causes circulatory disturbances stand foremost. When the circulation in the abdominal vessels decreases owing to some of many reasons, absorption is diminished and conseqeuntly distention of the bowel lumen takes place (ZÜNTZ, TACKE and WAHREN). Experimental and empirical studies have demonstrated that the colon is relatively more dilated by gas than is the small intestine because gases are more rapidly absorbed from the small gut than from the large bowel.

Among the causes of altered circulation are mentioned those associated with shock and accumulation of blood in the splachnic area. Secondly, cardiac decompensation, also caused by toxemia, and vascular lesions, such as angiosclerotic conditions and aortic aneurysms. Further, the absorption of gas is influenced by pathologic changes in the thorax, for example in cases of pneumonia where a considerable meteorism may develop. In pleuritis and in pneumothorax a pronounced meteorism may also be observed. These affections of the lung and pleura inhibit the movements of the thoracic wall and the diaphragm. Thus, indirectly they decrease the absorption and discharge of intestinal gas. A similar condition pertains in the post-operative period when the movements of the diaphragm are diminshed, and consequently the velocity of the blood flow also is diminished. This depression is not only caused by a reflex mechanism due to pain, but is caused by inactivity during rest in bed (FRIMANN-DAHL). Many authors have tried to influence bowel distention by treating the patient by O_2 breathing. The view is that increased amount of O_2 in the lung capillaries would diminish the partial pressure, thus permitting NO_2 to pass from the intestine over into the blood. However, TROELL has shown that continuous breathing of pure O_2 produces a strong mobility inhibition of the gut which may become almost complete after 6 hours.

As will be shown later, the intestinal tract is often distended by gas in many inflammatory conditions. Peritoneal irritation and local peritonitis are practically always followed by paresis of the intestine, close to the inflammation. General peritonitis is likewise followed by retention of gas both in the stomach and in the bowel.

In this connection it should be mentioned that in various infectious diseases certain degree of meteorism may develop. Ordinary infections, such as naso-pharyngitis or bronchitis, may give rise to it, especially in children. The most serious form is encountered in typhus, where the meteorism may extend to the small intestine and this may occupy the main part of the abdominal field forming an edged and square-shaped network (LAURELL).

In blunt traumas to the abdomen a meteorism may be produced similar to a reflex inhibition ileus. Fractures of the spine are often associated with hematomas and followed by intestinal paresis. Thus WANGENSTEEN institutes immediate treatment by suction to prevent meteorism in spinal fractures.

Common to all these types of meteorism is that practically no fluid levels are formed, and if so, the levels are very small and short and in no reasonable correlation to the gas-filling of the loops. As a rule, the loops have very slight movements, the lumina

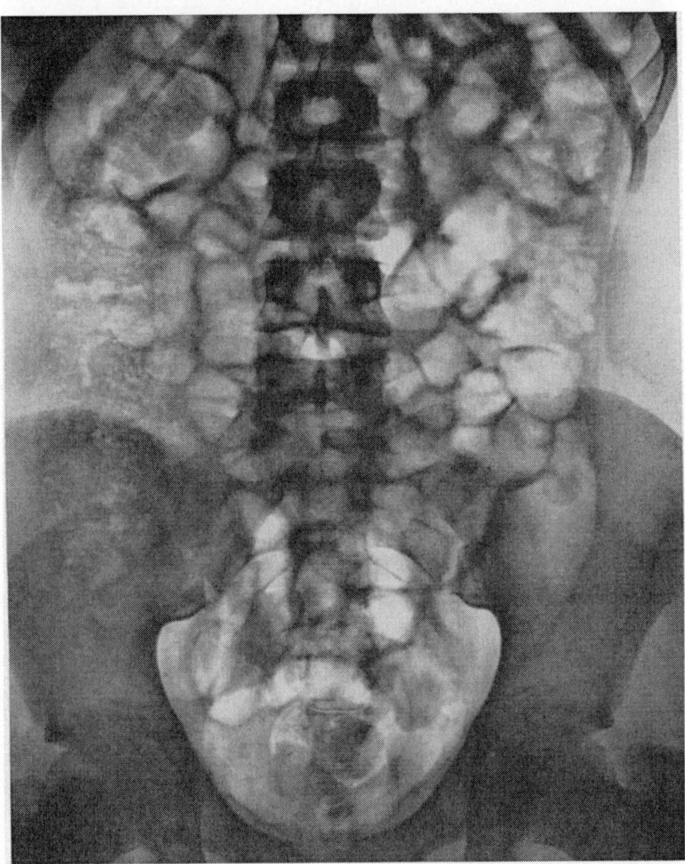

Fig. 14. Meteoristic abdomen, showing network-like pattern of "resting" loops

are edged and angulated giving a network-like pattern, resembling the picture of the gas-filled intestine in small children (Fig. 14). If meteoristic coils are placed in the flanks with the appearance of resting loops, this militates against the presence of an mechanical obstruction. The narrow spaces between the loops excludes the possibility of free fluid in the peritoneal cavity.

The shape of a distended colon lying in the flank is also worthy of note. The lateral border is flattened and the haustrae are more sharply edged than normally, while the medial border is still „normal" with rounded contours. The same rule pertains, and such findings speak against the presence of mechanical obstruction and against the presence of free fluid in the peritoneal cavity.

In many other lesions meteorism is more or less pronounced. It may be of neurogenic origin and the meteorism is then said to be reflex.

Well-known are the various types of secondary gaseous distention following attacks of gallstone colic or ureteral colic, torsions or tumors etc. Localized or generalized peritonitis will soon give rise to secondary meteorism and development of a paretic or a paralytic ileus. Here, the mechanism is probably complicated and some sort of intestinal paresis and distention due to a circulatory insufficiency may be involved. Furthermore, abundant intestinal gas is collected in cases of peritoneal irritation due to hemorrhage into the peritoneal cavity, or when gastric juice or pure bile penetrate into the space (chemical peritonitis). The intestine is particularly sensitive to lesions in the retroperitoneal space, such as hemorrhage, ruptures or inflammations, or acute ureteric blockage.

How early may the accumulation of gas in the intestine be demonstrated following occlusion of the passage? Certainly, this varies according to the nature of the occlusion. Experimental investigations have demonstrated that retention of gas and fluid occurs 3—4 hours after ligation of the gut (Ochsner, Wangensteen). Radiological experience tells that 3—4 hours after onset of obstruction gas and fluid may be demonstrated on the films (Koch, Frimann-Dahl). However, the findings are often so scanty that only occasionally is a definite diagnosis possible. After 6 hours the signs may appear so distinctly as to be conclusive.

III. Local changes in the bowel

Distension of the bowel leads to circulatory disturbances in the intestinal wall, and consequently to inhibition of the absorption of gas. The first changes are retention of more fluid than gas, but the relation changes and more and more gas is collected as long as the obstruction is unremoved. In small intestine the intra-intestinal pressure is normally 2—4 cm H_2O. In cases of inhibition ileus 15—20 cm H_2O and in cases of mechanical obstruction values up to 50 cm has been registered (Wangensteen). The increased pressure has always an unfavorable effect on the circulation. Thus, the gas-distension by impairing the circulation reduces the absorption of gases and in this way produces a vicious circle. As long as the intestinal musculature is able to make peristaltic movements the absorption of fluid may persist for a relatively long time and is better compared with that of gas. The fluid retained is therefore relatively small compared to the gaseous distention. This is often influenced by decrease of secretion which becomes smaller as the illness proceeds. However, in many cases of obstruction the bowel wall is interferred with and the movements are reduced. Then large quantities of fluid are retained, and long fluid levels formed. In some cases simultaneously a diminished absorption and an increased collection of gas takes place. In various infectious or in dyspeptic diseases changed enzymatic conditions lead to increased putrefaction, and thereby to increased production of gas.

Andersen and Ringsted have shown that practically all the intestinal gas in obstruction originate from swallowed air and conclude that in a closed loop practically no gas is produced from putrefaction or fermentation. They also concluded that even in obstruction of the large bowel putrefaction only contributes to an insignificant degree in the production of gases.

IV. Fluid in the intestine

The fluid in the intestine normally originates from fluid taken in by the ingestion of food and drinking, but a surprisingly large amount is also produced by the glands pouring their secretion into the alimentary canal. This volume of juice is estimated to be nearly 8.000 cm^3 a day. There is a reason to believe that the secretion of the alimentary canal increases under conditions of obstruction. First, when the bowel is distended stimulation of excretory function takes place. Later, this mechanism is restrained and eventually produces only a limited amount of fluid. Obviously, retention of fluid in the bowel depends upon the location of the stenosis. When the stenosis is located above the papilla of Vateri, the secretion from the liver and the pancreas is eliminated. Below this point the secretion is added to the mucosal secretion. The higher in the gut the obstruction is situated, the more easily expelled are fluid and gas by vomiting. With stenosis in the lower part of the ileum distention is more pronounced and in colonic obstructions loss of fluid or gas through vomiting is a late sign and generally insignificant.

V. Pneumoperitoneum

Pneumoperitoneum will be discussed generally here and later given special attention in a chapter on perforated ulcer of the stomach and the duodenum. It is best shown on the films when the patient is examined with horizontal rays. The main point is that the gas should be allowed to collect in a spot favorable for its demonstration.

The most comfortable position for the patient is supine, but findings are often most easily interpreted when the films are taken in lateral recumbency, or in erect position. The findings differ greatly with the amount of the free gas.

The best site for the demonstration of the air is beneath the diaphragmatic domes and it appears as a sickle-formed translucency particularly on the right side, between the liver and the diaphragm. In upright position it may collect bilaterally under the domes, and is still better outlined on the right side than on the left. Usually, more gas is collected on the right side than on the left. On the left side two bubbles may be shown, one corresponding to the free gas and the other retained in the fornix of the stomach. Gas in the stomach is placed a little lower than gas in the peritoneal cavity, and the gas in the stomach is often lying above a horizontal fluid level (Fig. 15). Gas under the left dome is sometimes confined between distended intestinal loops and therefore difficult to distinguish.

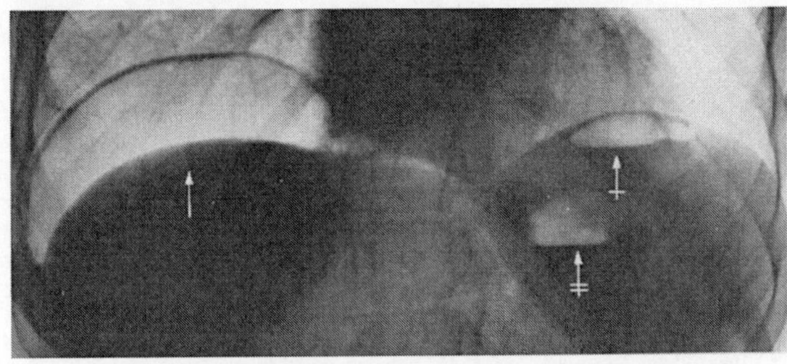

Fig. 15. Pneumoperitoneum. Gas under right elevated diaphragm ↑. Fluid under free gas on the left side †. Gas and fluid levels in the stomach ‡

To secure a correct interpretation additional films must be made in various positions, preferably with the patient lying on the left side. Then the free gas may disappear or move upwards to the right and reach the hemidiaphragm, whereas air in the stomach remains in the fornix. It happens that the gas is retained on the left side and will not move past in the liver and its ligaments.

Perforation into the omental bursa occurs and may be identified on the films. The trapped gas is not moving outside a circumscribed area even when the patient lies with the left side down, proving the gas is not free, but retained inside the lesser sac.

Aspiration of gas in the stomach is an aid to a more exact differentiation. Some authors have used aspiration of the stomach to prove a perforated ulcer when no free air is visible. They claim that by this procedure gas will enter the peritoneal cavity and be visible when new films are taken shortly after the manipulation (Strømme).

Fluoroscopy is helpful in the demonstration of small collections of free gas in the peritoneal cavity. At times the gas is visible only in oblique position with the tube centered at the same level as the gas. A source of error is a translucent zone under the dome of the diaphragm either on the left or the right side. Brückner maintains that this in some cases is caused by interposition of the omentum.

Even if invisible when standing, the air may be well exhibited in lateral recumbency (Fig. 16). As mentioned above, it happens that gas from the left side will not pass over the right with change of posture.

When the patient is lying on his left side some gas can also collect in the iliac fossa which in that position is at the level of the costal arch or even higher. When greater amounts of gas are present, it is placed all along the flank down to the minor pelvis (Fig. 17). The liver is descended and moves medially away from the thoracic wall towards the mid-abdomen.

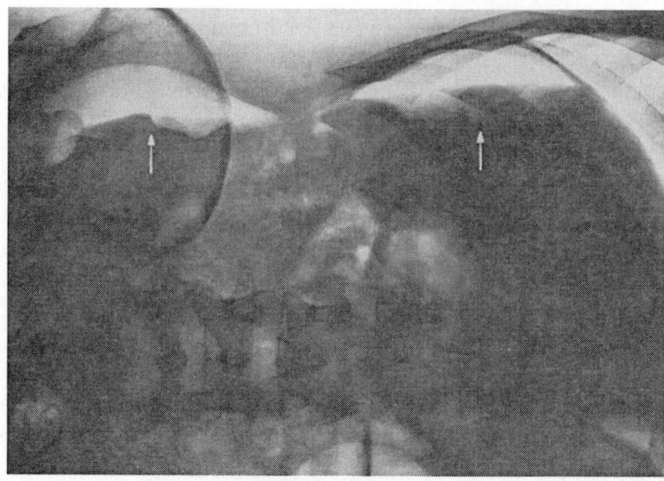

Fig. 16. Pneumoperitoneum. Gas visible under right costal arch and in right iliac fossa. Lateral recumbency

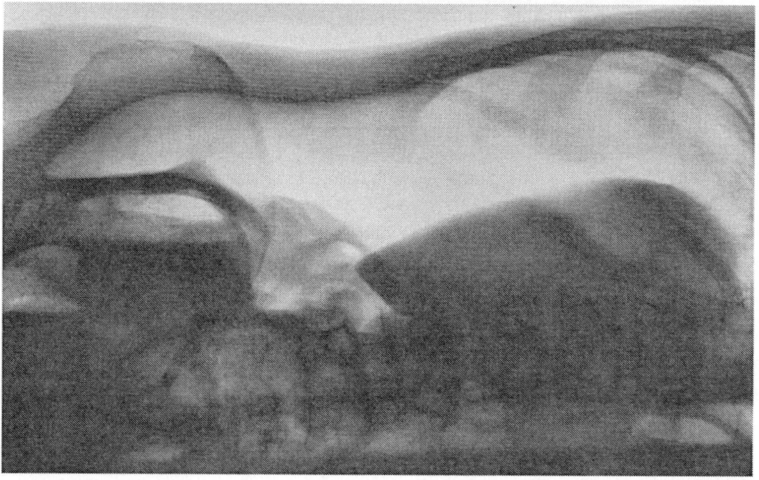

Fig. 17. Large pneumoperitoneum extending from the right costal arch to the minor pelvis. Intestinal loops and liver pushed medially

In supine position with vertical direction of the rays free gas in small quantities is not visible. Moderate amounts usually accumulate between the small intestinal loops in the mid-abdomen or in the epigastrium appearing as a more or less sharply defined translucency. Greater amounts of gas can be diagnosed indirectly when the patient is supine by making the outside of the intestinal wall visible. When the bowel at the same time is expanded by air both the inner and outer contour of the intestine appear distinctly (Fig. 18). This sign, described earlier by FRIMANN-DAHL and RIGLER, is important because it may happen that the patient is in so poor condition that he cannot be turned on his side or examined upright. Many times the films taken in supine position is enough to secure the diagnosis of penumoperitoneum. However, guard should be taken in some instances of meteorism when intestinal loops are lying close together and parts of the intestinal wall (two walls) are more or less isolated and stretched between the distended lumina. Then the findings are much like those in pneumoperitoneum. In supine position the patient can be examined also with horizontal rays and the gas will collect anteriorly under the abdominal wall or the diaphragm. The gas can also be demonstrated as a sickle-shaped translucency sharply outlined by the underneath liver density (Fig. 19). Films in supine position are, as a rule, taken first and when free air appears distinctly,

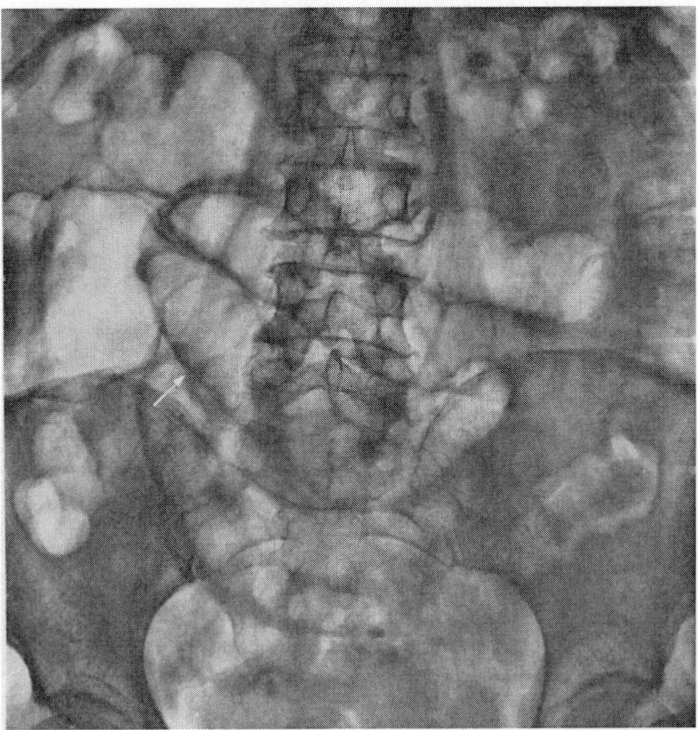

Fig. 18. Pneumoperitoneum in supine position, both the outer and inner wall of the intestine are visible

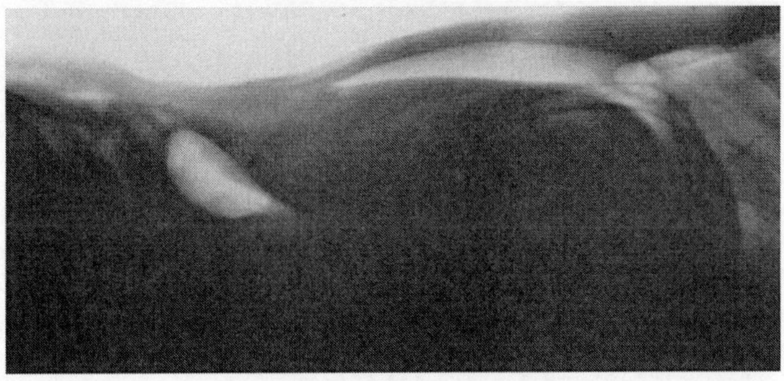

Fig. 19. Pneumoperitoneum in supine position, horizontal rays. Sickle-shaped collection of gas under the anterior abdominal wall

there seem to be no reason for further examination. It is also convenient to treat the patient gently and not prolong the examination by taking films in all positions and directions. This must be carefully considered in each case.

On the supine films, especially in the sub-hepatic area, a collection of small gas-bubbles may be seen resembling small blebs lying closely adjacent and separated only by fine bands due to fluid, giving an appearance similar to a "foam". When these formations do not vanish in lateral recumbency or in erect position, the findings are suggestive of an encapsulated accumulation of gas and fluid. In other words they prove of an sub-hepatic abscess (KNUTSSON).

A *collection of gas* shaped as a half-moon visible in lateral or upright position, may have its extremities connected by a horizontal line, that is a fluid level. This is most often observed beneath the right hemidiaphragm and surprisingly also when no other signs of fluid in the abdominal cavity are observed. The explanation offered is a sort of suction induced by the liver. Because of its weight this organ has a tendency to descend, thus fixing the small amount of fluid in the narrow space between the liver and the diaphragm. Although in some cases the fluid may be retained and suspended by bands or adhesions, it is improbable that these play a definite role in the mechanism.

Generally, when fluid is present in the middle or lower part of the abdomen, it indicates a local or more generalized peritonitis. Effusions may, however, accumulate early after a perforation and may originate from the stomach or the intestine.

In extensive pneumoperitoneum the abdominal organs are pressed inferiorly while the diaphragm is elevated. Interposition of the intestine may then result, not only because the liver descends, but also because dilated gas-filled coils of the small or large intestine are apt to ascend and penetrate into the increased space.

Usually, free gas originating from a perforated ulcer of the stomach gathers in moderate quantities. It may happen, however, that a considerable amount develops and that

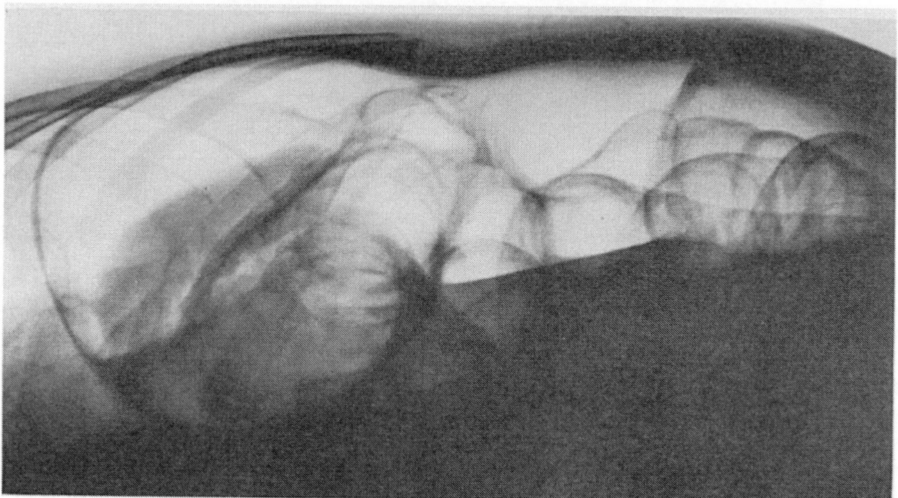

Fig. 20. Arcade-like appearance of distended loops floating in peritoneal fluid

the diaphragm on both sides is elevated as high up as the hilum of the lungs. In perforation of the small intestine only very small quantities escape, in accordance with the fact that the small intestine is usually not gas-containing.

Perforation of the large bowel gives the most abundant quantity of free gas. When large amount of free gas is present, the colon at the same time is nearly always distended by gas. This occurs primarily because of an obstruction, eventually resulting in perforation, or secondarily owing to the peritonitis which has followed the perforation. If both gas and fluid are collected in the peritoneal space the findings are most characteristic. The fluid may then cover the lower or dorsal parts (while the gas ascends), forming a long horizontal fluid level. When the coils are gas-containing, they "float" upon the fluid and the walls have an arcade-like appearance. The gas-leading coils are above the fluid level whereas the heavier fluid-containing parts are submerged (Fig. 20). This finding is so typical that some authors have used artificial pneumoperitoneum to demonstrate free fluid in the peritoneal cavity.

Free air in the peritoneal cavity after operations ordinarily disappears in 4—5 days, but it has been observed persisting as long as 4 weeks. When greater amounts of gas are present, for example a week after the operation, there must be another explanation than the laparotomy itself. For instance, insufficiency of a suture, either in the stomach or the intestine may be the cause (see Fig. 17). In pathological conditions such as traumas, rupture of any hollow viscus may produce pneumoperitoneum. The most frequent cause is perforation of an ulcer of the stomach or duodenum, particularly those located in the juxta-pyloric region.

As mentioned before, rupture of the small intestine rarely produces pneumoperitoneum and if so, only in small quantities. Various inflammatory diseases with ulcerations in the intestinal wall may give rise to pneumoperitoneum. This may occur, for instance in tuberculosis of the small intestine, where ulceration has a tendency to strictures, and consequently development of a subileus. In typhoid fever similar changes may occur with perforations and larger quantities of free gas. When the bowel is inflated there are no fluid levels in the distended coils, but when peritonitis develops fluid levels soon appear (LAURELL).

In traumatic rupture of the small intestine free gas in the peritoneal cavity may collect in small bubbles, but the site of the ruptures is often impossible to localize. If a shrapnel or a gunshot has passed the abdominal field and a small gas-bubble is under the diaphragm or in the flank, the diagnosis of a rupture of the small bowel is probable.

Gas-containing diverticula may rupture after injuries to the abdomen and some gas escape into the peritoneal space. Mostly in children ulceration may develop in a *Meckel's diverticulum* with consequent perforation. Usually, the amount of free gas is very small and only occasionally larger (SINGLETON).

In acute appendicitis pneumoperitoneum practically never occurs. Only occasionally some small bubbles appear in the appendiceal area or beneath the liver. A sickle-shaped collection of gas under the diaphragmatic dome or the costal arch, as in cases of a perforated ulcer, is never seen in acute appendicitis. This fact is certainly of great importance for the differential diagnosis between these two lesions, clinically also difficult to distinguish. In very rare cases perforation of an appendicular abscess may be the true cause of a small pneumoperitoneum (see also later p. 600).

Perforations of the cecum are met with in carcinomatous ulcerations or in tuberculous inflammations. In acute typhlitis, a lesion which in itself is rare, perforation may occur giving rise to a pneumoperitoneum, quite similar, for instance to that in cases of a perforated duodenal ulcer. However, there is a possibility of differentiating these lesions because, in acute typhlitis a fluid level in the cecum is always present, but is very rare in cases of a perforated duodenal ulcer.

In the colon carcinomas may be the cause of a perforation or a rupture with consequent pneumoperitoneum. The ulceration may be situated anywhere in the large bowel, but perforations are most often encountered in carcinomas of the sigmoid and rectum. Tumors in the colon have a tendency to obstruct the bowel, and consequently a distention of the proximal part develops. This happens most frequently in carcinomas of the sigmoid and the proximal part of the colon — the cecum — is most distended by gas. In such lesions the cecum may be vastly expanded and have a size of a man's head. Perforation may give a huge amount of free gas in the peritoneal cavity.

Pneumatosis cystoides intestinalis may give rise to an enormous pneumoperitoneum.

The following terms have been used in the literature: *Pneumatosis, intestinal blebs, enteric vesicles and gas cysts* (REICHERT). The etiology is not yet completely clear, but most authors agree that the lesion is seen in combination with stenosis somewhere in the intestinal tract, for example stenosis of the pylorus or in the sigmoid (GAZIN, BROOKE, LERNER and PRICE). At one time the idea was that bacteria produced the gas in the intestinal walls. Now, the lesion more generally is looked upon as a pure mechanical procedure. The air penetrates the gastric or intestinal wall through a rent in the mucosa or in an ulceration, either of an inflammatory, a carcinomatous or mechanical nature. Air invades the submucosa or subserosa and the lymphatics where upon a multitude of blebs of varying size develops, localized in segments leaving free areas in between. The blebs may rupture and air escape into the peritoneal cavity in smaller or larger quantities. The lesion, in itself rare, is usually encountered in adults, but may also occur in children (SINGLETON). The collection of air can be colossal; up to three liters a day have been observed after paracentesis.

The radiological features vary from case to case, but have some signs in common. In cases of a huge pneumoperitoneum during fluoroscopy, it is observed that the intestine has very little peristaltic movements. This is not due to the lesion itself, but is well explained by the extremely large pneumoperitoneum. The bowel has no support and moves around freely in the air-filled space.

In pneumatosis cystoides the intestinal wall has a characteristic appearance which enables diagnosis (Fig. 21).

Especially in infants the air may collect along the wall and appear as linear translucencies or when the lumen is seen "on end" as a ring-like zone. The subserous gas-bubbles subside leaving small scars on the serosa (Fig. 22). In adults the prognosis is good and usually the lesion resolves spontaneously, therefore it is not indicated to operate upon these patients.

On barium studies of the colon the cysts may appear as "polypoid" defects (McGEE, PENNY and WILLIAMSON). Gas cysts may also develop in the mesentery and dissect into the retroperitoneal space and penetrate in cranial direction reaching the diaphragm. Such instances may simulate a pneumoperitoneum.

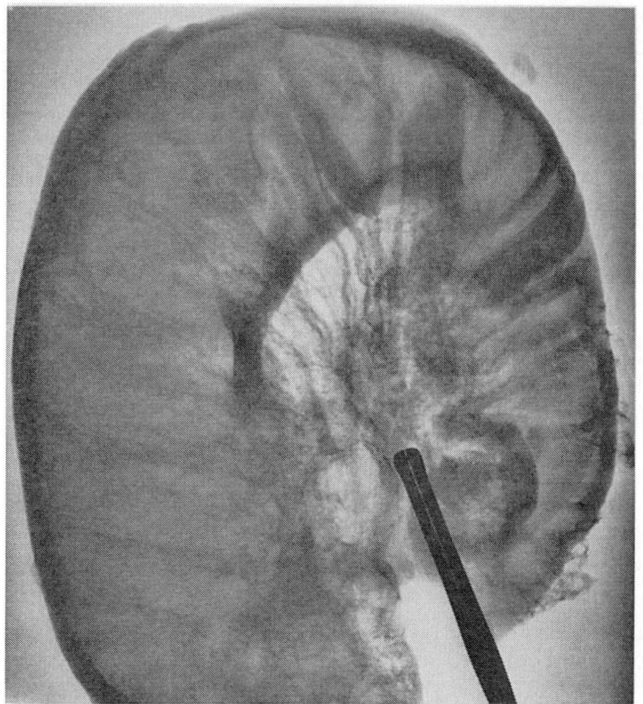

Fig. 21

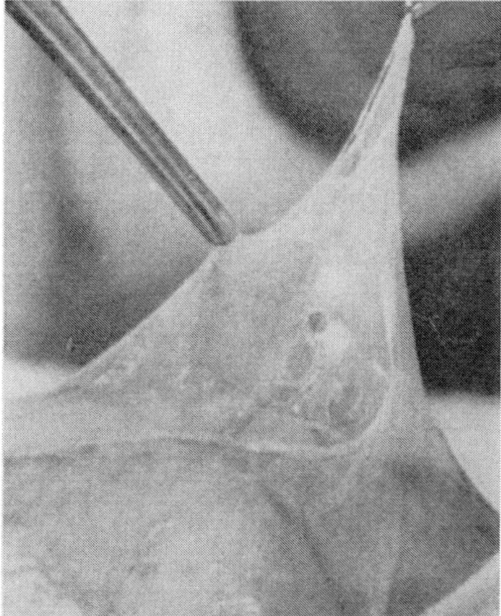

Fig. 22

Fig. 21. Roentgenogram of extirpated sigmoid loop in a case of volvulus. Blebs all along the border

Fig. 22. Ruptured subserous cyst revealed during operation in a case of pneumatosis cystoides

Sigmoiditis and *diverticulitis* are common findings in the colon. Perforations may occur resulting mostly in abscess formation of various size. This may be proved by a carefully administered barium enema. Occasionally, perforation enters the peritoneal space producing symptoms similar to those of a perforated ulcer of the stomach (Fig. 23). Ulcerations due to chronic colitis may also lead to perforation and pneumoperitoneum.

In the rectum also, ulcerations may perforate and produce a pneumoperitoneum. The ulceration may be due to carcinomas, lymphogranuloma venerea or mechanical lesions.

Pneumoperitoneum may occur without perforation of the gut, the gas being produced in the peritoneal cavity, a peritonitis caused by gas-forming bacteria. The roentgen findings are rather similar to those of a perforation, but the history may give information about earlier gynecological diseases or a newly undertaken surgical intervention. In some rare instances of peritonitis there is practically no fluid, but abundant production of gas. By measurement the gas-production has been estimated to 4—5 liters a day. This has been described by FRÜND and STEGEMANN as a clinical entity and called *gas-peritonitis*.

The real origin of this phenomenon is still doubtful and the possible connection between gas peritonitis and pneumatosis cystoides is unexplained.

In gynecological examinations, such as pertubation pneumoperitoneum proves that the tubes are open. Soon after the entrance in the minor pelvis the gas will ascend to the diaphragm and influence characteristic shoulder pains.

Some authors claim that pneumoperitoneum has been observed after vaginal lavage. In rare instances lesions of the uterus leads to a pneumoperitoneum. Gas may collect within the uterus in cases of pyopneumometrum. Rupture of such abscess-formations may give rise to a pneumoperitoneum. Infarction of the uterus due to arteriosclerosis may lead to ulceration of the uterine wall, rupture and consequent pneumoperitoneum (Frimann-Dahl). Occasionally, a spontaneous pneumoperitoneum is observed without any reasonable explanation. In such cases a rupture of small emphysematous blebs has been suggested. However, at operation these are very difficult or impossible to detect.

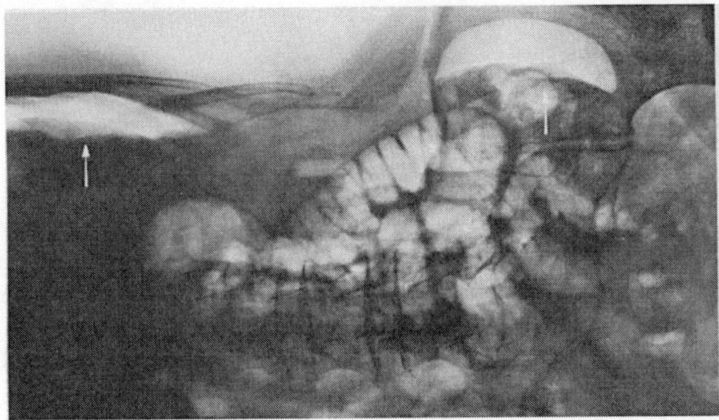

Fig. 23. Pneumoperitoneum caused by perforated diverticulum in sigmoiditis

For the differential diagnosis, *subpulmonary air*, as it occasionally occurs in pneumothorax, must be mentioned. This may look very much like a pneumoperitoneum in films taken in upright or sitting position. If doubt arises, films in lateral decubitus and with the pelvis elevated must be taken.

VI. Free fluid in the peritoneal cavity

Demonstration of fluid in the peritoneal cavity is based on the study of survey films without contrast medium. Special films of the flank, the minor pelvis, or the liver region are also required. The fluid has a tendency to descend to the declive parts of the abdominal cavity, in supine position to the true pelvis or the flanks, if there is fluid enough to fill the lower parts of the abdominal cavity. In lateral recumbency fluid collects in the lower part of the pelvis and the flank and if sufficient amount of fluid is present, it ascends to the liver or the splenic areas and floats along the diaphragm. The findings certainly vary with the amount of fluid and the localization, but some main features are constant.

In general demonstration of free fluid is much easier when the intestinal coils are expanded by air, lying close to the fluid, either in the small pelvis or in the flanks. In the mid-abdomen also free fluid is easier to detect when gas-filled small intestinal loops are present at the same time. On the other hand, if the intestinal loops are filled with fluid only the fluid in the peritoneal cavity is nearly impossible to detect. One cannot differentiate the fluid inside and outside the bowel lumen. For this reason the possibility of demonstrating free fluid is very variable. At times small amounts may be diagnosed exactly while abundant fluid may be present in conjunction with findings which are no more than suggestive. Despite these reservations the roentgen examination is of great value in many cases. Free fluid in the peritoneal cavity whether consisting of transudate, exudate, or blood is exhibited on the films by a density which nearly corresponds to that of the musculature and the parenchymatous organs. The diagnosis is based upon the appearance, extent and location of this density.

1. Fluid in the pelvis

As mentioned earlier, the urinary bladder should preferably be emptied before the examination. One should try to have this made spontaneously and catheterize only in special cases. The bladder when more than half-filled may give the impression of free fluid or a tumor, and a correct orientation is impossible. Free fluid in the peritoneal cavity has a tendency to collect in the minor pelvis, and this tendency should be increased by having the patient sit up for a while before the film is taken. The fluid will lie around and over the bladder and when the bladder is completely emptied the best condition is present for demonstration of the fluid.

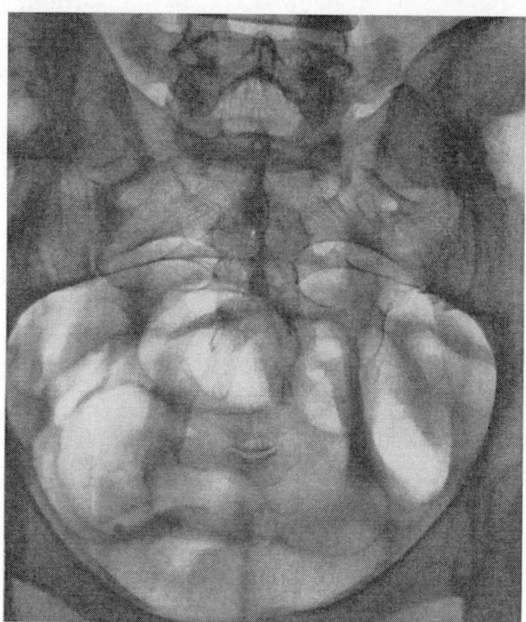

Fig. 24. Roentgenogram shows small quantities of fluid collected in the lesser pelvis

Small amounts of fluid are demonstrated in the lateral or lower part of the pelvis lying between the peritoneum and the intestinal loops appearing as narrow dense bands radiating between the loops towards the central pelvis. Small quantities are also visible as irregular bands forming a reticulated pattern often better disclosed medially (Fig. 24). The bowel segments are separated by the fluid which thus appears as broad band-like areas of a triangular or stellate shape. Under optimal conditions 20—30 cm^3 of fluid can be shown in the minor pelvis. With more fluid the density often has a shape of a new-moon and correspondingly, the amount of fluid is about 100—150 cm^3. From the sickle-formed density bands or lines may extend upwards and have a more comb-like appearance. Free fluid in the peritoneal cavity gives the intestinal loops a rounded form, contrary to the "normal" edged angulated or polyhydric outline. The convexity of the new-moon is caudally bordered by the pelvis, the concavity by the intestinal coils. When these are inflated small spur-like offshots are seen between the coils and the border of the fluid is uneven. If one long loop is lying close to the fluid the contour is more evenly curved. When the colon forms the border, the contour may be straight provided the colonic loop is expanded by air. If it is only moderately gas-filled the haustrations may appear and small offshots of the fluid density are seen between them.

In the next stage exudate in the pelvis has the appearance of a half-moon and the amount of fluid may be estimated to approximately 200—300 cm^3. Increasing amount of fluid-filling of the entire pelvis will give a density compared to full-moon (Fig. 25). Laterally, the density is separated from the wall of the pelvis by a clear translucent zone corresponding to the soft tissue and fat. The upper border of the density is poorly outlined. This is contrary to what is observed in tumors, a distended bladder or an ovarian cyst where the upper contour often is sharp. When the small pelvis is filled with fluid and fluid is present also in the flanks, the amount is usually more than one liter. These findings, as will be understood, are described schematically and an exact reproduction should not be expected. Estimation of the quantity of fluid in the pelvis is dependent on the above-mentioned factors, and also upon the condition of the organs, if they are increased in size or filled with fluid. The degree of filling of the rectum is, for instance, of importance and estimation of the fluid impossible if the ampulla is distended by fecal matter.

Abscesses or tumor-like masses caused by salpingitis may also appear as rounded densities, filling more or less of the minor pelvis, so that confusion with an exudate is likely.

If a tumor is filling most of the minor pelvis and an exudate is suspected, the patient may for aid of differentiation be placed on the side and examined with horizontal rays. A density, corresponding to a tumor, persists in that posture and the fluid flows away along the flank.

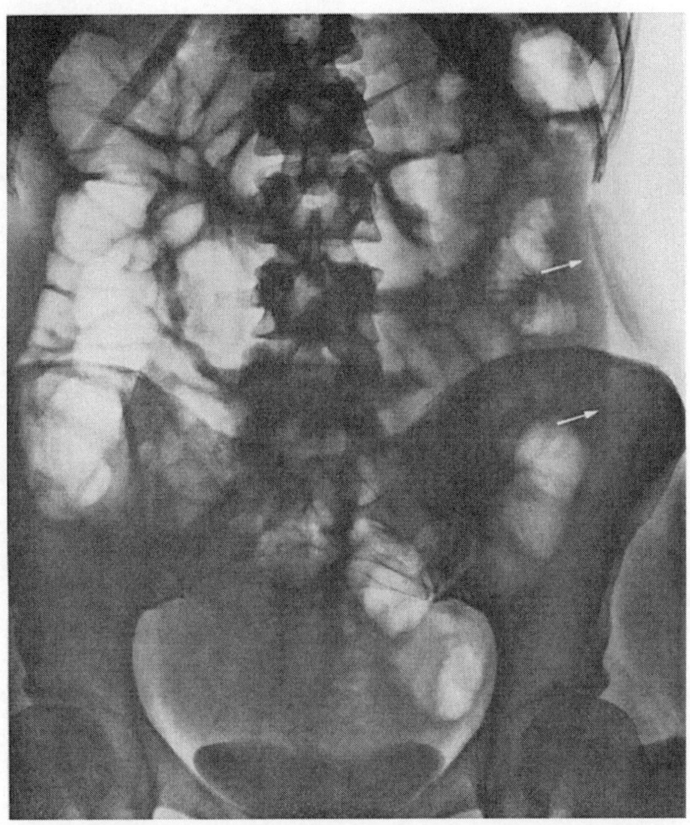

Fig. 25. Fluid in the pelvis and abdomen. Lower portion of the "fullmoon" is accentuated by contrast-filling of the bladder. Density along the left flank, sharply outlined ↑

In cases of obstruction segments of the small bowel may be entirely fluid-filled, lying in the lesser pelvis. The margins of the individual loops are partly visible and partly effaced, so that distinction of free fluid and fluid within the coils is difficult. Contrast-filling of the bladder, either by catheterization, or after intravenous injection of contrast medium may help in the distinction. Free fluid in the lesser pelvis will usually not change the shape of the bladder. Fluid-filled small intestinal coils, however, may give impressions upon the bladder, and thereby aid to reveal the obstruction. The impressions vary in number according to the number of loops lying closely adjacent to the bladder, and they are more easily disclosed in men than in women. In the latter the overlying uterus or different tumors may, in a similar way, cause impressions upon the bladder. In men, if 2 or 3 coils are lying close to the bladder, the upper contour of the bladder has also wave-like impressions. Single or double loops give corresponding indentations. The various possibilities are condensed in schematic drawings (Fig. 26a—c). Free fluid in the lesser pelvis will only to a minor degree give any deformity of the bladder. In ascites, when fluid is abundant, the weight of the liquid may press the anterior part of the bladder upwards. In such instances a sharp contour of the peritoneum may cross the bladder as a caudally curved line (Fig. 26d).

In differentiation pelvic and retropubic hematomas shall be mentioned. Aa s result of traumas or fractures of the pelvis, such hematomas develop, and a decision as to whether the collection of blood is intra- or extra-peritoneal is desirable. Perineal hematomas give a more or less pronounced density laterally bordered by the brim of the pelvis. Usually, in such cases, the lesser pelvis is filled with gaseous loops, outlining the hema-

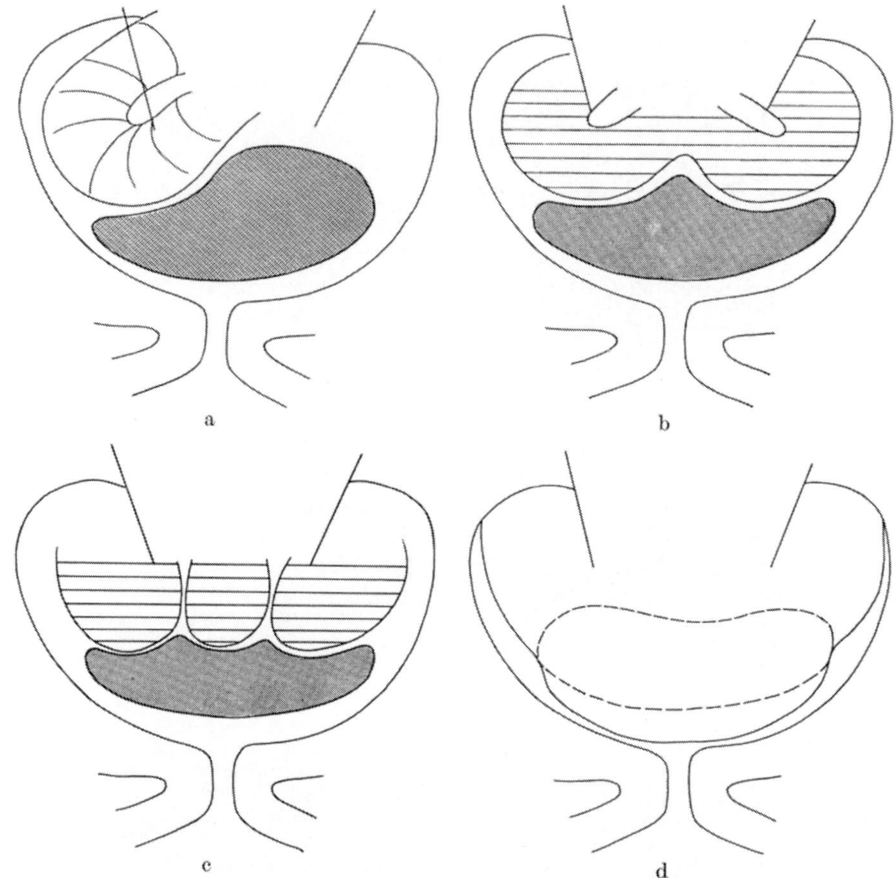

Fig. 26a—d. Diagrammatic representation to show relation between small intestinal loops and the bladder. a) Some loops of small intestine in the lesser pelvis compress the bladder. b) Two loops in contact with the bladder. c) Three loops in contact with the bladder. d) Fluid in the pelvis and bladder deformity

toma cranially. Unlike the density in free exudate hematomas persist and will be unmoved when the posture of the patient is changed. Wedge-shaped offshots between the intestinal loops do not appear.

To confirm the diagnosis of perineal hematomas, filling of the bladder is valuable. This is most safely done by intravenous injection of contrast, since a rupture of the urethra is so frequent in these cases. A more or less marked impression on the bladder may be demonstrated or the entire bladder is pushed aside or upwards by hematoma (see also p. 644).

2. Fluid in the flanks

Fluid in the flanks is best shown in supine position with vertical rays. It may be appropriate to place the patient for a while on the side, so that the fluid may accumulate in the flank. The fluid appears as a density varying in breadth according to the amount of fluid. The density is broader in full inspiration than in expiration. The lateral border of the density corresponding to the fluid is always sharp and even (Fig. 27).

The medial border of the density varies according to the organ which is lying in the flank. This is on the right side most often the colon, on the left side the colon or small intestine. The medial border of the fluid density is best shown when the bowel is inflated by air.

In the right flank when fluid is present and colon is inflated by gas, the density appears as a band with comb-like offshoots extending between the haustrae. The length and size

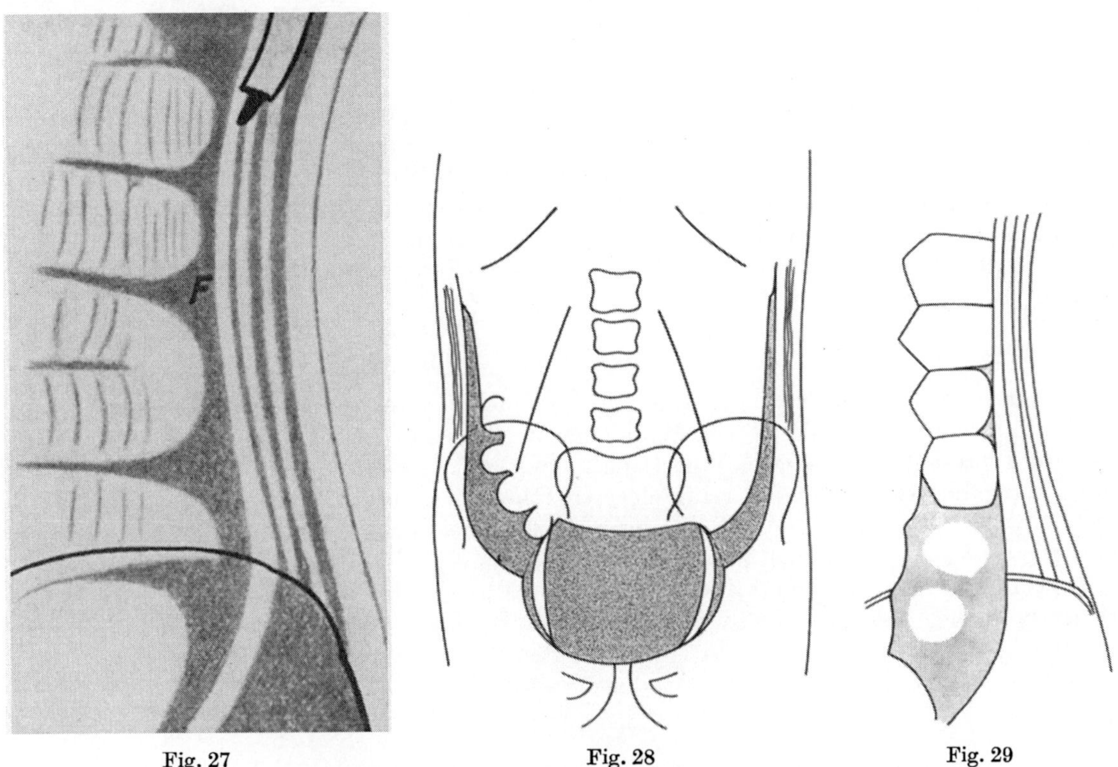

Fig. 27 Fig. 28 Fig. 29

Fig. 27. Schematic drawing of fluid in the flank. (After LAURELL)

Fig. 28. Drawing to show the findings when the pelvis is filled with fluid, and fluid is simultaneously present in the flanks. Amount of fluid more than one-half a liter

Fig. 29. Schematic drawing of fluid in the flank separating meteoristic loops

of the band and of the offshoots varies according to the amount of fluid, and according to the collection of gas in the colon (Fig. 28).

On the left side, more often, gas-filled small intestinal loops are lying in the flank and when fluid collects, a characteristic pattern is revealed. The "resting" loops in the upper part of the flank have a polyhedric angulated appearance, whereas lower down, where the fluid is more apt to collect, the lumen is more rounded, narrower and separated by the fluid (Fig. 29).

When the above-mentioned changes are disclosed in the flanks, the findings must be checked by films taken in lateral recumbency. Free fluid will then float away from the upper flank and gather in the mid-abdomen or in the lower flank. The gas-filled loops ascend to the upper flank and the band-like density corresponding to the fluid disappear. In some instances of abscess-formation and collection of thick pus in the flank, the sticky fluid remain in the upper flank in lateral recumbency. Similar findings may occur when blood-clots are lying in the flank (LAURELL).

Thin fluid collects in the lower flank and has a tendency to float in cranial direction along the peritoneum parietale and surround the liver or the spleen. Greater amounts of fluid may push the intestine medially and upwards, a sign which is difficult to estimate in cases of obstruction because the involved loops are always fluid-filled, more or less. When the colon is filled with fecal matter, the borderlines are often more conspicuous because the content will descend, not retract from the fluid as does the intestinal gas.

The conditions allowing displacement of the fluid are: Relatively low viscosity of the liquid, a smooth peritoneum and moderate meteorism. In severe meteorism the conditions are altered and in cases of peritonitis when the coils are distended by gas, the purulent fluid is collected between the intestinal coils or retained between these and the anterior abdominal wall. This can be shown in supine position when films are taken with horizontal rays.

In upright position fluid in the lower part of the peritoneal cavity is difficult to identify, but the same feature pertains as in supine position. The density in the lesser pelvis is often impossible to interpret because fluid-filled intestinal coils also sink to the bottom of the cavity, making details impossible to distinguish. On the other hand, the fluid may be fairly well exhibited in the flanks in upright position. The margins of the extra-peritoneal fat layer are sharply delineated and often seen better to advantage than in the supine position.

3. Fluid in the mid-abdomen

Fluid is fairly well shown in the mid-abdomen where it may collect separately or in combination with fluid in the flanks or in the lesser pelvis. For demonstration of the fluid presence of gas-filled intestinal loops are necessary, and the conditions are most favorable when these are lying close together. The fluid is presented as dense bands between the coils, sometimes producing a marked network-like pattern. If the stomach and the transverse colon are also distended by gas, effusions may collect between these organs and appear as a band-like density along the greater curvature. This occurs particularly in hemorrhage, caused for instance by rupture of the spleen or liver. Similar findings appear in pancreatitis, but then the density is mainly due to edema of the lesser omentum.

4. Ascites

Great quantities of fluid in the abdomen are, despite the "typical" findings often difficult to disclose by the clinical examination. At roentgen examination fluid is demonstrated in the flanks as a broad density changing with the variation of posture. The entire abdomen may be "covered" by the density and the contours of the parenchymatous organs and on the posterior abdominal wall are blurred or completely effaced.

Study of the flanks gives the best clue to the diagnosis. They are often bulging laterally, so that the radiolucent zone of the extra-peritoneal fat becomes increasingly narrowed and may vanish completely. The fluid is more and more protruding the flank, as a "frogs-belly", and finally overlapping the retroperitoneal fat. If diffuse peritonitis is the cause of the free fluid, edema and hyperemia may develop, blurring the flank-stripe more or less completely. Zuppinger has called attention to increased distance between the diaphragm and fornix of the stomach in ascites. Certainly, the distance is nearly always increased when the position of the stomach is changed from supine position to upright, also without fluid. This sign therefore is not easily interpreted and care should be taken not to rely on small differences. If this sign shall have any value barium must be given by mouth to secure a complete filling of the fornix in supine position. Longin and Schehl also mention the importance of taking films in different postures.

Meteoristic intestinal coils are of aid in the demonstration of ascites. Small intestinal loops, inflated by gas, have a tendency to collect in the mid-abdomen close to the anterior abdominal wall. A similar tendency has the large bowel, the gaseous loops floating upon the fluid are pushed medially and forwards (Fig. 30). Inflation of some air in the colon may help in determining presence of fluid in the flanks.

Displacement of the intestinal loops may occur even if they are devoid of gas. This can be shown when barium is administered by mouth, or as an enema. Fluoroscopy reveals a more tardy peristalsis of the intestine than usual, and the downward movement of the coils continues after movement of the diaphragm has ceased. A wide separation between the individual loops is usually observed recalling the appearance in adiposity. If a barium enema is given and the colon is moderately filled with contrast, the medial displacement is apparent and the colon may form a square-like figure in the mid-abdomen.

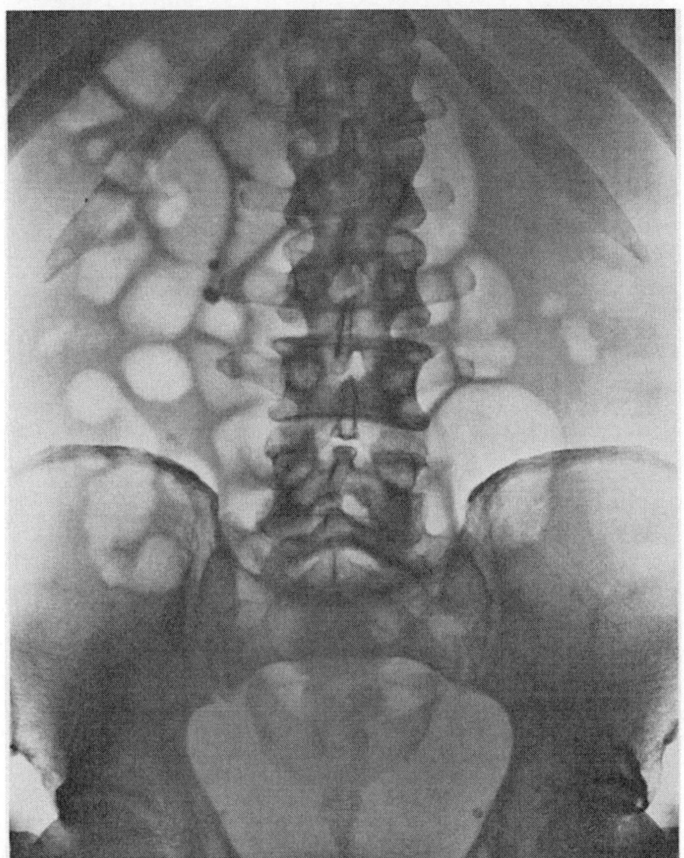

Fig. 30. Ascites. Gas-filled intestinal coils are separated by the fluid forming a reticulated pattern

In ascites, the liver has a tendency to sink down into the fluid, away from the thoracic or abdominal wall. This may take place both in lateral recumbency and in erect position, owing to the higher specific gravity of the liver parenchyma.

Hellmer has pointed out a pathognomonic sign of the right liver contour in ascites. Due to a relative difference in density of the liver and the fluid the latter appears as a relatively radiolucent zone laterally to the liver.

To show this sign the film must be of best quality, not always easy to obtain in these often heavy patients. Medial displacement of the liver in ascites or in hemorrhage can be particularly well demonstrated by splenoportography in hepatograms. In ascites meteoristic coils tend to interpose themselves between the liver and the abdominal wall. The interposition varies according to the amount of fluid and according to the gas-filling of the loops. Control films may also show variations according to the change of posture.

In differential diagnosis large fluid-filled cysts must be considered. Ovarian cysts sometimes extend from the minor pelvis to the liver or even the diaphragm and may reach the flanks bilaterally. If the outer contour of the cyst is visible, the differential diagnosis is easy. However, the border is often only dimly visualized on the supine films, so that the findings may be confused with ascites. A cross-table film may show the circular contour of the cyst very clearly, particularly in the epigastrium. The differentiation is facilitated by presence of gas in the small or large bowel, these structures being pushed upwards and laterally surrounding the cyst more or less (Fig. 31). The displacement of the loops are often better shown if some barium is given by mouth or as an enema.

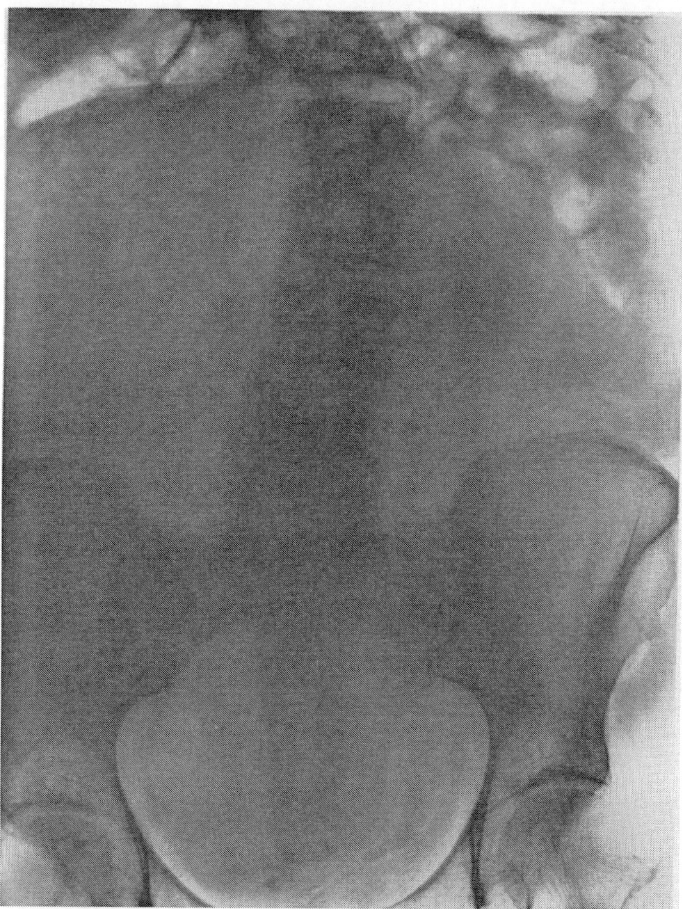

Fig. 31. Huge ovarian cyst, clinically resembling ascites. Gas-filled loops are displaced upwards

VII. Lesions in the chest

In many acute abdominal disorders pathological findings are detected in the lungs and in the pleura. Also, vice versa, lesions of the chest may give referred pains and abdominal symptoms. Small exudates in the pleura are encountered in various acute abdominal disorders, and the demonstration of such effusions is of considerable importance. It is a warning that inflammatory lesions are present in the abdomen and usually the fluid is collected at the same side as the originating process. Fluid in the pleura may be shown in conventional films, but even if the exudate is invisible on the A-P films, it is detectable in the lateral view in the posterior sinus. However, small exudates impossible to disclose by these films can be shown in lateral recumbency and with horizontal rays.

1. Diaphragmatic signs

The study of the position and excursions of the diaphragm is of considerable importance. The excursions of the diaphragm can be estimated on the films by making two exposures, one in expiration and one in inspiration (Frimann-Dahl) or by kymography (Haubrich, Schmidt). Normally, the movements are smaller in women than in men and the left hemidiaphragm has larger excursions than the right. Adhesions or thickenings of the pleura not always due to the actual lesions in the abdomen are frequently restricting the movements.

The movements are also inhibited by inflammatory processes in the abdomen, such as a perforated ulcer, acute cholecystitis and acute appendicitis, that is, mostly on the right side. Acute pancreatitis may reduce the movements bilaterally, but usually on the left side. The diaphragm is often elevated to a higher level than normal due to reflex paresis or indirectly by increased meteorism. In subdiaphragmatic abscesses the dome is nearly always elevated and in advanced cases the movements are brought to a standstill.

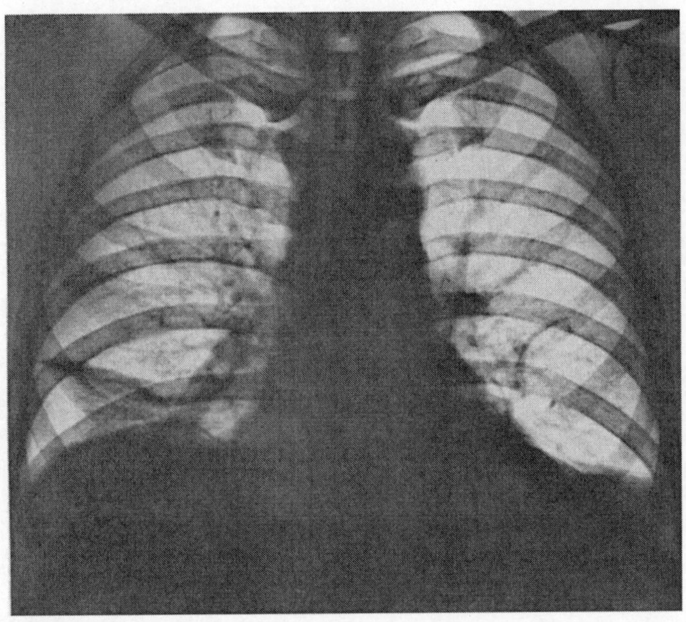

Fig. 32. Plate-like atelectasis in acute cholecystitis, mostly on the right side

In mechanical obstruction the movements of the diaphragm remain unchanged until a later stage combined with severe distention of the bowel. In volvulus of the sigmoid the diaphragm may be paretic and elevated as high up as the hilus of the lung. Infarction of the lung shows, as will be described later, as the first sign, elevation of the diaphragm and restricted movements.

2. Pleural signs

The diagnosis of small collections of fluid in the pleura was described above.

A pneumothorax may arise as a result of trauma (also in small children), and fluid or blood may accumulate in the pleural cavity. This is easily demonstrated on the film in upright position due to the fluid level and collection of air in the pleural cavity. In these cases, as well, a film in lateral recumbency should be made.

3. Pulmonary signs

A frequent finding in the lungs is more or less horizontally directed stripe-formed densities at the base. These are, according to Fleischner, due to basal atelectasies which at autopsy have been shown to be disc-like or plate-like parts of the lung tissue. They may be single or multiple, unilateral or bilateral. Usually, horizontally positioned, they appear also as more spur-like or curved densities (Fig. 32). The laminated atelectasies are often early evidence of an acute abdominal disease and may give a valuable clue as to the side on which the lesion exists. In cholecystitis the changes are often on the right side whereas in pancreatic diseases the atelectasies are mostly on the left side. Plate-like atelectasies are also simply caused by the posture of the patient, particularly the supine position while lying in bed and may vanish as soon as the patient is up and start walking around.

Various forms of segmental *bronchopneumonia* and *lobar pneumonia* occur combined with an acute abdominal disease but the patients are perhaps more often examined because a primary lesion of the lungs has given symptoms referable to the abdomen. In small children where a dependable history is often unobtainable, the roentgen findings are of invaluable aid. Due to the pulmonary lesion the child may be anxious and swallows air which inflates the stomach and the intestine and produces colicky pains (Fig. 33a and b)

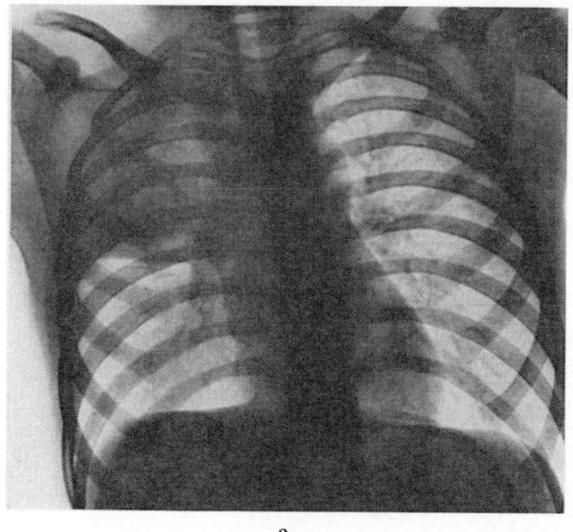

a

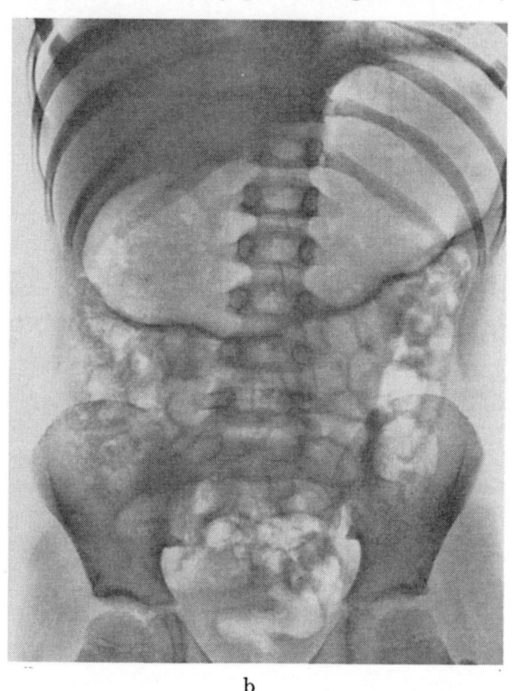

b

Fig. 33. a) Lobar pneumonia in a child causing signs of an acute abdominal disorder. b) Distention of stomach and intestine

4. Infarction of the lung

This lesion is mostly secondary to abdominal disorders, especially in the postoperative period. It also happens that a patient with primary infarction of the lung is suspected of an acute abdominal order. The features vary according to the site and size of the infarction, and to the subsequent collections of fluid. Infarctions may appear as rounded or wedge-shaped densities preferably located where the circulation is retarded, that is, at the basal and dorsal part of the lung (Fig. 34). Soon fluid collects in the pleural space, and is often easier to diagnose than the infarction. Correlated to the clinical findings the diagnosis is, as a rule, well established (ARENDT and ROSENBERG).

When small infarctions are situated at the base in the dorsal parts of the lung they are sometimes obscured by the elevated diaphragm and the fluid in the pleural space. Evaluation and inhibition of the diaphragmatic movements may be the first sign. Medium-sized infarction appears above the diaphragm and is often best shown on the lateral films (Fig. 35). When the patient is in poor condition bed-side films can be taken and may give valuable support for the diagnosis.

Radiological demonstration of embolus *without* infarction as described by WESTERMARK, is explained as *anemic areas* corresponding to the blocked artery. These are difficult to estimate and could not be confirmed by experimental investigations made by KJELL-

BERG and OLSSON. As a rule, patients with infarction are bed-ridden and the films, taken with a portable unit, are often overexposed and circumscribed areas where the vessels are poorly shown may be easily be interpreted as anemic zones. However, that in some cases lack of vascular pattern may arise the suspicion of an embolus cannot be denied. In recent years many authors have advocated the use of pulmonary angiography for the diagnosis of pulmonary embolism (BJÖRK and ANSUSINHA; WIENER et al.).

It is not unusual that patients with heart disease are admitted with the diagnosis of acute abdominal disorders. Lesions of the heart may give pain radiating to the abdomen, so that the patient considers his lesion is in that part of his body. Patients suspected of mesenteric infarction or aortic emboli should be examined for possible valvular

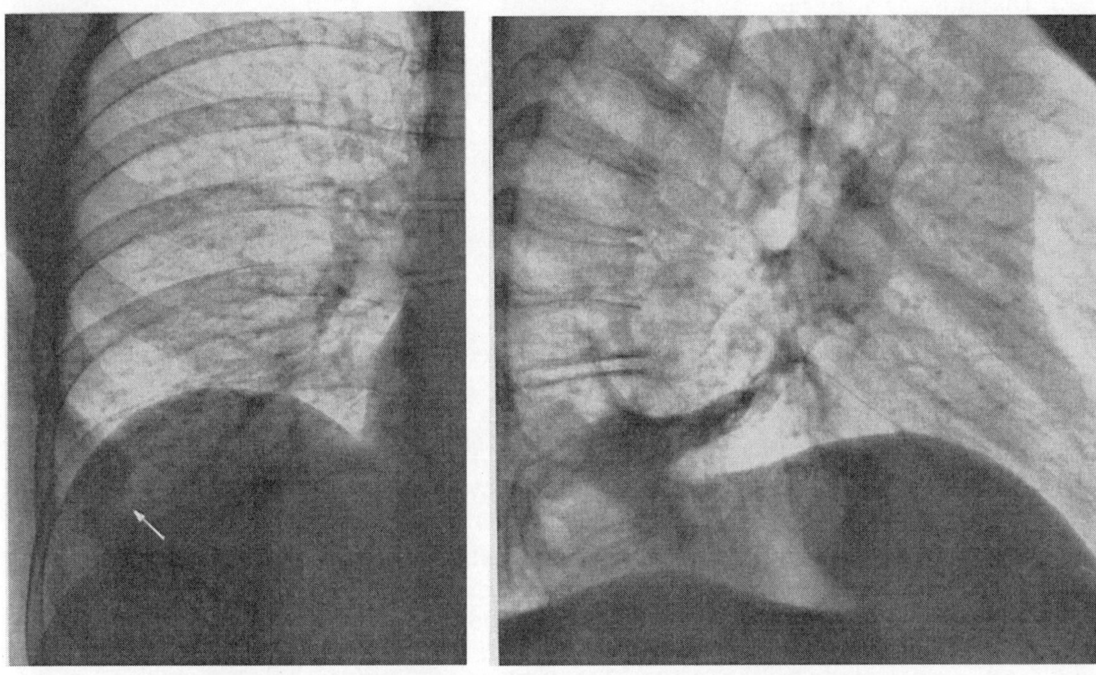

Fig. 34 Fig. 35

Fig. 34. Infarction of the right lung. Rounded density in the right sinus. Elevation of the diaphragm. Increased vascular pattern

Fig. 35. Infarction of the lung in lateral view, invisible on the A-P film

disease, because the emboli is often derived from the heart. Lesions such as a dissecting aneurysm of the aorta may give acute abdominal pains.

Cardiac insufficiency may cause circulatory congestion of the abdominal vessels, and consequently a meteorism is produced. A sudden onset of the circulatory changes caused by stasis in the parenchymatous organs may also give rise to acute abdominal pains.

D. Special pathological findings (Stenosis - obstructions)

Mechanical occlusions of the intestinal tract are among the most frequent causes of acute abdominal disorders. It seems appropriate to describe the various groups in order of their anatomical sites from the more proximal to the distal portions. In the stomach such lesions include disorders, such as acute dilatation, herniation and volvulus. The first group will be described subsequently, the two latter groups later on in the respective chapters.

Acute dilatation of the stomach occurs in many conditions and may not deserve attention as a separate lesion, but in other instances the dilatation is so severe that it dominates the clinical picture. The lesion may occur in a normal stomach mainly due to excessive swallowing of gas as, for instance, in the postoperative period or after abdominal traumas. In other instances the dilatation is caused by a pathological process in the wall of the stomach, particularly in the pyloric region, such as an occluding scar or ulcer, resulting in a more severe condition.

Acute gastrectasies or gastric ileus occur in all decades of life, but is most frequently seen in elderly people, in whom pyloric ulcer or cancer is responsible for the stenosis. Acute gastrectasies may be divided into the following groups:

Dilatation caused by displacements

1. Volvulus.
2. Diaphragmatic hernia.
3. Arterio-mesenteric occlusion.

Primary organic stenosis

1. Pyloric ulcer or carcinoma.
2. Cicatricial pyloric changes.
3. Inflammatory lesions.

Secondary stenosis

1. Displacement of adjacent organs.
2. Extra-ventricular tumors or inflammations.

Functional stenosis

1. Circulatory disturbances.
2. Paresis (postoperative).
3. Abnormal increase in gastric contents.

The dilatation caused by displacements and anomalies are described in the respective chapters later in the text.

In the cases of primary pyloric stenosis the dilatation of the stomach may reach a considerable extent and the retention of fluid be enormous up to 4—5 liters. The fluid-filled stomach may occupy the main part of the abdominal cavity and the greater curvature may reach as far down as the symphysis. The pyloric stenosis does not permit any gas to enter the intestine, and therefore the bowel is devoid of gas and mostly invisible. On the other hand, there is always some air in the dilated stomach helping to identify the lesion.

In supine position the dilated stomach is well shown if it is expanded by air (see Fig. 33b). Clinically cases like this give symptoms of a diffuse meteorism because the stenosis is incomplete and air passes the pylorus. In stomachs expanded by gas the wall of the greater curvature is caudally convex crossing the abdominal field. A similar line will hardly ever be observed in any other abdominal lesions.

If the patient is upright the air in the stomach has a tendency to collect to the right (Fig. 36a). The gas is often trapped in the canalis and the fluid level is formed on the right side at the height of the 1st or 2nd lumbar vertebrae. In this position the air may penetrate into the duodenal cap which often shows deformity suggesting that the lesion is caused by a duodenal ulcer. When the patient is examined in left or right lateral recumbency, the change in placement of the level is characteristic. With the left side down the gas and the fluid level are observed in the right iliac fossa or along the right flank (Fig. 36b). With the right side down the gas is under the left costal arch or along the left flank (Fig. 36c). This proves that the gas is lying inside the enormously distended viscus. The level may reach a considerable length, up to half a meter and may be stratified owing to undigested remnants of food. A laminated fluid level may also be observed in cases of volvulus of the large bowel, though extremely rarely, and not so marked as in the stomach.

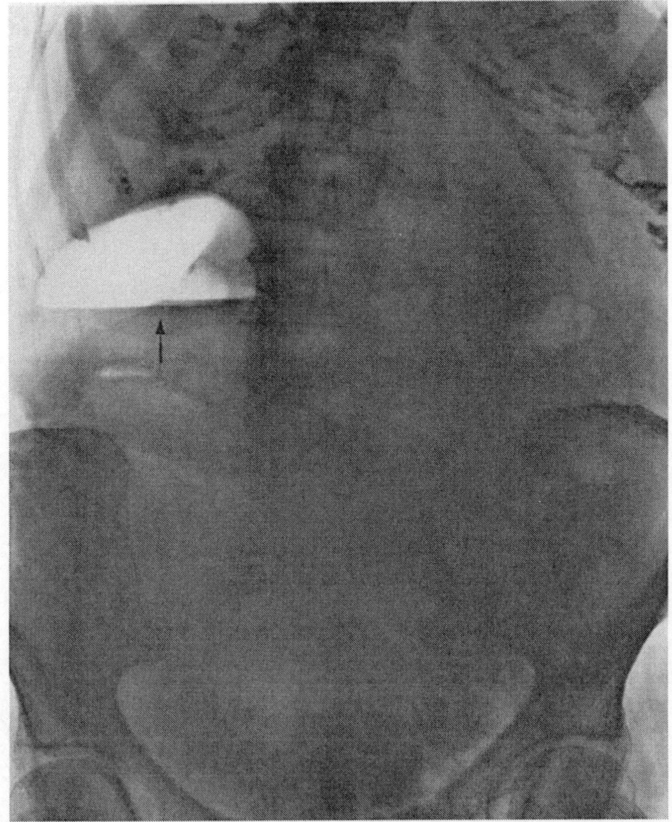

a

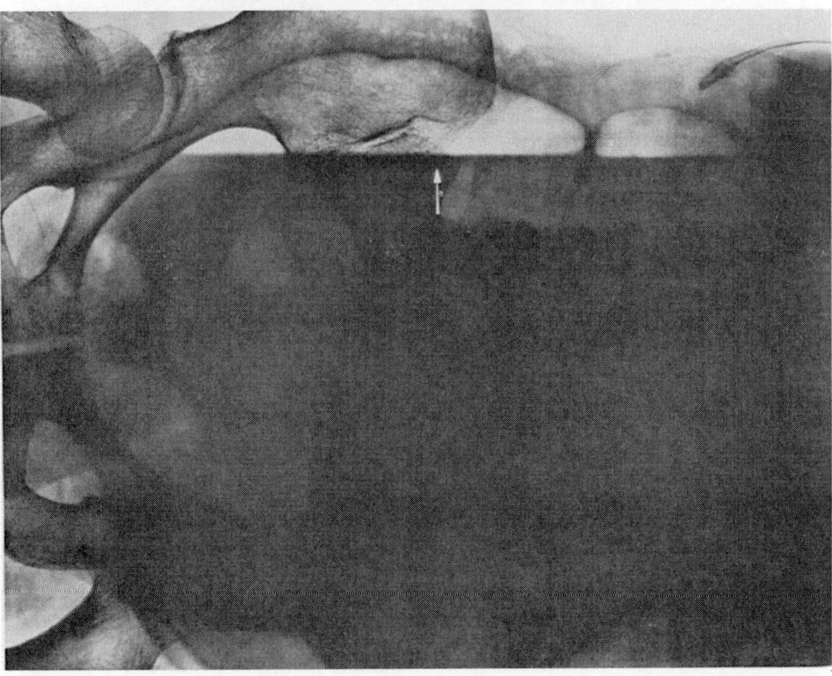

b

Fig. 36. a) Acute dilatation of the stomach. Upright position. Gas and fluid level, trapped in the canalis, are presented upwards and to the right. b) Lateral recumbency. Left side down. Long fluid level in the dilated stomach in the right iliac fossa. c) Right side down. Long fluid level in the left flank (5 liters were aspirated)

If doubt still exists, barium should be given by mouth and small quantities are sufficient for the identification. The colon is pushed downwards (in front of) dilated stomach and is often pressed down to the symphysis. When a barium enema is administered, the transverse colon is always curved caudally to the stomach into the lesser pelvis (OLIVIER).

Secondary stenosis and dilatation of the stomach occur frequently in acute abdominal lesions and may be observed in cases of an extra-ventricular tumor compressing the pyloric area in cholecystitis, pancreatitis or perforated ulcer. *Functional gastrectasies* are met with in traumas or fractures of the spine (WANGENSTEEN). As described by BERNING huge dilatation of the stomach has been observed in diabetic coma probably caused by an acute pancreatitis. BERG noted that a distension of the stomach similar to that seen in diabetic coma can also be observed in hepatic uremic coma.

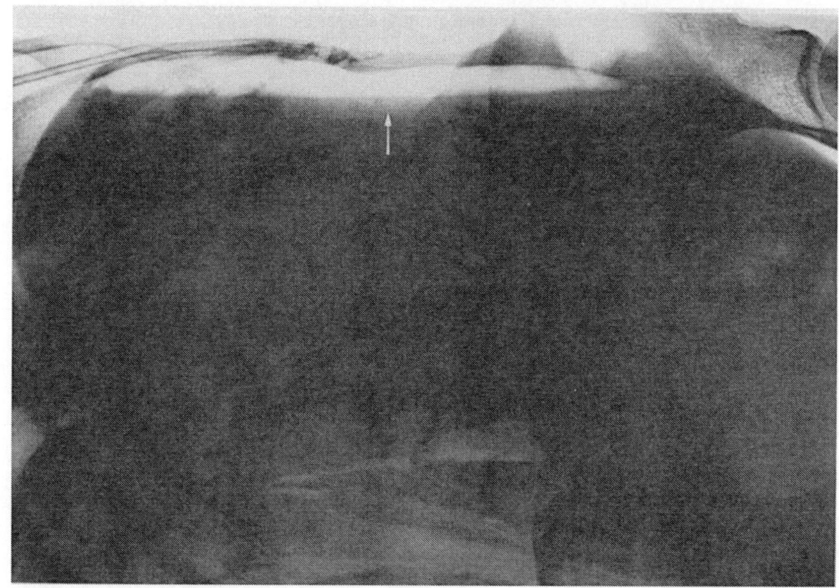

Fig. 36 c

Great amounts of gas and fluid may accumulate in the stomach in malnutrition and is not an uncommon finding in hunger periods. Gastrectasies are also seen in combination with inflammatory processes, for instance in cases of acute phlegmonous gastritis. The inflammatory lesion may also be lower down in the intestinal tract, in the duodenum or the jejunum (enteritis necroticans). As mentioned before, dilatation of the stomach may occur in the postoperative period, and especially while the patient is obliged to rest on his back, being unmovable for days. BORCHGREVINK found in 138 cases that 66 per cent of the acute gastric dilatations developed postoperatively. LEUCUTIA alludes to the *cast syndrome* where enormous gaseous overloading of the stomach is the result of reduced excursions of the abdominal muscles. In peritonitis the stomach has a tendency to be dilated by gas, and more so than in mechanical obstruction. The diagnosis of an acute dilatation of the stomach can be greatly facilitated when pictures are taken before and after aspiration of the stomach with an inserted tube.

I. Acute duodenal obstruction

This is a relatively rare lesion, but may occur both in children and in adults. Congenital malformation which is the most common cause in infants is dealt with in chapter X.

In adults obstruction of the duodenum occurs in so-called arteriomesenteric occlusion which is subchronic by nature, but may give acute symptoms with an alarming clinical picture of striking similarity to an acutely obstructed small intestine. It is also seen in combination with acute dilatation of the stomach. This lesion results from compression of the third portion of the duodenum, where it crosses in front of the spine with the superior mesenteric artery anterior to the duodenum. This artery has a low position and the lesion is associated with visceroptosis and is mostly seen in asthenic patients. It occurs most often in emaciated patients or in those who have been bed-ridden for a long time. A band of the mesenteric root containing the mesenteric vessels compresses the duodenum against the posterior abdominal wall and causes stenosis. In some cases a considerable dilatation of the duodenum and the stomach may develop. The characteristic "cut off sign" of the duodenal loops is observed, if gas is accumulated proximal to the stenosis, but is best seen after oral barium. Intermittent arterio-mesenteric occlusion is often associated with congenital bands and malrotation of the intestine (LICHT).

When the duodenum is dilated reverse peristalsis can be observed during fluoroscopy. Carcinomatous infiltration of the duodenum may produce narrowing of the lumen resulting in acute obstruction. The dilatation is often severe and oral barium should be used to show the obstruction and the prestenotic hyperperistalsis. Usually, the stenosis is best seen when the examination is made in upright or prone position. If the stenosis has existed for a long time, a secondary dilatation of the stomach occurs and widening of the pyloric sphincter may result so that there is no marked border between the stomach and the duodenum.

II. Intestinal obstruction — mechanical ileus

As to the terminology of these lesions no little confusion exists.

Ileus is an old term, originally derived from Greek, designing the clinical picture caused by stop or block of the passage. In general, it includes many different acute abdominal conditions characterized by pain, vomiting, distention and abnormal peristalsis. However, every case of stagnation or impeded passage of the bowel contents can hardly be regarded as an ileus. WILMS (1906) mentions the possibility of dropping the term altogether because the more exact the examination, the more seldom should the diagnosis "ileus" be employed. In English-speaking countries the term "obstruction" is used for all mechanical hindrances to the continuity and the term "ileus" is reserved for paralytic and paretic conditions. However, one must recognize that obstruction originally designates the local pathology and ileus in a broader sense should determine the general changes in the gut and the clinical reaction caused by the obstruction. It must also be considered that in the European countries the term "ileus" has been adopted for a very long time for any distention of the gut caused by a block, and is used for mechanical obstructions as well as for paralytic conditions. The reason for the different terminology is to some extent also the fact that so many acute abdominal disorders are of a doubtful nature and that a precise definition is nearly impossible. Therefore the term "ileus" for various forms of intestinal stasis and impeded passage is definitely justified.

With the introduction of roentgen examination in acute abdominal disorders difficulties arose in classifying and co-ordinating the clinical and the radiological terms and symptoms. For instance, the clinical signs may be uncertain while the radiological features are definite. Contrary to this, the clinical signs may be severe when the roentgen findings are meagre. However, the two examinations have to be co-ordinated also as to the terminology. This is not too difficult when we only realize that the findings vary to a great extent according to the site of stenosis and the time elapsed from onset of the symptoms to the roentgen examination. In order to survey the different types of obstruction the following division has been adopted:

1. Mechanical obstruction

a) Simple occlusion, obturation of the gut, tumors, concretions, or intussusceptions.

b) Simple obstruction from without (extrinsic), i.e. adhesions, inflammations and tumors.

c) Strangulating obstruction due to incarceration of the bowel loop.

2. Adynamic obstruction

a) Inhibition or paralytic ileus.
b) Intestinal paresis (postoperative dilatation).

Bowel obstruction is not always limited to one or the other of these groups. A mechanical obstruction may, for instance, be accompanied by inflammatory processes, such as an acute appendicitis or a pelvis peritonitis. Adhesions may add a mechanical agent to the inhibition.

Such cases are called a combined obstruction or a mixed type of ileus. Hindrance to the passage of the intestinal canal is most often a simple occlusion of the small bowel caused by adhesions and bands. This type of ileus or obstruction is comparatively easy to diagnose and has a definite radiological criteria. However, in strangulating obstruction the diagnosis may be rather difficult, if not impossible.

Wangensteen has used the following classification of obstruction seen from a pathoanatomic and therapeutic point of view:

As early as 1906, the ileus expert Wilms, pointed out the necessity of differentiating clinically between simple obstruction and strangulating obstruction. Wangensteen has also very definitely classified the separation of these groups and described the clinical and radiological features.

Clinical Classification	Pathological Classification	Treatment
I. Mechanical obstruction		
A. Narrowing of lumen		
1. Strictures of intestinal wall	Simple (except in neoplastic strictures of the colon)	Operation, preceded by suction for decompression in late cases except in occlusion of the colon
a) Congenital { Atresia, Imperforate anus		
b) Acquired { inflammatory, traumatic, vascular, neoplastic		
2. Obturation		
3. Compression from without (especially in the pelvis and retroperitoneal duodenum)		
B. Intestinal obstruction due to { congenital, inflammation, traumatic, neoplastic	Simple or strangulation	Suction, operation for persistent obstruction and in strangulation
C. Hernia 1. External 2. Internal D. Volvulus E. Intussusception F. Developmental errors which give rise to intestinal obstruction (other than congenital stenosis)	Strangulation	Early operation
II. Intestinal obstruction due to nervous imbalance		
A. Inhibition (paralytic) ileus B. Spastic or dynamic obstruction	Simple	Suction
III. Vascular obstruction		
A. Intestinal obstruction due to mesenteric thrombosis and embolism	Strangulation	Early operation

Obstruction of the gut may be observed in many ways, but anatomically there are only the two variants mentioned above. In simple obstruction there is a block to the continuity alone. In strangulating obstruction both ends of a loop are obstructed, and in addition, there is interference with the mesenteric vessels and the blood supply.

The following outline of the clinical and radiological aspects will illustrate difference between simple and strangulating obstructions.

Acute mechanical obstruction of the small bowel

Simple obstruction *Obturation*	*Strangulating obstruction* *Incarceration of gut*
Clinical signs	
Shock and collapse not present in the beginning	Initial shock or collapse
Pulse initially unchanged	Pulse most often small and rapid (can also be full)
Pain initially moderate (colicky) gradually increasing	Severe initial pain, continuous
No vomiting in the beginning but later projectile vomiting	Immediate reflex vomiting
Local meteorism, later diffuse	Local meteorism, later diffuse
Feces and flatus may be passed and bring temporary relief	Feces and flatus usually retained mucous and blood
	Occasionally hemorrhagic exudate
Peritoneal exudate may be present	Intestinal tumor may be palpable (confused with ovarian cyst)
Distended loops but no tumor palpable	
Peristalsis and borborygmi	Little peristalsis and few sounds heard
Radiological signs	
Simple obstruction	Strangulating obstruction
Hoop-shaped, gas-filled loops proximal to the stenosis	Bowel often little distended
Fluid levels of various height (bowel in motion)	Often small levels, limited movements
No tumor but fluid-filled long loops	Tumor-like density
Little or no gas in the colon, and if present, diminishing. Increasing gas indicates incomplete stenosis and improvement	Scanty gas but sometimes in cecum, ascending colon
Exudate often difficult to see	Abundant exudate can be difficult to make out
Free diaphragmatic movements	Diminished diaphragmatic movements
Little deformity upon other organs in acute conditions, more in subacute	The fluid-filled loops can exert pressure on other organs, e.g. kidneys, ureters bladder, stomach and bowel
Usually come relatively late for roentgen examination. In dubious cases barium should be used	Appear relatively early for investigation, because of pain, and barium is seldom used

III. Simple obstruction

In simple obstruction there is interference with the continuity either from inside of the intestine as an intrinsic factor, or by compression from outside, as an extrinsic factor.

Obviously, in many cases it may be impossible to differentiate the two varieties, but nervetheless, distinction must be attempted because the pathology, symptomatology and prognosis differ greatly in the two groups.

Pathogenesis. Mechanical obstruction is commonly due to external hernias, but by far the most frequent group of obstruction is inside the abdomen and is caused by adhesions and bands. These again are mostly due to previous inflammation and postoperative cicatrizations. The small intestine is most often affected and the stenosis is frequently situated in the ileum in the right iliac fossa or the minor pelvis. This is explained by the fact that most inflammatory processes occur in the right iliac fossa and the minor pelvis. The corresponding lesions are acute appendicitis, salpingitis and various gynecological disorders. Consequently, the same areas are the site of most incisions and operative interventions, and these again are responsible for peritoneal adhesions. Most cases are seen in women, a fact which is also explained and bands are most often encountered in small intestine, and only rarely do such lesions occur in the large bowel. Here, as will be shown later, other mechanisms are found as the causative agent, such as tumors, inflammations, and volvulus. WELCH has published the frequency of various types of ileus from Massachusetts General Hospital (1035 cases) in the following table.

Cause	Massachusetts General Hospital 1947—1955
Strangulated external hernia	5.4%
Bands and adhesions	39.2%
Neoplasms	
Primary cancer of colon	20.8%
Carcinomatosis	10.3%
Intussusception	2.1%
Volvulus	1.6%
Mesenteric thrombosis	0.9%
Gallstones or other cause of obturation	0.8%
Internal hernia	0.6%
Meckel's diverticulum	1.2%
Other congenital anomalies	0.9%
Operative complications	
(Except adhesions)	4.6%
Diverticulitis	4.3%
Regional ileitis	1.6%
Radiation stricture	0.7%
Other causes	5.0%

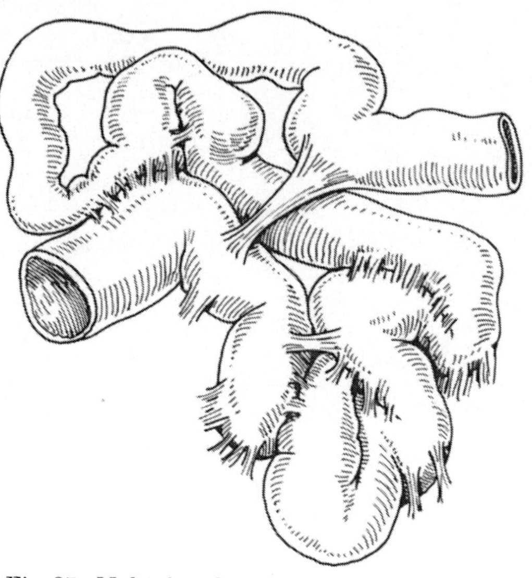

Fig. 37. Multiple adhesions causing incomplete stenosis in small intestine. (After BRAUN-WORTMANN)

WANGENSTEEN in 1252 cases of obstruction found 388 adhesions or 31 per cent, 343 neoplasms or 27 percent, 130 external hernias or 10,4 per cent, and so on.

The various groups will be described in detail later in the corresponding chapters. Here, some remarks on obstructions due to adhesions and bands of the small bowel shall be given. There is a great variety in the occurrence of postoperative adhesions and kinking of the small bowel. It depends upon the operation performed and upon the local pathology, particularly if this is accompanied by inflammation or hemorrhage. KROOK, in a tabulation states a variation from 50—90 per cent. However, in only few of these cases an obstruction occurs. The presumption is, more or less, development not only of a veil-like adhesion but of stronger bands and strings. Primary among operations that are followed by obstructions are appendectomies (1 per cent), next gynecological operations and third herniotomies (KOCH). In some rare cases adhesions may cause obstruction only 4—5 days after the operation but mostly 3—4 weeks or months will elapse before the adhesions are strong enough to provoke obstruction. About 50—60 per cent of late obstructions present themselves within one year, but postoperative adhesion may occur after decades.

Adhesions and constricting bands also develop without previous operations. They may follow inflammations particularly in the appendix, Fallopian tubes, and Meckel's diverticulum. A number of bands and strings is seen in combination with various types of herniations. In some cases the bands are congenital.

Mechanism of occlusion. There is such a multitude of variations in the way of constriction and ensnarement of the bowel, that it is impossible to deal with all here, only some typical mechanisms are described.

About 10 per cent of cases with adhesions cause discomfort and small subacute attacks called "adhesion distress". The roentgen examination in such cases contribute only little to the diagnosis by conventional methods. The small intestine may be packed together lying fixed in the lesser pelvis with bends and kinks, for instance in the terminal ileum or the appendix (Fig. 37).

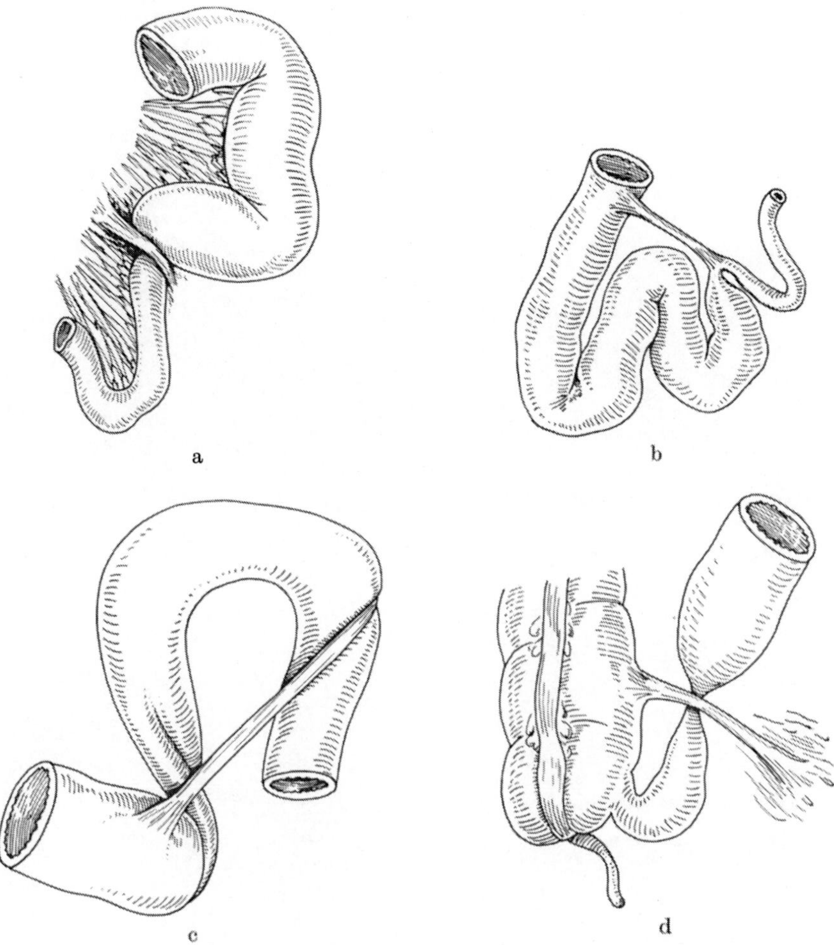

Fig. 38a—d. Various types of strangulating strings in small bowel. (After BRAUN-WORTMANN)

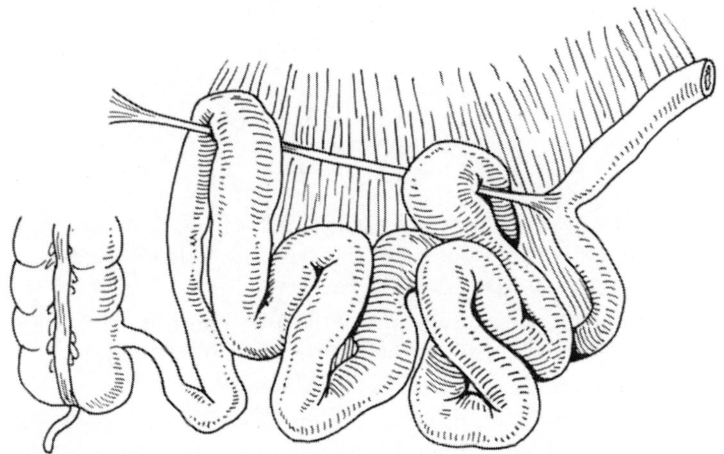

Fig. 39. Small intestinal loops hanging "plaid-like" over a band. (After BRAUN-WORTMANN)

Principally there are two different types of adhesions and bands which produce obstruction — the constricting bands and the incarcerating bands. The former impede only the continuity of the gut, whereas the latter interferes with two ends of a loop and with the mesenterium including the blood vessels. A combination of these two mechanisms is also possible.

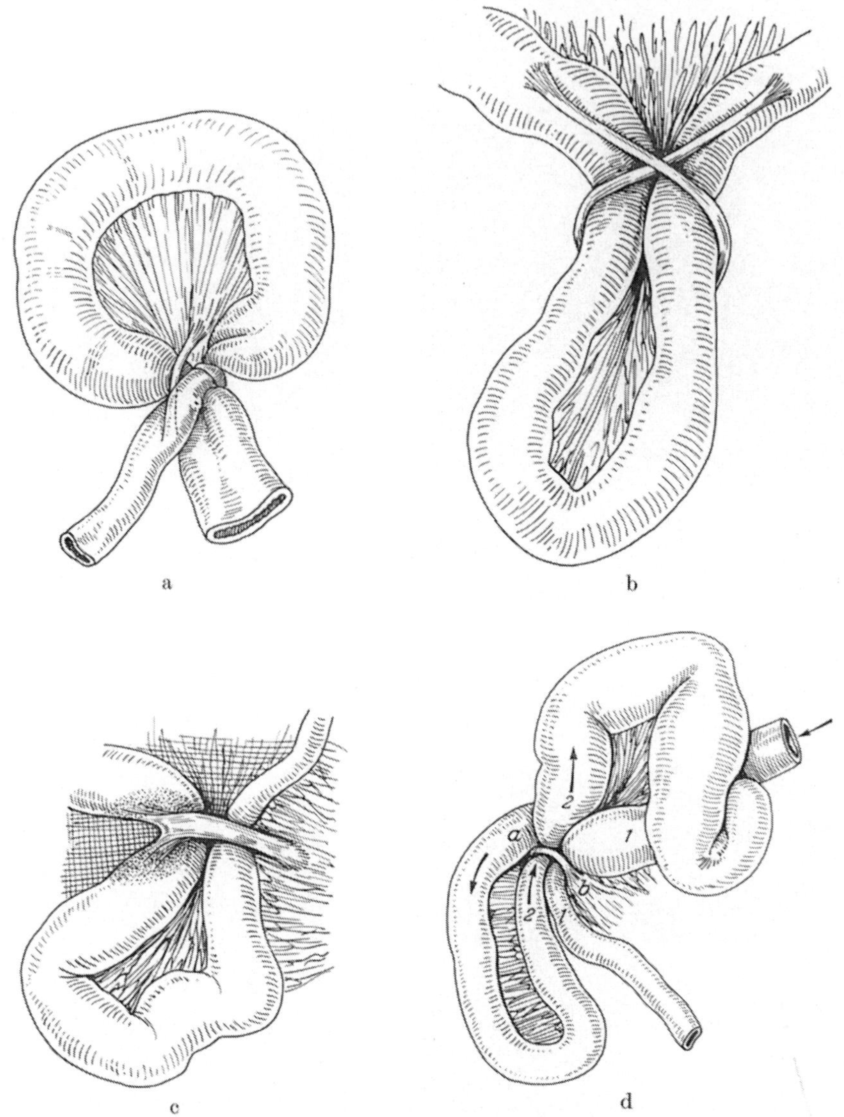

Fig. 40a—d. Various types of strangulating obstruction (and incarceration) due to band-like adhesions. (After Braun-Wortmann)

Constricting bands. The most dangerous strings are those 3—5 cm long passing from one small intestinal loop to another, or packing several loops together or extending to the mesenterium or to the abdominal wall.

The adhesions are not by themselves proof of obstruction, this depends upon the constriction, the secondary kinks and twistings, and the tendency of the loop to incarceration.

The intestine may be narrowed by a band crossing its wall causing a valve mechanism, so that distention in the afferent loop progressively reduces the lumen completely (Fig. 38).

One or many small bowel loops may hang like a "washing" on a string, or "plaid-like" over a band (Fig. 39). A band from the colon or a diverticulum may strangulate the small intestine, for instance the lower ileum. Strong band-like adhesions may develop between the stomach, the small and large bowel, causing obstruction at various places depending upon the distention of the portion proximal to the stenosis.

The mechanism of strangulations and impingement of intestinal loops are also manifold. The loop may be strangulated under a band, eventually stopping the peristaltic movements and the passage to the incarcerated loop (Fig. 40a and b). Such mechanisms are often seen in combination with torsion and twisting. The band may have its fixed point at one loop only and, surrounding it, the loop has, by feeding and by peristaltic movements, a tendency to selfensnarement (Fig. 40c and d).

Adhesion to the large bowel is a frequent occurrence, but true strangulating obstruction in that part of the gut is very rare (Fig. 41). The portion which is liable to incarceration is the long and freely movable sigmoid. As will be described later, twistings or volvulus are much more frequent in the colon than in the small bowel.

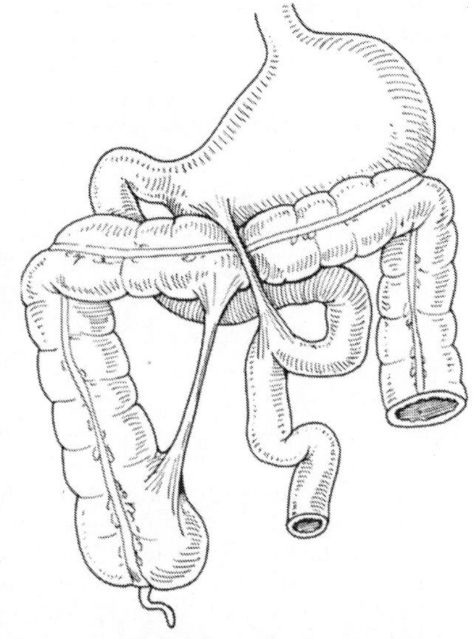

Fig. 41. Diagrammatic presentation of constricting adhesions between stomach, colon and small intestine. (After BRAUN-WORTMANN)

1. Roentgen findings in small bowel obstruction

The first publications on roentgen examination in ileus date back to 1911 when SCHWARTZ in chronic obstructions of the small bowel described the signs of stasis and dilatation, abnormal peristaltic movements and presence of fluid levels. Barium was used as a contrast medium. KLOIBER, in 1919 published the first work on roentgen examination in acute obstruction without any contrast medium. The diagnosis could be made with great certainty and at an early stage by using horizontal rays and having the patient stand upright. In 1921 KLOIBER listed 100 cases of acute abdominal disorders examined in this way. In 77 cases intestinal obstruction was revealed, in 9 of which the diagnosis was unexpected. Since then, the technique has undergone only small change though experience has widened the scope concerning details and the differential diagnosis.

The obstruction may be revealed at an early stage, and earlier than it is possible to make diagnosis the clinically. Perhaps the most important point is that the findings are definite also at the intermediate stage. Clinically many cases of obstruction have severe symptoms at the onset of the lesion, but in the course of a day or two the symptoms may temporarily relent. The patient may discharge feces and flatus and feel relieved. This is due to contraction of the bowel distal to the stenosis with consequent emptying of its content. Thereby the patient feels optimistic and often euphoric and maintains that nothing serious ails him. However, the findings at the roentgen examination are more or less unchanged. Gas and fluid accumulate slowly but continuously in the small bowel, and discharge of content from the large bowel only contributes to a more outstanding appearance of the affected loops. Consequently, the roentgen diagnosis is well established despite the scanty clinical findings. The roentgenological signs of a simple obstruction are based upon the following criteria which are now said to be classical:

1. Distended hoop-shaped loops proximal to the stenosis due to retention of fluid and gas.
2. Formation of fluid levels.
3. Increased peristaltic movements of the loops proximal to the stenosis. (Later paresis.)
4. Reduction or elimination of gas (and fecal material) in the colon.
5. Delayed passage of bowel content (retention proximal to the stenosis), shown by oral barium.
6. Fluid in the peritoneal cavity.

The findings vary considerably according to the site of the stenosis, whether it lies in the upper, middle or lower third of the gut, and whether the stenosis is complete or incomplete and according to the duration of symptoms. However, the roentgenological findings often enable one to determine exactly these features, so that the character of the obstruction may be readily defined before operation, or perhaps, that procedure may be avoided. These problems have been touched on by many authors, both on the basis of experimental investigation and from the clinical point of view ((OCHSNER, WANGENSTEEN, RIGLER, BRAUN, KOCH, FRIMANN-DAHL, HØYER, OLIVIER, MUCCHI, PELLEGRINI).

2. Experimental investigations

It is impossible here to enter into details concerning all the experimental investigations made by clinicians; only some main points are mentioned. Until the late 1920's it was believed that death in obstructions was due to toxemic absorption. GAMBLE, MCIVER and ROSS (1925) showed that saline solution serves as substitute for the fluid and sodium and chloride ions lost by vomiting. Loss of these substances, essential to life, was the lethal factor, not absorption of toxins. WANGENSTEEN, LEVEN and LOGAN, in 1931 confirm the efficacy of saline solution in prolonging the lives of dogs in high obstructions and state that there is not the same effect in ileal obstructions. They maintain that: The old axiom that high obstruction is more serious is obsolete, the low obstructions are far more serious.

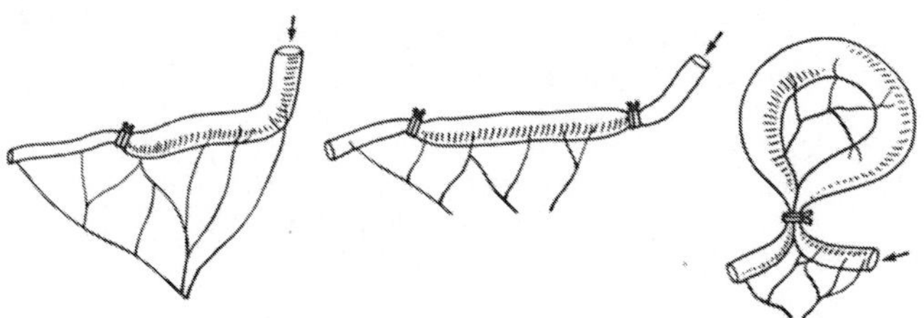

Fig. 42. Placement of ligatures in experimental ileus

They also stated that administration of saline solution in ileal obstructions fails to elicit the favourable influence noted in high obstruction. This is explained by the fact that some absorption must take place and that vomiting is late in low obstructions. It is mentioned earlier that experimental investigations have shown that the gas collected in the gut is mainly swallowed air. In animals the air can be observed above the stenosis after 3—4 hours (OCHSNER). Roentgen examination in obstruction (in rabbits) were undertaken by FRIMANN-DAHL in 1951. The ligature was placed at various heights and with the technique shown in Fig. 42. In one series the continuity only was blocked, in the next a double ligature and a closed loop was established and in the third a strangulating obstruction was tied off. The animals were allowed to have a normal diet. They were radiographed at intervals of 3 hours or more, and after death the specimen was prepared and films taken in various positions, including some with horizontal rays.

In simple obstruction (one ligature, one barrel) the gas accumulated very soon and was visible 3—4 hours after the intervention. Usually, the accumulation continued until death about 48 hours later. The gut proximal to the stenosis was distended by gas and there was retention of fluid above the stenosis. Fluid levels were apparent when films were taken with horizontal rays. Distal to the stenosis the small bowel was collapsed and devoid of content. Very little gas accumulated in the colon and no fluid levels occurred in that part of the gut.

A short loop was ligated (isolated loop) and some barium was injected in it for better distinction of the loop on the films. There was no interference with the blood supply. Films of the specimen revealed no accumulation of gas in that loop but gas and fluid had accumulated above the proximal ligature (Fig. 43a and b). The distal portion of the gut had the same feature as in simple obstruction. Obviously, the gas had derived from the stomach and had been propelled down towards the stenosis. This was a confirmation of the fact that gas in the obstructed bowel is mainly due to swallowed air (WANGENSTEEN, ANDERSEN and RINGSTED).

Thereafter one loop was ligated including the mesentery and the vessels and barium was injected on into the closed loop. Shortly after the operation, 13—14 hours later, the loop began to increase in size and 48 hours later, it was nearly three times as large. The loop, which is comparable to a hemorrhagic infarction, was discolored and succulent, filled with sanguineous transudate (Fig. 44 a and b). Usually, a small air bubble appeared in the loop, probably originating from the degenerated blood. A small fluid level was formed in the loop in some instances. Above the stenosis some gas had collected but below the strangulation the bowel was collapsed and in the colon there was only little gas and no fluid levels. More gas was apt to collect in the colon in strangulations than in simple obstructions.

3. Obstruction in the upper portion of the small bowel

When the stenosis is high in the jejunum gas is easily regurgitated into the stomach while fluid may accumulate in considerable amounts despite frequent vomiting. Therefore, fluid levels may be missing and the loops have a somewhat unusual appearance which deserves special attention.

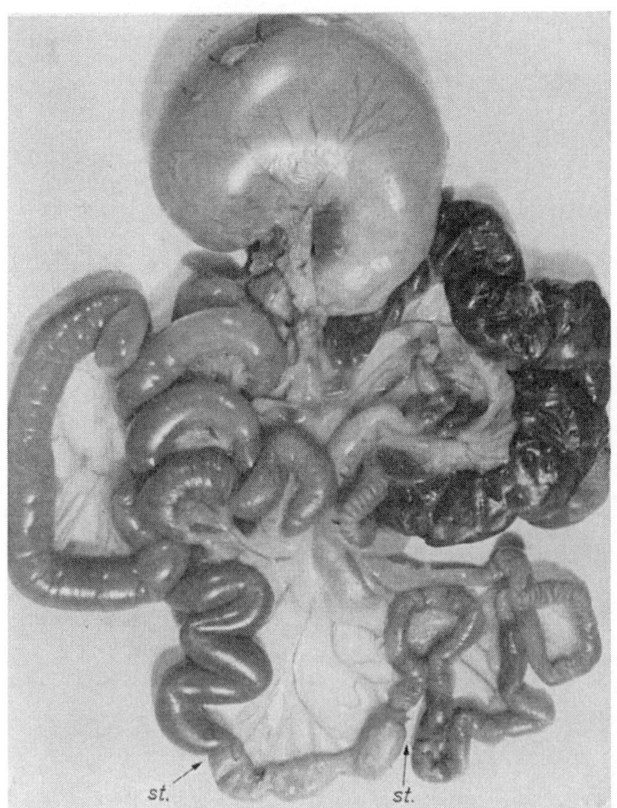

a

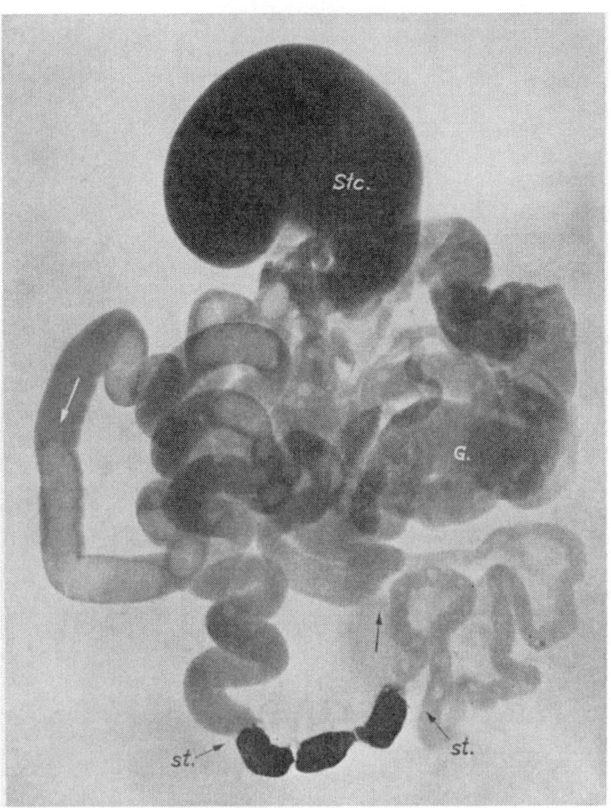

b

Fig. 43 a and b. Experimental ileus. Specimen showing isolated loop without interference of the mesenteric vessels

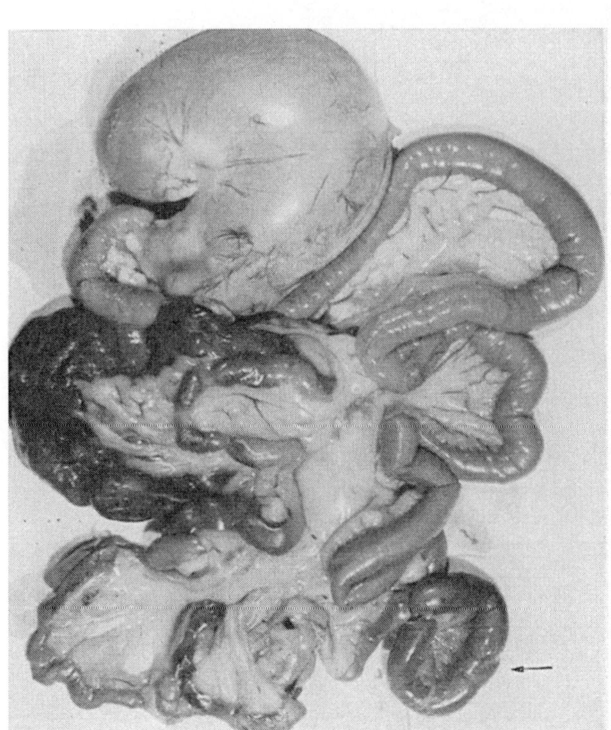

a

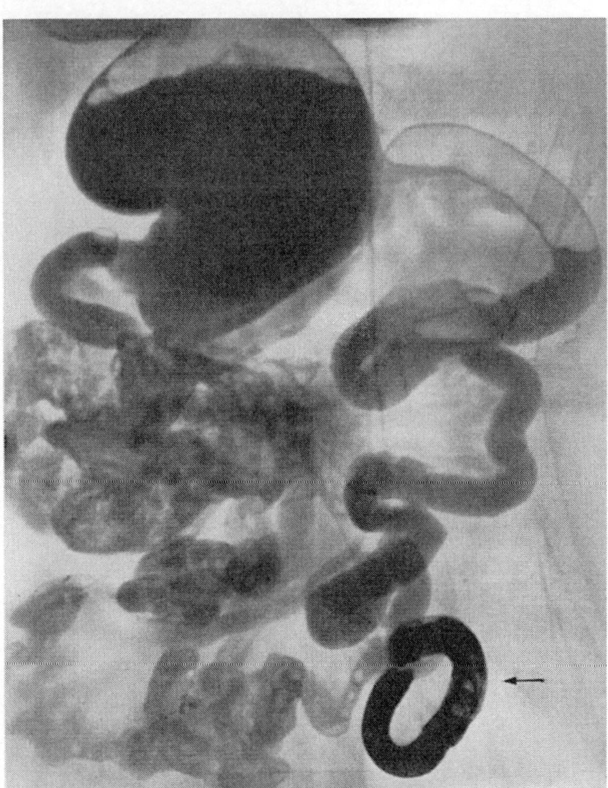

b

Fig. 44 a and b. Barium injected in a strangulated loop. Very little gas in the loop. Horizontal fluid levels in proximal portion. Upright position, horizontal rays

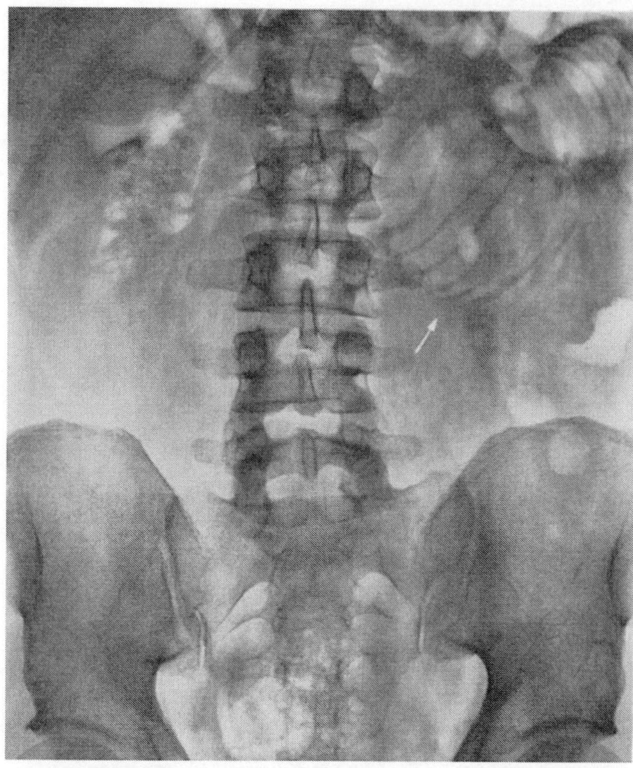

Fig. 45. High ileus, distended loops upwards and to the left

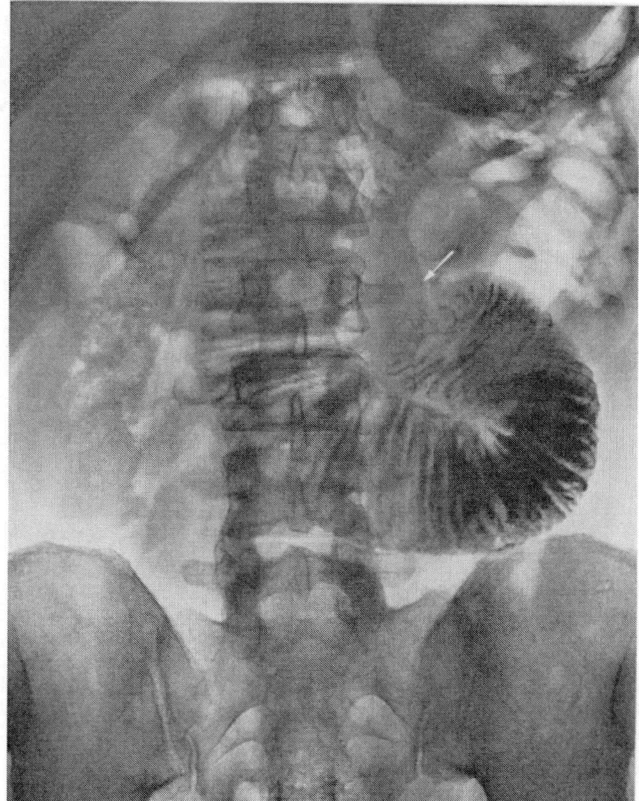

Fig. 46. Same case as Fig. 45. Upper jejunal loop, presented after administration of some barium orally

Intestinal coils filled with fluid only are visible as long dense bands, the mucosal pattern being effaced because of inadequate contrast, the folds are submerged in the fluid. Simultaneously, a small exudate escapes from the "weeping" intestinal wall and collects in the minor pelvis. These findings strengthen the suspicion of an obstruction and are under certain circumstances sufficiently reliable to permit a diagnosis.

If some gas is retained in this type of obstruction a gas-filled loop is seen or a fluid level is formed, and, situated high in the abdomen, best shown in prone or upright position (Fig. 45). However, the exact localization is difficult because a similar finding may be encountered in stenosis of the mid-gut where the gas also has a tendency to stay high

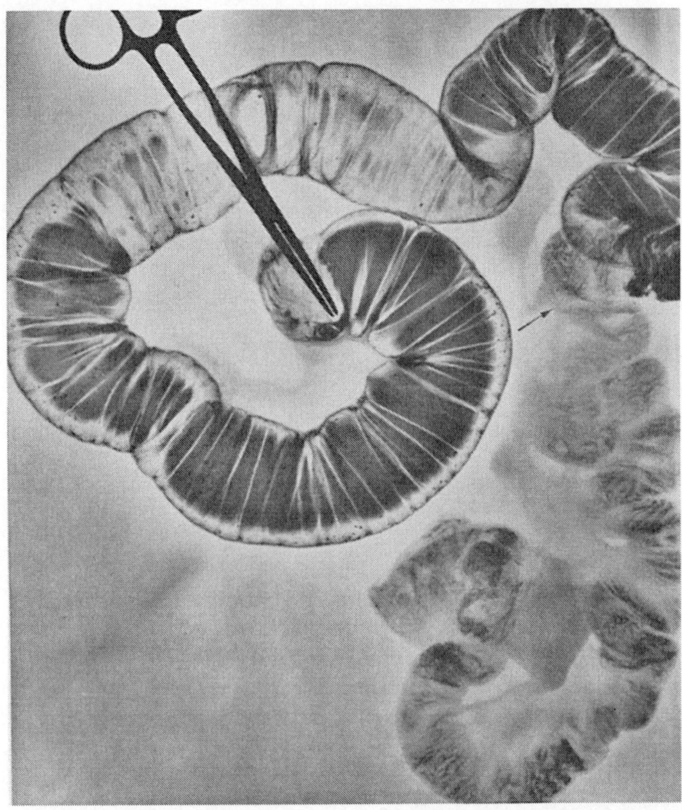

Fig. 47. Specimen showing circular and semicircular folds in dilated prestenotic portion of small intestinal loops

upwards and to the left. In such cases the use of prostigmine has been advocated in order to drive the gas to the stenosis, and thereby demonstrate it more exactly. Occasionally, the effect is convincing, but the procedure has not been generally accepted.

Owing to the above-mentioned findings, the diagnosis of this type of obstruction is difficult or perhaps impossible. Therefore, in may cases barium by mouth must be administered whereafter the block may be readily shown (Fig. 46). The appearance of a high obstruction after oral barium is characteristic, but varies according to the posture in supine, lateral and erect position.

The contrast is usually evenly distributed, but sometimes collects between the mucosal folds. When only little fluid is accumulated the contrast is denser near the stenosis. If fluid is abundant the contrast is diluted and becomes more and more translucent as it nears the stenosis. In cases of high obstructions some undigested remnants of food may be mixed with the fluid and the contrast. Consequently, the mucosal pattern is not distinctly visualized, but interrupted by numerous small defects (see Fig. 75).

Normally the mucosal pattern is more abundant in the jejunum than in the ileum. When the intestine is empty its mucosa is thrown into effaceable rugae which seems to disappear on distension. However, some folds are more or less "permanent" and appear circular and crescentic when the bowel is inflated. These are the folds of Kerkring or valvulae conniventes. According to Forssell, the mucosa has the ability to move and change its pattern not only indirectly by contraction of the muscular layer, but directly by the action of the muscularis mucosae. When the intestine is distended by gas, this ability is gradually lost and the folds are stereotyped, being constantly circular or semicircular. They may constitute about two thirds of a circle, and occasionally bifurcate at both ends (Fig. 47). The folds are more outstanding in the upper jejunum, gradually becoming smaller and fewer. The distance between the plicae circulares increases with the distension (Sloan).

In the jejunum the folds remain longer, whereas in the ileum the folds, more sessile, are reduced relatively early in cases of severe distension. Permanent circular folds are a sign of distension and are seen in most cases of small bowel obstruction.

4. Mechanical obstruction in the middle and lower part of the small gut

These obstructions constitute the most frequent types. The roentgen findings vary according to the site of the block, but many features are common and therefore a combined survey seems appropriate.

Films in supine position are basic and may show details unobtainable in other positions and perhaps the patient is in such poor condition that this is the only projection that can be taken.

In some clinics the examination of acute abdominal disorders has been limited to one film in supine position. This, however, is an untenable attitude to the problem. In many ways the anterior posterior films in supine position do not give as clear evidence of the actual lesions as films in other positions. First of all it must be stressed that the findings may be nearly or absolutely negative while the erect films show fluid levels and give sure grounds for the diagnosis (Fig. 48 a and b).

It may further be stressed that it is not a question of projections for acute obstructions only, one must be prepared to meet many other lesions which are impossible to differentiate with supine films alone.

The dilated small bowel loops are visible due to the swallowed air. The lumina are either rounded or oval-shaped and of greater diameter than "normal". Shortly after the onset of the obstruction only few loops may be distended, but gradually more and more coils are involved, so that the number offers some idea as to the duration and thereby indirectly also as to the severity of the attack (Fig. 49).

The mobility of the intestine is not particularly well shown in dorsal decubitus but some idea can be obtained when films are taken at intervals. The position and filling of the loops should be noted and if there is a marked change the conclusion may be drawn that a mechanical ileus is present.

Coils, expanded by gas and filled with fluid, are at times situated in the flank. They may be lying close to the abdominal wall and the properitoneal fat, showing slightly curved or rounded contours, so that they are readily identified. If only one fluid-filled loop is placed along the flank, it may mimic free fluid in the peritoneal cavity. Tracing the border of the loop down towards the pelvis, it sooner or later slopes medially, away from the flank and is thereby distinguished.

Fluid-filled loops of small intestine situated in the flank may be confused with free fluid in the peritoneal cavity. A polycyclic lateral border to the density is proof of intestinal coils, whereas a straight lateral border characterizes free fluid (see p. 479). If both gas and fluid are accumulated in the loops, the fluid is placed laterally and dorsally and the gas tends to stay medially and anteriorly. The appearance varies according to the relative amount of gas and fluid. Medially, in the gas-filled loops the folds are circular, more laterally they are semicircular, and laterally they are often invisible, submerged in the intraluminal fluid. This appearance of the obstructed gut was first described by Laurell.

If small intestinal loops are filled with gas only they are pushed out in the flanks, so that these are bulging and the loops may cover small intraabdominal exudates.

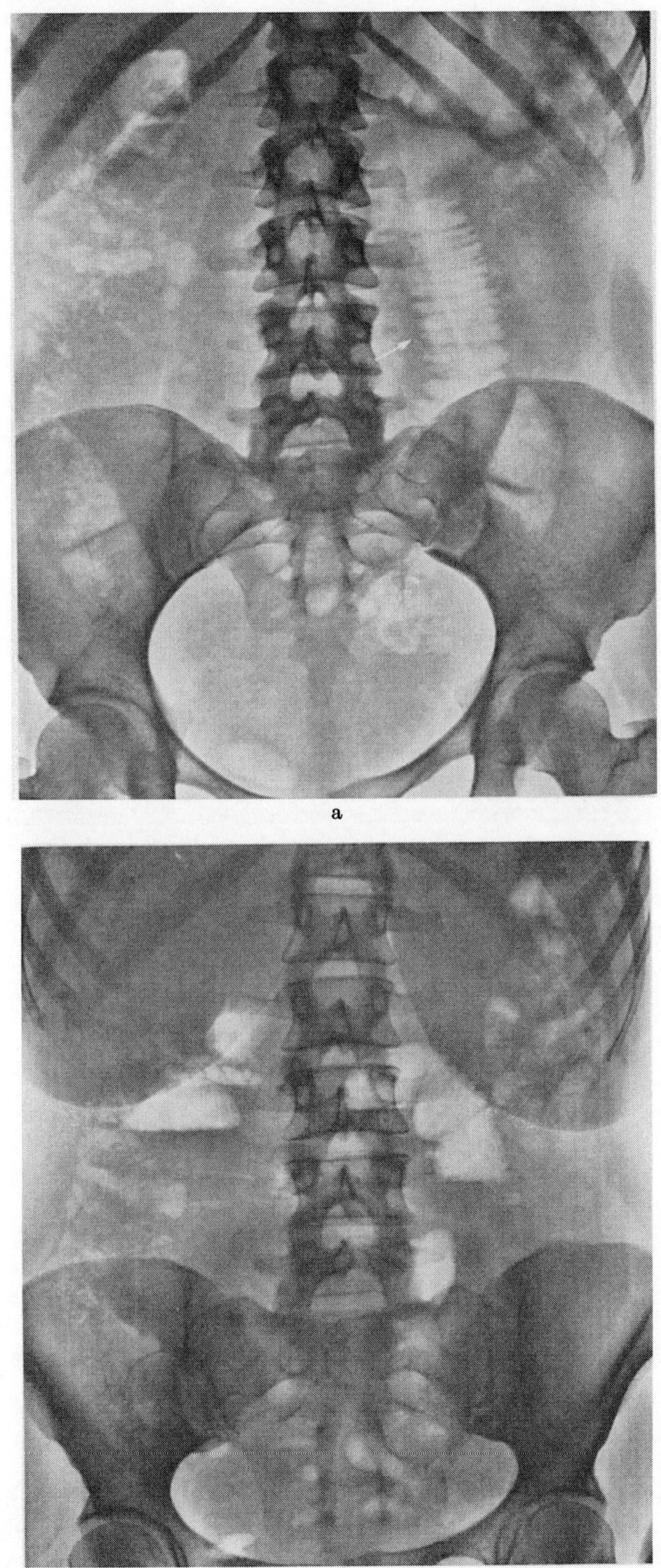

Fig. 48. a) In supine position dilated jejunal loop on the left side. b) In upright position fluid levels at different heights in the gas-filled loops, colon nearly devoid of gas

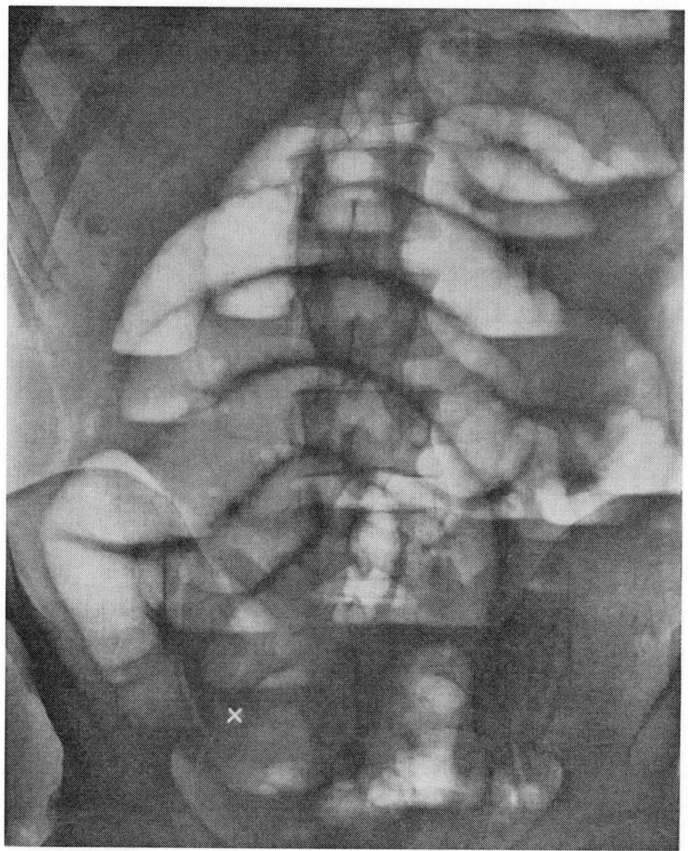

Fig. 49. Mechanical ileus of small intestine. Long duration, deep stenosis

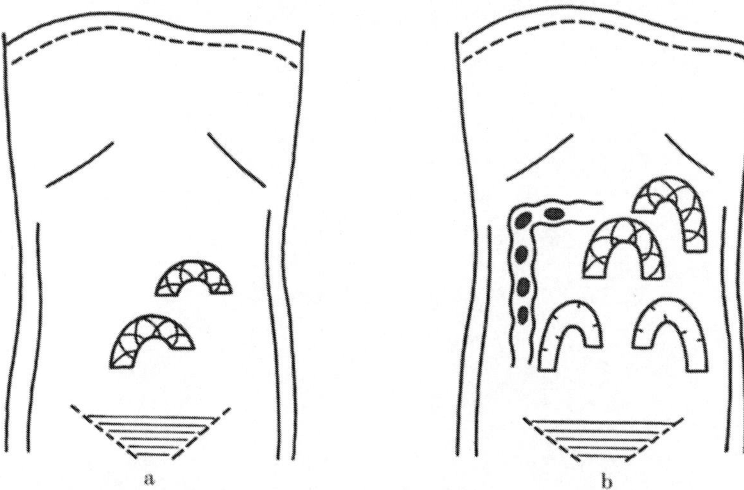

Fig. 50a and b. Mechanical obstruction. a) Hoop-shaped small intestinal loops in upright position, standing "alone" in the abdomen. b) Ileal stenosis, formed scybala in the colon

If the loops are fluid-filled, lying close together, distinction of each loop is difficult if not impossible. Abundant mesenteric fat will separate the loops and these appear as long sharply delineated bands. Fluid-filled loops have a tendency to collect in the minor pelvis, and being turned and twisted may give a tumor-like appearance. This may happen in simple obstruction, but is most characteristic in strangulating obstruction.

In supine position films made with horizontal rays are useful in the examination of mechanical obstruction. At times demonstration of the site of stenosis is possible by these films, examples of which are fixation of a loop to the anterior abdominal wall in scars or hernias. It is also valuable for instance in the postoperative period when the patient is unable to stand up.

Films taken in TRENDELENBURG'S position with the pelvis elevated are at times a valuable aid, especially if fluid-filled small intestinal coils are lying in the pelvis, simulating a tumor-like mass. The coils may move and show fluid levels, which were formerly invisible, and the "mass" may be divided in single loops as will be shown later. A similar change in position of the coils in lateral decubitus helps to identify the lesion.

In upright position the findings are more conspicuous and classical, showing hoop-shaped coils and horizontal fluid-levels. Furthermore, another feature is scanty or absent gas in the large bowel. It should be emphasized that even if some gas is present in the colon there are no fluid levels. The colon lying distal to the stenosis, is contracted and tries to expel its content. Despite this, formed scybala masses may persist for a long time, and if gas in abundance was present at the onset of the obstruction, it may take 10 to 12 hours before it is expelled. Presence of gas in the colon may also be explained by putrefaction (Fig. 50a and b).

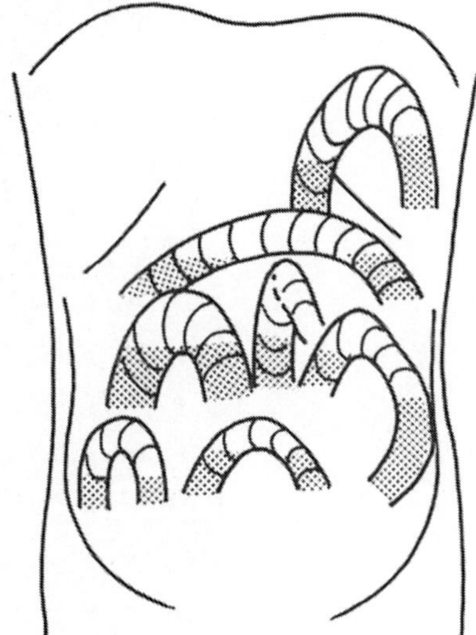
Fig. 51. Variation in appearance of fluid levels according to size and shape of distended loops

In obstructions the stomach is usually not gas-containing, but may show the "normal" gas-bubble in the fornix and a small fluid level. In paralytic ileus and in peritonitis the stomach is more often expanded by gas than in *pure* mechanical obstruction.

The small intestinal loops proximal to the stenosis are hoop-shaped or have the form of an inverted "U". The fluid levels are developed, one in each limb of the loop, and if the levels are of different height in the same loop, it is an almost certain indication of an mechanical obstruction. During fluoroscopy it may be observed that the levels fall and rise like a pair of scales, changing at intervals with few movements. Subacute cases where the intestinal wall is hypertrophic particularly show such activity. The fluid then may be poured as a small fountain from one limb to another, and consequently the surface is uneven, like boiling water. This corresponds to the clinical stage when tinkling sounds are heard. When the movements are lively the fluid levels may change position, sometimes being single, and sometimes being double and the two levels may be of equal or unequal height.

Long fluid levels with no movements indicate little activity, paresis or paralysis. Temporarily, restricted movements may be seen some hours after onset of the seizure, or at an intermediate stage. Little by little the activity may increase again, but when complications occur, as for instance peritonitis or gangrene, the movements are suppressed.

With reference to the intestinal dynamics, it should be mentioned that, even when the intestine is not paretic, the fluid levels may be found at nearly the same height at the moment of exposure. The film may have been taken when the levels, moving up and down, were equal or during a period of inactivity.

A close study of the relationship between the height and length of the gas-bubbles in the small intestine is of some practical value. They are definitely shorter than in the large bowel, and the length is greater than the height. This, however, is no reliable rule and the findings vary greatly according to the relative amount of gas and fluid, and according to the length and activity of the loops.

In active and hoop-shaped loops short levels and high gas columns are seen, whereas in paretic loops the levels are much longer and the gas-bubbles are long and flat. Considerable variation is also seen in different postures. In upright position the loops may have marked hoop-shape with two levels, whilst in lateral recumbency the same loop is lying along the flank showing one long level. The variations in appearance of the loops are presented in a schematic drawing (Fig. 51).

There are many differentiating features between small and large bowel obstruction, but despite this, a correct distinction of the two portions may be a troublesome source

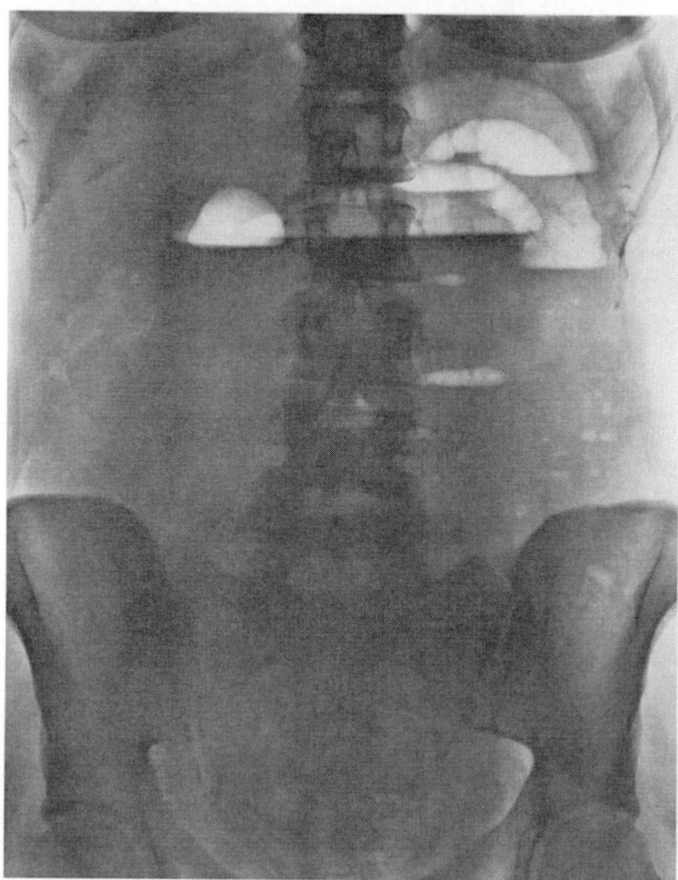

Fig. 52. Small bowel obstruction in pregnancy. The loops are pushed high up and to the left

of difficulty. Naturally, the position of the loops may be of aid; those confined to the central part of the abdomen, suggest the presence of small intestinal loops, as does a multitude of small loops. Furthermore, the small bowel is recognized in that its caliber is smaller and seldom as great as in the colon. Exceptions are seen in some rare cases of volvulus of the small bowel and obstruction in the postoperative period.

In simple obstruction of the small bowel the caliber may reach 3—5 cm, and the walls are parallel and evenly outlined. Contrary to this, the large bowel, when distended to about the same caliber, has remaining haustrae and a wave-like outer contour. The haustrae will only disappear when the colon is greatly dilated and the wall becomes evenly outlined.

The various sections of the small bowel have a different pattern. Expanded loops have circular or semicircular folds most conspicuous in the jejunum presenting a so-called "herringbone-appearance". The folds here are more constant than in the ileum and therefore it is possible with considerable certainty to determine which part of the bowel is concerned. The folds of the small intestine decrease in size and number towards its termination, only occasionally are circular folds seen in the ileum down to the ileo-cecal valve. Therefore, occurrence of permanent circular folds indicate jejunal loops, whereas loops with vestigial markings or no folds indicate ileal loops. Ileal loops are most frequently mistaken for colonic loops.

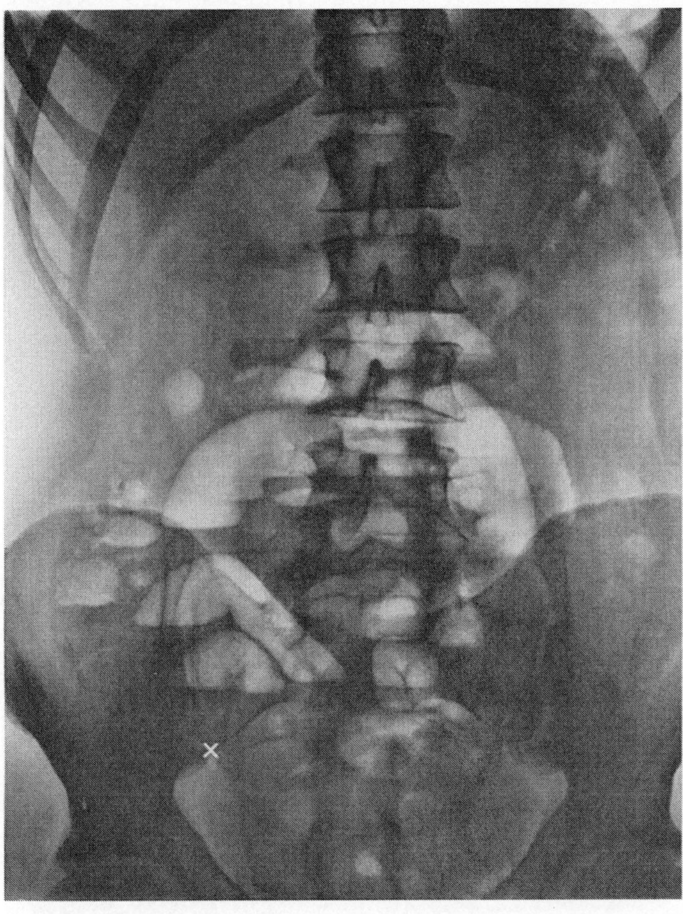

a

Fig. 53a—c. Different examples of small intestinal obstruction. a), b) "Sentinel" loops in right iliac fossa. Ileal stenosis, no gas in the colon. c) Jejunal loops to the left, ileal loops lower down to the right

5. Location of stenosis

Based on the above-mentioned facts, it is possible to locate the site of obstruction. First the number of coils is considered and in general many involved loops point towards a low obstruction of long duration. More and more loops are involved and placed one above the other. In supine position this may give the so-called "step-ladder" appearance. In upright position the loops are placed obliquely upwards and to the left. This inclined direction is due to the fixation of the mesentery which extends from the right iliac fossa to the upper pole of the left kidney. The lower surface of the liver, also inclined, pushes the intestinal loops in the same direction. Presence of gas-filled loops and fluid levels downwards and to the right proves the stenosis to be in the right iliac fossa or lesser pelvis. In other instances the findings are not so easily interpreted. When only few loops are involved, standing high, this may indicate a high ileus, but also a low obstruction at a relatively early stage. Repeated examinations or examination after oral barium is then the only way to solve the problem.

In some cases the small intestinal loops stand very high under the left hemidiaphragm having insinuated themselves in front of the transverse colon. Also in some cases of obstruction in combination with pregnancy or large tumors in the abdomen the involved loops may be pushed very high and to the left (Fig. 52).

The prestenotic or "sentinel" loop is frequently higher and more expanded than the other loops and may be identified on the films. Thereby location of the stenosis is facilitated.

In upright position the gas-filled small intestinal loops are often outstanding, brought into relief by the dense and even background. The latter results from the fluid-filled loops and often also from fluid in the peritoneal cavity, and not least because the colon is devoid of content. In typical cases this is pathognomonic of small bowel obstruction (Fig. 53a and b).

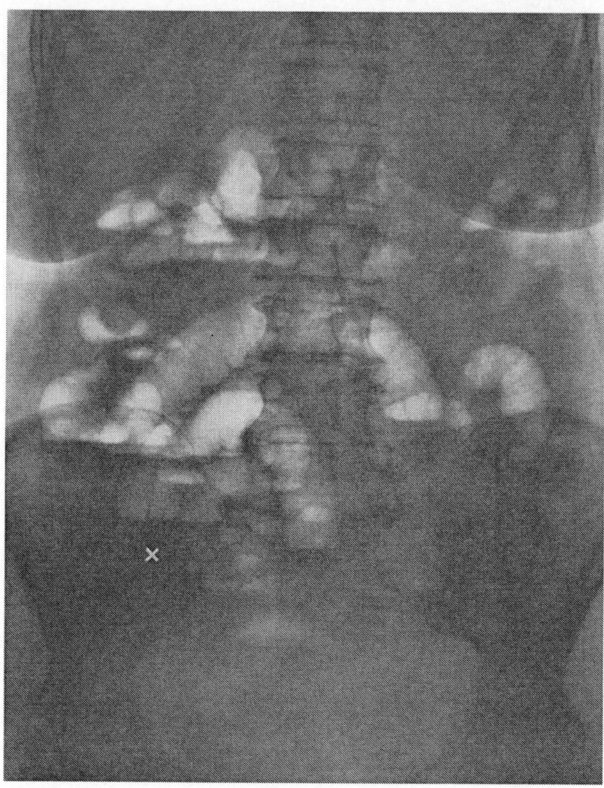

Fig. 53 b

The lateral recumbency, routinely with the right side down and horizontal rays, is valuable both for the diagnosis and for location of the stenosis. The gas in the small bowel tends to penetrate towards the ileo-cecal region where the stenosis is most often encountered. The fluid levels are often better visualized in this position than in the erect, and it helps to identify the mobility of the loops, whether fixed or not. If the prestenotic loop is in the lower part of the abdomen, or in the lesser pelvis, this may be difficult to disclose in upright position, but in lateral decubitus the loop is more isolated and moves more toward the mid-abdomen. Small intestinal loops being unchanged with change of posture indicate that they are fixed by adhesions.

Films taken in lateral recumbency give indispensable support for the determination of the amount of gas in the colon. In erect position the gas tends to rise to the costal arches or under the diaphragm so that a distinction between small and large bowel is difficult if not impossible. But in lateral decubitus the gas moves towards the cecum, making this part of the colon easily recognized on the films. In the same way, in right-sided recumbency, the colonic gas will seek the highest point which is the left iliac fossa and the sigmoid. Collections of gas undeterminable in other positions are then easily identified. In addition, as will be described later in the chapter on large bowel obstruction films with the one side down should always be taken when a large bowel obstruction is suspected and it is often possible to detect an occluding tumor, particularly in the left half of the colon (see p. 534).

IV. Strangulating obstruction

Strangulating obstruction is a condition in which two limbs of the bowel loop with its mesentery are involved and consequently the mesenteric vessels are also compromised.

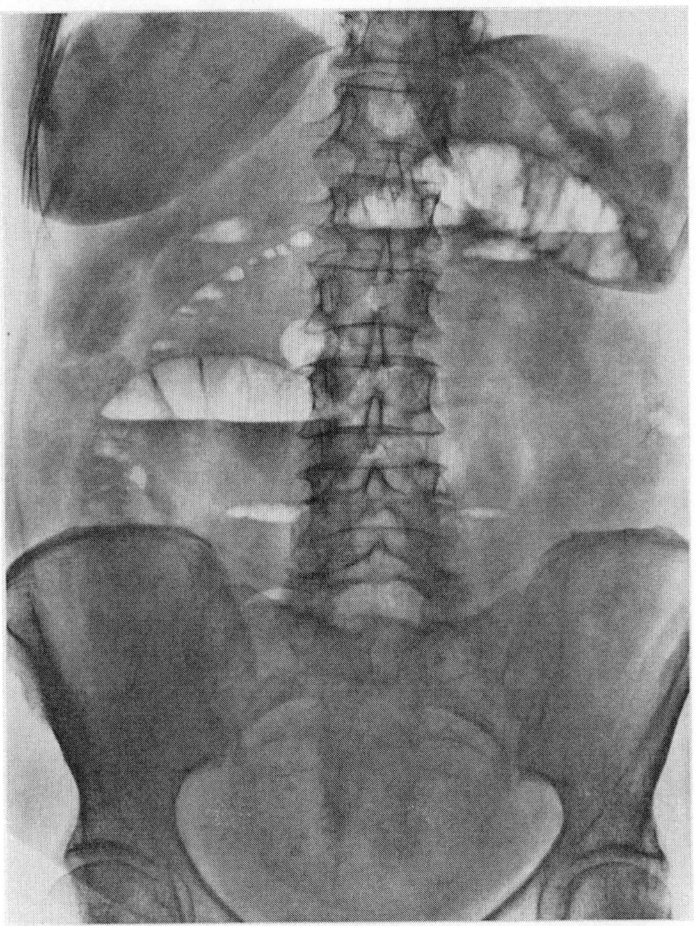

Fig. 53 c

There are many different forms of strangulation or incarceration and a precise classification is often impossible. The strangulation may concern only a part of the bowel wall; it may take only a very small loop, a medium-sized or a very long loop, up to several yards. The incarceration itself may be incomplete, leaving the lumen patent, or it may be a complete block with complete hindrance to the passage.

The strangulated loop: It has been described how the strangulating loop undergoes pathological changes which correspond to the hemorrhagic infarction. The serosa changes to dark red, blue and finally the entire wall will be black and necrotic. The mucosa is thickened, due to edema, later ulceration and necrotic spots appear, and eventually perforation may occur. The loop is "weeping" and fluid is produced both into the peritoneal space and into the intestinal lumen. Thereby the loop increases in size and may be succulent and tumor-like.

The experiments of KADER showed that a strangulated loop becomes successively dilated by gas, and he maintained that the distention was due mainly to reduced absorption and to diffusion of gases from the blood

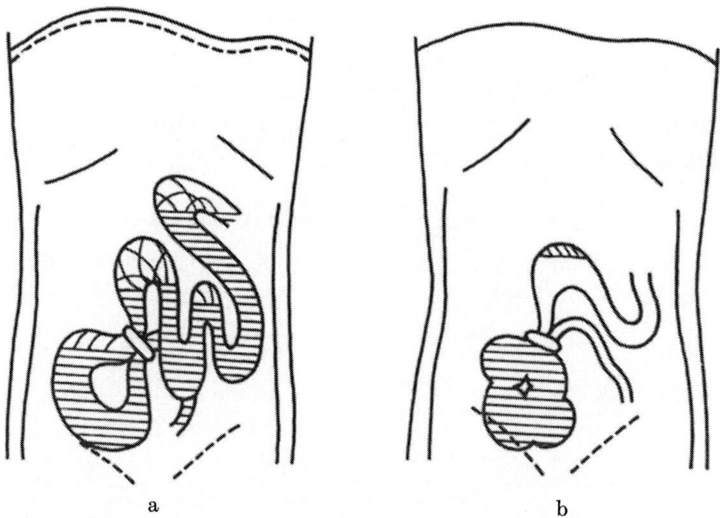

Fig. 54. a) Incomplete strangulating obstruction of small intestine. b) Complete strangulating obstruction

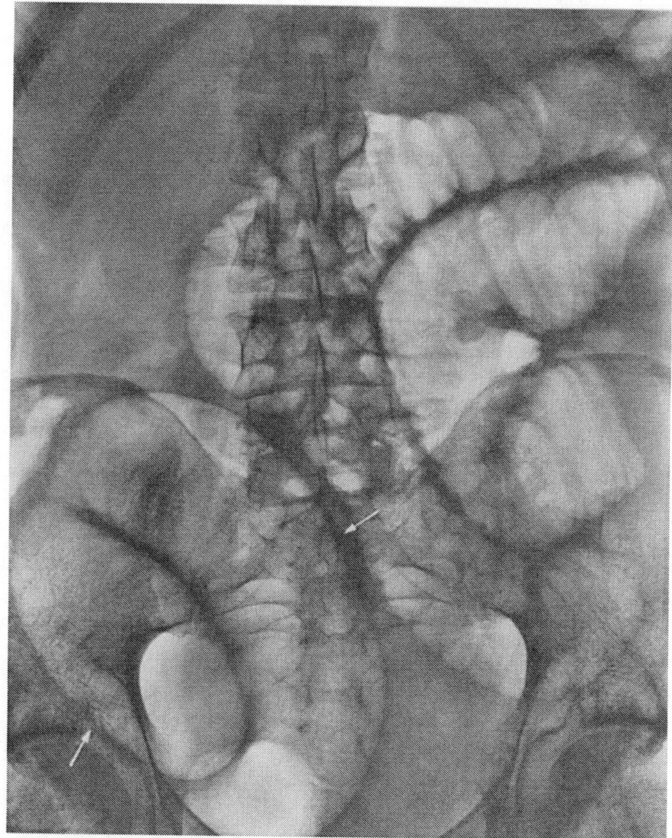

Fig. 55. Strangulating obstruction "Coffee-bean sign". Distention of incarcerated loop and prestenotic coils

into the bowel. Many authors, Ochsner, Hibbard, Wangensteen, have undertaken similar experiments, but seemingly Andersen and Ringsted were the first to point out that the conclusions of Kader were erroneous. They stated that gas will accumulate within a strangulated loop when the lumen is partially blocked (incomplete strangulation) and not at all in a completely closed loop. The explanation offered is that the main source of gas production is swallowed air, and this cannot enter a completely blocked loop.

From the clinical side much attention has been payed to the strangulated loop. It has been maintained that the loop is quickly inflated by gas and may be demonstrated as a local distention, by means of percussion and palpation (v. WAHL's *hypothesis*). This sign is, as will be shown later, only valid in cases of torsion and twisting of the bowel, and especially if the large bowel is concerned, for instance in volvulus of the cecum. On the other hand, it is not valid in true strangulating obstruction and particularly not if the small bowel is involved (Fig. 54 a and b).

Various clinical investigations have called attention to the fact that a strangulated loop may contain considerable quantities of fluid and be felt as a cyst or a tumor-like mass. If a strangulated loop is situated in the lesser pelvis, it can easily be mistaken for a torqued ovarian cyst.

BRAUN suggested examination of the strangulated loop outside the abdomen, particularly in cases of increased external hernias. By taking films of such hernias he was able to demonstrate that when the loop was completely obstructed, no visible gas was collected in it. According to similar experience it may be concluded

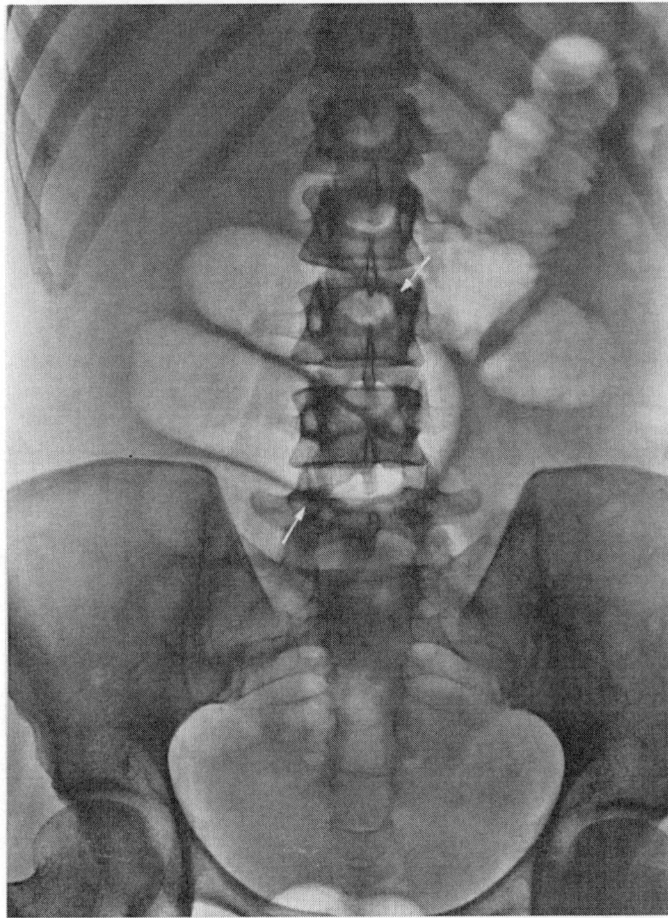

Fig. 56. "Hair-pin turn" of jejunal loop in obstruction

that if gas and fluid levels are present in a strangulated loop, the constriction can hardly be complete. The only exceptions from this rule are cases in which the incarceration is incomplete at the onset and later becomes complete.

1. Roentgen findings in strangulating obstruction

In cases of obstruction of the small bowel it has been shown that about one in every 5 patients has a strangulated loop. In a series of 1.000 cases of small bowel obstruction 183 cases of true strangulation were listed (FRIMANN-DAHL).

A main point is that the roentgen findings principally are different in incomplete and complete obstructions. In the first instance the findings may be rather similar to those of a simple obstruction and perhaps it is impossible to make any other diagnosis. Gas and fluid are accumulated in the loops proximal to the stenosis and also within the strangulated loop. In upright position formation of levels is evident in both portions, and the incarcerated loop is difficult to separate. In supine position the loop may have a more characteristic appearance from which RIGLER and MELLINS have coined the "coffee-bean sign". The dense line between the lumina reminds of the crease of a coffee-bean, and corresponds to the double bowel wall lying close together (Fig. 55). When the "crease" is broadened, it indicates edema of the obstructed loop. As will be understood, any incarcerated or torqued loop must gain a similar shape. Such a small intestinal loop is really no more than a miniature replica of a torqued sigmoid loop, as seen in volvulus cases (see Fig. 121).

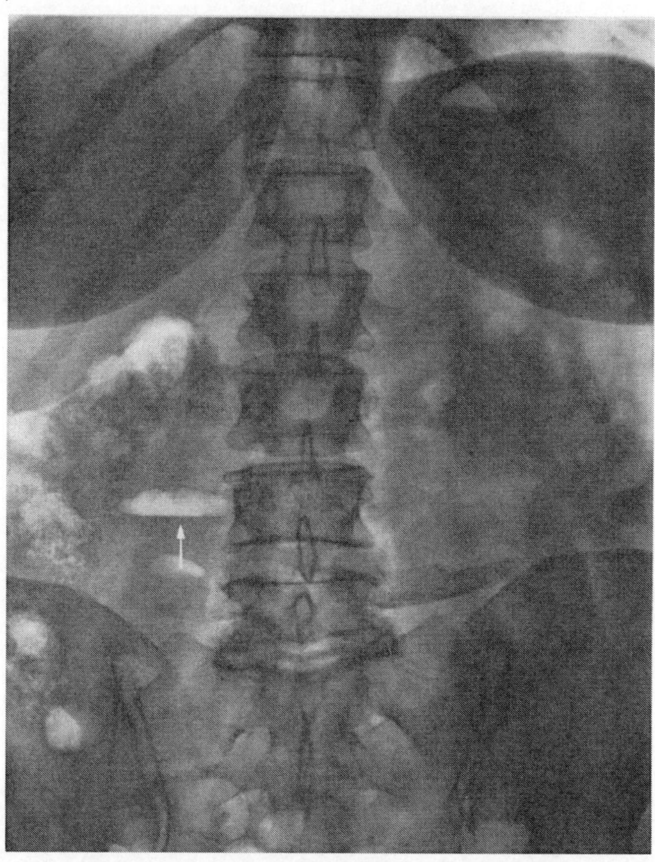

Fig. 57. Strangulating obstruction with only one small fluid level. Practically no gas in the prestenotic loops. Some gas in the ascending colon

In appraising this sign, it is also worthy of note that in some cases of simple obstruction, on the supine films, one loop may have a "hair-pin turn" rather similar to a "coffee-bean". However, in other positions, in erect posture, there is a change in the appearance, so that misinterpretation can be avoided (Fig. 56).

The incarcerated loop is more or less fixed by the constricting band and will not change much either in position or in appearance when the patient is examined in different postures. In some instances the loop shows thickening of the wall and an irregular serrated contour against the gas-filled lumen, a finding indicative of edema of the bowel wall.

The other type of strangulating obstruction is *complete obstruction* presenting very few and scanty findings. Gas does not accumulate within the strangulated loop only fluid and gas will not go down to the stenosis due to general paresis and lack of peristaltic movements. Therefore these instances constitute the most dangerous cases and at the same time they are most difficult to diagnose (Fig. 57).

When the *incarcerated loop is short*, the roentgen findings are usually more similar to those of a simple obstruction and probably no other diagnosis can be made on the films. Gas and fluid accumulate in the proximal portion and fluid-levels appear in varying degree depending upon the site of stenosis and duration of symptoms (Fig. 58). The inadequacy of the roentgen examination in these cases is not of serious consequence. In most cases the lesion is recognized as an obstruction and will be operated upon, a procedure which generally is the correct form and treatment. However, there is another important point when treatment is discussed which arises because the lesion is diagnosed as a simple obstruction and then treated with suction, a procedure which is contra-indicated (this will also be discussed later in detail — see p. 519).

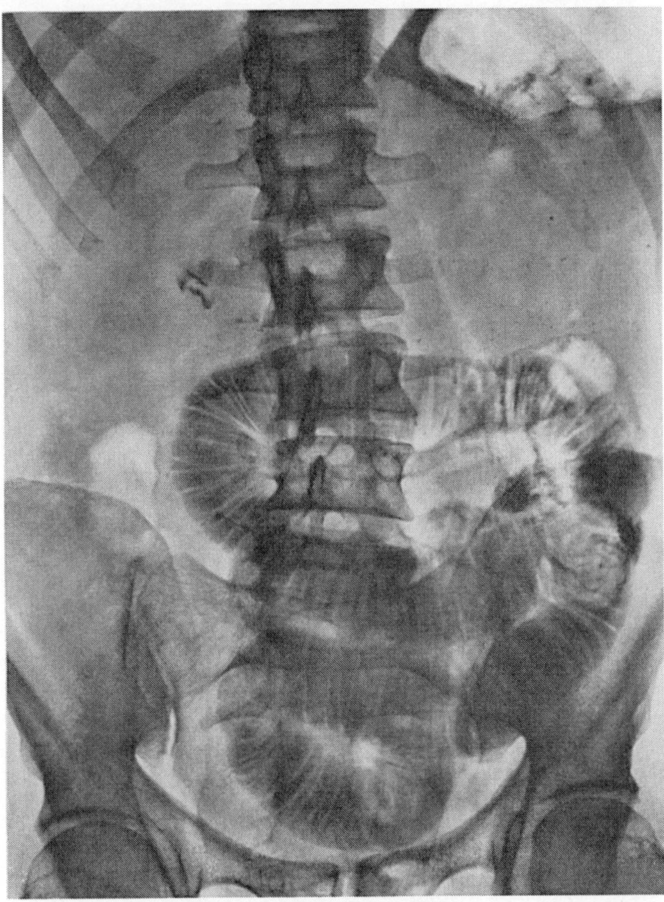

Fig. 58. Strangulating obstruction, short loop incarcerated. Barium in prestenotic loops. No other diagnosis than obstruction can be made

When a *long loop is incarcerated*, and these are the crucial cases in the roentgen diagnosis in acute abdominal disorders, the findings are scanty. Due to a general paresis of the gut only little gas is accumulated in the proximal loops and only few and short levels may be visible. The incarcerated loop is dusky, succulent and filled with fluid and appears as a tumor-like density often with a polycyclic outline (Fig. 59). This sign is described as the "pseudo-tumor". The "tumor" ist mostly placed in the mid-abdomen and in the lesser pelvis (Frimann-Dahl). If the patient can stand upright or be examined in lateral decubitus, a small air-bubble and a short fluid level may be disclosed within the area of the density. These findings, seen in combination, permit a specific diagnosis, and should at least be very helpful for the surgeon in the final decision.

A strangulated loop may contain some air and fluid and usually more fluid than gas, and the tighter the strangulation, the more fluid and less gas appear within the loop (Williams). If this mechanism is not appreciated the discrepancy between the interpretation and the operative findings, for instance a large gangrenous loop, may be an unpleasant surprice.

The intestinal tumor is at times delineated by the adjacent gas-containing proximal loops (Fig. 60). The tumor-like mass can also be demonstrated by its indentation upon contrast-filled loops, or upon the urinary bladder if urography has been performed. If a density is observed in the lesser pelvis, a wave-like impression upon the bladder serves to identify it as a polycyclic intestinal "tumor". In some cases of strangulation as well as in volvulus and intestinal infarction, the loop is not rounded and tumor-like,

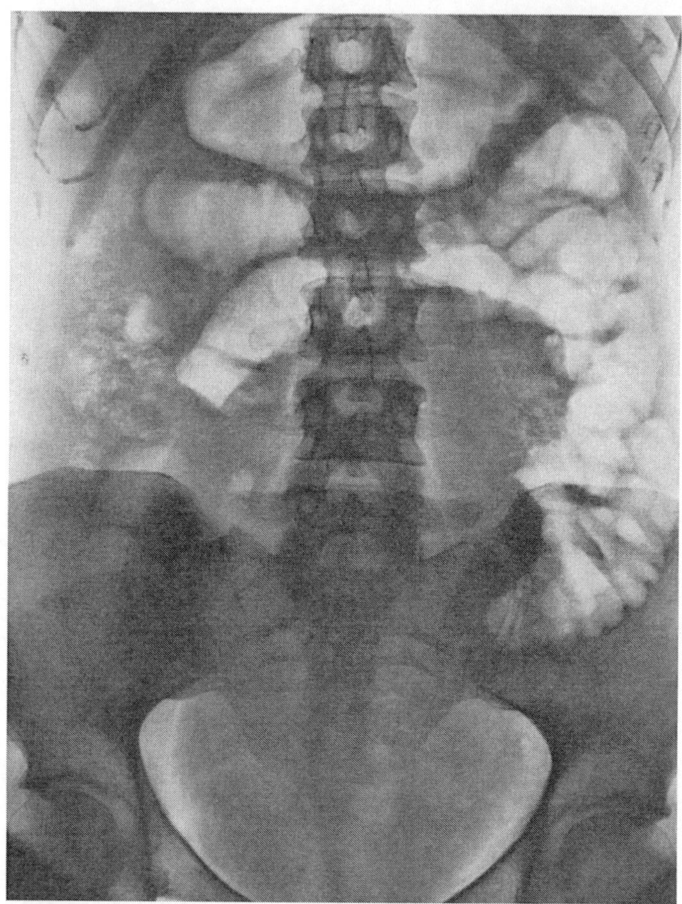

Fig. 59. Strangulating obstruction. One and half a meter of small intestine affected. Polycyclic tumor-like density caused by incarcerated loops. Gas in prestenotic loops. Exudate in the pelvis

but has a more or less "normal" shape. However, due to edema and retention of fluid the loop is "opacified" with no fluid levels. If the loop is gas-containing the changed mucosal pattern is apparent.

In strangulating obstructions some gas may be collected in the large bowel, but no fluid levels are visible. Generally the colon is not so devoid of gas and content as in simple obstructions, a fact which makes the interpretation even more difficult. Evidently, the bowel has not the same ability of transport and the colon lacks the strength necessary for contraction and expulsion which it often has in simple occlusions.

In the differential diagnosis a torqued ovarian cyst must be considered. Clinically also an intestinal tumor may be mistaken for a cyst in the lesser pelvis. In torqued cysts there is often a slight meteorism both in the small and in the large bowel, but fluid levels are not a typical finding. If the bladder is contrast-filled an ovarian cyst or other tumor (for instance a myoma) may give an indentation upon it more evenly curved and not wave-like as in strangulating obstructions. Furthermore, attention has been drawn to the fact that many of these cases are women aged 40—50 years who have had a previous operation. Therefore, the history should be checked on this point and one should look for a scar on the patient's abdomen (GLAZER).

Despite the findings described above, the diagnosis may be difficult or impossible and artificial pneumoperitoneum has been tried for a better understanding of the mechanism involved. PERRY, VON DRASHEK and WANGENSTEEN studied the method experimentally and have also used it successfully in clinical radiology. The idea is that the incarcerated loop, forming a pseudo-tumor, is better shown and more markedly outlined

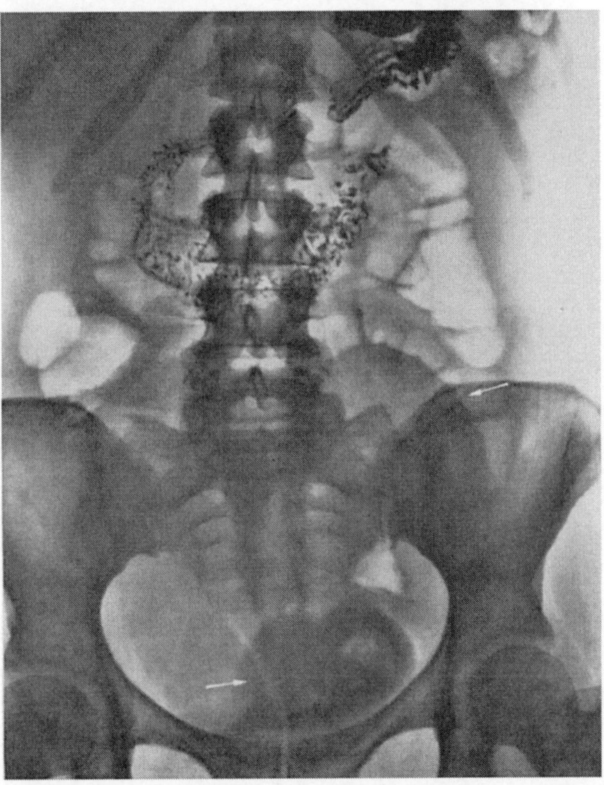

Fig. 60. Strangulating obstruction. Intestinal "pseudo-tumor". Indentation upon adjacent gas-filled prestenotic loops and the contrast-filled bladder

after introduction of peritoneal air. Presence of air in the peritoneal cavity in sufficient quantities makes the outer wall of the bowel appear in relief. However, the difficulty is that fluid-filled and dilated loops are not always strangulated. Therefore demonstration of such loops may prove obstruction, but more experience must be obtained to make it recommendable.

A new approach to the diagnosis of strangulation obstruction is selective mesenteric angiography. The vessels may show abnormal pattern converging at the site of constriction for instance when the intestine is strangulated under a band. By means of the angiography the pseudo-tumor is also brought better into evidence due to delay of passage through the narrow vessels. These findings may be particularly well shown by the subtraction method (Fig. 61). The findings may be shown also in cases when the plain films show no definite signs of obstruction.

In the examination of these lesions a particular difficulty may arise, namely that many of the cases are in such a poor condition that repeat examination is not permissable.

Examination with barium contrast is infrequently employed, but may occasionally be of value. Both examination and treatment with an intestinal tube are contraindicated.

How early can the diagnosis "obstruction" be made. Experimental investigations have shown that as early as two or three hours after a ligature gas and fluid collect proximal to the stenosis (HIBBARD, OCHSNER, WANGENSTEEN). Clinically and roentgenologically it has been possible to make the diagnosis of a simple obstruction as early as three hours after the onset of the attack (KOCH, FRIMANN-DAHL). None of these cases have been true strangulating obstructions. This is surprising as one would expect strangulating obstruc-

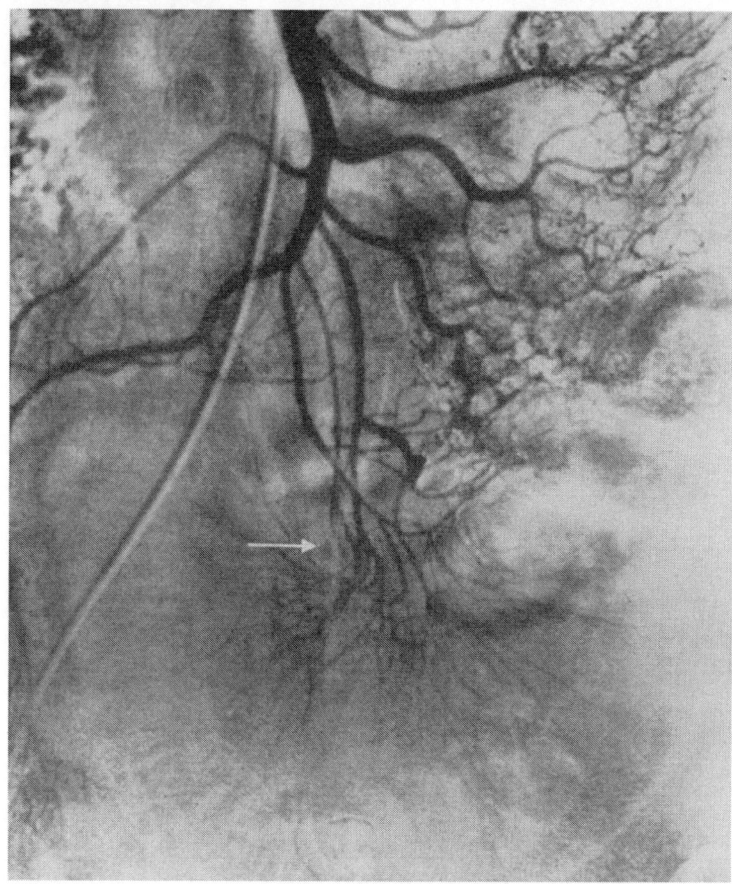

Fig. 61. Selective angiography of mesenteric superior artery in strangulating obstruction showing converging small branches at site of constricting band. Dilated loops visualized (Pseudo-tumor). Subtraction technique

tions to present themselves particularly early for examination. Nevertheless, they are not among the easily diagnosed cases, certainly because the transport of intestinal gas is inhibited. In general, the roentgen findings are not apparent until 6—12 hours after the onset, but, on the other hand, then they are very reliable. PETRÉN stated that if a patient shows no radiological signs of obstruction 12—24 hours after the attack this diagnosis can be excluded. If certain cases of strangulating obstruction with scanty roentgen findings are excluded the validity of this rule can be accepted.

2. Examination with contrast media in obstruction

In many cases of obstruction a contrast medium must be used perorally or as an enema or injected through a tube or fistula. LOWMAN and DAVIS advocate water-soluble contrast *(Gastrografin)* in obstruction, but this only gives a poor definition when the stenosis is in the middle or lower part of the bowel. For this reason, barium seems to be preferable. Principally in obstruction of the small bowel barium is administered by mouth and in large bowel obstruction as an enema. Orally, it is given in small quantities, the most half a tumblerful; the standard suspension for G-I work is appropriate.

Indications for application of oral barium exist when the diagnosis is uncertain both clinically and radiologically at the first examination based on the plain films. The procedure is particularly indicated when the diagnosis is almost certain, but is impossible to decide whether the obstruction will remit or progress.

There are many cases in which the surgeon is inclined not to operate upon the patient, for instance, because of advanced age or many previous operations. Likewise, in patients

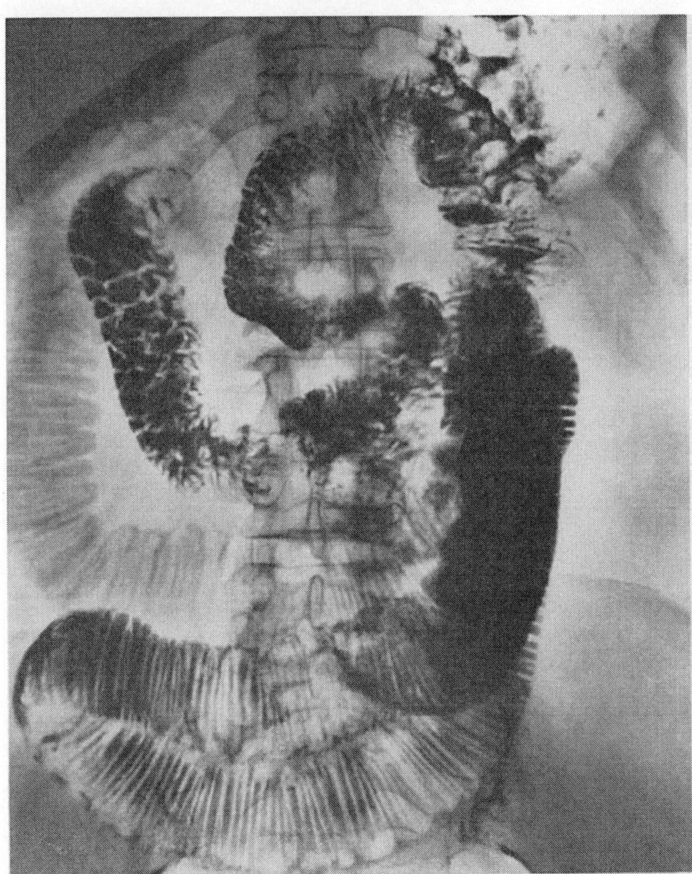

Fig. 62. Barium administered orally in simple occlusion. Contrast in prestenotic jejunal loops

who exhibit a few clinical signs of obstruction and who anyhow will be kept under observation, examination with barium is indicated.

One of the main points is that in acute abdominal disorders the plain films may show distended loops and fluid levels, but these are not pathognomonic of obstruction, many other lesions may be hidden behind such a finding. Only about 50 per cent of the cases admitted under the diagnosis "acute obstruction" really has such a disorder. When barium is administered by mouth a mechanical obstruction can soon be excluded and the actual lesion be detected. There is, for instance, possibility of confusion with a pancreatitis, segmental enteritis or an acute appendicitis, the diagnosis of which in turn can be facilitated by observing the transit of the positive contrast medium.

Furthermore, the use of barium has the advantage of showing whether the block is complete or incomplete. Even though the amount of gas in the colon is a good indication of the degree of stenosis, study of the passage of barium gives a more definite information (Fig. 62).

Should some barium pass the block in the course of 2—5 hours, it is easily shown in the cecum or the ascending colon. Repeat films may prove delay of passage by retention in the prestenotic loops. At times the barium will pass, although gas and fluid remain, so that (without the positive contrast) the patients would erroneously be considered to have complete stenosis (Fig. 63). By means of this procedure a reliable survey of the bowel content and possible dysfunction is achieved.

For years objections to the administration of oral barium have been put forward, mainly by surgeons. It is certainly based on the idea that the contrast may inspissate and render an incomplete stenosis complete. 30—40 years ago, when the patient had a barium "meal" and ate a thick porridge with a spoon, such events

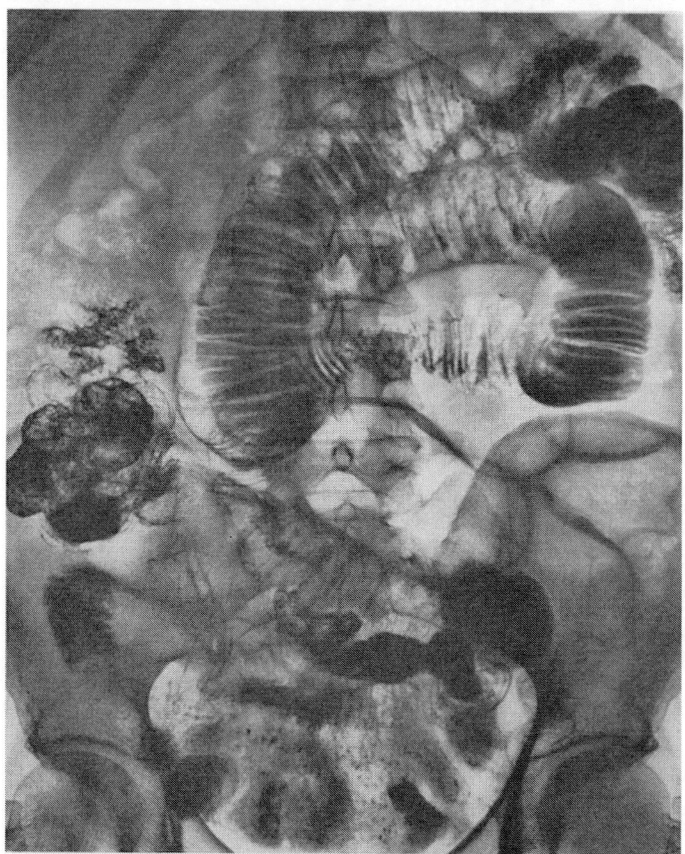

Fig. 63. Passage of barium over into the cecum proves of partial stenosis (Sub-ileus)

may have occurred, mainly in cases of incomplete stenosis of the colon mistaken for a stenosis of the small bowel. In the way the contrast is now administered, precisely the opposite happens at least in small bowel obstructions. Fluid is always accumulated proximal to the stenosis and in its passage the barium becomes more and more diluted, the closer it comes to the block (Fig. 64). WELCH says he has never seen harm from use of barium in this fashion. Experimental evidence secured by DONATO, MAYO and BARR, confirmed the impression that peroral barium does not produce complete stenosis when introduced above a partial obstruction.

In Scandinavian countries peroral barium has been used for decades and sharply advocated inter alia by LAURELL, KOCH and FRIMANN-DAHL. The experience with this method in large series is now so considerable that a broader discussion about its usefulness seems unnecessary. It is a curious fact that many authors, otherwise against the employment of oral barium in acute abdominal disorders, advocate its use in cases of gallstone ileus (see also page 525).

Even if the stenosis should be in the colon no ill effects ensue if the obstruction is rendered complete. As in the small bowel fluid is retained proximal to the stenosis and dilutes the barium the closer it comes to the stop. However, in large bowel obstructions the diagnosis is usually easily made on the plain films, and, if in doubt, barium should always be given as an enema.

Administration of oral barium should be undertaken only when the diagnosis is dubious, and cannot be made with sufficient clarity on the plain films. This opinion is well supported by the correctness of the diagnosis which was 95 per cent in a large series (Frimann-Dahl).

Spot films are sometimes required to disclose the site of the stenosis and the local process. Adhesions are the most common cause and are difficult to diagnose in acute cases, but tumors and intussusceptions may be recognized.

Certainly, the local pathology may be better shown if the contrast is administered through an intestinal tube after suction. However, this is not the task in acute abdominal cases. Then the important point is to decide whether the lesion is complete or incomplete. If suction is instituted and a barium study of the local process is undertaken, the procedure

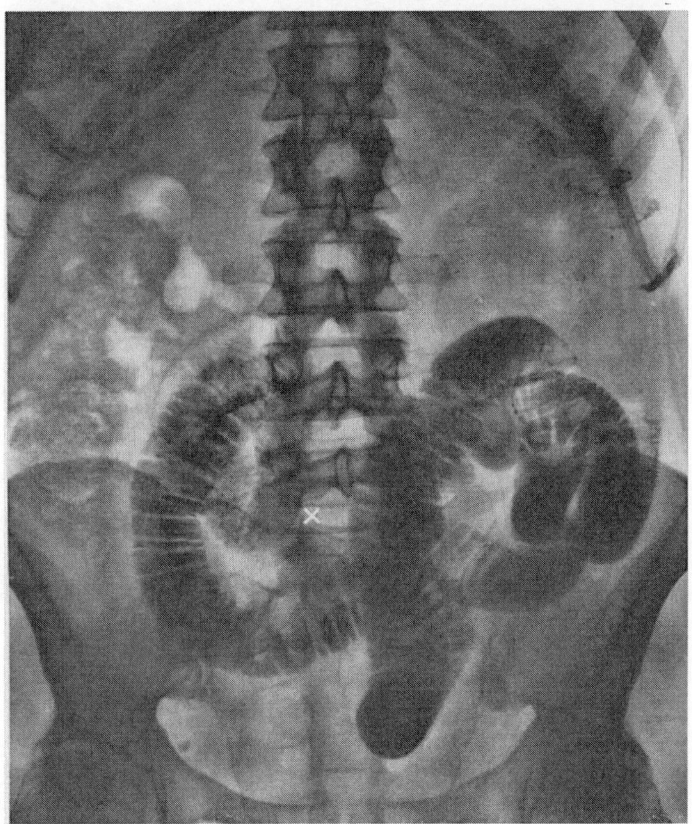

Fig. 64. In small bowel obstruction the contrast is diluted more and more the closer it comes to the stenosis

may seriously prolong the time of observation. Furthermore, suction withdraws the gas, which is the natural contrast medium with consequent inadequate demonstration of the regress or progress of the lesion. According to the experience of Høyer, practically every instance in which the stenosis is complete has to be operated upon. Therefore, it is of minor interest whether the lesion is caused by a constricting band or an occlusive tumor. One must also realize what has been previously mentioned — that only about 50 per cent of cases suspected of obstruction really have such a lesion. In other instances the symptoms subside spontaneously or by conservative treatment and without continuous suction.

In cases of strangulation use of peroral barium can be objected to and to some extent such arguments are justified. On the other hand, some cases are also obscured clinically and it is then inevitable that contrast must be given. However, these cases are insidious and primarily suspected of a simple occlusion. Eventually the strangulation may be disclosed not least owing to films taken after peroral barium. When there is an external fistula in cases of small bowel obstructions, barium can be injected retrograde to show the site of the stenosis.

Barium enema must be used in some cases of small bowel obstruction, if it is impossible to decide if the inflated coils belong to the small or large intestine. If the stenosis is in the small bowel, the colon is contracted and it characterizes the lesion that the enema goes in quickly and the evacuation is easy and often nearly complete (Fig. 65).

It may happen that the lower ileum is filled retrograde by the enema and that the stenosis or the torsion is shown this way (Olivier, Frimann-Dahl) (see p. 562).

Retention of barium in the large bowel, particularly in the postoperative period, may cause some degree of obstruction. This happens especially when oral barium is

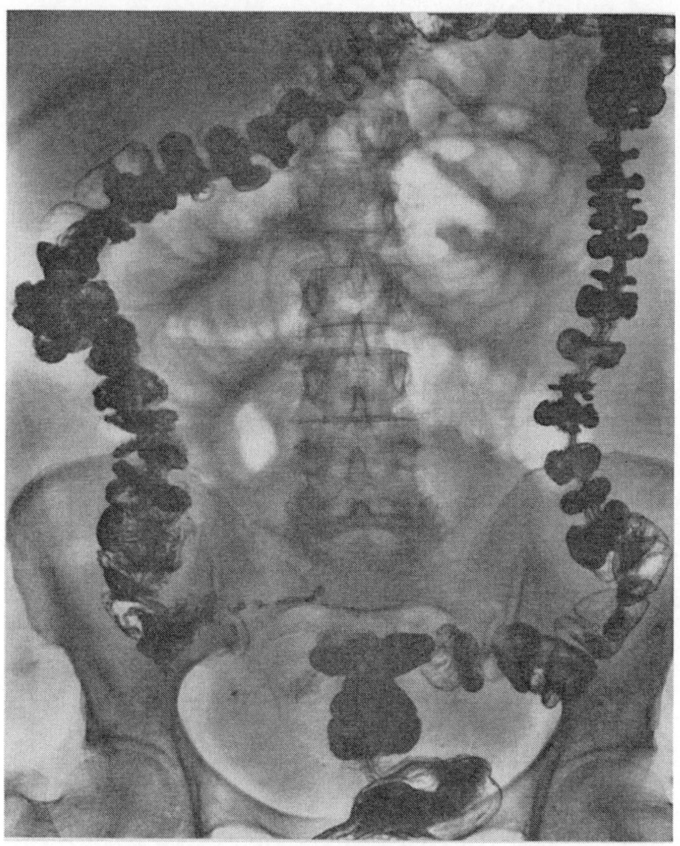

Fig. 65. Barium enema given to exclude the possibility of large bowel obstruction. Colon is contracted. The enema goes in quickly and evacuation is also easy

added to barium which has remained from an enema given shortly before the attack. It is therefore advisable to evacuate barium from the colon prior to any laparotomy. In this connection it must be realized that the visible column of colonic content is not entirely barium. The contrast more or less "stains" the fecal material and brings it into relief.

3. Intubation

Intubation and suction is widely used in acute abdominal disorders, particularly in obstruction of the small bowel. Indications for the clinical use of intubation have been thoroughly discussed in the lietrature, but no general agreement seems to exist. However, it is also of great importance for the radiologist to know, when the tube should be used and how it is applied. In the text the method will be briefly reported together with a discussion of the difficulties and limitations of which one must be aware to assume a good result.

Wangensteen and Paine in 1933 showed the effect of continuous duodenal suction in treatment of intestinal obstruction. Abbott and Johnston in 1938 used the Miller-Abbott tube and succeeded in bringing the long tube down to the stenosis. Many different tubes have been constructed. The original Miller-Abbott tube contains two lumina; one lumen provided with three holes at the distal end is utilized to inflate an attached rubber balloon. The second lumen is provided with holes, at the tip and immediately proximal to the balloon, through which gas and fluid can be aspirated from the bowel or contrast injection therein (Fig. 66). There is a great difference in the usage of tubes passing only to the stomach and of those passing into the jejunum and even to the ileum. The difficult point is the pylorus. Once the tube has passed into the duodenum, drawn by heavy mercury in the balloon, this can be inflated by air and is then fed downwards by the peristaltic movements of the gut. Wangensteen particularly advocates the use of the long Grafton Smith tube. This tube has a flexible stylet with a controllable end which permits a swift passage through the pylorus. On the other hand

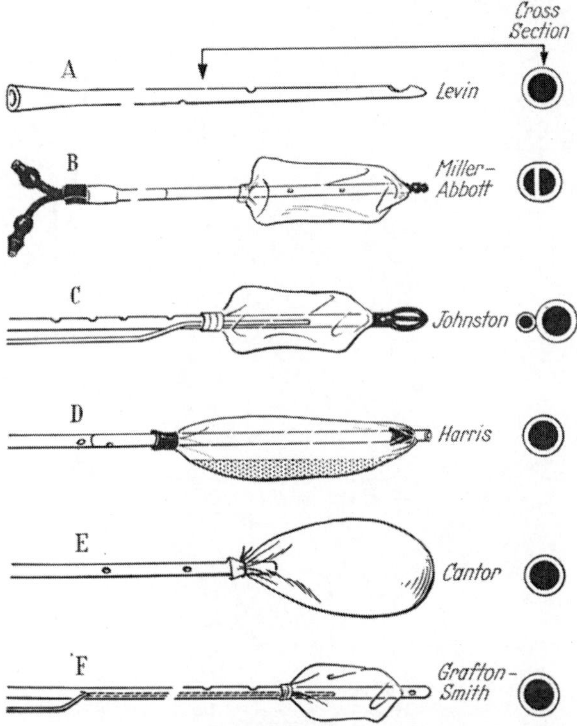

Fig. 66. Gastric and intestinal tubes for suction treatment. (After Welch)

some authors think the risk of perforation in unskilled hands would be greater than with the other tubes (Welch). However, it often takes a long time to get any tube through the pylorus and this the manipulations must be checked by flashes of fluoroscopy or by survey films.

Much responsibility is laid on the radiologist in handling the tube and controlling its position (Fig. 67). Coiling of the tube in the stomach and subsequent knot-formation can be controlled and excessive insertion of the tube should not take place. Laryngeal necrosis can be avoided by insuring proper slack of the tube in the stomach while the tube progresses through the bowel with the balloon inflated. The tube must not be externally fixed at the nose while moving along in the bowel.

It is well-known that intubation is helpful in demonstrating the local pathology in small bowel stenosis. After decompression small quantities of barium can be injected into the lumen and spot films taken of its end (Golden). Such a procedure may be of aid in subacute and chronic cases, and particularly if the hindrance is caused by an occluding tumor. However, in acute obstructions and ileus the indications for a study of the local changes are not firmly established because it is time consuming and will often delay surgery which is the correct treatment in most cases. Barium can be injected through the tube when this is high and the contrast followed down towards the stenosis by exposures at intervals.

4. Differential diagnosis

When small bowel obstruction is complete, the "classical" picture is diagnostic and confusion with other lesions is hardly possible. However, fluid levels in the small bowel alone are not sufficient to make such a diagnosis. Levels may occur in different lesions, first of all in the so-called "peritoneal irritation". In local peritonitis, and often to a slight degree, the small bowel loops are paretic and show retention of fluid and gas. The loops are "slack" or flattened, have not the upright hoop-shape as in mechanical

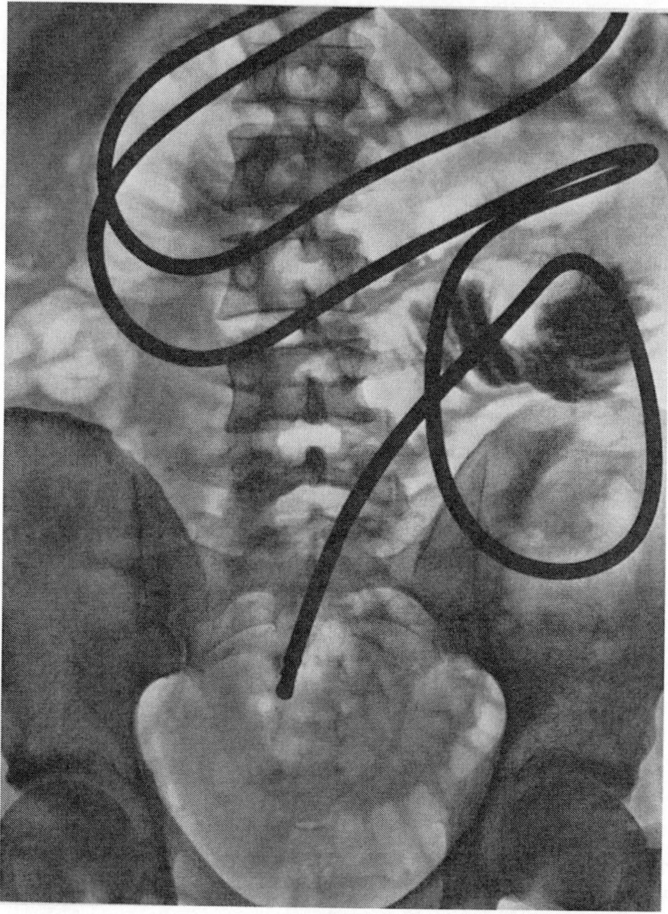

Fig. 67

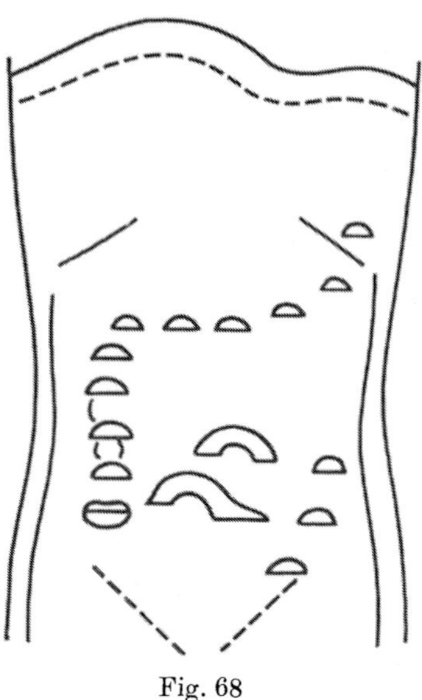

Fig. 68

Fig. 67. Postoperative paralytic ileus. Distended jejunal loops. Considerably improved after permanent suction

Fig. 68. Drawing to show changes in the bowel in acute enteritis

ileus and the appearance changes more by change of posture. In addition, gas (and fluid) is retained in the large bowel so that one or more levels are visible also in that part of the tract. This will be exemplified later in the chapters on inflammatory lesions.

In cases of gastro-enteritis fluid levels may be present only in the small bowel or in combination with levels and gas in the colon. The multiple short levels are characteristic with a stair case-like arrangement (Fig. 68). At times fluid may collect in the haustrae only, on each side of the lumen, so that the levels are visible as two parallel columns. In some cases of gastro-enteritis examined shortly after complete evacuation of the bowel, the colon may be devoid of gas and fluid and can hardly be recognized on the films.

A severe constipation may nearly obstruct the bowel and present a picture similar to a mechanical obstruction with fluid levels appearing in dilated ileal loops. The term "constipation ileus" is then applicable.

Certain forms of herniations may, as will be described later, give findings similar to a mechanical obstruction, and in fact they represent a real block. Certain types of incarceration of the omentum and torsions of the testis may give secondary reaction and small fluid levels in the intestine.

Finally an attack caused by an ureteral stone must be considered. Occasionally, severe meteorism develops, though usually the reaction is moderate. Short levels are seen, both in the small and in the large bowel. Confusion with a mechanical obstruction should not take place and a supplementary urography may easily clarify the true condition.

V. Incomplete obstructions

Based on the roentgenological findings regression and deterioriaton can be judged. When the obstruction is incomplete the small intestinal loops are only slightly dilated and the fluid levels are short, the movements restricted. These features correspond to

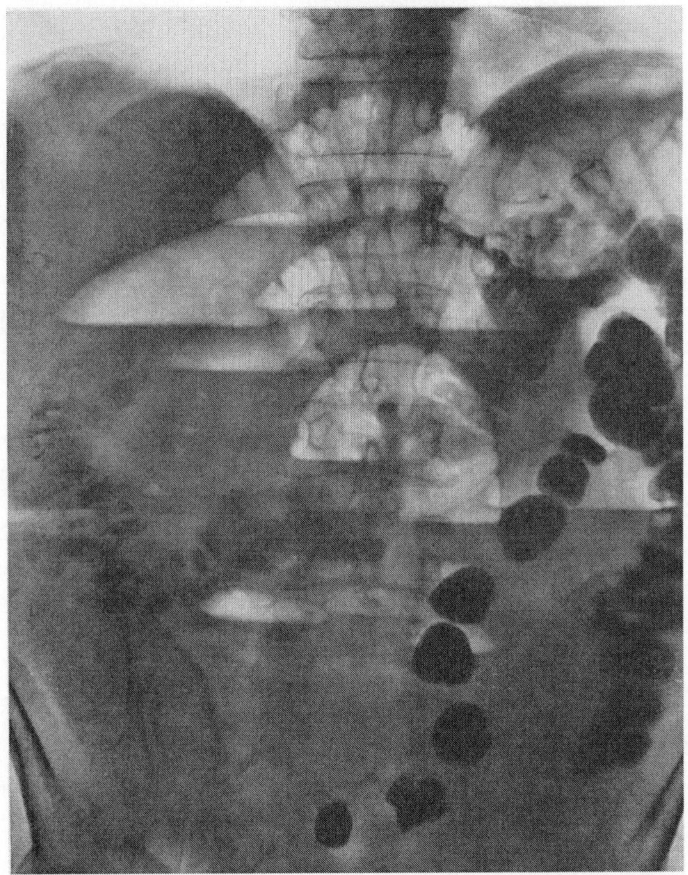

Fig. 69. Subchronic obstruction caused by tumor of ileo-cecal valve. Contrast has passed over into the colon

what is generally called a sub-ileus condition. The loops are of varying length and may be at a standstill for long periods. These "slack" loops are mostly seen in the mid-abdomen and at the same time same gas is collected in the colon and some small fluid levels may be visible. Usually, to decide in which way the condition will develop, barium must be given by mouth. Passage of the contrast is followed by repeated exposures and entrance of the contrast in the cecum proves the occlusion is incomplete.

In some cases the contrast passes the affected loops wherein gas and fluid remain or the loops are kept expanded by further air produced in the gut or swallowed (cf. Fig. 63).

If the loops are more expanded, the fluid levels longer, the activity greater, and at the same time the gas in the colon disappears, this means a deterioration. On the contrary, smaller loops, shorter levels, less activity and increase of gas in the colon prove regression of the ileus.

In some instances the obstruction may last for months or years and is said to be chronic-intermittent. Evidently, such a lesion cannot exist without a slight opening and some transport of bowel content. Progressively severe distention and hyperperistalsis may develop and the diameter of the proximal bowel lumen becomes greatly increased. The wall is thickened and hypertrophic and the prestenotic loop is outstanding (Fig. 69).

VI. Obturating obstruction

1. Gallstone ileus

Gallstone ileus is an obstruction most commonly of the small bowel caused by a stone which has passed from the gallbladder into the intestine. It is an obturation ileus, simple in type which gradually may become dangerous. Eventually necrosis and perforation may ensue if surgery is not undertaken in due time. Norinder and Gay, in 1948 in a survey collected 40 cases and added 5 of their own. In 1955 Figiel, Wieterson and Dranginis surveyed the literature and added 12 cases of their own. According to various statistical series intestinal obstruction due to gallstones occurs in about 2 per cent of the cases. The frequence of gallstone ileus seems to be declining, a fact which is explained by cholecystectomy, now being performed more frequently due to a more exact roentgen diagnosis.

In accordance with the frequency of gallstones in women, gallstone ileus is most frequent in women. The ratio is usually 6—1. Gallstone ileus occurs mostly in elderly obese women with a maximum of about 60—70 years. Cases have been described where the patient was only 25 years of age.

Pathogenesis. To cause a mechanical hindrance the stone must be of a certain size, and stones large enough to block the lumen, are about the size of a walnut, or up to that of an egg. Obviously, if the stone is rough and faceted, it is more likely to cause obstruction than stones with a smooth and even surface. In general gallstones of this size cannot pass through the biliary ducts because of the narrow lumen of these structures. However, Murphy has published one case, in which the stone had passed a dilated common duct and was large enough to later cause obstruction of the small bowel. Courvoisier saw this seven times in 36 cases, Braun-Wortmann in one case out of seven.

The stone, as a rule, penetrates from the gallbladder to an adjacent viscus which may be the stomach, the duodenum, the small bowel or in rare instances, the right flexure of the colon. The migration results in a fistula between the gallbladder and the affected portion of the gut.

The symptoms vary according to the method by which the stone passes into the intestine and to where the intestine has been invaded. Surprisingly, such penetrations of large gallstones take place with only a few clinical symptoms and in about 50 per cent of the cases there are no symptoms of acute gallbladder disease. Once the gallstone has penetrated into the intestinal tract, it often passes through the gut without producing any symptoms. Probably this occurs relatively often because internal fistulae are more common than gallstone ileus. However, the stone may lodge anywhere in the gut, but the chance to be halted and give symptoms of obstruction is greater in the small bowel than in the colon.

When penetration takes place into the duodenum which is the most frequent occurrence, the stone may be stopped in the intestine at any spot, but it is most commonly lodged in the lower ileum. Once the stone is halted, a deepening or bed is formed due to edema and ulceration of the mucosa. Courvoisier noted that impaction of the calculus in the duodenum occurred in 21.4 per cent of the cases, in the ileum in 65.4 per cent, in the ileocecal valve in 11 per cent and in the sigmoid in 2.4 per cent. Wölfler and Lieblein collected 239 cases with the following site: Pylorus — 10, duodenum and small intestine — 58, jejunum — 35, ileum — 122, and the large bowel — 14.

The shape and size of the stone are of considerable interest. Usually, it is oval-shaped, or somewhat multiedged, and if faceted, other stones should be searched for because calculi of such appearance are usually multiple. The stone often has a calcified center and a more translucent periphery which makes it looks smaller than it actually is. During the passage fecal material may be added to the stone and consequently the positive shadow on the films is less than the occluding mass. Relatively small stones may also block the lumen, acting as a foreign body producing spasms and constriction of the bowel wall (JENSSEN).

In very rare instances the stone migrates from the gallbladder into the stomach and may be shown as a defect in the barium contrast. The stone can move freely within

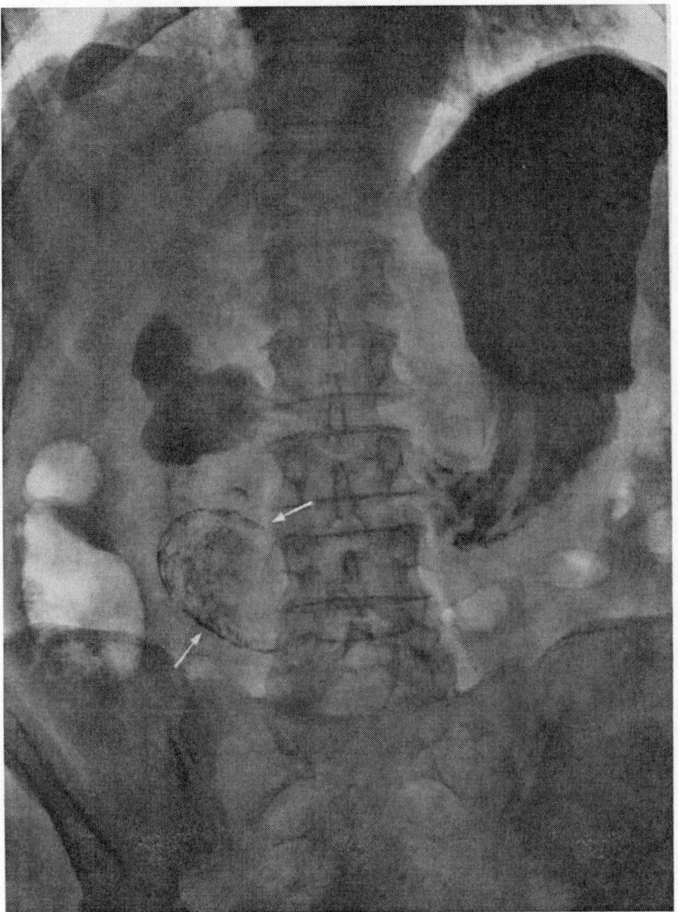

a

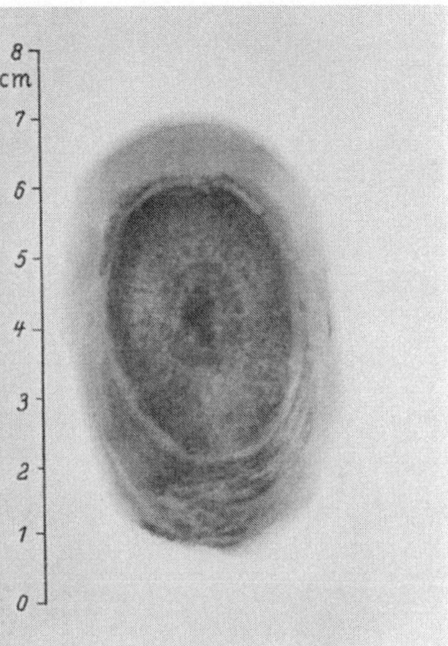

b

Fig. 70. a) Gallstone lodged in the duodenum. Broad fistula to shrunken gallbladder. b) Roentgenogram of removed gallstone — natural size

the stomach when the patient changes position. At the pylorus the stone may be impinged and cause intermittent obstruction with colicky pains and vomiting. It may also be expelled with the vomiting. BRAXTON and JACOBSON have published one case where a stone in the stomach was visible and movable under the palpating hand.

When lodged in the duodenal bulb the stone may occlude the lumen causing painful attacks, retention and vomiting. A defect in the duodenal bulb in combination with a fluid level and a biliary fistula characterize the lesion. The stone may also get stuck in the duodenal flexure below the papilla producing signs of a high ileus with retention in the duodenum and stomach (Fig. 70a and b).

As mentioned earlier, the gallstone is most frequently halted in the lower ileum, and this localization gives the most characteristic findings. Three cardinal symptoms prevail:

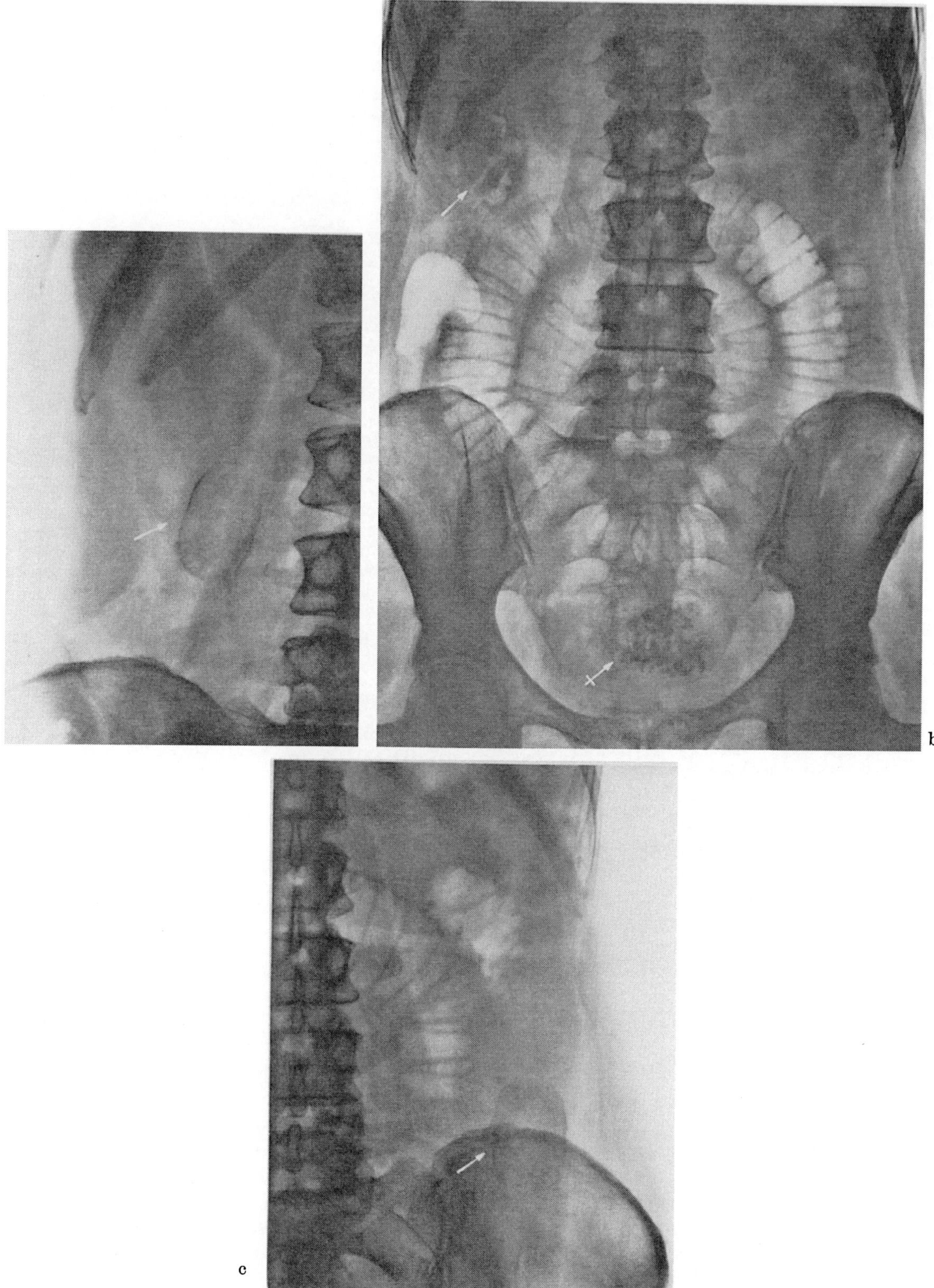

Fig. 71. a) A film taken before the attack shows large stone in the gallbladder. b) During the attack jejunal loops in coil-like arrangement. Stenosis in the left flank. Calcified myoma in the lesser pelvis. Gas in the shrunken gallbladder. c) The gallstone has moved to the flank and is evidently the cause of the obstruction

1. In about 50 per cent of the cases a calcified stone is visible.
2. Hoop-shaped small bowel loops with fluid levels.
3. Gas in the fistula or the biliary ducts.

The gallstone may stop at different spots during its migration through the gut. In supine position the stone is most easily shown. At times different exposures with varying kilovoltage are necessary to bring the stone properly into evidence. If gallstone ileus is suspected, but no stone is visible, a former film showing a stone in the gallbladder strongly indicates that the calculus has moved and lodged in a place where it is impossible to detect (Fig. 71a—c).

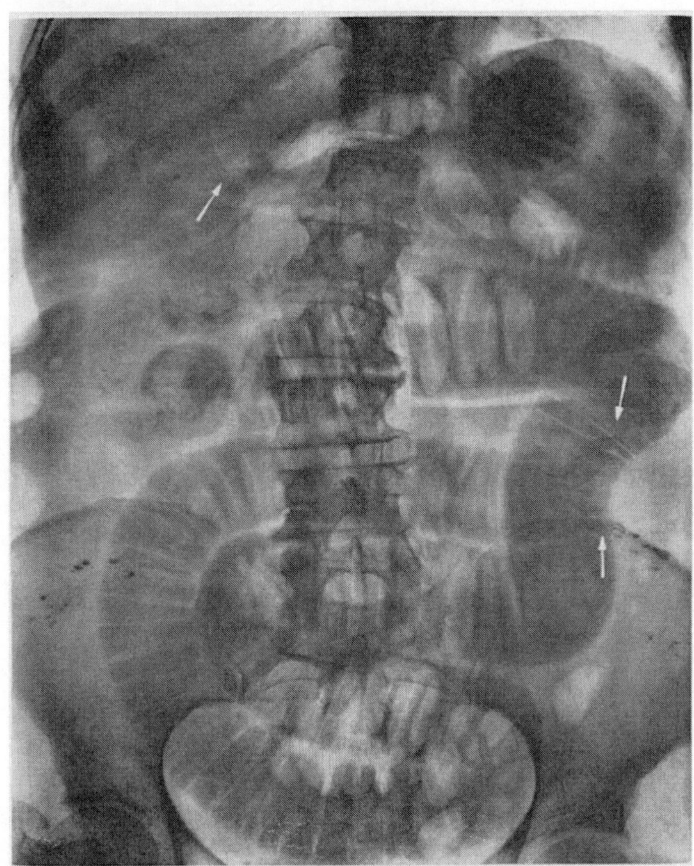

Fig. 72. Gallstone ileus shown with oral barium. Stone visible at the end of the barium column. Some gas in a biliary fistula

The ileus has different appearances according to the site of the impaction and to the duration of the symptoms. In many cases there is only moderate amount of gas collected and the fluid levels are short.

The third finding is gas in the fistula or in the entire biliary tract. This sign has been particularly emphasized by Petrén and Hellmer, who mention that when gallstone ileus is suspected, special films should be made of the right hypochondrium and the roentgen anatomy of this area be studied closely.

Gas in the biliary ducts is present to varying degree in most cases of gallstone obstruction. The gas may be shown within the fistula and rarely in the ducts only. The gas collects due to the fistula which is the result of the migration of the large gallstone. Through this opening gas from the intestine penetrates in retrograde direction to the gallbladder, and eventually to the ducts. Evidently the filling depends upon the condition of the cystic duct. If this has been closed before the migration of the stone the gas is

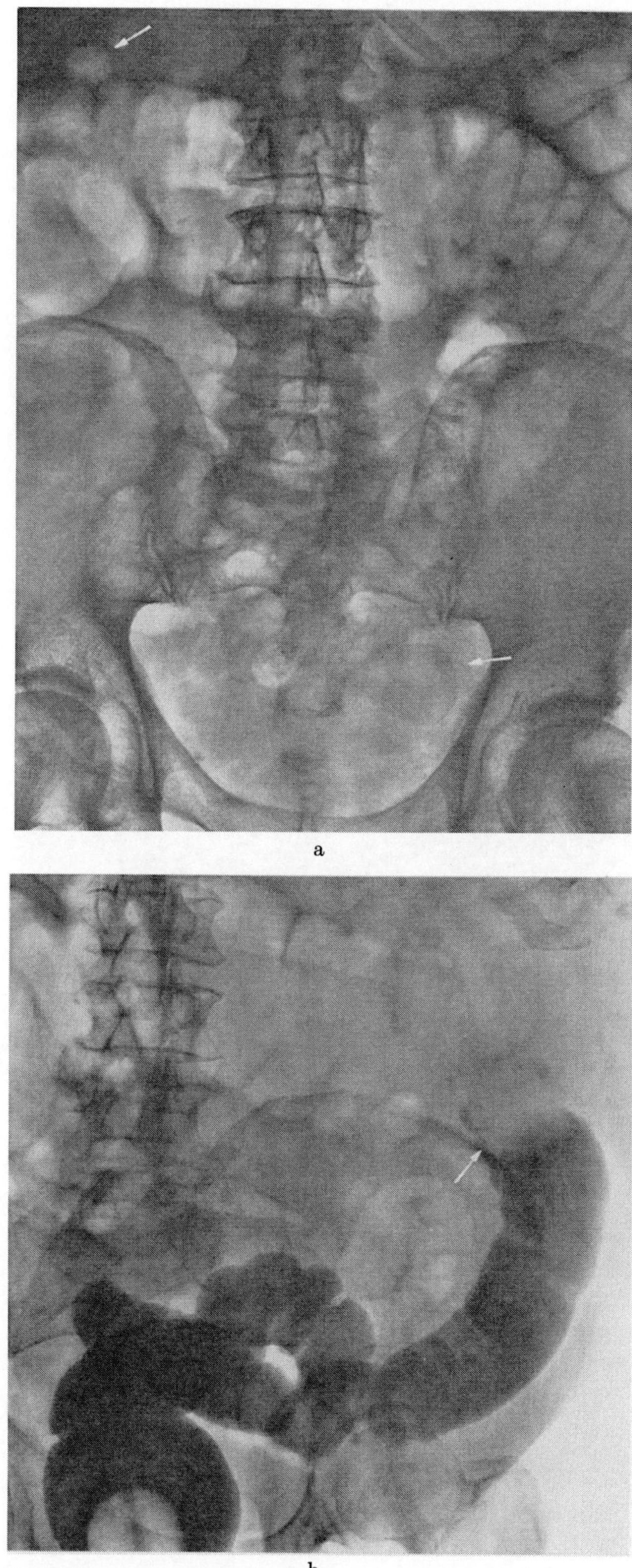

Fig. 73. a) Gallstone ileus. Gas in the shrunken gallbladder, distention of transverse colon, walnut-sized stone in the lesser pelvis. b) Barium enema shows the stone occluding the lumen in the descending colon

visible only in the fistula and in the shrunken gallbladder. If the cystic duct has been patent, gas will enter the biliary ducts and may also fill the common duct.

If, in cases of obstruction of the small bowel, gas is observed in the biliary tract, then a gallstone ileus should be suspected, even if the stone is not visible. If a positive concrement is present somewhere in the abdomen, in combination with signs of obstruction and gas in the biliary tree, the diagnosis is certain and the somewhat time-consuming examination with contrast medium is superfluous.

If the above-mentioned trial is indistinct peroral barium must be given and the contrast followed by exposures at intervals. Even if the stone is invisible on the survey films, the site of stenosis may be observed after contrast medium and a defect at the end of the column may indicate presence of a gallstone (SCHÉLE and SÄFWENBERG). If no gas is present in the gallbladder or in the biliary tree, the diagnosis of a fistula may nevertheless be advanced. The barium suspension, in passing through the duodenum may penetrate into the fistula and fill greater or smaller radicles of the bile ducts. The shrunken gallbladder is usually situated lateral to the duodenal bulb (Fig. 72).

Obstruction due to the gallstones may produce only moderate symptoms and intermittent attacks, and the history may last for weeks and months. At the first examination only few fluid levels may be present and perhaps no gas is seen in the biliary tree. Some days later the diagnosis can be advanced when films are taken in lateral decubitus with the left side down. In this position the gas most easily will penetrate from the duodenum into the fistula of the gallbladder.

Lodging of the gallstone in the colon occurs in 3—5 per cent of the cases. HOLM-NIELSEN and LINNET-JEPSEN collected 25 cases from the literature and added one of their own of colonic gallstone ileus. A stone may pass the small intestine giving intermittent colicky painful attacks and finally enter the colon and get stuck in the sigmoid or rectum. However, usually stones occluding the passage in the colon have penetrated from the gallbladder into the right flexure or transverse colon. A stone lodged in the descending colon or the sigmoid may produce a typical large bowel obstruction easily diagnosed on the survey films. Even if the stone is invisible it can be disclosed indirectly by the barium enema which is halted at the site of stenosis and shows a defect corresponding to the gallstone (Fig. 73a and b). The stone may have considerable mobility being pushed upwards by the enema from the minor pelvis to the left flank. In other instances, the transit of a gallstone can be followed by repeat examinations. The calculi may produce intermittent attacks and a sub-ileus condition in passing the small intestine. As soon as it has arrived in the large bowel the passage is easier and the stone may be evacuated spontaneously.

2. Obstruction due to intraluminal foreign bodies

Foreign bodies are incidentally swallowed particularly in children, but the object usually passes without complications.

Demented or imprisoned individuals not infrequently swallow unusual objects, such as pins, screws, hooks and needles which may cause intestinal obstruction. All these foreign bodies can easily be shown by roentgen examination by the positive contrast shadow. Other foreign bodies may be recognized indirectly with peroral barium due to their translucency. Hair balls (phytobezoars), formed most frequently in the stomach give but few symptoms. In the small intestine hair balls may block the lumen and cause obstruction. Conglomeration of ascariasis has been observed causing intestinal block (see p. 530).

3. Food obstruction — alimentary ileus

Intestinal obstruction due to different indigestible food is not a rare occurrence. An occluding mass is formed mostly due to vegetables which have been eaten in large quantities and rapidly. THEISSEN called it "Vegetabilienileus" and LANDERS "food ileus". The obturating bolus varies from case to case in different countries, not least according to eating habits. WARD McQUAID enumerates 45 different foods which have caused intestinal obstruction. Persimmons, peaches, oranges, mushrooms, brans, apples, figs, cherries and grapes were the most frequent. Like other obturative obstructions, this type develops slowly with intermittent colicky pains which at times are severe, followed by vomitings and nausea. The findings in the small bowel are rather similar to those in gallstone obstruction characterized by a relatively small amount of fluid and gas.

In other instances gaseous distension is more prominent and the picture may completely recall that of an obstruction due to adhesions or bands (Fig. 74), However, an attempt should be made to recognise this type of obstruction, not least because it can be treated successfully without resort to operation. In greater series a striking number of these patients have had their stomach resected. Obviously the food has passed without

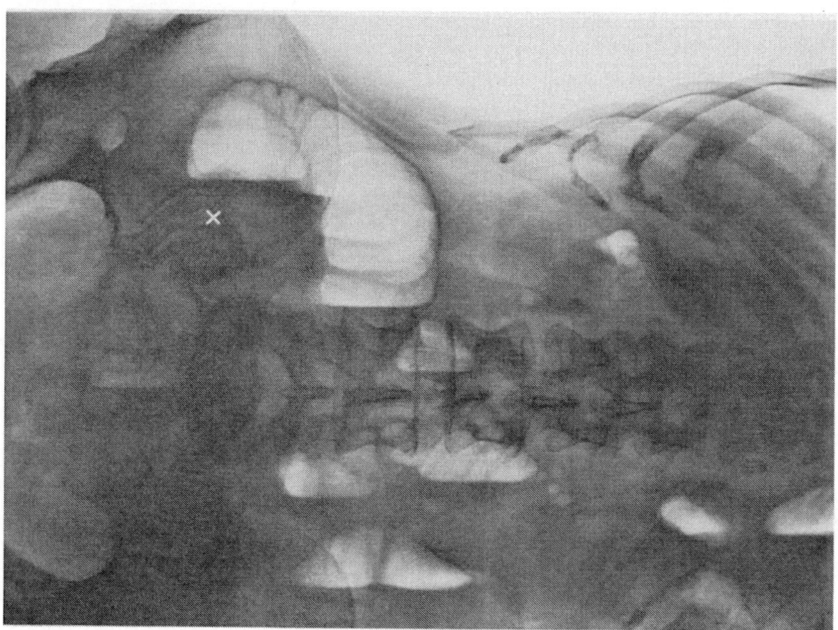

Fig. 74. Obstruction of terminal ileum due to food bolus. Left lateral recumbency. Prestenotic loop particularly distended

being normally digested and retained in the stomach (Fig. 75). The condition of the patient's teeth should also be checked because insufficient chewing seems to play a part. The patients are either in the younger group, occasionally eating ravenously, or in the elder group, living under poor conditions.

On closer examination the patient may admit having eaten, for example apples, oranges or bananas in abundancy. If the history reveals such incidents and the roentgen findings show moderate signs of a small bowel obstruction, the diagnosis can be advanced with all probability. In some cases a putty tumor-like mass is palpable corresponding to the bolus, regression of which may permit judgement of the condition clinically.

Peroral contrast is a helpful procedure in many of these cases and passage over into the cecum can be followed. The pattern of the barium may at times arouse suspicion of an alimentary ileus, being fragmented, discontinuous, or with interspersion of a multitude of small clearings due to remnants of food.

4. Obturation due to enteroliths

This is a rare occurrence. If a true enterolith is formed and so great that it occludes the lumen, this usually happens in the lower reaches of the ileum or in the sigmoid and rectum.

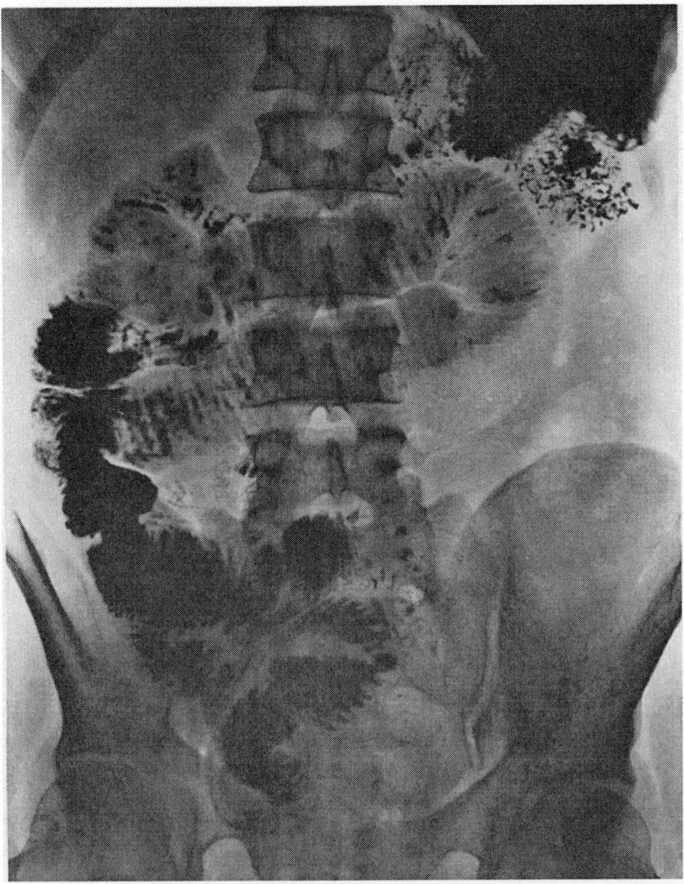

Fig. 75. Alimentary ileus (food obstruction) shown after oral barium. Stomach resected

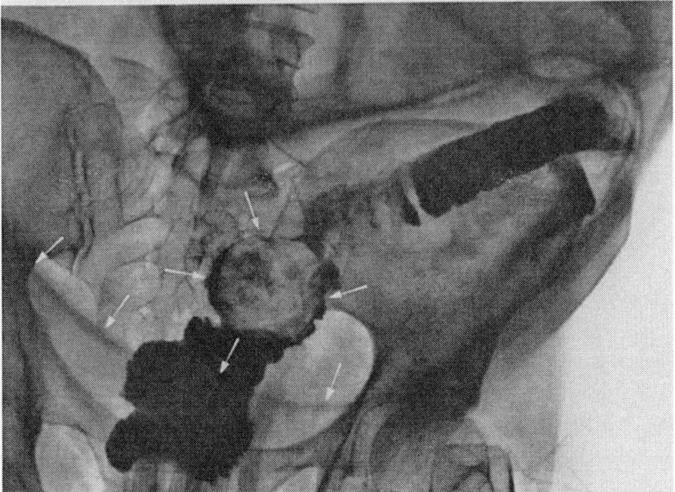

Fig. 76. Coprolith in the rectum causing severe obstruction of the large bowel

Wangensteen has divided such enteroliths into three classes:

1. True enteroliths.
2. Mixed enteroliths (phytobezoar).
3. Intestinal concretions due to the impaction of medicaments.

Blix subjected an enterolith to chemical analysis and it consisted of choleic acid — 79 per cent, water — 6 per cent, calcium oxalate — 3 per cent and ashes (calcium and phosphate) — 1.6 per cent. The remainder were bile pigments — 10 per cent and traces of iron and magnesium. Therefore it may be difficult to decide if the original stone is a gallstone and if fecal material successively has been added to it.

Incrustation with phosphorus and calcium salts may progressively convert foreign bodies and different masses into enteroliths which may cause fatal obstruction. The patients' life is threatened by the obstruction, and by possible perforation of the bowel wall due to necrosis at the site of lodgment.

The roentgen examination may reveal the calcified stone and the ileus condition. If the stone is invisible, it can nevertheless be shown as an irregular tumor-like defect in the barium column (Fig. 76). Forceful removal of a coprolith should be avoided because perforation may occur during the procedure followed by pneumoperitoneum and peritonitis.

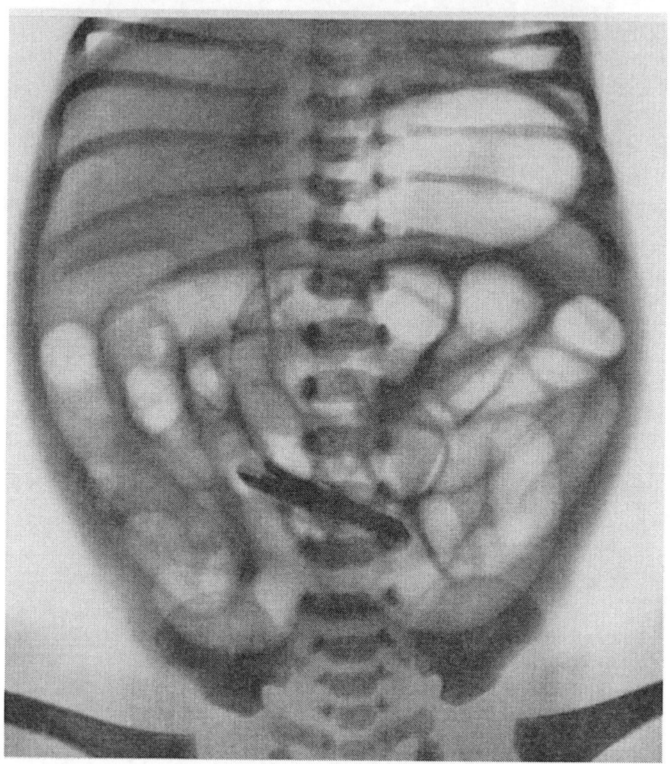

Fig. 77. Meconium ileus in a newborn. Dilated small intestinal loops. Scantyness of fluid levels

Among other instances of obstructive obturation *due to worms* can be mentioned. Particularly, ascarides may occlude the bowel lumen lying in spirals packed together in great numbers. Roentgen examination may reveal the true condition (Archer and Peterson). Such instances may occur in any country, but seem to be most frequent in tropic and subtropic areas. The greatest incidence is in childhood between the second and the ninth year of age. The block is mostly in the lower ileum, as the ascarides impaction is most frequently encountered in that part of the bowel. The result is a simple obturation ileus. Ascarides may block the lumen also in the colon simulating an intussusception which Nordentoft called pseudo-invagination. However, real intussusception may occur as well as spastic ileus and volvulus conditions (Hoffman).

5. Meconium ileus

Meconium ileus is an obstruction mostly of the small bowel caused by abnormal accumulation of meconium. It can be confused with any obstruction in childhood. Clinically signs of ileus are usually predominant and a tumor-like soft "mass" can be felt through the abdominal wall. In recent years the pathology has been better understood by the contribution of many authors (Bruwer and Hodgson). Meconium ileus has been identified most frequently to be the result of fibrocystic disease of the pancreas causing, inter alia, lack of trypsin, often combined with a fat liver and bronchitis. It has been called "insufficient pancreatic ileus". NEUHAUSER described admixture of small gas-bubbles with meconium (the "soap bubble sign") and small flecks of calcium, either in the bowel or in the peritoneum as characteristic of this lesion. HARRIS and DEMUTH also mention meconium ileus complicated by peritonitis showing small putty-like calcifications in the peritoneal space, even in the prenatal period.

ZIMMER has emphasized the lack of fluid levels in meconium ileus (Fig. 77). WHITE called attention to a similar sign: distended loops but very few fluid levels and mentions this as diagnostic in uncomplicated cases. He often found many gas-filled dilated loops of small intestine, but absence of fluid levels also on the upright and lateral films. However, this rule is not always valid and fluid levels are occasionally seen in uncomplicated cases (PINCK and MAINZER). Due to absence of normal secretion the meconium is inspissated and causes obturation and for the same reason, there is scantiness of fluid and few levels. Considering these items it must be remembered that in small children there is a general tendency to distention without much retention of fluid. This to some degree may explain the paucity of levels. In obstruction, for instance due to intussusception, the bowel may be greatly distended, practically without fluid levels, and without the child having had vomitings.

In meconium ileus greasy fecal material sticks in the lower ileum with consequent collapse of the distal portion including the colon. This can be easily confirmed by a barium enema which shows a so-called "micro-colon". The narrowed and collapsed colon, however, should not be wrongly interpreted as the primary lesion. "Micro-colon" is only a secondary phenomenon simply due to disuse and contraction of the bowel. Similar findings are made in cases of stenosis or atresia.

VII. Mechanical obstruction of the large bowel

The causes of obstruction in the colon are of different nature, and in many ways different to that of obstruction in the small bowel. Whereas obstructions due to adhesive bands are frequently encountered in the small bowel, it only rarely occurs in the large bowel. On the other hand, in the colon, passage may be impinged by tumors, abscesses or other lesions which are relatively infrequent in the small bowel. Discontinuity is also seen in the large bowel due to pressure of enlarged organs, such as a greatly distended bladder, or a large tumor situated in the lesser pelvis. Torsions, twistings and volvulus conditions are predominantly situated in the cecum and sigmoid flexure. These types of obstructions are described later in a special chapter (see p. 561).

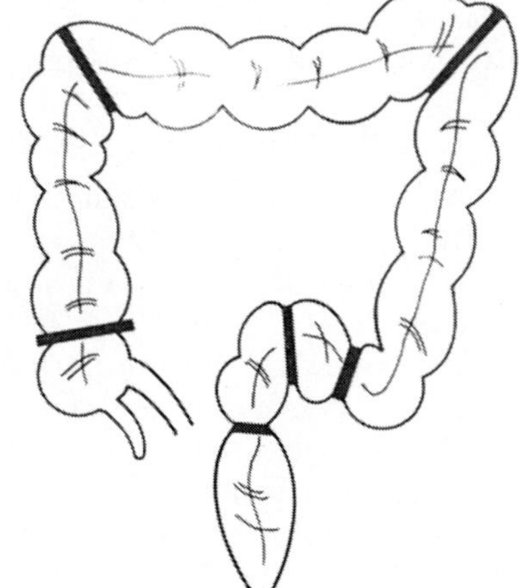

Fig. 78. Sketch illustrating site of stenosis in large bowel obstructions

For a topographic orientation a schematic drawing is presented modified after DE QUERVAIN (Fig. 78). This shows that the sites of obstruction are preferably in the cecal region, in the flexures, in the sigmoid and the upper part of the rectum. Stenosis of the colon is eight times as frequent on the left side as on the right. In our series the obstructions of the large bowel caused by carcinomas were mainly situated in the sigmoid and the upper part of the rectum. Forty per cent of all carcinomas of the colon were detected, primarily as an acute obstruction of the large bowel admitted as emergency cases.

In addition to the more frequent localization of the tumor on the left side, carcinomas of the sigmoid are small, circular tumors, to which at a comparatively early stage will cause obstruction of the bowel lumen. The carcinomas of the right side are more apt to develop as large ulcerations and obstruction occurs mostly at a later stage. Furthermore, the lumen is narrower in the sigmoid and the wall thicker here than in the cecum and ascending colon. Wangensteen in his series noted the highest incidence of obstruction due to carcinomas in the splenic flexure.

Different inflammatory processes may produce constriction and dilatation of the colon. Occasionally, acute fulminating colitis may give rise to an obstruction with severe distention of the colon and also of the small bowel. Segmental phlegmonous colitis may occur causing narrowing and localized peritonitis (Wolf and Marshak). Sigmoiditis and diverticulitis only very rarely lead to obstruction of the bowel. In sigmoiditis and diverticulitis infiltration or abscess formation may compress the lumen causing incomplete obstruction. Similar infiltrations due to gynecological lesions in the lesser pelvis, such as salpingitis or endometriosis are at times the causes of obstruction. In a later stage these lesions may obstruct the bowel mainly due to adhesions and kinkings.

As a rule, obstruction of the large bowel is more subacute by nature than are obstructions of the small bowel. The symptoms develop more slowly when the stenosis is situated in the distal portion of the alimentary tract, than when the block is higher up.

Usually, it is possible by the roentgen examination to disclose the obstruction of the large bowel, to point out the site of stenosis and also the type of infiltration. Therefore, as it will be understood, there is a marked difference in the possible findings in small and large bowel obstructions.

1. Obstructions due to stenosis of the cecum

The findings in obstructions due to stenosis in the cecum depend upon the exact location of the occluding mass. When, for instance, a tumor is situated at the colic valve the findings correspond completely to a low-seated obstruction of the small bowel. Occlusion of the cecum rapidly distends the distal ileum and fluid levels can be demonstrated here at an early stage. Insufficiency of the colic valve exists in most of these cases, so that the picture is dominated by dilated small intestinal loops. Sometimes an occluding tumor is visible without contrast medium. The tumor may appear as an irregular density of varying size encroaching upon the gas-filled cecum. In most cases, however, a barium enema is necessary to point out the tumor exactly. The enema also helps to distinguish between a carcinoma and an appendiceal abscess (see also p. 601).

2. Obstruction due to stenosis of the flexures and transverse colon

A tumor or any occluding process in the hepatic flexure causes distension of the ascending colon and correspondingly the retention of fluid and gas here, and later also in the terminal ileum. Gas and fluid levels develop in these segments of the bowel in varying degree. Sometimes the ascending colon and cecum are most distended, whereas in other cases the accumulation of fluid and gas is scanty but the small intestine, that is the ileum, is inflated and shows a multitude of fluid levels.

Distal to the stenosis the colon is more or less collapsed, usually empty and often invisible on the films and if this portion of the bowel contains some gas, fluid levels do not exist provided the patient has not received a water enema. The gaseous column should always be followed to the stenosis because occasionally the occluding tumor is visible as a defect, visible without a positive contrast medium.

Obstruction in the transverse colon and the splenic flexures are accompanied by a similar distention in the prestenotic loops. In some rare instances the prestenotic part of the colon is filled mainly by fluid and appears on the films as a tumor-like density, the nature of which can be difficult to distinguish on the survey films alone. Films in lateral position, with the left side down, must always be taken because a gas-bubble or a fluid level, even though they might be small, are often better seen in that position than in supine or in upright position.

As previously mentioned, the prestenotic loop in the small bowel quite often has the shape of an reversed U. Similar findings are at times made also in the large bowel and especially when the stenosis is situated in the transverse colon. However, despite the bowel being considerably distended it is recognized by its caliber and the haustral indentations along the contour. Barium enema is again the means to reveal the constricting tumor.

Obstruction in the splenic flexure may cause distention of the transverse and ascending colon, distinctly exhibited by the haustra formations, and these parts are easily differentiated from distended loops of the small bowel.

Demonstration of the stenosis is facilitated by a barium enema. The column of contrast stops when the tumor is reached and meets the gaseous column of the transverse colon which in distal direction is halted by the same tumor (Fig. 79). If the block is complete

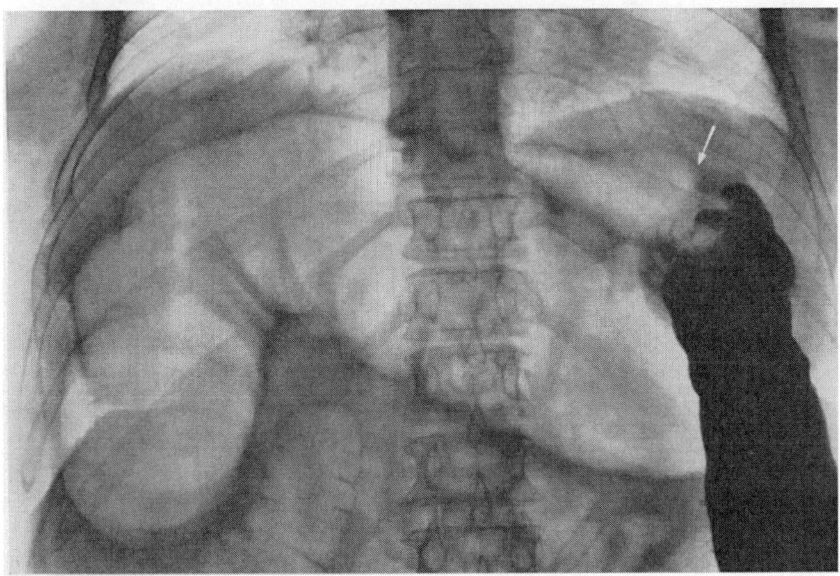

Fig. 79. Carcinoma of the right flexure. Gas and barium column meet at site of stenosis

in supine position the patient should be turned in prone position also because it occasionally happens that the contrast then may pass the stenosis.

In rare instances adhesive bands may cause large bowel obstruction in this area. Resection of the stomach is occasionally responsible for such operative adhesions. A barium enema is held up abruptly and the end of the contrast column shows no filling defect.

It has been mentioned above that an occluding tumor may be shown directly contrasted against the gas-filled lumen of the intestine. Therefore, if a tumor is located in the cecum or ascending colon, the patient should be placed on the left side to force the air towards the tumor. Correspondingly, the patient should be placed in right-sided recumbency if a carcinoma in the left half of the colon is suspected. Defects in the gaseous column and the demarcation between this and the density corresponding to the tumor, may also in the left side reveal the site of the stenosis.

3. Obstruction due to stenosis of the sigmoid and the rectum

These types occur relatively frequently and have characteristic roentgen findings. The prestenotic part is distended only at a later stage whereas the proximal portion, the ascending colon and the cecum, may be greatly expanded by gas. This depends upon the thickness and strength of the colonic wall which increases distally and also upon the fact that the pressure is greater in a larger than in a smaller lumen. The distal portion of the sigmoid and the ascending colon has a stronger and thicker wall than the ascending colon and the cecum. Therefore, in stenosis of the sigmoid a balloon-shaped dilated cecum may develop and the viscus may be so distended that a rupture of the cecal wall ensues.

These conditions also explain the clinical experience that in obstruction of the sigmoid a tumor-like filling may be palpated in the cecal area. This corresponds to the inflated cecum which erroneously may give the impression that the ileus condition is caused by a tumor in the cecal area or in the ascending colon. Therefore, the following rule is available: In obstruction of the sigmoid the proximal portion of the colon is most distended; it is not the prestenotic part that is most enlarged, but the segment of greatest distance from the obstruction. On the survey films the cecum is easily recognized by its diameter, its shape and the haustrations. If fluid is accumulated, a long level may be seen within the

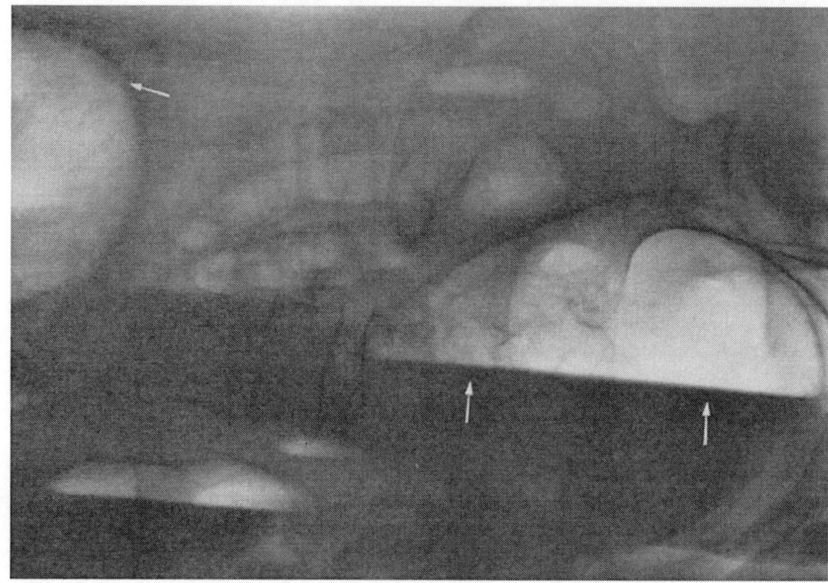

Fig. 80. Stenosis of left flexure. Cecum vastly distended showing fluid level in right lateral recumbency

distended viscus and this helps to identify the cecum and the ascending colon. At times the cecum is rather mobile and may be displaced upwards in the epigastrium or even reach the left diaphragm. Expanded by gas the cecum may be placed in the upper left of the abdomen, and may recall the findings in volvulus of the cecum (see p. 563). In severe distention of the cecum gaseous filling of the appendix may be observed.

In obstruction of the colon fluid levels are seen proximal to the stenosis. They vary in length according to the grade and duration of the obstruction, but also greatly according to the position in which the patient is examined. The levels are relatively short in upright, but are measured up to 30 cm in lateral recumbency.

During fluoroscopy rise and fall of the levels may be observed, sometimes from 10—15 cm. The excursions are definitely greater than in obstruction of the small intestine.

In obstruction of the large bowel the small intestinal loops are usually gas-containing and fluid is retained at least in the terminal ileum. In the great majority of cases fluid levels are seen in moderately distended loops. Gaseous distension of the small bowel develops mainly due to an insufficient ileo-cecal valve permitting regurgitation into the terminal ileum. A distended cecum also in itself acts as a hindrance, and consequently gas and fluid is retained in the small bowel. In some cases with competency of the ileo-cecal valve practically no distension of the small intestinal loops occurs, and in such cases also the most extreme grades of cecal distension are encountered. Rupture of a largely expanded cecum is not uncommon in such cases (Fig. 80).

Generally, these findings permit a definite diagnosis of an obstruction of the large bowel, but the location of the tumor may be uncertain. The patient must be examined with the right side down to force the colonic gas towards the stenosis in the left iliac fossa or the minor pelvis. Here the gas column may stop and an irregular tumor defect may be shown at the end of the column.

In some cases of cancer of the sigmoid the transverse colon is largely distended lying in 3—4 loops placed more or less in sagittal direction. The double wall of the loops, lying close together, may mimic the findings in volvulus of the flexures or the sigmoid, and a barium enema must be given to reveal the causative agent.

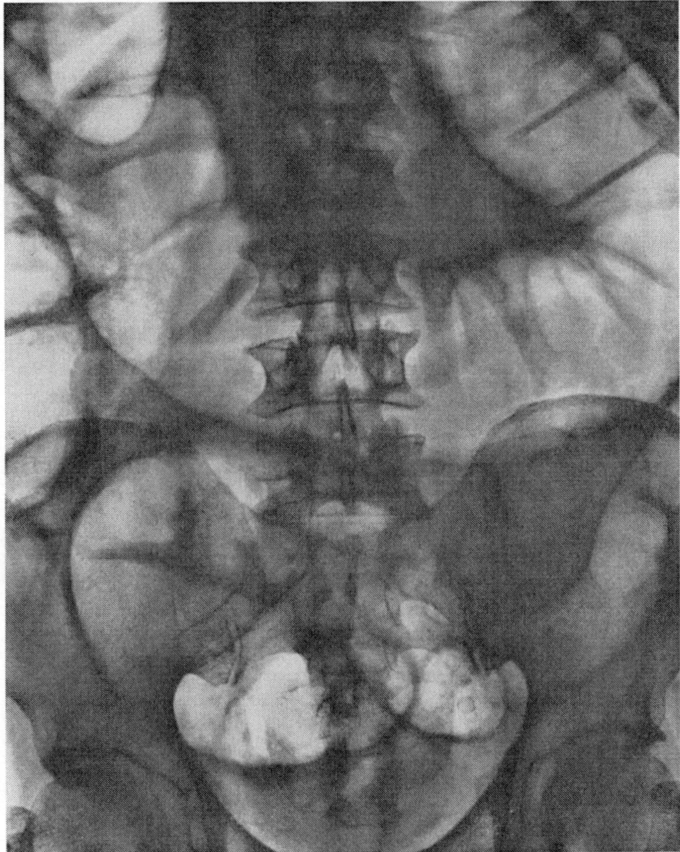

a

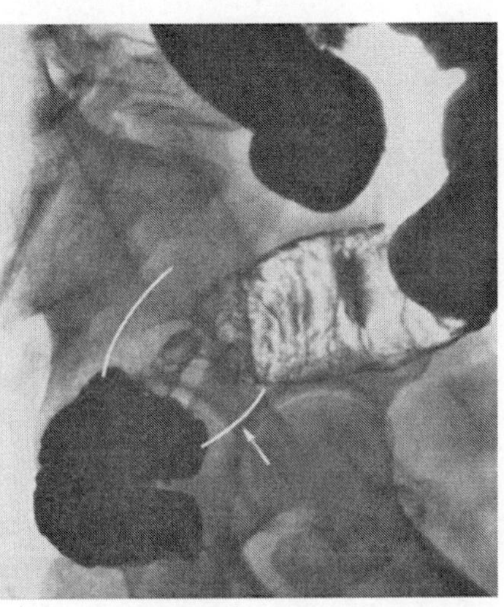

b

Fig. 81. a) Mechanical obstruction of large bowel due to carcinoma of the rectum colon distended by gas. b) The tumor moved downwards after evacuation of the enema and was best seen in lateral view

When occlusion of the large bowel has persisted for days or weeks, a state of chronic ileus develops. The lumen of the bowel is largely distended, but at the same time the movements of the walls and the fluid levels are considerably greater than in acute cases. The sigmoid and the descending colon may show extraordinary long fluid levels in lateral position. Because of the increased pressure the contours of the bowel are even and smooth and the haustrae are extinguished. The intestinal wall is best exhibited in right lateral recumbency being placed against the extra-peritoneal fat. In this way estimation of the thickness of the intestinal wall can be tried and a hypertrophy of the wall can be brought into evidence. The final diagnosis of the occluding tumor is usually made after barium enema, which may stop completely at the site of stenosis. However, a growth causing obstruction does not always hold up the barium enema, the passage may be permitted in retrograde direction, but not in physiological forward direction. Obviously, a sort of ball valve mechanism has developed and may be erroneously interpreted as a non-urgent condition. Lateral film of the pelvis may show the tumor particularly well (Fig. 81a and b).

Movability of the occluding tumor is a valuable aid in assessing the true nature of the condition particularly in the sigmoid. When the barium suspension is retained above the stenosis, after evacuation, this portion of the bowel is heavier than the collapsed distal part, and is apt to sink down into the true pelvis pushing the tumor in the same direction. Consequently, films made before and after discharge of the bowel will show changes in placement of the filling defect proving the tumor is movable. Furthermore, it shows that the tumor is not infiltrated and this will again influence the choice of therapy and operative intervention.

If the barium enema is carefully injected the examination is without danger. The injection should be stopped when some contrast passes the hindrance and there is usually no indication for a complete filling of the entire colon. In this connection it should be remembered that a local process causing obstruction has a tendency to perforate. Some signs may be present which suggest that special precautions should be taken in injecting the barium suspension. Evidence of an obstruction of long duration with greatly distended loops and long levels is a warning. The size of the cecum must be given special attention because its wall is most vulnerable and may rupture when vastly distended. Care should be taken not to increase the intestinal pressure when the barium enema is injected. The most dangerous condition occurs when the cecum is severly distended and no signs of dilated small intestinal loops are present.

The local findings are also of importance. For instance, an obturating stone may be found as the cause of the hindrance. If, at the same time, the obstruction is of long duration, one should be very careful with injection of the contrast. The wall of the colon corresponding to the site of the coprolith may be necrotic and perforations occur if the pressure is increased. The obstruction may also be caused by an abscess due to diverticulitis. Penetration of the barium enema into the abscess or further on into the abdominal cavity has been described. Large amounts of fluid in the peritoneal cavity is also a warning. Pneumoperitoneum may occur due to escape of gas through the necrotic tumor or through perforations of the cecal wall. In such cases a barium enema is definitely contraindicated.

In other instances of perforations fecal material may enter the peritoneal cavity. The accident is comparatively easily diagnosed when seen in combination with a pneumoperitoneum. However, the perforation may occur separately and the fecal material without pneumoperitoneum as a "reminder" is easily overlooked. On the other hand, when such findings are once observed, the presence of formed material outside the bowel is evident and the unusual placement of the feces over the entire minor pelvis or the lower abdominal field is readily understood.

VIII. Hernia

Hernias are divided into two major groups — the extra-abdominal and the intra-abdominal types. In the first group a defect in the peritoneum allows protrusion of portions of the intestinal tract outside the true abdominal cavity. In the second group a protrusion into abdominal fossae, abnormal pouches, or peritoneal defects occur. Strangulation of external hernias occurs in about five per cent and mainly such cases will be described closer in the following chapter.

Hernias are most often occurring between 20 and 50 years of age, although cases are seen from birth up to old age. Inguinal hernias are most frequent in men and femoral strangulation in women.

The most common types of external hernias are inguinal, femoral and umbilical. Whereas inguinal hernia is more usual, strangulation is relatively more frequent in femoral and in umbilical hernia. The hernias can be divided in the following groups:

I. *Extra-abdominal*

1. Inguinal.
2. Femoral.
3. Obturator.
4. Umbilical.
4. Incisional (ventral).
6. Prevesical.

7. Special types not accessable to roentgen examination — sciatic, perineal, lumbar and so on.
8. Diaphragmatic hernias.

II. *Intra-abdominal*

1. Paraduodenal.
2. Through foramen of Winslow.
3. Through anomalous openings of mesentery.
4. In anomalous pouches of the peritoneum, either congenital, traumatic or postoperative.

Prior to the description of the roentgen features in incarcerated hernias the findings in conventional hernias must be considered. Direct demonstration of hernia due to its gaseous content is at times possible, and the direction of the loop can also be followed.

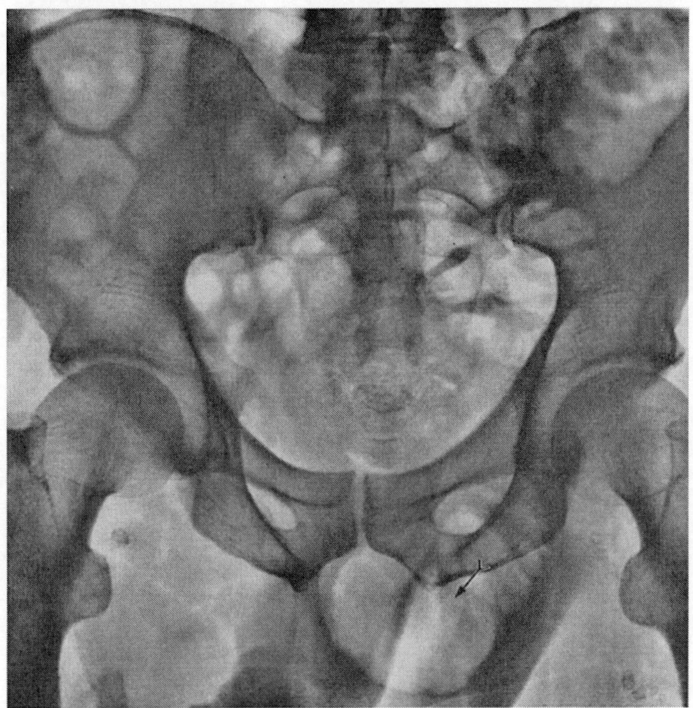

Fig. 82. Non-incarcerated gas-filled inguinal hernia. Note obliquity of the canal. Only moderate distention of intra-abdominal loops

By its obliquity fair impression of the type of hernia can be assessed (Fig. 82). However, better detailed information is obtained with a barium enema, especially if the involved loop is part of the colon. Also loops of terminal ileum may be well shown lying in a hernia after a barium enema. The length and size of the protruded loop vary to a great extent. If the passage through the pocket is open, the barium passes the loop with only slight delay compared to the normal transit.

1. Strangulating external hernia

Strangulation of an intestinal loop may be incomplete or complete. In the first instance gas and fluid are driven into the pocket and the external loop may be considerably inflated by air. At the same time the prestenotic loops inside the abdomen show signs of retention, and if the patient is examined in upright position, fluid levels are revealed in the loops. Based on the survey films of the abdomen, therefore, the diagnosis may easily be an intra-abdominal obstruction if the external loop is not well considered in the examination and therefore overlooked.

The opposite situation may also occur. The hernias may be so small and difficult to palpate and the patient sent for roentgen examination with a clinical diagnosis of an

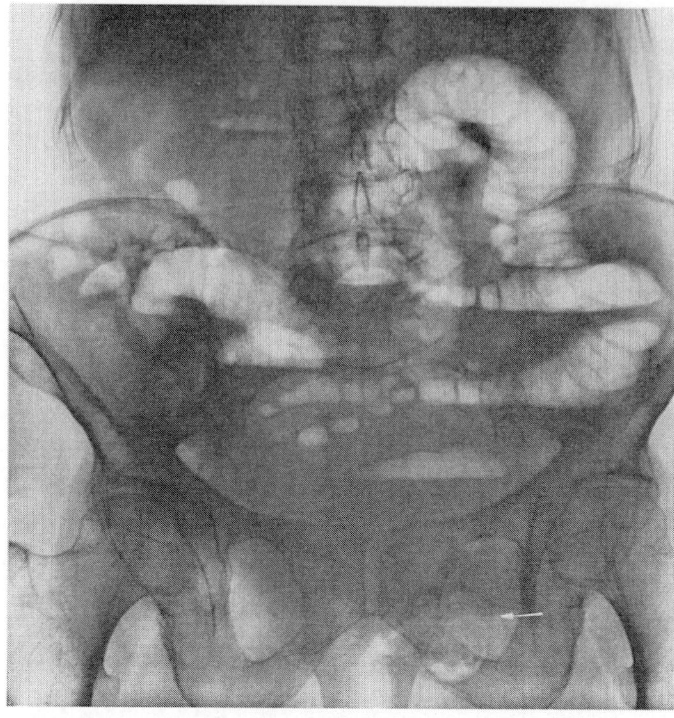

Fig. 83. Left-sided inguinal hernia. Small intestinal loops affected. Density in obturator foramen. Very little gas in the hernia

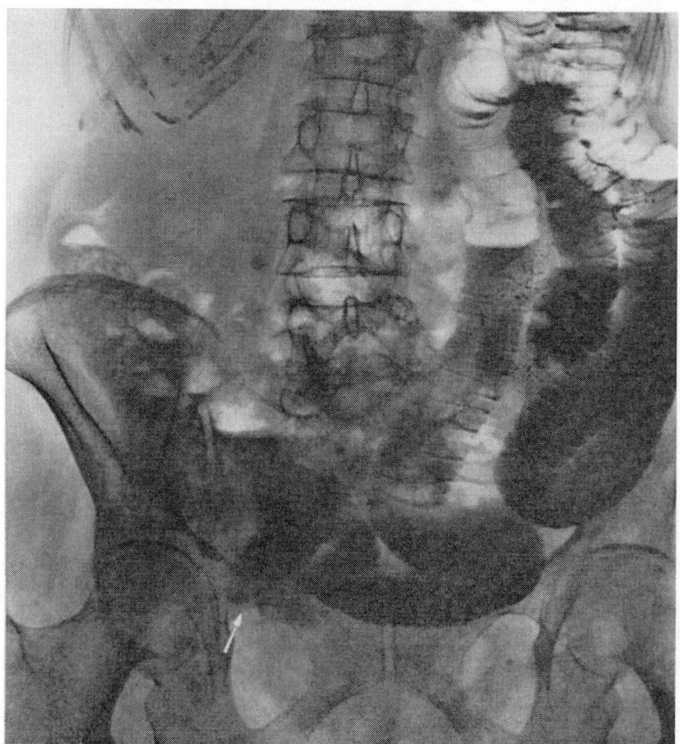

Fig. 84. Right-sided femoral hernia. Small tapering of contrast indicates the block

internal obstruction. Consequently, the inguinal areas should always be closely examined on the films in order to detect a tapering of the contrast or gas column directed towards the groin. The roentgenologist should examine the patient clinically and subject the findings he had made on the roentgen films by palpating the patient's inguinal region. On the films the obturator foramen should be studied. If a gas-filled loop is seen overlying the foramen, probably the strangulation is incomplete. When occupied by a density different from the soft tissue density on the other side, the cause of the ileus probably is a strangulated inguinal or femoral hernia (Fig. 83).

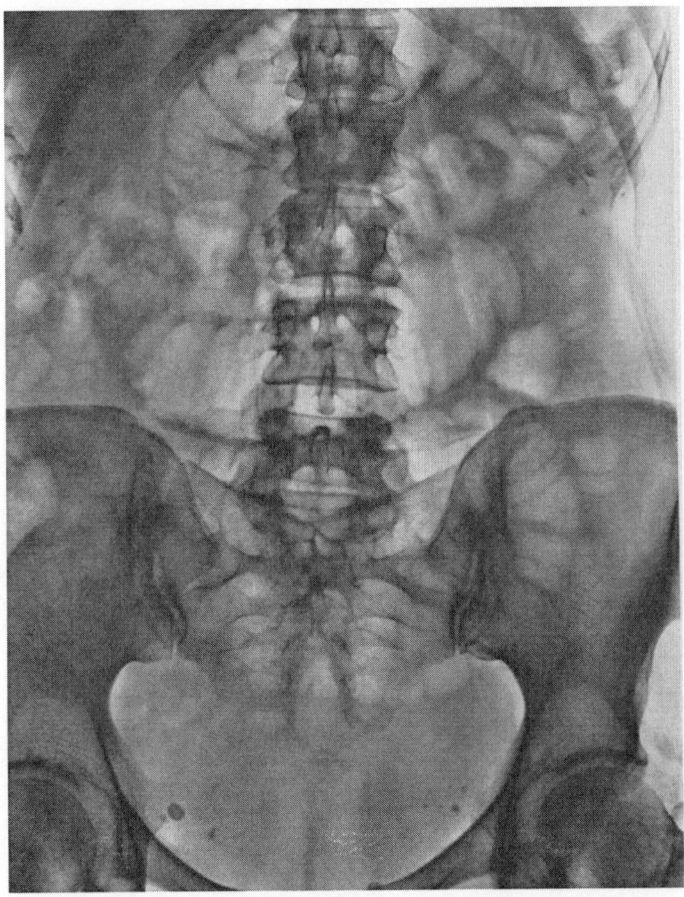

a

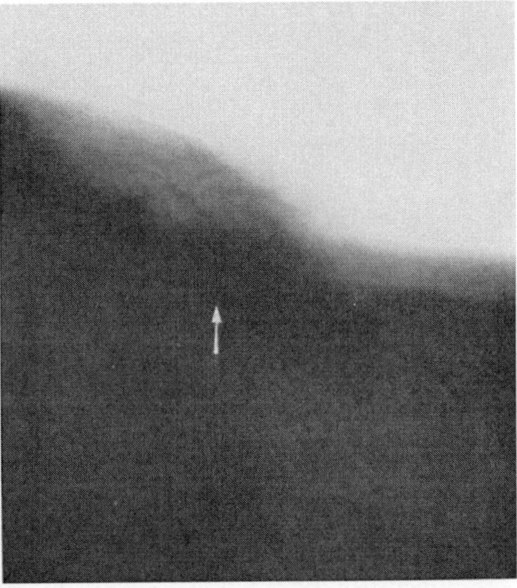

b

Fig. 85. a) Plain film of the abdomen in left-sided incarcerated femoral hernia. b) Tumor-like density in the groin, supine position, horizontal rays

In cases of strangulation it is of importance to show whether small intestinal or large bowel loops are concerned. Peroral contrast must be given if the small intestine is suspected, and a barium enema if the colon is thought to be constricted (Fig. 84). It may happen that the enema fills the terminal ileum, and a tapering end of the contrast may furnish indirect evidence of a small bowel strangulation and usually this happens on the right side. If the stenosis is incomplete the barium may enter both the afferent and the efferent loop and a constriction is observed where the loops are crossing the inguinal ligament. In such instances fluid levels are formed in the involved loop making it possible to determine which part of the gut is affected. Many small levels will prove of a small intestinal loop, whereas one loop with a greater diameter and formation of haustrae, plus a long fluid level definitely point towards the colon being evaginated.

If the incarceration is complete, practically no or very little gas is seen in the loop, but fluid accumulates giving a soft tissue density which by careful scrutiny can be observed on the supine films. If a special film is taken of the groin with horizontal rays, a small tumor-like density or bulging may be shown. At times this has a small gas-bubble and a minimal fluid level (Fig. 85a and b).

Plain films of the abdomen can give some information as to which type of hernia is present. When dilated small intestinal loops are exhibited inside the abdomen, most probably the small intestine is strangulated and if the large bowel is inflated with fluid levels, probably a loop of the colon is involved. It may occasionally happen that the patient has a real small intestinal obstruction and by coincidence a non-incarcerated inguinal hernia. If an intra-abdominal stenosis is below the herniated (but non-incarcerated) loop, fluid and gas may accumulate also in the hernia. Distension of the bowel may extend to the hernia and the protruded loop will show a secondary accumulation of gas and fluid. In such cases a clear differentiation as to where the stenosis is situated may be impossible based on the roentgen films alone.

The type and localization of the hernia must also be taken into consideration. In right-sided inguinal hernias small bowel loops are most frequently compressed. On the left side the frequency of small and large bowel incarceration is nearly the same. On the survey films small freely mobile loops indicate a relatively sound intestinal wall. Short and few fluid levels indicate early compression and a mild degree of incarceration. On the other hand, "slack" loops with long fluid levels indicate that the incarcerated loop is more severely compromised.

2. Obturator hernia

Obturator hernias are uncommon but Harper and Holt in 1956 managed to collect 463 cases reported in the surgical literature. The roentgen findings have been described only to a limited degree. Laurell has drawn attention to the possibility of showing non-incarcerated obturator hernias by means of peroral barium. In cases of incarcerations signs of mechanical ileus are seen on the plain films and perhaps a collection of gas in the obturator foramen. If barium is given by mouth the loops can be followed down to the foramen, but no contrast will enter the strangulated loop. Therefore, a correct diagnosis based on the roentgen films alone is nearly impossible. The clinical symptom of Howship-Romberg caused by compression of the obturator nerve producing pains irradiating down to the knee, seen in combination with the roentgen finding, may be decisive for the diagnosis.

3. Umbilical and incisional hernias (ventral hernias)

These types are relatively frequent. However, to decide clinically whether they are strangulated or not, may be difficult. The roentgen examination here may be of valuable aid. Because of the placement outside the abdominal cavity, on the anterior abdominal wall, these hernias can be photographed relatively easily when tangential rays are used. Films should be taken when the patient is in supine or in upright position or lying on his side.

Gas-filled loops within the sack is a sign pointing toward an incomplete obstruction (Fig. 86). When at the same time a few intra-abdominal loops are shown and no fluid levels are present, this is a reliable sign proving of no strangulation and only very moderate hindrance to the passage. On the other hand, if fluid levels are present in the hernia and also inside the abdominal wall, a strangulation is more likely, though in a relatively slight degree, and the hindrance is probably incomplete. Finally, if there are few or no gas-filled loops in the hernia and those inside the abdomen are definitely hoop-shaped, the strangulation is probably complete and the lesion severe.

Narrowing of the loops can be shown on the tangential films when gas fills the canal leading to the hernia. Identification of small intestinal loops can be readily made when barium is given orally and when the contrast is retained in the loops.

If the colon is involved, which is often the case in umbilical hernias, the findings can be checked by a barium enema which will meet the gas column at site of stenosis. Although the "canal" leading to the hernia seemingly is quite narrow, reposition may often be fairly simple. Occasionally, there are none or only few loops in the hernia, but the sack is filled with *omentum* which gives a tumor-like density with irradiating stripes through the opening into the abdomen (Fig. 87). When the omentum is incarcerated, it may give symptoms very similar to a strangulated obstruction.

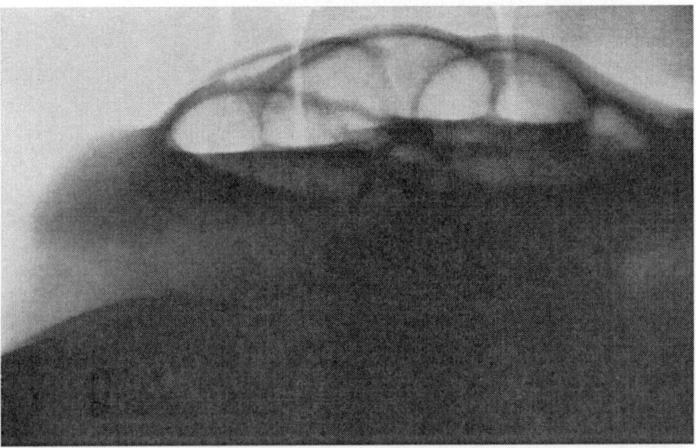

Fig. 86. Gas and fluid levels in small intestinal loops in a non-incarcerated umbilical hernia. Tangential projection

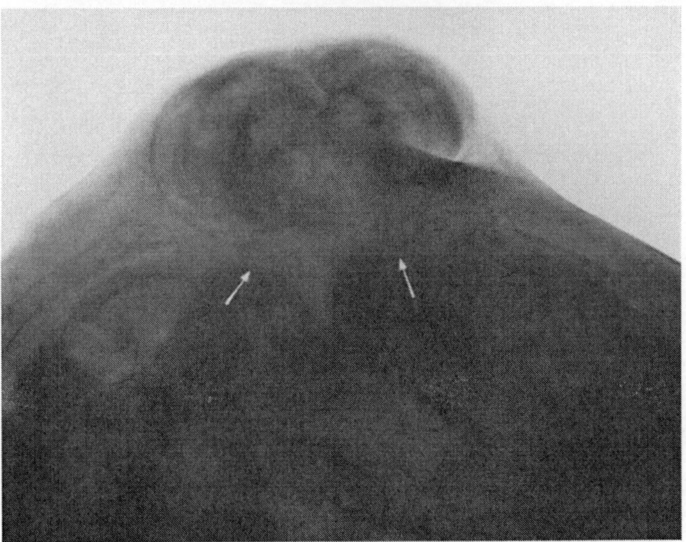

Fig. 87. Incarcerated omentum in umbilical hernia

4. Diaphragmatic hernias

There are several openings in the diaphragm, and through these the stomach or parts of the gut may protrude and be torqued and partially or completely strangulated (Fig. 88). As is shown by this drawing, the sites of diaphragmatic hernias are fixed anatomically, except for traumatic hernias and inflammatory perforations which may appear in any location (Welch).

Hiatus hernias which seem to be present in nearly all individuals (Vestby, Aakhus), provide a relatively unimportant cause of intestinal obstruction while the congenital and traumatic hernias are very likely to produce it. Incarcerated hiatus hernias are usually not difficult to diagnose (Fig. 89).

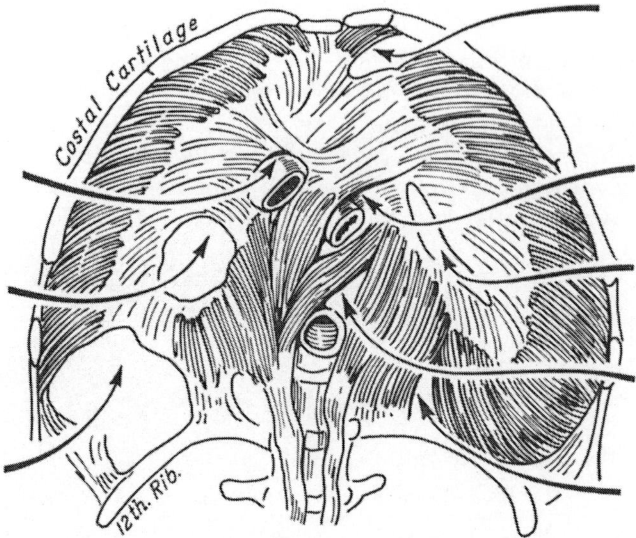

Fig. 88. Drawing to show openings in the diaphragm through which herniation of intra-abdominal organs may occur. (After WELCH)

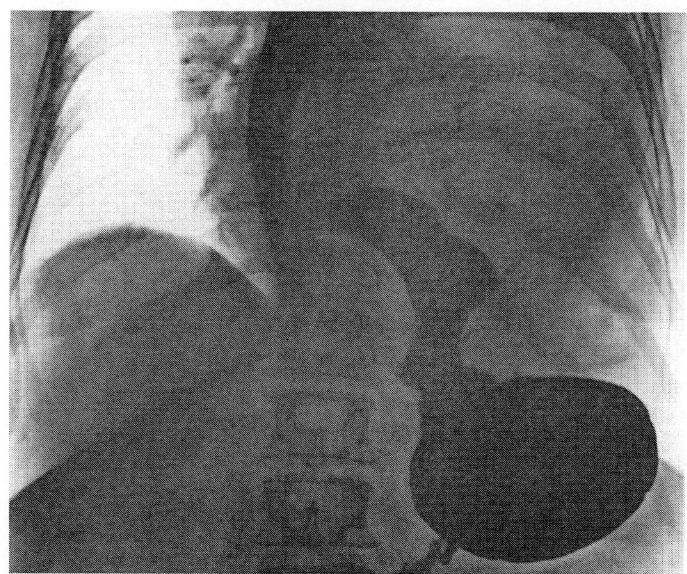

Fig. 89. Torqued and incarcerated rolling hiatus hernia

5. Diaphragmatic hernias of traumatic origin

Abnormal apertures in the diaphragm are most often developed by ruptures following crushing injuries, causing herniation of smaller or greater portions of the gut. Such herniation may take place immediately after the injury as an emergency case, or a long time after, perhaps years later. Only the secondary cases with torsion or incercerations will be considered here. Later, the primary cases are mentioned in the chapter of abdominal traumas.

The posterior part of the left hemidiaphragm is most often injuried. RAMSTRØM and ALSÉN mention that of 183 cases reported in the literature 174 were on left and only 9 on the right side. HARRINGTON is of the same opinion and found that 98 per cent of all incarcerated prolapses or hernias were on the left side. Consequently, various portions of the abdominal viscera on the left side may ascend into the thoracic cavity, such as the stomach, the large bowel and at times also the small intestinal loops.

In upright position the fornix of the stomach may ascend as far up as the clavicle and a marked fluid level is often shown at the height of the hilus of the lung. Survey films of the abdomen are helpful in the diagnosis of a ruptured diaphragm when greater part of the intestinal tract has prolapsed into the thorax by showing gaseous loops of small or large bowel converging towards the left upper side.

The stomach or parts of the intestine may protrude through the diaphragmatic slit years after the actual trauma, and suddenly torsion or a volvulus may give acute violent pains. Hernia or the volvulus condition may occur on the right side but is more frequent

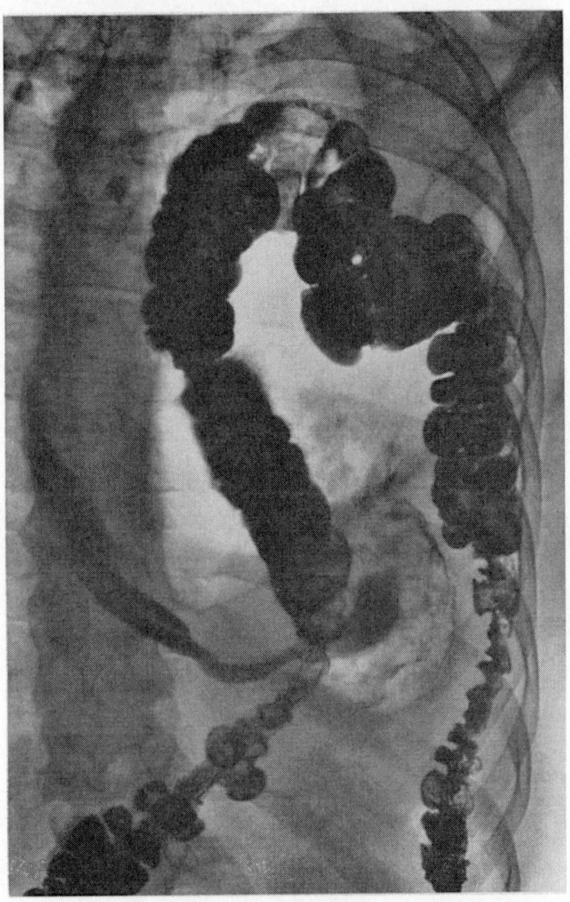

Fig. 90. Diaphragmatic hernia (trauma 10 years earlier). Torsion of the stomach, protrusion of the splenic flexure of the colon

on the left, and this latter type may develop in combination with protrusion of different portions of the bowel. Clinically the symptoms may mimic, for instance, those of a perforated ulcer, but the roentgen findings give a definite answer.

A chest film reveals a greatly distended stomach or part of the stomach showing retention of gas and fluid above the diaphragm. The contour of the stomach wall is quite similar to that of an elevated diaphragm and may be mistaken for that. Barium by mouth or re-examination after aspiration are again the means to bring about the correct interpretation.

If portions of the intestine are herniated, their entrance into the thoracic cavity is disclosed partly directly or by the barium study. If in the upright position the precise location of a fluid level is impossible, aspiration of the stomach content and thereafter some barium by mouth may be of aid. A barium enema may show concomitant herniation of the large bowel, with or without a torsion (Fig. 90).

Occasionally, the stomach is herniated on the right side, for instance postoperatively shortly after a repair for a hiatus hernia. The symptoms are those of a severe acute abdominal disorder, and clinically suspected of a perforated ulcer. The survey films may be confusing simulating for instance a pneumoperitoneum, but after injection of barium by mouth or through a tube, the diagnosis is readily made. If barium is given by mouth, it aids in deciding that the distended viscus really is the stomach (Fig. 91).

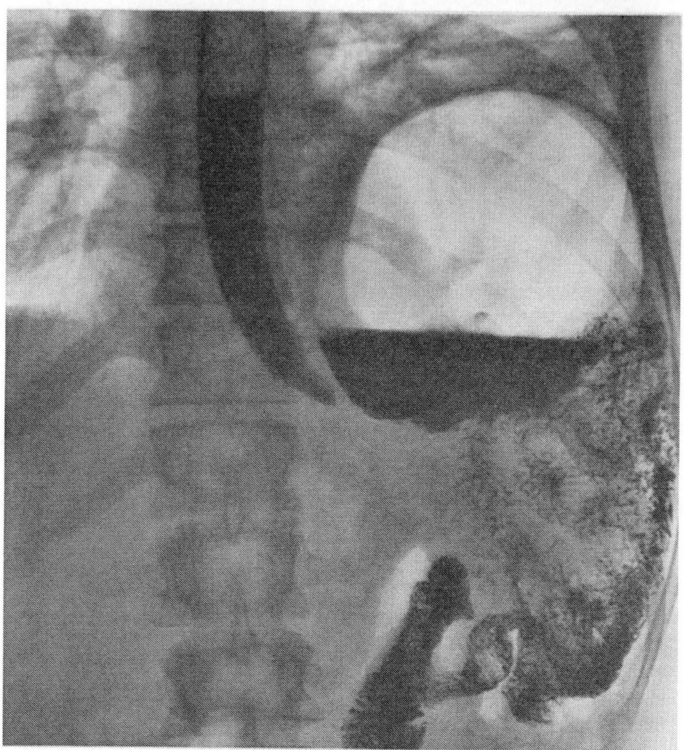

Fig. 91. Hernia of resected stomach through a traumatic slit in the diaphragm, giving acute symptoms, pain and difficulty in swallowing

6. Internal hernias

Clinically internal hernias of the abdominal cavity are very difficult or impossible to diagnose preoperatively. A state of obstruction may be demonstrated but the exact cause of the hindrance is usually undetected (ALEXANDER). Occasionally, the history is insidious and the symptoms are of a relativ long duration. This occurs when the intestinal wall only is "nipped" and partially herniated. The roentgen examination may reveal a mechanical obstruction though the site of stenosis is often difficult to point out. In other instances, barium must be given by mouth to show the site of stenosis but the appearance will not differ from that of a simple obstruction.

These hernias are called *Littrè's hernias* and may permit some passage through the bowel although part of the bowel wall is incarcerated. *Littrè has* also described special types of hernias containing only a MECKEL's diverticulum.

Paraduodenal hernias are the most frequent type of intra-abdominal hernias and they include over half of these cases. These hernias develop in a complex system of fossae about the duodenum. Acute strangulation of these hernias occur but a chronic type of obstruction is more frequent. They are divided into two different groups — the right and the left duodenal hernias, the latter being the most frequent type.

In paraduodenal hernias usually small intestinal loops are involved and constricted, packed together and pushed under the transverse colon to the left of the midline. In a similar way the right-sided hernias may be shown partly by gas-filling of the loops, and partly if barium is given by mouth. In a sub-chronic case of paraduodenal hernia WANGEN-

STEEN says the intestine appears as though retained in a bag and is well outlined. On a lateral film it may be demonstrated that the site of the obstruction is in the posterior part of the abdominal cavity. PARSONS, who in 1953 has given a complete survey of the literature mentions roentgen features, such as widening of the duodenal loop and abnormal jejunal loops within it. Most of his cases were non-incarcerated.

Herniation of various segments of the intestinal tract through the foramen of WINSLOW is a rare occurrence. VENNER, in 1949 stated that 70 cases with this type of hernia have been reported in the literature. In rare instances large portion of the bowel may be imprisioned in the lesser omental bursa and protrude upwards to the diaphragm. The roentgen finding differs from that of a paraduodenal hernia because the abnormal loops are seen along the lesser curvature above and medial to the stomach. The stomach and the colon may be pressed downwards and to the left (HOLLENBERG). Also the large bowel

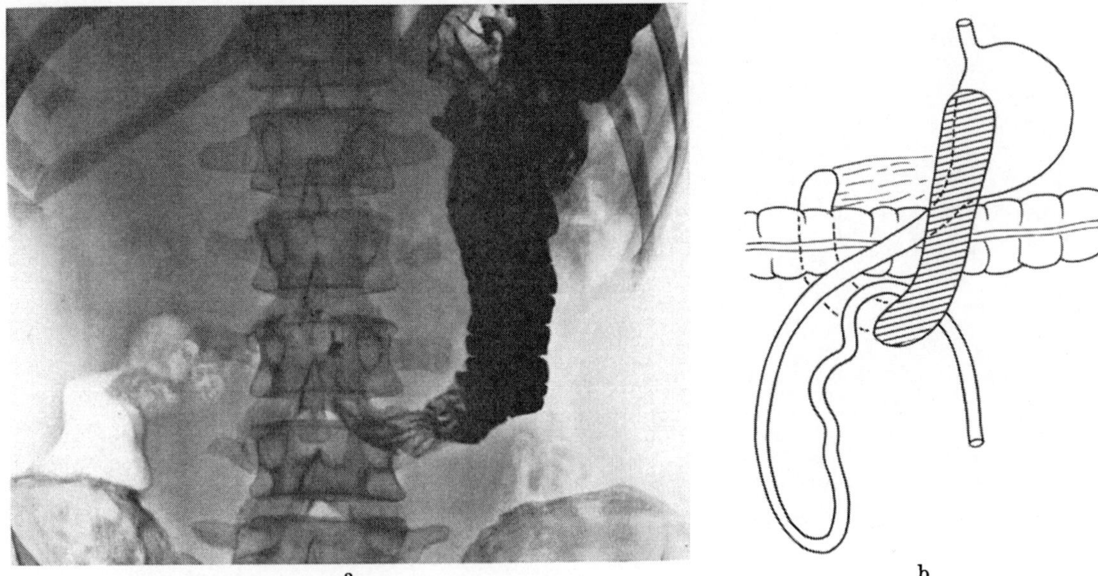

Fig. 92. a) Incarceration of jejunal loops. One and a half meter in antecolic gastro-enterostomy. Contrast has not entered the collapsed herniated loops one hour after oral barium. b) Drawing to show mechanism of herniation

may protrude through the foramen of WINSLOW. If barium enema is given the contrast column has a tapered end towards the opening as described by BOSCH and SCHINZ; MCKAIL; LEFORT et al.

Hernias in anomalous openings in the omentum or the mesentery may be incarcerated causing an obstruction, which in itself is easily diagnosed by the roentgen examination. However, the true mechanism is often difficult or impossible to disclose. Hernia due to postoperative changes *after gastric resection* and enterostomy should be possible to diagnose if peroral barium is given. Such herniations are very rare but occur mostly in antecolic anastomosis where the efferent loop may herniate behind the afferent loop and be strangulated (HUBLIN). When barium is administered abnormal course of the upper jejunal loops may be observed along with retention in the collapsed incarcerated loops (Fig. 92a and b).

IX. Intussusception

The incidence of intussusception seems to vary considerably in different countries. It occurs most frequently in children and in some statistics 75 per cent of the cases are in children under 2 years of age, 25 per cent in children over 2 years and in adults. In relation to incidence of obstruction, intussusception seem, in collective series from many countries, to be about 10 per cent.

1. Intussusception in adults

Invagination may occur at any place in the intestinal tract and is most often caused by tumors, polyps or inflammatory lesions. It may develop at various places where operative intervention has been made, for instance in a *gastro-enterostomata*. Furthermore, there is a multitude of different conditions which predispose for intussusception, such as abnormal Meckel's diverticulum, abnormal appendix, various anatomical congenital anomalies, pregnancy, abnormal peristaltic movements of the ileum, abnormal development of lymphoid patches, particularly in the terminal ileum. It is inconvenient here to deal with all these varieties, and the description must be limited to typical cases giving rise to acute obstruction. A comprehensive monograph of intussusceptions, comprising the roentgen examination, has been written by Juillard.

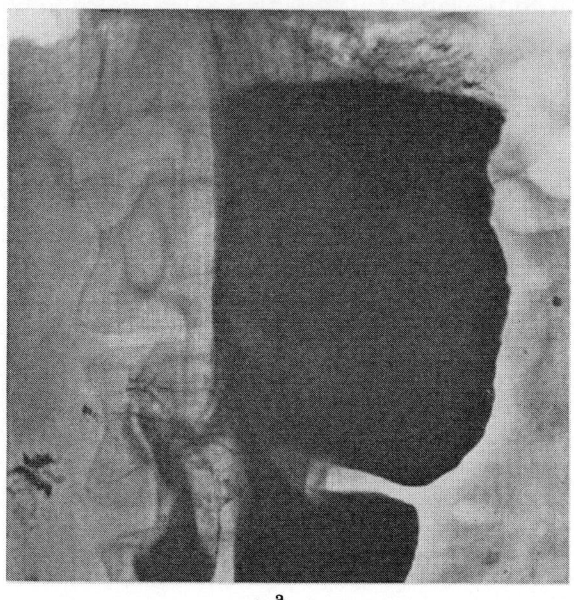

a

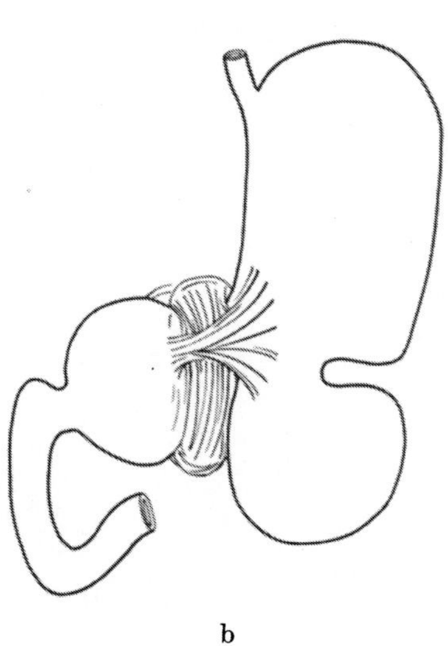

b

Fig. 93. a) Gastric intussusception caused by a pediculated benign tumor (Haemangioma). Acute violent symptoms. b) Drawing to show mechanism of invagination

2. Invagination of the stomach

This occurs:

1. Primarily, and in combination with tumors.
2. Secondarily due to antecedent surgical interventions.

Invagination in the stomach is nearly always caused by a pedunculated tumor, and most often the tumor is benign with an even surface. The occurrence of such invagination is favoured by a great mobility of the stomach and variations of the pyloric ring. Colicky pains and vomiting may precede the severe attack which is brought about when the tumor is trying to pass the pylorus. Then the pains are often violent and the vomiting may be mixed with bile or blood. The clinical picture reminds of a *high ileus* and cases with severe collapse and shock have been described. Most patients are of middle age. Dohn and Faber (1945) collected 25 cases from the literature but only few of these had been diagnosed preoperatively based on roentgen findings.

The invagination may be *ventriculo-ventricular, ascending or descending*, a type in which one portion of the stomach is pulled downward-toward the pylorus and the distal portion of the stomach is invaginated over the tumor (Fig. 93a and b).

The invagination may be *ventriculo-duodenal*. The pediculated tumor slides through the pylorus and down into the duodenum. Zdansky has described the complicated mechanism of these invaginations in 1939. The tumor is usually halted just below the papilla and cannot pass further down due to anchoring in the stomach. The roentgen findings are diagnostic consisting of converging gastric folds in the upper portion of the duodenum, stopping short at the tumor defect (Fig. 94).

3. Intussusception in operated stomachs

Such instances are more frequent, and a considerable number of cases has been published in the literature. There are two different groups, one occurring after gastrojejunostomi, and one after resection of the stomach. There is a great difference in frequency of these types, the ratio is 13:1.

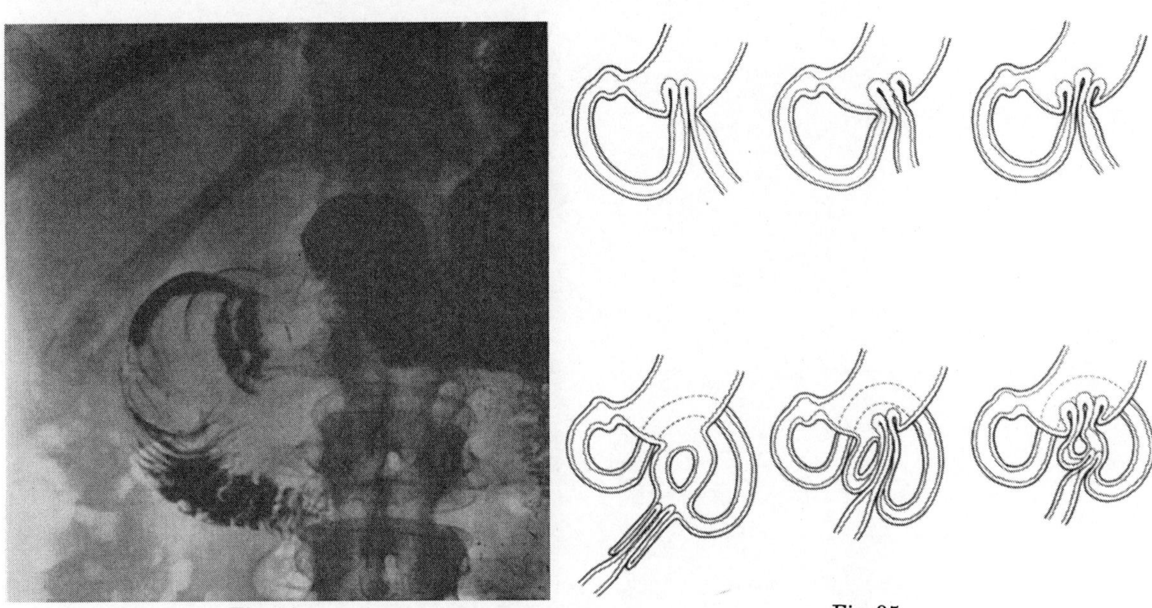

Fig. 94 Fig. 95

Fig. 94. Invagination of myoma the size of an egg — from the stomach into the duodenum

Fig. 95. Schematic presentation of various types of intussusception of the small intestine into the stomach. (After UTHGENANNT)

The symptoms are similar to those of primary invaginations of the stomach. The actual symptoms are often precided by colicky pains which have subsided spontaneously. The attack usually comes shortly after the operation, but an interval of 30 years has been observed (HERTZBERG, VESTBY). The clinical picture can be confused with pyloric stenosis or a perforated ulcer. In severe cases the pains are violent, the abdomen is contracted, the vomitings may contain bile or blood. In about 50 per cent of this "gastric ileus" a tumor-like mass can be palpated in the left upper quadrant.

UTHGENANNT has presented the different types in a schematic drawing including also the intussusception which may occur in the enterostomy below the stomach (BRAUN's *anastomosis*) Fig. 95).

Jejuno-gastric intussusception can be divided in three types:

1. Of afferent loop (10 per cent).
2. Of efferent loop (74 per cent).
3. En bloc — both loops (16 per cent).

Roentgen examination has until recently not been generally appreciated in this lesion, and only a few cases have been diagnosed preoperatively. Findings on the survey films may at times arouse suspicion of this lesion. The invaginated loops are usually fluid-filled and the walls may be thickened and edematous producing a tumor-like density with polycyclic outline. If films are taken in upright position alone, small fluid levels may be seen within the loops which usually are situated upwards to the left. The diagnosis should be possible when findings are well considered in relation to the history.

Most cases described have been diagnosed after peroral barium (ALEMAN, WISOFF). The findings are characterized by irregular intra-gastric defects, a typical "intussusception pattern", with circular or semi-circular spring-like folds. These are accentuated by the contrast medium which may be collected both inside and outside the wall. In this case 50 cm of efferent jejunal loops were retracted through the stoma, and the patient had uneventful recovery.

Invagination following resection of the stomach presents much the same picture and here also a long loop may be invaginated in the stomach, giving violent abdominal pains (Fig. 96). The loop — 40 cm long — was reduced successfully. In general, chances of recurrence are minimal.

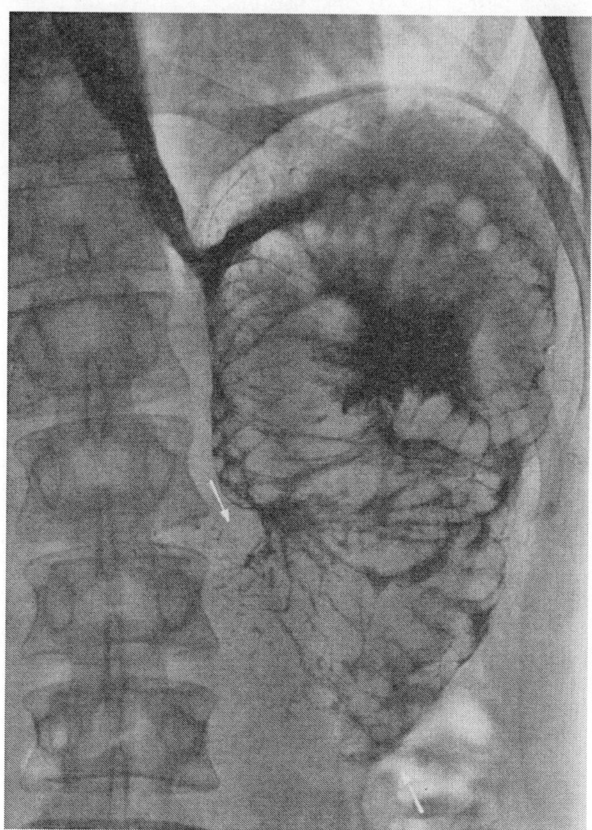

Fig. 96. Intussusception of jejunal loops into resected stomach (40 cm)

4. Intussusception of the small intestine

In adults intussusception in that portion of the gut may give acute or subacute colicky pains. The invagination is mostly caused by pedunculated tumors which may be benign or malignant.

The roentgen findings are those of an acute obstruction the real mechanism of which cannot be usually detected. The findings vary a great deal and may be scanty, owing to the fact that only small amounts of air and fluid are collected proximal to the stenosis. A dense opacified loop may be visible, but no fluid levels.

Intussusception in adults may give indistinct radiological features because only small amounts of air are collected proximal to the stenosis. Fluid may be retained and also the barium suspension, if this has been given by mouth. The proximal loops are shown as long dense bands, but the contrast hesitates in entering the intussusception and therefore the local mechanism can hardly be detected (Fig. 97). It is worthy of note that in intussusception the stenosis is often incomplete and therefore some gas may collect in the colon.

Intussusception of the lower ileum is more frequent than in the jejunum. The chance that gas and fluid shall be retained is greater here than in the upper part of the gut. The roentgen findings may be similar to those of an simple obstruction and no other diagnosis can be made on the survey films only. If a palpable mass is felt corresponding to the distal involved loops, the diagnosis is strengthened considerably. The terminal ileum may be examined by a barium enema with slight pressure to overcome the competing ileo-cecal valve.

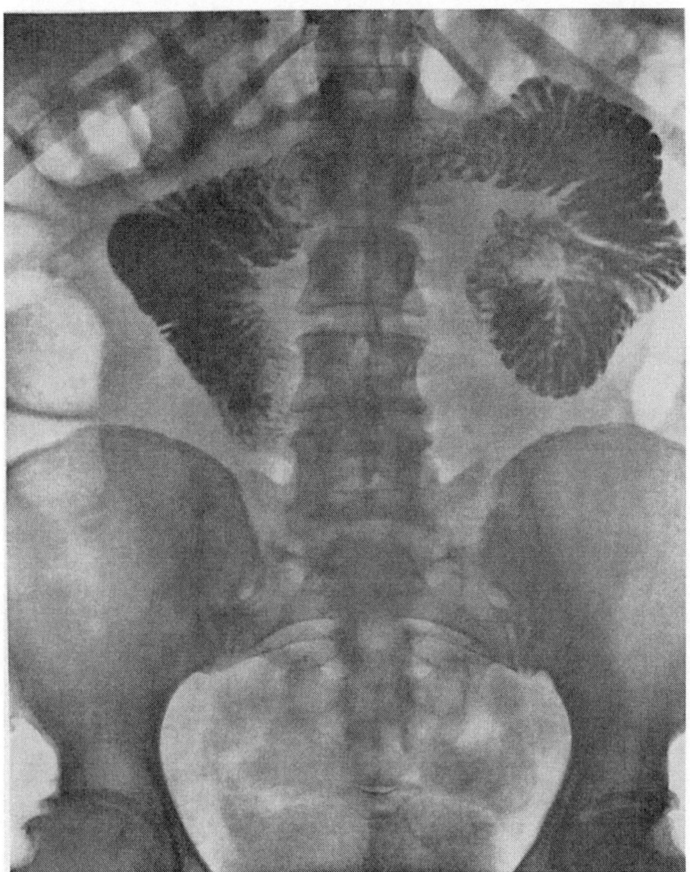

Fig. 97. Intussusception of small intestine. Retention of contrast in prestenotic loops — 11 hours

5. Intussusception in pregnancy

This is a very rare lesion. Chaffin, Masson and Slemons, in 1937 after perusal of the literature, found 12 cases during pregnancy, and 8 cases in the puerperium. In most cases the obstruction is localized to the small intestine and it is remarkable how often no local pathology can be found as the causative factor. Only in some few cases a pediculated tumor has been detected causing the invagination. Despite the heavy abdomen the ileus may be easily revealed. In late pregnancy the uterus may push the afflicted loops high up and to the left but even with such displacement the loops are of a characteristic appearance and the obstruction readily identified (see Fig. 52).

6. Intussusception of Meckel's diverticulum in adults

This is an infrequent occurrence but should be remembered in cases suspected of an invagination, particularly when the barium enema does not show any signs of the usual type of intussusception in the ileo-cecal region. Harkins, in 1954 reviewed 160 observations of invagination of the Meckel's diverticulum. The symptoms manifest themselves slowly and one or two days often preceed the attack. A palpable tumor may be felt in the lower half of the abdomen and blood is seen in the stools in many cases. The intussusception produces occlusion of the bowel and a simple obstruction which may be revealed either directly or after oral barium. If a barium enema obtains retrograde filling of the terminal ileum, particularly in children, this diagnosis is more probable the longer this portion is uninvolved. The reverse situation may occur; the invaginated diverticulum may pass through the ileo-colic valve and produce similar findings to those of a conventional intussusception (ENGE, FRIMANN-DAHL). A difference is that the cecal pole is pulled more medially than usual because the intussusception has started higher up on the terminal ileum (Fig. 98).

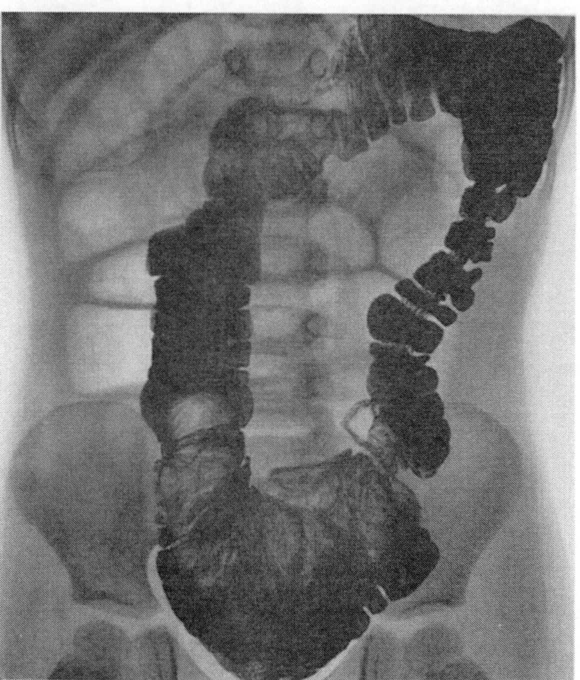

Fig. 98. Ileo-colic intussusception caused by Meckel's diverticulum. Right flexure and ascending colon displaced. Cecum and the intussusception are bent medially

7. Invagination of the colon

In adults such instances are most frequently caused by tumors, but it will only rarely give rise to an ileus and acute abdominal symptoms. In such instances the roentgen findings are similar to those of a mechanical obstruction of the large bowel, and therefore no detailed descriptions seem to be necessary here. The occurrence of colonic intussusception in small children will be described subsequently in a later chapter.

8. Invagination of the colonic haustrae

This special type intussusception is a rare occurrence, but has been described several times in the literature, both from a surgical and a radiological point of view. BONOMINI listed 6 cases of his own in 1940 and cases have been presented by LENARDUZZI and NORDENTOFT. The exact mechanism has not yet been completely clarified but the reported cases seem to justify the classification.

Intussusception of haustrae may occur anywhere in the colon where haustrae is formed, but is more often encountered in the cecum and ascending colon. The lesion is situated laterally more often than medially. Abnormal development of haustrae and local inflammations are mentioned as causative factors. The lesion may give symptoms indistinguishable from those of an ileo-cecal intussusception or an acute appendicitis. A small tender movable tumor is palpable and blood and mucous are seen in the stool. The roentgen findings are in many ways characteristic showing slight gaseous filling of the cecum with irregular mucosal markings and small fluid levels in the terminal ileum. The most typical changes are demonstrable by the barium enema. A small rounded "umbilical" defect is shown in the cecal wall, corresponding to the invaginated haustrae, in combination with a swollen edematous mucosa of adjacent parts. Reduction of the intussusception may take place during injection of the enema (Fig. 99a and b).

9. Intussusception of the appendix

This type of intussusception may occur as a sole invagination of the appendix or in combination with intussusception of the terminal ileum and the cecal pole. The mechanism

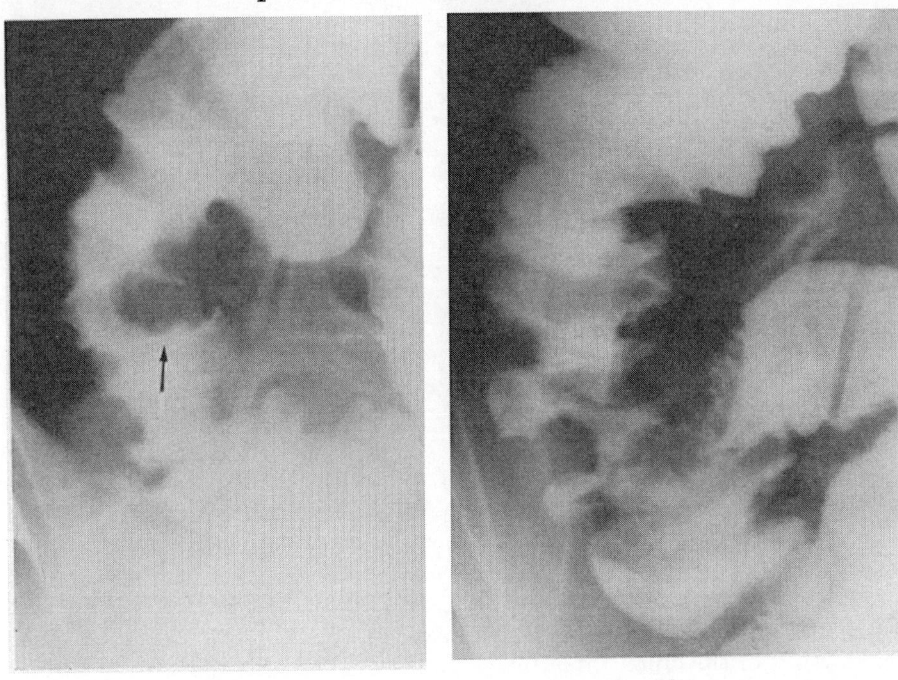

Fig. 99. a) Haustral invagination with typical indentation. b) Reduced after barium enema. Mucosal edema

seems to be favoured by inflammatory lesions of the wall. In both types the symptoms may be acute and subacute and in the former violent colicky pains may follow and the lesion be confused with acute appendicitis. Skarby (1941), was probably the first to demonstrate the characteristic radiological findings after injection of a barium enema.

10. Intussusception in children

There is an abundant literature of this item and exhaustive works have been published by Laurell, Nordentoft, Hellmer and Juillard.

About 70 per cent of all invaginations occur in small children and nearly 80 per cent are boys. The symptoms occur most frequently when the child is about one year of age and at the period when change from brest-feeding to mixed food takes place. Usually, the infant has been healthy and well nourished if not overfed.

The frequency seems to vary from one country to another but it is impossible to state whether this difference depends upon different food, eating habits or other factors. Infantile intussusceptions are probably caused by abundant lymphatic infiltrations in the wall of the terminal ileum. Such patches are more developed in boys than in girls and more in the terminal ileum than in other parts of the small intestine. These lymphatic infiltrations may be forced into the intestinal lumen by peristaltic movements, acting as a small tumor which allows one part of the ileum to be drawn into another and finally through the ileo-cecal valve into the colon (Fig. 100).

Clinically the lesion is recognized as an acute intestinal obstruction, in which four cardinal symptoms dominate. The classical picture of intussusception comprises intermittent abdominal pains, vomiting, blood and mucous in the stool, plus a palpable tumor. However, these are not always present and an exact diagnosis may be impossible. Generally, the invaginations are divided into four groups:

1. Invaginatio iliaca (10 per cent).
2. Invagination ileo colica } 80 per cent
3. Invaginatio ileo cecalis } 80 per cent
4. Invaginatio colica (10 per cent).

NORDENTOFT in several works has published his experience in the different groups of intussusception in no less than 1.800 cases.

According to HELLMER, the intussusception is a marked dynamic phenomenon where in one stage is rapidly replaced by another. Attempting to evaluate a single stage it should be remembered that one type of intussusception may progress to another, and that the above-mentioned groups must be considered as stages of development.

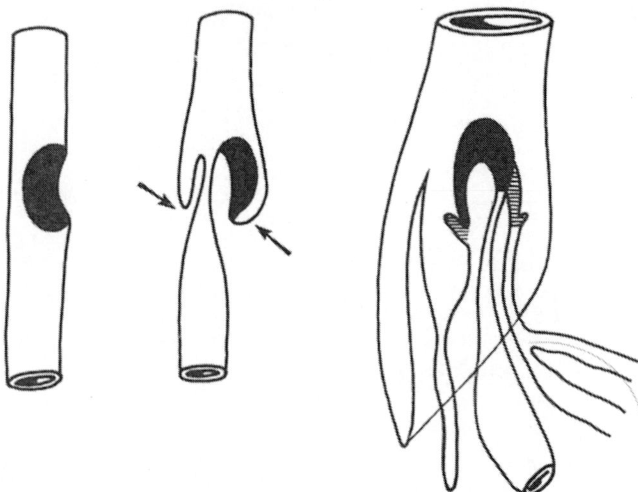

Fig. 100. Schematic drawing to show mechanism of intussusception caused by lymphatic nodule. (After LAURELL)

These lesions are divided in two main groups:

1. Those starting in the small intestine.
2. Those starting in the large bowel.

In the majority of cases the intussusception originates in the ileo-cecal region and may primarily be entirely localized to the small intestine, the iliac stage, which is a pure invagination enterica.

If the intussusception proceeds the apex of the intussusception protrudes through the ileo-cecal valve and presents the ileo-colic type or stage. Drawn by the peristaltic movements the invaginated ileum may penetrate further into the colon provided that the mesentery permits further inversion. Finally, the intussusception is placed more or less completely in a sheath of the colon in so-called ileo-colic stage. Complicated forms may occur when parts of the cecum with the appendix are inverted. The intussusception may continue as far down as to the rectum, and in some cases even anal prolapse has been observed.

Roentgen examination of infantile intussusception serves a double purpose. First the site of the invagination can be revealed and secondly reduction can be tried. In other words, there is one diagnostic and one therapeutic possibility or purpose. The roentgen diagnosis is based on the survey films and on the barium enema combined with fluoroscopy, best on a *television* screen. The *plain films* should be studied very carefully because they often give adequate holds for an exact diagnosis, though the findings vary over a wide range from nearly negative findings to those of a fully developed acute obstruction.

MIDDLEMISS has suggested limitation of the roentgen examination to the plain radiographs and emphasized the value of these films.

If the child is turbulent, the best pictures are obtained in supine position, and these can now be made with television central and so short exposures that difficulties of involuntary movements should easily be overcome. Films must also be taken in upright position or if this is difficult to perform, cross-table exposure with the child in lateral recumbency must be achieved.

The first sign to be observed is the head of the intussusception, displayed as a tumor-like density often sharply outlined against the gas-filled colon distal to the intussusception. At times the tumor has a polycyclic border and the air is collected on both sides of the lesion (Fig. 101). Gas may also fill the central canal and this may have a curvi-linear

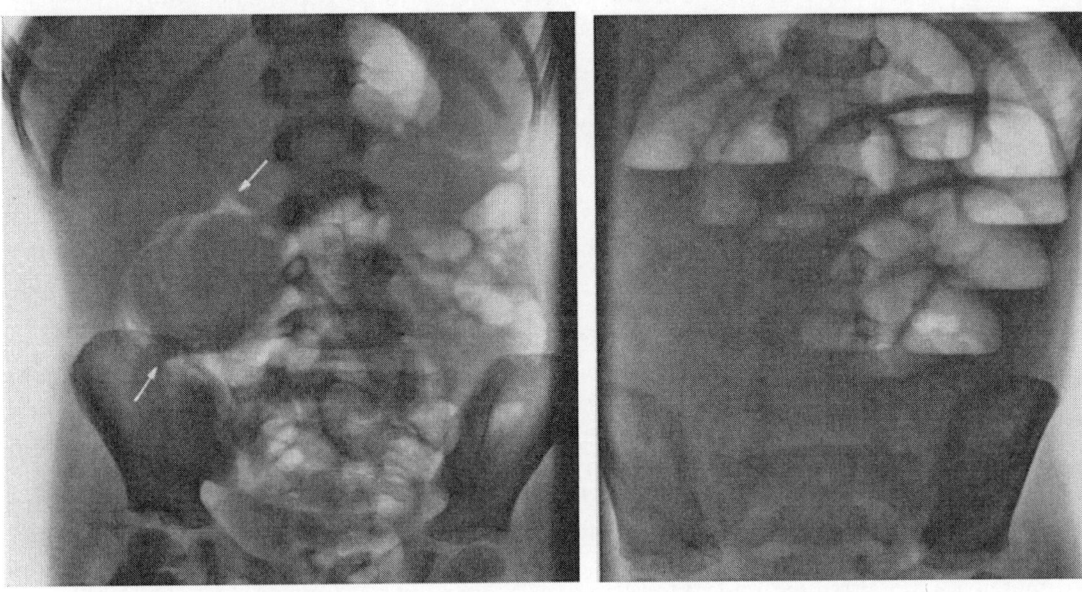

Fig. 101 Fig. 102

Fig. 101. Intussusception shown as tumor-like density. Moderate amount of gas and no fluid levels

Fig. 102. Ileal intussusception causing complete obstruction. Hoop-shaped loops and fluid levels

narrow lumen. The next typical feature is hoop-shaped small intestinal loops and fluid levels shown in upright and lateral position. This proves of hindrance to the passage. The appearance is markedly different from case to case. In some, practically none or few levels are seen, whereas in others large hoop-shaped loops are outstanding and may even fill most of the abdominal field (Fig. 102).

One must recall the general tendency in small children that the small bowel may be greatly distended in obstructions but only very few fluid levels are seen. The importance of these findings seen from a therapeutic point of view are discussed later in the text.

When the intussusception has progressed further down into the large bowel, greater parts of the mesentery are pulled into the cecum and ascending colon. Consequently the mesentery distracts the colon towards the center of the abdomen. In many cases a marked medial or a caudal displacement of the colon may be observed caused by such a traction. The hepatic flexure and the transverse colon are displaced towards the mid-abdomen. For the same reason the shape of the intussusception is bent or curved, the apex turned medially (HELLMER).

LAURELL has noted that children with intussusception often have a remarkably small liver or heart, caused by loss of fluid, or perhaps by loss of blood. Another possibility is that the flow of venous blood through the mesenteric vessels is embarassed because of the incarceration.

If the invagination completely blocks the lumen, air cannot enter the colon, but collects in the small intestine proximal to the stenosis, and in a later stage, hoop-shaped loops with fluid levels, absence of gas in the colon and considerable amount of fluid in the peritoneal cavity are definite signs of severity. If many loops are largely distended by gas, demonstration of the tumor-like density corresponding to the intussusception is difficult or impossible.

Now an interesting question arises as to whether or not the abdominal survey films can furnish evidence which favour an attempt at none operative reduction of the intussusception. It seems reasonable that the lesion is more easily reduced by the barium enema if no signs of ileus are present. In complete obstructions the reduction should be more difficult, if not dangerous, and the pressure should not be kept on for long. This seems to be born out by our experience, and furthermore, it is felt that more attention should be given to the plain films than to the duration of the symptoms. Obviously, signs of small bowel obstruction is more informative than the alleged time which has elapsed since the child became sick. This point has also been mentioned by Singleton, who states that surgery and reduction by enema should not be competitive methods.

Another point which deserves attention is the *size of the head* of the intussusception. If this is small and rounded, the reduction presumably will take place easier than with a broad (and edematous) head. However, the head size of the intussusception should not be considered until this is pushed back close to the ileo-cecal valve, because it may progressively decrease during reduction.

a) Examination with barium enema

Despite the features mentioned above the barium enema under fluoroscopic control is the most important part of the examination. In some rare instances the lesion may be detected even before intussusception has entered the colon, that is in the ileo-iliac stage. This happens when the enema passes through the ileo-cecal valve, and in retrograde direction fills the terminal ileum. A small tumor-like defect may be revealed most easily when a spot film of this region is taken with compression.

In the majority of the cases intussusception is already in the colon when the infant is admitted for roentgen examination. The enema stops at the site of the intussusception and the end of the barium column shows a filling defect of varied but rather characteristic appearance. The findings differ according to the progress of the tumor and according to the degree of contraction of the sheath (intussuscipiens). If the latter is firmly contracted the enema is completely arrested at the apex with a marked indentation and defect. If some contrast has passed the caput, the colonic sheath may be partly filled. The pattern has irregular bed spring-like markings and the lumen is widened (Fig.103a and b). The apex may be found at any place in the colon right down to the rectum and may even protrude the anus. If the intussusception is in the rectum the reduction may take considerable time and care should be taken to avoid too long period of fluoroscopy. In such cases it may be difficult to obtain complete reduction but, anyhow, replacement of the intussusception to the cecal region is a great advantage seen from a therapeutic point of view.

Difficulties may arise during reduction and particularly in estimating if the disinvagination has succeeded or not. The ileo-cecal valve may become edematous and give the impression of a true defect, or may be mistaken for an intussusception. On the other hand, arrested at the ileo-cecal valve, an intussusception may be interpreted as a mucosal edema. The usual rule is that when the colon and the terminal ileum are filled with barium showing a normal mucosal pattern the reduction has taken place.

b) Barium enema as a therapeutic procedure

Indication for treatment with barium enema has been discussed for decades and conflicting opinions are held by various authors. Some prefer surgery, others defend the conservative treatment with barium enema and no general agreement seems to be possible.

The results obtained by the enema are, according to HELLMER, NORDENTOFT, EDBERG and RAVITCH, convincingly good. The report of these authors shows successful reduction in nearly 80 per cent of the cases. Therefore, the problem should be to decide which cases are suitable for this treatment and in which cases should this treatment be abandoned and surgery be undertaken. According to DREVVATNE and FRIMANN-DAHL the problem can be solved based on the survey films, which is more important than the alleged time elapsed from the onset of pains. If there are no or only few signs of obstruction all cases

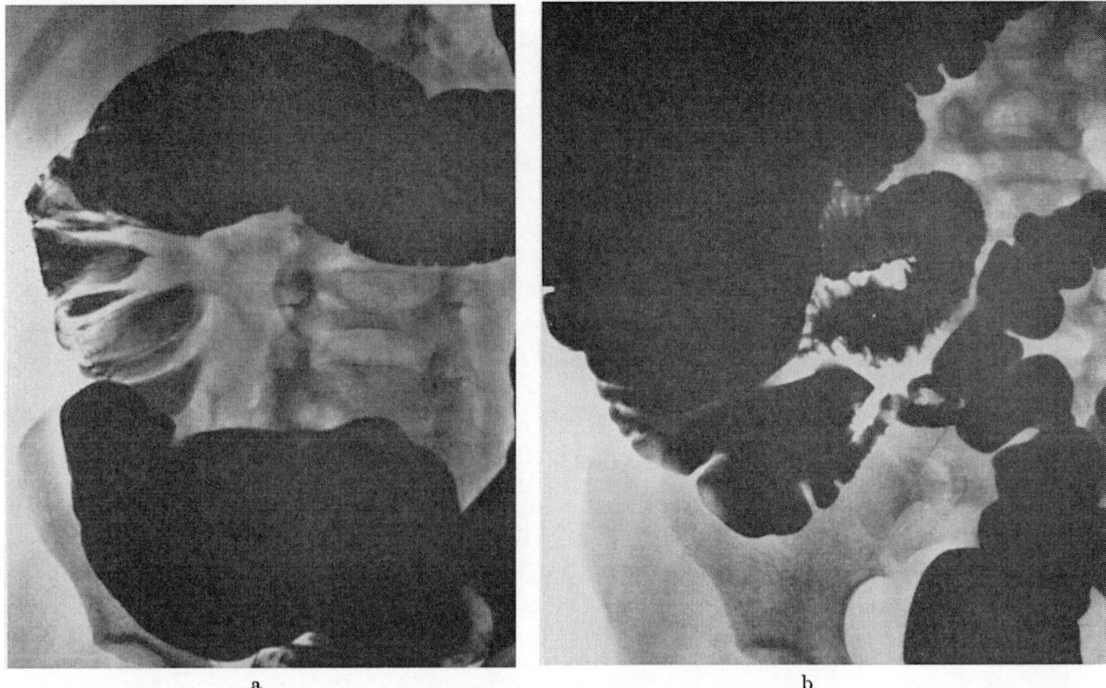

Fig. 103. a) Ileo-colic intussusception. Defect in ascending colon, spring-like folds. b) After reduction, barium has entered the terminal ileum

were reduced. When signs of obstruction were evident reduction was difficult or impossible. Therefore the following rule is available. In cases showing definite signs of obstruction reduction should not be tried. In cases without obstruction, reduction is almost certain, and should always be tried.

Certainly, the time from the onset of the symptoms to the examination is of importance. During the 24 hours reduction should be attempted in the majority of cases. Between 24 and 48 hours the treatment depends upon the general conditions of the child and above all upon the degree of obstruction. It should be remembered that the mortality increases considerably in the course of the second 24 hours, according to NORDENTOFT and HANSEN from 3 to 26 per cent.

c) Technical procedure

Apart from the indications, the result of the reduction treatment depends mainly on the technique. Care should be taken that no contrast escapes from the anus and a trained nurse should attend the inserted tube. The buttocks should be strapped and a tube with an inflatable balloon inserted for the enema. It may be of advantage to have the child in prone position during the injection. The pressure is varied at different stages, and is relatively low; 50—60 cm when the barium suspension fills the colon. When the intussusception is detected and progressively has been pushed back to the ileo-cecal region, the therapeutic task really begins. The hydrostatic pressure is then increased to $1^1/_2$ metre which is called the "therapeutic pressure", and this is allowed to act alone on the intussusception for some time. The result is checked at intervals with short flashes of screening. Some palpation can be tried, but usually no traction and anesthesia should be avoided (FIORITO, CUESTAS and RECALDE).

The injection of the barium suspension should be made by means of a large container which can be raised up and down on a stand for exact measuring of the pressure. Usually, the reduction takes place easily, but sometimes the intussusception stops at the ileo-cecal valve and no contrast enters the terminal ileum. If no further progress is observed when the pressure is on the reduction should be abandoned immediately. Filling of the cecal pole and the appendix is no guarantee of a successful disinvagination. If, on the other hand, contrast enters the terminal ileum and this part has well defined contours on a spot film, it is proven that the reduction has been successful.

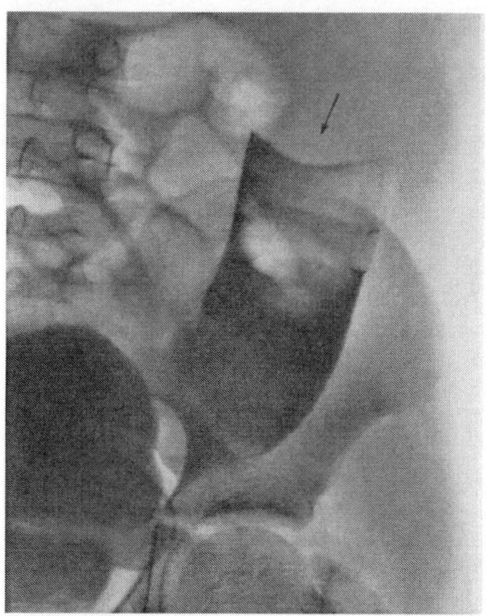

Fig. 104. Colonic intussusception. Cup-shaped defect in descending colon. Reduction followed immediately

The child must be kept motionless during the exposure and if necessary, held firmly with the aid of lead-gloves. At times oral barium is indicated as a check on the reduction in showing free passage into the colon. However, when films of the terminal ileum are made and have shown a good filling, this procedure should be superfluous.

11. Intussusception starting in the colon

On the survey films a tumor-like density with a cup-shaped pole may be sharply contrasted against the intestinal gas, best shown in upright position. The diagnosis is also strengthened when there is gas in the transverse colon, showing normal haustration and flexures. The diagnosis is confirmed by the barium enema and this shows a more or less cup-shaped or ring-like defect at the end of the barium column (Fig. 104). Reduction usually takes place easily. Sometimes the diagnosis is made entirely during screening and the reduction can be observed directly on the screen.

It should be mentioned that some authors have tried insufflation of gas as a diagnostic and therapeutic procedure in cases of intussusception. No doubt, the lesion can be well shown if there is little gas in the abdomen prior to the inflation, and reduction may follow. However, if the gut is meteoristic only more gas will be added and it may be rather difficult to differentiate one section from the other. FIORITO used gas insufflation and claim good results in 92 per cent of the cases.

X. Volvulus

Volvulus from volvere — to turn or twine — is an old term, previously used interchangeably with ileus, a fact which has caused no little confusion. Certainly, a complete or incomplete volvulus causes mechanical obstruction and clinically an ileus condition. But for many reasons, this particular type of lumen narrowing should be separated as a special group. Prior to the description of the roentgen findings in the various forms of volvulus, a short historical survey must be given.

From a surgical point of view volvulus conditions and their development are described in a multitude of works. EDGREN and FALTIN, in 1901 and 1902, published works on volvulus of the cecum and the sigmoid. In

1906 the classical monograph of WILMS, "*Der Ileus*", was published, in which also a complete review of volvulus conditions is given, including operations and therapeutic results. Many new points have been observed since then, but as far as pathology is concerned, this work is valid, even today. In BRAUN-WORTMANN'S "*Der Darmverschluß*", in 1924, volvulus is described from a clinical point of view, but roentgen examination was also taken into use. In 1926 LAURELL published his first work on volvulus in Acta Radiologica and in 1937 an extensive monograph of volvulus of the sigmoid appeared. Further descriptions are given by MUCCHI and PELLEGRINI (1948), by MONDOR, OLIVIER, PORCHER (1950) and by FRIMANN-DAHL (1943 and 1954). FIGIEL and FIGIEL provided a torough study in 1953. A complete survey of volvulus is presented in WANGENSTEEN'S book "*Intestinal Obstruction*" in 1956. Here are also a multide of references which the reader may consult for closer study of the clinical aspect.

Definition. Wilms divided volvulus in two groups; a torsion around the mesenteric axis and one around the intestinal axis. This classification is still valid, but the two types are often seen in combination, so that an exact division is more or less hypothetic.

Volvulus, according to LAURELL, in the clinical sense of the word, should include all forms of torsion of the mesenteric axis that lead to digestive disturbances. Practically all cases of volvulus show a variety of symptoms. In the initial stage the patient may have intermittent colicky pains which remit spontaneously. The acute stage is often accompanied by violent pain and formidable distention. When the volvulus is first established, spontaneous reduction is unlikely. However, reduction may take place in some cases after injection of a barium enema when the patient has been placed in various positions or by introduction of a tube. Volvulus may occur in the stomach or at any place of the intestinal tract, but is more frequently seen in the large bowel, in the cecum and commonly in the sigmoid.

1. Volvulus of the stomach

Volvulus of the stomach is divided into an acute, and a subacute (intermittent), or a chronic stage. Only the first group will be discussed here. The torsion may be partial or total and the viscus twisted around the longitudinal, the transverse or the mesenteric axis (FROSTBERG) (Fig. 105). Volvulus of the stomach may occur in newborn as stated by EEK and HAGELSTEN, who in their study showed that torsion and elevation of the stomach may produce an incomplete or even a complete stenosis, followed by vomiting. This type of volvulus has much similarity to the so-called "cascade-stomach" in adults which is caused by the underlying inflated colon.

In adults ROSSELET and GILBERT were probably the first to diagnose the condition radiologically. LEFFERTS, BERANBAUM and GOTTLIEB in a carefully investigated series have divided the lesion into the idiopathic type and the secondary type. In the first instance the cause is undetectable, while in the second the volvulus is combined with diaphragmatic hernias or displacement of the stomach. However, the majority of published cases has been subchronic by nature and the diagnosis has mostly been based on barium studies. Findings on survey films in emergency cases listed as an acute abdominal disorder are not so well known and will be given more attention here.

Acute volvulus of the stomach is a twisting so tight that there is a complete hindrance to passage either through the cardia, the pylorus or both placed at the same time. The actual attacks is often preceded by minor episodes which have subsided spontaneously. The stomach is displaced upwards and to the left with concomitant elevation of the left hemidiaphragm. The torqued stomach is spontaneously inflated by air and filled with fluid to various degrees, but it never reaches such a size as in acute dilatation of the stomach due to pyloric stenosis (Fig. 106a and b). The left hemidiaphragm is always raised, partly due to the stomach, but also probably as predisposing factor of volvulus of the stomach. The elevation of the diaphragm may be due to relaxation or caused by an old pleuritis, adhesions and so on. The precipitating factor is uncertain, although distention of the underlying colon, overfilling of the stomach and violent movements have been supposed to play a part.

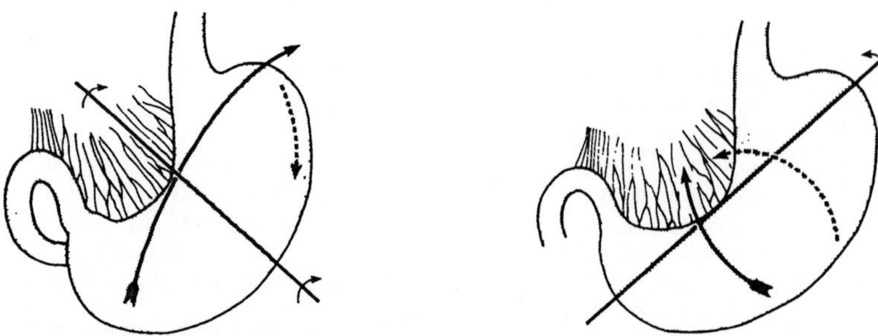

Fig. 105. Diagrammatic presentation of volvulus of the stomach. (After LEFFERTS, BERANBAUM and GOTTLIEB)

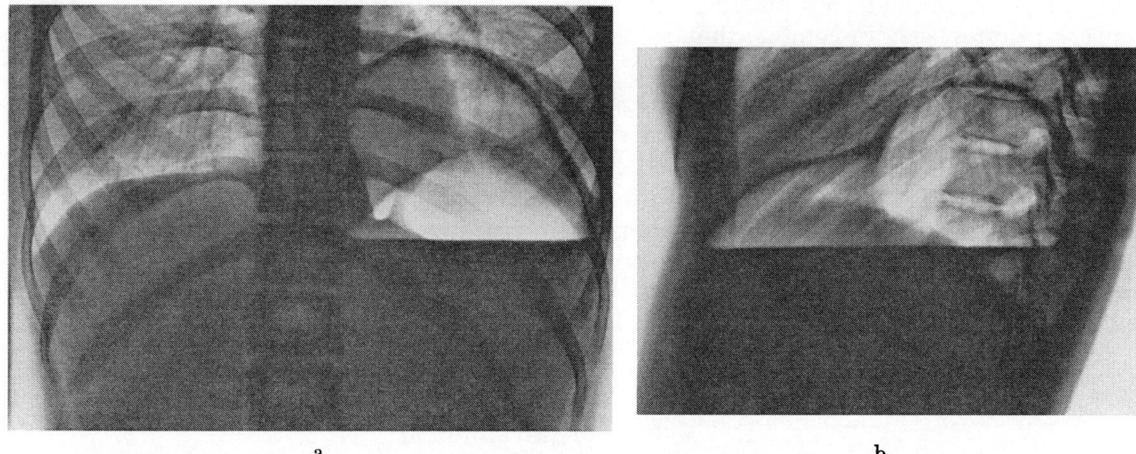

a b

Fig. 106. a) Acute volvulus of the stomach, retention of gas and fluid. Elevation of the diaphragm. b) Lateral view

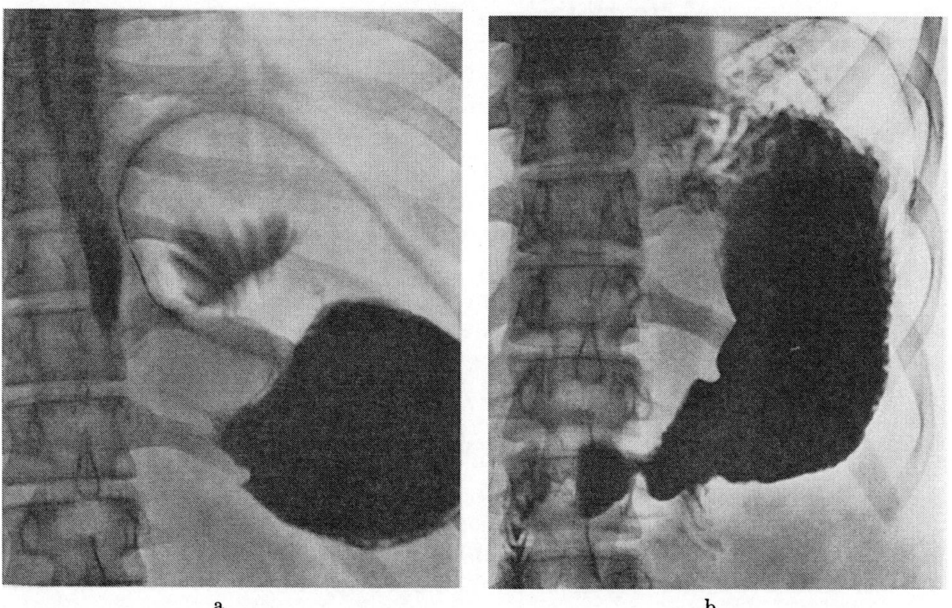

a b

Fig. 107. a) Volvulus of the stomach with marked cardiac incisura. b) Detorsion after suction

In acute cases clinical signs are those of a severe acute abdominal disorder with pains in the left upper quadrant. Here a swelling may be seen and felt, retching and vomiting may follow, and the patient may complain of difficulty in swallowing. In some cases there is inability in vomiting.

The roentgen findings are in many ways typical. In supine position, without contrast medium, a tumor-like density may be observed in the left upper quadrant and it is worthy of note that the intestine is collapsed and devoid of gas and practically invisible. In upright position a fluid level is formed in the torqued stomach due to retention of fluid and gas. Usually, the stomach is displaced upwards and to the left under the elevated dome of the diaphragm. If barium is given by mouth, some of the contrast may pass the cardia and accentuate the fluid levels. In other instances the torsion is so firm that the contrast stays in the esophagus. Despite this, it may be possible to pass a tube into the stomach, and such procedure should be followed by aspiration of fluid content, upon which detorsion is facilitated (Fig. 107a and b).

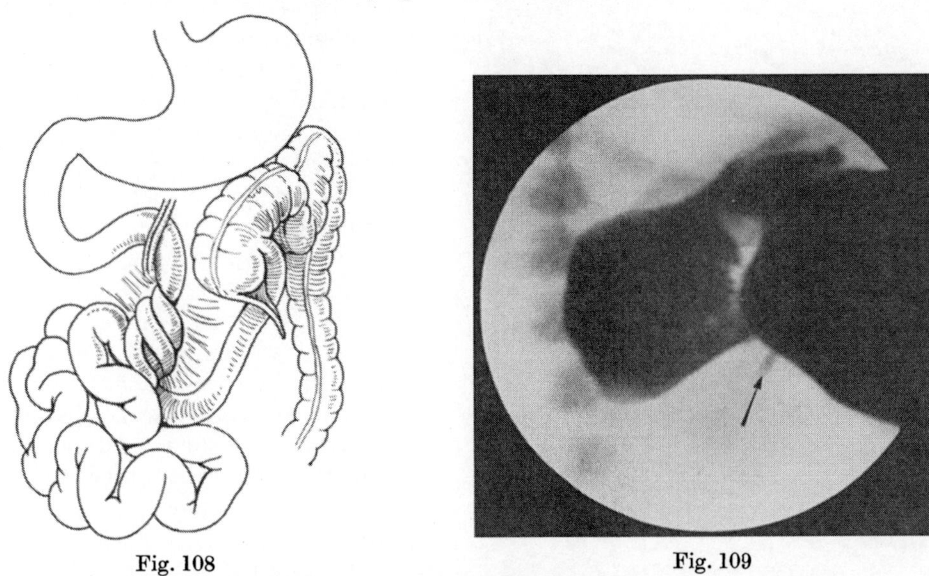

Fig. 108 Fig. 109

Fig. 108. Volvulus of small intestine causing duodenal stenosis. (After Caffey)

Fig. 109. 360° volvulus of small intestine shown after oral barium

Lorimer and Penn mention that the gas-filled twisted stomach constantly has a medial incisura directed to the right or dorsally. The stomach is fixed and shows no movements when examined in different positions. Barium is delimited at tapered extremity of esophagus. One should look for possible concomitant diaphragmatic hernia and displacement of the spleen.

2. Volvulus of the small intestine

Volvulus of the small intestinal loops may occur as a separate lesion, but is also frequently encountered combined with, and secondary to, obstruction caused by adhesive bands. Then the torsion itself may be negligible compared with the mechanism of constriction. Therefore, an exact definition is nearly impossible, and also of minor importance as far as the surgical treatment is concerned. Consequently, an estimation of the frequency of volvulus of small intestine can be made only approximately and varies in different series from 25—35 per cent.

Volvulus of the small intestine is often combined with the anomalies of the mesentery and defective fixation, permitting abnormal rotation. In children incomplete rotation, non-rotation or *malrotation* may be observed shortly after birth and have been described by Dott as *volvulus neonatorum*. Volvulus and malrotation may occur months or years after birth with a twisting of the mid-gut around the central axis of the superior mesenteric artery (Fig. 108). The twisting may cause obstruction, and eventually complete block of the ascending portion of the duodenum (Fig. 109). The roentgen findings may resemble those in duodenal stenosis or atresia, but it should be possible to make a correct differential diagnosis by the following signs. Gas is accumulated both in the stomach and in the duodenum and fluid levels may be shown in both segments. The tapering end of the duodenum should be carefully studied, often best made when the child is examined suspended by the feet with the head down. At the site of stenosis a torsion pedicle with twisted mucosal folds may give evidence of a volulus (Eek). If the block is caused by a compressing string-like mesenteric root, a more distinct "cut-off" is observed at the distal end and the contours are brought better into evidence after aspiration of gas and fluid content. If the stenosis is caused by an anomalous constricting ring of pancreatic tissue *(annular pancreas)*, a *longer* "string" of the duodenal lumen may be presented.

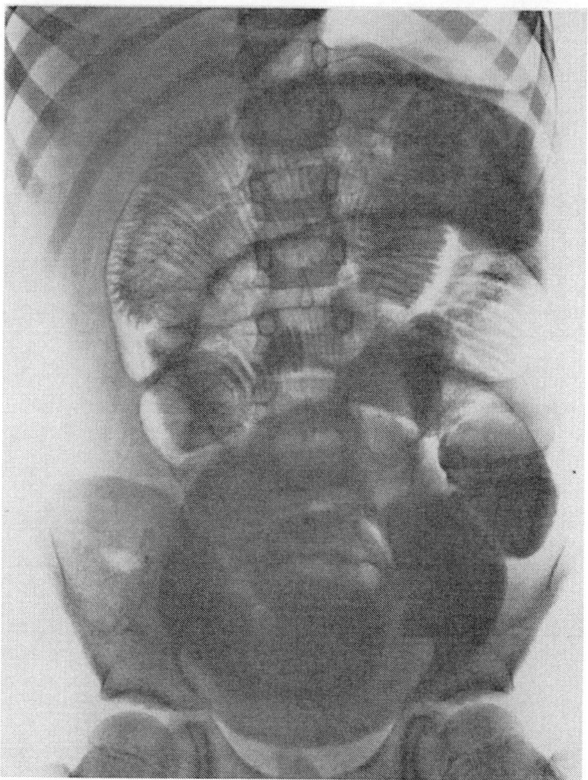

Fig. 110. Volvulus of small intestine shown eight hours after oral barium

If the child is in poor condition and can hardly be held upright during the examination, the obstruction can be revealed in supine position with horizontal rays. Gas and fluid levels are well shown in the stomach or in the duodenum and the complete absence of air in the small bowel is a striking feature. The diagnosis of malrotation is well established if these changes are seen in combination with displacement of the colon. This can be shown on the survey films (Caffey), or with greater certainty after administration of a barium enema (Craig, Hodgson and Dockerty).

In adults, volvulus of the small intestine only rarely causes obstruction as high up as in the duodenum. If the mid or lower portion is twisted the roentgen findings are often no more than those of a simple mechanical occlusion. It is worth while to try to differentiate these conditions since in not a few cases of volvulus characteristic features appear, which make an adequate diagnosis possible. On the plain films in supine position the involved loops show an irregular arrangement. The coils are fluid-filled and may be seen as long broad dense bands within which small clearings are visible due to gas lying separated by the edematous mucosal folds. The folds of the coiled loop are arranged in a striking manner as radiating stripes converging towards the center of the torsion. If a barium is given orally, the "coiled" loops may be particularly well exhibited (Fig. 110). In upright position or in lateral recumbency the torqued loops may show very long fluid levels proving that they are paretic and possess little activity. When greater paquets are engaged in the torsion, hoop-shaped loops may be seen arranged in the usual way on either side of the abdomen. The jejunal loops with circular folds are placed on the right side, while ileal loops with a more discrete pattern are seen on the left side (Fig. 111).

In simple obstruction the loops have a tendency to arrange themselves upwards and to the left, one above the other. In volvulus of the small intestine the loops are "dearranged", coiled or interlocking, placed more to the right and upwards under the costal arch. If the coils are firmly twisted little gas will enter the loop, but this may contain considerable amount of fluid. On the other hand, if the stenosis is incomplete, the loop may be enormously distended suggesting a volvulus of the right colon or even of the sigmoid. To exclude this possibility a barium enema must be given. The colon can be displaced by the distended small intestinal loop, but it is easily shown that this part of the gut is not involved. If the lower part of the ileum is the site of torsion, the stenosis may be disclosed by means of a barium enema with retrograde filling of the terminal ileum (Fig. 112). Correspondingly, the twisted loops can be observed converging towards

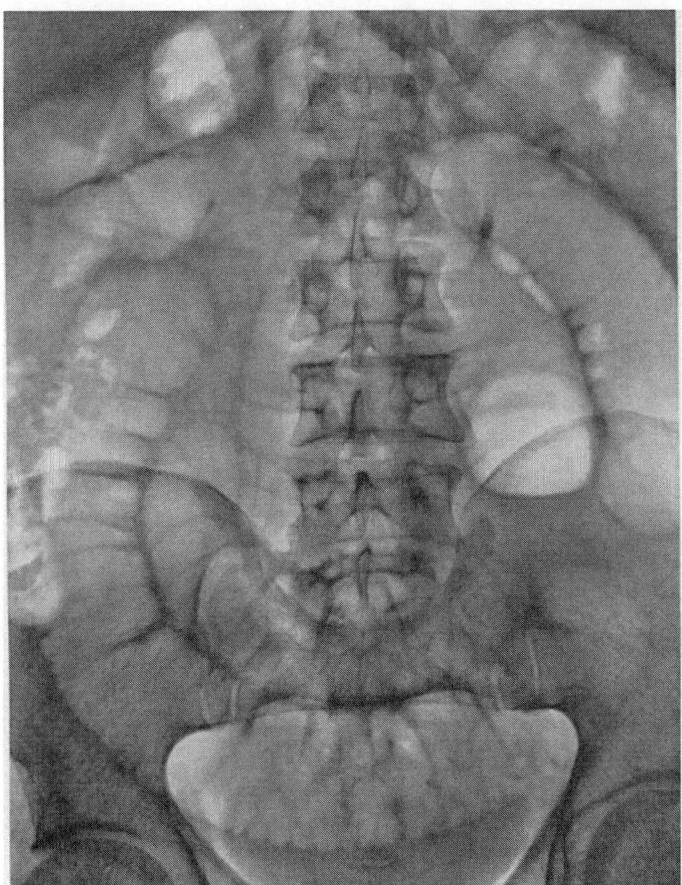

Fig. 111. 180 degrees torsion of small intestine. Jejunal loop on the right side, ileal loops to the left

the torsion, and so it is a *miniature replica* of the findings in volvulus of the sigmoid (Olivier). In volvulus the torqued viscus is more distended by gas than in cases of strangulating obstruction. Evidently, there is a valve mechanism in cases with torsion, permitting gas to enter the loop, but preventing its exit. When a single loop is firmly twisted, the mesenteric vessels are soon involved and are more or less compressed with loss of nutrition. Consequently, the loops become paretic and edematous with thickening of the wall and obliteration of the mucosal pattern. These changes make it comparatively easy to detect the torqued loop on a survey films. Italian authors have perceived the characteristic appearance of the "ansa torta" (Mucchi, Pellegrini).

3. Volvulus of the large bowel

These types constitute the most common forms of volvulus and the roentgen examination is all important in their diagnosis. A long freely movable mesentery is nearly always present in these cases and makes torsion of the loops possible. Correspondingly, volvulus of the large bowel is most frequently localized to the cecum and sigmoid, the latter composing nearly 50 per cent of all cases of volvulus. The transverse colon with its short mesentery and long distance between the fixed points of the flexures rarely exhibits volvulus.

Volvulus of the large bowel is divided into acute, subacute and chronic types. The acute volvulus has classical features, and also the most typical roentgen findings. The intermittent forms are difficult to diagnose by clinical examination alone and the chronic types are only possible to diagnose by means of roentgen examination. Mainly the acute types are described in the following and according to their localization.

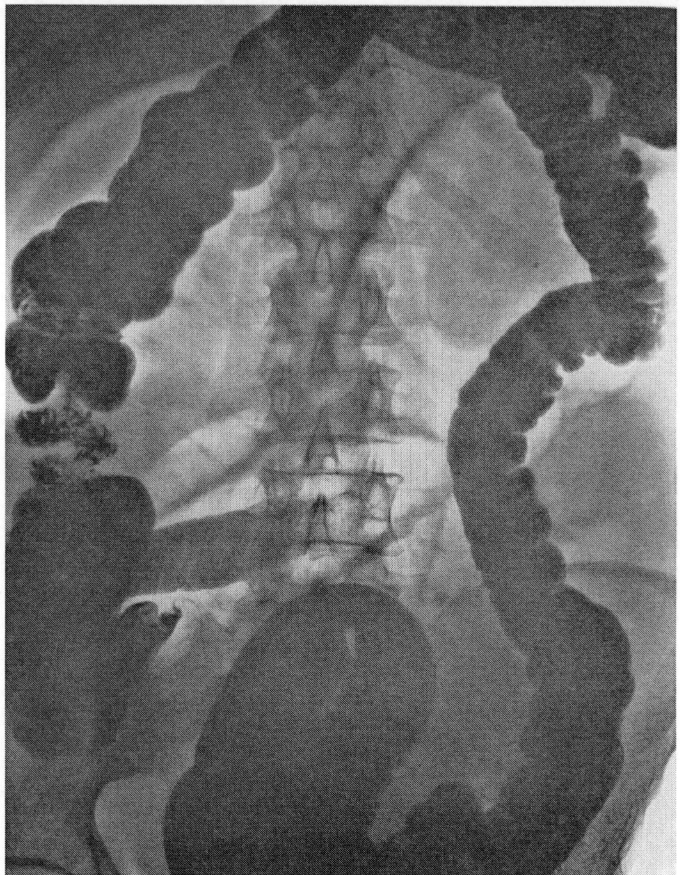

Fig. 112. Volvulus of the ileum. Site of torsion shown retrograde by the barium enema

4. Volvulus of the cecum

This type of volvulus was described from a surgical point of view more than 50 years ago, and originally it was claimed that malnutrition was a factor contributing to its occurrence. However, this seems to apply more to sigmoid volvulus than in cecum volvulus where congenital malformations definitely play an important part.

From radiological side several contribution of this item have been published in recent years (FRIMANN-DAHL, MONDOR, PORCHER, MUCCHI, PELLEGRINI, FIGIEL). Agreement seems to exist that the lesion, through rare, may occur in any country. COURTY, in his monograph (1950) advocated the name "volvulus of the right colon" because in many cases not only the cecum is turned or twisted but smaller or greater portions of the ascending colon and even the transverse colon are included in the torsion.

a) Pathogenesis

Volvulus of the right colon comprises about 10—20 per cent of all cases of volvulus, is found at all ages from the newborn to 90 years, but it is most frequently met with in the years between 20—40. Men are more often afflicted by the condition than women. Trauma and violent movements are invoked as causal agents.

Malrotation is essential to the development of the lesion, and therefore the normal and abnormal rotation of the colon must be kept in mind. During fetal life the migration of the colon starts in second month and is generally completed in the eight month. Failure of rotation may result in non-fixation and displacement of the cecum and in insufficient mesenteric attachment. The cecum and the ileum may have a common mesentery permitting abnormal mobility of the cecum. Clinical experience teaches that this anomaly is nearly always present in volvulus of the cecum (Jakobsen). Courty stated that band-like adhesions frequently occur at the cecal pole and, fixed by such bands, the cecum is liable to turn or twist.

A more or less constant distention of the cecum, due to retention of gas and scybalous masses is of importance in the pathogenesis. Then the cecum will act as te head of the loop and will induce rotation followed by twisting of adjacent segments. Other precipiting factors are partly of intrinsic nature, such as cysts or tumors of the intestinal wall, and partly extrinsic as, for instance, traumata, swift and violent movements, heavy weight lifting etc. In rare cases, volvulus of the cecum has been observed during pregnancy (Malkasian, Welch and Hallenbeck).

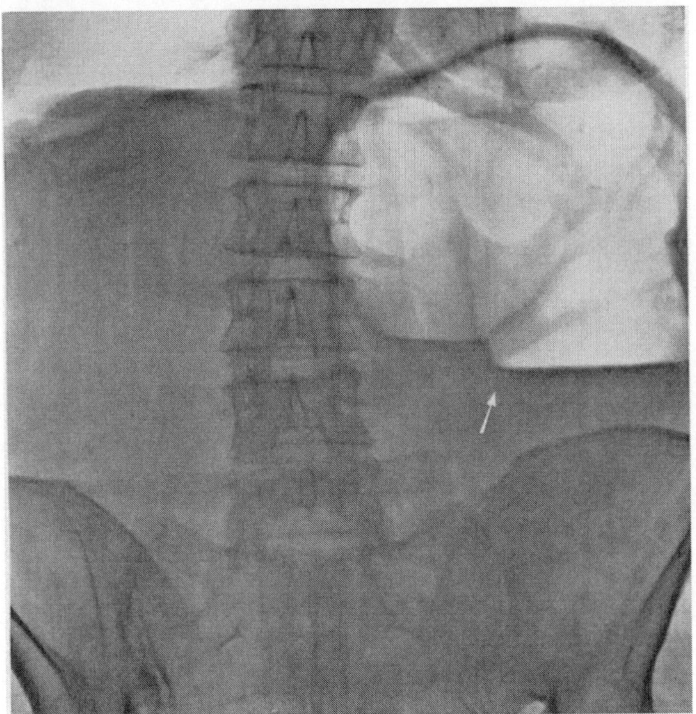

Fig. 113. Cecum volvulus, cecum displaced upwards and to the left

b) Classification

Volvulus of the right colon has been divided in two main types:

1. The "bag-type" with axial torsion.
2. The "loop-type" in which the ileum is twisted around the ascending colon.

The two types may be seen more or less in combination, so that an exact differentiation is impossible. The torsion is most often of 180—360 degrees, but cases of 720 degrees of torsion, a complete double twist, have been reported (Frimann-Dahl). The rotation may take place as a left turning screw or in the opposite direction, and these two varieties are about equal in frequency. Faltin, in his series found 27 to be clock-wise, while 20 were counter clock-wise. The degree of torsion may at times be estimated on the survey films, and if barium enters the torsion, it is possible to decide in which direction the torsion has taken place.

Clinically the diagnosis is difficult and most authors admit that without the roentgen examination, a correct diagnosis can hardly be made. A volvulus may be suspected but whether the loop consists of cecum or the sigmoid, is impossible to determine (Nelson, Bowers).

Two main signs prevail:
1. A distended palpable viscus.
2. An empty right iliac fossa.

Difficulty in the clinical diagnosis is not least caused by the fact that the twisted cecum can be found in any part of the abdominal cavity. If placed for instance in the lesser pelvis, it may be mistaken for a torqued ovarian cyst. The torsion, when situated in the right lower quadrant may arouse pains which can be mistaken for an acute ureteral block. If the distended cecum is placed in the left flank, which is a site of predilection, the symptoms are apt to be confused with volvulus of the stomach or the sigmoid. In order to decide whether the torsion is high up in the cecum or low down in the sigmoid, a water enema has been used. If this returns quickly,

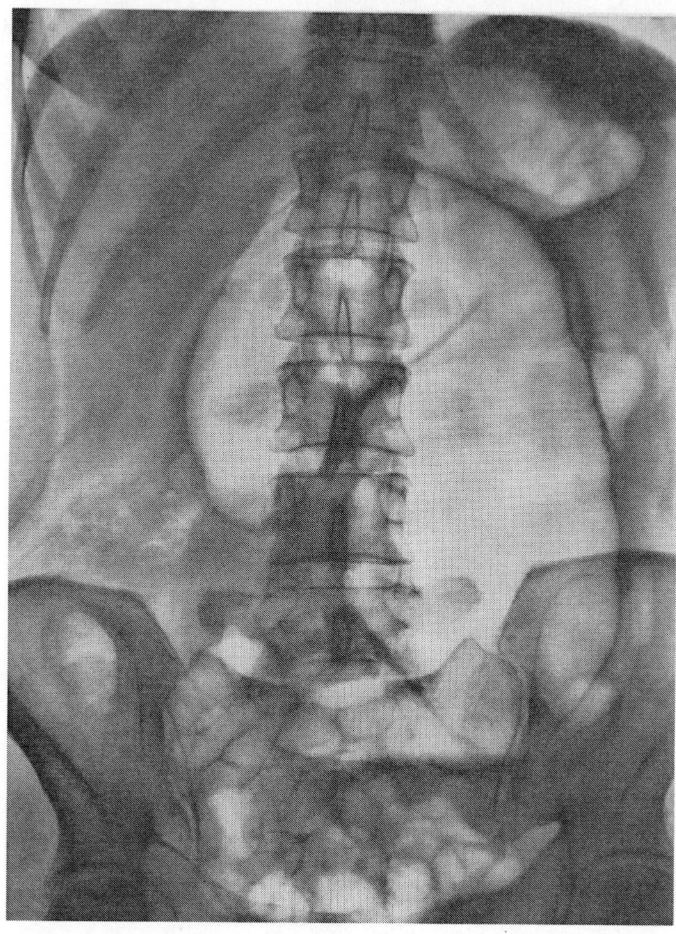

a

Fig. 114. a) Cecum volvulus. The viscus has a shape like a kidney. b) Barium enema shows displacement of ascending colon and block at site of torsion. The end is pulled medially

the stenosis must be low, whereas if the fluid is retained, a torsion of the cecum should be more likely. However, examination with the barium enema has rendered such procedure almost superfluous (McGraw, Kremen, Rigler).

c) Roentgen diagnosis

Demonstration of the distended cecum is essential and it may be found at any place in the abdomen, but has a definite tendency to be positioned upwards and to the left (Fig. 113). Fluid levels develop within the loop, one long level in the "bag-type" and two levels in the loop type. Ileal loops are often visible close to the torsion and, distended by gas, may present loops converging towards the stenosis. In upright position they may show fluid levels. This is an important point because in sigmoid volvulus there are usually no signs of distended small bowel loops except when peritonitis complicates the lesion.

In supine or in erect position the twisted cecum may have a shape resembling that of a kidney and the torqued mesentery correspondingly mimics the kidney pelvis (Fig. 114a and b). This sign is a pathognomonic finding which should be easily distinguishable from sigmoid volvulus where the distended loop is also situated near the midline or on the left side (Fig. 115a and b). As presented in the schematic drawings the loop in volvulus of the cecum is "open" medially, whereas in sigmoid volvulus the contour is "closed" all the way around down to the site of torsion (compare also Fig. 122). The

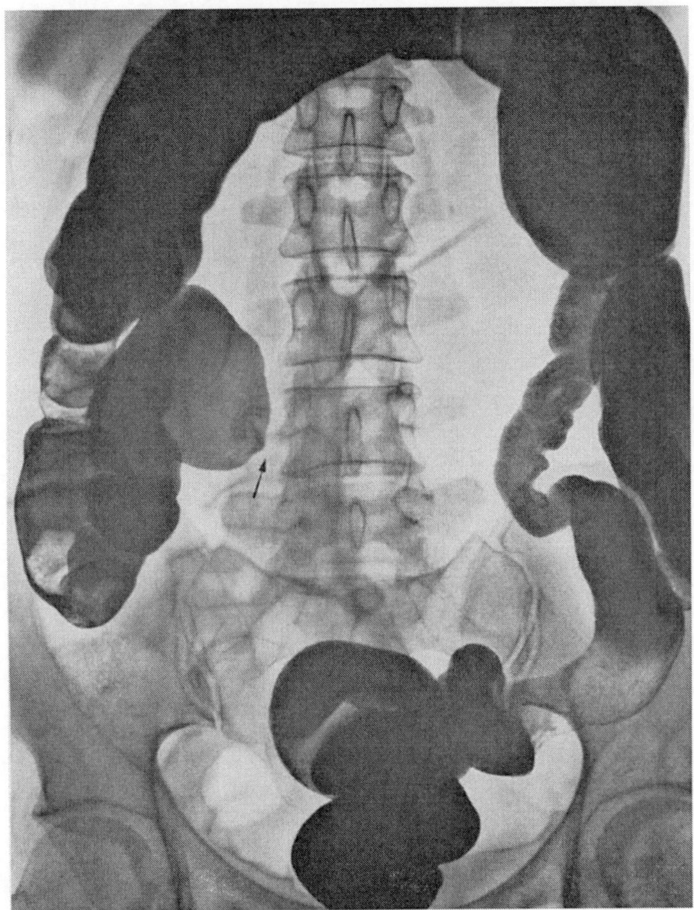

Fig. 114b

cecum is sometimes inflated like a balloon and seen in the epigastrium or under the left hemidiaphragm, compressing adjacent organs, such as the stomach, the duodenum, or the spleen.

If the cecum and part of the ascending colon are torqued, containing gas and fecal matter, a spur-like offshoot may be observed corresponding to the torsion, and the diagnosis can be made without contrast medium. It can be easily confirmed by barium enema. In lateral decubitus position one long fluid level may be present in the distended viscus.

In general, in order to confirm the diagnosis, a barium enema is necessary. The contrast column stops at the site of the stenosis and its tapered end is pointing towards the torsion. If some barium enters the torsion, the twisted mucosal folds are visible, arranged in a scew-like manner. This makes it possible to estimate the degree of torsion. In other instances no barium will enter the twist, but the lumen ends abruptly and is

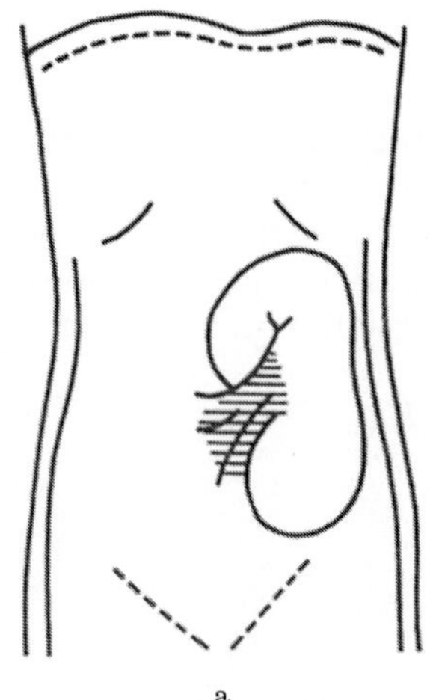

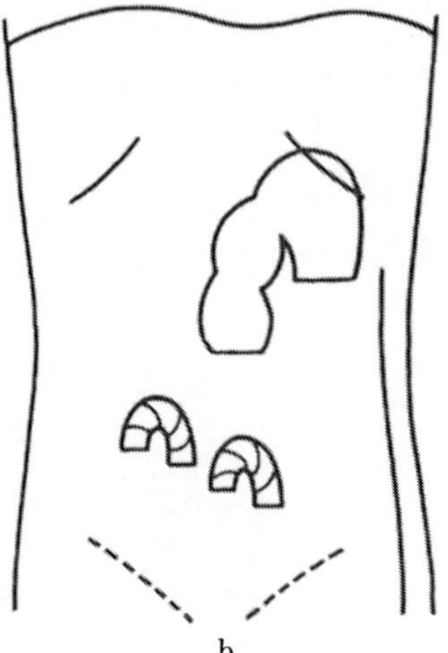

Fig. 115a and b. Drawings to show typical appearance of cecum volvulus. a) In supine position. b) In upright position

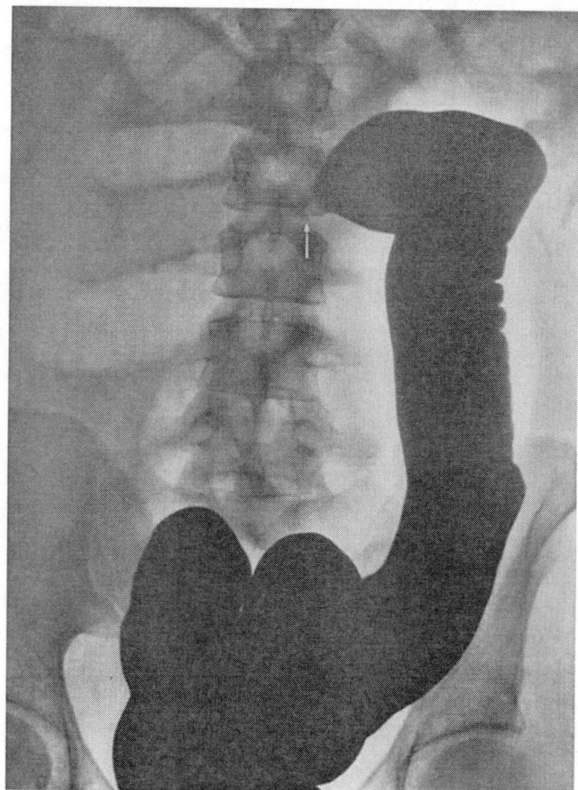

Fig. 116. Volvulus of the right colon with complete block. Distended loops converging towards stenosis near the splenic flexure

pulled medially by the torsion. The mucosal pattern is often better shown after evacuation of the barium enema.

When the transverse colon is included in the volvulus, the barium enema is halted at the site of torsion, displaying a tapered end which may be found as far distally as the splenic flexure (Fig. 116). If barium is given by mouth it may be more easily shown that the lesion is caused by malrotation.

5. Volvulus of the flexures

Occasionally, like in the sigmoid, a 180 degrees physiological volvulus of the flexure is seen without stenosis. These varieties are potential acute cases.

Acute volvulus of the colonic flexures is a rare lesion which occurs only when these are extremely movable. POPPEL, ZEITEL and ABRAMS reported volvulus of the transverse colon as a complication of pregnancy and labour. In 1933, KALLIO collected 16 cases of volvulus of the transverse colon from the literature and added two of his own. BUENGER published two cases of volvulus of the splenic flexure shown by barium enema displaying a torsion relief.

When a flexure is twisted the loop becomes grossly distended and the walls can be followed as a dense band converging towards the upper portion of the descending colon,

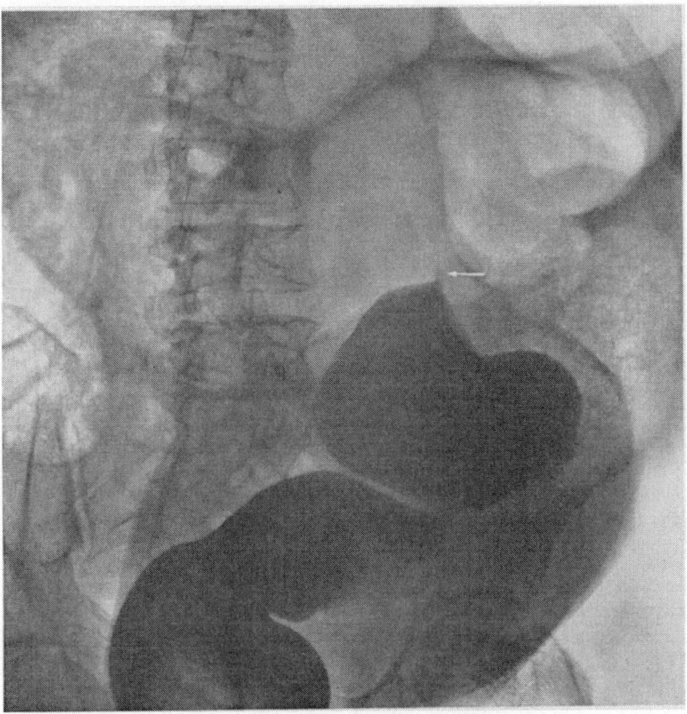

Fig. 117. Volvulus of the right flexure. Transverse direction of middle "crease" of the torqued loop. Barium enema stops at site of torsion

running a nearly transverse course. As will be shown later, the appearance is in itself similar, but the direction and placement of the loop is different from that of volvulus of the cecum or the sigmoid. The barium enema is decisive in determining exactly where the torsion is located (Fig. 117). The distance from the anus to the stenosis is long and can be measured to 45 cm or more. Beyond the torsion the colon cannot be passed. Usually, surgical intervention is mandatory and removal of the involved loop necessary because it is rapidly discolored and suffers irreversible nutritional changes.

6. Volvulus of the sigmoid

The torsion may take place in different ways:

1. By twisting of the sigmoid loop around its mesenteric axis, which is the usual type.
2. By twisting of one component limb alone, an axial or "kink" torsion, which is rare.

In all cases of volvulus of the pelvic flexure the loop is long and mobile. The sigmoid varies considerably in length from 20—30 cm up to one meter or more. In average cases the length is 50—60 cm. The sigmoid differs from other portions of the colon in that it is provided with a freely movable mesentery which connects the two limbs of the loop, the meso-sigmoideum. This is attached to the posterior abdominal wall over an angulated line, and its root extends upwards from the upper third of the sacrum on the left side, to the body of the fifth lumbar vertebra, then downwards to the middle of the iliac fossa or below the innominate line of the lesser pelvis. Occasionally, the upper part is fixed to the lower pole of the kidney. This mesenteric root varies greatly both in length and in the degree of angulation. A sharp angulation predisposes to a torsion because the fixed points of the limbs of the loop are in juxtaposition. A wide angulation on the other hand will make twisting unlikely or impossible. In small children the sigmoid is comparatively longer than in adults and the angle of fixation is relatively greater and diminishes with increased age.

Normally the sigmoid loop has a surprisingly variable position. Certainly, the most frequent placement is the left iliac fossa, but the viscus may be found on the right side, in the right flank, in the hypogastrium or even in the epigastric region.

A normal variation is the so-called *physiological volvulus*, a condition which is observed in cases with a comparatively long sigmoid flexure twisted 90—180 degrees, and so turned that the efferent limb is pushed from the left to the right, anterior to the rectal portion. This is a "slack" torsion giving no hindrance to the passage. By change of posture or as a result of evacuation of bowel content, it may be observed that a spontaneous detorsion of the loop has taken place.

a) Occurrence

Volvulus of the sigmoid occurs most frequently in adult and the incidence reaches a maximum in old age. This is in contradistinction to cecal volvulus which is most often seen at the age of 20—40 years.

It is maintained that about 80 per cent of the cases occur in men and only 20 per cent in women. In a series which consists of 270 cases examined in the last 20 years, the difference was not so great, only a slight predominance of men being found (FRIMANN-DAHL). A wide variation in the frequency of volvulus is recorded by different authors.

It is maintained that the frequency of volvulus varies from land to land owing to the difference in eating habits. Probably the frequency is greater in countries where the diet consist mainly of bulky grain and vegetables. Volvulus has a tendency to occur in patients who are bed-ridden, lying for instance in a plaster cast. Volvulus of the pelvic colon occurs comparatively frequently in patients with mental diseases and not a few of the patients are admitted from mental institutions.

EDGREN found the length of the meso-sigmoideum in normal cases to be about 13 cm, while the average length in volvulus cases was 25 cm. A condition for development of volvulus concerns the position of the limbs of the loop. Without further explanations it is evident that if the loop is short and the fixation points are widely separated, a torsion is unlikely. However, if the limbs of the loop are in close proximity, for example because the angulation of the loop is narrow, a potential torsion exists. If the limbs of the loop are coming close together and the remaining part of the mesentery is widened, the flexure has the shape of a "Q" (Fig. 118). In most cases of acute volvulus the sigmoid loop has just this form. The limbs of the loop are drawn closer by a shrinking process of the mesentery, a shrinking mesenteritis (VIRCHOW). As etiological factors in such lesion different possibilities have been suggested. The result of mild attacks of volvulus is a thickening of the mesentery. It becomes edematous, and hemorrhage or inflammatory infiltration may develop. By repeated minor attacks of torsion a fibrous induration of the mesenterium follows, eventually leading to a perament narrowing. Finally, by twisting the process prevents spotaneous reduction of the loop.

b) The mechanism of volvulus

In order to appreciate the various mechanisms of volvulus, twisting of a rubber tube upon which a stripe or line is marked along the longitudinal axis, is instructive. 180 degrees of torsion, corresponding to 180 degrees of torsion around the mesenteric axis is well shown (Fig. 119a). However, the line shows a spiral torsion once around the axis and actually then, a torsion of 360 degrees (GROTH). If the torsion is evenly divided over the entire tube in its longitudinal axis no constriction of the lumen takes place. If, on the other hand, the torsion is concentrated at one of the fixing points, there will be a local torsion of 360 degrees and a narrowing of the lumen correspondingly (Fig. 119b and c). If the points of fixation are withdrawn the *torsion* will distribute itself along the tube and the constriction disappear. Correspondingly, distension of the bowel, caused by gas or fluid may concentrate a torsion to one or both of the fixation points, so that an obstruction becomes manifest. Experimental

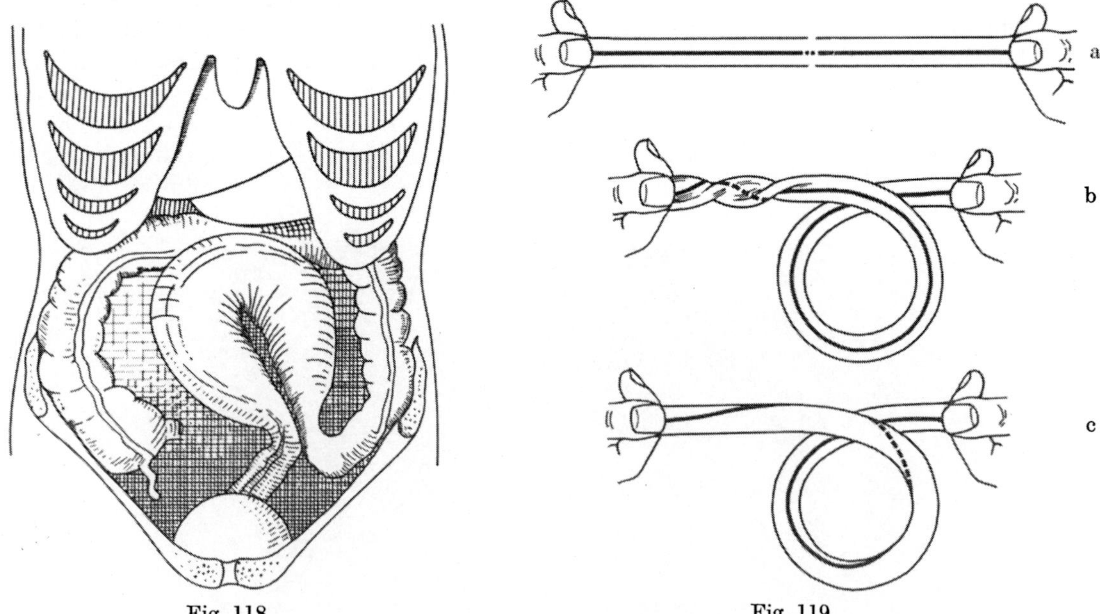

Fig. 118 Fig. 119

Fig. 118. Shrinking mesenteritis with fixation of flexure at the base. (After BREHM)

Fig. 119a—c. Mechanism of volvulus shown by twisting of a rubber tube. (After GROTH)

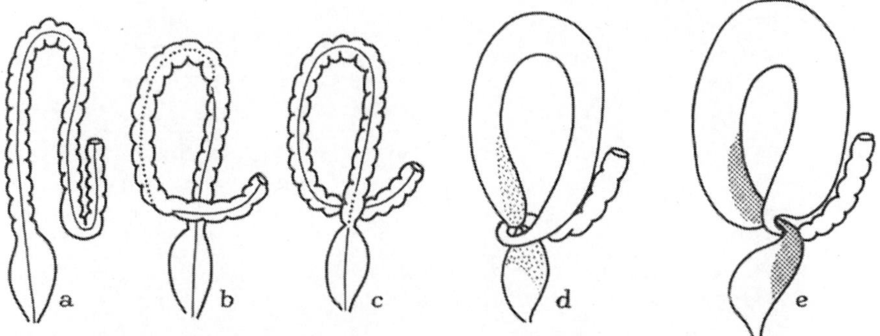

Fig. 120a—e. Mechanism of torsion. a) Long sigmoid loop. b) Physiological volvulus. c) 180 degrees torsion — constriction. d—e) 360 degrees of volvulus — strangulation. (Modified after LAURELL)

torsion of the rubber tube may further reveal that at the top of the loop small bends are likely to develop, easily converted into a local torsion of the axis. If the loop, owing to its weight, is turned forwards or downwards, small bends and twistings may likewise occur.

The condition in the intestine is quite similar to that illustrated by twisting of the rubber tube. It can readily be understood that no definite rule exists between the grade of torsion and the grade of stenosis. A slack torsion of 180 degrees or in rare instances even 360 degrees, may not necessarily produce a hindrance to the passage (GROTH and HOLMGREN). On the other hand, if the torsion is localised and tightened, a complete stenosis develops. This happens especially when the loop is inflated. In acute sigmoid volvulus a torsion of 360 degrees occurs in nearly 50 per cent of the cases. A torsion of 180 degrees is found in 35 per cent, and in 10 per cent 540 degrees. The most extensive twisting observed is 3×360 degrees (Fig. 120).

The torsion is produced because the afferent (colic limb) passes anteriorly to the efferent (rectal portion), or goes behind it. In the first instance the torsion is clock-wise which is the most frequent form; in the latter, the torsion is counter clock-wise which is rare.

Once the volvulus of the sigmoid is established the above-mentioned condition of a local distention of the colon is produced (Fig. 121a and b). Gaseous distention dominates and fluid is usually found in the lower parts of the loop where levels are demonstrable in upright position or in lateral decubitus when horizontal rays are used (Fig. 121c).

The torsion in volvulus, if firm, may strangulate the mesentery and its vessels, producing circulatory disturbances in the loop. The venous flow soon becomes inhibited and later the arterial blood supply is also restricted. Edema of the mucous membrane and the intestinal wall occurs mainly near the stenosis, but may at times develop in the entire loop. Because the haustration tend to disappear early the wall most often exhibits smooth outlines. The haustrations can be observed for a longer period in cecum volvulus than in sigmoid volvulus, owing not only to greater distention in the sigmoid, but also to the fact that this loop normally has less pronounced haustral markings.

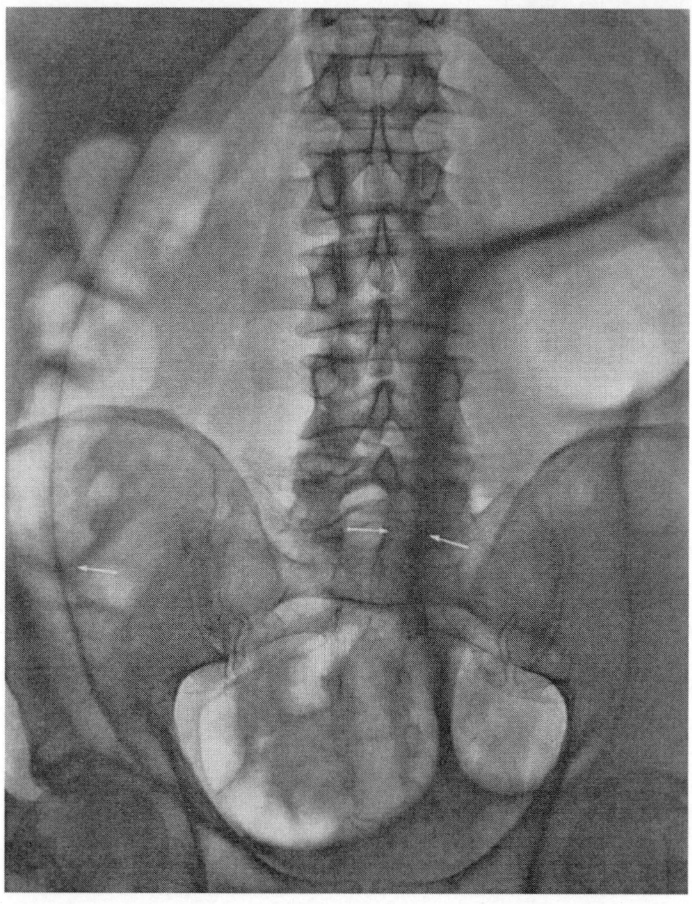

a

Fig. 121. a) Acute volvulus of the sigmoid. The loop is greatly inflated and reaches the left hemidiaphragm. Marked middle crease (supine). b) In upright position fluid levels are seen one in each limb of the loop. c) Long fluid levels in the loop. Lateral recumbency, left side down

A greatly inflated sigmoid loop may ascend to the diaphragm on the right side and interpose itself in the space between the liver and the diaphragm, causing displacement and ptosis of the liver. More frequent is displacement to the left and the exerted pressure may displace the stomach anteriorly and the spleen downwards and medially. The diaphragm may be considerably elevated, standing as high up as the hilum of the lung, and showing no movement.

The condition of the remainder of the colon can be appreciated by bearing in mind the entire picture of volvulus and secondary changes. In volvulus of the sigmoid the prestenotic portion is distended as in any other case of obstruction and fluid levels are seen and movements of these are observed for a long time as in pure mechanical obstruction. The distended colon may be evenly dilated, and when gas-filled, may surround the distended sigmoid flexure in a frame-like manner. In other instances the distension

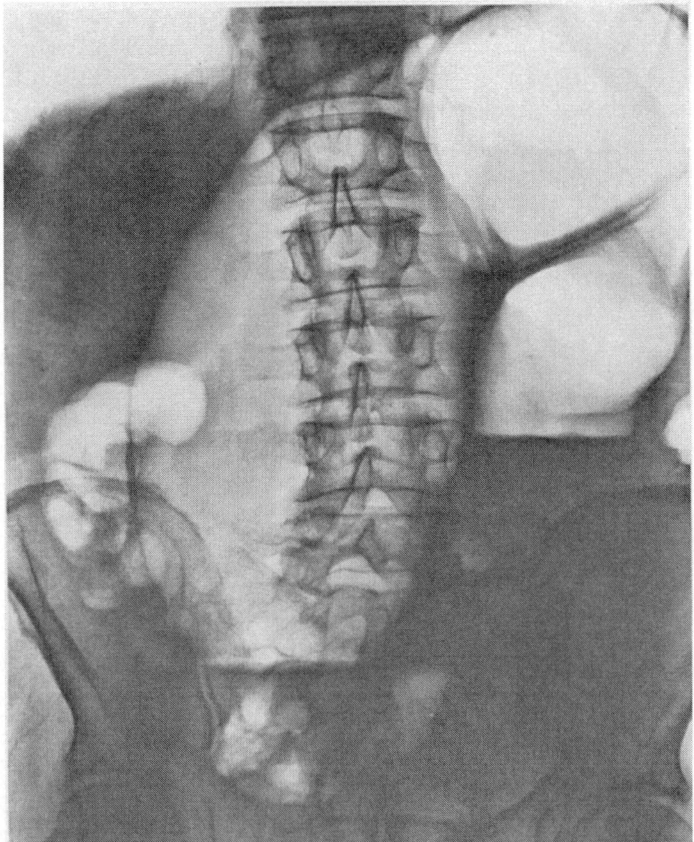

Fig. 121 b

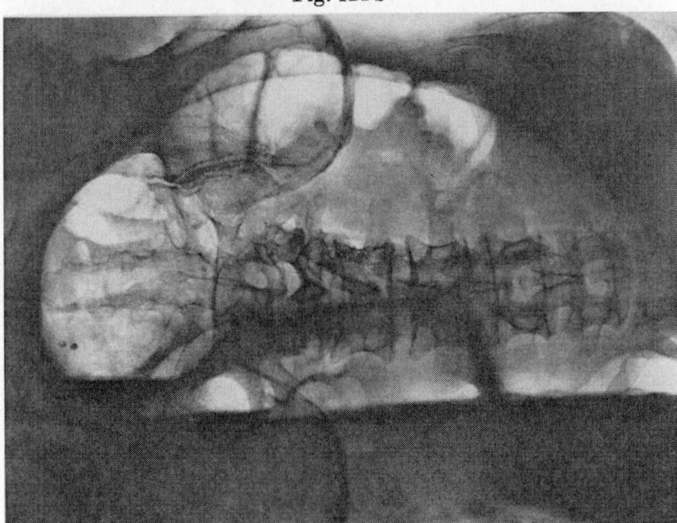

Fig. 121 c

is incomplete and only few levels are observed. Usually the cecum is not much distended, but it may, on the other hand, be grossly inflated and balloon-shaped with consequent small areas of necrosis or ulceration in the wall. Rupture of such ulcerations may take place though this will happen only rarely. In most cases of sigmoid volvulus of some duration the presence of fluid levels in the remaining part of the colon is evident. HOLMGREN has pointed out that the picture may mimic a simple obstruction very closely, especially when the sigmoid at the same time is comparatively slightly distended. In such cases the findings may be confused with a mechanical obstruction of the large bowel, for instance due to cancer of the sigmoid or rectum. As will be shown later, examination with a barium enema is in both instances the only way to solve the problem.

The roentgen findings are often characteristic and the diagnosis can be made on the films taken in supine position only. Usually, three dense curved lines are seen running downwards and converging towards the stenosis, ending in a small tumor-like density corresponding to the twisting of the mesenteric root (Fig. 122). The middle line or crease

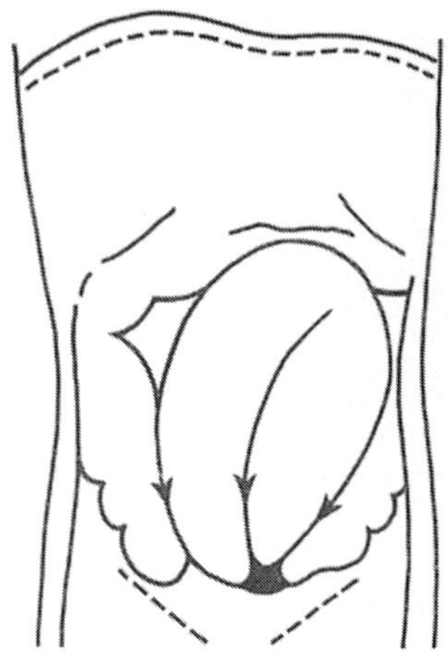

Fig. 122. Schematic drawing of sigmoid volvulus. Tumor-like density corresponding to the torsion. Converging walls of the loop

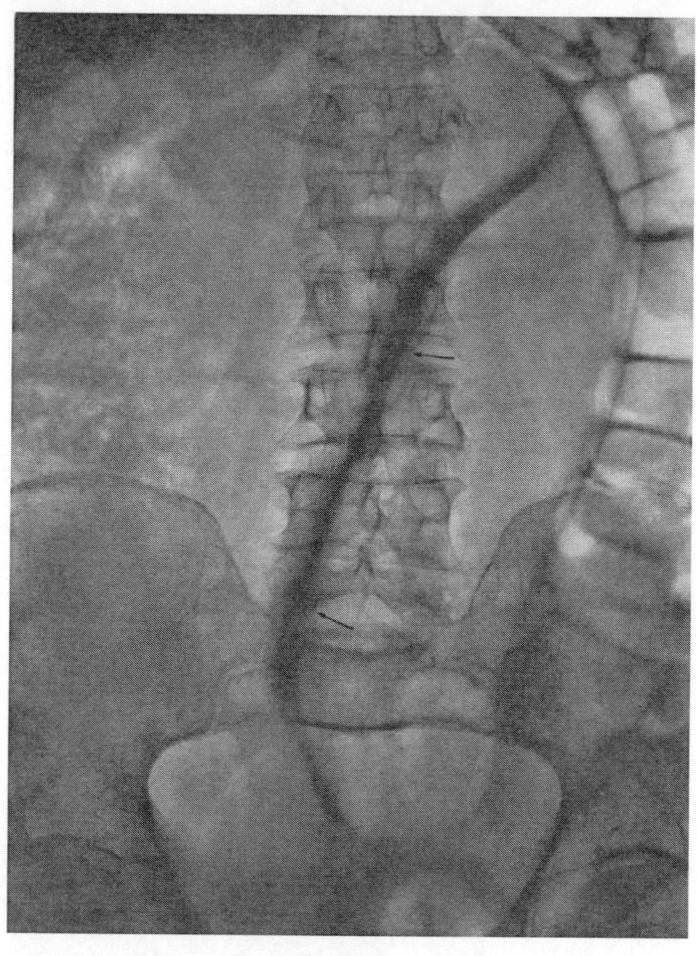

Fig. 123. Volvulus of the sigmoid. Dense middle "crease", corresponding to the double "medial" walls of the loop

Fig. 123

is the most constant density, and this is produced by the "medial" walls of the loop lying pressed together. The "lateral" walls of the loops are seen on each side, plus on the right side the adjacent wall of the ascending colon and on the left side the wall of the descending colon. This sign of the converging intestinal walls and particularly the dense middle crease is of definite aid in the diagnosis. The converging lines of the sigmoid wall is at times also well exhibited in upright position (compare Fig. 121). A greatly distended sigmoid is at times difficult to distinguish when the whole abdominal field is occupied by the inflated loop. The lateral walls may be pressed right out in the flanks, but the dense mid-line prevails and may be the only reliable sign for the diagnosis of the sigmoid volvulus (Fig. 123).

When the ileo-cecal valve is incompetent, gas in the colon will regurgitate into the terminal ileum and gas-filled small intestinal loops are seen in about 50 per cent of the cases. Therefore, a possible complicating peritonitis is difficult to recognize since either

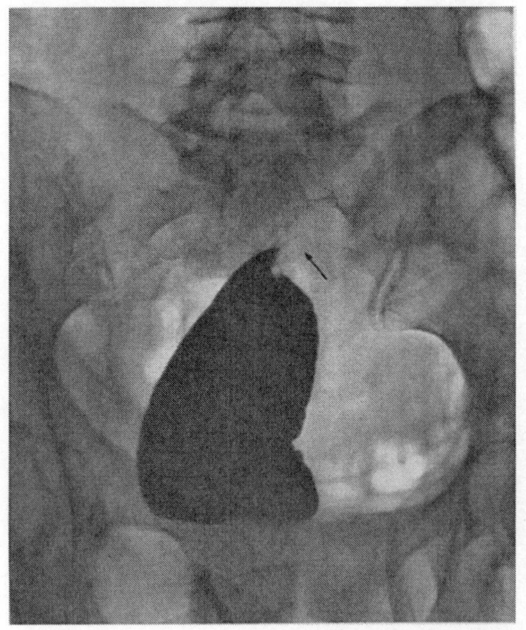

a

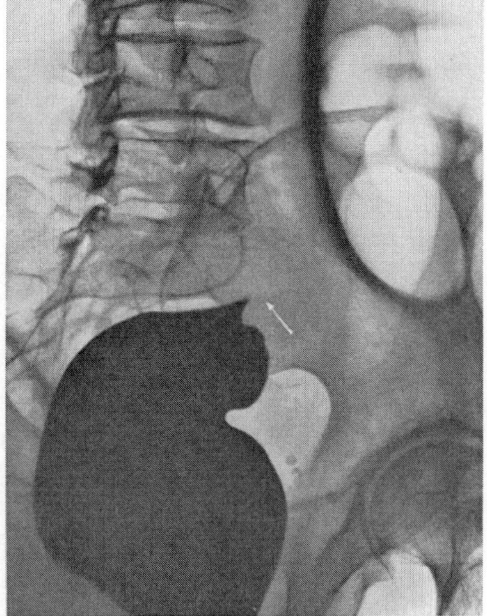

b

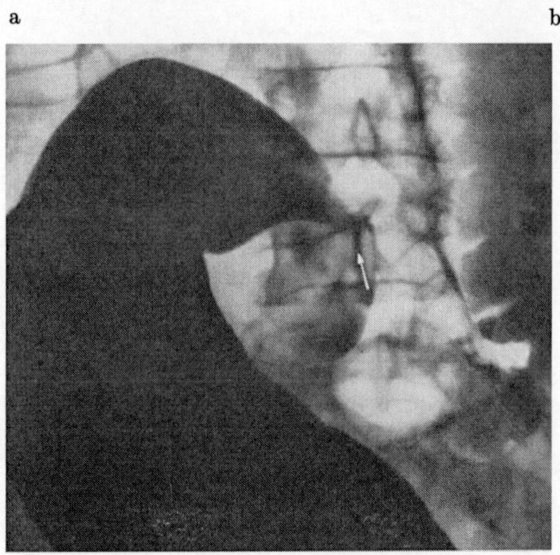

c

Fig. 124 a—c. Sigmoid volvulus. Barium enema stops at torsion, presenting typical figures. a) Beak of bird. b) Tapered end. c) Bird of prey

peritonitis or regurgitation may be the cause. In all cases of volvulus it is important to look for possible pneumoperitoneum, a dangerous sign indicating a rupture either of the site of torsion or in the most expanded segments of the bowel, that is the dome of the sigmoid or the pole of the cecum. In case of rupture the amount of gas in the sigmoid diminishes suddenly and simultaneously, fluid collects within the flexure, turning and gravitating this downwards. These are indirect signs making a perforation evident. The escape of gas in the peritoneal cavity is sometimes caused by a secondary emphysema of the bowel wall. This again may develop when the mucosa is necrotic, especially at the point of torsion and gas may migrate from here into the subserosa, and further into the peritoneal cavity.

In upright position the fluid levels stand one in each limb of the loop. Generally, they are small when compared with the overlying accumulation of gas and simulate the

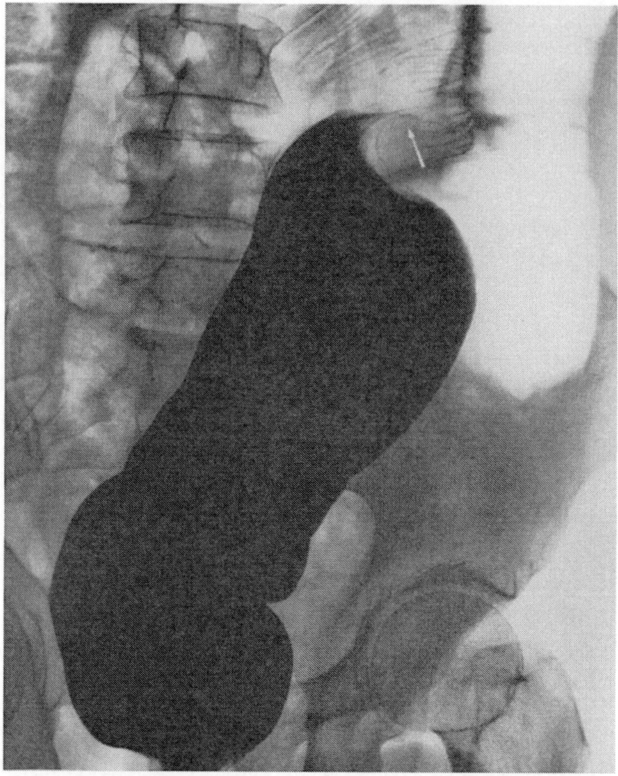

a

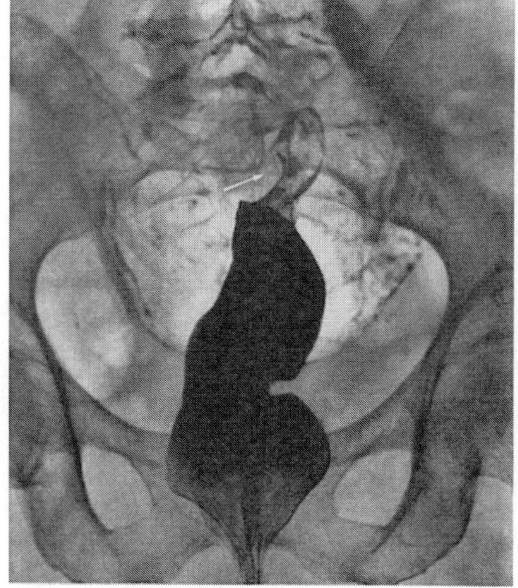

b

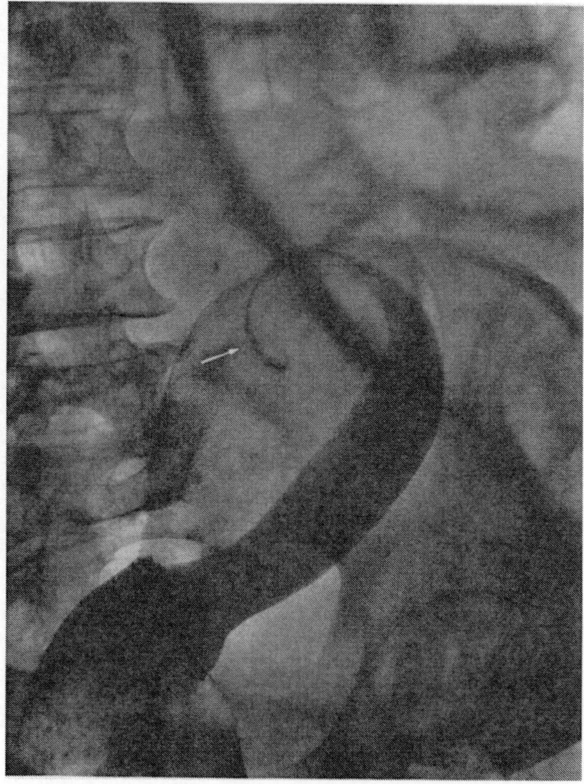

c

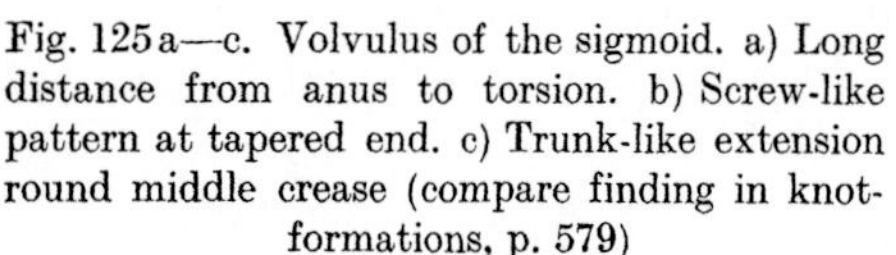

Fig. 125a—c. Volvulus of the sigmoid. a) Long distance from anus to torsion. b) Screw-like pattern at tapered end. c) Trunk-like extension round middle crease (compare finding in knot-formations, p. 579)

appearance of scales in balance moving a little up and down. The difference in height is usually not very great because the loop is paretic owing to the inflation. More fluid may accumulate in one limb than in the other, especially after change of posture, so that difference in height may increase to 20—30 cm or more. In lateral recumbency the levels are much longer than in upright position and also in supine position with horizontal rays the levels are sometimes very long and markedly displayed. Only very rarely is such a fluid level laminated, the appearance resembling that in acute dilatation of the stomach.

Examination with barium enema is often decisive for the diagnosis of sigmoid volvulus and must be administered whenever doubt arises as to the differential diagnosis. The rectum is usually collapsed and is soon filled by the enema which stops completely as the stenosis is encountered. The rectum becomes distended owing to the increased pressure of the enema, and consequently this has a tendency to escape by the anus. During the injection it may be observed that the torsion, placed low down in the lesser pelvis, is pushed in a cephalic direction along the intestinal axis. Certainly, the "knot" corresponding to the torsion may be displaced "en bloc" either upward or downward, owing to change in pressure and the degree of filling of the efferent or afferent loop. The torsion is of classical and characteristic appearance and provides in most cases a pathognomonic evidence. The lumen tapers towards the stenosis and the barium column has a variety of most striking configurations. LAURELL compared one of these with the bird of prey. The rectal ampulla alludes to the body of the bird and the tapered end to the beak, frequently shaped in a hawk-like fashion (Fig. 124a—c). In some cases and often before the rectum ampulla is too distended, the contrast has two small offshoots at the site of torsion, the appearance of which is compared with the open beak of a gaping bird.

When the torsion is firmly twisted no contrast will enter the afferent loop but this may be indicated by the mid-line density (cfr. Fig. 123). In some cases the barium has a trunk-like curved offshoot which recalls the picture in knot-formations. Obviously, other parts of the gut are lying close to the torsion, giving a curved indentation (cfr. Fig. 130b). If the barium passes the stenosis the afferent side appears tapered and so the picture resembles two birds with their beaks together. The torsion relief may also show configuration similar to that of a rosette or a screw (Fig. 125a—c). A tapered end with slightly curved mucosal folds corresponds to a torsion of 180 degrees. A torsion with a screw pattern indicates a twisting of 360 degrees. The way of the twisting is best determined when a screw is exhibited. A torsion of 540 degrees may occur and in such instances also the direction may be discernable. If the mechanism of twisting is clear, it is evident that one loop must pass round the other at the base of torsion.

c) Treatment

Surgical treatment of sigmoid volvulus has for long been resection of the torqued loops, but the mortality rate is very high if this is made during the acute attack. Therefore the treatment in most cases should be non-operative. The question may arise if it is possible to reduce the torsion during fluoroscopy, for instance by change of posture and palpation. The radiologist who has tried to do so, may have observed that the situation has suddenly changed with deflation and the loop collapses descending into the true pelvis. The patient may experience immediate relief.

A similar change in the size of the loop may occur when a rectal tube is inserted during fluoroscopy. Soon after the tube passes the torsion, the loop collapses and is displaced to the lesser pelvis. However, the safest method is reduction by a rectal tube introduced during sigmoidoscopy. The direction in which the tube must pass should be decided beforehand on the films. As a rule, the torsion is to the left but may alternatively bend to the right (Fig. 126a and b). The tube can preferably be introduced during fluoroscopy in rare instances when the torsion is so high up in the sigmoid or descending colon that it cannot be reached by the sigmoidoscope.

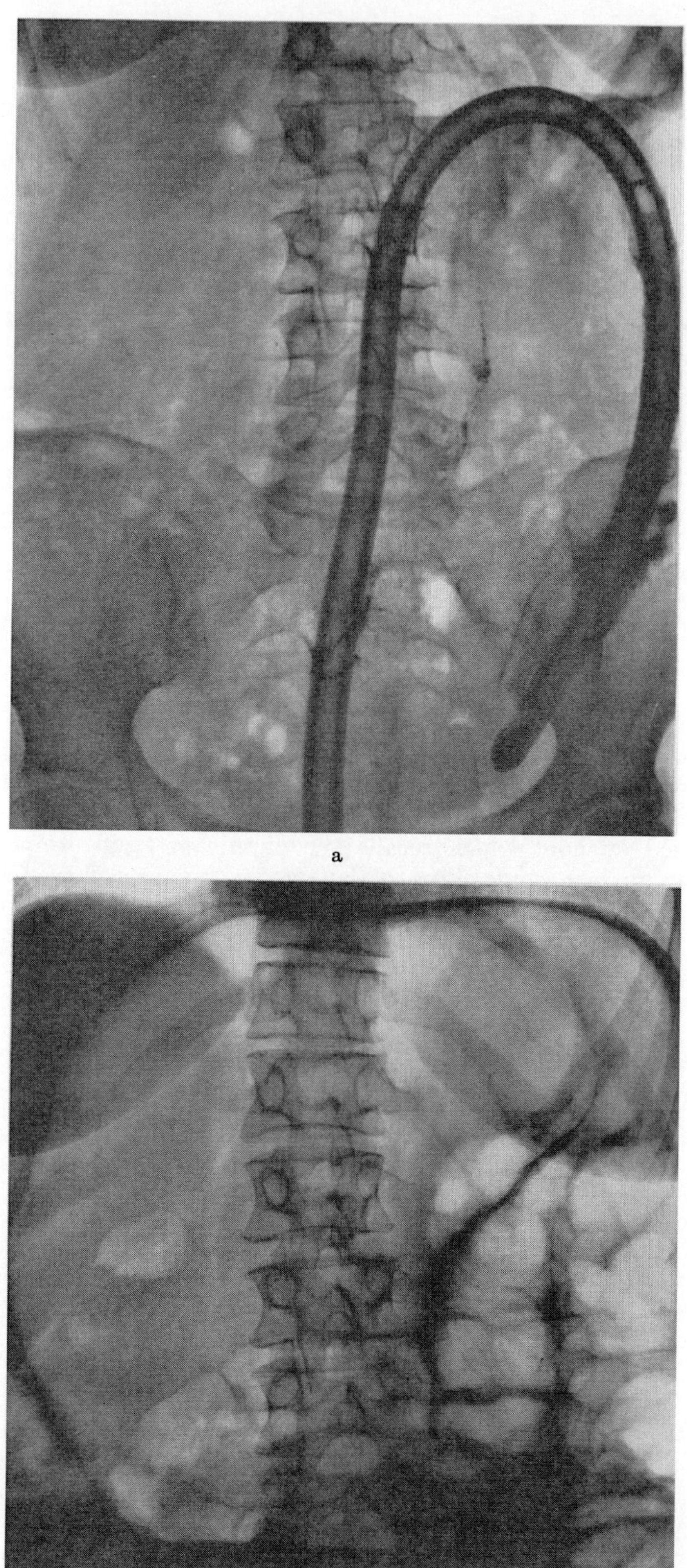

Fig. 126. a) Largely inflated loop in sigmoid volvulus. b) Collapse of loop after introduction of rectal tube

The results of reduction after insertion of the tube have been published by BRUUSGAARD and seem to prove that this is the method of choice. This procedure has also been adopted by many others, and is, inter alia, advocated by WANGENSTEEN. The advantage of the method is that the tube is introduced safely and the condition of the mucous membrane can be observed directly and may reveal whether an ulceration is present and if a perforation has occurred or not. The degree of torsion can also to some extent by estimated and in case of necrosis, the tube should not be forced, but the patient should be treated operatively.

The roentgen examination also gives the most valuable indications for the treatment. Once the diagnosis is established, attempt should be made to obtain information regarding the degree and direction of the torsion. The distance from the anus to the torsion should be measured on the lateral films because on the A—P views false impression of the distance is easily obtained. A simple rule is that when the torsion permits the barium enema to pass over into the torqued loop, replacement of the rectal tube probably will take place easily. The length of the stenosis is worthy of note. A short torsion and no passage indicate a firm twine, which can be passed only with difficulty. A long straight and passable torsion indicates an easy tubal replacement.

XI. Knot formations (complicated volvulus)

Formation of knots between intestinal loops is a lesion giving violent acute abdominal symptoms. The condition has long been recognized in surgery and basic contribution to the literature have been made by Scandinavian writers, for example by EKEHORN in 1903 and by FALTIN in 1906. WILMS described the mechanism of torsion in the same year. KALLIO, in 1932, gave a survey of no less than 161 cases, 84 from the world literature and 77 of his own.

From the roentgenological point of view, the findings were described by FRIMANN-DAHL in 1942 for the first time. Although the lesion is rarely encountered the roentgen examination is important and may give pathognomonic evidence (NORTH and WEENS).

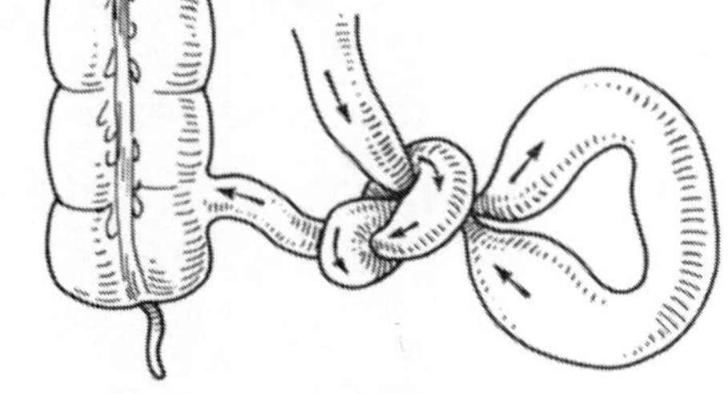

Fig. 127. Complicated volvulus of small intestine. "Knotting" of ileal loops. (After EKEHORN)

Etiology and Pathogenesis. Formation of such a compound volvulus may develop between isolated loops or segments of the small intestine. The twisting may occur in the lower ileum between ileal loops, but also between jejunal and ileal loops (Fig. 127). The roentgen examination may show signs of obstruction of small intestinal loops, and these are packed close together suggesting an "intestinal tumor", resembling the findings in strangulating obstruction (Fig. 128). Knot formations are otherwise most frequently encountered between ileal loops and the sigmoid, these segments being in different ways twisted around each other (Fig. 129). KALLIO found 134 cases of nodes ileo-sigmoideum, whilst only 25 "knottings" between the small intestinal loops. 2 were ileo-cecal. The condition has its greatest incidence in males between 40 and 50 years of age. The prerequisite for the development of a knot formation is a long freely movable mesentery with the fixed attachment to the posterior abdominal wall. The lesion is generally divided into two groups:

1. The small intestine lying in front of the sigmoid.
2. Ileum lying behind the sigmoid.

This classification has a certain significance also for the radiologist, as it is possible to distinguish these types on the films.

The two intestinal segments may twine around each other, once or several times, and the severity of the lesion depends upon the degree of tightening. The sigmoid may be completely ensnared at the base by ileal loops. In other instances, the sigmoid may encircle the ileal loops rising upwards and to the right, while the ileal loops occupy the left side of the abdomen.

If tightening of the knot take place, the effect on the intestine is severe. The involved segments will become stenosed, and the mesenteric vessels leading to the coil are strangulated. The result is an acute obstruction and circulatory disturbances will develop rapidly with menacing necrosis and gengrene.

Clinically the lesion starts with violent and persistent pains simulating a perforated ulcer or a mesenteric thrombosis. If the sigmoid flexure is greatly distended, it may be possible to estimate the size of the viscus by palpation and percussion, and this may offer a clue for the nature of the lesion.

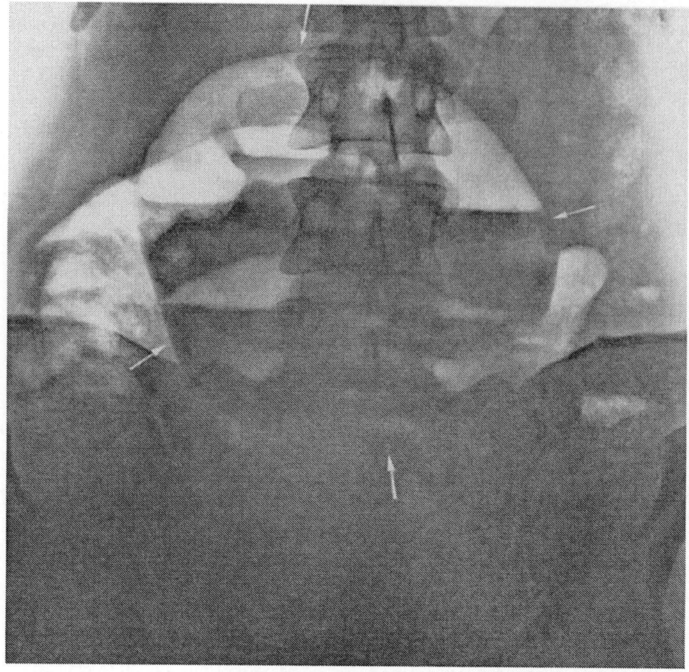

Fig. 128

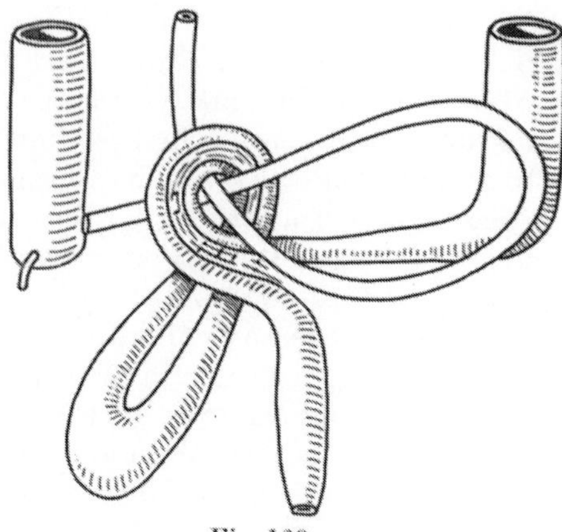

Fig. 129

Fig. 128. Plain film of abdomen in upright position, showing complicated knot of ileal loops

Fig. 129. Drawing to show a complicated volvulus between the sigmoid and ileal loops. (After WILMS)

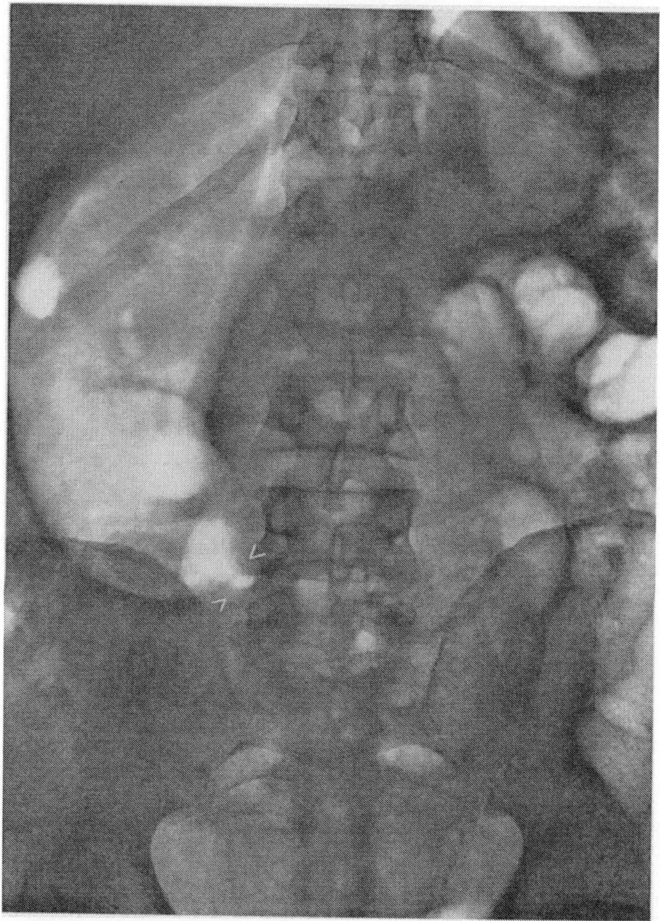

Fig. 130 a. Knot-formation showing displacement of sigmoid loop upwards and to the right. Ileal loop to the left

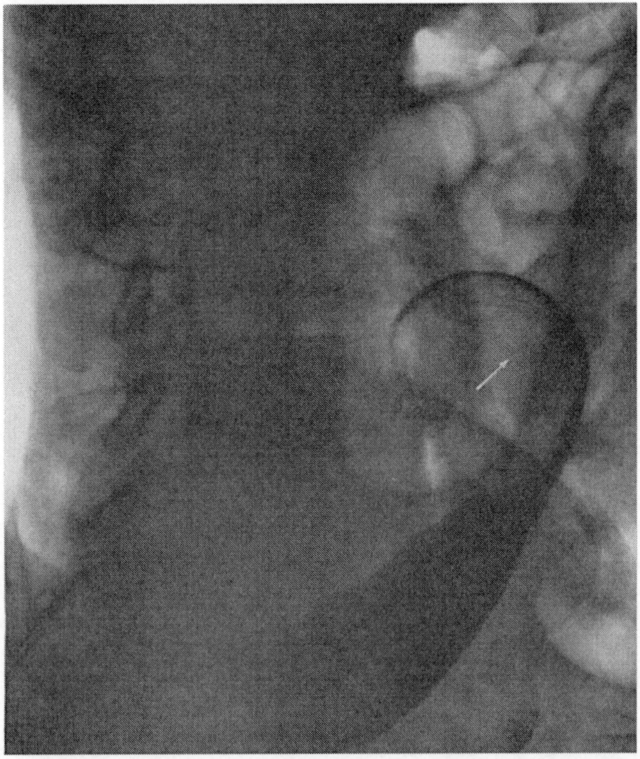

Fig. 130 b. Barium enema in complicated volvulus in lateral view shows trunk-like extension of site of knotting

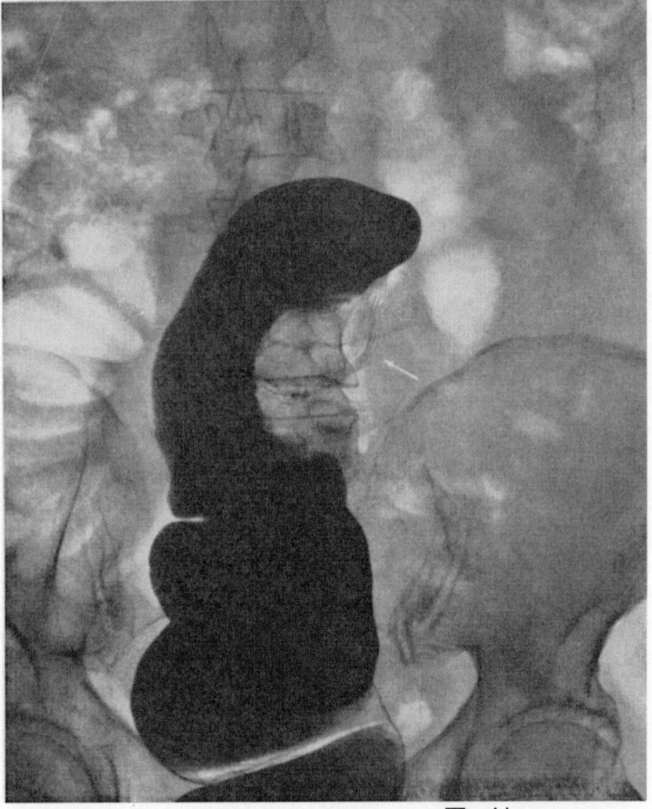

Fig. 131. Knot-formation, barium enema. Indentation of torqued loops upon the sigmoid. Tapered end

Experience as to the roentgen findings is still scanty, nevertheless, signs have been observed which undoubtedly characterises the lesion (FRIMANN-DAHL). On the survey film in supine position, a distended sigmoid may be shown lying upwards and to the right (Fig. 130a and b). The tapered end is pointing towards the occlusion and the ileo-sigmoid nodus. On the left side small intestinal loops are seen, moderately distended, showing fluid levels if the patient is examined in upright position. The combination of a distended sigmoid and displaced and slightly distended small intestinal loops is typical finding in knot-formation.

Examination with barium enema is of decisive value in the diagnosis. The enema stops at the site of torsion in a similar way as in volvulus of the sigmoid. However, a long trunk-shaped offshoot is seen, and this is explained by the fact that some of the opaque substance has penetrated into the knot and the almost circular course therein demonstrates that the base of the flexure is encircled by small intestinal loops (Fig. 130b). When the ileal loops are lying more in the horizontal plane, a marked indentation of the sigmoid from one side or other, may prove the ensnarement of this segment by ileal loops (Fig. 131).

XII. Mesenteric thrombosis Intestinal infarction

Intestinal infarction is a most serious abdominal lesion caused by thrombosis or embolism preferably localized to the superior mesenteric artery. As a rule, the clinical diagnosis is uncertain and is seldom made pre-operatively. The condition may simulate, for instance, a perforated ulcer, a strangulating obstruction or an acute appendicitis. The lesion appears more frequently in the arteries than in the veins and 40 times more often in the superior than in the inferior mesenteric artery. Circumscribed arteriosclerotic ulcerations are usually found at the site of the thrombosis. This fact explains why the lesion is rarely in persons under 40, and why it is more frequent in men than in women.

In general, the lesion has been classified as either cardio-vascular, infectious or mechanical. The occlusion is often due to embolus derived, for example from a failing heart. However, an embolus may be present without infarction, and this again happens most often in the inferior mesenteric artery because of its abundant collaterals. The extent of the lesion depends upon the course of the mesenteric vessels, in each case, and upon the localization of the thrombus in their branches.

Normally the cranial mesenteric artery divides into many smaller branches, on the right side in the arteria colica dextra and the arteria ileo-colica; on the left side into the jejunal and ileal arteries. The site of predeliction for thrombotic or embolic occlusion is where the main branches divide. If the embolus occludes the main stem of the artery the infarction may embrace many feet of the intestine, but when situated in smaller branches, only a short segment is involved. The lesion is more often localized to the right than to the left and consequently the vascular supply to the lower ileum or the cecum and ascending colon is commonly included in the lesion.

Many cases of mesenteric thrombosis run a fairly mild course and weeks may elapse before the existence of such lesion is suspected. Usually, however, soon after the vascular obturation severe symptoms develop and the intestine becomes the site of an infarction. Experimental investigations have proved that soon after the vascular occlusion occurs gas and fluid are retained in the loops which are supplied by the affected vessels (HIBBARD, SWENSON, LEVIN). Simultaneously, an increased motor activity is observed quite in agreement with the clinical experience, that at an early stage borborygmi may be heard on auscultation followed by profuse diarrhea. The color of the wall changes to dark blue and it increases in thickness because of edema and hemorrhage. Later, a more or less extensive paralysis exists.

Gradually gangrene develops and the clinical picture is finally dominated by diffuse peritonitis.

Mesenteric thrombosis has been studied for years from a surgical and pathological point of view, but only few papers have been published concerning the radiology (FRIMANN-DAHL, HESSÉN). The roentgen findings vary according to the site of the thrombosis and the extent of the intestinal infarction, but also depend upon how early the patient is examined. Observers have reported distended loops visible as early as 3—4 hours after the onset of the attack.

Usually, on embolus in vessels supplying the small intestine shows signs in this area, while occlusion of vessels leading to part of the colon correspondingly shows distension of that section of the bowel. When only the small intestine is affected and the patient is examined at an early stage, the involved loops may be gas-filled showing small fluid levels resembling the findings in mechanical obstruction. If the patient is examined by repeated exposures a sudden change and increase in size and number of the fluid levels may point towards a severe lesion, in contradistinction to the findings in uncomplicated mechanical obstruction where the symptoms develop slowly and over a longer period. In other cases a small infarcted segment may act as a hindrance to the passage and the findings can scarcely be distinguished from those of a mechanical obstruction.

In more severe cases where peritonitis has developed the picture is dominated by dilated small intestinal loops showing irregular mucosal pattern and signs of thickening of the wall due to edema.

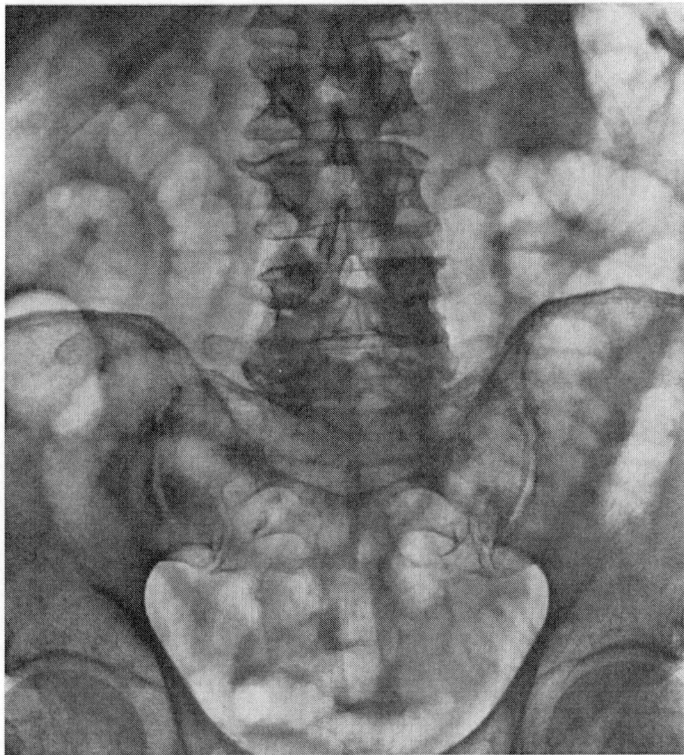

Fig. 132. Mesenteric thrombosis. Edematous small intestinal loops

The mucous membrane is coarse and the distance between each fold may be increased and in advanced cases the pattern is completely obliterated. This can be shown directly due to the gaseous retention in the loops and confirmed with positive contrast medium, which is administered as barium by mouth (Fig. 132). Undoubtedly, the use of a positive contrast medium is indicated in some of these cases because the clinical diagnosis is uncertain and the patient must be observed for a considerable time anyhow. When the small intestine is mainly affected a remarkable retention of contrast medium is observed in the involved loops. Re-examination shows retention of contrast in the loops which have stereotyped markings. The loops, curving downwards are nearly motionless. If such loops are present both to the left and to the right, evidently a large portion of the gut is involved (Fig. 133).

As mentioned above, segments of the colon are frequently affected concomitant with terminal ileal loops. On the survey films, also in lateral recumbency, it is easily shown that segments of terminal ileum, cecum and ascendens are involved at the same time. Fluid levels are apparent in these sections. Usually, the remainder of the colon is only moderately distended, and if the patient is examined in right lateral recumbency, it is obvious that the gas extends at least to the descending colon.

ENGELHARDT and JACOBSON have described infarction of the left portion of the colon, as shown by the barium enema, in a fatal case. The affected segment was thickened with edematous mucosa, almost polypoid in appearance.

A special procedure which might be conclusive in the diagnosis of intestinal infarction is mesenteric angiography suggested by the author in 1950. At that time translumbar approach was the only possibility and the superior mesenteric artery could be reached only haphazardly. Now selective angiography can be made deliberately after introduction of a curved catheter through the femoral artery (ad modum Ødman). This method opens up new aspects for the diagnosis of mesenteric thrombosis and emboli. In our experience

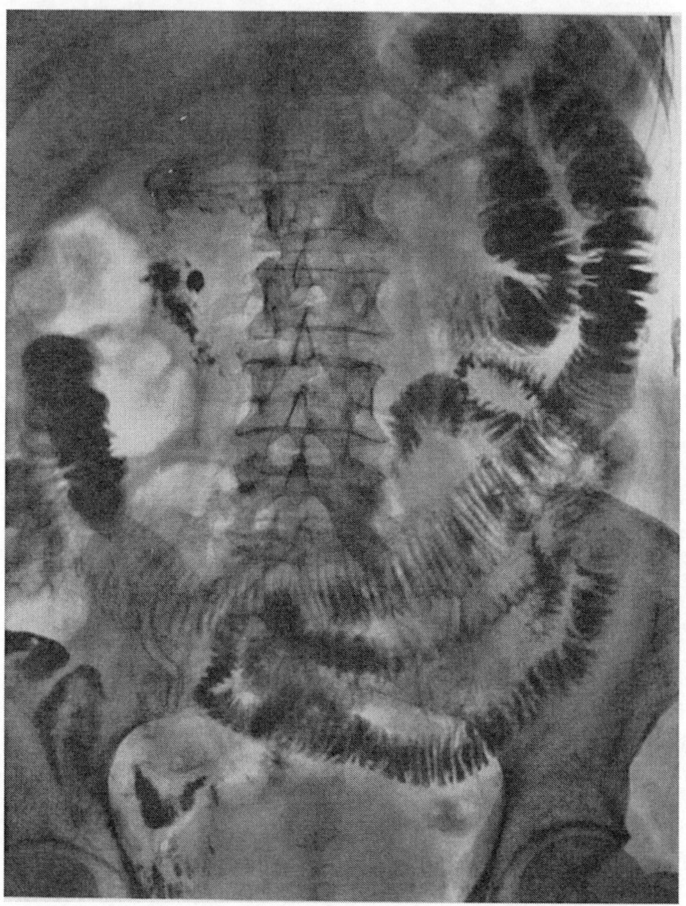

Fig. 133. Mesenteric thrombosis. Paretic edematous small intestinal loops shown after barium by mouth

thrombosis or emboli can be diagnosed situated both in the main artery and in the peripheral branches. The contrast in the lumen stops abruptly at the site of the thrombus and correspondingly an avascular segment proves of a mechanical block. Cases with vascular insufficiency may mimic a complete vascular occlusion but the differential diagnosis can be made angiographically when the examination is repeated after spasmolytica (AAKHUS and BRABRAND).

1. Porphyria

Porphyria is a metabolic disease which manifests itself by certain neurological and urological features, and also by attacks of abdominal pain. WALDENSTRØM has reported that in a number of cases the symptoms are wrongly interpreted and the patients admitted to surgery for unnecessary laparotomies. The provisional diagnosis has often been perforated ulcer, acute obstruction or appendicitis. The reontgen examination can hardly contribute decisively to a specific diagnosis, but it is important to know the findings during the acute attack, not least because one or more of the above mentioned lesions can be excluded.

The symptoms which cause admittance to a hospital and treatment as a acute abdominal disorder are violent vomitings, colicky pains and meteorism; to these are added constipation or diarrhea.

The roentgen findings in this condition are still nearly unexplored, but experience derived from scattered reports tells that changes may be found which prove of a local or

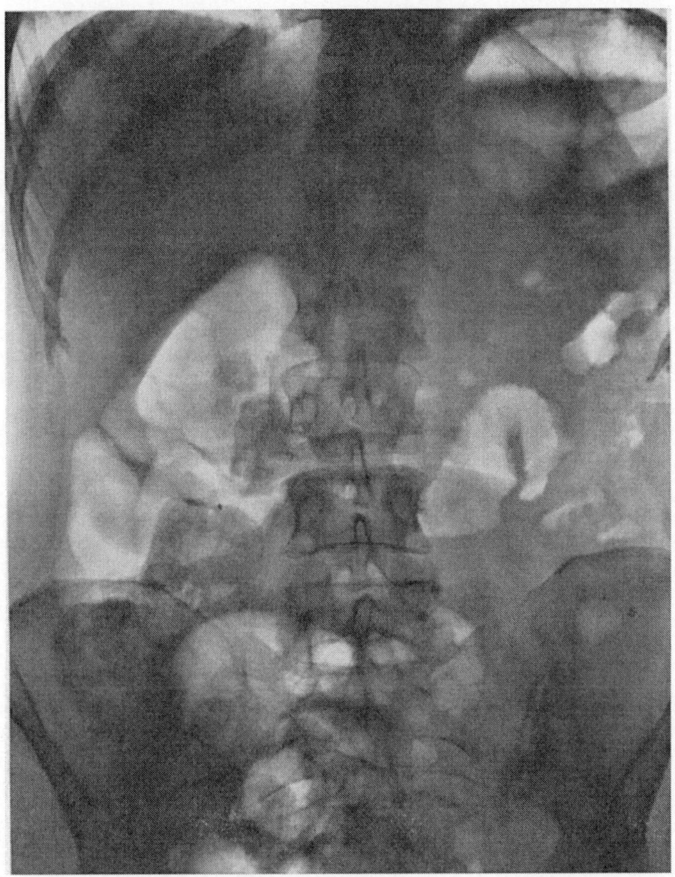

Fig. 134. Porphyria. Plain film of the abdomen shows spastic and dilated segments of the bowel

segmental meteorism and moderate retention (Fig. 134). The stomach is frequently dilated, and the duodenum may likewise be the site of a local meteorism with delayed passage.

In the small intestine the lesion is characterised by spastic segments succeeded by dilated portions. Consequently, retention of fluid and gas may develop, and thus the condition may resemble an acute obstruction, sometimes with a number of fluid levels. However, due to the presence of gas and relatively short levels (also in the large bowel), the findings should not be mistaken for a small bowel obstruction. In the large bowel the findings usually are dominated by considerable constipation and meteorism. This is at times so pronounced that the image may resemble a volvulus of the sigmoid. A barium enema is decisive in the differentiation because in *porphyria* the enema running freely, is filling the entire colon. In addition to the severe acute cases, subacute and chronic forms of porphyria are occasionally encountered. In such instances the findings may mimic those of a subileus.

XIII. Roentgen findings in colic and spasm

Poisoning with lead may give a clinical picture similar to that of porphyria. The drug degenerates the liver parenchyma with consequent porphyrinuria. Probably some correlation in the pathology is present between these lesions.

So-called "lead ileus" may occur associated with isolated spasms in the small intestine (ASSMANN). Roentgen pictures of the abdomen may show dilated loops containing fluid and gas with rather long levels so that the condition in a single examination is different to distinguish from an ordinary mechanical obstruction. After barium by mouth narrow segments may be demonstrated in the small intestine with delay of passage.

Occasionally, patients who have taken too large dose or morphine, or other opiates, are admitted with symptoms of an acute obstruction. Gas and small fluid levels may be present both in the small and in the large bowel. If a water enema is administered gas and fluid levels persist longer when morphine has been given in advance.

XIV. Pleurodynia

Patients afflicted with this lesion are at times sent for roentgen examination suspected of an acute abdominal disorder. In some cases the cause may be an acute pleuritis which is soon revealed by the examination due to the collection of fluid in the pleural cavity. However, pleurodynia due to a "dry pleuritis" may be epidemic producing severe acute painful attacks, often irradiating down to the upper part of the abdomen. This type of pleuritis is known as BAMBLE *or* BORNHOLMER *disease or* DEVILS *grip*, and is probably due to diaphragmatic spasm and localized pleural friction. Clinically such cases have been mistaken for instance for a perforated ulcer or a cholecystitis and also operated upon. Slight elevation of the diaphragm and limited excursions most frequent on the right side, are found by the roentgen examination. Occasionally, a small density in the costophrenic sinus is present, but pleural fluid is rarely seen. In the abdomen a slight peritoneal irritation is revealed, but no free gas or free fluid. Contraction of the flank is sometimes evident.

XV. Inhibition ileus (paralytic)

This type of ileus is most frequently caused by peritonitis, but it is also due to other forms of intestinal paralysis, particularly those occurring in the postoperative period.

As will be shown later, many other lesions are responsible for inhibitory phenomena, such as blunt trauma to the abdomen or the thorax, generalized infection, retroperitoneal infection, hemorrhage and so on.

In paralytic ileus the distension may vary considerably from circumscribed involvment of the small intestine to a general distention of the entire gut. When films of patients suspected of this lesion are assessed, one must take into consideration possible artifical distension and "false" fluid levels. A water enema should be avoided before examination, and if morphine and similar preparations have been given, the distension will increase and the fluid levels be more conspicuous. In the treatment of head injuries, water is retained in the gut, not least due to administration of magnesium sulphate. Consequently the fluid levels may be remarkably shown.

1. Peritonitis

In peritonitis with inhibition ileus the main features are the following:

1. Retention of gas and fluid in the small and large bowel.
2. Signs of inhibition, decrease of intestinal motor activity.
3. Change of mucosal pattern, intestinal edema.
4. Blurring of the retroperitoneal fat line (in severe cases).
5. Reticulated markings in the subcutaneous fat (diffuse peritonitis).
6. Restricted diaphragmatic movements.
7. Secondary changes in the lungs and pleura.

Interpretation of the radiological findings requires careful study of the liquid and gaseous content and the mucosal pattern of the intestines. The amount of intraperitoneal fluid should be estimated and in the flanks well scrutinized. The primary rule is that mostly both the small and large intestine are involved with pronounced meteorism and fluid levels are present in both sections. The main source of the gas is again swallowed air, retained because the loops are paralyzed and because the bowel lacks the ability to contract and expel the content. Slight degree of peritonitis is usually called peritoneal irritation, showing slack loops and few levels (Fig. 135a and b).

In more advanced peritonitis the large bowel and the involved small intestinal loops are dilated, showing fluid levels, but the movements are restricted and the levels may stand at the same height in the two limbs of each loop (Fig. 136a). In lateral recumbency with horizontal rays these findings are particularly well shown. Each loop is often flattened and the levels may stand in the upper part of the loop with a tendency to become confluent, so that one long level is formed instead of two. In supine or lateral position with horizontal rays, these signs are also often brought into evidence (Fig. 136b). In supine position fluid levels are not visible, but despite this, the films may give good grounds

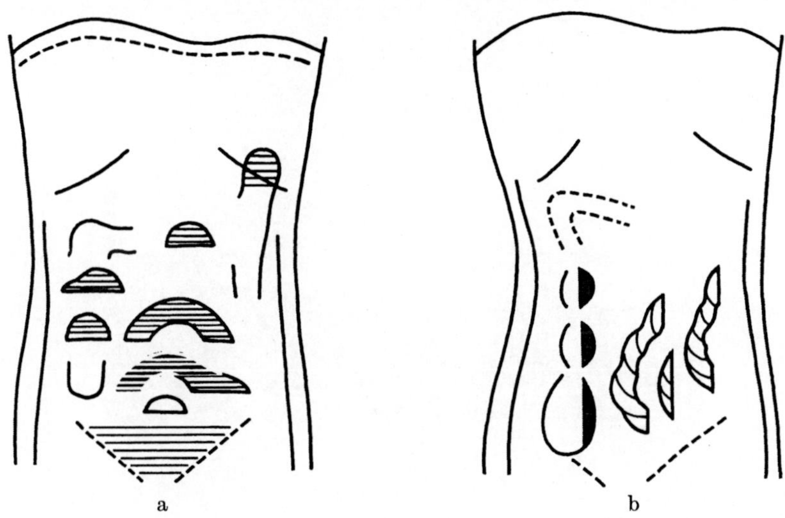

Fig. 135a and b. Schematic presentation of findings in peritoneal irritation

for the diagnosis. The edematous loops, especially in the small intestine, are best shown in that position and also the fluid between the loops. If free fluid is in abundance, the gas-containing loops are "floating" and placed towards the mid-abdomen, whilst the fluid seeks to the flanks and the minor pelvis.

When many loops are distended and free fluid is moderate the interintestinal spaces are broadened and the lumina are rounded or oval-shaped forming a network-like pattern (Fig. 137).

When barium is given by mouth a procedure which may be indicated in some cases of peritonitis, it is easily shown that the mucosal folds of the small intestine are thicker and broader than normal. A marked delay in passage is observed, but the examination will prove, even if the passage is slow, that the bowel is patent.

During fluoroscopy, one may observe that some coils are fixed and do not change position on alteration of posture. This may be due to *fibrinous adhesion* and the intestinal loops may be matted together, thereby restraining the movements. In such instances the distention is comparatively small and the fluid levels are spaced at a relative long distance from each other. Such coils have not the hoop-shape as in mechanical obstruction and give the impression of weakened ability for motor action.

The large bowel is invariably distended by gas in diffuse peritonitis, showing fluid levels. Occasionally, the distended colon dominates the field, whereas in other cases it is reduced and dilated small intestinal loops are more prominent. These may sometimes occupy the entire abdominal field, making the large bowel nearly invisible.

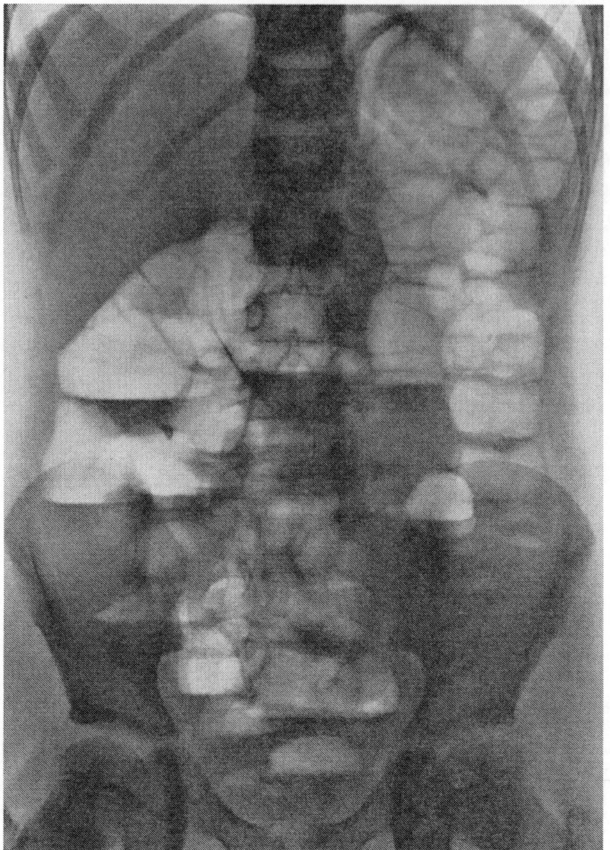

a

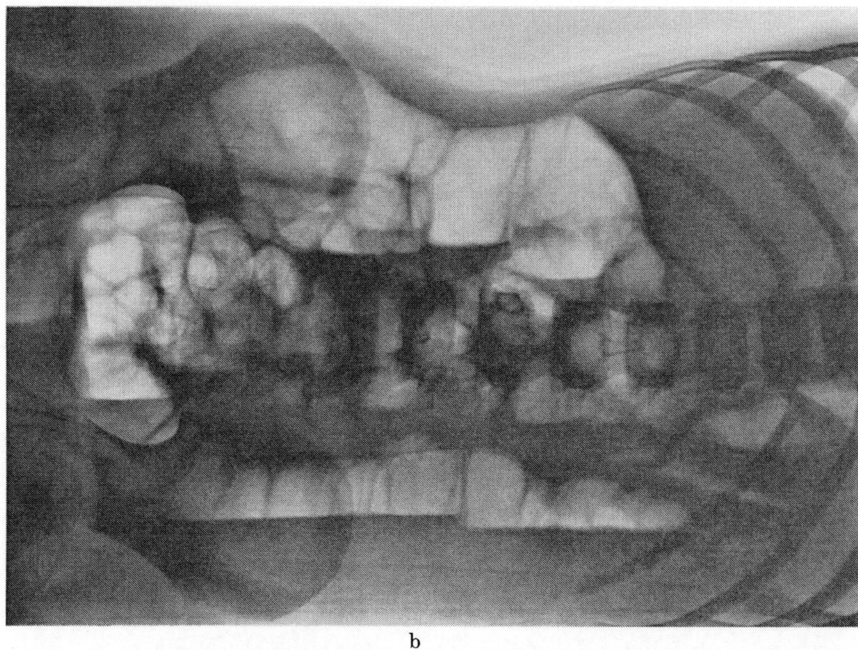

b

Fig. 136. a) Dilated bowel loops in peritonitis, showing fluid levels and restricted movements. b) In lateral position and horizontal rays the fluid levels are longer

These are the main features in peritonitis, but a number of variations exists for more localized lesions causing changes much like a mechanical obstruction. In other cases there may be a generalized inhibition of the entire gut.

A true mechanical obstruction may develop if the peritonitis is circumscribed causing early adhesions. A local paresis of the affected loops may for a long time act as a block producing signs indentical with a true mechanical obstruction. Furthermore, the situation may be complex with both mechanisms contributing to the lesion which, in case, is called a combined obstruction or a mixed type of ileus. In acute appendicitis, for instance,

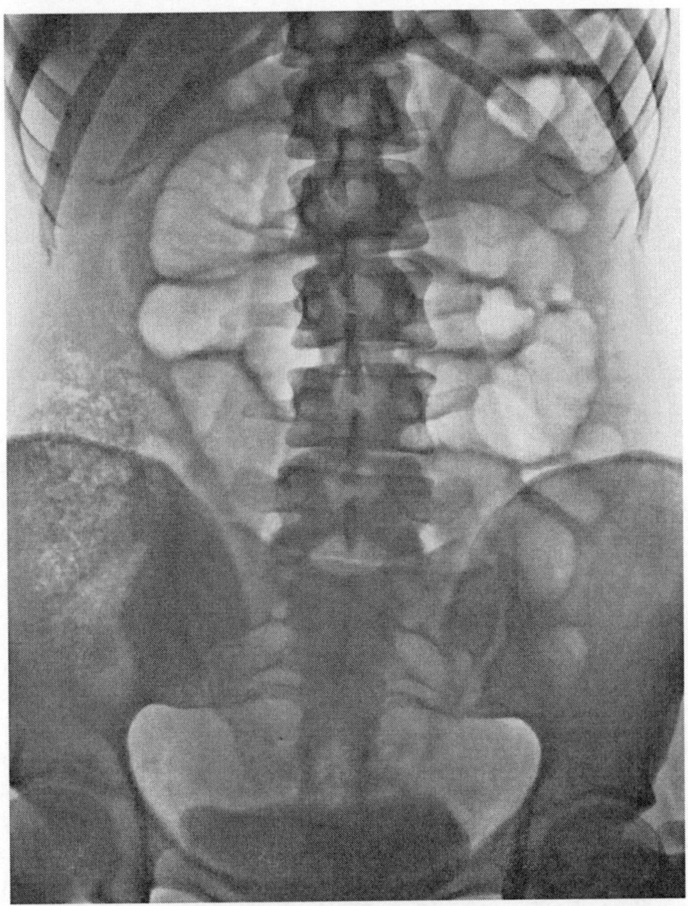

Fig. 137. Peritonitis in postoperative period. Dilated small intestinal loops dominate the picture. Free fluid in peritoneal cavity. Contrast in the bladder

such findings occur, the inhibition being evident in the cecum and ascending colon, whereas the mechanical obstruction influences the ileal loops and sometimes also the jejunal segment.

As a rule, long fluid levels indicate that the infection is severe and prove that the content is liquid. At an early stage scybalous masses persist and as long as they are present (and the content is not liquified) it is a sign of a relatively benign inflammation.

Gaseous distention of the stomach may also be considered as a sign of peritonitis. Though not always present, a distended stomach is undoubtedly more frequent seen in peritonitis than in mechanical obstruction (Fig. 138a and b). Cases of peritonitis may be observed in which the main sign is a moderate dilatation of the stomach and abundant fluid in the peritoneal cavity.

The flanks must be carefully observed and here certain findings give reliable criteria in the diagnosis of a toxic peritonitis. In more benign peritonitis the zone corresponding to the extra-peritoneal fat is clear and sharply outlined for a long time. A narrowing of the flank stripe and a blurring of the contours are seen in severe cases. A blurring of the flank stripe is occasioned by an infective infiltration of the parietal peritoneum, eventually invading the abdominal wall and the subcutaneous fat.

An abnormal network-like pattern may be observed in the subcutaneous tissue, unilateral if the inflammation is circumscribed and bilateral in diffuse peritonitis. In peritonitis the condition of the diaphragm and the lungs should be closely studied. Elevation of the diaphragm, plate-like atelectasis and a small collection of fluid are signs occurring in peritonitis.

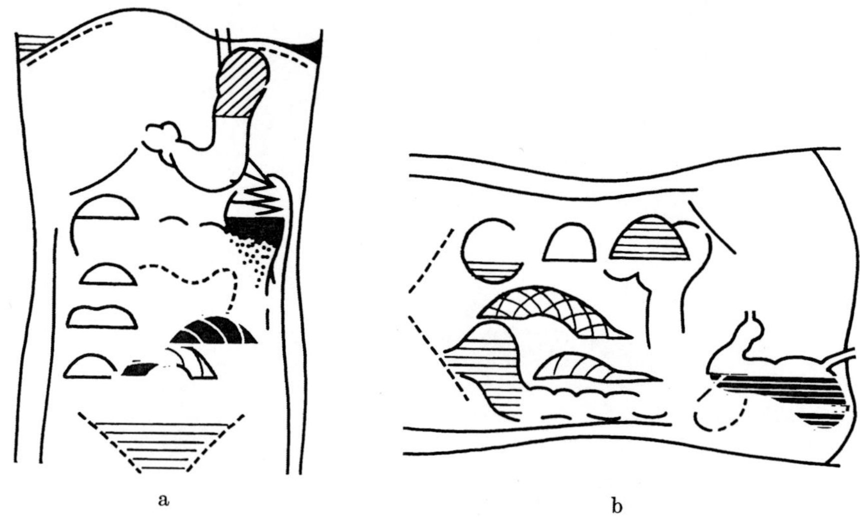

Fig. 138a and b. Schematic representation of peritonitis; fluid levels in small and large bowel and the stomach

2. Divergences

There is a multitude of varieties in the appearance of peritonitis. The small intestine may be the main site of distention and only little fluid may collect in the large bowel. This, for instance, may occur in small children with peritonitis and cause considerable diagnostic difficulties. In pneumococcal peritonitis the small intestine is distended and may dominate the picture, showing fluid levels. In other instances the stomach is dilated and the small intestine only moderately expanded. Further, extreme meteorism may be seen both in small and large intestine and present a "typical" paralytical or paretic ileus. The findings then may simulate the picture in typhoid fever (Laurell).

When the peritonitis is caused by perforation of an occluding tumor, the mechanical obstruction may, at an early stage, dominate the picture. Demonstration of a concomitant pneumoperitoneum is helpful in establishing a correct diagnosis. In this connection it should be recalled that in perforated ulcers signs of ileus are infrequent.

By repeated examination remissions and exacerbations of a peritonitis can be determined. Increased collection of gas and fluid in the bowel points towards a progression of the peritonitis while, on the contrary, a diminution of loops and fluid levels indicates amelioration of the process. Further, signs of decreased motor activity is an ominous sign whilst livelier movements are adequate signs of a comparatively good prognosis.

As mentioned above, dense scybalous masses are a sign of a relative benign infection. This, however, is not always dependable and in some cases of circumscribed severe peritonitis, scybalous masses may be present in the colon particularly in the distal portion.

Increased amounts of free fluid in the peritoneal cavity is in general a bad sign. On the other hand, some cases of benign peritonitis are combined with a transitory form of ascites. A reduction of free fluid in the peritoneal cavity usually indicates improvement.

The pattern in the flanks should be accurately scrutinized. Unsharpness and abnormal network-like design indicate a dangerous inflammation, and contrary to this, clear and sharply outlined zones are a good omen.

The excursions of the diaphragm and the condition of the lungs must also be taken into account. Decreased movements, atelectasis and collection of fluid proves of severity, while better movements, disappearance of atelectasis and fluid are signs of amelioration.

3. Postoperative intestinal paralysis

Ileus in the postoperative period offers a constant diagnostic problem both from a clinical and a roentgenologic point of view. Consequent upon most operative interventions in the abdomen, moderate distention occurs and gas is seen in the small, but more often in the large bowel. HØYER made systematic roentgenologic examinations of patients in the postoperative period and found that fluid levels very rarely develop on the first and second days after uncomplicated operations. In general, therefore, fluid levels are not characteristic and accumulation of gas is usually moderate. Distension is most pronounced after gynecological and hernia operations.

A pneumoperitoneum is rather infrequently seen after laparotomy, and consequently such a finding is not reliable sign in the diagnosis of a perforation or a complicating peritonitis in the postoperative period. When the small and the large bowel are distended at the same time showing fluid levels, it can no longer be a "normal" postoperative distention, but an ileus. In general, it can be stated that when both sections are involved, this indicates a general paresis. However, the real difficulties arise when paretic loops of the small bowel act as a hindrance to passage, so that a mechanical obstruction develops. Ileus of this type may simulate to a disappointing degree real mechanical obstruction caused by adhesion, and in not a few cases, a final separation is impossible.

GOLDENBERG and HAYES stress the importance of realizing the postoperative small bowel dyskinesia. They claim that the functional recovery phase of a mechanically obstructed bowel usually follows a definite pattern. A period of paresis lasting 24 to 72 hours is present after relief of the obstruction. Peristalsis recurs and functional recovery continues with spontaneous bowel evacuation.

It should be emphazied that it is amazing how much the small intestine may be distended and how severe the ileus may look, but despite this, it may disappear "spontaneously" without repetition of surgery. Change of posture, permanent suction or injection of prostigmine are helpful remedies for amelioration. The effect can be fairly well controlled by roentgen examinations. Accumulation of gas in the colon and increased distention of small bowel loops prove that the condition is deteriorating. On the other hand, one must be aware of the fact that small intestinal loops, when greatly distended, may rupture, causing pneumoperitoneum. This may happen not least in the postoperative period if the patient is not carefully observed and frequently controlled with roentgen examinations.

Intubation and suction is a great boon in the diagnosis and treatment of postoperative ileus (Fig. 139). In some cases barium should be injected through the tube when the tip will not enter or pass the duodenum. This may serve a double purpose, first it helps in the exact orientation of the tip of the tube, and secondly it gives evidence of passage of the contrast through the small gut over into the colon, as shown on films taken some hours later.

Intubation and suction has the strongest indication in the postoperative period in the treatment of ileus. The effect can be surprisingly good in the course of some hours if the tube has been placed in a correct position. The difficulty is to get the tip of the tube past the pylorus and this may be impossible if the small intestine is too distended, elevating the stomach and placing it in a horizontal position. Therefore, if an ileus is suspected, the patient should be sent immediately for roentgen examination, so that the condition can be revealed at an early stage, thus facilitating the insertion of the tube.

Volvulus or torsion of the small intestine is at times observed in the postoperative period. Unusual displacement of the distended loops is a guide to the diagnosis and coiling of the loops may be shown immediately after oral barium has been administered (see Fig. 110).

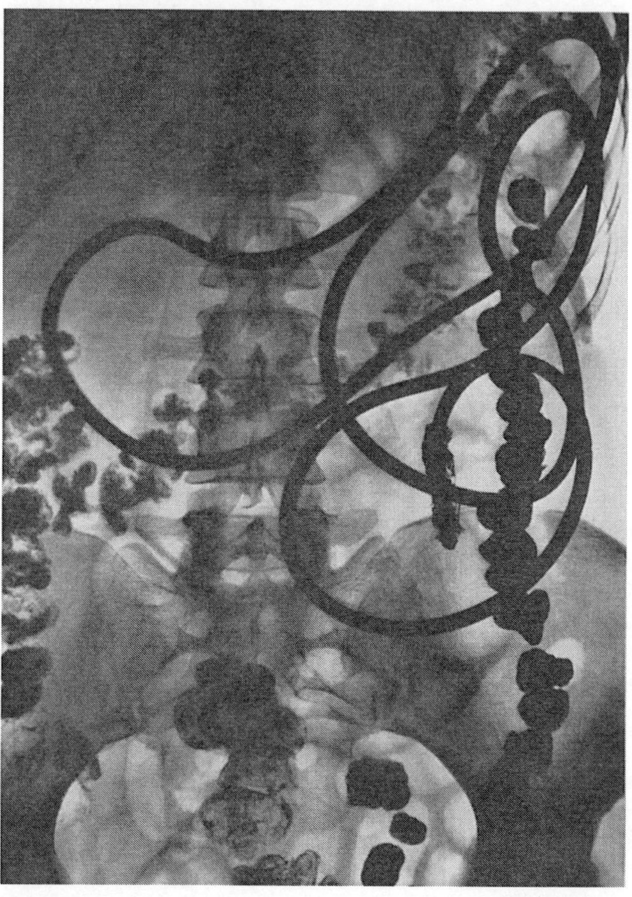

Fig. 139. Good effect of intubation and suction in postoperative ileus. Contrast has passed over into the colon

When real mechanical obstructions are met with in a postoperative period, they are mostly caused by fresh adhesions which may develop as quickly as one or two days after the operation. The roentgen findings correspond to those in the pre-operative period, but the gaseous distension is generally more pronounced.

Greatest difficulties may arise in distinguishing between a mechanical and a paretic ileus. The intestine may be inactive for long periods, so that cases of a mechanical block resemble a paralysis. After aspiration of fluid and gas from the stomach and the upper jejunum, movements may start again and tinkling sounds can be heard, and now the obstruction can be more easily diagnosed. Lack of gas and fluid in the cecum is a sign proving that the condition is caused by a mechanical block. On the other hand, some gas in the cecum does not exclude the possibility of an obstruction.

When the diagnosis is uncertain, the patient should be examined after administration of oral barium. Despite distention the passage is surprisingly little influenced and even though the loops may seem to be paretic, arrival of contrast in the cecum four to five hours later may show that no mechanical block exists (Vest and Margulis).

In the postoperative period distended loops may interpose themselves between the liver and the diaphragm, a condition which clinically resembles a pneumoperitoneum. Films taken in left lateral position may show the gaseous loops under the diaphragm and the descent of the liver. The tendency to such displacement of the loops in the postoperative period is caused partly by the distention and also by the descent of the liver owing to the operative interference and the pneumoperitoneum.

XVI. Acute regional enteritis

The intestinal tract may become the seat of segmental inflammations which may give radiological signs of characteristic appearance. Such inflammatory lesions occur solely, for example as an acute phlegmonous gastritis, a duodenitis or a jejunitis, but are also seen in combination as acute gastro-duodeno-jejunitis.

In acute phlegmonous gastritis the stomach may be paretic containing air and fluid and considerably dilated. The mucosal pattern is obliterated showing abnormal thickening of the folds and irregular serrated outline (LINDBLOM). The stomach wall may be rigid and thickened, lacking peristaltic movements and intramural gas blebs (GONZALEZ et al.). Edema may increase the distance between the diaphragm and the fornix. In rare cases enormous dilatation of the stomach occurs, and correspondingly a great amount of fluid can be aspirated (see also p. 487).

1. Acute duodenitis

A phlegmonous enteritis localized to the duodenum only is a very rare occurrence. In such cases the wall is thickened and rigid, the mucosal pattern completely effaced, showing no movements. The entire loops may be narrowed, elongated and seemingly displaced. If the diagnosis can be made without surgical intervention, it is of advantage because the symptoms will soon subside after antibiotic treatment, and the intestine will gain normal appearance in the course of a week or two. The changes may mimic those in some rare cases of acute pancreatitis. Usually, they are not so severe as in a phlegmonous duodenitis.

2. Acute phlegmonous jejunitis (Darmbrand)

This is also a rare but serious disease occurring mostly in periods of malnutrition. It has for example been reported in series in European countries during and after the last war (PRÉVÔT). It is more frequent in men than in women, and at the age of 40 to 50 years. Acute jejunitis is an segmental phlegmonous enteritis more rare than acute ileitis in which, as will be shown later, the inflammation is not so severe. The lesion is most often localized in the upper part of the jejunum, the length of the portion involved varies from 5 cm to the entire jejunal segment but is usually less than 50 cm (HERTZBERG). Combination of jejunitis, duodenitis, gastritis and ileitis is not in itself uncommon. The inflammation seems to occur mainly when virulent bacteria are swallowed, and when at the same time an ulceration or small rupture of the mucosa is present, for instance caused by coarse or small foreign bodies.

The clinical symptoms are those of a violent abdominal disorder accompanied by chills, vomitings, intestinal bleeding and fever. The symptoms may resemble for instance a perforated ulcer, an acute pancreatitis, or a mesenteric thrombosis. Despite the above-mentioned clinical features, the diagnosis of the disease is nearly always uncertain without the aid of a roentgen examination. This is particularly important because if a correct diagnosis is made, the patient should be treated with antibiotics and operative intervention is not indicated.

HERTZBERG collected 50 cases and maintains that the malady must be recognized as a clinical entity. According to him, the inflammation does not pass over into a chronic stage, and therefore must be considered different from a segmental granulomatous enteritis which, as is well known, tends to run a chronic course (CROHN, MARSHAK, WOLF).

Roentgen examination. The findings vary to a considerable extent, from negative to the most remarkable features. Typical signs are those of an inflammatory process localized in the upper jejunal loops and a secondary peritoneal reaction. When the inflammation is advanced and of a typical phlegmonous type, the mucosal pattern is markedly changed due to the swollen edematous mucous membrane. This is sometimes visible without contrast medium due to retention of gas in the involved segment. At an early stage the loop may be hyperactive, but will soon be paretic and the mucosa presents loss of ability to change the pattern, size of caliber and shape of the lumen. The autoplastic movements are inhibited and the relief is stereotyped (Fig. 140). The folds may be serrated and

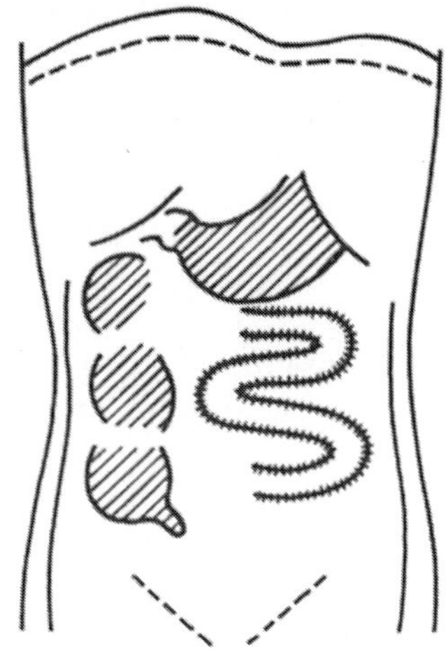

Fig. 140. Drawing to show affected loops and general reaction in acute phlegmonous jejunitis

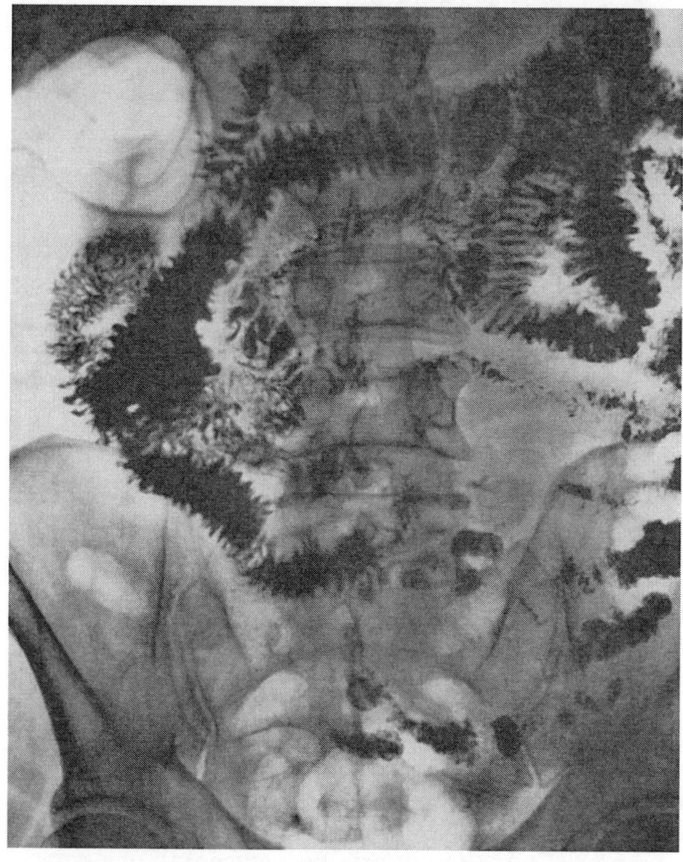

Fig. 141. Acute jejunitis three hours after barium meal. Typical pattern of edematous loops

Fig. 141

relatively clearly displayed, but the edema may also completely obliterate the pattern. If the patient is correctly treated, re-examination some weeks later may show practically normal relief.

Only occasionally is the finding on the survey films so characteristic that an adequate diagnosis can be made. Therefore, in most cases, the diagnosis must be made after administration of oral barium (Frik). The contrast medium adheres to the inner wall of the afflicted mucosa and appears as a fine coating which brings the pathology better into evidence. The involved loops show a marked retention and the barium may be visible in the affected segment up to 48 hours (Fig. 141).

In erect position the loops exhibit fluid levels which are smaller and shorter than in cases of mechanical obstruction. The peristaltic movements are restricted and variation in the shape of the loop is limited. The inflamed segments are often situated upwards and to the left, and at the same time some distension of the colon with fluid levels is present. The lesion may extend to the ileum, and consequently the coils are seen also in the right lower quadrant. Owing to the increased weight of the loops, plus retained fluid and barium, they may bend downwards and be curved in caudal direction, not cranially as in simple mechanical obstruction.

In the remaining portion of the gut distension is moderate and fluid levels are present (Huseby). This reflects a peritoneal reaction, which in some cases is considerably resulting in a diffuse peritonitis. Such development makes the interpretation more and more difficult and finally, all signs effaced, renders a specific diagnosis impossible.

Of 34 cases which had undergone a complete roentgen examination, 6 showed negative findings. This may happen when the examinations is undertaken shortly after onset of

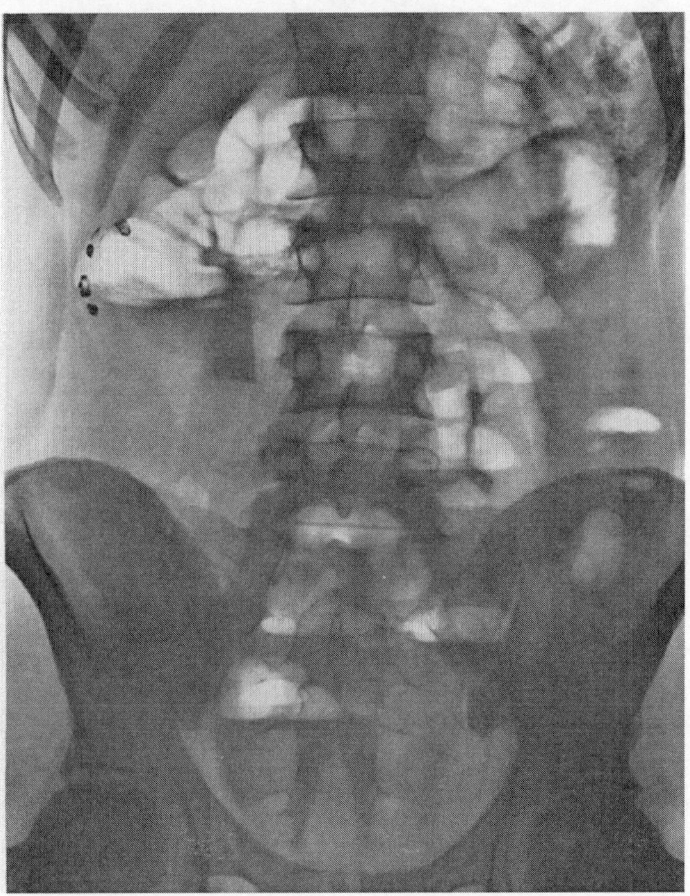

Fig. 142. Acute ileitis. Fluid levels in affected ileal loops. Remnants of barium shows that the appendix is displaced and not involved

the disease and is not repeated. When only one survey film is taken in supine position and no contrast medium is given, the lesion may easily be overlooked. If only very short segments of the jejunum are involved, a correct diagnosis is also nearly impossible.

The lesion may be difficult to differentiate from an acute pancreatitis. In the latter, however, the inflammation is not so severe and only rarely of a phlegmonous type. The changes in the mucosal pattern are mostly limited to the duodenal sweep.

3. Acute ileitis

This lesion is well known from the literature and great interest has arisen since Crohn, Ginzburger and Oppenheimer published their work on regional ileitis in 1932. The inflammation is said to have an acute and a chronic stage. How often the acute lesion develops into a subacute and finally into a chronic stage, is difficult to decide and different opinions are held as to this question. The disease is not rare and occurs most frequently in younger people. CROHN, among 300 cases, found the average to be 27 years of age.

The acute type of ileitis has a definite tendency to heal spontaneously leaving no signs (SPROULL). The chronic stage or type of the disease is best known as non-specific granuloma, or CROHN's *disease.* This is apt to run a course of long duration with intermittent painful attacks, often complicated by abscesses and fistulae.

Acute ileitis is more frequent than acute jejunitis, the inflammatory process is less severe and only exceptionally is it phlegmonous. It is mainly localized in the terminal ileum clinically resembling acute appendicitis. It can hardly be distinguished from acute mesenteric lymphadenitis, and many authors claim these are

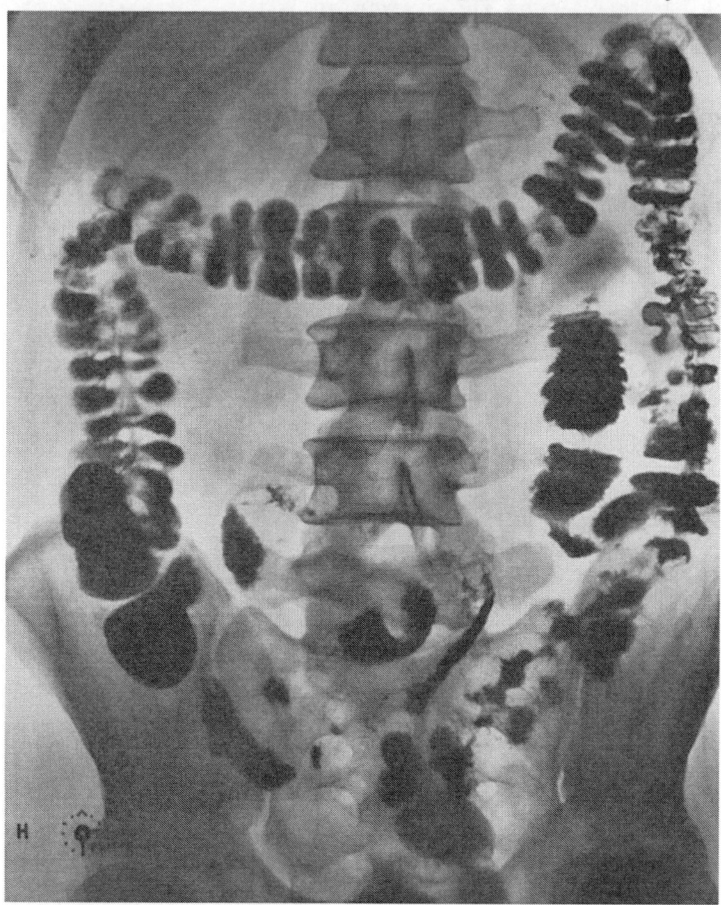

Fig. 143. Sub-acute ileitis. Swollen mucosa, narrowed and dilated segments interspersed

identical lesions, presenting varying stages. The etiology is unknown, sometimes it follows general inflammations, such as tonsillitis and pharyngitis.

In most acute cases the involved part of the ileum is slightly reddened, the serosa somewhat thickened and not as sleak as normal. The mucosa may be swollen, but the wall is not rigid or strongly discolored. The loop is soon "weeping", and consequently fluid collects between the ileal loops or as far down as to the lesser pelvis.

The roentgen findings are similar to those of a "peritoneal irritation", the distended loops presenting some gas and fluid levels which are mostly localized to the terminal ileum, but also to various portions of the colon. The findings may resemble those of an acute appendicitis or acute salpingitis, and in some cases a distinction can hardly be made. In acute ileitis the inflammation is, as mentioned above, mostly localized to the lower ileum and the cecum and ascending colon are only slightly involved or unaffected. Therefore, when a marked fluid level is seen in the cecum and other signs mentioned are in evidence, the findings point more towards an acute appendicitis than an acute ileitis. However, this rule is not always valid and fluid levels in the cecum may be observed also in acute ileitis. Certainly, there are other signs which are helpful in the differentiation, such as concretions in the appendix, the placement of the appendix and so forth, but discussion of this must be postponed until the chapter of acute appendicitis (Fig. 142).

Administration of oral barium is again a great help to the diagnosis (Fig. 143). If the mucosa is swollen causing a marked delay of passage, retention of the contrast may be observed up to 48 hours. The mucosal pattern may be greatly changed in subacute and chronic cases, narrow segments being followed by dilated parts with signs of decreased activity. However, these changes cannot be discussed in detail here.

XVII. Foreign bodies

Acute abdominal disorders may be caused by foreign bodies and a short reference to the finding must be made. The bodies may be swallowed, but the ability of the intestinal tract to pass and propel various objects is surprising, and generally it is advisable to

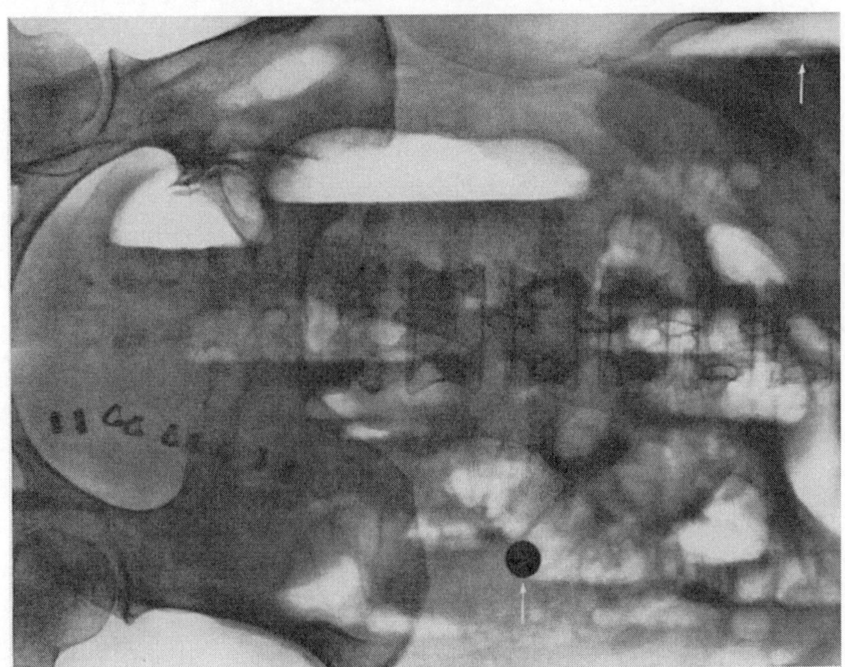

Fig. 144. Corpus alienum in the postoperative period (pneumoperitoneum). A forgotten swab is marked with a bullet

let the gut do the work without untimely interference. However, they may impinge and cause obstruction or penetrate the intestinal wall with consequent peritonitis. Certainly, foreign bodies may enter the abdominal cavity in other ways, for instance by violent injuries, gun-shots and so forth, followed by acute abdominal symptoms (see p. 646). In both instances the roentgen examination is superior to any other method in detecting them and in controlling their passage through the intestinal canal. Evidently metallic bodies are most easily disclosed, but objects of lesser density may also be well shown.

In the intestinal tract foreign bodies have a predeliction to be trapped at places, such as the duodenum, the lower ileum and the rectum.

An ordinary A-P film in supine position is usually sufficient to see the foreign body, but additional lateral films must at times be taken to reveal penetration of the wall. The examination must in some instances be supplemented by administration of oral barium (or gastrografin), after which a leakage of the contrast into the peritoneal cavity can be readily shown.

Parts of an artifical denture may impinge for instance in the lower ileum producing a local peritonitis. A forgotten swab is an extremely rare incident these days, but it may happen and is easily diagnosed when the swab is marked with a metal-ring or a bullet (Fig. 144).

In some rare instances a fish-bone may penetrate the intestinal wall causing local inflammatory changes and peritoneal irritation. By careful scrutiny the fish-bone can sometimes be detected on the survey films, although this may occur only after the piece has been detected at the operating table.

Occasionally, also a swallowed meatbone may have a sharp edge penetrating the intestinal wall. The bony background of the spine or the sacrum make detection difficult, but the possibility is at hand if the examiner has it in mind.

XVIII. Acute appendicitis

In general, the clinical examination in acute appendicitis is decisive in the diagnosis, and therefore there are no definite indications for the roentgen examination. On the other hand, the clinical findings vary to a great extent and the diagnosis may be uncertain or questionable. In the same way the roentgen examination is often uncertain, but sometimes pathognomonic and may perhaps just in the clinically dubious cases contribute decisively to the diagnosis. The clinical symptoms of acute appendicitis cannot be discussed here, they are presumed to be more or less well known.

Despite different opinions, as to the value of the roentgen examination, the findings at various stages shall be described in the following.

Acute appendicitis can be divided into several groups:

1. Simple catarrhal inflammation, local or diffuse.
2. Gangrene, localized or complete.
3. Ulceration or perforation.
4. Appendicitis with abscess formation.

These stages may pass from one to another, or be co-existent. The clinical signs depend largely upon the peritoneal reaction and upon possible mattening and secondary soldering to adjacent organs. Furthermore, the placement of the appendix is all important and this vary to a great extent. It may be placed high up under the liver, retrocecal or down in the lesser pelvis, or even in the left iliac fossa.

The roentgen findings can be divided in the following groups:

1. Acute appendicitis with negative findings.
2. Acute appendicitis complicated with mechanical obstruction.
3. Acute appendicitis combined with inhibition ileus.
4. Acute appendicitis with calculi (enteroliths).
5. Acute appendicitis with abscess formation.

A record by Steinert, Hareide and Christiansen based on 150 consequentively examined cases of acute appendicitis gave positive findings in a least 50 per cent of the cases. The remaining showed findings, though scanty supported the diagnosis and the general orientation.

When the roentgen examination is negative, it is a question whether that speaks against a perforated appendix or not. As a rule, it can be said that negative roentgen findings definitely point towards a comparatively benign inflammation. On the other hand, it is not reliable because perforations occur without any positive signs on the films.

This happens when the appendix has a retrocecal position. Therefore both the radiologist and the surgeon must realize that in some cases, even of a gangrenous appendicitis, there are no possibilities of making a correct roentgen diagnosis.

The most frequent positive findings are peritoneal irritation, local edema, retention of fluid and gas in the lower ileal loops and in the cecum. Correspondingly, fluid levels are visible when horizontal rays are used. A fluid level in the cecum is often marked and can be seen both in upright position, in left and sometimes also in right lateral recumbency (Fig. 145). Commonly, the level is short crossing the cecal pole but it may extend to the ascending colon right up the hepatic flexure, best shown in left lateral decubitus. This sign was described by the author in 1942. May, O'Neill and Allen claim to have seen it for the first time in 1958 and called it *cecal ileus*. In their series persistence of a cecal ileus on serial roentgenograms was strong evidence of a gangrenous appendicitis. In this connection it must be emphasized that fluid levels are observed in the cecum also in other inflammations, such as typhlitis or cholecystitis (and perforated ulcers), but only rarely and to a moderate degree in ileitis and lymphadenitis.

When a fluid level is missing in the cecum, findings may anyhow contribute to the diagnosis of an acute appendicitis, namely in showing a peritoneal reaction localized to the right iliac fossa. In some cases loops of the small intestine are dilated with fluid levels not infrequently seen on the left side of the II and III lumbar vertebrae. This is especially true when the patient is filmed in upright position.

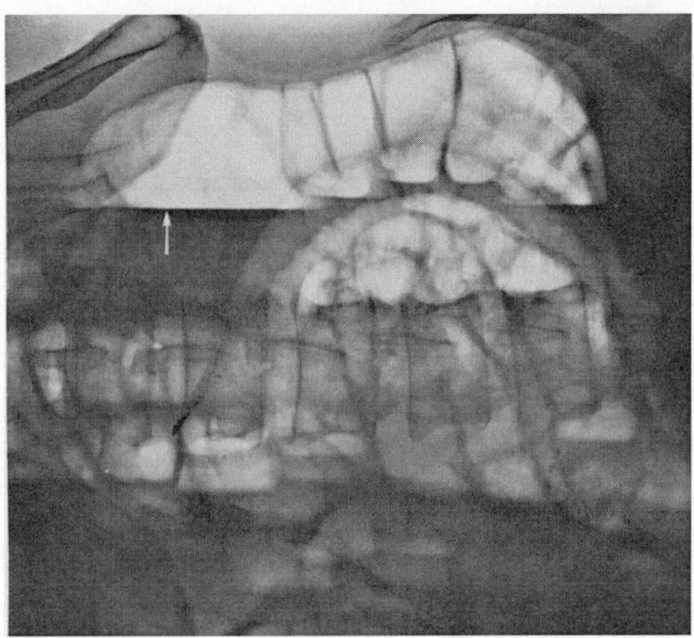

Fig. 145. Typical finding in gangrenous appendicitis. Fluid level in the cecum ileus and in distended ileal loops (left lateral recumbency)

In other cases fluid may have accumulated in the loops, but very little gas. Then, a more or less pronounced density in the ileo-cecal region can be identified and, in addition, a small peritoneal exudate in the same area.

In many cases of acute appendicitis the cecum is inflated by gas and the walls are well defined. The thickness of the mucosa may increase considerably when edema is present, and such varieties should be looked for (Fig. 146). Occasionally, a marked impression or curving is present, preferably on the medial side of the cecum. This characteristic indentation is due to edema at the base of the appendix or a matted omentum, or a small abscess. At an early stage at times a comparatively large effusion may collect in the abdominal cavity. Free fluid in the peritoneal cavity within the first 48 hours has been estimated to one liter or more. Free gas in the peritoneal cavity is very rare in acute appendicitis. Some times small gas bubbles may be found in the cecal area or under the right costal arch. Mc Cort reported six such cases.

Various secondary signs may develop, for instance a contraction of the right flank (defense musculaire), and consequently the flank-stripe is broader, more medially curved and shorter on the affected than on the opposite side.

Blurring of the psoas margin, close to the right iliac fossa, is frequently observed caused by the local edema. Obliteration of the psoas contour is also influenced by contraction of that muscle. Complete obliteration of the psoas margin is most conspicuous in medially placed appendicular abscesses. At the same time a contra-lateral scoliosis of the lumbar spine occurs.

For the diagnosis of acute appendicitis Chron and Gudbjerg advocated administration of barium by mouth, mixed with methyl cellulosis. In their series the appendix was never filled with contrast in acute cases, a negative sign which therefore should be of diagnostic value. Correspondingly filling of the appendix can be considered proof of no inflammation. Such examination may lengthen the time of observation, but anyhow, it

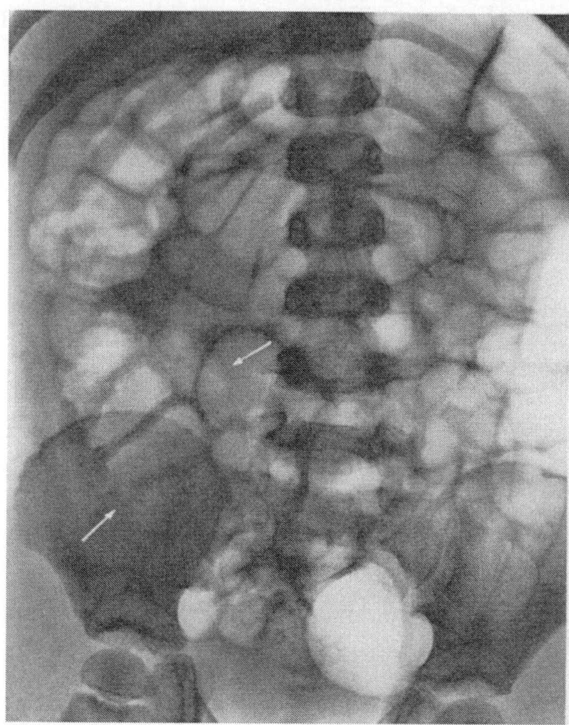

Fig. 146. Edema of the cecum in acute appendicitis. Marked curving of the spine

seems reasonable and deserves attention. In most cases of acute appendicitis the lumen is occluded due to edema, whereby non-filling of the appendix is very well explained. However, this can also be caused by a technical failure. On the other hand, a well-filled appendix must be looked upon as a sign proving of no inflammation.

In several instances, shortly after onset of the attack, an acute appendicitis may show concomitant signs of a mechanical obstruction (Fig. 147). The explanation is that fibrinous adhesions may develop quickly and act as an occlusive agent, also due to matting, kinking or small torsions of the loops. In such instances, a fluid level in the cecum is a valuable sign. As mentioned above, fluid levels in the cecum are frequently observed in acute appendicitis, but practically never in a mechanical obstruction. Therefore, if a fluid level in the cecum is apparent, and at the same time the ileum is obstructed, the cause must be an inflammatory process probably localized to the appendix.

In other instances, where a circumscribed peritonitis occurs, signs of an inhibition ileus may develop. All varieties are seen from a mild grade of distention to paralysis of a number of intestinal loops.

Enteroliths or calculi in the appendix can be revealed by the roentgen examination and often presents an important sign. Experience tells that when calcified stones are seen in combination with an acute appendicitis, the appendix is nearly always gangrenous or perforated. In other words, in acute abdominal disorders, the calculi is a sign of a severe type of appendicitis. With reference to this, it should be mentioned that appendiceal calculi incidentally are seen on the survey films of the abdomen without any signs of peritoneal reaction. Obviously, it is the combination of the two signs that is decisive.

Coproliths in the appendix are found in 10—15 per cent of all cases of acute appendicitis, but only a minor number is calcified (Berg and Berg). The calculi appear as small densities, mostly oval-shaped, the size varying from that of a small bean to a walnut. Concentric layers resembling those of a gallstone may be observed, and therefore, in some instances, a differentiation, whether it is an appendiceal stone or gallstone, is

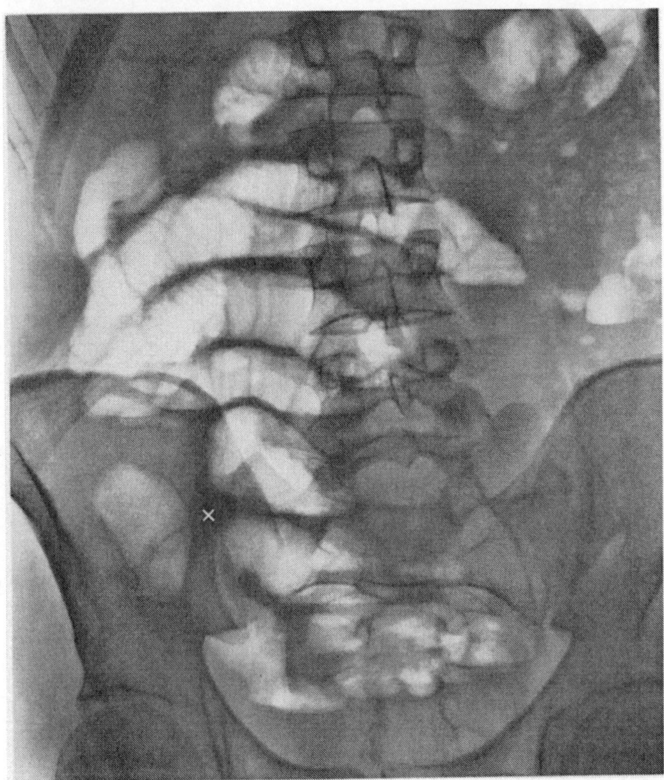

Fig. 147. Acute appendicitis causing obstruction of small bowel

difficult. This particularly happens when the tip of the appendix is placed dorsally and upwards. Usually, the coproliths are situated within the lumen of the appendix, but in some instances it penetrates the wall and is placed outside the gut, lying free in the peritoneal cavity or closed in an abscess (Fig. 148a and b). The site of the stone varies greatly according to the many different positions of the appendix. They are mostly observed on the right side, under the liver, in the flanks, in the iliac fossa or down in the lesser pelvis. Only occasionally are they located to the left of the mid-line (Brady and Carroll).

The *coproliths* may resemble calcification in the mesenteric glands, phleboliths, or calcification in the appendices epiploicae (Morales). In extremely rare cases calcifications are formed in a Meckel's diverticulum (Baldero and Sundberg, Enge and Frimann-Dahl, Schlögelhofter), and primarily in the small intestine (Grettve).

Right-sided calcifications, such as stones in the kidney, in the pelvis or ureter, may be mistaken for an appendiceal calculi. If the stone is in the ureter, it can be confused with an appendiceal stone, but, as a rule, retention of contrast and block caused by the concretion will secure a correct interpretation. In this connection it should be mentioned that in acute appendicitis urography is usually negative. Only cases of severe edema and medial placement of the appendix can be expected to interfere with the urinary flow and the normal peristaltic movements of the ureter. In abscesses placed medially a displacement of the ureter and signs of stasis are sometimes observed.

As is well-known, in cases of non-rotation, the appendix may be situated on the left side. However, a combination of this and stones in the appendix is extremely rare.

Abscesses in the appendiceal area are often easily demonstrated. Size and placement are greatly varied, but usually the abscesses develop in the flank, in the iliac fossa, or in the true pelvis. The characteristic findings have been described by LAURELL, WESTERBORN, POHL, ARNELL and MONDOR. Cope at an early stage a more or less diffuse density is observed, for instance in the right iliac fossa. The abscess soon gives a marked impression on the gas-containing terminal ileal loops. If the abscess is placed laterally a corresponding indentation occurs on the lateral border and the cecum or ascending colon are pushed medially. Consequently, the abscess is lying between the cecum — ascendens and the extra-peritoneal fat. The flank-stripe may be effaced and the contour of the ascending colon blurred or serrated. A calcified fecolith is sometimes seen within the abscess.

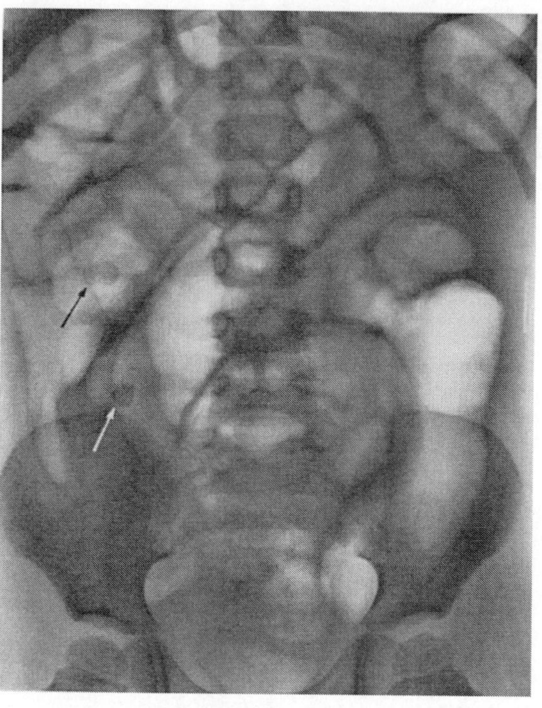

a

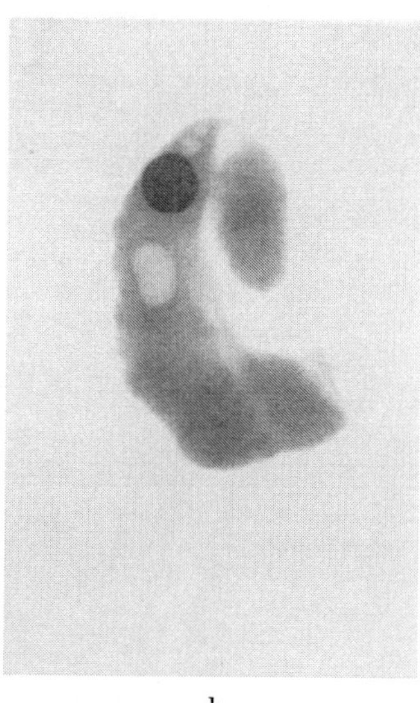

b

Fig. 148. a) Paretic ileus in acute appendicitis. Two coproliths visible, one had perforated the appendix lying free in the abdominal cavity, the other was in the appendix. b) Specimen to show hole in the appendix and a stone

Gas in the abscess is frequently observed both in supine and in lateral position and a fluid level is not uncommon in the abscess (Fig. 149). As a rule, one gas-bubble can be demonstrated within the abscess, but it may also happen that a multitude of small bubbles develops giving a "foam-like" appearance.

Examination with barium either by mouth or better as an enema, is helpful in outlining the abscess. Delay of passage in the terminal ileal loops or displacement of the intestine adjacent to the abscess may occur.

If a barium enema is given, the indentation upon the intestine is often marked. During injection of the enema the intestine shows signs of increased mobility, and as soon as the enema encounters the abscess, the peristaltic movements of the colon are increased and the enema is driven in anal direction. After refilling the same procedure may be observed ("irritable cecum").

The intestinal wall, contiguous to the abscess, has a characteristic appearance. The lumen has indentations, is narrower than usual and the haustrations may disappear. The mucosa shows a changed pattern and the border is stretched or has an irregular serrated margin (Fig. 150). If the abscess is placed just above the cecum, it may give indentations upon the ascending colon giving a deformity which can be confused with a carcinoma. Such a finding may offer a special problem in elderly people in whom it is well-known that the combination of carcinoma and acute appendicitis is not uncommon.

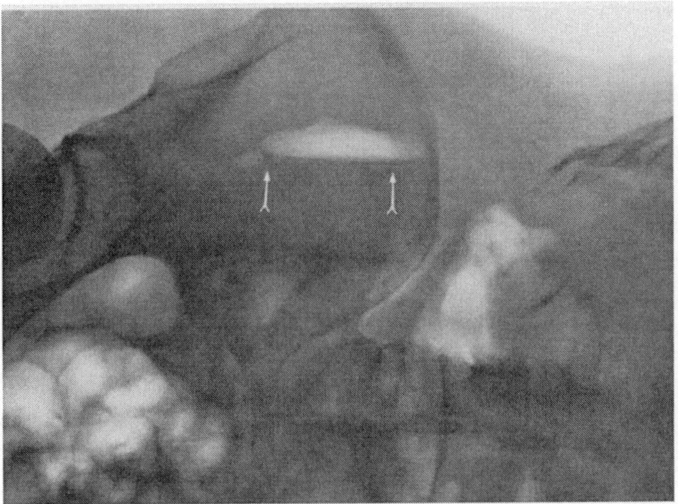

Fig. 149. Gas and fluid levels in appendiceal abscess. Left lateral recumbency

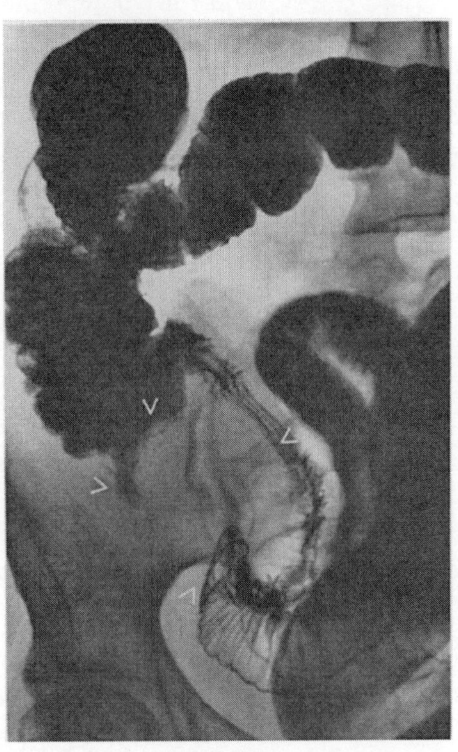

Fig. 150. Appendiceal abscess shown after barium enema. Terminal ileum narrowed and serrated

Fig. 150

In the differential diagnosis an acute salpingitis must be carefully considered. However, the changes in this lesion are described later. Here only is mentioned that positioning of the cecum may be helpful in the diagnosis. If, for instance, the cecum is gas-filled lying in the flank and the tenderness is in the true pelvis, the lesion is more likely to be caused by an acute salpingitis, and, vice versa, if the cecum is placed in the lesser pelvis and the tenderness is high up in the iliac fossa or in the flank the actual lesion is probably not due to an acute appendicitis. It may then, more probably, be caused by an acute cholecystitis. If cholegraphy is done in acute appendicitis, the gallbladder is well filled.

XIX. Acute cholecystitis

The description here concerns the acute forms comprised by the term "acute abdomen". The survey films may give information as to the correct diagnosis in many cases, in others the findings are so scanty that no definite decision can be made. The most important findings are:

1. Demonstration of a calcified stone.
2. Local meteorism and edema in the area of the gallbladder.

3. Presence of a large gallbladder producing a "pelotte effect" on adjacent inflated colon or upon the other contrast-filled loops.

4. Secondary changes in the peritoneal cavity or in the pleura.

On the survey films of the abdomen, either in supine or in upright position, gallstones are frequently seen in cases admitted for an acute abdominal disorder. Suspicion of a cholecystitis is increased if a meteorism localized to the right hypochondrium on the hepatic flexure is apparent. If one or several stones are detected in the region of the gallbladder, but not definitely located, special films should be taken. Oral barium may be helpful in localizing the gallbladder, and the stones in the gallbladder are often revealed lateral to the duodenal bulb which in case of an enlarged gallbladder has a lateral indentation. If a stone in the common duct is suspected the patient should be examined in prone position.

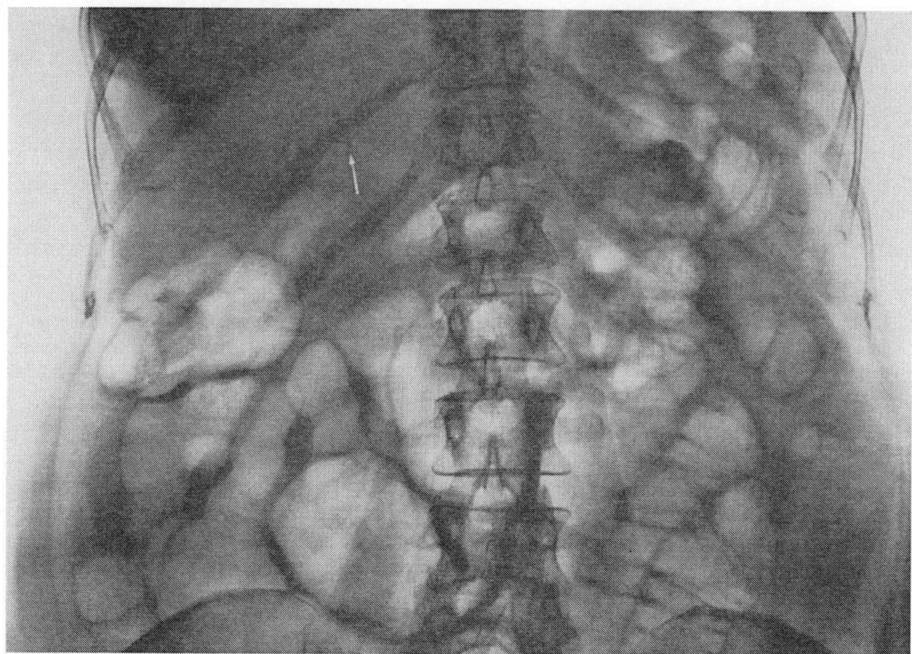

Fig. 151. Acute cholecystitis with severe reaction. Meteorism mostly upwards and to the right. Thickening of the loops due to edema. Small gallstone indicated by arrow. Supine position

Presence of a gallstone does not in itself prove of a cholecystitis; additional signs must be sought. The possibilities have been considerably altered after the introduction of a contrast medium which can be injected intravenously. Cholegraphy has the advantage that the answer can be given shortly after the injection of dye. Non-filling of the gallbladder is a sound proof of an acute cholecystitis, especially when simultaneously signs of a local peritoneal irritation are present. Whereas non-filling of the gallbladder (and filling of the ducts) some hours after injection of the medium is indicative of cholecystitis, conversally a well-filled gallbladder indicates with all probability another lesion causing the symptoms. However, this is not always so and cases clinically looked upon as cholecystitis have shown slight filling of the gallbladder. Therefore it must be stressed that a acute cholecystitis can not be excluded even if the gallbladder is filled with contrast. Defects and signs of stones may be found in all varieties. (For the differential diagnosis of acute pancreatitis see p. 609.)

Local meteorism adjacent to the gallbladder is a relatively frequent finding in acute cholecystitis (Fig. 151). At times the entire transverse colon is inflated showing some fluid levels when films are taken in upright or lateral position. The small intestinal loops upwards and to the right may be expanded, also with comparatively short fluid levels.

The duodenum and the bulb are often distended, a finding that to some extent points towards a simultaneous affection of the common duct or the pancreas.

Effusion of bile into the peritoneal cavity may take place with or without a perforation of the gallbladder (Fig. 152). The infected bile may flow along the flank or out in the mid-abdomen causing peritoneal irritation and eventually a diffuse peritonitis. The free fluid may be visible along the flank between the dilated small intestinal loops or right down in the true pelvis. This is a finding infrequently made in acute cholecystitis. Usually, collection of free fluid in the peritoneal cavity is uncommon, and in any case, only scanty.

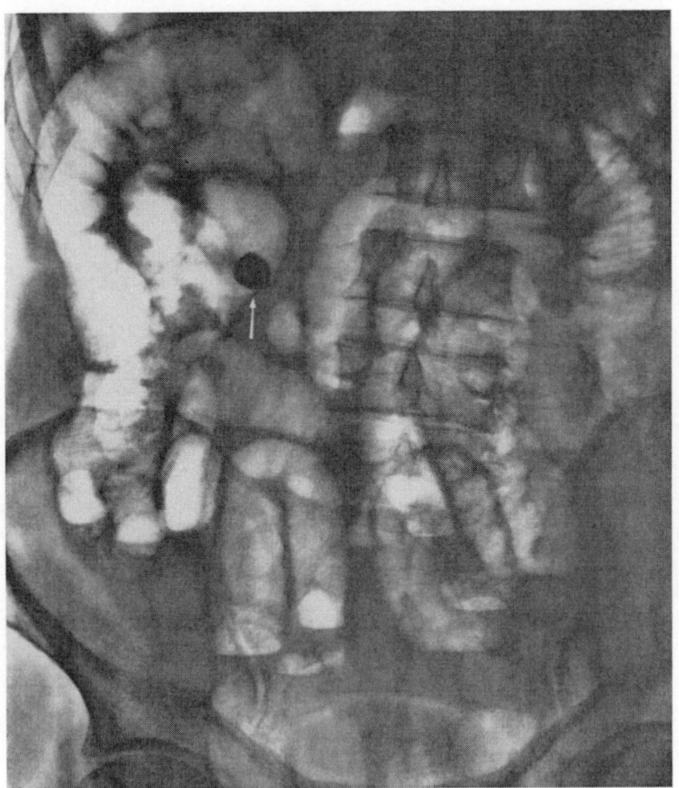

Fig. 152. Cholecystitis and "bile-peritonitis". Distended small intestinal loops and fluid levels in upright position

Enlargement of the gallbladder is best demonstrated when surrounded by gas-containing intestines. In upright position or preferably in left lateral recumbency the gallbladder appears as a pear-shaped density often with a distinct impression, a so-called "pelotte effect", upon the underlying viscus which most often is the transverse colon (Fig. 153).

When a barium enema is administered a similar indentation can also be demonstrated, particularly in prone position. A corresponding impression can be seen on the distended duodenal bulb.

During fluoroscopy the gallbladder can be identified, even if it does not contain any calcified stones. Local tenderness corresponding to the density confirms the suspicion of cholecystitis.

Secondary symptoms of a peritoneal irritation are more or less pronounced, and sometimes edema occurs in the transverse colon and in the small intestinal loops lying upwards and to the right.

Emphysematous cholecystitis or pneumocholecystitis is a rare type giving the most characteristic roentgen signs (Schwinger, Hemley, Harrington, Friedman, Aurelius,

Rigler). The lesion occurs mostly in a gallbladder presenting a peculiar anatomical variety, with tiny mucosal diverticulae penetrating the wall, the so-called Rokitanski-Aschoff *sinuses*. Due to gas-forming bacteria spreading in these small pouches, the gallbladder is, surrounded by a rim of gas, sharply outlined and visible directly on the survey films in supine position. As a rule, the gas also collects within the gallbladder and a fluid level is apparent when the patient is examined in upright or lateral position (Fig. 154). These findings are diagnostic and easily interpreted and give holds for adequate treatment which in most cases is conservative with antibiotics (Elsey, Hudson and Strømme).

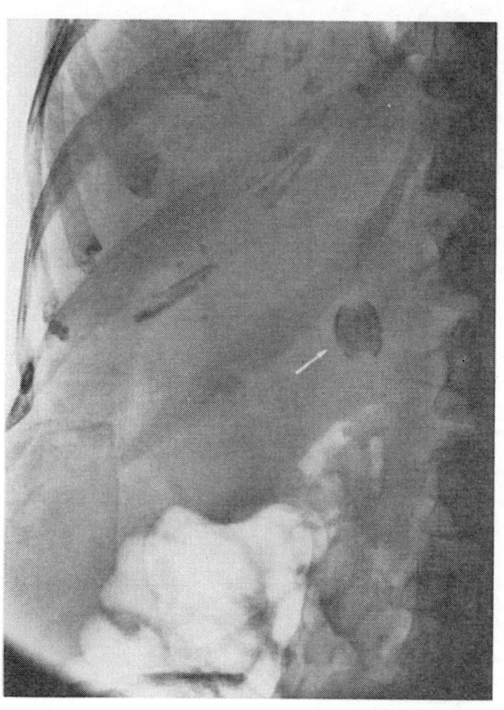

Fig. 153

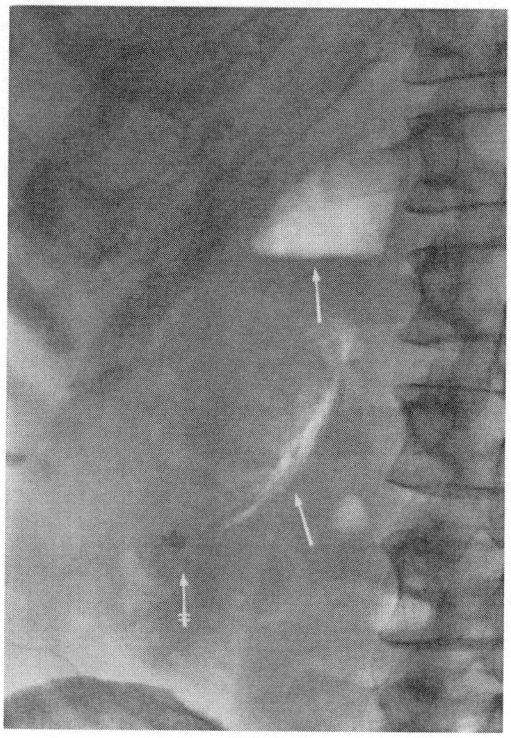

Fig. 154

Fig. 153. Acute cholecystitis with slight reaction. Stones in the cystic and common duct. "Pelotte-effect" upon meteoristic colon

Fig. 154. Pneumo-cholecystitis. Gas in the wall sinuses. Stone at the fundus, fluid level in the neck. Upright position

In some rare cases of pneumocholecystitis no "diverticula" are seen in the wall, but the gallbladder is considerably distended. A stone may occlude the cystic duct and certainly, if so, surgery is more indicated. The dilated and occluded cystic duct is particularly well seen in lateral recumbency and horizontal rays.

Secondary changes in the lungs, such as plate-like atelectasis and collection of fluid in the pleura are most frequently observed in severe cases. If the cholecystitis is followed by a subphrenic or subhepatic abscess, fluid in the pleura is nearly always present.

XX. Acute pancreatitis

This concept is no entity in itself, but comprises many different lesions of the pancreas. The term is generally used and defines primarily an inflammation of the pancreas, but also bleedings, necrosis, edema and abscesses.

POPPEL gives the following classification:

1. Acute pancreatitis of infections origin
   a) Spread to the pancreas through the lymphatics.
   b) Through the blood stream.
   c) Through the pancreatic or bile ducts.
   d) Direct extention from local foci, such as the kidney, gallbladder, etc.
   e) Action of bacteria and toxins in the normal pancreas.
   f) Complications from other infectious diseases.
2. *Non-infectious origin*
   a) Reflux into the pancreatic duct of bile.
   Stone at the ampulla of VATER, or in the ducts.
   Spasm of the sphincter of ODDI.
   Edema of the ampulla of VATER.
   Diverticula of the duodenum.
   b) Erosive peptic ulcers, obstruction of the pancreatic ducts, due to epithelial metaplasia, tumors, stricture, edema, ascariasis.
   c) Trauma, emboli or thrombo-cardiac decompensation with vascular disturbances and autolysis of the pancreatic tissue.

The etiological factor for most of these changes is stagnation of pancreatic secretion with consequent damming of the juice, secondary autodigestion and autolysis.

The various types of acute pancreatitis may also be classified according to the pathological stages:

1. Acute hemorrhagic necrosis.
2. Gangrenous pancreatitis.
3. Suppurative pancreatitis and pancreatic abscesses.

Acute pancreatitis occurs relatively often and it is commonly agreed that this disease increases in frequency in contradistinction to many other acute abdominal disorders which decrease in number and mainly duo to the introduction of antibiotics. Acute pancreatitis occurs most often in patients between 40—60 years, but is also occasionally found in older patients, and even in children. Men and women are about equally affected.

1. Pathogenesis

Stones in the pancreatic ducts are the most important factors causing a diminution in the flow of secretion. Such stones are relatively rare: 1 in 1.500 autopsis. They occur most often in men aged 30—40 years. The stones are multiple or found singly, each about the size of a small pea, or maybe larger, up to the size of a walnut and may perforate into the duodenum, stomach or peritoneal cavity.

In acute inflammations stones in the pancreas are particularly of interest and may be decisive as to the diagnosis when detected close to the papilla. In lateral view one or more stones may be found just in front of the spine. In the A-P view of the abdomen small stones are most often detected in the region of the II or III lumbar vertebra on the right side. In 60 per cent of the cases the biliary and the main pancreatic duct join above the sphincter. A stone impinging at the papilla will then also occlude the pancreatic duct. This explains the common simultaneous occurrence of biliary and pancreatic disease.

2. Roentgen examination

In 1928 HULTÉN was one of the first to advocate the value of this procedure and to show that it may support the clinical examination in a decisive manner. Later many other experiences have been published, for instance by LINDBLOM, FROSTBERG, BERG and POPPEL, FRIMANN-DAHL, BARRY, CANTWELL and PALLOCK. *The roentgen* findings vary a great deal according to the stage of the disease. In an acute pancreatitis of short duration the findings may be negative or very scanty. Gradually, however, they become more and more pronounced, and eventually signs of diffuse peritonitis develop.

On the plain films one should observe the duodenal sweep very closely. It is often distended by gas due to paresis, showing edema and abnormal mucosal pattern. The so-called inverted figure 3 sign or Epsilon sign (STIENNON) may in some cases be observed directly without any contrast medium. The deformity is due to turgidity of the mucous membrane around the pancreatic duct and of the head of the pancreas. According to BERG *this* is a pathognomonic sign in cases suspected of acute pancreatitis (Fig. 155). Usually, it is best demonstrated after oral barium and in prone position and therefore films must be taken both in prone and supine position. It can also be observed in other lesions, such as carcinoma of the pancreas or ulcer of the second part of the duodenum (HODES, PENDERGRASS, WINSTON).

The following features assist in the diagnosis. During fluoroscopy tenderness is present in the pancreatic area, easily located when surrounded by the gas-filled duodenum or contrasted by the gas-leading transverse colon. Accumulation of gas may also occur in the small intestine with retention of some fluid, and if barium is given, signs of "disordered motor function" and stagnation (Fig. 156). On the survey film emphysema in the tissue adjacent to the pancreas may be seen. Another remarkable finding first described by Baylin and Weeks, is small accumulations of gas lying in the soft tissue of the posterior abdominal wall caused by necrotizing pancreatitis with secondary gaseous infection. This process in combination with subsidiary saponification results in the formation of small gas-containing abscesses (Agnos and Holmes) (Fig. 157). Similar findings associated with penetrating duodenal ulcer, have been published by Epstein and Frimann-Dahl.

Merner has described fat necrosis evidenced by mottled small densities on the posterior abdominal wall. It is an alleged sign indicating a severe prognosis. This, however, is difficult to evaluate and it is a question if the small translucencies, lying close together, seemingly give the appearance of small densities.

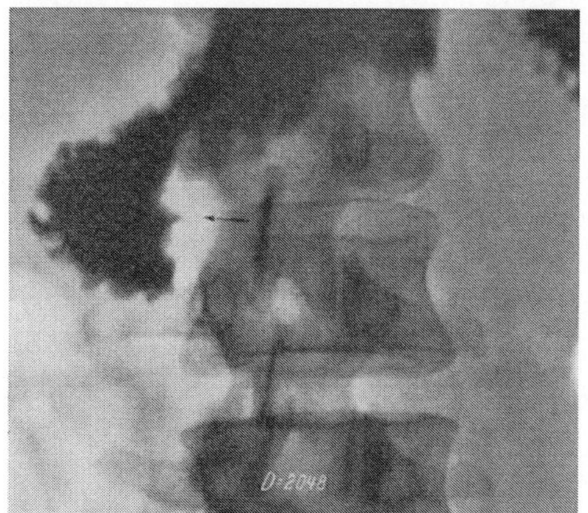

Fig. 155. Inverted Fig. 3 or Epsilon sign in acute pancreatitis

Edema in the pancreas is revealed by a density between the stomach and the transverse colon. This may be wedge-shaped and tapers like a trumpet towards the left side. It is especially apparent when at the same time the stomach and the transverse colon are distended by gas (Fig. 158).

The roentgen findings after administration of oral barium are the most decisive. Enlargement of the head of the pancreas may be observed as indentation upon the duodenal loop or on the stomach. The swollen mucosa and forward displacement of the loop studied in lateral view.

Delay of passage through the small bowel is a finding worthy of special attention and can be easily detected after one to three hours. At times retention is very pronounced and the contrast may be retained in the upper jejunal loops after 19—20 hours (Fig. 159). The retention symptom is more difficult to estimate with Gastrografin than when barium is used. Loss of ability to change the mucosal pattern is noticeable. The medial wall of the duodenal loop may show prolapse corresponding to the papilla. These are signs of special value when seen in combination with a small stone located at the papilla or close to it. They are collected and presented in a diagram (in Fig. 160).

As mentioned before, stones may be found single or multiple in the head, in the corpus or in the tail of the pancreas. Cases with stone close to the papilla have a tendency to recurrence, and therefore this finding is of special value as to the prognosis (Fig. 161).

Retention of contrast in the colon is an indirect sign of limited importance. Changes in the pattern may be observed in the transverse colon and at times the lumen is narrowed when the pancreas is swollen. Encroachment upon the transverse colon may indicate the size of the tumorlike enlargement of the pancreas. Films in studying the passage of the barium through the gut, taken 24 or 48 hours after, may show change of mucosal pattern, which may resemble a polypoid relief. It is difficult to determine if this is caused by retention, paresis or by digestive changes due to the pancreatitis.

Usually, in severe cases of pancreatitis a local peritonitis develops. Diffuse peritonitis may follow accompanied by ascites.

Formation of abscesses may be detected as indentations upon adjacent organs, such as the duodenum, the stomach and the transverse colon. Gasproducing bacteria when

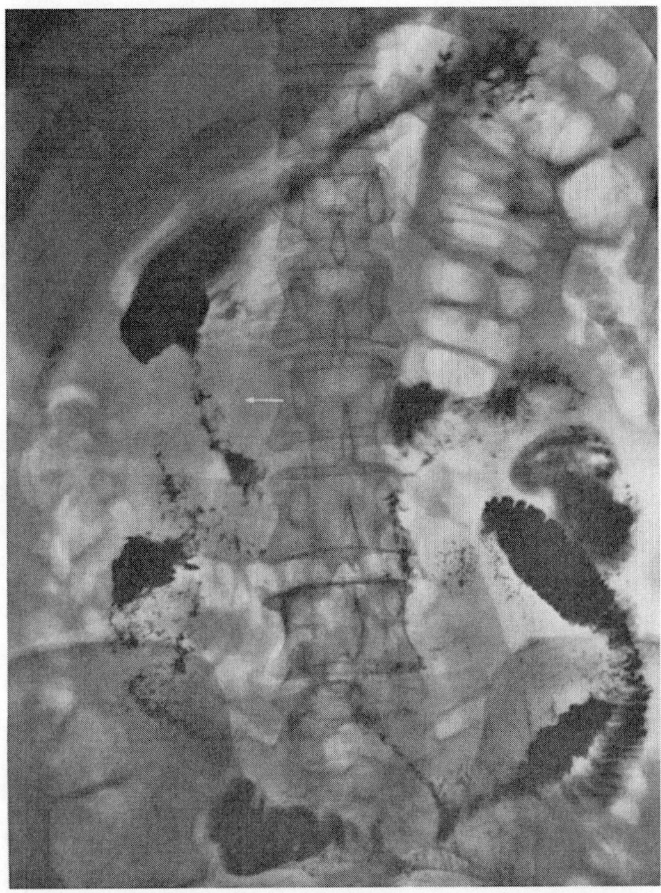

Fig. 156. Acute pancreatitis showing edema of duodenal loop and "deficiency" pattern of jejunal loops two hours after oral barium

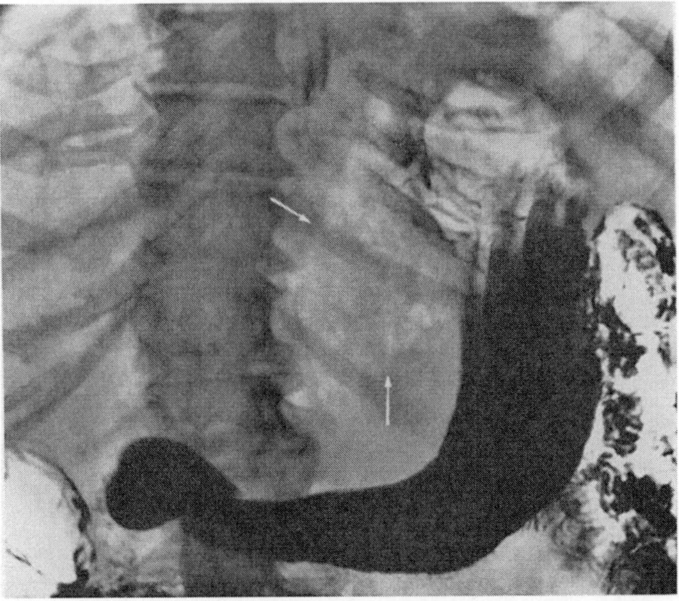

Fig. 157. Necrotizing pancreatitis showing small gas-containing abscess on the posterior abdominal wall medial to the stomach

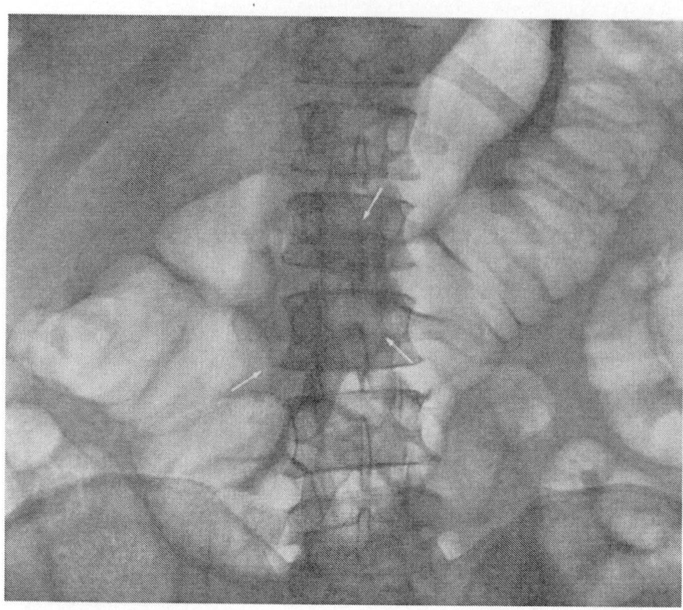

Fig. 158. Acute pancreatitis. Pancreas shown as wedge-shaped density between distended stomach and transverse colon

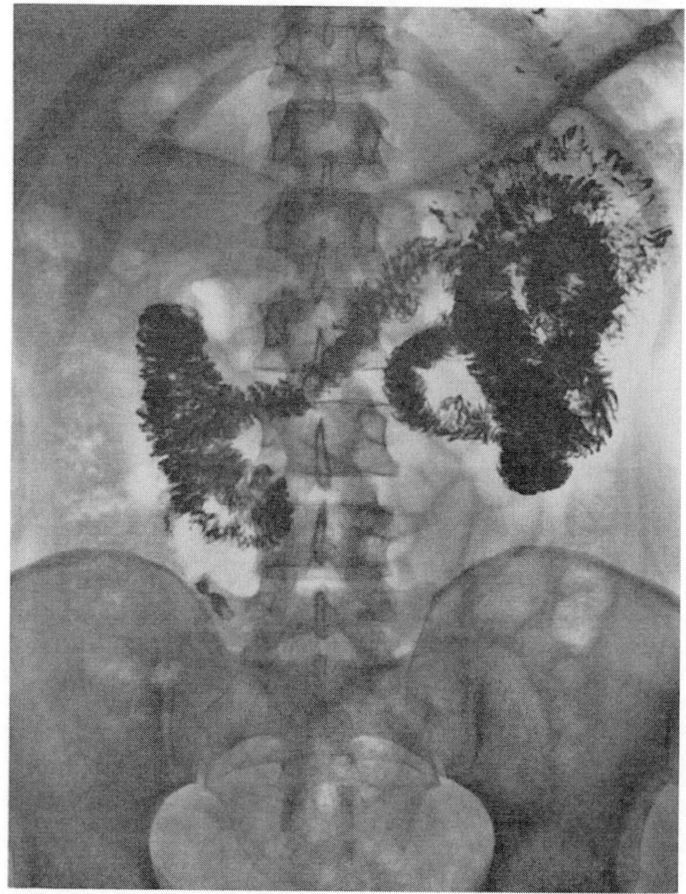

Fig. 159. Acute pancreatitis. Paretic stomach, edema along the wall. Marked retention in jejunal loops. 19 hours

formed in the necrotic tissue may lead to formation of abscesses with small collections of gas over a fluid level (FELSON).

Pancreatic apoplexy is an acute hemorrhage originating from the pancreatic tissue with consequent formation of hematoma. This may develop slowly, so that increase in size of the density can be followed by repeat examination and a tumor-like filling may be found giving an impression on the lesser curvature of the stomach. In other cases the greater curvature and the duodeno-jejunal flexures are displaced or encroached upon, the finding in itself resembling a tumor or cyst of the pancreas.

Secondary changes in the pleura and the lungs in acute pancreatitis are frequent findings and have been described first by LAURELL and HULTÉN.

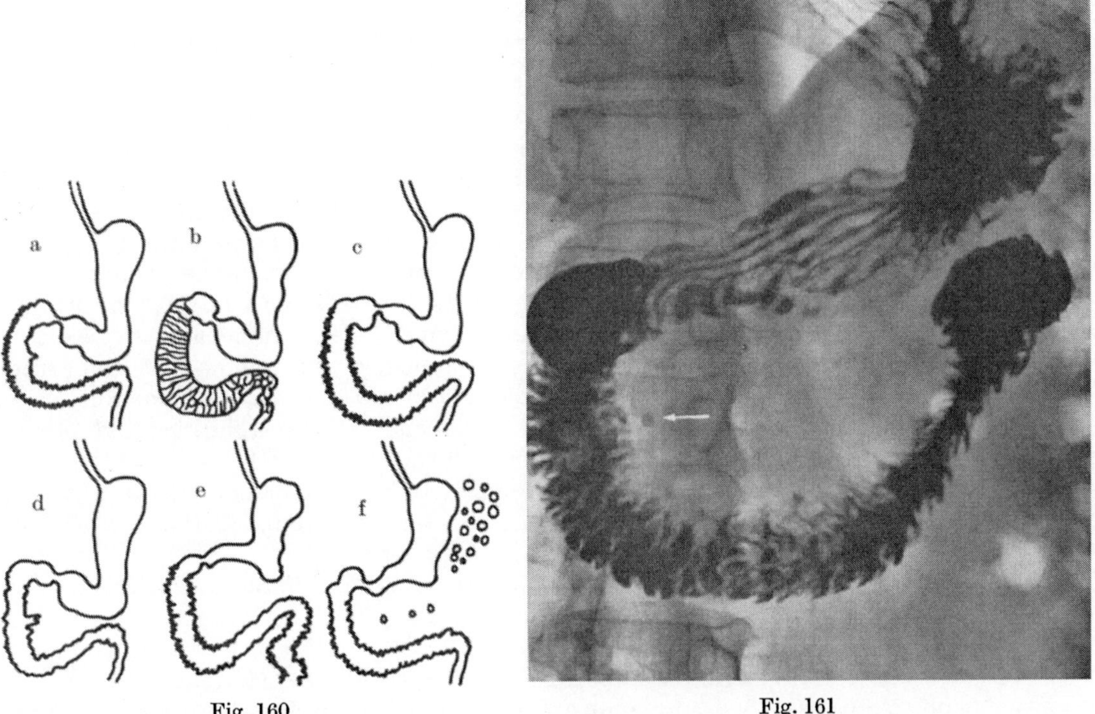

Fig. 160 Fig. 161

Fig. 160. Schematic drawing to show various pattern in acute pancreatitis. a) Inverted Fig. 3 sign stone at the papilla. b) Enlargement of mucosal rugae of duodenal loop in supine position. c) Serrated mucosa in prone position. d) Prolapse of mucosa at the papilla. e) Edema of the loop, indentation upon the stomach. f) Mucosal reaction. Gas-containing small abscesses due to fat necrosis

Fig. 161. Acute pancreatitis. Swollen mucosa. Enlargement of the head of the pancreas. Stone at the papilla (arrow)

3. Differential diagnosis

A perforated duodenal ulcer may be excluded if there are no signs of pneumoperitoneum and no deformity of the gaseous shadow of the stomach or duodenum. In rare cases of acute pancreatitis a diffuse emphysema may develop on the posterior abdominal wall and a similar finding may also occur in perforated ulcers. Therefore a differential diagnosis may be rather difficult or impossible based on the roentgen findings alone. On the other hand, if in such cases gas has penetrated into the peritoneal space and a pneumoperitoneum is detected, it is much more likely than that the air originates from a perforated ulcer.

Acute cholecystitis may have about the same clinical symptoms as acute pancreatitis. The difficulties are increased by the fact that they occur quite frequently in combination. Intravenous cholangiography in cases of acute pancreatitis is of a limited value, except when a stone is visible in the choledochus or at the papilla. Usually, the gallbladder is well filled. If, on the other hand, the gallbladder is not filled and stones are present and at the same time a local meteorism is found corresponding to the hepatic flexure, cholecystitis may be suspected. A stone in the cystic duct is nearly always present in acute cholecystitis and therefore it should be impossible to fill the gallbladder but there would be no such block in pancreatitis (Johnson, Minor, Thompson and Weens). These authors examined 61 consecutive cases and found 38 acute cholecystitis and 23 acute pancreatitis. None of the cholecystic cases showed opacification of the gallbladder whereas approximately 2/3 of the pancreatic cases had a good filling of the gallbladder.

Phlegmonous jejunitis may resemble acute pancreatitis, but the findings are usually more pronounced and are limited to the upper jejunal loops. Only occasionally is the duodenum affected at the same time.

XXI. Perforated ulcers of the stomach and the duodenum

Clinically the diagnosis is often easily made by the history and the examination characterised by severe tenderness and muscular rigidity of the abdominal wall. However, in about 50 per cent of the cases a definite history of dyspepsia and a stomach ulcer is missing. Anyhow, it is maintained that the diagnosis is certain in about 80—90 per cent of the cases (Petrén). The fact that the clinical diagnosis may be dubious and confused with other abdominal lesions in a number of cases needs no further comment.

The roentgen examination in perforated ulcers is mainly based on the demonstration of a pneumoperitoneum. This has been recognized for decades, and Lorey, in 1912 for the first time, diagnosed free air in the peritoneal cavity in perforated ulcers by roentgen examination. Since then many works have been published and evidence is given that this examination may support a clinical diagnosis and not least in questionable cases.

In recent years the roentgen examination has opened new possibilities and proved that other signs also may be of decisive value. Thus, it is possible to show the ulcer directly due to the gaseous retention in the stomach and the duodenal cap, and thereby to secure the diagnosis completely. As will be shown later, the administration of a positive contrast medium is now also a very valuable aid (Gastrografin).

As to the roentgen examination objections are also justified. First of all, the diagnosis is not always positive and the absence of free gas does not exclude or even militate against the diagnosis. This occurrence is estimated varying 10—35 per cent of the cases. Undoubtedly, this depends to a great extent upon the exactness of the examination. Secondly, it may be objected that these patients are in such poor condition that a prolonged examination should be avoided. This may be answered in that the roentgen examination is generally very easily performed and that cases which need corroborative examination are clinically questionable and run a comparatively mild course. Pneumoperitoneum is not pathognomonic of a perforated ulcer. It must always be considered in relation to the history and the clinical examination. The "spontaneous" pneumoperitoneum occurs in a long list of other lesions, for example in perforations of various portions of the intestine. If the origin is not in the stomach and duodenum, perforation of the colon is most probable, and is again mainly due to inflammatory lesions or carcinomas.

Experience teaches that in acute abdominal disorders a pneumoperitoneum is nearly always a valuable sign, even if the origin is not a perforated ulcer. Skarby, in 1940, elucidates the difficulties in the differential diagnosis. He pointed out that patients sent for roentgen examination suspected of perforated ulcer really were suffering from a variety of other lesions. In a certain space of time 105 perforated ulcers were examined and 126 patients with other lesions were admitted suspected of a pneumoperitoneum. Particularly in England conservative treatment of perforated ulcers has been advocated (Visick).

Technique. A film must always be taken with the patient in supine position and vertical rays. In the same position a film with horizontal rays is also very helpful. In many patients these two films give adequate holds for a correct diagnosis. If in doubt, a film should be taken with the patient in left lateral recumbency. Then the gas collected in the fornix of the stomach will move towards the pylorus and have a chance to reach the perforation and pass into the peritoneal space and collect on the upper right side under the costal arch. If the patient is not in poor condition and gas is not shown in supine position, he can stand upright and the gas then will collect under the diaphragmatic domes either on the right or on the left side. At times the gasbubble is so small that it is difficult to identify with certainty. Then fluoroscopy and turning of the patient, for instance in a slight oblique position may be helpful. The tube must be centered at the height of the gas-bubble. If centered 100 low down, it may escape detection due to the converging rays. At times also a film in horizontal position with the right side down is of value. It may happen that the gas is visible on one side only, in lateral recumbency, even though the rule is that when it is visible in one position, it can also be seen in the other. However, if gas is mainly collected on the left side, for instance in cases of a high stomach ulcer, it may happen that it does not move to the right flank, but is retained at the liver surface and the ligaments.

It may also happen that no air is seen by the first examination, but if the patient has remained in left lateral position for a while and a repeat film is taken, the gas-bubble may suddenly appear. The opposite situation may

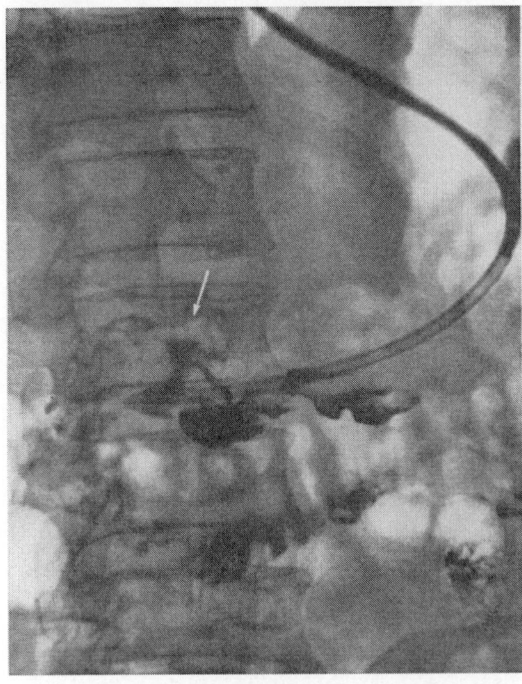
a

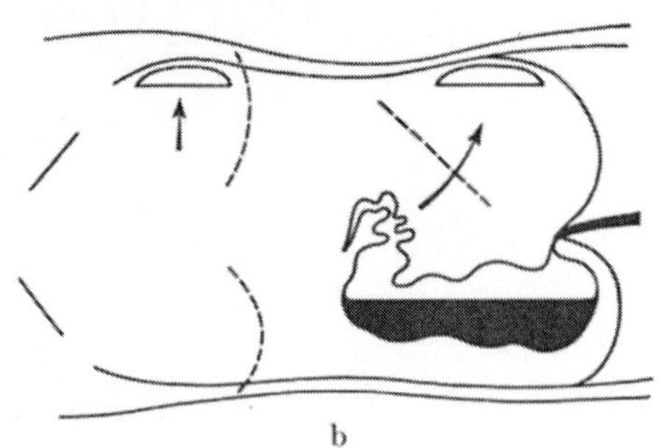
b

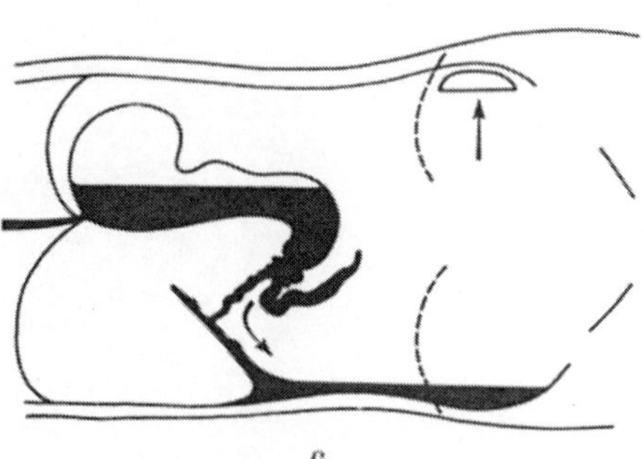
c

Fig. 162. a) Perforated duodenal ulcer shown after aspiration and injection of Gastrografin. b) Drawing to show perforated duodenal ulcer visible in the left lateral decubitus position. Air in the duodenal cap shows the niche. c) In right decubitus position the contrast passes the fistula, collects under the liver and along the lower flank

likewise occur, the gas-bubble is apparent on the first film, but invisible one hour later on a second film. The gas at times is very quickly resorbed from the abdominal cavity.

And other variety is that the first film is negative and that the film taken after aspiration of the fluid from the stomach may show the gas-bubble. Such procedure is nearly always untertaken to facilitate the operative intervention, so, anyhow, it is worth while to repeat the roentgen examination under new conditions. However, it must be stressed that even after aspiration and a second negative film, the diagnosis of a perforated ulcer cannot be excluded. Injection of air in the stomach in cases with negative roentgen findings has been proposed. Inflation can be made either through a tube, or by giving some effervescent powder. However, such procedure has not gained any general standing.

Use of Contrast Media. In some instances barium must be used to detect the perforation. The contrast may be applied incidently if the patient has been admitted with other diagnosis, such as acute pancreatitis or obstruction. No deleterious effects to the patient should be expected in such coincidences and advantagely also because the perforation is easily shown when the barium is lying in small flecks and droplets outside the intestinal tract.

In recent years water soluble contrast media, commercially available as Gastrografin, has come into use in perforated ulcers (Jacobson et al., Samuel, Frimann-Dahl). This medium is unresorbable from the bowel but resorbable from the peritoneal cavity and therefore seemingly more pleasant than barium. The niche can be readily shown and particularly if fluid is aspirated prior to the medication (Fig. 162a). The contrast medium should be administered in a dose of about 40—50 cm^3, the patient placed in right lateral decubitus position and film taken with a horizontal beam. Then, contrary to what happens when the left side is down the heavy contrast will float along the lesser curve and into any ulcer crater. In the duodenal cap, where most of the perforations are situated, the contrast passes under the lower surface of the liver, and down along the flank (Fig. 162b

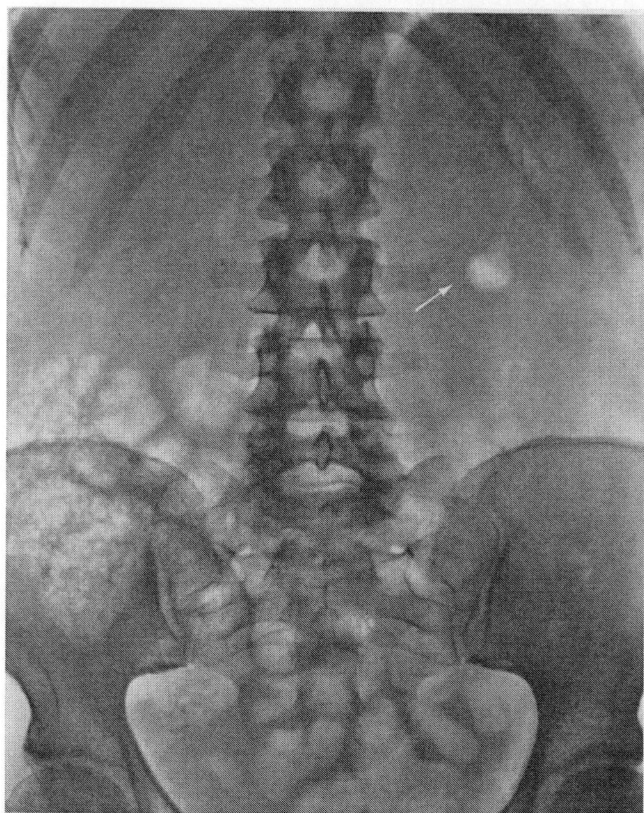

Fig. 163. Perforated ulcer shown directly due to gas in the crater. Fluid in the minor pelvis

and c). This method is now firmly established and should be used routinely in most cases of perforated ulcers. The great advantage is that the site and size of the niche can be shown and when there is a leakage the diagnosis is absolutely sure. Thereby it is possible to group the cases in those suitable for immediate surgery and in those where conservative treatment might be considered. That in some case false negatives occur do not change the importance of this new diagnostic method.

In 1939, a case of perforated ulcer was described, where the niche could be diagnosed directly on the plain films due to gas accumulated in the stomach (FRIMANN-DAHL). Later, in 1948 in 268 cases the crater could be pointed out in 22 instances — in 8 per cent. A more exact examination concentrated on this point may undoubtedly rise the percentage to 20—25 per cent.

The niche may be observed situated on the lesser curvature as a small gas-bubble with or without a fluid level. It is best seen upright and in left lateral recumbency but can also be fairly well seen in supine position (Fig. 163).

If the amount of free gas is great and at the same time the stomach is expanded by air, then floating in the peritoneal gas, the contour of the outer and inner wall is visible. A callous ulcer may elicit almost like in artifical parietography (Fig. 164).

Perforated duodenal ulcers which occur most frequently (70 per cent), may also be detected due to gaseous distention of the bulb. The niche and the converging mucosal folds are often apparent (Fig. 165). Even if the niche is not exactly shown, the deformity of the bulb may be brought into evidence. If, contrary to this, the bulb distended by gas, is normally shaped, the ulcer is probably *not* situated in the duodenum.

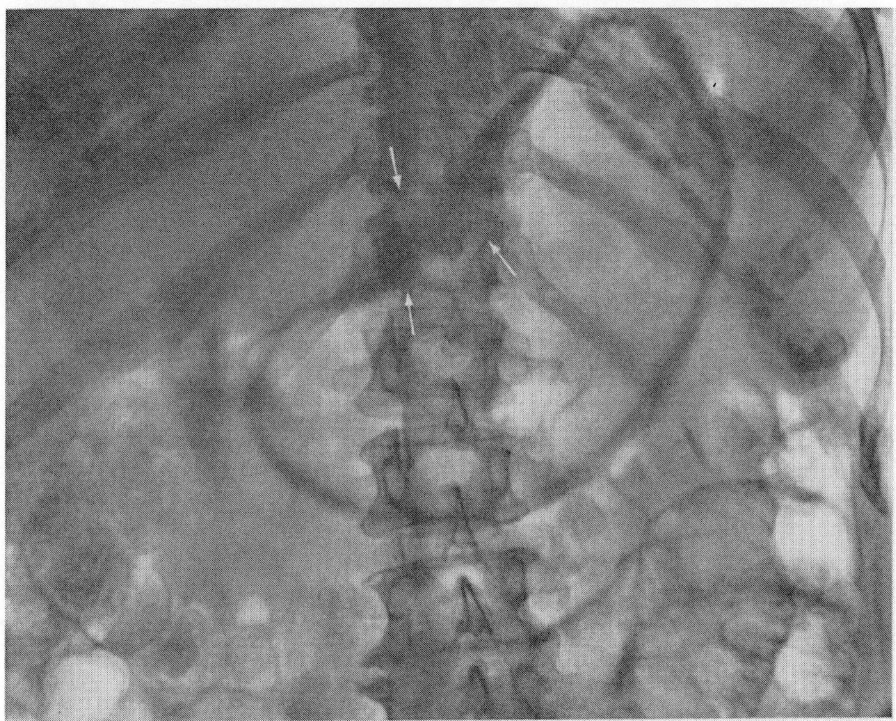

Fig. 164. Perforated gastric ulcer shown directly due to pneumoperitoneum and intragastric, air. (Not artificial)

Occasionally, a pneumoperitoneum is caused by a perforated carcinoma. In such cases thickening and irregularity of the stomach wall or a large crater can be shown directly. The amount of gas in the stomach is in itself no criteria of whether a perforation is present or not. One may think that if there is a perforation the stomach may be devoid of gas, but there is in fact a great variety in this relation. In cases with large pneumoperitoneum the stomach may be devoid of gas and conversally also expanded. Obviously, the amount of air in the peritoneal cavity depends not only upon how much air has escaped, but also upon how much air the patient has swallowed.

If barium is administered (unintentionally) the ulcer may be readily shown and barium in the peritoneal cavity is proof of perforation (Fig. 166). Difficulties arise if the perforation is sealed. Air may penetrate into the peritoneal space but soon afterwards the opening closes. Consequently, the niche is poorly shown and in a short while the pneumoperitoneum may be resorbed. By means of a positive contrast medium the ulcer may be visualized and then if the free gas has disappeared, it may be possible to show the leakage and to prove that these is a perforation. In a large material (135 cases) the water soluble contrast medium has proved to have no ill-effect to the patient and there is no proof of adhesions formed in the peritoneal cavity.

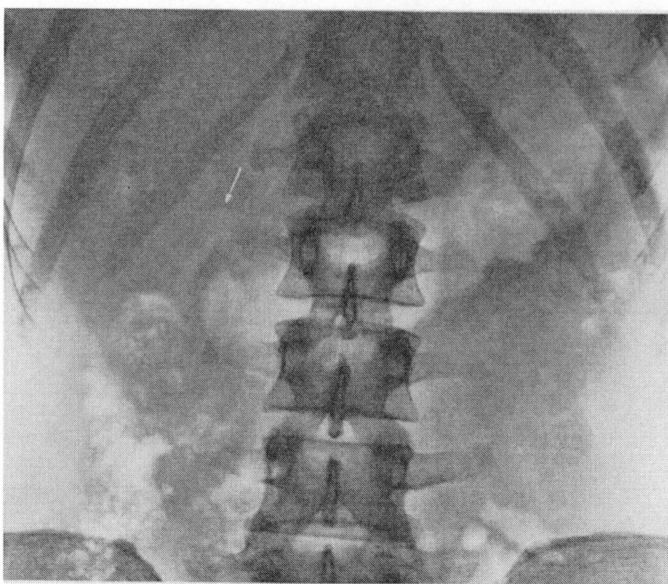

Fig. 165. Perforated duodenal ulcer shown directly due to gas-filling of the niche

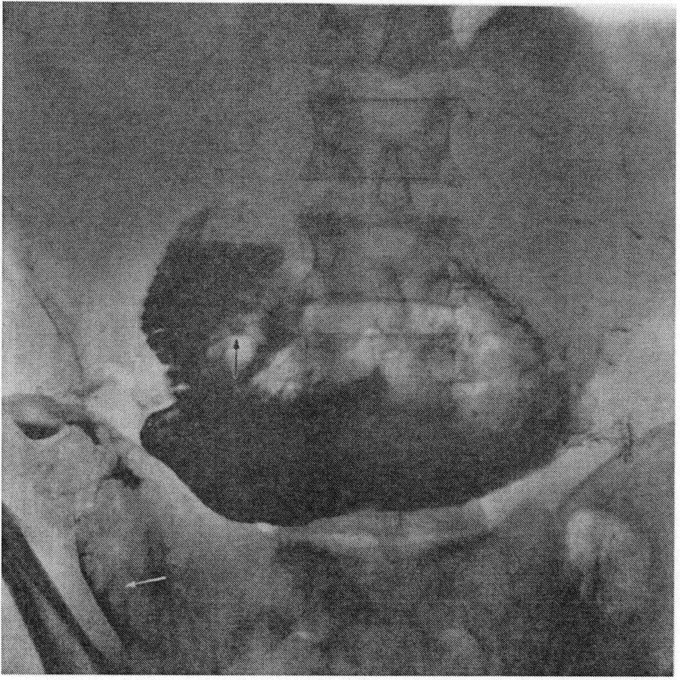

Fig. 166. Perforated duodenal ulcer shown directly after oral barium. Deformity of the bulb. Barium in the peritoneal cavity

1. Indirect sign

During fluoroscopy plate-like small atelectasis may be seen, though this is infrequent in perforated ulcers. Diminished diaphragmatic movements are found mainly on the right side. Secondary pleural effusions are rare in perforated ulcers, probably because most of these patients are examined at an early stage. As mentioned before, the gas is often fairly well displayed in supine position with horizontal rays (Fig. 167). The preferable position is left lateral recumbency when the gas is collected between the thoracic wall and the

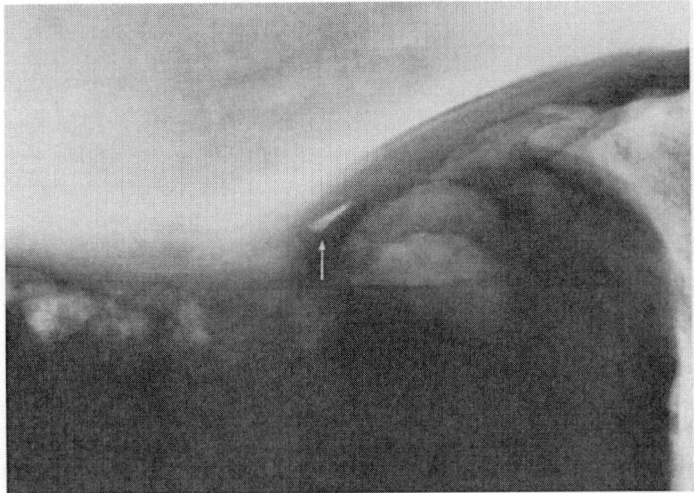

Fig. 167. Small gas-bubble shown under contracted abdominal wall (perforated duodenal ulcer)

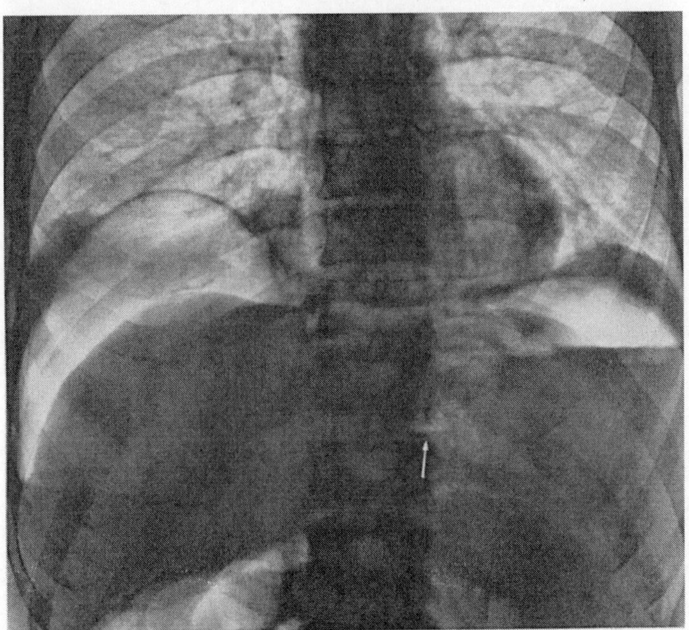

Fig. 168. Perforated ulcer on the lesser curvature of the stomach. Gas under the diaphragm on either side. Emphysema on posterior abdominal wall, propagation to the mediastinum

lateral surface of the liver. In some instances the air is collected in the iliac fossa, if the pelvis is placed to high. Larger amounts of gas may form a continuous band from the liver in the flanks extending to the lesser pelvis.

On the left side it is often difficult to see the gas-bubble in the peritoneal cavity and to distinguish free air in the stomach. A reliable sign is that the upper pole of the spleen is apparent in pneumoperitoneum, but not sharply outlined when gas is present only in the stomach.

If no gas is visible in the recumbent position under the costal arches or the anterior abdominal wall, the subhepatic area should be thoroughly scrutinized. Lateral to or just above the duodenal bulb small gas-bubbles may collect. These are at times difficult to interpret, but also decisive in the diagnosis when apparent. They may be lying close together and have a "foam-like" appearance.

In penetrating (but not perforating) ulcers an extensive *emphysema* may develop on the posterior abdominal wall (Fig. 168). The crater may appear due to the air-bubble and fluid trapped in the niche forming a fluid level. The gas may propagate into the retroperitoneal space and further up in the mediastinum and around the heart. In penetrating duodenal ulcer inflammation and gas has been observed to advance retroperitoneally down along the flank reaching the right iliac fossa.

If the perforation has occurred free air is immediately accumulated in the peritoneal cavity. This may happen shortly after onset of the symptoms and in one of Petrén's cases gas was detected 25 minutes later. The amount of gas usually increases with increase in time; at an early stage small bubbles may be seen whereas commonly large collections are detected one or two days after a perforation. Here the variations are manyfold and a strict rule cannot be set, also because, as mentioned earlier, the gas is often quickly resorbed from the peritoneal cavity.

The free fluid in the peritoneal cavity varies a great deal in perforated ulcer from small effusions up to one liter or more. The fluid is seen as a diffuse shadow or a band-like density around the stomach beneath the lower margin of the liver or along the flanks, especially the right. Situated between the small intestinal loops, the fluid is presented as irregular densities sometimes forming an irregular network. In about one-third of the cases where gas is non-visible, free fluid can be demonstrated.

The condition of the intestine in perforated ulcer varies a great deal. It is a well-known fact that the peritoneal irritation and peritonitis in cases of perforated ulcers are relatively moderate. This is explained by the acid content of the fluid escaped, and this again secure a relative modest bacterial activity and inflammation. In later stages of the perforated ulcers, however, intestinal loops may be considerably expanded though they are rarely hoopshaped, and if fluid levels occur, these are not very marked. Fluid levels in the cecum similar to the finding in acute appendicitis are rare in perforated ulcers. If a fluid level is seen and, at the same time, free gas is present under the right costal arch the diagnosis most probably is perforated ulcer. On the other hand, if in a perforated ulcer with a fluid level in the cecum no gas is present, the diagnosis may be difficult or impossible. It may be mistaken for an acute appendicitis. This coincidence, however, is extremely rare.

XXII. Circumscribed inflammations in the peritoneal cavity

Usually, intra-peritoneal abscesses originate from inflammation in a viscus, such as the cecum, the appendix, or the Fallopian tubes, but may also occur as residual to a general peritonitis.

The roentgen examination is a most valuable aid to the clinical diagnosis. It is often possible to detect an abscess earlier than by an other method.

Intra-peritoneal abscesses are located at various sites in the abdominal cavity. They find predilection to the flanks, the iliac fossae and the true pelvis, but may also develop between the intestines and beneath the diaphragm (Fig. 169). The findings which vary according to the location are described individually in the following.

1. Inflammation in the flanks

These processes, as well as peri- and para-renal inflammations, have many features in common. To avoid repetition the most typical findings corresponding to each localization shall be emphasized.

Inflammation in the flanks should be examined by simultaneous exposure of both flanks or by special films of each flank. The unaffected side should always be examined for comparison. In many cases, if the patient can tolerate it, it is of advantage to make the examination in prone position. An abscess in the flank has about the same density as fluid, and therefore appears as a shadow of corresponding density. Whit irregular offshoots (Fig. 170). The abscess, varying largely in size, is nearly always surrounded by gas-leading intestinal loops and is laterally outlined by the retroperitoneal fat layer. When the inflammation is severe, the clear zone corresponding to this layer of fat is blurred and the soft tissues are not longer separated by fat line, but are confluent. Lodging of a stone in the abscess greatly facilitates the diagnosis, and the same pertains to the estimation of the site and size of the abscess (Fig. 171).

2. Circumscribed abscesses

These suppurations are revealed as local densities often with rounded contours. If the abscess reaches the psoas margin medially, or the retroperitoneal fat layer laterally, the smooth borderlines are effaced corresponding to the infiltration (Fig. 172). Within the

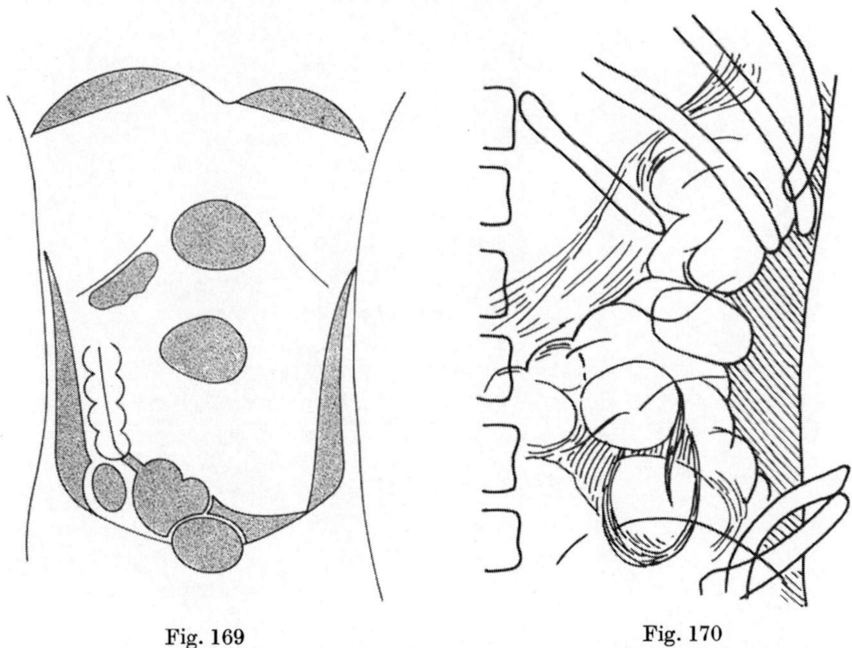

Fig. 169 Fig. 170

Fig. 169. Presentation of various localizations of intraperitoneal abscesses

Fig. 170. Abscess in the left flank, presented after LAURELL-WESTERBORN

abscess irregular translucencies may be observed due to collection of gas. The small gas-bubbles vary greatly; they occasionally lie apart and in other instances close together shaped in a network-like manner.

Difficulties may arise in deciding whether the gas is in an abscess or inside the intestinal lumen. To distinguish this, the patient should be examined in various positions possibly combined with palpation during fluoroscopy. When the abscess, in lateral recumbency, lies close to the lowest flank, the intestinal loops ascend to the upper flank while gas in the abscess remains (Fig. 173).

When the inflammation is situated in the upper flank, a distinct impression on the underlying intestinal loops may be revealed. Then similar procedure should be made if the patient can stand upright. Gas in the abscess is retained in the iliac fossa while gas in the bowel ascends to the costal arch.

As mentioned above, an abscess located in the flank will cause obliteration of the retroperitoneal fat and the blurring gradually increases. Caused by hyperemia and edema the parietal peritoneum is thickened ((LAURELL-WESTERBORN). The inflammatory process may invade the wall and penetrate the retroperitoneal fat and musculature. The abscess will also cause hyperemia and stasis in the retroperitoneal vessels. This again will influence the vascular pattern of the subcutaneous fat which is increased forming a reticulated structure.

3. Diffuse inflammations

Pyogenic infections without distinct localisation lying in the flank may be confused with free fluid. Collection of pus in the same way as free fluid produces a density with spur-

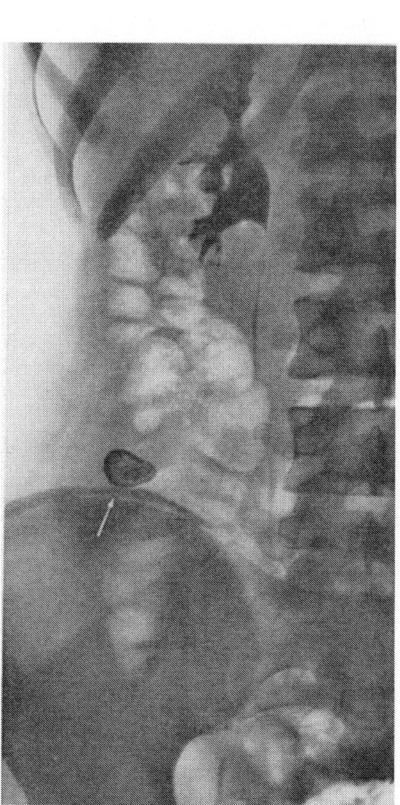

Fig. 171

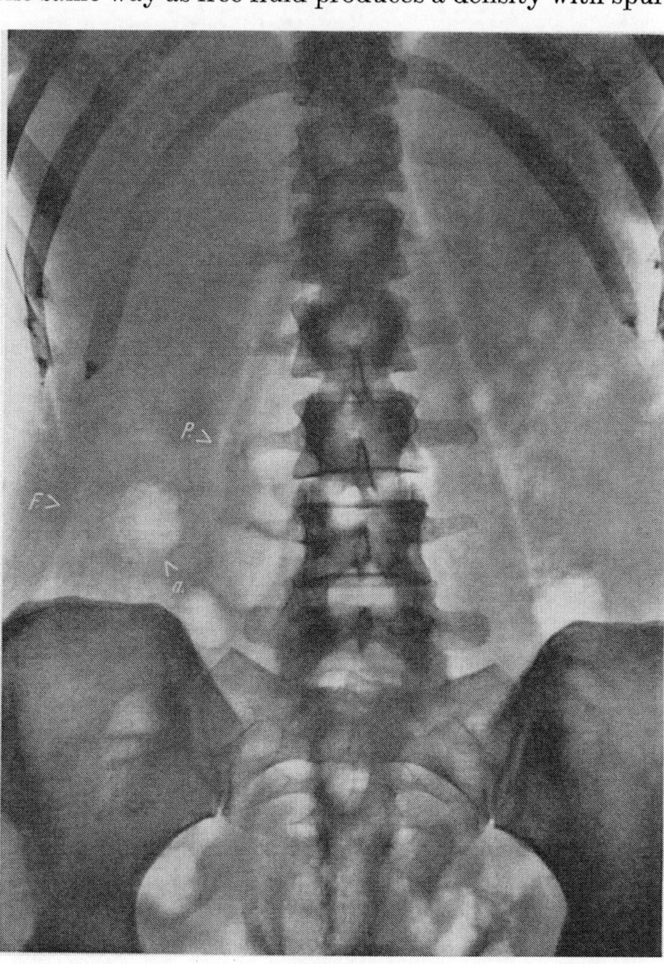

Fig. 172

Fig. 171. Abscess-formation in the flank. Diagnosis facilitated by presence of a stone lying lateral to the colon. No interference with ureteric flow (urography)

Fig. 172. Abscess with gas-producing bacteries on the posterior abdominal wall. Obliteration of psoas margin. Effacement of the retroperitoneal fat line (Flank stripe)

like offshoots extending between the intestinal loops. The reticulated densities are not always caused by pus or fluid alone, but also by edema of the intestinal wall.

With moderate amounts of fluid and pus the retroperitoneal fat is still apparent. In phlegmonous infiltrations the flank stripe is more or less effaced and may be invisible on the affected side.

Difficulties in differentiation arise when an inflammatory process and free fluid are simultaneously present in the flank or anywhere in the abdomen. Situated on the posterior abdominal wall, an abscess may be obscured by the overlying fluid. Change of posture again serves to separate and identify the lesion. The affected side should be placed upwards and the patient examined in lateral recumbency. The fluid now will flow away and collect in the lower flank, while the density corresponding to the abscess is retained and more distinctly demonstrated.

A phlegmonous infiltration may propagate on the posterior abdominal wall and entrench itself upon the psoas margin and the perirenal fat. Larger phlegmonous retroperitoneal inflammations may displace the intestine medially.

In the lesser pelvis abscess-formations occur frequently and are usually adequately diagnosed by the clinical examination, palpated as a tumor-like tender mass of various size. They most often originate from acute appendicitis or salpingitis. The roentgen examination is important in the demonstration of such inflammations partly in support of the clinical suggestion, or by showing the abscess in cases where a clinical examination for various reasons is difficult or impossible. In children, for instance, the roentgen examination is particularly valuable. The abscess is revealed as a localised density surrounded by, or partly delineated by gas-filled loops. The opacity is often confluent with the bladder, making these structures difficult to distinguish. The bladder must be emptied before the examination, or a contrast medium injected for a closer differentiation.

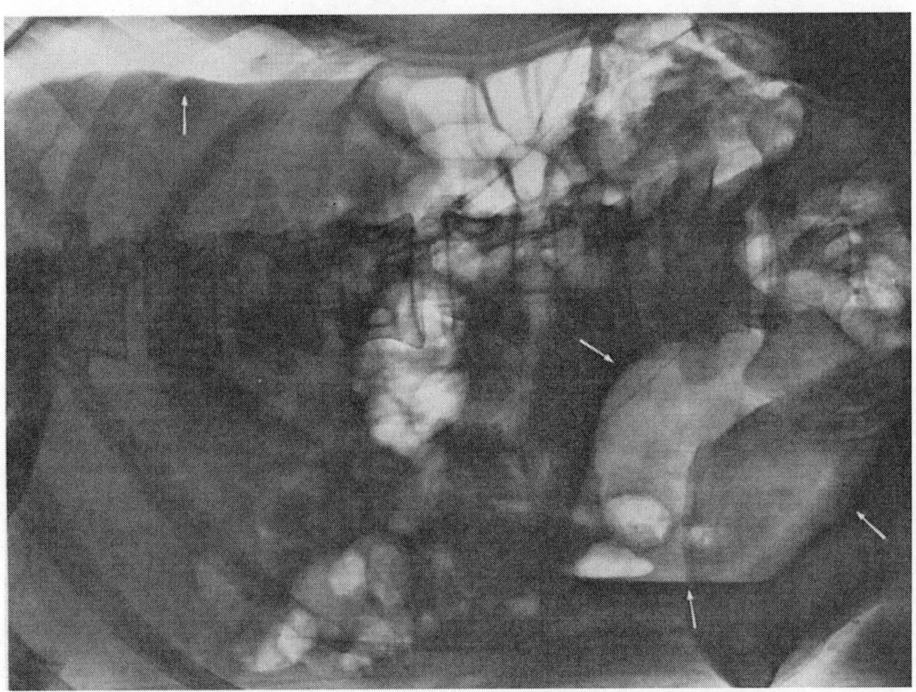

Fig. 173. Large postoperative gas-containing abscess remains in the left iliac fossa. Gaseous loops ascends. Pneumoperitoneum. Lateral recumbency

A pelvic abscess has often long offshoots between the intestinal loops (Fig. 174). Due to concurrent pelvic peritonitis the loops are paretic and gas-filled showing short fluid levels if films are taken with horizontal rays.

Change of posture is again the method to decide whether the density is due to an abscess or free fluid. In lateral recumbency an abscess is practically unchanged, while free fluid will flow away to the underlying flank.

An enema may serve to identify and to outline the process. The rectum or the sigmoid is more or less displaced by the abscess, showing irregular serrated contours in its juxtaposition (Fig. 175). A film in lateral projection should always be made to disclose whether the abscess is anterior or posterior to the rectum. If doubt still exists, intravenous urography and consequent filling of the bladder may contribute to a better interpretation.

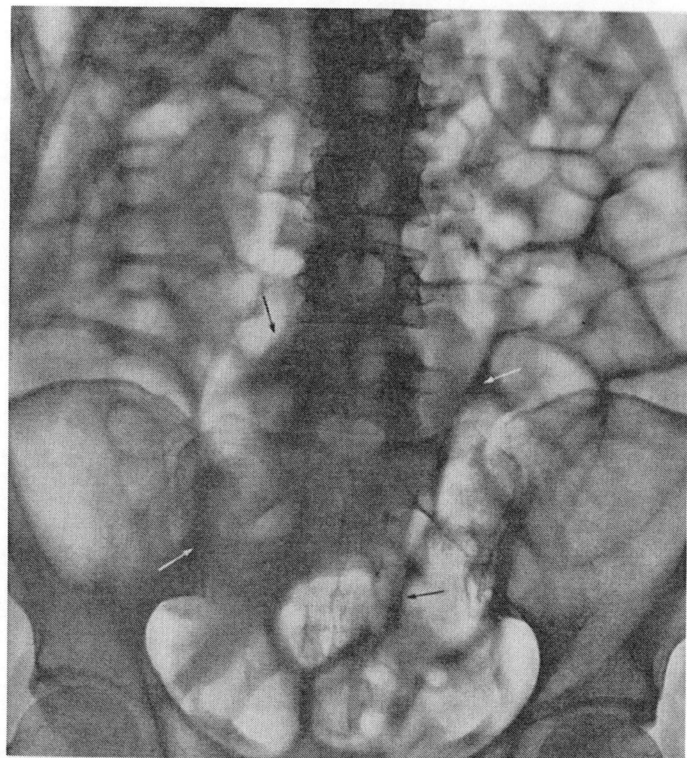

Fig. 174. Pelvic abscess with reticulated offshoots between the paretic loops

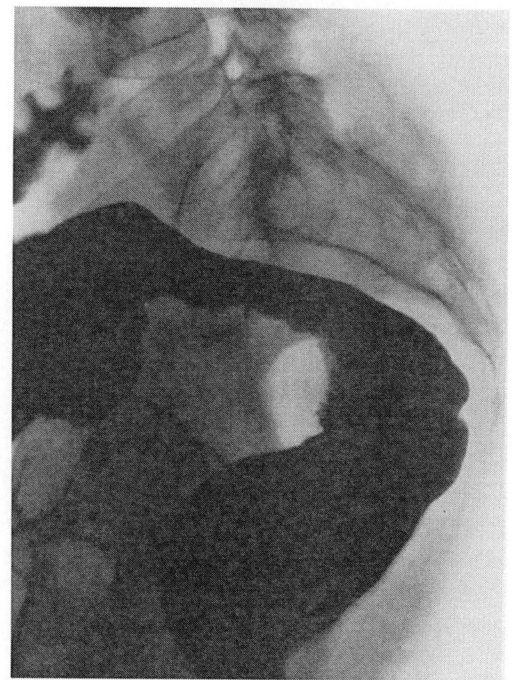

Fig. 175

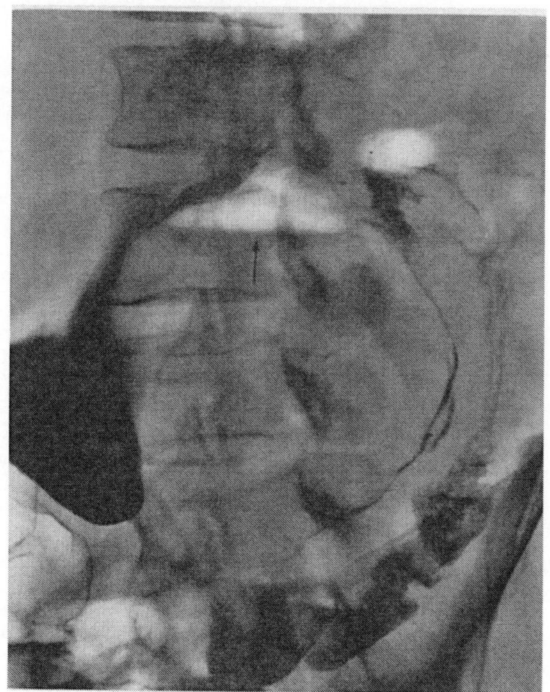

Fig. 176

Fig. 175. Abscess in the lesser pelvis. Indentation upon the rectum. Typical serrated outline

Fig. 176. Large abscess in the omental bursa. Fluid level in upright position. Abscess outlined by barium in the stomach and colon

If the abscess si lying in the mid-line, bilateral displacement of the pelvic ureters may result. A marked cup-like deformity of the bladder due to compression by the abscess is sometimes evident.

4. Interintestinal abscesses

Abscesses in the mid-abdomen may be surrounded by intestinal loops only. If the inflammation is small it is easily overlooked. On the other hand, if larger, the appearance is often characteristic with irregular opacities and wedge-shaped offshoots between the coils. In some instances the abscess is best shown in lateral recumbency and the intestinal loops may "grasp" the abscess like a hand, outlining it more or less completely.

Occasionally, considerable amounts of free gas and fluid are collected in the upper and posterior part of the abdomen. They may be occasioned by perforation into the omental bursa, for instance in acute pancreatitis or a perforated ulcer. The abscess should be localized in frontal and lateral view and is fairly well outlined after some barium by mouth (Fig. 176). If the abscess is large thc stomach is displaced anteriorly and to the right and indentation upon small intestinal loops or the colon may be observed. Occasionally to advance the diagnosis adequately, a barium enema must be given. Filling of the transverse colon helps in outlining the abscess. Urography is also of aid in checking the medial extension of the abscess.

In rare instances a subhepatic abscess develops caused by perforated ulcer of the stomach or the duodenum. The circumscribed inflammation may be connected with these organs by a small irregular fistula which can be shown by the gas, penetrating from the stomach, or by the use of a contrast medium.

5. Subphrenic abscesses

The abscesses occur frequently due to perforation of various organs beneath the diaphragm, for instance the stomach and the duodenum, but may also originate from inflammations anywhere in the abdominal cavity. They are less frequent than decades ago, presumably due to the application of antibiotics.

In greater series of suphrenic abscesses they are located to one side and are only rarely bilateral. Some authors maintain the presence of these abscesses most frequent on the left side, whereas others state a nearly even distribution on both sides (Carter). Wetterfors found a higher incidence of bilateral abscesses (19 per cent), probably because in his series (101 cases), there was an increased proportion of post-operative abscesses.

The abscesses are divided according to the localisation as anterior or posterior positioned, and corresponding to their position being anterior or posterior to the liver, the stomach or the spleen.

Subphrenic abscesses occur most frequently in the post-operative period, secondary to other lesions. Occasionally, patients with a primary abscess are admitted with the diagnosis of an acute abdominal lesions or a pneumonia.

With reference to the clinical diagnosis the findings in the main are assumed well-known. Here it is only well to emphasise that the demonstration of a subphrenic abscess is rather difficult due to the bony thoracic wall interfering with direct palpation. For this reason, as will be understood, the roentgen examination is of special importance.

These abscesses are greatly varied in size from small infiltrations to large collections of pus, which may displace the liver, the stomach, or the spleen. The roentgen findings are naturally also greatly varied according to the size and site of the abscess, but the diagnosis is mainly dependent on whether gas is produced within the abscess or not. Distinct gas and a marked fluid level are seen in about 50 per cent of the cases.

Collection of pus beneath the diaphragm may give a density or practically the same thickness as the liver and therefore a distinction sometimes is impossible. If gas is present, this serves to identify the abscess by outlining the cavity when the patient is examined in different positions. The roentgen findings are divided into direct and indirect signs.

The abscess may be shown *directly* as a tumor-like density most easily demonstrated on the left side. Films both in frontal and lateral view are required. Fluid levels are nearly always formed when gas is present (Fig. 177a). The levels are well exhibited when the patient is examined in upright or sitting position. During fluoroscopy, when shaking

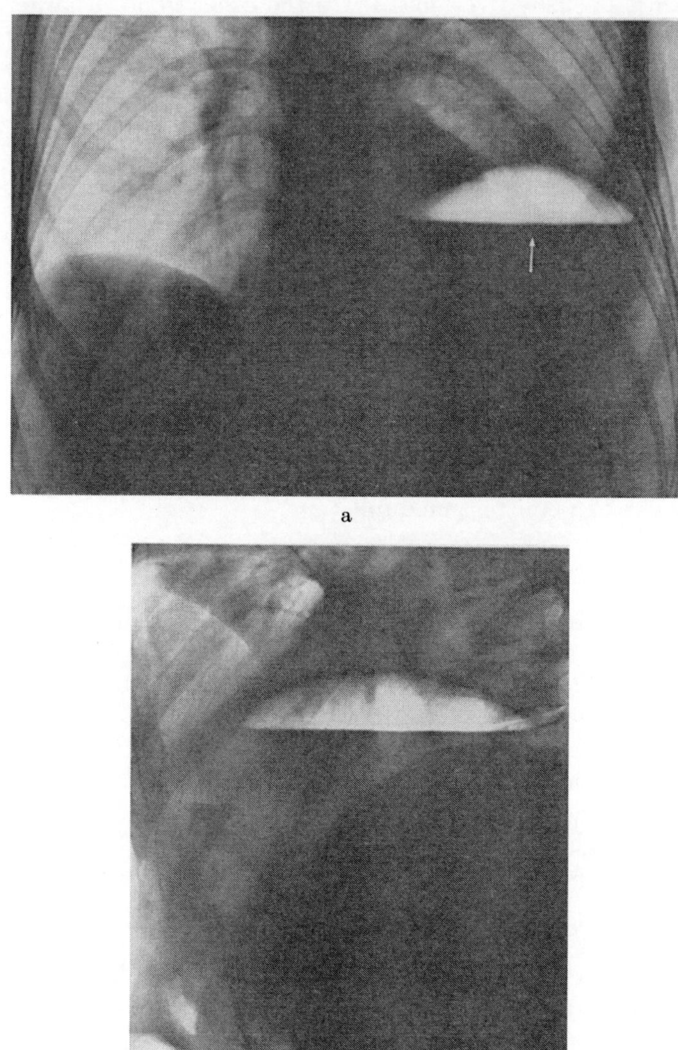

Fig. 177. a) Left-sided subphrenic abscess in frontal view. b) In lateral view

the patient, wave-like movements of the level may be observed. The gas-bubble may resemble free gas in the peritoneal cavity, for example as a result of a perforated ulcer, but confusion is avoided when the patient is examined after change of posture (Fig. 177b). Gas confined in an abscesses will not move to the upper flank in lateral recumbency, but is retained in the area where it was originally demonstrated. Large amounts of gas in an abscess may outline the entire cavity. When situated upwards and to the left abscess may have similarity with the fornix of the stomach or the splenic flexure of the colon. On films taken in upright position perhaps two levels are revealed, one in the stomach and in the abscess. To decide exact where the gas is collected barium should be given by mouth and new films taken after the contrast has entered the stomach. Then the differentiation is comparatively easily made.

Difficulties are also encountered in deciding whether the abscess is lying above or beneath the diaphragm. Again barium must be given by mouth to show the inner wall of the stomach. An impression upon the fornix is often seen in subphrenic abscesses, while no deformity is observed in consolidations of the lung; in other words, if the inflammation is placed above the diaphragm.

Due to subphrenic abscesses a local elevation of the diaphragm may exist, but more frequently the entire leaf is high. When the abscess is situated beneath an elevated diaphragm, it may be projected into the basal part of the lung and be confused with an abscess of the lung. If the contour of the diaphragm is obliterated due to the inflammation and if secondary changes in the lungs are present, the interpretation is obviously particularly difficult.

In this connection it shall be mentioned that abscesses located in the lower part of the lung originating from an acute abdominal inflammation may be confused with a subhepatic abscess. This is particularly true when the interlobar pleural leaf is thickened, and this is mistaken for a highstanding diaphragm.

If the abscess is situated on the left side, filling of the stomach with barium helps to identify displacement or encroachment upon the fornix and to display the abnormal mucosal pattern caused by the infiltration. The stomach wall must be in contact with the abscess and the patient should therefore be examined on a tilting table in supine position, the pelvis somewhat elevated. The contrast will then flow into the fornix, outlining the upper margin. Tilting the patient back again, the barium adhers to the mucous membrane and the fornix is particularly well outlined if expanded by some gas.

Particularly in right-sided abscesses the administration of oral barium is of no use. Some authors have recommended the artificial pneumoperitoneum to outline the diaphragm and to separate it from the liver. At times this may reveal elevation and nonmobility of the leaf and indicate a subphrenic abscess (SANTE).

The gas-bubble in the abscess may be confused with free air in the peritoneal cavity. Free air moves to the highest point in the peritoneal cavity and moves by change of posture when the gas in the abscess is only slightly displaced, limited within the cavity of the abscess.

An early sign of a subphrenic abscess may be elevation of the diaphragmatic dome and restricted excursion; first seen in the dorsal portion. This may be impossible to detect on the films, but can be better determined during fluoroscopy. The dome may be flattened due to change of hydro-static pressure beneath the dome, or to secondary adhesions in the costo-phrenic sinus.

Elevation of the diaphragm is caused either by the abscess itself, or by a secondary paralysis. Repeat examination may show a gradual increase of elevation, a sign which also in absence of gas, may indicate presence of a subhepatic abscess.

Other indirect signs are displacement of adjacent organs, and, as mentioned before, especially the stomach and the intestine. Displacement, for instance, of the splenic flexure, is a valuable sign. Descent of the liver can be a marked secondary sign and the lower margin may be seen as far down as the iliac fossa. Such a displacement of the liver makes the lower border palpable — an important and well-known clinical finding.

Secondary pleural effusions are frequently observed (SANTE). The diaphragmatic contour is obliterated, making it impossible to determine whether one is dealing with a subphrenic abcess, a pleurisy or a combination of both. Contrary to this, large abscesses occur without signs of secondary pleurisy. Complicating lesions, such as empyemas, atelectasis and pneumonitis, are observed in rare cases (Fig. 178 a and b).

The differential diagnosis must include consideration of an intrahepatic abscess. These abscesses are only rarely gas-containing and therefore difficult to demonstrate. If gas is collected within the abscess, one may observe that the location is not close to the

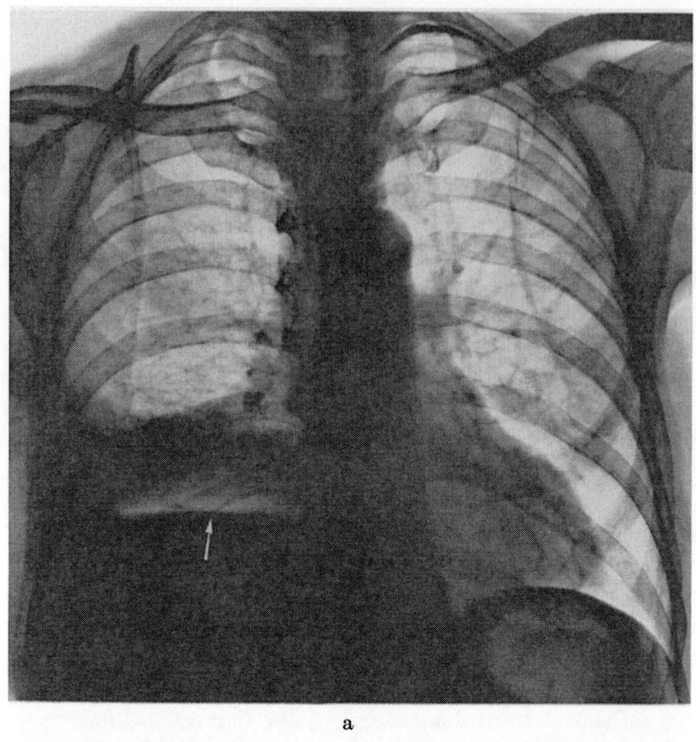

a

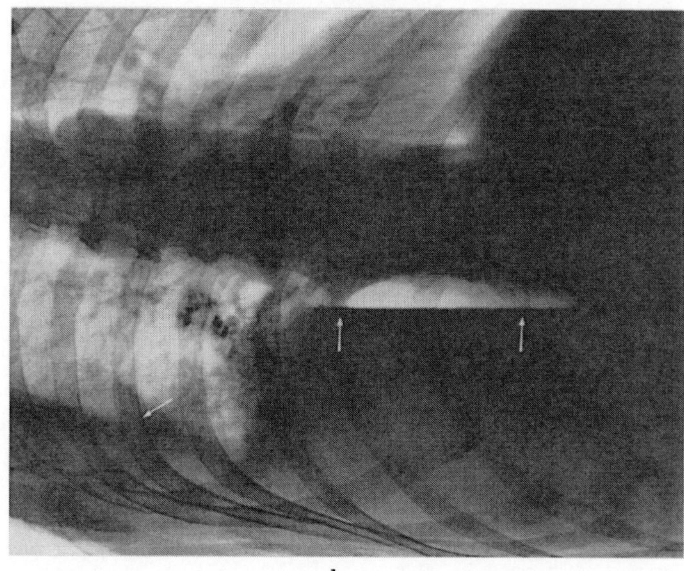

b

Fig. 178. a) Subphrenic abscess on the right side. Marked pleural reaction. Elevation of the dome. b) In right lateral position long fluid level in the abscess ‡. Fluid in the pleura shown along the thoracic wall ‡

diaphragm, at times much lower than the dome, and if the position is controlled in frontal and lateral view, one may well presume that the abscess is formed within the liver parenchyma. Increase in the size of the liver and descent of the lower border of the liver are secondary signs which are of some value when compared with the clinical findings.

Subhepatic abscesses must also taken into account. When the abscess is gas-containing, the demonstration is greatly facilitated.

A density beneath the lower border of the liver is sometimes evident, perhaps seen in combination with a displacement of the hepatic flexure of the colon. In addition, secondary signs of scoliosis to the left, obliteration of the psoas margin and the upper contour of the right kidney may be observed. *Subhepatic abscesses* are also likely to be associated with pleural effusions, and limitation of the diaphragmatic movements (Fig. 179). In some rare instances a very large abscess may show findings which may mimic a distended stomach. An inserted tube may prove that the collection is due to gas outside the stomach, thereby securing the correct diagnosis.

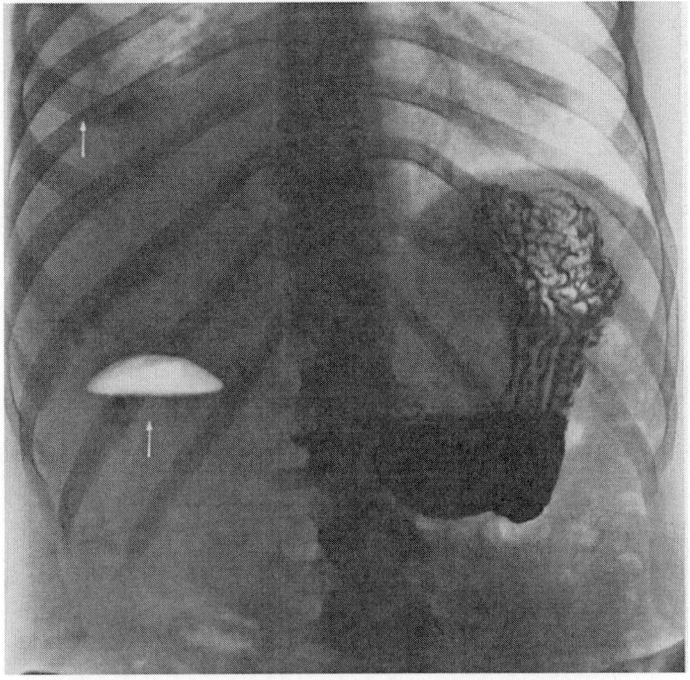

Fig. 179. Subhepatic abscess. Secondary pleurisy

XXIII. Para- and perirenal inflammations

These inflammatory infiltrations originate from the kidney or adjacent organs, or arise from metastatic infection. Both clinically and roentgenologically great difficulties are encountered in establishing a correct diagnosis. Many works have been published regarding these lesions, and ALEXANDER, in 1912, was one of the first who contributed to this roentgen diagnosis. In 1921, LAURELL published his basic work on perinephritis but the examination was based upon survey films and retrograde pyelography only. New experience resulted after introduction of intravenous urography. The roentgen examination may be divided into examination with and without contrast medium, the findings classified in direct and indirect signs (WELIN).

1. Direct signs

The most important sign is the direct demonstration of the density caused by the abscess. This varies largely in size and shape from small localized densities of the perirenal fat up to large phlegmonous infiltrations, extending downwards to the true pelvis or upwards to the diaphragm.

The inflammation is best seen, corresponding to the fat capsule, that is the clear zone normally surrounding the kidneys. In perinephritis this is partially or completely obliterated. The infiltration may take place in a limited area, as a paranephritis, or all

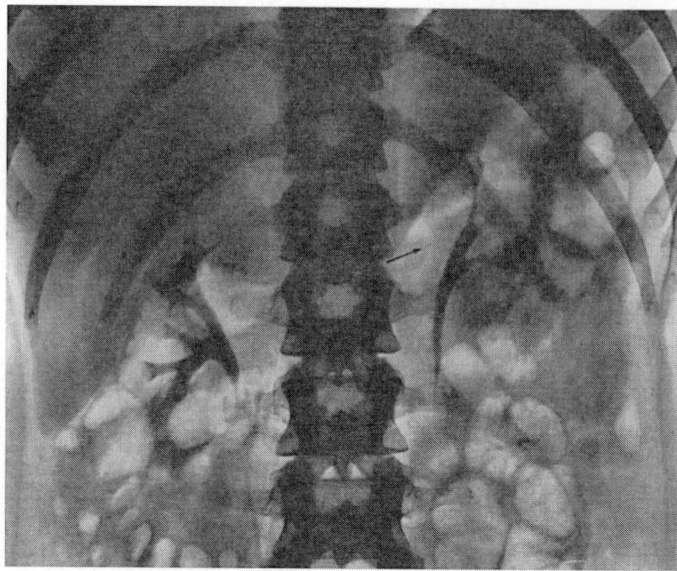

Fig. 180. Perinephritis. Obliteration of the contour of the left kidney. Slight compression of the calyces. Relative good excretory function

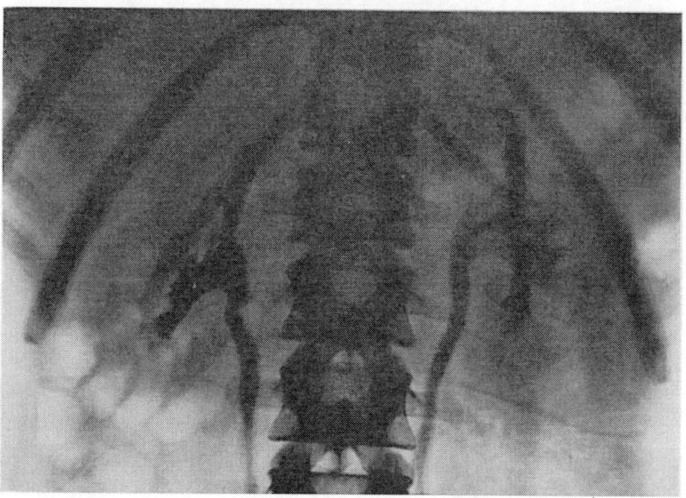

Fig. 181. Renal fixation on the right side due to perinephritis. Double exposure in inspiration and expiration

around the kidney as a perinephritis. The obliteration of the translucent zone around the kidney may be visible on the conventional film of the abdomen, but in most instances intravenous urography is a necessary supplementary aid for an exact orientation (Fig. 180).

Gas may be produced within the abscess and revealed as small bubbles or larger translucencies, also with formation of fluid levels. The exact localization of gas in a perinephritic abscess may be impossible, based on the supine film alone and therefore films must be taken also in lateral view. The gas then will project dorsally to the anterior border of the spine, if the abscess is not too large. Occasionally, the gas is lying more ventrally and is projected anteriorly to the spine. Stones in the renal pelvis may penetrate the parenchyma and eventually lodging in the perirenal inflammatory tissue. Calcification in the abscess wall is a finding which indicates a chronic type of perinephritis.

By means of intravenous urography, the kidneys are better marked due to the nephrographic effect, and therefore also better outlined. If there is much overlying gas, tomography can be used for better definition of the kidney. The kidney pelvis may be compressed and the calyces spread apart due to a tumor-like mass of the abscess. If this extends medially, the upper portion of the ureter is displaced towards the spine.

A most decisive and classical finding is the so-called *renal fixation* (MATHÉ). That is fixation of the kidney due to the inflammatory infiltration around it. Thereby the kidney does not move during respiration or with change of posture. This sign is best demonstrated simply by double exposure on the same film, one in expiration and the other in inspiration.

Normally the kidneys move 3—5 cm during inspiration. However, if the diaphragm is paralysed, elevated or fixed by adhesions, the kidney will have practically no movements. Consequently, the above-mentioned test for a renal fixation is not reliable in these instances. One should therefore always check the mobility of the diaphragm, either during fluoroscopy or on the films before the final decision is made (Fig. 181).

If the breathing ability of the patient is limited, a similar procedure can be performed by taking films in supine and erect position. Normally the kidneys move down 2—10 cm. Provided that the films are taken with a tube fixed at a right angle to a tilting table and two exposures are made on the same film, a similar estimation can be fairly reliable.

Renal fixation can also be demonstrated during fluoroscopy, after intravenous of a contrast medium, making the kidney pelvis visible.

In perinephritic inflammations the excretory function of the kidneys is often unchanged, at least at an early stage of the disease. Urography may show a nearly normal kidney pelvis, a finding which at once excludes the presence of a pyonephrosis, as the primary origin of the perirenal inflammation. On the other hand, the function may be completely stopped when this is the case.

Anterior displacement of the kidney pelvis may be observed in lateral views and often quite good after intravenous injection of contrast medium. Then, however, the two pelvices may overlap and are somewhat difficult to differentiate. This can be obviated by retrograde pyelography, but this method is not so well indicated particularly in cases of infection. "Blushing" of the inflammation may follow, which is a serious objection to this procedure.

2. Indirect signs

Extension of the inflammation into the retroperitoneal tissue may result in obliteration of the psoas margin. Curving of the spine towards the unaffected side is sometimes apparent. The inflammation may also extend laterally, reach the flank, where it may produce a tumor-like tender filling. The extra-peritoneal fat layer is then invaded, and eventually the flank stripe is completely obliterated.

SKARBY has shown that soft tissue films of the flank are very valuable in the study of perirenal inflammations. The subcutaneous tissue shows changes due to edema and increased vascular supply. A reticulated density appears in a subcutaneous tissue, extending out to the skin and eventually the skin-line is broadened on the affected side. These changes appear even in stages where the clinical symptoms are uncertain, and therefore it is a great help to the correct diagnosis. Films of the unaffected side must be taken for comparison, and these are not satisfactory unless the skin-line is apparent.

The diaphragm may show secondary changes, and the dome is elevated if the abscess is large and placed in the upper pole of the kidney, especially on the left side. The dome may also be flattened and the mobility restricted. Small effusions in the sinus are present in most cases, but may also be completely absent in extensive inflammations. The finding must be checked when the film of the thorax taken in lateral recumbency with horizontal rays.

XXIV. Carbuncles of the kidney

In rare instances the inflammatory process is localised to the renal parenchyma only forming localised abscess. The symptoms may simulate other acute abdominal disorders due to inflammation, such as appendicitis when the lesion is on the right side and sigmoiditis on the left side. The kidney must be studied after intravenous injection of contrast medium and a deformity of the renal pelvis is seen if the abscess is deep-sited. The calyces may be spread apart like in a cyst or a kidney tumor.

In cortical abscesses situated more in the periphery, bulging of the contour in a limited area occurs. Correspondingly, obliteration of the perirenal fat is demonstrated in a limited area. In some cases the deformity of the kidney pelvis is only slightly present. This is especially true if the carbuncle has a subcapsular extension. The diagnosis may be nearly impossible when the perirenal fat capsule is not invaded and no signs of edema are present in the flanks. Selective renal angiography is indicated in such cases. In a treacherous way the vascular pattern may be nearly normal, even though a carbuncle is present. However, where a cortical defect is present one should suspect a carbuncle if abnormal perirenal vessels are seen in the same area.

XXV. Gynecological lesions

Lesions of the internal female genital organs may give symptoms of various acute abdominal disorders. Inflammatory processes, such as salpingitis, a twisted ovarian cyst, ectopic pregnancies, etc. are lesions which may give considerable difficulties of diagnosis. Certainly, the gynecological examination is decisive in most of these cases, but the roentgen examination may also contribute largely to the diagnosis.

1. Acute salpingitis

The value of the roentgen examination compared to the clinical examination is limited. The roentgen findings are greatly varied according to the distribution of the inflammatory process, and the stages in which the examination takes place.

The findings have similarity to those of an acute appendicitis or a peritoneal irritation in the lower part of the abdomen. Gas-filled coils of small intestine are revealed and within the loops fluid levels are present showing very little movements. Small collections of gas and fluid levels may also be seen in the cecum or in the sigmoid loop. It is to some extent characteristic that the peritoneal reaction is more pronounced on the left than on the right side. This is somewhat different to the findings in acute appendicitis where the gas-filled loops and levels are prone to localise in the right iliac fossa. In more severe cases a generalized peritonitis can develop with gas-filled small intestinal loops and gas visible also in the colon. The levels are best seen in left lateral recumbency or in upright position.

Free fluid in the peritoneal cavity is a frequent finding, as a rule, easily detected between small intestinal loops. Incomplete mechanical obstruction may occur due to the salpingitis if there are fibrinous adhesions in the lesser pelvis. If contrast is administered by mouth the barium is retained in the lower ileum 8—10 hours later, but the contrast may also have entered the cecum. Complete obstruction due to acute salpingitis is extremely rare. Films of the true pelvis may show tumor-like filling or a density. Such findings may support the diagnosis and are especially meaningful of an acute salpingitis, if visible on the left side.

2. Tumors, including those with a tendency to torsion

The tumors which must be considered are ovarian tumors, either simple cysts or dermoids, further uterine tumors, such as pedunculated myomatas. In the majority of these cases diagnosis can be made clinically. However, the roentgen examination is helpful and often decisive in clinical dubious cases. Complications, such as bleeding and peritoneal irritation may be easily detected.

The twisted cystic tumors vary largely in size from that of a small egg to that of the size of a child's head, or even more. In rare instances the ovarian cyst has an enormous size comparable to a terminal pregnant uterus, filling the entire abdominal cavity. The roentgen findings in such cases are often easily made due to gaseous distention of the colon which in a "frame-like" manner surrounds the cyst.

When situated in the true pelvis the cysts may be visible on the plain films as rounded, sharply outlined masses. Difficulty arises when a fluidfilled tumor and free fluid in the peritoneal cavity are present at the same time. The tumor may fill the entire pelvis and press the fluid upwards and laterally. In such cases the fluid is best seen in the flanks.

Difficulty is also encountered in the differential diagnosis of an enlarged uterus and an ovarian cyst. The contour of the density should be studied, particularly at the bottom of the true pelvis. An ovarian cyst has a nearly circular border which can be followed crossing the minor pelvis, often fairly well in supine position and with horizontal rays. Ovarian cysts are evenly bordered whereas a polycyclic outline is indicative of myomata.

A type of tumor of special interest is the dermoid cysts. They are of characteristic appearance and are prone to torsion. 70 per cent of tumors with torsion are proved to be dermoid cysts. The reason for this is the pedicular attachment and a relative slow development and the smooth surface. The dermoid cysts are tumors comprised of structures from two or more germ layers, but the ectodermal layers with production of fat, hair and teeth predominate. Small remnants of bone and cartilage are also common constituents.

20 per cent of all ovarian tumors are dermoid cysts. They appear at all stages but are mostly diagnosed during adult sexual life. They vary greatly in size from quite small tumors to those of as large as a grapefruit and even more. The usual size is that of an orange. The dermoids most often are unilateral, but may also be bilateral or multiple. Occasionally, these tumors are remotely situated from the ovary because either the stalk is very long, or it may become loosened from its attachment. The dermoid cysts have a tendency to localize themselves in the mid-line and anteriorly even if they do not fill the entire pelvis. This is in contradistinction to other cysts in the pelvis which are fluid-containing and placed posteriorly. The localisation of the dermoid cyst is explained by

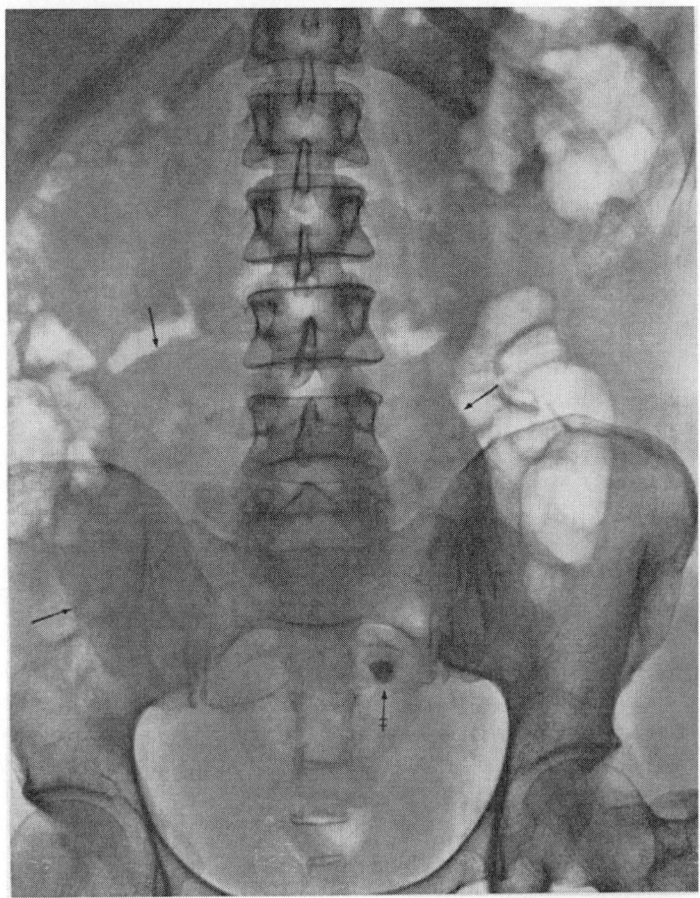

Fig. 182. Ovarian cyst with germ of a tooth ‡. Evenly outlined ↑

the fact that they are often comparatively low specific gravity due to the content of fat and hair, and therefore, in some way, will "float" upon the heavier intestines and upon incidental free fluid in the peritoneal cavity.

For the roentgen examination it is of special interest that the dermoid cyst in 40—50 per cent of the cases contains bony substances. The most characteristic constituent is teeth, as a rule, molars of the second dentition (Fig. 182). The number of teeth varies from a single tooth to hundreds. Based on these findings these tumors are easily indentified in most cases, and confusion with other calcified structures in the pelvis is generally avoided.

In rare instances the wall of the cyst is coated with some calcified material. Then determination of the nature of the tumor is more diffcult, but on the other hand, the size is more easily estimated.

Occasionally, the size of the tumor may be detected even without any visible calcifications, a condition first recorded by Robins and White. A nearly circular ring-like density is seen in the minor pelvis, surrounding a translucency caused by the content of fat and hair. The dense fine zone corresponds to the capsular wall of the tumor. Circumscribed clear area has identical features in lipomata anywhere in the soft tussue. Within the translucent central part of the tumor more irregular spots may be apparent probably due to hair and sebaceous constituents or gaseous products. Torsion of dermoid cysts is most often caused by abnormal movements or traumata. In rare instances a twisting of a dermoid cyst is revealed during pregnancy, the cyst being pushed upwards towards to the mid-line or into the flank by the enlarged uterus. Tumors of similar origin are *teratomas* which occur most frequently in young individuals. These tumors may undergo malignant growth and are comparatively seldom twisted.

Pedunculated myomata may become twisted and give rise to acute abdominal symptoms. These tumors consist of multiple spherical firm nodules, which, when rapidly enlarging, may cause interference with blood supply. Hemorrhage and necrosis are not uncommon and calcifications are typical forming a coarse network-like arrangement. Myomata are so commonly encountered that presence of such densities will not definitely indicate the cause of an acute attack, but, on the other hand, if the clinical examination points towards a torsion the demonstration of such a tumor may strongly support the diagnosis.

In recent years a new method of diagnosis and gynecological lesions has been advocated, especially by Fernström, who has published extensive angiographic studies of the organs in the true pelvis after percutaneous injection of contrast into the femoral artery. This method seems to be very valuable in detecting tumors of different types and also tubal pregnancies. The latter are shown as small tumors supplied by irregular vessels terminating in placental sinuses. On the other hand, ruptured tubal pregnancies cannot be diagnosed by that method, because the vessels leading to the placental sinuses are severed. This method which is very elegant, has, however, not gained any wide distribution yet, but it deserves the most allert attention (Øzaras).

Artifical pneumoperitoneum is a method which has been recommended for diagnostic purpose by many authors in different gynecological lesions. The examination is made after injection of some 500 cm³ of air and with the pelvis elevated to 45 degrees. One or two conventional films will show, for instance, a torqued tumor, but more precise information are obtained when the method is combined with tomography (Oliva).

3. Ectopic pregnancy

Tubal pregnancy is the commonest type, but implantation of fertilized ovum may occur anywhere outside the uterine cavity. The frequency is about one in 4—500 pregnancies. The symptoms before rupture are elusive, and a definite diagnosis is often impossible. During rupture the signs are more pronounced, characterised by sudden onset of sharp pains, definitely on one side of the pelvis, followed by temporary relief. Abdominal bleeding occurs in varying degree and may, after rupture, reach a considerable extent and is eventuallly accompanied by severe symptoms of internal hemorrhage. It is essential that the diagnosis is made before this stage has developed. The ectopic fetus grows rarely over 15—20 mm in length and is therefore in most cases invisible on the films. If the pregnancy progresses beyond the third month, fetal parts may be demonstrated. This will occur only in exceptional cases and a definite diagnosis of an ectopic pregnancy is therefore rather infrequent. On the other hand, the roentgen examination may give valuable secondary information as to the diagnosis.

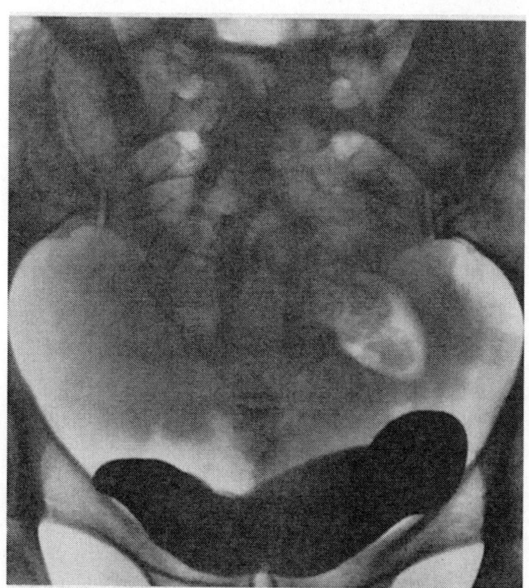

Fig. 183. Ectopic pregnancy. Collection of blood in the lesser pelvis shown as diffuse density with slight impression upon the bladder

The most important sign is demonstration of fluid in the peritoneal cavity, particularly in the lesser pelvis. An approximate estimation of the amount of fluid can also be made in most cases. Blood in the minor pelvis is relatively easy to detect, and the density caused by hemorrhage is undoubtedly more conspicious than the density caused by serous liquid, simply because blood is somewhat denser than peritoneal fluid.

Further signs of a peritoneal irritation may direct attention to the hemoperitoneum. Early development of meteorism facillitates the demonstration of fluid, but still it may be difficult to differentiate fluid and a tumor-like filling which often is concomitant to the rupture. Retrograde filling of the bladder may then be of aid for a correct diagnosis

(Fig. 183). The tumor-like mass may encroach upon the bladder with a marked indentation whereas fluid alone rarely give any deformity to the bladder.

If retrograde filling of the bladder is objected too, intravenous injection of a contrast medium can solve the problem. Then, at the same time, the ureters are presented and a possible displacement can be helpful in limiting the tumor-like mass.

Moderate collections of blood are most common, but larger amounts up to one liter or more may also be observed. In some instances abundant fluid is visible in the flanks, proving that the amount of fluid is more than one liter (Fig. 184).

Certainly, other lesions may also give hemorrhage into the minor pelvis, and a differential diagnosis, for instance of a ruptured corpus luteum cyst, is difficult. Due to similarity of the findings no definite distinction between these lesions can be made on the plain films, but usually the hemorrhage is smaller in ruptured cysts.

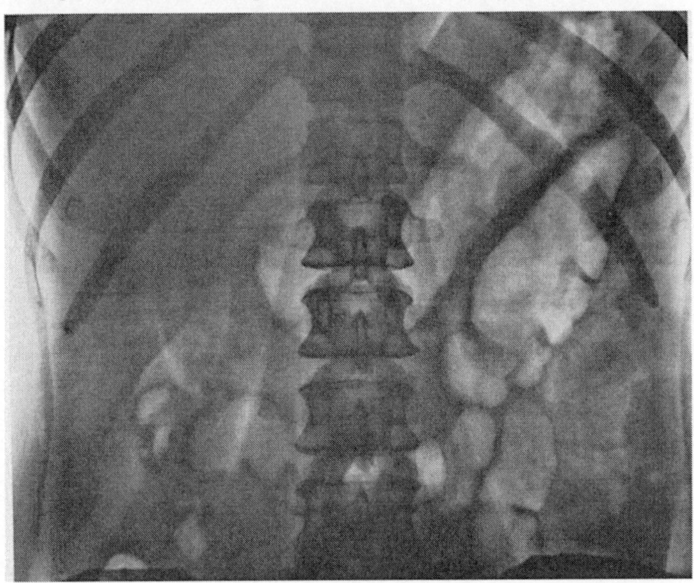

Fig. 184. Profuse peritoneal hemorrhage caused by ectopic pregnancy. Density in both flanks reaching the liver and stomach

Perhaps the most difficult cases to diagnose are the subacute, and in such cases hystero-salpingographies have been tried for the diagnosis of tubal pregnancies. NIELSEN claimed the findings are nearly pathognomonic and therefore may afford definite information. Thin water soluble contrast is injected and the stenosis and irregular contours may be presented.

XXVI. Roentgen examination in abdominal trauma

Cases with abdominal trauma are referred to the clinics in steadily increasing numbers. The injuries are not least due to traffic accidents which in many countries are an ever increasing and most serious problem. An injury should give information as to possible ruptures of retro- or intraperitoneal organs, secondary hemorrhage and complicating fractures. Damage of other types, for instance due to gun-shots can be fairly well demonstrated and no other method can compete with this examination in promptness and accuracy in localization of foreign bodies.

The frequency with which traumatic damage to intra-abdominal organs occurs differs to some extent but generally the parenchymatous organs, the liver, the kidneys and the spleen are most prone to such lesions. Next in frequency are ruptures of the stomach and small intestine, the pancreas and the urinary bladder. Rupture of the parenchymatous organs may occur in combination, such as rupture of the liver and kidney or the liver and the small intestine, the pancreas and the spleen (WOODRUFF, OTTOMAN, SIMONTON and AVERBROOK).

Some of these patients are in such a bad condition that transport to the roentgen department is not advised. On the other hand, most cases can be fairly well examined when the procedure is made smoothly and at the same time quickly. Many of the findings are already described, for example, demonstration of the intraperitoneal and retroperitoneal fluid and free gas in the peritoneal cavity, meteorism and so on. For details one is referred to these chapters. LAURELL divided the findings in abdominal trauma into five groups:

1. Signs of free fluid.
2. Signs of free gas.
3. Signs of peritonitis.
4. Signs of retroperitoneal hemorrhage.
5. Signs of meteorism.

In the following it seems suitable to describe the various lesions separately and the general symptoms in sequence.

1. Rupture of the diaphragm

Ruptures and defects in the diaphragm may follow concussion of the abdomen or thorax, or both in combination. In consequence of such lesions various intra-abdominal organs may ascend into the thorax. Such prolapses are not "hernia" in the strict sense of the word, because they have no peritoneal sack.

Most cases are encountered in 30—40 years of age, though the curve seems to descend and more younger people are submitted with such lesions. This is, not least, due to the increased number of traffic accidents.

The posterior part of the left hemidiaphragm is mostly injuried and left-sided ruptures are much more common than on the right side (HAUBRICH and HARRINGTON). This is due to positioning of the liver on the right side, because this organ will act as a cushion and mitigate the increased abdominal pressure. In case of smaller ruptures the liver may "tamponade" the defect.

All the various types of herniation of intra-abdominal organs cannot be described here. We must confine the description to acute cases admitted as an emergency.

If the stomach is herniated, a tricky finding is encountered; the greater curvature is easily mistaken for an elevated diaphragm (Fig. 185 a and b). The upper contour of the stomach can have a great similarity to a relaxed diaphragmatic dome, and if no movements exist the findings should be checked after introduction of a tube and aspiration of the stomach. It may be possible to see the tip of the tube lying in the thorax, above the diaphragm, but still be impossible based on the roentgen film alone to make a definite decision. It is advisable then to observe suction through the outer end of the tube. A suction sound can be heard if the introduced end is lying in the thorax, due to the negative intra-thoracic pressure. On the other hand, if the tip is below the diaphragm, practically no sucking can be observed at the outer end. An aid is also be inject some barium through the tube and thereby outlining the larger curvature of the fornix.

If other portions of the intestinal tract are suspected to be herniated, for instance the left flexure of the colon, a barium enema is indicated to show prolapse into the thorax (RAMSTRØM, ALSÈN, BARTLEY, WICKBOM).

Herniation of the small intestine may be seen directly when the involved portions are gas-containing, lying close together in the thorax, forming an irregular coarse network (Fig. 186). Survey films of the abdomen may draw the attention to such possibility. Non-presence of loops in the right lower part is seen and when many small loops are converging upwards and to the left they are pointing towards the herniation of the small bowel.

Rupture of the right hemidiaphragm is a rare lesion. It may occur without herniation, the slit being blocked by the liver. On the other hand, protrusion of smaller or greater parts of the liver and liver incarcerations may occur (PECK). The prolapse may be observed as a more or less rounded, sharply outlined tumor-like density lying above the

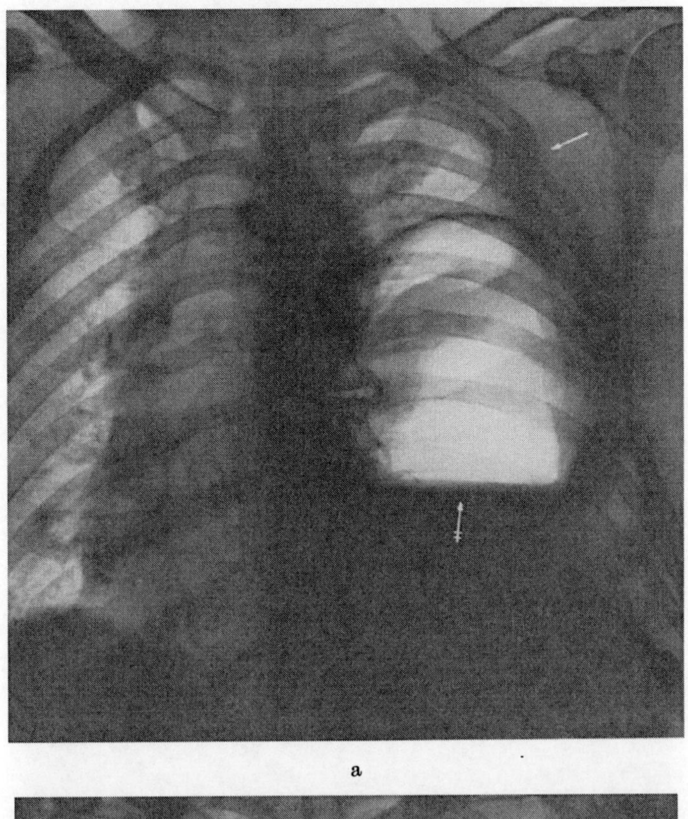

a

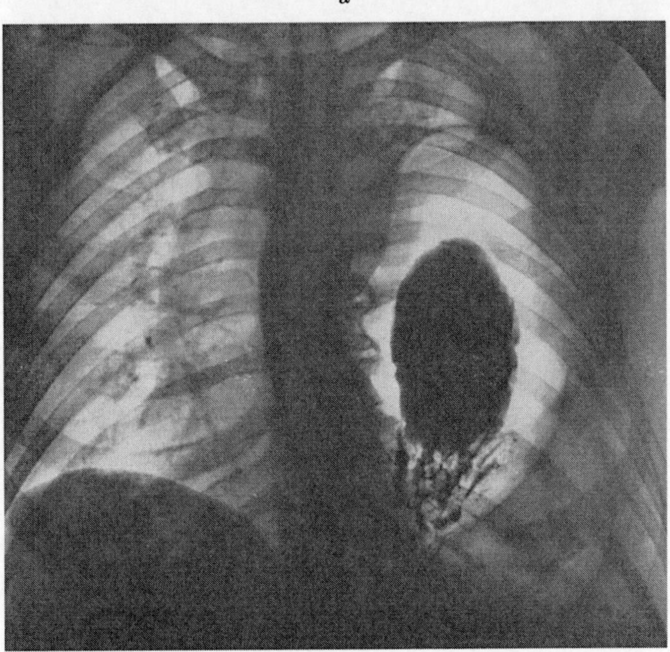

b

Fig. 185. a) Rupture of the diaphragm on the left side ↑. Fractured rib ‡. Fluid level in the stomach. b) The stomach is herniated, identified after oral barium

diaphragm, in the thorax. In such instances pneumoperitoneum as an aid for the diagnosis has been suggested.

Secondary lesions due to rupture of the diaphragm will not be described here (see also page 543).

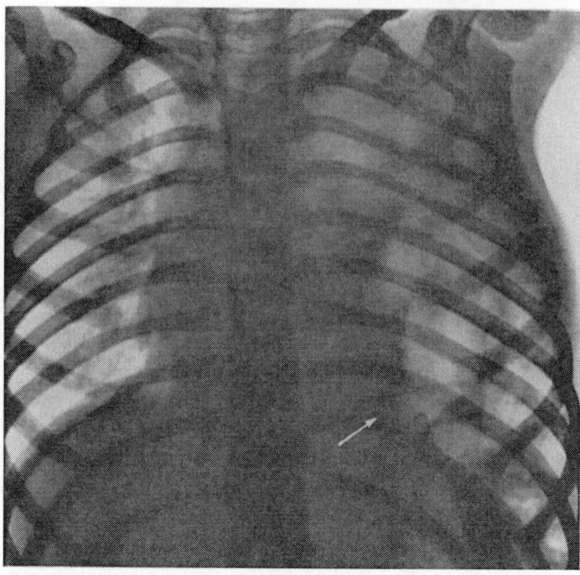

Fig. 186. Rupture of the diaphragm. Intrathoracic reticulated pattern of small intestinal loops laterally on the left side

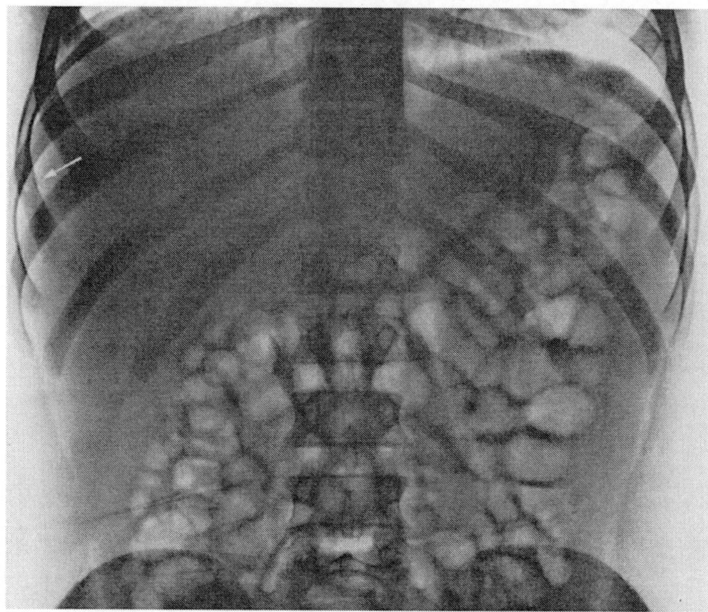

Fig. 187. Rupture of the liver (fracture of the 8th rib). Effacement of the liver contour, density along the flank on both sides with comb-like offshoots

2. Rupture of the liver

Rupture of the liver may follow blunt traumas to the abdomen preferably on the right side, but concussion of the left side may also induce laceration or a severance of the liver parenchyma. Direct demonstration of the rupture is possible only in rare instances. When situated in the periphery, small slits are soon filled with blood-clots and will not appear distinctly on the films. On the other hand, if a rupture is situated on the lower surface meteoristic loops lying adjacent to the parenchyma may penetrate into the groove. In other cases one may observe that the lower border has a step-like contour corresponding to the rupture.

Blood or blood-clots may collect on the surface of the liver and consequently loss of the normal outline may occur. A bulging of the contour may appear also in the posterior part and therefore a lateral film should always be taken. Correspondingly, a bulging may be observed at the cranial contour and a deformity of the dome may develop. According to LAURELL, this is due to collection of blood and characterized by a lateral displacement of the diaphragmatic dome.

These signs may point directly towards a rupture of the liver, but at the same time indirect signs should also be sought. Quite often these indirect signs are the only means of advancing the diagnosis. Hemorrhage into the peritoneal cavity may cause loss of the

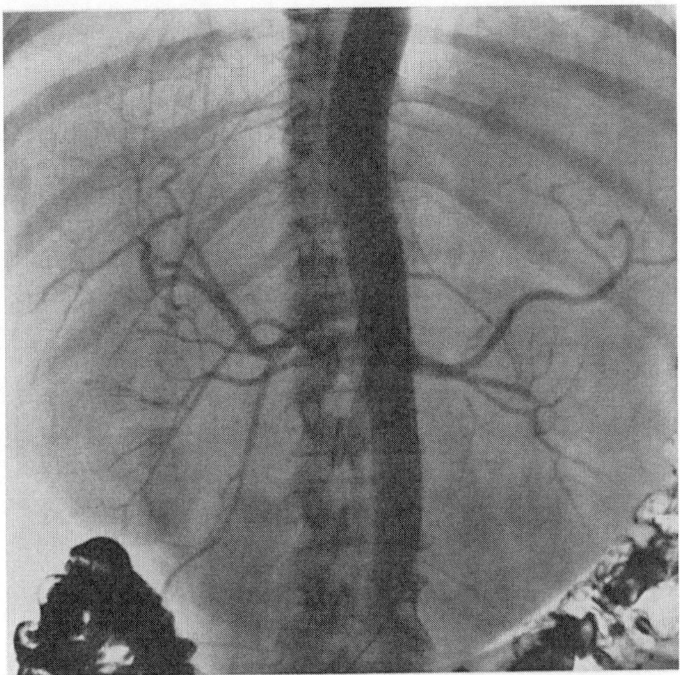

Fig. 188. Rupture of the biliary ducts, collection of bile into the omental bursa. Compression and displacement of transverse colon. Stretching of the arteries as shown by aortography

liver contour partially or on the entire surface. The lower and lateral border should be most accurately studied, because when fluid is present the density of the liver and the density of the fluid becomes confluent without distinction. HELLMER'S *sign*: *medial displacement* of the liver and a translucent zone between the liver and the thoracic wall should be sought. However, this sign is not so easy to interprete in hemorrhage as in ascites because the difference in density between blood and liver parenchyma is less pronounced. Suspicion of rupture of the liver should arise especially when fluid is collected along the right flank. Sometimes the intraperitoneal bleeding can be followed along the flank down into the minor pelvis. Simultaneously the fluid may be found in the mid-abdomen and is revealed as dense bands penetrating, for instance between the stomach and the transverse colon. This is particularly evident when these organs are inflated by gas which frequently occur due to a secondary peritoneal irritation and paresis (Fig. 187). In later stages a complete paralytic ileus may develop.

The diaphragmatic movements are restricted on the affected side in the first stage, later if a peritonitis has developed, the mobility is also limited on the left side.

In some rare instances rupture of the liver may occur without rupture of the capsule producing a so-called "sub-capsular hematoma". This lesion may manifest itself clinically inter alia by shoulder pains. The result may be enlargement of the liver, or more frequently, a local bulging of the contour. It is important to look closely for such deformities on the lateral films, especially in the dorsal part.

In some rare cases a rupture may lacerate the *biliary ducts* and bile may flow into the *omental bursa*. This may be grossly dilated. Consequently the stomach shows indentation along the lesser curvature. The transverse colon is pressed downwards curving caudally and the arteries are stretched as may be well shown after aortography (Fig. 188).

3. Rupture of the spleen

A number of signs have been introduced to indicate rupture of the spleen. The diagnosis certainly is of utmost importance and may be life-saving. Films of best quality are mandatory and films should also be taken with different kilovoltage some more suitable for study of the soft tissue. The interpretation is based upon three main points:

1. Enlargement of the spleen due to perisplenic hematoma.
2. Encroachment upon adjacent organs.
3. Intraperitoneal hemorrhage.

In the first stage the spleen moves with the respiratory excursions, but these soon come to a standstill. If at the same time fracture of the ribs are present, the changes will accentuate. When large amounts of blood are collected between the diaphragm and the

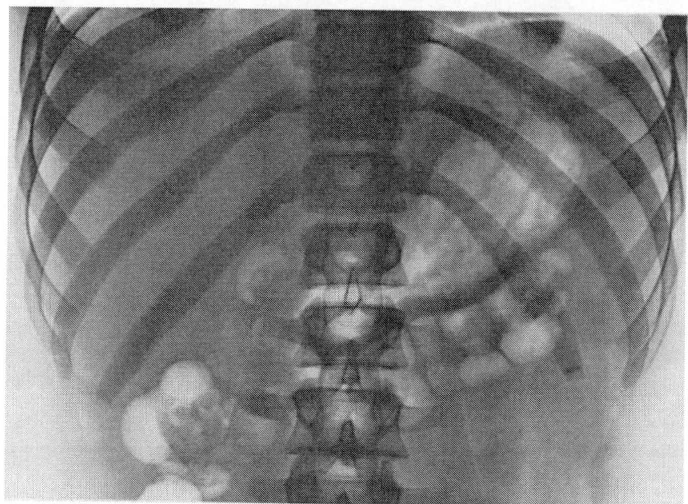

Fig. 189. Rupture of the spleen. Enlargement of splenic density. Slight displacement of the stomach as shown after administration of some effervescent powder. Impression upon the splenic flexure shown by incidental gas in the colon

spleen, the former is pushed upwards and the latter downwards, consequently the distance between them is increased. As earlier mentioned, this sign is somewhat dubious and are often difficult to estimate. Also in normal cases the distance between the diaphragm and the formix of the stomach can be fairly large.

Enlargement of the spleen is brought about when lacerated or severed and the density is increased in size with additional hematomas. Eventually, a diffuse obscuration of the splenic contour is observed. WYMAN has suggested systematic measurement of the splenic density as an aid of diagnosis. He particularly claims that measurement of the lower pole of the spleen is of value and that enlargement and downward movement of the lower pole is practically always present in ruptures of the spleen.

Encroachment upon adjacent organs is often evident, particularly upon the stomach which is usually slight expanded by air and sometimes displaced to the right (Fig. 189). Indentation upon the large curvature of the stomach is an important finding. Increased distance from the costal arch to the medial border of the spleen and the stomach is often

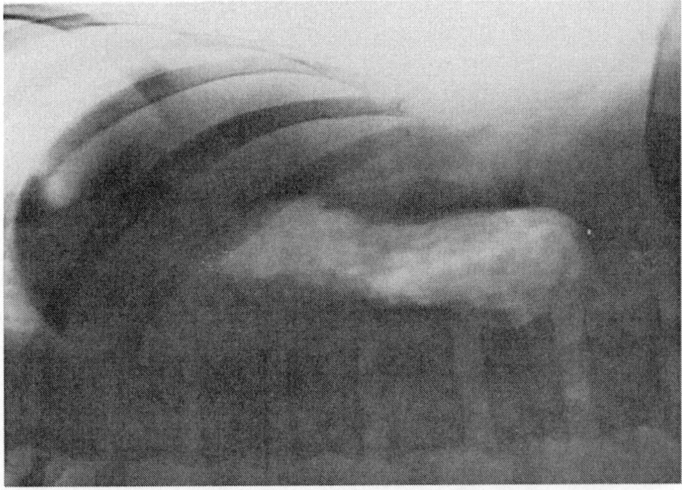

Fig. 190. Rupture of the spleen. Gas in the stomach helps to bring enlargement of the spleen into evidence

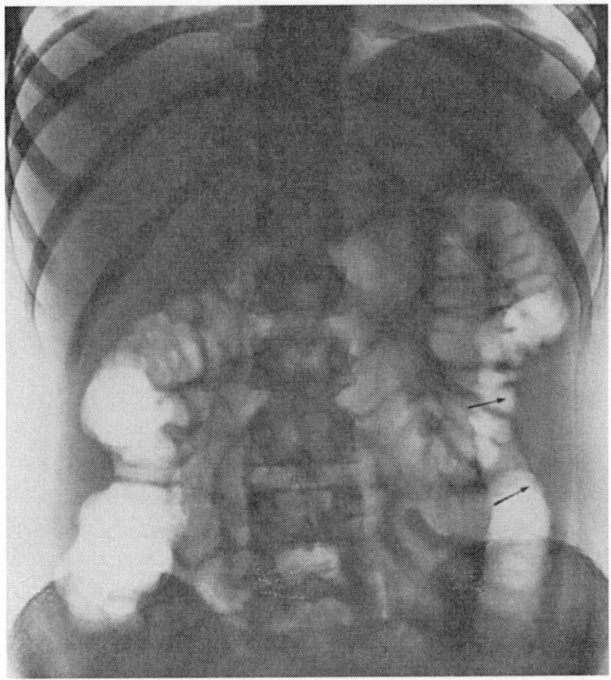

Fig. 191. Fluid in the flanks shown after inflation of some air in the colon

apparent and the finding pertains also in lateral recumbency with the right side down. Then the gas-filled stomach ascends close to the thoracic wall, but if the spleen is enlarged, it is not permitted to reach thus far. The encroachment is often better shown in lateral films than in supine position (Fig. 190). If there is only little gas in the stomach, some effervescent powder should be given to bring these signs better into evidence.

The enlarged spleen may also be encroached upon by the colon. The splenic flexure is most frequently interfered with and is pushed downwards, sometimes with a cup-shaped indentation. If the colon is only slightly gas-containing, some air should be injected through a rectal tube. This may be helpful not only in showing the indentation upon the flexure or the transverse colon, but may also facilitate demonstration of blood along the left flank (Fig. 191).

Intraperitoneal hemorrhage is, according to our experience, one of the most reliable criteria, pointing towards a splenic rupture. However, it is a finding which requires films of best quality and a complete understanding of the interpretation. Therefore, the lesion should be studied in detail on special films of the flanks. Blood, like fluid, produces a density which, when lying in the flank, has a straight lateral contour, bordered by the peritoneum and accentuated by the retroperitoneal fat.

In rupture of the spleen fluid may also be revealed in the mid-abdomen and in the right flank, and thus indicate that considerable amounts of blood has entered the peritoneal space. As a rule, the fluid or blood is also visible in the minor pelvis. Hemorrhage into the peritoneal cavity will soon cause peritoneal irritation, and correspondingly retention of gas and fluid in the intestinal coils. The fluid levels are revealed on films made with horizontal rays and the patient in lateral recumbency (Fig. 192).

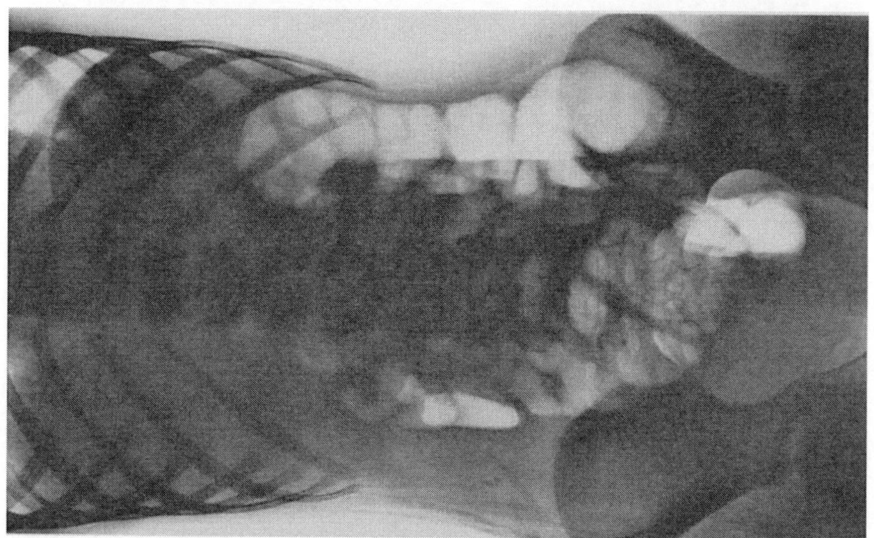

Fig. 192. Rupture of the spleen, intraperitoneal hemorrhage (no clotting). In right lateral recumbency the liquid flows away and collects in the minor pelvis and lower flank. Gas-containing loops occupy the upper flank

The quantity of fluid can be approximately estimated. Along the left flank a comb-like density is detected with small spur-like offshoots between the individual loops. When blood is collected only in the flank, there is only small quantity, but when the minor pelvis and the right flank are also occupied, the amount is usually more than one liter.

The density in the flank, as described above, may also be caused by a intraperitoneal hematoma. To determine this, the patient should be placed on the side and films taken with horizontal rays. If a hematoma is present, the density is unchanged while fluid will flow away and collect in the lower flank. Gas-leading loops will ascend to the parietal peritoneum and be outlined by the retroperitoneal fat. As will be shown later, a retroperitoneal hematoma may produce similar findings (see page 641).

Hemorrhage from the spleen occasionally occurs relatively long after the actual trauma. This so-called "delayed rupture" is explained by a spontaneous contraction of the spleen, combined with thrombotic changes in the small vessels, a so-called spontaneous tamponade. On a later occasion a slight trauma may cause loosening of a thrombus and the size of the spleen must be checked and compared with the earlier films.

As in rupture of the liver, subcapsular hematomas may occur in injuries of the spleen with or without rupture of the parenchyma. The lesion is demonstrated by enlargement of the organ, or as a local deformity of the surface. Ruptures of subcapsular hematomas may also produce secondary hemorrhage into the peritoneal cavity, spontaneously or as a result of an incidental trauma.

If, despite all these signs, the diagnosis is dubious or impossible, reexamination after few hours may be helpful in showing increase in size of the spleen and changes in the flanks due to hemorrhage.

Some authors have advocated artificial pneumoperitoneum as an aid in showing the enlarged spleen and better also intraperitoneal fluid by demonstration of fluid levels (PORCHER-SIMON). This method can hardly be recommended, except in special cases. By a proper technique the diagnosis should be satisfactorily settled by the conventional method.

In acute and subacute cases with localized hematomas the rupture of the spleen can be diagnosed by angiography, as stated by NORELL, AAKHUS and ENGE. The contrast can be injected in the aorta after introduction of a catheter but preferably selectively into the splenic artery. The rupture is shown by leakage of contrast into the extra-capsular space. The hematoma may also be shown indirectly as a filling of lesser density outside the spleen which is opacified by the contrast medium.

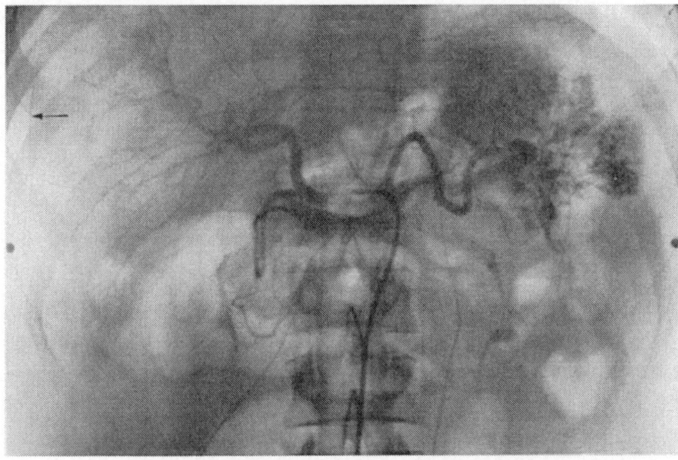

Fig. 193. Coeliacography show medial displacement and rupture of the spleen. Arteriovenous shunt. Liver margin visible (arrow)

4. Rupture of the kidney

Injuries to the kidney are mostly seen in men aged 20—40 years, corresponding to the period of greater activity of man's life. Relatively common are renal injuries in children explained by renal ptosis and less protecting perirenal fat.

The clinical diagnosis of rupture of the kidney is based on five cardinal signs:

1. History of trauma.
2. Hematuria.
3. Pain and contraction of the flank.
4. Swelling in lumbar area.
5. Shock.

Rarely all these signs present, the two last are often missing.

Urinary hemorrhage is the decisive finding and is present in all cases, except those in which the passage through the ureter is blocked, for instance by a clot produced by the affected kidney. Certainly, blood in the urine does not in itself signify a rupture of the parenchyma, the bleeding may for instance be caused by a coincidental tumor, a stone etc. (SARGENT).

SCHOLL and FERRIER divided the renal injuries in five groups. Simple contusions may occur as single fissures or fragmentation of the parenchyma. Laceration of the renal capsule and perirenal hematomas with or without rupture of the kidney pelvis.

As mentioned, the rupture may be subcapsular or, localized in the parenchyma or, it may penetrate to the kidney pelvis, in some cases completely severing the kidney. Correspondingly, the bleeding may occur beneath the capsule, penetrate into the parenchyma, into the pelvis, or when the capsule is ruptured, into the retroperitoneal space. In rare instances, even into the peritoneal cavity.

In extensive injuries plain roentgenogram may be taken only, and urographic studies prohibited. MCGRIGOR and SAMUEL gathered the following radiological signs:

1. Scoliosis of the spine.
2. Absence of renal shadow.
3. Obliteration of psoas line.
4. Fracture of the twelth rib.
5. Raised hemidiaphragm.
6. Extra-peritoneal hematoma.

In general intravenous urography has proved to be the preferable method. Retrograde pyelography should be unnecessary in most cases of renal injuries, as well in the hematomas and ruptures. Even disregarding the risk of infection it is a strain to the patient and the most important thing is that the function of the kidneys cannot be estimated. This method should only be used in exceptional cases and will not be discussed in detail here.

Intravenous urography performed immediately after the admittance of the patient, is the method of choice and the following findings are made: In about 50 per cent of the cases the perirenal hematoma is revealed as a diffuse density with obliteration of the clear zone around the kidney. Large hematomas extending medially may hide the outline of the psoas muscle. Enlargement of the entire kidney without obliteration of the contour suggests a subcapsular hematoma and appear in rare cases only. In some instances of transverse rupture the hematoma may be situated between the fragments giving the impression of enlargement of the entire kidney.

Secondary signs are scoliosis of the lumbar spine with convexity towards the unaffected side. Usually, the hematoma produces reflex colonic meteorism which may be severe, mostly with absence of fluid levels.

Urography in rupture of the kidney is easily performed, only in very rare cases loss of blood or major injuries may preclude the examination. It is advisable to use 40 cm^3 of contrast to bring details better into evidence. Compression of the ureters may be objected to in these cases, but in most it is well tolerated and without any harm. The compression can be applied about 10—20 minutes and is of great advantage in giving better filling of the kidney pelvis. If compression must be avoided the patient can be examined on a tilting table with the pelvis raised so that urine may accumulate in the kidney pelvis and ureter.

In more than 50 per cent of the cases deformities of the renal pelvis are seen. Such deformities are caused partly by extrinsic pressure due to hematomas, and partly by clots within the pelvis. In some instances deformity of the pelvis diappears quickly as is revealed by re-examination. This finding is usually explained by the rapid dissolution of an intrapelvic clot. In other cases the clot may stay for days, suggesting a tumor-like defect or a "negative" kidney pelvis.

Intrarenal hematoma may cause secondary deformities of the renal pelvis, very similar to those of a tumor. However, one of the most important signs is the demonstration of contrast medium outside the renal pelvis (Fig. 194). Due to leakage small perforations are seen as circumscribed densities of contrast within the parenchyma. Such leakage may soon diappear, leaving a completely normal pelvis. Also in large ruptures, when the contrast has penetrated into a more wide-spread area, for example the lower pole, the process may heal spontaneously, leaving only a slight deformity of the kidney and a nearly normal appearance of the renal pelvis.

Collection of contrast medium under the capsule is in itself a relatively good sign that the latter is intact. The condition is more serious when rupture of both parenchyma and capsule has taken place. This is obviously so, if contrast collects in the renal tissue and at the same time outside the kidney. However, in such cases spontaneous regression may also be observed and the presence of perirenal contrast is not an absolute indication for surgical intervention. Large hematomas may develop along the right flank, the meteoristic intestines are displaced medially and the density of the hematoma is quite similar to that of a phlegmone in the flank.

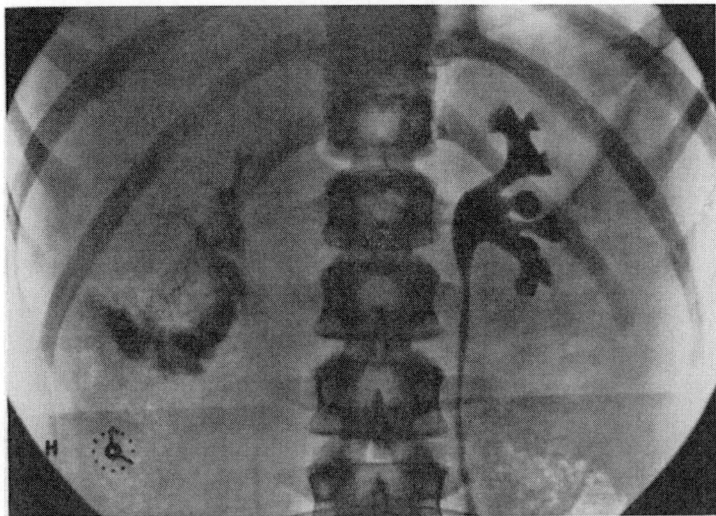

Fig. 194. Rupture of the lower calyx on the right side. Parenchymatous and subcapsular collection of contrast. (The lesion healed spontaneously and examination some months later showed a practically normal pelvis)

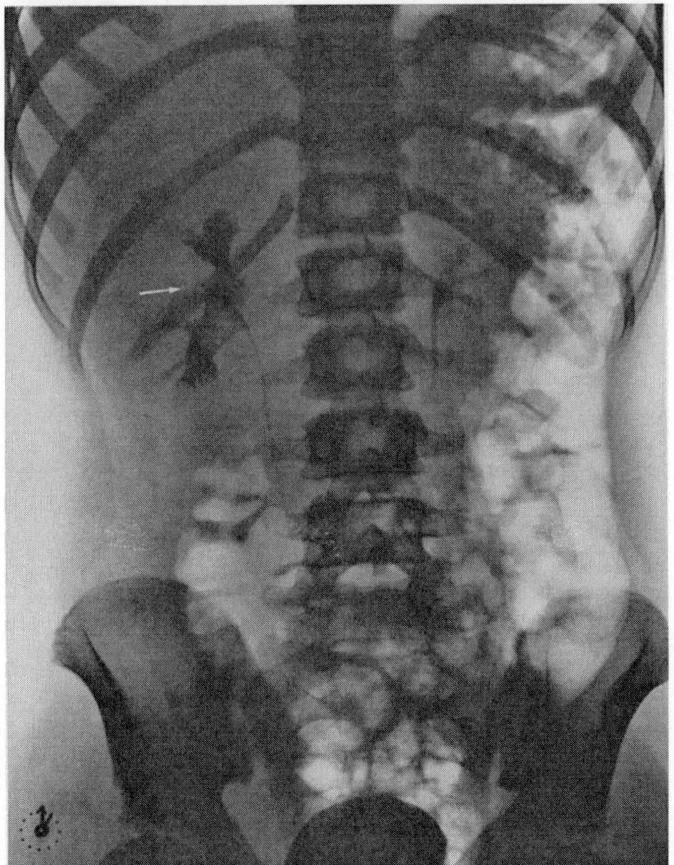

Fig. 195. Rupture of the right kidney with severence of the pelvis. Retroperitoneal hematoma, extending to the right iliac fossa

Parenchymal tears may have a transverse line of cleavage and extend to the kidney pelvis. A definite indication for surgical intervention is rupture of the mid-portion of the kidney pelvis as proven by leakage of contrast and shown by increased distance between parts of the pelvis and calyces (Fig. 195). Trauma may also cause transverse laceration of the kidney with complete severing of both pelvis and parenchyma (Hareide). An increased distance between the upper and the lower calyces due to division of the pelvis can be observed and this will indicate rupture and a large hematoma. Traumatic bisection may be followed by hemorrhagic infarction of a fragment due to interference with the blood supply. In angiograms this may be shown in partial absence of the vascular pattern.

Absence of contrast in the pelvis may be explained by stasis in the ureter, for instance due to clot. Size and contour of the kidney may indicate lack of function, a condition

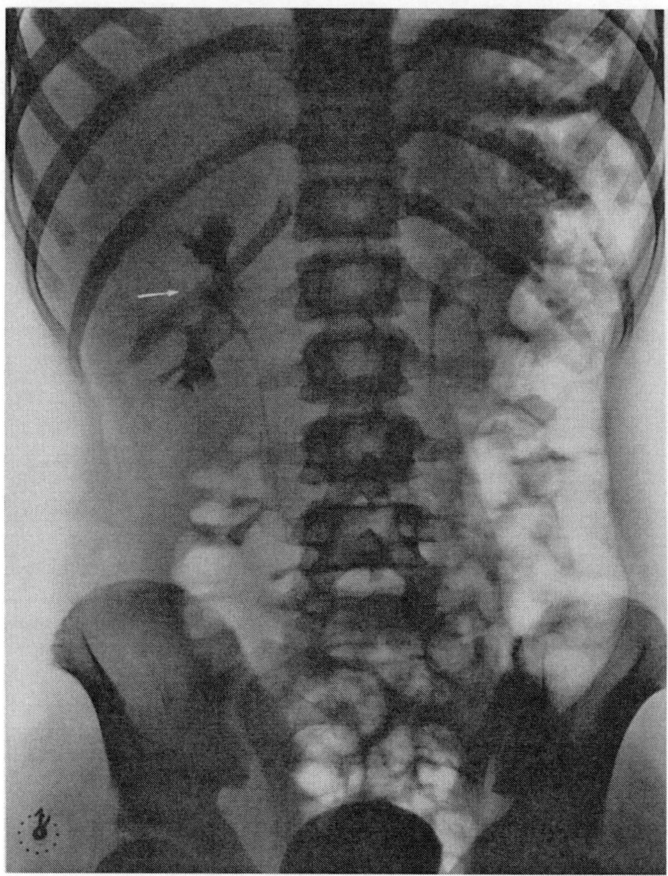

Fig. 196. Injury of the right kidney. Intrapelvic clotting. Large tumor-like defect in the bladder also caused by coagulated blood

which in itself is comparatively harmless. If, on the other hand, no contrast is excreted and at the same time signs of perirenal hematoma are seen, the findings point towards a more severe injury. Intrapelvic hemorrhage may cause blood clots of varying size, revealed as irregular defects in the pelvis. sometimes extending down into the ureter, and even down into the bladder (Fig. 196).

In rupture of the kidney angiography is taken and more into use. Vogler, Bergmann, Olsson and Lunderquist. It has been proven that ruptures invisible by the urographic studies can be shown by angiography. In the arterial phase the laceration may be evident but it is also of great importance to show whether the arterial branches are intact or not. Fragmentation of the kidney parenchyma is best shown in the nephrographic phase. In these emergency cases where bowel content may be superimposed, severing of the parenchyma may be brought particularly well into evidence if the angiography is combined with tomography (Fig. 197). In dealing with traumas in the flanks and possible rupture of the kidneys, one should always look carefully for fractures of the skeleton which may be associated with this lesion. Fractures of the iliac crest, for example, may produce large retroperitoneal hematomas, pushing the ascending colon medially. Fractures of the lower ribs may likewise cause retroperitoneal hematomas.

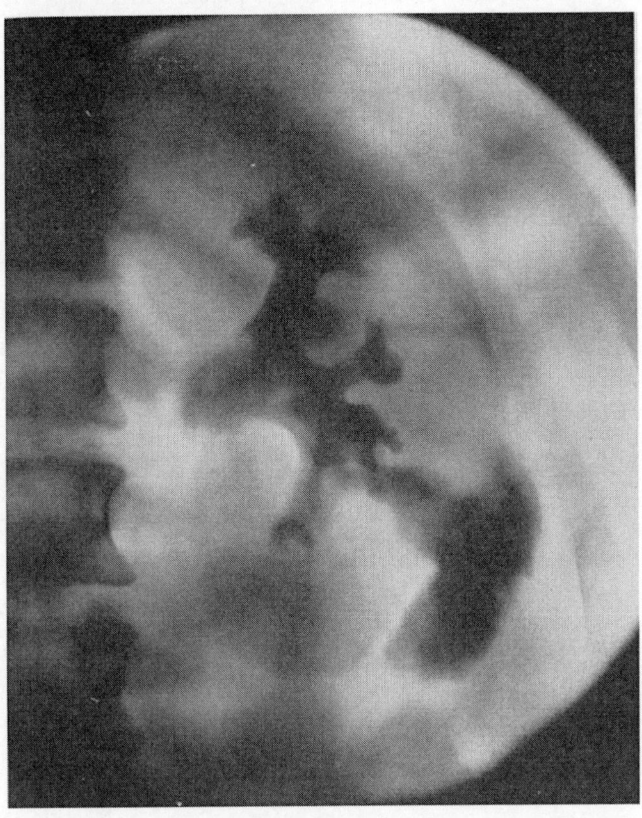

Fig. 197. Angio-tomography showing cleavage of parenchyma. Leakage of contrast from the kidney pelvis out in perirenal tissue

5. Rupture of the urinary bladder

It is commonly agreed that no danger is connected with immediate urographic examination of a ruptured bladder and that such examination must be performed to decide where the rupture is situated (BRAASCH and EMMETT).

The types of injuries of the bladder causing acute abdominal disorders are either extra-or intraperitoneal, or both types may occur in combination. Extraperitoneal rupture is more frequent than the intraperitoneal rupture and is usually associated with direct trauma, penetrating wounds or fractures of the bony pelvis and the spine. If a contrast medium is used, this should preferably be administered intravenously as an urography. Retrograde filling of the bladder is more questionable, but may, on the other hand, bring the rupture better into evidence. If retrograde filling is performed, a catheter should be used and greatest care must be taken to avoid infection. Even small ruptures of the bladder can be demonstrated by the roentgen examination (Fig. 198). The contrast usually penetrates into the pelvic floor and radiates from the rupture out in the soft tissue. Large hematomas may develop and the bladder may show various deformities owing to compression by extravasated blood or urine. Due to the hematoma the bladder is pushed cranially, narrowed or elongated, a deformity which has been called a "tear-drop" bladder (PRATHER). This type of rupture is often seen conjunctively with fractures of the bony pelvis.

Intraperitoneal rupture of the bladder occurs particularly after blunt traumas and usually the viscus has been overdistended, and the patient is frequently intoxicated. PRATHER and KAISER tabulated 212 cases, 18 per cent of which intraperitoneal. The deformity of the bladder can be well shown after retrograde or intravenous injection of the contrast medium and this has a tendency to accumulate in the pelvic peritoneal cavity, giving an irregular pattern much in comparison with the picture after salpingography (Fig. 199). If considerable, the contrast may extend towards the flank as a broad, band-like density which is sharply outlined laterally by the peritoneal reflection. Abnormal dilatation of the bladder without rupture may cause acute abdominal pains. This mostly happens in men with hypertrophy of the prostate and often the patient is intoxicated by alcoholics. The bladder may be considerably enlarged compressing the ureters. The lesion is comparatively easily revealed by urographic examination (McCORT).

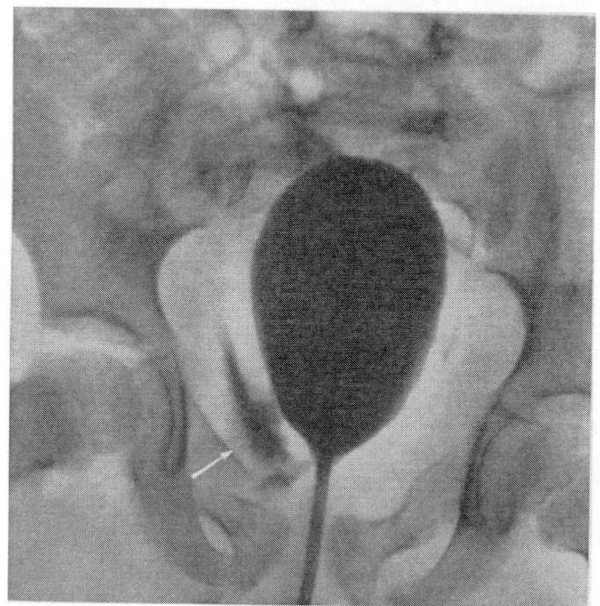

Fig. 198

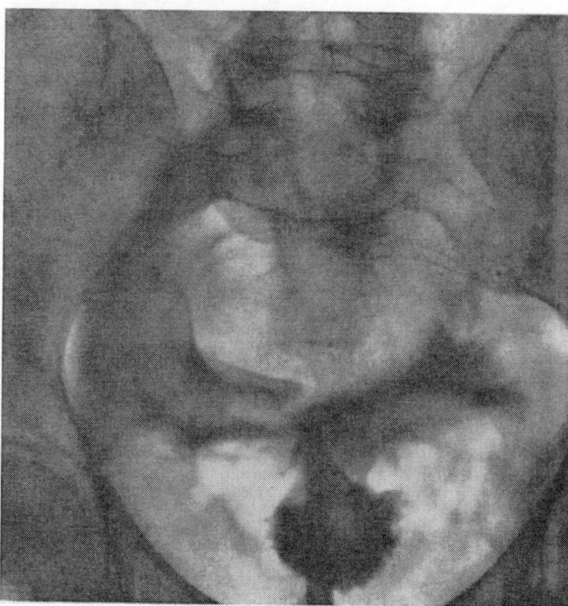

Fig. 199

Fig. 198. Extraperitoneal rupture of the bladder. Fracture of the pelvis

Fig. 199. Intraperitoneal rupture of the bladder shown after injection of contrast medium

6. Rupture of the stomach

Injuries to the abdomen may act on the intestinal tract in different ways. Firstly, distension primarily of the colon may be produced. Such a distension may occur without rupture of any organ. It develops quickly and will reach its peak within the course of one or two days. Such reflex meteorism is mostly due to intestinal vascular disorders. Secondly, a distension of the intestine may be produced by local ruptures and secondary paresis and hemorrhage.

A blunt impact on the surface of the body may injure the viscera, causing rupture without a visible contusion on the abdominal wall. Similar lesions are likewise produced by crushing or stretching forces, etc. Puncture wounds inflicted by foreign bodies, gunshot wounds and the like, are also responsible for the secondary peritonitis. The perforation may be situated anywhere in the intestinal tract, but the small intestine is most frequently affected. Important findings are signs of free gas and fluid. Rupture of the stomach will give pneumoperitoneum more frequent than ruptures of the small intestine.

7. Rupture of the duodenum

The duodenum lies retroperitoneally and close to the posterior abdominal wall. Traumatic ruptures of this part of the tract is infrequent and the features are different in ruptures of the posterior and the anterior wall. In lesions of the anterior wall a pneumoperitoneum usually occurs, whereas in ruptures of the posterior wall a retroperitoneal or intramural emphysema or hematoma may develop (WANGENSTEEN, MELAMED, PANTONE). A secondary phlegmonous infiltration may penetrate along the flank and extend down to the pelvis (STRANSKY).

8. Rupture of the small intestine

This type of injury is most prone to occur in abdominal trauma, but on the other hand, the symptoms are often obscured and the diagnosis very difficult. For various reasons pneumoperitoneum is scanty and rarely produced, firstly because the small intestine in adults does not contain gas, and secondly because the small intestinal loops lie closely packed and fibrinous adhesions will soon develop, permitting no gas to escape. Fibrinous clotting may also close the perforation or trap the perforated gas. Fluid may escape from the rupture and collect in the mid-abdomen, revealed as a diffuse density or collect along the flanks. Even in blunt traumas the rupture may be confined to one loop and a single tear.

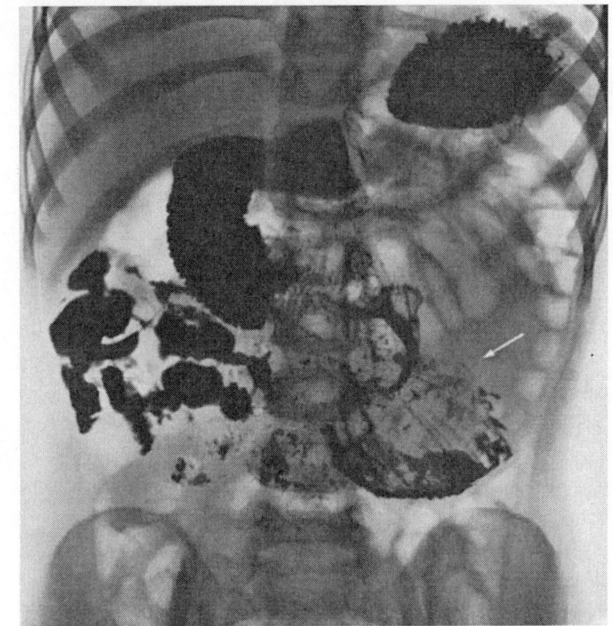

Fig. 200. Jejunal hematoma caused by abdominal trauma. "Coil-spring" pattern in affected loop (Courtesy LIVERUD)

Even if some gas escapes, the demonstration of a pneumoperitoneum is difficult because the gas may be caught by the omentum and retained beneath the transverse colon close to the anterior abdominal wall. In such instances the gas is revealed in the supine position with horizontal direction of the rays. Regardless of the position used for examination, the rule is that only small collections of gas are found.

The findings primarily depend upon the time between the injury to the examination. Immediately following trauma demonstration of free gas cannot be expected, but three to four hours later the condition are altered. Then a slight gaseous distension has developed, and the loops are paretic with small horizontal fluid levels. In other instances the gas may collect at a later stage, mainly due to the local peritonitis. In such cases free fluid is often abundant and easily demonstrated because segments of small intestinal loops are distended by gas (JACOBSON and CARTER).

The prognosis in rupture of small intestine is serious and re-examination should be instituted when there is suspicion of a rupture, but the roentgen findings are so scanty that a definite diagnosis cannot be made at the first examination.

Traumatic intestinal lesions of the small intestine may produce a hematoma of the intestinal wall. This may be shown directly by the roentgen examination, as published by LIVERUD, JUDD et al. Barium must be given by mouth and a relative stenosis is found, often in the upper jejunum where the filling defect can be seen and correspondingly an abnormal curving of the loops and extended circular folds (Fig. 200). Later similar cases have been reported by FELSON and LEVIN who also confirmed the "coil spring sign". MESTEL, TRUSLER, THOMSON and MOES reviewed 13 cases and added two of their own. Evacuation of the hematoma is preferred to resection (SWAIMAN, ROOT and RAILE).

Closed injuries to the pancreas are frequently associated with shock and the effects is often fatal. Large retroperitoneal hematomas may follow, causing indentation upon neighbouring organs, such as the stomach, the duodenum and the colon. In rare cases obstruction of the duodenum may occur due to a crescentic pressure effect. STREET mentions the combination of trauma and acute or delayed pancreatitis and maintain that about 10 per cent of these cases are traumatic in origin.

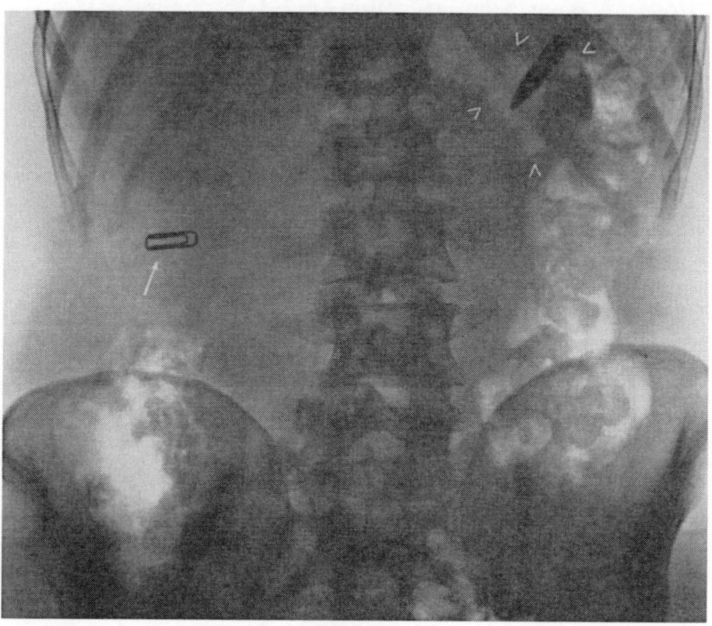

Fig. 201. Rupture of small intestine by bullet. Small gas-bubbles around the projectile. Entrance marked by a pointer

9. Rupture of the mesentery

The small intestine may be secondarily afflicted by traumatic rupture of its mesentery. Tearing of the vessels may cause impairment of the vascular supply with hematoma, necrosis and peritonits. A loop of small intestine may be incarcerated through a slit in the mesentery causing severe mechanical obstructions. The local pathology may be impossible to demonstrate based on the roentgen findings but the ileus can be revealed, being rather pronounced (KELEMEN).

10. Rupture of the colon

Ruptures of the colon occur with about the same frequency as ruptures of the stomach. Owing to escape of the normal content of gas a comparatively large pneumoperitoneum is produced. Entrance of gas into the peritoneal cavity is far more common than in ruptures of the small intestine. The perforation may take place in the posterior abdominal wall associated with leakage and retroperitoneal emphysema or a phlegmone. Fecal material outside the colon may arise suspicion of a perforation (GOTTLIEB, SHARLIN, PECK).

Gunshot and shrapnel wounds are less likely to produce injury to the colon than to the small intestine. The findings vary greatly according to the site of the injury. Roentgen examination is of decisive assistance in the demonstration of foreign bodies and their points of entry and exit (Fig. 201). If the bullet has passed through the intestine, signs of peritonitis of free gas may be revealed. In rare instances small gas-bubbles lie adjacent to the perforation and the projectile.

11. Rupture of aneurysms

In various parts of the abdomen sack-like or dissecting aneurysms may occur giving variable from moderate to symptoms of an acute abdominal disorder. The symptoms may be caused by a rupture which may start "spontaneously" or be caused by negligible traumas or more severe injuries (Moldhauer and Dihlmann). Small aneurysms are most commonly situated at the splenic artery, occassionally also at the renal artery (Sherlock and Learmonth). When calcified, rupture of such aneurysms occurs only rarely. Despite this it has been maintained that when such calcified rings are observed, they should be immediately extirpated because the menacing fear of rupture. In the actual situation the combination of such a clacified aneurysm and the clinical symptoms, especially signs of intra-abdominal hemorrhage, make it possible to advance the diagnosis (Ronnen). Rupture of splenic aneurysms have been reported after traumas and increased intra-abdominal pressure. Cosgrove, Watts and Kaump collected 15 cases of ruptured aneurysms of the splenic artery as a complication of pregnancy. The aneurysms are relatively easily demonstrated by aortography (Fig. 202).

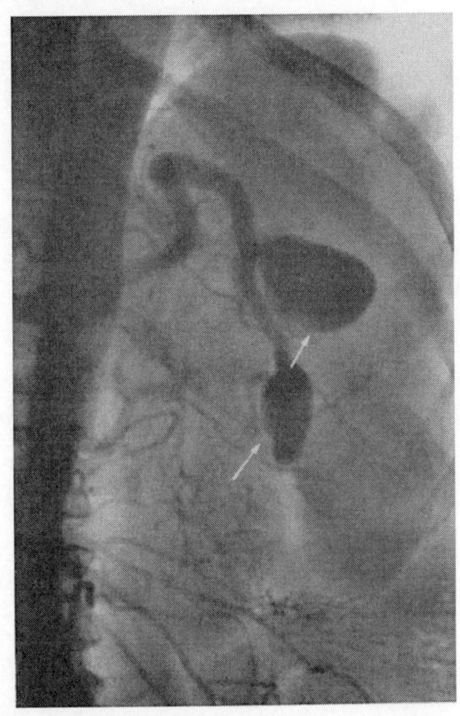

Fig. 202. Aneurysms of splenic artery as shown by aortography. Enlargement of the spleen

Dissecting aneurysms of the abdominal aorta occur mostly below the renal arteries and may manifest themselves as an acute abdominal disorder, often with a palpable pulsating tender mass. The psoas margin is effaced, mostly on the left side, the ureter and kidney are often displaced laterally (Fig. 203a and b). Gastro-intestinal manifestations caused by indentations upon the dudoenum, or small intestine are not uncommon (Sondheimer and Steinberg).

In sac-like aneurysms films of the abdomen may also reveal a tumorlike density which may obliterate the psoas margin and the contour of the kidney (Grayson and Kennedy, Schanno et al.). The periphery has more or less marked calcified flecks. The aneurysm may be well shown in supine position with vertical rays. The calcification can be better exhibited with a horizontal beam in the same position and tomograms are often very helpful in outlining the aneurysm and in showing the calcifications in the wall. Demonstration of blood pools by means of isotopes as advocated by Rejali, McIntyre and Friedell has not become a routine measure but the method deserves alert attention.

These aneurysms are also best shown by aortography and particularly well when the contrast medium is accumulated in the sac. This examination can usually be performed by introduction of a catheter, either transfemoral or by the axillary route. An embolus of the aorta situated at the height of the bifurcation may give severe acute abdominal symptoms. Possibly the diagnosis is made by the clinical examination, but the exact position of the embolus must be determined by aortography. This can be performed by translumbar puncture or better by insertion of a catheter from the femoral artery or from above through the brachial artery (Fig. 204).

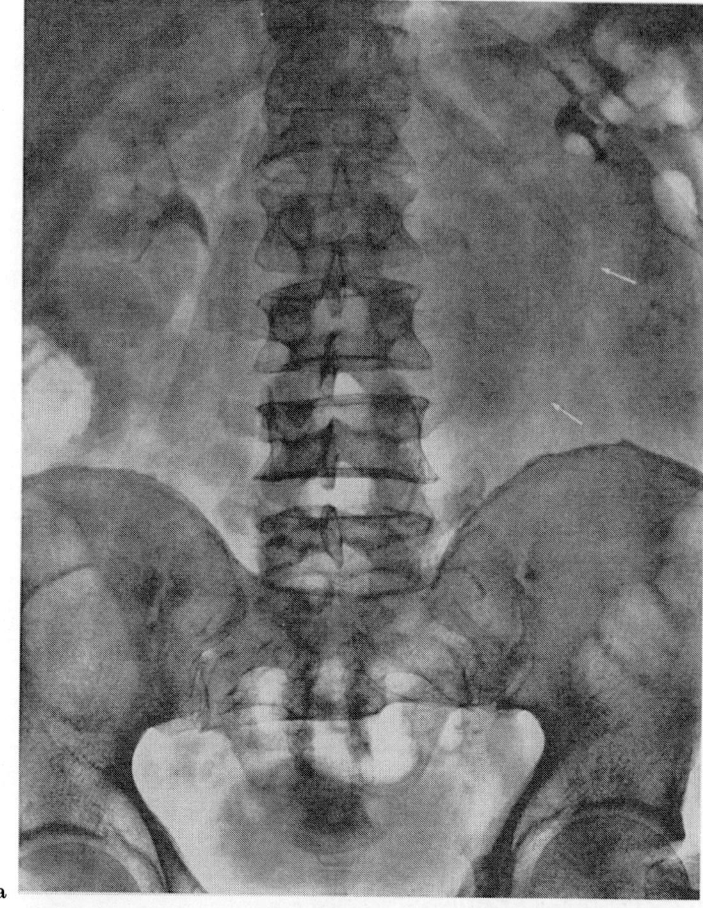

a

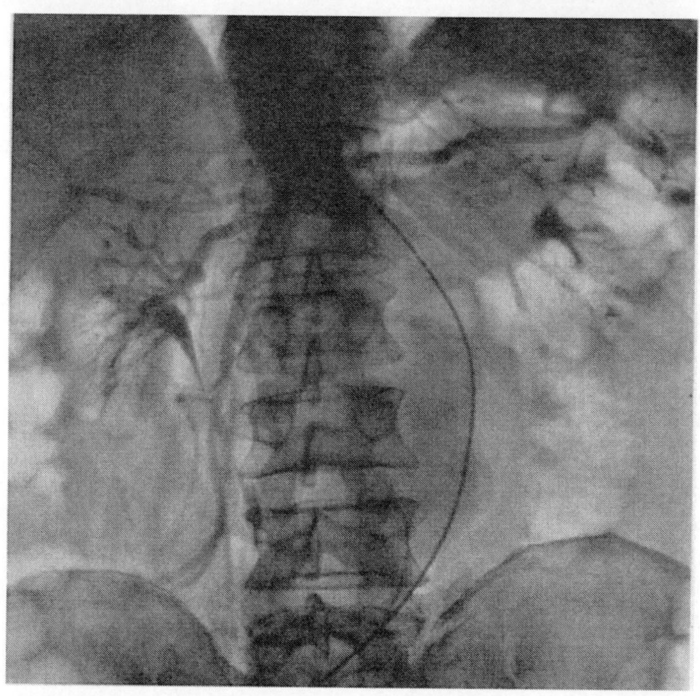

b

Fig. 203. a) Dissecting abdominal aneurysm of the aorta. Tumor-like density, effacement of psoas margin. b) Aortography after introduction of catheter shows stenosis and deviation

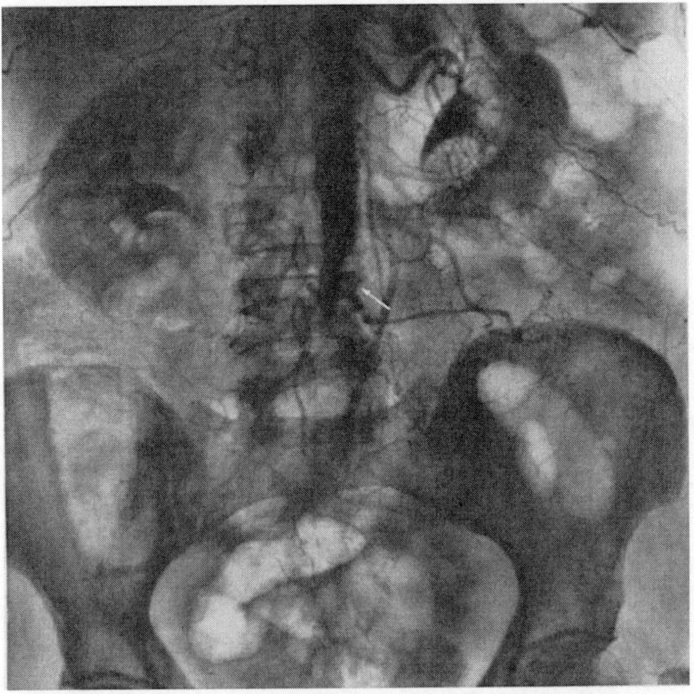

Fig. 204. Emboli of abdominal aorta. Site of stop revealed by aortography. Catheter inserted through brachial artery

XXVII. Acute lesions in the urinary tract

1. Acute ureteral stones

This is a frequent lesion even though the diagnosis is mostly secured by the clinical examination; it may happen that an exact differential diagnosis is impossible without roentgen examination. Therefore the findings must be considered more closely.

Introduction of urography in the examination of renal colic, during the attack, is mainly due to PETRÉN, HELLMER and WULFF. Constant use of the urographic examination has given increase in number of cases diagnosed as acute ureteral stones, and correspondingly, a decrease in the diagnosis of "colic". Here it is only mentioned that the most important criterion, blood in the urine, is often absent. In 20 per cent of the cases no red blood cells can be found even microscopically. About 40 per cent of the cases with acute ureteral stones are admitted under the diagnosis of acute abdomen (ARNESEN). The stones causing attacks are localised at any point in the ureter from the outlet in the kidney to the proximal end by the bladder. They lie most frequent in the lower third and in the orifice. Stones lying in the kidney pelvis or the calyces are only occasionally the cause of an acute painful attack. Briefly, it is mainly stones producing obstruction to the urinary flow that cause the acute attacks. They vary considerably in size. They are often small, the size of a pin's head, most often encountered in the ostium, impinged here, causing blockage more by secondary edema than by spasm. Larger stones are usually trapped in the upper third of the ureter, but are also occasionally seen in the distal portion.

2. Roentgen examination without contrast medium

For the examination no preparation such as cleansing enema or dehydration is advisable. The survey films will seldom give a definite basis for the diagnosis, but on the other hand, it may be suspected due to some typical findings. Small calcifications lying in the course of the ureters are certainly suspicious. During the acute attack increased density and some enlargement of the kidney on the affected side may strongly assist the diagnosis. This sign corresponds to the increased opacity seen after injection of the contrast medium. Caused by the pain a reflex muscular defence in the flank develops. On the films this is exhibited as a shortening and broadening of the flank stripe and increased medial convexity.

The psoas margin becomes obscured owing to the contraction of that muscle and also because of a tendency of the patient to incline towards the affected side. Likewise a scoliosis develops in the convexity to the unaffected side. This sign is particularly indicative of an ureteral stone if present on the left side (cfr. p. 466). In ureteral colics a slight meteorism is often observed. It is commonly known that ureteral colic also may produce a severe meteorism clinically resembling an ileus condition. The colon may be greatly distended, but the small intestine is only moderately involved. In some rare cases picture may recall a paretic ileus, but it is practically never similar to that of an mechanical obstruction.

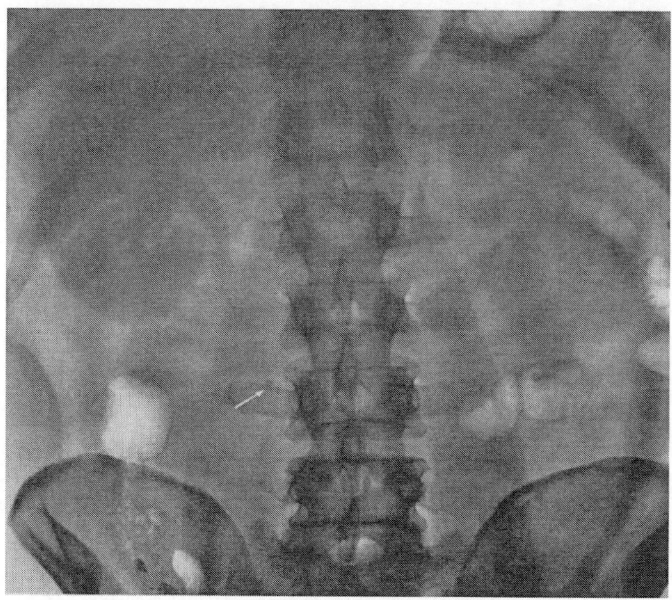

Fig. 205. Opacification of the right kidney owe to acute ureteral block. Contraction of the flank. Effacement of the psoas margin. Prone position

3. Urographic examination

In acute ureteral stones compression of the ureter should be avoided because such procedure may increase the abdominal pains. The aim of the examination is to reveal difference in function of the two sides and to visualize the obstruction of the ureter and retention of the contrast medium. Hindrance to the flow is caused "spontaneously" by the stone and therefore the passage should not be interferred with artificality (Fig. 205). In complete obstructions a delayed excretion is observed on the affected side. The contrast accumulates slowly within the parenchyma giving increased opacity to the kidney. This increased density of the kidney parenchyma is known as the nephrographic effect.

Increased density of the kidney parenchyma may appear late, after some hours, but also persists for hours or even days. When the kidney parenchyma is completely opacified, the pelvis may appear as a negative shadow against the dense kidney, and the size of the kidney pelvis may in this way be shown indirectly. Combined with ureteric colics rupture of the calyces, pelvis or ureter may occur as reported by Renander. Olsson published 6 cases in which the contrast medium was collected outside the renal pelvis in considerable amount. The leakage may take place like a reflux, but also due to a rupture which is usually found in the urethro-pelvic junction. A small defect can be found caused by local necrosis. The offending agent is usually small stone. This may escape outside the pelvis and be impossible to demonstrate. In some instances no perforation nor any necrosis can be seen, although there is a considerable amount of contrast outside the kidney pelvis, some sort of "spontaneous uroplania" (Fig. 206).

Distention of the ureter and pelvis and reflux are accompanied by pain. In acute ureteric blockage the persistaltic movements of the ureter are few and the kidney pelvis has a stereotyped appearance. This is quite confirmative with the investigations of Kiil. By urometric means he recorded increased pressure in the kidney pelvis during the attack, but very little change of muscular activity.

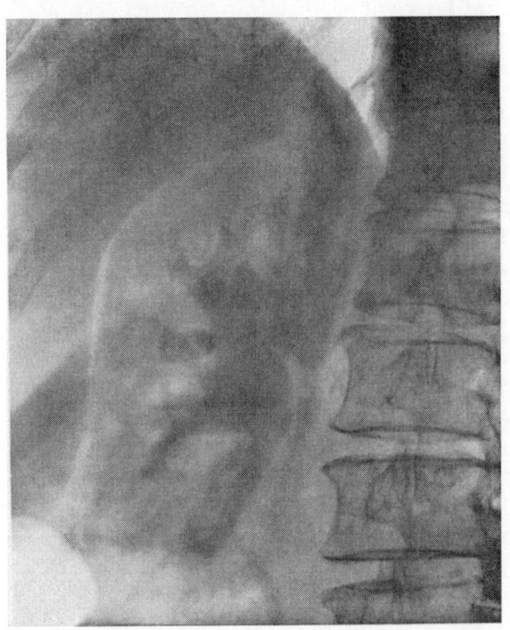

Fig. 206. Spontaneous rupture of the kidney pelvis. Extravasation of the contrast

4. Incomplete blockage

In these instances the findings are more varied. The first observations may be more or less complete accumulation of contrast in the kidney and with continued observation transference of the contrast from the parenchyma to the pelvis may be observed. In this manner a "white kidney" may disappear, while the contrast is gradually accumulating in the pelvis and the dilated ureter. The contrast is first collected in the calyces, later in the pelvis, and finally in the ureter. A most important procedure then is to examine the patient in prone position to advance the contrast down the ureter until the calculus is encountered. In incomplete stenosis in the distal extremity of the ureter the contrast in the bladder may hide the small stone, impinged at the orifice. It is therefore advisable to make a repeat exposure after emptying of the bladder. Then often the small stone and the ureteral edema is brought into evidence.

When the stone is situated at the orifice, whether visible or not, the mucous membrane around the ostium is swollen and may appear as a ringlike translucent zone surrounding the concretion. The local edema may also be revealed as an asymmetrical interureteric ridge. It may be visible along the entire intraluminal portion of the ureter. A widening of the ridge can be seen, even if no contrast is excreted from the affected kidney. Widening of the ridge may also be demonstrated in complete block with non-filling of the bladder from the contra-lateral ureter. Thereby the calculus can be exactly localized (Edling).

In acute ureteric occlusion the lumen can be somewhat widened, but it soon regains its normal size after passage of the calculus. Delayed passage on the affected side due to edema in the ostium may be observed for days. In ureteric calculi the unaffected kidney usually has a good function and appears distinctly because most of the contrast medium has to be excreted on that side.

Occasionally, the sound kidney shows poor excretory function and in rare cases none at all. Such findings have been recognized as a possible *reflex anuria*. Wulff maintains that such conditions are very rare if indeed, they even occur. Experience has taught that if the unaffected kidney has no function, this has another origin than the impinged calculi on the other side. The cause may be general or local, a pathology which cannot be discussed here. In some very rare cases ureteral block may occur simultaneously on both sides, and it may happen that one of the stones may be unrecognisable on the films. Obviously, such a finding may easily be interpreted as a reflex anuria.

In this connection it can be mentioned that ureteral blockage may occur in cases of double ureter the stone having impinged in one of these. It has been stated that accumulation of the contrast occurs only in that part of the kidney which corresponded to the obstructed ureter. Consequently no criteria is obtained for the assumption of any reflex decompensation of the renal function. On the contrary, investigations seem to prove that the fuctional impairment is a purely mechanical relation.

A question of considerable interest is the urographic findings in *acute appendicitis*. It is important to know whether this lesion may, in any circumstances, produce findings similar to those in acute ureteric stones. This is not least so, because these lesions are easily confused clinically.

According to investigations made by HELLMER and WULFF, the urographic findings in acute appendicitis are negative. This has been confirmed also by FRIMANN-DAHL. Only in very rare cases delay of passage in the right ureter in acute appendicitis has been observed. This may occur in retroposition of the appendix with edema on the posterior abdominal wall. This transient dilatation is possibly explained by slight compression of the ureter due to the peri-appendiceal infiltration or edema extending onto the posterior abdominal wall. Except in these rare cases, in acute appendicitis, the urographic findings are practically always negative, and a complete obstruction has never been observed. Therefore, the combined clinical and roentgenological examination enables a correct diagnosis to be made in practically all cases.

References

AAKHUS, T., and G. BRABRAND: Angiography in acute superior mesenteric arterial insufficiency. Acta radiol. (Stockh.) **6**, 1 (1967).

—, and I. ENGE: Angiography in traumatic rupture of the spleen. Brit. J. Radiol. **40**, 855 (1967).

ABOTT, W., and G. JOHNSTON: Intubation studies of the human small intestine. Surg. Gynec. Obstet. **66**, 691 (1938).

ABRAMS, H. L., and A. WASS: The diagnosis of volvulus of the cecum. Radiology **60**, 36 (1953).

AGNOS, J., and R. HOLMES: Gas in the pancreas as a sign of abscess. Amer. J. Roentgenol. **80**, 60 (1958).

ALEMAN, S.: Jejuno-gastric intussusception. Acta radiol. (Stockh.) **29**, 383 (1948).

ALEXANDER, B.: Die Untersuchung der Nieren und der Harnwege mit X-Strahlen. Leipzig 1912.

ALEXANDER, F.: The roentgen diagnosis of intraabdominal hernia. Amer. J. Roentgenol. **38**, 92 (1937).

ANDERSEN, K., and A. RINGSTED: Clinical and experimental investigations on ileus with particular reference to genesis of intestinal gas. Acta chir. scand. **88**, 475 (1943).

ARCHER, W., and C. PETERSON: Roentgen diagnosis of ascariasis. J. Amer. med. Ass. **95**, 1819 (1930).

ARENDT, J., and M. ROSENBERG: Thrombo-embolism of the lungs. Amer. J. Roentgenol. **81**, 245 (1959).

ARNELL, S.: Roentgenological signs of appendicitical abscesses. Acta radiol. (Stockh.) **12**, 359 (1931).

ARNESEN, A.: Der akute Nierensteinanfall. Z. urol. Chir. **45**, 94 (1939).

ASSMANN, H.: Klinische Röntgendiagnostik der inneren Krankheiten. **2**, 793 (1934).

BAEYER, E.: Diagnosis of congenital obstruction of the stomach and small intestine in the newborn. Radiology **52**, 157 (1949).

BALDERO, J.: Calculi in a Meckel's diverticulum. J. Fac. Radiol. (Lond.) **9**, 157 (1958).

BARRY, W.: Roentgen examination of the abdomen in acute Pancreatitis. Amer. J. Roentgenol. **74**, 220 (1955).

BARSONY, TH., u. K. WINKLER: Zur Röntgenologie der Muskelschatten. Röntgenpraxis **9**, 447 (1937).

BARTLEY, O., and J. WICKBOM: Roentgenologic diagnosis of rupture of the diaphragm. Acta radiol. (Stockh.) **53**, 33 (1960).

BAYLIN, G., and K. WEEKS: Some roentgen aspects of pancreatic necrosis. Radiology **42**, 466 (1944).

BERANBAUM, S., D. LEFFERTS, and CH. GOTTLIEB: Gastric volvulus. Amer. J. Roentgenol. **72**, 609 (1954).

BERG, H. H.: Fortschritte auf dem Gebiete des Verdauungskanal. Röntgenpraxis **9**, 217 (1937).

— Über einige akute Bauchsyndrome in der inneren Klinik und ihre Röntgendiagnostik. Fortschr. Röntgenstr. **75**, 1 (1951) (Suppl.).

BERG, R. M., and H. M. BERG: Coproliths. Radiology **68**, 839 (1957).

BERGKVIST, A., and S. SELDINGER: Contrast roentgenography in differential diagnosis between perforated ulcer and acute pancreatitis. Acta chir. scand. **118**, 137 (1959).

BERNING, H.: Die Bauchsymptomatologie des diabetischen Komas. Ergebn. inn. Med. Kinderheilk. **57**, 582 (1939).

BJÖRK, L., and T. ANSUSINHA: Angiographic diagnosis of acute pulmonary embolism. Acta radiol. (Stockh.) **3**, 129 (1965).

BONOMINI, B.: Sulle invaginazioni delle haustra del colon. Radiol. med. (Torino) **27**, 305 (1940).

BORCHGREVINK, O. J.: Acute Dilatation of the stomach and its treatment. Surg. Gynec. Obstet. **26**, 662 (1913).

BOSCH, E., u. H. SCHINZ: Zum Röntgenbild der Hernien der Bursa Omentalis. Fortschr. Röntgenstr. **61**, 36 (1940).

BRAASCH, W., and J. EMMETT: Clinical urography. Philadelphia and London: W. B. Saunders Co. 1951.

BRADY, B., and D. CARROLL: The significance of the calcified appendicial enterolith. Radiology **68**, 648 (1957).

BRAUN, H.: Zur Röntgendiagnose der Ileus. Langenbecks Arch. klin. Chir. **202**, 759 (1941).

BRAUN-WORTMANN: Der Darmverschluß. Berlin: Springer 1924.

BRAXTON, M., and G. JACOBSON: Intragastric gallstone. Amer. J. Roentgenol. **78**, 631 (1957).

BRODMAN, H.: Spontaneous rupture of the normal spleen. Arch. Surg. **78**, 406 (1959).

BRUUSGAARD, CHR.: Volvulus of the sigmoid colon and its treatment. Surgery **22**, 466 (1947).

BRUWER, A., and J. HODGSON: Intestinal obstruction in fibrocystic disease. Amer. J. Roentgenol. **69**, 14 (1953).

BUENGER, R.: Volvulus of the splenic flexure. Amer. J. Roentgenol. **71**, 81 (1954).

CAFFEY, J.: Pediatric X-ray diagnosis. Year Book Publ. 1967.

CANADA, W.: Use of urokon in roentgenstudy of gastrointestinal tract. Radiology **64**, 867 (1955).

CANTWELL, D., and A. PALLOCK: Radiology in acute pancreatitis. J. Fac. Radiol. (Lond.) **10**, 95 (1959).

CARTER, B.: Left subphrenic abscess. Ann. Surg. **110**, 562 (1939).

CHAFFIN, L., W. R. MASSON, and I. M. SLEMONS: Intussusception during pregnancy. Surg. Gynec. Obstet. **64**, 811 (1937).

CHROM, S., and C. GUDBJERG: Roentgen examination in acute or chronic appendicitis. Acta radiol. (Stockh.) **41**, 132 (1954).

COPE, Z.: The early diagnosis of the acute abdomen. Oxford Univ. Press 1963.

COSGROVE, G. E., J. C. WATTS, and D. H. KAUMP: Spontaneous rupture of splenic arterial aneurysms; Report of 3 cases. Amer. J. clin. Path. **17**, 327 (1947).

COURTY, A.: Les volvulus aigus. Paris: Masson & Ci. 1950.

CRAIG, R., J. HODGSON, and DOCKERTY, M.: Obstruction of the small intestine in infants and children. Amer. J. Roentgenol. **72**, 412 (1954).

CROHN, B. B.: Regional ileitis. London 1949.

— L. GINZBURG, and G. D. OPPENHEIMER: Regional ileitis; a pathological and clinical entity. J. Amer. med. Ass. **99**, 1323 (1932).

DOHN, K., and B. FABER: Invagination of the stomach. Acta radiol. (Stockh.) **26**, 56 (1945).

DONATO, H., H. MAYO, and L. BARR: Effects of peroral barium in partial obstruction of small bowel; experimental study. Surgery **36**, 719 (1954).

DOTT, N. M.: Anomalies of intestinal rotation. Brit. J. Surg. **11**, 251 (1923).

DREVVATNE, T., and J. FRIMANN-DAHL: On the treatment of infantile intussusception. Acta chir. scand., Suppl. 253 (1960).

EDBERG, E.: On the treatment of acute intussusception in children. Acta chir. scand. **86**, 369 (1942).

EDGREN, KL.: Volvulus flexura sigmoideae. Jyväskylä 1901.

EDLING, N. P.: Further studies in the interureteric ridge of the bladder. Acta radiol. (Stockh.) **30**, 69 (1948).

EEK, S.: Congenital duodenal obstruction. Amer. J. Roentgenol. **73**, 713 (1955).

—, and H. HAGELSTEN: Torsion of the stomach as a cause of vomiting in infancy. Lancet **I**, 26 (1958).

EKEHORN, G.: Über die gewöhnlichsten durch Verknotung verursachten Formen von Ileus. Langenbecks Arch. klin. Chir. **71**, 333 (1903).

ELSEY, E., and H. HUDSON: Acute gaseous cholecystitis. Amer. J. Roentgenol. **63**, 228 (1950).

ENGE, I., and J. FRIMANN-DAHL: Radiology in acute abdominal disorders due to Meckel's diverticulum. Brit. J. Radiol. **37**, 775 (1964).

ENGELHARDT, J., and G. JACOBSON: Infarction of the colon, demonstrated by barium enema. Radiology **67**, 573 (1956).

EPSTEIN, B.: Non-absorbable water soluble contrast medium; their use in diagnosis of intestinal obstruction. J. Amer. med. Ass. **165**, 44 (1957).

— Clinical radiology of acute abdominal disorders. Philadelphia: Lea & Febiger 1959.

FALTIN, R.: Beiträge zur Kenntnis des Volvulus Coeci. Nord. med. Ark. **35**, 1 (1902).

FELSON, B.: Gas abscess of pancreas. J. Amer. med. Ass. **163**, 637 (1957).

—, and E. J. LEVIN: Intramural hematoma of duodenum; diagnostic roentgen signs. Radiology **63**, 823 (1954).

FERNSTROM, I.: Arteriography of the uterine artery. Acta radiol. (Stockh.) **122**, (1955) (Suppl.).

FIGIEL, L. S., and S. J. FIGIEL: Volvulus of the cecum and ascending colon. Radiology **61**, 496 (1953).

— — Volvulus of the transverse colon. Radiology **63**, 832 (1954).

— — Gallstone obturation of the duodenal bulb. Amer. J. Roentgenol. **76**, 24 (1956).

— — Ileo-cecal intussusception in the adult. Amer. J. Roentgenol. **78**, 662 (1957).

— — Sigmoid volvulus; variations of the roentgen pattern. Amer. J. Roentgenol. **81**, 683 (1959).

— — F. WIETERSON, and E. DRANGINIS: Gallstone obturation. Amer. J. Roentgenol. **74**, 22 (1955).

FINSTERBUSCH, R., and F. GROSS: Der Wert des frühzeitigen röntgenologischen Nachweis des spontanen Pneumoperitoneum. Acta radiol. (Stockh.) **13**, 567 (1932).

FIORITO, E. S., y L. a. RECALDE CUESTAS: La insuflación controlada (Baro-Radioscópicamente) método de elección en el diagnóstico y trataminento de la invaginación intestinal. Revista de Pediatría del Litoral, Año XVIII. Enero-Junio 1953, No 1.

FLEISCHNER, F.: Plattenförmige Atelektasen in den Unterlappen der Lunge. Fortschr. Röntgenstr. **54**, 315 (1936).

FORSSELL, G.: The role of autonomous movements of the gastrointestinal mucous membrane in digestion. Amer. J. Roentgenol. **41**, 145 (1939).
FRIEDMAN, J., J. AURELIUS, and G. RIGLER: Emphysematous cholecystitis. Amer. J. Roentgenol. **62**, 814 (1949).
FRIK, W.: Röntgenuntersuchungen bei Darmbrand. Dtsch. med. Wschr. **72**, 164 (1947).
FRIMANN-DAHL, J.: Roentgenological examinations of acute abdominal lesions. Acta radiol. (Stockh.) **20**, 438 (1939).
— Roentgen findings in intestinal knots. Acta radiol. (Stockh.) **23**, 22 (1942).
— Roentgen examination of cecum volvulus. Norsk Vidensk. Akad. **73**, 1 (1943).
— On strangulating obstruction of small bowel with special reference to cases with poor roentgen findings. Acta radiol. (Stockh.) **25**, 480 (1944).
— Roentgenological examinations of ileus. Acta radiol. (Stockh.) **82**, 331 (1947).
— Roentgen examination in acute dilatation of the stomach. Acta radiol. (Stockh.) **30**, 237 (1948).
— Direct demonstration of perforated ulcers. Acta radiol. (Stockh.) **30**, 1 (1948).
— Roentgen examination in mesenteric thrombosis. Amer. J. Roentgenol. **64**, 610 (1950).
— Radiological experiences in true strangulating obstructions. Acta radiol. (Stockh.) **35**, 85 (1951a).
— Experimental ileus in rabbits. Acta radiol. (Stockh.) **35**, 101 (1951).
— Radiology in acute abdominal diseases. Modern trends in diagnostic Radiology **2**, 178 (1953).
— Volvulus of the right colon. Acta radiol. (Stockh.) **41**, 141 (1954a).
— The administration of barium orally in acute obstructions; advantages and risks. Acta radiol. (Stockh.) **42**, 285 (1954).
— Røntgenundersøkelse av akutt pancreatit. Nord. Med. **52**, 1721 (1954c).
— The value and limitations of radiology in acute abdominal conditions. Brit. J. Radiol. **28**, 581 (1955).
— Roentgen examinations in acute abdominal diseases, second ed. Springfield (Ill.): Ch. C. Thomas: 1960.
— Positive contrast medium in perforated ulceration. Acta radiol. (Stockh.) **57**, 449 (1962).
—, J. LIND, and C. WEGELIUS: Roentgen investigations of the neo-natal gaseous content of the intestinal tract. Acta radiol. (Stockh.) **41**, 256 (1954).
FROSTBERG, N.: Über Magenvolvulus. Acta radiol. (Stockh.) **24**, 217 (1943).
FRÜND, H.: Gasbildung in der freien Bauchhöhle. Dtsch. Z. Chir. **130**, 585 (1914).
GAMBLE, J. L., and M. A. MCIVER: A study of the effects of pyloric obstruction in rabbits. J. clin. Invest. **1**, 531 (1925).
—, and S. G. ROSS: The factors in the dehydration following pyloric obstruction. J. clin. Invest. **1**, 403 (1925).
GAZIN, A., W. S. BROOKE, H. H. LERNER, and P. B. PRICE: Pneumatosis intestinalis; roentgen diagnosis and surgical management. Amer. J. Surg. **77**, 563 (1949).
GLAZER, J.: Strangulated obstruction. Arch. Surg. **69**, 233 (1954).
GOLDEN, R.: Radiologic examination of small intestine. Philadelphia: J. B. Lippincott Co. 1945.
GOLDENBERG, I., and M. HAYES: Postoperative small bowel dyskinesia. Ann. Surg. **147**, 26 (1958).
GONZALES, L. L., C. SCHOWENGERDT, H. H. SKINNER jr., and P. LYNCH: Emphysematous gastritis. Surg. Gynec. Obstet. **116**, 79 (1963).
GRAYSON, CH., and B. KENNEDY: Roentgen diagnosis of ruptured aneurysm of the abdominal aorta. Amer. J. Roentgenol. **54**, 413 (1959).
GRETTVE, ST.: A contribution to the knowledge of primary true concrements in the small bowel. Acta chir. scand. **95**, 387 (1947).
GROSS, R.: The surgery of infancy and children. Philadelphia and London: W. B. Saunders Co. 1953.
GROTH, K. E.: The axial torsion of the colon through the so called physiological volvulus. Acta radiol. (Stockh.) **15**, 153 (1954).
HAREIDE, I.: Über die Röntgenuntersuchung bei Nierenverletzungen unter besonderer Berücksichtigung der intravenösen Urographie. Acta radiol. (Stockh.) **21**, 292 (1940).
HARKINS, H.: Intussusception due to Meckel's diverticulum. Ann. Surg. **97**, No 6 (1934).
HARPER, J., and J. HOLT: Obturator hernia. Amer. J. Surg. **92**, 562 (1956).
HARRINGTON, S.: Esophageal diaphragmatic hiatal hernia. Surg. Gynec. Obstet. **100**, 277 (1955).
HARRIS J., and W. DEMUTH: Meconium peritonitis. Amer. J. Roentgenol. **76**, 555 (1956).
HAUBRICH, R.: Zwerchfellpathologie im Röntgenbild. Berlin-Göttingen-Heidelberg: Springer 1956.
HELLMER, H.: On the technique in urography and the roentgen picture of acute renal and ureteral stasis. Acta radiol. (Stockh.) **16**, 51 (1935).
— Røntgenundersøkning av akute buk- och njurfall. Nord. med. T. **3**, 2891 (1939).
— Die Konturen des rechten Leberlappen bei Ascites. Acta radiol. (Stockh.) **23**, 533 (1942a).
— Nephrography. Acta radiol. (Stockh.) **23**, 233 (1942b).
— Intussusception in children; diagnosis and therapy with barium enema. Acta radiol. (Stockh.) **65**, Suppl. (1900).
HERTZBERG, J.: Jejunitis acuta. Oslo 1954.
—, and G. VESTBY: Retrograde jejunogastric intussusception. J. Oslo C. Hosp. **7**, No 12 (1957).
HESSÉN, I.: Roentgen examination in cases of occlusion of the mesenteric vessels. Acta radiol. (Stockh.) **44**, 293 (1955).
HIBBARD, J.: Gaseous distention associated with mechanical obstruction of the intestine. Arch. Surg. **33**, 146 (1939).
—, P. SWENSON, and A. LEVIN: Roentgenology of experimental mesenteric vascular occlusion. Arch. Surg. **26**, 20 (1933).
HIRSCH, W.: Lungenkrankheiten im Röntgenbild. Stuttgart: Georg Thieme 1957.
HJELM, R., and H. LAURELL: Etwas über die Verschiebbarkeit der Pleuraexsudate und eine Methode, um solche minimale Exsudate röntgenologisch nachzuweisen. Upsala Läk.-Fören. Förh. **36** (1931).

HODES, PH. J., E. PENDERGRASS, and N. J. WINSTON: Pancreatic, ductal and Vaterian neoplasms; their roentgen manifestations. Radiology **62**, 1 (1954).
HOFFMAN, W.: Askarideníleus. Mschr. Kinderheilk. **15**, 199 (1919).
HOLLENBERG, M. S.: Radiographic diagnosis of hernia in the lesser peritoneal sack through foramen of Winslow. Surgery **18**, 498 (1945).
HOLMGREN, B.: Ein Fall von reiner Coloninvagination. Acta radiol. (Stockh.) **19**, 135 (1938).
HOLM-NIELSEN, P., and P. LINNET-JEPSEN: Colon obstruction caused by gallstones. Acta chir. scand. **107**, 31 (1954).
HÖYER, A.: The roentgen diagnosis of intestinal obstruction. Acta radiol. (Stockh.) **19**, 409 (1938).
— Abdominal distention and intestinal activity following laparotomy. Oslo 1950 (Nationaltrykkeriet).
— The therapy of acute ileus. Scand. Surg. Soc., Gothenburg 1953.
HUBLIN, H.: Ileus after stomach operations. Acta chir. scand. **101**, 228 (1951).
HULTÉN, O.: Beitrag zur Röntgen-Diagnose der akuten Pankreasaffektionen. Acta radiol. (Stockh.) **9**, 222 (1928).
HURST, A.: Pseudoflatulens. Lancet **II**, 168 (1959).
HUSEBY, O.: On roentgenological diagnosis of "Jejunitis acuta phlegmonosa". Acta radiol. (Stockh.) **29**, 71 (1948).
JACOBSON, G., C. J. BERNE, H. I. MEYERS, and L. ROSOFF: The examination of patients with suspected perf. ulcer using a water-soluble contrast medium. Amer. J. Roentgenol. **86**, 37 (1961).
—, and R. CARTER: Small intestinal rupture due to non-penetrating abdominal injury. Amer. J. Roentgenol. **54**, 32 (1959).
JAKOBSEN, A.: Volvulus coeci. Acta chir. scand. **92**, 199 (1945).
JANKER, R.: Die praktische und wissenschaftliche Verwendung der elektronischen Bildverstärkung und des Röntgenversehens. Fortschr. Röntgenstr. **88**, 377 (1958).
JENSSEN, C. F.: Gallstone ileus. Acta chir. scand. **109**, 116 (1955).
JOHNSON, H., D. MINOR, J. THOMPSON, and H. WEENS: Diagnostic value of intravenous choleangiography during acute cholecystitis and pancreatitis. New Engl. J. Med. **260**, 158 (1959).
JUDD, D., H. TAYBI, and H. KING: Intramural hematoma of the small bowel. Arch. Surg. **89**, 527 (1964).
JUILLARD, E.: L'invagination Intestinale. Paris: Maloine 1950.
KADER, B.: Ein experimenteller Beitrag zur Frage des lokalen Meteorismus bei Darmocclusion. Inaug.-Diss. Dorpat 1891.
KALLIO, K. E.: Die Knotenverbildung des Darmes. Acta chir. scand., Suppl. 21 (1932).
— Über Volvulus coli transversi. Acta chir. scand. **70**, 39 (1933).
KELEMEN, E.: Physic Diagnosis of acute abdominal diseases and injuries. Budapest: Akademiai Kiado 1964.
KELLBERG, S. R.: Dissezierende Aneurysmen der Aorta und der Arteria Iliaca sowie ein ungewöhnlicher Fall von Aneurysma Spurium. Acta radiol. (Stockh.) **19**, 273 (1938).
KELLBERG, S. R., and S. OLSSON: Studies of experimental pulmonary embolism. Acta radiol. (Stockh.) **33**, 507 (1950).
KIIL, F.: The function of the ureter and renal pelvis. Philadelphia and London: W. B. Saunders Co. 1957.
KIRSCH, D., and R. DROSH: Roentgen changes; diseases of the appendices epiploicae. Amer. J. Roentgenol. **81**, 640 (1959).
KLOIBER, H.: Die Röntgendiagnose des Ileus ohne Kontrastmittel. Langenbecks Arch. klin. Chir. **112**, 513 (1919).
— Der Wert der Röntgenuntersuchung des Ileus an der Hand von 100 Fällen. Münch. med. Wchr. **68**, 1181 (1921).
KNUTSSON, F.: Closed perforating ulcer manifesting itself by subhepatic gas-bubble. Acta radiol. (Stockh.) **12**, 157 (1931).
KOCH, F.: Clinical and roentgenological studies of acute obstruction of the small intestines, due to adhesions and bands. Acta chir. scand. **90**, Suppl. 88 (1944).
KROOK, S. S.: Obstructions of the small intestine due to adhesions and bands. Acta chir. scand., As. vol. **95** (95), Suppl. 125 (1947).
LANDERS, H.: Rückblick auf den Ileus infolge Ernährungswechsels. Dtsch. Gesundh.-Wes. **5**, 484 (1950).
LAURELL, H.: Ein Beitrag zur Kenntnis der Peri- u. Paranephritis. Upsala Läk.-Fören. Förh. **26**, 23 (1921).
— On the differential-diagnosis; pyonephrosis or retroperitoneal tumor. Acta radiol. (Stockh.) **3**, 226 (1924a).
— Some cases of volvulus. Acta radiol. (Stockh.) **3**, 213 (1924b).
— Freies Gas in der Bauchhöhle. Acta radiol. (Stockh.) **4**, 590 (1925).
— Volvulus der Flexura sigmoidea. Acta radiol. (Stockh.) **7**, 105 (1926).
— Über die Lagerung von freier Flüssigkeit, freiem Gas und beweglichen gasgeblähten Därmen in der Bauchhöhle. Acta radiol. (Stockh.) **8**, 109 (1927a).
— Über die Röntgensymptome bei einem Fall intra- und retroperitonealer Entzündung und über frühe röntgenologische Zeichen der akuten Osteomyelitis. Acta radiol. (Stockh.) **8**, 289 (1927b).
— Über Röntgenuntersuchung von Brüchen, insbesondere klinisch zu diagnostizierenden Formen. Acta radiol. (Stockh.) **10**, 462 (1929a).
— Über Röntgenuntersuchung bei Typhus abdominalis und bei einigen seiner abdominellen Komplikationen. Acta radiol. (Stockh.) **10**, 243 (1929b).
— Röntgenbefunde bei akuten Erkrankungen der Bauchhöhle. Chirurg **2**, 422 (1930).
— Beitrag zur Röntgendiagnose der Dünndarminvagination nebst einigen Worten über die Ursachen von Invaginationen überhaupt. Acta radiol. (Stockh.) **13**, 362 (1932).
— Über reine Koloninvaginationen vor allen vom röntgenologischen Gesichtspunkt. Acta radiol. (Stockh.) **14**, 122 (1933).
— A contribution to roentgenological differential diagnosis in the presence of free fluid in the abdomen. Acta radiol. (Stockh.) **16**, 424 (1935).

Laurell, H.: Tarmvolvulus från aetiologisk, pathogenisk och diagnostisk synpunkt. Uppsala: Universitets Årsskrift 1937.
— Über Röntgensymptome bei Bauchverletzungen durch stumpfe Gewalt. Upsala Läk.-Fören. Förh. **43**, 6 (1938).
— Om röntgen vid akuta bukfall. Uppsala 1939.
—, and A. Westerborn: Ein Beitrag zur Röntgendiagnose abgekapselter, intraperitonealer Eiteransammlungen. Langenbecks Arch. klin. Chir. **147**, 593 (1927).
Lefort, H., et al.: La Hernie a travers L'Hiatus de Winstow. J. Radiol. Électrol. **48**, 157 (1967).
Lenarduzzi: Invaginatio di haustra del colon transverso. Nunt. radiol. (Roma) **9**, 267 (1941).
Leucutia, T.: The cast syndrom. Amer. J. Roentgenol. **64**, 11013 (1950).
Licht, E. F.: Arterio-mesenteric obstruction of the duodenum in adult life and adolescence. Acta radiol. (Stockh.) **45**, 441 (1956).
Lindblom, A.: Des altérations roentgenologiques de l'estomac et duodenum dans les pancréatitis. Acta radiol. (Stockh.) **9**, 255 (1928).
Lindblom, K.: Roentgen diagnosis of phlegmonous gastritis. Acta radiol. (Stockh.) **28**, 33 (1947).
Liverud, K.: Hematoma of the jejunum with Subileus. Acta radiol. (Stockh.) **30**, 163 (1948).
Longin, F., u. R. Schehl: Die vergrößerte Zwerchfell-Magendistanz im Röntgenbild — Ursache und Täuschung. Fortschr. Röntgenstr. **92**, 20 (1960).
Lorey, E.: Demonstration einige seltener Röntgenbefunde. Verh. dtsch. Röntgenges. **3**, 46 (1912).
Lorimer, A., and L. Penn: Acute volvulus of the stomach. Amer. J. Roentgenol. **77**, 627 (1957).
Lowman, R., and L. Davis: The role of water soluble contrast media in gastroentestinal tract obstruction. Surg. Gynec. Obstet. **106**; 567 (1958).
McCort, J.: Radiographic examination in blunt abdominal trauma. Saunders Comp. 1966.
McCort, J. J.: Extra-alimentary gas in perforated appendicitis. Amer. J. Roentgenol. **84**, 1087 (1960).
McGee, A., S. Penny, and N. Williamson: Pneumatosis cystoides intestinalis. Radiology **66**, 88 (1956).
McGraw, J., A. J. Kremen, and L. Rigler: The roentgen diagnosis of volvulus of the cecum. Surgery, **24**; 793 (1948).
McKail, R. A.: Hernia through the foramen of Winslow, hernia traversing the lesser sac, and allied conditions. Brit. J. Radiol. **34**, 611 (1961).
Mac Grigor, D. B., and E. Samuel: War wounds of the urinary tract. Brit. J. Radiol. **18**, 121 (1945).
Magnusson, W.: On meteorism in pyelography and on the passage of gas through the small intestine. Acta radiol. (Stockh.) **12**, 552 (1931).
Malkasian jr., G. D., J. S. Welch, and G. A. Hallenbeck: Volvulus associated with pregnancy. Amer. J. Obstet. Gynec. **78**, 112 (1959).
Marchesi, F., L. Oliva, V. Albano, and M. Maneschi: La Pneumoginecografia. Edizioni Minerva medica 1955.
Marshak, R. H., and B. Wolf: Roentgenfindings in regional enteritis. Amer. J. Roentgenol. **74**, 1000 (1955).
Mathé, C.: Diagnosis and treatment of perinephritic abscess; renal fixation, a new roentgenographic sign. Amer. J. Surg. **38**, 35 (1937).
May, L. M., F. E. O'Neill, and S. W. Allen: Cecal Ileus; an undescribed and helpful sign in acute appendicitis. Tex. St. J. Med. **54**, 92 (1958).
Melamed, M., and A. M. Pantome: Hematoma of the duodenum. Radiology **66**, 874 (1956).
Mellins, H., and L. Rigler: Strangulating obstruction of the small intestine. Amer. J. Roentgenol. **71**, 404 (1954).
Merner, Th.: Acute pankreatitis with peritoneal fat necrosis; Roentgen diagnosis. Amer. J. Roentgenol. **80**, 67 (1958).
Mestel, G. A., G. A. Trusler, S. A. Thomson, and C. A. Moes: Acute obstruction of small intestine secondary to hematoma in children. Arch. Surg. **78**, 25 (1959).
Middlemiss, J. H.: Intussusception in childhood. Brit. J. Radiol. **28**, 257 (1955).
Moell, H.: Size of normal kidneys. Acta radiol. (Stockh.) **46**, 640 (1956).
Moldhauer, W., u. W. Dihlmann: Klinik und Diagnostik von Milzarterienaneurysmen. Fortschr. Röntgenstr. **90**, 594 (1959).
Mondor, H., P. Porcher, and C. Olivier: Radiodiagnostic urgents abdomen. Paris: Masson & Cie. 1943.
Morales, O.: Calcified appendices epiploicae. Acta radiol. (Stockh.) **25**, 653 (1944).
Mucchi, L., e A. Pellegrini: Sindroma Addominale Acute. Bologna 1948.
Murphy, J.: Ileus. J. Amer. med. Ass. **26**; 15 (1896).
Nelson, T., and W. Bowers: Volvulus of the cecum and sigmoid colon. Arch. Surg. **72**, 469 (1956).
Neuhauser, E.: Roentgen changes associated with pancreatic insufficiency in early life. Radiology **46**, 319 (1946).
Nielsen, B.: Diagnosis of etopic pregnancy. Acta radiol. (Stockh.) **28**, 185 (1947).
Nordentoft, J.: The conservative treatment with barium enema of intussusception in children. Acta radiol. (Stockh.) **20**, 128 (1939).
— The value of the barium enema in the diagnosis and treatment of intussusception in children. Köbenhavn 1943.
—, and H. Hansen: Treatment of intussusception in children. Surgery **38**, 311 (1955).
Norell, H.: Traumatic rupture of the spleen diagnosed by abdominal aortography. Acta radiol. (Stockh.) **48**, 499 (1958).
Norinder, E., and R. Gay: Preoperatively diagnosed ileus due to gallstone. Acta radiol. (Stockh.) **30**, 479 (1948).
North, L., and H. Weens: Intestinal knot syndrome. Amer. J. Roentgenol. **92**, 1042 (1964).
Ochsner, A.: X-ray diagnosis of ileus. Comparison of results obtained by roentgenograms in horizontal and upright positions. Proc. Soc. exper. Biol. (N.Y.) **29**, 327 (1931).
— X-ray diagnosis of ileus. The value of roentgenograms in simple and strangulated obstruction; an experimental study. Surg. Gynec. Obstet. **56**, 719 (1933).
— Physiologic considerations of ileus. Amer. J. roentgenol. **37**, 433 (1937).

ØDMAN, P.: Percutaneous selective angiography of the coeliac artery. Acta radiol. (Stockh.), Suppl. 159 (1958).

ØZARAS, H.: Diagnostic value of pelvic arteriography in tubal pregnancy. Acta radiol. (Stockh.) **51**, 257 (1959).

OLIVIER, CL.: Radio-diagnostic des occlusions intestinales. Paris: Masson & Cie 1955 (Aigues).

OLSSON, O.: Studies on back-flow in excretion urogrophy. Acta radiol. (Stockh.) Suppl. **40**, 55 (1948).

—, and A. LUNDERQUIST: Angiography in renal trauma. Acta radiol. (Stockh.) **1**, 1 (1963).

PAINE, J. R., and O. WANGENSTEEN: The necessity for constant suction to inlying nasal tube for effectual decompression or drainage of upper gastro-instenal tract. Surg. Gynec. Obstet. **57**, 601 (1933).

PARSONS, B.: Paraduodenal hernias. Amer. J. Roentgenol. **69**, 563 (1953).

PECK, W.: Right-sided diaphragmatic liver hernia following trauma. Amer. J. Roentgenol. **78**, 99 (1957).

PERRY, J., S. VON DRASHEK, and O. WANGENSTEEN: Studies in the recognition of strangulating intestinal obstructions with special reference to the value of pnemoperitoneum. Surgery **39**, 725 (1956).

PETRÉN, G.: Till frågan om Röntgendiagnostiken uti akuta bukfall. Nord. med. T. **7**, 1303 (1940).

PINCK, R., and R. MAINZER: Meconium ileus. Radiology **69**, 244 (1957).

POHL, R.: Postappendizitische Abscesse im Röntgenbild. Fortschr. Röntgenstr. **42**, 19 (1930).

POPPEL, M.: Roentgen manifestations of pancreatic disease. Springfield (Ill.): Ch. C. Thomas 1951.

POPPEL, M. H., B. E. ZEITEL, and R. M. ABRAMS: Volvulus of the splenic flexure. Amer. J. dig. Dis. **1**, 380 (1956). [See also Amer. J. Roentgenol. **71**, 81 (1954).]

PORCHER, P., G. SIMON, and P. METAIRIE-SIMON: Value of induced pneumoperitoneum in radiographic examination of hemiperitoneum. Presse méd. **62**, 1614 (1954).

PRATHER, G.: Injuries of the bladder. Urology (Campbell) **2**, 909 (1954).

—, and T. KAISER: The bladder in fractures of the bony pelvis. Significance of "Tear-drop bladder". J. Urol. (Baltimore) **63**, 1019 (1950).

PRÉVÔT, R.: Grundriß der Röntgenologie des Magendarmkanals. Hamburg 1948.

QUERVAIN, DE: Clinical surgery diagnosis. Baltimore 1921.

RAMSTRØM, S., and S. ALSÉN: Diaphragmatic rupture following abdominal injuries. Acta chir. scand. **107**, 304 (1954).

RAVITCH, M.: Reduction of intussusception by barium enema. Surg. Gynec. Obstet. **99**, 431 (1954).

REICHERT, J.: Pneumatosis cystoides. Amer. J. Procol. **10**, 181 (1959).

REJALI, A., W. MACINTYRE, and H. FRIEDELL: A radioisotope method of visualization of blood pools. Amer. J. Roentgenol. **79**, 129 (1958).

RENANDER, A.: Spontane konkrementäre Nierenbeckenperforation. Acta radiol. (Stockh.) **21**, 343 (1940).

— Another case of spontaneous rupture of the renal pelvis. Acta radiol. (Stockh.) **22**, 422 (1941).

RIGLER, L.: Roentgen diagnosis of acute abdominal conditions; a review read as a refresher Course in the annual Meeting of the Radiological Society of North America. Boston 1947.

—, and C. BORMAN: Gallstone obstruction; pathogenesis and roentgen manifestations. J. Amer. med. Ass. **117**, 1753 (1941).

ROBINS, S., and G. WHITE: Roentgen diagnosis of dermoid cysts of the ovary in absence of calcification. Amer. J. Roentgenol. **1**, 30 (1940).

RONNEN, J.: The roentgen diagnosis of calcified aneurysms of the splenic and renal artery. Acta radiol. (Stockh.) **39**, 385 (1953).

ROSSELET, A., and R. GILBERT: Observation radiologique d'un volvulus de l'estomac. J. Radiol. Électrol. **6**, 76 (1922).

SÄFWENBERG, O.: Über die Röntgendiagnose von Gallensteinileus. Acta radiol. (Stockh.) **17**, 408 (1936).

SAMUEL, E.: Die Verwendung von Kontrastmitteln bei der Diagnose des akuten Abdomens. Int. Congr. of Radiology **161**, 252 (1959).

SANTE, L.: Basal exudates of subphrenic origin. Amer. J. Roentgenol. **3**, 350 (1940).

SARGENT, J.: Injuries of the kidneys. J. Amer. med. Ass. **115**, 822 (1940).

SCHANNO, J. F., J. FERRE, and A. SYED: Abdominal aortic aneurysms. Med. Ann. D. C. **34**, 413 (1965).

SCHÉLE, A.: A contribution of the roentgen diagnosis of gallstone ileus. Acta radiol. (Stockh.) **16**, 456 (1935).

SCHEPPEL, J. A. C.: Acute intestinal dilatation. Ned. T. Geneesk. **89**, 279 (1945).

SCHLÖGELHOFTER, H.: Seltene Ursache eines Dünndarmileus. Fortschr. Röntgenstr. **100**, 656 (1964).

SCHMIDT, S.: Respiratory kymography in acute abdominal conditions. Acta radiol. (Stockh.) **54**, 49 (1960).

SCHOLL, A., and P. FERRIER: Injuries of the kidney. Urology (Campbell) **11**, 863 (1954).

SCHULTZ, E.: An aid to the diagnosis of pneumoperitoneum from supine abdominal films. Radiology **70**, 728 (1958).

SCHWARTZ, G.: Die Erkennung der tieferen Dünndarmstenosen mittels des Röntgenverfahrens. Wien. klin. Wschr. **24**, 40 (1911).

SCHWINGER, Å., S. HEMLEY, and L. HARRINGTON: Pneumocholecystitis. Gastroenterology **22**, 272 (1952).

SHELTON, B., I. BEASLEY, and O. NOEL: Intussusception; a report of 148 cases. Amer. Surg. **24**, 395 (1958).

SHERLOCK, S., and J. LEARMONTH: Aneurysm of splenic artery with account of example complicating Gaucher's disease. Brit. J. Surg. **30**, 151 (1942).

SINGLETON, E.: X-ray diagnosis of the alimentary tract in infants and children. Ready Fall 1958.

— Radiological considerations in diagnosis and treatment of intussusception. Tex. St. J. Med. **55**, 27 (1959).

SKARBY, H.: Freies Gas in der Bauchhöhle als Zeichen von Perforation. Acta radiol. (Stockh.) **21** 263 (1940).

Skarby, H.: Appendixinvagination. Acta radiol. (Stockh.) **22**, 471 (1941).
— Beiträge zur Diagnostik der Paranephritiden. Acta radiol. (Stockh.), Suppl. **62** (1946).
Sloan, R.: The mucosal pattern of the mesenteric small intestine; an anatomic study. Amer. J. Roentgenol. **77**, 651 (1957).
Sondheimer, F. K., and J. Steinberg: Gastrointestinal manifestations of abdominal aortic aneurysms. Amer. J. Roentgenol. **92**, 1110 (1964).
Sproull, J.: A review of some features of regional ileitis. Amer. J. Roentgenol. **2**, 910 (1936).
Stegemann, H.: Gasperitonitis. Langebecks Arch. klin. Chir. **123**, 523 (1923).
Stein, G., and A. Finkelstein: The importance of chest roentgenography in the diagnosis of pulm. embol. Amer. J. Roentgenol. **81**, 255 (1959).
Steinert, R., I. Hareide, and Th. Christiansen: Roentgenologic examination of acute appendicitis. Acta radiol. (Stockh.) **24**, 13 (1943).
Stiennon, A.: The anatomical basis for the epsilon sign of Frostberg. Amer. J. Roentgenol. **75**, 282 (1956).
Street, D. F.: Duodenal obstruction associated with acute pancreatitis of traumatic origin. Brit. J. Radiol. **32**, 617 (1959).
Strøm, P. J., and A. Strømme: A contribution to the radiological diagnosis of perforated gastric and duodenal ulcer. Brit. J. Radiol. **28**, 579 (1955).
Sundberg, J.: Konkremente im Meckelsche Divertikel. Fortschr. Röntgenstr. **88**, 751 (1958).
Swaiman, K. F., J. Root, and R. Raile: The coil-spring sign of intramural hematoma of the proximal small intestine. Amer. J. Dis. of Child. **95**, 413 (1958).
Theissen, W.: Über den akuten Vegetabilienileus. Zbl. Chir. **74**, 738 (1949).
Torgersen, J.: Suprahepatic interposition of the colon and volvulus of the cecum. Amer. J. Roentgenol. **66**, 747 (1951).
Troell, L.: Studies on experimentally provoked ileus with reference to inhalational therapy. Acta chir. scand. **95**, Suppl. 122 (1947).
Uthgenannt, H.: Die Dünndarminvagination in den Magen bei der Gastroenterostomie. Fortschr. Röntgenstr. **90**, 577 (1959).
Venner, B.: Hernia through foramen of Winslow. Med. J. Austr. **21**, 678 (1949).
Vest, B., and A. R. Margulis: The roentgen diagnosis of post operative ileus-obstruction. Surgery **115**, 421 (1962).
Vestby, G. W., and T. Aakhus: Incidence of sliding Hiatus hernia. Invest. Radiol. **1**, 379 (1966).
Virchow, R.: Historisches, Kritisches und Positives zur Lehre der Unterleibsaffektionen. Virchows Arch. path. Anat. **5**, 281 (1853).
Visick, A.: Conservative treatment of acute perforated peptic ulcer. Brit. med. J. **2**, 941 (1946).
Vogler, E., and M. Bergmann: Angiography in blunt kidney trauma. Fortschr. Roentgenstr. **98**, 675 (1963).
Wahl, E.: Über die klinische Diagnose der Darmokklusion durch Strangulation oder Achsendrehung. Zbl. Chir. **9**, 153 (1889).
Wahren, H.: Studien über die Gaswechselverhältnisse im Darm bei sog. paralytischen Ileus. Acta chir. scand., Suppl. **23** (1933).
Waldenström, J.: Porphyria as inborn errors of metabolism. Amer. J. Med. **22**, 758 (1957).
Wangensteen, O. H.: The value of diagnostic criteria for the choice of therapeutic procedure in the management of acute intestinal and clinical observations. Radiology **35**, 680 (1940).
— Intestinal obstructions. Springfield (Ill.): Ch. C. Thomas 1955.
—, and H. Leven: Correlation of function with cause of death following experimental intestinal obstruction at varying levels. Arch. Surg. **22**, 658 (1931).
Ward McQuaid, N.: Intestinal obstruction due to food. Brit. med. J. **1950 I**, 1106.
Welch, C.: Intestinal obstruction. Chicago: Year Book Publ. 1958.
Welin, S.: Über die Röntgendiagnostik der Paranephritis. Fortschr. Röntgenstr. **67**, 162 (1943).
Westerborn, A.: Die Bedeutung der Röntgenuntersuchung für die Diagnose der akuten Peritonitis. Langenbecks Arch. klin. Chir. **157**, 59 (1929).
— The importance of roentgenographic examinations in acute cases of circumscribed or diffuse peritonitis. Surg. Gynec. Obstet. **52**, 804 (1931).
Westermark, N.: On the roentgen diagnose of lung embolism. Acta radiol. (Stockh.) **19**, 357 (1938).
Wetterfors, J.: Subphrenic abscess; a clinical study of 101 cases. Acta chir. scand. **117**, 388 (1959).
White, H.: Meconium ileus; a new roentgen sign. Radiology **66**, 567 (1956).
Wiener, S., J. Edelstein, and B. Charms: Observation on pulmonary embolism and the pulmonary angiogram. Amer. J. Roentgenol. **98**, 859 (1966).
Williams, J. L.: Fluid-filled loops in intestinal obstruction. Amer. J. Roentgenol. **88**, 2 (1962).
Wilms, M.: Der Ileus. Stuttgart 1906.
Wisoff, C.: Jejunogastric intussusception: Radiology **61**, 363 (1953).
Wölfler, A., u. V. Lieblein: Die Fremdkörper des Magen und Darmkanals des Menschen. In: Deutsche Chirurgie. Stuttgart: Ferdinand Enke 1909.
Wolf, B. S., and R. H. Marshak: "Toxic" segmental dilatation of the colon during the course of fulminating ulcerative colitis; Roentgen findings. Amer. J. Roentgenol. **82**, 985 (1959).
Woodruff, J., R. Ottoman, J. H. Simonton, and B. Averbrook: The radiological differential diagnosis of abdominal trauma. Radiology **72**, 641 (1959).
Wyman, A.: Traumatic rupture of the spleen. Amer. J. Roentgenol. **72**, 51 (1954).
Zdansky, E.: Über Invagination des Magens. Röntgenpraxis **11**, 537 (1939).
Zimmer, J.: Microcolon. Acta radiol. (Stockh.) **29**, 228 (1948).
Züntz, u. E. Tacke: Über Ätiologie des Meteorismus. Dtsch. med. Wschr. **10**, 717 (1884).
Zuppinger, A.: Das Zwerchfell. In: Lehrbuch der Röntgendiagnostik (Schinz), Bd. 3, S. 2580. Stuttgart: Georg Thieme 1952.

E. Röntgendiagnostik des Magen-Darmtraktes beim Neugeborenen und jungen Säugling

Von

H. G. Wolf

Mit 41 Abbildungen

I. Einleitung

1. Untersuchungsmethodik, Normalbefunde

In den letzten Jahren hat die Röntgenuntersuchung des Abdomens beim Neugeborenen und Säugling aus zwei Gründen besonderes Interesse gefunden. Erstens stellen die Bildungsfehler des Magen-Darmtraktes den Hauptanteil der chirurgischen Eingriffe beim Neugeborenen dar, wobei durch die modernen Erkenntnisse der prä- und postoperativen Betreuung, aber auch durch die Verbesserung der Anaesthesieverfahren und Operationsmethoden beachtliche Behandlungserfolge erzielt werden konnten. Zweitens handelt es sich fast immer um diagnostische Notfallsituationen, deren Klärung sowohl zeitlich als auch aus Gründen des Strahlenschutzes (HOPE u. O'HARA) mit möglichst einfachen Methoden angestrebt werden sollte. Auch die nicht seltene Kombination mit anderen Bildungsfehlern, etwa des Herzens oder des Urogenitaltraktes, sowie die relativ große Zahl von Frühgeborenen macht eine wenig eingreifende Untersuchungsmethodik notwendig.

Dieser Forderung kommen die physiologischen Verhältnisse *beim Neugeborenen* insofern entgegen, als in dieser Altersperiode die *in den Darmschlingen nachweisbare Luft geradezu als Kontrastmittel dient.* Schon beim ersten Atemzug gelangt die Luft nicht nur in die Atemwege, sondern durch Verschlucken auch in den Magen, eine Tatsache, die in der forensischen Medizin Verwendung finden kann (DILLON; FRIMANN-DAHL u. Mitarb.; BOREADIS u. GERSHON-COHEN). Durch weiteres Verschlucken wird diese Luft im Magen-Darmtrakt nach distal verschoben und gelangt schließlich bis in den Enddarm. Das zeitliche Verhalten ist durch mehrere Autoren (SOVERI, WASCH u. MARCK; PODOLSKY u. JESTER; WOLF, 1959) studiert worden und entspricht im Durchschnitt den in Abb. 1—4 wiedergegebenen Befunden (s. auch Abb. 5, Nr. 1—4). Nach etwa 12 Std ist ein physiologischer Meteorismus erreicht, der durch Ruktation und per vias naturales auf den für das Säuglingsalter normalen Luftgehalt reduziert wird. Auch dann ist noch der gesamte Verlauf des Magen-Darmtraktes sichtbar, oft gelingt sogar die Differenzierung von Dünn- und Dickdarm mit Hilfe der Lage und Haustrierung des letzteren. Von Interesse ist, daß bei untergewichtigen Frühgeborenen die geschilderte Luftpassage im allgemeinen rascher vor sich geht als bei reifen Neugeborenen.

Der *Luftgehalt* im Verdauungskanal des Neugeborenen (HAJDU) wird durch Schreien und Luftschlucken beim Füttern gefördert, durch Aufstoßen und per vias naturales vermindert. Bei extraabdominellen Ileussituationen bei Meningitiden oder geburtstraumatischen Läsionen des Zentralnervensystems spielen sicher auch nervöse Einflüsse eine Rolle (GERBER). Der stärkste Luftgehalt wird bei Fistelbildungen zwischen Speise- und Luftröhre gefunden, da ein Ventilmechanismus bei geschlossener Glottis zu besonders starker Aufblähung der Darmschlingen führt (WOLF, 1957; GIEDION, 1960). Aus dieser kurzen Schilderung ergibt sich, daß bereits die einfache *Abdomenübersichtsaufnahme* ohne jegliches Kontrastmittel (RUBIN) in der überwiegenden Mehrzahl der Bildungsfehler des

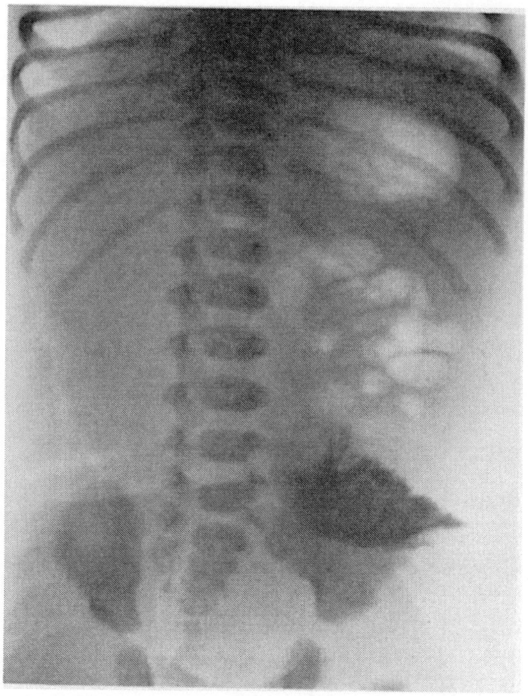

Abb. 1

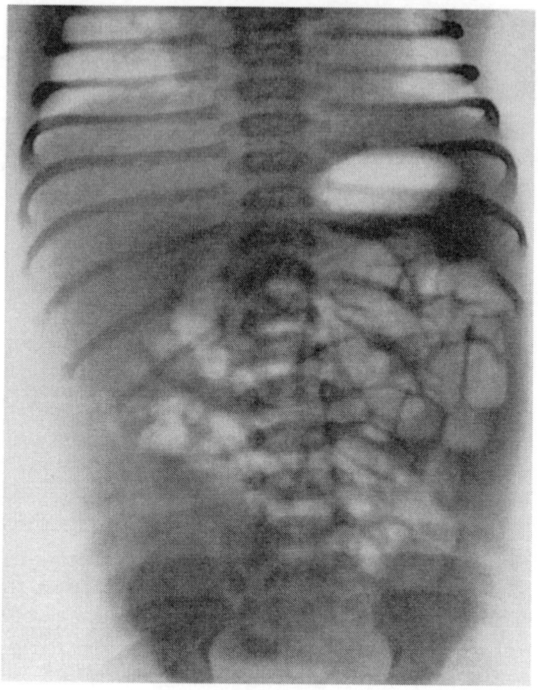

Abb. 2

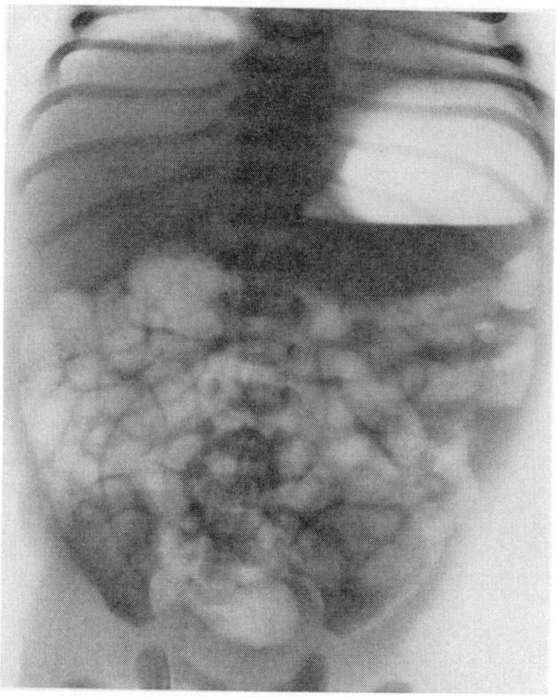

Abb. 3

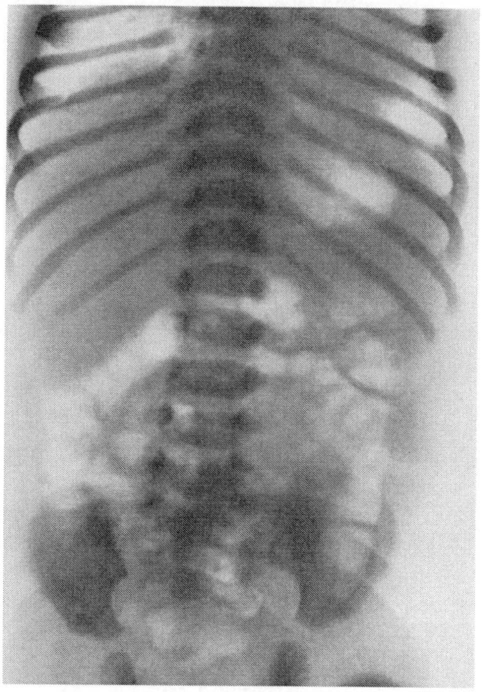

Abb. 4

Abb. 1—4. Abdomenübersichtsaufnahmen bei reifen Neugeborenen im Alter von 1 bzw. 5, 12 und 48 Std. Fortschritt der Luftpassage in den ersten Lebensstunden bis zum „physiologischen Meteorismus" nach 12 Std. Anschließend Reduktion auf den normalen Luftgehalt

Magen-Darmtraktes durch abnorme Luftverteilungsbilder diagnostische Aufschlüsse geben kann, sofern man die Untersuchung nach den ersten 12 Lebensstunden ausführt. Es ist daher eine *a.p.-Aufnahme von Thorax und Abdomen*, die zur gleichzeitigen Erkennung allfälliger Spiegelbildungen zweckmäßigerweise *im Hängen* unter Verwendung einfacher Haltevorrichtungen (GIEDION, 1963) angefertigt wird, die Grundlage röntgenologischer Untersuchungen bei Verdacht auf ein „akutes Abdomen" beim Neugeborenen (Abb. 5). Bei einzelnen Fragestellungen, die bei den betreffenden Krankheitsbildern erörtert werden sollen, sind Aufnahmen im frontalen Strahlengang oder hängend mit dem Kopf nach unten zusätzlich wertvoll. *Kontrastmittel* sollen *nur nach genauem Studium der Übersichtsaufnahmen* verwendet werden, wobei zweifellos dem Kontrastmitteleinlauf eine zahlenmäßig größere Bedeutung zukommt als der peroralen Verabreichung.

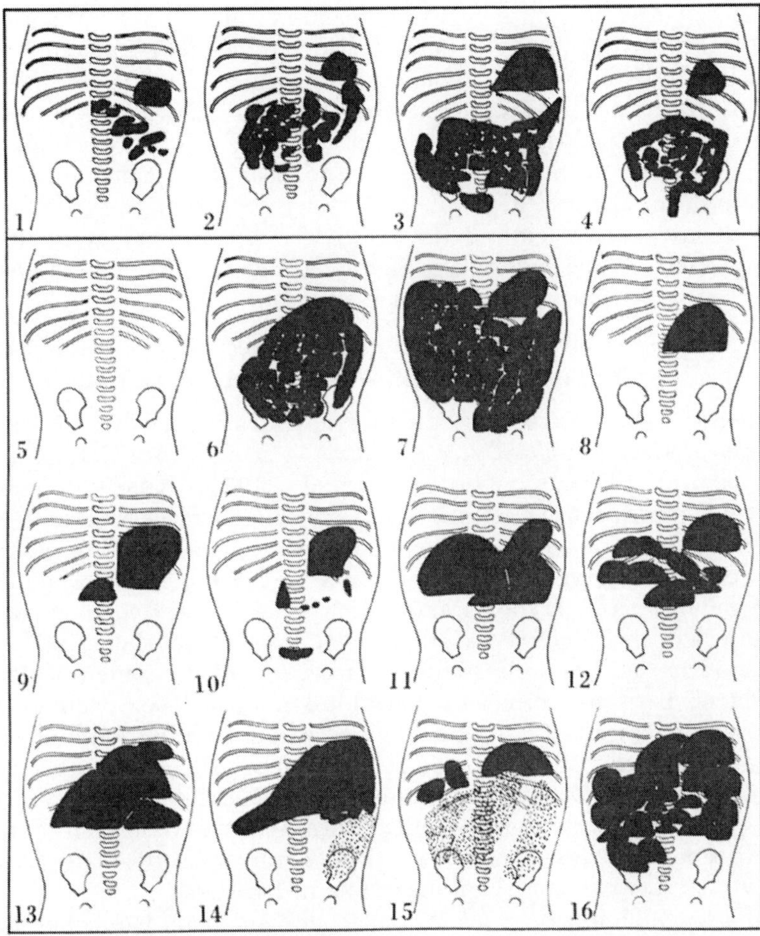

Abb. 5. Halbschematische Darstellung typischer Abdomenübersichtsaufnahmen beim Neugeborenen. *1—4* Normale Luftpassage im Alter von 1, 5, 12 und 48 Std; *5—6* Oesophagusatresie ohne und mit unterer Fistel; *7* isolierte Oesophagotrachealfistel; *8* Pylorusstenose; *9—10* Duodenalatresie und -stenose; *11* Atresie an der Flexura duodeno-jejunalis; *12—13* Dünndarmatresien; *14* Dünndarmstenose; *15* Meconiumileus; *16* Megacolon congenitum

Der *Kontrastmitteleinlauf* darf nicht unter Anwendung eines zu hohen hydrostatischen Druckes (max. 90 cm³) ausgeführt werden, da Dickdarmperforationen beim Neugeborenen mitgeteilt wurden (HARTMANN u. HILLS; SANTULLI, 1959; DÖPPER). Aus demselben Grunde ist ein fester Verschluß des Anus durch einen Ballon o.ä. nicht empfehlenswert. Bei Säuglingen mit klinischem Verdacht auf ein Megacolon ist eine isotonische Kochsalzlösung gewöhnlichem Wasser wegen der Gefahr einer Wasserintoxikation (RICHARDS u. HIATT; LEVINSON; ZISKIND u. GELLIS) vorzuziehen. Sehr zweckmäßig ist eine weitgehende Entleerung des Einlaufes durch das liegende Darmrohr.

Ziel- und Übersichtsaufnahmen werden je nach Bedarf angefertigt. Die *perorale Kontrastmittelgabe* ist nicht nur zeitraubend, sondern kann durch Blockierung einen inkompletten Verschluß in einen kompletten verwandeln, das Kontrastmittel kann beim Erbrechen aspiriert werden oder bei einer allfälligen chirurgischen Eröffnung des Darmes Komplikationen bedingen.

Selbstverständlich sind funktionelle Störungen oder relativ weite Stenosen oft nur durch Kontrastmittelstudien zu klären, dabei steht aber auch meist hinsichtlich der Therapie genug Zeit zur Verfügung. Eine Verminderung der Strahlenbelastung kann durch die Verwendung des Bildverstärkers erreicht werden, dessen verhältnismäßig kleine Bildausschnitte beim Neugeborenen und Säugling durchaus genügen.

Bei peroralen Kontrastmittelpassagen (HENDERSON; DIETEL u. SCHMÖGER) ist die große Variationsbreite hinsichtlich der Transportzeit und der Entleerungszeit des Magens in Abhängigkeit von der Nahrung, Lage u.ä. zu beachten. Eine kontinuierliche Darstellung des Dünndarmes gelingt nicht, da spastische und atonische Abschnitte sehr rasch wechseln. Der Kontrastmitteleinlauf (HENDERSON u. BRIANT) zeigt häufig normale Variationen der Länge, insbesondere des Sigmoids und des Coecumstandes.

2. Allgemeine Übersicht der Symptomatologie der Bildungsfehler des Magen-Darmtraktes beim Neugeborenen

Die wesentlichen Krankheitsbilder des Magen-Darmtraktes in dieser Altersperiode sind die *angeborenen Atresien und Stenosen.* Ganz allgemein lassen sich derartige Wegsamkeitsstörungen (COHEN; EVANS; KOOP; SANTULLI, 1954; KOSENOW; HECKER, 1957; JONES u. SCHUTT; WOLF, 1957; GROB, 1960) röntgenologisch aus *drei Hauptkriterien* diagnostizieren: Abbruch der Luftfüllung vor Erreichen des Enddarmes, Blähung der Darmschlingen proximal davon, völlig fehlender (Atresien) oder erheblich reduzierter (Stenosen) Luftgehalt distal davon. Dazu treten Flüssigkeitsspiegel in den erweiterten Darmanteilen, die jedoch keineswegs für die Diagnose erforderlich sind. Unter Berücksichtigung dieser Kriterien kann ein hoher Darmverschluß von einem tiefen differenziert und ein kompletter bzw. inkompletter Verschluß angenommen werden (Abb. 5). Das weitere diagnostische Vorgehen ist bei den einzelnen Krankheitsbildern dargestellt. Daneben gibt es besondere pathognomonische Befunde, die schon aus der Übersichtsaufnahme eine nosologische Zuordnung erlauben. Funktionelle Störungen, deren wesentliches klinisches Zeichen das rezidivierende Erbrechen des Säuglings darstellt, werden eine Kontrastmitteluntersuchung erfordern, wobei nur wasserlösliche Substanzen indiziert sind (JARVIS u. NADELHAFT; WEINGÄRTNER u. RUMLER).

Die *Indikation zur Röntgenuntersuchung* des Abdomens beim Neugeborenen wird durch den klinischen *Verdacht auf einen Darmverschluß* gestellt. Die führenden Symptome sind dabei Erbrechen, aufgetriebener Leib und Meconiumentleerungsstörungen. Durch Beachtung bestimmter Kriterien, wie Zeitpunkt des Einsetzens der Symptomatik, Art des Erbrechens u.ä. (Tabelle) kann ein hoher bzw. ein tiefer Darmverschluß angenommen werden. Da die verschiedene Häufigkeit der Krankheitsbilder, die diesen allgemeinen Diagnosen zugrundeliegen, eine gewisse Wahrscheinlichkeitsvoraussage erlaubt, kann der weitere Untersuchungsvorgang entsprechend gewählt werden. In der Tabelle wurde versucht, eine derartige allgemeine Richtlinie zu geben, die selbstverständlich im Einzelfall modifiziert werden muß. Oesophagusatresie und hypertrophische Pylorusstenose können differentialdiagnostisch in den meisten Fällen schon klinisch abgegrenzt werden.

In diesem Abschnitt soll die Röntgensymptomatologie aller jener angeborenen oder erworbenen Störungen des Magen-Darmtraktes besprochen werden, die beim Neugeborenen und jungen Säugling bekannt sind. Die Darstellung beschränkt sich auf die Strecke von der Kardia bis zum Anus, während angeborene Störungen von Oesophagus und Zwerchfell nicht erörtert werden. Die Einteilung erfolgt nach Regionen und berücksichtigt abschließend auch die Erkrankungen des Peritoneums.

Tabelle. *Symptomatologie und röntgenologisches Vorgehen beim Darmverschluß des Neugeborenen*

Symptomatologie	Oesophagusatresie	Hoher Darmverschluß	Tiefer Darmverschluß	Pylorusstenose
Beginn der Symptome	kurz p.p.	1.—2. Lebenstag	2.—4. Lebenstag	ab 3. Lebenswoche
Erbrechen				
Art	Regurgitieren	kräftig (spastisch)	eher schlaff	im Guß
Zeitpunkt	kurz p.p.	kurz nach Mahlzeit	spät nach Mahlzeit	häufig
Aussehen	Schaum, Speichel	gallig (grün)	meconial	weiß
Abdomen				
Blähung	mit Fistel: ges. Abdomen	Oberbauch	ges. Abdomen	o.B.
Peristaltik	o.B.	sichtbar	manchmal sichtbar	sichtbar
Anmerkung	ohne Fistel: leer	intermittierend		Pylorustumor
Meconium	vorhanden	spärlich-acholisch	fehlend (spärlich)	Hungerstuhl
Häufigkeitsordnung der Krankheitsbilder	mit Fistel ohne Fistel	(äußere) Duodenalstenose (innere) Duodenalatresie Jejunumverschluß Multiple Atresien Pankreas anulare	Enddarmverschluß Ileumatresie Megacolon cong. Meconiumileus Dickdarmatresie	Pylorusstenose Duodenalverschluß prox. Pap. Vateri präpylor. Membran
Röntgenologisches Vorgehen (nach Übersichtsaufnahme)	Katheter (wasserl. KM)	Duodenalstenose: KM-Einlauf (Lageanomalie) Megaduodenum	KM-Einlauf (Mikrocolon, enges Segment)	Pyloruskanaldarstellung

II. Magen

1. Anomalien der Kardia-Region, funktionelle und organische Kardia-Insuffizienz

Der Verschluß des Magens gegen die Speiseröhre erfolgt durch einen Ventilmechanismus, dessen Ablauf durch den rechten Schenkel des Zwerchfells, durch die schräge Einmündung des Oesophagus in den Magen und durch eine Sphinkterfunktion des unteren Oesophagusabschnittes gewährleistet wird. In der ersten Zeit nach der Geburt ist dieser Verschlußapparat noch nicht in allen Fällen voll funktionstüchtig. Dazu treten die in dieser Altersperiode fast ausschließlich flüssige Nahrung und die überwiegend horizontale Lagerung, die ebenfalls das Übertreten von Mageninhalt in die Speiseröhre erleichtern. Es ist daher keinesfalls erstaunlich, daß im Bereich der Kardia in den letzten Jahren funktionelle und organische Befunde als Ursachen für rezidivierendes Erbrechen beim Säugling aufgefunden wurden (ROVIRALTA, 1952; DUHAMEL u. MASSE; SWYER; THOMSEN; WILLICH, 1961 u. 1965; DITTRICH, 1966).

Klinisch besteht *häufiges Erbrechen von Geburt an*, das zeitweise durch Blutbeimengungen infolge peptischer Ulcerationen der Speiseröhre rötlich oder bräunlich tingiert ist. Es kommt zu mehr oder weniger ausgeprägten Gedeihstörungen und Anämien. Hochlagerung nach dem Essen oder in schweren Fällen für längere Zeit und der Übergang auf festere Nahrung bessern die Symptomatik oft schlagartig. Die Ätiologie dieses Erbrechens ist in einer *Schlußunfähigkeit der Kardia* zu finden, wobei diese Insuffizienz rein funktionell als *offenstehende Kardia* oder *Relaxation* oder *Chalasie* (NEUHAUSER u. BERENBERG) bezeichnet wird, während die anatomisch nachzuweisenden *Verlagerungen der Kardia oberhalb des Zwerchfells* als *Hiatushernien* angeführt werden. Sehr anschaulich ist auch die Bezeichnung *gastro-oesophageal incompetence* (ASTLEY u. CARRÉ) für die Verschlußstörungen dieser Region.

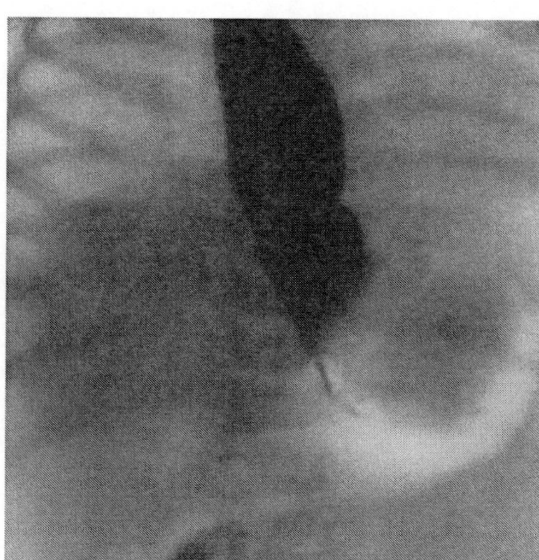

Abb. 6

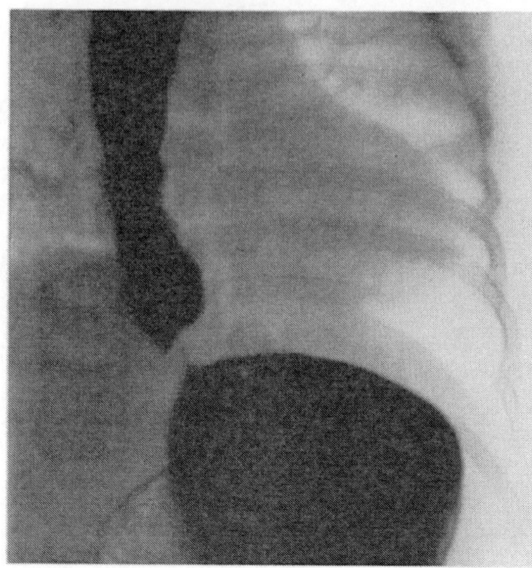

Abb. 7

Abb. 6 u. 7. Normalisierung einer funktionellen Kardia-Insuffizienz bei einem Frühgeborenen. Links: klaffende Kardia im Alter von 1 Woche. Rechts: normaler Kardia-Schluß im Alter von 8 Wochen. Gleichzeitig Sistieren des Erbrechens

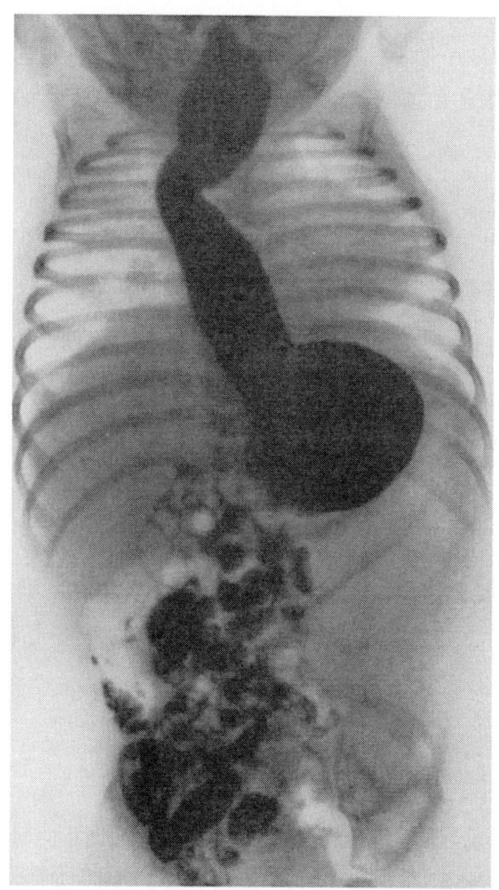

Abb. 8

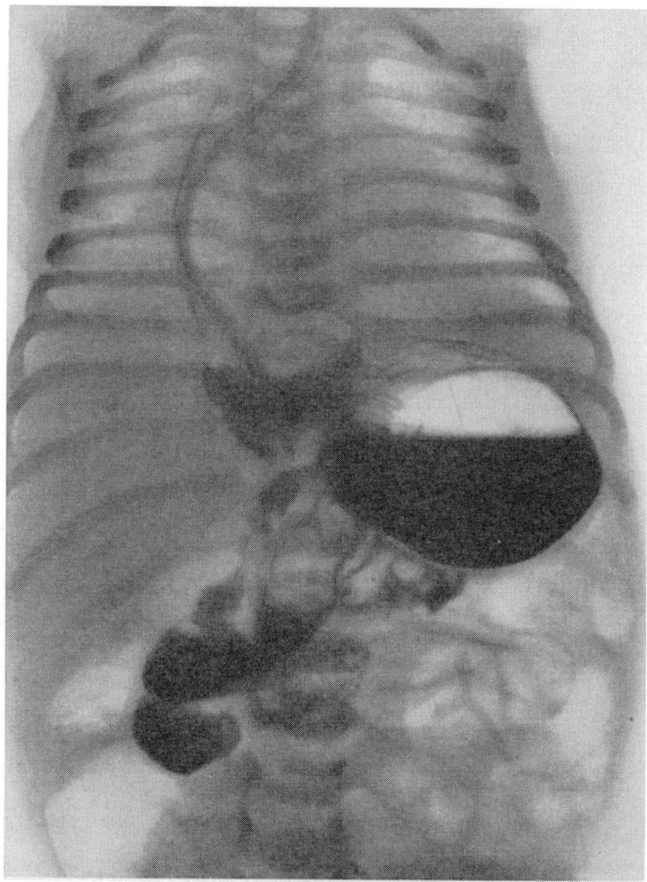

Abb. 9

Abb. 8 u. 9. Kardia-Insuffizienz und gleitende Hiatushernie. Alter: 4 bzw. 14 Tage. Links: Atonischer Oesophagus mit klaffender Kardia ohne Magenblase; Dünndarm rechts im Abdomen (transitorisches Fehlrotationssyndrom). Rechts: Kleiner thorakaler Magenanteil, Kardia oberhalb des Zwerchfells

Die Prognose der Kardia-Anomalien beim Säugling ist im allgemeinen gut. Die *rein funktionelle Chalasie* (Abb. 6/7) kann als transitorische neuromuskuläre Dysfunktion aufgefaßt werden, die bei Neugeborenen und jungen Säuglingen nach Reifung der Verschlußfunktion überwunden ist. Aber auch die *gleitenden Hiatushernien* (FELSENREICH; JOHNSTON) und sogar geringere Grade des *partiellen Thoraxmagens* (CARRÉ, 1959, 1960) sind durch *konservative Maßnahmen* der Lagerung und Ernährung zu beeinflussen. In schwereren Fällen ist allerdings auch der operative Verschluß der dann meist beträchtlichen Zwerchfell-Lücke heranzuziehen (REHBEIN; FORSHALL).

Die *Röntgendiagnostik* hat bei Verwendung geringer Mengen eines flüssigen (nicht breiigen!) Kontrastmittels vor allem die *Durchleuchtung* zu berücksichtigen. Sehr oft muß die Untersuchung in Schräglage mit dem Kopf nach unten und unter Ausübung eines leichten Druckes auf den Oberbauch ausgeführt werden. Die Auffindung der *Grenze zwischen Oesophagus und Magen* ist am wichtigsten. Leider ist sie nicht immer mit Sicherheit zu diagnostizieren, jedoch können die gröberen Schleimhautfalten des Magens mit wenig Kontrastmittel häufig differenziert werden. Indirekte Hinweise auf eine *Kardiainsuffizienz* sind das Fehlen einer Magenblase (Abb. 8) und ein konstanter Reflux des Kontrastmittels. Eine derartige Regurgitation kommt allerdings auch bei vielen normalen Säuglingen vor (SILVERMAN; STENGER; BLANK u. PEW), so daß die Grenze der rein funktionellen Störungen zum Normalen sehr schwer zu ziehen ist. Es gibt jedoch Autoren (ASTLEY, 1956), die diese Relaxationen als tubuläre Formen von Hiatushernien auffassen, da sie die Kardia an einer Einengung der Kontrastmittelsäule oberhalb des Zwerchfells oder am Übergang der Schleimhaut verlagert finden.

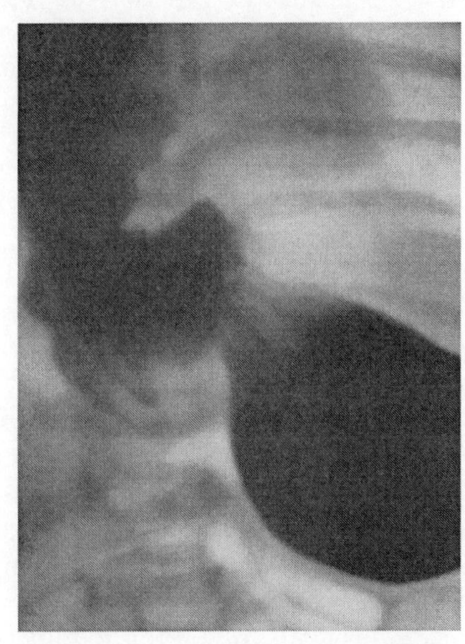

Abb. 10. Zielaufnahme bei gleitender Hiatushernie. Alter: 14 Tage, pilzförmige Hiatushernie mit beginnender Stenosierung und Ulcerationen des untersten Speiseröhrenabschnittes

Die *supradiaphragmalen Verlagerungen von Teilen des Magens* können entweder jederzeit *reversibel* sein — gleitende Hiatushernien (Abb. 9) — oder als Thoraxmagen mehr *oder* weniger *fixiert*. Der ständige *Reflux* von Mageninhalt führt zur *Oesophagitis* und Geschwürsbildung (MELLINS), die mit fibröser Stenosierung und narbiger Schrumpfung der Speiseröhre abheilt (Abb. 10). Dadurch entstehen der *Brachyoesophagus* und eine *erworbene Stenose* an dieser Stelle. Wahrscheinlich sind die meisten bisher als angeboren bezeichneten Stenosen in diesem Bereich ebenso wie der sog. *short esophagus* erworbene Residuen derartiger Veränderungen.

Die *Differentialdiagnose einer klaffenden Kardia* hat neben dem genannten Vorkommen bei normalen Säuglingen Hirntraumen und subdurale Hämatome als Ursache zu berücksichtigen. Auch bei Pylorusstenosen und entzündlichen Magen-Darmkrankheiten kommen transitorische Kardia-Insuffizienzen vor.

Die seltene Kombination einer Hiatushernie und einer Pylorusstenose wird als *phrenopylorisches Syndrom* (ROVIRALTA, 1952) bezeichnet und ist der Grund für das jeweils anzuschließende Studium der Pylorusregion. Größere *para-oesophageale Hiatushernien*, die meist Zufallsbefunde darstellen, zeigen die Speiseröhre und die Kardia an normaler Stelle, während ein Teil des Magens neben dem Oesophagus in den Thoraxraum verlagert ist.

2. Angeborene Muskeldefekte der Magenwand

Bei jedem *Pneumoperitoneum* der Neugeborenenperiode ist auch nach angeborenen Defekten der Magenwandmuskulatur zu suchen, die zur spontanen Perforation des Magens führen können (Abb. 36). Diese Defekte sind meist im proximalen Abschnitt der großen Kurvatur lokalisiert (Kiesewetter; MacGillivray u. Mitarb.; Meyer II; Antila u. Ahvenainen; Hamrick; Jansen) und können selbstverständlich nur histologisch verifiziert werden. Auch im Duodenum sind Muskeldefekte bekannt geworden (Handelsman u. Mitarb.).

3. Form- und Lageveränderungen des Magens (Kaskade, Plikatur, Torsion)

Lageanomalien des Magens finden sich, abgesehen vom *Situs inversus*, extrem selten. Caffey beschreibt ein Ausbleiben der Rotation der Gastroduodenalschleife mit *Mikrogastrie;* bei großen Zwerchfelldefekten, meist beim Hemidiaphragma, kann der *Magen in toto in den Thoraxraum verlagert* sein.

Duplikaturen (Galloway u. Mitarb.; Humphrey) bzw. *Divertikel* (Ogur u. Kolarsick) sind ebenfalls im Bereich des Magens *selten*. Klinisch zeigen sie Blutungen und Kompressionssymptome, röntgenologisch können sie an Impressionen des Magens vermutet oder bei Kommunikation mit dem Lumen durch Kontrastmittel dargestellt werden.

Von etwas größerer Bedeutung sind bestimmte *Formanomalien*, die insbesondere *durch Aerophagie* (Luftschlucken) beim Säugling zustandekommen können. Es handelt sich um *partielle Volvuli* um die Kardia-Pylorus-Achse, um *Kaskadenbildungen* und um *Einfaltungen an der großen Kurvatur* (plicature de la grande courbure de l'estomac; Roviralta, 1950). Dabei kommt es zu diesen Verformungen *durch ein stark luftgeblähtes Quercolon*, das von caudal her diese Veränderungen hervorruft (Abb. 11). Oft sind es Zufallsbefunde, manchmal aber können damit Perioden rezidivierenden Erbrechens verbunden sein.

4. Passagestörungen des Magenausganges

a) Präpylorische Membranen (Pylorusatresie)

Angeborene Membranen im präpylorischen Anteil des Magens sind sehr selten (Touroff u. Sussmann; Farkas, Gross u. Durham; Despirito u. Guthorn; Brown u. Hertzler; Salzberg u. Collins; Wolf u. Zweymüller; Flach u. Mitarb.). Sie führen kurz nach der Geburt zum Erbrechen im Guß und imitieren eine Pylorusstenose. Die *Übersichtsaufnahme* zeigt *distal vom dilatierten Magen keine oder erheblich reduzierte Luft*, bei Kontrastmittelverabreichung ist kein Pyloruskanal darstellbar, wodurch die *Differentialdiagnose zur Pylorusstenose* gestellt werden kann.

b) Pylorospasmus und hypertrophische Pylorusstenose. Phrenopylorisches Syndrom. Adrenogenitales Salzverlustsyndrom

Die *angeborene hypertrophische Pylorusstenose* ist eine knabenwendige Erkrankung, deren *gußweises Erbrechen nach den ersten Lebenswochen* beginnt, in seltenen Fällen auch schon bald nach der Geburt. Die Pathogenese ist noch immer nicht ganz geklärt, jedoch zeigen auch die regelmäßig zu findenden degenerativen Ganglienzellveränderungen (Alarotu; Obiditsch-Mayer u. Helmer), daß dem vegetativen Nervensystem eine große Bedeutung zukommt.

Wallgren konnte zeigen, daß *vor dem klinischen Beginn keine abnormen röntgenologischen Befunde* nachweisbar sind. Pathologisch-anatomisch findet sich eine Hypertrophie des Pylorusmuskels, wodurch der Pyloruskanal eingeengt und verlängert wird. Das Antrum des Magens und der Bulbus duodeni werden durch den hypertrophen Muskel rundlich eingedellt. Selten entsteht eine *Gelbsucht* durch Kompression des Gallenganges (Martin u. Siebenthal).

Die Frage der *Notwendigkeit und Zweckmäßigkeit der Röntgenuntersuchung bei diesem Krankheitsbild* wird regionenweise verschieden beantwortet. Während in den skandinavischen Ländern die Röntgenuntersuchung als obligat gelten kann, sind in England und Amerika in typischen Fällen nur die Klinik und der palpatorische Nachweis des Pylorustumors maßgebend. Bei atypischen Fällen allerdings muß der Röntgendiagnostik der Vorrang eingeräumt werden (Astley, 1952). Zur exakten Verwertbarkeit ist die systematische Einhaltung einer bestimmten Untersuchungstechnik entscheidend.

Die *Übersichtsaufnahme* (Abb. 12) kann häufig, jedoch keineswegs immer, an der *Dilatation des Magens* und an einem *reduzierten oder fehlenden Luftgehalt distal davon* (s. auch Abb. 5, Nr. 8) den Verdacht auf einen Verschluß des Magenausganges stellen lassen (FEINBERG u. Mitarb.; SCHERMULY, 1956), besonders bei Vorliegen einer *stärkeren Exsiccose.* Zur Kontrastmittelverabreichung ist keine längere Hungerperiode notwendig; es genügt, etwa 4 Std Intervall zur letzten Mahlzeit zu lassen. Man verwendet zweckmäßigerweise *wenig Kontrastmittel,* wobei *während des Trinkens* die Kardia-Region (s. oben) *untersucht* wird. Dann wird der Säugling auf die rechte Seite gedreht, um das Kontrastmittel in das Antrum zu bringen. Nun ist eine langsame Öffnung des Pylorus wohl

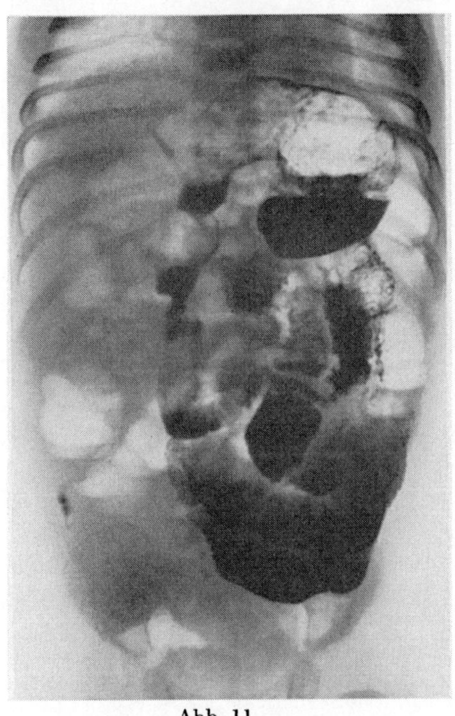

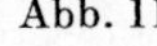

Abb. 11

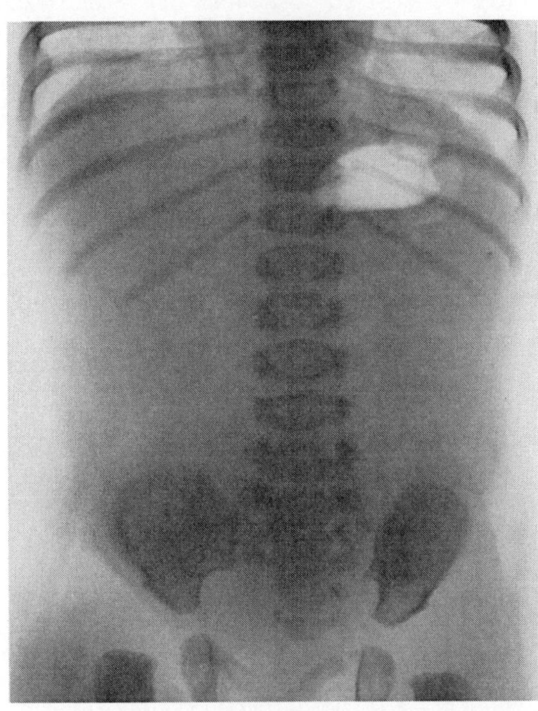

Abb. 12

Abb. 11. Magenvolvulus bei 10 Wochen altem Säugling. Anhebung des Magens durch das Colon transversum gut sichtbar

Abb. 12. Übersichtsaufnahme bei hypertrophischer Pylorusstenose. Alter: 9 Wochen. Nur Magenblase sichtbar, übriger Darmtrakt fast vollkommen luftleer

charakteristisch, aber keineswegs in allen Fällen nachweisbar. Pathognomonisch dagegen sind Verlauf und Aussehen des *Pyloruskanals* (MEUWISSEN u. SLOOFF; FRIMANN-DAHL; MILLER u. OSTRUM; SCHÄFER, 1950; GIEDION, 1963): bei leichter Drehung des Säuglings in den rechten schrägen Durchmesser mit dem Rücken plattennahe kommt der *nach cranial ziehende, verlängerte und fadenförmig eingeengte peristaltiklose Kanal* gut zur Darstellung, der sich von der normalen Passage deutlich unterscheidet (Abb. 13 und 14). Der *dilatierte Magen* zeigt entweder *vermehrte Peristaltik oder bereits Atonie.* Die *Eindellung des Antrums und des Duodenums* durch den olivenförmigen Pylorustumor sind weitere wichtige Zeichen. Bei sehr lang ausbleibender Magenentleerung muß die dann fehlende Kanaldarstellung in Kauf genommen werden: die Diagnose kann aus der Obstruktion allein mit genügender Sicherheit gestellt werden (ASTLEY, 1956). Die *Dauer der Magenentleerung* ist für die Diagnosestellung *nicht verwertbar,* da es zu viele Abweichungen nach beiden Richtungen gibt. Schon normalerweise können Entleerungszeiten bis zu 8—12 Std gefunden werden! Der direkte Nachweis des Pyloruskanals ist daher die Methode der Wahl, wobei die Durchleuchtung mit enger Blende den Vorrang vor der Aufnahme hat.

Postoperativ kann die Verengung des Pyloruskanals noch lange Zeit (Jahre) nachgewiesen werden, die Magenöffnungszeit jedoch normalisiert sich gleich. Auch *nach erfolgreicher konservativer* Behandlung (RUNSTRÖM u. WALLGREN) sind die *Befunde auch noch nach mehreren Jahren konstant.*

In der *Differentialdiagnose* ist der *seltene isolierte Pylorospasmus* abzugrenzen, der klinisch große Ähnlichkeit mit der Pylorusstenose zeigt. Jedoch ist röntgenologisch die Einengung des Kanals inkonstant und die Peristaltik in diesem Bereich deutlich nachweisbar. Die *sog. Pseudopylorusstenose* (Pirie-Syndrom), die beim adrenogenitalen Salzverlustsyndrom beobachtet wird, läßt sich klinisch als adrenogenitales Syndrom und röntgenologisch am Fehlen der Stenosezeichen differenzieren. Beachtenswert ist ferner

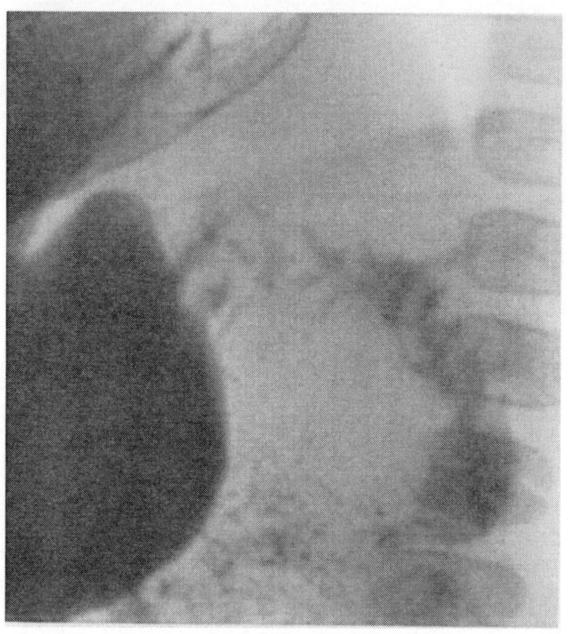

Abb. 13

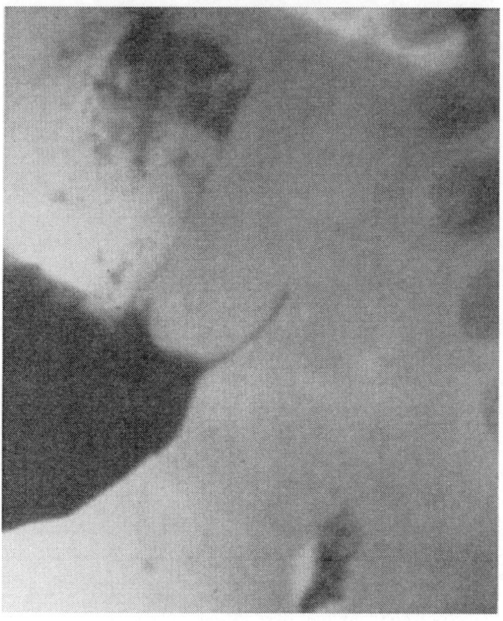

Abb. 14

Abb. 13 u. 14. Darstellung des Pyloruskanals bzw. des Duodenums. Links: normale Passageverhältnisse. Rechts: strichförmig nach cranial ziehender Pyloruskanal bei hypertrophischer Pylorusstenose. Alter: 4 Wochen. Schrägaufnahme, Rücken plattennahe

das *phrenopylorische Syndrom* (RIVORALTA, 1952; FORSHALL; KOECHER), bei dem neben der Pylorusstenose eine Hiatushernie vorliegt. Dieses Zusammentreffen kann der Grund für anhaltendes postoperatives Erbrechen sein, zu dem auch eine insuffiziente Operation mit Restbefunden oder eine gleichzeitig vorhandene Duodenalstenose führen können.

5. Das Ulcus des Magens und Duodenums beim Neugeborenen

Die akuten Ulcerationen in der Neugeborenenperiode unterscheiden sich grundlegend von der chronisch-rezidivierenden Ulcuskrankheit des Erwachsenen. Ätiologisch ist die große Zahl von *cerebralen Läsionen,* in etwa der Hälfte der Fälle, bemerkenswert (LEMAK). Für das Ulcus der Speiseröhre spielt der *Reflux von Mageninhalt* (s. Kardia) eine große Rolle (MELLINS), aber auch *bei Pylorusstenosen* kommen Ulcerationen im Bereich des Pyloruskanals zur Beobachtung (LASSRICH u. Mitarb.; SCHÄFER, 1960).

Röntgenologisch werden die meisten Ulcera von Magen und Duodenum an der *Perforation* (WRIGHT u. SCOTT) *mit Pneumoperitoneum* nur vermutet werden können, selten gelingt der direkte Nachweis eines Kraters (BARGER).

Die Prognose ist bei Abheilung gut, Rezidive im Sinne der Ulcuskrankheit des Erwachsenen kommen nicht vor.

III. Duodenum

Die angeborenen Wegsamkeitsstörungen in diesem Bereich sind relativ häufig; ungefähr *ein Drittel aller angeborenen Darmverschlüsse betrifft das Duodenum* (ASTLEY, 1956). Frühgeburtlichkeit und Kombination mit anderen Bildungsfehlern des Darmes, besonders der Speiseröhre und des Enddarms, sind nicht selten. Von besonderem Interesse ist das überzufällig häufige Vorkommen bei *Mongolismus* (BODIAN u. Mitarb., 1952), weshalb bei Verdacht auf hochsitzenden Darmverschluß stets auch das röntgenologische Erscheinungsbild des Beckens (CAFFEY u. ROSS) beachtet werden sollte. Wie bei der Oesophagusatresie weist auch beim Duodenalverschluß in vielen Fällen die Mutter ein *Hydramnion* auf (CASTANIER u. Mitarb.; LLOYD u. CLATWORTHY), so daß die Forderung erhoben wurde, bei einem Hydramnion immer nach einem Bildungsfehler der proximalen Anteile des Magen-Darmtraktes zu fahnden.

In pathogenetischer Hinsicht sind wie im gesamten Verdauungstrakt innere (intrinsic) und äußere (extrinsic) Obstruktionen zu unterscheiden, die jeweils komplett oder inkomplett sein können (EEK; BACHMANN, 1953). Die *inneren Verschlüsse* beruhen einerseits auf dem völligen oder teilweisen Ausbleiben der fetalen Rekanalisation (5. bis 12. Fetalwoche) und stellen dann teilweise gefensterte Membranen, solide Stränge oder längere Stenosen dar, andererseits können fetale Abschnürungen durch Volvuli, Invaginationen, peritoneale Bänder u.a. Mechanismen sekundär zu Verschlüssen führen, die dann begleitende Defekte des Mesenteriums aufweisen (GROB, 1960). *Äußere Kompressionen* werden vor allem durch Lageanomalien des Darms hervorgerufen, die durch Drehstörungen zustandekommen und sehr oft mit abnormen *Peritonealduplikaturen* und *Volvulus* infolge eines *Mesenterium commune* vergesellschaftet sind. Daneben kommen aber auch *Abschnürungen* durch peritoneale Bänder ohne Lageanomalie, durch Duplikaturen des Darmtraktes und durch das Ringpankreas zur Beobachtung. Schließlich sei besonders auf *kombinierte äußere und innere Obstruktionen* sowie auf *multiple Verschlüsse* hingewiesen, die selbstverständlich in operativer Hinsicht besonders beachtet werden müssen (BUGYI). In etwa 10—15% aller angeborenen Verschlüsse des Magen-Darmtraktes werden derartige multiple Wegsamkeitsstörungen gefunden (Abb. 15/16).

Das führende klinische Zeichen ist galliges Erbrechen kurz nach den Mahlzeiten. Blähung des Oberbauches und spärliches Mekonium sind weitere Hinweise (Tabelle). Inkomplette Verschlüsse, insbesondere bei Lageanomalien, können intermittierend symptomfrei sein.

1. Duodenalatresien

Komplette innere Verschlüsse des Duodenums sind fast immer im absteigenden Teil zu finden, überwiegend distal der Papilla Vateri. Atresien des proximalen Duodenums sind sehr selten. Hochgradige innere oder äußere inkomplette Verschlüsse können röntgenologisch und klinisch das Bild einer Atresie ergeben, was insbesondere auch für das Pancreas anulare gilt.

Röntgenologisch ist der Nachweis von *zwei Luftansammlungen im Oberbauch bei Fehlen von Luft distal davon* charakteristisch (Abb. 5, Nr. 9). Die größere links gelegene Luftblase entspricht dem *dilatierten Magen*, die rechte kleinere dem *erweiterten proximalen Duodenum*. Diese letztere Luftansammlung mit *Spiegelbildung* kann unter allen Umständen beim Neugeborenen als pathologisch bezeichnet werden. Bei Aufnahmen im Hängen stellen sich somit zwei Flüssigkeitsspiegel dar (Abb. 15), das übrige Abdomen ist homogen verschattet. Auch *bei Lagewechsel* (Abb. 16) *tritt keine Luft nach distal*, während sich dabei häufig der *weit klaffende Pyloruskanal* darstellt. Dieses Offenstehen des Pylorus ist bei dilatiertem Duodenum pathognomisch für eine Wegsamkeitsstörung und besonders wertvoll zur Differentialdiagnose einer Pylorusstenose (ASTLEY, 1956; SCHÄFER, 1960). Auch bei einer allfälligen Kontrastmittelgabe fällt der weite Pylorus deutlich auf.

Von diesem typischen Doppelblasenbild (double bubble, hourglass) gibt es Abweichungen: *Bei starkem Sekretgehalt* kann das Duodenum vollkommen ausgefüllt und nur die Gasblase des Magens sichtbar sein. In derartigen Fällen, die dem Übersichtsbild einer Pylorusstenose oder einer präpylorischen Membran entsprechen, muß zunächst abgesaugt und dann Luft eingeblasen werden (Mellins u. Milman), um das charakteristische Bild herzustellen. Ähnliches gilt bei *Fehlen jeglicher Luftansammlung*, wie es kurz *nach ausgiebigem Erbrechen* der Fall sein kann. Sehr wesentlich ist manchmal die Seitenaufnahme, da die kleinere Aufhellung des Duodenums sich dorsal in die Magenblase projizieren kann, und dann übersehen wird. Selten liegt die Atresie im distalen Duodenalanteil und verursacht dann entsprechend dem unteren Teil des Duodenums drei Luftansammlungen (Abb. 5, Nr. 11) im Röntgenbild.

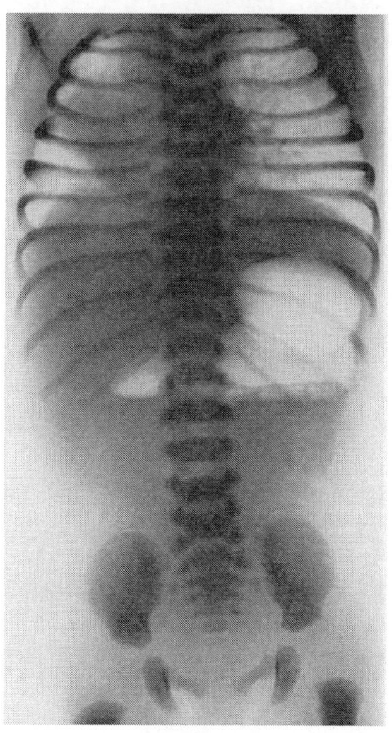

Abb. 15

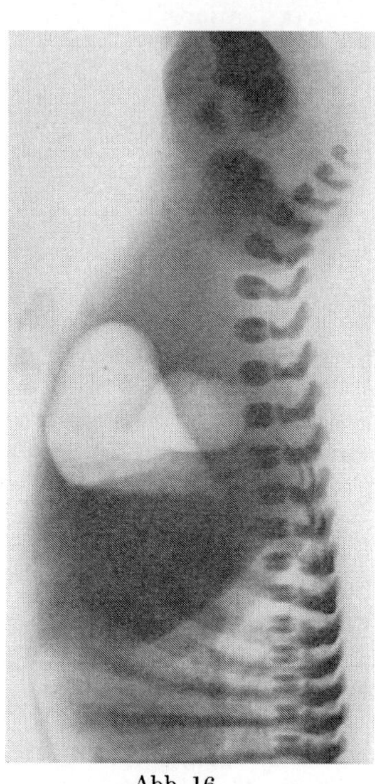

Abb. 16

Abb. 15 u. 16. Atresie des Duodenums bei gleichzeitiger Analatresie. Alter: 1 Tag. Verlagerung des Mediastinums durch Aspirationsatelektasen. Auch bei Lagewechsel kein Luftübertritt nach distal, atretische Stelle deutlich sichtbar

Gerade bei der Atresie des Duodenums ist Kontrastmittel peroral wohl kaum je nötig; in Zweifelsfällen kommt man mit sehr geringen Mengen eines wasserlöslichen Kontrastmittels aus. *Man beachte immer auch den Thorax, um Aspirationsfolgen (Atelektasen, Pneumonien) nicht zu übersehen.*

Eine *hochgradige Reduktion des Luftgehaltes im Abdomen* wird auch *bei starker Dyspnoe, bei Dehydratationen* infolge Diarrhoen (Feinberg u. Mitarb.; Margulis u. Mitarb.; Benson u. Jacobson) und *bei Insuffizienz der Nebennierenrinde* (Weens u. Golden) beobachtet, so daß bei diesen Zuständen das Röntgenbild eines Duodenalverschlusses vorgetäuscht werden kann.

2. Duodenalstenosen

Die überwiegende Mehrheit der inkompletten Obstruktionen des Duodenums kommt durch Kompressionen von außen zustande. Dagegen treten innere Stenosierungen, die klinisch nicht zu differenzieren sind, an Zahl zurück. Beachtenswert ist die Tatsache, daß Stenosen je nach dem Grad des Verschlusses von völliger Symptomlosigkeit bis zu vollkommenem Stop alle Varianten aufweisen können und überdies auch symptomfreie Intervalle mit Zeichen des Darmverschlusses abwechseln können.

a) Innere Stenosen

Diese bestehen entweder aus einer *Membran*, die irisartig in der Mitte oder auch asymmetrisch mehrfach gefenstert ist oder aus einer auf eine längere Strecke ausgedehnten *konzentrischen Einengung* des Lumens (EEK; HARDAWAY u.a.).

Röntgenologisch finden sich neben den *beiden Luftblasen im Oberbauch distal davon weitere kleinere Luftdepots*, deren Menge und Verteilung vom Grad der Stenosierung abhängig sind (Abb. 5, Nr. 10). Daher ist gerade bei der inneren Duodenalstenose häufiger die Notwendigkeit einer peroralen Kontrastmittelverabreichung gegeben, denn damit kann der Verdacht auf eine Duodenalstenose auch bei vollkommen normaler Luftverteilung auf dem Übersichtsbild erhärtet werden. Der *klaffende Pylorus* und die meist in der Gegend der Papille zu findende *Verzögerung der Passage* mit Nachweis der Stenosierung genügen zur Diagnose. Differentialdiagnostisch sind neben der Pylorusstenose vor allem die äußeren Verschlüsse von Bedeutung.

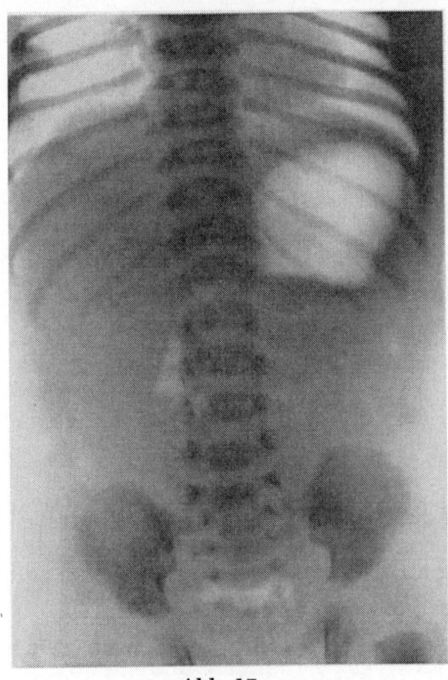

Abb. 17

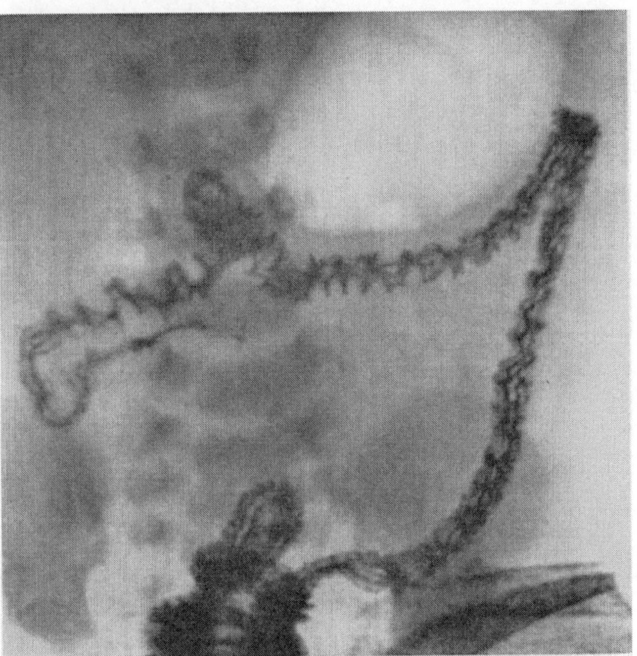

Abb. 18

Abb. 17 u. 18. Äußere Duodenalstenose bei Lageanomalie (Malrotation I). Alter: 5 Tage. Distal vom Duodenum einzelne Luftansammlungen. Der Kontrastmitteleinlauf zeigt die Verlagerung des Coecums nach medial und cranial

b) Äußere Stenosen

α) Bedingt durch Lageanomalien des Magen-Darmtraktes

Zahlenmäßig stellen diese Fälle ein besonders häufiges Vorkommnis innerhalb des akuten Abdomens beim Neugeborenen dar (SILVERMAN u. CAFFEY; GROB, 1953; SCHERMULY, 1957; REHBEIN u. EKESPARRE; WOLF, 1961; SCHEGA; GIEDION, 1965; HOUSTON u. WITTENBORG). Es handelt sich dabei fast immer um die Kombination einer *Lageanomalie mit Peritonealduplikaturen oder -bändern*, die den distalen Anteil des Duodenums überkreuzen und so den Darm von außen komprimieren. Erschwerend tritt hinzu, daß meist ein mehr oder weniger *freies Mesenterium commune* besteht und daher ein *Volvulus* als zusätzliche Komplikation den Darmverschluß herbeiführt oder verstärkt (*midgut volvulus*, KIESEWETTER u. SMITH; ALLEN u. Mitarb.). Diese Mechanismen (abklemmende Bänder und Volvulus) erklären auch die klinische Symptomatik, die häufig intermittierende *Zeichen des Darmverschlusses mit freien Intervallen und rezidivierendem Erbrechen* aufweist. Lockerungen der Passagestörung und Spontanlösung eines Volvulus sind die Ursachen für diese Inkonstanz der klinischen und auch röntgenologischen Befunde (H. GROSS u. Mitarb.).

Die *Röntgenuntersuchung* muß daher *zum Zeitpunkt des Bestehens klinischer Symptome* erfolgen, wobei neben den beiden Luftansammlungen im Oberbauch stets auch kleinere Luftmengen distal davon nachweisbar sind (Abb. 17). Da ein derartiger Befund der Häufigkeit nach am ehesten einer äußeren Duodenalstenose entspricht, ist ein Kontrastmitteleinlauf indiziert, der dann die Lageanomalie aufklärt. Vor allem sind es Fehllagerungen vom Typ der *Malrotation I* (Abb. 18 und 20) mit Hochlagerung des Coecums,

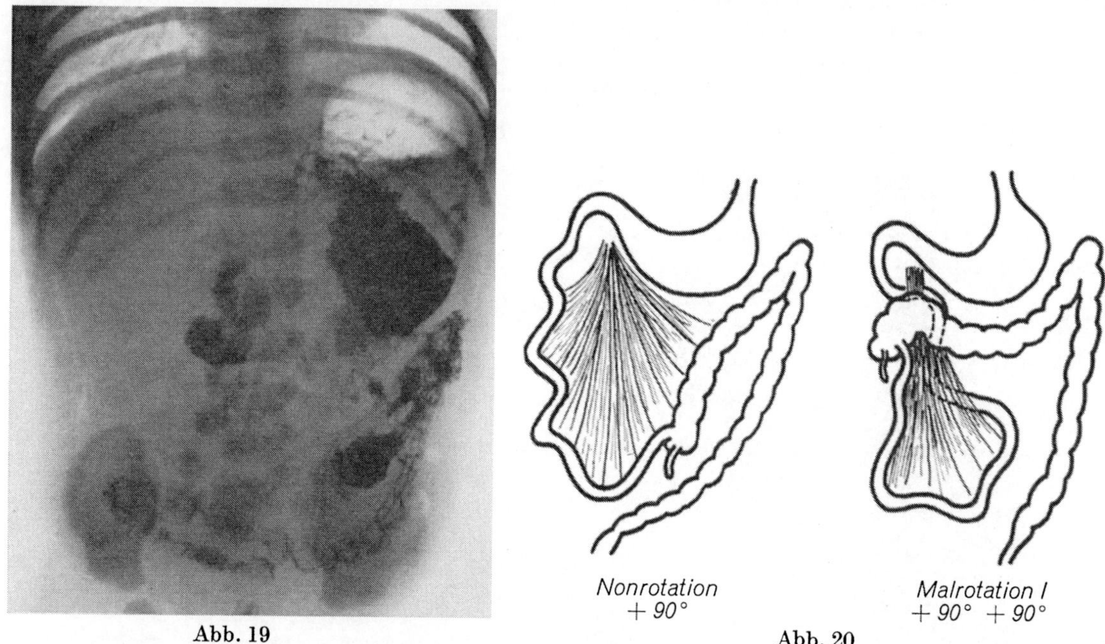

Abb. 19 Abb. 20

Abb. 19. Äußere Duodenalstenose bei Lageanomalie (Non-Rotation). Alter: 4 Tage. Der Kontrastmitteleinlauf weist das Coecum im linken Unterbauch nach, perorale Passage im Bereich des Duodenums gestoppt

Abb. 20. Schematische Darstellung der häufigsten Lageanomalien des Magen-Darmtraktes nach GROB (1953) (s. Abb. 17—19)

oder auch eine embryonale Non-Rotation (Abb. 19 und 20), die zu einer Duodenalstenose Anlaß geben. Im Intervall zeigen diese intermittierenden Verschlüsse nicht selten ein *Megaduodenum* (CAFFEY; PUYLAERT).

Differentialdiagnostische Schwierigkeiten ergeben sich daraus, daß z.B. *nach längerem Bestehen eines Volvulus* die Luft in den distal von der Stenosierung gelegenen Darmschlingen resorbiert ist und nun das röntgenologische Bild einer *Atresie* resultieren kann. Es wird also in einzelnen Fällen die präoperative Diagnostik über die Feststellung eines Duodenalverschlusses nicht hinauskommen. Zudem ist auch das *gemeinsame Vorkommen innerer und äußerer Verschlüsse* beschrieben worden. Im allgemeinen kann aber bei normaler Lage des Dickdarmes mit großer Wahrscheinlichkeit ein innerer Verschluß angenommen werden, bei Lageanomalie ein äußerer.

Der diagnostische Kontrastmitteleinlauf kann manchmal die Lösung eines Volvulus herbeiführen, da ja meist der untere Fußpunkt des Volvulus entsprechend dem Ende der Nabelschleife in der Mitte des Colon transversum gelegen ist.

β) Bedingt durch andere Kompressionen. Pankreas anulare

Unter diesen sind Peritonealbänder ohne Lageanomalie, pränatale Peritonitiden mit strangförmigen Residuen, retroperitoneale Hernien, Duplikaturen des Duodenums sowie

Tumoren und Cysten des Pankreas zu nennen; schließlich ist das Ringpankreas (Pancreas anulare) anzuführen, das sowohl einen kompletten als auch einen inkompletten Verschluß des Duodenums herbeiführen kann. Kombinationen aller dieser äußeren Verschlüsse mit inneren kommen vor, wobei die Kompression möglicherweise ätiologisch für die korrespondierende innere Atresie oder Stenose eine Rolle spielt.

Röntgenologisch ist der Grad der Stenose für die Diagnose eines Duodenalverschlusses entscheidend. Beim Pancreas anulare (EKESPARRE; LINDER u. FRITZSCHE; SALZER u. Mitarb.; TJON u. Mitarb.) sind korrelierte Bildungsfehler nicht selten, so Mongolismus, Lageanomalien, angeborene Herzfehler und Oesophagusatresien. Selten können präoperativ mit Kontrastmittel knopfförmige Eindellungen der Duodenalwand oder zwei Luftblasen proximal und distal dieser Einengung gefunden werden (HOPE u. GIBBONS).

Duplikaturen des Duodenums sind sehr selten (s. unten).

IV. Dünndarm

1. Dünndarmatresien

Unter den kompletten inneren Verschlüssen des gesamten Dünndarms stellt die *Ileumatresie* etwa die Hälfte bis zwei Drittel aller Fälle, dann folgt die Atresie des Duodenums (s. oben). Pathogenese und *Röntgendiagnostik* entsprechen den Verhältnissen im Bereich des Duodenums (CRAIG u. Mitarb.; IMPERATO u. LANDUCCI; BÉRAUD u. DEFRENNE; GIEDION, 1965). Es finden sich *proximal der Atresie die Darmschlingen gebläht, distal ist keine Luft nachweisbar* (Abb. 5, Nr. 11—13). Flüssigkeitsspiegel sind zur Diagnose nicht unbedingt erforderlich.

Atresien der proximalen Abschnitte des Dünndarms sind verhältnismäßig leicht zu erkennen und häufig auch von inkompletten Verschlüssen zu differenzieren (Abb. 21/22). Die Atresien des Ileums sind *differentialdiagnostisch gegen andere tiefsitzende Verschlüsse*, insbesondere gegen den *Mekoniumileus* und lange enge Segmente der *Hirschsprungschen Krankheit abzugrenzen*. Hier kommt dem Kontrastmitteleinlauf große Bedeutung zu, da Messungen des Kalibers der Darmschlingen (GLADNIKOFF) keine sichere Unterscheidung zwischen Dünn- und Dickdarm gestatten. Bei der Ileumatresie wird beim Kontrastmitteleinlauf ein inaktivitätsatrophisches Mikrocolon gefunden, während der M. Hirschsprung bei aganglionären Zonen bis zum Coecum meist einen fast normal weiten Dickdarm zeigt. Über den Mekoniumileus siehe unten. Auch bei der Ileumatresie finden sich manchmal granulierte Areale ähnlich dem Mekoniumileus (PRÉVÔT u. LASSRICH).

Perforationen führen zur Komplikation des Pneumoperitoneums und zur (Mekonium-) Peritonitis. Bei der Diagnose einer *Atresie distal des Duodenums sind perorale Kontrastmittelverabreichungen absolut kontraindiziert.* Multiple Atresien des Darmtraktes werden selbstverständlich erst operativ erkannt.

2. Dünndarmstenosen

Unter den inkompletten Verschlüssen des gesamten Dünndarmes stehen die *äußeren Stenosen des Duodenums* an erster Stelle. Neben inneren Einengungen können aber auch im Bereich des Jejunum und Ileum äußere Stenosen vorkommen. Hier sind es Volvuli bei Lageanomalien oder beim Mekoniumileus (Abb. 22), ferner peritoneale Bänder und Adhäsionen, innere und äußere Hernien, sowie Kompressionen von außen, z.B. durch Duplikaturen. Die besonderen Verhältnisse beim Mekoniumileus, bei der Invagination und bei Aganglionosis sollen weiter unten erörtert werden.

Der Zeitpunkt des Einsetzens klinischer Symptome hängt ganz vom Beginn und vom Grad der Stenosierung ab. Sicher verläuft eine ganze Anzahl derartiger Einengungen für lange Zeit symptomlos, jedoch setzt oft bereits in der Neugeborenenperiode oder im frühen Säuglingsalter die häufig intermittierende (LUND) Verschlußsymptomatik mit Erbrechen, Bauchauftreibung und Stuhlverminderung ein.

Röntgenologisch ist auf der *Übersichtsaufnahme* (Abb. 5, Nr. 14) der *reduzierte, aber vorhandene Luftgehalt distal der erweiterten Darmschlingen* (Abb. 22) charakteristisch. Bei geringeren Graden der Einengung kann aber die Luftverteilung nahezu normal sein, so daß bei entsprechendem Verdacht eine *perorale Kontrastmittelgabe* angezeigt ist. Wasserlösliche Kontrastmittel werden dabei bevorzugt (JARVIS u. NADELHAFT; WEINGÄRTNER u. RUMLER). *Bei hochgradiger Stenosierung* kann das *Bild einer Atresie* vorgetäuscht werden.

Beim Neugeborenen und jungen Säugling gibt es nicht ganz selten *Verlagerungen des Dünndarms* (Abb. 8) nach rechts, die dem Bild einer Fehlrotation entsprechen, zu rezidi-

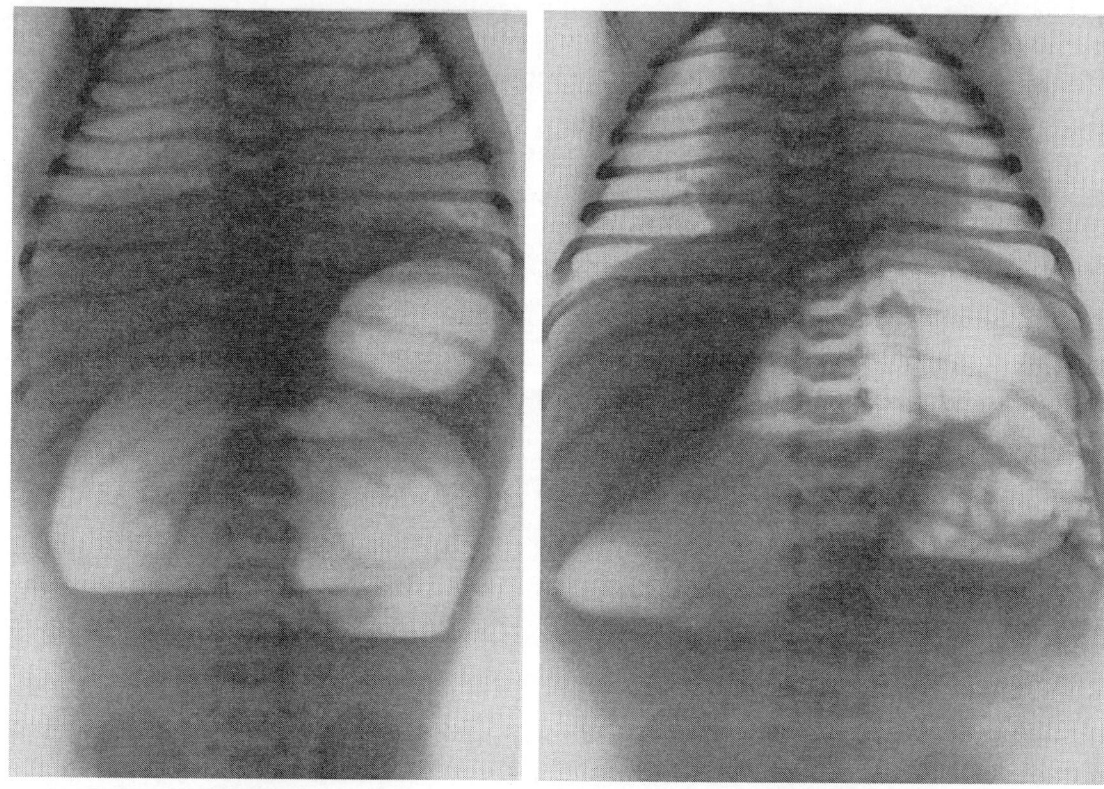

Abb. 21 Abb. 22

Abb. 21 u. 22. Kompletter und inkompletter Verschluß des Dünndarms (Alter: jeweils 3 Tage). Links: Atresie in Höhe der Felexura duodeno-jejunalis, ausgedehnte Aspirationspneumonie. Rechts: Dünndarmstenose, distal zahlreiche kleinste Luftbläschen als Zeichen eines Meconiumileus. Operation: Volvulus bei Meconiumileus

vierendem Erbrechen Anlaß geben und sich nach einigen Wochen oder Monaten spontan normalisieren. Diese Zustände wurden als *transitorisches Fehlrotationssyndrom* (SCHMID u. KAISER; SCHMID u. WEBER) bezeichnet und beruhen wahrscheinlich auf einer Verzögerung der Fixation der Mesenterien.

3. Duplikaturen

Duplikaturen des Magen-Darmtraktes sind cystische Gebilde von verschiedener Form und Größe, die im gesamten Verlauf der Verdauungswege von der Zunge bis zum Anus gefunden werden können. Es gibt mehrere *synonyme Bezeichnungen,* wie enterogene Cysten, Doppelungen des Darmtraktes u.ä.

Pathogenetisch handelt es sich wahrscheinlich wie bei den inneren Verschlüssen um *Störungen der Rekanalisationsperiode,* wobei auf eine variable Strecke der *Magen-Darmschlauch gedoppelt* wird (BREMER). Die Duplikatur liegt dabei immer an der mesenterialen

Seite des Darmes — weshalb der normale Darmteil mitreseziert werden muß — und besitzt denselben schichtweisen Aufbau der Wand wie der normale Darm. Die Schleimhautauskleidung allerdings muß nicht der Schleimhaut des betreffenden Abschnittes entsprechen; eine Duplikatur des Ileum kann also Magenschleimhaut aufweisen usw. Meist fehlt eine *Kommunikation mit dem Darmtrakt*, in anderen Fällen kann proximal oder distal oder an beiden Enden eine Verbindung der Lumina bestehen (MOORE u. BUTTERSBY; DAU; SMITH; MELLISH u. KOOP; CALDÉRA u. Mitarb.; GIEDION, 1965).

Unter 68 Fällen von R. E. GROSS u. Mitarb. betrafen 39 den Dünndarm, davon 27 das untere Ileum bzw. die Ileocoecalregion. Von besonderem Interesse sind die *transdiaphragmalen Duplikaturen*, die vom Dünndarm entspringen und durch eine Lücke des Zwerchfells ins Mediastinum reichen. Sie stellen sich röntgenologisch und klinisch ebenso wie die Duplikaturen der Speiseröhre als Mediastinaltumoren dar.

Die klinische Symptomatik besteht in Blutungen, meist aus peptischen Geschwüren allfälliger Magenschleimhautinseln, sowie aus intermittierenden (inkompletten) Verschlußsymptomen.

Röntgenologisch kann die perorale Kontrastmittelgabe bei Kommunikation die Duplikatur direkt nachweisen, besonders bei Vorliegen verschiedener Schleimhautverhältnisse. In Fällen ohne Kommunikation kann eine Duplikatur an der Kompression des anliegenden Darmanteiles nur vermutet werden. Bei der großen Variabilität der Befunde ist es verständlich, daß auch bei normaler Magen-Darmpassage eine Duplikatur keineswegs ausgeschlossen werden kann.

Eine pathogenetisch wahrscheinlich anders zu erklärende Sonderform stellen die sog. *neurenteralen Cysten* dar, bei denen neben der Duplikatur Mißbildungen der Wirbelsäule und des Rückenmarks bestehen. Hier ist eine unvollständige Trennung von Ento- und Ektoderm anzunehmen (GROB, 1957). Es ist daher in allen Verdachtsfällen zweckmäßig, die *Wirbelsäule* sorgfältig auf *Spaltbildungen* u.ä. zu untersuchen (NEUHAUSER u. Mitarb.).

Cysten des Mesenteriums (J. W. WILSON) sind am Fehlen glatter Muskulatur, *Meckelsche Divertikel* an der antimesenterialen Lage bei der Operation zu unterscheiden.

4. Meckelsches Divertikel

Der *röntgenologische Nachweis* (LOWMAN u. Mitarb.), der im Bereiche des Nabels möglichen Residuen fetaler Verbindungen zur Harnblase und zum Darmtrakt ist bei Durchgängigkeit etwaiger Fisteln *durch die Injektion von Kontrastmitteln* leicht zu führen. Schwieriger bzw. meist unmöglich ist der Nachweis eines Meckelschen Divertikels, das klinisch Zeichen der Entzündung, der Blutung, Verschlußsymptome bei Abklemmung oder schließlich Perforationszeichen erkennen lassen kann. Selten ermöglicht der *Luftgehalt* eines weiten Divertikels auf einer seitlichen Aufnahme die Diagnose (SINGLETON) und ebenso selten gelingt die Darstellung durch Kontrastmittel (GIEDION, 1965). Bei Vorliegen der genannten vieldeutigen Symptome ist daher höchstens der Verdacht gerechtfertigt.

5. Meconiumileus

Diese Erkrankung ist eine *Teilerscheinung der cystischen Pankreasfibrose oder Mucoviscidosis* (LANDSTEINER; FARBER; SHWACHMANN u. Mitarb.; BACHMANN, 1957). Sie tritt bei etwa 10% aller Patienten mit Pankreasfibrose in der Neugeborenenperiode auf und ist vor allem auf die eigenartige Beschaffenheit des Meconiums zurückzuführen. Infolge der Insuffizienz der Pankreassekrete wird das Meconium eingedickt und zäh, so daß seine Weiterbeförderung durch die peristaltischen Bewegungen nicht möglich ist und es die *Passage, meist im Bereich des distalen Ileum, versperrt*. Es kommt dabei zu einem Darmverschluß, dessen Symptome kurz nach der Geburt einsetzen. Komplikationen können bereits intrauterin auftreten: das Gewicht des eingedickten Meconiums *kann zu einem Volvulus Anlaß geben* (Abb. 22) mit *kompletter Abschnürung* des Darmes und *sekundärer Atresie*, die aber auch nach fibröser Abheilung intrauteriner *Perforationen* der proximalen

Darmschlingen oder durch den Reiz des Meconiums allein (BERNSTEIN u. Mitarb.) auftreten kann. Die Perforationen führen ihrerseits wieder zur *Meconiumperitonitis* (s. unten).

Röntgenologisch sind einige Besonderheiten bemerkenswert, die den Meconiumileus von anderen Obstruktionen unterscheiden (NEUHAUSER, 1946; BRYK) lassen. In *unkomplizierten Fällen* (Abb. 23) finden sich mehrere *Dünndarmschlingen stark ausgeweitet, jedoch fehlen häufig*, aber keineswegs immer, *Spiegelbildungen* (WHITE, HERSON), da das kittartige Meconium diese verhindert. *In den dilatierten Darmabschnitten*, die das untere Ileum betreffen, kann man eine eigenartige *granulierte Zeichnung* erkennen, die durch das Eindringen kleinster Luftbläschen in das dicke Meconium zustandekommt. Bei einem *Kontrastmitteleinlauf* (Abb. 24 und 31) wird der *Dickdarm als fadendünnes inaktivitätsatrophi-*

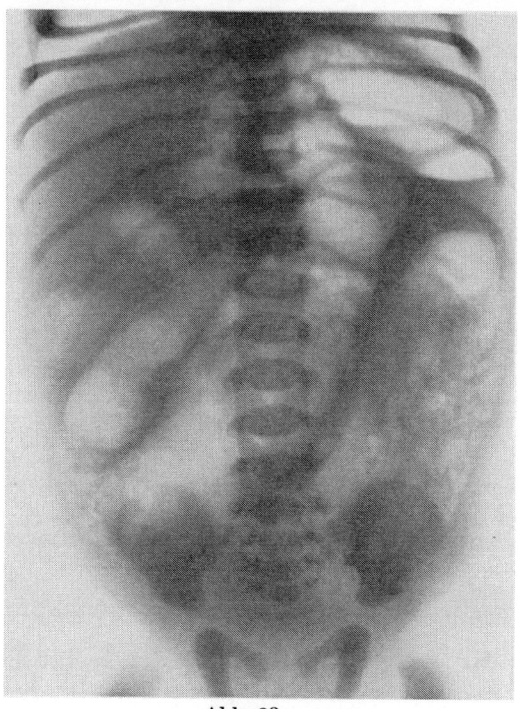

Abb. 23

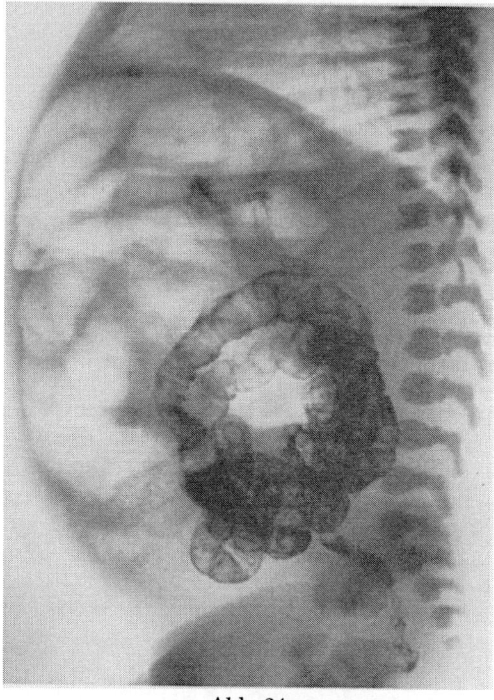

Abb. 24

Abb. 23. Übersichtsaufnahme bei Meconiumileus. Alter: 3 Tage. Starke Ausweitung der Dünndarmschlingen ohne wesentliche Spiegelbildungen. In den Darmschlingen kleinste Luftbläschen im kittartig verdickten Meconium

Abb. 24. Kontrastmitteleinlauf bei Meconiumileus. Alter: 3 Tage. Mikrocolon, proximal davon im Dünndarm Aussparungen des Kontrastmittels, die dem an der Wand festhaftenden Meconium entsprechen

sches Mikrocolon sichtbar. Wenn ein Reflux in den unteren Dünndarm gelingt, kann das an der Darmwand festhaftende *Meconium als Aussparung* der Kontrastmittelsäule direkt sichtbar gemacht werden (Abb. 24).

Die oben angeführten Komplikationen werden aus ihren eigenen Röntgensymptomen diagnostiziert, wobei Abb. 22 ein solches Beispiel zeigt. Hier bestanden neben einer inkompletten Dünndarmstenose distal davon Granulierungen nach Art eines Meconiumileus, so daß die Vermutungsdiagnose eines Volvulus bei Meconiumileus gerechtfertigt war. Schwierigkeiten bestehen in der *Abgrenzung tiefsitzender Atresien oder hochgradiger Stenosen des Ileums, da auch bei diesen Zuständen ein Mikrocolon* gefunden wird. Das Vorkommen von Flüssigkeitsspiegeln und das Fehlen der granulierten Zeichnung können Hinweise geben. Über die Differentialdiagnose der Hirschsprungschen Krankheit siehe unten.

Schließlich gibt es seltene Entleerungsstörungen des Meconiums, die offenbar nicht Symptom einer cystischen Pankreasfibrose sind und die unter dem Begriff des Meconiumpfropfsyndroms zusammengefaßt werden.

6. Meconiumpfropfsyndrom

Diese Bezeichnung wurde bereits 1900 von CRAMER und 1902 von WEIL für die klinische Beobachtung verwendet, daß bei wenigen Neugeborenen der *Abgang des Meconiums nicht von selbst in Gang kommt.* Im allgemeinen haben nach 24 Std 90%, nach weiteren 12 Std weitere 7—8% ihre erste Meconiumentleerung hinter sich. Unter den übrigen 2—3% kommt es bei einzelnen zu den klinischen Zeichen des tiefen Darmverschlusses mit Auftreibung des Bauches und galligem Erbrechen. Die Einführung eines Darmrohres oder ein kleiner Einlauf provoziert den Abgang eines oft ziemlich langen zusammenhängenden Meconiumpfropfes, worauf die Darmpassage frei und vollkommen normalisiert ist. Untersuchungen in letzter Zeit (EMERY; ZACHARY) haben gezeigt, daß der Wassergehalt dieses Pfropfes stark reduziert, die Viscosität stark erhöht ist und daß es neben dem eben geschilderten mehr oder weniger harmlosen „ano-rectal-plug" auch Fälle gibt, bei denen es zu *intestinalen und sterkoralen Ulcerationen mit Pneumoperitoneum und letalem Ausgang kommt.*

Die klinischen und *röntgenologischen Beobachtungen* (BINDEWALD; GRUNDLER; CLATWORTHY u. Mitarb., WOLF; 1958; WILLICH, 1959 u.a.) können zunächst für das Vorliegen eines *tiefen Darmverschlusses* sprechen. Jedoch fehlen Hinweise für eine bestimmte Diagnose, wie etwa einen Meconiumileus. Der Kontrastmitteleinlauf bringt dann durch die Provokation des Meconiumabganges die Entscheidung, wobei der Dickdarm vom Anus bis zum Meconiumpfropf als *Mikrocolon* vorliegen kann.

Die spätere Diagnose einer cystischen Pankreasfibrose oder einer Hirschsprungschen Krankheit nach einem Meconiumpfropfsyndrom wurde bisher nicht mitgeteilt, jedoch muß daran gedacht werden (ASTLEY, 1956).

7. Aganglionosis

Der pathogenetische Mechanismus ist auch beim Dünndarm derselbe wie beim Megacolon congenitum (s. unten), die *Aplasie der Ganglienzellen* reicht aber vom Rectum bis weit in den Dünndarm (ZUELZER u. WILSON; FORSHALL u. Mitarb.). Dementsprechend sind die *klinischen und röntgenologischen Zeichen abhängig vom proximalen Beginn der ganglienzellfreien Strecke.* Es kommt zum kompletten Verschluß an dieser Stelle, jedoch können die Symptome auch erst langsam zunehmen (SINGLETON). In seltenen Fällen ist eine Strecke des Dünndarms allein betroffen, dann ist die Symptomatik wegen der noch flüssigen Konsistenz der Ingesta meist weniger ausgeprägt.

Röntgenologisch findet sich ein Dünndarmverschluß wechselnden Grades, der Kontrastmitteleinlauf zeigt ein enges oder, bei Sitz der aganglionären Zone im Ileum, ein fast normal weites Colon. Differentialdiagnostisch ist der Meconiumileus von Bedeutung.

8. Invagination

Obwohl die Invagination eine typische Erkrankung des zweiten Lebenshalbjahres darstellt, kommen vereinzelt auch beim Neugeborenen Darmeinscheidungen vor (z.B. JACKSON; BECKER; TALALAK u. ETTINGER). Für die Röntgendiagnostik gelten die bewährten Regeln der späteren Altersperiode (Abb. 25), wobei auf die *Möglichkeit, ohne Kontrastmitteleinlauf auszukommen* (MIDDLEMISS), ausdrücklich hingewiesen sei. Insbesondere kann bei komplettem Dünndarmverschluß jenseits der Neugeborenenperiode (Abb. 25) eine Dünndarminvagination angenommen werden.

9. Entzündliche Erkrankungen

Die *Enteritiden* des frühen Säuglingsalters, besonders die Staphylokokkenenteritiden, führen *im Röntgenbild* entweder zum *paralytischen Ileus* mit zahlreichen Spiegelbildungen in dilatierten und bewegungsarmen Darmschlingen *oder* im Gegensatz dazu bei stärkerer

Dehydration zu erheblicher *Reduktion des Luftgehaltes* (DITTRICH, 1952; MARGULIS u. Mitarb.). Auch *entzündlich bedingte Stenosen* können beobachtet werden (SINGLETON).

Vereinzelt ist über Neugeborene mit *regionaler Enteritis* berichtet worden (FETTER u. MILLS; KOOP u. Mitarb.), auch segmentale Colitiden können vorkommen (BORER).

10. Pneumatosis intestinalis

Dieses seltene und bisher ungeklärte Krankheitsbild ist durch *emphysematöse Blasenbildungen in der Darmwand* charakterisiert (MACKENZIE; STIENNON; GAGNON u. RHEAULT; HORMANN; CHLOND u. SCHMID). Klinisch bestehen fast immer Diarrhöen mit Beimengung

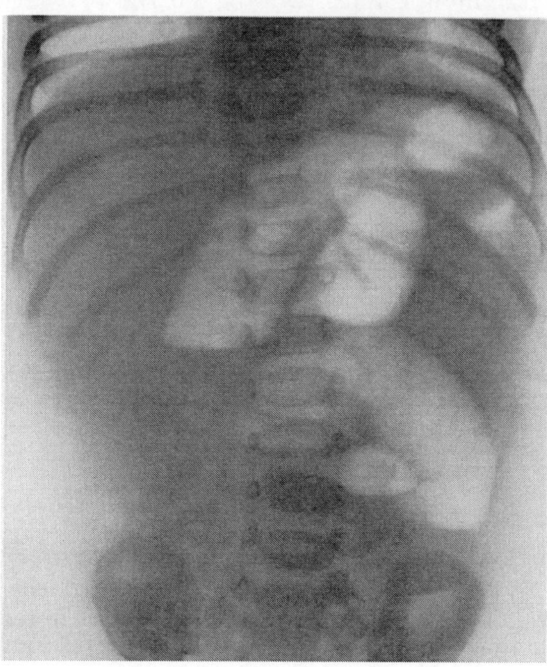

Abb. 25. Postoperative Dünndarminvagination. Alter: 3 Monate. Nach Operation einer Invagination neuerliche Darmeinschiebung, röntgenologisch Dünndarmverschluß; Operation: Invaginatio ileo-iliaca

von Blut, Erbrechen und Auftreibung des Leibes. Die Luftansammlungen in der Darmwand liegen bei Kindern stets in der Submucosa, bei Erwachsenen dagegen in der Subserosa. Die Prognose ist stets dubiös.

Röntgenologisch ergeben die genannten Blasenbildungen ein pathognomonisches Bild, da die *Darmschlingen deutliche Doppelkonturen* aufweisen, zwischen denen sich das Gas befindet. Dadurch entstehen scharf begrenzte Doppelringe und -streifen, je nachdem wie der betreffende Darmteil abgebildet wird.

V. Dickdarm

1. Dickdarmatresien und -stenosen

Die angeborenen Verschlüsse des Dickdarms sind viel seltener als die des Dünndarms (WILSON u. Mitarb.; HECKER, 1960). In einer Zusammenstellung von DAVIS u. POYNTER waren unter 392 angeborenen Darmverschlüssen nur 39 Okklusionen des Colons.

Die Pathogenese wird ähnlich angenommen wie im übrigen Darmtrakt. Aplasien, d.h. völliges Fehlen des Dickdarmes oder eines Teiles desselben, sind beschrieben (KLINEFELTER, ASTLEY, 1956). *Stenosen* sind meist so hochgradig, daß sie symptomatologisch als *Atresien* erscheinen. Bei *äußeren Stenosen* können peritoneale Bänder und Lageanomalien vorkommen; Duplikaturen, die mit Verdoppelungen im Bereich des Urogenitaltraktes kombiniert sein können, sind selten.

Klinisch kommt es zum tiefen Darmverschluß (Tabelle) mit teilweise meconialem Erbrechen, Blähung des gesamten Abdomens und Fehlen von Meconiumabgang. Die operative Therapie scheint bei Dickdarmatresien eine schlechtere Prognose zu haben als im proximalen Magen-Darmtrakt.

Röntgenologisch zeigen die *Übersichtsaufnahmen sämtliche Darmschlingen stark gebläht und meist mehrere Spiegelbildungen.* Auf dem Seitenbild läßt sich der Luftgehalt des Enddarms beurteilen, während im übrigen eine Differenzierung in Dünn- und Dickdarmschlingen nur selten gelingt. Manchmal kann man an einem besonders stark geblähten Darmanteil, der mit scharfen und abgerundeten Konturen endet, die *atretische Stelle vermuten.* Entscheidend ist der *Kontrastmitteleinlauf*, der bei einer Dickdarmatresie den distalen Colonanteil als *inaktivitätsatrophisches Mikrocolon* nachweist und an der Atresie einen unüberwindbaren Stop zeigt. *Perorale Kontrastmittelgaben* sind bei tiefen Verschlüssen *absolut kontraindiziert.*

Durch den Kontrastmitteleinlauf sind auch *differentialdiagnostische* Entscheidungen zu treffen: bei *Ileumatresien* gelangt das Kontrastmittel bis zum Coecum, *Lageanomalien* können beurteilt werden und *Kompressionen* des Dickdarms durch Duplikaturen o. ä. werden sichtbar.

2. Verschlüsse des Enddarms

Im Gegensatz zu den übrigen Dickdarmatresien gehören die angeborenen Verschlüsse im Bereiche von Rectum und Anus zu den häufigsten Bildungsfehlern des Darmtraktes (Gross; Santulli u. Amoury). Wie die Oesophagusatresie kommt auch dieser Bildungsfehler etwa bei 1500 bis 5000 Geburten einmal zur Beobachtung. Häufig ist die Kombination mit anderen Bildungsfehlern des Magen-Darmtraktes (Schultz u. Lawrence), des Herzens und des Urogenitaltraktes. Etwa 40% aller Fälle weisen solche Kombinationen auf, bei 70% finden sich darüber hinaus Fistelbildungen zum Urogenitale, die vor allem bei den hochsitzenden Rectumatresien angetroffen werden.

Man unterscheidet *Atresien* des Anus (imperforate anus) und Atresien des Rectums oder tief- und hochsitzende Enddarmverschlüsse. Auch die *Stenosen* sind ähnlich zu lokalisieren.

Die klinische Diagnose der Analatresie beruht auf der Inspektion dieser Region bei der ersten Untersuchung des Neugeborenen, während Rectumatresien bei Vorhandensein des distalen Rectumanteils zum tiefen Darmverschluß führen, soferne nicht weite *Fisteln* den Abgang von Meconium und Gasen ermöglichen.

Bei der *röntgenologischen Untersuchung* ist vor allem eine exakte Lokalisation der Enddarmverschlüsse anzustreben (Winslow u. Mitarb.; Ebel). Die *Übersichtsaufnahmen* entsprechen denen bei tiefem Darmverschluß, wobei manchmal Luft in der Harnblase bei rectovesicaler Fistel nachweisbar sein kann. Die *Vortäuschung von Luft im kleinen Becken* durch vorgefallene Dünndarmschlingen (Bryson u. Chartres) kann auf seitlichen Röntgenaufnahmen differenziert werden. Zur Entscheidung des hohen oder tiefen Sitzes einer Atresie haben Wangensteen u. Rice *Seitenaufnahmen im Hängen* mit dem Kopf nach unten angegeben (Abb. 26), die bei zusätzlicher Markierung der Haut der Analregion mit einem kleinen Metallgegenstand den Abstand der Luft zur Haut zu messen gestatten. Diese Methode hat jedoch eine wichtige Fehlerquelle: bei Vorhandensein von Meconium im Enddarm (Abb. 27) gelangt die Luft nicht ohne weiteres bis zur Atresie (Wolf, 1957). Es ist deswegen notwendig, die Aufnahme nicht vor der 12.—24. Lebensstunde anzufertigen, da dann erst die Luft bis zum Enddarm gelangt sein kann. Ferner kann ein Hängenlassen über einige Minuten notwendig sein (Astley, 1956) oder das Anziehen der Knie an den Bauch, um die Luft aufsteigen zu lassen. Bei Vorhandensein einer *Fistel* kann man von ihr aus mittels Kontrastmittel die Atresie lokalisieren (Richarz; Kargl), während die „blinde“ Injektion vom Analgrübchen aus (A. K. Wilson) nicht allgemein geübt wird.

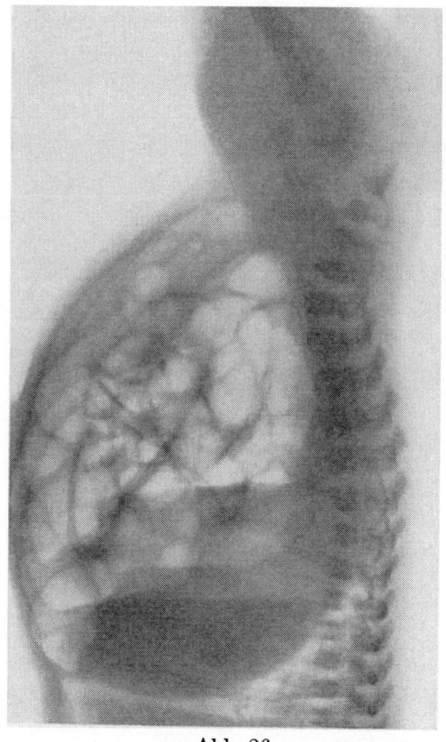

Abb. 26

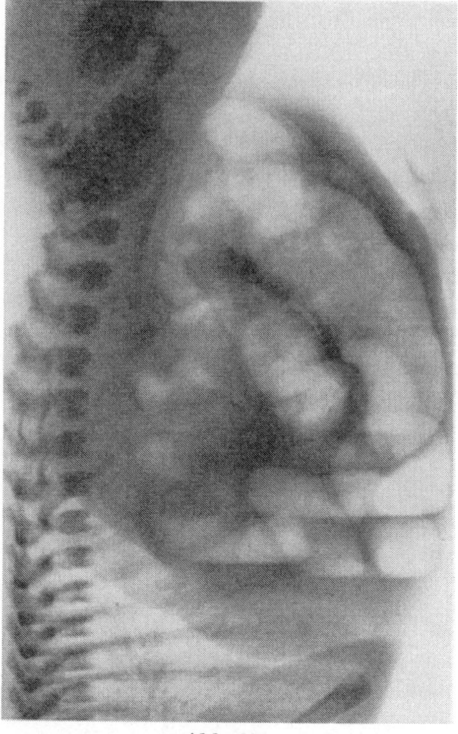

Abb. 27

Abb. 26 u. 27. Gegenüberstellung von Analatresie (links) und Meconiumileus (rechts) zur Demonstration der Fehlerquellen bei der Lokalisation einer Enddarmatresie (s. Text)

3. Megacolon congenitum (Aganglionosis)

Unter den Megacolon-Formen des Säuglings spielt neben den sekundären Erweiterungen des Dickdarms proximal von angeborenen oder postoperativen Stenosen das aganglionäre Megacolon die wichtigste Rolle (Kaufmann).

Die Pathogenese dieser von Hirschsprung 1887 beschriebenen und nach ihm benannten Erkrankung wurde von Tittel 1901 erstmals in einem *Fehlen der intramuralen Ganglienzellen* vermutet. In den letzten Jahren ist durch eine Reihe von Publikationen (z. B. Tiffin u. Mitarb.; Hüther u. a.) dieser Befund bestätigt worden, wenn auch noch nicht alle pathophysiologischen Veränderungen geklärt wurden (Trounce u. Nightingale).

Die ganglienzellfreie Strecke beginnt nahezu immer am Anus und reicht in der überwiegenden Mehrzahl der Fälle bis zum Sigmoid, jedoch gibt es auch lange aganglionäre Zonen, die sich bis zur linken Colonflexur, bis zum Dünndarm (Zuelzer u. Wilson; Forshall u. Mitarb.; Bowden u. Mitarb.) und ganz selten bis zum Duodenum (Bodian u. Mitarb., 1951) erstrecken können. Durch die Aplasie der Ganglienzellen der Meissnerschen und Auerbachschen Plexus kommt es zu einem Fehlen der Peristaltik in diesem Bereich. Proximal davon dilatiert und hypertrophiert der im übrigen normale Dickdarm, der diese funktionelle Stenose zu überwinden versucht.

Die Anomalie ist mit *deutlichem Überwiegen beim männlichen Geschlecht*, bis zu einem Verhältnis 10:1, anzutreffen. *Korrelierte Bildungsfehler* sind nicht ganz selten, insbesondere auch Mongolismus.

Das klinische Bild ist durch eine von Geburt an bestehende unbeeinflußbare Obstipation gekennzeichnet, wobei durch die Stagnation des Stuhles im erweiterten Dickdarm sekundär Kottumoren, Entzündungen und blutende Ulcerationen in den Vordergrund treten können.

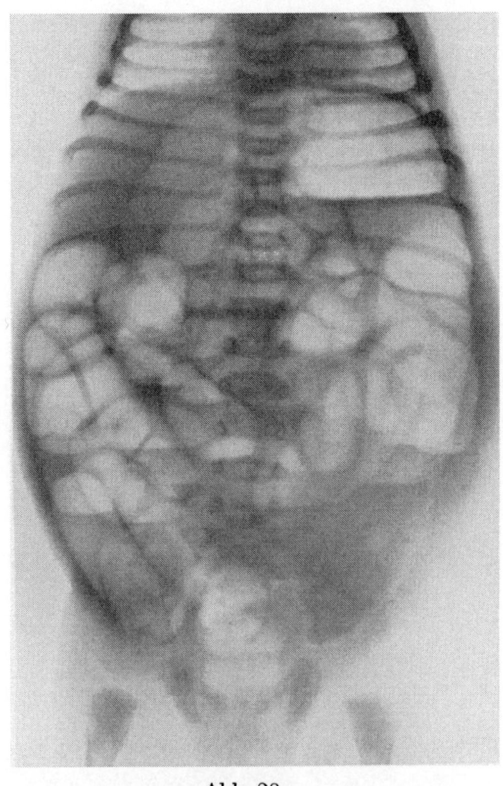

Abb. 28

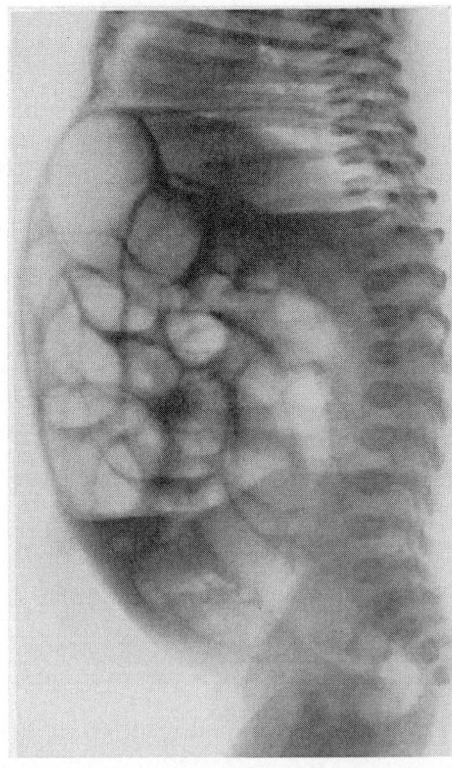

Abb. 29

Abb. 28 u. 29. Tiefer Darmverschluß. Alter: 3 Tage. Darmschlingen gebläht und mit zahlreichen, bis weit nach distal reichenden Spiegelbildungen. Megacolon congenitum mit einer aganglionären Zone bis zum mittleren Sigmoid

Während die *röntgenologische Diagnose* im späteren Kindesalter verhältnismäßig leicht gelingt, sind verwertbare Befunde beim Neugeborenen und jungen Säugling nur bei Einhaltung einer besonderen Technik und bei Berücksichtigung der besonderen Verhältnisse zu erheben. Da die pathognomonischen Veränderungen der ganglienzellfreien engen Zone und des proximal davon gelegenen Megacolon erst mit zunehmendem Alter deutlicher werden, erklären sich die diagnostischen Schwierigkeiten der ersten Lebenszeit, mit denen sich zahlreiche Autoren beschäftigt haben (Ehrenpreis; Burnard; Keefer u. Mokrohisky; Klein u. Scarborough; Berman; Evans u. Willis; Wolf, 1957; Hofmann u. Rehbein). Die Hirschsprungsche Krankheit beim Neugeborenen kann unter den Zeichen des tiefen Darmverschlusses mit Auftreibung des Bauches, Erbrechen und geringer oder fehlender Meconiumentleerung in Erscheinung treten.

Röntgenologisch (Abb. 28/29) zeigen die *Übersichtsaufnahmen das Bild des tiefen Darmverschlusses*, wobei das *kleine Becken häufig luftleer* gefunden wird. Vor der Untersuchung mittels Kontrastmittel darf kein Reinigungseinlauf vorgenommen werden, da dadurch die Kaliberdifferenzen verwischt werden können. Die *große Resorptionsfläche des Megacolons* hat verschiedentlich zu *Wasser-Intoxikationen* (Richards u. Hiatt; Levinson; Ziskind u. Gellis) geführt, weshalb isotone Kochsalzlösungen (zwei Kaffeelöffel Kochsalz auf 1 Liter Wasser) für die Bariumsuspension verwendet werden sollen. Die Durchführung des Einlaufes soll möglichst langsam und mit geringen Kontrastmittelmengen erfolgen, um den Übergang vom engen zum erweiterten Teil gut darzustellen. Aus denselben Gründen kann der Einlauf bei Erreichen des Megacolons beendet werden, ohne dasselbe in seiner ganzen Ausdehnung aufzufüllen.

Man kann dabei (Abb. 30) die *aganglionäre Zone* vor allem bei Drehung des Patienten auf *seitlichen Aufnahmen* sehr gut *an ihrem verhältnismäßig engen Kaliber von der Er-*

weiterung des Megacolon unterscheiden. Die Verwendung der *Doppelkontrastmethode* kann die Unterschiede noch deutlicher machen, da durch die zusätzliche Lufteinblasung die ganglienzellfreie Zone nicht dilatiert wird, wohl aber der erweiterte Anteil. In den ersten Lebenstagen sind normale Bilder sehr oft die Regel (Swenson), weshalb die spontane Entleerung des Kontrastmitteleinlaufes abgewartet werden soll (McDonald u. Evans). Tritt diese Entleerung in 24—48 Std nicht ein, dann spricht dies sehr für ein aganglionäres Megacolon. Rectale Probebiopsien (Swenson u. Fisher), die bis zur Muskulatur reichen, können derartige Fälle ohne enges Segment (Rehbein u. Hüther) klären.

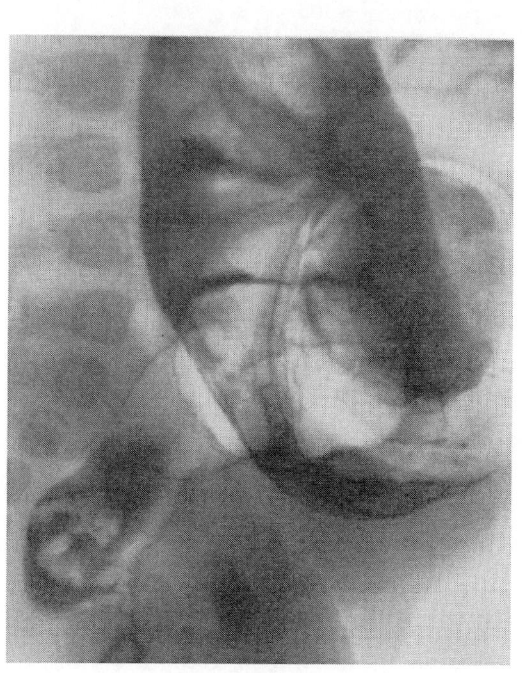

Abb. 30

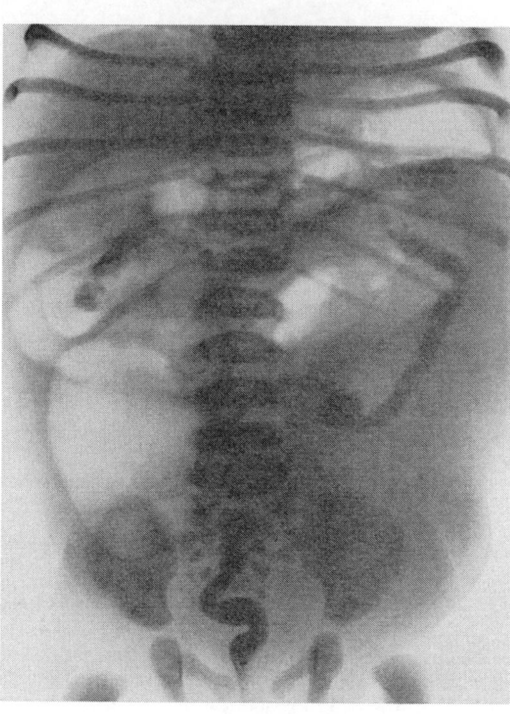

Abb. 31

Abb. 30. Darstellung der aganglionären Zone („enges Segment") mit Hilfe der Doppelkontrastmethode. Alter: 7 Monate. Das etwa normal weite Rectum geht in das stark dilatierte Megacolon über

Abb. 31. Mikrocolon bei Meconiumileus. Alter: 1 Tag

Differentialdiagnostisch kommen alle Entleerungsstörungen des Meconiums in Frage, sowie funktionelle Obstipationen, z. B. beim Myxödem (Salmi u. Lahesmaa; Ravitch). Auch organische Stenosen und spastische Zustände bei ulcerösen Entzündungen (Caffey) müssen ausgeschlossen werden.

Die Therapie der Wahl ist die von Swenson inaugurierte Resektion der ganglienzellfreien Strecke. Postoperativ braucht die Normalisierung der Röntgenbefunde sehr lange Zeit, weshalb hier das klinische Verhalten entscheidend ist.

4. Mikrocolon

Der Befund eines *fadendünnen Dickdarmes* (Abb. 31) findet sich vor allem bei kompletten Verschlüssen des distalen Dünndarmes und beim Meconiumileus (Lee u. Mac Millan; Zimmer; Kaufmann). Auch eine Aganglionosis des gesamten Dickdarmes kann als Mikrocolon imponieren (Genton u. Pometta). Als eigenes Krankheitsbild im Sinne einer primären Unterentwicklung (Storey u. Sharp) wird ein Mikrocolon wohl nur extrem selten gefunden.

5. Invagination

Über die Invagination und insbesondere über die Seltenheit ihres Vorkommens beim Neugeborenen gilt das weiter oben Gesagte. Die Diagnose beruht auch hier auf Übersichtsaufnahmen und auf der Irrigoskopie. Der Versuch einer Reposition durch den Einlauf (NORDENTOFT; HECKER, 1965 u.a.) bedarf beim Neugeborenen besonderer Vorsicht.

VI. Peritoneum

Erkrankungen des Peritoneums in dieser Altersperiode (SCHUSTER u. NEUHÄUSER) entstehen meist sekundär nach Darmperforationen oder fortgeleitet, besonders vom Nabel ausgehend. Daher sind Peritonitis und Pneumoperitoneum häufig kombiniert und führen nicht selten zum ausgeprägten Pyopneumoperitoneum. Eine gesonderte Besprechung erfordern die Meconiumperitonitis, das Chyloperitoneum und der paralytische Ileus.

1. Peritonitis, subphrenischer Absceß

Die Peritonitis des Neugeborenen (RICKHAM, 1955; ASTLEY, 1956; KNOPF) kann generalisiert oder lokalisiert sein. Das letztere trifft vor allem für den *subphrenischen Absceß zu* (HEIDENBLUT), der *im Gegensatz zum Erwachsenen eine subdiaphragmale Luftsichel regelmäßig vermissen läßt.* Zwerchfellhochstand und weichteildichte Verschattung, sowie oft eine diaphragmale Pleuritis, sind röntgenologisch zu finden, Absceßhöhlen können nach Punktion mit wenig Kontrastmittel dargestellt werden. Lokalisierte Eiteransammlungen in Teilabschnitten der Peritonealhöhle, z.B. der Bursa omentalis, können an entsprechenden Verschattungen und Spiegelbildungen (Abb. 40) vermutet werden.

Man unterscheidet die *fetale (Meconium-)Peritonitis* von der *postnatalen Peritonitis*, wobei erstere (s. unten) steril, die zweite jedoch stets bakteriell infiziert ist. Beide kommen *nach Darmperforationen* zu Beobachtung, die entweder proximal von einer Wegsamkeitsstörung (Atresien, Stenosen, Meconiumileus, aganglionäres Megacolon etc.) oder spontan meist auf Grund histologisch nachweisbarer Defekte der Darmwand oder auf infektiöser Basis (HYDE u. SANTULLI) erfolgten. Dazu treten postnatal noch die Perforation eines sog. peptischen Geschwürs und die (gangranöse) Darmentzündung mit und ohne Perforation. *Primäre Peritonitiden sind selten.*

Die *Röntgendiagnostik* hat zunächst den *Nachweis von freier Flüssigkeit in der Bauchhöhle* zu führen. Bei geringeren Mengen treten zwischen den Darmschlingen breite Septen auf, bei größeren findet sich ein Teil des Abdomens homogen verschattet. Aufnahmen im Hängen zeigen die Darmschlingen cranial von dieser Verschattung, da sie in der Flüssigkeit schwimmen. Das Abdomen ist häufig kugelig nach beiden Seiten verbreitert (Abb. 32), *nicht selten* findet sich ein *paralytischer Ileus* (Abb. 33). Die Bauchwand bildet sich auf den Röntgenbildern durch das Bestehen eines Ödems unscharf ab, während der sog. präperitonealen Linie im Säuglingsalter keine Bedeutung zukommt. Im übrigen kann bei Perforationsperitonitiden versucht werden, die Ursache aufzudecken. Über die Differentialdiagnose der intraabdominellen Flüssigkeit siehe unten.

2. Meconiumperitonitis

Bei der Meconiumperitonitis handelt es sich um eine *bereits intrauterin auftretende sterile Entzündung*, die den Austritt von Meconium nach Perforationen des Magen-Darmtraktes zur Voraussetzung hat. Das *Meconium verkalkt sehr rasch*, wahrscheinlich in wenigen Tagen, und diese *meist stippchenförmigen intraabdominellen Verkalkungen* sind das *führende röntgenologische Zeichen* (NEUHAUSER, 1944). Ursächlich kommen Perforationen proximal von Wegsamkeitsstörungen, insbesondere beim Meconiumileus, oder spontane Perforationen in Betracht. *Bei etwa der Hälfte der Neugeborenen mit nachgewiesenen Verkalkungen* kann *kein besonderer klinischer Befund* erhoben werden (SINGLETON). Das Röntgenbild (Abb. 34/35) zeigt die feinen Verkalkungen, die in allen Teilen

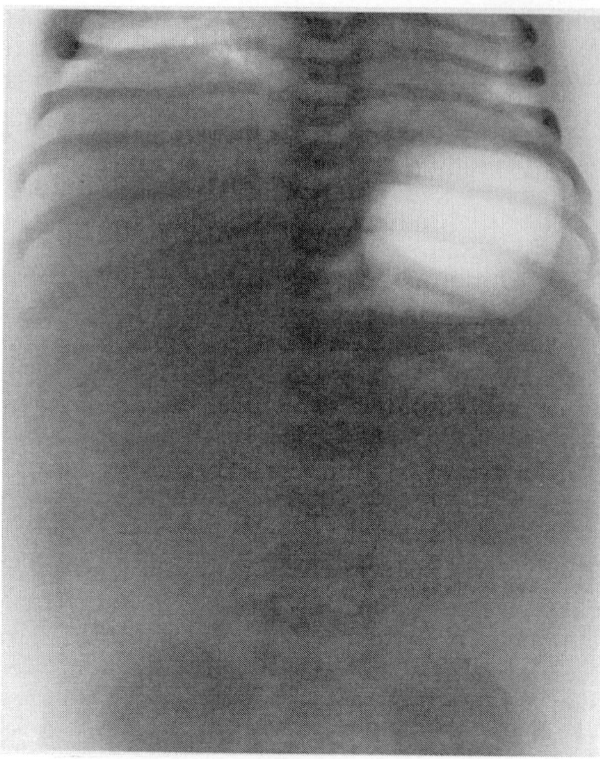

Abb. 32

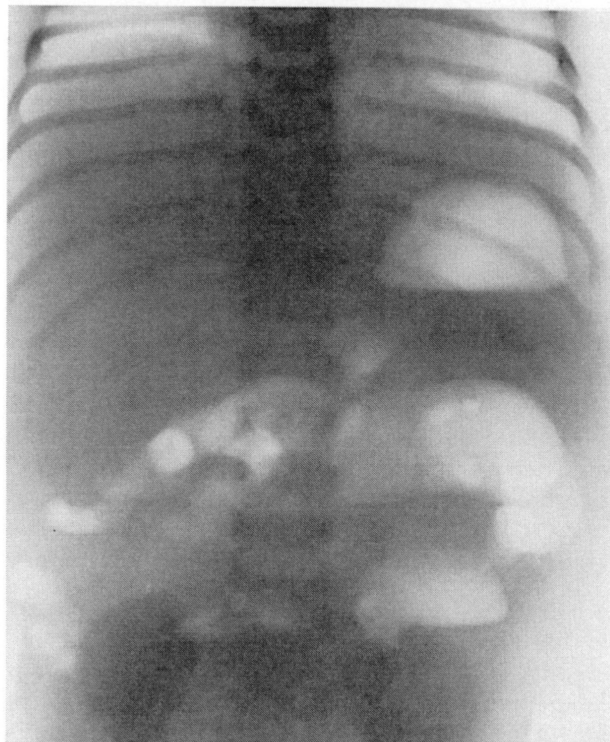

Abb. 33

Abb. 32 u. 33: Peritonitis beim Neugeborenen. Oben: Homogene Verschattung des kugelig verbreiterten Abdomens schon bei der Geburt (intrauterine Infektion). Unten: Durchwanderungsperitonitis bei Nabelsepsis, paralytischer Ileus. Alter: 10 Tage

des Abdomens gefunden werden können. Besonders häufig ist auch der peritoneale Überzug der Leber oder Milz betroffen (HARTMANN u. ARING). Wenn die Perforation sich intrauterin nicht wieder verschlossen hat, kommen durch Sekundärinfektion *Kombinationen mit bakterieller Peritonitis* vor. Bei offenem Processus vaginalis können Verkalkungen auch innerhalb des Scrotums gefunden werden (OLNICK u. HATCHER; FRIES u. TALBOT).

Die Verkalkungen sind nahezu pathognomonisch (KASMERSKY u. HOWARD), jedoch ist in Einzelbeobachtungen auch über das *Vorkommen von Kalk im Darmlumen bei Atresien oder Stenosen, sowie in der Darmwand* berichtet worden (CAMP u. ROBERTS; RICKHAM, 1957). Das Bild einer *Bariumperitonitis* (CAFFEY) nach Austritt von Barium bei iatrogener

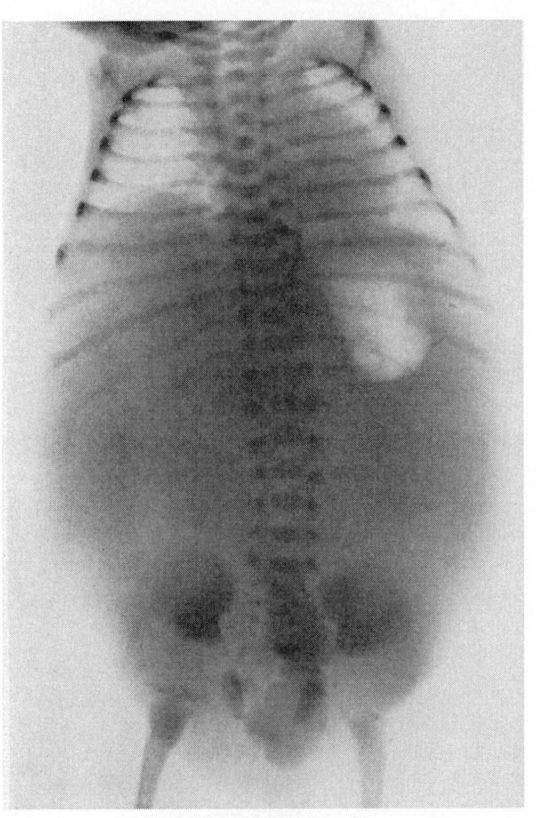

Abb. 34

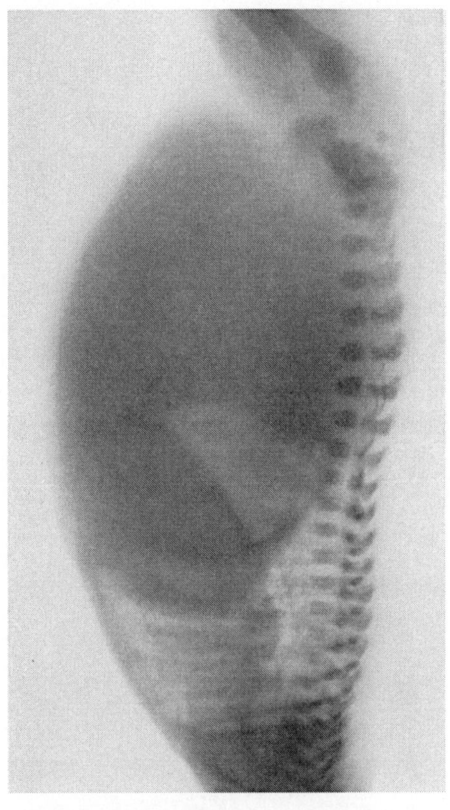

Abb. 35

Abb. 34 u. 35. Meconiumperitonitis nach intrauteriner Perforation im Bereich des untersten Ileums. Homogene Verschattung des Abdomens mit zahlreichen spritzerartigen Verkalkungen im linken Ober- und Mittelbauch, sowie im rechten Unterbauch. Alter: 1 Tag

Perforation im Verlauf eines Kontrastmitteleinlaufes kann kaum verwechselt werden, dagegen sind feine *Verkalkungen im Bereich von Hepatomen, Hämangiomen und Mesenterialcysten* schwieriger abzugrenzen. In vereinzelten Fällen kann durch Verwachsungen der *Eindruck eines Abdominaltumors* entstehen (SHURTLEFF).

3. Pneumoperitoneum

Ein Pneumoperitoneum kann beim Neugeborenen (SCHWARZ) oder jungen Säugling nicht nur *nach Darmperforationen*, sondern auch *durch Absteigen von Luft aus dem Mediastinum* zustandekommen. Die Möglichkeit des Nachweises von freier Luft in der Bauchhöhle ist einer der Hauptgründe für die routinemäßige Verwendung von *Aufnahmen im Hängen*, da kleinere Luftmengen sonst nicht nachweisbar sind. Darüber hinaus ist stets ein Seitenbild anzufertigen, das oft diagnostisch entscheidend ist. Zwar hat MILLER für

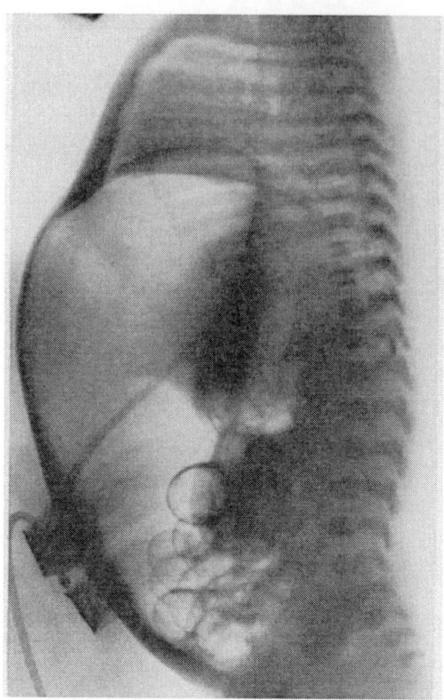

Abb. 36. Ausgedehntes Pneumoperitoneum nach Magenperforation. Alter: 1 Tag. Frühgeborenes. Die Obduktion zeigte größere angeborene Muskeldefekte der Magenwand, in deren Bereich eine spontane Perforation erfolgt war

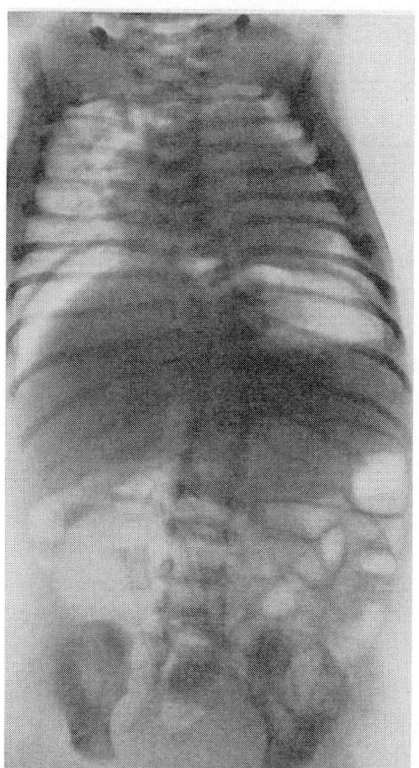

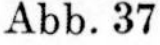

Abb. 37

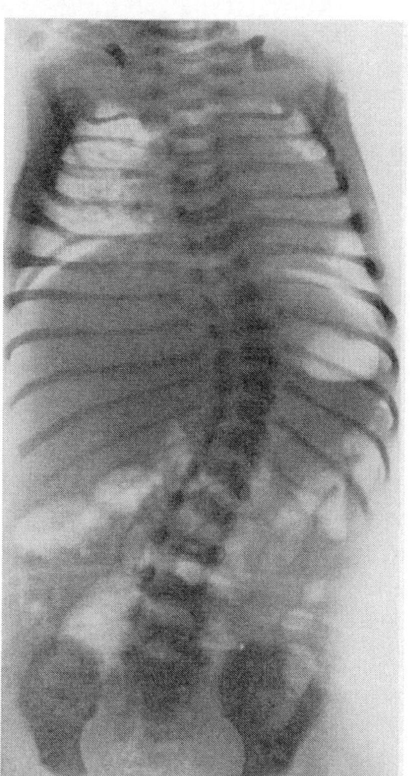

Abb. 38

Abb. 37 u. 38. Pneumoperitoneum bei Pneumomediastinum. Alter: 3 Tage. Rückbildung (rechts) im Alter von 10 Tagen. Arachnodaktylie mit Pneumomediastinum infolge Alveolenruptur kurz p.p. Bei der Obduktion Darmtrakt o. B.

größere Luftmengen ein recht typisches Bild bei Aufnahmen im Liegen beschrieben, jedoch kommt man bei kleineren Luftansammlungen damit nicht zum Ziel.

Ein *ausgedehntes Pneumoperitoneum* (Abb. 36) ist leicht nachzuweisen und läßt auf eine *Perforation eines größeren Hohlorgans*, wie etwa Magen oder Dickdarm, schließen. Bei *geringeren Luftmengen* (Abb. 37/38) soll immer auch der *Thorax genau beachtet werden.* Nicht ganz selten kommt es nämlich beim Neugeborenen *nach Alveolarrupturen* zu einem *Mediastinalemphysem;* von dort kann über ein retroperitoneales Emphysem ein Pneumoperitoneum zustandekommen, bei dem der Magen-Darmtrakt unauffällig erscheint (SCHRÖDER; MIEBACH; WOLF, 1958). Selbstverständlich tritt bei Aufnahmen in verschiedenen Stellungen die Luft jeweils nach oben und kann bei offenem Processus vaginalis auch im Scrotum nachgewiesen werden (CAFFEY).

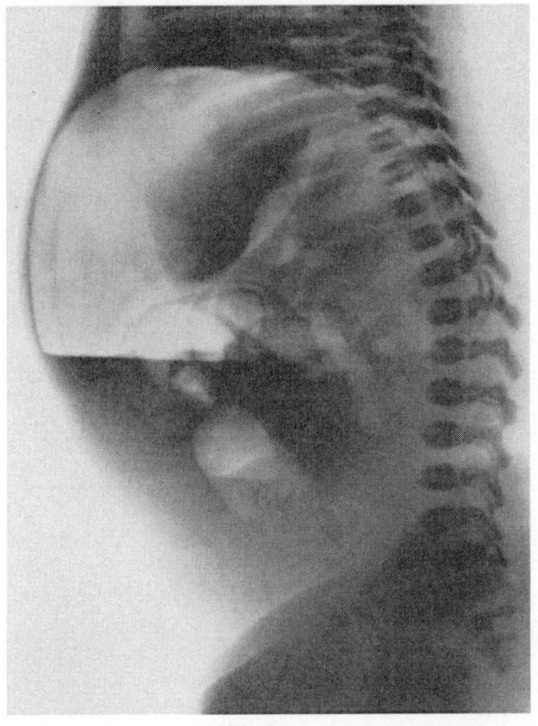

Abb. 39

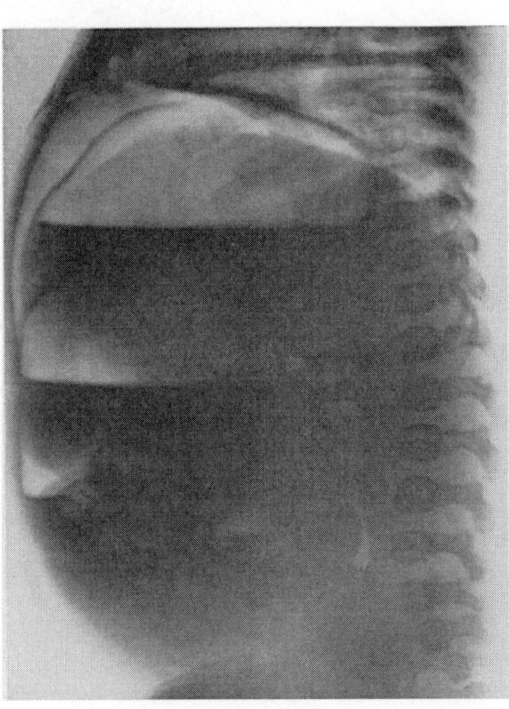

Abb. 40

Abb. 39. Pyopneumoperitoneum nach Ruptur des Dickdarms bei Analatresie. Alter: 4 Tage. Der Flüssigkeitsspiegel betrifft das gesamte Abdomen

Abb. 40. Pneumoperitoneum und Absceß der Bursa omentalis. Nach Perforation eines Hinterwandulcus des Magens Luft zwischen Zwerchfell und Magenblase. Darunter eine zweite Spiegelbildung, die dem Eiter in der Bursa omentalis entspricht. Alter: 11 Wochen

Ein postoperatives Pneumoperitoneum bleibt im Gegensatz zum Erwachsenen *nicht länger als 24 Std bestehen* (HOPE u. CRAMER), so daß nach dieser Zeit eine Perforation oder Nahtdehiszenz angenommen werden muß.

Bei längerem Bestehen einer Perforation kommt es stets zur Infektion der Bauchhöhle, wobei dann die Bilder des Pyopneumoperitoneums gefunden werden (Abb. 39). Die Luftansammlung liegt über einem Flüssigkeitsspiegel, der über das gesamte Abdomen reicht oder auch lokalisierte Eiteransammlungen erkennen läßt (Abb. 40).

4. Ascites, Chyloperitoneum

Eine Differentialdiagnose der Flüssigkeitsansammlungen im Abdomen ist röntgenologisch wohl kaum möglich, da sowohl seröse (BAGHDASSARIAN u. Mitarb.) als auch eitrige Flüssigkeiten ähnliche homogene Verschattungen erzeugen. Dasselbe gilt für das seltene

Hämoperitoneum, das nach Milzruptur auch beim Neugeborenen beschrieben wurde (SIEBER u. GIRDANY, 1958), wobei jedoch die mediane Magenblase als Zeichen einer Milzruptur gewertet werden kann (GIEDION, 1963; BOUYALA u. AUBRESPY). Eine Ausnahme macht vielleicht das Chyloperitoneum, dessen hoher Fettgehalt zu einer geringeren Schattendichte führt. Es handelt sich dabei um ein sehr seltenes Krankheitsbild (GRIBETZ u. KANOF) bei dem der Abfluß der Lymphe in noch unbekannter Weise gestört ist.

5. Paralytischer Ileus

Ein paralytischer Ileus kann *abdominell verursacht* sein, z.B. bei einer Peritonitis (Abb. 33); *viel häufiger sind beim Säugling* jedoch die *extraabdominell verursachten Darmparalysen*. Hier stehen thorakale Erkrankungen (SIEBER u. GIRDANY, 1963) weitaus im

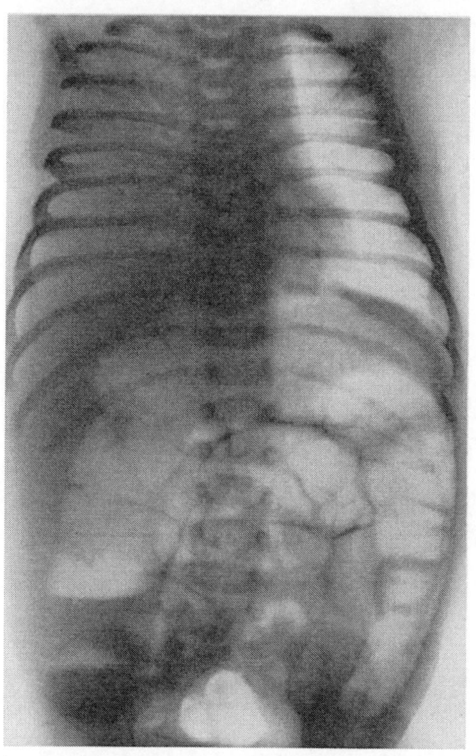

Abb. 41. Paralytischer Ileus bei extraabdominellem Prozeß: Alter: 18 Tage. Empyem der rechten Pleurahöhle bei Staphylokokken-Pneumonie. Ausweitung der Darmschlingen, besonders des Dickdarms, mit vereinzelten Spiegelbildungen

Vordergrund. Besonders das *Empyem der Pleura* (Abb. 41) bei Staphylokokkeninfektion, aber auch *Bronchopneumonien* vor allem des rechten Oberlappens führen zu paralytischem Ileus, der auch durch *Erkrankungen des Zentralnervensystems* bedingt sein kann (z.B. auch das Atemnotsyndrom des Neugeborenen, DUNN).

Literatur

ALAROTU, H.: The histopathologic changes in the myenteric plexus of the pylorus in hypertrophic pyloric stenosis of infants (pylorospasm). Acta paediat. (Uppsala) **45**, Suppl. 107 (1956).

ALLEN, R. P., D. R. AKERS, and CH. E. SHOPFNER: Midgut volvulus. Radiology **74**, 784—789 (1960).

ANTILA, L. E., and E. K. AHVENAINEN: Rupture of the stomach in the newborn infant. Ann. Paediat. Fenn. **4**, 49—53 (1958).

ASTLEY, R.: (1) The radiology of "atypical" hypertrophic pyloric stenosis. Brit. J. Radiol. **25**, 342—350 (1952).

— (2) Radiology of the alimentary tract in infancy. London: E. Arnold Publ. 1956.

—, and I. J. CARRÉ: Gastro-oesophageal incompetence in children. With special reference to minor degrees of partial thoracic stomach. Radiology **62**, 351—362 (1954).

BACHMANN, K. D.: Über die angeborene Duodenalstenose und ihre Umwandlung zur funktionellen Atresie. Z. Kinderheilk. **73**, 287—293 (1953).

— Die sogenannte cystische Pankreasfibrose („Mucoviscidosis"). Ergebn. inn. Med. Kinderheilk., N.F. **8**, 316—366 (1957).

BAGHDASSARIAN, O. M., P. R. KOEHLER, and G. SCHULTZE: Massive neonatal ascites. Radiology **76**, 586—593 (1961).

BARGER, A. J.: Roentgenographic demonstration of a duodenal ulcer in the neonatal period. Amer. J. Roentgenol. **80**, 426—428 (1958).

BECKER, J.: Invagination bei einem 17 Tage alten Säugling mit Selbstheilung. Kinderärztl. Prax. **23**, 264—266 (1955).

BENSON, H. H., and G. JACOBSON: Deficiency of small intestinal gas in infants simulating obstruction. Amer. J. Roentgenol. **82**, 450—454 (1959).

BÉRAUD, CL., et P. DEFRENNE: Étude radiologique des atrésies du grêle chez le nouveau-né. J. Radiol. Électrol. **40**, 7—14 (1959).

BERMAN, C. Z.: Roentgenographic manifestations of congenital megacolon (Hirschsprung's disease) in early infancy. Pediatrics **18**, 227—238 (1956).

BERNSTEIN, J., G. VAWTER, G. B. C. HARRIS, V. YOUNG, and L. S. HILLMAN: The occurrence of intestinal atresia in newborns with meconium-ileus. The pathogenesis of an acquired anomaly. Amer. J. Dis. Child. **99**, 804—818 (1960).

BINDEWALD, H.: Über den spastischen Ileus bei Neugeborenen. Mschr. Kinderheilk. **98**, 474—478 (1950).

BLANK, L., and W. L. PEW: Cardio-esophageal relaxation (chalasia). Studies on the normal infant. Amer. J. Roentgenol. **76**, 540—550 (1956).

BODIAN, M., C. O. CARTER, and B. C. H. WARD: Hirschsprung's disease (with radiologic observations). Lancet **1951 I**, 302—309.

—, L. L. R. WHITE, C. O. CARTER, and J. H. LOUW: Congenital duodenal obstruction and mongolism. Brit. med. J. **1952 I**, 77—78.

BOREADIS, A. G., and J. GERSHON-COHEN: Aeration of the respiratory and gastrointestinal tracts during the first minute of neonatal life. Radiology **67**, 407—409 (1956).

BORER, F.: Colite segmentaire du nouveau-né. Une forme particulière de la maladie de Crohn. Helv. paediat. Acta **15**, 27—70 (1960).

BOUYALA, J. M., et P. AUBRESPY: Hémopéritoines spontanés d'origine splénique chez le nouveau-né. Apropos de 2 cas. Ann. Chir. infant. **4**, 49—54 (1966).

BOWDEN, D. H., A. M. GOODFELLOW, and J. D. MUNN: Hirschsprung's disease in the neonatal period. A report of five cases, four of which involved the small intestine. J. Pediat. **50**, 321—326 (1957).

BREMER, J. L.: Congenital anomalies of the viscera; their embryological basis. Cambridge: Harvard Univ. Press 1957.

BROWN, R. P., and J. H. HERTZLER: Congenital prepyloric gastric atresia. Report of two cases. Amer. J. Dis. Child. **97**, 857—862 (1959).

BRYK, D.: Meconium ileus. Demonstration of the meconium mass on barium enema study. Amer. J. Roentgenol. **95**, 214—216 (1965).

BRYSON, A. F., and J. C. CHARTRES: Anorectal atresia with a loop of dilated small bowel simulating rectum. Brit. J. Radiol. **30**, 99—101 (1957).

BUGYI, B.: Röntgenologischer Beitrag zu den gastrointestinalen Entwicklungsstörungen beim Neugeborenen. Gastroenterologia (Basel) **90**, Suppl. 90—93 (1958).

BURNARD, E. D.: Hirschsprung's disease in infancy. Brit. med. J. **1950 I**, 151—156.

CAFFEY, J.: Pediatric X-ray diagnosis, 4th ed. Chicago: Year Book Medical Publ. 1961.

—, and ST. ROSS: Mongolism (mongoloid deficiency) during early infancy — some newly recognized diagnostic changes in the pelvic bones. Pediatrics **17**, 642—651 (1956).

CALDÉRA, R., M. GOUDIE et A. ROSSIER: La duplication de l'intestin grêle chez le nouveau-né. Arch. franç. Pédiat. **17**, 754—771 (1960).

CAMP, R., and M. H. ROBERTS: Multiple calcareous deposits in the instestinal tract of the newborn. Report of a case associated with stenosis of the ileum. Amer. J. Dis. Child. **78**, 393—400 (1949).

CARRÉ, I. J.: The natural history of the partial thoracic stomach (hiatus hernia) in children. Arch. Dis. Childh. **34**, 344—353 (1959).

—, Postural treatment of children with a partial thoracic stomach (hiatus hernia). Arch. Dis. Childh. **35**, 569—580 (1960).

CASTANIER, J., P. FIESCHI et C. VALDENER: Hydramnios et atrésie du duodenum. Pédiatrie **10**, 874—875 (1955).

CHLOND, H., u. F. SCHMID: Pneumatosis intestinalis. In: Handbuch der Kinderheilkunde, Bd. 4, S. 994—999. Berlin-Heidelberg-New York: Springer 1965.

CLATWORTHY jr., H. W., W. H. R. HOWARD, and J. LLOYD: The meconium plug syndrome. Surgery **39**, 131—142 (1956).

COHEN, P.: Congenital intestinal obstruction. With special reference to the value of the plain roentgenogram for diagnosis. Amer. J. Dis. Child. **61**, 135—149 (1941).

CRAIG, R. M., J. R. HODGSON, and M. B. DOCKERTY: Obstruction of the small intestine in infants and children: a roentgenologic and pathologic study. Amer. J. Roentgenol. **72**, 412—425 (1954).

CRAMER, H.: Der Mekoniumpfropf des Neugeborenen. Dtsch. med. Wschr. **26**, 194—196 (1900).

DAU, CHR.: Doppelung des Dünn- und Dickdarms. Zbl. Chir. **84**, 1621—1626 (1959).

DAVIS, D. L., and C. W. M. POYNTER: Congenital occlusions of intestines; with report of a case with multiple atresia of jejunum. Surg. Gynec. Obstet. **34**, 35—91 (1922).

DESPIRITO, A. J., and P. J. GUTHORN: Recovery from meconium peritonitis associated with a diaphragm-like obstruction of the prepyloric mucosa. J. Pediat. **50**, 599—602 (1957).

DIETEL, V., u. R. SCHMÖGER: Beobachtungen bei Magen-Darmpassagen Frühgeborener. Mschr. Kinderheilk. **101**, 433—438 (1953).

DILLON, J. G.: The respiratory function of the digestive tract as the basis of roentgenographic life test. Amer. J. Roentgenol. **48**, 613—624 (1942).

DITTRICH, J. K.: Beiträge zur Pathogenese der akuten Ernährungsstörungen. 1. Mitteilung: Röntgenbefunde am Verdauungskanal. Z. Kinderheilk. **71**, 307—318 (1952).

— Die Kardiafunktion im Verlaufe der Kindheit. Dtsch. med. Wschr. **91**, 308—313 (1966).

DÖPPER, TH.: Zur Megacolonperforation des Neugeborenen. Fortschr. Röntgenstr. **93**, 660—662 (1960).

DUHAMEL, B., et N. P. MASSE: Les anomalies de fonction et de position du cardia chez le nouveau-né. Étud. néo-natal. **2**, 163—177 (1953).

DUNN, P. M.: Intestinal obstruction in the newborn with special reference to transient functional ileus associated with respiratory distress syndrome. Arch. Dis. Childh. **38**, 459—467 (1963).

EBEL, KL. D.: Dickdarm. In: Handbuch der Kinderheilkunde, Bd. 4, S. 999—1012. Berlin-Heidelberg-New York: Springer 1965.

EEK, S.: Congenital duodenal obstruction. A clinical, roentgenological, surgical and follow-up study in 29 cases. Amer. J. Roentgenol. **73**, 713—734 (1955).

EHRENPREIS, T.: Megacolon in the newborn. Acta chir. scand. **94**, Suppl. 112 (1946).

EKESPARRE, W. v.: Duodenalstenose durch Pankreas anulare. Arch. Kinderheilk. **152**, 282—285 (1956).

EMERY, J. L.: Abnormalities in meconium of the foetus and newborn. Arch. Dis. Childh. **32**, 17—21 (1957).

EVANS jr., W. A.: Obstructions of the alimentary tract in infancy. Radiology **51**, 23—35 (1948).

EVANS, W. A., and R. WILLIS: Hirschsprung's disease. The roentgen diagnosis in infants. Amer. J. Roentgenol. **78**, 1024—1048 (1957).

FARBER, S. J.: The relation of pancreatic achylia to meconium ileus. J. Pediat. **24**, 387—392 (1944).

FARKAS, E.: Congenital anomalies as factors in disorders of the pyloric passage. Ann. paediat. (Basel) **174**, 384—388 (1950).

FEINBERG, S. B., A. R. MARGULIS, and CH. M. NICE: Dehydration and deficiency of intestinal gas in infants with hypertrophic pyloric stenosis. Amer. J. Roentgenol. **76**, 551—554 (1956).

— — — The problem of absent or deficient gas pattern in the intestines in early infancy. Pediatrics **18**, 790—799 (1956).

FELSENREICH, G.: Gleitende Hiatushernie beim Neugeborenen. N. Österr. Z. Kinderheilk. **4**, 353—360 (1959).

FETTER, J. S., and W. L. MILLS: Regional ileitis (cicatrizing enteritis) of prenatal origin. Amer. J. Roentgenol. **61**, 366—368 (1949).

FLACH, A., H. GEISBE u. H. FENDEL: Über die Pylorusatresie. Ann. paediat. (Basel) **207**, 115—124 (1965).

FORSHALL, I.: The cardio-oesophageal syndrome in childhood. Arch. Dis. Childh. **30**, 46—54 (1955).

— P. P. RICKHAM, and D. B. MOSSMAN: Functional intestinal obstruction in the newborn. Arch. Dis. Childh. **26**, 294—300 (1951).

FRIES, J. W., and B. S. TALBOT: Scrotal calcification due to meconium peritonitis. J. Urol. (Baltimore) **73**, 1059—1068 (1955).

FRIMANN-DAHL, J.: Roentgen diagnosis of so-called congenital pyloric hypertrophy. Acta radiol. (Stockh.) **16**, 333—344 (1935).

— J. LIND, and C. WEGELIUS: Roentgen investigations of the neonatal gaseous content of the intestinal tract. Acta radiol. (Stockh.) **41**, 256—268 (1954).

GAGNON, J., and M. RHEAULT: Lymphopneumatosis cystoides intestinalis with eosinophilia in the infant. Pediatrics **23**, 710—717 (1959).

GALLOWAY, W. H., A. M. SUTHERLAND, and A. W. WILLIAMS: Duplication of the stomach. Arch. Dis. Childh. **31**, 422—425 (1956).

GENTON, N., et D. POMETTA: A propos d'un cas de colon aganglionnaire: maladie de Hirschsprung sans mégacolon. Helv. paediat. Acta **14**, 383—395 (1959).

GERBER, A.: Gastrointestinal distention in infants. J. Pediat. **46**, 67—77 (1955).

GIEDION, A.: Angeborene hohe Oesophagotracheal-fistel vom H-Typus. Helv. paediat. Acta **15**, 155—162 (1960).

— Zur Röntgendiagnostik des Magendarmtraktes im Säuglings- und Kindesalter. Päd. Fortbildungs-K. **7/8**, 46—66 (1963).

— Dünndarm. In: Handbuch der Kinderheilkunde, Bd. 4, S. 940—968. Berlin-Heidelberg-New York: Springer 1965.

GLADNIKOFF, H.: Congenital atresia of the small intestine. A roentgenographic study of 24 cases. Acta radiol. (Stockh.), Suppl. **164** (1958).

GRIBETZ, D., and A. KANOF: Chylous ascites in infancy with report of a case with vitamin A absorption studies. Pediatrics **7**, 632—641 (1951).

GROB, M.: Über Lageanomalien des Magen-Darmtraktes infolge Störungen der fetalen Darmdrehung. Basel: Benno Schwabe & Co 1953.

— Lehrbuch der Kinderchirurgie. Stuttgart: Georg Thieme 1957.

— Intestinal obstruction in the newborn infant. Arch Dis. Childh. **35**, 40—50 (1960).

GROSS, H., G. SALZER u. H. G. WOLF: Zur Diagnose und Therapie angeborener Duodenalstenosen bei Rotationsanomalien des Darmtraktes. Z. Kinderheilk. **79**, 158—164 (1957).

GROSS, K. E., and M. W. DURHAM: Pyloric antral mucosal diaphragm. Radiology **61**, 368—372 (1953).

GROSS, R. E.: The surgery of infancy and childhood. Philadelphia: W. B. Saunders Co. 1953.

— G. W. HOLCOMB, and S. FARBER: Duplications of the alimentary tract. Pediatrics **9**, 449—468 (1952).

GRUNDLER, E.: Schwere Motilitätsstörungen am Magendarmkanal des Neugeborenen. Z. Kinderheilk. **75**, 655—663 (1955).

HAJDU, N.: Plain radiography of the abdomen in paediatric practice. Part. I. Neonatal period. Brit. J. Radiol. **28**, 590—595 (1955).

HAMRICK, L. C.: Gastric perforation in the newborn infant. J. Amer. med. Ass. **171**, 411—414 (1959).

HANDELSMAN, I. C., R. BLOODWELL, H. BENDER, and W. HARTMANN: An unusual case of neonatal intestinal obstruction: congenital absence of the duodenal musculature. Surgery **58**, 1022—1026 (1965).

HARDAWAY, R. M.: An unusual duodenal diaphragm. Amer. J. Dis. Child. **100**, 127—128 (1960).

HARTMANN, A. W., and W. J. HILLS: Rupture of colon in infants during barium enema: report of two cases. Ann. Surg. **145**, 712—717 (1957).

HARTMANN, H., u. E. ARING: Beitrag zur Mekonium-Peritonitis. Kinderärztl. Prax. **27**, 551—554 (1959).

HECKER, W. CH.: Zur Differentialdiagnostik von Verschlüssen des Digestionstraktes im Neugeborenenalter. Ärztl. Wschr. **12**, 1045—1050 (1957).

— Kongenitale Colonatresie, ein klinischer Beitrag zum Ileus in der Neugeborenenperiode. Chirurg **9**, 405—407 (1960).

— Invagination. In: Handbuch der Kinderheilkunde, Bd. 4, S. 801—811. Berlin-Heidelberg-New York: Springer 1965.

HEIDENBLUT, A.: Über einen Fall von subphrenischem Abszeß beim Neugeborenen. Mschr. Kinderheilk. **101**, 423—424 (1953).

HENDERSON, S. G.: The gastrointestinal tract in the healthy newborn infant. Amer. J. Roentgenol. **48**, 302—335 (1942).

—, and W. W. BRIANT jr.: The colon in the healthy newborn infant. Radiology **39**, 261—272 (1942).

HERSON, R. E.: Meconium ileus. Radiology **68**, 568—571 (1957).

HIRSCHSPRUNG, H.: Stuhlträgheit Neugeborener infolge von Dilatation und Hypertrophie des Colons. Jb. Kinderheilk. **27**, 1—7 (1887).

HOFMANN, S., u. F. REHBEIN: Hirschsprungsche Krankheit im Neugeborenenalter. Z. Kinderchir. **3**, 182—194 (1966).

HOPE, J. W., and J. F. GIBBONS: Duodenal obstruction due to annular pancreas. With a differential diagnosis of other congenital lesions producing duodenal obstruction. Radiology **63**, 473—488 (1954).

—, and H. R. CRAMER: The significance of postoperative pneumoperitoneum in infants and children. Radiology **71**, 797—805 (1958).

—, and A. E. O'HARA: Use of air as a contrast medium in the diagnosis of intestinal obstruction in the newborn. Radiology **70**, 349—361 (1958).

HORMANN, I. R.: Klinischer Bericht über 9 Fälle von Pneumatosis intestini im Säuglingsalter. Dtsch. Gesundh.-Wes. **6**, 137—141 (1951).

HOUSTON, C. S., and M. H. WITTENBORG: Roentgen evaluation of anomalies of rotation and fixation of the bowel in children. Radiology **84**, 1—18 (1965).

HUMPHREY, H. A.: Some observations on gastric disease in pediatric roentgenology. Amer. J. Roentgenol. **84**, 518—531 (1960).

HÜTHER, W.: Die Hirschsprung'sche Krankheit als Folge einer Eintwicklungsstörung der intramuralen Ganglien. Beitr. path. Anat. **114**, 161—191 (1954).

HYDE, G. A., and TH. V. SANTULLI: Idiopathic perforation of the small intestine in the neonatal period. Pediatrics **26**, 261—264 (1960).

IMPERATO, C., e L. LANDUCCI: Le stenosi ed atresie congenite dell'intestino tenue nel neonato. Lattante **26**, 425—461 (1955).

JACKSON, W. F.: Intussusception in the newborn infant. J. Pediat. **47**, 87—94 (1955).

JANSEN, H. H.: Magenperforation bei Neugeborenen. Schweiz. med. Wschr. **89**, 1177—1180 (1959).

JARVIS, J. L., and J. NADELHAFT: Water-soluble radiopaque media in the roentgenographic examination of the alimentary tract in infants and children. Pediatrics **25**, 840—851 (1960).

JOHNSTON, J. H.: Hiatus hernia in childhood. Arch. Dis. Childh. **35**, 61—65 (1960).

JONES, T. W., and R. P. SCHUTT: Alimentary tract obstruction in the newborn infant. A review and analysis of 132 cases. Pediatrics **20**, 881—895 (1957).

KARGL, O.: Atresia ani im Röntgenbild. Fortschr. Röntgenstr. **78**, 743 (1953).

KASMERSKY, C. T., and W. H. R. HOWARD: The significance of intra-abdominal calcification in the newborn infant. Amer. J. Roentgenol. **68**, 395—398 (1958).

KAUFMANN, H. J.: Die Megacolonformen und das Mikrocolon. In: Handbuch der Kinderheilkunde, Bd. 4, S. 1013—1029. Berlin-Heidelberg-New York: Springer 1965.

KEEFER, G. P., and J. F. MOKROHISKY: Congenital megacolon (Hirschsprung's disease). Radiology **63**, 157—175 (1954).

KIESEWETTER, B., and J. W. SMITH: Malrotation of midgut in infancy and childhood. Arch. Surg. **77**, 483—491 (1958).

KIESEWETTER, W. B.: Spontaneous rupture of the stomach in the newborn. Amer. J. Dis. Child. **91**, 162—167 (1956).

KLEIN, R. R., and R. A. SCARBOROUGH: Hirschsprung's disease in the newborn. Amer. J. Surg. 88, 6—16 (1954).

KLINEFELTER, E. W.: Congenital absence of the colon. Amer. J. Dis. Child. **50**, 454 (1935).

KNOPF, E.: Peritonitis nach Darmperforation im Neugeborenen- und frühen Säuglingsalter. Arch. Kinderheilk. **154**, 111—126 (1956).

KOECHER, P.-H.: Über Röntgenbefunde an der Kardia bei der hypertrophischen Pylorusstenose. Mschr. Kinderheilk. **108**, 241—245 (1960).

KOOP, C. E.: Intestinal obstruction in the neonatal period. Advanc. Pediat. **6**, 63—96 (1953).

—, J. G. PERLINGIERO, and W. WEISS: Cicatrizing enterocolitis in a newborn infant. Amer. J. med. Sci. **214**, 27—33 (1947).

KOSENOW, W.: Baucherkrankungen des Säuglingsalters im Röntgenbild. Mschr. Kinderheilk. **103**, 137—144 (1955).

LANDSTEINER, K.: Darmverschluß durch eingedicktes Mekonium; Pankreatitis. Zbl. allg. Path. path. Anat. **16**, 903—907 (1905).

LASSRICH, M. A., R. PRÉVÔT u. K. H. SCHÄFER: Pädiatrischer Röntgenatlas. Stuttgart: Georg Thieme 1955.

LEE jr., C. M., and B. G. MAC MILLAN: The fallacy in the diagnosis of microcolon in the newborn. Radiology **55**, 807—813 (1950).

LEMAK, L. L.: Roentgenologic manifestations of gastroduodenal ulceration in the newborn. Amer. J. Roentgenol. **66**, 191—199 (1951).

LEVIN, S. E., and C. ISAACSON: Spontaneous perforation of the colon in the newborn infant. Arch. Dis. Childh. **35**, 378—382 (1960).

LEVINSON, M. E.: Water intoxication in congenital megacolon. Amer. J. dig. Dis. **21**, 149—150 (1954).

LINDER, F., u. W. FRITZSCHE: Das Pankreas anulare. Langenbecks Arch. klin. Chir. **283**, 428—451 (1956).

LLOYD, J. R., and H. W. CLATWORTHY jr.: Hydrammios as an aid to the early diagnosis of congenital obstruction of the alimentary tract: a study of maternal and fetal factors. Pediatrics **21**, 903—909 (1958).

LOWMAN, R. M., L. L. WATERS, and H. W. STANLEY: The roentgen aspects of the congenital anomalies in the umbilical region. Amer. J. Roentgenol. **70**, 883—910 (1953).

LUND, R. H.: Recurrent small bowel volvulus in the newborn infant. J. Pediat. **57**, 217—220 (1960).

MACGILLIVRAY, P. C., A. M. STEWART, and A. MACFARLANE: Rupture of the stomach in the newborn due to congenital defects in the gastric musculature. Arch. Dis. Childh. **31**, 56—58 (1956).

MACKENZIE, E. P.: Pneumatosis intestinalis. Review of the literature with report of 13 cases. Pediatrics **7**, 537—549 (1951).

MARGULIS, A. R., F. P. CONKLIN, C. M. NICE jr., and L. G. RIGLER: Deficiency of intestinal gas in infants with diarrhea. A presentation of three cases. Radiology **66**, 93—96 (1956).

MARTIN, J. W., and B. J. SIEBENTHAL: Jaundice due to hypertrophic pyloric stenosis. J. Pediat. **47**, 95—99 (1955).

MCDONALD, R. G., and W. A. EVANS jr.: Hirschsprung's disease. Roentgen diagnosis in infants. Amer. J. Dis. Child. **87**, 575—585 (1954).

MELLINS, H. Z.: Esophageal ulcer in infancy. Amer. J. Roentgenol. **68**, 634—638 (1952).

—, and D. H. MILMAN: Congenital duodenal abstruction; roentgen diagnosis by insufflation of air. Amer. J. Dis. Child. **72**, 81—88 (1946).

MELLISH, R. W. P., and C. E. KOOP: Clinical manifestations of duplication of the bowel. Pediatrics **27**, 397—407 (1961).

MEUWISSEN, T., u. J. P. SLOOFF: Die röntgenologische Diagnose der kongenitalen hypertrophischen Pylorusstenose. Acta paediat. (Uppsala) **14**, 19—48 (1933).

MEYER II, J. L.: Congenital defect in the musculature of the stomach resulting in spontaneous gastric perforation in the neonatal period. J. Pediat. **51**, 416—421 (1957).

MIDDLEMISS, J. H.: Intussusception in childhood. Radiologic appearances on plain radiography. Brit. J. Radiol. **28**, 257—263 (1955).

MIEBACH, U.: Spontanes Pneumoperitoneum beim Kinde. Kinderärztl. Prax. **21**, 158—160 (1953).

MILLER, R. E.: Perforated viscus in infants: A new roentgen sign. Radiology **74**, 65—67 (1960).

MILLER, R. F., and H. W. OSTRUM: Hypertrophic pyloric stenosis in infants. Roentgenologic differential diagnosis. Amer. J. Roentgenol. **54**. 17—29 (1945).

MOORE, T. C., and J. S. BATTERSBY: Congenital duplications of the small intestine. Surg. Gynec. Obstet. **95**, 557—567 (1952).

NEUHAUSER, E. B. D.: The roentgen diagnosis of fetal meconium peritonitis. Amer. J. Roentgenol. **51**, 421—425 (1944).

— Roentgen changes associated with pancreatic insufficiency in early life. Radiology **46**, 319—328 (1946).

—, and W. BERENBERG: Cardio-esophageal relaxation as a cause of vomiting in infants. Radiology **48**, 480—483 (1947).

— G. B. C. HARRIS, and A. BERRETT: Roentgenographic features of neurenteric cysts. Amer. J. Roentgenol. **79**, 235—240 (1958).

NORDENTOFT, J. M.: Über den heutigen Stand der Invaginationsbehandlung. Fortschr. Röntgenstr. **94**, 181—198 (1961).

OBIDITSCH-MAYER I., u. F. HELMER: Zur Histologie der angeborenen hypertrophischen Pylorusstenose. Wien. klin. Wschr. **71**, 968—970 (1959).

OGUR, G. L., and A. J. KOLARSICK: Gastric diverticula in infancy. J. Pediat. **39**, 723—729 (1951).

OLNICK, H. M., and M. B. HATCHER: Meconium peritonitis. J. Amer. med. Ass. **152**, 582—584 (1953).

PODOLSKY, M. L., and A. W. JESTER: The distribution of air in the instestinal tract of infants during the first twelve hours as determined by serial roentgenograms. J. Pediat. **45**, 633—642 (1954).

PRÉVÔT, R., u. M. A. LASSRICH: Röntgendiagnostik des Magen-Darmkanals. Stuttgart: Georg Thieme 1959.

PUYLAERT, C. B. A. J.: The radiological diagnosis of the congenital obstruction of the duodenum (megaduodenum). J. belge Radiol. **42**, 569—581 (1959).

RAVITCH, M. M.: Pseudo-Hirschsprung's disease. Ann. Surg. **147**, 781—795 (1958).

REHBEIN, F.: Funktionelle Cardiainsuffizienz-Hiatushernie. Arch. Kinderheilk. **152**, 221—241 (1956).

—, u. W. v. EKESPARRE: Duodenalstenose und Volvulus beim Neugeborenen und Säugling. Medizinische **1957**, 1366—1373.

—, u. W. HÜTHER: Hirschsprungsche Krankheit ohne „enges Segment". Kinderärztl. Prax. **25**, 403—409 (1957).

RICHARDS, M. R., and R. B. HIATT: Untoward effects of enemata in congenital megacolon. Pediatrics **12**, 253—258 (1953).

RICHARZ, H.: Röntgendiagnostik bei angeborener Analatresie. Kinderärztl. Prax. **23**, 132—134 (1955).

RICKHAM, P. P.: Peritonitis in the neonatal period. Arch. Dis. Childh. **30**, 23—31 (1955).

— Intraluminal intestinal calcification in the newborn. Arch. Dis. Childh. **32**, 31—34 (1957).

ROVIRALTA, E.: La plicature de la grande courbure de l'estomac, cause de vomissements chez le nourrisson. Arch. franç. Pédiat. **7**, 725—731 (1950).

— Les vomissements du nourrisson. Ed. méd. Flammarion 1952.

RUBIN, A.: Ileus und ileusartige Zustände im frühen Kindesalter. Stuttgart: Georg Thieme 1967.

RUNSTRÖM, G., and A. WALLGREN: Roentgen-anatomical appearance of pyloric stenosis during and after manifest stage of disease. Acta paediat. (Uppsala) **17**, Suppl. 1, 261—271 (1935).

SALMI, T., u. P. LAHESMAA: Pseudo-Hirschsprungsche Erkrankung bei einem Myxödem-Säugling. Acta paediat. (Uppsala) **45**, 428—432 (1956).

SALZBERG, A. M., and R. E. COLLINS: Congenital pyloric atresia. Arch. Surg. **80**, 501—505 (1960).

SALZER, G., O. STUR u. E. ZWEYMÜLLER: Erfolgreich operiertes Pankreas anulare bei einem neugeborenen Mongoloid. Arch. Kinderheilk. **164**, 153—161 (1961).

SANTULLI, TH. V.: Intestinal obstruction in the newborn infant. J. Pediat. **44**, 317—337 (1954).

— Perforation of the rectum or colon in infancy due to enema. Pediatrics **23**, 972—976 (1959).

—, and R. A. AMOURY: Congenital anomalies of the gastrointestinal tract. Pediat. Clin. N. Amer. **14**, 1, 21—45 (1967).

SCHÄFER, K. H.: Röntgenologische Studien bei der spastischen Pylorusstenose des Säuglings. Mschr. Kinderheilk. **98**, 302—306 (1950).

— Die Bedeutung röntgenologischer Untersuchungsmethoden für die Differentialdiagnose des rezidivierenden Erbrechens im frühen Säuglingsalter. Münch. med. Wschr. **102**, 1233—1240 (1960).

SCHEGA, W.: Der Duodenalileus des Neugeborenen. Dtsch. med. Wschr. **86**, 1503—1508 (1961).

SCHERMULY, W.: Die röntgendiagnostische Bedeutung des Dünndarmluftgehaltes beim Pylorospasmus. Mschr. Kinderheilk. **104**, 50—52 (1956).

— Möglichkeiten und Grenzen der Beurteilung connataler Darmsitusanomalien. Fortschr. Röntgenstr. **87**, 150—164 (1957).

SCHMID, F., u. A. KAISER: Situsanomalien der oberen Darmabschnitte. Fortschr. Röntgenstr. **77**, 37—43 (1952).

—, u. G. WEBER: Röntgendiagnostik im Kindesalter. München: J. F. Bergmann 1955.

SCHRÖDER, J.: Spontanes Pneumoperitoneum im Säuglingsalter. Kinderärztl. Prax. **22**, 116—118 (1954).

SCHULTZ, L. R., and G. H. LAWRENCE: Associated rectal and jejunal atresia in the newborn. Pediatrics **26**, 122—125 (1960).

SCHUSTER, W., u. G. NEUHÄUSER: Peritoneum, Omentum. In: Handbuch der Kinderheilkunde, Bd. 4, S. 1059—1086. Berlin-Heidelberg-New York: Springer 1965.

SCHWARZ, E.: Roentgen signs of pneumoperitoneum in the newborn. Amer. J. Roentgenol. **85**, 714—717 (1961).

SHURTLEFF, D. B.: Meconium peritonitis presenting as an abdominal mass. J. Pediat. **58**, 267—271 (1961).

SHWACHMANN, H., C. V. PRYLES, and R. E. GROSS: Meconium ileus. A clinical study of twenty surviving patients. Amer. J. Dis. Child. **91**, 223—244 (1956).

SIEBER, W. K., and B. R. GIRDANY: Rupture of the spleen in newborn infants: Recovery after splenectomy. New Engl. J. Med. **259**, 1074—1076 (1958).

SIEBER, W. K., and B. R. GIRDANY: Functional intestinal obstruction in newborn infants with morphologically normal gastrointestinal tracts. Surgery **53**, 387—366 (1963).

SILVERMAN, F. N.: Gastroesophageal incompetence, partial intrathoracic stomach and vomiting in infancy. Radiology **64**, 664—674 (1955).

—, and J. Caffey: Congenital obstructions of the alimentary tract in infants and children: errors of rotation of the mid-gut. Radiology **53**, 781—788 (1949).

SINGLETON, E. B.: X-ray diagnosis of the alimentary tract in infants and children. Chicago: Year Book Publ. 1959.

SMITH, J. R.: Accessory enteric formations- a classification and nomenclature. Arch. Dis. Childh. **35**, 87—89 (1960).

SOVERI, V.: Der Verlauf der Luft durch den Verdauungskanal des Säuglings. Acta paediat. (Uppsala) **23**, Suppl. 3, 1—60 (1939).

STENGER, K.: Klinik und Röntgendiagnostik der oesophagealen Hiatushernie und Hiatusinsuffizienz beim Säugling und beim Kleinkind. Mschr. Kinderheilk. **103**, 153—156 (1955).

STIENNON, O. A.: Pneumatosis intestinalis in the newborn. Amer. J. Dis. Child. **81**, 651—663 (1951).

STOREY, C. F., and R. W. SHARP: Congenital microcolon. Amer. J. Dis. Child. **81**, 345—356 (1951).

SWENSON, O.: Congenital megacolon. Pediat. Clin. N. Amer. **17**, 1, 187—196 (1967).

—, and J. H. FISHER: Hirschsprung's disease in the newborn. Arch. Surg. **79**, 987—993 (1959).

SWYER, P. R.: Partial thoraric stomach and oesophageal hiatus hernia in infancy and childhood. Amer. J. Dis. Child. **90**, 421—451 (1955).

TALALAK, P., u. G. M. ETTINGER: Darminvagination bei Neugeborenen. Z. Kinderchir. **3**, 239—243 (1966).

THOMSEN, G.: Hiatus hernia in children. A radiologic-clinical study comprising 58 cases. Acta radiol. (Stockh.), Suppl. 129 (1955).

TIFFIN, M. E., L. R. CHANDLER, and H. K. FABER: Localized absence of the ganglion cells of the myenteric plexus in congenital megacolon. Amer. J. Dis. Child. **59**, 1071—1082 (1940).

TITTEL, K.: Über eine angeborene Mißbildung des Dickdarmes. Wien. klin. Wschr. **14**, 903—907 (1901).

TJON SIEN KIE, A., P. WITTEBOL, and J. LUNDING: Annular pancreas. Acta paediat. (Uppsala) **50**, 72—79 (1961).

TOUROFF, A. S. W., and R. M. SUSSMANN: Congenital prepyloric membranous obstruction in a premature infant. Surgery 8, 739—755 (1940).

TROUNCE, J. R., and A. NIGHTINGALE: Studies in Hirschsprungs's diesease. Arch. Dis. Childh. **35**, 373—377 (1960).

WALLGREN, A.: Preclinical stage of infantile hypertrophic pyloric stenosis. Amer. J. Dis. Child. **72**, 371—376 (1946).

WANGENSTEEN, O. H., and C. O. RICE: Imperforate anus. A method of determining the surgical approach. Ann. Surg. **92**, 77—81 (1930).

WASCH, M. G., and A. MARCK: The radiographic appearance of the gastrointestinal tract during the first day of life. J. Pediat. **32**, 479—489 (1948).

WEENS, H. ST., and A. GOLDEN: Adrenal cortical insufficiency in infants simulating high intestinal obstruction. Amer. J. Roentgenol. **74**, 213—219 (1955).

WEIL, H.: Über die Bedeutung des Mekoniumpfropfes beim Neugeborenen. Dtsch. med. Wschr. **28**, 776—777 (1902).

WEINGÄRTNER, L., u. W. RUMLER: Über besondere Indikationen wäßriger Kontrastmittel bei röntgenologischen Untersuchungen im Kindesalter. Fortschr. Röntgenstr. **94**, 605—607 (1961).

WERNER, E..: Kaskadenmagen und Pylorospasmus. Kinderärztl. Prax. **22**, 339—343 (1954).

WHITE, H.: Meconium ileus: a new roentgen sign. Radiology **66**, 567—571 (1956).

WILLICH, E.: Das Mekoniumpfropfsyndrom. Arch. Kinderheilk. **159**, 276—283 (1959).

— Kongenitale oder refluxbedingte Oesophagusstenose? Dtsch. med. Wschr. **86**, 509—513 (1961).

— Die Technik der Röntgenuntersuchung der Kardia-Magenregion bei Neugeborenen und jungen Säuglingen. Pädiat. Prax. **4**, 401—411 (1965).

— Die Röntgenpathologie der Kardiaregion im frühen Kindesalter. Fortschr. Röntgenstr. **103**, 20—42 (1965).

WILSON, A. K.: Roentgen examination in congenital intestinal obstructive defects in infants. Amer. J. Roentgenol. **54**, 498—502 (1945).

WILSON, B. J., A. NELSON, and M. HARSHBARGER: Congenital atresia of the colon. Surg. Gynec. Obstet. **99**, 34-41 (1954).

WILSON, J. W.: The diagnosis of abdominal cysts in infants and children. Radiology **64**, 178—190 (1955).

WINSLOW, O., R. LITT, and D. ALTMANN: Imperforate anus from a roentgenologic viewpoint. Amer. J. Roentgenol. **85**, 718—725 (1961).

WOLF, H. G.: Megacolon congenitum (Hirschsprung). Klinik und Röntgenologie im Neugebo renen- und frühen Säuglingsalter. N.österr. Z. Kinderheilk. **2**, 59—74 (1957).

WOLF, H. G.: Röntgendiagnostik der Verdauungswege beim Neugeborenen unter besonderer Berücksichtigung der Untersuchung ohne perorale Kontrastmittel. Fortschr. Röntgenstr. **86**, 323—334 (1957).

— Klinik und Röntgenologie der Bildungsfehler des Magen-Darmtraktes beim Neugeborenen. Wien. klin. Wschr. **69**, 592—599 (1957).

— Angeborene Oesophagotrachealfistel ohne Oesophagusatresie. Symtomatologie und Diagnostik beim Säugling und Kleinkind. Z. Kinderheilk. **80**, 245—256 (1957).

— Beiträge zu Diagnose und Ätiologie des spontanen Pneumoperitoneums beim Neugeborenen. Radiol. clin. (Basel) **27**, 193—197 (1958).

— Funktioneller Darmverschluß beim Neugeborenen („Mekoniumblockade"). N. Österr. Z. Kinderheilk. **3**, 243—244 (1958).

— Röntgendiagnostik des Abdomens beim Neugeborenen und jungen Säugling. Mschr. Kinderheilk. **107**, 168—177 (1959).

— Röntgendiagnostik beim Neugeborenen und Säugling. Wien-Bonn-Bern: W. Maudrich 1959.

— Die praktische Bedeutung von Lageanomalien des Magendarmtraktes. Tägl. Prax. **2**, 81—95 (1961).

— u. E. ZWEYMÜLLER: Angeborener kompletter Pylorusverschluß. Z. Kinderheilk. 88, 516—530 (1963).

WRIGHT, L. T., and B. E. SCOTT: Perforated gastric ulcer in a newborn infant. J. Pediat. **37**, 905—908 (1950).

ZACHARY, R. B.: Meconium and faecal plugs in the newborn. Arch. Dis. Childh. **32**, 22—24 (1957).

ZIMMER, J.: Microcolon. With report of two cases. Acta radiol. (Stockh.) **29**, 229—236 (1948).

ZISKIND, A., and S. S. GELLIS: Water intoxication following tap-water enemas. Amer. J. Dis. Child. **96**, 699—704 (1958).

ZUELZER, W. W., and L. J. WILSON: Functional intestinal obstruction on a congenital neurogenic basis in infancy. Amer. J. Dis. Child. **75**, 40—64 (1948).

Namenverzeichnis — Author Index

Die *kursiv* gesetzten Seitenzahlen beziehen sich auf die Literatur

Page numbers in *italics* refer to the bibliography

Sachverzeichnis

(Deutsch-Englisch)

Bei gleicher Schreibweise in beiden Sprachen sind die Stichwörter nur einmal aufgeführt

Subject Index

(English-German)

Where English and German spelling of a word is identical, the German version is omitted